Rief ■ Henningsen

Psychosomatik und Verhaltensmedizin

Unter Mitarbeit von

Christian Albus
Charlotte Auer
Matthias Berking
Cord Benecke
Ulrike Bingel
Elmar Brähler
Elizabeth Broadbent
Anna Buchheim
Melanie Büttner
Ulrich Cuntz
Martina de Zwaan
Andreas Dinkel
Beate Ditzen
Bettina K. Doering
Ulrike Ehlert
Paul Enck
Frank Euteneuer
Tobias Fehlinger
Susanne Fischer
Renate Frank
Jens Gaab
Gerhard Goebel
Harald Gündel
Martin Hadamitzky
Martin Härter
Winfried Häuser
Timo Harfst
Constanze Hausteiner-Wiehle
Johannes Hebebrand
Thomas Heidenreich
Christine Heim
Nina Heinrichs
Peter Henningsen
Stephan Herpertz
Christoph Herrmann-Lingen
Peter Herschbach
Philipp Yorck Herzberg
Wolfgang Hiller
Dorothea Huber
Andrea Hutter
Esther Jung
Clemens Kirschbaum
Maria Kleinstäuber
Günther Klug
Johannes Kruse
Claas Lahmann
Pearl La Marca-Ghaemmaghami
Bernd Leplow
Bernd Löwe
Alexandra Martin
Franziska Meichsner
Johannes Michalak
Robert Miller
Urs M. Nater
Yvonne Nestoriuc
Michael Noll-Hussong
Keith J. Petrie
Michael Pfingsten
Anna Radkovsky
Amy Richardson
Winfried Rief
Dieter Riemann
Thomas Ritz
Joram Ronel
Martin Sack
Hartmut Schächinger
Rainer Schäfert
Manfred Schedlowski
Gabriele Schmid
Holger Schulz
Meike Shedden-Mora
Rebekah Sherriff
Nikola Stenzel
Bernhard Strauß
Katharina Trikojat
Claus Vögele
Katharina Voigt
Andreas von Leupoldt
Alessa von Wolff
Cornelia Weise
Leonard Weiß
Gabriele Wilz
Katja Wingenfeld
Wolfgang Wöller
Stefanie Wunderlich
Tanja Zimmermann
Stephan Zipfel

Psychosomatik und Verhaltensmedizin

Herausgegeben von

Winfried Rief
Peter Henningsen

Mit 51 Abbildungen und 85 Tabellen

Schattauer

Ihre Meinung zu diesem Werk ist uns wichtig! Wir freuen uns auf Ihr Feedback unter www.schattauer.de/feedback oder direkt über QR-Code.

Bibliografische Information der Deutschen Nationalbibliothek
Die Deutsche Nationalbibliothek verzeichnet diese Publikation in der Deutschen Nationalbibliografie; detaillierte bibliografische Daten sind im Internet über http://dnb.d-nb.de abrufbar.

E-Mail: info@schattauer.de
Internet: www.schattauer.de
Printed in Germany

Projektleitung: Ruth Becker, M.A.
Lektorat: Dipl.-Psych. Dr. Marion Sonnenmoser, Asperg
Umschlagabbildung: Johannes Itten: Ländliches Fest, 1918; © VG Bild-Kunst, Bonn 2014
Satz: Stahringer Satz GmbH, 35305 Grünberg
Druck und Einband: Himmer AG, 86167 Augsburg

Auch als E-Book erhältlich:
ISBN 978-3-7945-6822-2

ISBN 978-3-7945-3045-8

Vorwort

Mit dem vorliegenden Buch wollen wir einen aktuellen, empirisch gut fundierten Überblick zu wichtigen Konzepten sowie diagnostischen und therapeutischen Handlungsempfehlungen in der Psychosomatik und Verhaltensmedizin geben. Dabei war es uns ein besonderes Anliegen, zusammenzubringen, was zusammen gehört. Unter wissenschaftlicher Perspektive ist es nicht rational, wenn zwei Strömungen am selben Thema arbeiten, aber gegenseitig die Forschungsergebnisse und praktischen Erfahrungen nicht zur Kenntnis nehmen. Beide Strömungen haben ihre Stärken und können sich gegenseitig befruchten: auf der einen Seite die Psychosomatik mit ihrer langen Tradition und Verankerung hauptsächlich in der Medizin, auf der anderen Seite die deutlich jüngere Bewegung der Verhaltensmedizin mit einer starken empirisch-naturwissenschaftlichen Verankerung, die ihre akademische Heimat aber zunehmend in der Psychologie gefunden hat. Auf internationaler Ebene wiederum gibt es jedoch auch Psychosomatik-Gesellschaften, die überwiegend von der Psychologie geprägt sind, und Verhaltensmedizin-Gesellschaften, die primär ärztlich geprägt sind, was die inhaltliche Überlappung unabhängig von den Professionen weiter betont. Gleichzeitig gibt es zum Thema des Zusammenspiels psychischer und körperlicher Prozesse Impulse aus der (klinischen) Gesundheitspsychologie, die es ebenfalls zu berücksichtigen gilt. Neben unseren wissenschaftlichen Anliegen tragen wir alle auch Verantwortung für die Aus- und Weiterbildung unseres Nachwuchses. Ist es legitim, den Nachwuchs nur über eine der beiden Strömungen zu informieren und die entwickelten Konzepte und Forschungsergebnisse der anderen Strömung zum gleichen Thema auszublenden? Wohl kaum.

In diesem Sinne haben wir versucht, das Buch so zu konzipieren, dass es einlädt, auch jene Kapitel zu lesen, die man ggf. sonst nicht lesen würde. Wir wollten vermeiden, dass stark polarisierende, einseitig einen Ansatz in den Vordergrund stellende Kapitel das Buch prägen. Stattdessen sollen, so hoffen wir, alle Kapitel für alle Leser gut verständlich sein – die durchgängige Betonung der empirischen Fundierung des jeweiligen Inhalts soll dabei helfen. Die individuellen Schwerpunktsetzungen der Kapitelautoren sollten dabei natürlich erhalten bleiben. Die einzelnen Themen sollten zudem problemfokussiert und nicht primär therapieschulen-orientiert aufbereitet werden. So stehen Kapitel über die Rolle von frühkindlichen Beziehungs- und Bindungserfahrungen neben Kapiteln zu Bedeutung der sozialen Kompetenz und Kommunikation oder ein Kapitel zum »Embodiment« neben Kapiteln zu kulturellen Aspekten in der Psychosomatik und Psychotherapie. Besondere Bedeutung haben auch psychobiologische Bindeglieder, die verständlich machen können, wie psychische und soziale Faktoren auf körperliche Gesundheit wirken.

Auch die verschiedenen Interventionsansätze wollten wir entsprechend ihres Problemfokus und weniger entsprechend ihrer therapeutischen Orientierung darstellen. Dies möge es dem Leser bzw. der Leserin erleichtern, auch zunehmend indikative Interventionsentscheidungen zu treffen, die auf das im Vordergrund liegende Problem fokussieren, anstatt sich automatisch einem bestimmten therapeutischen Ansatz zu verschreiben. Dabei wird immer wieder deutlich, dass Psychosomatik und Verhaltensmedizin ein Feld bearbeiten, das stark von der interdisziplinären Kooperation und von multimodalen Interventionen lebt: Neben körperlich orientierten Behandlungsansätzen über Behandlungsfoki auf Interaktionserfahrungen (wie z. B. Übertragungsarbeit oder Kommunikationstrainings) bis hin zu allgemeinen gesundheitsförderlichen Maßnahmen wie Aufbau körperlicher Aktivität oder Förderung der Genussfähigkeit findet der Leser sonst oft sehr getrennt gehaltene Behandlungsvorschläge hier friedlich vereint.

Eine große Herausforderung war die Auswahl von klinischen Anwendungsfeldern: Es ist offensichtlich, dass diese Auswahl schier unendlich erscheint und den Umfang jeglichen Buches sprengen könnte. Deshalb mussten wir uns auf einige wesentliche Beispiele einschränken, wohl wissend, dass unsere Zusammenstellung viele Krankheitsbilder von Relevanz nicht berücksichtigt (z. B. funktionelle Sexualstörungen). Wir hoffen aber, dass das Buch trotzdem einen Eindruck davon geben kann, welche Ansätze auch auf hier nicht explizit aufgeführte Krankheitsbilder übertragen werden können. Abschließende Kapitel zu Forschungs- und Versorgungsfragen runden das Buch ab.

Bei der Erstellung dieses Buches mussten wir unsere Kapitelautoren vor besondere Herausforderungen stellen: mussten sie doch Kapitel schreiben, die zwei Herausgebern mit sehr unterschiedlicher Sozialisation möglichst zusagen. Deshalb war die Flexibilität und Toleranz unserer Autoren und Autorinnen in ganz besonderem Maße Belastungsproben ausgesetzt. Aus diesem Grund gilt unser erster und besonders intensiver Dank allen Mitautoren, die unsere Rückmeldungen bestimmt manchmal mehr, manchmal weniger gelassen aufgenommen haben, jedoch durchweg konstruktiv umsetzten.

Auch ist für die Fertigstellung eines solchen Buchprojektes die Unterstützung von den Menschen sehr wichtig, die die praktische Umsetzung in besonderem Maße mitgestalten, etwa durch Anschreiben an die Autoren, Zusammenfassung der Manuskripte, Erinnerungen an die Deadlines, Formatkorrekturen, Übersichten für die Herausgeber, Arbeiten am Layout, Redigieren, und vieles, vieles mehr. Mit höchster Geduld und außergewöhnlicher Professionalität haben sich insbesondere Frau Utsch (Marburg) sowie Frau Becker und Frau Sonnenmoser (vom Schattauer Verlag) diesen Themen angenommen. Deshalb gilt auch ihnen unser besonderer Dank.

Als Leser unseres Buchs wünschen wir uns interessierte Ärzte, Psychologen und Angehörige anderer Berufsgruppen, die in der Psychosomatik und Verhaltensmedizin arbeiten oder auf dem Weg dorthin sind. Wir hoffen, Ihnen die Faszination dieses Faches vermitteln zu können, das wie kein anderes Teilgebiet der Medizin zum Ausdruck bringt, dass Krankheit nicht isoliert gesehen werden kann, sondern immer auch den Menschen berücksichtigen muss, der davon betroffen ist. Lassen Sie sich mit diesem Buch einladen, insbesondere auch die Kapitel zu jenen Themen zu lesen, welche bislang ggf. eine geringere Rolle in Ihrer Aus- und Weiterbildung spielten!

Marburg und München,
im Januar 2015

Winfried Rief
Peter Henningsen

Anschriften

Anschriften der Herausgeber

Prof. Dr. med. Peter Henningsen
Klinikum rechts der Isar der TU München
Klinik und Poliklinik für Psychosomatische Medizin und Psychotherapie
Langerstraße 3
81675 München
E-Mail: p.henningsen@tum.de

Prof. Dr. rer. soc. Dipl.-Psych. Winfried Rief
Philipps-Universität Marburg
Klinische Psychologie u. Psychotherapie
Fachbereich Psychologie
Gutenbergstraße 18
35032 Marburg
E-Mail: rief@staff.uni-marburg.de

Anschriften der Autoren

Prof. Dr. med. Christian Albus
Universitätsklinikum Köln
Klinik und Poliklinik für Psychosomatik und Psychotherapie
Kerpenerstraße 62
50937 Köln
E-Mail: christian.albus@uk-koeln.de

Dipl.-Psych. Charlotte Auer
Philipps-Universität Marburg
Fachbereich Psychologie
Gutenbergstraße 18
35032 Marburg
E-Mail: charlotte.auer@staff.uni-marburg.de

Prof. Dr. Dipl.-Psych. Matthias Berking
Philipps-Universität Marburg
Klinische Psychologie u. Psychotherapie
Fachbereich Psychologie
Gutenbergstraße 18
35032 Marburg
E-Mail: matthias.berking@fau.de

Prof. Dr. phil. Dipl.-Psych. Cord Benecke
Universität Kassel
Institut für Psychologie
Klinische Psychologie u. Psychotherapie
Holländische Straße 36–38
34109 Kassel
E-Mail: benecke@uni-kassel.de

Prof. Dr. med. Ulrike Bingel
Universitätsklinikum Hamburg-Eppendorf
Klinik für Neurologie
Institut für Systemische Neurowissenschaften
Martinistraße 52
20246 Hamburg
E-Mail: bingel@uke.uni-hamburg.de

Prof. Dr. rer. biol. hum. Elmar Brähler
Universitätsklinikum Leipzig AöR
Abt. für Medizinische Psychologie und Medizinische Soziologie
Philipp-Rosenthal-Straße 55
04103 Leipzig
E-Mail: elmar.braehler@medizin.uni-leipzig.de

Dr. Elizabeth Broadbent
The University of Auckland
Faculty of Medical and Health Sciences
Dept. of Psychological Medicine
Private Bag 92019
Auckland 1142
Neuseeland
E-Mail: e.broadbent@auckland.ac.nz

Prof. Dr. biol. hum. Dipl.-Psych. Anna Buchheim
Universität Innsbruck
Institut für Psychologie
Bruno-Sander-Haus
Innrain 52
6020 Innsbruck
Österreich
E-Mail: anna.buchheim@uibk.ac.at

Dr. med. Melanie Büttner
Klinikum rechts der Isar der TU München
Klinik u. Poliklinik für Psychosomatische Medizin und Psychotherapie
Langerstraße 3
81675 München
E-Mail: m.buettner@tum.de

Prof. Dr. med. Dipl.-Psych. Ulrich Cuntz
Schön Klinik Roseneck
Abt. Psychosomatik
Am Roseneck 6
83209 Prien am Chiemsee
E-Mail: UCuntz@schoen-kliniken.de

Prof. Dr. med. Martina de Zwaan
Medizinische Hochschule Hannover
Klinik für Psychosomatik und Psychotherapie
Carl-Neuberg-Straße 1
30625 Hannover
E-Mail: dezwaan.martina@mh-hannover.de

Dr. rer. nat. Andreas Dinkel
Klinikum rechts der Isar der TU München
Klinik und Poliklinik für Psychosomatische Medizin und Psychotherapie
Langerstraße 3
81675 München
E-Mail: a.dinkel@tum.de

Prof. Dr. phil. Beate Ditzen
Universitätsklinikum Heidelberg
Institut für Medizinische Psychologie im Zentrum für Psychosoziale Medizin (ZPM)
Bergheimer Straße 20
69115 Heidelberg
E-Mail: beate.ditzen@med.uni-heidelberg.de

Dr. rer. nat. Dipl.-Psych. Bettina K. Doering
Philipps-Universität Marburg
Fachbereich Psychologie
Gutenbergstraße 18
35037 Marburg
E-Mail: bettina.doering@staff.uni-marburg.de

Prof. Dr. rer. nat. Ulrike Ehlert
Universität Zürich
Psychologisches Institut
Klinische Psychologie und Psychotherapie
Binzmühlestrasse 14 / Box 26
8050 Zürich
Schweiz
E-Mail: u.ehlert@psychologie.uzh.ch

Prof. Dr. rer. soz. Paul Enck
Universitätsklinikum Tübingen
Medizinische Klinik
Psychosomatische Medizin und Psychotherapie
Osianderstraße 5
72076 Tübingen
E-Mail: paul.enck@uni-tuebingen.de

Dr. rer. nat. Frank Euteneuer
Philipps-Universität Marburg
Klinische Psychologie u. Psychotherapie
Fachbereich Psychologie
Gutenbergstr. 18
35032 Marburg
E-Mail: frank.euteneuer@Staff.Uni-Marburg.de

Dipl.-Psych. Tobias Fehlinger
Universitätsklinikum Schleswig-Holstein
Klinik für Psychiatrie und Psychotherapie
des Zentrums für Integrative Psychiatrie
Ratzeburger Allee 160
23538 Lübeck
E-Mail: tobias.fehlinger@uksh.de

lic. phil. Susanne Fischer
Philipps-Universität Marburg
Lichtenberg-Professur für
Klinische Biopsychologie
Fachbereich Psychologie
Gutenbergstraße 18
35032 Marburg
E-Mail: susanne.fischer@uni-marburg.de

Dr. phil. Renate Frank
Fohnbachstraße 56
35435 Wettenberg
E-Mail: rkfrank@web.de

Prof. Dr. phil. Jens Gaab
Universität Basel
Fakultät für Psychologie
Missionsstrasse 62
4055 Basel
Schweiz
E-Mail: jens.gaab@unibas.ch

Prof. Dr. med. Gerhard Goebel
Schön Klinik Roseneck
Abteilung Verhaltensmedizin – Psychosomatik
Am Roseneck 6
83209 Prien am Chiemsee
E-Mail: gerhardgoebel@mac.com

Prof. Dr. med. Harald Gündel
Universitätsklinikum Ulm
Klinik für Psychosomatische Medizin
und Psychotherapie
Albert-Einstein-Allee 23
89081 Ulm
E-Mail: harald.guendel@uniklinik-ulm.de

Dr. rer. nat. Martin Hadamitzky
Universitätsklinikum Essen
Institut für Medizinische Psychologie
und Verhaltensimmunbiologie
Hufelandstraße 55
45122 Essen
E-Mail: martin.hadamitzky@uk-essen.de

Prof. Dr. med. Dr. phil. Dipl.-Psych. Martin Härter
Universitätsklinikum Hamburg-Eppendorf
Institut und Poliklinik für Medizinische
Psychologie
Martinistraße 52, W26
20246 Hamburg
E-Mail: m.haerter@uke.uni-hamburg.de

PD Dr. med. Winfried Häuser
Klinikum Saarbrücken GmbH
Zentrum für Schmerztherapie –
Medizinische Klinik I
Am Winterberg 1
66119 Saarbrücken
E-Mail: whaeuser@klinikum-saarbruecken.de

Dipl.-Psych. Timo Harfst
Bundespsychotherapeutenkammer
Klosterstraße 64
10179 Berlin
E-Mail: harfst@bptk.de

PD Dr. med. Constanze Hausteiner-Wiehle
Klinikum rechts der Isar der TU München
Klinik und Poliklinik für Psychosomatische Medizin und Psychotherapie
Langerstraße 3
81675 München
und
Psychosomatischer Konsildienst
Berufsgenossenschaftliche Unfallklinik Murnau
Prof.-Küntscher-Straße 8
82418 Murnau
E-Mail: c.hausteiner-wiehle@tum.de

Prof. Dr. med. Johannes Hebebrand
LVR-Klinikum Essen
Klinik für Psychiatrie, Psychosomatik und Psychotherapie des Kindes- und Jugendalters
Wickenburgstraße 21
45147 Essen
E-Mail: johannes.hebebrand@uni-due.de

Prof. Dr. phil. Dipl.-Psych. Thomas Heidenreich
Hochschule Esslingen
Fakultät Soziale Arbeit, Gesundheit und Pflege
Flandernstraße 101
73732 Esslingen
E-Mail: thomas.heidenreich@hs-esslingen.de

Prof. Dr. rer. nat. Christine Heim
Charité – Universitätsmedizin Berlin
Campus Charité Mitte
Institut für Medizinische Psychologie
Luisenstraße 57
10117 Berlin
E-Mail: christine.heim@charite.de

Prof. Dr. rer. nat. Nina Heinrichs
Technische Universität Braunschweig
Institut für Psychologie
Humboldtstraße 33
38106 Braunschweig
E-Mail: n.heinrichs@tu-braunschweig.de

Prof. Dr. med. Stephan Herpertz
LWL-Universitätsklinikum Bochum
Klinik für Psychosomatische Medizin und Psychotherapie
Alexandrinenstraße 1–3
44791 Bochum
E-Mail: stephan.herpertz@wkp-lwl.org

Prof. Dr. med. Christoph Herrmann-Lingen
Universitätsmedizin Göttingen
Klinik für Psychosomatische Medizin und Psychotherapie
Zentrum Psychosoziale Medizin
von-Siebold-Straße 5
37075 Göttingen
E-Mail: cherrma@gwdg.de

Prof. Dr. rer. soc. Dipl.-Psych. Peter Herschbach
Klinikum rechts der Isar der TU München
Klinik und Poliklinik für Psychosomatische Medizin und Psychotherapie
Roman-Herzog-Krebszentrum
Langerstraße 3
81675 München
E-Mail: p.herschbach@lrz.tu-muenchen.de

Prof. Dr. rer. nat. Philipp Yorck Herzberg
Universität der Bundeswehr Hamburg
Fakultät für Geistes- u. Sozialwissenschaften
Professur für Persönlichkeitspsychologie und Psychologische Diagnostik
Holstenhofweg 85
22043 Hamburg
E-Mail: herzberg@hsu-hh.de

Prof. Dr. Wolfgang Hiller
Universität Mainz
Psychologisches Institut
Abteilung Klinische Psychologie und Psychotherapie
Wallstraße 3
55122 Mainz
E-Mail: hiller@uni-mainz.de

Prof. Dr. med. Dr. phil. Dorothea Huber
Städtisches Klinikum München
Klinik für Psychosomatische Medizin
und Psychotherapie
Sanatoriumsplatz 2
81545 München
E-Mail: d.huber@lrz.tu-muenchen.de

Dr. med. Andrea Hutter
Herz&GefässZentrum am Diako
Frölichstraße 17
86150 Augsburg
E-Mail: hutter@mvz-am-diako.de

Dipl.-Psych. Esther Jung
Philipps-Universität Marburg
Klinische Psychologie u. Psychotherapie
Fachbereich Psychologie
Gutenbergstraße 18
35037 Marburg
E-Mail: esther.jung@staff.uni-marburg.de

Prof. Dr. rer. nat. Clemens Kirschbaum
TU Dresden
Professur für Biopsychologie
Andreas-Schubert-Bau, 2. Etage
Zellescher Weg 19
01069 Dresden
E-Mail: ck@biopsych.tu-dresden.de

Dr. phil. Dipl.-Psych. Maria Kleinstäuber
Philipps-Universität Marburg
AG Klinische Psychologie und Psychotherapie
Fachbereich Psychologie
Gutenbergstraße 18
35032 Marburg
E-Mail: maria.kleinstaeuber@staff.uni-marburg.de

Dr. med. Günther Klug
Klinikum rechts der Isar der TU München
Klinik und Poliklinik für Psychosomatische
Medizin und Psychotherapie
Langerstraße 3
81675 München
E-Mail: guenther.klug@lrz.tum.de

Prof. Dr. med. Johannes Kruse
Klinik für Psychosomatik und Psychotherapie
Universitätsklinikum Gießen
Friedrichstraße 33
35392 Gießen
E-Mail: johannes.kruse@psycho.med.uni-giessen.de

PD Dr. med. Claas Lahmann
Klinikum rechts der Isar der TU München
Klinik und Poliklinik für Psychosomatische
Medizin und Psychotherapie
Langerstraße 3
81675 München
E-Mail: lahmann@tum.de

Dr. phil. Pearl La Marca-Ghaemmaghami
Universität Zürich
Psychologisches Institut
Klinische Psychologie u. Psychotherapie
Binzmühlestrasse 14 / Box 26
8050 Zürich
Schweiz
E-Mail: pearl.lamarca@psychologie.uzh.ch

Prof. Dr. phil. Bernd Leplow
Martin-Luther-Universität Halle-Wittenberg
Institut für Psychologie
06099 Halle (Saale)
E-Mail: bernd.leplow@psych.uni-halle.de

Prof. Dr. med. Dipl.-Psych. Bernd Löwe
Universitätsklinikum Hamburg-Eppendorf /
Schön Klinik Hamburg Eilbek
Institut und Poliklinik für Psychosomatische
Medizin und Psychotherapie
Martinistraße 52, Gebäude O59
20246 Hamburg
E-Mail: b.loewe@uke.uni-hamburg.de

Prof. Dr. rer. nat. Alexandra Martin
Bergische Universität Wuppertal
Klinische Psychologie und Psychotherapie
Max-Horkheimer-Straße 20
42097 Wuppertal
E-Mail: martin@uni-wuppertal.de

Dipl.-Psych. Franziska Meichsner
Friedrich-Schiller-Universität Jena
Institut für Psychologie
Abt. Klinisch-psychologische Intervention
Humboldtstraße 11
07743 Jena
E-Mail: franziska.meichsner@uni-jena.de

Prof. Dr. phil. Dipl.-Psych. Johannes Michalak
Universität Witten/Herdecke
Fakultät für Gesundheit
Klinische Psychologie u. Psychotherapie II
Alfred-Herrhausen-Straße 50
58448 Witten
E-Mail: johannes.michalak@uni-wh.de

Dr. rer. nat. Dipl.-Psych. Robert Miller
TU Dresden
Professur Biopsychologie
Andreas-Schubert Bau, 2. Etage
Zellescher Weg 19
01069 Dresden
E-Mail: miller@biopsych.tu-dresden.de

Prof. Dr. phil. Urs M. Nater
Philipps-Universität Marburg
Fachbereich Psychologie
Lichtenberg-Professur für
Klinische Biopsychologie
Gutenbergstraße 18
35032 Marburg
E-Mail: nater@uni-marburg.de

Prof. Dr. rer. nat. Dipl.-Psych. Yvonne Nestoriuc
Universität Hamburg
Fakultät für Psychologie und
Bewegungswissenschaften
Klinische Psychologie und Psychotherapie
Von-Melle-Park 5
20146 Hamburg
E-Mail: yvonne.nestoriuc@uni-hamburg.de

Dr. med. Michael Noll-Hussong
Universitätsklinikum Ulm
Klinik für Psychosomatische Medizin
und Psychotherapie
Albert-Einstein-Allee 23
89081 Ulm
E-Mail: michael.noll-hussong@uniklinik-ulm.de

Prof. Dr. Keith J. Petrie
The University of Auckland
Faculty of Medical and Health Sciences
Dept. of Psychological Medicine
Private Bag 92019
Auckland 1142
Neuseeland
E-Mail: kj.petrie@auckland.ac.nz

Prof. Dr. phil. Dipl.-Psych. Michael Pfingsten
Universitätsmedizin Göttingen
Zentrum Anästhesiologie, Rettungs- u.
Intensivmedizin
GF-Schmerzmedizin
Robert-Koch-Straße 40
37099 Göttingen
E-Mail: michael.pfingsten@med.uni-goettingen.de

Dipl.-Psych. Anna Radkovsky
Philipps-Universität Marburg
Klinische Psychologie u. Psychotherapie
Fachbereich Psychologie
Gutenbergstraße 18
35037 Marburg
E-Mail: anna.radkovksy@staff.uni-marburg.de

Amy Richardson
The University of Auckland
Faculty of Medical and Health Sciences
Dept. of Psychological Medicine
Private Bag 92019
Auckland 1142
Neuseeland
E-Mail: Aric077@aucklanduni.ac.nz

Prof. Dr. rer. soc. Dipl.-Psych. Dieter Riemann
Universitätsklinikum Freiburg
Klinik für Psychiatrie und Psychosomatik
Hauptstraße 5
79104 Freiburg
E-Mail: dieter.riemann@uniklinik-freiburg.de

Prof. Dr. phil. Thomas Ritz
Southern Methodist University
Department of Psychology
P.O. Box 750442
Dallas, TX 75275
USA
E-Mail: tritz@smu.edu

Dr. med. Joram Ronel
Klinikum rechts der Isar der TU München
Klinik und Poliklinik für Psychosomatische Medizin und Psychotherapie
Langerstraße 3
81675 München
E-Mail: j.ronel@lrz.tum.de

Prof. Dr. med. Martin Sack
Klinikum rechts der Isar der TU München
Klinik und Poliklinik für Psychosomatische Medizin und Psychotherapie
Langerstraße 3
81675 München
E-Mail: m.sack@tum.de

Prof. Dr. med. Hartmut Schächinger
Universität Trier
Institut für Psychobiologie
Abteilung für Klinische Psychophysiologie
Johanniterufer 15
54290 Trier
E-Mail: schaechi@uni-trier.de

Dr. med. Rainer Schäfert
Universitätsklinikum Heidelberg
Klinik für Allgemeine Innere Medizin und Psychosomatik
Im Neuenheimer Feld 410
69120 Heidelberg
E-Mail: rainer.schaefert@med.uni-heidelberg.de

Prof. Dr. rer. biol. hum. Dipl.-Psych. Manfred Schedlowski
Universitätsklinikum Essen
Institut für Medizinische Psychologie und Verhaltensimmunbiologie
Hufelandstraße 55
45122 Essen
E-Mail: manfred.schedlowski@uk-essen.de

Dr. phil. Gabriele Schmid
Klinikum rechts der Isar der TU München
Klinik und Poliklinik für Psychosomatische Medizin und Psychotherapie
Langerstraße 3
81675 München
E-Mail: g.schmid@tum.de

Prof. Dr. phil. Dipl.-Psych. Holger Schulz
Universitätsklinikum Hamburg-Eppendorf
Institut und Poliklinik für Medizinische Psychologie
Martinistraße 52 (W26)
20246 Hamburg
E-Mail: schulz@uke.de

Dr. rer. nat. Dipl.-Psych. Meike Shedden-Mora
Universitätsklinikum Hamburg-Eppendorf
Institut und Poliklinik für Psychosomatische Medizin und Psychotherapie
Martinistraße 52
20246 Hamburg
E-Mail: m.shedden-mora@uke.de

Rebekah Sherriff
The University of Auckland
Faculty of Medical and Health Sciences
Department of Psychological Medicine
Private Bag 92019
Auckland 1142
Neuseeland
E-Mail: rsherriff@gmail.com

Dr. rer. nat. Dipl.-Psych. Nikola Stenzel
Universität Leipzig
Institut für Psychologie
AG Klinische Psychologie und Psychotherapie
Psychotherapeutische Hochschulambulanz
Neumarkt 9–19
04081 Leipzig
E-Mail: nikola.stenzel@uni-leipzig.de

Prof. Dr. phil. Bernhard Strauß
Universitätsklinikum Jena
Institut für Psychosoziale Medizin und Psychotherapie
Stoystraße 3
07740 Jena
E-Mail: bernhard.strauss@med.uni-jena.de

Dipl.-Psych. Katharina Trikojat
TU Dresden
Lehrstuhl Biopsychologie
Andreas-Schubert-Bau, 2. Etage
Zellescher Weg 19
01069 Dresden
E-Mail: katharina.trikojat@tu-dresden.de

Prof. Dr. phil. Claus Vögele
University of Luxembourg
Institute for Health and Behaviour
Research Unit INSIDE
Route de Diekirch
7220 Walferdange
Luxembourg
E-Mail: claus.voegele@uni.lu

Dr. phil. Dipl.-Psych. Katharina Voigt
Universitätsklinikum Hamburg-Eppendorf
Institut und Poliklinik für Psychosomatische Medizin und Psychotherapie
Martinistr. 52, Gebäude O25
20246 Hamburg
E-Mail: k.voigt@uke.uni-hamburg.de

Prof. Dr. phil. Andreas von Leupoldt
University of Leuven
Research Group Health Psychology
Tiensestraat 102
3000 Leuven
Belgien
E-Mail: andreas.vonleupoldt@ppw.kuleuven.be

Dr. phil. Dipl.-Psych. Alessa von Wolff
Universitätsklinikum Hamburg-Eppendorf
Institut und Poliklinik für Medizinische Psychologie
Martinistraße 52, W26
20246 Hamburg
E-Mail: a.von-wolff@uke.de

Dr. rer. nat. Dipl.-Psych. Cornelia Weise
Philipps-Universität Marburg
AG Klinische Psychologie u. Psychotherapie
Fachbereich Psychologie
Gutenbergstraße 18
35032 Marburg
E-Mail: weise@uni-marburg.de

Leonard Weiß
Luisenstraße 68
80798 München
E-Mail: leonardweiss@gmx.de

Prof. Dr. Gabriele Wilz
Friedrich-Schiller-Universität Jena
Institut für Psychologie
Abt. Klinisch-psychologische Intervention
Humboldtstraße 11
07743 Jena
E-Mail: gabriele.wilz@uni-jena.de

Prof. Dr. rer. nat. Dr. Katja Wingenfeld
Klinik für Psychiatrie und Psychotherapie
Charité – Universitätsmedizin Berlin
Campus Benjamin Franklin
Hindenburgdamm 30
12203 Berlin
E-Mail: katja.wingenfeld@charite.de

PD Dr. med. Wolfgang Wöller
Rhein-Klinik
Abteilung I
Luisenstraße 3
53604 Bad Honnef
E-Mail: wolfgang.woeller@johanneswerk.de

Dr. phil. Stefanie Wunderlich
Karwendelstraße 3B
82152 Krailling
E-Mail: stefanie@wunderlichnet.de

PD Dr. rer. nat. Dipl.-Psych. Tanja Zimmermann
Technische Universität Braunschweig
Institut für Psychologie
Abt. für Klinische Psychologie,
Psychotherapie und Diagnostik
Humboldtstraße 33
38106 Braunschweig
E-Mail: t.zimmermann@tu-bs.de

Prof. Dr. med. Stephan Zipfel
Universitätsklinikum Tübingen
Medizinische Klinik und Poliklinik
Abteilung Innere Medizin VI
Psychosomatische Medizin und
Psychotherapie
Osianderstraße 5
72076 Tübingen
E-Mail: stephan.zipfel@med.uni-tuebingen.de

Inhalt

VII Versorgungsstrukturen

VIII Forschung und Perspektiven

I Konzeptionelle Annäherung an die Thematik

1 Einleitung

Winfried Rief, Peter Henningsen

Die Lehre des Zusammenhangs zwischen körperlichen Krankheiten und Beschwerden einerseits sowie psychischen, interpersonellen und sozialen Prozessen andererseits ist von zentraler Relevanz sowohl für die meisten medizinischen Fachbereiche wie für körperliches Wohlbefinden ganz allgemein. Eine fachliche und wissenschaftlich-orientierte Betrachtung macht deutlich, dass psychosoziale Aspekte von einfachen Bagatell-Symptomen bis hin zu schwersten körperlichen Krankheiten eine wichtige Einflussgröße darstellen. Das liegt daran, dass eine Krankheit grundsätzlich ein Individuum trifft, das in seiner individuellen Art und Weise mit dieser Erkrankung umgeht, persönliche Vorerfahrungen mit Krankheit und Behandlungen einfließen lässt sowie den psychosozialen Einflüssen der Umgebung im Umgang mit der Erkrankung ausgesetzt ist. Jeder von einer Krankheit betroffene Mensch entwickelt subjektive Vorstellungen bezüglich der Erkrankung selbst, ihrer Ursachen im individuellen vorliegenden Fall, ihrer Behandlungsmöglichkeiten und Prognose (▶ Kap. 4 sowie die weiteren Kapitel in Teil II). Dieses subjektive Krankheitsmodell kann sich wesentlich von den medizinischen Fakten zur Erkrankung unterscheiden und kann persistieren, selbst wenn der Arzt widersprechende Informationen gegeben hat. Patienten tragen durch ihr eigenes Verhalten entweder zur Genesung bei (z. B. Aufbau einer adäquaten körperlichen Aktivität, Adhärenz mit medizinischen Behandlungsempfehlungen) – oder zur Erkrankung (durch entsprechendes Risikoverhalten). In diesem Sinne gibt es kaum eine Erkrankung, in der der »menschliche Faktor« der Psyche des Patienten den Krankheitsverlauf nicht beeinflussen kann.

Paradigmatisch für das Zusammenspiel zwischen psychischen und biomedizinischen Faktoren bei Behandlungen ist das Gebiet der Placebo- und Nocebo-Forschung (▶ Kap. 26). Gerade durch die Entwicklung experimenteller Ansätze in diesem Bereich ist es in den vergangenen 20 Jahren beeindruckend gelungen, psychosoziale Einflüsse auf körperliche Systeme, Krankheitsprozesse und Ansprechen auf Therapien darzustellen. Dabei vereinigt die Placebo-Forschung Aspekte subjektiver Erwartung, Vorerfahrungen (z. B. Behandlungsvorerfahrungen, spezifische Konditionierungsprozesse, interaktionelle Vorerfahrungen) mit Aspekten der aktuellen Behandler-Patient-Interaktion, die gerade im Bereich Psychosomatik als besonders wichtig angesehen wird.

Immer wieder leidenschaftlich diskutiert wurde und wird die Frage, inwiefern psychosoziale Prozesse direkt zur Entstehung von körperlichen Krankheiten beitragen können. In einigen Bereichen ist eine solche Kausalität trivial und naheliegend: durch selbstschädigendes Krankheitsverhalten wie Rauchen, erhöhter Alkoholkonsum, reduzierte körperliche Aktivität, ungünstige Ernährung wird das Erkrankungsrisiko für zahlreiche körperliche Krankheiten deutlich erhöht. Die Entstehung solcher problematischer Verhaltensweisen ist stark von dem sozialen Netzwerk geprägt, in dem die Person aufwuchs bzw. die letzten Jahre verbracht hat. Daneben ist eine erhöhte Belastung durch Stress als kausaler Faktor bei zahlreichen Krankheiten belegt. Die letzten Jahrzehnte haben hierbei das Verständnis für den Zusammenhang zwischen Stress und der Entstehung von Krankheiten deutlich verbessert und psychobiologische Auswirkungen von frühkindlichem Stress, akuter Traumatisierung, alltäglicher Belastung etc. konnten herausgearbeitet werden (▶ Teil III).

In unserem Buch wollen wir einen Abriss über den aktuellen wissenschaftlichen Stand zu psychosozialen Konstrukten geben, die für das Verständnis psychosomatischer Zusammenhänge von Relevanz sind (▶ Teil II, III). Zusätzlich sollen mögliche psychobiologische Bindeglieder beleuchtet werden, die also für die Frage relevant sind, über welche Wirkungspfade psychosoziale Prozesse und körperliche Geschehnisse zusammenhängen (▶ Teil IV).

Daneben sind Psychosomatik und Verhaltensmedizin jedoch nicht nur allgemein-relevante Faktor bei allen körperlichen Krankheiten, sondern bei bestimmten Krankheitsbildern von herausgehobener Relevanz. Zwar ist es nicht möglich, alle klinischen Anwendungsfelder ausreichend darzustellen, für die dies der Fall sein mag, trotzdem haben wir eine Gruppe von besonders relevanten Krankheitsbildern als Anwendungsfelder der Psychosomatik und Verhaltensmedizin in unserem Buch exemplarisch herausgehoben (▶ Teil VI). Die somatoformen Störungen/somatische Belastungsstörungen bzw. die funktionellen Erkrankungen spielen hierbei eine besondere Rolle und stehen im Kernbereich psychosomatischer Krankheitsbilder. An ihrem Beispiel lässt sich besonders gut darstellen, wie psychologische Faktoren unabhängig vom peripheren pathophysiologischen Geschehen zum allgemeinen körperlichen Wohlbefinden beitragen können, welche prädisponierenden Faktoren für die Entstehung von körperlichen Beschwerden von Relevanz sind sowie an welchen Faktoren eine therapeutisch angeleitete Veränderung ansetzen kann. Diese Einsatzmöglichkeiten werden zusätzlich bei Krankheitsbildern dargestellt und herausgearbeitet, die noch stärker durch eine biomedizinische Komponente geprägt sind (z. B. koronare Herzerkrankungen, Diabetes mellitus, Krebserkrankungen).

Kennzeichen der Psychosomatik und Verhaltensmedizin ist eine starke Betonung psychotherapeutischer Ansätze bei der Behandlung (▶ Teil V). Psychoedukativen Ansätzen kommt in diesem Themenbereich eine besondere Rolle zu, da sie oftmals die bei den bisherigen Behandlungen vorherrschende biomedizinische Perspektive erweitern auf das bio-psycho-soziale Modell. Jedoch auch Basisbedingungen wie eine erfolgreich gestaltete Arzt/Therapeut-Patient-Beziehung sowie ein konstruktives Behandlungssetting mit gelungener interdisziplinärer Zusammenarbeit werden unter psychosomatischer Perspektive besonders herausgearbeitet. Bei der Auswahl von Interventionsansätzen haben wir versucht, insbesondere auf jene zu fokussieren, die auf zuvor dargestellte psychosoziale Risikofaktoren und Grundkonzepte der Psychosomatik und Verhaltensmedizin aufbauen und möglichst wissenschaftlich gut evaluiert sind. Eine primär therapieschulenorientierte Darstellung sollte also in den Hintergrund treten zugunsten von stärker mechanismen- und indikationsorientierten Ansätzen. Die Einbettung dieser Behandlungsansätze in die bestehenden Versorgungsstrukturen insbesondere in Deutschland wird schließlich in Abschlusskapiteln diskutiert, sowie Forschungsperspektiven sowohl für Grundlagenfragen als auch für Interventionsfragen werden zusammengefasst. Dabei wird deutlich, dass gerade Versorgungsstrukturen eher durch historische Prozesse geprägt sind als durch wissenschaftlich definierten Behandlungsbedarf. Zusätzlich können Forschungsperspektiven dadurch gewinnen, dass die in diesem Buch dargestellten Konzepte berücksichtigt werden, auch wenn diese aus unterschiedlichen Traditionen stammen. Mit der vorliegenden Übersicht soll deshalb dazu beigetragen werden, auch zur Weiterentwicklung und Verbesserung der Forschung und Versorgung im Bereich Psychosomatik und Verhaltensmedizin beizutragen.

2 Psychosomatik und Verhaltensmedizin: Geschichte, Entwicklung, Schwerpunkte

Peter Henningsen, Winfried Rief

2.1 Geschichte der Psychosomatik

» Psychosomatische Medizin ist ein relativ neuer Name für eine Form der Medizin, die so alt ist wie die Heilkunde selbst. Es handelt sich um keine Spezialität, sondern um eine Betrachtungsweise, die alle Disziplinen der Medizin (...) betrifft; eine Betrachtungsweise, die nicht etwa dem Körperlichen weniger, sondern dem Seelischen mehr Beachtung schenkt. «

(Weiss u. English 1943)

So eingängig dieses bekannte Zitat ist, so wenig hilft der weite Blick von antiker griechischer Priestermedizin bis zur Gegenwart wirklich zum Verständnis der modernen Psychosomatik. Der Begriff »Psychosomatik« tauchte wohl in der Romantik erstmals auf (angeblich durch Heinroth 1818). Die Entstehung einer entsprechend genannten Richtung der Medizin ist dann gegen Ende des 19./Anfang des 20. Jahrhunderts am besten als eine »Gegenreformation« gegen die einseitig naturwissenschaftliche Ausrichtung der Medizin der damaligen Zeit zu verstehen (Herzog et al. 2013). Diese »Gegenreformation« lässt sich, auf den Hamburger Psychosomatiker A. E. Meyer zurückgehend, wiederum in zwei Strömungen unterteilen: eine psychogenetische einerseits und eine holistisch-integrative andererseits. Die psychogenetische Linie ist mit der psychoanalytischen Tradition eng verwoben. Ihre Grundkonzeption zur Psychosomatik findet sich nirgends präziser als in dem Titel des Buchs von Franz Alexander, das später unter dem Namen »Psychosomatic Medicine« bekannt wurde. Frühere Auflagen dieses Buches nannte er nämlich noch »The Medical Value of Psychoanalysis« – dem entspricht eine Äußerung von Alexander Mitscherlich (1966/67), der die Aufgabe der Psychosomatischen Medizin darin sah, »die Reichweite der Psychoanalyse in der Medizin« zu bestimmen. Das bedeutet auch: Es gibt eine spezielle Gruppe von psychogenen Erkrankungen, bei denen Psychotherapie/Psychoanalyse das probate therapeutische Mittel ist – für viele andere Bereiche der Medizin ist diese Form von Psychosomatik dann gleichzeitig nicht primär zuständig.

Die integrierte, von machen auch holistisch genannte Tradition ist mit Namen wie dem Heidelberger Internisten, Neurologen und Psychosomatiker Viktor von Weizsäcker und dem Ulmer Internisten und Psychosomatiker Thure von Uexküll verknüpft. Für diese charakteristisch ist der Anspruch, bei allen menschlichen Erkrankungen das Gesamt von biologischen, psychischen und sozialen Bedingungen des Krankseins und Gesundwerdens zu erfassen und zu behandeln, was nur funktionieren kann, wenn der Umgang von Arzt und Patient es ermöglicht, dass diese ganz unterschiedlichen Bedingungen gleichberechtigt zur Wahrnehmung und Sprache kommen können. Konsequenterweise war für Viktor von Weizsäcker das eigentliche Anliegen keine psychosomatische, sondern – noch weitergehend im Anspruch – eine anthropologische Medizin, und, als deren Grundlage, eine medizinische Anthropologie. Thure von Uexküll wiederum machte sich, ausgehend von dem von seinem Vater, dem Biologen Jakob von Uexküll, entwickelten Konzept des Funktionskreises zwischen Subjekt und Objekt, später für die Biosemiotik als Grundlegung einer bio-psycho-sozialen Psychosomatik stark.

Institutionell entwickelte sich, ausgehend von früheren Wurzeln wie der ersten universitären Psychosomatischen Klinik in Heidelberg, die 1950 gegründet wurde, die Psychosomatische Medizin vor allem ab den 1970er Jahren. 1972 wurde Psychosomatik zum eigenen Fach in der Approbationsordnung des Medizinstudiums. Es wurden an den meisten medizinischen Fakultäten entsprechende Lehrstühle eingerichtet. Auch außeruniversitär entstanden zunehmend Kliniken und Abteilungen für Psychosomatik, sowohl in der Akut- als auch in der Rehabilitationsmedizin. Ein wesentliches Motiv für die Einrichtung separater Abteilungen und Kliniken für Psychosomatik war damals die Etablierung von (ärztlich getragener) Psychotherapie in der Medizin – die deutsche Psychiatrie integrierte Psychotherapie erst 1992 als festen Bestandteil in ihre Weiterbildung. Aus internationaler Perspektive (in anderen Ländern integrierte die Psychiatrie Psychotherapie und Psychoanalyse sehr aktiv und früh) blieb die separate Institutionalisierung der Psychosomatik ein deutscher Sonderweg, der z. T. verwundert, z. T. bewundernd zur Kenntnis genommen wird.

Ungeachtet der Erfolge in der Institutionalisierung haben die beiden genannten konzeptionellen Traditionslinien der Psychosomatik, psychogenetisch-psychoanalytische und integrative, über lange Zeit nicht an einem Strang gezogen. Es gab vielmehr vielfach wechselseitige Entwertungen statt gemeinsamer Strategien gegenüber dem Rest der Medizin. Berufspraktisch setzten die Einen auf den psychoanalytischen Spezialisten, für den der ärztliche Grundberuf oft, vor allem in den Instituten jenseits der Kliniken und Universitäten, zu einer »quantité négligeable« wurde; die Anderen setzten entweder auf den Super-Spezialisten, der zugleich die aktuelle somatische/innere Medizin auf hohem Niveau als auch die Psychoanalyse voll erlernt und beherrscht – oder sie begnügten sich mit einem psychotherapeutisch »schnellgebleichten« Internisten.

Seit den 90er Jahren des vergangenen Jahrhunderts hat sich die Lage in dieser Hinsicht allerdings stark verändert. Es gibt die beiden konkurrierenden Traditionslinien der Psychosomatik in Reinform schlicht nicht mehr. Welche Entwicklungen haben dazu beigetragen? Vier sind hier zu nennen:

- Die Einführung des Facharztes für Psychotherapeutische, später Psychosomatische Medizin ab 1992 ermöglichte es den Kollegen, eine qualifizierte, über die Anforderungen eines Zusatztitels weit hinausgehende psychotherapeutische Qualifikation im Rahmen ihrer klinischen Tätigkeit zu erwerben – das erleichtert die Profilierung der psychotherapeutischen Kompetenz auf die spezifischen Fragestellungen einer Psychosomatischen Klinik unter Beibehaltung und Entwicklung der ärztlichen Grundkompetenz.
- Parallel dazu hat sich die früher stark durch Schulenorientierung geprägte Psychotherapielandschaft deutlich entideologisiert und sich geöffnet gegenüber pragmatischen, störungsorientierten Psychotherapieansätzen, die auch in der Psychosomatik gewinnbringend auf die spezifischen Themen angewendet werden können.
- Konzeptuell hat sich der Anspruch auf einen Bereich exquisit psychogener Erkrankungen für die Psychosomatik erledigt – es gibt heutzutage primär bio-psycho-soziale Ätiologiemodelle; was sich unterscheidet,

ist allenfalls das relative Gewicht dieser drei Faktoren.

- Gleichzeitig hat sich aber das Verständnis des biologischen Faktors grundlegend verändert. Galten biologische Faktoren bis vor 20 Jahren im Wesentlichen als erblich vermittelt und nach der Ausreifung als schicksalhaft, ist jetzt in vielfältiger Weise klar, dass z. B. die Stressresistenz oder die Plastizität des Gehirns genauso abhängig sind von Beziehungs- und Umwelterfahrungen wie psychologische Aspekte, z. B. der Bindungsstil. Waren biologische Psychiater in den 1980er Jahren noch Wesen von einem anderen Stern, hat inzwischen jeder wissenschaftlich interessierte Psychosomatiker für sich selbst entdeckt, wie spannend und offen für psychotherapeutische Zugänge eine systematische Berücksichtigung des biologischen Faktors sein kann.

Im Ergebnis dieser Entwicklungen versucht die aktuelle Psychosomatische Medizin in sinnvoller Weise, das Beste der beiden früher oft antagonistisch erlebten Traditionslinien zu extrahieren und in der klinischen und wissenschaftlichen Praxis umzusetzen. Das bedeutet konkret, dass die spezifische, auf spezielle Problemstellungen der Psychosomatik orientierte psychotherapeutische Kompetenz vermittelt und angewandt wird, ohne sich entweder von einem zugleich antiquierten und idealisierten Modell ambulanter Langzeitpsychotherapie unter Druck setzen zu lassen oder dem Beispiel der »Schmalspur«-Anwendung von Psychotherapie als Medikament, wie sie andernorts praktiziert wird, zu verfallen. Gleichzeitig wird die eigene somatische Kompetenz im Umgang mit den Patienten gepflegt und weiter entwickelt ohne den Anspruch, hier überall und immer Spezialkompetenz auf Facharztniveau vorzuhalten – gute Konsil- und Liaisonkontakte ersetzen dann den überfordenden Selbstanspruch.

Eine in dieser Weise über verschiedene Traditionslinien hinweg integrative Psychosomatische Medizin ist dann auch offen für die Zusammenarbeit mit Strömungen aus einer wiederum anderen Tradition, wie sie die Verhaltensmedizin darstellt.

2.2 Geschichte der Verhaltensmedizin

Die Verhaltensmedizin erlebte ihren Aufschwung in den 80er Jahren, wobei ihre Wurzeln bis in die 60er Jahre zurückgehen. Ähnlich wie bei der Entwicklung der Verhaltenstherapie definierte sich die Verhaltensmedizin erstmal als Gegenbewegung zur stark psychoanalytisch geprägten Psychosomatik der damaligen Zeit. Unbelegte Ätiologiemodelle, eindimensionale Kausalitätsannahmen sowie ungenügende Berücksichtigung biologischer und psychologischer Mechanismen waren die Hauptkritikpunkte, die zur eigenständigen Entwicklung der Verhaltensmedizin führten.

Der Begriff »Verhaltensmedizin« selbst wurde erstmals 1973 verwendet, hierbei ausschließlich zur Beschreibung von Biofeedback-Methoden. Die grundlagenorientierten Studien zum Biofeedback aus den 60er und 70er Jahren führten zu einem Umdenken bezüglich diverser biologischer Systeme. Das bis dahin so bezeichnete »autonome Nervensystem« zeigte sich weniger autonom, sondern durch Lernprozesse beeinflussbar. Damit war eine Schnittstelle zwischen biologischen Systemen und Umwelteinflüssen definiert, die wissenschaftlich gut fundiert wurde. Bahnbrechend für die Definition und den Start des verhaltensmedizinischen Forschungs- und Praxisansatzes war eine wegweisende Konferenz in Yale 1977 (Schwartz u. Weiss 1978).

Mitte der 80er Jahre gründeten sich dann die ersten nationalen und bald darauf die internationale Gesellschaft für Verhaltensmedizin (International Society for Behavioral Medicine ISBM; Deutsche Gesellschaft für Verhaltensmedizin und Verhaltensmodifikation DGVM). Die ISBM definierte Verhaltensmedizin Anfang der 90er Jahre als »interdisziplinäres Arbeitsfeld zur Entwicklung und Integration psychosozialen, behavioralen und biomedizinischen Wissens zu Krankheit und Gesundheit sowie zur Anwendung dieses Wissens«. Bereits früher (Ende der 70er und Anfang der 80er Jahre) hatten sich die ersten verhaltensmedizinisch-orientierten psychosomatischen Kliniken gegründet (z. B. Windach am Ammersee, Bad Dürkheim; später dann Prien am Chiemsee), die sich sehr erfolgreich als Behandlungszentren in der Gesundheitsversorgung integrieren konnten. Hauptmerkmale des verhaltensmedizinischen Selbstverständnisses der damaligen Zeit waren eine strenge Orientierung an (empirisch-naturwissenschaftlicher) Wissenschaftlichkeit, eine starke Betonung von Verhaltens- und Lernprozessen sowie ein gewisser Fokus auch auf psychobiologischen Ansätzen. Da gerade das psychobiologische Bindeglied in den zur damaligen Zeit vorherrschenden psychoanalytischen Theorien der Psychosomatik oftmals unspezifisch und vage war, konnten aus der Verhaltensmedizin komplementäre Erkenntnisse gewonnen werden, die diese Lücke füllen sollten.

Wenn auch die Einengung auf Konditionierungsprozesse zwischenzeitlich eher der Vergangenheit angehört, so sind doch einige Aspekte weiterhin charakteristisch für den Bereich Verhaltensmedizin. Insbesondere die starke Ablehnung von einfachen Kausalmodellen ist weiterhin typisch und geht z. T. auch über ein modernes bio-psycho-soziales Verständnis hinaus. Neben der typischen Psychosomatik-Frage, welche psychischen Faktoren zu welchen körperlichen Erkrankungen beitragen, wurde von Anfang an auch als Forschungsgegenstand aufgenommen, wie umgekehrt körperliche Erkrankungen zu psychischen Veränderungen führen. Die Interaktion biologischer, psychologischer und sozialer Faktoren wird nicht als Merkmal einzelner Krankheitsbilder gesehen, sondern kann bei unterschiedlichen Personen mit demselben Krankheitsbild sehr unterschiedliche Gewichtungen haben, und selbst innerhalb einer Person über den Krankheitsverlauf in der Gewichtung der einzelnen Faktoren kontinuierlich variieren. Deshalb stellt sich nicht die Frage nach einer grundsätzlichen Kausalität, sondern in welchem Krankheitsprozess welche Faktoren welche Bedeutung in der Interaktion mit anderen Faktoren haben (s. z. B. Übersichtswerk von Ehlert 2003).

Neben diesem konzeptionellen Schwerpunkt spielen in der Verhaltensmedizin allgemeine Faktoren des Gesundheitsverhaltens ebenfalls eine wichtige Rolle. Unabhängig von der spezifischen Kausalität einzelner medizinischer Erkrankungen gibt es Verhaltensmerkmale, die den Ausbruch, den Verlauf oder die Therapie von körperlichen Erkrankungen stark beeinflussen können. Dazu zählen zum einen Risikoverhaltensweisen wie Rauchen, Alkoholkonsum oder erhöhter Konsum von »rotem« Fleisch, also die sog. »Life Style«-Merkmale, die selbst bei stark genetisch determinierten Erkrankungen eine wesentliche Rolle spielen können (s. u.). Aber auch für den Behandlungsverlauf insbesondere chronischer Erkrankungen spielen Verhaltensfaktoren eine wesentliche Rolle, selbst wenn die Erkrankung primär über biologische Mechanismen ausgelöst wurde. Vom Patienten wird Medikamenten-Compliance erwartet, also ein Verhalten, was den üblichen Steuerungsregeln menschlichen Handelns unterliegt, unabhängig von der Ätiologie der Erkrankung. Diese Beispiele machen auch deutlich, dass insbesondere die Interventionsplanung sich gänzlich von einfachen Kausalitätsannahmen lösen kann. Selbst stark genetisch determinierte Erkrankungen können primär über Verhaltensinterventionen behandelt werden, während andererseits bei vielen durch psychische Stressoren ausgelöste Erkrankungen medizinische Interventionen sinnvoll sein können.

Exkurs

Körperliche Krankheiten und Verhalten

Um selbst bei stark genetisch determinierten Krankheiten die Bedeutung von Verhaltensweisen zu unterstreichen, hat der Genforscher Willett (2002) analysiert, wie viele der stark genetisch determinierten Krankheiten vermeidbar wären, wenn die Menschen einen gesunden Lebensstil führen würden. Zum adäquaten Gesundheitsverhalten zählte er das Einhalten eines Normalgewichts, kein Rauchen (lebenslang), regelmäßige Bewegung (mind. 30 min./Tag), seltener als dreimal rotes Fleisch pro Woche essen sowie weniger als drei alkoholische Drinks pro Tag konsumieren. Wenn dies eingehalten wird, lassen sich laut seiner Analyse 70–90 % der folgenden Krankheiten vermeiden: Colon-Karzinom, Schlaganfall, koronare Herzkrankheiten und Typ-2-Diabetes.

2.3 Aktueller Stand

Psychosomatik und Verhaltensmedizin haben ihre scharfen Grenzlinien in der Abgrenzung voneinander verloren. Zum einen hat sich die moderne Psychosomatik zunehmend den natur- und sozialwissenschaftlichen Ansätzen geöffnet und das bio-psycho-soziale Modell als Basismodell übernommen. Das traditionelle, psychoanalytisch geprägte Kausalitätsmodell (z. B. von Franz Alexander) wurde aufgegeben zugunsten eines entweder breiter definierten psychodynamischen Verständnisses und/oder einer stärkeren Integration nicht-psychodynamischer Ansätze. Auch die Verhaltensmedizin hat ihre starke Fokussierung auf die Lernpsychologie verlassen (auch wenn diese zur Zeit über die Placebo-Forschung etwas neu entdeckt wird) und integriert kognitive Konzepte, Konzepte der Emotionsregulation bis hin zu Forschungsergebnissen zu den Konsequenzen frühkindlicher Traumata. Die Kliniken, Abteilungen und Lehrstühle in der Medizin werden in der Regel einheitlich nach wie vor als »Psychosomatik« bezeichnet, inhaltlich kann dort aber die klassisch psychodynamisch-psychosomatische ebenso wie die verhaltensmedizinische Tradition vertreten werden, oft auch in Mischungsverhältnissen. Interessanterweise wurden in letzter Zeit auch Verbindungen in Bezug auf anthropologische Hintergrundannahmen zum Kranksein des Menschen deutlich, wie sie z. B. Viktor von Weizsäcker formuliert hat – sie sind für eine wirklich bio-psycho-soziale Psychosomatik und Verhaltensmedizin wichtig, ob ausgesprochen oder unausgesprochen (Fichter 2007).

Ist deshalb Psychosomatik und Verhaltensmedizin nun dasselbe? Einerseits ist ein Friedensschluss immer etwas Schönes und löst gute Gefühle aus, andererseits muss man auch erkennen, dass die durchaus vorhandene Konkurrenzsituation zwischen den beiden Richtungen auch zu einem konstruktiven Spannungsverhältnis geführt hat, aus dem wichtige Impulse für die Forschung, Theorienbildung und Versorgungspraxis entstanden sind.

Literatur

Ehlert U. Verhaltensmedizin. Berlin: Springer 2003.

Fichter M. Zur kommunikativen Bedeutung des Wortes »müssen« in der Psychotherapie: die pathischen Kategorien. Verhaltenstherapie 2007; 17: 3–5.

Herzog W, Beutel M, Kruse J. Psychosomatische Medizin und Psychotherapie. Zur Lage des Fachgebiets in Deutschland. Stuttgart: Schattauer 2013.

Mitscherlich A. Krankheit als Konflikt. Studien zur psychosomatischen Medizin. Frankfurt: Suhrkamp 1966/67.

Schwartz GE, Weiss SM. Yale conference on behavioral medicine. A proposed definition and statement of goals. J Behav Med 1978; 1: 3–12.

Von Uexküll T, Wesiack W. Theorie der Humanmedizin (3. Aufl.). München: Urban und Schwarzenberg 1988.

Von Weizsäcker V. Warum wird man krank? Ein Lesebuch. Frankfurt: Suhrkamp 2008.

Weiss E, English O. Psychosomatic Medicine: the clinical application of psychopathology to general medical problems. New York: Saunders 1943.

Willett WC. Balancing life-style and genomics research for disease prevention. Science 2002; 296: 695–8.

3 Was ist ein bio-psycho-soziales Krankheitskonzept?

Peter Henningsen, Winfried Rief

3.1 Die Vorgeschichte des bio-psycho-sozialen Modells

Vor nicht allzu langer Zeit, bis hinein in die 90er Jahre des vergangenen Jahrhunderts, gab es hinsichtlich der Erklärung für das Auftreten psychischer und psychosomatischer Störungen noch stark entgegengesetzte Positionen. Auf der einen Seite sahen z.B. sog. biologische Psychiater deren Ursachen praktisch ausschließlich in genetischen, biochemischen und anderen organischen Faktoren; Beziehungserfahrungen, Lerngeschichte und andere psychosoziale Faktoren spielten eine allenfalls modulierende Rolle, das subjektive Erleben der Patienten gar keine. Auf der anderen Seite vertraten z.B. psychoanalytische Psychosomatiker zumindest für einige organische Erkrankungen ein psychogenes Ätiologiemodell, d.h. ein spezifischer, zumeist unbewusster psychischer Konflikt wird aktiviert und wird so, vermittelt über psychophysiologische Effekte, ursächlich für die Erkrankung. Somatische Faktoren spielen allenfalls eine Rolle bei der Symptomwahl. Ein besonders bekanntes Beispiel dafür waren die von Franz Alexander sog. »Holy 7«, also Erkrankungen mit vorwiegend autoimmunologischem Hintergrund wie z.B. Asthma, Colitis ulcerosa oder rheumatoide Arthritis. Ein Zugang zu den psychogenetischen Faktoren eröffnete sich nur über die differenzierte, aber notwendigerweise nicht im naturwissenschaftlichen Sinne objektivierbare Erfassung des subjektiven Erlebens der Patienten.

Die Zeiten haben sich geändert – heutzutage wird man in der Psychosomatik und Verhaltensmedizin, aber auch in der Medizin insgesamt kaum jemanden finden, der sich nicht als Anhänger eines sog. bio-psycho-sozialen Krankheitskonzepts versteht. Aber was heißt das eigentlich genau? Offenkundig wird damit »irgendwie« unterstellt, dass sowohl biologische wie psychosoziale Faktoren eine ursächliche Rolle bei der Entstehung und Aufrechterhaltung von (psychosomatischen) Krankheiten spielen. Das heißt also zunächst einmal, dass die einseitigen, polarisierenden Sichtweisen von früher scheinbar nicht mehr aufrechterhalten werden.

Zu dieser Veränderung beigetragen hat die in den letzten zwei Jahrzehnten enorm gewachsene Erkenntnis, dass psychische und physiologische Prozesse viel enger miteinander verflochten sind als früher angenommen. So fand sich auf das Gehirn bezogen unter dem Stichwort »Neuroplastizität«, dass die Intensität und Dichte synaptischer Verbindungen im Nervensystem direkt erfahrungsabhängig ist; auf körperliche Regulationsprozesse bezogen fand sich ein Einfluss von Beziehungs- und Lernerfahrungen nicht nur auf psychische Prozesse, sondern, vermittelt über epigenetische Mechanismen, auch auf die biologische Stressregulation über die sog. Stressachsen des Körpers (► Kap. 21 und ► Kap. 22).

Doch auch wenn das Verlassen der Einseitigkeiten in der Erklärung von psychosomatischen Erkrankungen an sich ein wichtiger Fortschritt ist – ist ein »bio-psycho-soziales Krankheitsmodell« in dieser Allgemeinheit mehr als eine schöne Metapher für »ganzheitliche« medizinische Sonntagsreden? Nicht zufällig hat Ghaemi (2009) in einer kritischen Analyse von einem »Vanille-Modell« gesprochen, das in einer Art Zuckerguss ganz verschiedene und auch widersprüchliche Ätiologiekonzepte versüßen soll.

Im Folgenden soll zunächst auf die wichtigste ursprüngliche Arbeit zum bio-psycho-sozialen Modell von Engel (1977) zurückgeblickt und daran das theoretische Gerüst eines solchen Modells für Psychosomatik und Verhaltensmedizin erläutert werden. Anschließend werden eher praktisch relevante Aspekte des Modells diskutiert.

3.2 Der »Erfinder« des bio-psycho-sozialen Modells: George Engel

George Engel, ein psychoanalytisch geschulter Internist und Psychiater in Rochester, USA, charakterisiert in seinem klassischen Science-Paper von 1977 zunächst das biomedizinische Modell als in einem umfassenden Sinne reduktionistisch: Es gehe, angelehnt an die Leitwissenschaft Molekularbiologie, davon aus, dass Krankheitsphänomene letztlich in physikalisch-chemischer Sprache erklärt werden können. Psychische und Verhaltensauffälligkeiten seien als psychische Erkrankungen entweder auch so zu erklären oder sie seien kein Gegenstand der Medizin und möglicher ärztlicher Behandlung. Dieses biomedizinische Modell sei nicht nur ein wissenschaftliches Modell, sondern bestimme auch in weiten Teilen die vor-wissenschaftlichen Grundannahmen der Bevölkerung in entwickelten westlichen Ländern – es sei zum Dogma geworden. Engel betont einerseits die mithilfe dieses Modells möglich gewordenen Fortschritte in der Aufklärung biochemischer und anderer organischer Grundlagen von Krankheiten. Andererseits kritisiert er aber, anhand der Beispielerkrankungen Diabetes und Schizophrenie, die durch dieses Modell entstehenden Verzerrungen im Verständnis von und im Umgang mit kranken Menschen: Die Gleichsetzung von »Krankheit« mit »nachgewiesenem biochemischem Pathomechanismus«, die Ferne der somatischen Beschreibungsebene vom Krankheitserleben des Patienten, die Vernachlässigung der Relevanz psychosozialer Faktoren für die Bestimmung des Erkrankungszeitpunkts und des Erkrankungsverlaufs ebenso wie die Vernachlässigung der notwendigen Expertise in der Erhebung des Erlebens z. B. in Interviews mit Patienten.

Diesem biomedizinischen Modell setzt Engel nun, als eine Herausforderung sowohl für die Medizin wie die Psychiatrie, ein »bio-psycho-soziales Modell« entgegen, für das er folgende konzeptuelle Aspekte als wichtig beschreibt:

- Annahme von bidirektionalen Wechselwirkungen zwischen biologischen, psychologischen und sozialen Krankheitsfaktoren. Engel verweist auf Ähnlichkeiten zur Systemtheorie, ohne das eigene Modell explizit als systemtheoretisch zu bezeichnen. Das Modell ist nicht-reduktionistisch in dem Sinne, dass auch höhere als die physikochemisch-mechanistische Beschreibungsebene als relevante Erklärungsebenen eines Phänomens angenommen werden.
- Relativierung des Unterschieds von psychischen und körperlichen Erkrankungen –

dies ergibt sich ganz logisch aus der bio-psycho-sozialen Perspektive.
- Systematische Erfassung der personalen Ebene, d. h. vor allem Erfassung der Bedeutungserteilung, die Patienten ihrem Selbsterleben geben, gewissermaßen die Bedeutung von Bedeutung, z. B. als erkrankt, also sich in die Krankenrolle mit allen Implikationen begebend, oder als von Lebensproblemen betroffen (er diskutiert das an dem bei Einführung von DSM-5 wieder aktuellen Problem der Abgrenzung von Trauer versus Depression).
- Systematische Anwendung wissenschaftlich rationaler, empirischer Methoden in der Erfassung auch der psychosozialen Faktoren
- Systematische Integration psychosozialer Anteile in der Therapie
- Reflexion der Qualität der Arzt-Patient-Beziehung als einer wichtigen Determinante für das Erleben des Patienten; Förderung entsprechender psychosozialer Kompetenz bei Ärzten

In den Jahren nach dem Erscheinen des Artikels von George Engel wurde der Begriff des »bio-psycho-sozialen Modells« weithin aufgegriffen und übernommen, z. B. auch an so prominenter Stelle wie der International Classification of Functioning (ICF) der WHO – allerdings typischerweise ohne genauere Berücksichtigung der spezifischen Merkmale, die Engel diesem Modell gegeben hatte. Vielerorts wurde und wird es, wie am Anfang schon angedeutet, verwendet als »Passepartout«, um dem eigenen forschenden oder klinischen Tun einen modern integrativen Anstrich zu geben – ohne dass sich an der eigenen, z. B. unverändert reduktionistisch angelegten Forschungs- und klinischen Praxis wirklich etwas geändert hätte. Aber auch dort, wo das bio-psycho-soziale Modell positiv besetzt wurde, war es nicht nur in der Praxis, sondern schon in seiner Anlage einer unübersehbaren Beliebigkeit ausgesetzt: wer an welchem Punkt, z. B. zur Erklärung der Disposition, des Auftretens oder der Aufrechterhaltung einer Erkrankung, biologische, soziale oder psychologische Erklärungsfaktoren heranzieht, ist im Modell nicht festgelegt, es entsteht, in den Worten von Ghaemi (2009), ein anarchischer Eklektizismus.

Ein Weg, um diesen verwässernden Eklektizismus zu vermeiden, besteht darin, dass die Bedeutung der einzelnen biologischen, psychologischen und sozialen Beschreibungsebenen für die verschiedenen genannten Erklärungsziele stärker konzeptuell und methodisch reflektiert wird. Ein wichtiger Vorläufer derartiger methodischer Reflexion, darauf verweisen sowohl Ghaemi (2009) wie der psychiatrische Genetiker und Anhänger des bio-psycho-sozialen Modells Kendler (Kendler u. Campbell 2014), ist Karl Jaspers in seiner »Allgemeinen Psychopathologie« von 1913. Diese methodisch-konzeptuellen Gesichtspunkte können hier nicht umfassend diskutiert werden (vgl. Henningsen 2006; Henningsen u. Kirmayer 2000), deshalb werden nur einige wenige Beispiele aufgeführt:
- Der erste wichtige Punkt ist, dass eine Beschreibungsebene nicht automatisch relevante Erklärungsebene eines Phänomens ist: Auch wenn ich z. B. mit Mitteln der funktionellen Bildgebung gut beschreiben kann, was beim Erleben von Angst oder Ärger im Gehirn passiert, heißt das noch lange nicht, dass das emotionale Erleben über diese Veränderungen der Hirnaktivität auch sinnvoll, also sparsam und prognostisch wirksam, erklärt werden kann; in den allermeisten Fällen werden psychosoziale Erklärungen für das Erleben, z. B. über Motive und Gründe, deutlich sinnvoller sein – was im Übrigen auch darauf verweist, dass Erklären und Verstehen keine kompletten Gegensätze sind.
- Ein zweiter Punkt im Hinblick nicht auf normales Erleben, sondern auf Erkrankungen ist, dass es konzeptuell einen großen Unterschied macht, ob die Vulnerabilität

dafür erklärt werden soll – hier sind letztlich immer biologische Faktoren zumindest auch relevant –, oder ob es um die Erklärung einer Veränderung in der Ausprägung eines Symptoms geht – hier können psychosoziale Erklärungsfaktoren alleinig relevant und hinreichend sein. Beispiel: Die umfassende Erklärung einer erhöhten Vulnerabilität für aggressives Verhalten wird letztlich neben dem Verweis auf frühe Beziehungserfahrungen auch auf bestimmte Neurotransmitterveränderungen und andere biologische Faktoren verweisen. Die Erklärung für das Auftreten dieses Verhaltens in bestimmten Situationen kann umfassend über psychosoziale Faktoren (z. B. Kränkungserleben, Frustration) erfolgen.

- Ein dritter konzeptueller Punkt wurde implizit schon angedeutet: Die Bedeutung einer Beschreibungs- als Erklärungsebene hängt letztlich an ihrer Erklärungskraft, also an der Fähigkeit, Phänomene sparsam und prognostisch relevant zu erklären – damit ist so etwas wie ein empirischer Wettstreit zwischen den Erklärungsebenen definiert und insgesamt die Notwendigkeit, Aussagen zur Bedeutung einzelner Erklärungsansätze empirisch zu untermauern. Dabei ist allerdings zu beachten, dass die Methoden, die zur empirischen Untermauerung verwendet werden, angemessen sein müssen für die jeweilige Ebene – so kann die methodische Erfassung von psychosozialen Bedeutungen z. B. nicht über physikalische Messungen erfolgen.

Wenn diese Punkte beachtet werden, besteht eine Chance, an die Stelle von Beliebigkeit ein empirisch fundierte(re)s, methodisch reflektierte(re)s bio-psycho-soziales Modell zu setzen – nur: Dies muss für jede neue Konstellation, jedes neu zu erklärende Krankheitsbild und jedes neue Erklärungsziel neu empirisch geprüft werden (vgl. auch die Grundannahmen der Verhaltensmedizin in ▶ Kapitel 2, die solche Kausalitätsmodelle noch flexibler ausformuliert).

3.3 Relevante ätiologische Gesichtspunkte bei psychosomatischen Erkrankungen

In der Erklärung des Auftretens der Beschwerden ist es sinnvoll, drei Erklärungsziele und damit drei Fragen zu unterscheiden:

- Was macht einen Menschen anfälliger (als andere), Schmerzen und andere Körperbeschwerden zu erleben? (Vulnerabilität)
- Was führt zum ersten Auftreten der Beschwerden? (Auslöser)
- Wodurch erklärt sich das Anhalten der Beschwerden? (Aufrechterhaltung)

Für alle drei Teilfragen gilt es, jeweils sowohl biologische wie psychosoziale Erklärungsfaktoren zu benennen – ihr relatives Gewicht ist keine prinzipielle, sondern immer eine empirisch zu bestimmende Frage.

Für alle Teilfragen lässt sich auch eine indiviuumzentrierte und eine überindividuelle Perspektive unterscheiden. In der Psychosomatik und Verhaltensmedizin steht traditionell die individuum- bzw. patientenzentrierte Perspektive im Vordergrund, aber in bestimmten Bereichen hat gerade in der letzten Zeit auch die überindividuelle, sozial-systemische Sicht an Bedeutung gewonnen. Besonders deutlich wird dies z. B. hinsichtlich der Zusammenhänge von psychosozialen Arbeitsbedingungen und psychischen bzw. psychosomatischen Erkrankungen. Die Erfassung von Aspekten wie dem Maß an Herausforderungen, von Kontrolle, Gratifikation oder sozialer Unterstützung am Arbeitsplatz (vgl. ▶ Kap. 6) geschieht unter bewusstem Absehen von individuellen Vulnerabilitätsgesichtspunkten und ermöglicht so die Definition generell gesundheitsförderlicher oder -abträglicher psychosozialer Arbeitsplatzbedingungen.

So lässt sich also, beispielhaft und ohne jeden Anspruch auf Vollständigkeit, entlang der drei Erklärungsziele und der Unterscheidung von individuellen und überindividuellen Faktoren folgende Sortierung ätiologischer Aspekte psychischer und psychosomatischer Erkrankungen im Rahmen eines bio-psychosozialen Modells vornehmen:

- 1 a: Individuelle Vulnerabilitätsfaktoren
  - genetisch vermittelte Faktoren (z. B. sog. Neurotizismus, negativer Affekt)
  - Resultat insbesondere frühkindlich belastender Lebensereignisse (Missbrauch, Vernachlässigung, Verluste) und entsprechender Lerngeschichte
  - (weibliches) Geschlecht
- 1 b: Überindividuelle Vulnerabilitätsfaktoren
  - ungünstige sozioökonomische und sozialpsychologische Lebensbedingungen
  - ungünstige umweltbiologische und physiologische Arbeits- und Lebensbedingungen
- 2 a: Individuelle Auslösefaktoren
  - kleinere, »eigentlich« selbstlimitierende Unfälle und organische Erkrankungen, aber auch
  - belastende Lebensereignisse, arbeitsplatzbezogene oder private Konflikte, chronische Belastungsfaktoren, Kränkungen, Verlustereignisse etc.
- 2 b: Überindividuelle Auslösefaktoren
  - meist umweltbezogen, in seltenen Fällen biologisch-toxikologisch nachweisbar (Pestizide, Vergiftungen etc.)
  - häufiger bei fehlender biotoxikologischer Erklärung im Sinne (inter-)subjektiver, z. T. über Massenmedien zusätzlich verbreiteter Erklärungsmodelle (Elektrosmog/Mobilfunk, Amalgam etc.); ggf. auch: traumatische gesellschaftliche Ereignisse (z. B. Krieg, Vulkanausbruch)
- 3 a: Individuell aufrechterhaltende Faktoren
  - z. T. physiologisch fassbar, z. B. im Sinne neuronaler Anteile am Schmerzerleben (»Schmerzgedächtnis«)
  - häufiger psychologischer Art (Angst vor Schmerz, Katastrophisierung, Vermeidung, Depressivität) oder sozialpsychologischer Art (sog. sekundärer Krankheitsgewinn bzw. operante Konditionierung über Zuwendung bis Rentengewährung)
- 3 b: Überindividuelle aufrechterhaltende Faktoren
  - Tatsache des Versichertseins (d. h. Schaffung der Möglichkeit operanter Konditionierung/sog. sekundären Krankheitsgewinns)
  - andere Aspekte des Gesundheitssystems, z. B. ökonomische Anreize für fehlindizierte somatische Diagnostik und Intervention, weitere Anreizsysteme im Gesundheits- und Versicherungswesen
  - soziokulturelle Aspekte geteilter Erklärungsmodelle von Patienten und Behandlern (z. B. die in Deutschland besonders verbreitete Interpretation von Schmerzen, Erschöpfung und Unwohlsein als »Rückenleiden«)

Es zeigen sich hier also beispielhaft und noch unverbunden biologische, psychologische und soziale Faktoren, die in der ätiologischen Erklärung psychosomatischer Erkrankungen relevant sein können. Ein solches Raster kann als generelle klinisch-heuristische Orientierung dienen, ersetzt aber für wissenschaftliche Fragestellungen natürlich nicht die genauere empirische Analyse.

Das bio-psycho-soziale Modell und die Psychotherapie-Ausbildung und -Weiterbildung

Das bio-psycho-soziale Modell hat auch Implikationen für die Psychotherapie-Ausbildung und -Weiterbildung. Auch in diesem Bereich herrschten über Jahrzehnte eher monokausale Modelle vor und wurden als Grundlage für die Psychotherapie-Weiterbildung genommen (z. B. primäre Fokussierung auf frühkindliche Prozesse in der traditionellen Psychoanalyse; ausschließliche Betonung von Lernprozessen und aufrechterhaltenden Bedingungen in den Anfangsjahren der Verhaltenstherapie).

Nimmt man das bio-psycho-soziale Modell ernst, so leitet sich für die Psychotherapie-Weiterbildung ab, dass Psychotherapeuten Kompetenzen für unterschiedliche prädisponierende, auslösende und aufrechterhaltende Faktoren erwerben müssen. Stehen Vulnerabilitätsfaktoren im Vordergrund, die bereits in der Vergangenheit offensichtlich waren, sind Interventionen notwendig, um diese Vulnerabilitätsfaktoren zu entschärfen bzw. um Resilienzfaktoren aufzubauen. Bei akuten Erkrankungen, die z. B. im Kontext mit bestimmten Auslösesituationen und Konflikten zu sehen sind, ist die Entwicklung von Kompetenzen zur Bewältigung dieser auslösenden Faktoren gefordert. Bei chronischen Erkrankungen spielen per definitionem grundsätzlich auch aufrechterhaltende Faktoren eine Rolle, die entweder mit Vulnerabilitäts- und auslösenden Faktoren interagieren können, jedoch auch für sich genommen zentrale Bedeutung erlangen können. Insbesondere bei langjährigen Chronifizierungsprozessen muss aufrechterhaltenden Bedingungen immer ein gewisses Augenmerk in der Psychotherapie gewidmet werden.

Für die Psychotherapie-Ausbildung und -Weiterbildung ist deshalb – selbst unter Beibehaltung einer primären Therapieschulenorientierung – die Vermittlung von Kompetenzen zu fordern, die die Multikausalität psychosomatischer Erkrankungen berücksichtigt und eine entsprechende Breite an Interventionsmöglichkeiten vermittelt, um unterschiedliche Schwerpunkte bei der Psychotherapie setzen zu können, die je nach diagnostischer Analyse stärker auf prädisponierende, auslösende oder aufrechterhaltende Bedingungen fokussieren.

Insgesamt ist das bio-psycho-soziale Modell also einerseits unbestrittene Grundlage der ätiologischen Vorstellungen in der Psychosomatik und Verhaltensmedizin, andererseits aber muss man sich bewusst sein, dass es mit der Gefahr der Beliebigkeit und des Eklektizismus behaftet ist und dass der Verweis darauf genauere konzeptuelle und empirische Analysen nicht ersetzen kann.

Literatur

Engel GL. The need for a new medical model: a challenge for biomedicine. Science 1977; 196: 129–36.

Ghaemi SN. The rise and fall of the biopsychosocial model. Br J Psychiat 2009; 195: 3–4.

Henningsen P. Strukturmerkmale des Erklärungsrahmens: wie passen »Neuro« und »Psycho« in der Neuro-Psychosomatik zusammen? In: Henningsen P, Gündel H, Ceballos-Baumann A (Hrsg). Neuro-Psychosomatik. Grundlagen und Klinik neurologischer Psychosomatik. Stuttgart: Schattauer 2006; 31–48.

Henningsen P, Kirmayer L. Mind beyond the net: implications of cognitive neuroscience for cultural psychiatry. Transcult Psychiat 2000; 37: 467–94.

Kendler KS, Campbell J. Expanding the domain of the understandable in psychiatric illness: an updating of the Jasperian framework of explanation and understanding. Psychol Med 2014; 44: 1–7.

II Körper, Psyche, Krankheit: Psychosoziale Aspekte

4 Subjektive Krankheitsmodelle: Eine Einführung

Rebekah Sherriff, Charlotte Auer, Keith J. Petrie

4.1 Definition

Subjektive Krankheitsmodelle sind eine organisierte Ansammlung von Überzeugungen, die Patienten über ihre Krankheit haben. Bekommt ein Patient eine medizinische Diagnose von einem Arzt, so bildet er sich aus den Informationen des Arztes oder aus vorherigem Wissen bestimmte Überzeugungen über die Krankheit. Heutzutage machen sich viele Patienten auch ein Bild aus selbstgesuchten Informationen im Internet. Diese persönlichen Überzeugungen über die Art der Krankheit sind insofern wichtig, als dass sie die Strategien bestimmen, die der Patient nutzt, um mit der Krankheit umzugehen; sie beeinflussen z. B. die Adhärenz zur Behandlung oder zu anderen medizinischen Empfehlungen.

Die Forschung zu subjektiven Krankheitsmodellen entstand aus frühen theoretischen Arbeiten von Leventhal und seinen Kollegen, deren Schwerpunkt in der Untersuchung der Bedingungen lag, wie sich Patienten an mögliche Bedrohungen der Gesundheit anpassen (Leventhal et al. 1984). In Leventhals Selbstregulationstheorie bestimmen die subjektiven

Krankheitsmodelle der Patienten die Art, wie sie mit der Krankheit umgehen. Die Patienten schätzen dann die Effektivität ihrer Copingstrategien ein und können ihre subjektiven Krankheitsmodelle und ihr Copingverhalten entsprechend anpassen (Nerenz u. Leventhal 1983). Es hat sich gezeigt, dass die Sicht des Patienten auf seine Krankheit sowohl ein wichtiger Prädiktor von Gesundheitsverhalten ist als auch mit einer Reihe von wichtigen Behandlungsergebnissen wie Behandlungsadhärenz und Grad der Beeinträchtigung assoziiert ist (Petrie u. Weinman 2012; Weinman u. Petrie 1997).

4.2 Komponenten subjektiver Krankheitsmodelle

Die Krankheitsüberzeugungen werden in einem organisierten Bezugssystem strukturiert, das alle Gedanken, die sich der Patient zu seiner Krankheit macht, umfasst: von den Symptomen, die der Krankheit zugeordnet werden, bis zur Überzeugung, ob die Krankheit durch eine Behandlung veränderbar ist. Es wurden fünf Hauptdimensionen von subjektiven Krankheitsmodellen identifiziert:

- Identität (Name, zugehörige Symptome)
- Kontrollüberzeugungen (selbst, andere, einschließlich medizinisches System)
- Konsequenzen
- Annahmen zur Zeitdauer der Krankheit
- Annahmen zu Ursachen der Krankheit, Kausalitätsannahmen

4.2.1 Identität

Die Identität betrifft den Namen der Krankheit und die Symptome, die der Patient auf die Krankheit zurückführt.

4.2.2 Kontrollüberzeugungen

Bei Kontrollüberzeugungen handelt es sich um die Annahmen der Patienten darüber, wie viel persönliche Kontrolle sie über ihre Krankheit haben und wie sehr sie glauben, dass medizinische Behandlungen helfen können, die Krankheit zu heilen.

4.2.3 Konsequenzen

Die persönlichen Konsequenzen der Krankheit für den Patienten betreffen die Erwartung, welchen Einfluss die Krankheit auf das Leben des Patienten hat und wie die Krankheit die verschiedenen Lebensbereiche wie Arbeit, Beziehungen, Finanzen und Familie beeinflusst.

4.2.4 Annahmen zur Zeitdauer

Annahmen zur Zeitdauer bezeichnen die Erwartung der Patienten, wie lange ihre Krankheit andauern wird, also ob es sich um eine akute oder chronische Krankheit handelt. Manchmal glauben Patienten auch, dass ihre Krankheit zyklischer Natur sei. Wird dies am Beispiel Bluthochdruck so gesehen, kann es sein, dass Patienten denken, sie hätten nur Bluthochdruck, wenn sie unter Stress sind; dies wäre ggf. mit einer geringen Motivation für Dauerbehandlung verbunden.

4.2.5 Annahmen zu Ursachen der Krankheit

Bei den Annahmen zu den Ursachen der Krankheit handelt es sich um die Überzeugungen der Patienten darüber, wie die Krankheit entstanden sein könnte. So fallen z. B. die Kausalannahmen von Brustkrebspatientinnen typischerweise in eine der folgenden Kategorien: Genetik, hormonale Gründe (wie z. B.

Hormonsubstitutionstherapie oder Antibabypille), schlechtes Gesundheitsverhalten (z. B. Rauchen), Stress oder Umweltverschmutzung. Einer Untersuchung von Faller (1997) zufolge lassen sich die Ursachen sinnvoll unterteilen in intrapsychische, interpersonelle, soziale und somatische Ursachen.

4.3 Vergleichbarkeit und Struktur subjektiver Krankheitsmodelle

Ein hervorzuhebender Aspekt von subjektiven Krankheitsmodellen ist ihre starke Varianz zwischen Patienten mit gleicher Erkrankung. Für den einen Patienten ist Asthma eine Erkrankung mit schwerwiegenden und schwer handhabbaren Konsequenzen auf sein Leben, während für einen anderen Patienten die gleiche Krankheit etwas sein kann, das persönlich gut kontrolliert werden kann und dementsprechend wenig Einfluss auf das eigene Leben hat. Außerdem sind subjektive Krankheitsmodelle logisch miteinander verknüpft. So ist z. B. die Überzeugung, dass eine Krankheit durch persönliche Kontrolle oder medizinische Behandlung nicht veränderbar ist, oftmals mit der Erwartung verknüpft, dass sie auch länger andauern wird und schwerere Konsequenzen mit sich bringen wird. Desgleichen ist die Erwartung einer kurzen Krankheitsdauer verbunden mit einer besseren Behandlungskontrolle und weniger schwerwiegenden persönlichen Konsequenzen. In einigen Studien hat sich außerdem gezeigt, dass die Ursachenzuschreibungen eng mit den Behandlungserwartungen verknüpft sind (Faller 1988, 1990, 1998; Nübling 1992): Für Patienten einer psychotherapeutischen Ambulanz könnte es deshalb sinnvoll sein, dass in dem Bereich, in dem sie die Ursachen ihrer Krankheit vermuten (z. B. intrapsychische vs. somatische Ursache), dementsprechend auch die Interventionen ansetzen (eher psychologische vs. somatische Behandlungserwartung; Faller 1998).

! Die Sicht des Patienten über seine Erkrankung kann deutlich von dem abweichen, wie der Behandler es sieht.

Die Sicht eines Patienten auf seine Krankheit kann von der Sicht des für ihn verantwortlichen medizinischen Personals stark abweichen. Dem medizinischen Personal ist diese Diskrepanz oft nicht bewusst, da die wenigsten Patienten während eines Arztgesprächs nach ihren subjektiven Krankheitsmodellen gefragt werden. Dieser Unterschied kann sich auch auf die Eltern oder Betreuer des Patienten ausweiten. So zeigte z. B. eine aktuelle Studie zu Hochrisiko-Neugeborenen, dass die Krankheitsmodelle von Müttern und Neonatologen sich so stark unterschieden, dass es leicht zu Missverständnissen in der Kommunikation im klinischen Kontext kommen kann (Brooks et al. 2012).

4.4 Messung subjektiver Krankheitsmodelle

4.4.1 Qualitative Verfahren

Zu Beginn der Forschung zu subjektiven Krankheitsmodellen wurden primär offene Interviews mit den Patienten geführt, um ihre Sicht auf ihre Krankheit zu erfragen. Besonderes Interesse erfuhr dieser Ansatz in der transkulturellen Psychiatrie, in deren Rahmen in den 80ern und 90ern eine wissenschaftliche Diskussion über die Inadäquatheit des Einsatzes von Instrumenten entfachte, deren Entwicklungen ausschließlich auf den Erfahrungen mit nordamerikanischen und westeuropäischen Patienten beruhen und die dementsprechend nicht sinnvoll auf die klinische Praxis und Gesundheitsversorgung anderer Kulturkreise übertragbar sind (► Kap. 5 zu transkulturellen Aspekten in der Psychosomatik). Hieraus entstand der Explanatory Model Interview Catalogue (EMIC), bei dem es sich um eine Sammlung von semi-strukturierten Interviews zur Erfassung subjektiver Erklärungsmodelle von Krankheiten handelt (Weiss 1997), die aufgrund ihres adaptiven und operationalen Ansatzes bei den Annahmen der jeweiligen Patienten ansetzen und aus diesem Grund auch bei Personen mit unterschiedlichem kulturellen Hintergrund anwendbar sind. Zwar wurden durch diese Interviews und andere qualitative Verfahren (z. B. Faller 1998; Verres 1986) eine große Bandbreite von verschiedenen subjektiven Krankheitsmodellen eruiert, aber mit der Art der Daten, die durch die Interviews gewonnen wurden, war es schwierig, die subjektiven Krankheitsmodelle zwischen verschiedenen Patienten und über die Zeit zu vergleichen.

4.4.2 Quantitative Verfahren

Um diesen Missständen entgegenzuwirken wurde der Illness Perception Questionnaire (IPQ) als Selbstbeurteilungsinstrument entwickelt (Weinman et al. 1996). Durch den IPQ konnten subjektive Krankheitsmodelle von Patienten strukturiert erhoben und an verschiedene Krankheiten angepasst werden. Die Skala wurde später um weitere Items und Subskalen zum IPQ-R ergänzt. Der IPQ-R misst zusätzlich die emotionale Repräsentation der Patienten von ihrer Erkrankung sowie die Fähigkeit, die Erkrankung in ein kohärentes Weltbild integrieren zu können (Sense of Coherence). Überzeugungen über die Kontrollierbarkeit der Krankheit wurden unterteilt in Annahmen zur persönlichen und zur Behandlungskontrolle. Zusätzlich wurden Items über die Verlaufserwartung ergänzt (Moss-Morris et al. 2002). Zwischenzeitlich liegen Übersetzungen in zahlreiche Sprachen vor und sind im Internet verfügbar (http://www.uib.no/ipq/).

Der IPQ-R wurde bereits in über 200 Studien eingesetzt und ist ein robustes und detailliertes Instrument zur Messung von subjektiven Krankheitsmodellen. Allerdings ist der Fragebogen mit über 80 Items sehr lang, was seine Handhabung in einigen Patientengruppen erschwert – besonders wenn es Patienten sehr schlecht geht oder wenn nur begrenzte Zeit zur Erhebung der subjektiven Krankheitsmodelle zur Verfügung steht. Aufgrund dieser Einschränkung wurde vor Kurzem der Brief Illness Perception Questionnaire (BIPQ; Broadbent et al. 2006) entwickelt. Diese 9-Item-Skala verfügt über eine gute Reliabilität und Validität und hat den Vorteil, dass die meisten Patienten sie innerhalb von wenigen Minuten ausfüllen können. Der BIPQ wird wegen seiner einfachen Handhabung häufiger eingesetzt als die früheren IPQ und IPQ-R und wurde in viele Sprachen (auch ins Deutsche, s. Glattacker et al. 2009) übersetzt (► Abb. 4-1).

4.4.3 Zeichnungen

In den letzten Jahren wurden auch Zeichnungen von Patienten benutzt, um ein besseres Verständnis ihrer Krankheitsannahmen zu bekommen. Diese Zeichnungen wurden üblicherweise bei Krankheiten eingesetzt, die Patienten sich leicht vorstellen können, wie z. B. die Folgen eines Herzinfarktes. In entsprechenden Studien zeigte sich, dass die Größe der gezeichneten Beschädigung in den Bildern mit einer langsameren Rückkehr zum Arbeitsplatz und negativeren Überzeugungen über den Zustand des Herzens zusammenhing (Broadbent et al. 2004, 2006). Eine weitere Studie mit Patienten mit Herzversagen fand heraus, dass die Zeichnungen mit sowohl psychologischem Wohlbefinden als auch biologischen Indikatoren des Herzversagens assoziiert waren (Reynolds et al. 2007). Derartige Zeichnungen

Fragebogen zur Krankheitswahrnehmung (Kurzform)

Bitte kreuzen Sie bei den nachfolgenden Fragen diejenige Antwort an, die am besten auf Sie zutrifft

► Wie stark beeinträchtigt Ihre Erkrankung Ihr Leben?

0	1	2	3	4	5	6	7	8	9	10

überhaupt keine Beeinträchtigung — sehr starke Beeinträchtigung

► Wie lange meinen Sie, dass Ihre Krankheit noch andauern wird?

0	1	2	3	4	5	6	7	8	9	10

nur noch ganz kurz — für immer

► Wie stark meinen Sie, Ihre Krankheit selbst kontrollieren zu können?

0	1	2	3	4	5	6	7	8	9	10

absolut keine Kontrolle — extreme kontrolle

► Wie stark meinen Sie, dass Ihre Behandlung bei Ihrer Krankheit helfen kann?

0	1	2	3	4	5	6	7	8	9	10

überhaupt nicht — extrem hilfreich

Abb. 4-1 Vier Items der deutschen Version des Brief IPQ.

wurden auch in anderen Patientenpopulationen benutzt; so fand eine Studie, dass verschiedenen Merkmale von Kopfschmerzbildern wie Schraffierungsgrad und äußere, auf den Kopf einwirkende Kräfte, mit Stress, Behinderungsgrad und subjektiven Krankheitsmodellen in Zusammenhang standen (Broadbent et al. 2009). ► Abbildung 4-2 zeigt einige Beispiele von Patientenbildern aus verschiedenen unserer Forschungsprojekte. Derzeit werden weitere valide Instrumente zur Auswertung der Bilder entwickelt, sodass davon auszugehen ist, dass dieser Forschungsbereich in den nächsten Jahren weiter wachsen kann.

4.5 Effekte von subjektiven Krankheitsmodellen auf die Behandlungsergebnisse

Die subjektiven Krankheitsmodelle von Patienten haben sich bei vielen verschiedenen Krankheiten als wichtiger Prädiktor von Behandlungsergebnissen erwiesen. Eine große dänische Studie mit Patienten aus 28 verschiedenen Allgemeinarztpraxen zeigte, dass die Patienten, die mehr Symptome auf ihre Krankheit attribuierten, die eine längere Krankheitsdauer und die schwerwiegendere Konsequenzen der Krankheit erwarteten, so-

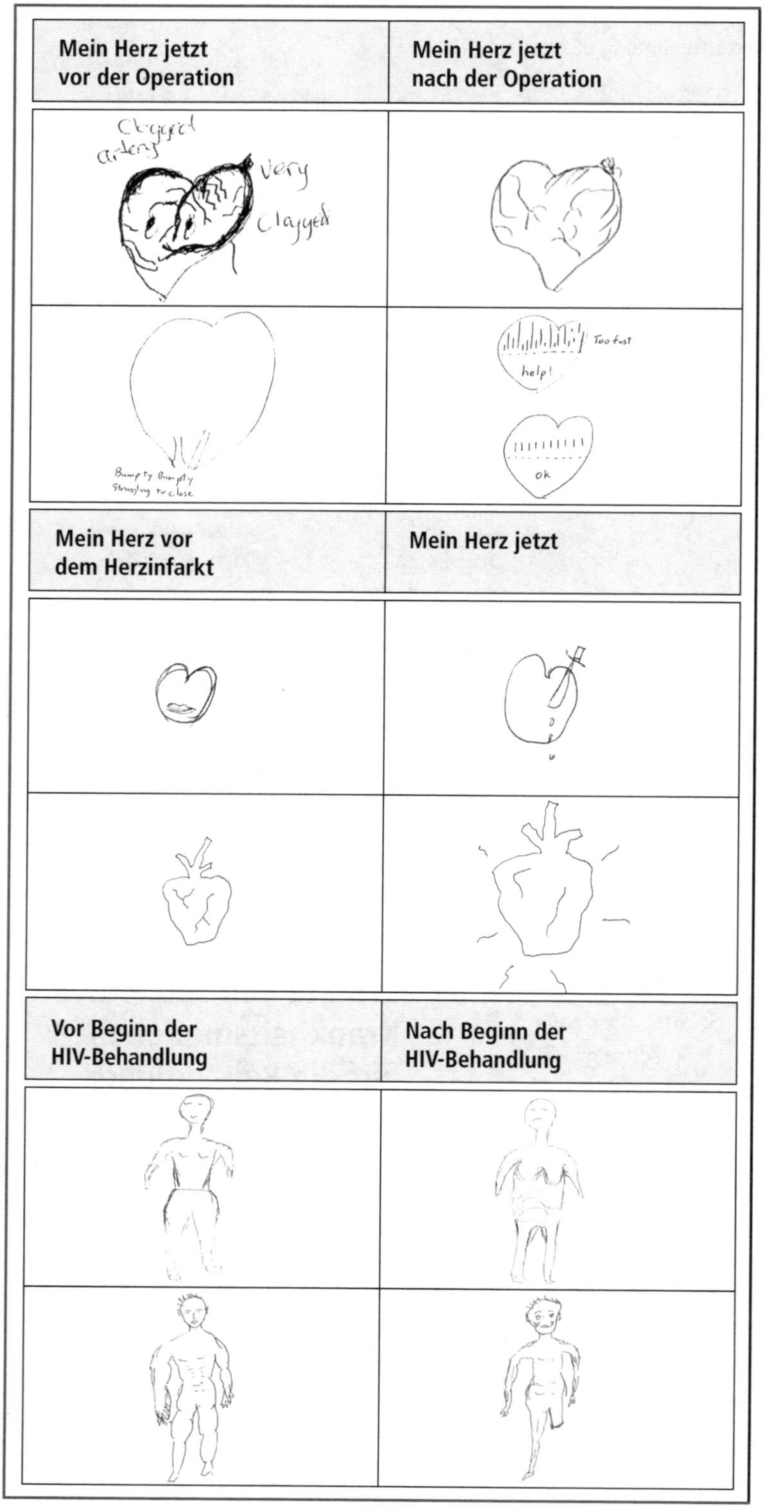

Abb. 4-2 Zeichnerische Darstellungen von Patienten zu den eigenen Annahmen über die Krankheit.

wohl in den drei Jahren vor der Studie als auch in den folgenden zwei Jahren signifikant öfter Dienste des Gesundheitssystems nutzten (Frostholm et al. 2005). Krankheitsidentität, Zeitdauer und Konsequenzen scheinen daher wichtige Überzeugungen bezüglich der Nutzung medizinischer Versorgung zu sein. Auch die Ursachenzuschreibung scheint hier eine wichtige Rolle zu spielen: Bei Patienten mit somatoformen Störungen wird oftmals angenommen, dass sie ihre Symptome häufig auf somatische Ursachen zurückführen und sich dementsprechend schwer für psychotherapeutische Maßnahmen motivieren lassen (s. z. B. Nübling 1992). Deshalb könnte es medizinischem Personal, das diese Überzeugungen frühzeitig mit den Patienten bespricht, ggf. gelingen, falsche Vorstellungen der Patienten zur Krankheit zu thematisieren, um so die Wahrscheinlichkeit zu verringern, dass der Gesundheitsstatus der Patienten zu einem chronischen Gesundheitsproblem wird.

4.6 Der Einfluss subjektiver Krankheitsmodelle bei spezifischen Krankheiten

4.6.1 Herzkrankheiten

Ein wichtiges Forschungsfeld zu subjektiven Krankheitsmodellen ist die Arbeit mit Herzpatienten. In diesem Feld wurde die relative Wichtigkeit der subjektiven Krankheitsmodelle von Patienten für Prävention und Heilung mit am besten herausgearbeitet. In einer kürzlich erschienenen Metaanalyse über die Forschung zu subjektiven Krankheitsmodellen mit Herzpatienten zeigte sich, dass subjektive Krankheitsmodelle einen signifikanten Prädiktor für die Teilnahme an Rehabilitationsmaßnahmen darstellen. Die Überblicksarbeit fand heraus, dass hier insbesondere vier Krankheitsüberzeugungen eine Rolle spielen: Patienten mit positiveren Annahmen bezüglich Identität, Behandlungskontrolle, Konsequenzen und Kohärenz nahmen mit höherer Wahrscheinlichkeit an kardiologischen Rehabilitationsmaßnahmen teil als Patienten mit negativeren Annahmen in diesen vier Dimensionen (French et al. 2006). Bei Patienten, die wegen einer koronaren Herzerkrankung ins Krankenhaus kamen, erwiesen sich die Annahmen der Patienten zur Krankheitsidentität und ihre Erwartungen bezüglich der Behandlungskontrolle als signifikante Prädiktoren für körperliche Betätigung und Ernährungsverhalten (Lau-Walker 2006). Subjektive Krankheitsmodelle, insbesondere Erwartungen bezüglich der Konsequenzen, waren in dieser Gruppe signifikante Prädiktoren von späterer Lebensqualität (Aalto et al. 2006).

Ein Problem der Studien zum subjektiven Krankheitsmodell bei Herzinfarktpatienten besteht darin, dass in der Regel der IPQ erstmalig eingesetzt wurde, nachdem der Herzinfarkt aufgetreten war. Damit ist die medizinische Situation durch einen relativ konstanten Rekonvaleszenz-Prozess charakterisiert, was die Darstellung psychologischer Verlaufsprädiktoren erleichtern kann. Demgegenüber erlaubt die Untersuchung von Patienten, bei denen herzchirurgische Maßnahmen indiziert sind, dass subjektive Annahmen erhoben werden können, bevor eine massive Veränderung der medizinischen Situation eintritt. Aber auch bei dieser Patientengruppe prognostiziert das subjektive Krankheitsmodell vor der Operation (mit Anschluss an eine Herz-Lungen-Maschine z. B. zum Einbau neuer Herzklappen oder Bypässe) die Lebensqualität drei Monate nach der OP. Die Vorhersage der Lebensqualität und subjektiven Beeinträchtigung durch den IPQ war deutlich höher als Vorhersagen durch das Urteil des Operateurs oder durch medizinische Herzfunktionsparameter (Juergens et al. 2010). Gleichermaßen konnten Kohlmann und Kollegen (Kohlmann et al. 2012) zeigen, dass Patienten mit positiveren subjektiven Krankheitsmodellen (weniger Befürchtung negativer Konsequenzen, höhere Kontrollerwartungen, weniger Zuschreibung von Symptomen auf die Krankheit) ein Jahr nach ihrer Herzklappenoperation sowohl eine höhere Lebensqualität als auch bessere medizinisch-funktionale Werte (gemessen durch den NYHA-Status) aufwiesen als Patienten mit negativeren subjektiven Krankheitsmodellen.

4.6.2 Weitere somatische Krankheiten

Die Relevanz von subjektiven Krankheitsmodellen in der Vorhersage von zukünftigem Gesundheitsverhalten kann davon abhängen, wie häufig Patienten Symptome ihrer Krankheit verspüren. In einer Studie von 2005 fanden Byrne und Kollegen, dass subjektive Krankheitsmodelle bei Patienten mit nur wenigen kardialen Symptomen keine starken Prädiktoren von Lebensstilveränderungen waren (Byrne et al. 2005). Eine Erklärung dafür könnte sein, dass die subjektiven Krankheitsmodelle durch die fehlenden Symptome nicht stark genug entwickelt waren, um die Patienten zu den erforderlichen Lebensstilveränderungen zu motivieren. Das gleiche Ergebnis wurde auch in einer Studie mit Patienten mit familiärer Hypercholesterinämie gefunden, die üblicherweise durch wenig oder keine Symptome charakterisiert ist (Senior et al. 2004). Bei COPD-Patienten zeigte sich hingegen, dass die subjektiven Krankheitsmodelle zu Beginn der Rehabilitation die körperliche Fitness (gemessen durch den 6-Minuten-Gehtest) kurz vor Ende der Rehabilitation auch über Krankheitsschwere, soziodemografische und psychologische Variablen hinaus vorhersagen konnte (Zoeckler et al. 2014).

Bisher untersuchten die meisten Studien subjektive Krankheitsmodelle bei Herzpatienten, die Anzahl von Studien mit verschiedenen Patientengruppen steigt jedoch stetig. So konnten Bethge und Kollegen (Bethge et al. 2010) z. B. bei Hüftpatienten zeigen, dass der Heilungsverlauf der Patienten, die vor ihrer Gelenkersatzoperation höhere Behandlungserwartungen aufwiesen, von ihren behandelnden Ärzten als signifikant positiver eingeschätzt wurde als der von Patienten mit negativeren Behandlungskontrollerwartungen. Bei Patienten mit orofazialen Schmerzen hingegen waren vor allem die Überzeugung ernsthafter Konsequenzen der Krankheit und eines chronischen Krankheitsverlaufs sowie geringe persönliche Kontrollüberzeugungen negative Prädiktoren für den späteren Behandlungserfolg (Galli et al. 2010).

Insgesamt gesehen sagen subjektive Krankheitsmodelle den weiteren Krankheitsverlauf, die Lebensqualität und die Beeinträchtigung durch die Krankheit bei vielen Krankheitsbildern voraus, z. B. bei Z. n. Herzinfarkt, herzchirurgischen Maßnahmen, chronischer Polyarthritis, Psoriasis oder bezüglich psychischer Belastungen bei Brustkrebs.

4.6.3 Psychische Krankheiten

Eine relative neue Forschungsrichtung betrifft die Frage, inwiefern subjektive Krankheitsmodelle den Verlauf psychischer Störungen beeinflussen. Ähnlich den Befunden zu Patienten mit körperlichen Krankheiten wurde gezeigt, dass subjektive Krankheitsmodelle, und zwar vor allem die Anzahl der Symptome (Krankheitsidentität), Erwartungen bezüglich der Dauer der Krankheit und erwartete Konsequenzen, sowohl bei Patienten mit Schizophrenie (Lobban et al. 2005) als auch bei Patienten mit einer nicht-affektiven psychotischen Störung (Watson et al. 2006), signifikant mit Angst und Depression assoziiert sind.

4.7 Der Einfluss subjektiver Krankheitsmodelle auf spezifische Behandlungsergebnisse

4.7.1 Lebensqualität

Eine Vielzahl von Befunden weist auf den Einfluss subjektiver Krankheitsmodelle auf die Lebensqualität von Patienten hin. So zeigte sich z. B., dass die stärkere Attribuierung der Symptome auf die Krankheit (Krankheitsidentität) von Patienten mit Chorea Hungtington und ihre Erwartungen zur Behandlungskontrolle spätere psychische und körperliche Funktionsfähigkeit vorhersagten (Kaptein et al. 2006). Bei Patienten mit Krebs im Kopf- und Halsbereich sind insbesondere Krankheitsidentität und die Erwartung, dass die Krankheit periodisch wiederkehren wird, mit der Lebensqualität der Patienten assoziiert (Scharloo et al. 2005), wohingegen bei Patienten mit chronischer Nierenerkrankung und Dialysebehandlung die erwarteten Konsequenzen der Krankheit und ihre emotionale Repräsentation mit der Lebensqualität zusammenhängen (Fowler u. Baas 2006). Auch in Studien mit Patienten mit rheumatischer Arthritis hat sich gezeigt, dass Erwartungen bezüglich der Konsequenzen der Krankheit verschiedene Bereiche des Wohlbefindens vorhersagen wie z. B. Depression, Lebenszufriedenheit, Schmerz und körperliche Symptome (Groarke et al. 2005; Treharne et al. 2005).

4.7.2 Medikamentenadhärenz

Des Weiteren wurden einige Studien durchgeführt, die untersuchten, inwiefern subjektive Krankheitsmodelle Medikamentenadhärenz beeinflussen, welches angesichts der niedrigen Adhärenz bei den meisten dauerhaft einzunehmenden Medikamenten einen wichtigen Forschungsbereich darstellt. In einer Studie mit HIV-Patienten waren sowohl die Sorgen der Patienten bezüglich der Medikamenteneinnahme als auch ihre Überzeugungen darüber, wie notwendig die Medikamente bei der Kontrolle der Krankheit seien, mit der Entscheidung assoziiert, die antivirale Behandlung zu beginnen (Horne u. Weinman 1999). Diese Ergebnisse wurden mittlerweile mit anderen Patientengruppen repliziert, unter anderem mit Herzinfarktpatienten (Sud et al. 2005), Patienten mit Diabetes (Falmer et al. 2006) und Patienten, die sich einem genetischen Test unterzogen (Michie et al. 2003).

4.7.3 Gentests

In einem neueren Forschungsbereich wird die Wichtigkeit von subjektiven Krankheitsmodellen bei Gentests näher betrachtet. Dies ist ein stetig wachsendes Feld, da zunehmend effektivere Methoden entwickelt werden, mit denen genetische Vulnerabilitäten in Hochrisikogruppen identifiziert werden können. So wurde z. B. untersucht, inwiefern die Einschätzungen zum Gesundheitsrisiko durch Gentests beeinflusst wurden (Kelly et al. 2005). Deshalb kann auch in diesem Bereich die Berücksichtigung subjektiver Krankheitsmodelle wichtige Ansatzpunkte für die Beratung bieten.

4.7.4 Inanspruchnahme medizinischer Versorgung

Ebenfalls konnte gezeigt werden, dass bei Patientenpopulationen mit medizinisch unerklärten Symptomen in neurologischen, kardiologischen und gastroenterologischen Kliniken die Erwartungen zur Krankheitsidentität, zur Zeitdauer und zu den Konsequenzen signifikante Prädiktoren der späteren Nutzung von medizinischer Versorgung waren (Jackson et al. 2006). Diese Untersuchung fand heraus, dass die Patienten, die mehr Symptome auf ihre Krankheit zurückführten, sechs Monate später eher medizinische Versorgung in Anspruch nahmen.

4.8 Beruhigende Rückversicherung nach einer medizinischen Untersuchung

Viele Patienten, die auf Krankheiten untersucht werden, erreichen normale Testergebnisse, sodass die darauf folgende beruhigende Rückversicherung von Patienten als zentrales Element vieler Arztgespräche angesehen werden kann. Untersuchungen zur Effektivität von beruhigender Rückversicherung nach dem Erhalt normaler Testergebnisse haben jedoch gezeigt, dass diese Art der Unterstützung oft ineffektiv ist, da viele Patienten sich weiterhin Sorgen über ihre Symptome machen. Patienten, die seit längerem durch ihre Symptome alarmiert sind, lassen sich womöglich nicht durch normale Testergebnisse beruhigen, da diese nicht mit ihrer Sicht über den Schweregrad ihrer Krankheit übereinstimmen. Es könnte sein, dass die krankheitsbezogenen Sorgen von Patienten, die nach dem Erhalt normaler Testergebnisse weiterhin Symptome haben, reaktiviert werden, wenn ihre Sorgen nicht während der Testung oder der Besprechung der Testergebnisse ausreichend thematisiert werden.

! Ärztliche Beruhigung und Rückversicherung gehören einerseits zu den wichtigsten ärztlichen Handlungen. Andererseits muss im Gespräch geprüft werden, ob diese ärztlichen Maßnahmen auch wirklich ausreichend beruhigend auf den Patienten wirken.

Wenn Patienten nach einer medizinischen Untersuchung unnötigerweise besorgt bleiben, lassen sie sich weiterhin durch ihre Symptome beeinträchtigen und tendieren zu einem unangemessenen Umgang mit Medikamenten sowie unangemessener Nutzung von medizinischer Versorgung. An verschiedenen Stellen wurden Angst, Somatisierung und Hypochondrie von Patienten dafür verantwortlich gemacht, dass beruhigende Rückversicherung nicht wirkt (Howard u. Wessely 1996; Pilowsky 1969); dies kann jedoch auch daran liegen, dass die Überzeugungen von Patienten zu ihren Symptomen und zu ihrer Vulnerabilität für Krankheiten schwer zu verändern sind. Einige Studien fanden Belege dafür, dass es durch die ärztliche Untersuchung nicht unbedingt gelingt, Patienten effektiv zu beruhigen, sondern dass sie auch dazu führen kann, die Überzeugungen der Patienten, dass sie eine ernsthafte Krankheit haben, zu verstärken (Howard u. Wessely 1996).

Eine Studie zu Patienten mit unerklärtem Brustschmerz zeigte, dass subjektive Krankheitsmodelle, die vor der Testung erhoben wurden, signifikant vorhersagten, wie sehr sich die Patienten durch normale Testergebnisse rückversichern ließen (Donkin et al. 2006). Patienten, die bereits vorher erwarteten, dass ihre Krankheit lange andauern würde, waren am wenigsten beruhigt durch die Ergebnisse. Es könnte sein, dass Patienten, die bereits viele Monate vor der Testung mit Symptomen leben, eher dazu neigen, elaborierte Überzeugungen über ihre Krankheit zu entwickeln (Nihjer et al. 2001). Diese Elaborierung könnte zu negativen oder katastrophisierenden Interpretationen der Symptome und zu reduzierter Aktivität und Arbeit aufseiten der Patienten führen. Gerade bei Patienten mit festeren Überzeugungen bezüglich ihrer Krankheit könnte es schwieriger sein, tief sitzende Erwartungen, eine ernsthafte Krankheit zu haben, allein durch ärztliche Rückversicherung zu verändern, dass die körperlichen Symptome »normal« seien.

Zusammengenommen weisen diese Ergebnisse auf die Wichtigkeit hin, die frühe subjektive Krankheitsmodelle von Patienten für ihre Zufriedenheit mit medizinischer Versorgung und ihrer zukünftigen Nutzung des Versorgungssystems haben.

4.9 Zukünftige Forschungsrichtungen

In den letzten Jahrzehnten gab es einen raschen Anstieg von Forschungsarbeiten zu subjektiven Krankheitsmodellen. Dieser Trend wird sich wahrscheinlich weiter fortsetzen, da die Ergebnisse auf eine starke Beziehung zwischen subjektiven Krankheitsmodellen und Behandlungs-, Verlaufs- und Erfolgsparametern bei vielen verschiedenen Krankheiten hinweisen. Zukünftige Arbeiten werden den Anwendungsbereich subjektiver Krankheitsmodelle auf neue Patientengruppen ausweiten und unser Verständnis bezüglich ihrer Rolle bei medizinischer Adhärenz erweitern. Außerdem wird zukünftige Forschung ebenfalls stärker in den Fokus nehmen, inwiefern subjektive Krankheitsmodelle Patienten dazu anregen, sich medizinischen Testungen zu unterziehen und wie subjektive Krankheitsmodelle das Verhalten nach medizinischen Testungen beeinflussen.

Eine große Anzahl von Studien stellte die geringe Adhärenz von Patienten zu medizinischer Behandlung heraus. Hier sollte zukünftige Forschung die Passung zwischen der Sicht der Patienten auf ihre Krankheit und der verschriebenen Behandlung verbessern. Oft verstehen Patienten nicht, warum Behandlungsadhärenz wichtig für ihre Krankheit ist. Alle Methoden, die Patienten helfen, ein konkreteres Verständnis darüber zu erlangen, wie und warum die Behandlung zu ihrer Krankheit passt, werden in diesem Bereich Potenzial haben (► Kap. 8 zum Krankheitsverhalten, Adhärenz). Die Entwicklung von Interventionen, die den Patienten helfen, zu visualisieren, wie die Behandlung wirkt, kann deshalb starke Auswirkungen auf das Verständnis der Patienten über die Behandlung haben und wird wahrscheinlich die nachfolgende Behandlungsadhärenz verbessern (Karamanidou et al. 2008).

Die subjektiven Krankheitsmodelle von Patienten könnten noch weiter verbessert werden in Hinblick auf die Bedeutung von diagnostischen Testergebnissen, um die Patienten noch effektiver zu beruhigen und um die zukünftige Nutzung der medizinischen Versorgung zu reduzieren (Petrie et al. 2007). Informationen, die Kliniker nach diagnostischen Testungen vermitteln, scheinen subjektive Krankheitsmodelle leicht beeinflussen zu können und müssen erfasst werden, um ungünstige Entwicklungen zu verhindern (Devcich et al. 2011). Es besteht hier also die Möglichkeit, verbesserte Methoden zur Vermittlung von Testergebnissen zu entwickeln, die in der Lage sind, das Ausmaß der Beeinträchtigung und spätere Kosten im Gesundheitswesen zu reduzieren.

Die Erfassung subjektiver Krankheitsmodelle der Patienten sollte eine Standardmaßnahme in der medizinischen Versorgung sein. Ein einfacher und trotzdem effektiver Weg für medizinisches Personal, sicherzustellen, dass die Bewältigung und Heilung von Krankheiten nicht durch subjektive Krankheitsmodelle der Patienten behindert wird, besteht darin, die Patienten einfach nach ihren Überzeugungen in Bezug auf ihre Krankheit zu befragen. Mittlerweile existiert eine gute Befundlage, um Patienten zu identifizieren, bei denen das Risiko besteht, dass sie schlechte Behandlungsergebnisse erzielen, wenn ihre subjektiven Krankheitsmodelle nicht hinterfragt werden. Zwar variieren die subjektiven Krankheitsmodelle von Krankheit zu Krankheit, trotzdem zeigt sich, dass die Einstellungen, die zu schlechten Behandlungsergebnissen führen, eher pessimistische Überzeugungen bezüglich der Konsequenzen und Kontrollierbarkeit beinhalten, was häufig zu emotionaler Belastung und weniger Engagement bei den verfügbaren Behandlungsmöglichkeiten führt. Indem wir realistischere und optimistischere Erwartungen zum Behandlungsergebnis medizinischer Interventionen generieren, könnten wir die Behandlungsergebnisse verbessern und die Kosten verringern (z. B. Laferton et al. 2013). Es gibt immer noch viele unbeantwortete Fragen darüber, wann und wie Behandlungsergebnisse am besten positiv zu beeinflussen sind, aber die Beschäftigung mit subjektiven Krankheitsmodellen eröffnet in diesem Forschungsbereich ganz neue Möglichkeiten für entsprechende Interventionen.

Literatur

Bethge M, Bartel S, Streibelt M et al. Subjektive Krankheitstheorien und funktionaler Verlauf nach Knie-und Hüftgelenkersatz. Z Orthop Unfallchir 2010; 148(4): 387–92.

Broadbent E, Ellis CJ, Gamble G, Petrie KJ. Changes in patient drawings of the heart identify slow recovery following myocardial infarction. Psychosom Med 2006; 68: 910–3.

Broadbent E, Niederhoffer K, Hague T et al. Headache sufferers' drawings reflect distress, disability and illness perceptions. J Psychosom Res 2009; 66: 465–70.

Broadbent E, Petrie KJ, Ellis CJ et al. A picture of health – myocardial infarction patients' drawings of their hearts and subsequent disability: A longitudinal study. J Psychosom Res 2004; 57: 583–7.

Broadbent E, Petrie KJ, Main J, Weinman J. The Brief Illness Perception Questionnaire (BIPQ). J Psychosom Res 2006; 60: 631–7.

Brooks S, Rowley S, Broadbent E, Petrie KJ. Illness perception ratings of high-risk newborns by mothers and clinicians: relationship to illness severity and maternal stress. Health Psychol 2012; 31: 632–9.

Byrne M, Walsh J, Murphy AW. Secondary prevention of coronary heart disease: Patient beliefs and health-related behaviour. J Psychosom Res 2005; 58: 403–15.

Dickens C, McGowan L, Percival C et al. Negative illness perceptions are associated with new-onset depression following myocardial infarction. Gen Hosp Psychiat 2008; 30: 414–20.

Donkin L, Ellis CJ, Powell R et al. Illness perceptions predict reassurance following negative exercise testing result. Psychol Health 2006; 21: 421–30.

Dunkel A, Kendel F, Lehmkuhl E et al. Causal attributions among patients undergoing coronary artery bypass surgery: gender aspects and relation to depressive symptomatology. J Behav Med 2011; 34(5): 351–9.

Faller H. Behandlungserwartungen bei Patienten einer psychotherapeutischen Ambulanz. Psychotherapeut 1998; 43(1): 8–17.

Faller H. Erwartungen an die Herzinfarktrehabilitation aus der Sicht der Patienten. Prax Klin Verhaltensmed Reha 1988; 1: 210–8.

Faller H. Subjektive Krankheitstheorien bei Patienten einer psychotherapeutischen Ambulanz. Z Klin Psychol Psych 1997; 45: 264–78.

Faller H. Subjektive Krankheitstheorie und Krankheitsverarbeitung bei Herzinfarktrehabilitanden. Frankfurt: Lang 1990.

Falmer A, Kinmonth AL, Sutton S. Measuring beliefs about hypoglycaemic medication among people with type 2 diabetes. Diabetes Med 2006; 23: 265–70.

Fortune DG, Smith JB, Garvey K. Perceptions of psychosis, coping, appraisals and psychological distress in the relatives of patients with schizophrenia: An exploration using self-regulation theory. Brit J Clin Psychol 2005; 44: 319–31.

Fowler C, Baas LS. Illness representations in patients with chronic kidney disease on maintenance hemodialysis. Nephrol Nurs J 2006; 33: 173–86.

French DP, Cooper A, Weinman J. Illness perceptions predict attendance at cardiac rehabilitation at following acute myocardial infarction: A systematic review and meta-analysis. J Psychosom Res 2006; 61: 757–67.

Frostholm L, Fink P, Christensen KS et al. The patients' illness perception and the use of primary health care. Psychosom Med 2005; 67: 997–1005.

Galli U, Ettlin DA, Palla S et al. Do illness perceptions predict pain-related disability and mood in chronic orofacial pain patients? A 6-month follow-up study. Eur J Pain 2010; 14(5): 550–8.

Glattacker M, Bengel J, Jäckel WH. Die deutschsprachige Version des Illness Perception Questionnaire-Revised. Z Gesundheitspsychologie 2009; 17(4): 158–69.

Grace SL, Krepostman S, Brooks D et al. Illness perceptions among cardiac patients: relation to depressive symptomatology and sex. J Psychosom Res 2005; 58: 153–60.

Groarke A, Curtis R, Coughlan R, Gsel A. The impact of illness representations and disease activity on adjustment in women with rheumatoid arthritis: The effects of disease duration and psychosocial factors. J Health Psychol 2005; 10: 457–74.

Horne R, Weinman A. Patients' beliefs about prescribed medicines and their role in adherence to treatment with chronic physical illness. J Psychosom Res 1999; 47: 555–67.

Howard LM, Wessely S. Reappraising reassurance: The role of investigations. J Psychosom Res 1996; 41: 307–11.

Jackson J, Fiddler M, Kapur N et al. Number of bodily symptoms predicts outcome more accurately than health anxiety in patients attending neurology, cardiology, and gastroenterology clinics. J Psychosom Res 2006; 60: 357–63.

Juergens MC, Seekatz B, Moosdorf RG et al. Illness beliefs before cardiac surgery predict disability, quality of life, and depression 3 months later. J Psychosom Res 2010; 68(6): 553–60.

Kaptein AA, Helder DI, Scharloo M et al. Illness perceptions and coping explain well-being in patients with Huntington's disease. Psychol Health 2006; 21: 431–46.

Kelly K, Leventhal H, Andrykowski M et al. Using the common sense model to understand perceived cancer risk in individuals testing for BRCA1/2 mutations. Psychooncology 2005; 14: 34–48.

Kohlmann S, Rimington H, Weinman J. Profiling illness perceptions to identify patients at-risk for decline in health status after heart valve replacement. J Psychosom Res 2012; 72(6): 427–33.

Laferton J, Mora MK, Auer CJ et al. Enhancing the Efficacy of Heart Surgery by Optimizing Patients' Preoperative Expectations. Study Protocol of a Randomized Controlled Trial. Am Heart J 2013; 165: 1.

Lau-Walker M. Predicting self-efficacy using illness perception components: A patient survey. Brit J Health Psychol 2006; 11: 643–61.

Leventhal H, Nerenz DR, Steele DJ. Illness representations and coping with health threats. In: Baum A, Singer J (eds). A Handbook of Psychology and Health (Vol. 4). Hillsdale, New Jersey: Erlbaum 1984; 219–52.

Lobban F, Barrowclough C, Jones S. Assessing cognitive representations of mental health problems I: The Illness Perception Questionnaire for schizophrenia: Relative's version. Br J Clin Psychol 2005; 36: 147–62.

Michie S, Smith JA, Senior V, Marteau TM. Understanding why negative genetic test results sometimes fail to reassure. Am J Med Genet 2003; 119: 340–7.

Moss-Morris R, Weinman J, Petrie KJ et al. The Revised Illness Perception Questionnaire (IPQ-R). Psychol Health 2002; 17: 1–16.

Nerenz DR, Leventhal H. Self-regulation theory in chronic illness. In: Burnish TG, Bradley LA (eds). Coping with chronic disease research and applications. New York: Academic Press 1983; 13–37.

Nihjer G, Weinman J, Bass A, Chambers J. Chest pain in people with normal coronary arteries. Brit Med J 2001; 323: 1319–20.

Nübling R. Psychotherapiemotivation und Krankheitskonzept. Frankfurt a. M.: VAS 1992.

Petrie KJ, Weinman J. Patients' perceptions of their illness: The dynamo of volition in health care. Curr Dir Psychol Sci 2012; 21: 60–5. doi: 10.1177/0963721411429456.

Pilowsky I. Abnormal illness behaviour. Brit J Med Psychol 1969; 42: 347–51.

Reynolds L, Broadbent E, Ellis CJ et al. Patient drawings illustrate psychological and functional status in heart failure. J Psychosom Res 2007; 63: 525–32.

Scharloo M, Baatenburg de Jong RJ, Langeveld TP et al. Quality of life and illness perceptions in patients with recently diagnosed head and neck cancer. Head Neck 2005; 27: 857–63.

Senior V, Marteau TM, Weinman J. Genetic Risk Assessment for FH Trial (GRAFT) Study Group. Self-reported adherence to cholesterol-lowering medication in patients with familial hypercholesterolaemia: The role of illness perceptions. Cardiovasc Drug Ther 2004; 18: 475–81.

Sud A, Kline-Rogers EM, Eagle KA et al. Adherence to medications by patients after acute coronary syndromes. Ann Pharmacother 2005; 39: 1792–7.

Treharne GJ, Kitas GD, Lyons AC, Booth DA. Well-being in rheumatoid arthritis: The effects of disease duration and psychosocial factors. J Health Psychol 2005; 10: 457–74.

Verres R. Krebs und Angst. Subjektive Theorien von Laien über Entstehung, Vorsorge, Früherkennung, Behandlung und die psychosozialen Folgen von Krebserkrankungen. Berlin: Springer 1986.

Watson PW, Garety PA, Weinman J et al. Emotional dysfunction in schizophrenia spectrum psychosis: the role of illness perceptions. Psychol Med 2006; 36: 761–70.

Weinman JY, Petrie KJ. Illness perceptions: A new paradigm for psychosomatics? J Psychosom Res 1997; 42: 113–6.

Weinman J, Petrie KJ, Moss-Morris R, Horne R. The Illness Perception Questionnaire: A new method for assessing illness perceptions. Psychol Health 2006; 11: 431–66.

Weinman J, Yusuf G, Berks R et al. How accurate is patients' anatomical knowledge: A cross-sectional questionnaire study six patient groups and a general public sample. BMC Fam Pract 2009; 10: 43.

Zoeckler N, Kenn K, Kuehl K et al. Illness perceptions predict exercise capacity and psychological well-being after pulmonary rehabilitation in COPD patients. J Psychosom Res 2014; 76(2): 146–51.

5 Kulturelle Aspekte in Psychosomatik und Psychotherapie

Winfried Rief

Freud, Rogers, Beck und ihre Kultur

Lassen sich bei den Gründungsvätern der großen Psychotherapierichtungen, die in der westlichen Welt bekannt sind, kulturelle Einflüsse finden? Bei Sigmund Freud wird vermutet, dass das Aufwachsen in einer Umwelt, die Sexualität tabuisierte, wesentlichen Einfluss auf seine Theorienbildung hatte. Die unterdrückte Sexualität suchte sich ihre Ausdrucksformen in sexuell getönten Symptomatiken wie z. B. »Arc de Cercle« oder manchen anderen Konversionssymptomen, die damals ungleich häufiger beschrieben wurden als heute. Der Umgang mit unterdrückter sexueller Energie spielte später kaum eine ähnlich relevante Rolle wie bei den frühen Psychoanalytikern.

Carl Rogers wuchs in einer religiösen Familie in Illinois (USA) auf. Die Eltern der sechs Kinder, zu denen Rogers gehörte, werden als streng fundamentalistisch in ihrer Einstellung beschrieben, und die Kinder mussten sich der strengen und kompromisslosen religiösen und ethischen Erziehung unterordnen. In seiner späteren Theorie werden demgegenüber die Selbstbefreiung und Selbstaktualisierung sowie das offene Äußern von Gefühlen in den Vordergrund gestellt. Die Person muss sich laut Rogers von den Einschränkungen, die z. B. die Eltern vermittelten, durch die Methoden der Gesprächspsychotherapie und Encounter-Gruppen befreien. Rogers verbrachte die letzten 25 Jahre seines Lebens an der Westküste der USA, einer Region, der hohe Emotionalität und Spontaneität nachgesagt wird.

Aaron T. Beck ist demgegenüber ein typisches Kind der Ostküste der USA. In ihrem Selbstverständnis ist die Ostküste »The Spirit of America« (Motto von Massachusetts), wobei rationale und intellektuelle Kompetenz im Vordergrund stehen. Beck steht als Hauptvertreter für die Entwicklung der kognitiven Verhaltenstherapie, in der die Möglichkeit in den Vordergrund gerückt wird, durch rationale und kognitive Prozesse psychische Erkrankungen zu bewältigen.

5.1 Einleitung

Kulturelle Einflüsse prägen nicht nur das Verhalten und Erleben der Patienten, sondern auch der behandelnden Ärzte und Psychotherapeuten. Eine Reflexion dieser Einflüsse ist deshalb unerlässlich, um Behandlungsmöglichkeiten und Behandlungsgrenzen in der Interaktion zwischen Behandlern und Patienten zu erkennen, wenn die beteiligten Personen aus unterschiedlichen Kulturkreisen kommen. In Deutschland hat mehr als jeder fünfte Bundesbürger einen anderen kulturellen Hintergrund. Gleichzeitig sind die in Deutschland vorherrschenden psychotherapeutischen Ansätze sehr stark vom Denken der sog. »westlichen« Welt geprägt und entstammen damit Kulturmerkmalen, die in den meisten Ländern der Erde nicht vorliegen.

5.2 Definition von Kultur

Hofstede (1980) definiert vier Grunddimensionen, nach denen sich Kulturen unterscheiden. Seine Analysen basierten auf Fragebogenerhebungen bei 117.000 IBM-Mitarbeitern in unterschiedlichsten Ländern dieser Erde, um damit einerseits sozialen Status vergleichbar zu halten, andererseits kulturelle Unterschiede besser extrahieren zu können. Kulturen unterscheiden sich danach in folgenden Aspekten:

1. Machtstrukturen: Wie stark wird in Institutionen und Einrichtungen akzeptiert, dass eine ungleiche Machtverteilung existiert oder, alternativ eher eine Gleichverteilung als Modell verfolgt wird (z. B.: Dürfen Vorgesetzte kritisiert werden?)?
2. Vermeidung von Unsicherheit: Wie sichtbar sind feste Regel, an die sich alle halten müssen?
3. Maskulinität/Feminität: Wie stark werden eher maskuline Merkmale gefordert (z. B. berufliches Leistungsstreben, materieller Gewinn) oder typische weibliche Werte betont (z. B. zwischenmenschliche Harmonie, Fürsorge)?
4. Individualismus versus Kollektivismus: Ist die Identität stärker durch die persönlichen Werte und Entscheidungen determiniert, oder stärker durch kollektive Aspekte (Großfamilie, andere Gruppen)?

5.3 Was kultursensitive Ärzte und Psychotherapeuten wissen sollten

5.3.1 Die Kultur prägt Symptome und Symptomäußerungen

Sowohl in den gegenwärtigen unterschiedlichen Kulturen als auch während kulturellunterschiedlicher Phasen der Vergangenheit standen unterschiedliche körperliche Symptome und Krankheitsbegriffe im Vordergrund. Bei vielen Kulturen spielt der Ausdruck körperlicher Beschwerden als allgemeines Merkmal von Unwohlsein eine größere Rolle als im deutschsprachigen Raum. Zwar kommen Somatisierungssyndrome als Gesamtsyndrom weltweit in ähnlicher Häufigkeit vor, es gibt jedoch Unterschiede bezüglich der Äußerung einzelner somatischer Symptome. Während in unserer »westlichen« Welt Schmerzsymptome häufig sind, insbesondere muskuloskeletale Schmerzen, sind in anderen Kulturen Symptome wie Bauchschmerzen (z. B. Indien) häufiger ausgeprägt als in Deutschland. Selbst zwischen Westdeutschland und Ostdeutschland zeigten sich kurz nach der Wiedervereinigung substanzielle Unterschiede in der Rückenschmerz-Prävalenz (mehr im Westen), die sich bis 2003 jedoch völlig anglichen (Raspe et al. 2008).

International zeigen sich weitere kulturelle Unterschiede in den Symptomausprägungen. Im angloamerikanischen Raum spielt das Chronic-Fatigue-Syndrom eine große Rolle. Aus Japan werden starke Ängste berichtet, durch eigenen Körpergeruch andere Menschen zu belästigen, was häufig als Grund für Arztbesuche angegeben wird. Aus Südostasien ist das Koro-Syndrom bekannt, bei dem Männer in Panik geraten und von Ängsten getrieben sind, dass der eigene Penis sich in das Körperinnere verziehen würde. Diese spezielle Form von Panikattacken wurde in Form von mehrwöchigen Epidemien mit dazwischen liegenden jahrelangen Pausen beschrieben. Weitere Beispiele finden sich in den Ausführungen von DSM-5 (American Psychiatric Association 2013).

In vielen Kulturen ist das Äußern psychischer Beschwerden (z. B. »depressive Verstimmung«) stark stigmatisiert. Aus diesem Grund wird manchmal der Begriff »Neurasthenie« dem Begriff »Depression« vorgezogen, auch bei gleicher Problemschilderung der Patienten (Kleinman 1980). Solche kulturellen Unterschiede stellen eine große Herausforderung bei der Entwicklung von Klassifikationssystemen wie DSM oder ICD dar und gelten bis heute als ungenügend berücksichtigt.

Im deutschsprachigen Raum leben viele Migranten aus osteuropäischen, nah- und mittelasiatischen Staaten. In diesen Ländern werden Syndrome beschrieben wie der »Nabelfall« (gastrointestinale Beschwerden), die »brennende Leber« (Bauchschmerzen) oder »Karabasan« (eine schwere Last liegt auf dem Körper). Während Letzteres stark an depressive Einbrüche erinnert, beschreiben Syndrome wie »Winshu« oder »Windschmerzen« eher Phänomene, die in der westlichen Welt als Somatisierungsstörung bezeichnet werden (Kizilhan 2013).

5.3.2 Die Kultur prägt die Ursachenmodelle für Beschwerden

Die subjektiv angenommene Kausalität der Beschwerden prägt wesentlich, wie betroffene Patienten mit diesen Beschwerden weiter umgehen werden. Offensichtlich gibt es in den verschiedenen Kulturen unterschiedliche Präferenzen für Erklärungsmodelle. Manche davon sind religiös motiviert (Symptome als Strafe Gottes, z. B. häufig in der islamischen Welt), während z. B. in der westlichen Welt Stress als mögliche Ursache verschiedener Krankheiten, von Angststörungen und Zwangserkrankungen bis hin zu schweren Krebserkrankungen und anderen somatischen Krankheitsbildern, herangezogen wird. Burnout kann als Prototyp eines stressbedingten Störungsmodells gesehen werden. Interpersoneller Stress als Erklärung von (auch schweren körperlichen) Krankheiten findet sich in sehr vielen Kulturen, wobei in der westlichen Psychotherapie-Welt elterliche Erziehungsstile als mögliche Ursache bevorzugt herangezogen werden, während in anderen Kulturen die Elternrolle als Krankheitsfaktor eher tabuisiert wird. Viele Menschen sehen physikalische und chemische Umweltbedingungen als Ursachen von Beschwerden an, wobei je nach Land eher der Elektrosmog, Handymasten, Windkraftwerke, Zahnfüllungen oder das Ozonloch in den Vordergrund gestellt werden. Ähnliches gilt auch für arbeitsbezogene Konzepte wie Repetitive Strain Injury (RSI; Beschwerden durch wiederholte arbeitsbezogene Belastungen von Gelenken und Muskeln, z. B. bei der Arbeit an Tastaturen). In Ländern, in denen durch die Medien mehr Informationen über RSI verbreitet wurden, finden sich bei vergleichbarer Tätigkeit mehr Hand- und Armbeschwerden als in Ländern, in denen dieses Konzept unbekannt ist (Coggon et al. 2013).

Subjektive Kausalitätsannahmen haben nicht nur Relevanz für das betroffene Individuum, sondern prägen auch die Forschungsförderung bestimmter Bereiche zulasten anderer Kausalitätsannahmen. So lässt sich in den vergangenen 20 Jahren eine dramatische Bevorzugung genetisch-orientierter Forschung in Ländern wie Deutschland, England oder Skandinavien und den USA nachweisen. In den USA kommt eine Bevorzugung von Infektionsätiologien bei der Forschungsförderung hinzu, was zum einen durch die Popularität von Konzepten wie dem Chronic Fatigue Syndrome (als vermutete Infektionskrankheit) erklärbar ist, zum anderen aber auch den weit überzogenen Gebrauch von Antibiotika auch für nichtbakterielle Infektionen mit erklären kann.

5.3.3 Die Kultur prägt die Kommunikation von Emotionen und Bedürfnissen

Insbesondere in Anbetracht der Popularität von Emotionsregulationsstrategien in der Psychotherapie ist es von besonderer Relevanz, sich über die Kulturabhängigkeit des emotionalen Erlebens und des Emotionsausdrucks bewusst zu sein. So kann in der einen Kultur das Erleben von Trauer dann als adäquat eingeschätzt werden, wenn die Person sich damit zurückzieht und still leidet, während in einer anderen Kulturform das Äußern von Trauer laut, expressiv und in Gemeinschaft erfolgen soll. Auch unterscheiden sich Kulturen darin, ob Menschen (insbesondere Männer) Ängste äußern dürfen, oder ob dies mit dem typischen Bild nicht kompatibel ist. Das Äußern von Kritik z. B. gegenüber Eltern, Vorgesetzten oder älteren Menschen ist in manchen Kulturen inakzeptabel, und eine entsprechende Empfehlung durch den Psychotherapeuten würde ggf. zu einer Ausgrenzung des Patienten führen. Deshalb müssen Psychotherapeuten reflektieren, wie in der entsprechenden Kultur des Patienten Emotionen üblicherweise geäußert werden und welche Bedürfnisse wie zum Ausdruck gebracht werden können.

5.3.4 Kulturen prägen verbale und nonverbale Verhaltensweisen

Das Bedürfnis nach körperlicher Nähe versus Distanz, aber auch Regeln zum Umgang mit Gleichgeschlechtlichen versus Andersgeschlechtlichen zeigen sich sehr stark durch kulturelle Faktoren beeinflusst. Was in einer Kultur eine höfliche Distanz bedeutet, kann in der anderen Kultur eine schroffe Zurückweisung signalisieren. Hinzu kommen unterschiedliche Bedeutungen von Gesten wie Händeschütteln (ggf. ein Affront bei Menschen unterschiedlichen Geschlechts in islamischen Ländern) oder Umarmungen, Beine übereinanderschlagen bei Männern (gilt in den USA als feminin) oder die unterschiedliche Bedeutung des Überbringens von Blumen bei Gastbesuchen (gilt in Japan nicht als höfliches Gastgeschenk, sondern als etwas sehr Intimes).

5.3.5 Die Rolle von Migration

Auch wenn die Befunde nicht einheitlich sind, so zeigen sich doch in den meisten Ländern der Erde erhöhte Raten für psychische und psychosomatische Beschwerden bei Migranten im Vergleich zu Personen ihres Heimatlandes. Dieser Effekt findet sich oftmals selbst unter Kontrolle von Einflussfaktoren wie Traumatisierung und anderen Risikofaktoren für die Entwicklung von psychischen und psychosomatischen Beschwerden. Deshalb stellt sich die Frage, was das Besondere am Belastungsfaktor Migration darstellt.

Im Gegensatz zu anderen Stressoren ist Migration durch die enorm lange Zeitdauer gekennzeichnet, in der sie einen Belastungsfaktor darstellt. Selbst Jahre nach der Migration ergeben sich Schwierigkeiten durch kulturelle Missverständnisse, sprachliche Schwierigkeiten, Stigmatisierung und Ausgrenzung. Zwar kann, wie bei vielen anderen Belastungsfaktoren auch, Migration ebenfalls eine Chance zur persönlichen Weiterentwicklung darstellen, trotzdem müssen diese lang andauernden Belastungsfaktoren gesehen werden.

Nach Kizilhan (2013) werden folgende Phasen der Migration unterschieden:

- Vorbereitungsphase (z. B. Selektionseffekte im Land; Veränderung der Interaktion mit Einheimischen nach Entscheidung zur Migration)
- Migrationsakt
- Überkompensation im neuen Land (Versuch, »alles in der neuen Kultur richtig zu machen«)

- Phase der kritischen Anpassung (kritische Aspekte der neuen Kultur werden wahrgenommen)
- Trauerphase über den Verlust der alten Heimat, alten Gewohnheiten etc.
- generationsübergreifende Anpassungsprozesse (z. B. verändertes Verhalten der Kinder in der neuen Kultur)
- Bikulturalitätsphase
- Inklusionsphase

Neben erhöhten Prävalenzraten für Depressionen, Angststörungen und somatoforme Störungen zeigt sich z. B. bei türkischen Migranten in Deutschland, dass diese psychotherapeutische Behandlungen weniger in Anspruch nehmen und auch die Behandlungsergebnisse eher ungünstiger ausfallen, nicht zuletzt da ihre Einstellungen gegenüber Psychotherapie negativer sind (siehe z. B. Calliess et al. 2007; Machleidt et al. 2007). Aus den genannten Gründen erscheint es notwendig, insbesondere bei Migranten die Hürden zum Zugang zur Psychotherapie zu reduzieren und zusätzliche psychoedukative Elemente einzuführen, um die Chancen durch Psychotherapie besser herauszustellen.

5.4 Fazit

Standardmethoden der Psychotherapie können nicht ohne Reflexion auf Personen unterschiedlicher Kulturkreise angewandt werden. Auch zeigen sich die unterschiedlichen Krankheitsbilder der Psychosomatik und Verhaltensmedizin stark beeinflusst durch kulturelle Faktoren, sodass Ärzte und Psychotherapeuten Motivation und Kompetenzen zur Durchführung »kultursensitiver Psychotherapie« entwickeln sollten und solche Aspekte auch einen festen Bestandteil einer Psychotherapieweiterbildung darstellen müssen. Erste Voraussetzung ist, offen für die unterschiedliche Kultur des Patienten zu sein und zu versuchen, das kulturelle System zu verstehen, typische Krankheitsmythen zu kennen sowie Ressourcen und Stärken in ihren kulturellen Systemen zu aktivieren. Soweit es kulturell akzeptierte Lösungswege gibt, sind diese im Vergleich zu Standardempfehlungen der Psychotherapie, die solche Besonderheiten nicht berücksichtigen, zu bevorzugen. Auch sollte Behandlern die chronische Belastung durch Migration und das Leben in einer nicht vollständig vertrauten Kultur bewusst sein.

Patienten aus unterschiedlichen Kulturkreisen haben auch unterschiedliche Erwartungen an die Behandler und deren Verhalten (z. B. autoritär versus gleichgestellt) sowie an die übliche verbale und nonverbale Kommunikation. Bestimmte Beschwerden werden kulturbedingt leichter zu äußern sein als andere Beschwerden. Den Behandlern muss bewusst sein, dass die meisten unserer Theorien sowie unser eigenes Verhalten stark durch die individualistische Kultur der »westlichen« Welt geprägt sind, während die meisten Menschen mit anderem kulturellen Hintergrund eher aus kollektivistischen Kulturen stammen. Kenntnisse über die kulturellen Hintergründe unserer Patienten können auch zur Motivationsförderung eingesetzt werden. Last but not least sollte auch bewusst und ggf. explizit nachgefragt werden, welche Nischen die Kulturen bieten. Fast alle Kulturen bieten solche Nischen an, in denen die üblichen kulturellen Regeln nicht vollständig umgesetzt werden müssen.

Literatur

American Psychiatric Association. Diagnostic and Statistical Manual of Mental Disorders. Fifth Edition. DSM-5. Washington: American Psychiatric Publishing 2013.

Calliess IT, Schmid-Ott G, Akguel G et al. Attitudes towards psychotherapy of young second-generation Turkish immigrants living in Germany. Psychiatr Prax 2007; 34(7): 343–8.

Coggon D, Ntani G, Palmer KT et al. Disabling musculoskeletal pain in working populations: Is it the job, the person, or the culture? Pain 2013; 154(6): 856–63.

Hofstede G. Culture's consequences: International differences in work related values. Beverly Hills, CA: Sage 1980.

Kizilhan JI. Kultursensible Psychotherapie. Berlin: VWB 2013.

Kleinman A. Patients and healers in the context of culture: an exploration of the borderland between anthropology, medicine and psychiatry. Los Angeles: Univ Californ Press 1980.

Machleidt W, Behrens K, Ziegenbein M, Calliess IT. Integration of immigrants into the mental health care system in Germany. Psychiat Prax 2007; 34(7): 325–31.

Raspe H, Hueppe A, Neuhauser H. Back pain, communicable disease? Int J Epidemiol 2008; 37(1): 69–74.

6 Soziale Einflüsse auf psychosomatische Krankheiten am Beispiel Arbeit[1]

Peter Henningsen

Der Einfluss der Arbeitsbedingungen in unserer modernen Gesellschaft auf das Erleben von psychischer und psychosomatischer Krankheit ist ein gutes Beispiel für Faktoren, die im Sinne des in ▶ Kapitel 3 dargestellten bio-psycho-sozialen Modells nicht primär auf der Ebene des Individuums, sondern in größeren Gruppen von Menschen, also überindividuell, wirksam werden. Methodisch gesehen geht es um Risikofaktoren: für das Auftreten und die Chronifizierung von Beschwerden ebenso wie für die damit verbundenen Beeinträchtigungen der Arbeitsfähigkeit, die Wahrscheinlichkeit von Arbeitsunfähigkeit bzw. Rückkehr zur Arbeit.

Der Einfluss der Arbeit auf die Gesundheit wird in letzter Zeit häufig unter dem unscharfen Begriff des »Burnout-Syndroms« verhandelt – dabei gerät leicht aus dem Blick, dass nicht nur Erschöpfung und Zynismus Folge von ungünstigen psychosozialen Konstellationen am Arbeitsplatz sein können, sondern auch Schmerzen ganz unterschiedlicher Lokalisation und andere Körperbeschwerden wie Kreislaufbeschwerden oder Schwindel. Solche Beschwerden beeinflussen dann ihrerseits wiederum die Leistungs- und damit auch die Arbeitsfähigkeit in erheblichem Umfang. In der Erwerbstätigenbefragung 2012 des Bundesamts für Arbeitsschutz und Arbeitsmedizin (Wittig et al. 2013) bei ca. 20.000 Befragten unterschiedlicher Berufe und Tätigkeiten gaben die Teilnehmer an, dass folgende Beschwerden »in den letzten 12 Monaten während der Arbeit bzw. an Arbeitstagen häufig aufgetreten« sind (Angaben in Prozent der Befragten, Auswahl):

- Schmerzen im unteren Rückenbereich/Kreuzschmerzen: 46 %
- Schmerzen im Nacken/Schulterbereich: 48 %
- Kopfschmerzen: 34 %
- allgemeine Müdigkeit/Mattigkeit: 46 %
- körperliche Erschöpfung: 35 %
- emotionale Erschöpfung: 24 %
- Niedergeschlagenheit: 21 %

Während hier nur einzelne Schmerzorte festgehalten wurden, geht z. B. aus einer Studie an mehreren tausend französischen Arbeitnehmern hervor, dass dort 20 % aller Befragten Schmerzen auch an zwei oder mehr Schmerzorten über mind. einen Monat im letzten Jahr angaben (Parot-Schinkel et al. 2012).

Es zeigen sich damit im Zusammenhang mit der Arbeit sogar deutlich höhere Auftretensraten für körperliche im Vergleich zu psychischen Beschwerden, obwohl diese mit dem Burnout-Syndrom besonders betont werden. Der Schweregrad und damit die Beeinträchti-

[1] Dieses Kapitel stützt sich auf Ausführungen in Henningsen (2014).

gung der Alltagsfunktionen wie der Arbeitsfähigkeit ist bei derartigen Körperbeschwerden und dieser Störungsgruppe insgesamt natürlich sehr heterogen: Sie reicht von geringen, bald vorübergehenden Beschwerden ohne signifikante Beeinträchtigung bis zu schwersten, die private und berufliche Leistungsfähigkeit maximal beeinträchtigenden Störungsbildern.

6.1 Psychosoziale Arbeitsbedingungen als Risikofaktoren für Körperbeschwerden

Im Folgenden wird nun – ohne Anspruch auf vollständige Darstellung der umfangreichen Studienlage – auf einige exemplarische empirische Befunde zum Einfluss von psychosozialen Arbeitsbedingungen auf das Auftreten und den Verlauf von Körperbeschwerden eingegangen. Es handelt sich durchweg um gruppenstatistische, von der subjektiven Attribution unabhängige, überindividuelle Risikokonstellationen: Je nachdem, welche zusätzlichen individuellen Risiko- oder ggf. auch Schutzfaktoren vorliegen, wirken sich diese risikoerhöhend oder -mindernd aus.

Nicht berücksichtigt wird im Folgenden die Tatsache, dass die aktive Teilnahme am Arbeitsleben nicht nur psychosoziale Risiken enthält, sondern es gibt ohne Zweifel auch positive psychosoziale Einflüsse der Erwerbsarbeit – und einschneidende gesundheitliche Probleme bei längerdauernder Arbeitslosigkeit (Schneider 2011). Ebenfalls nicht explizit berücksichtigt wird in diesem Kapitel die hohe Bedeutung des objektiven wie des subjektiv wahrgenommenen sozialen Status auf die Gesundheit, ein im Weltmaßstab enorm bedeutsames Thema (Marmot et al. 2012).

Was die untersuchten Körperbeschwerden angeht, gibt es die mit Abstand meisten Untersuchungen zu Schmerzen unterschiedlicher, aber spezifischer Lokalisation hinsichtlich Rücken, Kopf, Nacken/Schulter sowie Unterarm. Seltener sind Untersuchungen zu weitverbreiteten/multilokulären Schmerzen, Erschöpfung und Körperbeschwerden als Gesamtkategorie. Untersuchungen zu anderen spezifischen Körperbeschwerden (Schwindel, Übelkeit, Kreislauf, Gefühls- und Bewegungsstörungen etc.) finden sich auch, allerdings nur selten spezifisch/isoliert, stattdessen als Manifestationssymptome umweltbezogener Erklärungsmodelle wie dem »Sick-Building-Syndrom« oder »Idiopathic Environmental Intolerance«.

Dass der Fokus auf Schmerzen an spezifischen Orten liegt, hat vermutlich nicht nur damit zu tun, dass dieser Beschwerdetyp auch in der Gesamtbevölkerung besonders häufig ist. Es dürfte auch daran liegen, dass es bei einem spezifischen Schmerzort wie Rücken, Nacken oder Unterarm leichter fällt, einen Zusammenhang zu spezifischen Arbeitsbedingungen mechanischer Art (Bewegungen, Körperhaltungen etc.) anzunehmen, was wegen der höheren Legitimität derartig somatisch-externalisierender Erklärungsmodelle von besonderem Wert für die Betroffenen ist.

Die untersuchten psychosozialen Arbeitsbedingungen betreffen pauschalere Kategorien wie »Job Stress«, aber auch einige spezifischere, empirisch gut überprüfte Modelle aus der Arbeits- und Sozialmedizin. Besonders bekannt sind die beiden folgenden (ausführlich dazu bei Angerer et al. 2014): zum einen das von Siegrist entwickelte Gratifikationskrisen-Modell, das davon ausgeht, dass ein Ungleichgewicht von Anstrengung und Gratifikation bei der Arbeit zu höheren Gesundheitsrisiken führt, wobei Gratifikation nicht primär nur monetär, sondern auch in Form von Unterstützung, Karrierechancen, expliziten und impliziten Statussymbolen u. a. erhalten werden kann. Das zweite, ältere Modell stammt von Karasek und beschreibt die Relation von Arbeitsanforderungen einerseits und Kontrolle über die Arbeit andererseits (job demands and control). Erhöhte Gesundheitsrisiken gehen nach diesem Modell mit Tätigkeiten einher, die hohe Anforderungen stellen bei zugleich geringer Kontrolle über die Abläufe (job strain).

In einer Minderheit der Studien werden psychosoziale zusammen mit mechanischen und anderen biophysikalischen Risikofaktoren untersucht, in einer größeren multizentrischen Untersuchung wird auch der Effekt kultureller Unterschiede zwischen verschiedenen Ländern thematisiert.

Lang et al. (2012) haben eine Metaanalyse von insgesamt 50 Längsschnittstudien vorgelegt, aus denen methodisch eher als in Querschnittstudien eine kausale Rolle der untersuchten psychosozialen Arbeitsbedingungen auf unterschiedliche Schmerzbeschwerden abgeleitet werden kann. Über verschiedene Berufe und Arbeitskontexte hinweg fanden sie durchgängig, dass ungünstige psychosoziale Faktoren die Auftretenswahrscheinlichkeit dieser Schmerzbeschwerden in einer Größenordnung zwischen knapp 20 und 70 % erhöhten.

Die folgenden psychosozialen Faktoren ließen sich metaanalytisch untersuchen:
- hohe Arbeitsanforderungen (demands)/ niedrige Kontrolle
- geringe soziale Unterstützung generell/ durch Vorgesetzte/durch Kollegen
- Arbeitszufriedenheit/Arbeitsplatzsicherheit/Arbeitsmonotonie

Der Effekt dieser Faktoren auf das spätere Auftreten der folgenden Schmerzbeschwerden wurde untersucht:
- Rückenschmerzen
- Nacken- und Schulterschmerzen
- Arm- und Handschmerzen
- Beinschmerzen

Für den jeweiligen Zusammenhang dieser Beschwerden mit einzelnen psychosozialen Faktoren fanden sich zwischen fünf und 28 Primärstudien mit zusammengenommen 2.000 bis immerhin 50.000 Probanden. 17 der insgesamt 23 Zusammenhangsberechnungen waren signifikant mit Odds Ratios (ORs) zwischen 1,17 und 1,66. Ein eindeutiges Muster höherer oder niedriger ORs bei bestimmten psychosozialen oder Schmerzkonstellationen oder bei bestimmten Berufstypen ist dabei nicht erkennbar – beeindruckend ist im Gegenteil die Konsistenz der geringen bis mittleren Zusammenhänge über unterschiedliche Risikofaktoren und Schmerzbereiche hinweg.

Für andere aus der Literatur bekannte arbeitsbezogene psychosoziale Risikofaktoren einerseits und weitere Arten von Körperbeschwerden andererseits finden sich zwar nicht so sorgfältig metaanalytisch untersuchte Zusammenhänge aus Längsschnittstudien, aber doch jeweils ebenfalls empirische Belege dafür, dass das Vorliegen dieser Konstellationen das Auftreten der Körperbeschwerden im Arbeitskontext wahrscheinlicher macht. Das gilt z. B. für
- den Einfluss einer Gratifikationskrise auf Schmerzen (Simon et al. 2007),
- den Einfluss von Ungerechtigkeit auf Schmerzen (Sullivan et al. 2012),
- den Einfluss von Ungerechtigkeit auf das Auftreten von Herzinfarkt und anderen koronaren Ereignissen (De Vogli et al. 2007),
- den Einfluss eines Konflikts zwischen Arbeit und Privatleben auf Schmerzen (Hämmig et al. 2011),
- den Einfluss von Job Strain, Gratifikationskrise und Arbeits-Privatleben-Konflikt auf Erschöpfung (Ohta et al. 2011; Sembajwe et al. 2012),
- den Einfluss unterschiedlicher der genannten Faktoren auf multiple Schmerzen und Körperbeschwerden insgesamt (Sembajwe et al. 2013), wobei sich ein linearer Zusammenhang zwischen Ausmaß von Job Strain und Anzahl von Körperbeschwerden zeigte (Nomura et al. 2007),

- den Einfluss unterschiedlicher der genannten Faktoren auf ein sog. Sick-Building-Syndrom (Runeson-Broberg u. Norbäck 2011) und/oder ein Multiples-Chemikalien-Sensitvitäts-Syndrom (Eek et al. 2010).

Im Kontrast zu diesen durchgängig konsistenten psychosozialen Zusammenhangsbefunden lässt sich für eine Reihe arbeitsbedingter körperlicher Aktivitäten und Körperhaltungen, die landläufig als Ursache von vermehrten Schmerzen gelten (arbeitsbedingtes Stehen, Sitzen, Heben etc.) in systematischen Übersichten gerade kein klarer Zusammenhang mit dem Auftreten vermehrter Körperbeschwerden nachweisen (z. B. Roffey et al. 2010; Wai et al. 2010).

Besonders interessant und insgesamt noch viel zu wenig beachtet ist der Einfluss kultureller Faktoren auf die Wahrscheinlichkeit des Auftretens bestimmter Körperbeschwerden. In der bisher größten ländervergleichenden Studie, der Cultural and Psychosocial Influences on Disability Study (CUPID), wurden über 12.000 Angehörige aus 47 Berufsgruppen in 18 Ländern (ohne Deutschland) auf allen Kontinenten hinsichtlich starken Schmerzen einerseits und psychosozialen Risikofaktoren andererseits befragt (Coggon et al. 2013a). Es zeigten sich zunächst die aus der Literatur bekannten Zusammenhänge zwischen individuellen und gruppenbezogenen Risikofaktoren und Auftreten von Rücken- und Handgelenksschmerzen. Bemerkenswert ist aber, dass es in vergleichbaren Berufsgruppen unterschiedlicher Länder auch unter Herausrechnung der individuellen und gruppenbezogenen Faktoren eine bis zu achtfach unterschiedliche Rate an Schmerzbeschwerden gab. So fanden sich die höchsten Raten an behindernden Handgelenksschmerzen bei Büroarbeitern in Kolumbien und Postangestellten in Großbritannien, achtfach niedrigere hingegen bei Verkaufsangestellten und Büroarbeitern in Japan. (Andererseits findet sich in Japan sehr häufig eine Form von Schulter- und Nackenbeschwerden, »katakori«, die in anderen Ländern kaum bekannt ist, vgl. Kuriyama 1997). Die Länderunterschiede in der CUPID-Studie sind sehr viel wesentlicher als Unterschiede von Berufsgruppen und Schmerzorten – sie waren dabei nicht auf Unterschiede in den sozialen Sicherungssystemen (Art der finanziellen Kompensation für arbeitsbezogene Beschwerden etc.) zwischen den Ländern zurückzuführen, sodass die Autoren letztlich von kulturellen Unterschieden ausgehen (vgl. dazu auch ► Kap. 5).

Zusammengenommen zeigt sich also ein weitgehend konsistentes Bild: Gruppenbezogen gemessene psychosoziale Faktoren des Arbeitsplatzes wie Job Strain, Gratifikationskrise, (mangelnde) soziale Unterstützung etc. wirken mit (hier nicht gesondert dargestellten) individuellen Faktoren wie vermehrter Depressivität oder Angst und mit kulturellen Faktoren zusammen erheblich ein auf die Häufigkeit und Intensität von Schmerzen und anderen Körperbeschwerden bei Arbeitnehmern.

6.2 Schmerzen und andere Körperbeschwerden als Ursachen für reduzierte Arbeitsproduktivität

Der Schweregrad von Schmerzen, Erschöpfung, Schwindel oder anderen Körperbeschwerden bemisst sich außer an der Intensität des Erlebens wesentlich auch an den Auswirkungen auf die Funktionsfähigkeit eines Menschen im privaten und beruflichen Bereich. Körperbeschwerden höheren Schweregrads beeinträchtigen insofern immer auch die Arbeitsleistung, unabhängig davon, in welchem Kontext sie primär entstanden sind.

Dieser Umstand spiegelt sich in epidemiologischer Perspektive z. B. in Fehlzeitenreports der Krankenkassen und Rentenstatistiken. So werden z. B. im aktuellen Gesundheitsreport der Techniker Krankenkasse (Grobe 2013) Rückenschmerzen als »weiterhin wesentliche Ursache von Arbeitsunfähigkeiten« in einem gesonderten Kapitel herausgehoben. 20,4 % aller Arbeitsunfähigkeitstage bei TK-Versicherten (absolut 289 AU-Tage je 100 Versichertenjahre [VJ], höchste Zahl aller Krankheitsgruppen) wurden 2012 mit Erkrankungen des Muskel- und Skelettsystems (ICD-10 M) begründet, darin knapp die Hälfte (9,7 %) als Krankheiten der Wirbelsäule und des Rückens (M50–54) und 5,5 % spezifisch als Rückenschmerzen (M54) diagnostiziert. Während die AU-Tage wegen Rückenschmerzen in den Jahren 2001 bis 2005 deutlich rückläufig waren, steigen sie seit 2006 wieder jährlich (mit Ausnahme 2011) an. Die AU-Tage wegen Rückenbeschwerden nehmen auch mit dem Alter stark zu: So steigen z. B. in einer Auswertung der Barmer GEK (Grobe u. Gerr 2012) die AU-Tage je 100 VJ wegen Erkrankungen des Muskel- und Skelettsystems vom 30. bis zum 65. Lebensjahr um den Faktor 4–5 an. In der Häufigkeit der AU-Tage wegen muskuloskelettaler Erkrankungen gibt es im Unterschied zu psychischen Störungen, wo Frauen sehr deutlich überwiegen, keine wesentliche Geschlechterdifferenz.

In der Statistik der Rentenzugänge wegen verminderter Erwerbsfähigkeit lagen 2012 Erkrankungen des Muskel- und Skelettsystems mit knapp 14 % an zweiter Stelle. Deutlich führend mit 42 % aller Zugänge waren hier psychische und Verhaltensstörungen. In dieser Gruppe machten somatoforme Störungen, v. a. die anhaltende somatoforme Schmerzstörung, 2,6 % der Gesamtzugänge aus. Seit dem Jahr 2000 sind bei insgesamt leicht fallenden Zahlen der Rentenzugänge wegen verminderter Erwerbsfähigkeit die Renten wegen Erkrankungen des Muskel- und Skelettsystems um etwa ein Drittel gefallen, die wegen psychischen und Verhaltensstörungen haben sich in diesem Zeitraum hingegen knapp verdoppelt (Deutsche Rentenversicherung Bund 2012).

Die an anderer Stelle in diesem Buch diskutierten Probleme in der Klassifikation von Körperbeschwerden ohne klare Zuordnung zu einer organischen Erkrankung führen in solchen Statistiken zu hohen Dunkelziffern bzw. Fehletikettierungen: Sehr viele sog. Erkrankungen des muskuloskelettalen Systems insgesamt oder der Wirbelsäule im Besonderen sind aller Wahrscheinlichkeit nach funktioneller Natur und könnten daher ebenso gut als somatoforme (Schmerz-)Störung klassifiziert werden. Sehr viele funktionelle Hintergründe auch bei anderen Körperbeschwerden werden nicht als solche erkannt, was zu Fehlklassifikationen als somatische Erkrankung führt. Eine realistische Abbildung der Verhältnisse wäre wohl nur bei Einführung einer eigenständigen Kategorie für diese psychosomatischen Beschwerdekonstellationen zu erwarten, jenseits des derzeitigen Entweder-Oders von somatischer (z. B. muskuloskelettaler) oder psychischer (z. B. somatoformer) Erkrankung.

Betrachtet man nicht Diagnosen, sondern Körperbeschwerden als Risikofaktoren für Arbeitsunfähigkeit, wird deutlich, dass die entsprechenden Zusammenhänge auch hier gegeben sind: Die Beschwerden, sowohl Schmerzen wie andere Körperbeschwerden, sind Risikofaktoren für Arbeitsunfähigkeit und auch Frühberentungen. Dabei zeigt sich wieder ein klarer linearer Zusammenhang zwischen Zahl der Schmerz- und Körperbeschwerden und Ausmaß der Arbeitsunfähigkeit (Haukka et al. 2013; Hoedeman et al. 2010; Leadley et al. 2012; Terluin et al. 2011). Neben den Schmerzen und Körperbeschwerden sind auch psychologische Faktoren wichtige Prädiktoren für das Ausmaß der Arbeitsunfähigkeit: Weniger begleitende Angst und Depressivität, sondern vor allem negative Erwartungen über die weitere Prognose von Körperbeschwerden prädizieren längere AU-Zeiten (Hallegraeff et al. 2012). Besonders bemerkenswert ist auch hier die international starke Variation in der Auswirkung von Körperbeschwerden auf AU-Zeiten, die – ähnlich den Zusammenhängen zwischen psychosozialen Arbeitsplatzfaktoren und dem Auftreten von Körperbeschwerden (s. o.) – nicht über individuelle und Unterschiede in den sozialen Sicherungssystemen zu erklären sind (Coggon et al. 2013b).

6.3 Fazit

Nicht nur die Psyche, auch der Körper reagiert sehr stark auf belastende psychosoziale Umstände am Arbeitsplatz – und zwar überindividuell. Die entsprechenden Zusammenhänge sind für Betroffene, Vorgesetzte und Behandler schwieriger zu erkennen und zu akzeptieren als die Auswirkung belastender Umstände auf das seelische Erleben. Sehr viele, klar auf Belastungen, mangelnde Gratifikation und Unterstützung etc. zurückführbare Schmerzen und andere Körperbeschwerden werden viel zu lange als Ausdruck einer körperlichen Erkrankung angesehen und behandelt. Wird der psychosomatische Zusammenhang erkannt, besteht – gerade bei Psychotherapeuten – häufig die Tendenz, in der Therapie primär auf Belastungsfaktoren beim einzelnen Betroffenen zu fokussieren. Dabei sollten mit Blick auf den überindividuellen Charakter dieser Zusammenhänge zumindest ergänzend immer auch Interventionen überlegt werden, die auf der Ebene der Arbeitsstelle, z. B. im Hinblick auf das Führungsverhalten des Managements, ansetzen. In präventiver Perspektive ist hier zusätzlich die Verhältnis- neben der Verhaltensprävention angesprochen (► Kap. 45).

Literatur

Angerer P, Glaser J, Gündel H et al. (Hrsg). Psychische und psychosomatische Gesundheit in der Arbeit: Wissenschaft, Erfahrungen und Lösungen aus Arbeitsmedizin, Arbeitspsychologie und Psychosomatischer Medizin. Heidelberg: ecomed Medizin 2014.

Coggon D, Ntani G, Palmer KT et al. Disabling musculoskeletal pain in working populations: is it the job, the person, or the culture? Pain 2013a; 154: 856–63.

Coggon D, Ntani G, Vargas-Prada S et al. International variation in absence from work attributed to musculoskeletal illness: findings from the CUPID study. Occup Environ Med 2013b; 70: 575–84.

Deutsche Rentenversicherung Bund. Statistik des Rentenzugangs. Rentenzugänge wegen verminderter Erwerbsfähigkeit in der Gesetzlichen Rentenversicherung 2012. www.gbe-bund.de (Zugriffsdatum: 11.09.2013).

Eek F, Karlson B, Osterberg K, Ostergren PO. Factors associated with prospective development of environmental annoyance. J Psychosom Res 2010; 69: 9–15.

Grobe T, Gerr J. Barmer GEK Gesundheitsreport 2012. arbeitgeber.barmer-gek.de (Zugriffsdatum: 10.09.2013).

Grobe T. Gesundheitsreport 2013. Veröffentlichungen zum Betrieblichen Gesundheitsmanagement der TK, Band 28. www.tk.de (Zugriffsdatum: 10.09.2013).

Hämmig O, Knecht M, Läubli T, Bauer GF. Work-life conflict and musculoskeletal disorders: a cross-sectional study of an unexplored association. BMC Musculoskelet Disord 2011; 12: 60.

Hallegraeff JM, Krijnen WP, van der Schans CP, de Greef MH. Expectations about recovery from acute non-specific low back pain predict absence from usual work due to chronic low back pain: a systematic review. J Physiother 2012; 58: 165–72.

Haukka E, Kaila-Kangas L, Ojajärvi A et al. Pain in multiple sites and sickness absence trajectories: a prospective study among Finns. Pain 2013; 154: 306–12.

Henningsen P. Schmerzen und funktionelle Körperbeschwerden. In: Angerer P et al. (Hrsg). Psychische und psychosomatische Gesundheit in der Arbeit: Wissenschaft, Erfahrungen und Lösungen aus Arbeitsmedizin, Arbeitspsychologie und Psychosomatischer Medizin. Heidelberg: ecomed Medizin 2014; 156–68.

Hoedeman R, Blankenstein AH, Krol B et al. The contribution of high levels of somatic symptom severity to sickness absence duration, disability and discharge. J Occup Rehabil 2010; 20: 264–73.

Kuriyama S. The historical origins of Katakori. Japan Rev 1997; 9: 127–49.

Lang J, Ochsmann E, Kraus T, Lang JW. Psychosocial work stressors as antecedents of musculoskeletal problems: a systematic review and meta-analysis of stability-adjusted longitudinal studies. Soc Sci Med 2012; 75: 1163–74.

Leadley RM, Armstrong N, Lee YC et al. Chronic diseases in the European Union: the prevalence and health cost implications of chronic pain. J Pain Palliat Care Pharmacother 2012; 26: 310–25.

Marmot M, Allen J, Bell R et al. WHO European review of social determinants of health and the health divide. Lancet 2012; 380: 1011–29.

Nomura K, Nakao M, Sato M et al. The association of the reporting of somatic symptoms with job stress and active coping among Japanese white-collar workers. J Occup Health 2007; 49: 370–5.

Ohta H, Wada K, Kawashima M et al. Work-family conflict and prolonged fatigue among Japanese married male physicians. Int Arch Occup Environ Health 2011; 84: 937–42.

Parot-Schinkel E, Descatha A, Ha C et al. Prevalence of multisite musculoskeletal symptoms: a French cross-sectional working population-based study. BMC Musculoskelet Disord 2012; 13: 122.

Roffey DM, Wai EK, Bishop P et al. Causal assessment of occupational sitting and low back pain: results of a systematic review. Spine J 2010; 10: 252–61.

Runeson-Broberg R, Norbäck D. Sick building syndrome (SBS) and sick house syndrome (SHS) in relation to psychosocial stress at work in the Swedish workforce. Int Arch Occup Environ Health 2012; 11 (Epub ahead of print).

Sembajwe G, Tveito TH, Hopcia K et al. Psychosocial stress and multi-site musculoskeletal pain: a cross-sectional survey of patient care workers. Workplace Health Saf 2013; 61: 117–25.

Sembajwe G, Wahrendorf M, Siegrist J et al. Effects of job strain on fatigue: cross-sectional and prospective views of the job content questionnaire and effort – reward imbalance in the GAZEL cohort. Occup Environ Med 2012; 69: 377–84.

Simon M, Tackenberg P, Nienhaus A et al. Back or neck-pain-related disability of nursing staff in hospitals, nursing homes and home care in seven countries – results from the European NEXT-Study. Int J Nurs Stud 2008; 45: 24–34.

Solidaki E, Chatzi L, Bitsios P et al. Risk factors for new onset and persistence of multi-site musculoskeletal pain in a longitudinal study of workers in Crete. Occup Environ Med 2013; 70: 29–34.

Sullivan MJ, Scott W, Trost Z. Perceived injustice: a risk factor for problematic pain outcomes. Clin J Pain 2012; 28: 484–8.

Terluin B, van Rhenen W, Anema JR, Taris TW. Psychological symptoms and subsequent sickness absence. Int Arch Occup Environ Health 2011; 84: 825–37.

Wai EK, Roffey DM, Bishop P et al. Causal assessment of occupational carrying and low back pain: results of a systematic review. Spine J. 2010; 10: 628–38.

Wittig M, Nöllenheidt C, Brenscheidt S. Grundauswertung der BIBB/BAuA-Erwerbstätigenbefragung 2012. Dortmund: Bundesanstalt für Arbeitsschutz und Arbeitsmedizin 2013. www.baua.de/de/Publikationen/Fachbeitraege/Gd73.html (Zugriffsdatum: 12.09.2013).

7 Embodiment, Körpererleben und Körperakzeptanz

Claas Lahmann

» Der Körper ist das Unbeachtete,
das mit Stillschweigen Übergangene,
und doch ist er das, was das Bewusstsein ist;
es ist sogar nichts anderes als der Körper,
der Rest ist nicht zum Schweigen. «

(Sartre: Das Sein und das Nichts)

7.1 Beschreibung

In einer sehr umfassenden Form kann Embodiment als die Verkörperung jeglicher Lebensprozesse verstanden werden. Das gilt auch für scheinbar unkörperliche Vorgänge wie das Denken (vgl. Skulptur »Der Denker« von Rodin) oder für die Verkörperlichung depressiver Stimmungen, wie sie Patienten mit Depressionen z. B. durch ihre Körperhaltung zum Ausdruck bringen können. Embodiment steht für ein Konzept, das die Bedeutung sensomotorischer Fähigkeiten für die allgemeine Intelligenz und die Situiertheit von Kognition sowie die Rolle des Körpers in der Gestaltung des Geistes betont; auch die subjektive Erfahrung, einen Körper zu haben, ist dabei von zentralem Interesse (Metzinger 2007). Der Begriff ist in den letzten Jahren sehr in Mode gekommen und wird im Detail sehr unterschiedlich verstanden; ein wichtiger Punkt ist dabei, ob mit der Verkörperung zugleich der aktiv in der Umwelt handelnde Organismus betont wird (enactive embodied approach) oder nicht (Kiverstein 2012).

Eine nützliche Sortierung verschiedener Aspekte von Embodiment ist anhand der unterschiedlichen Perspektiven auf den Körper möglich:

- In der 1.-Person-Perspektive, also der subjektiven Sicht, geht es um das Erleben des eigenen Körpers, das Körper-Sein, oder mit dem schönen deutschen Wort, den Leib.
- In der 3.-Person-Perspektive, also der objektiven Sicht, geht es um die Beschreibung der Zusammenhänge der Neurophysiologie, insbesondere der Sensomotorik, mit der Psychophysiologie der Wahrnehmung, des Empfindens und des Handelns.
- In der weniger geläufigen, therapeutisch aber besonders wichtigen 2.-Person-Perspektive, also der Perspektive des Gegenübers, geht es um das Erleben des Körpers des Anderen, das Einfühlen oder Mitfühlen.

Während diese drei Perspektiven primär im Querschnitt untersucht werden, ist für das Verständnis von Embodiment auch die Entwicklungsperspektive im Längsschnitt von Belang. Die Entstehung der kognitiven und anderen psychischen Fähigkeiten aus den sich entwickelnden sensomotorischen Kompetenzen und dazugehörigen Umweltinteraktionen eines (kleinen) Menschen lässt sich entwicklungspsychologisch untersuchen.

> **!** »The mind is inherently embodied.« (Lakoff u. Johnson 1999)
> Der Körper ist in der Psychosomatik nicht alles, aber ohne den Körper ist in der Psychosomatik alles nichts.

7.2 Die drei Perspektiven im Quer- und Längsschnitt und ihre Bedeutung für Psychosomatik und Verhaltensmedizin

7.2.1 1.-Person-Perspektive: Das Erleben des eigenen Körpers

Aus der Perspektive der ersten Person erlebe ich selbst mich als in einer nur mir selbst unmittelbar zugänglichen, subjektiven und höchst individuellen Weise als körperliches Wesen. Dieser Körper, der vom Individuum als lebendig erlebt und dem bestimmte Attribute zugeschrieben werden, wird auch als Leib bezeichnet. Dieses Selbsterleben ist wesentlich für die Ausbildung meiner Identität, meiner Selbstwahrnehmung sowie dem Gefühl von Handlungsursprünglichkeit, welches dem klinischen Begriff der Selbstwirksamkeit nahe kommt.

Klinisch bedeutsam sind Störungen des körperlichen bzw. leiblichen Selbsterlebens bei einer Vielzahl psychosomatischer Störungen, insbesondere den Störungen mit einer körpernahen Symptomatik, wie somatoforme Störungen oder Essstörungen (vgl. de Vignemont 2010). Aber auch körperliche Veränderungen bzw. Erkrankungen können sich nachdrücklich auf das körperliche Selbsterleben auswirken, das auf einem feinregulierten Zusammenspiel propriozeptiver, taktiler, vestibulärer und visueller Afferenzen basiert (Giumarra et al. 2008; Lopez et al. 2008). Neben einer zeitstabilen Repräsentanz des eigenen Körpers existiert dabei auch eine hochdynamische und dadurch adaptive Form des Embodiments mit einem vitalen Selbsterleben, das sich in jedem Moment durch die jeweiligen Wahrnehmungen neu konstruiert (Carruthers 2008).

Diagnostisch erfasst werden kann dies mit Fragebögen wie dem Dresdner Körperbildfragebogen (DKB-35; Pöhlmann et al. 2008), dem Fragebogen zum Körperbild (FKB-20; Clement u. Löwe 1996), dem Fragebogen zur Beurteilung des eigenen Körpers (FBeK; Strauß u. Richter-Appellt 1996) oder der Körperbild-Liste (KB-L; Küchenhoff u. Agarwalla 2012).

Therapeutisch genutzt werden kann diese Perspektive im Rahmen der Verbesserung der körperlichen Selbstwahrnehmung, z. B. durch achtsamkeitsorientierte Ansätze (vgl. ► Kap. 38), Körperpsychotherapie oder Biofeedback (vgl. ► Kap. 37).

Diagnostische Hauptdimensionen der Körperbild-Liste (KB-L; Küchenhoff u. Agarwalla 2012)

Wahrnehmen und Erleben des eigenen Körpers

Therapeut (Th.): Wie wichtig ist es Ihnen im Alltagsleben, auf Ihr körperliches Befinden zu achten? Wie wohl fühlen Sie sich in Ihrem Körper? Wie viel Freude machen Ihnen körperliche Bewegung oder Sexualität? Wie gehen Sie damit um, wenn sich Ihr Körper verändert?

Wahrnehmen und Erleben der Bezugspersonen in ihrer Körperlichkeit
Th.: Wie unabhängig von anderen erleben Sie sich körperlich? Kennen Sie Momente, in denen Sie körperlich in einem großen Einklang mit anderen sind? Wie angenehm ist es Ihnen, mit anderen in einem nahen körperlichen Austausch zu sein?

Körperliche Kommunikation
Th.: Nehmen andere Ihre Gefühle wahr, auch wenn Sie diese nicht benennen? Fällt es Ihnen leicht, die körperlichen Signale anderer zu verstehen? Wie gut können Sie sich körperlich helfen lassen? Erinnern Sie sich an Berührungen in wichtigen Momenten Ihres Lebens?

Inanspruchnahme des Körpers zur psychischen Regulation
Th.: Spüren Sie in Stresssituationen manchmal den Impuls, etwas am eigenen Körper zu verändern? Ist dieser Wunsch häufig vorhanden oder spielt er in Ihrem Leben eine bedeutende Rolle? Wie reagiert der Körper in Trennungs- oder Verlustsituationen?

7.2.2 3.-Person-Perspektive: Die körperlichen Grundlagen des Denkens

Aus der Perspektive der dritten Person wird das verkörperte Selbst von außen betrachtet und zum Objekt der Untersuchung gemacht. Die meisten wissenschaftlichen Arbeiten und psychologischen Experimente versuchen, sich dem Embodiment auf diese Weise zu nähern. Zahlreiche Arbeiten haben gezeigt, wie stark die körperliche Konstitution die Wahrnehmung beeinflusst und in welch verblüffender Weise der Körper und seine Repräsentanz im Gehirn sich auf Kognition, Selbstwahrnehmung und soziales Verstehen auswirken.

Die Spiegelneuronen im Gehirn als Basis für soziales Verstehen und Interagieren sind dafür ein viel zitiertes Beispiel (vgl. Gallese 2007). Spiegelneuronen zeigen beim Betrachten eines Vorgangs das gleiche Aktivitätsmuster wie beim eigenen Ausführen einer Handlung. Während sie erstmals bei motorischen Handlungen beschrieben wurden, konnte in weiteren Forschungen gezeigt werden, das Spiegelneuronen auch bei emotionalen Prozessen wie z. B. körperlichen Affektausdrücken sehr bedeutsam sind. Das System der Spiegelneuronen stellt somit die Basis für Phänomene wie Empathie, affektive Mimikry bzw. affektives Verstehen dar (vgl. Gallese 2007; Rizolatti 2008).

Aus dieser Perspektive heraus besonders beachtenswert ist die Rolle des Gehirns an sich beim körperlichen Selbsterleben: Das zentrale Nervensystem ist kein Prozessor, der Input und Output regelt, sondern zugleich regulierender und teilhabender Teil eines dynamischen Systems sensomotorischer Interaktionen.

Klinisch relevant wird dies, wenn sich krankheitsbedingte körperliche Veränderungen auch in einer veränderten kognitiven und emotionalen Wahrnehmung niederschlagen. Beispielhaft konnte dies bei Patienten mit Rückenmarksverletzungen (North u. O'Carroll 2001) sowie Colitis ulcerosa (Agostini et al. 2011) gezeigt werden.

7.2.3 2.-Person-Perspektive: Das Erleben des anderen Körpers

Klinisch ist diese Perspektive besonders relevant bei einer Beeinträchtigung der Selbst-Objekt-Differenzierung bzw. den Ich-Störungen. Dazu zählen Phänomene wie Depersonalisation und Derealisation, psychotische Störungen und auch Beschwerdecluster von Persönlichkeitsstörungen.

Es ist somit bedeutsam, sich als von anderen getrennt erleben zu können; viele psychosomatische Beschwerden werden im Kontext von Beziehungsschwierigkeiten geklagt, und es ist die therapeutische Beziehung, in deren Rahmen die Behandlung erfolgt.

Stern (2004) beschreibt ein intersubjektives Bewusstsein, das entsteht, wenn Therapeut und Patient sich einem gegenwärtigen Moment, der als »now moment« eine besondere therapeutische Relevanz besitzt, aufeinandertreffen und einen »moment of meeting« erleben – ein Phänomen, das Merleau-Ponty in einem philosophischen Kontext bereits 1966 beschrieben hat: »Es ist, als ob die Intentionen des anderen meinen Leib bewohnten, und meine Intentionen den seinen« (Merleau-Ponty 1966).

Insbesondere bei letzteren wird diese Perspektive therapeutisch genutzt: Das in den psychodynamischen Therapieformen als Gegenübertragung bekannte Phänomen, dessen körpernahe Seite eine besondere Beachtung verdient (vgl. Sletvold 2012), findet sich auch in verhaltenstherapeutischen Ansätzen wieder, z. B. als »diszipliniertes persönliches Einlassen« beim Cognitive Behavioral Analysis System of Psychotherapy (CBASP; Klein et al. 2011).

7.3 Eine entwicklungspsychologische Perspektive

Entwicklungspsychologisch kann zumindest zu Beginn der Ontogenese von einer relativen Einheit leib-seelischer Prozesse ausgegangen werden: Die subjektiven Lebenserfahrungen des Säuglings vollziehen sich auf einer sehr leibnahen Ebene, Körperliches kann von Psychischem kaum unterschieden werden. Unter günstigen Entwicklungsbedingungen werden im intersubjektiven Raum zwischen Säugling bzw. Kleinkind und den primären Bezugspersonen vielzählige, repetitive sensomotorische Beziehungserfahrungen gemacht, die neben vielen anderen Entwicklungsschritten auch zu einer Ausdifferenzierung des körperlichen bzw. verkörperten Selbst (embodied self) führen. Die Beobachtung einer gelingenden Mutter-Kind-Interaktion lässt die Feinabstimmung des körperlichen Miteinanders offensichtlich werden. Günstige Entwicklungsbedingungen führen dazu, dass Menschen ihre körperlich-emotionalen Prozesse differenziert wahrnehmen und zuordnen können, sich bei emotionaler Anspannung durch eigenes adäquates Handeln regulieren können und die Wahrnehmung von Körpersensationen nicht – wie im Rahmen somatoformer oder hypochondrischer Störungen häufig zu beobachten – in katastrophisierende Bewertungen mündet.

In der analytischen Theoriebildung ist dieser Entwicklungsprozess als Desomatisierung bzw. in Belastungssituationen als Resomatisierung (Schur 1955) bekannt. Aktuelle psychodynamische Ansätze beschreiben das Phänomen als Mentalisierung (Fonagy 2007) oder Strukturentwicklung (Rudolf 2002). Damasio geht in einer schulenübergreifenden Konzeption davon aus, dass alle Erfahrungen des Menschen im Laufe seines Aufwachsens in einem emotionalen Erfahrungsgedächtnis gespeichert werden, das sich über ein körperliches Signalsystem, sog. somatische Marker, mitteilt. Die somatischen Marker sind somit ein automatisches körpereigenes System zur Unterstützung bei der Entscheidungsfindung, das auf einer sehr körpernahen Ebene emotionales und körperliches Erleben zusammenführt (Damasio 1996).

Entwicklungspsychologisch ist die Integration der somatischen, psychischen und interaktionellen Ebene also von hoher klinischer Relevanz. Diese Lernvorgänge geschehen in der Interaktion, z. B. beim Lernen durch Imitation, laufen häufig nonverbal ab und bedienen sich der oben dargestellten körperlichen Grundlagen, wie z. B. dem System der Spiegelneuronen (vgl. Cisbra u. Gergely 2009; Gergely et al. 2001).

7.4 Klinische Relevanz

Wie können diese Befunde klinisch nutzbar gemacht werden? Zahlreiche, insbesondere verhaltenstherapeutisch ausgerichtete Störungskonzepte und daraus abgeleitete Interventionsstrategien basieren auf der Trias aus Denken, Fühlen, Handeln. Während die Bedeutung des körperlichen Bedingungsgefüges – die körperliche Konstitution, körperliche Einschränkungen durch Alter oder Krankheit – für die Dimension des Verhaltens seit jeher unstrittig war, wird aus der Perspektive des Embodiments auch die enge Verzahnung von Denken und Fühlen mit dem Körper stärker akzentuiert. Wir verhalten uns nicht nur mit unserem Körper, wir denken und fühlen auch mit ihm. Entsprechend sollten auch bei der therapeutischen Arbeit mit Emotionen und Kognitionen immer deren körperliche Bedingtheit berücksichtigt werden. Eine direkte Umsetzung dieser integrativen Perspektive findet sich in den verschiedenen Verfahren der Körperpsychotherapie, wie sie auch in ▶ Kapitel 37 dargestellt werden, die von einer Parallelität psychischer und körperlicher Vorgänge ausgehen und verbale mit körperorientierten Interventionen verbinden: »Der Leib stellt die Seele, die Seele den Leib dar. Das Wichtigste in deren Wechselspiel ist, dass sie einander vertreten« (von Weizsäcker 1997).

Praxistipp

Angewandtes Embodiment in der Psychotherapie

- Aktiv auf den leiblichen Ausdruck des Patienten achten: Was teilt mir mein Patient verbal mit? Wie teilt er sich mimisch, gestisch, in Körperhaltung und Bewegung mit? Wie werden meine Interventionen auf leiblicher Ebene beantwortet?
- Embodied Language: körperbezogene Sprachbilder des Patienten aufgreifen und therapeutisch nutzen: aufs Kreuz legen; das Herz brechen; in der Hand haben; aus der Haut fahren; unter die Haut gehen; ein Arschloch sein; etwas schultern; jemand bluten lassen; ein langes Gesicht machen; dünnhäutig sein; im Magen liegen; ein Auge zukneifen; in den Knochen sitzen; etwas auf dem Herzen haben; sich auf die Zunge beißen; etwas schlucken müssen; sich einen Tritt geben; mit beiden Beinen im Leben stehen; die Ohren anlegen; den Kopf einziehen; kein Rückgrat haben; jemand in der Hand haben; den Kopf verdrehen; ein Nobody sein usw.
- Eigene Körperreaktionen beachten: Wie erlebe ich mich selbst in der Begegnung mit meinem Patienten? Kann ich bewusst auf eigene Körperreaktionen fokussieren, um im Sinne einer affektiven »Mikro-Mimikry« den Affektausdruck des Patienten besser zu verstehen? Kann ich mich auch auf körperlicher Ebene einfühlen und auf dieser Ebene eine empathische »Als-ob-Perspektive« einnehmen? Kann ich meine körpernahen, leiblichen Empfindungen für gezielte Interventionen nutzen (embodied pacing and leading bzw. embodied ego-support also Übernahme von Hilfs-Ich-Funktionen auf Leibebene)?
- Die leibliche Ebene des Erlebens aktiv in die therapeutischen Situation integrieren: Was wird gefühlt, wie wird es gefühlt, wo im Körper wird es gefühlt und wie verändern sich diese Wahrnehmungen über die Zeit?
- Th.: Ich habe den Eindruck, dass Sie gerade recht angespannt sind …
- Th.: Wo fühlen Sie diese Anspannung? Wo noch? Wie genau fühlt sich das an?
- Th.: Wie haben sich Ihre körperlichen Empfindungen jetzt verändert?

Literatur

Agostini A, Filippini N, Cevolani D et al. Brain functional changes in patients with ulzerative colitis: a functional magnetic resonance imaging study on emotional processing. Inflamm Bowel Dis 2011; 17: 1769–77.

Carruthers G. Types of body representation and the sense of embodiment. Consciousness Cogn 2008; 17: 1302–16.

Cisbra G, Gergely G. Natural pedagogy. Trends Cogn Sci 2009; 13: 148–53.

Clement U, Löwe B. Fragebogen zum Körperbild (FKB-20). Göttingen: Hogrefe 1996.

Damasio AR. The somatic marker hypothesis and the possible functions of the prefrontal cortex. Philos Trans R Soc Lond B Biol Sci 1996; 351: 1413–20.

De Vignemont F. Body schema and body image – pros and cons. Neuropsychologia 2010; 48: 669–80.

Fonagy P, Target M. The Rooting of the Mind in the Body: New Links Between Attachment Theory and Psychoanalytic Thought. J Am Psychoanal Assoc 2007; 55: 411–56.

Gallese V. Before and below ‚theory of mind': embodied simulation and the neural correlates of social cognition. Philos Trans R Soc Lond B Biol Sci 2007; 362: 659–69.

Gergely G, Bekkering H, Király I. Rational imitation in preverbal infants. Nature 2001; 415: 755.

Giummarra MJ, Gibson SJ, Georgiou-Karistianis N, Bradshaw JL. Mechanisms underlying embodiment, disembodiment and loss of embodiment. Neurosci Biobehav Rev 2008; 32: 143–60.

Kiverstein J. The Meaning of Embodiment. Topics Cogn Sci 2012; 4: 740–58.

Klein JP, Steinlechner S, Sipos V, Schweiger U. Psychotherapie der chronischen Depression mit dem Cognitive Behavioral Analysis System of Psychotherapy (CBASP). Psychother Psychosom Med Psychol 2011; 61: 526–34.

Küchenhoff J, Agarwalla P. Körperbild und Persönlichkeit. Die klinische Evaluation des Körpererlebens mit der Körperbild-Liste. Berlin: Springer 2012.

Lakoff G, Johnson M. Philosophy in the flesh: the embodied mind and its challenge to western thought. New York: Basic Books 1999.

Lopez C, Halje P, Blanke O. Body ownership and embodiment: Vestibular and multisensory mechanisms. Clin Neurophysiol 2008; 38: 149–61.

Merleau-Ponty M. Phänomenologie der Wahrnehmung. Berlin: Walter de Gruyter 1966.

Metzinger T. Grundkurs Philosophie des Geistes. Bd. 2: Das Leib-Seele-Problem. Paderborn: Mentis 2007.

North NT, O'Carroll RE. Decision making in patients with spinal cord damage: afferent feedback and the somatic marker hypothesis. Neuropsychologia 2001; 39: 521–4.

Pöhlmann K, Thiel P, Joraschky P. Entwicklung und Validierung des Dresdner Körperbildfragebogens (DKB-35). In: Joraschky P, Lausberg H, Pöhlmann K (Hrsg.). Körperorientierte Diagnostik und Psychotherapie bei Essstörungen. Gießen: Psychosozial 2008.

Rizzolatti G. Empathie und Spiegelneurone. Die biologische Basis des Mitgefühls. Frankfurt a. M.: Suhrkamp 2008.

Rudolf G, Grande T, Henningsen P (Hrsg). Die Struktur der Persönlichkeit. Theoretische Grundlagen zur psychodynamischen Therapie struktureller Störungen. Stuttgart: Schattauer 2002.

Schur M. Comments on the Metapsychology of Somatization. Psa Stud Child 1955; 10: 119–64.

Sletvold J. Training Analysts to Work With Unconscious Embodied Expressions: Theoretical Underpinnings and Practical Guidelines. Psychoanalytic Dialogues 2012; 22: 410–29.

Stern D. The present moment in psychotherapy and everyday life. New York: Norton 2004.

Strauß B, Richter-Appelt H. Fragebogen zur Beurteilung des eigenen Körpers (FBeK). Göttingen: Hogrefe 1996.

von Weizsäcker V. Der Gestaltkreis. Theorie der Einheit von Wahrnehmen und Bewegen. In: von Weizsäcker V. Gesammelte Schriften (Bd. 4). Frankfurt a. M.: Suhrkamp 1997.

8 Allgemeines Krankheitsverhalten und Compliance/Adhärenz

Winfried Rief, Yvonne Nestoriuc

8.1 Einleitung

Menschen mit ein und derselben Erkrankung können sich höchst unterschiedlich verhalten. Während manche Patienten das Bedürfnis haben, ihre Erkrankungssymptome zu kommunizieren, Selbstmedikation vorzunehmen und ggf. trotzdem der Arbeit nachzugehen, versuchen andere Betroffene mit dem gleichen biomedizinischen Status, sich eher zurückzuziehen, zu schonen und allen sozialen Verpflichtungen zu entziehen. Von besonderer Bedeutung ist es, wann eine Person die Entscheidung trifft, medizinische Hilfe aufzusuchen. Diese Aspekte des Umgangs mit einer Erkrankung sind erstaunlich gering korreliert mit den biomedizinischen Markern der Schwere der Erkrankung. Krankheitsverhalten ist somit nicht das primäre Resultat biologischer Krankheitsvorgänge, sondern ein erworbenes und erlerntes Verhalten im Umgang mit Erkrankungen und körperlichen Symptomen.

Wenn die Entscheidung zum Aufsuchen ärztlicher Hilfe getroffen ist, ist es für das Gesundheitssystem zusätzlich von besonderer Bedeutung, wie gut die Kooperation zwischen Behandler und Patient ist, insbesondere inwiefern der Patient Behandlungsempfehlungen umsetzt (»Compliance«). Man muss davon ausgehen, dass ein Großteil der verordneten Medikamente, die über die Solidargemeinschaft der Krankenkassen finanziert werden, unbenutzt den Weg in den Medizinschrank oder gar in den Müll findet. Zur Beschreibung der Umsetzung medizinischer Empfehlungen wird in neuerer Zeit der Begriff »Compliance« durch den Begriff »Adherence« (Adhärenz) ersetzt. Während Compliance dem eher paternalistischen Modell folgt (macht der Patient, was der Arzt ihm verordnet?), soll der Begriff »Adhärenz« stärker zum Ausdruck bringen, dass Arzt und Patient gemeinsam einen Behandlungsplan entwickeln, der die Individualität und Lebensumstände des Patienten berücksichtigt. Folgt der Patient dem partizipativ entschiedenen Behandlungsplan, wird er als »adhärent« eingeordnet. Diese Facette des Krankheitsverhaltens ist somit direkter Spiegel des Funktionierens unseres Gesundheitssystems.

! Compliance beschreibt, ob und in welchem Ausmaß Patienten die Empfehlungen des Behandlers umsetzen (paternalistisches Modell). Adherence/Adhärenz beschreibt demgegenüber, ob und in welchem Ausmaß die Behandlungsempfehlungen umgesetzt werden, die Behandler und Patient in einer partizipativen Entscheidungsfindung festgelegt haben (partnerschaftliches Modell).

8.2 Allgemeine Merkmale des Krankheitsverhaltens

Der Begriff »Krankheitsverhalten« geht zurück auf den Medizinsoziologen Mechanic (1962), der damit die individuelle Reaktion auf ein Symptom bzw. eine Erkrankung umschrieb. Allerdings grenzte Mechanic seine Definition nicht auf Verhalten im engeren Sinne ein, sondern bezeichnete damit auch die perzeptuellen, kognitiven und affektiven Reaktionen des Individuums. Er betonte die sozialen Normen und kulturellen Einflüsse auf die Krankenrolle sowie die Rolle des Gesundheitssystems in der Steuerung von individuellem Krankheitsverhalten.

In den 60er Jahren des letzten Jahrhunderts prägte der australische Arzt Issy Pilowsky den Begriff des **abnormen** Krankheitsverhaltens. Pilowsky ging davon aus, dass es einerseits normale Reaktionen auf die Tatsache des Krankwerdens gibt, zum anderen aber auch unangemessene oder maladaptive Reaktionen des Erlebens, der Bewertung und der Handlungen im Umgang mit dem eigenen Krankheitszustand. Pilowsky betrachtete dabei ein ganzes Spektrum möglicher Verhaltensweisen im Angesicht einer Erkrankung bzw. eines oder mehrerer Erkrankungssymptome, das von hypochondrischen Aspekten bis zur Verleugnung reichen kann. Allerdings gibt es bis heute keine allgemein akzeptierte Definition, was normales und abnormales Krankheitsverhalten im Kontext einer bestimmten Erkrankung sein soll. Vielmehr wird Krankheitsverhalten verstanden als eine individuelle Reaktionstendenz auf eine Erkrankung, für die geprüft werden kann, inwieweit sie funktional oder maladaptiv zur Krankheitsbewältigung ist.

Vermeidungs- und Schonverhalten ist eine besonders wichtige Form von häufig dysfunktionalem Krankheitsverhalten. Viele Menschen reduzieren körperliche Aktivitäten im Kontext von Krankheiten, was im Rahmen von akuten Symptomen sinnvoll sein kann, im Kontext von chronischer Symptomatik jedoch zwischenzeitlich als in aller Regel maladaptiv gilt. Empirisch sehr gut belegt ist die Tatsache, dass bei Patienten mit Schmerzsyndromen, die eine Tendenz zum Schonverhalten haben, mit hoher Wahrscheinlichkeit die Schmerzen chronifizieren werden (Chou u. Shekelle 2010). Aber auch bei anderen Krankheitsbildern wie dem Zustand nach Herzinfarkt, Krebserkrankungen etc. zählt übermäßiges Schonverhalten als Risikofaktor für die Persistenz der Symptome bzw. eine verringerte Lebensqualität. Während Schon- und Vermeidungsverhalten somit kurzfristig zur Milderung und Vorbeugung einer Verschlechterung der Symptomatik eingesetzt wird, birgt eine langfristige Reduktion der körperlichen Aktivität, Rückzug aus sozialen Kontakten und Reduktion der Beteiligung in verschiedenen Tätigkeitsbereichen unter Umständen das Risiko, maladaptiv zu sein. Durch den Abbau der körperlichen Kondition treten nicht nur »Misuse-Symptome« auf, sondern oftmals auch eine Sensibilisierung für die Wahrnehmung von Körperbeschwerden, eine gedankliche Fokussierung auf somatische Prozesse sowie eine Reduktion der Erwartung, selbst den Krankheitsprozess positiv beeinflussen zu können (krankheitsspezifische Selbstwirksamkeit). Unter Umständen unterstützt durch sozialen Rückzug erhöht sich die Wahrscheinlichkeit des Auftretens negativer affektiver Reaktionen bis hin zu Depressionen, und es reduzieren sich allgemeine Problembewältigungsfähigkeiten. Aus diesen Gründen ist es von besonderer Bedeutung, Krankheitsverhalten bei Patienten insbesondere mit chronischen Erkrankungen genau zu analysieren und ggf. zu modifizieren (▶ Kap. 36 zur Modifikation des Krankheitsverhaltens).

Allerdings kann Krankheitsverhalten auch weitere Facetten außer Schon- und Vermeidungsverhalten umfassen. Insbesondere bezüglich der körperlichen Belastung gibt es auch Patienten, die eher zu wenig Rücksicht auf körperliche Grenzen nehmen (»Endurers«), was ebenfalls dysfunktional sein kann, jedoch andere Interventionen erfordert (Hasenbring et al. 2012).

Das Bedürfnis nach medizinischer Diagnostik und Behandlung führt zu einem erhöhten Inanspruchnahmeverhalten, auf das weiter unten näher eingegangen werden soll. Aber auch allgemein in der Kommunikation über die eigene Erkrankung können sich die betroffenen Patienten sehr stark unterscheiden. Während eine Person ggf. versucht, die Krankheitssymptome zu verheimlichen, ist eine andere Person darauf bedacht, allen mitzuteilen, dass und wie krank sie ist. Unter Umständen verändert sich das Kommunikationsmuster über den Chronifizierungsprozess, und es wird zunehmend über Symptome, diagnostische Verfahren und Behandlungsmöglichkeiten mit anderen Menschen gesprochen. Auf der anderen Seite treten Kommunikationsthemen des Alltags zunehmend in den Hintergrund, und die Person definiert sich immer mehr über die Krankenrolle. Auch dieses Kommunikationsmuster kann einen Faktor darstellen, der zur Persistenz der Symptomatik beiträgt und darüber hinaus zu weiteren pathogenen Konstellationen, wie z. B. einer reduzierten Lebensqualität oder geringeren Partnerschaftsqualität, führen kann. Das Krankheitsverhalten selbst kann so zu einem pathologischen Faktor werden, der in der Behandlung der Erkrankung zusätzlich beachtet werden muss. Hier kann zudem der Einbezug betroffener Dritter, wie z. B. Partner, Angehörige oder (Haus)Ärzte, in die Behandlung unabdingbar werden.

Eine weitere Facette des Krankheitsverhaltens ist die Art der Konsequenzen, die seitens der Umwelt bezüglich des »Krankseins« eingefordert werden. Dies betrifft alle Aspekte der Beeinträchtigung (Disability) durch die Erkrankung, somit auch die kostenrelevanten Faktoren wie Arbeitsunfähigkeit, Forderung der Entlastung aus anderen sozialen Rollen, reduzierte Fähigkeit der Konzentration auf Arbeitsabläufe und andere.

Schließlich sei auch noch eine weitere Strategie benannt, die den Umgang mit dem eigenen Körper betrifft. Insbesondere beim Vorliegen von Gesundheitsängsten neigen betroffene Personen dazu, den Körper nicht nur vermehrt zu beobachten, sondern auch abzutasten und sog. Checking-Verhalten zu zeigen. Da diese Verhaltensweisen in der Regel kurzfristig angstreduzierend sind, kann ihre Persistenz über negative Verstärkungsprozesse verstanden werden. Langfristig führt diese Verhaltensweise zu einer Verstärkung der Krankheitsängste bzw. der Entdeckung immer neuer Symptome und stellt somit einen wichtigen Faktor in der Ätiologie einer Somatischen Belastungsstörung oder Krankheitsangststörung dar (Rief u. Broadbent 2007).

8.2.1 Coping

Der Prozess der individuellen Anpassung an einen Stressor wird als Coping bezeichnet und stellt einen wesentlichen Aspekt des Krankheitsverhaltens dar. Als Stressoren gelten unangenehme und anstrengende Umstände und Lebensphasen wie insbesondere die Adaptation an eine chronische Erkrankung. Coping wird dabei definiert als bewusste Anstrengung zur Bewältigung der mit dem Stressor, also der

Erkrankung, einhergehenden Beanspruchungen (Lazarus u. Folkman 1987). Es konnte gezeigt werden, dass Copingprozesse für die psychische und physische Gesundheit insbesondere dann relevant sind, wenn die Konsequenzen individuell als belastend und die eigenen Ressourcen übersteigend erlebt werden. Coping umfasst alle verhaltensmäßigen, intrapsychischen und bio-psychologischen Prozesse, die darauf abzielen die Konsequenzen der Erkrankung (oder allgemein des Stressors) zu bewältigen, zu tolerieren oder zu umgehen (Taylor u. Stanton 2007). Welche Copingstrategien eine Person angesichts eines gesundheitsrelevanten Stressors ergreift, wird unter anderem durch biologische und psychologische Mechanismen wie Vererbung und Modelllernen beeinflusst. Individuelle Copingstrategien können adaptiv oder maladaptiv sein und werden allgemein unterteilt in Copingressourcen, zu denen auch stabile Persönlichkeitseigenschaften zählen, und Copingprozesse, die beispielsweise in Annäherung und Vermeidung stressassoziierter Reize unterteilt werden.

Coping wird heute als Bindeglied zwischen Stress und dem damit assoziierten psychischen und physischen Gesundheitsstatus gesehen. Folglich setzten viele Interventionen bei der Stärkung adaptiver Copingprozesse, gerade auch im Umgang mit den Folgen einer chronischen Erkrankung wie Diabetes, Arthritis und HIV an (Carrico et al. 2006; Keefe et al. 2004; Kiecolt-Glaser et al. 2002). In der ursprünglichen Aufteilung unterschiedlicher Copingstrategien (Lazarus u. Folkman 1987) wurden die beiden Haupttypen unterschieden:

- **Problemfokussiertes Coping:** Es wird versucht, eine Lösung für die belastende Situation herbeizuführen.
- **Emotionsfokussiertes Coping:** Fokussierung auf die durch den Stressor ausgelösten Emotionen, z. B. beim »palliativen« Coping, das stark durch ein »Über-sich-ergehen-Lassen« geprägt ist.

Während in den frühen Jahren dem problemfokussierten Coping von wissenschaftlicher Seite aus Priorität eingeräumt wurde, wird heutzutage davon ausgegangen, dass nicht eine Copingstrategie grundsätzlich von Vorteil ist, sondern dass Situation-, Problem- und Person-Variablen determinieren, welche Strategien besonders funktional sind. Spätere Messmethoden unterscheiden differenziertere Copingstrategien, z. B. Ablenkung, Leugnung, Substanzmissbrauch, Einholen emotionalen oder instrumentellen Supports, Umbewertung, Humor, Akzeptanz, Selbstanklage und andere (Carver et al. 1989). Trotzdem wird das Copingkonzept zwischenzeitlich oftmals als zu unspezifisch angesehen und wurde durch die Betrachtung von spezifischeren, multidimensionalen Konzepten wie Krankheitsverhalten, Krankheitseinstellungen, Emotionsregulation u. a. oftmals ersetzt.

8.2.2 Messung von Krankheitsverhalten

Die Erfassung von Krankheitsverhalten erfolgt zum einen über Beobachtung und Exploration durch den Diagnostiker. Das motorische Verhalten, jedoch auch die Art der Kommunikation, Gestik und Mimik geben neben den verbal geäußerten Informationen wertvolle Hinweise. Auch der Einbezug der Angehörigen kann hilfreich sein, um adaptive sowie maladaptive Prozesse im familiären Umfeld zu identifizieren.

Zum anderen liegen auch psychometrische Verfahren zur Messung von Krankheitsverhalten vor. Die Scale for the Assessment of Illness Behavior (SAIB; Rief et al. 2003) ist mit einer großen bevölkerungsrepräsentativen Stichprobe sowie einer klinischen Stichprobe normiert und umfasst die folgenden fünf Dimensionen:

- Wunsch nach Bestätigung der Diagnose
- Wunsch nach medizinischer Behandlung/ Medikation

- Kommunikation der Symptomatik
- Betonung der Krankheitskonsequenzen
- Scanning/Selbstbeobachtung

Daneben bieten sich Skalen an, die eine multidimensionale Erfassung von Krankheitsverhalten und -einstellungen erlauben (z. B. Moss-Morris et al. 2002) oder die multidimensional Copingstrategien erfassen (Carver et al. 1989; Tschuschke et al. 1996).

8.3 Inanspruchnahme medizinischer Leistungen

Auch die Entscheidung, bei bestimmten Symptomen einen Arzt aufzusuchen, ist nur z. T. durch die Krankheitssymptome begründet, z. T. auch ein psychologischer Entscheidungsprozess, in den subjektive Einschätzungen, Persönlichkeitsfaktoren und Sozialisationserfahrungen einfließen. Die subjektive Entscheidungsschwelle, mit welchen Symptomen wann ein Arzt aufgesucht wird, ist kontinuierlich verteilt und kann zwischen den Extremen der vollständigen Unachtsamkeit gegenüber wichtigen Körpersymptomen bis hin zum Aufsuchen medizinischer Behandlungen ohne Vorliegen jeglicher Symptome verteilt sein. So gaben in einer bevölkerungsrepräsentativen Stichprobe mehr als 10 % der untersuchten Männer an, selbst bei dem Symptom »Blut im Stuhl« keinen Arzt aufzusuchen. Für Frauen liegt die Schwelle, einen Arzt bei bestimmten Symptomen aufzusuchen, niedriger als für Männer (Mewes et al. 2008). Auch weitere soziodemographische und Persönlichkeitsmerkmale gehen mit einem erhöhten Inanspruchnahmeverhalten medizinischer Leistungen einher, z. B. Berentung, Arbeitslosigkeit, traumatische Lebenserfahrungen oder eine im Vergleich zur Allgemeinbevölkerung erhöhte Ängstlichkeit. Erwartungsgemäß ist auch die Tendenz, somatische Symptome zu erleben (Somatisierungsneigung), mit einem erhöhten Inanspruchnahmeverhalten verbunden.

Der Ausdruck von Beschwerden und das Äußern eines Behandlungsbedürfnisses werden zusätzlich von kulturellen und sozialen Einflüssen bestimmt. So sind in Gesundheitssystemen, die keine Kompensation für ein sog. »Schleudertrauma« (Beschleunigungstrauma der Halswirbelsäule) anbieten, auch weniger Menschen durch solche chronifizierten Syndrome auffällig. Auch Medienberichte, insbesondere solche über vermeintlich neue Krankheitsbilder und neue Krankheitsursachen, tragen zum Inanspruchnahmeverhalten bezüglich medizinischer Leistungen bei. So konnte belegt werden, dass Medienberichte über gesundheitsschädigende Effekte von Elektrosmog, Infrasound-Stimulation durch Windkraftwerke, chemische Sensitivität u. a. zu vermehrtem medizinischen Inanspruchnahmeverhalten führen (Crichton et al. 2013; Witthoft u. Rubin 2013).

Die Inanspruchnahme medizinischer Leistungen kann im ungünstigsten Fall selbst einen Chronifizierungsfaktor darstellen. Dies geschieht nicht nur über potenzielle iatrogene Schädigungen, sondern auch über Lern- und Sozialisationsprozesse. Je mehr ein zu Hypochondrie neigender Patient die Beruhigung bei Körpersymptomen an den Arzt »delegiert«, desto weniger wird sich seine eigene Kompetenz zur Selbstberuhigung weiterentwickeln; je mehr der Arzt die Rolle des Trösters bei Einsamkeitsgefühlen bekommt, desto stärker ist Inanspruchnahmeverhalten einem Verstärkungsprozess unterworfen. Diese Beispiele machen die komplexe Vernetzung von Inanspruchnahme medizinischer Leistungen sowie individuellen und gesellschaftlichen Faktoren mit Chronifizierungsprozessen deutlich.

8.3.1 Messung von Inanspruchnahmeverhalten

Die naheliegendste Methode zur Messung von Inanspruchnahmeverhalten wäre das direkte Abrufen von Daten der Krankenversicherungen (und z. T. Rentenversicherungen). Allerdings ist dieser Ansatz sehr aufwändig und z. T. aufgrund von Datenschutzmaßnahmen in Deutschland erschwert, während dies in anderen Ländern z. T. möglich ist (z. B. Dänemark). Auch werden manche indirekte medizinische Kosten sowie direkte, vom Patienten selbst getragene Kosten (z. B. Selbstmedikation, homöopathische Behandlungen, Selbstzahlerleistungen etc.) nicht adäquat abgebildet. Deshalb ist der Diagnostiker oft auf den Selbstbericht des Patienten zum Inanspruchnahmeverhalten angewiesen. Dieser Bericht ist jedoch sehr vulnerabel für Gedächtnisverzerrungen. Dieses Problem wird etwas reduziert durch die aktive Abfrage der spezifischen Inanspruchnahmeleistungen (»Wie häufig waren Sie in den letzten zwölf Monaten beim Gynäkologen?«), anstatt unspezifisch abzufragen, wie häufig Menschen in den letzten Monaten beim Arzt waren. Neben strukturierten Interviews werden deshalb häufig standardisierte Fragebogenverfahren zur Messung dieses Merkmals eingesetzt (Hiller u. Fichter 2004).

8.4 Compliance und Adhärenz

Bis zu 80 % der Patienten, bei denen Langzeitmedikation verordnet und medizinisch angezeigt ist, brechen die medikamentöse Behandlung innerhalb von zwei Jahren ab. Dies trifft auf so unterschiedliche Indikationsbereiche zu wie Einsatz von Statinen (z. B. bei erhöhtem Infarktrisiko) oder Einsatz von Antihypertensiva bis hin zum Einsatz von Antipsychotika (Benner et al. 2002; Lieberman et al. 2005). Die adjuvante Therapie bei Patientinnen mit Brustkrebs, die einen wissenschaftlich gut fundierten Vorteil für die Überlebensraten erbringt, wird von der Mehrzahl der Frauen vor Ablauf der empfohlenen fünf Jahre abgesetzt, oftmals sogar schon im ersten Jahr (von Blanckenburg et al. 2013). In einer Längsschnittstudie (Modi et al. 2011) wurden Grundformen von Non-Adhärenz bei Kindern mit neu diagnostizierter Epilepsie untersucht. Diese Gruppe ist besonders interessant, da von einer überdurchschnittlichen Motivation der Eltern und Kinder zur erfolgreichen Behandlung ausgegangen wird. Es wurde festgestellt, dass selbst bei diesem offensichtlich beeinträchtigenden und die Familien beunruhigenden Syndrom bereits innerhalb der ersten sechs Monate in der Mehrzahl der Fälle Non-Adhärenz auftrat. Die ökonomischen Schäden durch die Nicht-Einnahme von verordneten Medikamenten liegen im Bereich von mehreren Milliarden jährlich (Volmer u. Kielhorn 1998).

Diese Angaben machen deutlich, dass das Grundverständnis für fehlende Adhärenz in der Profession geändert werden muss: Fehlende Adhärenz ist nicht das seltene Problemverhalten schwieriger Patienten, sondern ein regelhaft zu erwartendes Risiko bei der Behandlung. Eigene Erfahrungen in der Schulung von Hausärzten zum Umgang mit Adhärenzproblemen bestätigen, dass fast alle der teilnehmenden Ärzte auch für sich selbst gelegentliche oder häufige Non-Adhärenz angaben. So scheint beispielsweise die nicht empfohlene, frühzeitige Unterbrechung eines Einnahmezyklus verschriebener Antibiotika durchaus verbreitet aufzutreten. Non-Adhärenz ist somit ein normales, menschliches Verhalten.

8.4.1 Entstehung von Non-Adhärenz

Die Mehrzahl der vorgeschlagenen Interventionsansätze für Non-Adhärenz bezieht sich auf die unabsichtliche Non-Adhärenz. Diese

Form der Non-Adhärenz bedeutet, dass die Patienten entschlossen sind, die Medikamente verordnungsgemäß einzunehmen, aber in der Umsetzung scheitern. Dazu können Informationsdefizite, Kompetenzdefizite (z. B. zu wenig Übung mit dem Diabetes-Pin) oder sonstige Ablaufprobleme beitragen. Des Weiteren spielen hier Vergesslichkeit und kognitive Probleme bis hin zu Demenzerscheinungen eine Rolle. Dies ist insbesondere bei älteren Patienten zu beachten, die häufig parallel Medikamente für mehrere Grunderkrankungen einnehmen. Multimorbiditätsberichten zufolge liegt ab einem Alter von 65 Jahren die Wahrscheinlichkeit, an mindestens drei chronischen Erkrankungen zu leiden, bei über 60 %, was entsprechende Herausforderungen an die Medikamenten-Adhärenz stellt. Allerdings stellt diese unabsichtliche Non-Adhärenz nur den kleineren Teil der Non-Adhärenz dar: Der deutlich größere Teil betrifft Patienten, die aufgrund mangelnder Motivation absichtlich und bewusst Non-Adhärenz zeigen. Trotzdem können selbstverständlich komplizierte Applikationsformen, Applikationsregimes oder multiple Applikationen zur (unabsichtlichen) Non-Adhärenz beitragen.

! Entscheidend für den Umgang mit potenziellen Adhärenz-Problemen ist, diese als Teil des klinischen Problems (»wie eine Diagnose«) zu bewerten und in die Behandlungsplanung zu integrieren (Glombiewski u. Rief 2013; Marcum et al. 2013).

Als Risikofaktoren für die Entwicklung von Non-Adhärenz gelten:
- fehlendes Wissen, fehlende Applikationskompetenz, komplizierte Applikationen
- Non-Adhärenz in der Vorgeschichte
- schlechte Arzt-Patient-Beziehung
- fehlende Krankheitsakzeptanz
- fehlende Behandlungsakzeptanz
- Angst vor Nebenwirkungen
- unzureichende Motivation für Verhaltensänderungen im Alltag
- psychische Komorbidität, Stress
- kognitive Defizite

Ein bisher wenig beachteter, jedoch robuster Risikofaktor für die Entwicklung von Non-Adhärenz ist das Vorliegen von Non-Adhärenz bereits in der Vorgeschichte. Gegebenenfalls kann Non-Adhärenz als eine Art Persönlichkeitszug aufgefasst werden, und der verordnende Arzt oder Therapeut tut gut daran, frühzeitig eine Einschätzung vorzunehmen, ob es sich bei dem entsprechenden Patienten um einen Risikopatienten für Non-Adhärenz handelt. Frühere Non-Adhärenz als Prädiktor für gegenwärtige oder zukünftige Non-Adhärenz konnte in Studien belegt werden (Glombiewski et al. 2012). Die Güte der Arzt-Patient-Beziehung ist ebenfalls zentral für das Einhalten von Behandlungsplänen. Patienten sind deutlich weniger gewillt, sich an ärztliche Verordnungen zu halten und ggf. auch Nebenwirkungen zu tolerieren, wenn die Beziehung zum Arzt als schlecht eingeschätzt wird (Vermeire et al. 2001).

Auch werden Patienten nur dann ernsthaft über Behandlungsoptionen nachdenken, wenn sie die Tatsache akzeptiert haben, dass sie eine Krankheit haben. Kann eine aufgetretene Krankheit noch nicht akzeptiert und als reale Herausforderung angenommen werden, wird die Kooperation mit dem Behandlungsplan problematisch; entsprechende Fallbeispiele liegen von unterschiedlichsten Krankheitsbildern vor, so z. B. bei Diabetes, Hypertonie, Schizophrenie oder Depression im Kontext körperlicher Krankheiten. Erst bei Vorliegen von Krankheitsakzeptanz kann auch eine darauf aufbauende Behandlungsakzeptanz bei den Patienten entwickelt werden. Beides sind unabhängige Konstrukte, wobei davon ausgegangen wird, dass Krankheitsakzeptanz eine notwendige Voraussetzung für die Behandlungsakzeptanz ist. Patienten können zwar die

Krankheit als solches akzeptiert haben (z.B. Hypertonus), jedoch jegliche Behandlungen ablehnen, weil sie beispielsweise nicht daran glauben, etwas an der Erkrankung oder den damit möglicherweise verbundenen Spätfolgen ändern zu können (»Das ist doch eh genetisch, da kann man sowieso nichts machen«, »Es wird mich sowieso nicht treffen«), oder weil ihnen der Glaube an die Wirksamkeit eines Medikaments oder einer Verhaltensmaßnahme fehlt (»Was soll es schon daran ändern, wenn ich mich mehr bewege?«). Deshalb muss auch auf die Sinnhaftigkeit der Behandlung als solches hingewiesen werden und diese mit den Patienten im Kontext der eigenen Lebensrealität verdeutlicht werden (▶ Kap. 36 zur Veränderung von Krankheitsverhalten und Non-Adhärenz).

Viele Patienten brechen Behandlungen ab, da sie Angst vor Nebenwirkungen und Langzeitfolgeschäden haben. Auch dieses Problem kann in aller Regel nicht monokausal betrachtet werden, sondern fordert eine differenzierte Analyse. So sind viele, in manchen Indikationsgebieten sogar die meisten berichteten Nebenwirkungen von Medikamenten nicht direkt auf die pharmakokinetische Wirkung eines Präparats zurückzuführen, sondern finden sich in ähnlicher Häufigkeit auch als Noceboeffekte in den korrespondierenden Placebogruppen (Rief et al. 2011). Manche Patienten sind grundsätzlich als »nebenwirkungssensitiv« zu charakterisieren. Es macht deshalb Sinn, in diesen Fällen frühzeitig das Problem zu adressieren. In anderen Fällen ist die Angst vor Nebenwirkungen durchaus auch aus biochemischen Gründen berechtigt (Einsatz von Chemotherapie, Aromatasehemmern und anderen), und Patienten müssen eher darauf vorbereitet werden, dass sie solche Beschwerden auch bewältigen können (Aufbau von Bewältigungskompetenz).

Jegliche Dauerbehandlung bringt die Notwendigkeit der Implementierung im Alltag der Patienten mit sich. Tagesabläufe müssen darauf abgestimmt werden, örtliche Gegebenheiten zur Blutzuckermessung oder Ähnliches müssen vorliegen oder aufgesucht werden, ggf. sind auch weitere Änderungen von liebgewonnenen Gewohnheiten notwendig (Alkoholabstinenz oder Ähnliches). Auch bei Vorliegen von Krankheitsakzeptanz und Behandlungsakzeptanz kann es deshalb in der Umsetzung im Alltag zu Problemen kommen.

Wissenschaftlich gut belegt ist ebenso der Risikofaktor Depression und weitere Komorbidität mit psychischen Erkrankungen. Sind Patienten erhöhtem beruflichen Stress ausgesetzt oder liegen zur körperlichen Erkrankung auch komorbid Depressionen oder Angsterkrankungen vor, so handelt es sich ebenfalls um Risikopatienten für die Entwicklung von Non-Adhärenz (DiMatteo et al. 2000).

Als letzte Risikogruppe seien die Personen genannt, bei denen zunehmend kognitive Defizite auftreten. Diese Problematik ist größer als gemeinhin angenommen. So wird am Beispiel des Diabetes mellitus Adhärenz ein zunehmendes Problem, je älter die Patienten werden, da gerade in dieser Konstellation auch ein erhöhtes Demenzrisiko vorliegt. Wenn jedoch die Konzentrations- und Gedächtnisfähigkeiten nicht mehr ausreichend sind, um komplexe Behandlungspläne wie beim Diabetes mellitus umzusetzen, so muss auch dieses Problem therapeutisch angegangen werden. Oft kann hier der Einbezug des sozialen Umfelds hilfreich sein. Wenn dieses auch fehlt, was mit zunehmendem Altern ebenfalls wahrscheinlich wird, sind Behandler und Gesundheitssysteme vor neue Herausforderungen gestellt. Zusammenfassend kann deshalb festgehalten werden, dass Non-Adhärenz als ein klinisches Problem ähnlich einer Erkrankung und ggf. mit eigenständiger Diagnose gesehen werden muss. Je früher ein Risiko zu Non-Adhärenz identifiziert wird, desto besser kann interveniert werden.

	Traf (fast) **immer** zu (80–100%)	Traf **meistens** zu (60–80%)	Traf **öfter** zu (40–60%)	Traf **selten** zu (20–40%)	Traf (fast) **nie** zu (0–20%)
Es kam vor, dass ich vom Arzt verordnete Medikamentenpackungen ungeöffnet lagerte oder gleich wegwarf.	☐ 5	☐ 4	☐ 3	☐ 2	☐ 1
Ich nahm meine Medikamente so, wie sie mir vom Arzt verordnet wurden.	☐ 5	☐ 4	☐ 3	☐ 2	☐ 1
Je nachdem, wie es mir ging, veränderte ich die Dosierung meiner Medikamente auch eigenmächtig.	☐ 5	☐ 4	☐ 3	☐ 2	☐ 1
Es konnte vorkommen, dass ich Medikamente kürzer einnahm als Ärzte mir empfahlen.	☐ 5	☐ 4	☐ 3	☐ 2	☐ 1
Wenn leichte Nebenwirkungen auftraten, setzte ich Medikamente wieder ab.	☐ 5	☐ 4	☐ 3	☐ 2	☐ 1

Abb. 8-1 Adhärenz-Index (Glombiewski et al. 2012).

8.4.2 Messung von Non-Adhärenz

Mindestens für klinische Studien bietet sich die Messung der Adhärenz durch Bestimmung der Serumspiegel oder Urinspiegel an. Da die Metabolisierung des eigentlichen Medikaments unter Umständen größeren interindividuellen Schwankungen unterliegt, kann z. T. auch eine zusätzliche Trägersubstanz verwendet werden, deren Serumspiegel eindeutige Hinweise auf die Adhärenz geben. Allerdings sind diese objektiven Verfahren zur Messung von Adhärenz im klinischen Alltag in der Regel nur eingeschränkt nutzbar. Sie sind nicht nur besonders aufwändig und kostspielig, sondern gefährden unter Umständen die Arzt-Patient-Beziehung zusätzlich, indem die Offenheit und das Vertrauen der Arzt-Patient-Interaktion infrage gestellt werden. Deshalb kommen im medizinischen Alltag auch indirekte Messungen infrage. Sowohl die systematische Befragung der Behandler/Ärzte als auch die Befragung der Patienten ist hierbei in aller Regel Verzerrungen unterworfen. Ärzte überschätzen gemeinhin die Adhärenz ihrer Patienten. Bei Patienten liegt ebenfalls üblicherweise eine Überschätzung im Selbstbericht vor, wobei unter Umständen ähnlich wie bei Gewichtsangaben diese Überschätzung bereits als konstanter Faktor in der Interpretation mit berücksichtigt werden kann. Eine einfache, trotzdem oft wirkungsvolle Methode zur Erfassung der Adhärenz ist die Aufforderung, Medikamentenpackungen vorzulegen, und danach den Verbrauch abzuschätzen.

Auch der Einsatz standardisierter Fragebögen ergibt zwischenzeitlich eine gute Prädiktion tatsächlicher Adhärenz. Von der englischen Arbeitsgruppe um Rob Horne wurde die Medication Adherence Scale vorgegeben, die sich in verschiedenen Studien bewährt hat (Mahler et al. 2010). Insbesondere mit dem von derselben Gruppe entwickelten Beliefs about Medicine Questionnaire (BMQ; Horne u. Weinman 1999) kann eine gute Beschreibung der Adhärenz sowie potenzieller ungünstiger Einstellungen zur Behandlung erfolgen.

In der eigenen Arbeitsgruppe wurde ein Kurz-Screener mit fünf Items entwickelt, der eine Abschätzung des Risikos zur Non-Adhärenz erlaubt, indem er das frühere Adhärenzverhalten erfragt. Entsprechend des Grundsatzes »past behavior predicts future behavior« konnte belegt werden, dass Patienten mit hohen Scores auf diesem Fragebogen eher zu Non-Adhärenz neigen. Der Fragebogen ist in ► Abbildung 8-1 dargestellt.

8.5 Ausblick

Die ökonomischen Konsequenzen von Krankheiten werden substanziell durch das Krankheitsverhalten bestimmt. Dies betrifft Bereiche wie Arbeitsunfähigkeit und Frühberentung, aber auch die Inanspruchnahme medizinischer Leistungen sowie das Einhalten medizinischer Verordnungspläne. Neben dieser gesundheitsökonomischen Perspektive hat Krankheitsverhalten jedoch auch einen hohen Stellenwert als Mechanismus im Rahmen der Chronifizierung und Persistenz von Symptomen. Für alle genannten Bereiche des Krankheitsverhaltens gilt, dass eine genaue Erfassung bzw. ein Erkennen des Merkmals die Voraussetzung dafür bietet, darauf aufbauend auch fokussiert intervenieren zu können. Auf die Intervention und Veränderung von ungünstigen Krankheitsverhalten wird in ► Kapitel 36 näher eingegangen.

Literatur

Benner JS, Glynn RJ, Mogun H et al. Long-term persistence in use of statin therapy in elderly patients. JAMA 2002; 288: 455–61.

Carrico AW, Antoni MH, Duran RE et al. Reductions in depressed mood and denial coping during cognitive behavioral stress management with HIV-positive gay men treated with HAART. Ann Behav Med 2006; 31(2): 155–64.

Carver CS, Scheier MF, Weintraub JK. Assessing coping strategies: a theoretically based approach. J Pers Soc Psychol 1989; 56(2): 267.

Chou R, Shekelle P. Will this patient develop persistent disabling low back pain? JAMA 2010; 303(13): 1295–302.

Crichton F, Dodd G, Schmid G et al. Can expectations produce symptoms from infrasound associated with wind turbines? Health Psychol 2014; 33: 360–4.

DiMatteo MR, Lepper HS, Croghan TW. Depression is a risk factor for noncompliance with medical treatment. Meta-analysis of the effects of anxiety and depression on patient adherence. Arch Intern Med 2000; 160(14): 2101–7.

Glombiewski JA, Nestoriuc Y, Rief W et al. Medication Adherence in the General Population. PLoS One 2012; 7(12): e50537.

Glombiewski JA, Rief W. Nonadherence to Medications. JAMA 2013; 310(14): 1505–6.

Hasenbring MI, Hallner D, Klasen B et al. Pain-related avoidance versus endurance in primary care patients with subacute back pain: Psychological characteristics and outcome at a 6-month follow-up. Pain 2012; 153(1): 211–7.

Hiller W, Fichter M. High utilizer of medical care. A crucial subgroup among somatizing patients. J Psychosom Res 2004; 56: 437–43.

Horne R, Weinman J. Patients' beliefs about prescribed medicines and their role in adherence to treatment in chronic physical illness. J Psychosom Res 1999; 47(6): 555–67.

Keefe FJ, Blumenthal J, Baucom D et al. Effects of spouse-assisted coping skills training and exercise training in patients with osteoarthritic knee pain: a randomized controlled study. Pain 2004; 110(3): 539–49.

Kiecolt-Glaser JK, McGuire L, Rolbes TF, Glaser R. Emotions, morbidity, an mortality: New perspectives from psychoneuroimmunology. Annu Rev Psychol 2002; 53: 83–107.

Lazarus RS, Folkman S. Transactional theory and research on emotions and coping. Eur J Personality 1987; 1: 141–69.

Lieberman JA, Stroup TS, McEvoy JP et al. Effectiveness of antipsychotic drugs in patients with chronic schizophrenia. New Engl J Med 2005; 353: 1209–23.

Mahler C, Hermann K, Horne R et al. Assessing reported adherence to pharmacological treatment recommendations. Translation and evaluation of the Medication Adherence Report Scale (MARS) in Germany. J Eval Clin Pract 2010; 16(3): 574–9.

Marcum ZA, Sevick MA, Handler SM. Medication Nonadherence A Diagnosable and Treatable Medical Condition. JAMA 2013; 309(20): 2105–6.

Mewes R, Rief W, Brahler E et al. Lower decision threshold for doctor visits as a predictor of health care use in somatoform disorders and in the general population. Gen Hosp Psychiat 2008; 30(4): 349–55.

Modi AC, Rausch JR, Glauser TA. Patterns of Nonadherence to Antiepileptic Drug Therapy in Children With Newly Diagnosed Epilepsy. JAMA 2011; 305(16): 1669–76.

Moss-Morris R, Weinman J, Petrie KJ et al. The revised illness perception questionnaire (IPQ-R). Psych Health 2002; 17: 1–16.

Rief W, Ihle D, Pilger F. A new approach to assess illness behaviour. J Psychosom Res 2003; 54: 405–14.

Rief W, Bingel U, Schedlowski M, Enck P. Mechanisms Involved in Placebo and Nocebo Responses and Implications for Drug Trials. Clin Pharmacol Ther 2011; 90(5): 722–6.

Rief W, Broadbent E. Explaining medically unexplained symptoms: Models and mechanisms. Clin Psychol Rev 2007; 27: 821–41.

Taylor SE, Stanton AL. Coping resources, coping processes, and mental health. Ann Rev Clin Psychol 2007; 3: 377–401.

Tschuschke V, Denzinger R, Gaissmaier R. Ulmer Coping Manual (UCM) -Inhaltsanalytische Erfassung von Bewältigungsreaktionen. Ulm: Universitätsklinikum Ulm, Abt. Psychotherapie 1996.

Vermeire E, Hearnshaw H, Van Royen P, Denekens J. Patient adherence to treatment: three decades of research. A comprehensive review. J Clin Pharm Ther 2001; 26(5): 331–42.

Volmer T, Kielhorn A. Compliance und Gesundheitsökonomie. In: Petermann F (Hrsg). Compliance und Selbstmanagement. Göttingen: Hogrefe 1998; 45–72.

von Blanckenburg P, Schuricht F, Albert US et al. Optimizing expectations to prevent side effects and enhance quality of life in breast cancer patients undergoing endocrine therapy: study protocol of a randomized controlled trial. BMC Cancer 2013; 13.

Witthoft M, Rubin GJ. Are media warnings about the adverse health effects of modern life self-fulfilling? An experimental study on idiopathic environmental intolerance attributed to electromagnetic fields (IEI-EMF). J Psychosom Res 2013; 74(3): 206–12.

9 Traumafolgestörungen

Martin Sack, Melanie Büttner

9.1 Einleitung

Mindestens jeder zweite Mensch wird im Laufe seines Lebens mit einem gravierenden traumatischen Ereignis konfrontiert. Die Bewältigung traumatischer Erfahrungen hängt stark davon ab, inwieweit eigene und interpersonelle Ressourcen mobilisiert werden können, um die unmittelbaren Folgeerscheinungen des Traumas zu kompensieren. In Abhängigkeit von der Schwere der traumatischen Belastung und der Verfügbarkeit innerer und äußerer Ressourcen entwickelt sich etwa bei 5–10 % der von Traumatisierungen betroffenen Personen eine Posttraumatische Belastungsstörung. Traumafolgestörungen sind häufig, weisen eine erhebliche Symptomvielfalt auf und sind durch sehr hohe Überschneidungen mit anderen psychischen Erkrankungen charakterisiert.

Für viele Menschen geht ein traumatisches Erlebnis mit der Erfahrung einher, aus den alltäglichen und haltgebenden Zusammenhängen herausgefallen zu sein, sich gleichsam »von allen guten Geistern verlassen« zu fühlen. Das Grundgefühl, in einer sicheren und gerechten Welt zu leben, steht infrage. Zudem fühlen sich Opfer von Traumatisierungen häufig isoliert, da sie den Eindruck haben, von Menschen, die ihre Erfahrungen nicht teilen, nicht verstanden zu werden. Hinzu kommen Probleme mit einem durch das Trauma brüchig gewordenen Reizschutz und den sich immer wieder aufdrängenden Gedanken und Erinnerungsbildern an das Ereignis.

9.2 Definition

Der Begriff »Trauma« stammt aus der Medizin und beschreibt eine Verletzung unabhängig von der Ursache. Unter einem psychischen Trauma wird allerdings meistens das traumatisierende Ereignis selbst verstanden. Die ICD-10 definiert ein psychisches Trauma als »Ereignis von außergewöhnlicher Bedrohung oder mit katastrophalem Ausmaß, das nahezu bei jedem tief greifende Verzweiflung auslösen würde«.

Im Prinzip können jede psychische Symptomatik sowie diverse somatische Krankheitsbilder durch traumatische Erfahrungen mitbedingt oder ausgelöst sein. Es lassen sich jedoch auch spezifische Traumafolgestörungen mit charakteristischer Symptomatik beschreiben. Zu diesen zählen die akute Belastungsreaktion, die Posttraumatische Belastungsstörung und die komplexe Posttraumatische Belastungsstörung. Traumatische Erfahrungen können jedoch auch dann negative Konsequenzen für seelisches oder körperliches Wohlbefinden nach sich ziehen, wenn sich keine spezifische Belastungsreaktion ausbildet.

9.3 Folgen der Traumatisierung für das Gedächtnis

Traumatisierungen lassen sich als extreme Stresssituationen definieren, die eine Überforderung für den Organismus darstellen. Stressbedingt kommt es zur Überflutung mit Information. Zudem können Angst, körperliche Schmerzen, Erleben von Ohnmacht und Hilflosigkeit je nach den individuellen Voraussetzungen derart aversive Reize darstellen, dass sich der Organismus durch Ausblenden von Teilen des Erlebens zu schützen versucht. Einzelne sensorische Qualitäten, z. B. ein bestimmter Geruch, Schmerzen oder Erfahrungen von Angst und Hilflosigkeit, verlieren an Kohärenz, werden gleichsam zersprengt, isoliert verarbeitet und vermutlich auch fragmentiert in Form impliziter und prozeduraler sensorischer Erinnerungen abgespeichert. Eine besondere Form der durch akuten traumatischen Stress bedingten veränderten Informationsverarbeitung einzelner Wahrnehmungsinhalte aus dem gesamten Spektrum der sensorischen Information wird als peritraumatische Dissoziation bezeichnet.

Die Dissoziation im Trauma schützt vor Überforderung, erschwert jedoch die Verarbeitung und Integration der Wahrnehmung in ein kohärentes Narrativ sowie eine assoziative Vernetzung mit funktionalen Informationen. Das Trauma bleibt dann in der Erinnerung fragmentiert, oft fehlen Worte für das, was geschehen ist. Die unverarbeiteten sensorischen Erinnerungsfragmente drängen sich in Form von intrusiven sensorischen Wahrnehmungen in das Bewusstsein. Die Verknüpfung der traumatischen Erinnerung mit Erfahrungen von Bewältigung und Sicherheit, z. B. mit dem Wissen »es ist vorbei« und »ich habe es überlebt«, ist in der Folge nur erschwert möglich oder gelingt gar nicht.

9.4 Spezifische Traumafolgestörungen

9.4.1 Akute Belastungsreaktion (F43.0)

Die akute Belastungsreaktion wird zunächst als normale Reaktion auf ein traumatisches Ereignis betrachtet. Initial finden sich Desorientiertheit und Aufmerksamkeitsstörungen, innere Unruhe oder Erstarrung sowie starke vegetative Aktivierung mit Herzrasen, Schwitzen oder Übelkeit. Häufig kommt es im Kontext des traumatischen Erlebnisses zur sog. »peritraumatischen Dissoziation«. Dabei engt sich das Bewusstsein ein, um Distanz zum Erlebten herzustellen. Betroffene fühlen sich wie betäubt oder empfinden das Geschehen als unwirklich. Erlebnisinhalte werden dann unter Umständen fragmentiert abgespeichert, was die Verarbeitung erschweren bzw. zu einer teilweisen oder vollständigen Amnesie bezüglich des Traumas führen kann.

Als Reaktion auf die akute Belastung können intensive Emotionen z. B. Angst und Panik, Wut oder Trauer auftreten. Aber auch sozialer Rückzug und eine scheinbare Teilnahmslosigkeit können Teil der Symptomatik sein. In den ersten Tagen nach einem Trauma kommt es typischerweise zu Wiedererleben in Form sich aufdrängender Erinnerungen als Bilder, Gedanken, Gefühle oder Albträume. Eine vegetative Übererregung kann sich durch innere Anspannung, Reizbarkeit,

Schreckhaftigkeit, übermäßige Wachsamkeit, Konzentrations- oder Schlafstörungen bemerkbar machen.

Betroffene sollten darüber aufgeklärt werden, dass ihr Erleben eine normale Reaktion auf ein belastendes Ereignis darstellt. Klingen die Beschwerden nicht innerhalb von einigen Tagen, spätestens jedoch innerhalb von vier Wochen ab, ist von einer Chronifizierung auszugehen. In diesem Fall ist die Diagnose einer Posttraumatischen Belastungsstörung zu überprüfen und ggf. eine psychotherapeutische Behandlung einzuleiten (Flatten 2013).

9.4.2 Posttraumatische Belastungsstörung (F43.1)

Die Posttraumatische Belastungsstörung (PTBS) ist durch Symptome von intrusivem Wiedererleben, durch Ängste und Vermeidungsverhalten, emotionale Vertaubung und durch psychovegetative Übererregung gekennzeichnet. Häufig wird die Symptomatik von Angst- und Panikzuständen und dissoziativen Symptomen wie Derealisation oder Depersonalisation begleitet. Es kommt zu Niedergeschlagenheit und depressiven Verstimmungen, oder es dominieren Ärger und Wut. Nicht selten ziehen sich die Betroffen weitgehend von ihrem sozialen Umfeld zurück und vermeiden Aktivitäten, die ihnen früher Freude gemacht haben.

Für die Diagnose einer Posttraumatischen Belastungsstörung (PTBS) wird gefordert, dass ein traumatisches Ereignis tatsächlich erlebt wurde und dass dieses mit einer relevanten subjektiven Belastung einherging (Kriterium A). Die Symptomkriterien beschreiben eine für psychische Traumafolgen charakteristische Konstellation von drei Symptombereichen: Wiedererleben (Kriterium B), Vermeidungsverhalten (Kriterium C) sowie erhöhtes psychophysiologisches Erregungsniveau oder Erinnerungslücken bezüglich des Traumas (Kriterium D). Die ICD-10 gibt kein genaues zeitliches Kriterium für die Mindestdauer des Vorliegens der Symptomatik vor. Analog zur DSM-IV-Klassifikation empfiehlt sich jedoch, die Diagnose PTBS erst bei einer Beschwerdedauer von mindestens vier Wochen zu vergeben, da vorher die Diagnose einer akuten Belastungsreaktion gestellt werden sollte.

Diagnosekriterien der PTBS nach ICD-10

A. Ereignis von außergewöhnlicher Bedrohung oder mit katastrophalem Ausmaß, das nahezu bei jedem tief greifende Verzweiflung auslösen würde;

B. anhaltende Erinnerungen oder Wiedererleben durch Nachhallerinnerungen, sich wiederholende Träume oder innere Bedrängnis in Situationen, die der Belastung ähneln oder mit ihr in Zusammenhang stehen;

C. Umstände, die der Belastung ähneln oder mit ihr im Zusammenhang stehen, werden tatsächlich oder möglichst vermieden. Dieses Verhalten bestand nicht vor dem belastenden Ereignis;

D. entweder teilweise oder vollständige Unfähigkeit, einige wichtige Aspekte der Belastung zu erinnern; oder anhaltende Symptome einer erhöhten psychischen Sensitivität und Erregung (nicht vorhanden vor der Belastung);
   a) Ein- und Durchschlafstörungen
   b) Reizbarkeit und Wutausbrüche
   c) Konzentrationsschwierigkeiten
   d) Hypervigilanz
   e) erhöhte Schreckhaftigkeit.

F. Die Störung (Symptome aus B, C und D) tritt in der Regel innerhalb von sechs Monaten nach dem traumatischen Ereignis auf.

Psychische Belastungsreaktionen nach Stressoren, die nicht die Kriterien einer außergewöhnlichen oder katastrophalen Belastung erfüllen, können ggf. als **Anpassungsstörung** (ICD-10 F43.2) klassifiziert werden. Kennzeichen der Anpassungsstörung ist ein Beginn in engem zeitlichem Zusammenhang mit der psychosozialen Belastung. Das Beschwerdemuster ist unspezifisch und kann depressive Reaktionen, subklinische Angstsymptome, sozialen Rückzug und somatoforme Symptome umfassen. Die Beschwerdedauer ist definitionsgemäß auf maximal sechs Monate nach Ende der belastenden Situation beschränkt.

Die Wahrscheinlichkeit des Auftretens einer PTBS ist von der Art des erlebten Traumas abhängig. Allgemein ist davon auszugehen, dass interpersonelle und intentionale Traumata, besonders wenn diese von nahestehenden Menschen ausgeübt werden, häufiger eine Traumafolgestörung nach sich ziehen als andere Traumata (Green 1990).

Die Punktprävalenz der PTBS in Deutschland lässt sich aufgrund einer repräsentativen Querschnittuntersuchung von Maercker und Kollegen mit 2,3 % beziffern (Maercker et al. 2008). Ein Teil der von Traumatisierungen Betroffenen weist Symptome einer PTBS auf, ohne dass die drei Störungsbereiche der PTBS kriteriumsgemäß erfüllt sind. In diesen Fällen spricht man von einer »partiellen PTBS«. Auch ein solches Symptombild kann von einem erheblichen Leidensdruck begleitet sein, sodass es Sinn macht, die Betroffenen einer spezifischen Traumatherapie zuzuführen.

Die Diagnose einer PTBS kann zeitökonomisch und sicher mit einem klinischen Interview gestellt werden. Die Interviewdiagnostik mit dem Modul zur Diagnostik Posttraumatischer Belastungsstörungen aus dem Strukturierten Klinischen Interview für DSM-IV (Wittchen u. Zaudig 1997) gilt als Goldstandard zur Erhebung der Diagnose einer PTBS. Das Interview benötigt nur einen geringen zeitlichen Aufwand (selten länger als 5 min.) und ist sehr einfach auszuwerten. Es werden alle 17 Symptomkriterien der PTBS systematisch abgefragt und die Anzahl der positiven Symptomkriterien pro Störungsbereich zusammengezählt.

9.4.3 Komplexe Posttraumatische Belastungsstörung

Im Jahr 1976 veröffentlichte die amerikanische Traumaforscherin Judith Herman ein für die Behandlung schwerer traumainduzierter Störungsbilder wegweisendes Buch mit dem deutschen Titel »Die Narben der Gewalt« (Herman 1994). Herman entwickelte in ihrem Buch eine auch heute noch aktuelle Systematisierung der Folgen von Traumatisierungen durch sexuellen Missbrauch, Vernachlässigung und Misshandlung in der Kindheit. Sie schlug die Bezeichnung »komplexe Posttraumatische Belastungsstörung« (kPTBS) für ein charakteristisches Syndrom nach chronischen Traumatisierungen in der Kindheit vor:

- Störungen der Affektregulation
- Störungen der Selbstwahrnehmung
- Störungen der Sexualität und der Beziehungsgestaltung
- dissoziative Symptome
- somatoforme Körperbeschwerden
- negative Veränderungen persönlicher Glaubens- und Wertvorstellungen

Zu den Kriterien der kPTBS gehört nicht die für die PTBS typische intrusive Symptomatik, vielmehr sind viele Symptome der kPTBS geeignet, Intrusionen und Übererregung suffizient zu verhindern. Die Vielfalt der Beschwerden, an denen Patienten mit kPTBS leiden, erschließt sich dem Verständnis erst dann, wenn man die Symptomatik als Anpassungsstrategie und kompensatorische Bewältigung von intrusiven Symptomen und Regulationsdefiziten begreift (van der Kolk et al. 1996; ▸ Tab. 9-1).

Aus der Perspektive von Betroffenen erscheint die Umwelt aufgrund von traumatischen Erfahrungen oft als unsicher und durch nicht vorhersehbare Gefahren gekennzeichnet. Hinzu kommt ein fehlendes Gefühl von Kompetenz und Selbstsicherheit, vermittelt durch die Erfahrung, dass nicht nur die Um-

Tab. 9-1 Störungsbereiche der komplexen Posttraumatischen Belastungsstörung.

Störungsbereiche	Symptomkriterien
I. Affekt- und Impulsregulationsstörungen	• affektive Instabilität (starke emotionale Erregung schon bei geringem Anlass, mangelnde Distanzierungs- und Selbstberuhigungsfähigkeit) • verminderte Steuerungsfähigkeit von aggressiven Impulsen (übermäßige Ärger- oder Wutempfindung, mangelnde Affektregulationsfähigkeit, fremdverletzende Impulse, übermäßige Unterdrückung von Ärger und Wut) • autodestruktive Handlungen und Selbstverletzen (Unfallneigung, Nachlässigkeit hinsichtlich der eigenen Sicherheit, selbstverletzendes Verhalten) • Suizidalität (häufige Suizidgedanken, parasuizidale oder suizidale Handlungen) • Störungen der Sexualität (hyposexuelle oder hypersexuelle Störungen) • exzessives Risikoverhalten
II. Selbstbildstörungen	• unzureichende Selbstfürsorge • Gefühl, zerstört zu sein • Gefühl, isoliert und abgeschnitten von der Umwelt zu sein • Schuldgefühle • Schamgefühle • Bagatellisieren von gefährlichen Situationen
III. Beziehungsstörungen	• Schwierigkeiten, Vertrauen zu fassen (einschließlich Neigung zur Kontaktvermeidung und Schwierigkeiten im Umgang mit Konflikten) • Reviktimisierung bzw. Viktimisierung anderer Menschen
IV. Störungen der Wahrnehmung und des Bewusstseins	• dissoziative Symptome (z. B. Derealisation und Depersonalisation, dissoziative Trancezustände, Alltagsamnesien, Fugue, Identitätsunsicherheit bzw. -wechsel)
V. Somatisierung	• somatoforme Symptome (Vorliegen mindestens eines erheblichen Körpersymptoms, das nicht ausreichend durch eine körperliche Erkrankung erklärbar ist) • hypochondrische Ängste
VI. Veränderung von Lebenseinstellungen	• fehlende Zukunftsperspektive • Verlust von persönlichen Grundüberzeugungen und Werten (Sinnlosigkeit, Desillusionierung)

(modifiziert nach Sack u. Hofmann 2001)

welt unberechenbar ist, sondern auch die eigenen Impulse und Affekte schwer steuerbar und beherrschbar sind.

In Anpassung an diese selbstregulatorischen Defizite vor dem Hintergrund wiederholter negativer Beziehungserfahrungen entwickeln sich in zunehmendem Maße Misstrauen, Ängste, Rückzugsverhalten sowie Kontakt- und Beziehungsschwierigkeiten. Diese Symptomatik erreicht schließlich ein so großes Ausmaß und betrifft so viele Lebensbereiche, dass sie als schwere psychische Erkrankung mit dem Rang einer Persönlichkeitsstörung imponieren kann.

Da die kPTBS in den aktuellen Diagnosemanualen ICD-10 und DSM-IV nicht als eigenständige Diagnosekategorie verzeichnet ist, besitzt sie gegenwärtig den Status einer Forschungsdiagnose. Im Hinblick auf eine adäquate Diagnostik und Therapieplanung erfüllt sie im klinischen Alltag jedoch eine wichtige

Funktion. Für die Diagnosestellung ist es erforderlich, dass sich typische Veränderungen in mindestens fünf der sechs Symptombereiche nachweisen lassen. Zur Verbesserung der diagnostischen Sicherheit kann das Interview zur komplexen Posttraumatischen Belastungsstörung (Ik-PTBS) herangezogen werden (Boroske-Leiner et al. 2008).

Für die ICD-11 Klassifikation wurde jüngst eine vereinfachte Definition der Diagnose kPTBS vorgeschlagen (Cloitre et al. 2013). Damit eine kPTBS diagnostiziert werden kann, wird gefordert, dass die Diagnosekriterien einer PTBS vorliegen und zusätzlich Störungen im Bereich der Affektregulation, der Selbstwahrnehmung und der Regulation interpersoneller Beziehungen vorhanden sind.

9.5 Komorbiditäten

Traumafolgestörungen sind sehr häufig von psychischen und organischen Komorbiditäten begleitet. Beispielsweise finden sich bei Vorliegen einer PTBS bei 85–88 % der Männer und 78–80 % der Frauen psychische Begleiterkrankungen (Flatten 2013).

Insbesondere lebensgeschichtlich frühe Traumatisierungen sind ein bedeutender Einflussfaktor in der multifaktoriellen Genese psychischer und teilweise auch körperlicher Erkrankungen (Felitti et al. 1998). Eine Assoziation zwischen der PTBS und organischen Erkrankungen ist z. B. für Herzerkrankungen (Kubzansky u. Koenen 2009), rheumatologische und entzündliche Erkrankungen (Qureshi 2009) und sogar bei onkologischen Erkrankungen (Fuller-Thomson u. Brennenstuhl 2009) beschrieben.

Bei nahezu allen psychischen Störungsbildern wie depressiven Störungen und Angststörungen, somatoformen Störungen, Persönlichkeitsstörungen, Essstörungen, Substanzmissbrauch und ADHS des Erwachsenenalters sind im Vergleich mit Kontrollgruppen erhöhte Prävalenzraten von Kindheitstraumatisierungen nachgewiesen (Teicher u. Samson 2013).

Eine besondere Rolle spielt in diesem Zusammenhang die Borderline-Persönlichkeitsstörung, die in hohem Maße mit Traumatisierungen in der Kindheit korreliert ist (Lewis u. Grenyer 2009). Die neurobiologischen Auffälligkeiten, die sich bei Patienten mit Borderline-Persönlichkeitsstörung finden, zeigen zudem eine hohe Übereinstimmung mit jenen von Personen mit frühen Traumaerfahrungen. Zudem überschneiden sich die Diagnosekriterien der Borderline-Persönlichkeitsstörung und der kPTBS weitreichend (Driessen et al. 2002; Sack et al. 2013), sodass häufig eine entsprechende Doppeldiagnose zu stellen ist.

Im klinischen Alltag fallen meist zunächst die beschriebenen komorbiden Störungsbilder, etwa in Form einer Angststörung oder depressiven Störung, ins Auge, während die Traumafolgestörung oft lange nicht erkannt wird. Kommt es zur Verordnung einer Psychotherapie, ist es von hoher Bedeutung, dass auch nach Traumatisierungen in der Lebensgeschichte gefragt wird und eine Traumafolgestörung ggf. in der Behandlungsplanung berücksichtigt wird.

9.5.1 Somatoforme Störungen als Traumafolge

Somatoforme Störungen finden sich bei traumatisierten Patienten ausgesprochen häufig und nehmen daher eine besondere Rolle innerhalb der komorbid auftretenden Störungen ein. George Engel hat bereits 1959 in seinem klassischen Konzept des »pain prone patient« den Zusammenhang zwischen chronischen Schmerzsyndromen und kindlichen Traumatisierungen beschrieben. Inwiefern es sich bei traumainduzierten Körperbeschwerden um eine erlernte Schmerzbereitschaft, um intrusive Erinnerungen an mit Schmerzen verbundene Traumatisierungen oder um Symptome im Zusammenhang mit Regulationsstörungen des autonomen Nervensystems handelt, bedarf weiterer Klärung. Außer Frage steht jedoch, dass sich Folgen unverarbeiteter psychischer Traumatisierungen häufig in Form psychosomatischer Symptome äußern können.

Experimentelle Studien zeigen, dass Traumata eher in Form somatosensorischer Erinnerungen haften bleiben als in Form verbaler Erinnerungen (van der Kolk u. Fisler 1995). Im Zusammenhang mit traumatischen Erinnerungen lassen sich daher nicht selten sogar flashback-artige Körperreaktionen beobachten, z. B. plötzlich einsetzende Schmerzen an Körperstellen, die während des Traumas verletzt wurden. In anderen Fällen scheint es, als seien Körperbeschwerden der »Preis«, um weiterleben und weiterfunktionieren zu können und als »trage« der Körper die Last der traumatischen Erinnerungen (Scaer 2001).

9.5.2 Dissoziative Störungen

Dissoziative Symptome lassen sich als Schutzmechanismen vor überfordernden Belastungen verstehen. Dissoziative Reaktionen unmittelbar im Kontext eines traumatischen Ereignisses haben besondere prognostische Bedeutung hinsichtlich der Entwicklung einer PTBS. Peritraumatische Dissoziation gilt als der am besten replizierte Risikofaktor für die Entwicklung einer PTBS nach einem akuten traumatischen Ereignis (Fikretoglu et al. 2007). Zu den typischen Symptomen der peritraumatischen Dissoziation zählen Zeitverzerrung, emotionale Vertaubung, Derealisation und Depersonalisation. Diese im Zusammenhang mit akuten Traumatisierungen auftretenden, dissoziativen Phänomene werden häufig auch als »Unfallschock« bezeichnet.

Entsprechend finden sich dissoziative Symptome auch gehäuft nach schweren Belastungen wie z. B. nach Naturkatastrophen, Gewalterfahrungen oder nach dem Verlust einer nahestehenden Person (Stein et al. 2013). Chronische dissoziative Symptome im Alltag werden häufig durch Traumatisierungen oder durch schwere Formen von Vernachlässigung im Kindesalter ausgelöst und manifestieren sich in der Form von Depersonalisation und Derealisation, aber auch als Amnesien in Bezug auf lebensgeschichtliche Ereignisse, als stuporöse dissoziative Zustände oder als dissoziatives Weglaufen (Fugue). Im Alltag können ausgeprägte dissoziative Reaktionen zu erheblichen Problemen führen, da sie weitgehend automatisiert auftreten, z. B. wenn es schon bei relativ geringer Belastung (Zeitdruck, Anforderungssituation) zu starkem Depersonalisationserleben in der Form von »neben sich stehen« mit entsprechenden Konzentrations- und Aufmerksamkeitsstörungen kommt.

Leichtere Formen von Dissoziation, z. B. in der Gestalt von Tagträumen, Gedankenabschweifen oder der sog. Autobahntrance, sind häufig zu beobachtende Phänomene und nicht notwendigerweise als pathologisch anzusehen.

Literatur

Boroske-Leiner K, Hofmann A, Sack M. Ergebnisse zur internen und externen Validität des Interviews zur komplexen Posttraumatischen Belastungsstörung (I-kPTBS). Psychother Psych Med 2008; 58(5): 192–199.

Dilling H, Mombour W, Schmidt MH, Schulte-Markwort E. Internationale Klassifikation psychischer Störungen. ICD-10, Kap. V (F). Diagnostische Kriterien für Forschung und Praxis. Bern: Huber 2006.

Driessen M, Beblo T, Reddemann L et al. Ist die Borderline-Personlichkeitsstörung eine komplexe posttraumatische Störung? Nervenarzt 2002; 73: 820–9.

Engel GL. "Psychogenic" pain and the pain-prone patient. Am J Med 1959; 26(6): 899–918.

Felitti VJ, Anda RF, Nordenberg D et al. Relationship of childhood abuse and household dysfunction to many of the leading causes of death in adults. The Adverse Childhood Experiences (ACE) Study. Am J Prev Med 1998; 14: 245–58.

Fikretoglu D, Brunet A, Best SR et al. Peritraumatic fear, helplessness and horror and peritraumatic dissociation: Do physical and cognitive symptoms of panic mediate the relationship between the two? Behav Res Ther 2007; 45(1): 39–47.

Flatten G. Posttraumatische Belastungsstörung: S3-Leitlinie und Quellentexte. Stuttgart: Schattauer 2013.

Fuller-Thomson E, Brennenstuhl S. Making a link between childhood physical abuse and cancer. Cancer 2009; 115: 3341–50.

Green BL. Defining trauma: Terminology and generic stressor dimensions. J Appl Soc Psychol 1990; 20: 1632–42.

Herman JL. Die Narben der Gewalt. Reinbek: Kindler 1994.

Kubansky LD, Koenen KC. Is posttraumatic stress disorder related to development of heart disease? An update. Cleve Clin J Med 2009; (Suppl 2): S60–S65.

Lewis KL, Grenyer BF. Borderline personality or complex posttraumatic stress disorder? An update on the controversy. Harv Rev Psychiat 2009; 17: 322–8.

Maercker A, Brewin CR, Bryant RA et al. Proposals for mental disorders specifically associated with stress in the International Classification of Diseases-11. Lancet 2013; 381(9878): 1683–5.

Maercker A, Forstmeier S, Wagner B et al. Posttraumatische Belastungsstörungen in Deutschland. Ergebnisse einer gesamtdeutschen epidemiologischen Untersuchung. Nervenarzt 2008; 79: 577–86.

Qureshi SU, Pyne JM, Magruder KM et al. The link between post-traumatic stress disorder and physical comorbidities: a systematic review. Psychiat Q 2009; 80(2): 87–97.

Sack M, Hofman A. Interview zur komplexen Posttraumatischen Belastungsstörung (IK-PTBS). http://www.martinsack.de/downloads/index.html. 2001.

Sack M, Sachsse U, Overkamp B, Dulz B. Traumafolgestörungen bei Patienten mit Borderline-Persönlichkeitsstörung: Ergebnisse einer Multicenterstudie. Nervenarzt 2013; 84(5): 608–14.

Sansone RA, Hahn HS, Dittoe N, Wiederman MW. The relationship between childhood trauma and borderline personality symptomatology in a consecutive sample of cardiac stress test patients. Int J Psychiat Clin Pract 2011; 15: 275–9.

Scaer RC. The body bears the burden: Trauma, dissociation, and disease. New York: Haworth Medical Press 2001.

Stein DJ, Koenen KC, Friedman MJ et al. Dissociation in Posttraumatic Stress Disorder: Evidence from the World Mental Health Surveys. Biol Psychiat 2013; 73(4): 302–12.

Teicher MH, Samson JA. Childhood maltreatment and psychopathology: a case for ecophenotypic variants as clinically and neurobiologically distinct subtypes. Am J Psychiat 2013; 170 (10): 1114–33.

Van der Kolk BA, Fisler R. Dissociation and the fragmentary nature of traumatic memories: Overview and exploratory study. J Traum Stress 1995; 8(4): 505–25.

Van der Kolk BA, Pelcovitz D, Roth S et al. Dissociation, somatization, and affect dysregulation: the complexity of adaptation of trauma. Am J Psychiat 1996; 153(7): 83–93.

Wittchen HU, Zaudig MF. Strukturiertes Klinisches Interview für DSM-IV. Göttingen: Hogrefe 1997.

10 Die Rolle von Depressionen bei körperlichen Erkrankungen

Martin Härter, Alessa von Wolff

10.1 Einleitung

In der klinischen Praxis und Forschung ist der enge Zusammenhang zwischen körperlichen und depressiven Erkrankungen bekannt. Somatopsychische Assoziationsmodelle beschreiben sowohl die Möglichkeit kausaler Zusammenhänge zwischen chronischen somatischen und depressiven Erkrankungen als auch ihr gleichzeitiges, aber unabhängiges Auftreten. Zum einen sind schwere körperliche Erkrankungen häufig mit psychischen Belastungen verbunden, die das Ausmaß einer behandlungsbedürftigen depressiven Erkrankung erreichen können. Dabei ist dies nicht nur als eine psychische Reaktion auf die belastende Situation einer schwerwiegenden körperlichen Erkrankung zu verstehen, sondern es handelt sich vielmehr um ein **komplexes, interagierendes Bedingungsgefüge** von somatischer Erkrankung, angewandten Behandlungsmaßnahmen, individuellen Bewältigungsressourcen und depressivem Syndrom (Kapfhammer 2000). Zum anderen hat auch eine depressive Erkrankung erhebliche Auswirkungen auf den körperlichen Allgemeinzustand des Betroffenen. Das Ausmaß dieser körperlichen Beeinträchtigung (z. B. durch Schlafstörungen, Erschöpfung oder allgemeine Schwäche) kann so hoch sein, dass Depressionen diesbezüglich vergleichbar mit anderen chronischen somatischen Erkrankungen, wie Diabetes, Arthritis und Bluthochdruck, sind (Cassano u. Fava 2002; Wells et al. 1989).

10.2 Epidemiologie

Insgesamt geht man davon aus, dass die **Prävalenz von depressiven Erkrankungen** bei Patienten mit einer chronischen somatischen Erkrankung um das Zwei- bis Dreifache erhöht ist (Egede 2007; Moussavi et al. 2007). In Verbindung mit körperlichen Erkrankungen sind depressive Erkrankungen neben Ängsten bzw. Angsterkrankungen die wichtigsten psychischen Störungsbereiche, die bei verschiedenen internistischen (z. B. Herz-Kreislauf-, Tumor- und Stoffwechselerkrankungen), neurologischen (z. B. Morbus Parkinson und Schlaganfall) und muskuloskelettalen Erkrankungen (z. B. Rückenschmerzen, rheumatoide Arthritis) sowie Infektionskrankheiten (z. B. HIV) gehäuft auftreten (Baumeister et al. 2005; Härter et al. 2007; Honda u. Goodwin 2004). Bezogen auf die aktuelle (= 4-Wochen-)

Prävalenz liegen die Raten für eine depressive Erkrankung bei 18,9 % für Patienten mit Tumorerkrankungen, bei 13,9 % für Patienten mit kardiovaskulären Erkrankungen, bei 20 % für Patienten mit muskuloskelettalen Erkrankungen und Schmerzen (Härter et al. 2007) und bei 5–20 % bei Patienten mit einer HIV-Infektion (Cruess et al. 2003). Die Lebenszeitprävalenz einer depressiven Erkrankung liegt bei Patienten mit körperlichen Erkrankungen bei bis zu 42 % (Patten 2001; Wells et al. 1988).

> **!** Die Prävalenz von depressiven Erkrankungen bei Patienten mit einer chronischen somatischen Erkrankung ist zwei- bis dreifach erhöht.
> Depressive Erkrankungen sind neben Angsterkrankungen die wichtigsten psychischen Störungsbereiche bei somatischen Erkrankungen.
> Depressive Patienten haben ein erhöhtes Risiko für verschiedene körperliche Erkrankungen.
> Die Mortalität von Patienten mit kardiovaskulären Erkrankungen und einer komorbiden Depression ist erhöht.

Darüber hinaus zeigen epidemiologische Studien, dass **depressive Patienten ein erhöhtes Risiko für verschiedenste somatische Erkrankungen** haben (Baumeister et al. 2004; Honda u. Goodwin 2004; Patten 1999; Tiemeier et al. 2004). Studien belegen z. B., dass das Risiko, eine kardiovaskuläre Erkrankung zu erleiden oder daran zu versterben, erhöht ist, wenn Patienten erhöhte Depressionswerte aufweisen. Das relative Risiko liegt je nach Studie zwischen 1,1 % und 4,2 % (Barth et al. 2004; Ferketich et al. 2000; Kubzansky u. Kawachi 2000; Pratt et al. 1996). Eine WHO-Studie zeigte zudem, dass das allgemeine Risiko, an einer körperlichen Beeinträchtigung zu erkranken, ein Jahr nach einer depressiven Erkrankung um das 1,8-Fache erhöht ist, wobei diese Assoziation für sich genommen noch nichts über eine mögliche Kausalität aussagt (Ormel et al. 1999).

10.3 Folgen von komorbiden Depressionen und körperlichen Erkrankungen

Komorbide körperliche und depressive Erkrankungen sind mit einer größeren Symptombelastung (Katon et al. 2007), größeren Einschränkungen und höheren direkten Kosten verbunden, die auch dann noch bestehen bleiben, wenn die Schwere der körperlichen Erkrankung kontrolliert wird (Creed et al. 2002; Koopmans u. Lamers 2006). Bei Tumorerkrankungen spielen Depressionen eine wichtige Rolle, da diese mit längeren Hospitalisierungen (Prieto et al. 2002), einer höheren Mortalität (Pinquart u. Duberstein 2010) und einer reduzierten Lebensqualität einhergehen (Reich et al. 2008). Bei Herzinsuffizienz erhöht eine komorbide Depression das Risiko einer stärkeren funktionalen Beeinträchtigung (Rumsfeld et al. 2003; Sullivan et al. 2004), die Wahrscheinlichkeit von weiteren Krankenhausaufenthalten (Faris et al. 2002; Jiang et al. 2001) und eine höhere Mortalität (Jiang et al. 2004); zudem ist sie mit höheren Krankheitskosten verbunden (Fulop et al. 2003; Sayers et al. 2007). Für Patienten, die nach einem Myokardinfarkt an einer Depression erkranken, liegt die Mortalität deutlich höher als für Infarktpatienten ohne Depression (Léspérance u. Frasure-Smith 2000). Auch bei einer chronisch obstruktiven Lungenerkrankung (COPD) treten häufig Angst- und Depressionssymptome auf (Yohannes et al. 2006), mit denen eine deutliche Einschränkung der Lebensqualität verbunden ist (Punekar et al. 2007). Sie können sich außerdem negativ auf die Manifestation der Erkrankung, wie beispielsweise vermehrte Atemnot, auswirken (Wu et al. 2004). Für Patienten mit Diabetes mellitus sind häufig auftretende komorbide Depressionen mit einer höheren Mortalität, höheren Kosten, einer eingeschränkten Lebensqualität und mangelnder Adhärenz verbunden (Ciechanowski et al.

2000; Gonzalez et al. 2007; Hutter et al. 2010; Katon et al. 2005).

Von besonderer Bedeutung sind auch die Zusammenhänge zwischen hirnorganischen Erkrankungen und Depressionen, vor allem im höheren Lebensalter. Dies gilt analog zu den kardiovaskulären Erkrankungen für zerebrovaskuläre Erkrankungen, wie Schlaganfälle und vaskuläre Demenzen (Kales et al. 2005; Tiemeier 2003). Vor allem die Beeinträchtigung subcorticaler Hirnfunktionskreise kann mit Depressionen assoziiert sein; besonders häufig tritt dies z. B. beim Morbus Parkinson auf (Lieberman 2006). Diese depressiven Syndrome bieten z. T. ein eigenes Erscheinungsbild mit ausgeprägte(re)n exekutiven Funktionsstörungen, vor allem Aufmerksamkeitsdefiziten, einer Verlangsamung und Affektlabilität. Dies hat zu neuen Operationalisierungen, wie z. B. der einer »vaskulären Depression« als eigener diagnostischer Kategorie, geführt (Alexopoulos et al. 1997; Kales et al. 2005).

Noch nicht vollständig geklärt ist der Zusammenhang zwischen Depression und Demenz. Als sehr wahrscheinlich gilt, dass Patienten, die im höheren Lebensalter erstmalig an einer Depression erkranken und über kognitive Störungen klagen, mit zunehmender Dauer der Verlaufsbeobachtung eine Demenz entwickeln (Stoppe 2000; 2006). Darüber hinaus zeigte vor Kurzem eine Metaanalyse, dass Depressionen generell ein doppelt so hohes Risiko für die Entwicklung einer Alzheimer-Demenz mit sich bringen (Ownby et al. 2006).

10.4 Wechselwirkungen zwischen Depressionen und körperlichen Erkrankungen

Bezüglich somatopsychischer Komorbiditäten bzw. der Komorbidität von depressiven Störungen und somatischen Erkrankungen bestehen verschiedene Assoziations- bzw. Kausalitätsmöglichkeiten (DGPPN et al. 2009; Härter u. Baumeister 2007):

1. Die somatische Erkrankung oder zur Behandlung eingesetzte Medikamente verursachen oder lösen auf biologischer bzw. physiologischer Ebene die depressive Erkrankung aus (Beispiel: depressive Symptome folgen auf eine Schilddrüsenunterfunktion).
2. Die somatische Erkrankung geht der Entwicklung einer depressiven Erkrankung bei genetisch vulnerablen Patienten zeitlich voraus (Beispiel: eine hormonelle Erkrankung [Morbus Cushing] geht einer depressiven Episode voraus).
3. Die depressive Erkrankung entwickelt sich als Reaktion auf eine schwere somatische Erkrankung und ihre Behandlung (Beispiel: eine Krebserkrankung löst eine depressive Episode aus).
4. Eine depressive Erkrankung geht dem Beginn körperlicher Symptome bzw. Erkrankungen voraus und/oder kann sie ungünstig beeinflussen (Beispiel: eine unbehandelte depressive Erkrankung beeinflusst den Übergang von akuten zu chronischen Rückenschmerzen; depressionsassoziierte psychobiologische Veränderungen beeinflussen pathophysiologische Prozesse bestimmter somatischer Erkrankungen, z. B. bei der koronaren Herzerkrankung).
5. Die depressive Störung und die somatische Erkrankung können sich aufgrund eines gemeinsamen Risikofaktors oder einer gemeinsamen pathophysiologischen Verände-

rung entwickeln. Beispielsweise ist bekannt, dass ungünstige intrauterine Bedingungen sowohl ein Risiko für die Entwicklung einer Depression als auch für einen Diabetes mellitus und eine koronare Herzkrankheit darstellen.

6. Die somatische Erkrankung und depressive Erkrankung sind kausal nicht miteinander verknüpft, sondern zeitlich koinzident (Beispiel: eine depressive Episode und eine chronisch obstruktive Lungenerkrankung liegen gleichzeitig vor).

10.5 Relevanz der Komorbidität bei Diagnostik und Behandlung

Studien zeigen, dass psychische Komorbiditäten bei körperlichen Erkrankungen nur in ca. der Hälfte der Fälle diagnostiziert werden und wiederum nur die Hälfte dieser Diagnosen auch korrekt ist (Härter et al. 2004; Reuter u. Härter 2011; Reuter et al. 2002). Häufig gehen depressive Erkrankungen mit einem ungünstigen Gesundheitsverhalten einher, was sich auf das Ansprechen auf somatisch orientierte Therapien auswirkt. So können eine Antriebsminderung oder sozialer Rückzug beispielsweise zu einer geringeren Therapieadhärenz hinsichtlich Sport- und Bewegungstherapie führen. Konzentrationsschwierigkeiten, die häufig mit Depressionen einhergehen, können die regelmäßige Medikamenteneinnahme erschweren, und somatische Symptome wie Gewichtsverlust können eine ungünstigere körperliche Verfassung bedingen. Die möglichst frühzeitige Erkennung depressiver Syndrome besitzt demnach besondere Relevanz für die Behandlung. Da ältere Menschen einen großen Anteil der körperlich kranken Patienten ausmachen, sind auch kognitive Einbußen in die Psychodiagnostik einzubeziehen.

Wegen der Verbindung von somatischen Erkrankungen und depressiven Symptomen können somatische Zusatzuntersuchungen notwendig werden, um organische Grunderkrankungen zu erkennen oder auszuschließen sowie eventuelle Kontraindikationen für eine Behandlung der depressiven Erkrankung (z.B. mittels Antidepressiva) zu identifizieren. Deshalb ist vor Beginn einer Therapie eine sorgfältige internistische und neurologische Untersuchung sinnvoll. Auch Medikamentenwirkstoffe, die aktuell angewendet werden oder abgesetzt wurden, können eine depressive Symptomatik verursachen oder verstärken (Kennedy 2004). Vor einer Behandlung ist folglich eine routinemäßige Erfassung der verschriebenen und zusätzlich eingenommenen Medikamente notwendig.

Aufgrund der häufig nicht einfachen Abgrenzbarkeit von depressiver Psychopathologie und Krankheitsverarbeitung (z.B. Differenzierung von Depression und Trauer; McDaniel et al. 2000) sowie durch die zwischen depressiven und somatischen Erkrankungen bestehenden Überschneidungen auf der Symptomebene ist die Diagnostik bei körperlich Kranken häufig erschwert. Das Problem der Symptomüberlappung stellt sich vor allem für die somatischen Symptome der Depression; sie können auch Ausdruck pathophysiologischer Prozesse einer körperlichen Erkrankung bzw. Folge ihrer Behandlung sein. So können etwa bei Krebserkrankungen Beschwerden wie »Energielosigkeit« und »Müdigkeit« durch die Tumoraktivität und/oder durch die chemo-, radio- oder hormontherapeutischen Behandlungen (z.B. Anämie nach Chemotherapie) begründet sein. Diese als tumorbedingte »Fatigue« bezeichnete Folgestörung ist vom depressiven Symptom »Energieverlust« abzugrenzen. Daher wurden verschiedene Modifikationen des sog. »einschließenden Ansatzes« (inclusive approach), der dem beschreibenden Verfahren der Klassifikationssysteme ICD und DSM entspricht und alle Kriterien inkludiert, bezüglich der

Psychodiagnostik bei somatischen Erkrankungen vorgeschlagen. Der »ausschließende Ansatz« (exclusive approach, z. B. Bukberg et al. 1984) sieht den Ausschluss der somatischen Symptome bei der Diagnosestellung vor. Bei depressiven Störungen reduzieren sich die diagnostischen Kriterien um »Müdigkeit bzw. Energieverlust«, »Schlafstörungen« und »Appetitverlust«. Dieser Ansatz kann zwar die Rate falsch positiver Diagnosen reduzieren, jedoch führt die verringerte Sensitivität dazu, dass sich die Prävalenzraten depressiver Störungen reduzieren und eine Unterdetektion der Depression die Folge sein könnte. Der »ätiologische Ansatz« (etiologic approach) schließt ebenfalls somatische Symptome zur Diagnostik aus, wobei dies auf jene Symptome begrenzt sein soll, die im jeweiligen Fall eindeutig auf die spezifische körperliche Erkrankung zurückgehen (McDaniel et al. 2000). Problematisch ist hierbei jedoch, dass gerade die ursächliche Zuordnung der somatischen Symptome entweder zur somatischen oder psychischen Erkrankung häufig schwierig ist. Der »ersetzende Ansatz« (substitutive approach) schlägt vor, das Problem der Symptomüberlappung dadurch zu umgehen, dass die somatischen Symptome der Depression durch weitere kognitive und affektive Symptome ersetzt werden (Endicott 1984). Jedoch ergibt sich dabei die Schwierigkeit, dass die substituierenden Symptome nicht definitiv festgelegt oder validiert wurden. Studien an Patienten verschiedener Indikationsbereiche weisen darauf hin, dass gerade die kognitiven und affektiven Symptome der Depression zwischen somatisch kranken Patienten mit und ohne komorbide Depression diskriminieren. Die höchste Diskriminationsfähigkeit kommt den beiden depressiven Hauptsymptomen »depressive Stimmung« und »Interessenverlust« zu. Neuere Studien mit Tumorpatienten weisen einen diagnostischen Nutzen auch für die somatischen Symptome der Depression nach (insb. Veränderungen des Appetits und Energieverlust). Dies ist ein Argument dafür, weiterhin einen inklusiven, alle Kriterien berücksichtigenden diagnostischen Ansatz zu verfolgen, um psychische Syndrome nicht zu übersehen (Akechi et al. 2003; Reuter u. Härter 2011; Reuter et al. 2004).

! Psychische Komorbidität wird bei körperlichen Erkrankungen nur bei der Hälfte der Patienten diagnostiziert. Nur die Hälfte dieser Diagnosen ist korrekt.
Diagnostische Screeningverfahren verbessern bei hoher Sensitivität und Spezifität die Entdeckung komorbider depressiver Erkrankungen.
Bei depressiven und somatischen Erkrankungen bestehen Überschneidungen auf der Symptomebene, daher soll die depressionsspezifische Diagnostik bei körperlich Kranken besonders sorgfältig durchgeführt werden.

10.6 Fazit

Die Diagnostik psychischer Störungen bei körperlichen Erkrankungen ist zumeist vor dem Hintergrund eines somatisch geprägten Versorgungsfokus sowie der damit verbundenen begrenzten psychodiagnostischen Untersuchungszeit zu planen. Darüber hinaus ist eine psychodiagnostische Routineuntersuchung sinnvoll, die geeignet ist, die geringen Erkennungsraten psychischer Störungen bei somatisch Kranken zu verbessern. Es liegt eine Reihe diagnostischer Instrumente vor, die bei gegebener ökonomischer Einsatzmöglichkeit mit möglichst hoher Sensitivität und Spezifität Verdachtsdiagnosen komorbider depressiver Erkrankungen ermöglicht (Reuter u. Härter 2011). Aufgrund der vielfältigen negativen Wechselwirkungen zwischen komorbiden körperlichen Erkrankungen und Depressionen kommt der Behandlung der depressiven Symptomatik eine zentrale Bedeutung zu. Der Einsatz insbesondere medikamentöser Behandlungsstrategien ist wegen möglicher Wechselwirkungen mit anderen, aufgrund der körperlichen Erkrankung notwendigen Medikamenten häufig mit besonderen Herausforderungen verbunden. Therapeutische Empfehlungen sind den aktuellen Leitlinien zu entnehmen, die sich insbesondere auch mit Behandlungsfragen und -empfehlungen bei komorbiden depressiven und körperlichen Erkrankungen beschäftigt haben (z. B. für Deutschland: DGPPN et al. 2009 bzw. die aktuelle Revision; international: NICE 2009). Es existiert mittlerweile eine Reihe an Behandlungsmaßnahmen, für deren Einsatz neben einer Reduktion der depressiven Symptomatik positive Effekte auf die Lebensqualität der Betroffenen belegt werden konnten (ebenda).

Literatur

Akechi T, Nakano T, Akizuki J et al. Somatic symptoms for diagnos ing major depression in cancer patients. Psychosomatics 2003; 44: 244–8.

Alexopoulos GS, Meyers BS, Young RC et al. 'Vascular depression' hypothesis. Arch Gen Psychiat 1997; 54: 915–22.

Barth J, Schumacher M, Herrmann-Lingen C. Depression as a risk factor for mortality in patients with coronary heart disease: a meta-analysis. Psychosom Med 2004; 66: 802–13.

Baumeister H, Balke K, Härter M. Psychiatric and somatic comorbidities are negatively associated with quality of life in physically ill patients. J Clin Epidemiol 2005; 58(11): 1090–100.

Baumeister H, Höfler M, Jacobi F et al. Psychische Störungen bei Patienten mit muskuloskelettalen und kardiovaskulären Erkrankungen im Vergleich zur Allgemeinbevölkerung. Z Klin Psychol Psychother 2004; 33: 33–41.

Bukberg J, Penman D, Holland JC. Depression in hospitalized cancer patients. Psychosom Med 1984; 46: 199–212.

Cassano P, Fava M. Depression and public health: an overview. J Psychosom Res 2002; 53: 849–57.

Ciechanowski PS, Katon WJ, Russo JE. Depression and diabetes: impact of depressive symptoms on adherence, function, and costs. Arch Intern Med 2000; 160: 3278–85.

Creed F, Morgan R, Fiddler M et al. Depression and anxiety impair health-related quality of life and are associated with increased costs in general medical inpatients. Psychosomatics 2002; 43: 302–9.

Cruess DG, Evans DL, Repetto MJ et al. Prevalence, diagnosis, and pharmacological treatment of mood disorders in HIV disease. Biol Psychiat 2003; 54: 307–16.

DGPPN, BÄK, KBV et al. S3-Leitlinie/Nationale Versorgungsleitlinie Unipolare Depression – Kurzfassung. Berlin: Düsseldorf 2009.

Egede LE. Major depression in individuals with chronic medical disorders: prevalence, and correlates and assicuates of health resource utilisation, lost productivity and functional disability. Gen Hosp Psychiat 2007; 29: 409–16.

Endicott J. Measurement of depression in patients with cancer. Cancer 1984; 53: 2241–8.

Faris R, Purcell H, Henein MY, Coats AJ. Clinical depression is common and significantly associated with reduced survival in patients with non-ischemic heart failure. Eur J Heart Failure 2002; 4: 541–51.

Ferketich AK, Schwartzbaum JA, Frid DJ, Moeschberger ML. Depression as an antecedent to heart disease among women and men in the NHANES I study. National Health and Nutrition Examination Survey. Arch Intern Med 2000; 160: 1261–8.

Fulop G, Strain JJ, Stettin G. Congestive heart failure and depression in older adults: clinical course and health services use 6 months after hospitalization. Psychosomatics 2003; 44: 367–73.

Gonzalez JS, Safren SA, Cagliero E et al. Depression, self-care, and medication adherence in type 2 diabetes: relationships across the full range of symptom severity. Diabetes Care 2007; 30: 2222–7.

Härter M, Baumeister H. Ätiologie psychischer Störungen bei chronischen körperlichen Erkrankungen. Berlin: Springer 2007.

Härter M, Baumeister H, Reuter K et al. Increased 12-month prevalence rates of mental disorders in patients with chronic somatic diseases. Psychother Psychosom 2007; 76(6): 354–60.

Härter M, Woll S, Wunsch A et al. Recognition of psychiatric disorders in musculoskeletal and cardiovascular rehabilitation patients. Arch Physic Med Rehab 2004; 85: 1192–7.

Honda K, Goodwin RD. Cancer and mental disorders in a national community sample: Findings from the National Comorbidity Survey. Psychother Psychosom 2004; 73(4): 235–42.

Hutter N, Schnurr A, Baumeister H. Healthcare costs in persons with diabetes mellitus and comorbid mental disorders – a systematic review. Diabetologia 2010; 53: 2470–9.

Jiang W, Alexander J, Christopher E et al. Relationship of depression to increased risk of mortality and rehospitalization in patients with congestive heart failure. Arch Intern Med 2001; 161: 1849–56.

Jiang W, Kuchibhatla M, Cuffe MS et al. Prognostic value of anxiety and depression in patients with chronic heart failure. Circulation 2004; 110: 3452–6.

Kales HC, Maixner DF, Mellow AM. Cerebrovascular disease and late-life depression. Am J Geriat Psychiat 2005; 13: 88–98.

Kapfhammer HP. Depressiv-ängstliche Störungen bei somatischen Krankheiten. Berlin: Springer 2000.

Katon W, Lin EH, Kroenke K. The association of depression and anxiety with medical symptom burden in patients with chronic medical illness. Gen Hospital Psychiat 2007; 29: 147–55.

Katon WJ, Rutter C, Simon G et al. The association of comorbid depression with mortality in patients with type 2 diabetes. Diabetes Care 2005; 28: 2668–72.

Kennedy SH. Treating Depression Effectively – Applying Clinical Guidelines. Cambridge: Dunitz 2004.

Koopmans GT, Lamers LM. Is the impact of depressive complaints on the use of general health care services dependent on severity of somatic morbidity? J Psychosom Res 2006; 61: 41–50.

Kubzansky LD, Kawachi I. Going to the heart of the matter: do negative emotions cause coronary heart disease? J Psychosom Res 2000; 48: 323–37.

Léspérance F, Frasure-Smith N. Depression in patients with cardiac disease: a practical review. J Psychosom Res 2000; 48: 379–91.

Lieberman A. Depression in Parkinson's disease – a review. Acta Neurolog Scand 2006; 113: 1–8.

McDaniel JS, Brown FW, Cole SA. Assessment of depression and grief reactions in the medically ill. New York: Oxford University Press 2000.

Moussavi S, Chatterji S, Verdes E. Depression, chronic disease and decrements in health results from the World Health Surveys. Lancet 2007; 370: 851–8.

NICE. Depression in adults with a chronic physical health problem. National Clinical Practice Guideline 91, 2009. www.nice.org.uk/CG91.

Ormel J, von Korff M, Oldehinkel AJ et al. Onset of disability in depressed and non-depressed primary care patients. Psychol Med 1999; 29: 847–53.

Ownby RL, Crocco E, Acevedo A et al. Depression and risk for Alzheimer disease: systematic review, meta-analysis, and metaregression analysis. Arch Gen Psychiat 2006; 63: 530–8.

Patten SB. Long-term medical conditions and major depression in the Canadian population. Can J Psychiat 1999; 44: 151–7.

Patten SB. Long-term medical conditions and major depression in a Canadian population study at waves 1 and 2. J Affect Disorders 2001; 63: 35–41.

Pinquart M, Duberstein PR. Depression and cancer mortality: A meta-analysis. Psychol Med 2010; 40: 1797–810.

Pratt LA, Ford DE, Crum RM et al. Depression, psychotropic medication, and risk of myocardial infarction. Prospective data from the Baltimore ECA follow-up. Circulation 1996; 94: 3123–9.

Prieto JM, Blanch J, Atala J et al. Psychiatric morbidity and impact on hospital length of stay among hematologic cancer patients receiving stem-cell transplantation. J Clin Oncol 2002; 20: 1907–17.

Punekar YS, Rodriguez-Roisin R, Sculpher M et al. Implications of chronic obstructive pulmonary disease (COPD) on patients' health status: a western view. Respirat Med 2007; 101: 661–9.

Reich M, Lesur A, Perdrizet-Chevallier C. Depression, quality of life and breast cancer: A review of the literature. Breast Cancer Res Treatm 2008; 110: 9–17.

Reuter K, Härter M. Screening und Diagnostik komorbider psychischer Störungen bei körperlichen Erkrankungen. Bundesgesundheitsbl Gesundheitsforsch Gesundheitsschutz 2011; 54: 22–8. doi: 10.1007/s00103-010-1183-z.

Reuter K, Raugust S, Bengel J, Härter M. Depressive symptom patterns and their consequences for diagnosis of affective disorders in cancer patients. Support Care Cancer 2004; 12: 313–27.

Reuter K, Woll S, Stadelmann S et al. Erkennen und Behandeln psychischer Belastungen und Störungen in der orthopädischen Rehabilitation. Z Klin Psychol Psychiat Psychother 2002; 50: 313–27.

Rumsfeld JS, Havranek E, Masoudi FA et al. Depressive symptoms are the strongest predictors of short-term declines in health status in patients with heart failure. J Am Coll Cardiol 2003; 42: 1811–7.

Sayers SL, Hanrahan N, Kutney A et al. Psychiatric comorbidity and greater hospitalization risk, longer length of stay, and higher hospitalization costs in older adults with heart failure. J Am Geriat Soc 2007; 55: 1585–91.

Stoppe G. Alte. In: Stoppe G, Bramesfeld A, Schwartz FS (Hrsg). Volkskrankheit Depression. Berlin: Springer 2006; 245–56.

Stoppe G. Depressionen bei Alzheimer Demenz. In: Calabrese P, Förstl H (Hrsg). Psychopathologie und Neuropsychologie der Demenz. Lengerich: Pabst 2000; 68–86.

Sullivan M, Levy WC, Russo JE, Spertus JA. Depression and health status in patients with advanced heart failure: a prospective study in tertiary care. J Card Failure 2004; 10: 390–6.

Tiemeier H. Biological risk factors for late life depression. Eur J Epidemiol 2003; 18: 745–50.

Tiemeier H, van Dijck W, Hofman A et al. Relationship between atherosclerosis and late-life depression: the Rotterdam Study. Arch Gen Psychiat 2004; 61: 369–76.

Wells KB, Golding JM, Burnam MA. Psychiatric disorder and limitations in physical functioning in a sample of the Los Angeles general population. Am J Psychiat 1988; 145: 712–7.

Wells KB, Stewart A, Hays RD et al. The functioning and well-being of depressed patients. Results from the Medical Outcomes Study. JAMA 1989; 262: 914–9.

Wu HS, Wu SC, Lin JG, Lin LC. Effectiveness of acupressure in improving dyspnoea in chronic obstructive pulmonary disease. J Advan Nurs 2004; 45: 252–9.

Yohannes A, Baldwin RC, Connolly MJ. Depression and anxiety in elderly patients with chronic obstructive pulmonary disease. Age Ageing 2006; 35: 457–9.

11 Progredienzangst und spezifische krankheitsbezogene Ängste

Andreas Dinkel

11.1 Einleitung

Es ist nicht ungewöhnlich, dass Menschen mit einer körperlichen Erkrankung an Ängsten leiden, die verschiedene Aspekte der Erkrankung selbst betreffen. Die Angst, dass alles nur noch schlimmer wird, Angst vor der nächsten Untersuchung, Angst vor der anstehenden Behandlungsmaßnahme, vor bestimmten Symptomen, vor den möglichen Auswirkungen auf den Alltag – diese Ängste erscheinen rational begründet, einfühlbar, irgendwie unausweichlich zur Krankheit dazu gehörend. Sie erscheinen »normal« angesichts der »unnormalen« Situation. – »Da kann man wohl nichts machen.«

In der Tat sind die Möglichkeiten einer Veränderung insofern begrenzt, als es sich hierbei um realbasierte Ängste handelt; sie sind im Kern begründet, die Befürchtungen sind im Kern real, nicht irrational.

Obwohl es sich hierbei nicht um ein neues Phänomen handelt, haben krankheitsbezogene Ängste körperlich Kranker erst in den letzten Jahren ein vermehrtes Forschungsinteresse gefunden. Dies gilt insbesondere für das Gebiet der Psychoonkologie (Herschbach u. Dinkel 2014). Allerdings zeigen zahlreiche Studien, dass solche Ängste bei weitem nicht nur bei Krebspatienten auftreten – vermutlich ist es angemessen anzunehmen, dass realbasierte krankheitsbezogene Ängste in gewissem Ausmaß bei nahezu allen chronischen Erkrankungen zu beobachten sind.

11.2 Allgemeine Merkmale

Bisher fehlt es an einer allgemeinen akzeptierten Definition realbasierter krankheitsbezogener Ängste. Ein Vorschlag wird im Folgenden gegeben:

Definition

Als **realbasierte krankheitsbezogene** Ängste werden Angstsymptome bezeichnet, die bei Patienten mit einer bestehenden körperlichen Krankheit auftreten und sich auf reelle krankheitsbedingte Bedrohungen und Unsicherheiten beziehen. Hierzu zählen unter anderem Angst vor Progress und/oder Rezidiv, Angst vor krankheitsbedingten Symptomen, vor Behandlungsmaßnahmen und deren Nebenwirkungen sowie vor psychosozialen Konsequenzen der Erkrankung. Realbasierte krankheitsbezogene Ängste können, wie psychopathologische Ängste, in ihrer affektiven, kognitiven, physiologischen und behavioralen Qualität erlebt werden, wobei häufig eine Dominanz der kognitiven Komponente in Form von Sorgen besteht. Diese Ängste stellen eine bewusst erlebte, prinzipiell angemessene und potenziell adaptive Reaktion auf die Erkrankung dar. Sie können jedoch in ihrer Intensität und/oder Häufigkeit so exzessiv auftreten, dass sie zu einer Beeinträchtigung der Funktionsfähigkeit im Alltag führen und einen subjektiven Leidensdruck begründen. Hieraus kann auch bei diesen realbasierten Ängsten eine Behandlungsbedürftigkeit resultieren.

Diese Definition betont, dass es sich phänomenologisch nicht um eine bisher unbekannte Form des Angsterlebens handelt; die Angst wird in denselben Qualitäten erlebt wie im Fall klassischer Angststörungen. Der Unterschied zu den klassischen »neurotischen« Angststörungen ist der Anlass für die Angst und die reelle Bedrohung. Im Unterschied zur hypochondrischen Störung sind diese Patienten tatsächlich körperlich krank; anders als bei der Panikstörung, den phobischen Störungen und der Generalisierten Angststörung (GAS) sind diese Ängste nicht situationsungebunden (Panik), irrational (Phobie) oder frei flottierend (GAS; Herschbach u. Dinkel 2014).

In der Forschungsliteratur werden diese realbasierten Ängste häufig als »fear« bezeichnet, es findet sich aber auch der Begriff »anxiety«. In vielen Fällen beschäftigen sich aber auch Arbeiten, die »worry« oder »concerns« im Titel führen, mit genau demselben Phänomen. Diese Uneinheitlichkeit verweist darauf, dass es sich um ein Forschungsfeld handelt, das noch nicht konsolidiert ist. In der Tat bestehen gegenwärtig mehrere disparate Forschungslinien, die praktisch keinen Bezug aufeinander nehmen.

Konzeptuell lässt sich zwischen einer generischen, krankheitsübergreifenden Perspektive und einer krankheits- und/oder symptomspezifischen Perspektive unterscheiden.

11.3 Progredienzangst – ein generisches Konzept

Ein generisches, krankheitsübergreifendes Konzept ist Progredienzangst (fear of progression). Der Begriff bezeichnet die Angst vor dem Fortschreiten oder Wiederauftreten einer chronischen körperlichen Erkrankung mit all ihren psychosozialen Konsequenzen (Herschbach et al. 2005). Das folgende Patientenzitat veranschaulicht das subjektive Erleben von Progredienzangst:

Fallbeispiel

Progredienzangst im Erleben einer Krebspatientin

»Abends kommen mir die unmöglichsten Gedanken, wenn ich sie auch immer wegschiebe, aber sie kommen automatisch wieder. – Die Gedanken, die sind manchmal positiv, aber häufiger negativ, weil ich Angst hab. Vor dem ganzen, was noch kommt – wie steh ich das durch? Das Ungewisse. Ich weiß nicht, wie sich die Krankheit entwickelt, und davor hab ich Angst. – Schaffst du das? Wird das meinem Mann nicht zu viel, der ja sehr geduldig ist, aber trotzdem … Die Gedanken kommen einfach. Dann bin ich unruhig und kann nicht schlafen.«

Progredienzangst ist bei Patienten mit unterschiedlichsten körperlichen Erkrankungen zu beobachten, was in ► Abbildung 11-1 veranschaulicht wird.

Studien zur Angst vor dem Fortschreiten der Erkrankung wurden vor allem bei Krebspatienten durchgeführt. In dem Bereich der Psychoonkologie hat sich international der Begriff »fear of recurrence« eingebürgert, um realbasierte Ängste zu beschreiben (Lee-Jones et al. 1997). Dieses Konzept ist nahezu deckungsgleich mit Progredienzangst (Herschbach u. Dinkel 2014). Letzteres fasst den Verlaufsaspekt einer chronischen Krankheit et-

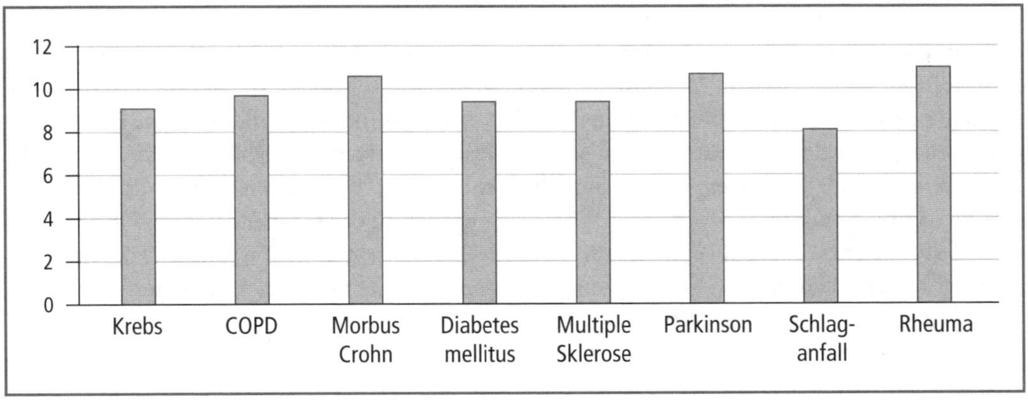

Abb. 11-1 Progredienzangst bei unterschiedlichen Krankheitsgruppen, Summenwert im Progredienzangstfragebogen (PA-F); aufgrund von Unterschieden in relevanten Merkmalen sind die Stichproben nicht direkt miteinander vergleichbar; adaptiert nach Berg et al. (2011).

was weiter (nicht nur redizivierende Erkrankungen, sondern z. B. auch kontinuierlich oder intermittierend progressive) und ist somit umfassender krankheitsübergreifend orientiert.

Wie Studien zeigen konnten, leiden auch Familienmitglieder unter Progredienzangst und machen sich Sorgen über den Krankheitsverlauf des erkrankten Patienten (Zimmermann et al. 2012). Es liegt nahe, dass Patienten und Partner/Familienmitglieder sich in ihrem Angsterleben gegenseitig beeinflussen können; entsprechende empirische Ergebnisse geben Hinweise hierauf (Kim et al. 2012), wobei sich bisher nur wenige Arbeiten aus einer familienorientierten Perspektive mit Progredienzangst beschäftigt haben.

11.4 Spezifische krankheitsbezogene Ängste

Realbasierte Ängste, die sich auf spezifische Merkmale der Erkrankung oder spezifische Symptome beziehen, wurden bei einer Reihe von Krankheiten beschrieben und untersucht. Hierzu zählen unter anderem:

- Hypoglykämieangst bei Diabetes
- Angst vor Schockabgabe bei Patienten mit implantiertem Cardioverter-Defibrillator
- Herzangst bei Patienten mit koronarer Herzkrankheit
- Angst vor Luftnot bei chronisch obstruktiver Lungenerkrankung und Asthma
- Angst vor Anfällen bei Epilepsie
- Sturzangst bei Morbus Parkinson
- Angst vor Schmerzen, z. B. bei Schmerz- oder Krebspatienten
- Angst vor Bewegung, z. B. bei Schmerzpatienten oder Patienten mit koronaren Problemen

11.5 Diagnostik

Die Diagnostik krankheitsbezogener Ängste erfolgt über spezifische Fragebögen. Bisher liegt kein klinisches Interview vor, um krankheitswertige krankheitsbezogene Ängste zu diagnostizieren. Schwierigkeiten bei der Diagnostik und Klassifikation klinisch bedeutsamer krankheitsbezogener Ängste bestehen auch darin, dass Symptome, die Kriterien einer Angststörung darstellen, ebenso Symptome der somatischen Grunderkrankung sein können. Ferner ist unklar, wie klinisch bedeutsame krankheitsbezogene Ängste klassifiziert werden sollen, welche Diagnose angemessen erscheint. Diese Probleme treten jedoch generell bei der Diagnostik psychischer Beschwerden und Störungen bei körperlich Kranken auf (Dinkel 2013).

Die spezifischen Fragebögen, die zur Erfassung krankheitsbezogener Ängste entwickelt wurden, korrelieren typischerweise moderat mit psychopathologischen Angstmaßen (Herschbach et al. 2005; Kühl et al. 2011), was den konzeptuellen Überlegungen entspricht und verdeutlicht, dass es sich hierbei um etwas anderes handelt als um »neurotische« Ängste. Insbesondere im Gebiet der Psychoonkologie liegt inzwischen eine Reihe an entsprechenden Fragebögen vor. In ihrem systematischen Review identifizierten Thewes et al. (2012) 20 Skalen bzw. Fragebögen zur Erfassung von Progredienz-/Rezidivangst. Hierunter ist auch der von der Münchner Arbeitsgruppe entwickelte Progredienzangstfragebogen (PA-F; Herschbach et al. 2005), der sehr gute Gütekriterien aufweist. In der ► Tabelle 11-1 sind ausgewählte Fragebögen zur Erfassung krankheitsbezogener Ängste im Überblick dargestellt.

11.6 Klinische Relevanz

Krankheitsbezogene Ängste treten bei sehr vielen Patienten auf, allerdings ist es nur schwer möglich, eine präzise Aussage zur Häufigkeit einer klinisch relevanten Ausprägung dieser

Tab. 11-1 Ausgewählte Fragebögen zur Erfassung krankheitsbezogener Ängste

Konstrukt	Fragebogen	Skalen	Autoren
Progredienzangst	Progredienzangst-Fragebogen (PA-F)	• affektive Reaktionen • Partnerschaft/Familie • Beruf • Autonomieverlust • Angstbewältigung	Herschbach et al. (2005)
Progredienzangst	COPD-Angst-Fragebogen (CAF)	• soziale Ausgrenzung • Dyspnoe • körperliche Aktivität • Progredienzangst • Partnerschaft • Langzeitsauerstofftherapie	Kühl et al. (2011)
Hypoglykämieangst	Hypoglycemia Fear Survey (HFS)	• Worry • Behavior	Cox et al. (1997)
Angst vor Schockabgabe	Florida Shock Anxiety Scale (FSAS)	• Consequence • Trigger	Kuhl et al. (2006)
Herzangst	Herzangstfragebogen (HAF)	• Furcht • Vermeidung • Selbstaufmerksamkeit	Einsle et al. (2009)
Angst vor Bewegung	Tampa Scale for Kinesiophobia (TSK)	• Activity avoidance • Somatic focus	Roelofs et al. (2011)

Ängste zu treffen. Da ein externes Kriterium fehlt, lassen sich nur bedingt valide Cut-off-Werte in Fragebögen festlegen, sodass häufig pragmatische Entscheidungen getroffen werden. Dieses in Rechnung stellend, kommen z. B. Simard et al. (2013) in ihrem systematischen Review zu dem Ergebnis, dass post-akut 49 % Prozent der Krebspatienten an einer mittleren bis starken Progredienzangst leiden. Progredienzangst nimmt im Verlauf der ersten Monate nach Diagnose oder Rehabilitation typischerweise ab, um dann über die nächsten Monate bis Jahre eher stabil zu bleiben (Mehnert et al. 2013; Simard et al. 2013). Ähnliche Ergebnisse zum Verlauf fanden van Beek et al. (2012) in Bezug auf Herzangst bei Patienten nach einem Herzinfarkt.

Hinsichtlich der Prävalenz weiterer krankheitsbezogener Ängste berichten z. B. Hoyer et al. (2008), dass 31 % der kardiologischen Patienten vor einem Bypass-Eingriff über erhöhte Herzangst klagten. In der Studie von Bäck et al. (2013) zeigten 20 % der Koronarpatienten eine erhöhte Angst vor Bewegung.

Krankheitsbezogene Ängste weisen typischerweise einen Zusammenhang zu allgemeinen Ängsten und Depressivität auf, und sie sind mit einer reduzierten Lebensqualität und einem beeinträchtigten sozialem Funktionsniveau verbunden (Herschbach et al. 2005; Simard et al. 2013; Zale et al. 2013). Einige Studien legen auch einen Einfluss auf den Krankheitsverlauf nahe. So gibt es Hinweise darauf, dass diabetesspezifische Ängste und Sorgen prädiktiv für eine schlechtere glykämischen Kontrolle (HbA_{1c}) sind (Reddy et al. 2013), was vermutlich über eine verminderte Compliance von Patienten mit spezifischen Ängsten erklärt werden kann. In einer Studie bei Patienten mit implantiertem Cardioverter-Defibrillator zeigte sich, dass krankheitsbezogene Ängste mit einer erhöhten Mortalität einhergehen (Pedersen et al. 2010).

Diese Ergebnisse legen nahe, dass auch realbezogene Ängste ein dysfunktionales und damit behandlungsbedürftiges Ausmaß erreichen können. Spezifische Behandlungsmaßnahmen liegen bislang jedoch kaum vor (Herschbach et al. 2010). Vorschläge finden sich auch in dem ► Kapitel 39 von Herschbach.

Literatur

Bäck M, Cider Å, Herlitz J et al. The impact of kinesiophobia (fear of movement) by clinical variables for patients with coronary artery disease. Int J Cardiol 2013; 167: 391–7.

Berg P, Book K, Dinkel A et al. Progredienzangst bei chronischen Erkrankungen. Psychother Psych Med 2011; 61: 32–7.

Cox DJ, Irvine A, Gonder-Frederick L et al. Fear of hypoglycemia: quantification, validation, and utilization. Diabetes Care 1987; 10: 617–21.

Dinkel A. Schwierigkeiten bei der diagnostischen Klassifikation psychischer Beschwerden körperlich Kranker: Probleme, Fallstricke – und kein Ausweg? In: Stelzig M, Rathner S, Klaushofer R (Hrsg). Die Folgen der Nichtdiagnose psychischer Erkrankungen im Allgemein-Krankenhaus. Wien: Sramek 2013; 27–46.

Einsle F, Köllner V, Herzberg PY et al. Psychometrische Analyse zum Herzangstfragebogen bei kardiologischen Patienten. Verhaltensther Verhaltensmed 2009; 30: 439–57.

Herschbach P, Berg P, Dankert A et al. Fear of progression in chronic diseases: psychometric properties of the Fear of Progression Questionnaire (FoP-Q). J Psychosom Res 2005; 58: 505–11.

Herschbach P, Berg P, Waadt S et al. Group psychotherapy of dysfunctional fear of progression in patients with chronic arthritis or cancer. Psychother Psychosom 2010; 79: 31–8.

Herschbach P, Dinkel A. Fear of progression. In: Goerling U (ed). Psychooncology. Berlin: Springer 2014; 11–29.

Hoyer J, Eifert GH, Einsle F et al. Heart-focused anxiety before and after cardiac surgery. J Psychosom Res 2008; 64: 291–7.

Kim Y, Carver CS, Spillers RL et al. Dyadic effects of fear of recurrence on the quality of life of cancer survivors and their caregivers. Qual Life Res 2012; 21: 517–25.

Kühl K, Kuhn C, Kenn K, Rief W. Der COPD-Angst-Fragebogen (CAF): Ein neues Instrument zur

Erfassung krankheitsspezifischer Ängste bei COPD-Patienten. Psychother Psych Med 2011; 61: e1–e9.

Kuhl EA, Dixit NK, Walker RL et al. Measurement of patient fears about implantable cardioverter defibrillator shock: an initial evaluation of the Florida Shock Anxiety Scale. Pacing Clin Electrophysiol 2006; 29: 614–8.

Lee-Jones C, Humphris G, Dixon R, Hatcher MB. Fear of recurrence – a literature review and proposed cognitive formulation to explain exacerbation of recurrence fears. Psychooncology 1997; 6: 95–105.

Mehnert A, Koch U, Sundermann C, Dinkel A. Predictors of fear of recurrence in patients one year after cancer rehabilitation: a prospective study. Acta Oncol 2013; 52: 1102–9.

Pedersen SS, van den Broek KC, Erdman RAM et al. Pre-implantation implantable cardioverter defibrillator concerns and Type D personality increase the risk of mortality in patients with an implantable cardioverter defibrillator. Europace 2010; 12: 1446–52.

Reddy J, Wilhelm K, Campbell L. Putting PAID to diabetes-related distress: the potential utility of the Problem Areas in Diabetes (PAID) Scale in patients with diabetes. Psychosomatics 2013; 54: 44–51.

Roelofs J, van Breukelen G, Sluiter J et al. Norming of the Tampa Scale for Kinesiophobia across pain diagnoses and various countries. Pain 2011; 152: 1090–5.

Simard S, Thewes B, Humphris G et al. Fear of cancer recurrence in adult cancer survivors: a systematic review of quantitative studies. J Cancer Survivorship 2013; 7: 300–22.

Thewes B, Butow P, Zachariae R et al. Fear of cancer recurrence: a systematic literature review of self-report measures. Psychooncol 2012; 21: 571–87.

van Beek MHCT, Mingels M, Oude Voshaar RC et al. One-year follow up of cardiac anxiety after a myocardial infarcation: a latent class analysis. J Psychosom Res 2012; 73: 362–8.

Zale EL, Lange KL, Fields SA, Ditre JW. The relation between pain-related fear and disability: a meta-analysis. J Pain 2013; 14: 1019–30.

Zimmermann T, Alsleben M, Heinrichs N. Progredienzangst gesunder Lebenspartner von chronisch erkrankten Patienten. Psychother Psych Med 2012; 62: 344–51.

12 Interaktionsverhalten von Patienten mit Behandlern und Angehörigen

Constanze Hausteiner-Wiehle, Rainer Schaefert

Fallbeispiel

Eine 27-jährige, jugendlich gekleidete Patientin stellt sich in der psychosomatischen Ambulanz aufgrund chronischer Kopf- und Nackenschmerzen vor. Sie sagt: »Ich funktioniere schon seit fast zwei Jahren nicht mehr richtig. Ich bin ja gespannt, ob Sie rauskriegen, warum!« Dabei wirkt sie etwas kokett und herausfordernd. Sie antwortet engagiert und präzise, affektiv wirkt sie dabei eher heiter. Als der Untersucher zu Voruntersuchungen fragt, sagt sie mit einem leicht vorwurfsvollem Unterton: »Das sollten Sie aber wirklich aus den Unterlagen wissen!«

12.1 Einleitung

Interaktion bezeichnet das wechselseitige Aufeinander-Einwirken von Akteuren, meist Gesprächspartnern, auf verschiedenen Ebenen wie Körperhaltung, Mimik, Gestik, Tonfall, Sprache und Gesprächsinhalt. Das Handeln (oder auch Unterlassen von Handlungen) auf diesen Ebenen kann man als Interaktionsverhalten zusammenfassen. Oft erfolgt Interaktion in **zeitlich überdauernden Stilen** und **(Kommunikations-)Mustern** (► Kap. 41). Ist einer der Interaktionspartner ein Patient (also ein Individuum, das sich krank fühlt und deshalb medizinische Hilfe sucht), sind Aspekte wie Beschwerdepräsentation, Inanspruchnahmeverhalten und Adhärenz wesentliche Elemente des Interaktionsverhaltens. Das Interaktionsverhalten eines Patienten in ist mehrfacher Hinsicht relevant:

- Es erlaubt Rückschlüsse auf das Interaktionsverhalten des Patienten in seinem erweiterten Umfeld und bietet damit Informationen über mögliche beschwerdeunterhaltende und prognoserelevante Faktoren.
- Es kann – je nachdem, ob es beachtet wird oder nicht – sowohl eine Chance als auch ein Hindernis für eine erfolgreiche Behandlung sein.
- Es kann in Richtung funktionalerer Verhaltensweisen modifiziert werden.

Teilweise wurde versucht, bestimmten psychosomatischen Erkrankungen bestimmte Interaktionsmuster des Patienten oder seiner Herkunftsfamilie zuzuordnen. Hier gibt es keine pathognomonischen, sondern nur individuelle, manchmal aber typische Konstellationen.

Wichtig ist, sich zu vergegenwärtigen, dass es keine sicher-eindeutige Kommunikation gibt. Interaktionen bestehen aus Sequenzen des Informationsaustausches von Sender zu Empfänger, deren Rollen alternieren (Schulz von Thun 1981). Der Sender gibt vordergründige Informationen (z. B. gesprochene Worte), jedoch auch sichtbare zusätzliche Informationen (z. B. nonverbales Verhalten) und hat in aller Regel bestimmte Motive, warum er diese Informationen übermitteln möchte. Der Informationsempfänger nimmt selektiv Teile dieser gesendeten Information auf, stellt Vermutungen über die Motive des Senders an und reagiert darauf. Hier ergeben sich zahlreiche Möglichkeiten für Missverständnisse: Werden die Informationen adäquat gesendet? Gibt es Diskrepanzen zwischen verbal und nonverbal ausgedrückten Informationen, die Fehlinterpretationen fördern? Welche Motive unterstellt der Empfänger dem Sender?

! In Interaktionssituationen haben Sender und Empfänger in aller Regel unterschiedliche Interpretationen der Interaktion und gegenseitig vermuteter Motive. Deshalb kann das Arzt-/Therapeutenverhalten beim Patienten grundsätzlich anders ankommen als intendiert. Aus diesem Grund sind Rückfragen besonders wichtig.

12.2 Entstehung von Interaktionsverhalten

a) Interaktionsverhalten entwickelt sich zum einen auf der Basis **bisheriger Interaktionserfahrungen**. So prägen z. B. **Bindungserfahrungen bzw. -muster** das Interaktionsverhalten im Erwachsenenalter (▶ Kap. 15). Im Hinblick auf die Arzt/Therapeut-Patient-Beziehung wurde gezeigt, dass unsicher gebundene Krebspatienten ihren Ärzten weniger vertrauten und unzufriedener mit der Behandlung waren als sicher gebundene (Holwerda et al. 2013).

Sowohl im familiären als auch im milieuspezifischen und kulturellen Kontext wird das Interaktionsverhalten von **Nachahmung** (Modelllernen) und **Rollenübernahmen**, einschließlich genderspezifischer Stereotypen (▶ Kap. 5), beeinflusst. Beispielsweise wirken sich das Geschlecht beider Interaktionspartner, Alter, Sprach- und Kulturbarrieren auf die Beschwerdepräsentation und die Gestaltung der Arzt/Therapeut-Patient-Beziehung aus (Hausteiner-Wiehle et al. 2011). Auch konkrete **negative bzw. traumatische Erfahrungen** können das Interaktionsverhalten prägen, z. B. bei früher und komplexer Traumatisierung oder bei früheren Krankheitserfahrungen (z. B. lebensbedrohliche Anaphylaxie, intraoperative Wachheit, stark entwertende Arztäußerungen). Diese Vorerfahrungen können sich z. B. in Form von Misstrauen, Vermeidungsverhalten und Angst bis hin zu Phobien (Spritzenphobie, Bacillophobie, »Weißkittelphobie«) manifestieren (▶ Kap. 9, Kap. 14), etwa wenn ein Patient bei körperlichen Untersuchungen sichtlich unter Stress gerät, wenn er eine Diagnose oder eine Untersuchung als Strafe interpretiert oder wenn er sich als Opfer früherer Behandler erlebt.

Interaktionsverhalten verändert sich auch **im Laufe einer Erkrankung**: Patienten schildern z. B. akute Schmerzen anders als Schmerzen, die über Monate, Jahre oder gar Jahrzehnte bestehen. Patienten, die bereits jahrelang an bestimmten Beschwerden leiden, sind beispielsweise oft informierter als Neuerkrankte, aber auch abgeklärter und leider oft auch frustrierter (▶ Kap. 8).

b) Interaktionsverhalten entwickelt sich aber auch immer im Moment **der aktuellen Situation** entlang der Aktionen und Reaktionen des jeweiligen Interaktionspartners (Street et al. 2007). Interaktionspartner gehen in ihren Reaktionen immer nur auf einen kleinen Teil der gesendeten verbalen und nonverbalen Informationen ein, sodass Interaktion immer auch bestimmte Aspekte des Verhaltens des Gegenübers verstärkt. In dieser **Beidseitigkeit** (Reziprozität) liegt oftmals auch eine Erklärung für Interaktionsprobleme und »unerklärte« Therapieverläufe (»Wunderheilung«, Stillstand, Abbruch), sodass sie reflektiert und ggf. genutzt werden sollte.

c) Wenn ein Patient in seinem Interaktionsverhalten frühere Affekte, Annahmen, Vorurteile, (Rollen-)Erwartungen, (Lern-)Erfahrungen, Wünsche und Befürchtungen unbewusst auf die Beziehung zum Behandler oder zu Angehörigen reaktiviert, spricht man von **Übertragung**. Andererseits trägt auch der Arzt/Therapeut wesentlich zur Interaktion bei, indem er auf das Interaktionsangebot reagiert und zusätzlich eigene Kontexteinflüsse einschließlich des eigenen Bindungsmusters (Schauenburg et al. 2006) in das Interaktionsgeschehen mit überträgt (**Gegenübertragung**; ► Kap. 30).

12.3 Modelle und Diagnostik

Aus der Fülle von Modellen für Interaktionsverhalten bzw. interpersonelles Verhalten werden einige exemplarisch herausgegriffen, die auch für die Arzt/Therapeut-Patient-Beziehung und die Psychotherapie relevant sind. Gerade für den Umgang mit »schwierigen« Patienten kann ein differenziertes Verständnis von Interaktion hilfreich sein (► Kap. 30).

- Die **Transaktionsanalyse** (Berne 1961) geht davon aus, dass in jedem Menschen drei Aspekte des »Ich« vorhanden sind: Kindheits-Ich (das z. B. verspielt oder rebellisch reagiert), Eltern-Ich (das z. B. ermahnt oder lobt) und Erwachsenen-Ich (das z. B. abwägt oder Entscheidungen trifft), die in konkreten Interaktionen sprechen bzw. angesprochen werden. Beispielsweise kann ein Interaktionspartner mit seinem Eltern-Ich das Kindheits-Ich seines Gegenübers ansprechen, das wiederum mit seinem Kindheits-Ich das Eltern-Ich des Anderen anspricht (komplementäre Kommunikation), oder es kann sich eine »Über-Kreuz-Kommunikation« entwickeln. Eine Weiterentwicklung ist das Konzept der »Neubeelterung« (Reparenting) in der Psychotherapie.
- Das **zweidimensionale Persönlichkeitsmodell** von Leary (1957) beschreibt die menschliche Persönlichkeit anhand der zwei Achsen »dominance and submission« bzw. »love and hate«; aus ihm gehen mehrere Weiterentwicklungen hervor, etwa das Circumplex-Modell von Kiesler, die Strukturale Analyse des Sozialverhaltens von Benjamin (und seine Anwendung in der Operationalen Psychodynamischen Diagnostik OPD-2) und die Developmental Learning and Loving Theory von Benjamin. Das **Circumplex-Modell** von Kiesler (»Kiesler-Kreis«; ► Abb. 12-1) beschreibt interpersonelles Verhalten in zwei Dimensionen: »Dominanz/Kontrolle« mit den Polaritäten »dominant vs. submissiv« und »Zuneigung/Verträglichkeit« mit den Polaritäten »freundlich vs. feindselig« sowie diversen Zwischenstufen, z. B. »feindselig-unterwürfig« (Kiesler 1983). Dadurch ergibt sich ein 360-Grad-Kreismodell, das benachbarte ebenso wie gegenüberliegende (komplementäre) Stile miteinander in Beziehung setzt. Interaktionen verlaufen entlang dieser Polaritäten oft komplementär, d. h. feindselig-dominantes Patientenverhalten kann zu einer freundlich-unterwürfigen Reaktion aufseiten des Arztes führen und umgekehrt. Es wurde gezeigt, dass die Persönlichkeit des Arztes von Patienten unterschiedlich wahrgenommen wurde, je nachdem, ob der Patient sachlich-neutral oder individuell informiert wurde, oder dass der HbA_{1c}-Wert von Diabetes-Patienten höher war,

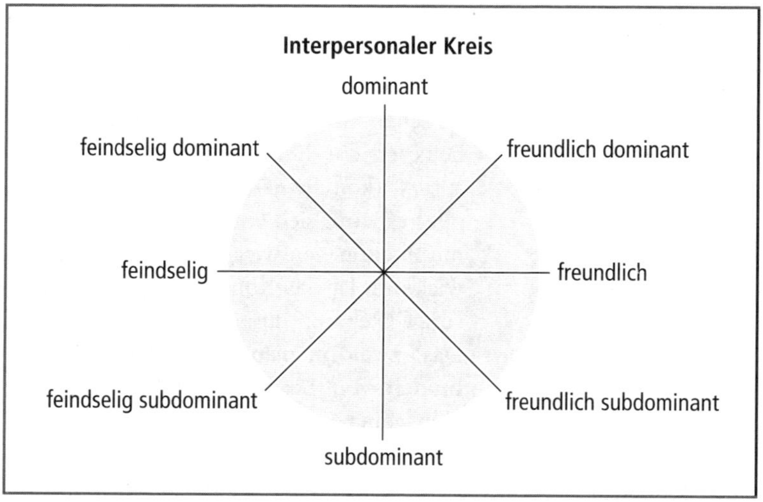

Abb. 12-1
Der Kiesler-Kreis.

wenn Arzt und Patient im Kiesler-Kreis in der Kontroll-Dimension wenig komplementär waren (Kiesler u. Auerbach 2003).

- Die **Strukturale Analyse des Sozialverhaltens** (SASB; Benjamin 1974) stellt eine Weiterentwicklung dar, indem sie eine dritte Dimension, den »Fokus« (entweder auf das Selbst, den Anderen oder eine innere Repräsentation [»Introjekt«]) einführt, und damit unterscheidet, ob ein Verhalten auf sich selbst oder einen anderen gerichtet ist. Die **OPD-2** als psychodynamisches Diagnosesystem beschreibt in Anlehnung daran zur Beziehungsdiagnostik vier Erlebensperspektiven (zwei des Patienten und zwei des Behandlers; ► Abb. 12-2) mithilfe einer Liste von 16 Items, z. B. »sich zurückziehen«, »sich widersetzen«, »sich klein machen/entwerten«.
- Ein allgemeines Modell der zwischenmenschlichen Kommunikation stellt das **Kommunikationsquadrat** von Schulz von Thun dar (► Abb. 12-3): Während der Sender mit »vier Schnäbeln« spricht, hört der Empfänger mit »vier Ohren« zu, bezogen auf eine Sachebene (»Ich habe Husten«), eine Appellseite (»Finde heraus, was das ist«), einen Beziehungshinweis (»Ich vertraue auf Dich«) und eine Selbstoffenbarungsseite (»Ich habe nämlich Angst, dass ich Krebs habe«). Die vier Seiten der gesendeten Nachricht sind selten völlig deckungsgleich mit den vier Seiten, wie sie vom Empfänger interpretiert werden (Schulz von Thun 1981).
- Die **Developmental Learning and Loving Theory** wurde 2003 von Benjamin vorgestellt. Ihr liegt die entwicklungspsychologische Annahme zugrunde, dass Interaktionsverhalten aus inneren Repräsentationen wichtiger Bezugspersonen resultiert und einen (unter Umständen maladaptiven) Versuch darstellt, sich loyal gegenüber diesen Personen zu verhalten. Drei sog. »copy-processes« prägen nach Benjamin das Interaktionsverhalten in der Gegenwart – auch in therapeutischen Beziehungen: »Sei wie er/sie«, »Benimm Dich, als sei er/sie noch da bzw. mächtig« und »Behandle Dich so, wie er/sie Dich behandelt hat«. Es wird davon ausgegangen, dass das gegenwärtige Interaktionsverhalten zwischen unreiferen (einem inneren »regressiven Loyalisten«) und reiferen Motiven (einem inneren »Wachstumskollaborateur«) mäandriert (Benjamin 2003). So könnte z. B. ein Patient gegenüber einer Ärztin im Alter seiner

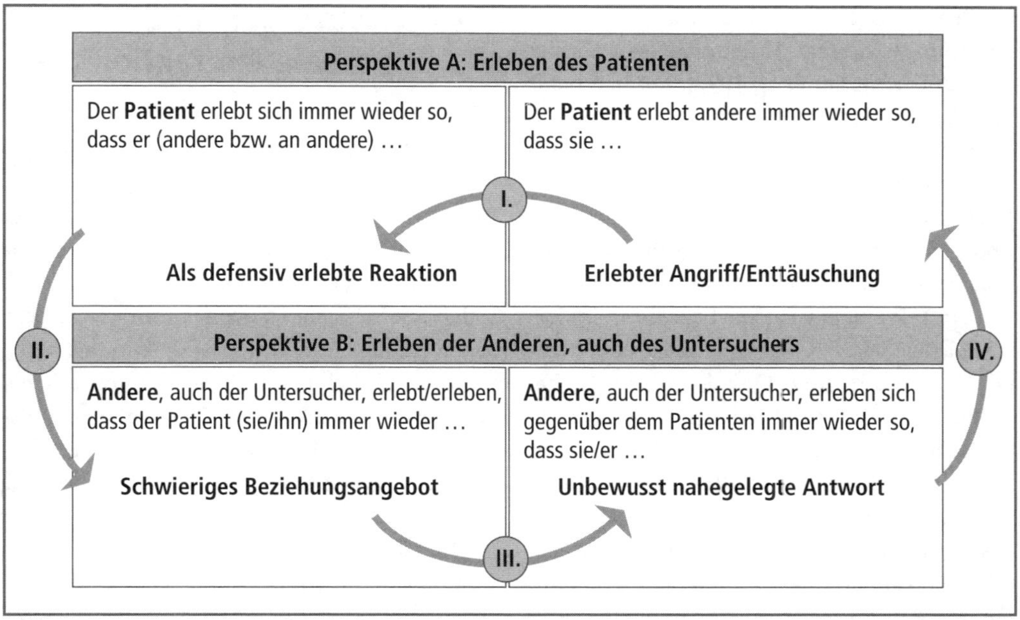

Abb. 12-2 Schema der Beziehungsdiagnostik nach OPD-2 (mit freundlicher Genehmigung von T. Grande).

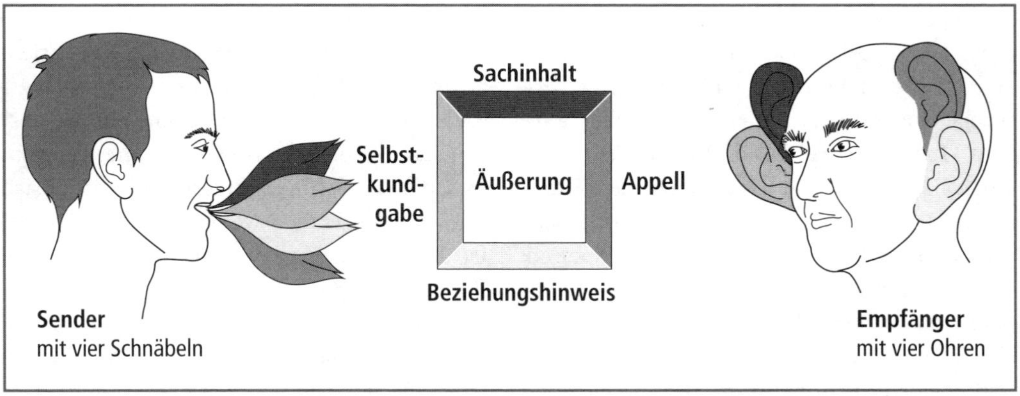

Abb. 12-3 Das Kommunikationsquadrat nach Schulz von Thun (mit freundlicher Genehmigung von F. Schulz von Thun).

Mutter verstärkt wie ein Kind reagieren, das nur Aufmerksamkeit erhielt, wenn es krank war. Vergleichbare Bilder für die Annahme mehrerer innerer Repräsentationen, die situationsbedingt das Denken, Handeln und Fühlen bestimmen, sind »Ich-Zustände«, »states of mind«, »Ego-States«, »Selbstmodi«, »Schemata«, Kommunikations-»Spiele«, die »innere Familie« oder »das innere Team«.

Zur Diagnostik stehen spezielle **Fragebögen zum Interaktionsverhalten** zur Verfügung, z. B. das Inventar zur Erfassung interpersoneller Probleme (IIP; Leonard et al. 2000) oder das Impact Message Inventory (IMI; Caspar et al. 2000; Kiesler et al. 1997), die sich beide am Circumplex-Modell orientieren. In Anlehnung an das SASB-Modell entwickelten Sulz et al. (2011) den Fragebogen VDS-36 zur Beziehungsdiagnostik in kognitiv-behavioralen Therapien. Einen aktuellen Überblick über existierende Instrumente zur Erfassung der Arzt/Therapeut-Patient-Beziehung in verschiedenen Settings (Allgemeinmedizin, Mental Health, palliative Onkologie, Psychotherapie) und mit verschiedenen Schwerpunkten (Zufriedenheit, Vertrauen, Engagement) bieten Everleigh et al. (2012). Hervorzuheben sind hier Fragebögen, mit denen der Arzt/Therapeut die (schwierige) Beziehung zum Patienten evaluieren kann, z. B. der Difficult-Doctor-Patient-Relationship-Questionnaire (DDPRQ-10; Hahn et al. 1994). Für das patientenseitige Erleben der Arzt/Therapeut-Patient-Beziehung stehen für psychotherapeutische Kontexte z. B. der Helping Alliance Questionnaire (HAQ; Alexander et al. 1986; Horvath et al. 1993) zur Verfügung, für primärmedizinische Kontexte der Patient-Doctor-Relationship-Questionnaire (PDRQ-9; van der Feltz-Cornelis et al. 2004); letzterer wurde aktuell auch für den deutschen Sprachraum übersetzt und validiert (Zenger et al. 2014). Speziell für das familiäre Interaktionsverhalten bei Schmerzpatienten gibt es z. B. den West Haven-Yale Multidimensionalen Schmerzfragebogen (MPI; Flor et al. 1990) oder das Schmerzbezogene Inventar familiärer Adaptibilität und Kohäsion (Saile u. Schmitz 1991); zur Erfassung sozialer Unterstützung im Allgemeinen steht z. B. der Fragebogen zur sozialen Unterstützung (F-SozU; Fydrich et al. 2003) zur Verfügung.

12.4 Nonverbale und verbale Interaktion

Interaktionsverhalten hat zum einen eine **nonverbale** Ebene, z. B. wie ein Patient sein Gegenüber anblickt, anlächelt, berührt, wie er sich bewegt, welchen Tonfall oder welche Sprache er (bewusst oder unbewusst) wählt oder wie er sich zu dem Gespräch kleidet. Nonverbales Interaktionsverhalten hat auch eine willkürlich kaum steuerbare körperliche/vegetative Dimension (z. B. Schwitzen, Pulsfrequenz, Pupillenweite, Gesichtsfarbe, Körperhaltung, Faltenprofil, Muskeltonus), die ebenfalls wesentliche Informationen über Gefühlslage bzw. psychophysiologisches Erregungsniveau transportiert. Gerade die sog. Basisemotionen (Freude, Ärger/Wut, Ekel, Furcht, Verachtung, Traurigkeit, Überraschung, Interesse/Neugier, Scham, Schuld; Dornes 1995; Ekman 1988) scheinen sich alters-, geschlechts- und kulturübergreifend in körperlichen Mustern abzubilden: Wirkt der Patient angespannt, ängstlich, gehetzt? Ist er nachlässig gekleidet? Sendet er erotische Signale aus? Ist seine Körperhaltung (»gram«-)gebeugt, verschlossen, schmerzverzerrt? Berührt er sich oder sein Gegenüber während des Gesprächs? Ist der Tonfall vorwurfsvoll, spricht aus ihm Enttäuschung?

Zum anderen bildet sich das Interaktionsverhalten **verbal** ab: Ist der Patient stark fixiert auf seine Beschwerden oder spricht er auch über andere Themen? Deutet er eigene Ursachenvorstellungen an (► Kap. 4)? Falls ja, wie flexibel ist sein Erklärungsmodell? Äußert er Krankheits- oder Progredienzängste (► Kap. 11)? Welche Wortwahl benutzt der Patient, mit welchen Begriffen beschreibt er seinen Körper, seine Mitmenschen? Äußert er Klagen oder Vorwürfe gegen das Gegenüber oder Vorbehandler? Versucht er, sie gegeneinander aufzubringen? Äußert er Wut, Enttäuschung oder Idealisierung bezüglich seiner

Erfahrungen im Gesundheitswesen? Erzählt er von Konflikten, aus denen die Beschwerden evtl. ein Ausweg sind (»primärer Krankheitsgewinn«)? Gibt er Kompensationswünsche im Hinblick auf Schmerzensgeld, Renten oder andere Versorgungsleistungen an (»sekundärer Krankheitsgewinn«; ► Kap. 6)? Passen sein Affekt und der Inhalt seiner Worte zusammen?

12.5 Beschwerdepräsentation, Inanspruchnahmeverhalten und Adhärenz

Manche Aspekte von **Krankheitsverhalten** (► Kap. 8) richten sich an Adressaten, werden so zu Interaktionsverhalten und sollen deshalb hier kurz besprochen werden.

Die **Beschwerdepräsentation** enthält oft wesentliche szenische Informationen über die Bedeutung bzw. Funktion der Störung und die dahinter liegenden Entstehungsbedingungen (Argelander 1970; Lorenzer 1993; Ring et al. 2005; ► Kap. 31). Die Art und Weise, wie geklagt wird (z. B. plastische und gefühlsbetonte Schilderung [»als durchbohre mich ein Messer«, »der Schmerz macht mich rasend, er ist so gemein«], Beschreibung erheblicher emotionaler und sozialer Beeinträchtigung durch die Beschwerden, Berufung auf Zeugen für die Schwere der Beschwerden, Präsentation komplexer Beschwerdemuster ohne anatomische Grundlage) kann bereits implizieren, dass auch dieses Beschwerde-Erleben einen Therapiefokus darstellen sollte. Gerade diffuse oder affektiv aufgeladene Beschwerdepräsentationen haben ein besonderes Potenzial, den Behandler herauszufordern oder unter Druck zu setzen: Sie verlangen nach einer Antwort und schränken gleichzeitig die Antwortmöglichkeiten ein (Ring et al. 2005). Fühlt sich der Patient vom Behandler nicht verstanden und angenommen, kann er mit einer **Verdeutlichungstendenz** reagieren, d. h. er stellt seine Beschwerden noch genauer, noch emotionaler oder als noch belastender dar (Ring et al. 2004); dies ist von Aggravation oder Simulation zu unterscheiden. Auch das Verhalten des Arztes bzw. des Therapeuten beeinflusst also Beschwerdepräsentation, Inanspruchnahme-

Tab. 12-1 Wie ärztliche/therapeutische Verhaltensweisen das Interaktionsverhalten von Patienten beeinflussen können (Beispiele).

Arzt geht nicht auf psychosoziale Belastungen ein, fragt ausschließlich nach körperlichen Beschwerden.	Patient verschweigt psychosoziale Belastungen, berichtet ausschließlich von körperlichen Beschwerden. Patient übernimmt biomechanisches Erklärungsmodell.
Arzt bagatellisiert Beschwerden.	Patient verdeutlicht Beschwerden. Patient fühlt sich nicht ernst genommen, wechselt den Behandler.
Arzt tritt autoritär, bestimmend-kontrollierend auf.	Patient verhält sich submissiv. Patient verhält sich ebenfalls autoritär.
Arzt signalisiert Zeitdruck.	Patient berichtet nur Fragmente. Patient berichtet besonders umständlich, um mehr Zeit zu erhalten.
Arzt bietet sich als selbstloser Helfer an.	Patient wird fordernd. Patient wird weitschweifig.
Arzt will sein Können beweisen, den »Fall lösen«.	Patient berichtet noch mehr Beschwerden. Patient fühlt sich als Objekt.

Tab. 12-2 Wie patientenseitige Verhaltensweisen das Interaktionsverhalten von Ärzten beeinflussen können (Beispiele).

Patient deutet psychosoziale Belastungen an.	Arzt fühlt sich überfordert, betont körperliche Beschwerden. Arzt psychologisiert und deutet, ignoriert die körperlichen Beschwerden.
Patient verhält sich mitteilungsfreudig, dramatisierend.	Arzt reagiert abweisend. Arzt verhält sich wie ein Mitspieler oder Komplize.
Patient verhält sich bedürftig, abhängig.	Arzt reagiert autoritär, paternalistisch. Arzt reagiert verärgert, abweisend.
Patient entwertet Voruntersucher.	Arzt fühlt sich geschmeichelt, will sein Können beweisen. Arzt reagiert verärgert, abweisend.
Patient verhält sich autoritär, fordernd.	Arzt erfüllt Patientenwünsche. Arzt reagiert verärgert, abweisend.

verhalten und Adhärenz (▸ Kap. 30)! ▸ Tabellen 12-1 und 12-2 listen Beispiele auf, welches Arztverhalten welches Patientenverhalten triggern kann – und vice versa. Natürlich funktioniert das nicht (wie in den Tabellen vereinfacht dargestellt) als unidirektionale Sequenz, sondern als dynamische Szenen, bei denen beide Seiten zugleich als Sender und als Empfänger agieren. Besonders oft entwickeln sich dysfunktionale Inanspruchnahme und Non-Adhärenz als Negativspirale in Form eines **Hoffnungs-Enttäuschungs-Zirkels** (Sauer u. Eich 2007). Dann bestehen meist aufseiten des Patienten große Erwartungen hinsichtlich seiner Heilung oder Besserung; diese idealisierende Hoffnung schlägt aber um in resignierte Enttäuschung, wenn die Erwartungen unerfüllt bleiben – bis ein neuer Arzt/Therapeut als Hoffnungsträger auftaucht und der Zirkel von neuem beginnt. In ihrer Suche nach »Rettung« und ihrem »Kampf um Legitimität« ziehen vor allem Patienten mit funktionellen/somatoformen Körperbeschwerden lange von Behandler zu Behandler (Henningsen u. Priebe 1999). Die bisher (auch in den ICD-10-Diagnosekriterien für somatoforme Störungen) häufig postulierte hartnäckige Forderung der Patienten nach medizinischen Untersuchungen scheint allerdings im Sinne eines iatrogenen Faktors überwiegend von den Ärzten getriggert zu werden: Die Arbeitsgruppe um Salmon zeigte, dass die Initiative zu diagnostischen Maßnahmen weitaus häufiger von den Ärzten ausging, die wiederum patientenseitige Hinweise auf psychosoziale Belastungen nicht adäquat aufgriffen (Salmon et al. 2004, 2007, 2009).

12.6 Interaktion mit Angehörigen und soziale Unterstützung

Die **Interaktion mit Angehörigen, Freunden, Gemeindemitgliedern und Kollegen**, überhaupt das Eingebunden-Sein in ein soziales Umfeld, ist in allererster Linie eine Ressource und ein prognostisch günstiger Faktor für körperliche und seelische Gesundheit (Holt-Lunstad et al. 2010; Reblin u. Uchino 2008). Mangelnde soziale Unterstützung (low social support) ist ein ungünstiger prognostischer Faktor z. B. für muskuloskelettale Schmerzen (Mallen et al. 2007); zur Bedeutung der sozialen Unterstützung am Arbeitsplatz und weiterer arbeitsbezogener Variablen siehe auch ▸ Kapitel 6. **Soziale Unterstützung** wird unterschieden in die (im Hinblick auf emotionale Unterstützung, Zusammengehörigkeit, Zuverlässigkeit, Integration und Wertschätzung) *wahrgenommene* und die tatsächlich *erhaltene* Unterstützung (Fydrich et al. 2007; Reblin u. Uchino 2008). Dabei scheint sich die wahrgenommene Unterstützung überwiegend positiv auf die Gesundheit auszuwirken; die tatsächlich erhaltene Unterstützung kann sowohl funktional als auch dysfunktional wirken und Beschwerdeäußerungen auch verstärken (Gatzounis et al. 2012).

Die operante Konditionierbarkeit von Schmerz (und damit der kausale Zusammenhang zwischen Interaktion und Schmerz) wurde experimentell belegt (Gatzounis et al. 2012). Darüber hinaus stützen viele Untersuchungen einen korrelativen Zusammenhang zwischen Interaktion und Beschwerden: Beispielsweise ist ein besorgtes, fürsorgliches oder bestrafendes Angehörigenverhalten bzw. Rückzug mit vermehrten Schmerzen bei den Patienten assoziiert (Hilbert et al. 2010; Leonard et al. 2006; Pence et al. 2008); andererseits ist die Anwesenheit von Angehörigen aber auch mit reduzierten Schmerzen verbunden (Montoya et al. 2004). Schmerzäußerungen können als Kommunikationsmittel wirken, das innerhalb von Partnerschaften Intimität oder Unterstützung erzeugt oder aber verhindert (Cano et al. 2010). Hinter »Verdeutlichungstendenzen« kann z. B. der (nachvollziehbare) Wunsch stecken, mit seinen Beschwerden ernst genommen zu werden und Zuwendung zu bekommen. Häufig folgt das Interaktionsverhalten bestimmten Rollen bzw. Kommunikationsmustern (► Kap. 17), z. B. der Rolle des Ewigkranken, des Schonungsbedürftigen, des Tapferen, des Jammerlappens, des Opfers oder des Kämpfers. Oft werden Beschwerden im persönlichen Umfeld besonders deutlich gezeigt und betreffen bzw. belasten das gesamte Familien-, Arbeits- und Sozialleben, auch in finanzieller Hinsicht; in mehr als der Hälfte der Familien von Schmerzpatienten sind weitere Familienmitglieder von Schmerzen betroffen (Fydrich et al. 2007).

Neben genetischen Einflüssen prägt das Interaktionsverhalten der Eltern – einschließlich des eigenen Umgangs mit Krankheit – modellhaft das Beschwerde- und Interaktionsverhalten der Kinder (**Modelllernen**): So findet eine intergenerationale Weitergabe dysfunktionaler Gesundheitsüberzeugungen, depressiven und somatisierenden Krankheitsverhaltens statt, sodass Kinder von Patienten eine Hochrisikogruppe für dieselben oder andere psychische Störungen darstellen (Beardslee et al. 2011; Craig et al. 2002; Marshall et al. 2007). Psychische Beschwerden oder Problemverhalten von **»Index-Patienten«** können zudem quasi *stellvertretend* auf ein labilisiertes oder konfliktreiches **Familiensystem** hinweisen (z. B. wenn ein Kind, in dessen Familie viel gestritten wird, Bauchschmerzen bekommt, wenn sich ein Jugendlicher durch eine Depression von einer verstrickten Familie abgrenzt bzw. Zuwendung erhofft oder wenn ein pubertierendes Mädchen sich in einer vordergründig harmonischen, dabei aber kontrollierenden und konfliktvermeidenden Familie über die Kontrolle ihres Körpergewichts Autonomie verschafft; Fydrich et al. 2007; Reich u. Cierpka 2010; Restifo u. Bögels 2009; Schulte u. Petermann 2011). Interaktionsverhalten sollte daher auch unter einem lern- und bindungstheoretischen sowie systemischen Blickwinkel betrachtet werden: Gibt es Modelle (Vorbilder) für diese Beschwerden, dieses Krankheitsverhalten, diese Kommunikation? Was ist ihre Funktion innerhalb der Familie, gibt es Vor- und Nachteile? Wie reagieren der Partner, die Freunde, die Kollegen, wenn der Patient Kopfschmerzen oder Stimmungstiefs beklagt (eher aktivierend und unterstützend, eher ängstlich und schonend, eher missbilligend und genervt)? Wie sind die Lebens-, Ess-, Bewegungsgewohnheiten im Umfeld? Welche Ressourcen sind vorhanden, wie können sie genutzt werden? Wie interagiert der Patient mit seinen eigenen Kindern, wie ist sein Erziehungsstil? Entscheidende Hinweise können sich aus der Fremdanamnese sowie aus Paar- und Familiengesprächen ergeben (► Kap. 31).

Unter therapeutischen und präventiven Aspekten empfiehlt es sich (Fydrich et al. 2007; Hausteiner-Wiehle et al. 2013; Siegenthaler et al. 2012),

- den Angehörigen Tipps für den Umgang mit den Betroffenen zu geben, z. B. bei Verdeutlichungstendenzen, Rückzug, Schon- und Vermeidungsverhalten, u. U. unterstützt durch Angehörigengruppen oder Patientenleitlinien,
- die Familie bzw. den Partner u. U. sogar in den therapeutischen Prozess mit einzubeziehen,
- Patienten und ihre Familien im Hinblick auf die psychische Gesundheit ihrer Kinder zu beraten und zu unterstützen.

12.7 Zusammenfassung und Ausblick

Das Interaktionsverhalten von Patienten wird durch überdauernde Interaktionsstile, durch bisherige Interaktionserfahrungen und durch die aktuelle Reaktion des Gegenübers geprägt. Dysfunktionales Interaktionsverhalten kann zur Entstehung, vor allem aber zur Aufrechterhaltung (nicht nur!) psychosomatischer Erkrankungen beitragen. Berücksichtigt man auch die soziokulturelle Dimension, wird klar, dass für die optimale Versorgung von Patienten immer eine bio-psycho-*soziale* Perspektive nötig ist – und vielleicht die Psychosomatik besser eine *Sozio*psychosomatik sein sollte. Das systematische und idealerweise inter- bzw. supervidierte Beobachten von Interaktion unter Reflexion des eigenen Beitrags erleichtert das Verständnis von Problemverhalten und bietet wichtige therapeutische Ansatzpunkte: Die Thematisierung, ggf. Modifikation des Interaktionsverhaltens und eine bewusst gestaltete Arzt/Therapeut-Patient-Beziehung können die Prognose psychosomatischer Erkrankungen positiv beeinflussen (► Kap. 30).

Literatur

Alexander LB, Luborsky L, Greenberg LS, Pinsof WM. The Penn Helping Alliance Scales. In: Greenberg L, Pinsof W. The Psychotherapeutic Process: A Research Handbook. New York: Guilford Press 1986; 325–66.

Arbeitskreis OPD: Operationalisierte Psychodynamische Diagnostik OPD-2. Das Manual für Diagnostik und Therapieplanung. Bern: Huber 2009.

Argelander H. Das Erstinterview in der Psychotherapie. Darmstadt: Wissenschaftliche Buchgesellschaft 1970.

Beardslee WR, Gladstone TR, O'Connor EE. Transmission and prevention of mood disorders among children of affectively ill parents: a review. J Am Acad Child Adolesc Psychiat 2011; 50: 1098–109.

Benjamin LS. Interpersonal Reconstructive Therapy. Promoting Change in Non-Responders. New York: Guilford Press 2003.

Benjamin LS. Structural analysis of social behavior. Psychol Rev 1974; 81: 392–425.

Berne E. Transactional Analysis in Psychotherapy. New York: Grove Press 1961.

Cano A, Williams AC. Social interaction in pain: reinforcing pain behaviors or building intimacy? Pain 2010; 149: 9–11.

Caspar F, Fingerle H, Werner M. Der IMI (Impact Message Inventory): Ein Instrument zur interpersonalen Fremdbeurteilung. Freiburg: Forschungsbericht aus dem Psychologischen Institut der Universität Freiburg 2000.

Christ H. Dissoziative Bindung und familiale Traumatisierung. In: Zenz WM, Bächer K, Blum-Maurice R (Hrsg). Vernachlässigung, Armut und Unterversorgung in Deutschland. Köln: PapyRossa 2002; 88–102.

Craig TKJ, Cox AD, Klein K. Intergenerational transmission of somatization behaviour: a study of chronic somatizers and their children. Psychol Med 2002; 32: 805–16.

Dornes M. Gedanken zur frühen Entwicklung und ihre Bedeutung für die Neurosenpsychologie. Forum Psychoanal 1995; 11: 27–49.

Ekman P (Hrsg). Gesichtsausdruck und Gefühl. 20 Jahre Forschung von Paul Ekman. Paderborn: Junfermann 1993.

Eveleigh RM, Muskens E, van Ravesteijn H et al. An overview of 19 instruments assessing the doctor-patient relationship: different models or concepts are used. J Clin Epidemiol 2012; 65: 10–5.

Flor H, Rudy TE, Birbaumer N et al. Zur Anwendbarkeit des West Haven-Yale Multidimensional Pain Inventory im deutschen Sprachraum. Schmerz 1990; 4: 82–7.

Gatzounis R, Schrooten MG, Crombez G, Vlaeyen JW. Operant learning theory in pain and chronic pain rehabilitation. Curr Pain Headache Rep 2012; 16: 117–26.

Fydrich T, Bastian H, Flor H. Rolle der Familie und soziale Unterstützung bei chronischen Schmerzen. In: Basler HD, Franz C, Kröner-Herwig B, Rehfisch HP (Hrsg). Psychologische Schmerztherapie (5. Aufl.). Heidelberg: Springer 2004; 217–25.

Fydrich T, Sommer G, Brähler E. F-Soz-U. Fragebogen zur sozialen Unterstützung. Göttingen: Hogrefe 2003.

Hahn S, Thompson K, Wills T et al. The difficult doctor-patient relationship: somatization, personality and psychopathology. J Clin Epidemiol 1994; 47: 647–57.

Hausteiner-Wiehle C, Schaefert R, Sattel H et al. (Hrsg). Umgang mit Patienten mit nicht-spezifischen, funktionellen und somatoformen Körperbeschwerden. S3-Leitlinie mit Quellentexten, Praxismaterialien und Patientenleitlinie. Stuttgart: Schattauer 2013.

Hausteiner-Wiehle C, Schneider G, Lee S et al. Gender, lifespan and cultural aspects. In: Creed F, Henningen P, Fink P. Medically unexplained symptoms, somatisation and bodily distress. Developing better clinical services. Cambridge: Cambridge University Press 2011; 132–57.

Henningsen P, Priebe S. Modern disorders of vitality: the struggle for legitimate incapacity. J Psychosom Res 1999; 46: 209–14.

Hilbert A, Martin A, Zech T et al. Patients with medically unexplained symptoms and their significant others: illness attributions and behaviors as predictors of patient functioning over time. J Psychosom Res 2010; 68: 253–62.

Holt-Lunstad J, Smith TB, Layton JB. Social relationships and mortality risk: A meta-analytic review. PLoS Med 2010; 7: 185–214.

Holwerda N, Sanderman R, Pool G et al. Do patients trust their physician? The role of attachment style in the patient-physician relationship within one year after a cancer diagnosis. Acta Oncol 2013; 52: 110–7.

Horowitz LM, Strauß B, Kordy H. Inventar zur Erfassung Interpersoneller Probleme – Deutsche Version (IIP-D, 2. Aufl.). Weinheim: Beltz-Test 2000.

Horvath A, Gaston L, Luborsky L. The therapeutic alliance and its measures. In: Miller NE, Barber JP, Docherty JP. Psychoynamic Treatment Research: A Handbook for Clinical Practice. New York: Basic Books 1993; 247–73.

Kiesler DJ. The 1982 interpersonal circle. A taxonomy for complementarity in human transactions. Psychol Rev 1983; 90: 185–214.

Kiesler DJ, Auerbach SM. Integrating measurement of control and affiliation in studies of physician-patient interaction: the interpersonal circumplex. Soc Sci Med 2003; 57: 1707–22.

Kiesler DJ, Schmidt JA, Wagner CC. A circumplex inventory of impact messages: An operational bridge between emotion and interpersonal behavior. In: Plutchik R, Conte HR (Hrsg). Circumplex models of personality and emotions. Washington: American Psychological Association 1997; 221–44.

Leary T. Interpersonal Diagnosis of Personality. New York: Ronald Press; 1957.

Leonard MT, Cano A, Johansen AB. Chronic pain in a couples context: a review and integration of theoretical models and empirical evidence. J Pain 2006; 7: 377–90.

Lorenzer A. Interaktion, Sprache und szenisches Verstehen. Psyche 1983; 37: 97–115.

Mallen CD, Peat G, Thomas E et al. Prognostic factors for musculoskeletal pain in primary care: a systematic review. Br J Gen Pract 2007; 57: 655–61.

Marshall T, Jones DP, Ramchandani PG et al. Intergenerational transmission of health beliefs in somatoform disorders: exploratory study. Br J Psychiat 2007; 191: 449–50.

Montoya P, Larbig W, Braun C et al. Influence of social support and emotional context on pain processing and magnetic brain responses in fibromyalgia. Arthritis Rheum 2004; 50: 4035–44.

Pence LB, Thorn BE, Jensen MP, Romano JM. Examination of perceived spouse responses to patient well and pain behavior in patients with headache. Clin J Pain 2008; 24: 654–61.

Reblin M, Uchino BN. Social and emotional support and its implication for health. Curr Opin Psychiatry 2008; 21: 201–5.

Reich G, Cierpka M. Psychotherapie der Essstörungen: Krankheitsmodelle und Therapiepraxis – störungsspezifisch und schulenübergreifend. Stuttgart: Thieme 2010.

Restifo K, Bögels S. Family processes in the development of youth depression: translating the evidence to treatment. Clin Psychol Rev 2009; 29: 294–316.

Ring A, Dowrick C, Humphris G, Salmon P. Do patients with unexplained physical symptoms pressurise general practitioners for somatic treatment? A qualitative study. BMJ 2004; 328: 1057.

Saile H, Schmitz U. Zur Überprüfung des Circumplex-Modells: Familiäre Adaptabilität und Kohäsion bei chronischen Schmerzpatienten. System Familie 1991; 4: 223–35.

Salmon P, Dowrick CF, Ring A, Humphris GM. Voiced but unheard agendas: qualitative analysis of the psychosocial cues that patients with unexplained symptoms present to general practitioners. Br J Gen Pract 2004; 54: 171–6.

Salmon P, Humphris GM, Ring A et al. Primary care consultations about medically unexplained symptoms: patient presentations and doctor responses that influence the probability of somatic intervention. Psychosom Med 2007; 69: 571–7.

Salmon P, Ring A, Humphris GM et al. Primary care consultations about medically unexplained symptoms: how do patients indicate what they want? J Gen Intern Med 2009; 24: 450–6.

Sauer N, Eich W. Somatoforme Störungen und Funktionsstörungen. Dtsch Ärztebl 2007; 104: A-45/-B-43/C-4.

Schauenburg H, Dinger U, Buchheim A. Bindungsmuster von Psychotherapeuten. Z Psychosom Med Psychother 2006; 52: 358–72.

Schulte IE, Petermann F. Familial risk factors for the development of somatoform symptoms and disorders in children and adolescents: a systematic review. Child Psychiatry Hum Dev 2011; 42: 569–83.

Schulz von Thun S. Miteinander reden 1 – Störungen und Klärungen. Allgemeine Psychologie der Kommunikation. Reinbek: Rowohlt 1981.

Siegenthaler E, Munder T, Egger M. Effect of preventive interventions in mentally ill parents on the mental health of the offspring: systematic review and meta-analysis. J Am Acad Child Adolesc Psychiatry 2012; 51: 8–17.

Stone J, Smyth R, Carson A et al. La belle indifférence in conversion symptoms and hysteria: systematic review. Br J Psychiat 2006; 188: 204–9.

Street RL Jr, Gordon H, Haidet P. Physicians' communication and perceptions of patients: is it how they look, how they talk, or is it just the doctor? Soc Sci Med 2007; 65: 586–98.

Sulz SKD, Gahr S, Manhart C et al. VDS36-Interaktionsanalyse zur Beziehungsdiagnostik in kognitiv-behavioralen Therapien. Psychotherapie 2011; 16: 129–41.

van der Feltz-Cornelis CM, Van OP, Van Marwijk HW et al. A patient-doctor relationship questionnaire (PDRQ-9) in primary care: development and psychometric evaluation. Gen Hosp Psychiat 2004; 26: 115–20.

Zenger M, Schaefert R, van der Feltz-Cornelis C et al. Validation of the Patient-Doctor-Relationship Questionnaire (PDRQ-9) in a representative cross-sectional German population survey. PLoS One 2014 17; 9: e91964.

III Anamnestisch relevante psychosoziale Aspekte

13 Spezifisches Lernen und Sozialisation

Beate Ditzen

Lernprozesse spielen in der Verhaltensmedizin und Psychosomatik eine zentrale Rolle. Sie beeinflussen unsere Körperwahrnehmung und Konzepte von Krankheit und Gesundheit. Sie modulieren auch unsere subjektiven Krankheitsmodelle, also wie wir eine Erkrankung wahrnehmen und wie wir Ursachen, Zeitverlauf, Konsequenzen und Handlungsmöglichkeiten in Bezug auf diese Erkrankung einschätzen (► Kap. 4).

Sozialisation, als Gesamtheit aller Lernprozesse in einem sozialen Kontext, meint die Integration sozialer Faktoren in **spezifische Lernmodelle**. Solche **sozialen Lernprozesse** unterliegen denselben psychologischen Gesetzmäßigkeiten wie spezifisches Lernen – nur dass soziale Faktoren den Stimulus für ein Verhalten oder die Konsequenz des Verhaltens darstellen.

Im Folgenden werden etablierte Modelle des spezifischen Lernens skizziert und in Bezug auf diese sozialen Stimuli und Konsequenzen im Bereich der Verhaltensmedizin und Psychosomatik betrachtet. Hierbei wird ein besonderes Augenmerk auf die psychobiologischen Prozesse gelegt, die soziales Lernen vermitteln. Abschließend werden soziale Lernprozesse in den Gesamtzusammenhang der Sozialisation eingeordnet.

13.1 Spezifisches Lernen

Spezifisches Lernen beschreibt die Lernprinzipien der klassischen und operanten Konditionierung sowie des Modelllernens, welche in den vergangenen 150 Jahren umfassend psychologisch erforscht wurden. Während diese Konditionierungsmechanismen im Prinzip unabhängig vom sozialen Kontext sind, basiert Lernen durch Beobachtung explizit auf den sozialen Bedingungen und Vorbildern. Es werden nun zuerst spezifische Lernmodelle vorgestellt. Jeweils anschließend an diese Modelle werden soziale Einflussfaktoren auf spezifisches Lernen beschrieben, um so über Lernen durch Beobachtung zum Thema Sozialisation am Ende des Kapitels überzuleiten.

13.2 Klassische Konditionierung

Der Beginn der Lernforschung wird in den Experimenten des Mediziners Iwan Petrowitsch Pawlow gesehen. In seinen Untersuchungen fand Pawlow während Experimenten zur Speichelsekretion von Hunden eher zufällig heraus, dass sich die Speichelsekretion erlernen, also konditionieren, lässt. Systematische Folgeuntersuchungen zeigten, dass ein an sich neutraler Reiz (z.B. ein Klingelton) nach mehrmaliger Paarung mit einem unbedingten oder unkonditionierten Reiz (z.B. Nahrung) auch allein für sich präsentiert eine konditionierte Reaktion auslösen kann. Wenn also Pawlow einem Hund in seinen Experimenten Futter darbot und dies immer wieder mit einem Ton paarte, dann sonderte der Hund nach kurzer Zeit Speichel ab, auch ohne direkt mit dem Futter konfrontiert zu sein. Dieses Prinzip wurde als **klassische Konditionierung** bekannt.

Definition

Klassische Konditionierung beschreibt, dass ein ursprünglich neutraler Reiz durch die mehrfache Präsentation gemeinsam mit einem unkonditionierten Reiz (unconditioned stimulus, UCS) eine Hinweisfunktion erhält und damit zum konditionierten Reiz (conditioned stimulus, CS) wird. Nach der mehrmaligen gemeinsamen Darbietung von UCS und CS kann nicht mehr nur der UCS eine unkonditionierte Reaktion (UCR) auslösen, sondern auch der CS allein kann diese Reaktion triggern. Die Reaktion ist damit zur konditionierten Reaktion (CR) geworden.

Im Bereich der Verhaltensmedizin und Psychosomatik werden Prinzipien der klassischen Konditionierung z. B. im Rahmen einer Chemotherapie bei Krebspatienten deutlich. Die zytostatische Medikation der Krebsbehandlung löst bei vielen Patienten Übelkeit aus. Die Medikation wirkt also als UCS, die Übelkeit stellt die UCR dar. Nach einer länger andauernden Therapie in denselben Räumlichkeiten und unter denselben Umgebungsbedingungen können nun diese Umgebungsfaktoren schon allein – auch ohne die medikamentöse Behandlung – Übelkeit auslösen und werden damit zum CS. Die Übelkeit wäre dann nach diesem unfreiwilligen Lernprozess die CR (anticipatory nausea).

Die klassische Konditionierung hat auch im sozialen Kontext unmittelbar Geltung, und soziale Faktoren (z. B. die Anwesenheit einer bestimmten Person) können als CS in unterschiedlichsten Lernkontexten interpretiert werden. Die Bindungstheorie John Bowlbys (1969) postuliert darüber hinaus, dass Bindungsbeziehungen selbst ein unmittelbares menschliches Bedürfnis darstellen (vgl. auch ► Kap. 15). Die Abwesenheit einer primären Bindungsperson wäre demnach ein UCS und würde als UCR eine Angst- oder Orientierungsreaktion auslösen.

Auf dieser Theorie aufbauend fokussieren neuere Ansätze auf **soziale Sicherheitssignale** (Ditzen u. Heinrichs 2013). Auch wenn der Begriff des sozialen Sicherheitssignals bisher noch nicht klar definiert ist, wird angenommen, dass Sicherheitssignale (z. B. die Nähe des Partners, Körperkontakt mit einer Bindungsperson) als CS eine Entspannungs- und Schutzreaktion mit den entsprechenden körperlichen Konsequenzen auslösen.

Soziale Sicherheitssignale

Sicherheitssignale sind in der psychologischen Lernforschung schon seit Längerem ein etablierter Begriff. In den 1970ern veröffentlichten Kalat und Rozin basierend auf ihren Studien an Ratten die »Learned-Safety Theory« (Kalat u. Rozin 1973). Die Autoren gingen davon aus, dass Sicherheitssignale als konditionierte Stimuli aktiv gelernt werden (meist schon nach einer einzigen Präsentation; siehe auch »one-trial-learning« im Text). Sie zeigten, dass Ratten ein als »sicher« eingestuftes Zuckerwasser (ein Getränk, das gut schmeckt und keine negativen Nachwirkungen provoziert) nach einmaligem Probieren als solches abspeichern. Ist das Getränk erst als »sicher« gespeichert, benötigen die Ratten sehr viele Lerndurchgänge, bis sie das Getränk im Folgenden mit negativen Eigenschaften verknüpfen.

Die folgende Entspannungsreaktion nach der Präsentation eines Sicherheitssignals wäre also eine gelernte Reaktion, eine CR. Es lässt sich vermuten, dass Bindungsverhalten (körperliche Nähe, Blickkontakt) als soziales Sicherheitssignal erlernt wird und eine Entspannungsreaktion, sowohl auf zentralnervöser Ebene im Gehirn als auch peripherphysiologisch, vorhersagen kann. Neuere Studien am Menschen legen diesen Zusammenhang auch direkt nahe.

Coan et al. (2006) untersuchten die Hirnaktivität von 16 Frauen mittels funktioneller Bildgebung (fMRT), während die Probandinnen einem Schmerzreiz entgegensahen. Wenn diese Frauen während des Versuchs die Hand ihres Partners halten durften (im Vergleich zur Hand des Versuchsleiters oder keiner Hand), berichteten sie von weniger Unbehagen während der Untersuchung. Sie zeigten auch eine geringere Aktivierung in Hirnarealen wie dem ventralen anterioren cingulären Cortex (vACC), dem rechten dorsolateralen präfrontalen Cortex (DLPC) sowie dem linken Caudatus, superioren Colliculus und posterioren Cingulum als in den Bedingungen »fremde Hand« oder »keine Hand«. Die Autoren interpretieren diesen Effekt dahingehend, dass Handhalten die Angst- und Stressantwort auf zentralnervöser Ebene reduziert. Wenn wir nun davon ausgehen, dass sich in der Studie die Hand des Versuchsleiters nicht bedeutend von der Hand des eigenen Partners unterschieden hat, stellt das *Wissen*, dass es sich um die Hand des Partners handelt, ein konditioniertes Sicherheitssignal dar, das als CS in diesem Versuch eine Entspannungs- und Schutzreaktion auslösen kann.

In einer jüngeren Studie von Eisenberger et al. (2011) wurden ebenfalls Frauen mit Schmerzreizen konfrontiert. Während dieser aversiven Situation wurden 21 Probandinnen im Scanner Bilder ihres Partners gezeigt im Vergleich zu Bildern von fremden Männern und nicht-sozialen Kontrollobjekten. Die Autoren fanden, dass das Betrachten der Bilder des eigenen Partners bei den Frauen die Aktivierung im ventromedialen präfrontalen Cortex (VMPC) steigerte und die Schmerzwahrnehmung verringerte. Der VMPC ist auch in früheren Studien schon mit dem Erlernen von Sicherheitssignalen in Verbindung gebracht worden. Eisenberger und Kollegen vermuteten deshalb, dass auch in dieser Studie die Repräsentation des Partners als konditioniertes soziales Sicherheitssignal wirkte und die Schmerzwahrnehmung vermindert hat.

Unklar ist bislang, ob soziale Sicherheitssignale *schneller* gelernt werden als Sicherheitssignale ohne sozialen Kontext. Es kann vermutet werden, dass der Mensch eine »preparedness« für soziale Sicherheitssignale aufweist, die im protektiven Sinne äquivalent wäre zur »preparedness« gegenüber phobischen Reizen (s. u.). Weiterhin ist es theoretisch bisher nicht spezifiziert, ob soziale Sicherheitssignale auch als unkonditionierte Stimuli (UCS) wirken und, wenn ja, wie. Die Bindungstheorie postuliert, dass Bindung ein kulturübergreifendes menschliches Grundbedürfnis ist. Bindungsverhalten sollte demnach lerntheoretisch betrachtet einen UCS darstellen, die körperliche Entspannungs- oder Schutzreaktion wäre die UCR.

In Ausnahmefällen, so z. B. im Rahmen traumatischer Erfahrungen, können Umgebungsfaktoren auch schon nach einmaligem Auftreten zum CS werden und eine CR auslösen; dies wird lernpsychologisch als »one-trial-learning« bezeichnet. Besonders interessant ist in diesem Zusammenhang die stärkere Wirkung sozialer Einflüsse als nicht-sozialer Einflüsse: Ein Trauma wird dann als besonders bedrohlich erlebt, wenn es durch Menschen verursacht ist (► Kap. 14; z. B. ein Gewaltverbrechen im Vergleich zu einer Naturkatastrophe), und Charakteristika der beteiligten Personen werden damit auch besonders schnell und nachhaltig als CS erlernt.

Wichtig ist im Kontext der klassischen Konditionierung auch, dass manche Reize offenbar besser geeignet sind als andere, zu einem CS zu werden und eine CR auszulösen. In Bezug auf die konditionierte Furchtreaktion ging Seligman im Rahmen der »Preparedness-Theory« (Seligman 1971) davon aus, dass der Mensch genetisch »prepared« ist, eine konditionierte Angstreaktion auf Spinnen und Schlangen sehr viel schneller auszubilden als auf andere Tiere. Auf diese genetische Disposition wird es auch zurückgeführt, dass Schusswaffen und Steckdosen weniger geeignet sind als CS, eine konditionierte Furchtreaktion auszulösen, obwohl sie in der modernen westlichen

Welt wesentlich häufiger vorkommen und gefährlicher sind als Spinnen und Schlangen.

13.3 Operante Konditionierung

Die Prinzipien der **instrumentellen** oder **operanten Konditionierung** wurden durch Edward Lee Thorndike und später durch Burrhus Frederic Skinner erforscht. Beide arbeiteten mit Tieren (Thorndike mit Hühnern, Katzen und Hunden; Skinner mit Ratten und Tauben), die Ergebnisse ihrer Studien wurden allerdings auch am Menschen bestätigt. Grundsätzlich ergänzt die operante Konditionierung das Reiz-Reaktions-Schema der klassischen Konditionierung um die Komponente der Erwartung oder Belohnung. Ein Verhalten wird demnach nicht nur als Reaktion auf einen Stimulus hin gezeigt, sondern auch auf die Erwartung einer bestimmten Konsequenz hin.

Definition

Das Prinzip der **instrumentellen** oder **operanten Konditionierung** basiert auf der Erwartung einer Konsequenz. Ein Verhalten wird nicht nur auf einen auslösenden Stimulus hin gezeigt, sondern auch im Hinblick auf antizipierte Belohnung oder Bestrafung. Hieraus ergeben sich vier Formen des operanten Lernens: 1) Belohnung (positive Verstärkung): auf das Verhalten folgt ein positiver Reiz, 2) Bestrafung: auf das Verhalten folgt ein negativer Reiz, 3) negative Verstärkung: das Verhalten beendet einen negativen Zustand und 4) Löschung: die erwartete positive Konsequenz bleibt aus, das Verhalten wird darum seltener oder gar nicht mehr gezeigt. In neuerer Zeit wird der Begriff »Löschung« weniger verwandt, da davon ausgegangen wird, dass es keine echte Löschung gibt, sondern es sich vielmehr um einen eigenen Lernprozess handelt (»Extinktionslernen«).

Die Prinzipien der operanten Konditionierung finden in der Verhaltensmedizin und Psychosomatik eine breite Anwendung. So kann z. B. das »doctor-shopping« von Patienten mit Krankheitsangststörung (DSM-5: 300.7, ICD-10: F45.21) dahingehend interpretiert werden, dass die Patienten durch die Entlastung durch den Arzt eine unmittelbare negative Verstärkung erfahren. Während also die andauernde Krankheitsangst durch die Beruhigung durch den Arzt abnimmt, motiviert diese negative Verstärkung die Patienten, bei wieder aufkommender Krankheitsangst erneut einen Arzt aufzusuchen.

Eine weitere – krankheitsübergreifende – Anwendung der operanten Konditionierung findet sich in der Wirkung von Placebos (► Kap. 26). Ohne die Erwartung, dass eine Behandlung Wirkung zeigen und einen negativen Zustand beenden wird, also ohne negative Verstärkung, bleibt die Placebowirkung ggf. aus.

Auch im Bereich der operanten Konditionierung sind soziale Faktoren sehr bedeutend. Soziale Wertschätzung dient als Hauptmotivation, um sich sozial erwünscht und gesellschaftskonform zu verhalten (s. u. zum Thema »Sozialisation«), sie wirkt als Belohnung. Neurobiologisch betrachtet aktivieren Wertschätzung und Zuneigung anderer sowie die Nähe zu einer Bindungsperson belohnungsrelevante Hirnareale. Sie stimulieren die Ausschüttung von Dopamin, welches als Neurotransmitter den Belohnungseffekt vermittelt. Sozial motivierte operante Konditionierungsmechanismen können damit als ein Vermittler des positiven Effekts von sozialer Einbindung auf die Gesundheit gesehen werden.

Belohnung durch soziale Zuwendung

Operanten Konditionierungsmodellen zufolge zeigen Individuen dann ein Verhalten verstärkt, wenn dieses Verhalten belohnt oder negativ verstärkt wird.

Auf soziales Lernen bezogen sind deshalb Studien interessant, die zeigen, dass soziale Wertschätzung ähnliche Belohnungsmechanismen im Gehirn aktiviert, wie z. B. Geldgewinne. So erhielten in einer Studie von Izuma et al. (2008) 19 Versuchspersonen (9 davon Männer) im ersten Versuchsdurchgang in einem Geldspiel immer wieder kleinere Geldbeträge. In einem zweiten Versuchsdurchgang wurden sie gebeten, sich selbst auf Video zu präsentieren, und es wurde ihnen mitgeteilt, dass diese Präsentation beurteilt würde. Darauf folgend wurden den Probanden im Scanner positive Eigenschaften (z. B. »ehrlich«, »vertrauenswürdig«) gemeinsam mit ihrem Foto präsentiert, die angeblich anhand der Videopräsentation gewonnen worden waren (im Vergleich zu Bildern ihnen unbekannter Personen). Die fMRT-Resultate zeigten, dass sowohl der Geldgewinn als auch die wertschätzenden Attribute das Striatum aktivierten, spezifisch im Striatum den Nucleus caudatus und das Putamen. Beide Strukturen sind Teil der Basalganglien und werden mit zielgerichtetem Verhalten und dem Neurotransmitter Dopamin in Verbindung gebracht, der die belohnenden Aspekte des Verhaltens vermittelt.

Auch Opiate vermitteln auf zentralnervöser Ebene Belohnungserfahrungen, und Tierstudien legen nahe, dass Opiatmechanismen im Nucleus accumbens soziale Interaktionen für die Tiere belohnend machen. Spezifisch im Hinblick auf die belohnenden Aspekte sozialer Interaktionen wird seit einigen Jahren auch der Neurotransmitter Oxytocin intensiv erforscht. Im Tierversuch (meist mit Nagetieren) beeinflusste Oxytocin die belohnenden Aspekte sozialer Bindungen, vermittelt über Dopamin und Opiate. Dieser Effekt zeigt sich allerdings spezifisch nur in manchen Regionen des Gehirns und ist abhängig von der sozialen Vorerfahrung der Tiere. Beim Menschen lassen sich Oxytocin-Rezeptoren im lebenden Gehirn nicht untersuchen. In Studien zum Einfluss von Oxytocin wird deshalb das Peptid als Nasenspray appliziert. Eine derartige Studie von Rimmele et al. (2009) zeigte z. B., dass Oxytocin-Applikation das soziale Lernen beeinflusst: Bei 44 männlichen Probanden, die Oxytocin oder ein Placebo erhalten hatten, verbesserte Oxytocin spezifisch die soziale Erinnerungsleistung auf Gesichter hin, verglichen mit nicht-sozialen Kontrollreizen (Häuser, Skulpturen oder Landschaften).

Weitere Studien zeigen allgemeiner, dass Oxytocin die soziale Wahrnehmung und das soziale Verhalten beeinflusst – und dass es die hormonelle Stressantwort reduziert. Zumindest indirekt könnte Oxytocin damit in die belohnenden Aspekte sozialer Interaktion beim Menschen involviert sein: darüber, dass es die beruhigenden Seiten sozialer Nähe vermittelt oder im Sinne negativer Verstärkung die körperliche Stressreaktion vermindert.

Im Zusammenhang mit operanten Konditionierungsprozessen spielt die Fähigkeit, eine Belohnung aufschieben zu können, eine wichtige Rolle, also das Gleichgewicht zwischen reizmotivierten und belohnungsmotivierten Verhaltensanreizen. Im Abschnitt »Sozialisation« (► Abschn. 13.5) wird auf die soziale Seite des Belohnungsaufschubs näher eingegangen.

Auch wenn die theoretische Unterscheidung zwischen klassischer und operanter Konditionierung sinnvoll ist, kommen meist beide Lernprinzipien gleichzeitig zur Anwendung, und beide basieren auf überlappenden neurobiologischen Belohnungsprozessen (Pan et al. 2005). In neuerer Zeit wird deshalb die strikte Trennung von klassischer und operanter Konditionierung zunehmend aufgegeben, und zusammenfassend wird von **assoziativem Lernen** gesprochen. Assoziatives Lernen ist nicht auf den Menschen beschränkt; ein vielverwendetes Modell, um assoziative Lernmechanismen auf neuronaler Ebene zu untersuchen ist u. a. Aplysia, eine Schneckenart (siehe z. B. Lorenzetti et al. 2011).

13.4 Lernen durch Beobachtung

Mit der **sozial-kognitiven Lerntheorie** betrachtet Albert Bandura (1977) soziales Lernen unabhängig vom zeitlichen Zusammenhang der Reizpräsentation und Konsequenz. Seiner Theorie zufolge ist Lernen allein durch die Beobachtung anderer und auch ohne die direkte Umsetzung des Zielverhaltens möglich.

Definition

Beim **Modelllernen** oder **Lernen durch Beobachtung** handelt es sich um einen bewussten und aufmerksamkeitsgesteuerten Prozess. Ein Individuum beobachtet das Verhalten eines Vorbildes – dies kann auch in der Vorstellung (z. B. basierend auf Erzählungen oder Gelesenem) stattfinden – und erinnert dieses Verhalten. Das auf diese Weise gelernte Verhalten kann zu einem späteren Zeitpunkt identisch gezeigt – oder aber auch kreativ verändert und in einem anderen Kontext angewendet werden.

In der Verhaltensmedizin und Psychosomatik spielt das Lernen durch Beobachtung eine zentrale Rolle, u. a. bei der Etablierung von Krankheitsverhalten. So erinnert z. B. ein Kind, wie die Eltern mit Erkrankungen umgegangen sind, wie über Schmerzen, Krankheitsängste, oder Einschränkungen aufgrund einer Erkrankung in der Familie gesprochen wurde.

Im folgenden Fallbeispiel wird erläutert, wie Lernen durch Beobachtung den Umgang mit einer (drohenden) Erkrankung beeinflussen kann.

Fallbeispiel

Lernen durch Beobachtung

Die 40-jährige Frau N. N. sucht die Psychotherapie wegen Angstanfällen auf. Im Laufe der Diagnostik stellt sich heraus, dass diese Angstanfälle auf Situationen bezogen sind, in denen sie mit möglichen Krankheiten konfrontiert ist. So beobachtet die Patientin bei sich immer wieder diffuse Schmerzen oder ein Stechen in der Brust und berichtet von häufigen Arztbesuchen, u. a. um drohenden Brustkrebs oder eine Herzerkrankung abklären zu lassen.

Die Patientin berichtet, dass ihre Mutter, die Großmutter mütterlicherseits und eine Tante an Brustkrebs erkrankt seien. Die Großmutter sei am Brustkrebs verstorben, ihrer Mutter gehe es nach einer Operation nun aber seit über zehn Jahren gut. Zur Todesursache der mittlerweile verstorbenen Tante fehlen Frau N. N. weitere Informationen. Sie sagt, sie vermute, dass die Tante ebenfalls am Brustkrebs verstorben sei, vermeide es aber, in der Familie danach zu fragen. Die Patientin erzählt, dass Krebs in der Familie wie ein großes, drohendes und unkontrollierbares Übel wahrgenommen werde. Sie erinnert massive Ängste erlebt zu haben, als ihre Mutter erkrankt sei, in der Familie sei über die Erkrankung aber kaum gesprochen worden. Als sie selbst bei sich Schmerzen in der Brust wahrgenommen habe, sei die Angst vor dem drohenden Tod für sie unerträglich geworden. Sie müsse an ihre eigenen Kinder denken und sorge sich, wie diese ohne sie zurechtkommen sollten. Gleichzeitig wolle sie aber ihre Familie durch ihre Ängste nicht noch zusätzlich belasten und fürchte auch, dass ihre Angst überhandnähme, wenn sie zum Gesprächsthema in der Familie würde.

Die Patientin in diesem Beispiel beschreibt, wie sie durch Beobachtung eine bestimmte Art erlernt hat, mit einer Krebserkrankung umzugehen. Brustkrebs ist in der Familie als drohende Todesursache seit dem Tod der Großmutter bekannt. Die Erkrankung ihrer Mutter war für Frau N. N. hochrelevant, ihre Mutter steht ihr nahe, ist ihr ähnlich und dient damit als Vorbild. Gleichzeitig fehlen der Patientin alternative Vorbilder zum Umgang mit ihrem eigenen erhöhten Erkrankungsrisiko. Ein Teil der Therapie wird es deshalb sein, gemeinsam mit Frau N. N. nach Beispielen zu suchen, wie mit einer (drohenden) tödlichen Erkrankung alternativ umgegangen werden kann und welche Möglichkeiten andere Personen im Bekanntenkreis, in Filmen oder Büchern einsetzen, um ihre Ängste zu kontrollieren oder mit-

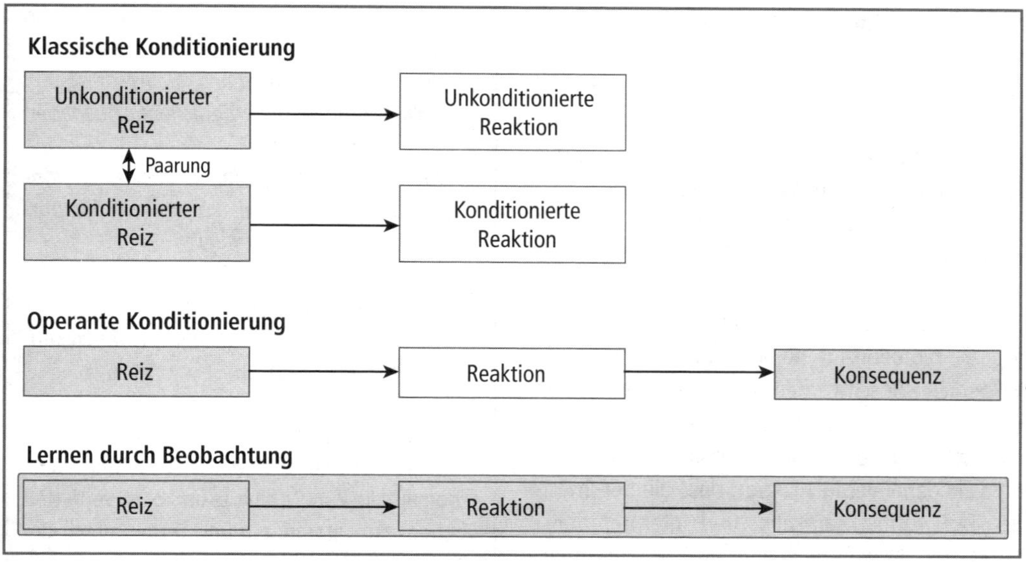

Abb. 13-1 Soziale Einflüsse (grau unterlegt) bei spezifischen Lernprozessen der a) klassischen Konditionierung, b) der operanten Konditionierung und c) des Lernens durch Beobachtung.

zuteilen. Diese Beispiele werden emotional nicht so intensiv sein können wie die Beispiele ihrer eigenen Großmutter und Mutter. Die Suche nach alternativen Vorbildern kann aber möglicherweise eine aktivere Auseinandersetzung der Patientin mit dem eigenen Erkrankungsrisiko fördern und ihr so mehr Handlungsspielraum geben.

Zusammengefasst legen die oben dargestellten Daten zur klassischen Konditionierung, zur operanten Konditionierung und zum Lernen durch Beobachtung nahe, dass Lernen in einem sozialen Kontext immer »soziales Lernen« ist. Soziale Einflüsse können an unterschiedlichen Punkten in spezifischen Lernprozessen wirken und als UCS, CS oder als Konsequenz das Lernen beeinflussen. ► Abbildung 13-1 stellt schematisch dar, an welchen Punkten soziale Faktoren genau ansetzen können.

Die Gesamtheit der sozialen Lernerfahrungen eines Individuums wird als »Sozialisation« bezeichnet. Im folgenden Abschnitt wird auf diesen Begriff genauer eingegangen.

13.5 Sozialisation

Definition

Sozialisation beschreibt die Gesamtheit aller sozialen Lernprozesse eines Individuums und ist ein lebenslanger Prozess. Sie ist ein interdisziplinäres Konzept, und Sozialisationsforschung schließt soziologische, psychologische und pädagogische Ansätze ein. Eine erfolgreiche Sozialisation basiert auf der aktiven Auseinandersetzung mit und der Übernahme von gesellschaftlichen Normen und ermöglicht es dem Individuum, am sozialen Leben in der Gesellschaft/der betreffenden Kultur teilzunehmen (Hurrelmann et al. 2008).
Auf die Verhaltensmedizin und Psychosomatik angewendet bezeichnet Sozialisation soziale Lernprozesse in Bezug auf Gesundheit und Krankheit, also die sozial erlernte und normierte Interpretation von Krankheiten und den sozial tolerierten Umgang mit einer Erkrankung.

Sozialisation im Bereich der Verhaltensmedizin und Psychosomatik umfasst diejenigen sozialen Lernprozesse, die sich spezifisch auf Erkrankungen und/oder bestimmte Bewältigungsmöglichkeiten beziehen. Es liegt auf der Hand, dass Sozialisation generell eine kulturabhängige Komponente hat, und dies gilt auch für Sozialisationsaspekte in der Verhaltensmedizin und Psychosomatik. So kritisieren Kirmayer und Sartorius (2007, S. 833), dass »... die biomedizinische Semiotik annimmt, dass körperliche Beschwerden mehr oder weniger direkte Anzeichen für eine Beeinträchtigung bestimmter Organe oder ihrer Funktionen sind, und dass sie dabei vernachlässigt, dass die Beschwerden auf Aufmerksamkeits- und Interpretationsprozessen, ihrer Bezeichnung und sozialen Interpretation basieren.«

In Übereinstimmung mit den Mechanismen zum Lernen durch Beobachtung (s. o.) beschreiben die Autoren **Prototypen**, die einen modellhaften Rahmen für die Interpretation körperlicher Symptome bieten. Sie können repräsentieren, wie eine Erkrankung entstanden ist, wie sie verlaufen wird und wie sie behandelt werden sollte – und diese Prototypen sind kulturabhängig.

Kulturelle Einflüsse auf körperliche Beschwerden

Kirmayer und Sartorius (2007) gehen von unterschiedlichen parallel existierenden Einflussfaktoren auf körperliche Beschwerden aus. Soziale oder kulturell bedingte Einflussfaktoren in ihrer Auflistung sind kursiv dargestellt:

a) Physiologische Störungen (Veränderungen in den regulierenden autonomen Systemen)
b) Emotionale Belastung (oder emotionale Anspannung)
c) Aufmerksamkeitsveränderungen (hin zu einer gesteigerten Körperwahrnehmung)
d) Fehlinterpretationen (Interpretation der Körperwahrnehmung als Zeichen für eine Erkrankung)
e) Katastrophisierende Erwartungen in Bezug auf die Entwicklung der Symptome
f) Interpersonelle Reaktionen, die Ausdruck und Verbalisierung von körperlichem Unbehagen verstärken
g) Das Gesundheitssystem, welches über standardisierte Diagnostik körperliche Symptome validiert und legitimiert
h) Soziale und kulturelle Modelle und Institutionen, die eine bestimmte Art, körperliche Erkrankungen mitzuteilen und mit ihnen umzugehen, unterstützen

Wie im ersten Abschnitt des Kapitels deutlich wurde, wirken soziale Lerneinflüsse aber auch schon auf die Punkte b bis e, und zwar vermittelt über soziale Verstärkung und Lernen durch Beobachtung.

In einer Studie von Mewes und Rief (2009) bestätigten sich die kulturellen Einflüsse auf somatoforme Beschwerden: Im Vergleich zwischen türkischen Migranten in Deutschland, Türken in der Türkei und Deutschen ohne Migrationshintergrund berichteten sowohl die Migranten in Deutschland als auch die Türken in der Türkei mehr somatoforme Beschwerden als Deutsche. Kein Unterschied zwischen den Gruppen zeigte sich in den Kausalattributionen bezüglich der Symptome. Die Ergebnisse dieser Studie legen nahe, dass weniger die Migration an sich für die hohe Belastung mit somatoformen Beschwerden bei Migranten in Deutschland verantwortlich ist als vielmehr der kulturelle Hintergrund.

Neben den oben darstellten Einflüssen auf die Wahrnehmung und Deutung von und den Umgang mit körperlichen Symptomen kann schließlich Sozialisation im Sinne des Gleichgewichts von klassischen und operanten Lernmechanismen interpretiert werden. Dies spielt dann eine Rolle, wenn eine Person nicht direkt reizbestimmt handelt, sondern wenn sie ihr Verhalten willentlich und im Hinblick auf die soziale Konsequenz steuert. Immer dann also, wenn wir durch soziale Einflüsse motiviert selbstkontrolliert handeln und eine Belohnung oder die negative Verstärkung aufschieben, zeigt sich Sozialisation unmittelbar. In seinem Buch »Social« beschreibt Matthew Lieberman (2013) ein interessantes Gedankenexperiment zu diesem Gleichgewicht.

Selbstkontrolle und soziale Gratifikation

Im Beispiel fordert Lieberman (2013, S. 222–224) den Leser auf, sich vorzustellen, dass nachts im Schlaf kleine grüne Männchen eine neurochirurgische Operation durchführen und das Gehirn so verändern, dass a) alle Impulse, Bedürfnisse, Triebe und emotionalen Reaktion verloren gehen, aber im Ausgleich perfekte Selbstkontrolle hergestellt wird, oder b) alle Impulse, Bedürfnisse, Triebe und emotionalen Reaktionen erhalten bleiben, es aber unmöglich ist, diese zu kontrollieren.

Natürlich streben wir parallel beide Zustände an. Aber wenn Sie gezwungen wären zu entscheiden, welche Variante würden Sie für sich wählen?

Lieberman nimmt an, dass sich die meisten Personen (wie er selbst) für Variante b entscheiden würden. Triebe und Emotionen nicht kontrollieren zu können wäre zwar peinlich, aber viel substanziell einschränkender wäre es, sie nicht mehr zu empfinden. Nun geht das Gedankenexperiment aber weiter, und der Leser ist aufgefordert, sich vorzustellen, alle *anderen* Personen in der Umgebung (die Familie und nähere Freunde ausgenommen) würden der Operation unterzogen – und wieder muss man zwischen Variante a und b wählen. Was würden Sie für diese anderen Personen in Ihrer weiteren Umgebung entscheiden?

Wie der Autor selbst würden Sie in diesem hypothetischen Beispiel der Sie umgebenden Menge wahrscheinlich Variante a wünschen. Wir empfänden es wahrscheinlich als bedrohlich, von vielen Personen umgeben zu sein, die ihren Trieben und Emotionen unkontrolliert ausgesetzt sind.

Diese Lösung ist interessant, denn sie legt nahe, dass – wenn wir eine Gesellschaft bevorzugen, deren Individuen selbstkontrolliert handeln – im Umkehrschluss diese Gesellschaft auch von *uns* bevorzugt selbstkontrolliertes Handeln wünscht. Lieberman geht in seiner Schlussfolgerung noch weiter. Er nimmt an, dass individuelle Selbstkontrolle der Gesellschaft mehr bringe als dem Individuum selbst, dass sie eigentlich ein gesellschaftlich belohntes Phänomen sei. »Willenskraft«, oder die Verschiebung reizbestimmten Verhaltens hin zu langfristig belohnungsorientiertem Handeln wäre seiner Interpretation zufolge weniger individuell als vielmehr sozial zu sehen.

Erfolgreiche Sozialisation bedeutet also auch, dass eine Person unmittelbar reizbestimmtes Handeln und Verhalten in Bezug auf kurzfristige Belohnungen zugunsten langfristiger und sozial erwünschter Konsequenzen verändert. Möglich wird dies durch die neurobiologischen Belohnungsmechanismen, die Zuneigung und soziale Anerkennung begleiten, also durch unsere genetische Disposition, soziale Zuwendung als belohnend zu empfinden (► s. o. »Belohnung durch soziale Zuwendung«).

In Bezug auf die Verhaltensmedizin und Psychosomatik heißt das, dass die Wahrnehmung und Interpretation von sowie der Umgang mit körperlichen Symptomen weitestgehend sozialisiert sind. Es ist sozial definiert, wie wir auf Schmerz reagieren, wie viel Selbstkontrolle wir uns im Gesundheitsverhalten und bei der Bewältigung von Erkrankungen zuschreiben. Körperliche Veränderungen, z. B. die Menstruationsblutung oder eine Schwangerschaft, werden in unterschiedlichen Kulturen sehr unterschiedlich interpretiert und gehandhabt. Auch inwieweit Personen während eines Klinikaufenthaltes die Kontrolle abgeben und Entscheidungen den Ärzten und dem Pflegepersonal überlassen, ist kulturell bestimmt. Compliance mit den Anweisungen des Behandelnden sollte deshalb immer auch mit Hinblick auf den sozialen Kontext interpretiert werden.

13.6 Zusammenfassung

Soziale Einflüsse bestimmen unsere Wahrnehmung und unser Verhalten. Im Laufe wiederholter sozialer Lernprozesse passen wir ein reizorientiertes Verhalten zugunsten langfristiger und sozial-belohnter Handlungen an. Vermittelt wird diese Verschiebung hin zu mehr selbstkontrollierten Handeln über die psychobiologischen Belohnungssysteme, welche die Nähe zu Bindungspersonen und allgemein soziale Anerkennung belohnend machen. Indirekt motiviert wird dieser Prozess auch durch negative Verstärkung darüber, dass soziale Nähe und Anerkennung die körperliche Stressreaktion vermindern.

Dies hat unmittelbare Konsequenzen für die Verhaltensmedizin und Psychosomatik. Soziale Faktoren beeinflussen die Wahrnehmung und Deutung von und die Aufmerksamkeit auf körperliche Symptome sowie den Umgang mit diesen Symptomen. Unsere Einschätzung einer Erkrankung als mehr oder weniger psychisch bedingt und unser Umgang mit Erkrankungen ist so stark sozialisiert, dass nur kulturvergleichende Studien helfen können, diesen Zusammenhang mit Abstand zu betrachten.

Literatur

Bandura A. Social Learning Theory. Upper Saddle River, NJ: Prentice-Hall 1977.

Bowlby J. Attachment (Vol. 1). New York: Basic Books 1969.

Coan JA, Schaefer HS, Davidson RJ. Lending a hand: social regulation of the neural response to threat. Psychol Sci 2006; 17(12): 1032–39.

Ditzen B, Heinrichs M. Psychobiology of social support: the social dimension of stress buffering. Restor Neuro Neuros 2013 (E-pub ahead of print).

Eisenberger NI, Master SL, Inagaki TK et al. Attachment figures activate a safety signal-related neural region and reduce pain experience. Proc Natl Acad Sci USA 2011; 108(28): 11721–26.

Hurrelmann K, Grundmann M, Walper S. Handbuch der Sozialisationsforschung (7. Aufl.). Weinheim: Beltz 2008.

Izuma K, Saito DN, Sadato N. Processing of social and monetary rewards in the human striatum. Neuron 2008; 58(2): 284–94.

Kalat JW, Rozin P. "Learned safety" as a mechanism in long-delay taste-aversion learning in rats. J Comp Physiol Psych 1973; 83(2): 198–207.

Kirmayer L J, Sartorius N. Cultural models and somatic syndromes. Psychosom Med 2007; 69(9): 832–40.

Lieberman MD. Social. Why our brains are wired to connect. New York: Crown Publishers 2013.

Lorenzetti FD, Baxter DA, Byrne JH. Classical conditioning analog enhanced acetylcholine responses but reduced excitability of an identified neuron. J Neurosci 2011; 31(41): 14789–93.

Mewes R, Rief W. Sind somatoforme Beschwerden und Kausalattributionen bei türkischen Migranten durch den kulturellen Hintergrund oder den Migrationsprozess bestimmt? Z Med Psychol 2009; 18: 135–39.

Pan WX, Schmidt R, Wickens JR, Hyland BI. Dopamine cells respond to predicted events during classical conditioning: evidence for eligibility traces in the reward-learning network. J Neurosci 2005; 25(26): 6235–42.

Rimmele U, Hediger K, Heinrichs M, Klaver P. Oxytocin makes a face in memory familiar. J Neurosci 2009; 29(1): 38–42.

Seligman MEP. Phobias and Preparedness. Behav Ther 1971; 2: 307–20.

14 Zur Relevanz früher Traumatisierung

Katja Wingenfeld, Christine Heim

14.1 Traumatisierung im Kindesalter und Krankheitsvulnerabilität

Traumatische Erlebnisse, insbesondere lebensgeschichtlich frühe Stressbelastungen, stellen einen der wichtigsten Risikofaktoren für die Entwicklung eines großen Spektrums psychischer und somatischer Erkrankungen dar. In zahlreichen epidemiologischen und klinischen Studien wurde ein deutlicher Zusammenhang zwischen lebensgeschichtlich frühen Stresserfahrungen, wie Misshandlung, Vernachlässigung und Verlusterfahrungen im Kindesalter, und einem erhöhten Risiko für Depressionen, Angststörungen, Essstörungen, Suchterkrankungen, und Persönlichkeitsstörungen im Erwachsenenalter nachgewiesen (Driessen et al. 2008; Heim et al. 2006; Herman et al. 1989; Spitzer et al. 2008; Steiger et al. 2009). Darüber hinaus wurde ein stark erhöhtes Risiko für klassische medizinische Erkrankungen wie Herz-Kreislauf-Erkrankungen, Atemwegserkrankungen, Übergewicht, Diabetes, Schmerzstörungen, chronisches Erschöpfungssyndrom und Autoimmunerkrankungen nachgewiesen (Anda et al. 2008; Dong et al. 2004; Dube et al. 2009; Goodwin u. Stein 2004; Heim et al. 2006; Romans et al. 2002; Williamson et al. 2002). Die Effektgrößen sind sehr hoch: Beispielsweise ist das Risiko, im Erwachsenenalter an einer koronaren Herzerkrankung zu erkranken, nach multiplen Stresserfahrungen im Kindesalter um 360 % erhöht (Dong et al. 2004). Die psychischen und körperlichen Erkrankungen liegen bei Personen mit früher Traumatisierung häufig in Komorbidität vor und manifestieren sich oft in Zusammenhang mit zusätzlichen akuten Stressoren im Erwachsenenalter, für welche die betroffenen Personen besonders sensibilisiert zu sein scheinen (Hammen et al. 2000). Es kann vermutet werden, dass frühe Stresserfahrungen zu einem vulnerablen Phänotypen mit langfristigen Veränderungen in neurobiologischen Systemen führen, welche an der Regulation von Emotionen sowie an der Integration von endokrinen, autonomen und immunologischen Stressreaktionen beteiligt sind, insbesondere bei genetisch vulnerablen Personen. Diese langfristigen psychobiologischen Folgen von frühen Stresserfahrungen könnten plausibel einer erhöhten Erkrankungswahrscheinlichkeit über die Lebensspanne zugrunde liegen (vgl. Heim et al. 2008; ► Abb. 14-1).

Das folgende Kapitel gibt einen Überblick über die Epidemiologie früher Traumatisierung sowie über die psychobiologischen Mechanismen, welche den Zusammenhang zu

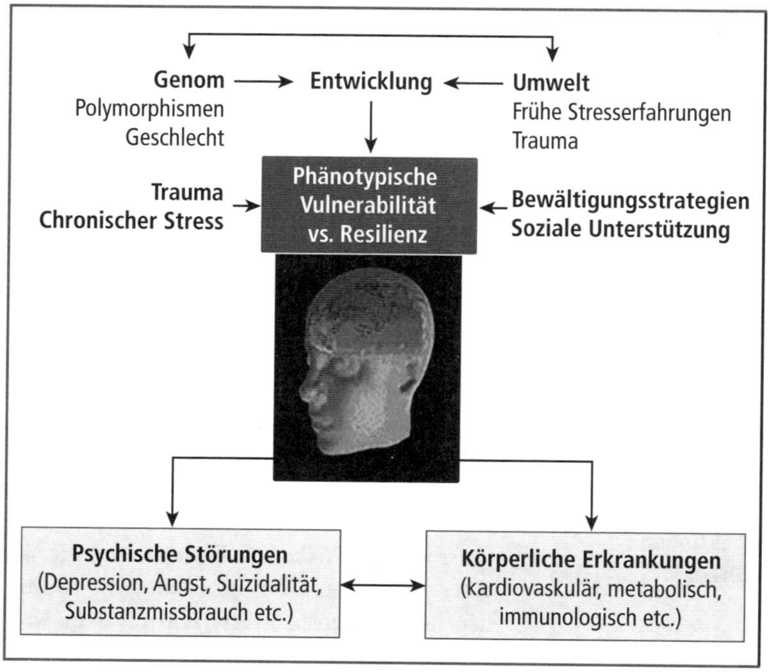

Abb. 14-1 Psychobiologisches Vulnerabilitätsmodell: Frühe Stresserfahrungen führen im Kontext von genetischen Risikofaktoren zu einem neurobiologischen Phänotyp mit Vulnerabilität für psychische und somatischen Erkrankungen.

Störungen vermitteln. Außerdem werden bekannte Gen-Umwelt-Interaktionen und Resilienzfaktoren diskutiert. Abschließend werden Möglichkeiten zur Erfassung traumatischer Erfahrungen im Kindesalter beschrieben und therapeutische Implikationen diskutiert.

14.2 Definition und Epidemiologie von Traumatisierung im Kindesalter

Grundsätzlich können die unterschiedlichsten Formen von Stress im Kindesalter, wie Armut, elterlicher Verlust, Naturkatastrophen u. a. m. zu langfristigen psychischen und körperlichen Folgeproblemen beitragen. Offensichtliche Formen von Traumatisierung im Kindesalter umfassen Kindesmissbrauch und Kindesmisshandlung, wobei eine allgemeine Operationalisierung dieser Konstrukte noch aussteht. Die Weltgesundheitsorganisation (World Health Organization, WHO) schlägt folgende Definition vor:

Definition

»**Kindesmissbrauch oder -misshandlung** umfasst alle Formen der körperlichen und/oder emotionalen groben Misshandlung, des sexuellen Missbrauchs, der Verwahrlosung, der Vernachlässigung oder der kommerziellen bzw. anderweitigen Ausbeutung, die zu einer tatsächlichen oder möglichen Gefährdung der Gesundheit, des Überlebens, der Entwicklung oder der Würde des Kindes führen.« (WHO 1999)

Im Einklang mit dieser Definition besteht weitgehender Konsens darüber, dass Kindesmisshandlungen aktive (d. h. Missbrauch) und passive Formen (d. h. Vernachlässigung) sowie körperliche, sexuelle und emotionale Dimensionen umfassen, wobei die Grenzen meist fließend sind. Die meisten Autoren (Engfer

1995; Manly 2005) unterscheiden zwischen körperlicher Misshandlung, emotionaler Misshandlung und sexuellem Missbrauch sowie körperlicher und emotionaler Vernachlässigung (► Tab. 14-1; vgl. auch ► Abschn. 14.5). So spielen Misshandlungsformen, die nicht notwendigerweise zu körperlichen Beeinträchtigungen führen, wie emotionale oder psychische Misshandlungen und Vernachlässigung, eine wichtige Rolle. Unter Vernachlässigung versteht man nach Engfer (1995) die Situation, in der Kinder »von Eltern oder Betreuungspersonen unzureichend ernährt, gepflegt, gefördert, gesundheitlich versorgt, beaufsichtigt und/oder vor Gefahren beschützt werden« (S. 961). Diese Definitionen sind stark von gesellschaftlichen Maßstäben beeinflusst und werden dementsprechend kontrovers diskutiert. Dies gilt in besonders starkem Ausmaß für die emotionale Misshandlung, da hier primär die Reaktion des Kindes eine Rolle spielt, wie folgende Definition zeigt: »Unter psychischer Misshandlung versteht man alle Handlungen oder Unterlassungen von Eltern oder Betreuungspersonen, die Kinder ängstigen, überfordern, ihnen das Gefühl der eigenen Wertlosigkeit vermitteln und sie in ihrer psychischen und/oder körperlichen Entwicklung beeinträchtigen können.« (Engfer 1995)

In Abhängigkeit der zugrunde liegenden Definition, aber auch der Erhebungsmethode, variieren die berichteten Prävalenzzahlen für die o.g. Misshandlungsformen. Für Europa wird basierend auf einem Literaturüberblick eine Prävalenz sexuellen Missbrauchs vor dem 16. Lebensjahr von 3–36 % bei Mädchen und 1–15 % bei Jungen sowie eine Prävalenz körperlicher Misshandlung von 5–50 % geschätzt (Lampe 2002). Eine neuere repräsentative Umfrage in Deutschland erfasste sexuelle, körperliche und emotionale Misshandlung sowie körperliche und emotionale Vernachlässigung mittels des Childhood Trauma Questionnaires (s. u.). Es muss allerdings berücksichtigt werden, dass nur die Hälfte der befragten Personen die Fragebogen ausfüllte, weshalb die Prävalenzzahlen möglicherweise nicht repräsentativ sein könnten. Von 2.493 Personen mit auswertbaren Daten berichteten 796 (31,8 %) über keine Misshandlung oder Vernachlässigung, wohingegen 690 (27,7 %) über mindestens eine Form, 591 (23,7 %) über zwei Formen und 416 (16,6 %) über drei oder mehr Formen der Misshandlung oder Vernachlässigung berichteten (Hauser et al. 2011). In einer weiteren Publikation der Arbeitsgruppe wurden die folgenden Prävalenzzahlen auf der Basis validierter Schwellenwerte für Misshandlung und Vernachlässigung berichtet: 13,9 % der Stichprobe berichteten über emotionale Vernachlässigung, 10,2 % über emotionale Misshandlung, 12,0 % über körperliche Misshandlung, 48,4 % über körperliche Vernachlässigung und 6,2 % über sexuellen Missbrauch (Iffland et al. 2013).

Tab. 14-1 Formen von Kindesmisshandlung

Aktive Formen (= Handlungen)	Passive Formen (= Unterlassungen)
körperliche Misshandlung/Gewalt	körperliche Vernachlässigung
emotionale Misshandlung	emotionale Vernachlässigung
sexueller Missbrauch	

! Die Prävalenzzahlen verdeutlichen, dass eine signifikante Anzahl von Kindern in Deutschland unter Misshandlung oder Vernachlässigung leiden, wobei die Dunkelziffer sicherlich höher liegt als die Zahl behördlich gemeldeter Fälle.

14.3 Neurobiologische Folgen von Traumatisierung im Kindesalter

Die Mechanismen, welche den negativen Auswirkungen früher Traumatisierung auf das spätere Erkrankungsrisiko zugrunde liegen, sind Gegenstand intensiver Forschung. Zahlreiche tierexperimentelle Untersuchungen an Nagetieren und nicht-humanen Primaten erbrachten den direkten kausalen Nachweis, dass frühe Stresserfahrungen (wie Trennung von der Mutter oder vermindertes mütterliches Pflegeverhalten) zu strukturellen und funktionellen Veränderungen in Schaltkreisen des Gehirns führen (einschließlich epigenetischer Veränderungen), welche an der Integration von neuroendokrinen, autonomen und Verhaltensreaktionen auf Stress beteiligt sind. Im späteren Leben zeigen diese Tiere massiv erhöhte physiologische Stressreaktionen sowie Verhaltensweisen, die Merkmalen der Depression und Angst entsprechen (vgl. Lupien et al. 2009; Meaney 2001).

Eine wachsende Anzahl von Studien zeigt, dass diese langfristigen Effekte von kindlicher Traumatisierung auf neurobiologische Systeme ebenfalls beim Menschen nachweisbar sind: Wir konnten zeigen, dass frühe traumatische Erfahrungen bei Frauen zu einer anhaltenden Sensibilisierung der neuroendokrinen und autonomen Stressreaktionen führen, welche mit dem Vorliegen von Depression und Angststörungen im Erwachsenenalter assoziiert ist (Heim et al. 2000). In nachfolgenden Studien konnten zahlreiche Veränderungen auf verschiedenen Regulationsebenen der Hypothalamus-Hypophysen-Nebennierenrinden-Achse nachgewiesen werden, welche gemeinsam der gesteigerten Stressreaktivität zugrunde liegen: So konnten wir zeigen, dass frühe Stresserfahrungen mit einer verminderten Feedback-Hemmung der Stresshormonachse unter stimulierten Bedingungen assoziiert sind (Heim et al. 2008). Dieser Befund deutet darauf hin, dass nach frühen Stresserfahrungen eine Resistenz der Glucocorticoid-Rezeptoren (GR) vorliegt, was zu einer Enthemmung zentraler Stresssysteme beitragen könnte. Im Einklang mit dieser Vermutung konnten wir erhöhte Konzentrationen des Neuropeptids Corticotropin-Releasing-Hormon (CRH) in der Zerebrospinalflüssigkeit von Frauen mit frühen Stresserfahrungen nachweisen. Ebenfalls im Einklang mit einer relativen Glucocorticoid-Resistenz weisen Personen mit frühen Stresserfahrungen stark erhöhte inflammatorische Marker über die Lebenspanne auf (Danese et al. 2008). Die Stressreaktion wird durch eine Vielzahl weiterer Faktoren beeinflusst. Positive soziale Beziehungen spielen hier eine besondere Bedeutung. In diesem Zusammenhang ist das Neuropeptid Oxytocin von großem Interesse. Oxytocin fördert prosoziales Verhalten und reduziert Stress und Angst (Heinrichs u. Gaab 2007). Tatsächlich hat Oxytocin eine inhibitorische Wirkung auf die Reaktivität der Hypothalamus-Hypophysen-Nebennierenrinden-Achse (HHNA) und der Amygdala (Huber et al. 2005; Kirsch et al. 2005). Erste Studien legen nahe, dass Menschen, die in ihrer Kindheit misshandelt oder vernachlässigt wurden, eine verringerte Ausschüttung von Oxytocin aufweisen (Fries et al. 2005; Heim et al. 2009). Eine verringerte zentralnervöse Oxytocin-Aktivität könnte zu einer langfristig gesteigerten Stress- und Krankheitsvulnerabilität beitragen.

Die neuroendokrine Stressreaktion unterliegt dem Einfluss eines Netzwerks neuraler Strukturen. Möglicherweise liegt die primäre Läsion nach frühen Stresserfahrungen in einer neuralen Netzwerkstörung, wobei es bei erneuter Stressexposition zu einer Fehlanpassung und einem Mangel an kompensatorischer Regulation kommt. Eine besonders wichtige Rolle spielt hierbei der Hippocampus, welcher die Aktivität der HHNA reguliert und eine hohe Plastizität über die Lebensspanne besitzt.

Der Hippocampus ist besonders anfällig für schädigende Effekte von Stress aufgrund einer hohen Dichte an GR (Sapolsky 1999). Ein verringertes Hippocampusvolumen gilt als ein Kardinalmerkmal der Depression (Videbech u. Ravnkilde 2004). Interessanterweise konnten wir zeigen, dass das verringerte hippocampale Volumen bei depressiven Patienten in Zusammenhang mit dem Vorliegen einer frühen Traumatisierung steht (Vythilingam et al. 2002). Weitere Studien stützen die Hypothese, dass gerade frühe Traumatisierungen zu strukturellen Veränderungen des Hippocampus führen (Bremner et al. 2003; Stein et al. 1997). Insbesondere scheint nach frühen Stresserfahrungen die CA3-Region des Hippocampus betroffen zu sein, in welcher im Tiermodell neurotoxische Effekte von Glucocorticoiden auf die synaptische Plastizität nachweisbar sind (Teicher et al. 2013). Neben dem Hippocampus sind auch in anderen Gehirnarealen strukturelle Veränderungen nach frühen Stresserfahrungen nachweisbar. Hierzu gehören ein verringertes Corpus-callosum-Volumen (De Bellis et al. 2002; Teicher et al. 2004), ein vergrößertes Volumen der Amygdala (Tottenham et al. 2010) und ein verringertes Volumen in Bereichen des frontalen Cortex, welcher für die Regulation von emotionalen Reaktionen wichtig ist (Dannlowski et al. 2012; Tomoda et al. 2009; Treadway et al. 2009; van Harmelen et al. 2010). Funktionelle Studien verweisen auf eine erhöhte Reaktivität der Amygdala auf emotionale Reize sowie auf eine verringerte Konnektivität zwischen dem präfrontalem Cortex und der Amygdala nach frühem Stress beim Menschen (Burghy et al. 2012; Dannlowski et al. 2012). In der Zusammenschau sprechen diese Befunde dafür, dass frühe Stresserfahrungen das Gehirn in seiner Entwicklung maßgeblich beeinflussen, was zu Veränderungen in physiologischen Regulationssystemen und damit zu einem erhöhten Risiko für die Entstehung psychischer und somatischer Erkrankungen beiträgt.

In einer wegweisenden Post-mortem-Studie konnten McGowan und Kollegen (McGowan et al. 2009) belegen, dass frühe Stresserfahrungen zu epigenetischen Änderungen führen, welche in der Folge zu einer Steigerung der Stressreaktionen beitragen. Epigenetik bezeichnet einen Prozess, in welchem die Verfügbarkeit der DNA zur Transkription beispielsweise durch chemische Anbindung von Methylgruppen an die DNA verändert wird. McGowan und Kollegen konnten in DNA aus hippocampalen Gewebe von Suizidopfern zeigen, dass bei denjenigen Suizidopfern, für welche kindliche Misshandlungserfahrungen dokumentiert waren, eine erhöhte Zytosin-Methylierung in der Promotorregion des GR-Gens vorlag, welche das Gen sozusagen »ausschaltet«. Dementsprechend fand sich eine verminderte mRNA-Expression des GR, was mit einer erhöhten Stressreaktion vereinbar ist. Dieser Befund lässt vermuten, dass frühe Stresserfahrungen zu einer stabilen epigenetischen Programmierung von Stresssystemen führt, was funktionelle Störungen zur Konsequenz hat.

> **!** Personen, die in ihrer Kindheit traumatische Erfahrungen gemacht haben, weisen langfristige biologische »Narben« in Systemen auf, welche an der emotionalen Regulation und Kontrolle von Stressreaktionen beteiligt sind. Diese neurobiologischen Veränderungen resultieren in einer Sensibilisierung für nachfolgenden Stress und liegen einem erhöhten Erkrankungsrisiko zugrunde.

14.4 Gen-Umwelt-Interaktionen und Resilienzfaktoren

Nicht jedes Kind, welches eine Traumatisierung erfährt, entwickelt im späteren Leben eine Störung. Daher ist es wichtig, weitere Risiko- versus Resilienzfaktoren zu betrachten. Zum Beispiel ist bekannt, dass Mädchen häufiger eine Depression nach frühen traumatischen Stresserfahrungen entwickeln als Jungen. Solche Geschlechtsunterschiede sind möglicherweise durch Interaktionen zwischen Östrogen und dem Stresshormonsystem oder durch neuroplastische Effekte von Sexualsteroiden zu erklären (vgl. Heim et al. 2008). Andere Faktoren, welche Resilienz begünstigen können, umfassen bestimmte Persönlichkeitseigenschaften, ein hohes Ausmaß an sozialer Unterstützung sowie eine hohe Intelligenz (Cicchetti et al. 2013). Neben solchen Faktoren wird in einem schnell wachsenden Forschungsfeld die Wechselwirkung der genetischen Ausstattung mit der frühen Umgebung in der Vorhersage der Depression und anderer Störungen intensiv untersucht. In diesen Studien wurden bislang vorwiegend Variationen in Kandidatengenen untersucht, welche für die Stressreaktion und/oder neuronale Plastizität relevant sind (vgl. Heim u. Binder 2012). Besonders prominent sind Studien, welche zeigen, dass ein Polymorphismus in einer Promoterregion des Serotonintransportergens (5-HT-TLPR) einen moderierenden Einfluss auf das Depressionsrisiko nach kindlicher Misshandlung besitzt (Caspi et al. 2003; Karg et al. 2011). Weitere Gene, welche den Zusammenhang zwischen kindlicher Misshandlung und affektiven Störungen moderieren, umfassen den CRH-Rezeptor 1, BDNF, GR und das GR-regulierende FKBP5 sowie das Oxytocin-Rezeptor-Gen (vgl. Appel et al. 2011; Binder et al. 2008; Bradley et al. 2008; Grabe et al. 2010; Heim u. Binder 2012; Heim et al. 2009). Für viele dieser Gen-Umwelt-Interaktionen wurde gezeigt, dass die Risiko-Allel-Träger mit Traumatisierung veränderte physiologische Funktionen wie beispielsweise erhöhte Stressreaktionen aufweisen (vgl. Heim u. Binder 2012). Kürzlich wurde in einer wegweisenden Studie erstmalig gezeigt, dass eine epigenetische Markierung des stressregulativen FKBP5-Gens in risikoallel-abhängiger Weise nach frühem Stress auftritt und durch Glucocorticoid-Anstiege ausgelöst wird (Klengel et al. 2013). Diese epigenetische Markierung war langfristigen globalen Änderungen in der Genexpression, Stressphysiologie und Hirnanatomie sowie mit der Erkrankungsmanifestation assoziiert. Die Kenntnis solcher Gen-Umwelt-Interaktionen und der zugrunde liegenden molekularen Mechanismen kann in der Zukunft diagnostische Marker liefern, um 1) Kinder mit Risiko für die Entstehung bestimmter Störungen nach Traumatisierung zu identifizieren und um 2) zu entscheiden, welches Kind von einer spezifischen Intervention profitieren könnte.

! Nicht jedes Kind, welches ein Trauma erfährt, erkrankt im späteren Leben an einer psychischen Störung. Neben anderen Faktoren moderiert die genetische Ausstattung, welche ein Kind mitbringt, das spätere Erkrankungsrisiko.

14.5 Diagnostik

Die bisherigen Ausführungen verdeutlichen, dass eine valide Erfassung von lebensgeschichtlich frühen Traumatisierungen eine äußerst wichtige Aufgabe in der klinischen Psychologie darstellt. Traumatische Erfahrungen, insbesondere biografisch frühe Beziehungstraumata, werden häufig im therapeutischen Kontext verschwiegen. Tabuisierung, Scham- und Schuldgefühle, Angst vor Stigmatisierung sowie Protektion des Täters können hier ursächlich beteiligt sein. Nicht nur den Betroffenen, sondern oft auch den Behandlern fällt es schwer, diese Thematik offen anzusprechen und strukturiert zu explorieren. Mit der zunehmenden gesellschaftlichen und wissenschaftlichen Auseinandersetzung mit frühen traumatischen Belastungen steigt jedoch der Bedarf an standardisierten bzw. gut evaluierten diagnostischen Methoden zur reliablen

Tab. 14-2 Übersicht über deutschsprachige diagnostische Verfahren zur retrospektiven Diagnostik lebensgeschichtlich früher Traumatisierung

Verfahren	Abkürzung	Items	Skalierung	Bemerkungen	Autoren
Fragebogen					
Childhood Trauma Questionnaire	CTQ	28	5-stufige Likert-Skala	international sehr verbreitet 5 Skalen gut psychometrisch validiert	Wingenfeld et al. (2010)
Childhood Trauma Screener	CTS	5	5-stufige Likert-Skala	Screeningverfahren	Grabe et al. (2012)
Adverse Childhood Experiences Questionnaire	ACE	10	dichotome Skala	breites Spektrum traumatischer Erfahrungen	Wingenfeld et al. (2001)
Interviews					
Early Trauma Inventory	ETI	55	dichotome Skala Alter, Dauer, Häufigkeit, subjektive Belastung	halbstrukturiertes Interview 4 Skalen	Wingenfeld et al. (2011)
Strukturiertes Trauma Interview	STI	–	dichotome Skala Alter, Dauer, Häufigkeit	strukturierter Ansatz Ziel: Eindruck über Schwere der Misshandlung und Auswirkungen auf die Persönlichkeitsentwicklung abzuschätzen	Draijer (1998)
Mainzer Strukturierte Biografische Anamnese	MSBA	–	dichotome Skala Alter, Dauer, Häufigkeit	umfassendes biografisches Instrument Traumatisierung nur Teilbereich Dokumentation psychischer und psychosomatischer Beschwerden	Egle (1993)

und validen Erfassung von traumatischen Erfahrungen in der Kindheit und Jugend. Im anglo-amerikanischen Raum wurde eine Reihe von Selbst- und Fremdbeurteilungsinstrumenten zur Erfassung von traumatischen Erfahrungen in der Kindheit entwickelt (Roy u. Perry 2004). Eine Übersicht für den deutschen Sprachraum bietet eine Arbeit von Maercker (Maercker u. Bromberger 2005). ► Tabelle 14-2 listet veröffentlichte Instrumente auf.

Fragebögen bieten meist den Vorteil von Kürze, Prägnanz sowie Anwendungs- und Auswertungsökonomie. Daher spielen sie in Forschungskontexten eine wichtige Rolle, können aber auch in klinischen Zusammenhängen gut als Screeningverfahren genutzt werden. Der international am häufigsten eingesetzte Fragebogen ist wohl der Childhood Trauma Questionnaire (Bernstein et al. 1994), der auch in einer deutschsprachigen Version vorliegt (Wingenfeld et al. 2010). Mittels 28 Items werden die Dimension sexueller, körperlicher und emotionaler Missbrauch sowie körperliche und emotionale Vernachlässigung im Kindes- und Jugendalter erfasst. Dieser Fragebogen weist gute teststatistische Kennwerte auf und liegt auch in einer Screeningversion vor (Grabe et al. 2012).

Häufig ist die Verwendung von Fragebogenverfahren jedoch nicht ausreichend für die klinische Diagnostik und Therapieplanung. So können in einem diagnostischen Interview deutlich mehr Informationen gewonnen werden, die über den »Fragebogen-Score« als Maß der Schwere der Missbrauchserfahrungen hinausgehen, wie Informationen über den Täter, das Alter bei Traumatisierung, die Dauer und Häufigkeit sowie über die subjektive Belastung der betroffenen Person. Diese wichtigen Informationen können mit den meisten Selbstbeurteilungsinstrumenten nicht erfasst werden. Hier bieten sich (halb-)strukturierte Interviews an, die insbesondere im klinischen Kontext etwa im Rahmen der Therapieplanung eine strukturierte Informationsgewinnung ermöglichen. Ein Beispiel für ein derartiges Interview ist die deutsche Version des Early Trauma Inventory (Wingenfeld et al. 2011). Allerdings ist die Zeit für die entsprechende Diagnostik deutlicher länger, und es bedarf erfahrenen klinischen Personals zur Durchführung des Interviews.

Die retrospektive Erfassung von Ereignissen aus der Lebensgeschichte bringt auch Probleme mit sich, wie z. B. Vergessen, Verschweigen aufgrund von Scham oder sozialem Druck, kognitive Verzerrungen, ungenaue Erinnerungen und erwünschtes Antwortverhalten. Eine Metaanalyse konnte jedoch zeigen, dass relativ gut erinnert wurde, ob ein Ereignis stattgefunden hat (im Gegensatz zu genauen Zeitangaben) sowie, dass konkrete Ereignisse wie ein sexueller Missbrauch besser erinnert wurden als relativ subtile Erfahrungen (Hardt et al. 2006). Insgesamt scheint es auch bei retrospektiven Befragungen eher zu falsch negativen als zu falsch positiven Aussagen zu kommen, also zu einer Unterschätzung der negativen Erfahrungen.

14.6 Therapeutische Implikationen

Die Erkenntnisse zu den Folgen früher Stresserfahrungen besitzen Implikationen für differenzielle Therapieentscheidungen sowie für die Entwicklung neuer Interventionen. Die meisten psychischen Störungen, aber auch viele körperliche Erkrankungen, wie Diabetes oder Herz-Kreislauf-Erkrankungen, müssen im Rahmen einer Interaktion von genetischer Disposition und Umweltfaktoren betrachtet werden. Möglicherweise sind Personen, die besonders vulnerabel für die negativen langfristigen Auswirkungen früher aversiver Bedingungen sind, auch im erhöhten Maße fähig, von positiven psychologischen Interventionen zu profitieren. Interessanterweise gibt es Hinweise, dass das Vorliegen früher Traumatisierung eine wichtige Einflussgröße auf den Therapieerfolg darstellt: So profitierten in einer großen Multicenterstudie in den USA diejenigen Patienten mit einer chronischen Depression am meisten von einer interpersonellen Psychotherapie, welche über traumatische Kindheitserfahrungen berichteten. Hingegen profitierten chronisch depressive Patienten, welche nicht über Kindheitstraumata berichteten, eher von einem serotonergen Medikament (Nemeroff et al. 2003). Eine Metaanalyse von Therapiestudien ergab weiterhin, dass depressive Patienten mit lebensgeschichtlich frühen Stresserfahrungen eher einen ungünstigen Verlauf und einen reduzierten Therapieerfolg zeigen (Nanni et al. 2012).

Nur wenn wir die exakten Mechanismen verstehen, über welche sich frühe Traumatisierung auf die Krankheitsentstehung auswirkt, wird es möglich sein, völlig neue und zielgerichtete Behandlungsstrategien zu entwickeln, welche direkt an diesen Mechanismen ansetzen, um einer erhöhten Vulnerabilität für Erkrankungen langfristig entgegenzuwirken.

Literatur

Anda RF, Brown DW et al. Adverse childhood experiences and chronic obstructive pulmonary disease in adults. Am J Prev Med 2008; 34(5): 396–403.

Appel K, Schwahn C et al. Moderation of Adult Depression by a Polymorphism in the FKBP5 Gene and Childhood Physical Abuse in the General Population. Neuropsychopharmacol 2001; 36(10): 1982–91.

Bernstein DP, Fink L et al. Initial reliability and validity of a new retrospective measure of child abuse and neglect. Am J Psychiat 1994; 151(8): 1132–6.

Binder EB, Bradley RG et al. Association of FKBP5 polymorphisms and childhood abuse with risk of posttraumatic stress disorder symptoms in adults. JAMA 2008; 299: 1291–305.

Bradley RG, Binder EB et al. Influence of child abuse on adult depression: moderation by the corticotropin-releasing hormone receptor gene. Arch Gen Psychiat 2008; 65(2): 190–200.

Bremner JD, Vythilingam M et al. MRI and PET study of deficits in hippocampal structure and function in women with childhood sexual abuse and posttraumatic stress disorder. Am J Psychiat 2003; 160(5): 924–32.

Burghy CA, Stodola DE et al. Developmental pathways to amygdala-prefrontal function and internalizing symptoms in adolescence. Nat Neurosci 2012; 15(12): 1736–41.

Caspi A, Sugden K et al. Influence of life stress on depression: moderation by a polymorphism in the 5-HTT gene. Science 2003; 301(5631): 386–9.

Cicchetti D. Annual Research Review: Resilient functioning in maltreated children – past, present, and future perspectives. J Child Psychol Psychiat 2013; 54(4): 402–22.

Coplan JD, Andrews MW et al. Persistent elevations of cerebrospinal fluid concentrations of corticotropin-releasing factor in adult nonhuman primates exposed to early-life stressors: implications for the pathophysiology of mood and anxiety disorders. Proc Natl Acad Sci USA 1996; 93(4): 1619–23.

Coplan JD, Smith EL et al. Variable foraging demand rearing: sustained elevations in cisternal cerebrospinal fluid corticotropin-releasing factor concentrations in adult primates. Biol Psychiat 2001; 50(3): 200–4.

Danese A, Moffitt TE et al. Elevated inflammation levels in depressed adults with a history of childhood maltreatment. Arch Gen Psychiat 2008; 65: 409–15.

Dannlowski U, Stuhrmann A et al. Limbic scars: long-term consequences of childhood maltreatment revealed by functional and structural magnetic resonance imaging. Biol Psychiat 2012; 71: 286–93.

De Bellis MD, Keshavan MS et al. Brain structures in pediatric maltreatment-related posttraumatic stress disorder: a sociodemographically matched study. Biol Psychiat 2002; 52(11): 1066–78.

Dong M, Giles WH et al. Insights into causal pathways for ischemic heart disease: adverse childhood experiences study. Circulation 2004; 110(13): 1761–6.

Draijer N (1989). Structured Trauma Interview. Amsterdam: Vrije Universiteit, Department of Psychiatry (dt: Übersetzung: Schäfer I, Universität Hamburg, 2004).

Driessen M, Schulte S et al. Trauma and PTSD in patients with alcohol, drug, or dual dependence: a multi-center study. Alcohol Clin Exp Res 2008; 32(3): 481–8.

Dube SR, Fairweather D et al. Cumulative childhood stress and autoimmune diseases in adults. Psychosom Med 2009; 71(2): 243–50.

Egle UT. Strukturierte biografische Anamnese für Schmerzpatienten (SBAS-IV). In: Egle UT, Hoffmann SO (Hrsg). Der Schmerzkranke. Stuttgart: Schattauer 1993; 617–59.

Engfer A. Kindesmißhandlung und Vernachlässigung. In: Oerter R, Montada L. Entwicklungspsychologie. Weinheim: Beltz PVU 1995; 960–6.

Fries AB, Ziegler TE et al. Early experience in humans is associated with changes in neuropeptides critical for regulating social behavior. Proc Natl Acad Sci USA 2005; 102(47): 17237–40.

Goodwin RD, Stein MB. Association between childhood trauma and physical disorders among adults in the United States. Psychol Med 2004; 34(3): 509–20.

Grabe HJ, Schulz A et al. A Brief Instrument for the Assessment of Childhood Abuse and Neglect: the Childhood Trauma Screener (CTS). Psychiatr Prax 2012; 39(3): 109–15.

Grabe HJ, Schulz A et al. Ein Screeningsinstrument für Missbrauch und Vernachlässigung in der Kindheit – der Childhood Trauma Screener (CTS). Psychiatr Prax 2012; 39: 109–15.

Grabe HJ, Schwahn C et al. Childhood maltreatment, the corticotropin-releasing hormone receptor gene and adult depression in the general population. Am J Med Genet B Neuropsychiatr Genet 2010; 153B(8): 1483–93.

Hardt J, Sidor A et al. Reliability of retrospective assessments of childhood experiences in Germany. J Nerv Ment Dis 2006; 194(9): 676–83.

Häuser W, Schmutzer G et al. Maltreatment in childhood and adolescence: results from a survey of a representative sample of the German population. Dtsch Aerztebl Int 2011; 108(17): 287–94.

Heim C, Binder EB. Current research trends in early life stress and depression: Review of human studies on sensitive periods, gene-environment interactions, and epigenetics. Exp Neurol 2012; 233: 102–11.

Heim C, Bradley B et al. Effect of Childhood Trauma on Adult Depression and Neuroendocrine Function: Sex-Specific Moderation by CRH Receptor 1 Gene. Front Behav Neurosci 2009; 3: 41.

Heim C, Bremner JD et al. Trauma spectrum disorders. Principles of Molecular Medicine. M.S.R.C. Patterson, Totowa, NJ: Humana Press 2006; 1203–10.

Heim C, Mletzko T et al. The dexamethasone/corticotropin-releasing factor test in men with major depression: role of childhood trauma. Biol Psychiat 2008; 63(4): 398–405.

Heim C, Newport DJ et al. Pituitary-adrenal and autonomic responses to stress in women after sexual and physical abuse in childhood. JAMA 2000; 284(5): 592–7.

Heim C, Newport DJ et al. The link between childhood trauma and depression: insights from HPA axis studies in humans. Psychoneuroendocrinol 2008; 33(6): 693–710.

Heim C, Wagner D et al. Early Adverse Experience and Risk for Chronic Fatigue Syndrome: Results From a Population-Based Study. Arch Gen Psychiat 2006; 63(11): 1258–66.

Heim C, Young LJ et al. Lower CSF oxytocin concentrations in women with a history of childhood abuse. Mol Psychiat 2009; 14(10): 954–8.

Heinrichs M, Gaab J. Neuroendocrine mechanisms of stress and social interaction: implications for mental disorders. Curr Opin Psychiat 2007; 20(2): 158–62.

Herman JL, Perry JC et al. Childhood trauma in borderline personality disorder. Am J Psychiat 1989; 146(4): 490–5.

Huber D, Veinante P et al. Vasopressin and oxytocin excite distinct neuronal populations in the central amygdala. Science 2005; 308(5719): 245–8.

Iffland B, Brähler E et al. Frequency of child maltreatment in a representative sample of the German population. BMC Public Health 2013; 13: 980.

Karg K, Burmeister M et al. The serotonin transporter promoter variant (5-HTTLPR), stress, and depression meta-analysis revisited: evidence of genetic moderation. Arch Gen Psychiat 2011; 68(5): 444–54.

Kirsch P, Esslinger C et al. Oxytocin modulates neural circuitry for social cognition and fear in humans. J Neurosci 2005; 25(49): 11489–93.

Klengel T, Mehta D et al. Allele-specific DNA demethylation in FKBP5: a molecular mediator of gene x childhood trauma interactions. Nature Neurosci 2013; 16: 33–41.

Lampe A. The prevalence of childhood sexual abuse, physical abuse and emotional neglect in Europe. Z Psychosom Med Psychother 2002; 48(4): 370–80.

Lupien SJ, McEwen BS et al. Effects of stress throughout the lifespan on the brain, behaviour and cognition. Nat Rev Neurosci 2009; 10: 434–45.

Maercker A, Bromberger F. Checklisten und Fragebogen zur Erfassung traumatischer Ereignisse in deutscher Sprache. Trier: Trierer Psychologische Berichte 2005.

Manly JT. Advances in research definitions of child maltreatment. Child Abuse Negl 2005; 29: 425–39.

McGowan PO, Sasaki A et al. Epigenetic regulation of the glucocorticoid receptor in human brain associates with childhood abuse. Nat Neurosci 2009; 12(3): 342–8.

Meaney MJ. Maternal care, gene expression, and the transmission of individual differences in stress reactivity across generations. Annu Rev Neurosci 2001; 24: 1161–92.

Nanni V, Uher R et al. Childhood maltreatment predicts unfavorable course of illness and treatment outcome in depression: a meta-analysis. Am J Psychiat 2012; 169(2): 141–51.

Nemeroff CB, Heim CM et al. Differential responses to psychotherapy versus pharmacotherapy in patients with chronic forms of major depression and childhood trauma. Proc Natl Acad Sci USA 2003; 100(24): 14293–6.

Plotsky PM, Thrivikraman KV et al. Long-term consequences of neonatal rearing on central corticotropin-releasing factor systems in adult male rat offspring. Neuropsychopharmacol 2005; 30(12): 2192–204.

Romans S, Belaise C et al. Childhood Abuse and Later Medical Disorders in Women. an epidemiological study. Psychother Psychosom 2002; 71(3): 141–50.

Roy CA, Perry JC. Instruments for the assessment of childhood trauma in adults. J Nerv Ment Dis 2004; 192(5): 343–51.

Sapolsky RM. Glucocorticoids, stress, and their adverse neurological effects: relevance to aging. Exp Gerontol 1999; 34(6): 721–32.

Spitzer C, Barnow S et al. Childhood maltreatment in patients with somatization disorder. Aust N Z J Psychiat 2008; 42(4): 335–41.

Steiger H, Richardson J et al. Trait-defined eating-disorder subtypes and history of childhood abuse. Int J Eat Disord 2010; 43(5): 428–32.

Stein MB, Koverola C et al. Hippocampal volume in women victimized by childhood sexual abuse. Psychol Med 1997; 27(4): 951–9.

Teicher MH, Anderson CM et al. Childhood maltreatment is associated with reduced volume in the hippocampal subfields CA3, dentate gyrus, and subiculum. PNAS 2013; 109: E563–72.

Teicher MH, Dumont NL et al. Childhood neglect is associated with reduced corpus callosum area. Biol Psychiat 2004; 56(2): 80–5.

Tomoda A, Suzuki H et al. Reduced prefrontal cortical gray matter volume in young adults exposed to harsh corporal punishment. Neuroimage 2009; 47 (Suppl 2): T66–71.

Tottenham N, Hare TA et al. Prolonged institutional rearing is associated with atypically large amygdala volume and difficulties in emotion regulation. Dev Sci 2010; 13(1): 46–61.

Treadway MT, Grant MM et al. Early adverse events, HPA activity and rostral anterior cingulate volume in MDD. PLoS One 2009; 4: e4887.

van Harmelen AL, van Tol MJ et al. Reduced medial prefrontal cortex volume in adults reporting childhood emotional maltreatment. Biol Psychiat 2010; 68(9): 832–8.

Videbech P, Ravnkilde B. Hippocampal volume and depression: a meta-analysis of MRI studies. Am J Psychiat 2004; 161(11): 1957–66.

Vythilingam M, Heim C et al. Childhood trauma associated with smaller hippocampal volume in women with major depression. Am J Psychiat 2002; 159(12): 2072–80.

Williamson DF, Thompson TJ et al. Body weight and obesity in adults and self-reported abuse in childhood. Int J Obes Relat Metab Dis 2002; 26(8): 1075–82.

Wingenfeld K, Driessen M et al. Die deutsche Version des Early Trauma Inventory (ETI) – Erste psychometrische Charakterisierung eines Interviews zur Erfassung traumatischer Lebensereignisse in der Kindheit und Jugend. Diagnostica 2011; 57(1): 27–38.

Wingenfeld K, Schäfer I et al. Reliable, valide und ökonomische Erfassung früher Traumatisierung: Die deutsche Version des Adverse Childhood Experiences Questionnaire (ACE). Psychother Psychosom Med Psychol 2011; 61: 42–5.

Wingenfeld K, Spitzer C et al. The German version of the Childhood Trauma Questionnaire (CTQ): preliminary psychometric properties. Psychother Psychosom Med Psychol 2010; 60(11): 442–50.

15 Die Rolle von Beziehungs- und Bindungserfahrungen

Anna Buchheim

15.1 Die Bedeutung der Bindungsforschung für die Psychosomatische Medizin und Gesundheitspsychologie

Prospektive Longitudinalstudien und zahlreiche retrospektive Erhebungen zeigen, dass früh einwirkende biologische und psychosoziale Stressfaktoren wie aversive Kindheitserfahrungen und traumatische Erfahrungen Langzeitfolgen für psychische und körperliche Erkrankungen haben (z.B. Felitti et al. 2014; Foege 1998; Read u. Bentall 2012; Werner 1989, 1992). Aus der Übersicht von Egle et al. (1997) sowie aus einer aktuellen Studie von Lowell et al. (2014) geht hervor, dass die sichere Bindung zu einer wichtigen Bezugsperson ein kompensatorischer Schutzfaktor ist.

Die theoretische Fundierung dieser Befunde verdanken wir hauptsächlich John Bowlby, dem Begründer der Bindungstheorie, die eine naturwissenschaftliche, ethologisch geprägte Erklärung anbietet, warum mangelnde Fürsorge, Trennungen und Gewalt sich schädlich auf die seelische Entwicklung auswirken. Bowlby hat bereits die sichere Bindung des Kleinkindes an seine Bindungsperson als Schutzfaktor für die weitere Entwicklung, dagegen Trennungen und Verluste als Risikofaktoren angesehen (Bowlby 1969, 1973, 1980).

In den letzten 15 Jahren wurden Forschungsansätze entwickelt, um die Frage zu beantworten, ob Bindungssicherheit oder Bindungsunsicherheit die körperliche und psychische Gesundheit des Menschen beeinflussen können. Maunder und Hunter (2001) entwickelten einen ersten relevanten Ansatz für die Psychosomatische Medizin und Gesundheitspsychologie, dem weitere Theorien und Forschungsarbeiten folgten. Ciechanowski et al. (2002) belegten beispielsweise, dass eine hohe Ausprägung der Bindungsdimension »Angst« die subjektive Wahrnehmung von körperlichen Symptomen fördert. Dieses Ergebnis konnte in einer aktuellen Studie mit 127 Patienten einer psychosomatischen Institutsambulanz repliziert werden (Wulf et al. 2012). Ciechanowski et al. (2002) fanden in einer großen Kohorte den Zusammenhang zwischen unsicher-distanziertem Bindungsstil und Krankheitsverhalten bei Diabetes. Eine Fragebogenstudie (McWilliams u. Bailey 2010) belegte, dass unsicher-ängstlich gebundene Probanden häufiger von Herzattacken, Herzinfarkt und Bluthochdruck berichteten als sicher-gebundene. Waller et al. (2004) beschrieben ebenso einen höheren Anteil an Bindungsunsicherheit bei somatoformen Störungen (gemessen mit dem Adult Attachment Interview, AAI; George et al. 1985). Die Studie von Neumann et al. (2009) wies Zusammenhänge zwischen »unverarbeitetes Trauma« im AAI und somatoformen Schmerzstörungen auf. Eine Metaanalyse von Bakermans-Kranenburg und van IJzendoorn (2009) zeigt darüber hinaus, dass weitverbreitete Störungsbilder wie z. B. Angststörungen, Essstörungen, Depression, Persönlichkeitsstörungen und Suchterkrankungen ebenfalls hoch signifikant mit unsicherer Bindungsrepräsentation assoziiert sind. Insbesondere Störungsbilder mit Traumatisierungen (sexueller Missbrauch, Misshandlung) haben einen erhöhten Anteil an unverarbeiteten Bindungstraumata, was die Bedeutung des Zusammenhangs von sog. desorganisierter Bindung und Psychopathologie nachdrücklich belegt (siehe auch Buchheim u. George 2012; Juen et al. 2013).

15.2 Definition von Bindung und internalen Arbeitsmodellen von Bindung

Bindung wird allgemein verstanden als lang anhaltende emotionale Beziehung zu vertrauten Personen bzw. zu Bindungspersonen, die Schutz und Unterstützung bieten. Bindung stellt eine konkrete Entwicklungsbedingung für psychische Gesundheit und Selbstvertrauen dar und wurde in der Bindungstheorie von Bowlby (1960, 1973) erstmals umfassend beschrieben. Bowlby (1960, 1973, 1980) stellte, aufbauend auf der lebenswichtigen Bedeutsamkeit einer fürsorglichen Beziehungsperson für die spätere seelische Gesundheit, einen Zusammenhang zwischen seelischen Erkrankungen und »Mutterentbehrung« her und identifizierte den Verlust einer wichtigen Bindungsfigur in den ersten Lebensjahren als wesentlichen Vulnerabilitätsfaktor für eine spätere psychopathologische Entwicklung. Innere Arbeitsmodelle von Bindung werden als Organisationsstrukturen beschrieben, die Aufmerksamkeit, Gedächtnis und Handlungen und später auch Sprache beeinflussen (Bretherton u. Munholland 2008; Main et al. 1985) und aufgrund von Interaktionserfahrungen zunächst in der Interaktion mit den Bindungsfiguren entstehen. Das sichere Arbeitsmodell bildet die Fähigkeit zu emotionaler Integrität und Kohärenz ab, sodass diese Person positive und negative Gefühle wahrnehmen, sie realitätsgerecht einschätzen, kommunizieren und entsprechend aktiv, wirklichkeitsgerecht handeln kann. Ein unsicheres Arbeitsmodell erlaubt keine realitätsangemessene Einschätzung und führt zu einer Einschränkung von Wahrnehmung und Integration verschiedener Gefühle, wirklichkeitsbezogenes Kommunizieren und Handeln werden erschwert (Grossmann et al. 1988; ▸ Tab. 15-1).

Ein möglicher Baustein für die Entstehung psychischer Krankheiten findet sich in den Kognitionen unsicher-gebundener Personen. Während unsicher-verstrickte Personen ihre Aufmerksamkeit besonders auf negative Affekte bzw. emotional relevante Reize richten, zeigen distanzierte Personen Abwehrstrategien sowohl gegenüber negativen als auch positiven Affekten. Sicher gebundene Personen haben eine balanciertere Aufmerksamkeit in Bezug auf affektive Themen (Buchheim u. Mergenthaler 2000; Mikulincer 1995). George und West (2001) führen die psychische Dekompensation klinischer Populationen primär auf Bindungsdesorganisation, also auf das Zusammenbrechen von organisierten Strategien in bindungsrelevanten Situationen (z. B. Bedrohungen, Verlassenwerden, Trennung, Isolation), zurück. Die Unterscheidung von sog.

Tab. 15-1 Bindungsrepräsentationen von Erwachsenen, erfasst mit dem Adult Attachment Interview (George et al. 1985).

Bindungsrepräsentation	Charakteristika
Sicher-autonom	• offene, kohärente und konsistente Erzählung und Erinnerung • Fähigkeit zur Reflexion (Mentalisierung) • Integration guter und schlechter Erfahrungen und Gefühle • Vertrauen zu Bezugspersonen • Wertschätzung von Bindung
Unsicher-distanziert	• kurze, inkohärente und unvollständige Erzählung und Erinnerung • geringe Erinnerungsfähigkeit • Idealisierung der Bezugspersonen • Affektarmut, Deaktivierung von Gefühlen • Abwertung von Bindungen und Betonung von Unabhängigkeit und persönlicher Stärke
Unsicher-verstrickt	• inkohärente und inkonsistente Darstellung von Beziehungserfahrungen (ungeordnet, irrelevant, vage, weitschweifig etc.) • Verstrickung mit Bindungsperson und Überflutung von Erinnerungen • konfliktreiche affektreiche Darstellung vor allem mit Ärger • wenig Autonomie in der Persönlichkeitsentwicklung erkennbar
Unverarbeitetes Trauma	• Erzählungen von nicht verarbeiteten traumatischen Erlebnissen (Missbrauch, Misshandlung, Verlusten) auf desorganisierte Weise • Denkfehler, Fehlleistungen • Affekte der Angst und Hilflosigkeit • Dissoziation und Verleugnung von überwältigenden Gefühlen

»organisierten« (d.h. sicher, unsicher-distanziert, unsicher-verstrickt) und sog. »desorganisierten« Bindungsstrategien und die Diagnostik von unverarbeiteten traumatischen Erfahrungen wie Misshandlung, Missbrauch sowie Trennungsangst, Alleinsein und Verlust werden für das Verständnis von Störungsbildern zunehmend bedeutsam (z.B. Agrawal et al. 2006; Buchheim u. George 2011; Gunderson 1996; Harris et al. 1990; Milrod et al. 2014).

Die Befunde zur Bedeutung der Bindungsforschung für die Psychotherapie berichten über Zusammenhänge zwischen Bindungsmerkmalen und therapeutischer Beziehung, Ergebnissen zur Vorhersage von Therapieergebnissen auf der Basis von Bindungsmerkmalen, zur Veränderung von Bindungsrepräsentationen im Therapieverlauf, zu interpersonalen Merkmalen von Patienten mit unterschiedlichen Bindungserfahrungen sowie Bindungsmuster von Psychotherapeuten. Hierbei wird die Bereitstellung einer sicheren Basis für die Exploration als ein wesentliches, bindungsrelevantes Charakteristikum der therapeutischen Beziehung angesehen. Im Hinblick auf die Bereitschaft, therapeutische Hilfe in Anspruch zu nehmen, werden in Abhängigkeit vom Bindungsstil Unterschiede berichtet, z.B. dass distanziert gebundene Menschen seltener Hilfe suchen und dazu neigen, ihre Probleme zu bagatellisieren (siehe Strauss 2011). In der klinischen Bindungsforschung wurde weiterhin untersucht, ob Bindungsmerkmale von prädiktiver Bedeutung für das Ergebnis von Psychotherapien sind. Levy et al. (2011) führten eine Metaanalyse von 14 unabhängigen Studien mit einer Gesamtstichprobe von n = 1.467 Patienten durch und zeigten, dass es einen positiven Zusammenhang zwischen Bindungssicherheit und dem Behandlungsergebnis (d = 0,37) und einen negativen Zusammenhang zwischen Therapieerfolg und ängstlicher (verstrickter) Bindung (d = 0,46) gab. Auch die Bindung des Therapeuten hat einen wesentlichen Einfluss auf den Therapieerfolg. So wird davon ausgegangen, dass es in der Therapeut-Patienten-Dyade hilfreich ist, wenn die Beteiligten über gegensätzliche Bindungsstile verfügen (Muller 2013). Eine Studie zeigte erstmals, dass schwer gestörte Patienten besonders von einem sicher-gebundenen Therapeuten profitieren, was sich in einem verbesserten Outcome und der Allianz äußert (Schauenburg et al. 2010). Weiterhin stellte sich heraus, dass verstrickte Angstpatienten die Therapie mit einem distanzierten Therapeuten als hilfreicher ansehen, als wenn dieser ein verstricktes Muster aufweist (Petrowski et al. 2011). Dieser Befund unterstreicht die Bedeutung von Komplementarität in Interaktionserfahrungen und wurde auch in der Partnerforschung bestätigt (Holmes u. Johnson 2009).

15.3 Diagnostik von Bindungsstilen und Bindungsrepräsentationen

Im Bereich der klinischen Bindungsforschung lassen sich zwei Hauptlinien zur Diagnostik von Bindung nachzeichnen. Zum einen hat die Erwachsenenbindungsforschung ihre Wurzeln in der klinischen Entwicklungspsychologie, in deren Kontext das Adult Attachment Interview (AAI; George et al 1995; Main u. Goldwyn 1985–1998) und das Adult Attachment Projective Picture System (AAP; George u. West 2011, 2012; George et al. 1999) entwickelt wurden. Beide Instrumente eignen sich dazu, eher unbewusste, strukturelle Aspekte der Bindungsorganisation valide und reliabel zu erfassen. Die zweite Wurzel liegt in der Persönlichkeits- und Sozialpsychologie und der Forschung zu Einsamkeit bzw. Partnerbeziehungen. Traditionsgemäß überwiegen in diesem Feld Fragebogenmethoden zur Erfassung von Bindungsmerkmalen und Bindungsstilen, die subjektive Einschätzungen erfassen (Buchheim u. Strauss 2002; Höger 2002; Ravitz et al. 2010). In ihrem Übersichtsartikel kamen Ravitz et al. (2010) zu dem Schluss, dass Bindungsstil und Bindungsrepräsentation nicht dieselben Konstrukte darstellen. Der Bindungsstil ist ein sozial-kognitives oder selbstattributionales Konstrukt und nicht gleichzusetzen mit individuellen Unterschieden in der Bindungssicherheit aus Sicht der entwicklungspsychologischen Bindungstheorie.

Die Mehrheit der Selbstbeurteilungsbögen zur Erfassung des Bindungsstils unterscheiden ursprünglich drei Kategorien von Bindung (analog zu Ainsworths Kategorien): sicher (B), vermeidend (A) und ambivalent (C) (siehe Ainsworth et al. 1978; Hazan u. Shaver 1990). Im Gegensatz dazu differenzieren repräsentationale Interviewmethoden (AAI, AAP) zwischen sicherer, distanzierter und verstrickter Bindungsrepräsentation sowie einem unverarbeiteten Trauma und unterscheiden demnach »organisierte« im Vergleich zu »desorganisierten« Mustern. In die fragebogenbasierte Erfassung des Bindungsstils hat die Bindungsdesorganisation keinen Eingang gefunden, da die unbewusste Verarbeitungsstruktur von Traumata im Rahmen einer subjektiven Einschätzung schwer zu erfassen ist. Das Adult Attachment Interview (AAI; George et al. 1985–1998) war die erste bindungstheoretisch fundierte Methode, um Bindungsrepräsentationen bei Erwachsenen zu erfassen und wird seither bei Entwicklungspsychologen, klinischen Psychologen und Psychiatern als »Goldstandard« der

Bindungsdiagnostik angesehen. Das AAI ist ein klinisches, semi-strukturiertes Interview mit 18 Fragen zur Beziehung zu den Eltern in der Kindheit, zu Trennungen, Verlusten und potenziellen Missbrauchserfahrungen sowie zu den gegenwärtigen Erfahrungen mit Bindungspersonen und deren Einfluss auf die Entwicklung der Persönlichkeit. Das AAI liefert ein umfassendes, konstruktvalides Bild der mentalen Repräsentationen von Erwachsenenbindung (inneres Arbeitsmodell), das vor allem auf der Beurteilung der Kohärenz der Erzählungen und anderer bindungsrelevanter Merkmale, wie z. B. Idealisierung oder Beeinflussung durch Bindung, beruht (siehe Hesse 2008; Main u. Goldwyn 1985–1998). George et al. (1999) entwickelten mit dem Adult Attachment Projective Picture System (AAP) ein weiteres reliables Interviewverfahren als ein konstruktvalides Messinstrument zur Erfassung von Bindungsrepräsentationen. Anwendung, Transkription und der Klassifikationsprozess sind gegenüber dem AAI verkürzt. Das AAP gibt zudem Forschern die Möglichkeit, neue theoretisch relevante Bindungsmerkmale zu erfassen, die mit dem AAI nicht untersucht werden. Für beide repräsentationalen Instrumente liegen zufriedenstellende Daten zu psychometrischen Gütekriterien wie Inter-Rater-Reliabilität, Re-Test-Reliabilität, Konstruktvalidität sowie diskriminante Validität vor (Buchheim u. George 2012; George u. West 2012; Hesse 2008).

15.4 Wissenschaftliche Befunde zur Relevanz bei verschiedenen Störungsbildern

In fast 25 Jahren sind weltweit mehr als 200 Studien mit dem AAI veröffentlicht und mehr als 10.500 Interviews durchgeführt worden. Zusammenfassend kann aus der Metaanalyse von Bakermans-Kranenburg und van IJzendoorn (2009) festgehalten werden: In den klinischen Stichproben (n = 1.956) zeigten 73 % unsichere Bindungsrepräsentationen, davon 43 % unverarbeitete Traumata. Dagegen wurden 58 % der gesunden Probanden (n = 748) als sicher klassifiziert. Das prädominante Vorliegen eines unverarbeiteten Verlustes oder Traumas im AAI trifft vor allem bei traumatisierten Patienten mit einer Posttraumatischen Belastungsstörung oder einer Borderline-Persönlichkeitsstörung zu (siehe auch Buchheim 2011; Buchheim u. George 2011).

Ein Auszug aus einem AAI-Narrativ einer Borderline-Patientin soll dies veranschaulichen: Zunächst schildert sie einen frühen erlebten Missbrauch, über den sie mit ihrer Mutter sprechen wollte, von dieser jedoch vorwurfsvoll zurückgewiesen wurde. Im gleichen Atemzug nimmt sie das Missbrauchserlebnis wieder zurück, verleugnet und bagatellisiert dessen Auswirkungen, vielmehr stellt sie sich als die Schuldige dar. Später im Interview berichtet sie über ihr Ausgeliefertsein und ihre massiven Beziehungsprobleme, ohne diese reflektieren zu können und mit dem erlebten Missbrauch in Verbindung zu bringen.

Interviewer (I.): Können Sie bitte versuchen, mir die Beziehung, die Sie als kleines Kind zu Ihrer Mutter und zu Ihrem Vater hatten, zu beschreiben.

Patientin (Pat.): Ich wurde missbraucht zwischen sechs und zehn Jahren. Ich habe es meiner Mutter erzählt, aber sie hat mich total zurückgewiesen und alles mir in die Schuhe geschoben. Ich denke, es war gar nicht so schlimm, vielleicht habe ich es selbst verschuldet, ja wahrscheinlich war es so, also nicht zu dramatisch.
Später sagt die Patientin: Ich habe massive Probleme in Beziehungen, meine Gefühle zu kontrollieren und bin meinen Gefühlen total ausgeliefert, ich weiss auch nicht genau warum.

In den letzten Jahren ist der erhöhte Anteil der Bindungsklassifikation »unverarbeitetes Trauma«, gemessen mit dem AAI, stärker in den Fokus gerückt. Diesen stabilen Befund konnten wir mit dem Adult Attachment Projective Picture System (AAP) bei n = 218 Patienten und Probanden aus verschiedenen Stichproben replizieren (Juen et al. 2013). Das AAP (George u. West 2001, 2012; George et al. 1999) ist ein projektives Verfahren, bestehend aus sieben bindungsrelevanten Szenen. Die Versuchsperson soll zu den AAP-Bildern jeweils eine Geschichte erzählen, die folgende Elemente enthält: Wie kam es zu dieser Szene, was denken oder fühlen die Personen und wie könnte es in der Geschichte weitergehen? Schwerpunkt der Analyse der Transkripte sind bindungsrelevante Aspekte (z. B. internalisierte sichere Basis, Hafen der Sicherheit, Handlungsfähigkeit, Verbundenheit, Synchronizität) sowie Abwehrprozesse (Buchheim et al. 2011). Sie führt nach einem festgelegten Manual zu einer der vier Bindungsklassifikationen: sicher, distanziert, verstrickt und unverarbeitetes Trauma. Ein desorganisierter Bindungsstatus (Unverarbeitetes Trauma = U) wird dann klassifiziert, wenn das Individuum nicht in der Lage ist, bedrohliche Inhalte (z. B. Gefahr, Hilflosigkeit, Misshandlung) zu integrieren und einer konstruktiven Lösung zuzuführen. Personen in diesen Geschichten greifen auf keine internalisierte sichere Basis zurück (Hilfe holen, nachdenken) und können nicht handeln (z. B. sich schützen, nach Hause gehen, sich ablenken), um sich zu reorganisieren (Solomon u. George 1999).

Mehr als die Hälfte unserer untersuchten männlichen und weiblichen Patienten (n = 218) hatten die Klassifikation »unverarbeitetes Trauma« (51,6 %). Zusätzlich zur Klassifikation »unverarbeitetes Trauma« erfolgte eine differenzierte Analyse der bindungsdesorganisierten Narrative, um charakteristische Merkmale bei verschiedenen Störungsbildern (z. B. Posttraumatischen Belastungsstörungen [PTBS], Borderline-Persönlichkeitsstörungen [BPS], Depression, Suchterkrankung) abbilden zu können (Juen et al. 2013). Die Bindungsklassifikationen unterschieden sich nicht nur zwischen Patienten und Gesunden, sondern auch innerhalb der klinischen Gruppen signifikant voneinander, wobei PTBS- und BPS-Patienten dabei den höchsten Anteil an »unverarbeitetem Trauma« zeigten. BPS-Patientinnen zeigten beispielsweise den signifikant höchsten Anteil an autobiografischem Material im Vergleich zu allen anderen klinischen Störungsbildern (Juen et al. 2103). Bei der Konfrontation mit den Bindungsbildern bezogen sie die Erzählung stark auf ihre eigene Geschichte, und es wurde ihre Unfähigkeit, alleine zu sein und sich an andere zu wenden, deutlich. Dagegen erzählten die PTBS-Patienten Geschichten, die gekennzeichnet waren von Erstarrung und Konstriktion. Zur Illustration sollen die folgenden ausgewählten Beispielen dienen. Dazu wurde je ein Narrativ aus dem Gesamtinterview mit der Kodierung »unverarbeitetem Trauma« zum selben AAP-Bild »Bank« ausgewählt (► Abb. 15-1).

Bild »Bank«: Patientin mit einer posttraumatischen Belastungsstörung

Pat.: Das könnte in einem Keller oder in einem Gefängnis sein. Die Person ist am Boden zerstört, voller Angst, Panik, traurig, sieht keinen Ausweg mehr.

I.: Wie könnte die Geschichte weitergehen?

Pat.: Keine Ahnung. Da sind auch keine anderen Personen, die helfen könnten. Die muss hier sitzen bleiben.

I.: Noch etwas?

Pat.: Nein.

Kommentar: Es wird deutlich, dass die Person in der Geschichte rasch in eine bedrohliche angstauslösende Szene förmlich hineinfällt und in einem Gefühl der Ausweglosigkeit verharrt und passiv wird. Es gibt keine Bewältigungsversuche, und es entstehen keine inne-

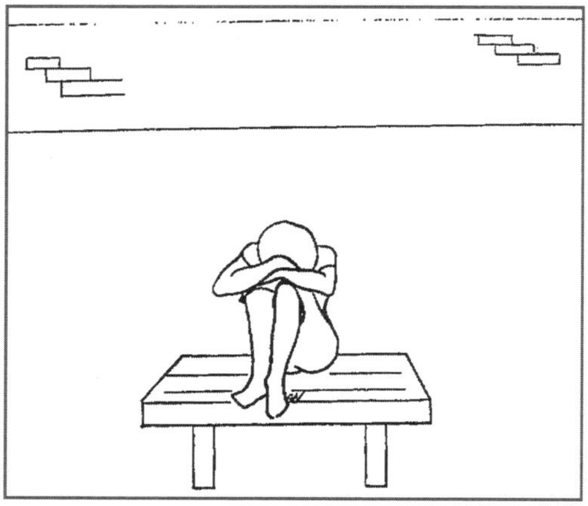

Abb. 15-1 Bild »Bank« aus dem Adult Attachment Projective Picture System (George u. West 2012; © all rights reserved).

ren Bilder, die aus der Angst und Ausweglosigkeit herausführen könnten. Diese Aspekte bilden Elemente der Symptomatologie der PTBS ab, bei der Patienten mit plötzlich auftauchendem Material (Intrusionen), Erstarren und Passivität (Vermeiden) und intensiver Affektivität (Arousal) überflutet werden.

Bild »Bank«: Patientin mit einer Borderline-Persönlichkeitsstörung

Pat.: Das ist eine Frau auf einer Bank. Vielleicht am Strand. Die ist vor irgendetwas davongelaufen. Sie hat sich die Hände verbrannt, das ist mir auch schon mal passiert, die Beine sind so zusammen und sie weint. Vielleicht wurde sie von ihrem Freund verlassen und weiß jetzt nicht mehr weiter. Kann sein, dass sie aus Verzweiflung ins Wasser springt, jedenfalls ist sie sehr traurig und wütend, aber auch zu Tode erschöpft. Sie ist völlig alleine da am Strand, aber sie möchte von der Welt ja ohnehin nichts mehr wissen.

I.: Was könnte als nächstes passieren?

Pat.: Vielleicht geht sie auch zurück und verletzt sich selbst.

Kommentar: Die Grundaffekte der beschriebenen Person in der Geschichte sind Wut und Verzweiflung. Konzepte der Handlungsfähigkeit tauchen zwar auf, werden aber nur in destruktiver Weise wirksam (z. B. selbst verletzen). Es wird ein autobiografischer Bezug hergestellt, wenn es um Bedrohung (verbrannte Hände) geht. Destruktivität, intensive Affektivität wie Wut und Verzweiflung und ein Gefühl, darin gefangen zu sein, sind symptomatisch für Borderline-Patienten.

Anhand der ausgewählten Narrative sollte deutlich werden, auf wie unterschiedliche Weise ein Bindungstrauma zum Ausdruck kommen kann. Der grundsätzliche überproportionale Anteil von desorganisierten Arbeitsmodellen in klinischen Stichproben liegt störungsunspezifisch vor (Metaanalyse von Bakermans-Kranenburg u. Van IJzendoorn, 2009), aber die konkrete »Arbeitsweise« innerhalb dieser Kategorie kann störungsspezifische Charakteristika haben, die es sich lohnt, differenzierter zu untersuchen, um sie beispielsweise im Kontext einer Therapieplanung einzusetzen (Buchheim u. George 2011; Finn 2011; George u. West 2011).

Im Kontext der Psychotherapieforschung gibt es einige Untersuchungen, die nachweisen, dass unsichere und desorganisierte Bindungsrepräsentationen durch Psychotherapie signifikant verbessert werden können (Buchheim et al. 2012a; Fonagy et al. 1996; Levy et al. 2006; Steele et al. 2009; Taylor et al. 2014). Diese weisen darauf hin, dass durch Psychotherapie die mentale Verarbeitungsstruktur von unsicheren und traumatischen Bindungserfahrungen veränderbar ist. Methoden der Bindungsforschung wurden erstmals in der Hanse Neuro-Psychoanalyse-Studie (Buchheim et al. 2008a) eingesetzt, um diese Veränderungen in einem neurobiologischen Kontext zu erfassen. Chronisch depressive Patienten wurden mit der funktionellen Magnetresonanztomografie (fMRT) untersucht, während sie mit einer psychoanalytischen Psychotherapie über einen Beobachtungszeitraum von 15 Monaten behandelt wurden (Buchheim et al. 2012). Wir setzten ein individualisiertes fMRT-Paradigma mit dem AAP ein, um neuronale Veränderungen während der Psychotherapie zu messen (Buchheim et al. 2012b). Entsprechend unserer Hypothesen veränderten sich die chronisch-depressiven Patienten nach 15 Monaten psychoanalytischer Behandlung im Vergleich zum Therapiebeginn auf symptomatischer Ebene sowie in ihren Bindungsrepräsentationen und bezüglich ihrer neuronalen Aktivierungen, wenn sie mit persönlichen Sätzen aus ihren eigenen AAP-Geschichten konfrontiert wurden. Die neuronalen Veränderungen – vermehrte Aktivierung am Anfang und verminderte Aktivierung nach 15 Monaten im Amygdala-Hippocampus-Komplex, ventralen anterioren cingulären Cortex (ACC) und medialen präfrontalen Cortex (MPC) – wurden bei den Gesunden nicht identifiziert. Der signifikante Zusammenhang dieser Interaktionseffekte im ventralen ACC und MPC mit der klinischen Verbesserung unterstützt die Annahme, dass diese Veränderungen mit positiven Therapieeffekten assoziiert sind (Buchheim et al. 2012 a, b). Die klinische Bindungsforschung kann somit auch dazu beitragen, neuronale Korrelate von dysfunktionaler Bindung (Buchheim et al. 2008b; Galynker et al. 2012; Zhang et al. 2011) zu erfassen und deren Veränderung im Kontext einer Psychotherapie abzubilden (Buchheim et al. 2012a, 2012b).

15.5 Fazit

Aversive Kindheitserfahrungen und traumatische Beziehungserfahrungen können Langzeitfolgen für psychische und körperliche Erkrankungen mit sich bringen. Diese Befunde haben für die Psychosomatik, Gesundheitspsychologie, Psychiatrie und Klinische Psychologie zunehmend an Bedeutung gewonnen. Die Bindungsforschung hat Schutz- und Risikofaktoren im Lebenslauf identifiziert und Methoden entwickelt, um Bindungssicherheit und unsichere Bindungsstile sowie organisierte und desorganisierte Bindungsrepräsentationen valide zu messen. In den letzten 25 Jahren wurde eine beträchtliche Anzahl von Studien durchgeführt, um den Zusammenhang von Bindungserfahrungen und Psychopathologie zu überprüfen. Insbesondere traumatisierte Patienten zeigen einen hohen Anteil an unverarbeiteten Bindungstraumata teils mit störungsspezifischen Charakteristika. Psychotherapiestudien belegen die Veränderbarkeit von unsicheren und desorganisierten Bindungsrepräsentationen. Neuere Ansätze befassen sich mit der Integration der Bindungsforschung in die Neurowissenschaften, um neuronale Korrelate abzubilden.

Literatur

Agrawal HR, Gunderson J, Holmes BM, Lyons-Ruth K. Attachment studies with borderline patients: A review. Harvard Rev Psychiat 2004; 12: 94–104.

Ainsworth MDS, Blehar MC, Waters E, Wall S. Patterns of attachment: A psychological study of the strange situation. Hillsdale, NJ: Erlbaum 1978.

Bakermans-Kranenburg MJ, van IJzendoorn MH. The first 10.000 Adult Attachment Interviews: distribution of adult attachment representations in clinical and non-clinical groups. Attachment Human Develop 2009; 11(3): 223–63.

Bowlby J. Attachment and Loss: Vol. 1. Attachment. New York: Basic Books 1969.

Bowlby J. Attachment and Loss: Vol. 2. Separation. Anxiety and Anger. New York: Basic Books 1973.

Bowlby J. Attachment and Loss: Vol. 3. Loss, sadness and depression. London: Hogarth 1980.

Bretherton I, Munholland KA. Internal working model in attachment relationships: Elaborating a central construct in attachment theory. In: Cassidy J, Shaver P (eds). Handbook of Attachment. New York: Guilford 2008; 102–27.

Buchheim A. Borderline-Persönlichkeitsstörung und Bindungserfahrung. In: Dulz B, Herpertz S, Kernberg O, Sachsse U (Hrsg). Handbuch der Borderline-Persönlichkeitsstörungen (2. Aufl.). Stuttgart: Schattauer 2011; 158–67.

Buchheim A, Cierpka M, Kächele H et al. Psychoanalyse und Neurowissenschaften. Neurobiologische Veränderungsprozesse bei psychoanalytischen Behandlungen von depressiven Patienten. Nervenheilkunde 2008a; 27: 441–5.

Buchheim A, Erk S, George C et al. Neural correlates of attachment trauma in borderline personality disorder: A functional magnetic resonance imaging study. Psychiat Res: Neuroimaging 2008b; 163(3): 223–35.

Buchheim A, George C. Attachment disorganization in borderline personality disorder and anxiety disorder. In: Solomon J, George C (eds). Disorganized Attachment and Caregiving. New York: Guilford Press 2011; 343–83.

Buchheim A, George C. Das Adult Attachment Interview (AAI) und das Adult Attachment Projective Picture System (AAP). In: Doering S, Hörz S (Hrsg). Handbuch der Strukturdiagnostik. Stuttgart: Schattauer 2012; 182–218.

Buchheim A, Mergenthaler A. The relationship between attachment representation, Emotion-Abstraction Patterns and Narrative Style: A computer-based text analysis of the Adult Attachment Interview. Psychother Res 2000; 10: 390–407.

Buchheim A, Strauss B. Interviewmethoden der klinischen Bindungsforschung. In: Strauss B, Buchheim A, Kächele H (Hrsg). Klinische Bindungsforschung: Methoden und Konzepte. Stuttgart: Schattauer 2002; 27–53.

Buchheim A, Viviani R, Kessler H et al. Changes in prefrontal-limbic function in major depression after 15 months of long-term psychotherapy. PLoS ONE 2012b; 7(3): e33745. doi: 10.1371/journal.pone.0033745.

Buchheim A, Viviani R, Kessler H et al. Neuronale Veränderungen bei chronisch-depressiven Patienten während psychoanalytischer Psychotherapie. Funktionelle Magnetresonanztomographie-Studie mit einem Bindungsparadigma. Psychotherapeut 2012a; 57: 219–26.

Ciechanowski PS, Walker EA, Katon WJ, Russo JE. Attachment theory: a model for health care utilization and somatization. Psychosom Med 2002; 64: 660–7.

Egle UT, Hoffmann SO, Steffens M. Psychosocial risk and protective factors in childhood and adolescence as predisposition for psychiatric disorders in adulthood. Current status of research. Nervenarzt 1997; 68: 683–95.

Felitti VJ, Anda RF, Nordenberg D et al. The role of attachment in the relationship between child maltreatment and later emotional and behavioral functioning. Child Abuse Negl 2014; S0145-2134.

Foege WH. Adverse childhood experiences: A public health perspective (editorial). Am J Prevent Med 1998; 14: 354–5.

Fonagy P, Leigh T, Steele M et al. The relation of attachment status, psychiatric classification, and response to psychotherapy. J Consult Clin Psychol 1996; 64(1): 22–31.

Finn SE. Use of the Adult Attachment Projective Picture System (AAP) in the middle of a long-term psychotherapy. J Pers Assess 2011; 95(5): 427–33.

Galynker II, Yaseen ZS, Katz C et al. Distinct but overlapping neural networks subserve depression and insecure attachment. Soc Cogn Affect Neurosci 2012; 7: 896–908.

George C, Kaplan N, Main M. The Adult Attachment Interview. Unpublished Manuscript, University of California at Berkeley (1985–1996).

George C, West M. The Adult Attachment Projective Picture System. New York: Guilford Press 2012.

George C, West M. The Adult Attachment Projective Picture System: Integrating Attachment into clinical Assessment. J Pers Assess 2011; 93(5): 407–16.

George C, West M. The development and preliminary validation of a new measure of adult attachment: The Adult Attachment Projective. Attach Human Develop 2001; 3: 30–61.

George C, West M, Pettem O. The Adult Attachment Projective: Disorganization of Adult Attachment at the level of representation. In: Solomon J, George C (eds). Attachment disorganization. New York: Guilford Press 1999; 462–507.

Grossmann K, Fremmer-Bombik E, Rudolph J, Grossmann KE. Maternal attachment representations as related to patterns of infant-mother attachment and maternal care during the first year. In: Hinde R, Stevenson-Hinde J (eds). Relationships within families. Mutual influences. Oxford: Clarendon Press 1988; 241–61.

Gunderson JG. The borderline patient's intolerance of aloneness: Insecure attachments and therapist availability. Am J Psychiat 1996; 153: 752–8.

Harris T, Brown GW, Bifulco A. Loss of parent in childhood and adult psychiatric disorder: a tentative overall model. Develop Psychopathol 1990; 2: 311–28.

Hazan C, Shaver P. An attachment theoretical perspective of love and work. J Pers Soc Psychol 1990; 59: 270–80.

Hesse E. The Adult Attachment Interview: Protocol, method of analysis and empirical studies. In: Cassidy J, Shaver P (eds). Handbook of Attachment (2nd ed.). New York: Guilford 2008; 718–44.

Höger D. Fragebögen zur Erfassung von Bindungsstilen. In: Strauß B, Buchheim A, Kächele H (Hrsg). Klinische Bindungsforschung. Stuttgart: Schattauer 2002; 94–118.

Holmes BM, Johnson KR. Adult attachment and romantic partner preference: A review. J Soc Pers Relationships 2009; 26(6–7): 833–52.

Juen F, Arnold L, Meissner D et al. Attachment Disorganization in different clinical groups: What underpins unresolved attachment? Psihologija 2013; 46(2): 127–42.

Levy KN, Ellison WD, Scott LN. Attachment Style. J Clin Psychol 2011; 67: 193–203.

Levy K, Meehan KB, Kelly KM et al. Change in attachment patterns and reflective function in a randomized control trial of transference-focused psychotherapy for borderline personality disorder. J Consult Clin Psychol 2006; 74: 1027–40.

Lowell A, Renk K, Adgate AH. The role of attachment in the relationship between child maltreatment and later emotional and behavioral functioning. Child Abuse Negl 2014; S0145-2134.

Main M, Goldwyn R. Adult Attachment scoring and classification system, Version 6.0. Unpublished manuscript, University of California at Berkeley (1985-1998).

Main M, Kaplan N, Cassidy J. Security in infancy, childhood, and adulthood: A move to the level of representation. Growing Points of attachment theory and research. Monographs Soc Res Child Develop 1985; 50: 66–106.

Maunder RG, Hunter JJ. Attachment and psychosomatic medicine: developmental contributions to stress and disease. Psychosom Med 2001; 63(4): 556–67.

McWilliams LA, Bailey SJ. Associations between adult attachment ratings and health conditions: evidence from the National Comorbidity Survey Replication. Health Psychol 2010; 29: 446–53.

Mikulincer M. Attachment style and the mental representation of the self. J Pers Soc Psychol 1995; 69(6): 1203–15. doi: 10.1037/0022-3514.69.6.1203.

Milrod B, Markowitz JC, Gerber A, et al. Childhood Separation Anxiety and the Pathogenesis and Treatment of Adult Anxiety. Am J Psychiat 2014; 171: 34–43.

Muller RT. Wenn Patienten keine Nähe zulassen. Strategien für eine bindungsbasierte Traumatherapie. Stuttgart: Klett-Cotta 2013.

Neumann E, Nowacki K, Kruse J. Bindung und somatoforme Störungen – Zur Bedeutung geringer Kohärenz und desorganisierter Verarbeitungszustände für chronischen Schmerz. Psychother Psych Med 2009; 59: A108.

Petrowski K, Pokorny D, Joraschky P, Buchheim A. The Therapist's Attachment Representation and the Patient's Attachment to the Therapist. Psychother Res 2012; 23: 25–34.

Ravitz P, Maunder R, Hunter J et al. Adult attachment measures: A 25-year review. J Psychosom Res 2010; 69: 419–32.

Read J, Bentall RP. Negative childhood experiences and mental health: theoretical, clinical and primary prevention implications. Br J Psychiat 2012; 200(2): 89–91.

Schauenburg H, Buchheim A, Beckh K et al. The influence of psychodynamically oriented therapists' attachment representations on outcome and alliance in inpatient psychotherapy. Psychother Res 2010; 20(2): 193–202.

Solomon J, George C. The place of disorganization in attachment theory: Linking classic observations with contemporary findings. In: Solomon J, George C (eds). Attachment disorganization. New York: Guilford Press 1999; 3–32.

Steele H, Steele M, Murphy A. Use of the Adult Attachment Interview to measure process and change in psychotherapy. Psychother Res 2009; 19(6): 633–43.

Strauss B. Ergebnisse der klinischen Bindungsforschung mit Bedeutung für die Psychotherapie. Psychother Psych Med 2011; 61: 436–46.

Taylor P, Rietzschel J, Danquah A, Berry K. Changes in attachment representations during psychological therapy. Psychother Res 2014 Feb 21 (Epub ahead of print).

Waller E, Scheidt CE, Hartmann A. Attachment representation and illness behavior in somatoform disorders. J Nerv Ment Dis 2004; 192(3): 200–9.

Werner EE. High risk children in young adulthood: A longitudinal study from birth to 32 years. Am J Orthopsychiat 1989; 59: 72–81.

Werner EE, Smith RS. Overcoming the Odds: High-risk children from birth to adulthood. Ithaca, New York: Cornell University Press 1992.

Wulf MA, Machado Apolinário J, Tress W. The influence of the attachment dimensions "anxiety" and "avoidance" on psychosomatic complaints. Z Psychosom Med Psychother 2012; 58: 374–84.

Zhang X, Yaseen ZS, Galynker II et al. Can depression be diagnosed by response to mother's face? A personalized attachment-based paradigm for diagnostic fMRI. PLoS One 2011; 6(12): e27253.

16 Die Rolle von Persönlichkeitszügen für Gesundheit und Krankheit

Claus Vögele

16.1 Einleitung

16.1.1 Historischer Kontext

Die Annahme, dass psychische Faktoren, besonders wenn sie stabil sind und über lange Zeit bestehen, zur Entwicklung körperlicher Krankheiten beitragen könnten, hat eine lange Tradition. Allerdings gründeten sich die postulierten Zusammenhänge zwischen »Gemütsbewegungen« oder »Leidenschaften« und körperlichen Symptomen bzw. Krankheiten nur auf subjektive Beobachtungen. Ihre objektive Untersuchung wurde erst möglich, nachdem die Erforschung von Gesundheit und Krankheit eine naturwissenschaftliche Wende erfahren hatte. Verschiedene Teildisziplinen der Psychologie wie die Klinische Psychologie und die Gesundheitspsychologie oder interdisziplinäre Fachgebiete wie die Verhaltensmedizin widmen sich der Untersuchung ätiologisch bedeutsamer oder aufrechterhaltender Faktoren des menschlichen Verhaltens und Erlebens, um Erkenntnisse über Ursache-Wirkungs-Zusammenhänge zu gewinnen und auf dieser Basis Diagnose- und Behandlungsmethoden zu entwickeln.

War man früher der Meinung, dass es bestimmte (körperliche) Krankheiten gibt, bei denen psychische Faktoren besonders ins Gewicht fallen oder gar ausschließlich die Ätiologie erklären, so ist man heute aufgrund gesicherter empirischer Ergebnisse der Auffassung, dass psychische Faktoren wie Persönlichkeitseigenschaften bei allen bekannten Krankheiten – psychischen und körperlichen – zur Entstehung oder Aufrechterhaltung der Störung beitragen können. Die Dichotomie »psychisch bedingt« versus »körperlich verursacht« wird vollständig aufgegeben. Die Bedeutung psychischer Faktoren in der Krankheitsentstehung und psychologischer Interventionsmöglichkeiten in der Behandlung und Prävention ist für viele chronische Erkrankungen nachgewiesen – auch bei Krankheiten, die eindeutig körperlich verursacht sind.

16.1.2 Untersuchungsmethoden

Erkenntnisse zum Zusammenhang von Persönlichkeit und Gesundheit lassen sich auf mehreren Untersuchungsebenen gewinnen. Epidemiologische Studien untersuchen an erster Stelle die Häufigkeitsverteilung von Krankheiten und Krankheitsfolgen in Bevölkerungsgruppen (deskriptive Epidemiologie) sowie Faktoren, die diese Verteilung beeinflussen (analytische Epidemiologie). Groß angelegte epidemiologische Studien zeigten z. B. einen Zusammenhang zwischen Persönlichkeitsfaktoren wie dem Typ-A-Verhaltensmuster und der Erkrankungshäufigkeit an Herz-Kreislauf-Erkrankungen, vor allem der koronaren Herzkrankheit. Wie im nächsten Kapitel dargestellt, erwies sich dieser Zusammenhang jedoch in der Folge nicht mehr als haltbar. Trotz dieser negativen Ergebnisse spielte das Typ-A-Verhaltensmuster eine bedeutende historische Rolle für die Etablierung von Persönlichkeit als Risikofaktor für die Entstehung oder Aufrechterhaltung vieler körperlicher und psychischer Krankheiten.

! Das Typ-A-Verhaltensmuster spielte eine bedeutende historische Rolle für die Etablierung von Persönlichkeit als Risikofaktor für die Entstehung oder Aufrechterhaltung vieler körperlicher und psychischer Krankheiten.

So wichtig Ergebnisse aus solchen epidemiologischen Studien sind, muss man jedoch feststellen, dass sie eher Hypothesen über pathologische Wirkmechanismen generieren, als dass sie diese testen. Anstatt sich also darauf zu beschränken, die Zusammenhänge von Persönlichkeitsfaktoren und Krankheiten korrelativ zu erfassen, ist es im Rahmen bio-psychosozialer Modelle wichtig, alle für die Ätiologie oder Aufrechterhaltung einer Krankheit möglicherweise wichtigen Variablen zu erfassen und deren synergistische, katalytische oder inhibitorische Wechselwirkungen zu analysieren (Weiss 1996).

Die Wende in der Forschungsmethodik hin zu experimentellen, psychophysiologischen Untersuchungsansätzen, leistete hier einen wesentlichen Beitrag zur Entwicklung bio-psychosozialer Krankheitsmodelle. Etwa Mitte der 50er Jahre wurde damit begonnen, eine streng empirische und experimentell orientierte Forschung zu psychischen Faktoren und körperlicher Krankheit zu betreiben. Aufbauend etwa auf den frühen Arbeiten zur Emotionspsychophysiologie von Cannon waren es vor allem Ergebnisse der Stressforschung, die ein tragfähiges Arbeitsmodell zur Erklärung der Beziehung von psychischen Faktoren und körperlichen Krankheiten bereitstellten.

16.1.3 Modelle

Da vor der Erstmanifestation einer chronischen Erkrankung oft Jahrzehnte vergehen, ist es bei der großen Mehrheit der Fälle sehr wahrscheinlich, dass Persönlichkeitsfaktoren über Jahre hinweg Einfluss auf die Ätiologie nehmen. Dabei sind mindestens drei Modelle voneinander zu unterscheiden, die sich nicht gegenseitig ausschließen (Smith et al. 2004):

- Persönlichkeitszüge, z. B. stark und häufig empfundener Ärger aufgrund einer ausgeprägten Ärgerneigung, haben direkte krankheitsrelevante physiologische Konsequenzen. Starkes Ärgererleben geht mit erhöhter kardiovaskulärer Reaktivität und verlangsamter Erholung nach einer Ärgerepisode einher. Dies spiegelt eine sympathikotone Übererregung wider (z. B. erhöhte Pulsfrequenz und Blutdruck, reduzierte Herzratenvariabilität), die zusammen mit

erhöhter neuroendokriner (z. B. Cortisol, Catecholamine) und immunologischer Aktivität (z. B. erhöhte Entzündungsfaktoren) krankheitsrelevante physiologische Prozesse begünstigt (z. B. erhöhte Thrombozytenaktivität, reduziertes Blutvolumen, erhöhte Vasokonstriktion der Koronargefäße; vgl. Vögele 2007).
Ärger und Feindseligkeit tragen nicht allein, sondern in Kombination mit anderen Faktoren wie Angst, Depression, Isolation und einer genetischen Veranlagung zu den dargestellten physiologischen Prozessen bei. Beispielsweise führt der kombinierte Einfluss von Ärgerunterdrückung mit der genetischen Prädisposition zur primären Hypertonie zu größerer kardiovaskulärer Reaktivität als der alleinige Einfluss eines dieser Faktoren (Vögele u. Steptoe 1993).

- Persönlichkeitseigenschaften erhöhen das Risiko für gesundheitsgefährdendes Verhalten, z. B. übermäßiger Genussmittelkonsum (Rauchen, Alkoholkonsum), falsche Ernährung und körperliche Inaktivität (Bunde u. Suls 2006). Beispielsweise zeigen sich signifikante Zusammenhänge zwischen Ärger und erhöhten Blutfettwerten, Körpergewicht, Insulin-Resistenz, der Höhe des Blutzuckerspiegels sowie dem Alkohol- und Zigarettenkonsum.
- Persönlichkeitszüge und Krankheiten haben gemeinsame, aber unabhängige Risikofaktoren (sog. shared underlying aetiology model; Smith et al. 2004). Demzufolge existiert eine genetische Prädisposition z. B. für Herz-Kreislauf-Erkrankungen, aber auch für psychologische Faktoren. Zum Beispiel unterstützen Untersuchungsergebnisse die Hypothese einer genetischen Transmission von Ärger; andererseits zeigen sie aber auch, dass Erfahrungen in der frühen Sozialisation entscheidend zur individuellen Ausprägung in diesen Persönlichkeitsdimensionen beitragen (Carmelli et al. 1988). Hereditäre Faktoren können demnach auf verschiedenen physiologischen und psychologischen Ebenen zur Pathogenese beitragen. Unter dieser Annahme scheint es fragwürdig, von einem genetischen Risikofaktor als homogenes Konstrukt auszugehen. Was in den meisten Untersuchungen als genetisch-konstitutionelles Risiko erfasst wird, ist vermutlich das phänotypische Resultat des Zusammenwirkens von mehreren, interindividuell verschiedenen Anlage- und Umweltfaktoren.

16.2 Persönlichkeit und Gesundheit

16.2.1 Typ-A-Verhalten

Die Kardiologen Friedman und Rosenman (1974) beobachteten bei ihren Herzpatienten ein Verhaltensmuster, das durch überdurchschnittliches Streben nach Anerkennung sowie durch Ungeduld und Zeitdruck, Ärger und Feindseligkeit gekennzeichnet war (Typ-A-Verhaltensmuster). Dieses auch in der Medizin anerkannte psychologische Konzept hat im Laufe seiner 30-jährigen Forschungsgeschichte jedoch ein höchst wechselvolles Schicksal erlitten. Noch 1978 veranlassten die bis dahin vorliegenden Ergebnisse großangelegter prospektiver Längsschnittuntersuchungen (Western Collaborative Group-Study: Rosenman et al. 1975; Framingham Heart Study: Haynes et al. 1980) ein Gremium des National Heart, Lung and Blood Institute zu der Schlussfolgerung, dass das Typ-A-Verhaltensmuster anderen traditionellen Risikofaktoren (Rauchen, Dyslipidämie, arterielle Hypertonie) gleichzusetzen sei (Review Panel on Coronary-Prone Behavior and Coronary Heart Disease 1981). Mehrere Folgeuntersuchungen konnten jedoch den ursprünglich belegten Zusammenhang zwischen Typ-A-Verhalten und der Inzidenz der koronaren Herzkrankheit nicht mehr nachweisen (Ragland u. Brand 1988; Shekelle et al. 1985). Ob diese widersprüchlichen Ergebnisse auf die mangelnde Validität des Typ-A-Konstrukts für die koronare Herzkrankheit hinweisen (Ray 1991), oder ob hierfür gar methodische Mängel der Nachfolgeuntersuchungen verantwortlich gemacht werden müssen (Miller et al. 1991), wird weiterhin kontrovers diskutiert.

16.2.2 Ärger, Ärgerausdruck und Feindseligkeit

Seit einigen Jahren wird in der Literatur immer häufiger der Standpunkt vertreten, dass nicht alle drei Verhaltenskomponenten des Typ-A-Verhaltens für die Entstehung der koronaren Herzkrankheit gleich wichtig seien, sondern dass der Ärgerausdruck und die Feindseligkeit die relevanten Dimensionen seien (Williams u. Barefoot 1988). Eine Re-Analyse der Daten einer der Folgeuntersuchungen, die ursprünglich keinen Zusammenhang zwischen Typ-A und koronarer Herzkrankheit nachweisen konnten (Multiple Risk Factor Intervention Trial), zeigte denn auch eine Verbindung zwischen der koronaren Herzkrankheit und der Aggressions- und Feindseligkeitskomponente des Typ-A-Verhaltensmusters (Dembroski et al. 1989). Inzwischen sind mehrere Metaanalysen zu diesem Thema veröffentlicht worden (Booth-Kewley u. Friedman 1987; Matthews 1988), die die Ärgerausdrucks- und Feindseligkeitshypothese stützen. Eine dieser quantitativen Übersichtsarbeiten geht in der verwendeten Datenbasis über die früheren Arbeiten hinaus (Miller et al. 1996). Die Autoren berichten signifikante Zusammenhänge (mittleres gewichtetes r von .18) zwischen verschiedenen Feindseligkeitsmaßen (Cook- and Medley-Hostility-Scale; Strukturiertes Interview) und koronarer Herzkrankheit. Auch nach statistischer Kontrolle anderer Risikofaktoren blieb dieser Zusammenhang bestehen.

Ärgerunterdrückung wurde auch mit einer erhöhten koronaren Herzkrankheits-Mortalitätsrate in Verbindung gebracht (Julius et al. 1986). Dembroski und Costa (1988) vertreten jedoch den Standpunkt, dass Ärgerunterdrückung wohl eher eine Folge als die Ursache dieser Erkrankung darstellt. Da ein Zusammenhang zwischen der Ärgerunterdrückung und der essentiellen Hypertonie besteht, die essentielle Hypertonie aber wiederum einen Risikofaktor für die koronare Herzkrankheit darstellt, könnte die essentielle Hypertonie die Moderatorvariable darstellen, über die Ärgerunterdrückung die Entstehung einer koronaren Herzkrankheit begünstigt. In der prospektiven Längsschnittstudie von Julius et al. (1986) war die Mortalitätsrate bei Ärgerunterdrückern nur dann größer, wenn sie am Anfang der Studie auch hyperton waren.

Nach Jahren intensiver Forschung in diesem Bereich kann man heute feststellen, dass Ärger und Feindseligkeit nicht nur mit körperlichen Erkrankungen zusammenhängen, sondern auch mit vielen psychischen Störungen und psychosozialen Problemen (Steffgen et al. 2014). Eine neuere Metaanalyse (Chida u. Steptoe 2009) kommt zu dem Schluss, dass Ärger und Feindseligkeit signifikant mit dem Erkrankungsrisiko in gesunden und in bereits erkrankten Populationen zusammenhängen (Erkrankungsrisikoverhältnis – hazard ratio – von 1.2). Derzeit ist allerdings noch nicht klar, ob Ärger und Feindseligkeit jeweils ein gleich hohes Erkrankungsrisiko mit sich bringen, oder ob dies unterschiedlich ist. Die meisten Studien verwenden kombinierte Persönlichkeitsfragebögen, obwohl viele Ergebnisse darauf hinweisen, dass es wichtige Unterschiede zwischen diesen beiden Konzepten gibt.

! Ärger und Feindseligkeit gehen mit einem hohen Erkrankungsrisiko einher.

16.2.3 Typ-D-Persönlichkeit

Bei der Suche nach Persönlichkeitseigenschaften, die das Risiko für Herz-Kreislauf-Erkrankungen erhöhen, konzipierten Denollet et al. (1996) das Typ-D-Persönlichkeitskonstrukt, das sich durch eine Kombination ausgeprägter negativer Affektivität und sozialer Inhibition auszeichnet. Die soziale Hemmung ist auf Verhaltensebene (Verhalten) durch eine Inhibition des emotionalen Ausdrucks (Emotionen, Emotionsregulation) in sozialen Situationen und intrapsychisch durch das Bedürfnis nach Vermeidung der Ablehnung durch andere charakterisiert. In einer Reihe von Studien erwies sich eine hohe Ausprägung in Typ-D als Prädiktor für einen ungünstigen Krankheitsverlauf und für die Mortalität bei Patienten mit kardiovaskulären Erkrankungen (Denollet et al. 2010). Allerdings beschränken sich diese positiven Ergebnisse fast ausschließlich auf Arbeiten aus der Arbeitsgruppe um Denollet; neuere Studien anderer Arbeitsgruppen konnten die prädiktive Rolle des Typ-D-Konstrukts als ungünstigen Prognosefaktor nicht bestätigen (Smith 2011). Als mögliche pathogenetische Mechanismen für den Einfluss von Typ-D gelten Veränderungen der Regulation der Hypothalamus-Hypophysen-Nebennieren-Achse (HHN-Achse) von kardiovaskulären Regulationsprozessen, Entzündungsprozesse, aber auch ungünstige gesundheitsbezogene Verhaltensweisen (z. B. mangelnde Compliance).

16.2.4 Alexithymie

Bereits in den 1930er und 1940er Jahren gab es Berichte über Patienten, die große Schwierigkeiten damit hatten, über ihre Gefühle zu sprechen oder diese nur zu benennen. Sifneos (1977) nannte dieses Defizit Alexithymie, wörtlich übersetzt »keine Worte für Gefühle«. Alexithymie bezeichnet das Unvermögen, Gefühle angemessen wahrzunehmen und zu beschreiben. Alexithymie wird als wichtiger Faktor für die Entwicklung psychosomatischer Störungen betrachtet; allerdings ist das Konzept sehr umstritten, zumal es sehr unterschiedlich interpretiert und operationalisiert wird. Beispielsweise wird es als (1) eine Bindungsstörung und als Defizit, Affekte zu mentalisieren betrachtet, als (2) ein neuropsychologisches Defizit der Affektregulation, als (3) eine Symbolisierungsstörung der sprachlichen Sozialisation oder als (4) ein Gegenübertragungsphänomen in der therapeutischen Beziehung. Auch bleibt unklar, ob Alexithymie in vielen Fällen anstatt einer Prädisposition nicht sogar die Folge des Erlebens chronischer Krankheitszustände darstellen kann, z. B. als neurophysiologischer Versuch der emotionalen Unterdrückung, um damit auch Schmerzempfindungen bewältigbarer werden zu lassen. Eine zusammenfassende Darstellung zu den Befunden zu Alexithymie und Gesundheit findet sich bei Ferguson (2013).

16.2.5 Optimismus

Optimismus ist eine Lebensauffassung, in der die Welt oder eine Sache von der besten Seite betrachtet wird; er bezeichnet allgemein eine heitere, zuversichtliche und lebensbejahende Grundhaltung sowie eine zuversichtliche, durch positive Erwartung bestimmte Haltung hinsichtlich der Zukunft. Das Gegenteil wird als Pessimismus bezeichnet. Als Persönlichkeitseigenschaft konzipiert (Scheier u. Carver 1992) und mit dem Life Orientation Test – Revised (LOT-R) gemessen (Scheier et al. 1994), zeigen Forschungsarbeiten über die letzten 25 Jahre, dass Optimisten über größeres psychisches Wohlbefinden berichten (Carver et al. 2010) und körperlich gesünder sind (Rasmussen et al. 2009). Die Metaanalyse von Rasmussen et al. (2009) fasst die Ergebnisse von insgesamt 84 Studien zusammen und schließt Querschnitt-, Längsschnitt- und prospektive Studien mit ein. Dabei zeigten sich größere Effektstärken von Optimismus für selbstberichtete körperliche Gesundheit, wobei aber auch die geringeren Effekte für objektive Gesundheitsindikatoren (z.B. Überlebenszeit, Mortalität, Herz-Kreislauf-Parameter, physiologische Indikatoren einschließlich Immunparameter, krebsspezifische Indikatoren etc.) sämtlich signifikant waren. Diese Ergebnisse dokumentieren also überzeugend einen bedeutenden Zusammenhang zwischen Optimismus und körperlicher (und psychischer) Gesundheit. Erklärt werden diese Effekte durch bessere Bewältigungskompetenzen von Optimisten angesichts von Stressbelastungen (z.B. Schulz et al. 2009), entweder im Vorfeld (also präventiv) oder in der Folge einer Erkrankung (Krankheitsbewältigung), und durch bessere Sozialkontakte (soziale Unterstützung).

16.3 Umfassende Persönlichkeitskonzepte

16.3.1 Persönlichkeitstheorien

Persönlichkeitstheorien haben sich über die letzten Jahrzehnte schnell fortentwickelt. Derzeitige Vorstellungen gehen davon aus, dass dimensionale Persönlichkeitseigenschaften hierarchisch geordnet werden können, d.h. dass viele spezifische Persönlichkeitsmerkmale zu einigen wenigen Persönlichkeitsfaktoren zusammengefasst werden können (Digman 1990). Das Fünf-Faktoren-Modell (FFM; Big Five) wurde auf Basis der Konvergenz verschiedener faktorenanalytisch begründeter Gesamtsysteme der Persönlichkeit Anfang der 1980er Jahre entwickelt und ist das derzeit am weitesten verbreitete Modell. Es geht von fünf breit angelegten, überdauernden Persönlichkeitsmerkmalen aus. Die z.B. mittels des NEO-FFI (NEO-Fünf-Faktoren-Inventar, NEO-FFI) gemessenen Faktoren sind Neurotizismus, Extraversion, Offenheit für Erfahrung, Verträglichkeit und Gewissenhaftigkeit. Diesen globalen Dimensionen sind jeweils weitere Facetten nachgeordnet (z.B. Extraversion – Geselligkeit, Aktivität; Neurotizismus – Ängstlichkeit, soziale Befangenheit). Durch zahlreiche international durchgeführte Studien konnte die Fünf-Faktoren-Struktur kulturübergreifend bestätigt werden, wobei das Konzept auch durch seine Nähe zur Alltagspsychologie Akzeptanz erfährt.

> **!** Das Fünf-Faktoren-Modell (FFM; Big Five) geht von fünf breit angelegten, überdauernden Persönlichkeitsmerkmalen aus: Neurotizismus, Extraversion, Offenheit für Erfahrung, Verträglichkeit und Gewissenhaftigkeit.

Ein anderer, weit verbreiteter Ansatz unterscheidet zwischen Persönlichkeit und Temperament (Buss 1991) oder zwischen Temperament und Charakter (Cloninger et al. 1993), die zusammen die Persönlichkeit definieren. Mehr noch als Persönlichkeitseigenschaften sind Temperamente situationsübergreifend von hoher Konsistenz und zeitlich stabil und zu einem gewissen Anteil erblich und mit bestimmten neurobiologischen Prozessen verbunden. Vermutlich aufgrund ihrer hohen Stabilität und ihrer neurobiologischen Korrelate spielen Temperamente eine wichtige Rolle für Gesundheit und Krankheit – zumindest lassen sich die Modelle von Gray, Buss und Cloninger in diesem Kontext interpretieren.

Nach Grays Verstärkungssensibilitätstheorie (1991) resultiert Persönlichkeit aus den individuellen Unterschieden der Sensibilität jener Hirnsysteme, welche die Hinweisreize für Belohnung und Bestrafung verarbeiten. Gray postuliert hauptsächlich zwei verhaltenssteuernde Systeme, die mit unterschiedlichen Eigenschaften einhergehen: das Verhaltensaktivierungssystem (Behavioral Approach System, BAS) und das Verhaltenshemmungssystem (Behavioral Inhibition System, BIS), Das BAS zeichnet sich durch Eigenschaften wie positive Affektivität, Extroversion, Reizsuche und Neugierverhalten aus, während das BIS mit negativer Affektivität, Ängstlichkeit, Reizbarkeit, Depressivität, und Introversion einhergeht. Nach Buss (1991) gibt es drei Temperamentseigenschaften: negative Emotionalität (Erregbarkeit, Neigung zu negativen Gefühlen), Aktivität (körperliche Energie) und Geselligkeit (Freude am Zusammensein mit anderen). Im Gegensatz zu diesen bio-psychologischen Ansätzen versucht Cloninger (Cloninger et al. 1993) die Persönlichkeit einer Person nicht ausschließlich mithilfe biologischer Faktoren zu erklären. Vielmehr unterscheidet er das anlagebedingt-erbliche Temperament vom umweltbedingt-sozialisierten Charakter. Die Grunddimensionen des Temperaments sind auch bei Tieren beobachtbar und können als Reaktionsmuster auf bestimmte Reizklassen verstanden werden. Cloninger postuliert die Dimensionen Novelty Seeking (NS, Neugierde), Harm Avoidance (HA, Schadensvermeidung, Reaktivität auf aversive Stimuli), Reward Dependence (RD, Belohnungsabhängigkeit, Reaktivität auf soziale Belohnung) und in jüngerer Zeit auch Persistence (P, Beharrlichkeit, Löschungsresistenz trotz intermittierender Verstärkung). Diese Dimensionen werden mit dem Tridimensional Personality Questionnaire (TPQ) erfasst (Cloninger et al. 1993). Als neurophysiologische Mechanismen für diese Dimensionen nimmt Cloninger an, dass NS mit dopaminerger Aktivität zusammenhängt, während HA serotonerg und RD noradrenerg vermittelt wird. Als Charakter versteht Cloninger eher Verhaltenstendenzen, die im Laufe der individuellen Sozialisation erworben worden sind. Er unterscheidet dabei Self-Directedness (Verantwortung, Sinnorientierung, Einfallsreichtum, Selbstakzeptanz), Cooperativeness (soziale Akzeptanz, Empathie, Hilfsbereitschaft, Mitgefühl, aufrichtiges Gewissen) und Self-Transcendence (Selbstvergessenheit, transpersonale Identifikation, spirituelle Akzeptanz).

16.3.2 Krankheitsprozesse

Während der letzten 20 Jahre ist eine breite empirische Basis geschaffen worden, die die Annahme unterstützt, dass Persönlichkeitszüge und Temperament mit Erkrankungsrisiko und pathologischen Prozessen zusammenhängen. Erste Ergebnisse der Young Finns Study mit 3.596 Kindern und Jugendlichen, die seit 1980 regelmäßig untersucht werden, zeigen, dass Zusammenhänge zwischen Temperament und Gesundheit bereits schon während der Kindheit bestehen: Negative Affektivität (Ärger und Aggression) sagte Indikatoren des metabolischen Syndroms (Serum-Insulin, Serum-Glucose, Body Mass Index, systolischer Blutdruck) über einen Zeitraum von drei Jahren voraus (Ravaja u. Keltikangas-Järvinen 1995). Folgeergebnisse der Young Finns Study zeigten einen Zusammenhang von hohen Ausprägungen von NS und RD und niedriger Ausprägung von HA einerseits und Indikatoren von vorklinischer Arteriosklerose (Intima-Media-Dicke der Arteria karotis) andererseits bei den inzwischen 30-jährigen Studienteilnehmern (Hintsanen et al. 2009). Dabei waren die Effektstärken ähnlich groß wie bei herkömmlichen Risikofaktoren. In einer prospektiven Untersuchung derselben Kohorte wurde der BMI signifikant durch eine hohe Ausprägung von NS vorhergesagt (Hintsanen et al. 2012).

Zusätzlich zu diesen prospektiven Langzeitstudien gibt es inzwischen experimentelle Belege für die Bedeutung von Temperamentsunterschieden für physiologische Aktivierungsmuster. Beispielsweise zeigte sich in einigen Studien ein positiver Zusammenhang der Ausprägung im Verhaltensaktivierungssystem (BAS) mit Herzratenreaktivität und vagaler Aktivierung (operationalisiert als Herzratenvariabilität) bei kognitiver Belastung (Kopfrechnen etc.; Heponiemi et al. 2004). Sütterlin et al. (2011) berichten von einem positiven Zusammenhang der BAS-Ausprägung mit vagaler Aktivierung einerseits (Herzratenvariabilität) und der motorischen Inhibitionsleistung andererseits, was darauf hinweist, dass das BAS mit der Selbstregulationsfähigkeit zusammenhängt. Ergebnisse aus der Young Finns Study zeigen, dass eine hohe Ausprägung auf Cloningers Dimension Schadensvermeidung (HA) positiv mit der Ruhepulsfrequenz und negativ mit der vagalen Aktivierung korreliert ist (Puttonen et al. 2008).

Untersuchungen zur Bedeutung des Fünf-Faktoren-Modells (FFM) für die Gesundheit lassen darauf schließen, dass vor allem der Faktor Gewissenhaftigkeit für den Gesundheitszustand wichtig ist (Bogg u. Roberts 2004). Neuere Untersuchungen von Kohorten aus Großbritannien, den USA, Deutschland und Australien zeigen, dass eine geringe Ausprägung von Gewissenhaftigkeit mit Adipositas (Jokela et al. 2013a), Diabetes mellitus (Jokela et al. 2013b) und der Gesamtmortalität (Jokela et al. 2013c) zusammenhängt.

16.3.3 Gesundheitsverhalten

Die geringe Ausprägung von Gewissenhaftigkeit ist mit vielen gesundheitsschädlichen Verhaltensweisen (z. B. Rauchen, Alkoholkonsum) assoziiert (Bogg u. Roberts 2004). Erklärt werden solche Zusammenhänge oft damit, dass sich Personen mit einer niedrigen Ausprägung von Gewissenhaftigkeit mit geringerer Wahrscheinlichkeit an sozialen Normen und öffentlichen Gesundheitsempfehlungen orientieren. Allerdings zeigen mehrere Studien, dass der Zusammenhang von Persönlichkeitszügen und Gesundheit nur teilweise durch Gesundheitsverhalten erklärt wird. Beispielsweise fanden Witzig et al. (2003) zwar, dass eine geringe Gewissenhaftigkeit die Intima-Media-Dicke der Arteria karotis vorhersagte; dieser Zusammenhang wurde aber teilweise durch Stresshormonkonzentrationen (Noradrenlinkonzentrationen im 24-Stunden-Urin) mediiert. Friedmann et al. (1995) fanden in einer der am längsten durchgeführten Kohortenstudien (Terman cohort) zwar Hinweise darauf, dass Personen mit geringer Gewissenhaftigkeit mit größerer Wahrscheinlichkeit an Gewalteinwirkung (Unfall, Verletzung) starben als solche mit hoher Gewissenhaftigkeit; jedoch starb insgesamt nur ein kleiner Prozentsatz der Studienteilnehmer überhaupt an den Folgen von Gewalteinwirkung, sodass der gesundheitsprotektive Effekt von Gewissenhaftigkeit nur zu einem kleinen Teil durch diese Beziehung aufgeklärt werden konnte. Auch gesundheitsschädliche Verhaltensweisen wie übermäßiger Alkoholkonsum und Rauchen erklärten in dieser Studie nur einen geringen Teil der Varianz der Beziehung von Gewissenhaftigkeit und Gesundheit (Überlebenswahrscheinlichkeit). Insgesamt betrachtet weisen diese Ergebnisse darauf hin, dass Persönlichkeitszüge wie z. B. Gewissenhaftigkeit über verschiedene, sich sicherlich nicht ausschließende und möglicherweise sich ergänzende oder sogar interagierende Mechanismen Gesundheit beeinflussen.

! Die Persönlichkeitseigenschaft Gewissenhaftigkeit steht in engem Zusammenhang zum Gesundheitsverhalten.

16.3.4 Stress

Viele Studien weisen darauf hin, dass Persönlichkeit mit Stressreaktionen und empfundener Belastung zusammenhängt. Prospektive Ergebnisse der Young Finns Study zeigen einen signifikanten Zusammenhang von starkem Neurotizismus, geringer Offenheit für Erfahrung und geringer Gewissenhaftigkeit einerseits mit hoher Berufsbelastung andererseits

(Törnroos et al. 2013). Hohe Berufsbelastung und ein empfundenes Ungleichgewicht zwischen Anforderungen und Ressourcen werden durch starke negative Emotionalität und gering ausgeprägte Geselligkeit über einen 15-Jahre-Zeitraum vorhergesagt (Hintsanen et al. 2011). Auch experimentelle Studien bestätigen einen systematischen Zusammenhang zwischen Stress und Persönlichkeit. Eine hohe Ausprägung auf Cloningers Dimension Schadensvermeidung (HA) korreliert mit der Höhe der Bedrohungserwartung vor der experimentellen Belastung und der empfundenen Belastung nach der Stressaufgabe (Ravaja et al. 2006).

16.3.5 Andere Erklärungen

Zusätzlich zu den hier skizzierten Modellen zur Beziehung zwischen Persönlichkeit und Gesundheit gibt es auch noch andere Erklärungsansätze und Befunde. Beispielsweise ist in mehreren Studien gezeigt worden, dass starker Neurotizismus, geringe Gewissenhaftigkeit und niedrig ausgeprägte Extroversion mit Depression zusammenhängen (Kotov et al. 2010), die wiederum nachweislich das Mortalitätsrisiko erhöht (Cuijpers u. Smit 2002). Solche Ergebnisse könnten auf eine vermittelnde Funktion von psychischen Störungen zwischen Persönlichkeitseigenschaften und Gesundheits- bzw. Krankheitsstatus hinweisen.

Schließlich ist es möglich, dass Persönlichkeitszüge und Krankheiten gemeinsame, aber unabhängige Risikofaktoren haben (shared underlying aetiology model). Beispielsweise zeigen Personen mit einer Mutation eines für das serotonerge System wichtigen Rezeptors (μ-Opioid-Rezeptor) bei chemischer Blockade dieses Rezeptors nicht nur auffällige Cortisol-Reaktionen, sondern diese Personen haben auch besonders niedrige Gewissenhaftigkeitswerte (Uhart u. Wand 2009; Wand et al. 2002). Das lässt darauf schließen, dass Personen mit der entsprechenden Genvariante im serotonergen Transportersystem gleichzeitig eine auffällige Aktivierung der Hypothalamus-Hypophysen-Nebennieren-Achse unter Stress zeigen und damit einhergehende Persönlichkeitseigenschaften, die beide über den μ-Opioid-Rezeptor reguliert werden. Dieses Beispiel zeigt, wie komplex das Zusammenwirken von Genen, Umwelt und Persönlichkeitsfaktoren ist.

16.4 Schlussfolgerungen und Ausblick

Menschen unterscheiden sich stark in ihrer Krankheitsanfälligkeit und – bei Erkrankung – der Qualität und Schnelligkeit ihrer Gesundung. Herkömmliche biologische Risikofaktoren und Verhaltensfaktoren wie Blutdruck und Ernährung klären diese Unterschiede nur zu einem kleinen Anteil auf. Effizientere Modelle, die diese Unterschiede besser erklären können, sind deshalb notwendig und müssen – wie die hier kurz skizzierten Ergebnisse zeigen – auf jeden Fall den Einfluss von Persönlichkeitseigenschaften und Temperament berücksichtigen. Dabei ist es nach Jahren der Forschung in diesem Bereich an der Zeit, dass den Untersuchungen von rein korrelativen Zusammenhängen von bestimmten Eigenschaften mit Krankheiten oder Gesundheit Studien zu kausalen Mechanismen, die zwischen Persönlichkeit und Gesundheit vermitteln, folgen. Nur wenn wir diese Prozesse besser verstehen, können bessere diagnostische Verfahren entwickelt werden, die auch z. B. soziale Umwelt- und Entwicklungsfaktoren berücksichtigen, um zuverlässigere Prognosen zu ermöglichen. Genauso wichtig sind solche verbesserten Modelle für die Entwicklung besserer Interventionen. Beispielsweise sind Präventionsmaßnahmen erwartungsgemäß nur dann erfolgreich, wenn diesen Interventionen eine bessere Kenntnis der komplexen Interaktion von Genetik, Epigenetik, Umwelt und Verhalten zugrunde gelegt werden kann. Die Persönlichkeitsforschung leistet einen wertvollen Beitrag zu dieser Entwicklung. Auch die Einbettung solcher Ergebnisse in eine evolutionstheoretische Perspektive ist wichtig: Persönlichkeitseigenschaften können als Produkt der Evolution betrachtet werden, die abhängig von Umgebungscharakteristika adaptives (d. h. gesundheitsförderndes) Verhalten ermöglichen oder nicht.

Schließlich ist es für die zukünftige Forschung in diesem Bereich wichtig, nicht nur den krankmachenden Beitrag von Persönlichkeit zu untersuchen, sondern unter Berücksichtigung ressourcenorientierter Modelle vielmehr die Rolle von Persönlichkeit für Gesundheit zu betonen.

Literatur

Bogg T, Roberts BW. Conscientiousness and health-related behaviors: A meta-analysis of the leading behavioral contributors to mortality. Psychol Bull 2004; 130: 887–919.

Bunde J, Suls J. A quantitative analysis of the relationship between the Cook-Medley Hostility Scale and traditional disease risk factors. Health Psychol 2006; 25(4): 493–500.

Buss AH. The EAS theory of temperament. In: Strelau J, Angleitner A (eds). Explorations in temperament: International perspectives on theory and measurement, perspectives on individual differences. New York: Plenum Press 1991; 43–60.

Carmelli D, Rosenman RH, Swan GE. The Cook and Medley HO scale: A heritability analysis in adult male twins. Psychosom Med 1988; 50: 165–74.

Chida Y, Steptoe A. The association of anger and hostility with future coronary heart disease: A meta-analytic review of prospective evidence. J Am Coll Cardiol 2009; 53: 936–46.

Cloninger CR. A systematic method for clinical description and classification of personality variants – a proposal. Arch Gen Psychiat 1987; 44: 573–88.

Cloninger CR, Svrakic DM, Przybeck TR. A psychobiological model of temperament and character. Arch Gen Psychiat 1993; 50: 975–90.

Cuijpers P, Smit F. Excess mortality in depression: A meta-analysis of community studies. J Affect Disord 2002; 72: 227–36.

Dembroski TM, Costa PT. Assessment of coronary prone behavior: A current overview. Ann Behav Med 1988; 10: 60–70.

Dembroski TM, MacDougall TM, CostA PT, Grandits GA. Components of hostility as predictors of sudden death and myocardial infarction in the Multiple Risk Factor Intervention Trial. Psychosom Med 1989; 51: 514–22.

Denollet J, Rombouts H, Gillebert T et al. Personality as independent predictor of long-term mortality in patients with coronary heart disease. Lancet 1996; 347: 417–21.

Denollet J, Schiffer AA, Spek V. A general propensity to psychological distress affects cardiovascular outcomes evidence from research on the type D (distressed) personality profile. Circ Cardiovasc Qual Outcomes 2010; 3: 546–57.

Digman JM. Personality structure: Emergence of the five-factor model. An Rev Psychol 1990; 41: 417–40.

Ferguson E. Personality is of central concern to understand health: Towards a theoretical model for health psychology. Health Psychol Rev 2013; 7: S32–S70.

Friedman HS, Tucker JS, Schwartz JE et al. Childhood conscientiousness and longevity: health behaviors and cause of death. J Pers Soc Psychol 1995; 68(4): 696–703.

Friedman M, Rosenman RH. Type A behavior and your heart. New York: Knopf 1974.

Gray JA. The neuropsychology of temperament. In: Strelau J, Angleitner A (eds). Explorations in temperament: International perspectives on theory and measurement. Perspectives on individual differences. New York: Plenum Press 1991; 105–28.

Haynes S, Feinleib M, Kannel WB. The relationship of psychosocial factors to coronary heart disease in the Framingham Study. III. Eight-year incidence of coronary heart disease. Am J Epidemiol 1980; 111: 37–58.

Hemingway H, Marmot M. Evidence based cardiology: Psychosocial factors in the aetiology and prognosis of coronary heart disease: systematic review of prospective cohort studies. BMJ 1999; 318: 1460–7.

Heponiemi T, Keltikangas-Järvinen L, Kettunen J et al. BIS-BAS sensitivity and cardiac autonomic stress profiles. Psychophysiol 2004; 41: 37–45.

Hintsanen M, Hintsa T, Widell A et al. Negative emotionality, activity, and sociability temperaments predicting long-term job strain and effort-reward imbalance: A 15-year prospective follow-up study. J Psychosom Res 2011; 71: 90–6.

Hintsanen M, Jokela M, Cloninger CR et al. Temperament and character predict body mass index: A population-based prospective cohort study. J Psychosom Res 2012; 73: 391–7.

Hintsanen M, Pulkki-Råback L, Juonala M et al. Cloninger's temperament traits and preclinical atherosclerosis: The cardiovascular risk in Young Finns Study. J Psychosom Res 2009; 67: 77–84.

Jokela M, Batty GD, Nyberg ST et al. Personality and all-cause mortality: Individual-participant meta-analysis of 3.947 deaths in 76.150 adults. Am J Epidemiol 2013b; 178: 667–75.

Jokela M, Elovainio M, Nyberg ST et al. Personality and risk of diabetes in adults: Pooled analysis of 5 cohort studies. Health Psychol 2013c, Epub ahead of print.

Jokela M, Hintsanen M, Hakulinen C et al. Association of personality with the development and persistence of obesity: A meta-analysis based on individual-participant data. Obes Rev 2013a; 14: 315–23.

Julius M, Harburg E, Cottington EM, Johnson EH. Anger-coping types, blood pressure, and all-cause mortality: A follow-up in Tecumseh-Michigan (1971–1983). Am J Epidemiol 1986; 124: 220–33.

Kotov R, Gamez W, Schmidt F, Watson D. Linking "big" personality traits to anxiety, depressive, and substance use disorders: a meta-analysis. Psychol Bull 2010; 136: 768–821.

Miller TQ, Smith TW, Turner CW et al. A meta-analytic review of research on hostility and physical health. Psychol Bull 1996; 119: 322–48.

Miller TQ, Turner CW, Tindale RS et al. Reasons for the trend toward null findings in research on Type A behavior. Psychol Bull 1991; 110: 469–85.

Puttonen S, Elovainio M, Kivimäki M et al. Temperament, health-related behaviors, and autonomic cardiac regulation: The cardiovascular risk in young finns study. Biol Psychol 2008; 78: 204–10.

Ragland DR, Brand RJ. Coronary heart disease mortality in the Western Collaborative Group Study: Follow-up experience of 22 years. Am J Epidemiol 1988; 127: 462–75.

Rasmussen HN, Scheier MF, Greenhouse JB. Optimism and physical health: A meta-analytic review. Ann Behav Med 2009; 37: 239–56.

Ravaja N, Keltikangas-Järvinen L. Temperament and metabolic syndrome precursors in children: A three-year follow-up. Prev Med 1995; 24: 518–27.

Ravaja N, Keltikangas-Järvinen L, Kettunen J. Cloninger's temperament dimensions and threat, stress, and performance appraisals during different challenges among young adults. J Pers 2006; 74: 287–310.

Ray J. If "A-B" does not predict heart disease, why bother with it? A comment on Ivancevich and Matteson. Br J Med Psychol 1991; 64: 85–90.

Review Panel on Coronary-Prone Behavior and Coronary Heart Disease. Coronary-prone behavior and coronary heart disease: A critical review. Circulation 1981; 63: 1199–1215.

Rosenman R, Brand R, Jenkins D et al. Coronary heart disease in western collaborative group study: Final follow-up experience of 8 1/2 years. JAMA 1975; 233: 872–7.

Scheier MF, Carver CS. Effects of optimism on psychological and physical well-being: Theoretical overview and empirical update. Cog Ther Res 1992; 16: 201–28.

Scheier MF, Carver CS, Bridges MW. Distinguishing optimism from neuroticism (and trait anxiety, self-mastery, and self-esteem): A re-evaluation of the Life Orientation Test. J Pers Soc Psychol 1994; 67: 1063–78.

Schulz H, Vögele C, Meyer B. Optimism, self-efficacy, and perceived stress as predictors of self-reported health symptoms in college students. Z Gesundheitspsychol 2009; 17: 185–94.

Shekelle RB, Hulley S, Neaton J et al. MRFIT Research Group: The MRFIT behavior pattern study. II. Type A behavior pattern and incidence of coronary heart disease. Am J Epidemiol 1985; 122: 559–70.

Sifneos P. Problems in psychotherapy of patients with alexithymic characteristics and physical disease. Psychother Psychosom 1977; 26: 65–70.

Smith TW. Toward a more systematic, cumulative, and applicable science of personality and health: Lessons from type D personality. Psychosom Med 2011; 73: 528–32.

Smith TW, Glazer K, Ruiz JM, Gallo L. Hostility, anger, aggressive-ness, and coronary heart disease: An interpersonal perspective on personality, emotion, and health. J Pers 2004; 72(6): 1217–70.

Steffgen G, de Boer C, Vögele C. Ärgerbezogene Störungen. Fortschritte der Psychotherapie. Göttingen: Hogrefe 2014.

Sütterlin S, Andersson S, Vögele C. Inhibition in action – inhibitory components in the behavioral activation system. J Behav Brain Sci 2011; 1: 160–6.

Törnroos M, Hintsanen M, Hintsa T et al. Associations between five-factor model traits and perceived job strain: A population-based study. J Occup Health Psychol 2013; 18: 492–500.

Uhart M, Wand GS. Stress, alcohol and drug interaction: an update of human research. Addict Biol 2009; 14: 43–64.

Vögele C. Kardiovaskuläre Reaktivität und Bluthochdruck. In: Leupoldt Av, Ritz T (Hrsg). Verhaltensmedizin – Perspektiven aus Psychobiologie, Psychopathologie und klinischer Anwendung. Stuttgart: Kohlhammer 2007; 280–95.

Vögele C, Steptoe A. Anger inhibition and family history as modulators of cardiovascular responses to mental stress in adolescent boys. J Psychosom Res 1993; 37: 503–14.

Wand GS, McCaul M, Yang X et al. The mu-opioid receptor gene polymorphism (A188G) alters HPA axis activation induced by opioid receptor blockade. Neuropsychopharmacol 2002; 26: 106–14.

Weiss SM. Principles of behavioral medicine: Implications for prevention. In: Orth-Gomér K, Schneiderman N (eds). Behavioral medicine approaches to cardiovascular disease prevention. Mahwah, New Jersey: Lawrence Erlbaum Associates 1996; 11–18.

Williams RB, Barefoot JC. Coronary-prone behavior: The emerging role of the hostility complex. In: Houston BK, Snyder CR (eds). Type A behavior pattern: research, theory, and intervention. New York: Wiley 1988; 189–211.

Witzig ME, Kamarck TW, Muldoon MF, Sutton-Tyrrell K. Examining the relationship between conscientousness and atherosclerosis: The Pittsburgh healthy heart project. Presented at the 61st annual meeting of American Psychosomatic Society, Phoenix, Arizona, 2003.

17 Soziale Kompetenz und Kommunikationsmuster

Nikola Stenzel, Tobias Fehlinger, Anna Radkovsky

17.1 Einleitung

Fallbeispiel

Schmerz als Kommunikationsmittel

Frau M. leidet unter chronischen Rückenschmerzen. Längeres Sitzen oder Stehen ohne ausgleichende Bewegungen wird für sie zur Qual. Außerdem benötigt sie regelmäßige Ruhephasen, in denen sie sich kurzzeitig hinlegen kann. Sie und ihr Mann sind von einem befreundeten Ehepaar zum Essen eingeladen worden. Frau M. weiß, dass ihr Mann sich freuen würde, wenn sie ihn begleitete. Sie ist sich aber nicht sicher, ob sie einen solchen Abend durchstehen kann. In den Tagen vor der Einladung äußert sie ihre Beschwerden gegenüber ihrem Ehemann immer wieder in sehr klagsamen Ton. Schließlich sagt ihr Mann das Abendessen mit den Freunden enttäuscht unter einem Vorwand ab. Frau M. ist zwar erleichtert, macht sich aber auch Vorwürfe und kann nachts nicht einschlafen. Ihre Schmerzen nehmen zu.

Zur angemessenen Umsetzung eigener Ziele und Bedürfnisse im Alltag sind Kontakt und Austausch mit Mitmenschen notwendig. Patienten mit körperlichen Erkrankungen sind durch ihre Krankheit häufig in mehreren Lebensbereichen eingeschränkt. Dadurch können sich auch erhöhte Anforderungen an die soziale Kompetenz der Betroffenen ergeben, und Kommunikationsmuster können sich verändern. Dies kann Interaktionen im privaten Umfeld und am Arbeitsplatz oder auch den Kontakt mit Behandlern betreffen. Frau M. aus dem obigen Fallbeispiel gelingt es z. B. nicht, dem Ehepartner die eigenen Bedürfnisse zu schildern, diese angemessen durchzusetzen und gleichzeitig die Beziehungsebene nicht zu vernachlässigen. Die Kommunikationsinhalte beschränken sich zunehmend auf die Krankheitssymptomatik und auf damit einhergehende Probleme. Anhand dieses Beispiels wird ersichtlich, wie neben der eigentlichen Symptomatik die soziale Interaktion zu einer zusätzlichen belastenden Erfahrung werden kann, die sich rückwirkend wiederum negativ auf Symptomatik und Krankheitsbewältigung auswirken kann. Daher ist es wichtig, Interaktionserfahrungen in der Behandlung zu berücksichtigen, Defizite zu erkennen sowie soziale Kompetenz und typische Kommunikationsmuster des Patienten bei Bedarf zu trainieren bzw. zu optimieren.

17.2 Definition und Deskription

Soziale Kompetenz lässt sich definieren als »das Verfügen über und die Nutzung der Fähigkeit, sein Denken, seine Emotionen und sein Verhalten so einzusetzen, dass soziale Aufgaben erfüllt und die angestrebten sozialen Ziele erreicht werden« (Topping et al. 2000, S. 32, Übers. d. Autoren). Topping und Mitarbeiter gehen davon aus, dass soziale Kompetenz ein Konglomerat aus sozialem Wissen, der Fähigkeit, soziale Informationen in einem sozialen Setting zu verarbeiten, und einer Reihe kognitiver, emotionaler und behavioraler Fertigkeiten ist, die in einer sozialen Situation aktiviert und angemessen angewendet werden können. Auch in einer anderen, im klinischen Kontext gängigen Definition spiegelt sich diese Sichtweise wider. So beschreiben Hinsch und Pfingsten (2007) soziale Kompetenz als die »Verfügbarkeit kognitiver, emotionaler und motorischer Verhaltensweisen, die zu einem langfristig günstigen Verhältnis positiver und negativer Konsequenzen in sozialen Situationen führen«. Beide Definitionen haben eine weitere Gemeinsamkeit: Eine Person versucht, eigene Bedürfnisse zu verwirklichen und Ziele zu erreichen, ohne eine andere Person zu schädigen. Soziale Kompetenz wird hier also als Fertigkeit gesehen, mit anderen Personen auf eine Weise zu kommunizieren, die sowohl sozial angemessen als auch effektiv ist (Segrin 1993).

Definition

Hinsch und Pfingsten (2007, S. 4) beschreiben **soziale Kompetenz** als die »Verfügbarkeit und Anwendung von kognitiven, emotionalen und motorischen Verhaltensweisen, die (...) zu einem langfristig günstigen Verhältnis von positiven und negativen Konsequenzen in sozialen Situationen für den Handelnden führen«.

Soziale Kompetenz bildet die Grundlage für viele am Sozialverhalten beteiligte psychische Funktionen, z. B. soziale Wahrnehmung, soziale Interaktion und soziales Problemlösen. Sie stellt also eine Basis für eine erfolgreiche Kommunikation mit der Umwelt dar. Unter **sozialer Kommunikation** versteht man den »wechselseitigen (reziproken) Informationsaustausch zwischen zwei oder mehreren Personen, die gleichzeitig versuchen, einander zu verstehen« (Delhees 1993, S. 13).

Die Art der Kommunikation wird also immer auch von der Interaktion zwischen den kommunizierenden Personen bestimmt. Typische, d. h. häufig wiederkehrende Formen der sozialen Kommunikation können auch als **Kommunikationsmuster** bezeichnet werden (z. B. in einer Paarbeziehung; Rosland et al. 2012). Im Folgenden fokussieren wir vor allem auf soziale Kompetenz als personale Eigenschaft, die negative Kommunikationsmuster bedingen kann.

17.3 Diagnostik

Im Rahmen des diagnostischen Prozesses ist nicht nur zu klären, ob ein Defizit sozialer Fertigkeiten vorliegt, sondern auch, ob dieses Fertigkeitsdefizit maßgeblich an Entstehung, Modulation oder Aufrechterhaltung der Erkrankung beteiligt ist.

Zur Diagnostik sozialer Kompetenz und Kommunikationsmuster bieten sich sowohl

Fragebögen und Interviews als auch Verhaltensbeobachtungen an. Im Folgenden werden exemplarisch einige Methoden vorgestellt.

17.3.1 Fragebögen

Die Fragebogendiagnostik stellt ein ökonomisches Verfahren zur Merkmalserfassung dar. Wichtige Voraussetzung für die Anwendung von Fragebögen ist allerdings, dass das zu messende Merkmal der Selbstbeobachtung zugänglich ist. Es sollte außerdem beachtet werden, dass Ergebnisse von Fragebögen eher die Selbstwahrnehmung der eigenen Fertigkeiten und Kommunikationsmuster statt deren objektive Ausprägung widerspiegeln.

Beispiele für Fragebögen zur Erfassung von sozialer Kompetenz und Kommunikationsmustern

Interpersonal Competence Questionnaire (ICQ, Kanning 2006)
Der ICQ besteht aus 40 Items und liefert Hinweise zu interpersonalen Kompetenzen anhand von fünf verschiedenen Dimensionen: Initiierung von Interaktionen und Beziehungen, Behauptung persönlicher Rechte und Fähigkeit, andere zu kritisieren, Preisgabe persönlicher Informationen, emotionale Unterstützung anderer, effektive Handhabung interpersonaler Konflikte. Der Fragebogen weist gute psychometrische Kennwerte im Sinne einer guten Reliabilität und Validität auf (Kanning 2006).

Unsicherheitsfragebogen, Kurzform (U-Bogen-24, Albani et al. 2006)
Der U-Bogen-24 ist die Kurzform des Unsicherheitsfragebogens (Ullrich de Muynck u. Ullrich 1994) und erfasst folgende Aspekte sozialer Ängstlichkeit und sozialer Kompetenz: Fehlschlag- und Kritikangst, Kontaktangst, Fordern-Können, Nicht-Nein-Sagen-Können. In einer Studie an einer repräsentativen Bevölkerungsstichprobe ergaben sich zufriedenstellende psychometrische Kennwerte (Albani et al. 2006).

Dyadisches Coping Inventar (DCI, Bodenmann 2008)
Das DCI dient zur Erfassung dyadischen Copings. Es erfasst die Art und Weise, wie Personen in einer Partnerschaft mit Stress umgehen, indem sie sich wechselseitig unterstützen, Stress gemeinsam bewältigen oder Aufgaben in Zeiten der Überlastung aneinander delegieren können. Anhand des DCI wird sowohl die Einschätzung des eigenen Copings als auch des Copings des Partners erfasst. Es können 11 Subskalen sowie ein Gesamtwert berechnet werden. In Studien zeigten sich gute psychometrische Kennwerte im Sinne einer guten Reliabilität und Validität (Bodenmann 2008).

17.3.2 Verhaltensbeobachtungen

Eine weitere Möglichkeit, soziale Fertigkeiten und Kommunikationsmuster zu erfassen, bietet die Verhaltensbeobachtung. Die Anwendbarkeit dieser Methode ist jedoch beschränkt, da nur sichtbare Manifestationen sozialer Fertigkeiten erfasst werden können.

Beispiele für Verhaltensbeobachtungsmethoden zur Erfassung von sozialer Kompetenz und Kommunikationsmustern

Ratingskala für soziale Kompetenzen (RSK, Fydrich u. Bürgener 1999)
Zur Durchführung der RSK erhält die zu beobachtende Person eine Rollenspielaufgabe (z. B. mit einer unbekannten Person ein Gespräch zu beginnen). Geschulte Beobachter beurteilen die verschiedenen Aspekte der sozialen Kompetenz (Blickkontakt, Stimme und Sprache, Sprechdauer, körperliche Unruhe und Nervosität sowie Konversationsfluss). In Untersuchungen ergaben sich für die RSK gute psychometrische Kennwerte (Fydrich u. Bürgener 1999).

Kategoriensystem für partnerschaftliche Interaktionen (KPI, Hahlweg 2004)
Das KPI ist ein Beobachtungsverfahren, anhand dessen das verbale und nonverbale Kommunikationsverhalten eines Paares erfasst werden kann. Dabei werden die Partner gebeten, einen Konflikt mittlerer Schwere auszuwählen und zu diskutieren. Von geschulten Beobachtern wird im Folgenden anhand bestimmter Kategorien beurteilt, wie hilfreich das Verhalten des Paares für die Kommunikation bzw. Konfliktlösung ist. Studien bescheinigen dem KPI gute psychometrische Kennwerte (z. B. eine hohe Beurteilerübereinstimmung; Hahlweg 2004).

17.3.3 Strukturierte Interviews

Strukturierte Interviews haben sich im klinischen Bereich als eine vorteilhafte Methode erwiesen, da sie eine Expertenbeurteilung auf Basis aller zur Verfügung stehender Informationen möglich machen – inklusive der subjektiven Angaben des Patienten (Stieglitz u. Baumann 1994). Zudem haben strukturierte Interviews bei vielen Patienten eine höhere Akzeptanz als Fragebögen (Suppiger et al. 2009).

Beispiel für ein Interview zur Erfassung der sozialen Kompetenz

Interview zur operationalisierten Fertigkeitsdiagnostik (OFD, Stenzel u. Rief 2011; Stenzel et al. 2010)
Das OFD ermöglicht die simultane Erfassung verschiedener Fertigkeiten einer Person. Neben Problemlösen, Stressbewältigung, Entspannungsfähigkeit, Emotionsregulation, Selbstwert und Selbstwirksamkeit lässt sich auch die Ausprägung der sozialen Kompetenz bestimmen. Dazu werden dem Probanden Beispielsituationen vorgegeben, und er wird gebeten zu beschreiben, wie er sich in einer derartigen Situation verhalten würde (Kurzfassung eines Beispiels: »Ihr Partner hat für den Abend ein befreundetes Pärchen eingeladen. Sie hätten den Abend aber lieber allein mit dem Partner verbracht. Wie verhalten Sie sich?«). Der Interviewer schätzt die Antworten auf einer Likert-Skala anhand von Verhaltensankern ein und erhält so ein Maß für die Ausprägung der jeweiligen Fertigkeit. Die psychometrischen Kennwerte des OFD wurden in mehreren Studien überprüft. Sowohl in einer klinischen als auch in einer nicht-klinischen Stichprobe ergaben sich gute Kennwerte (Stenzel u. Rief 2011; Stenzel et al. 2010).

17.4 Wissenschaftliche Befunde zur Relevanz sozialer Kompetenz bei verschiedenen Störungsbildern

Eine körperliche Erkrankung geht häufig mit weitreichenden Einschränkungen in verschiedenen Lebensbereichen eines Betroffenen einher. Neben den körperlichen Einschränkungen selbst kommt es zu einer Beeinträchtigung der Funktionalität im Alltag sowie zu sozialen Beeinträchtigungen, die durch eine eingeschränkte Teilhabe der Betroffenen an verschiedenen Lebensbereichen entstehen (vgl. ICF; WHO 2005).

Zu einer funktionalen Krankheitsbewältigung gehört daher sowohl der Umgang mit der Erkrankung selbst als auch eine Anpassung an die Veränderungen im sozialen Umfeld, die sich für die Betroffenen ergeben.

Im Folgenden wird der Einfluss von sozialer Kompetenz und Kommunikationsmustern auf die Krankheitsbewältigung bei verschiedenen Störungsbildern dargestellt. Dabei wird auf soziale Kompetenz als Risikofaktor und als Ressource eingegangen, ebenso werden die besonderen Kommunikationsanforderungen in verschiedenen Lebensbereichen als Folge der Erkrankung beschrieben und Untersuchungen zu Veränderungen des Kommunikationsverhaltens infolge der Erkrankung dargestellt.

17.4.1 Soziale Kompetenz als Risikofaktor

Insgesamt erweisen sich geringe soziale Kompetenzen als Risikofaktor, der die erfolgreiche Bewältigung von Stresssituationen erschweren, die allgemeine Belastung erhöhen und sich damit langfristig auch negativ auf den Krankheitsverlauf auswirken kann (Chase et al. 2000; Pfingsten et al. 1988). Belege dafür, dass soziale Kompetenzdefizite dazu führen können, dass sich Stress in belastenden Situationen weiter erhöht, liefern z. B. Pfingsten und Mitarbeiter in einer Studie an chronischen Schmerzpatienten. Es zeigte sich, dass die Betroffenen mit geringer sozialer Kompetenz dazu neigten, sich wenig Ausgleich für Belastungen zu gönnen, eine hohe Verantwortungsübernahme zu zeigen und eher selten die Unterstützung anderer einzufordern, was nach Ansicht der Autoren zu einer chronischen Überforderung führen könne (Pfingsten et al. 1988). Konsistent dazu konnten Rieß und Räfle (1990) in einer weiteren Studie zeigen, dass das Ausmaß der sozialen Kompetenzen den Umgang mit chronischen Schmerzen beeinflussen konnte und sogar Auswirkungen auf den Behandlungserfolg einer multimodalen Schmerztherapie hatte.

17.4.2 Besondere Kommunikationsanforderungen

Andere Studien beschäftigten sich mit den besonderen Kommunikationsanforderungen, die sich an Personen mit körperlichen Erkrankungen zur Bewältigung des Alltags stellen.

Erhöhte Anforderungen ergeben sich z. B. im familiären Umfeld oder im Kontakt mit engen Bezugspersonen. Oftmals sind Patienten mit körperlichen Einschränkungen vermehrt auf Unterstützung durch ihre Angehörigen angewiesen. Unter Umständen verändert sich bei den Patienten die generelle Teilhabe im gesamten Alltagsleben (Uchino 2006; Van Leeuwen et al. 2012), was vermehrte Konflikte zur Folge haben kann. Beispielsweise zeigt der sog. »Spill-Over-Effekt«, dass sich durch die externe Belastung eines Partners (wie sie z. B. bei einer körperlichen Erkrankung auftritt) auch die Wahrscheinlichkeit für dysfunktionale Kommunikation und Konflikte in der Partnerschaft erhöht sowie die Partnerschaftsqualität und -stabilität negativ beeinflusst werden (Bodenmann 2007). Dies kann wiederum die Bewältigung der Erkrankung negativ beeinflussen. So stellen gravierende partnerschaftliche und familiäre Konflikte sowie mangelnde soziale Unterstützung psychosoziale Risikofaktoren für Chronifizierung bei Schmerzerkrankungen dar (z. B. Kendall et al. 1997).

Auch im sonstigen sozialen Umfeld können sich besondere Kommunikationsanforderungen ergeben: Einer aktuellen Studie zufolge sind übergewichtige im Vergleich zu normalgewichtigen Jugendlichen deutlich häufiger von gewichtsbezogenen Hänseleien betroffen (McCormack et al. 2011). Für einen funktionalen Umgang mit solchen potenziell stigmatisierenden und diskriminierenden Situationen (z. B. ein Schwimmbadbesuch bei Adipositas) können gute Interaktions- und Kommunikationsfertigkeiten eine bedeutende Rolle spielen. Bei Kindern mit Asthma bronchiale oder allergischen Erkrankungen wird erwartet, dass sie ausreichend soziale Kompetenz besitzen, um Personen ihres Umfeldes (z. B. Sportlehrer) auf die Erkrankung und mögliche Umgangsformen damit hinzuweisen und eine Sonderbehandlung einzufordern. Liegt diese soziale Kompetenz nicht vor, ist die Wahrscheinlichkeit von Komplikationen im Krankheitsverlauf erhöht. Konsistent dazu zeigen Studien bei Kindern mit chronischen Erkrankungen, dass soziale Kompetenz in Peer-Interaktionen mit einer höheren Selbstwirksamkeit, Perspektivübernahme und einer besseren Resilienz einhergeht (Spirito et al. 1991). Mangelt es an sozialer Kompetenz, kann es zu sozialem Rückzug und Einschränkungen der Aktivität sowie zu weiteren psychosozialen Folgeproblemen kommen (Hartmann u. Hilbert 2013).

Ferner kann auch der Umgang mit Behandlern erhöhte Anforderungen an die Kommunikationsfertigkeiten der Betroffenen stellen (vgl. Craig 2009). Nähere Erläuterungen zu den Besonderheiten der Arzt-/Therapeut-Patient-Beziehung bei chronischen körperlichen Erkrankungen finden sich in ► Kapitel 30.

17.4.3 Veränderung der Kommunikationsmuster

Bei Patienten mit körperlichen Erkrankungen entwickeln sich manchmal dysfunktionale Kommunikationsmuster: Die Erkrankung wird zum wichtigsten Thema, eigene Bedürfnisse werden primär über die Krankheit ausgedrückt. Ein solches Verhaltensmuster lässt sich aus unserem Fallbeispiel zu Beginn des Kapitels entnehmen: So äußert sich Frau M. in den Tagen vor der Einladung wiederholt und sehr klagsam über ihre starken Beschwerden, anstatt ihr Bedürfnis, die Einladung abzusagen, ihrem Mann direkt mitzuteilen – so lange, bis er schließlich selbst die Verabredung absagt. Ein solches Kommunikationsverhalten wird durch operante Lernprozesse verstärkt (► Kap. 13). Kurzfristige positive oder negative Verstärkung (z. B. durch verstärkte Aufmerksamkeit von Bezugspersonen oder durch Vermeidung unangenehmer Ereignisse) führt dazu, dass Beschwerden verstärkt geäußert werden (Fordyce et al. 1982; Hasenbring et al. 1994). Bezogen auf das eingangs genannte Fallbeispiel passiert genau das: Frau M. klagt so lange, bis ihr Mann schließlich die Verabredung absagt, für beide wird diese Lösung aber als Belastung erlebt.

Zu diesen Befunden passen auch Ergebnisse von Ovaskainen (2003) zur Adaptivität des Kommunikationsverhaltens bei chronischen Rückenschmerzpatienten. Es zeigte sich, dass Rückenschmerzpatienten, die über eine geringe soziale Kompetenz verfügten (geringe Fertigkeit, direkt um Hilfe zu bitten), ihren Wunsch nach Unterstützung eher über nonverbale Schmerzverhaltensweisen (Gestik, Stimmlage etc.) kommunizierten. Dieser Befund wird als Hinweis auf die kommunikative Funktion des nonverbalen Schmerzverhaltens bei Defiziten der sozialen Kompetenz gewertet. Das Fertigkeitsdefizit trägt also gemeinsam mit operanten Lernprozessen zur Verstärkung und Aufrechterhaltung des nonverbalen Ausdrucksverhaltens bei.

17.4.4 Soziale Kompetenz und adäquate Kommunikation als Ressource

Abschließend lässt sich festhalten, dass eine hohe soziale Kompetenz und gute Kommunikationsfertigkeiten bei Menschen mit körperlichen Erkrankungen als wichtige Ressourcen dienen können (s. auch Spirito et al. 1991). Zum Beispiel sind eine gute soziale Kompetenz und gute Kommunikationsfertigkeiten wichtig für die Entwicklung und Aufrechterhaltung positiver sozialer Beziehungen (Chase et al. 2000; Dunn u. Herman 1982). So zeigte sich in verschiedenen Studien, dass die Zufriedenheit in der Partnerschaft zu einem großen Maß von Kommunikations- und Problemlösefertigkeiten der Partner abhängt. Art und Ausmaß der vorliegenden Probleme waren dagegen weniger bedeutsam (Hahlweg u. Schröder 2008; Schindler et al. 1998).

Neben der allgemeinen positiven Auswirkung auf die Partnerschaftsqualität können hohe soziale Kompetenzen und gute Kommunikationsfertigkeiten auch bedeutsam sein, um angemessen soziale Unterstützung zu erhalten, insbesondere beim gemeinschaftlichen Umgang mit Stress in der Partnerschaft. Beispielsweise erwiesen sich bei Patienten mit Rückenmarksverletzungen gute soziale Kompetenzen als Ressource für mehr soziale Unterstützung, psychische Gesundheit und Lebensqualität (Müller 2013). Bei Krebspatienten zeigten sich stabile soziale Beziehungen als wichtiger Prädiktor für den weiteren Krankheitsverlauf (Weihs et al. 2008). Darüber hinaus konnte Bodenmann zeigen, dass bei verschiedenen verhaltensmedizinischen Störungsbildern der Partner durch positives dyadisches Coping als wichtige Ressource für eine ganzheitliche Stressbewältigung dienen kann (Bodenmann 1995). Insgesamt weisen die Befunde darauf hin, dass hohe soziale Kompetenzen und gute Kommunikationsfertigkeiten einen positiven Einfluss auf die Krankheitsbewältigung und das allgemeine Wohlbefinden bei chronischen Erkrankungen haben können.

17.5 Ausblick

Soziale Kompetenz und Kommunikationsfertigkeiten spielen eine wichtige Rolle – nicht nur zur Vorbeugung der Krankheitsentstehung, sondern auch für die Krankheitsbewältigung bei körperlichen Erkrankungen. Zur Unterstützung der Krankheitsbewältigung werden daher auch kommunikations- und interaktionsorientierte Trainings durchgeführt, deren vorrangiges Ziel es ist, die individuellen Möglichkeiten der Gestaltung von Kommunikations- und Interaktionssituationen zu verbessern (► Kap. 41). Langfristig kann durch solche Trainings eine erfolgreiche Bewältigung problematischer sozialer Situationen unterstützt und damit die Lebensqualität der Betroffenen verbessert werden.

Literatur

Albani C, Schmutzer G, Blaser G et al. Die Entwicklung einer Kurzform des Unsicherheitsfragebogens. Psychother Psych Med 2006; 56: 118–27.

Bodenmann G. Der Einfluß von Streß und Coping auf die Qualität und Stabilität von Partnerschaften: Eine 2-Jahres-Längsschnittuntersuchung. Z Familienforsch 1995; 7: 7–49.

Bodenmann G. Dyadisches Coping Inventar: Manual. Bern: Huber 2008.

Bodenmann G. Verhaltenstherapeutische Paartherapie. In: Strauss B, Hohagen F, Caspar F (Hrsg). Lehrbuch Psychotherapie (Teilbd. 2). Göttingen: Hogrefe 2007.

Chase BW, Cornille TA, English RW. Life satisfaction among persons with spinal cord injuries. J Rehabil 2000; 66: 14–20.

Craig KD. The social communication model of pain. Can Psychol 2009; 50: 22–32.

Delhees KH. Soziale Kommunikation: Psychologische Grundlagen für das Miteinander in der modernen Gesellschaft. Opladen: Westdeutscher Verlag 1993.

Dunn ME, Herman SH. Social skills and physical disability. In: Doleys DM, Meredith R (Hrsg). Behavioral medicine: assessment and treatment strategies. New York: Plenum Press 1982; 117–44.

Fordyce WE. Behavioral methods for chronic pain and illness. St. Louis: Mosby 1976.

Fydrich T, Bürgener F. Ratingskala für soziale Kompetenz. In: Margraf J, Rudolf K (Hrsg). Soziale Kompetenz – Soziale Phobie: Anwendungsfelder, Entwicklungslinien, Erfolgsaussichten. Hohengeren: Schneider 1999; 81–96.

Hahlweg K. Kategoriensystem für Partnerschaftliche Interaktion (KPI): Interactional Coding System (ICS). In: Kerig PK, Baucom DH (Hrsg). Couple observational coding systems. Mahwah: Erlbaum 2004; 127–42.

Hahlweg K, Schröder B. Kommunikationstraining. In: Linden M, Hautzinger M (Hrsg). Verhaltenstherapiemanual. Berlin: Springer 2008; 356–61.

Hartmann A, Hilbert A. Psychosoziale Folgen von Adipositas im Kindes- und Jugendalter und Strategien zu deren Behandlung. Bundesgesundheitsbl 2013; 56: 532–8.

Hasenbring M, Klasen B, Hallner D. Biopsychosoziale Mechanismen der Chronifizierung von Rückenschmerzen. In: Balck F (Hrsg). Anwendungsfelder der medizinischen Psychologie. Berlin: Springer 2005; 59–72.

Hasenbring M, Marienfeld G, Kuhlendahl D, Soyka D. Risk factors of chronicity in lumbar disc patients: a prospective investigation of biologic, psychologic and social predictors of therapy outcome. Spine 1994; 19: 2759–65.

Hinsch R, Pfingsten U. Das Gruppentraining sozialer Kompetenzen (GSK): Grundlagen, Durchführung, Materialien. Weinheim: PVU 2007.

Kanning UP. Development and Validation of a German-Language Version of the Interpersonal Competence Questionnaire (ICQ). Eur J Psychol Assess 2006; 22: 43–51.

Kendall NA, Linton SJ, Main CJ. Guide to assessing psychosocial Yellow Flags in acute low back pain: risk factors for long-term disability and work loss. Accident Rehabilitation and Compensation Insurance Corporation of New Zealand and the National Health Committee. New Zealand: Wellington 1997.

McCormack L, Laska M, Gray C et al. Weight-related teasing in a racially diverse sample of sixth-grade children. J Am Diet Assoc 2011; 111: 431–6.

Müller R. Understanding the associations of social skills and social support with mental health, participation and quality of life in persons with spinal cord injury. München: Ludwig-Maximilians-Universität 2013.

Mueser KT, Bellack AS. Social skills training: alive and well? JMH 2007; 16: 549–52.

Ovaskainen P. Adaptivität des Kommunikationsverhaltens bei chronischen Rückenschmerzpatienten: Entwicklung einer videogestuetzten Verhaltensprobe und laborexperimentelle Befunde. Herdecke: Universität Bochum 2003.

Pfingsten M, Bautz M, Eggebrecht D, Hildebrandt J. Soziale Interaktion bei Patienten mit chronischen Rückenschmerzen. Psychother Med Psych 1988; 38: 328–32.

Rieß M, Räfle P. Soziale Kompetenzen als Voraussetzung für die Bewältigung chronischer Schmerzen. Psychomed 1990; 2: 228.

Rosland A, Heisler M, Piette J. The impact of family behaviors and communication patterns on chronic illness outcomes: a systematic review. J Behav Med 2012; 35(2): 221–39.

Schindler L, Hahlweg K, Revenstorf D. Partnerschaftsprobleme: Diagnostik und Therapie. Berlin: Springer 1998.

Segrin C. Interpersonal processes in psychological problems. New York: Guilford 2001.

Segrin C. Social skills deficits and psychosocial problems: antecedent, concomitant, or consequent? J Soc Clin Psychol 1993; 12: 336–53.

Spirito A, DeLawyer DD, Stark LJ. Peer relations and social adjustment of chronically ill children and adolescents. Clin Psychol Rev 1991; 11: 539–64.

Stenzel N, Krumm S, Rief W. Treatment planning in psychotherapy by use of the interview for operationalized skills assessment. Verhaltenstherapie 2010; 2: 109–17.

Stenzel N, Rief W. Operationalisierte Fertigkeitsdiagnostik zur Therapieplanung (OFD). Klin Diagn Eval 2011; 4: 111–32.

Stieglitz RD, Baumann U. Psychodiagnostik psychischer Störungen. Stuttgart: Enke 1994.

Suppiger A, In-Albon T, Hendrikesen S et al. Acceptance of structured diagnostic interviews for mental disorders in clinical routine. Behav Ther 2009; 40: 272–9.

Topping KJ, Bremner WG, Holmes EA. Social competence: the social construction of the concept. In: Bar-On R, Parker JDA (Hrsg). The Handbook of Emotional Intelligence: Theory, Development, Assessment, and Application at Home, School, and in the Workplace. San Francisco: Jossey-Bass 2000; 28–39.

Uchino BN. Social support and health: a review of physiological processes potentially underlying links to disease outcomes. J Behav Med 2006; 29: 377–87.

Ullrich de Muynck R, Ullrich R. Der Unsicherheitsfragebogen. München: Pfeiffer 1994.

Van Leeuwen CM, Post MW, Westers P et al. Relationships between activities, participation, personal factors, mental health, and life satisfaction in persons with spinal cord injury. Arch Phys Med Rehabil 2012; 93: 82–9.

Weihs KL, Enright TM, Simmens SJ. Close relationships and emotional processing predict decreased mortality in women with breast cancer: Preliminary evidence. Psychosom Med 2008; 70: 117–24.

WHO. ICF-Internationale Klassifikation der Funktionsfähigkeit, Behinderung und Gesundheit. Köln: DIMDI 2005.

18 Emotionen und Emotionsregulation

Cord Benecke

Definition

»(1) Eine **Emotion** wird üblicherweise dadurch verursacht, dass eine Person – bewusst oder unbewusst – ein Ereignis als bedeutsam für ein wichtiges Anliegen (ein Ziel) bewertet (...)
(2) Der Kern einer Emotion sind Handlungsbereitschaften (readiness to act) und das Nahelegen (prompting) von Handlungsplänen; eine Emotion gibt einer oder wenigen Handlungen Vorrang, denen sie Dringlichkeit verleiht. So kann sie andere mentale Prozesse oder Handlungen unterbinden oder mit ihnen konkurrieren (...)
(3) Eine Emotion wird gewöhnlicherweise als ein bestimmter mentaler Zustand erlebt, der manchmal von körperlichen Veränderungen, Ausdruckserscheinungen und Handlungen begleitet oder gefolgt wird.«
(Oatley u. Jenkins 1996; Übersetzung Otto et al. 2000, S. 16)

18.1 Einleitung

Emotionen und Prozessen der Emotionsregulation wird eine zentrale Rolle bei der Entstehung und Aufrechterhaltung von psychischen Störungen zugeschrieben (z.B. Barlow et al. 2011; Barnow 2012; Benecke 2014; Berking et al. 2008).

Innerhalb der Emotionspsychologie besteht ein weitgehender Konsens, Emotionen als Prozesse zu verstehen, an denen verschiedene Reaktionskomponenten bzw. Subsysteme beteiligt sind (Krause 2012; Scherer 2000). Eine häufig zitierte Definition, die verschiedene Subsysteme integriert, stammt von Oatley und Jenkins (1996).

Das bewusst erlebte Gefühl wird von etlichen Autoren als eine eher selten auftretende Teilkomponente emotionaler Prozesse gesehen (Krause 2012), was insbesondere durch neurobiologische Untersuchungen bestätigt wird (Roth 2001).

Emotionen können in vielfacher Weise Ausdruck finden, z.B. durch Mimik und übrige Motorik sowie durch Stimme, Gerüche, Sitzpositionen etc. Ein Großteil der empirischen Forschung zum Emotionsausdruck beschäftigt sich mit der **Mimik**. Insgesamt weisen die Forschungsbefunde in die Richtung, dass mimisch-affektives Verhalten im Regelfall mit spezifischen intrapsychischen emotionalen Prozessen verbunden ist (Ekman u. Rosenberg 2005), die allerdings nicht notwendigerweise bewusst werden.

Der Fähigkeit zur Erkennung von Emotionen bei anderen sowie dem nonverbalen affektiven Interaktionsverhalten wird eine zentrale Bedeutung bei der Gestaltung und Regulierung von Beziehungen zugeschrieben, was somit auch für die Entstehung und Aufrechterhaltung von psychischen Störungen relevant werden kann (z. B. Benecke 2014; Krause 2012).

Wie beim Emotionsbegriff gibt es auch bezüglich Emotionsregulation keine einheitliche Konzeptualisierung. Gross (2001) versteht Emotionsregulierung in einem weiten Sinne: »Emotionsregulierung beinhaltet alle bewussten und unbewussten Strategien zur Verstärkung, Aufrechterhaltung oder Abschwächung einer oder mehrerer Komponenten einer emotionalen Reaktion.« (Gross 2001, S. 215; Übers. CB)

Die meisten Konzepte der Emotionsregulation gehen von einem zweiphasigen Prozess aus (z. B. Eisenberg u. Spinrad 2004): Erst entsteht eine gewissermaßen pure unregulierte Emotion; anschließend setzen absichtsvolle, willentliche und zielgerichtete Versuche ein, um die aktivierte Emotion zu modulieren und zu managen. Andere Autoren gehen davon aus, dass Regulierungsprozesse ein intrinsischer Teil des emotionalen Erlebens sind und entsprechend keine »unregulierten« Emotionen das bewusste Erleben erreichen (z. B. Campos et al. 2004). Aus psychodynamischer Perspektive wird postuliert, dass ein Großteil der Emotionsregulierungsprozesse unbewusst abläuft, indem mit der Aktivierung unbewusster Affekte automatisch Abwehrprozesse einsetzen (Benecke u. Dammann 2003). Einig sind sich alle lediglich darin, dass Emotionsregulation auch scheitern kann und dass die Kompetenz zur Emotionsregulation einen wichtigen Aspekt psychischer Gesundheit darstellt (z. B. Barnow 2012; Benecke 2014).

18.2 Versuch einer Systematisierung der Emotionsregulation

Im Folgenden soll versucht werden, die Vielzahl von beschriebenen Emotionsregulierungsprozessen etwas zu systematisieren (► Tab. 18-1).

In den Bereich der **unbewussten, automatischen** Regulationsformen fallen einerseits spontane Aktionen, die sich außerhalb der bewussten Wahrnehmung und ohne begleitende Reflexionen abspielen – diese Art der Emotionsregulation umfasst eine »automatisch bestimmte Handlungstendenz für Anpassungsreaktionen im Notfall« (Scherer 1996, S. 306; vgl. auch Fonagy et al. 2004), d. h. es handelt sich hier eher um emotionale Verhaltens- oder Handlungssteuerung (vgl. Gross 2001), wobei die Handlungen dann wieder auf die Emotionen zurückwirken. Dazu können auch Muster im Beziehungsverhalten gerechnet werden, bei denen beispielsweise die jeweiligen Interaktionspartner zu bestimmten Handlungen »gebracht« werden (sollen), die einen regulierenden Effekt auf die Emotionen des Subjekts haben (Bänninger-Huber 1996). Auch die vom

Tab. 18-1 Versuch einer Systematik der Regulationsformen.

	handelnd/interpersonell	intrapsychisch
unbewusst/automatisch	habituelle Handlungsregulation; implizite Beziehungsmuster	Abwehrmechanismen; experiential avoidance
bewusst/reflexiv	Coping; volitionale Handlungsregulation	kognitives Reappraisal; reflexive Emotionsregulation

Arbeitskreis OPD (2006) beschriebenen »Lösungsmodi« unbewusster Konflikte können weitgehend hier angesiedelt werden: Die Konflikte sind mit für das jeweilige Individuum unerträglichen Affekten verknüpft, und die in den Lösungsmodi beschriebenen Verhaltensweisen und Beziehungsmuster dienen der »Abwehr« dieser Affekte, sodass die Lösungsmodi als komplexe, habituelle Emotionsregulierungsstrategien verstanden werden können (vgl. Benecke 2014).

Auf **unbewusster intrapsychischer** Ebene können die meisten der in der Psychoanalyse beschriebenen **Abwehrmechanismen** angesiedelt werden. Schon Freud (1915a, S. 277) sah das »eigentliche Ziel« der Abwehr in der »Unterdrückung der Affektentwicklung«. Abwehrmechanismen sind im Wesentlichen unbewusste kognitive Prozeduren, die angewendet werden, um motivationale Impulse und damit verknüpfte Affekte aus dem Bewusstsein fernzuhalten. Im verhaltenstherapeutischen Kontext wurde das Konzept der **experiential avoidance** (Vermeidung von negativen Gefühlen, anderen inneren Erfahrungen, unangenehmen Gedanken und Körperempfindungen) beschrieben (Sloan 2004).

Solche unbewussten, automatischen Mechanismen und Muster, ob intrapsychisch oder interpersonell/handelnd, können überwiegend als **prozedural-dynamische Regulierungsprozesse** verstanden werden: **prozedural** entsprechend dem impliziten bzw. prozeduralen Gedächtnis, also als neuronal gebahnte Abläufe; **dynamisch** in dem Sinne, dass diese Abläufe eine Regulierungsfunktion in Bezug auf negative Affektzustände haben (Benecke 2014).

Auf der **bewussten, reflexiven** Ebene der Emotionsregulation finden sich Reaktionsweisen, die sich im Verlauf der Evolution durch eine »Entkoppelung instinktiver Reiz-Reaktions-Kontingenzen« entwickelt haben (Scherer 1996, S. 306). Dadurch entsteht eine Art **mentaler Puffer** mit einer Latenzzeit, während der der Mensch aus einer großen Auswahl von möglichen Reaktionsweisen eine angemessene Strategie »aussuchen« kann. Bei der Emotionsregulation auf dieser »höheren« Ebene nimmt das Individuum seine eigenen Emotionen bewusst wahr und kann gleichzeitig den Gefühlszustand beeinflussen (Fonagy et al. 2004; Gross 2001).

Dies kann durch bewusst eingesetztes Coping geschehen, wie z. B. dem **Problem-focused Coping** (Lazarus u. Folkman 1984), das sich auf die emotionsauslösenden Bedingungen richtet, verbunden mit der Suche nach alternativen Handlungsmöglichkeiten und Versuchen, die Situation zu verändern. Holodynski et al. (2013) nennen die **volitionale Handlungsregulation**, die auf »intentional erzeugten Vorstellungen eines in der Zukunft liegenden, erstrebenswerten Zustands, dessen Erreichung zum Ziel der Handlung wird und das aktuelle Handeln im Hier und Jetzt ausrichtet« (ebd., S. 199) – diese Handlungen haben wiederum einen regulierenden Effekt auf die aktuellen Emotionen. Auch das bewusste Unterdrücken (suppression; Gross 2001) beispielsweise des Emotionsausdrucks oder bewusstes Ablenkungsverhalten kann hier angesiedelt werden.

Als **bewusste, intrapsychische** Prozeduren wurden verschiedene Regulierungen beschrieben, wie z. B. das **cognitive reappraisal** (Gross 2001), die **reflexive Emotionsregulation** (Holodynski et al. 2013) oder auch **Achtsamkeit** und **Akzeptanz** (z. B. Heidenreich u. Michalak 2009) sowie die sog. **detached mindfulness** (Wells 2011).[1] Auch im System der Operationalisierten Fertigkeitsdiagnostik (Stenzel u. Rief 2011) sind entsprechende Emotions-

---

1 Streng genommen würden auch weitere kognitive Prozesse hier hineingehören, wie z. B. bewusste gedankliche Ablenkung; im Unterschied zu den oben genannten Strategien führt Ablenkung aber nicht zu einer Auseinandersetzung mit der Emotion, sondern es wird gerade versucht, eine solche zu umgehen.

regulationsstrategien beschrieben. Psychodynamische Konzepte, die diese bewussten reflexiven Strategien abbilden, finden sich z. B. im Konzept der **mentalisierten Affektivität** (Fonagy et al. 2004), in der **Affektregulation der Skalen Psychischer Kompetenzen** (Huber et al. 2006) oder in den vom Arbeitskreis OPD (2006) beschriebenen affektbezogenen »strukturellen Funktionen« (wie Affektdifferenzierung, Affekttoleranz oder die emotionale Kommunikation nach innen). Diese reflexiven, intrapsychischen Formen der Emotionsregulierung gelten allgemein als »reif« und »adaptiv«. Kennzeichnend ist, dass das Individuum die eigenen Emotionen (auch sehr negative) bewusst erleben kann ohne sofort »Gegenmaßnahmen« ergreifen zu müssen.

Als wichtigste Voraussetzung für die reflexiven Regulierungen gilt die Fähigkeit der **exekutiven Kontrolle**. Exekutive Funktionen bezeichnen allgemein mentale Prozesse, die der Verhaltenssteuerung unter Berücksichtigung der Umweltgegebenheiten dienen. Im Englischen wird in diesem Zusammenhang von **effortful control** (z. B. Rothbart u. Rueda 2005) gesprochen, was als die Fähigkeit bezeichnet werden kann, Aufmerksamkeit und Verhalten aktiv zu initiieren, zu hemmen und/oder zu modulieren. Insgesamt gelten die exekutiven Funktionen als entscheidend bei der Regulation von Affekten, des Selbst und von Beziehungen.[2] Die Entwicklung reflexiver Regulationsformen ist eng mit der Sprachentwicklung verknüpft (Holodynski et al. 2013).

18.3 Emotionen und Emotionsregulation bei psychischen und psychosomatischen Störungen

Psychische Störungen sind durch Abweichungen im Emotionssystem gekennzeichnet. Dies betrifft (1) das Repertoire bzw. die Differenziertheit und die Intensität erlebter Emotionen, (2) emotionale Kommunikationsprozesse sowie (3) Prozesse der Emotionsregulation.

18.3.1 Emotionales Erleben

Neben der Tatsache, dass etliche psychische Störungen gewissermaßen qua Definition Abweichungen im emotionalen Erleben aufweisen, namentlich bei Affektiven Störungen oder Angststörungen (aber auch so gut wie alle anderen Störungen enthalten emotionsbezogene Aspekte in ihren diagnostischen Kriterien), liegt eine Vielzahl an Studien vor, die Besonderheiten des emotionalen Erlebens bei unterschiedlichen psychischen Störungen zeigen.

Allgemein erleben Menschen mit psychischen Störungen negative Emotionen häufiger und intensiver und positive Emotionen seltener und weniger intensiv als psychisch Gesunde (z. B. Benecke et al. 2008). Neben dieser generellen Veränderung gibt es aber auch Hinweise auf störungs*typisches* Emotionserleben. So unterscheidet sich das subjektive Emotionserleben von Patienten mit Depressionen signifikant von Patienten mit anderen Störungen durch reduziertes Erleben von Interesse und Freude sowie durch erhöhte Werte im Erleben der passiven negativen Emotionen (Trauer, Angst, Scham, Schuld, Leblosigkeit, Einsamkeit, diffuse Angst und Hilflosigkeit), aber auch durch erhöhte Werte von Wut und Reizbarkeit (Benecke 2014).

Zwangssymptomatik, insbesondere mit Kontaminationsängsten und Waschzwängen,

[2] Ein bekanntes Beispiel, in dem exekutive Kontrolle gefordert wird, findet sich im sog. »Marshmellow-Test«, anschaulich zu sehen auf: http://www.worshiphousemedia.com/mini-movies/14675/The-Marshmallow-Test.

zeigt eine Verbindung mit Ekel (Brady et al. 2010). Es besteht ein direkter Zusammenhang zwischen **disgust sensitivity** und Zwangssymptomatik (Moretz u. McKay 2008). Einige Studien zeigen bei Zwangspatienten erhöhtes Ärgererleben, das aber nicht zu einem Ärgerausdruck führt (Radomsky et al. 2007). Moritz et al. (2011) fanden erhöhte Werte für **latente Aggression** bei Zwangspatienten. Auch bei Essstörungen fanden mehrere Studien erhöhte Werte für **Ärger**-Erleben, bei gleichzeitig starker Ärgersuppression (Fox u. Harrison 2008; Geller et al. 2000; Waller et al. 2003); neben Ärger wird auch Trauer stark unterdrückt (Espeset et al. 2012); Ärger wird als die »schwierigste« Emotion erlebt und auch von den Patienten oftmals direkt mit Essstörungsverhalten assoziiert (Coggins u. Fox 2009). Des Weiteren scheint **Ekel** eine bedeutsame Rolle zu spielen (Troop et al. 2002), der sich spezifisch auf **body** und **food** bezieht. Auch Scham wurde mit Essstörungen in Verbindung gebracht: Erhöhte **Scham** in Bezug auf den eigenen Körper und Essverhalten zeigte sich prädiktiv für Essstörungspathologie (Burney u. Irwin 2000). Skarderud (2007) fand Hinweise dafür, dass die Essstörung auch eine Quelle von Stolz (auf die eigenen Kontrollfähigkeiten und das Dünnsein) sein kann. Diese Beispiele machen deutlich, wie eng eine spezifische Emotionalität mit der jeweiligen Symptomatik verknüpft sein kann.

Andererseits findet sich auch stark eingeschränktes emotionales Erleben, was mit dem Begriff **»Alexithymie«** (»Seelenblindheit« bzw. »keine Worte für Gefühle«) beschrieben wurde (Nemiah u. Sifeneos 1970). Alexithymie wurde als eine spezielle Persönlichkeitsstruktur bei Patienten mit psychosomatischen Erkrankungen und somatoformen Störungen verstanden. Wesentliches Merkmal ist die Unfähigkeit, Gefühle wahrzunehmen und mit Worten zu beschreiben. Operationalisiert wird Alexithymie meist mittels der Toronto-Alexithymie-Skala (TAS; Kupfer et al. 2001) oder mittels der Levels of Emotional Awareness Scale (LEAS; Lane u. Schwartz 1987; Subic-Wrana et al. 2001).

Stufen der emotionalen Bewusstheit

Lane und Schwartz (1987) beschreiben fünf Stufen der emotionalen Bewusstheit (emotional awareness), die unterschiedliche Grade von Komplexität und Integriertheit der Repräsentanz von Emotionen abbilden:

- körperliche Empfindungen
- Handlunsgstendenzen
- einfache Emotionen
- Misch-Emotionen
- Kombinationen von Misch-Emotionen

Alexithymie wird als Phänomen verstanden, in dem die impliziten bzw. körperlichen affektiven Prozesse (Stufe 1 und 2) nicht mit der expliziten bzw. bewussten Ebene der Wahrnehmung (Stufe 3 bis 5) verknüpft werden können.

Das Alexithymie-Konzept blieb nicht unumstritten (s. z. B. Gündel 2009). Heute wird weder davon ausgegangen, dass Alexithymie spezifisch für Patienten mit Psychosomatosen oder somatoformen Störungen ist, noch dass es sich um eine notwendige Voraussetzung dafür handelt (Ermann 2007). Alexithymie wird mittlerweile mit dem Konzept der Mentalisierung in Verbindung gebracht (z. B. Gündel 2009; Taylor u. Bagby 2013) und daher eher als unspezifischer Vulnerabilitätsfaktor angesehen. Andererseits liegen etliche Studien vor, die besonders ausgeprägte Defizite in der Fähigkeit, die eigenen Gefühle differenziert wahrzunehmen und zu beschreiben, bei Patienten mit psychosomatischen und somatoformen Störungen finden (z. B. Stonnington et al. 2013; Subic-Wrana et al. 2005).

18.3.2 Nonverbale, emotionale Kommunikation

Psychische Störungen wurden insbesondere im Hinblick auf Abweichungen in der Fähigkeit zur Emotionserkennung sowie im mimisch-affektiven Verhalten untersucht.

Defizite in der Fähigkeit zur Emotionserkennung

Es liegt eine große Anzahl von Studien vor, die zeigen, dass Patienten mit psychischen Störungen sich von gesunden Probanden in ihrer Fähigkeit unterscheiden, Emotionen anhand von mimischen Ausdrücken »richtig« zu erkennen (Überblick in Benecke 2014), was mit Problemen mit Empathie und Beziehungsgestaltung der Patienten in Verbindung gebracht wird: Wenn das Ausdrucksverhalten des Gegenübers nicht richtig interpretiert werden kann, kann auch das eigene Verhalten nicht entsprechend darauf abgestimmt werden, und es kommt unweigerlich zu Irritationen. Patienten mit somatoformen Störungen weisen besonders ausgeprägte Defizite in der Dekodierungsfähigkeit von Emotionen anhand von Gesichtern auf (Beck et al. 2013; Benecke et al. 2008), während Patienten mit Essstörungen keine diesbezüglichen Beeinträchtigungen zeigen (Benecke et al. 2008; Kessler et al. 2007).

Abweichendes mimisch-affektives Verhalten

Im Folgenden sollen beispielhaft einige Befunde zum mimisch-affektiven Verhalten bei Patienten mit psychischen Störungen gegeben werden (ausführlicher siehe Benecke 2014; Peham et al. 2014).

Bei **depressiven Patienten** findet sich studienübergreifend eine Reduktion des Lächelns (z.B. Ellgring 1989; Renneberg et al. 2005), häufig verbunden mit **Anzeichen aggressiver Affekte**, wie Ärger und Verachtung (Ellgring 1989; Troisi u. Moles 1999). Im Vergleich zu gesunden Kontrollprobanden sind die **aggressiven mimischen Affektausdrücke** (Ärger, Ekel und Verachtung) von Depressiven signifikant häufiger auf die eigene Selbstrepräsentanz als Ganzes gerichtet (Bock 2012), allerdings scheint dies ein unspezifischer Befund bei psychischen Störungen zu sein; psychisch Gesunde zeigen aggressive Ausdrücke eher im Kontext von Schilderungen problematischer Situationen und nicht bezogen auf sich selbst.

In einer experimentelle Studien von Renneberg et al. (2005) zeigten Patienten mit einer **Borderline-Persönlichkeitsstörung** (BPS) reduzierte Mimik im Vergleich zu gesunden Kontrollprobanden, aber nicht im Vergleich zu depressiven Patienten. Laut Buchheim et al. (2007) zeigen BPS-Patienten mehr Ekel- und weniger Verachtungsmimik als Gesunde. Die Mimik war abhängig vom Bindungsstil: Ekelmimik der BPS-Patienten sowie Verachtungsmimik der Kontrollprobanden war besonders häufig in der Kategorie »unverarbeitetes Trauma«. Benecke und Dammann (2004) identifizierten zwei Cluster anhand der Mimik von BPS-Patienten: Eine Gruppe zeigte extrem viel negative Affekte, die andere Gruppe lässt sich eher durch einen weitgehenden Ausfall negativer Affektausdrücke, verbunden mit relativ viel Lächeln, beschreiben.

In einer Studie von Merten und Brunnhuber (2004) zeigten Patienten mit **somatoformen Schmerzstörungen** deutlich mehr aggressive Affekte, insbesondere Verachtungsmimik, als gesunde Kontrollprobanden in einem klinischen Interview; der Interviewer übertraf die Patienten allerdings sogar noch in der Häufigkeit dieser Affektausdrücke (in den Interviews mit gesunden Kontrollpersonen zeigte er dieses Verhalten nicht), sodass sich schon innerhalb der ersten fünf Minuten eine sehr negative Interaktionsdynamik zwischen Interviewer und Patienten einstellte (vgl. Equit u. Kirsch 2005). Ebenso fanden Sänger-Alt et al. (1989) einen »Exzess« an mimischer Aktivität sowie viele mimische »Blenden« bei somatoformen Schmerzpatienten im Vergleich zu Gesunden. In einer diagnostisch gemischten Patientengruppe tendierten Patienten mit hohen Alexithymie-Werten (gemäß TAS) zu reduzierter Affektmimik, die Therapeuten-Mimik war bei diesen Patienten ebenfalls von Verachtung dominiert (Rasting et al. 2005).

Insgesamt zeigen die vorliegenden Studien überwiegend, dass das mimisch-affektive Verhalten bei Patienten mit psychischen Störungen sich von psychisch gesunden Probanden unterscheidet. Eine Störungsspezifität der Abweichungen ist allerdings eher fraglich (vgl. Peham et al. 2014).

18.3.3 Nonverbale, interaktive Emotionsregulation

Interaktive Emotionsregulation geschieht unter Einbeziehung eines Interaktionspartners dergestalt, dass versucht wird, das Gegenüber zu einer bestimmten Reaktion zu bewegen, die wiederum auf die eigene Emotion zurückwirkt. Der Rückgriff auf interaktive Regulierungsstrategien im Erwachsenenalter wird insbesondere von der psychodynamischen Theorienbildung eher mit schwerer (struktureller) Gestörtheit in Verbindung gebracht (Heigl-Evers u. Ott 2002).

Allerdings findet auch bei psychisch Gesunden interaktive Emotionsregulierung statt. So beschreibt beispielsweise Bänninger-Huber (1996) sog. »Prototypische Affektive Mikrosequenzen« (PAMs), die dadurch charakterisiert sind, dass eine Person einen intrapsychischen affektiven Regulierungsbedarf hat (z. B. aufgrund eines aufsteigenden Schuldgefühls), woraufhin sie den Interaktionspartner anblickt und lächelt. Lächelt der Interaktionspartner zurück, so trägt dies zur Regulierung des Schuldgefühls bei, sodass von einer »gelingenden« PAM gesprochen wird. Verweigert der Interaktionspartner diese Reaktion, führt dies üblicherweise zu einer Erhöhung der affektiven Spannung. Peham (2005) konnte den intensiven »Gebrauch« interaktiver Strategien zur Regulierung von Schuldgefühlen bei psychisch gesunden Paaren nachweisen, wobei die Anzahl der gelingenden PAMs mit der Beziehungszufriedenheit in Zusammenhang stand. Ein Kennzeichen dieser Regulierungen ist, dass sie üblicherweise so gut funktionieren, dass sie den Interaktanten nicht bewusst werden.

Im »gelungenen« Fall entwickelt sich eine dyadische, intersubjektive Beziehungsgestalt, die es beiden Interaktionspartnern erlaubt, ihre eigenen Emotionen unter »Mithilfe« des Gegenübers zu regulieren. Neben der intrapsychischen Emotionsregulationskompetenz kann wohl die Fähigkeit zur interaktiven, wechselseitigen Ko-Regulation von Emotionen als ein wesentliches Merkmal psychischer Gesundheit angesehen werden.

18.3.4 Adaptive und maladaptive Emotionsregulation und psychische Störungen

Es wurden verschiedene Listen von adaptiven und maladaptiven Emotionsregulierungsstrategien erstellt: maladaptiv deshalb, weil sie mit psychischer Störung einhergehen oder ungünstige Therapieverläufe vorhersagen; adaptiv, wenn Defizite in den jeweiligen Strategien als Risikofaktor für Entstehung und Aufrechterhaltung psychischer Störungen betrachtet werden. Eine gute Übersicht über die Methoden zur Erfassung von Emotionsregulierung findet sich in Dorn et al. (2013).

Als in empirischen Studien relativ konsistent **maladaptiv** in diesem Sinne haben sich folgende »Strategien« gezeigt: **Rumination, Suppression** (des Erlebens; weniger konsistent die Suppression des Emotionsausdrucks) sowie kognitive und verhaltensmäßige **Vermeidung** (Aldao u. Nolen-Hoeksema 2012; Aldao et al. 2010). Beispielsweise steht hohe **experiential avoidance** in Zusammenhang mit erhöhtem emotionalen Stress und vermehrten negativen Kognitionen, mit hoher Rückfallwahrscheinlichkeit bei Suchterkrankung, mit stärkerer Symptomatik/Belastung, z. B. bei Angsterkrankungen und nach traumatischen Erfahrungen, sowie mit einer schlechteren Therapieprognose (Chawla u. Ostafin 2007; Feldner et al. 2003; Rüsch et al. 2008), sodass experiential avoidance als dysfunktionale Emotionsregulierungsstrategie angesehen wird (vgl. Lind et al. 2014).

Als **adaptive** Emotionsregulation gelten reflexive Strategien, wie **kognitives Reappraisal** und **Akzeptanz**, sowie auf der Verhaltensebene gezieltes **Problemlösen** und aktive Suche nach **sozialer Unterstützung** (z. B. Berking u. Wuppermann 2012). Die Befundlage zu diesen Strategien ist allerdings widersprüchlich: so finden sich beispielsweise für die reflexiven Strategien Akzeptanz und Reappraisal häufig nur mäßige oder manchmal gar keine Zusammenhänge mit psychischer Störung bzw. wird dieser Zusammenhang von der gleichzeitigen Verwendung maladaptiver Strategien moderiert, und Akzeptanz und Reappraisal erwiesen sich in einer groß angelegten Untersuchung als nicht prädiktiv für den Symptomverlauf (Aldao u. Nolen-Hoeksema 2012; Aldao et al. 2010). In einer aktuellen Studie von Tominaga et al. (2014) zeigte sich das Ausmaß der Alexithymie (gemäß TAS) bei Patienten mit somatoformen Störungen negativ korreliert mit planvoller Problemlösung, Suche nach sozialer Unterstützung und kognitivem Reappraisal, und ging mit schwererer Symptomatik einher.

Ecological Momentary Assessment

In jüngster Zeit werden Zusammenhänge zwischen Emotionsprozessen und Symptomen auch mittels Ecological Momentary Assessment (EMA; oder Ambulatory Assessment, AA) erfasst, d. h. dass die Probanden Einschätzungen mehrfach am Tag und über eine längere Zeitspanne (üblich sind zwei Wochen) vornehmen. Anhand der dabei generierten Zeitreihen lassen sich dynamische Abfolgen und Wechselwirkungen z. B. zwischen bestimmten Emotionen, Regulierungsstrategien und Symptombelastungen untersuchen (Übersicht in Trull u. Ebner-Priemer 2013). So zeigt eine aktuelle Studie von Goldschmidt et al. (2014), dass Stress bulimischem Verhalten vorausgeht, insbesondere wenn er mit negativem Affekt verbunden ist. Berg et al. (2013) zeigten, dass negative Affekte (Angst, Schuld, Feindseligkeit und Trauer) vor Fressattacken deutlich ansteigen und danach abfallen, was von den Autoren als Hinweis interpretiert wird, dass die Fressattacken zur Regulation dieser negativen Emotionen eingesetzt werden. Smyth et al. (2014) konnten zeigen, dass für Patienten mit Asthma und Arthritis die erlebte soziale Unterstützung einen positiven Effekt auf die Emotionalität und das Stresserleben hat sowie zu geringerer Symptomatik in stressvollen Situationen führt. Bruehl et al. (2012) fanden für Patienten mit chronischen Schmerzen, dass erhöhter Ärgerausdruck von stärkeren Schmerzen gefolgt wird.

In psychodynamischen Konzepten wird weniger auf einzelne Emotionen und Regulierungsstrategien fokussiert, sondern es werden stärker übergeordnete Modi oder Fähigkeiten/Funktionen postuliert, die ebenfalls Verbindungen zu Emotionsregulierung sowie zu psychischen Störungen aufweisen. Eine aus psychodynamischer Sicht zentrale Dimension ist die sog. »strukturelle Integration« oder auch »strukturelle Reife«. Ein Strukturaspekt, der direkt mit Emotionsregulation in Verbindung steht, ist die Abwehr: Die »Reife« bzw. »Unreife« der individuell verwendeten Abwehrmechanismen zeigt substanzielle Zusammenhänge mit Wohlbefinden bzw. Störungsschwere (Mitmansgruber et al. 2011) und Veränderungen der Abwehr durch Psychotherapie hängen mit Symptomverbesserung zusammen (Perry u. Bond 2012). Der Arbeitskreis OPD (2006) beschreibt die »Strukturachse« mit einer Reihe von emotionsbezogenen Funktionen (s.o.), deren Beeinträchtigungsgrad signifikant mit der Schwere psychischer Störungen zusammenhängt (Benecke et al. 2009; Zimmermann et al. 2012). Als weiteres stark auf Emotionen und Emotionsregulation bezogenes strukturelles Konzept kann die Mentalisierungsfähigkeit betrachtet werden (Fonagy et al. 2004). Es liegt eine Vielzahl an Studien vor, die zeigen, dass psychische Störungen mit Einschränkungen der Mentalisierungsfähigkeit einhergehen und dass eine hohe Mentalisierungsfähigkeit als ein Resilienzfaktor in Hinblick auf die Entwicklung von psychischen Störungen gesehen werden kann (Übersicht in Katznelson 2014). Mangelnde **emotional reflectiveness** hängt schon bei Kindergartenkindern mit ausgeprägten emotionalen und Verhaltensproblemen zusammen (Juen et al. 2009), während hohe emotional reflectiveness ein starker Resilienzfaktor zu sein scheint, da Kinder mit einer solchen Fähigkeit selbst bei Vorliegen ausgeprägter sozioökonomischer Risikofaktoren kein Problemverhalten zeigen (Benecke 2014).

Dass maladaptive Emotionsregulierung und strukturelle Beeinträchtigungen nicht automatisch mit psychischen Störungen einhergehen (bzw. vielleicht sogar eher Folge psychischer Störungen sind), zeigen verschiedene prospektive Studien: so findet sich beispielsweise maladaptive Emotionsregulation schon vor der Entwicklung depressiver und anderer Symptome (Barnow 2012); der Grad der Mentalisierungsfähigkeit der Eltern ist prognostisch für die Entwicklung der Kinder (Katznelson 2014); die erfolgreiche Etablierung von ER-Skills in der Psychotherapie sagt nachfolgende Symptomverbesserung vorher, aber nicht umgekehrt (Radkovsky et al. 2014). Zwar mag eine gegebene Psychopathologie auch negative Effekte auf die Emotionsregulierung haben, die vorliegenden Befunde sprechen m.E. allerdings eher dafür, dass die beschriebenen emotionalen Prozesse als echte Vulnerabilitätsfaktoren anzusehen sind und entsprechend auch in jeder Psychotherapie bearbeitet werden sollten.

Auf spezifische therapeutische Strategien zur Veränderung maladaptiver Emotionsregulierungen wird in ►Kapitel 44 eingegangen. Die Ergebnisse der Prozess-Ergebnis-Forschung legen meines Erachtens allerdings nahe, dass erfolgreiche Behandlungen, unabhängig von der spezifischen Ausrichtung, Veränderung im Emotionssystem bewirken (ausführlich in Benecke 2014).

Literatur

Aldao A, Nolen-Hoeksema S. When are adaptive strategies most predictive of psychopathology? J Abnorm Psychol 2012; 121: 276–81.

Aldao A, Nolen-Hoeksema S, Schweizer S. Emotion-regulation strategies across psychopathology: A meta-analytic review. Clin Psychol Rev 2010; 30: 217–37.

Arbeitskreis OPD. Operationalisierte Psychodynamische Diagnostik OPD-2. Das Manual für Diagnostik und Therapieplanung. Bern: Huber 2006.

Bänninger-Huber E. Mimik – Übertragung – Interaktion. Die Untersuchung affektiver Prozesse in der Psychotherapie. Göttingen: Huber 1996.

Barlow DH, Farchione TJ, Fairholme CP et al. The unified protocol for transdiagnostic treatment of emotional disorders: Therapist guide. New York, NY: Oxford University Press 2011.

Barnow S. Emotionsregulation und Psychopathologie. Ein Überblick. Psychologische Rundschau 2012; 63(2): 111–24.

Beck T, Breuss M, Kumming M, Schüßler G. The first step is the hardest – emotion recognition in patients with somatoform disorders. Z Psychosom Med Psychother 2013; 59: 385–90.

Benecke C. Klinische Psychologie und Psychotherapie. Ein integratives Lehrbuch. Stuttgart: Kohlhammer 2014.

Benecke C, Bock A, Peham D et al. Emotionserkennung und psychische Störung. Psychologie in Österreich 2008; 5: 466–72.

Benecke C, Dammann G. Nonverbales Verhalten von Patientinnen mit Borderline-Persönlichkeitsstörung. In: Hermer M, Klinzing HG (Hrsg). Nonverbale Prozesse in der Psychotherapie. Tübingen: DGVT 2004; 261–72.

Benecke C, Dammann G. Unbewußte Emotionen. In: Stephan A, Walter H (Hrsg). Natur und Theorie der Emotionen. Paderborn: Mentis 2003; 139–63.

Benecke C, Koschier A, Peham D et al. Erste Ergebnisse zu Reliabilität und Validität der OPD-2 Strukturachse. Z Psychosom Med Psychother 2009; 55: 84–96.

Berg KC, Crosby RD, Cao L et al. Facets of negative affect prior to and following binge-only, purge-only, and binge/purge events in women with bulimia nervosa. J Abnorm Psychol 2013; 122: 111–8.

Berking M, Wuppermann P. Emotion regulation and mental health: Recent findings, current challenges, and future directions. Curr Opin Psychiatr 2012; 25: 128–34.

Berking M, Wuppermann P, Reichardt A et al. General emotion-regulation skills as a target in psychotherapy. Behav Res Ther 2008; 46: 1230–7.

Bock A. Funktionen mimisch-affektiven Verhaltens und psychische Störung. Die Entwicklung und Anwendung eines Ratingverfahrens zur Erfassung von Funktionen negativer Affekt-Ausdrücke. Dissertation. Innsbruck: Universität Innsbruck 2012.

Brady RE, Adams TG, Lohr JM. Disgust in contamination-based obsessive-compulsive disorder: a review and model. Expert Rev Neurother 2010; 10(8): 1295–305.

Bruehl S, Liu X, Burns JW et al. Associations between daily chronic pain intensity, daily anger expression, and trait anger expressiveness: an ecological momentary assessment study. Pain 2012; 153: 2352–8.

Buchheim A, George C, Liebl V et al. Mimische Affektivität von Patientinnen mit einer Borderline-Persönlichkeitsstörung während des Adult Attachment Projective. Z Psychosom Med Psychother 2007; 53: 339–54.

Burney J, Irwin HJ. Shame and guilt in women with eating disorder symptomology. J Clin Psychol 2000; 56: 51–61.

Campos JJ, Frankel CB, Camras L. On the nature of emotion regulation. Child Develop 2004; 75: 377–94.

Chawla N, Ostafin B. Experiential avoidance as a functional dimensional approach in psychopathology: an empirical review. J Clin Psychol 2007; 63: 871–90.

Coggins J, Fox JRE. A qualitative exploration of emotional inhibition: A basic emotion and developmental perspective. Clin Psychol Psychother 2009; 16: 55–76.

Dorn C, Spindler G, Kullik A et al. Erfassung von Emotionsregulationsstrategien – eine Übersicht. Psychologische Rundschau 2013; 64: 217–27.

Eisenberg N, Spinrad TL. Emotion-related regulation: Sharpening the definition. Child Develop 2004; 75: 334–9.

Ekman P, Rosenberg EL (eds). What the face reveals: Basic and applied studies of spontaneous expression using the Facial Action Coding System (FACS, 2nd ed.). Oxford: Oxford University Press 2005.

Ellgring H. Nonverbal expression of psychological studies in psychiatric patients. Eur Arch Psychol Neurolog Sci 1989; 236(1): 31–4.

Equit M, Kirsch A. Mimischer und sprachlicher Affektausdruck. Ein Vergleich zwischen Fibromyalgiepatientinnen und gesunden Frauen. Psychotherapeut 2005; 3: 195–202.

Espeset EM, Gulliksen KS, Nordbø RH et al. The link between negative emotions and eating disorder behaviour in patients with anorexia nervosa. Eur Eat Disord Rev 2012; 20(6): 451–60: doi: 10.1002/erv.2183.

Feldner MT, Zvolensky MJ, Eifert GH, Spira AP. Emotional avoidance: An experimental test of individual differences and response suppression during biological challenge. Behav Res Ther 2003; 41: 403–11.

Fonagy P, Gergely G, Jurist EL, Target M. Affektregulation, Mentalisierung und die Entwicklung des Selbst. Stuttgart: Klett-Cotta 2004.

Fox JRE, Harrison A. The relation of anger to disgust: The potential role of coupled emotions within eating pathology. Clin Psychol Psychother 2008; 15(2): 86–95.

Geller J, Cockell SJ, Hewitt PL et al. Inhibited expression of negative emotions and interpersonal orientation in anorexia nervosa. Int J Eat Disord 2000; 28(1): 8–19.

Goldschmidt AB, Wonderlich SA, Crosby RD et al. Ecological momentary assessment of stressful events and negative affect in bulimia nervosa. J Consult Clin Psychol 2014; 82: 30–9.

Gross JJ. Emotion regulation in adulthood: Timing is everything. Curr Direct Psycholog Sci 2001; 10: 214–9.

Gündel H. Einige Aspekte der Neurobiologie von Emotionsregulation einschließlich Alexithymie. In: Janssen PL, Joraschky P, Tress W (Hrsg). Leitfaden Psychosomatische Medizin und Psychotherapie (2. Aufl.). Köln: Deutscher Ärzte-Verlag 2009; 91–7.

Heidenreich T, Michalak J (Hrsg). Achtsamkeit und Akzeptanz in der Psychotherapie. Ein Handbuch. Tübingen: DGVT-Verlag 2009.

Heigl-Evers A, Ott J. Die psychoanalytisch-interaktionelle Methode (4. Aufl.). Göttingen: Vandenhoeck & Ruprecht 2002.

Holodynski M, Hermann S, Kromm H. Entwicklungspsychologische Grundlagen der Emotionsregulation. Psychologische Rundschau 2013; 64: 196–207.

Huber D, Klug G, Wallerstein RS. Skalen Psychischer Kompetenzen (SPK). Ein Messinstrument für die therapeutische Veränderung in der psychischen Struktur. Stuttgart: Kohlhammer 2006.

Juen F, Schick A, Cierpka M, Benecke C. Verhaltensprobleme und das Erkennen mentaler Zustände im Vorschulalter. Prax Kinderpsychol Kinderpsychiat 2009; 58: 407–18.

Katznelson H. Reflective functioning: A review. Clin Psychol Rev 2014; 34: 107–17.

Kessler H, Roth J, von Wietersheim J et al. Emotion recognition patterns in patients with panic disorder. Depress Anxiety 2007; 24: 223–6.

Krause R. Allgemeine psychodynamische Behandlungs- und Krankheitslehre. Grundlagen und Modelle (2. Aufl.). Stuttgart: Kohlhammer 2012.

Kupfer J, Brosig B, Brähler E. Toronto-Alexithymie-Skala-26. Deutsche Version. Göttingen: Hogrefe 2001.

Lane RD, Schwartz GE. Levels of emotional awareness: A cognitive-developmental theory and its application to psychopathology. Am J Psychiat 1087; 144: 133–43.

Lazarus RS, Folkman S. Stress, appraisal, and coping. New York: Springer 1984.

Lind AB, Delmar C, Nielsen K. Struggling in an emotional avoidance culture: a qualitative study of stress as a predisposing factor for somatoform disorders. J Psychosom Res 2014; 76: 94–8.

Merten J, Brunnhuber S. Facial expression and experience of emotions in psychodynamic interviews with patients suffering from a pain disorder. Indicators of disorders in self- and relationship regulation in the involuntaryfacial expression of emotions. Psychopathology 2004; 37(6): 266–71.

Mitmansgruber H, Beck T, Mulser H et al. Die klinische Bedeutung der Abwehrmechanismen bei ambulanten und stationären Patienten. Z Psychosom Med Psychother 2011; 57: 202–9.

Moretz MW, McKay D. Disgust sensitivity as a predictor of obsessive-compulsive contamination symptoms and associated cognitions. J Anxiety Disord 2008; 22(4): 707–15.

Moritz S, Kempke S, Luyten P et al. Was Freud partly right on obsessive-compulsive disorder (OCD)? Investigation of latent aggression in OCD. Psychiatry Res 2011; 187(1–2): 180–4.

Nemiah JC, Sifeneos PE. Psychosomatic illness: A problem in communication. Psychother Psychsom 1970; 18: 154–67.

Otto JH, Euler HA, Mandl H (Hrsg). Emotionspsychologie. Ein Handbuch. Weinheim: Beltz 2000.

Peham D. Schuldgefühle in der Paarbeziehung: Entstehung und Regulierung in face-to-face Interaktionen. Marburg: Tectum 2005.

Peham D, Bock A, Schiestl C et al. Facial affective behaviour in mental disorder. J Nonverb Behav (2014, in revision).

Perry JC, Bond M. Change in defense mechanisms during long-term dynamic psychotherapy and five-year outcome. Am J Psychiatry 2012; 169: 916–25.

Radkovsky A, McArdle JJ, Bockting CL, Berking M. Successful emotion regulation skills application predicts subsequent reduction of symptom severity during treatment of major depressive disorder. J Consult Clin Psychol 2014; 82(2): 248–62.

Radomsky AS, Ashbaugh AR, Gelfand LA. Relationships between anger, symptoms, and cognitive factors in OCD checkers. Behav Res Ther 2007; 45: 2712–25.

Rasting M, Brosig B, Beutel ME. Alexithymic Characteristics and Patient-Therapist Interaction: A video Analysis of Facial Affect Display. Psychopathology 2005; 38: 105–1.

Renneberg B, Heyn K, Gebhard R, Bachmann S. Facial expression of emotions in borderline personality disorder and depression. J Behav Ther Exp Psychiatry 2005; 36: 183–96.

Roth G. Fühlen, Denken, Handeln. Wie das Gehirn Verhalten steuert. Frankfurt a. M.: Suhrkamp 2001.

Rothbart MK, Rueda MR. The development of effortful control. In: Mayr U, Awh E, Keele S (eds). Developing individuality in the human brain: A tribute to Michael I. Posner. Washington, DC: American Psychological Association 2005; 167–88.

Rüsch N, Schiel S, Corrigan PW et al. Predictors of dropout from inpatient dialectical behavior therapy among women with borderline personality disorder. J Behav Ther Exp Psychiatry 2008; 39: 497–503.

Sänger-Alt C, Steimer-Krause E, Wagner G, Krause R. Mimisches Verhalten psychosomatischer Patienten. Z Klin Psych 1989; 18(3): 243–56.

Scherer KR. Emotion. In: Stroebe W, Hewstone M, Stephenson GM (eds). Sozialpsychologie. Eine Einführung. Berlin: Springer 1996; 294–330.

Scherer KR. Emotions as episodes of subsystem synchronization driven by nonlinear appraisal processes. In: Lewis MD, Granic I (eds). Emotion, Development, and Self-Organization. New York: Cambridge University Press 2000; 70–99.

Sloan D. Emotion regulation in action: Emotional reactivity in experiential avoidance. Behav Res Ther 2004; 42: 1257–70.

Smyth JM, Zawadzki MJ, Santuzzi AM, Filipkowski KB. Examining the effects of perceived social support on momentary mood and symptom reports in asthma and arthritis patients. Psychol Health 2014 (Epub ahead of print).

Stenzel N, Rief W. Operationalisierte Fertigkeitsdiagnostik zur Therapieplanung. Klin Diagn Eval 2011; 4(2): 111–32.

Stonnington CM, Locke DE, Hsu CH et al. Somatization is associated with deficits in affective Theory of Mind. J Psychosom Res 2013; 74: 479–85.

Subic-Wrana C, Bruder S, Walther T et al. Emotional Awareness Deficits in Inpatients of a Psychosomatic Ward: A Comparison of Two Different Measures of Alexithymia. Psychosom Med 2005; 67: 483–9.

Subic-Wrana C, Walther T, Huber M, Köhle K. Levels or Emotional Awareness Scale (LEAS). Die deutsche Version eines neuen Alexithymietests. Psychotherapeut 2001; 46: 176–81.

Taylor GJ, Bagby RM. Psychoanalysis and empirical research: The example of alexithymia. J Am Psychoanal Ass 2013; 61: 99–133.

Tominaga T, Choi H, Nagoshi Y et al. Relationship between alexithymia and coping strategies in patients with somatoform disorder. Neuropsychiatr Dis Treat 2014; 10: 55–62.

Troisi A, Moles A. Gender differences in depression: an ethological study of nonverbal behavior during interviews. J Psychiatr Res 1999; 33(3): 243–50.

Troop NA, Treasure J, Serpell L. A further exploration of disgust in eating disorders. Eur Eat Disord Rev 2002; 10: 218–26.

Trull TJ, Ebner-Priemer UW. Ambulatory Assessment. Annu Rev Clin Psychol 2013; 9: 151–76.

Waller G, Babbs M, Milligan RJ et al. Anger and core beliefs in the eating disorders. Int J Eat Disord 2003; 34(1): 118–24.

Wells A. Metakognitive Therapie bei Angststörungen und Depression. Weinheim: Beltz 2011.

Zimmermann J, Ehrenthal JC, Cierpka M et al. Assessing the Level of Structural Integration using Operationalized Psychodynamic Diagnosis (OPD): Implications for DSM-5. J Personal Assess 2012; 94: 522–32.

IV Körper, Psyche, Krankheit: Psychobiologische Bindeglieder

19 Genetik und Psychosomatik

Johannes Hebebrand

19.1 Einleitung

Nach wie vor fußt die Ursachenforschung bezüglich der Entstehung psychischer und psychosomatischer Störungen maßgeblich auf Zwillings-, Adoptions- und Familienstudien. Für die meisten Störungen konnten relativ hohe Erblichkeitsschätzungen erzielt werden, die im Mittel bei ca. 0,5 liegen (Hebebrand et al. 2010). Die Bedeutung genetischer Faktoren für Verhaltensphänotypen erschließt sich auch aus der großen Anzahl an formalgenetischen Studien zu dimensionalen Phänotypen, die meist mittels Selbst- oder Fremdbeurteilungen erhoben wurden. Während bei den psychischen und psychosomatischen Erkrankungen die Heritabilitätsschätzungen primär auf die Dichotomisierung »krank« vs. »gesund« zurückgehen, beruht die Verhaltensgenetik weitgehend auf quantitativen Phänotypen.

Zytogenetik und Molekulargenetik haben zum Ziel, interindividuelle Variabilität der Chromosomen, Abschnitte derselben, größerer und kleinerer DNA-Sequenzen einschließlich Einzelbasenpaaraustauschen in Beziehung zu spezifischen Erkrankungen bzw. Phänotypen zu setzen. Während bei monogenen Erkrankungen dieser Ansatz sehr weit vorangeschritten ist, erfolgen seit wenigen Jahren große Bemühungen auf der DNA-Ebene die individuellen Unterschiede zu identifizieren, die komplexen Erkrankungen, Kognition bzw. quantitativen Verhaltensphänotypen und Persönlichkeitsfaktoren zugrunde liegen.

In diesem Beitrag möchten wir dem Leser die wesentlichen Erkenntnisse der modernen Verhaltensgenetik vermitteln, die auf formalgenetischen Studien beruhen. Während die entsprechenden Studien die Bedeutung genetischer Faktoren unterstreichen, geben sie zugleich Auskunft über die Relevanz gemeinsam und getrennt erlebter Umweltfaktoren. Im letzten Teil dieser Übersichtsarbeit sollen kursorisch die aktuellen Erkenntnisse bzw. laufenden Bemühungen dargelegt werden, interindividuelle Varianz auf der DNA-Ebene und des Epigenoms in Verbindung mit Verhalten bzw. psychischen und psychosomatischen Störungen zu bringen.

19.2 Verhaltensgenetik beim Menschen

In ihrer bahnbrechenden Arbeit haben sich Plomin und Daniels (1987) die Frage gestellt: »Why are children in the same family so different from one another?« Die Autoren gingen der Frage nach, warum sich trotz einer durchschnittlich 50%igen Überlappung ihrer Erbanlagen und einer (in der Regel) gemeinsamen Umwelt (bedingt durch das gemeinsame Aufwachsen) Geschwister dennoch in ihrem Verhalten deutlich unterscheiden. An gemeinsamen Umweltfaktoren sind unter anderem zu berücksichtigen: der sozioökonomische Status der Eltern, deren Persönlichkeit, deren Erkrankungen (somatisch wie psychisch), Erziehungsstatus (allein vs. gemeinsam), Erziehungsstil, elterliche Abwesenheiten, Beziehung der Eltern, Gewalterfahrungen, Ordnung/Unordnung und Tagesablauf, -rhythmus bzw. Aktivitäten und Urlaube. Hinzu kommt, dass Geschwister sich die Nachbarschaft teilen und häufig auch die gleiche Schule besuchen.

Nach Plomin und Daniels ist die Ähnlichkeit zwischen Geschwistern in der Regel allein durch genetische Faktoren bedingt. Die gemeinsame Umwelt und somit das gemeinsame Aufwachsen innerhalb einer Familie tragen zur Ähnlichkeit nicht oder nur gering bei; vielmehr sind getrennt erlebte Umweltfaktoren für Unterschiede zwischen Geschwistern verantwortlich (zu den getrennt erlebten Umweltfaktoren gehören auch die unterschiedlichen Reaktionsweisen auf bzw. Verarbeitung von Lebensereignissen).

Bei adoptierten und nicht-verwandten Kindern, die gemeinsam in Familien aufwachsen, finden sich für die meisten psychologischen Merkmale keine signifikanten Korrelationen, womit die These der weitgehenden Bedeutungslosigkeit gemeinsam erlebter Umweltfaktoren untermauert wird. Insbesondere Zwillingsstudien dienen zum Nachweis des Anteils der Varianz spezifischer Phänotypen, der durch genetische bzw. Umweltfaktoren erklärt werden kann.

Grundannahmen für Zwillingsstudien (nach Pike u. Plomin 1996)

Eineiige bzw. monozygote (MZ) Zwillinge eines Paares stimmen zu 100 % in ihrem Genom (= DNA-Sequenz) überein. Somatische Mutationen bedingen jedoch – ähnlich wie auch bei geklonten Tieren – minimale Unterschiede der Sequenz von MZ-Zwillingen.
Zweieiige (dizygote) Zwillinge stimmen zu durchschnittlich 50 % in ihrem Genom überein.
Umweltfaktoren, die nur auf einen Zwilling einwirken, führen zu MZ-Korrelationen von <1 und erlauben somit eine Aussage zur Bedeutung der nicht gemeinsam erlebten Umweltfaktoren für das jeweilige Merkmal. Hier ist jedoch festzuhalten, dass Messfehler bzw. -ungenauigkeiten und Zufall ebenso einfließen, da diese zur ermittelten Varianz zwischen eineiigen Zwillingen beitragen.
Betragen die Korrelationen bei zweieiigen Zwillingen mehr als die Hälfte der Korrelationen bei eineiigen Zwillingen, so weist dies auf die Beteiligung gemeinsamer Umweltfaktoren hin.

! Die Erblichkeit bzw. Heritabilität wird definiert als der Anteil der phänotypischen Varianz eines Merkmals, der durch interindividuelle genetische Variabilität erklärt werden kann.

Anhand der Korrelationen bei ein- bzw. zweieiigen Zwillingen für die Körperhöhe kann exemplarisch die Berechnung der Heritabilität (es gibt darüber hinaus komplexere Modelle) durch die Formel h^2 = (MZ-Korrelation – DZ-Korrelation) × 2 aufgezeigt werden:

Bestimmung der Heritabilität der Körperhöhe (nach Pike u. Plomin 1996)

Aus anthropometrischen Zwillingsuntersuchungen sind bekannt:

- Korrelation der Körperhöhe bei MZ-Zwillingen: $r = 0{,}9$
- Korrelation der Körperhöhe bei DZ-Zwillingen: $r = 0{,}45$

Bestimmung der Heritabilität (h^2) gemäß der Formel: $h^2 = 2 \times (rMZ–rDZ)$ entsprechend $2 \times (0{,}9–0{,}45) = 0{,}9$; demnach wird die Varianz der Körperhöhe zu 90 % durch genetische Faktoren erklärt.
Ermittlung des Anteils der gemeinsam erlebten Umwelt an der Varianz: $h^2–2 \times rDZ = (0{,}9–2 \times 0{,}45) = 0$

Ermittlung des Anteils der nicht gemeinsam erlebten Umwelt an der Varianz: 1,0–rMZ = 1–0,9 = 0,1; 10 % der Varianz der Körperhöhe wird durch nicht gemeinsam erlebte Umweltfaktoren erklärt.

Wie allgemein bekannt unterscheiden sich eineiige Zwillinge eines Paares in verschiedener Hinsicht. Forensisch ist relevant, dass eineiige Zwillinge nicht den gleichen Fingerabdruck aufweisen (Karmakar et al. 2011). Mittels bildgebender Verfahren können Unterschiede in der Struktur und Morphometrie des Gehirns nachgewiesen werden; es lässt sich jedoch eine hohe Erblichkeit beispielsweise für die Dichte der grauen Substanz verschiedener Cortices (h^2= 0,69–0,83) bzw. der weißen Substanz verschiedener Faszikeln bzw. Bahnen (h^2= 0,55–0,85) ermitteln (Hulshoff-Pol et al. 2006; siehe auch Übersichtsarbeit Peper et al. 2007). Eine tensorbasierte Morphometriestudie ergab, dass die Erblichkeitsschätzer höher für subcorticale als für corticale Regionen sind (Brun et al. 2009).

Eineiige Zwillinge eines Paares weisen unterschiedliche Persönlichkeiten, Intelligenz, Ansichten und Lebensziele auf; auch subjektives Wohlbefinden bzw. Lebensqualität unterscheiden sich. Insgesamt ähneln sie sich aber in diesen Parametern deutlich stärker als gleichgeschlechtliche zweieiige Zwillinge. Die Heritabilitätsraten betragen für den IQ (Bouchard 1998), verschiedene Persönlichkeitsmerkmale, Temperament (Nigg u. Goldsmith 1998) und subjektives Wohlbefinden (Bartels u. Boomsa 2009) als Faustregel um 0,3 bis 0,8 (genetische Faktoren erklären zwischen 30 und 80 % der jeweiligen Varianzen).

Die relative Bedeutungslosigkeit gemeinsam erlebter Umweltfaktoren ist auch gut beim Phänotyp Körpergewicht (Body Mass Index) belegt: Die Trennung von MZ-Zwillingen nach der Geburt macht sie nicht unähnlicher als Zwillinge, die gemeinsam aufwachsen. Umgekehrt führt gemeinsames Aufwachsen nicht dazu, dass Geschwister, Adoptivlinge bzw. Stiefgeschwister einen ähnlicheren BMI aufweisen als getrennt aufgewachsene.

Analog verhält es sich mit Persönlichkeitsfaktoren: Ähnlichkeiten im Hinblick auf Persönlichkeitsmerkmalen zwischen eineiigen Zwillingen können nicht durch das gemeinsame Aufwachsen in ihrer Familie erklärt werden. Bei diesen Aussagen muss aber betont werden, dass extreme Umweltunterschiede (z. B. Aufwachsen unter Hungerbedingungen oder Missbrauch bei lediglich einem der beiden MZ-Zwillinge) in diesen Analysen keine Berücksichtigung fanden; die entsprechenden Untersuchungen sind meist an Stichproben aus der Mittelschicht erfolgt (Hebebrand et al. 2004).

Bei der in den meisten Untersuchungen zu Verhaltensphänotypen ermittelten Bedeutung der getrennt erlebten Umwelterfahrungen ist es bislang kaum gelungen, solche Faktoren zu identifizieren. Wie bereits ausgeführt (s. o.) werden unter solchen Erfahrungen auch Zufälle (z. B. zufällig unterschiedliche Neuronenmigration bei MZ-Zwillingen) und Messfehler (je ungenauer ein Phänotyp valide gemessen werden kann, desto ausgeprägter sind Unterschiede zwischen MZ-Zwillingen) subsumiert.

Für die meisten psychischen und psychosomatischen Störungen sind jeweils mehrfach Heritabilitätsraten in entsprechenden Studien ermittelt worden. Während die Major Depression eher weniger erblich ist, sind die Erblichkeitsschätzungen für tiefgreifende Entwicklungsstörungen einheitlich sehr hoch (► Tab. 19-1). Für viele Phänotypen fällt die Erblichkeit im Jugend- und Erwachsenenalter höher aus als im Kindesalter. Während sich im Kindesalter vielfach noch ein Einfluss der gemeinsam erlebten Umwelt nachweisen lässt, erklären im Erwachsenenalter fast ausschließlich getrennt erlebte Umweltfaktoren den nicht-genetisch determinierten Anteil an der Varianz des jeweiligen quantitativen Phänotyps. So betrugen einer longitudinal angeleg-

Tab. 19-1 Erblichkeitsschätzungen bei verschiedenen psychischen und psychosomatischen Störungen (nach Hebebrand et al. 2010).

Störung	Erblichkeit	Referenz
Tiefgreifende Entwicklungsstörung	90 %	Santangelo u. Tsatsanis (2005)
Enuresis	67–70 %	von Gontard et al. (2001)
Störung des Sozialverhaltens	53 %	Gelhorn et al. (2005)
Zwangsstörung	47 %	Clifford et al. (1984)
Angststörung	30–40 %	Eley et al. (2003)
ADHS	60–80 %	Heiser et al. (2004)
Anorexia nervosa	48–88 %	Hinney et al. (2004)
Bulimia nervosa	28–83 %	Hinney et al. (2004)
Schizophrenie	73–90 %	Sullivan et al. (2003)
Bipolare Psychose	60–85 %	Smoller u. Finn (2003)
Major Depression	31–42 %	Sullivan et al. (2000)

ten Zwillingsstudie zufolge die Heritabilitäten für Gesamt-, Verbal- und Handlungs-IQ bei Kindern im Alter von neun bis elf und zwölf bis 14 Jahren 0,34, 0,37 und 0,64 bzw. 0,65, 0,51 und 0,72. Während gemeinsame Umweltfaktoren bei der ersten Untersuchung noch 43 % der Varianz des Gesamt-IQs erklärten, waren es im frühen Jugendalter nur noch 18 % (Verbal-IQ: 42 bzw. 26 %); für den Handlungs-IQ ließ sich weder im Kindes- noch im frühen Jugendalter ein Einfluss der gemeinsamen Umwelt nachweisen (van Soelen et al. 2011). Zur individuellen Konstanz von Persönlichkeitsmerkmalen tragen genetische Faktoren maßgeblich bei; kommt es intraindividuell zu Veränderungen, so werden Umwelterfahrungen hierfür primär verantwortlich gemacht (McGue et al. 1993).

Die Erziehung eines Kindes vollzieht sich nicht losgelöst von genetischen Faktoren. Eltern können Gene transmittieren, die bei dem Kind ein schwieriges Temperament bedingen und gleichzeitig für einen problematischen Erziehungsstil der Eltern verantwortlich sind (»passiver Genotyp«). Beim sog. »evokativen Genotyp« reagieren Eltern auf Verhaltensweisen, die bei ihrem Kind genetisch bedingt sind. Neiderhiser et al. (2004) unterscheiden als letzten Genotyp den »aktiven«: Ein Kind sucht hiernach aktiv Umwelterfahrungen auf, die seinem Genotyp entsprechen.

Missverständnisse zu Erblichkeitsschätzungen

Um Missverständnissen im Hinblick auf die Interpretation von Erblichkeitsschätzungen zu begegnen, gilt es, folgende Aspekte zu realisieren:

- Eine Heritabilitätsschätzung bezieht sich stets auf einen bestimmten Zeitpunkt und auf eine bestimmte Gruppe.
- Eine hohe Erblichkeit impliziert nicht eine Nicht-Veränderbarkeit bzw. die Bedeutungslosigkeit von Umweltfaktoren. Sehr wohl kann beispielsweise eine angeborene Leptindefizienz mit rekombinantem Leptin behandelt werden (Farooqi et al. 1999).

- Heritabilitätsschätzungen erlauben überhaupt keine Rückschlüsse auf einen konkreten Einzelfall; die Erblichkeitsschätzung sagt weder aus, welcher Anteil des Phänotyps bei einer spezifischen Person noch bei welchem Prozentsatz der Betroffenen der Phänotyp erblich bedingt ist.

Zur Illustration dieser Aussagen eignet sich eine Zwillingsstudie (319 Zwillingspaare im Alter von sieben Jahren), in der Erblichkeitsschätzer für den Intelligenzquotienten in Abhängigkeit vom sozio-ökonomischen Status analysiert wurden (Turkheimer et al. 2003): Unter Berücksichtigung von Zwillingen aus Familien mit hohem sozio-ökonomischen Status war die Erblichkeit mit >0,8 hoch, gemeinsam bzw. getrennt erlebte Umweltfaktoren spielten jeweils nur eine untergeordnete Rolle. Wurden hingegen Zwillinge aus niedrigen sozio-ökonomischen Verhältnissen analysiert, fand sich eine geringe Erblichkeit (<0,2); getrennt bzw. gemeinsam erlebte Umweltfaktoren erklärten ca. 60 % bzw. 40 % der IQ-Varianz.

19.3 Molekulargenetische Aspekte

Bis in die erste Dekade des 21. Jahrhunderts hinein wurden anhand relativ kleiner Kollektive Kandidatengenuntersuchungen bei verschiedensten Phänotypen vorgenommen. Entsprechend positive Ergebnisse ließen sich häufig nicht in unabhängigen Stichproben replizieren. Die Auswahl der Kandidatengene beruhte auf relativ kruden Vorstellungen zur Pathogenese (z. B. Beteiligung des dopaminergen Systems bei der Schizophrenie). Letztlich kommt entsprechenden Befunden heute kaum mehr eine Bedeutung zu; lediglich einzelne Ergebnisse gelten als eindeutig belegt. Diese betreffen fast durchweg monogene Störungen (z. B. die weltweit seltene autosomal-rezessiv vererbte Leptindefizienz bei extremer Adipositas) und sog. Hauptgeneffekte (Mutationen in spezifischen Genen haben hohe Effektstärken, die jedoch unterhalb derer bei monogenen Störungen liegen). So sind beispielsweise die 1–2 % aller Männer und Frauen mit Adipositas, die eine Mutation im Melanokortin-4-Rezeptorgen aufweisen, um ca. 15 bzw. 30 Kilogramm schwerer als ihre Familienangehörigen, die den Wildtypgenotyp haben (Dempfle et al. 2004).

Im NOD2-Gen (*CARD15*) erklären verschiedene Genvarianten ca. 5 % der Erblichkeit des Morbus Crohn. Heterozygote und Homozygote für einen NOD2-Insertionspolymorphismus haben ein relatives Risiko für Morbus Crohn von 2,6 bzw. 42,1 (Hampe et al. 2001). Ein weiteres bekanntes Beispiel für Hauptgeneffekte sind Mutationen in den BRCA1 und 2-Genen (Lynch et al. 2008). Solche Mutationen kommen in der Allgemeinbevölkerung bei ca. 0,1 bis 0,2 % aller Menschen vor; sie finden sich bei 5 % aller an Brustkrebs erkrankten Frauen. Entsprechende Trägerinnen haben auch ein erhöhtes Risiko für andere Krebsarten – insbesondere Ovarialkarzinome. Bis zum Alter von 70 Jahren beträgt das Risiko von Mutationsträgerinnen 50–80 % und 10–40 % für die Entwicklung von Brustkrebs bzw. eines Ovarialkarzinoms. Demgegenüber beträgt das Risiko für Frauen der Allgemeinbevölkerung, Brustkrebs zu entwickeln, ca. 10 %. Mutationsträger erkranken häufiger bilateral und zeigen ebenfalls gehäuft die Kombination von Brustkrebs und Ovarialkarzinom. Entsprechende Kenntnisse haben Implikationen für die Krebsfrüherkennung, -therapie und -nachsorge (s. S3-AWMF-Leitlinien mit Register-Nummern 032–045OL bzw. 032/035OL). Männliche Träger entsprechender Mutationen zeigen erhöhte Risiken für u. a. Brust-, Prostata- und Pankreaskarzinom.

Monogene Störungen und Erkrankungen, die auf Hauptgeneffekten beruhen, sind in der Regel selten bzw. niederfrequent. Sie erklären nur einen jeweils geringen Anteil der genetischen Prädisposition zu spezifischen komplexen Erkrankungen. Nichtdestotrotz führen die molekularen Fortschritte bei der Aufschlüsselung monogener Störungen bzw. die Identifikation von Hauptgenen zu neuen pharmakologischen Therapien (z. B. rekombinantes Leptin für Leptindefizienz siehe Farooqi et al. 1999; Ansätze für das Rett-Syndrom siehe z. B. Hebebrand et al. 2010).

Seit 2006 werden im großen Umfang sog. genomweite Assoziationsstudien (GWAS) durchgeführt, um die polygene Basis komplexer Erkrankungen zu detektieren. Bei derartigen Ansätzen können pro Person mittels sog. DNA-Chips die Genotypen von über einer Million Polymorphismen bestimmt werden. Durch Vergleiche der Frequenzen solcher SNPs zwischen Personen mit einer spezifischen Erkrankung und gesunden Kontrollen können Unterschiede zwischen Menschen mit einer spezifischen Erkrankung (»Fälle«) und gesunden Kontrollen ermittelt werden, sofern bei dem entsprechenden Vergleich das Ergebnis genomweit signifikant ist (meist wird hierzu ein p-Wert $< 5 \times 10^{-8}$ herangezogen; somit wird für das multiple Testen bei ca. einer Million Vergleichen korrigiert).

Die wesentlichen Erkenntnisse, die auf solchen genomweiten Assoziationsstudien basieren, können folgendermaßen grob zusammengefasst werden:

- Mit sehr wenigen Ausnahmen sind die ermittelten Effektstärken klein bis sehr klein; nur selten erhöht eine spezifische Variante das relative Risiko für die entsprechende Störung um mehr als RR = 1,5; die meisten bestätigten Varianten bedingen ein RR < 1,2. Um überhaupt solche Effekte detektieren zu können (es gilt ja, hierfür eine genomweite Signifikanz zu erzielen mittels eines p-Wertes $< 5 \times 10^{-8}$), müssen sehr große Fallzahlen untersucht werden. Bei den meisten GWAS wurden Tausende von Patienten und Kontrollen untersucht. So wurden bei einer der bislang größten GWAS-Metaanalysen die Daten von fast 125.000 Personen im Hinblick auf eine Assoziation zu erhöhtem Body Mass Index untersucht; unter Berücksichtigung von Bemühungen, die entsprechenden Befunde bei weiteren ca. 125000 Personen zu bestätigen, gelang es, insgesamt 32 genomweit signifikante Loci zu identifizieren (Übersicht in Hebebrand et al. 2013).
- Die ermittelten SNPs haben häufig keine Auswirkung auf die Aminosäuresequenzen der jeweiligen Gene. Auf ungeklärte Art und Weise nimmt die Mehrzahl der Varianten mutmaßlich Einfluss auf die Expression der entsprechenden Gene.
- Für die meisten Phänotypen bzw. Störungen gelingt es, nur einen kleineren Anteil der anhand von Zwillings- und Familienstudien ermittelten Heritabilitätsraten aufzuklären. Hierbei gibt es jedoch teilweise deutliche Unterschiede zwischen einzelnen Störungen. Während für den quantitativen Phänotyp BMI zum gegenwärtigen Zeitpunkt lediglich maximal 5 % der genetischen Variabilität aufgeklärt werden kann (Hebebrand et al. 2013), beträgt die aufgeklärte genetisch bedingte Varianz beim Morbus Crohn 23 % (Franke et al. 2010). Man spricht von der »missing« (fehlenden) oder »hidden« (versteckten) Heritabilität. Ursächlich für die geringe Varianzaufklärung sind mutmaßlich noch kleinere Effekte bislang nicht detektierter Loci, die somit erst unter Heranziehung noch größerer Kollektive entdeckt werden können (s. u. zur Molekulargenetik der Schizophrenie). Zum anderen ist zu diskutieren, inwieweit nicht-additive genetische Mechanismen bei der Entstehung komplexer Erkrankungen für das Phänomen der Missing-Heritablilität verantwortlich sind.
- GWAS haben zur Identifikation von einzelnen Loci geführt, die für mehr als einen Phänotypen relevant sind. Beispielsweise sind einzelne SNPs, die zur Colitis ulcerosa prädisponieren, auch bei anderen Auto-

immunerkrankungen ermittelt worden (u. a. atopische Dermatitis, Zöliakie, Psoriasis, Systemischer Lupus Erythematodes, Asthma, Morbus Crohn, Multiple Sklerose); darüber hinaus gibt es einzelne SNPs, die auch zu Malignomen (Gliom, Hodgkin-Lymphom, Myeloproliferative Neoplasien) prädisponieren. Auch die Knochendichte bzw. Leukozytenzahl ist mit einzelnen SNPs in Verbindung gebracht worden, die zur Colitis ulcerosa prädisponieren (Anderson et al. 2011).

Sogenannte Cross-Disorder-Analysen dienen spezifisch dem Aufdecken von Varianten, die zu mehr als einer Störung prädisponieren (z. B. Adipositas und Aufmerksamkeitsdefizit-/Hyperaktivitätsstörung; Albayrak et al. 2012). Bei gemeinsamer Analyse von 33.332 GWAS-Datensätzen von Patienten mit Schizophrenie, bipolarer Psychose, Aufmerksamkeitsdefizit-/Hyperaktivitätsstörung, Autismus oder Major Depression und 27.888 Kontrollen konnten fünf unabhängige genomweit signifikante Loci entdeckt werden (Cross Disorder Group of the Psychiatric Genomics Consortium 2013).

Molekulargenetik der Schizophrenie (Ripke et al. 2013)

Durch eine Metaanalyse der GWAS-Datensätzen von 13.833 Patienten mit Schizophrenie und 18.310 Kontrollen und Replikationsbemühungen an 168 Loci in weiteren 7.413 Fällen und 19.762 Kontrollen und 581 Eltern-Kind-Trios konnten 22 genomweit signifikante Loci identifiziert werden. 13 dieser Loci wurden erstmalig bei dieser Untersuchung entdeckt; ein SNP war bereits als Risiko-SNP für bipolare Störungen entdeckt worden. Aus den molekularen Genbefunden wird eine Störung der neuronalen calciumabhängigen Signalübermittlung bei der Entstehung der Schizophrenie angenommen. Es wurde hochgerechnet, dass schätzungsweise zwischen 6.300 und 10.200 unabhängige, meist höherfrequente SNPs zur genetischen Prädisposition der Schizophrenie beitragen. Hierdurch können mindestens 32 % der Varianz der Anfälligkeit zur Entwicklung einer Schizophrenie erklärt werden.

! Selbst durch genomweite Assoziationsstudien unter Heranziehung großer Stichproben kann gegenwärtig nur ein vergleichsweise kleiner Teil der Heritabilität aufgeklärt werden (z. B. beim BMI). Man spricht dann von einem hohen Anteil fehlender oder versteckter Heritabilität.

Der Vollständigkeit halber gilt es abschließend aufzuzeigen, dass auch interindividuelle Variabilität größerer DNA-Sequenzen (> 1.000 Basenpaare; Copy Number Variants, CNVs) mit komplexen Erkrankungen in Verbindung gebracht wird. Deletionen bzw. Duplikationen einer Sequenz auf Chromosom 16 wird beispielsweise mit Adipositas bzw. Untergewicht in Verbindung gebracht (siehe Hebebrand et al. 2013). Die aufgeklärte Varianz komplexer Erkrankungen ist jedoch auch hierbei gering. Lediglich bei geistiger Behinderung scheinen CNVs eine größere Rolle zu spielen: So wiesen 14 % der ca. 15.700 Kinder mit geistiger Behinderung und körperlichen Fehlbildungen CNVs auf, die kausal mit den jeweiligen Phänotypen in Verbindung gebracht wurden (Cooper et al. 2011). Da ca. 80 % aller Gene im Gehirn exprimiert werden (Hebebrand et al. 2010), wird verständlich, warum geistige Behinderung vergleichsweise häufig bei Mutationen im Genom entsteht.

19.4 Gen-Umwelt-Interaktionen

Im Jahre 2003 veröffentlichten Caspi und Mitarbeiter einen spannenden Befund: Eine Variante des MAO-A-Gens, die eine erniedrigte

Expression des Gens bedingt, schützt Personen mit Missbrauchserlebnissen in der Kindheit vor der Entwicklung einer Störung des Sozialverhaltens (Caspi et al. 2003). Dem Befund wurde auch deshalb eine große Bedeutung zugemessen, da zuvor das MAO-A-Gen mit der Genese aggressiven Verhaltens in Verbindung gebracht worden war.

Auf dem ersten Blick scheinen solche Gen-Umwelt-Interaktionsstudien der komplexen Realität der Entstehung psychischer Störungen eher gerecht zu werden als einfache Kandidatengenuntersuchungen. Kritisch ist aber festzuhalten, dass letztlich eine Variante eines von zahlreichen Kandidatengenen und eine einzige Umweltbedingung von wiederum vielen herausgegriffen werden. Die Auswahl der entsprechenden Kandidatengene beruht meist auf bereits länger bekannten und letztlich in den neuen GWAS nicht aufleuchtenden Genen, die interessanten – aber ebenfalls länger bekannten – Neurotransmittersystemen (z. B. dopaminerges, serotonerges System) angehören. Solche Befunde lassen sich häufig nicht eindeutig replizieren; meist wurden entsprechende Ergebnisse in Longitudinalstudien erzielt, die eine Bestätigung in unabhängigen Stichproben erheblich erschweren, da in solchen Studien nur selten ähnliche Ausgangskollektive, ähnliche Zeiträume analysiert bzw. die gleichen Instrumente verwendet werden (für eine kritische Diskussion siehe Hebebrand et al. 2010; Wermter et al. 2010). Zu berücksichtigen ist zudem ein Publikationsbias, der positive Assoziationsbefunde bevorzugt. Es verwundert deshalb nicht, dass der MAO-A-Befund nicht durchgängig in unabhängigen Studien bestätigt werden konnte (z. B. Haberstick et al. 2005; Young et al. 2006).

Weitere bekannte Beispiele für Gen-Umwelt-Interaktionsstudien betreffen die Gene für den Serotonin- und Dopamintransporter. In einer rezenten Metaanalyse fand sich kein Hinweis für eine Assoziation einer funktionell relevanten Variante des Serotonintransportergens und der Posttraumatischen Belastungsstörung (PTBS) nach entsprechendem Trauma; ein Effekt der Homozygotie für das sog. kurze Allel des Transportergens und des Auftretens einer PTBS erscheint jedoch einer Post-hoc-Analyse zufolge möglich (Gressier et al. 2013). Während zwei Metaanalysen jeweils einen negativen Befund für eine Zusammenhang des Serotonintransporterpolymorphismus mit Stress induzierter Depression ergaben, betonen Wankerl et al. (2010), dass Probanden aus den großen negativen Studien Stress lediglich retrospektiv und basierend auf Selbsteinschätzungen werteten. In den kleineren Studien, die fast durchweg eine positive Assoziation berichteten, sei methodisch sorgfältiger gearbeitet worden.

Zusammengefasst zeugen solche Gen-Umwelt-Interaktionsstudien von der Komplexität des Zusammenspiels molekularer und Umweltfaktoren bei der Entstehung psychischer Störungen; diese Komplexität bedingt zugleich die Schwierigkeit einer eindeutigen Verifizierung solcher Interaktionsbefunde. In Analogie zu den GWAS sollten hypothesenfreie Ansätze entwickelt werden, um nicht ausschließlich auf einzelne Kandidatengene zu fokussieren. Letztlich gilt es auch, Interaktionen verschiedener Gene (und Umweltfaktoren) anzudenken. Bislang ließen sich beim komplexen quantitativen Phänotypen BMI jedoch ausschließlich additive Effekte einzelner Genvarianten nachweisen (Hebebrand et al. 2013).

19.5 Epigenetik

Basierend auf der bislang als insgesamt enttäuschend zu bezeichnenden Ausbeute molekularer Faktoren für die Entstehung von Verhaltensauffälligkeiten bzw. psychischen Störungen vollzieht sich in jüngster Vergangenheit ein Schwenk hin zu epigenetischen Untersuchungen.

! Unter Epigenetik fasst man Veränderungen der DNA zusammen, die nicht unmittelbar die Basensequenz betreffen.

DNA-Methylierungen und nicht-codierende RNAs können ebenso wie Histonmodifikationen Einfluss auf die Expression von Genen nehmen. Derartige Modifikationen können entweder direkt auf Unterschiede der Basensequenz zurückgeführt werden oder resultieren durch spezifische Umweltfaktoren (ggf. auch nur bei Vorhandsein spezifischer Genvarianten). Die epigenetischen Veränderungen nehmen im Verlauf des Lebens zu und unterscheiden sich durchaus auch bei Zwillingen eines eineiigen Paares (allerdings weniger stark als dies bei zweieiigen Zwillingen der Fall ist; Fraga et al. 2005), wodurch sich unter Umständen teilweise Diskordanz für spezifische Merkmale/Krankheiten bei monozygoten Zwillingen erklären ließe. Im Blastozystenstadium *in utero* können eineiige Zwillinge epigenetische Veränderungen erfahren, die bei beiden Zwillingen erhalten bleiben und möglicherweise zusätzlich zur (weitgehend) identischen DNA-Sequenz zur phänotypischen Ähnlichkeit beitragen (Kaminsky et al. 2009).

Epigenetische Veränderungen tragen dazu bei, dass sich aus pluripotenten Zellen gewebs- bzw. organspezifische Zellen entwickeln; epigenetische Veränderungen sind folglich extrem relevant unter Entwicklungsaspekten. Epigenetische Veränderungen könnten auch zu komplexen Erkrankungen prädisponieren und letztlich die Tatsache reflektieren, dass unser Lebensstil im weitesten Sinne Einfluss auf das Risiko nimmt, entsprechend zu erkranken.

Allgemein wird davon ausgegangen, dass bei der Keimzellbildung alle epigenetischen Veränderungen zurückgestellt werden. Allerdings gibt es im Tierreich Beispiele für die transgenerationale Weitergabe entsprechender Modifikationen; beim Menschen ist ein dementsprechender direkter Nachweis bislang nicht gelungen. Während mutmaßlich dieses Phänomen auch beim Menschen in Zukunft nachgewiesen werden wird, erscheint es unwahrscheinlich, dass epigenetische Veränderungen die fehlende oder versteckte Erblichkeit zu einem größeren Anteil erklären (Kilpinen u. Dermitzakis 2012).

19.6 Zusammenfassung

Während formalgenetische Studien eine mittelhohe bis hohe Erblichkeit zahlreicher Phänotypen bzw. Erkrankungen aufzeigen, gelingt es gegenwärtig nur einen Bruchteil der genetisch bedingten Varianz komplexer Merkmale bzw. Störungen aufzuklären. Die Aufschlüsselung der genetischen Mechanismen, die monogenen Erkrankungen zugrunde liegen, führen gegenwärtig zu neuen pharmakologischen Ansätzen. Gen-Gen bzw. Gen-Umwelt-Interaktionen sind für die Entstehung komplexer Erkrankungen relevant; ihr Nachweis gestaltet sich gegenwärtig jedoch schwierig. Epigenetische Veränderungen nehmen im Lauf des Lebens zu und können somit Risiken für die Entstehung komplexer Erkrankungen bedingen. Epigenetik und Variabilität der DNA-Sequenz sollten nicht losgelöst voneinander betrachtet werden.

Literatur

Albayrak Ö, Pütter C, Volckmar AL et al. Psychiatric GWAS Consortium: ADHD Subgroup. Common obesity risk alleles in childhood attention-deficit/hyperactivity disorder. Am J Med Genet B Neuropsychiatr Genet 2013; 162B(4): 295–305.

Anderson CA, Boucher G, Lees CW et al. Meta-analysis identifies 29 additional ulcerative colitis risk loci, increasing the number of confirmed associations to 47. Nat Genet 2012; 43(3): 246–52. doi: 10.1038/ng.764; Epub 2011 Feb 6; Erratum in: Nat Genet 2011; 43(9): 919.

AWMF. Diagnostik, Therapie und Nachsorge maligner Ovarialtumoren. AWMF-Leitlinien-Register Nr. 032/035; 2013.

AWMF. Interdisziplinäre S3-Leitlinie für die Diagnostik, Therapie und Nachsorge des Mammakarzinoms. AWMF-Leitlinien-Register-Nummer: 032–045OL; 2012.

Bartels M, Boomsa DI. Born to be happy? The etiology of subjective well-being. Behav Genet 2009; 36: 605–15.

Bouchard TJ. Genetic and environmental influences on adult intelligence and special mental abilities. Hum Biol 1998; 70: 257–79.

Brun CC, Leporé N, Pennec X et al. Mapping the regional influence of genetics on brain structure variability – a tensor-based morphometry study. Neuroimage 2009; 48(1): 37–49.

Cooper GM, Coe BP, Girirajan S, Rosenfeld JA et al. A copy number variation morbidity map of developmental delay. Nat Genet 2011; 43(9): 838–46.

Cross-Disorder Group of the Psychiatric Genomics Consortium; Genetic Risk Outcome of Psychosis (GROUP) Consortium. Identification of risk loci with shared effects on five major psychiatric disorders: a genome-wide analysis. Lancet 2013; 381(9875): 1371–9.

Dempfle A, Hinney A, Heinzel-Gutenbrunner M et al. Large quantitative effect of melanocortin-4 receptor gene mutations on body mass index. J Med Genet 2004; 41(10): 795–800.

Farooqi IS, Jebb SA, Langmack G et al. Effects of recombinant leptin therapy in a child with congenital leptin deficiency. N Engl J Med 1999; 341(12): 879–84.

Fraga MF, Ballestar E, Paz MF et al. Epigenetic differences arise during the lifetime of monozygotic twins. Proc Natl Acad Sci USA 2005; 102(30): 10604–9.

Franke A, McGovern DP, Barrett JC et al. Genome-wide meta-analysis increases to 71 the number of confirmed Crohn's disease susceptibility loci. Nat Genet 2010; 42(12): 1118–25.

Gressier F, Calati R, Balestri M et al. The 5-HTTLPR polymorphism and Posttraumatic Stress Disorder: A meta-analysis. J Trauma Stress 2013; 26(6): 645–53.

Haberstick BC, Lessem JM, Hopfer CJ et al. Monoamine oxidase A (MAOA) and antisocial behaviors in the presence of childhood and adolescent maltreatment. Am J Med Genet B Neuropsychiatr Genet 2005; 135B(1): 59–64.

Hampe J, Cuthbert A, Croucher PJ et al. Association between insertion mutation in NOD2 gene and Crohn's disease in German and British populations. Lancet 2001; 357(9272): 1925–8.

Hebebrand J, Hinney A, Knoll N et al. Molekulargenetische Aspekte der Körpergewichtsregulation Dtsch Aerztebl Int 2013; 110(19): 338–44.

Hebebrand J, Scherag A, Schimmelmann BG, Hinney A. Child and adolescent psychiatric genetics. Eur Child Adolesc Psychiatry 2010; 19: 259–79.

Hebebrand J, Wermter AK, Hinney A. Adipositas: Genetik und Gen-Umwelt-Interaktionen. Monatsschrift Kinderheilkunde 2004; 152: 870–6.

Hulshoff Pol HE, Schnack HG, Posthuma D et al. Genetic contributions to human brain morphology and intelligence. J Neurosci 2006; 26(40): 10235–42.

Karmakar B, Malkin I, Kobylianski E. Inheritance of finger pattern types in MZ and DZ twins. Homo 2011; 62: 298–306.

Kilpinen H, Dermitzakis ET. Genetic and epigenetic contribution to complex traits. Hum Mol Genet 2012; 21(R1): R24–8.

Lynch HT, Silva E, Snyder C, Lynch JF. Hereditary breast cancer: part I. Diagnosing hereditary breast cancer syndromes. Breast J 2008; 14(1): 3–13.

McGue M, Bacon S, Lykken DT. Personality Stability and Change in Early Adulthood: A Behavioral Genetic Analysis. Develop Psychol 1993; 29: 96–109.

Neiderhiser JM, Reiss D, Pedersen NL et al. Genetic and environmental influences on mothering of adolescents: A comparison of two samples. Develop Psychol 2004; 40: 335–51.

Nigg JT, Goldsmith HH. Developmental psychopathology, personality, and temperament: reflections on recent behavioral genetics research. Hum Biol 1998; 70: 387–412.

Peper JS, Brouwer RM, Boomsma DI et al. Genetic influences on human brain structure: a review of brain imaging studies in twins. Hum Brain Mapp 2007; 28(6): 464–73.

Plomin R, Daniels D. Why are children in the same family so different from one another? Behav Brain Sci 1987; 10: 1–16.

Pike A, Plomin R. Importance of nonshared environmental factors for childhood and adolescent psychopathology. J Am Acad Child Adolesc Psychiatry 1996; 35: 560–70.

Ripke S, O'Dushlaine C, Chambert K et al. Genome-wide association analysis identifies 13 new risk loci for schizophrenia. Nat Genet 2013; 45(10): 1150–9.

Turkheimer E, Haley A, Waldron M et al. Socioeconomic status modifies heritability of IQ in young children. Psychol Sci 2003; 14: 623–8.

Van Soelen IL, Brouwer RM, van Leeuwen M et al. Heritability of verbal and performance intelligence in a pediatric longitudinal sample. Twin Res Hum Genet 2011; 14: 119–28.

Wankerl M, Wüst S, Otte C. Current developments and controversies: does the serotonin transporter gene-linked polymorphic region (5-HTTLPR) modulate the association between stress and depression? Curr Opin Psychiatry 2010; 23(6): 582–7.

Wermter AK, Laucht M, Schimmelmann BG et al. From nature versus nurture, via nature and nurture, to gene x environment interaction in mental disorders. Eur Child Adolesc Psychiatry 2010; 19(3): 199–210.

Young SE, Smolen A, Hewitt JK et al. Interaction between MAO-A genotype and maltreatment in the risk for conduct disorder: failure to confirm in adolescent patients. Am J Psychiatry 2006; 163(6): 1019–25.

20 Zur Bedeutung körperlicher Vorerkrankungen

Bernd Löwe, Katharina Voigt

20.1 Individuelle Bedeutung körperlicher Erkrankung

Eine schwere körperliche Erkrankung ist für den Betroffenen ein kritisches Lebensereignis. Er ist mit der Situation des Krankseins konfrontiert, ggf. schmerzhaften medizinischen Maßnahmen ausgeliefert, muss Verordnungen einhalten und die Abhängigkeit von medizinischer Versorgung ertragen (Rudolf u. Henningsen 2008). Das Befinden kann durch Schmerzen, Funktionseinschränkungen, eine verringerte Leistungsfähigkeit und ein verändertes Aussehen beeinträchtigt sein. Die Beziehung zu anderen Menschen wird durch einseitige Hilfsbedürftigkeit belastet, und die Krankheit kann zu dem Gefühl eingeschränkter Attraktivität und einem Verlust von Zugehörigkeit zu Familie und Freunden führen (Rudolf u. Henningsen 2008). Die Rollen und Funktionen in der Familie ändern sich bei chronischer Erkrankung, und die Arbeits- und Leistungsfähigkeit sowie das Selbstwertgefühl sind oft reduziert.

Die Erfahrung von körperlicher Krankheit in allen ihren Dimensionen hinterlässt Spuren. Dabei kann einerseits im Sinne einer gelungenen Krankheitsbewältigung eine Stärkung des Individuums erfolgen, welche sich z. B. durch ein verändertes Wertesystem ausdrückt. Andererseits kann eine körperliche Erkrankung sowie deren Behandlung auch eine Traumatisierung darstellen (Davydow et al. 2008; Löwe et al. 2011). Dies gilt insbesondere dann, wenn die körperliche Erkrankung schwer ist, mit Beatmung verbunden ist, auf der Intensivstation stattfindet oder mit persistierenden Schmerzen oder Einschränkungen verbunden ist (Davydow et al. 2009; Löwe et al. 2014). In diesen Fällen können neu auftretende Krankheitsbeschwerden Ängste, die mit der früheren Erkrankung verbunden waren, erneut hervorrufen und eine übermäßige Beschäftigung mit den neuen Krankheitssymptomen triggern. Die Erfahrung früherer Erkrankungen fließt in das Erleben neu aufgetretener körperlicher Symptome mit ein, unabhängig davon, ob diese Symptome einen organischen Hintergrund haben, im Rahmen einer psychischen Erkrankung auftreten oder harmlose passagere Körperbeschwerden sind.

Die subjektive Erfahrung mit diagnostischen und therapeutischen Maßnahmen, z. B. im Rahmen von endoskopischen Untersuchungen, Koronarangiografien oder Operationen, prägt die Erwartung an zukünftige medizinische Maßnahmen. Gerade die Erfahrung von Komplikationen, die ggf. von längerem Krankenhausaufenthalt und längerem Kranksein gefolgt sind, können eine negative Haltung gegenüber zukünftig notwendigen medizinischen Maßnahmen prägen und zu einer verstärkten Körperaufmerksamkeit führen. Die dadurch entstehende ängstliche Anspannung kann ihrerseits zur Folge haben, dass medizinische Maßnahmen als besonders schmerzhaft und traumatisierend erlebt werden.

Naturgemäß beeinflusst auch die Erfahrung von Erkrankungen im persönlichen Umfeld den Umgang mit eigener Krankheit. Dies gilt insbesondere, wenn die Eltern von körperlicher Krankheit befallen sind und deren Verhaltensmuster des Krankseins in die spätere eigene Krankenrolle übernommen werden. Gleichzeitig führt das Erleben von Krankheit bei nahen Verwandten häufig auch zur Wahrnehmung eigener Verwundbarkeit, welche oft – gerechtfertigt oder nicht – mit dem genetischen Verwandtschaftsverhältnis begründet wird. Soziale Unterstützung in der akuten Krankheitsphase reduziert dagegen die Wahrscheinlichkeit, psychische Folgekomplikationen, z. B. im Sinne einer depressiven Störung, zu entwickeln (Löwe et al. 2014).

Von wesentlicher Bedeutung für das Erleben eigener körperlicher wie auch psychischer Erkrankungen sind auch die Interaktionserfahrungen aus früheren Behandlungen. Positive Interaktionserfahrungen, z. B. im Rahmen von stabilen, vertrauensvollen Patient-Behandler-Beziehungen, prägen das Bild und die Erwartung an zukünftige Behandlungen positiv, während negative Interaktionserfahrungen mit negativen Erwartungen einhergehen.

Im Rahmen der Anamnese ist deshalb die sorgfältige Erhebung von körperlichen und psychischen Vorerkrankungen sowie der subjektiven Erfahrungen des Patienten mit diesen Erkrankungen zentral. Es empfiehlt sich, die Patienten explizit zu ihrer subjektiven Krankheitstheorie zu befragen und auch deren Behandlungserwartungen zu erheben. An diese lässt sich im diagnostisch-therapeutischen Gespräch gut anknüpfen, und die Patienten können auf der Basis ihres eigenen Krankheitsmodells behutsam an ein gemeinsames Erkrankungsmodell herangeführt werden.

Aus epidemiologischer Sicht lässt sich erwartungsgemäß feststellen, dass die Häufigkeit von psychischen Störungen bei Patienten mit chronischen körperlichen Erkrankungen signifikant erhöht ist. Dies gilt für eine Vielzahl von körperlichen Erkrankungen, z. B. für rheumatologische Erkrankungen, kardiale Erkrankungen oder Lebererkrankungen (Löwe et al. 2004; Schramm et al. 2013). Insgesamt ist davon auszugehen, dass eine chronische körperliche Erkrankung mit einem Anstieg der Häufigkeit von depressiven Störungen und Angststörungen um den Faktor zwei einhergeht (Härter et al. 2007). Dieser Zusammenhang zwischen körperlichen Erkrankungen und psychischen Störungen gilt in beide Richtungen, d. h. psychische Störungen erhöhen die Auftretenswahrscheinlichkeit von körperlichen Erkrankungen und umgekehrt erhöhen körperliche Erkrankungen die Auftretenswahrscheinlichkeit von psychischen Störungen (Löwe et al. 2006). In vielen Fällen ist von einer wechselseitigen Verstärkung der körperlichen und der psychischen Beeinträchtigung auszugehen.

Folgen körperlicher Erkrankung für den Betroffenen

Eine schwere körperliche Erkrankung ist ein kritisches Lebensereignis, welches u. a. mit der Abhängigkeit von medizinischer Versorgung einhergeht. Einschränkungen im körperlichen Befinden, in der Arbeits- und Leistungsfähigkeit, in der Beziehung mit anderen Menschen sowie im Selbstwert sind häufig die Folge.

Die Erfahrung früherer Erkrankung und deren Behandlung fließt in das Erleben neu auftretender Beschwerden ein. Im Rahmen der Anamnese ist deshalb die sorgfältige Erhebung von Vorerkrankungen körperlicher und psychischer Natur sowie der subjektiven Krankheitserfahrungen wichtig. Vorerkrankungen bzw. deren Behandlung können im ungünstigen Fall eine Traumatisierung darstellen, bieten in anderen Fällen aber durchaus auch die Chance für Neuorientierung und positiven Wertewandel.

Das Risiko, an einer depressiven Störung oder einer Angststörung zu erkranken, ist für Menschen mit körperlichen Erkrankungen im Vergleich zu körperlich Gesunden etwa um den Faktor zwei erhöht.

20.2 Messung körperlicher Beschwerdestärke

Körperliche Beschwerden sind oft die ersten Symptome einer körperlichen Erkrankung wie auch einer psychischen Störung. Körperliche Beschwerden sind verbunden mit reduzierter Lebensqualität, erhöhtem psychosozialem Stress und erhöhter Inanspruchnahme des Gesundheitswesens (Kohlmann et al. 2013; Kroenke et al. 2010). Sie geben Anlass für die weitere Diagnostik und sind Indikatoren der Schwere einer Erkrankung. In vielen Fällen zeigt eine Besserung der körperlichen Symptomschwere ein Ansprechen auf die Behandlung bzw. eine Besserung an.

Eine valide Messung der körperlichen Beschwerdestärke (auch als »somatische Symptomstärke« bezeichnet) kann zur Einschätzung des Schwergrades der somatischen Belastung und zur Verlaufsbeurteilung verwendet werden. Die Beantwortung der einzelnen Items gibt darüber hinaus Hinweise, welche Beschwerdemuster vorliegen bzw. welche Organsysteme beteiligt sein könnten. Grundsätzlich sind an der Wahrnehmung körperlicher Beschwerden immer psychische und körperliche Faktoren beteiligt. Das Ausmaß der körperlichen Beschwerdestärke erlaubt deshalb keinen Rückschluss auf die Ursache der körperlichen Beschwerden (Barsky 2013).

Es existiert eine Vielzahl von Instrumenten zur Messung der körperlichen Beschwerdestärke. Der **Karnofsky-Index** (Karnofsky Performance Status Scale; Schag et al. 1984), 1949 von David A. Karnofsky entwickelt, ist ein Instrument, welches auf einer Skala von 0 bis 100 Prozent das Ausmaß der Einschränkungen durch die körperliche Erkrankung misst. Es ist ein Fremdbeurteilungsinstrument, welches v. a. bei onkologischen Erkrankungen eingesetzt wird (Verger et al. 1992).

Neben diesem Fremdbeurteilungsinstrument existieren auch Selbstbeurteilungsskalen zur Messung der körperlichen Beschwerdestärke. Es sei darauf hingewiesen, dass mittels dieser Skalen nicht differenziert werden kann, ob die körperlichen Beschwerden auf eine organische oder eine psychosomatische Genese zurückgehen. Insofern werden diese Instrumente zur Messung der körperlichen Beschwerdestärke ohne Differenzierung der Ätiologie eingesetzt. In einem systematischen Review identifizierte eine internationale Forschergruppe etwa 40 Selbstbeurteilungsinstrumente, die zur Messung der körperlichen Symptomstärke verwendet werden (Zijlema et al. 2013). Diese Instrumente weisen erhebliche Unterschiede in der Länge, in der Skalierung, in der Dimensionalität, in der Reliabilität und Validität sowie im Anwendungsbereich auf (Zijlema et al. 2013). Als Ergebnis des systematischen Reviews wurden u. a. zwei Selbstbeurteilungsinstrumente zur Messung somatischer Beschwerden in epidemiologischen Studien empfohlen, der **Patient Health Questionnaire-15** (PHQ-15; Kroenke et al. 2002) und die **Somatisierungsskala der Symptom Checklist-90** (SCL-90; Francke 1995).

Für den **Patient Health Questionnaire-15** (PHQ-15; Kroenke et al. 2002), der 15 Items umfasst, wurde zwischenzeitlich eine Kurzform mit acht Items entwickelt, die **Somatic Symptom Scale-8** (SSS-8; Gierk et al. 2014; ▸ Tab. 20-1). Der SSS-8, für den gute Validierungsergebnisse und Normwerte aus der deutschen Allgemeinbevölkerung vorliegen, ist im Folgenden als Muster dargestellt. Es wird empfohlen, den SSS-8 in die klinische Routine zu integrieren (Barsky 2013). Aufgrund der hohen Komorbidität wird empfohlen, bei einer Messung der körperlichen Symptomschwere auch den Schweregrad depressi-

Tab. 20-1 Die Somatic Symptom Scale-8 (SSS-8) als Beispiel für die Messung der somatischen Symptomschwere mittels einer Selbstbeurteilungsskala (aus Gierk et al. 2014).

Wie stark fühlten Sie sich im Verlauf der letzten 7 Tage durch die folgenden Beschwerden beeinträchtigt?						
		GAR NICHT	WENIG	MITTEL	STARK	SEHR STARK
1.	Bauchschmerzen oder Verdauungsbeschwerden	0	1	2	3	4
2.	Rückenschmerzen	0	1	2	3	4
3.	Schmerzen in Armen, Beinen oder Gelenken	0	1	2	3	4
4.	Kopfschmerzen	0	1	2	3	4
5.	Schmerzen im Brustbereich oder Kurzatmigkeit	0	1	2	3	4
6.	Schwindel	0	1	2	3	4
7.	Müdigkeit oder Gefühl, keine Energie zu haben	0	1	2	3	4
8.	Schlafstörungen	0	1	2	3	4

ver Symptome (z. B. mit dem **Patient Health Questionnaire-9**, PHQ-9) und den Schweregrad ängstlicher Symptome (z. B. mit der **Generalized Anxiety Disorder Scale**, GAD-7) mit zu erfassen (Kroenke et al. 2010).

20.3 Behandlung komorbider körperlicher und psychischer Störungen[1]

Bei der Behandlung von Patienten mit komorbiden körperlichen und psychischen Störungen sind vier grundlegende Behandlungsprinzipien zu beachten, nämlich

- die Prinzipien der Simultandiagnostik und -therapie,
- die Orientierung an wissenschaftlicher Evidenz und Leitlinien,
- die Beachtung von Interdisziplinarität sowie
- die Festlegung eines strukturierten Behandlungsplans.

Diese Grundprinzipien der Behandlung von Patienten mit somatischen und psychischen Beschwerden werden im Folgenden näher erläutert:

Behandlungsprinzipien bei somatopsychischer Komorbidität

- **Simultandiagnostik und Simultantherapie:** Körperliche und psychische Beschwerden werden gleichzeitig und nicht sukzessive diagnostiziert und therapiert.
- **Orientierung an wissenschaftlicher Evidenz und Leitlinien:** Die Behandlung wird geleitet durch Leitlinien, Therapiestudien und empirische Ergebnisse.
- **Interdisziplinarität:** Bei multimorbiden Störungsbildern muss im Sinne eines optimalen Behandlungserfolges für den Patienten interdisziplinär gearbeitet werden.

[1] Teile dieses Abschnitts entstammen einer früheren Arbeit des Erstautors (Löwe u. Spitzer 2011).

- **Strukturierter Behandlungsplan:** Es wird ein gemeinsamer Plan zur Diagnostik und Behandlung mit den Patienten vereinbart, um unstrukturiertes Wechseln zwischen psychischen und somatischen Foki zu verhindern.

Die Orientierung an den oben genannten Prinzipien bietet ein gutes Gerüst für die Behandlung dieser Patientengruppe (Löwe u. Spitzer 2011). In jedem Fall ist im individuellen Gespräch mit dem Patienten zu klären, was dieser tatsächlich braucht. Die Frage danach, was sich der Patient wirklich von seinem Arzt wünscht, wird leider sehr selten gestellt, sodass viele grundlegende Bedürfnisse des Patienten durch den Arzt nicht angemessen adressiert werden (Harrison et al. 2009). Besonders häufige, nicht-adressierte Bedürfnisse der Patienten sind z. B. Fragen bezüglich Einschränkungen bei Alltagsaktivitäten, Fragen zu sozialen, familiären und beruflichen Einschränkungen durch die Erkrankung, Informationen zum Verlauf und der Prognose der Erkrankungen sowie die Frage nach der Unterstützung bei Beschwerden (z. B. Schmerzen), spirituellen Belangen, kommunikativen Belangen und sexuellen Beschwerden (Harrison et al. 2009).

Probleme der Krankheitsbewältigung, Fragen des Krankheitsverhaltens und des Lebensstils sowie Probleme mit Rollenwechsel, Statusverlust, ggf. beruflicher und sozialer Integration sowie Partnerschaft und ggf. begleitenden psychischen Symptomen, wie Depression und Angst, müssen gerade bei komplex erkrankten Patienten von dem Arzt oder Therapeuten angesprochen werden. Dies kann bei Patienten mit somatisch geprägten Krankheitsmodellen, bei begrenzter Therapiemotivation und in Behandlungssettings mit medizinisch-somatischem Therapieschwerpunkt eine große Herausforderung für den Arzt darstellen (Koch et al. 2011). Da spontan nur wenig körperlich erkrankte Patienten mit depressiven Störungen eine der beiden evidenzbasierten Therapieformen, nämlich Psychotherapie oder antidepressive Pharmakotherapie, als wirksame Therapieoptionen wählen (Löwe et al. 2006), liegt es in der Aufgabe des behandelnden Arztes, diese Patienten zur Aufnahme einer geeigneten psychotherapeutischen oder psychopharmakologischen Behandlung zu motivieren. Als adaptive Bewältigungsmechanismen aufseiten des Patienten haben sich ein aktiver Umgang mit Belastungen, die Mobilisierung familiärer und sozialer Ressourcen, der Ausdruck von Gefühlen, aktives Akzeptieren der Erkrankung, eine kämpferische Haltung, eine positive Neubewertung der Situation und der Erhalt von Lebenssinn erwiesen (Carver u. Connor-Smith 2010). Als eher maladaptive Bewältigungsmechanismen gelten dagegen passive Resignation, Selbstbeschuldigung und soziale Isolation (Carver u. Connor-Smith 2010).

Bei der Behandlung von Patienten mit multimorbiden Erkrankungen kann dem Behandlungsergebnis zugutekommen, dass körperliche und psychische Störungen häufig auf ähnliche Interventionstechniken ansprechen. Beispielsweise profitiert ein Patient mit depressiver Störung und kardiovaskulären bzw. metabolischen Störungen in Hinblick auf seine körperlichen wie auch in Hinblick auf seine psychischen Risikofaktoren gut von dosierter körperlicher Aktivität. Dabei kann die Motivation von chronisch kranken Patienten zur Verhaltensänderung durch spezifische Interventionen wie z. B. das Motivational Interviewing (Markland et al. 2005; Miller u. Rollnick 2009; ► Kap. 36) wirksam gesteigert werden. Im Rahmen des Motivational Interviewings ist es wichtig, eine klare Struktur zu schaffen und verständliche Informationen an den Patienten zu liefern, sodass dessen **Bedürfnisse nach eigener Kompetenz und Selbstwirksamkeit** befriedigt werden. Die Stützung der Patientenautonomie ist ein zweites wichtiges Prinzip im Rahmen des Motivational Interviewing. Im Rahmen dieses Prinzips sollten Druck und

Zwang vermieden sowie Widerstand gelassen angenommen werden, und der Patient sollte die Entscheidung möglichst selbst übernehmen. Dadurch kann das **Grundbedürfnis des Patienten nach Autonomie und Selbstbestimmung** befriedigt werden. Ein wichtiges drittes Therapieprinzip im Rahmen des Motivational Interviewing ist das persönliche Engagement des Behandlers, d. h. eine empathische Kommunikation mit Erkundung von Sorgen und Ängsten und mit dem Ausdruck von Verständnis für die Perspektive des Patienten. Durch diese wertfreie, empathische Kommunikation kann das **Grundbedürfnis nach Bindung und Verbundenheit** befriedigt werden.

Spezifische Interventionstechniken zur Förderung von Verhaltensänderungen bei somato-psychischer Komorbidität sind an verschiedener Stelle beschrieben worden (Fydrich u. Ülsmann 2011; Klesse et al. 2008; Löwe et al. 2006). Im Rahmen der Behandlung sind aus diesen Interventionsbausteinen die passenden Techniken zu identifizieren und ggf. sukzessive anzuwenden. Als Interventionstechniken bei Patienten mit komplexer somatopsychischer Komorbidität bieten sich die unten dargestellten Techniken an (Löwe u. Spitzer 2011). Voraussetzung für eine erfolgreiche Behandlung sind die von Patient und Arzt bzw. Psychotherapeut gemeinsam getroffene Definition von Therapiezielen und die gemeinsame Entscheidung für den jeweiligen Fokus der Behandlung.

Praxistipp

Interventionen bei Patienten mit somatopsychischer Komorbidität

- Analyse von Problemverhalten und Veränderungsmotivation
- Analyse und Weiterentwicklung von subjektiven Erklärungsmodellen
- Wählen von erreichbaren Therapiezielen und gemeinsame Festlegung dieser Ziele
- Informationsvermittlung zu den körperlichen und psychischen Störungen
- Förderung der Adhärenz
- Förderung der Selbstbeobachtung, auch positiver Einflussfaktoren
- Förderung des aktiven Lernens über die Erkrankung
- Identifikation von hilfreichen Ressourcen; ggf. (Wieder-)Entdecken eigener Ressourcen
- Krankheitsbewältigung; ggf. Vermittlung allgemeiner Fertigkeiten zur Krankheitsbewältigung
- Behandlung spezifischer Beschwerden; z. B. Schmerzbewältigung, Entspannung, Meditation, Schlafhygiene
- Aufarbeitung von Problemen und Rückfällen
- Verstärkung von gewünschtem Verhalten (Selbstbelohnung)
- Förderung von Problemlösungskompetenzen
- Förderung der sozialen Kompetenz
- Erhöhung der Partizipation und Selbstwirksamkeitserwartung
- Herstellen persönlich bedeutsamer Hierarchien

Die Behandlung von Patienten mit komplexen Erkrankungen und Multimorbidität stellt den Behandler und das gesamte Gesundheitssystem vor erhebliche Herausforderung (Rose et al. 2011). Die Grenzen von Fachwissen und Fachabteilungen führen nicht selten zu ungeklärten Zuständigkeiten für den Patienten und zum Verlust von Informationen und Zeit. Damit stellt eine effiziente und konstruktive Interdisziplinarität nach wie vor eine große Herausforderung in der Behandlung von komplex erkrankten Patienten dar (Brewer 1999; ► Kap. 28 und ► Kap. 29).

Auch wenn in den letzten Jahren wichtige Behandlungsempfehlungen und hochwertige randomisierte Psychotherapiestudien publiziert wurden, die bei der Behandlung von komplex erkrankten Patienten wichtige Hilfestellungen liefern (Henningsen et al. 2007; Zipfel et al. 2014), stellen multimorbide Patienten nach wie vor die Behandler und das Gesundheitssystem vor große Herausforderungen. Unverzichtbar bleibt, dass ein Arzt oder Psychotherapeut die Verantwortung für den multimorbid erkrankten Patienten übernimmt und ihn durch das komplexe Gesundheitssystem leitet. Dabei muss im Sinne der Simultandiagnostik und Simultantherapie dafür Sorge getragen werden, dass die diagnostischen und therapeutischen Interventionen aufeinander abgestimmt und verträglich sind. Wenn körperliche Vorerkrankungen bei Patienten mit psychischen Störungen konsequent interdisziplinär behandelt werden, hat der betroffene Patient die besten Chancen, dass sich die Besserungen der körperlichen und psychischen Symptome wechselseitig verstärken und zu einer nachhaltigen Heilung beitragen.

Literatur

Barsky AJ. Assessing Somatic Symptoms in Clinical Practice. JAMA Intern Med 2014; 174: 407–8.

Brewer GD. The challenges of interdisciplinarity. Policy Sci 1999; 32: 327–37.

Carver CS, Connor-Smith J. Personality and coping. Annu Rev Psychol 2010; 61: 679–704.

Davydow DS, Gifford JM, Desai SV et al. Depression in general intensive care unit survivors: a systematic review. Intensive Care Med 2009; 35: 796–809.

Davydow DS, Gifford JM, Desai SV et al. Posttraumatic stress disorder in general intensive care unit survivors: a systematic review. Gen Hosp Psychiat 2008; 30: 421–34.

Davydow DS, Zatzick DF, Rivara FP et al. Predictors of posttraumatic stress disorder and return to usual major activity in traumatically injured intensive care unit survivors. Gen Hosp Psychiat 2009; 31: 428–35.

Francke G. SCL-90-R. Die Symptom-Checkliste von Derogatis. Deutsche Version. Göttingen: Beltz Test 1995.

Fydrich T, Ülsmann D. Komorbidität chronischer somatischer Erkrankungen und psychischer Störungen. Problem in der ambulanten psychotherapeutischen Versorgung. Bundesgesundheitsbl Gesundheitsforsch Gesundheitsschutz 2011; 54: 108–19.

Gierk B, Kohlmann S, Kroenke K et al. The Somatic Symptom Scale-8 (SSS-8): A Brief Measure of Somatic Symptom Burden. JAMA Intern Med 2014; 174: 399–407.

Harrison JD, Young JM, Price MA et al. What are the unmet supportive care needs of people with cancer? A systematic review. Support Care Cancer 2009; 17: 1117–28.

Härter M, Baumeister H, Reuter K et al. Increased 12-month prevalence rates of mental disorders in patients with chronic somatic diseases. Psychother Psychosom 2007; 76: 354–60.

Henningsen P, Zipfel S, Herzog W. Management of functional somatic syndromes. Lancet 2007; 369: 946–55.

Klesse C, Baumeister H, Bengel J, Härter M. Somatische und psychische Komorbidität. Bedeutung für Diagnose und Behandlung. Psychotherapeut 2008; 53: 49–63.

Koch U, Mehnert A, Strauss B. Psychologische Interventionen bei chronisch körperlich kranken Patienten mit psychischer Komorbidität. Bundesgesundheitsbl Gesundheitsforsch Gesundheitsschutz 2011; 54: 29–36.

Kohlmann S, Gierk B, Hummelgen M et al. Somatic symptoms in patients with coronary heart disease: prevalence, risk factors, and quality of life. JAMA Intern Med 2013; 173: 1469–71.

Kroenke K, Spitzer RL, Williams JB. The PHQ-15: Validity of a New Measure for Evaluating the Severity of Somatic Symptoms. Psychosom Med 2002; 64: 258–66.

Kroenke K, Spitzer RL, Williams JB, Löwe B. The Patient Health Questionnaire Somatic, Anxiety, and Depressive Symptom Scales: a systematic review. Gen Hosp Psychiat 2010; 32: 345–59.

Kroenke K, Zhong X, Theobald D et al. Somatic symptoms in patients with cancer experiencing pain or depression: prevalence, disability, and health care use. Arch Intern Med 2010; 170: 1686–94.

Löwe B, Andresen V, Fraedrich K et al. Psychological outcome, fatigue, and quality of life after infection with shiga toxin-producing escherichia coli O104. Clin Gastroenterol Hepatol 2014; published online: March 12, 2014.

Löwe B, Hochlehnert A, Nikendei C. Metabolisches Syndrom und Depression. Ther Umsch 2006; 63: 521–7.

Löwe B, Kroenke K, Spitzer RL et al. Trauma exposure and posttraumatic stress disorder in primary care patients: cross-sectional criterion standard study. J Clin Psychiat 2011; 72: 304–12.

Löwe B, Schulz U, Gräfe K, Wilke S. Medical patients' attitudes toward emotional problems and their treatment. What do they really want? J Gen Intern Med 2006; 21: 39–45.

Löwe B, Spitzer C. Behandlung von Patienten mit komplexen psychischen und körperlichen Beschwerden. Ärztl Psychother Psychosom Med 2011; 6: 163–7.

Löwe B, Willand L, Eich W et al. Psychiatric comorbidity and work disability in patients with inflammatory rheumatic diseases. Psychosom Med 2004; 66: 395–402.

Markland D, Ryan RM, Tobin VA, Rollnick S. Motivational interviewing and self-determination theory. J Soc Clin Psychol 2005; 24: 811–31.

Miller WR, Rollnick S. Ten things that motivational interviewing is not. Behav Cogn Psychother 2009; 37: 129–40.

Rose M, Wahl I, Crusius J, Löwe B. Psychische Komorbidität. Eine Herausforderung in der Akutpsychosomatik. Bundesgesundheitsbl Gesundheitsforsch Gesundheitsschutz 2011; 54: 83–9.

Rudolf G, Henningsen P. Psychotherapeutische Medizin und Psychosomatik: Ein einführendes Lehrbuch auf psychodynamischer Grundlage. Stuttgart: Thieme 2008.

Schag CC, Heinrich RL, Ganz PA. Karnofsky performance status revisited: reliability, validity, and guidelines. J Clin Oncol 1984; 2: 187–93.

Schramm C, Wahl I, Weiler-Normann C et al. Health-Related Quality of Life, Depression, and Anxiety in Patients with Autoimmune Hepatitis. J Hepatol 2014; 60: 618–24.

Verger E, Salamero M, Conill C. Can Karnofsky performance status be transformed to the Eastern Cooperative Oncology Group scoring scale and vice versa? Eur J Cancer 1992; 28A: 1328–30.

Zijlema WL, Stolk RP, Löwe B et al. How to assess common somatic symptoms in large-scale studies: A systematic review of questionnaires. J Psychosom Res 2013; 74: 459–68.

Zipfel S, Wild B, Gross G et al. Focal psychodynamic therapy, cognitive behaviour therapy, and optimised treatment as usual in outpatients with anorexia nervosa (ANTOP study): randomised controlled trial. Lancet 2014; 383: 127–37.

21 Die Hypothalamus-Hypophysen-Nebennieren-Achse

Robert Miller, Katharina Trikojat, Clemens Kirschbaum

21.1 Einleitung

Die funktionale Einheit der Hypothalamus-Hypophysen-Nebennieren-Achse (kurz HHNA) bildet ein hierarchisch organisiertes endokrines System, welches im menschlichen Organismus die basale Sekretion des Steroidhormons Cortisol unter Ruhebedingungen sowie dessen reaktive Sekretion im Rahmen akuter Anpassungsreaktionen des Organismus an Umweltanforderungen reguliert und vermittelt. Aufgrund ihrer adaptiven Regulationsfunktion stellt die HHNA, neben dem autonomen Nervensystem (► Kap. 22), die primäre physiologische Komponente des Stresssystems dar und hat ob ihrer vielfältigen und weitreichenden Effekte eine fundamentale Relevanz im Rahmen normaler physiologischer Anpassungen an Umweltreize. Dysfunktionen der HHNA, aber auch inadäquate, überschießende oder langanhaltende Stressreaktionen (z. B. in Reaktion auf traumatische Erlebnisse oder infolge chronischer Stressbelastung) können schädliche Folgen für die Gesundheit haben und sich somit nachteilig auf Entstehung und Verlauf von somatischen und psychischen Störungen auswirken. So stehen Fehlregulationen der HHNA häufig in Verbindung mit der Manifestation von kardiovaskulären Erkrankungen, Depressionen, Posttraumatischen Belastungsstörungen (PTBS), Morbus Cushing und Autoimmunerkrankungen (Kern et al. 2013; Pimenta et al. 2012; Raison u. Miller 2003). Dieses Kapitel gibt eine überblicksartige Einführung in den Aufbau, Regulations- und Modulationsmechanismen sowie die daraus abgeleiteten Methoden zur Bewertung der HHNA.

21.2 Zur Selbstregulationsfähigkeit der HHNA

Analog zu anderen endokrinen Systemen ist die HHNA durch eine komplexe, dynamische Interaktion ihrer Systemkomponenten, dem Hypothalamus, der Adenohypophyse und der Nebennierenrinde sowie deren biochemische Botenstoffe (primär Hormone) gekennzeichnet. Nach ihrer Synthese werden die Hormone der HHNA in den Blutkreislauf abgegeben und erreichen über diesen ihre Effektororgane, d. h. all jene Zellen, welche Rezeptoren für die jeweiligen Hormone exprimieren. An ihren primären Effektororganen, den Systemkomponenten der HHNA selbst, fungieren diese

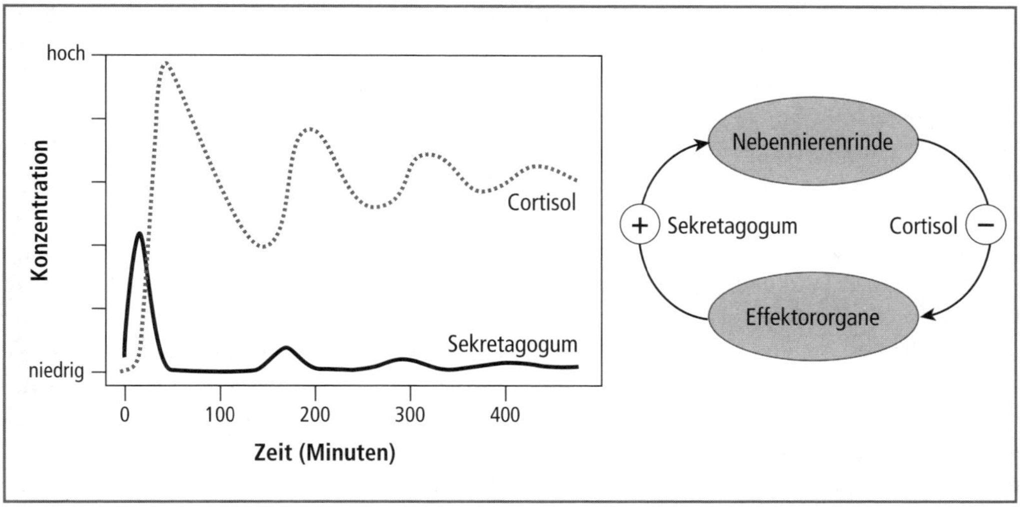

Abb. 21-1 Illustration der Selbstregulation der HHNA in Richtung eines Aktivitätsgleichgewichtes unter der stark vereinfachten Annahme, dass keinerlei periodische oder zufällige Umweltveränderungen existieren (s. Volterra 1926): Ein Sekretagogum stimuliert die Ausschüttung von Cortisol über eine Feedforward-Schleife (+). Cortisol wiederum hemmt die Ausschüttung des Sekretagogums über eine Feedback-Schleife (–). Beachtenswert ist die Latenzzeit, mit der Cortisol auf selbstverursachte Veränderungen der Konzentration seines Sekretagogums reagiert.

Hormone entweder als Sekretagoguen (d. h. sie stimulieren die Synthese und Freisetzung weiterer Hormone; Feedforward-Schleife) oder hemmen deren Synthese und Freisetzung (Feedback-Schleife). Mithilfe dieser Feedforward- und Feedback-Schleifen interagieren die Systemkomponenten der HHNA und können sich selbst kaskadisch regulieren. Die resultierende Selbstregulationsfähigkeit der HHNA sollte mittelfristig dazu führen, dass die Aktivität aller beteiligten Systemkomponenten in Richtung eines homöostatischen Gleichgewichtszustandes oszilliert (► Abb. 21-1). Faktisch wird ein solches homöostatisches Gleichgewicht jedoch nie erreicht, da sowohl periodisch auftretende Veränderungen der Umwelt (wie der Tag-Nacht-Zyklus oder das tägliche Erwachen) als auch unsystematisch auftretende Stressoren (wie Infektionen oder psychosoziale Belastungen) das Ausmaß der HHNA-Aktivität modulieren. In der Konsequenz ändert sich durch solche Umweltbedingungen der jeweils anzustrebende Gleichgewichtszustand adaptiv – dem sog. Prinzip der Allostase folgend (Lightman u. Conway-Campbell 2010) – und beeinflusst somit die selbstregulatorischen Schwingungen der HHNA.

Welche gravierenden Auswirkungen mit spezifischen Fehlfunktionen bzw. einer Fehlregulation der HHNA verbunden sind, wird durch verschiedene Krankheitsbilder wie dem Morbus Addison oder dem Morbus Cushing deutlich. So geht das Cushing-Syndrom aufgrund einer persistierenden Übersekretion von Cortisol auch mit dessen Wirkungen in überhöhtem Maße einher. Im Bereich normaler Konzentrationen dient Cortisol primär der Mobilisierung von Energieressourcen, indem über verschiedene Wirkpfade die Konzentration an zirkulierender Glucose erhöht wird. Aus diesem Grund werden Cortisol, Corticosteron sowie deren synthetische Äquivalente auch als Glucocorticoide bezeichnet. Eine persistierende Übersekretion von Cortisol führt unter anderem zu Hyperglykämie (diabetogene Wirkung), Hypertonie, Hypernatriämie und Hypokaliämie (mineralocorticoide Wirkung), zu einer verringerten Wundheilung (immunosuppressive Wirkung) sowie zu Osteoporose, Muskelatrophien und einer charakteristischen Umverteilungen des Stammfettes (katabole Wirkung). Zudem ist das Cushing-Syndrom häufig assoziiert mit komorbider depressiver und ängstlicher Symptomatik (Pereira et al. 2010). Aufgrund der multiplen Wirkungen von HHNA-Hormonen im menschlichen Organismus kommt der Selbstregulationsfähigkeit der HHNA eine zentrale Bedeutung zu. Daher werden im weiteren Verlauf der Aufbau sowie zwei grundlegende Regulations- und Modulationsmechanismen der HHNA überblicksartig dargestellt (für ausführlichere Darstellungen sei auf Carrasco u. Van de Kar 2003 sowie Paschke u. Voigt 2010 verwiesen).

21.3 Systemische Dynamik und Physiologie der HHNA

Die humorale Signalkaskade der HHNA beginnt auf Ebene des Hypothalamus mit der Synthese und Sekretion des Corticotropin-Releasing-Hormons (CRH) und in weitaus geringerem Ausmaß von Arginin Vasopressin (AVP) durch die neurosekretorischen Zellen des Hypothalamus (v.a. im Nucleus paraventricularis) in den Portalkreislauf[1]. Über dieses spezielle Blutgefäßsystem erreichen CRH und AVP in kürzester Zeit die Adenohypophyse und stimulieren hier die Freisetzung von Corticotropin (ACTH) in den peripheren Blutkreislauf. Über den Blutweg erreicht ACTH sein primäres Effektororgan, die Nebennierenrinde, und stimuliert hier in der Zona fasciculata mit einer Latenzzeit von 15–20 Minuten die Synthese von Cortisol und dessen Sekretion in den Blutkreislauf. Schließlich passiert das peripher freigesetzte Cortisol aufgrund seiner physikalisch-chemischen Eigenschaften (v.a. seiner Lipophilie) die Blut-Hirn-Schranke und hemmt über die Bindung an Mineralocorticoidrezeptoren (MR) und Glucocorticoidrezeptoren (GR) die weitere Ausschüttung von CRH und AVP aus den neurosekretorischen Zellen des Hypothalamus sowie von ACTH aus den corticotrophen Zellen der Adenohypophyse. Die so formierte Feedback-Schleife, über die Cortisol (kaskadisch) seine eigene Freisetzung hemmt, ist in ► Abbildung 21-2 dargestellt. Jedoch stellt eine solche, prototypische Signalkaskade lediglich eine starke Vereinfachung des tatsächlichen physiologischen Geschehens dar, da eine HHNA-Aktivierung eine weitaus komplexere Interaktion und Koordination multipler endokriner und nervaler Systeme umfasst, wie das folgende Beispiel verdeutlichen soll:

Neben der Vermittlung der Cortisolsekretion auf Ebene der Nebennierenrinde wirkt CRH bereits auf Ebene des Hypothalamus als Neurotransmitter bzw. Neuromodulator auf die vegetativen Zentren im Hirnstamm (Medulla oblangata). CRH aktiviert hier nerval das sympathische Nervensystem, das binnen weniger Sekunden bis Minuten über ebenfalls nervale Innervation zur Synthese und Freisetzung von Noradrenalin (20 %) und Adrenalin (80 %) aus dem Nebennierenmark führt. Allerdings stimuliert auch Cortisol (als Endprodukt der humoralen Signalkaskade von CRH/AVP und ACTH) im benachbarten Nebennierenmark parakrin die Synthese und Sekretion von Noradrenalin und Adrenalin und erhöht darüber hinaus die Sensibilität der Adrenorezeptoren, wodurch die Wirksamkeit beider

[1] Trotz der hauptsächlichen Sekretion von AVP über die Neurohypophyse scheint ein substanzieller Teil des Peptids nach Sekretion an der Eminentia mediana als direktes ACTH-Sekretagogum in der Adenohypophyse zu fungieren (Salata et al. 1988).

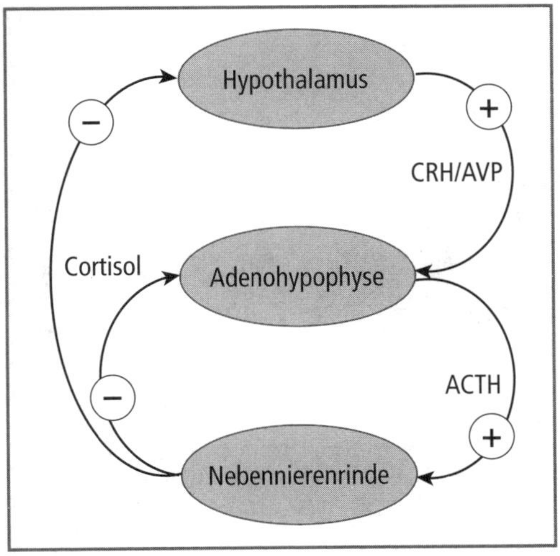

Abb. 21-2 Signalkaskade der HHNA.

Catecholamine deutlich erhöht wird (permessiver Effekt; Carrasco u. Van de Kar 2003; Paschke u. Voigt 2010). Ähnlich zur Interaktion zwischen HHNA und sympathischem Nervensystem existieren andere modulatorische Mechanismen, welche die Aktivität der HHNA auf all ihren funktionalen Ebenen beeinflussen, bis dato jedoch nicht in allen Einzelheiten bzw. nur modellhaft verstanden sind (siehe z. B. Brown et al. 2001; Walker et al. 2010).

21.4 Zirkadiane und ultradiane Modulation der HHNA-Aktivität

Ein wesentliches und gut dokumentiertes Charakteristikum der HHNA-Aktivität ist ihre stabile zirkadiane Rhythmik, welche aus tageszeitabhängigen Aktivitätsveränderungen des suprachiasmatischen Nucleus resultiert, der wiederum die CRH-Sekretion des Nucleus paraventricularis moduliert und an den Tag-Nacht-Zyklus koppelt. Diese zirkadiane Rhythmik der HHNA zeigt sich in periodisch wiederkehrenden Veränderungen der Konzentrationsprofile aller beteiligten HHNA-Hormone: So wird zu Beginn eines jeden Tages vermehrt CRH ausgeschüttet, welches wiederum die ACTH- und Cortisolsekretion stimuliert und somit das HHNA-Aktivitätsgleichgewicht verschiebt. Eben solche Verschiebungen induzieren die bereits diskutierten, selbstregulatorischen Schwingungen der HHNA-Aktivität, die sich in ultradian auftretenden, pulsartigen Sekretionsphasen der involvierten Hormone manifestieren. Entsprechend der zirkadianen Rhythmik variieren diese Pulse in Bezug auf ihre Auftretenshäufigkeit (Frequenzmodulation; durchschnittlich alle 60–77 Minuten) und die Stärke ihrer Konzentrationsauslenkungen (Amplitudenmodulation; die durchschnittliche Menge freigesetzten Cortisols beträgt 850 µg pro Puls; Veldhuis et al. 1989; Weitzman et al. 1971). Durch die variierende, sekretorische Aktivität der HHNA ergeben sich bei gesunden Personen maximale Cortisolkonzentrationen am Morgen bzw. ca. 30 Minuten nach dem Erwachen (dem »Morgenpeak« – durchschnittlich 550–880 nmol/l) sowie minimale Cortisolkonzentrationen am Abend bis zur Nachtruhe (dem sog. Nadir – durchschnittlich ≤ 138 nmol; Veldhuis et al. 1989; ▸ Abb. 21-3). Insgesamt wird so durchschnittlich 16–20 mg Cortisol pro Tag aus der Nebennierenrinde ins Blut abgegeben, wobei das Steroid zu einem hohen Anteil spezifisch und unspezifisch an Eiweißproteine (CBG und Albumin) sowie an Erythrozyten im Blut gebunden wird (Lentjes u. Romijn 1999). Allerdings ist Cortisol nur in seiner freien, ungebundenen Form physiologisch wirksam und kann auch nur in dieser mit einer Halbwertszeit von 42–73 min (Trifonova et al. 2013; Veldhuis et al. 1989; Weitzman et al. 1971) metabolisiert bzw. ausgeschieden werden.

Neben den stabilen, durch die zirkadiane Rhythmik bedingten Veränderungen der HHNA-Aktivität können verschiedene, belastende Umweltveränderungen, mit denen ein Or-

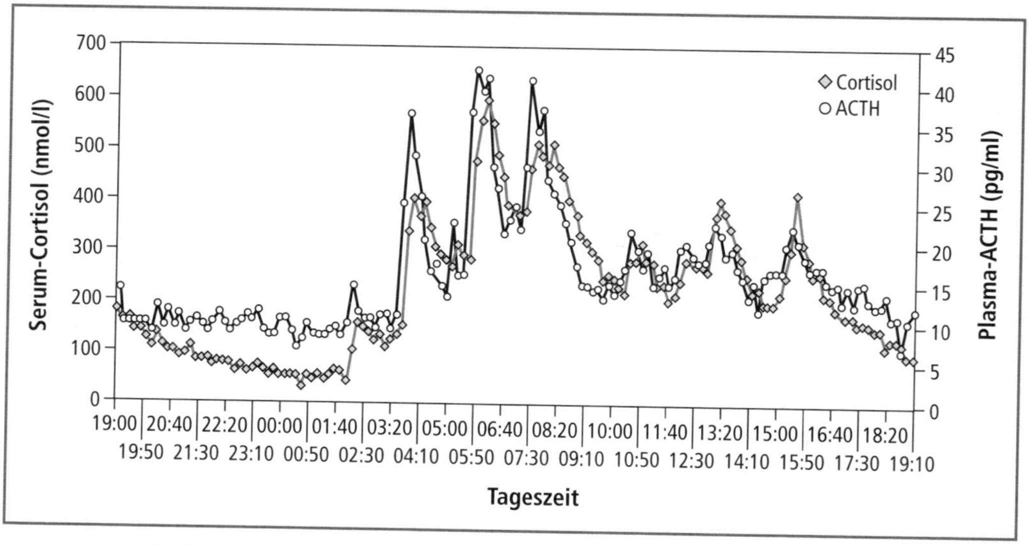

Abb. 21-3 Zirkadianes Profil der ACTH- und Cortisolkonzentrationen einer gesunden Frau (Lightman u. Conway-Campbell 2010; mit freundlicher Genehmigung der Nature Publishing Group). In den frühen Morgenstunden verstärken sich die Sekretionsamplituden der ACTH-Pulse, welche wiederrum die Frequenz und Amplitude der Cortisolpulse bestimmen.

ganismus konfrontiert wird (sog. Stressoren), isolierte, ultradiane HHNA-Aktivitätsphasen induzieren, die kurzfristig das basale Aktivitätsgleichgewicht verschieben. Solche Stressoren umfassen die eingangs erwähnten, zufällig auftretenden Phasen von akutem psychosozialem Stress (Dickerson u. Kemeny 2004), immunologischem Stress nach Verletzungen und/oder Infektionen sowie die eher systematisch auftretende sekretorische Aktivität der HHNA aufgrund des alltäglichen Erwachens (Fries et al. 2009). Eben solchen HHNA-Aktivierungen wird im Rahmen translationaler psychosomatischer Forschung eine besondere Bedeutung beigemessen, da die Amplitudenvariation der resultieren Cortisolsekretion zwischen Individuen zu einem substanziellen Anteil auf dispositionelle, zeitstabile Faktoren zurückzuführen ist (Federenko et al. 2004; Hellhammer et al. 2007). Eine mögliche Erklärung dieser interindividuellen Unterschiede bei stressinduzierter Cortisolsekretion kann aus Studien abgeleitet werden, welche die Teilsuppression der HHNA nach Gabe niedrigdosierten Dexamethasons untersucht haben: Die beobachtbare Variabilität der Cortisolsekretion könnte auf Unterschiede in der Feedback-Sensitivität der HHNA bzw. ihrer Komponenten zurückzuführen zu sein (Huizenga et al. 1998) – ein Phänomen, das auch für klinische Stichproben mit verschiedenen psychischen Störungen wie Depression oder PTBS berichtet wird (Ehlert et al. 2001).

21.5 Methoden zur Bewertung der HHNA-Integrität

In Anbetracht der mannigfaltigen Einflussmöglichkeiten auf die HHNA wurden in den vergangenen Jahrzehnten verschiedenste Methoden entwickelt, um globale und spezifische HHNA-Störungen zu diagnostizieren. Ausgangspunkt für die Erfassung der HHNA-Aktivität und Bewertung ihrer Integrität bildet in der Regel die Entnahme eines biologischen Mediums, aus dem Konzentrationen der HHNA-Hormone bestimmt werden können. Neben der Entnahme von Blut, in dem auch der Spiegel von Peptidhormonen bestimmt werden kann, kann das Steroidhormon Cortisol auch nicht-invasiv in Haaren, Urin und Speichel bestimmt werden. Während Haar und Urinproben vorrangig dazu geeignet sind, die aggregierte Cortisolexposition über einen längeren Zeitraum abzubilden, aber aufgrund ihrer Anfälligkeit gegenüber Störeinflüssen (wie Schweißsekretion und Flüssigkeitsaufnahme) in der Individualdiagnostik bis dato nur von untergeordneter Relevanz sind, hat insbesondere Speichel gegenüber Blut als Medium an Bedeutung gewonnen (Kirschbaum u. Hellhammer 1994), beispielsweise zur Diagnose von Morbus Cushing (Trilck et al. 2005). Neben der Nicht-Invasivität liegt ein wesentlicher Vorteil der Speichelanalyse darin begründet, dass bei der Diffusion von Cortisol in die Speicheldrüsen dessen an die Proteine und Erythrozyten gebundener Anteil in den Blutgefäßen verbleibt (Gröschl 2008) und somit die Menge an freiem bioverfügbaren Cortisol ohne weitere Aufbereitungs- oder Analyseschritte direkt aus dem Speichel bestimmt werden kann. Sofern Proben kontinuierlich entnommen sowie anschließend die darin enthaltenen Hormonkonzentrationen biochemisch analysiert werden, kann jedoch die Integrität der HHNA nur passiv beobachtet und vergleichsweise global bewertet werden.

Um die globale und spezifische Integrität einzelner HHNA-Komponenten kausal zu untersuchen, existiert daher ein Sammelsurium an vorrangig pharmakologischen (siehe Ehlert et al. 2001), aber auch psychologischen Interventionen, die in erster Linie zur Stimulation oder Hemmung einzelner Regulationsschleifen dienen. Globale Interventionsmethoden setzen auf einer frühen Ebene der HHNA-Signalkaskade an, indem das Aktivitätsgleichgewicht der HHNA durch einen vergleichsweise unspezifischen, »naturalistischen« Stressor temporär verschoben wird. So wird der Insulin-Toleranz-Test (ITT) als Mittel der Wahl zur pharmakologischen Stimulation der gesamten HHNA eingesetzt, bei dem in Reaktion auf eine durch Insulininjektion induzierte Hypoglykämie ACTH und Somatotropin ausgeschüttet werden. Auf psychologischer Seite kommen hingegen sog. Stressprotokolle zum Einsatz (beispielsweise der Trier-Sozial-Stress-Test, TSST, der sozial-evaluative Cold-pressor-Test, SECPT, und diverse Derivate; Kirschbaum et al. 1993; Smeets et al. 2012), welche die Ansprechbarkeit der HHNA auf psychosoziale Belastungen testen.

Spezifische HHNA-Komponenten können hingegen durch die Injektion von CRH oder ACTH untersucht werden. CRH-Injektionen dienen hierbei der Bewertung der individuellen Sensitivität und sekretorischen Kapazität der corticotrophen Zellen in der Adenohypophyse, während ACTH-Injektionen zur Erfassung derselben Parameter auf Ebene der Nebennierenrinde dienen. Des Weiteren besteht die Möglichkeit, die HHNA über ihre Feedback-Schleifen zu hemmen, indem das bereits erwähnte Dexamethason verabreicht wird. Häufig werden auch Dexamethason und CRH/ACTH kombiniert gegeben, um den Einfluss endogener Modulatoren der HHNA zu minimieren und gleichzeitig ihre Aktivität zu standardisieren. Durch die Gabe von Metyrapon besteht zudem die Möglichkeit, die CRH/ACTH-Sekretion zu stimulieren, indem die Corticosteroid-Synthese in der Nebennierenrinde gehemmt wird und somit die Regulation der CRH/ACTH-Sekretion über die Feedback-Schleife unterbunden wird.

21.6 Klinische Relevanz und Ausblick

Die HHNA repräsentiert die primäre Stressachse, die den menschlichen Organismus durch vielfältige physiologische Effekte optimal auf die Bewältigung von Umweltanforderungen vorbereitet. Ist die Adaptivität dieses Systems oder einzelner Komponenten gestört, kann dies zu weitreichenden Folgen in Verhalten, Erleben und Gesundheit führen. Über die Messung von Stresshormonen in Blut, Speichel, Haar oder Urin konnte für eine Vielzahl an Erkrankungen ein Zusammenhang mit Veränderungen der HHNA gezeigt werden. Konsistent erhöhte Level von ACTH und Cortisol in basalen und stimulierten Messungen (Hypercortisolismus) zeigen sich bei Depressionen (Stetler u. Miller 2011) und gehen potenziell auf eine bereits oben erwähnte reduzierte Feedback-Sensitivität, vermittelt über Veränderungen der Glucocorticoidrezeptoren, zurück (Renoir et al. 2013). Eine therapeutische Verabreichung hoher Glucocorticoid-Dosen zeigte zudem einen Zusammenhang mit dem Auftreten manischen Verhaltens (Renoir et al. 2013). Hingegen deutet bei der PTBS als Folge traumatischer Stressexposition die Mehrzahl der Forschungsbefunde eher auf einen im Verlauf auftretenden Hypocortisolismus hin. Auf einem frühen Level der Stresskaskade zeigen sich erhöhte Konzentrationen an CRH, die mit verringerter Sekretion von ACTH und Cortisol einhergehen (Wingenfeld u. Wolf 2010).

Befunde zur Beteiligung von HHNA-Dysregulationen bei psychischen Störungen geben nicht nur Aufschluss über Ätiologie und Krankheitsmechanismen im Sinne eines bio-psycho-sozialen Krankheitsmodells, sondern auch Impulse für neue pharmakologische Therapiestrategien bei psychischen Störungen, beispielsweise in Form von CRH-Rezeptorantagonisten oder Pharmaka zur Inhibierung bestimmter, an der Cortisolsynthese beteiligter Enzyme (Martocchia et al. 2013). Auch eine unmittelbare Behandlung mit Hydrocortison nach akutem oder traumatischem Stress zeigte in initialen Studien positive Effekte auf die Ausprägung posttraumatischer Belastungssymptome (Delahanty et al. 2013; Zohar et al. 2011). Die hohe Dichte an GR-Rezeptoren im Hippocampus sowie profunde Erkenntnisse über die Funktion von Glucocorticoiden bei Lern- und Gedächtnisprozessen macht die HHNA darüber hinaus zum Ziel potenziell förderlicher Zusatzinterventionen im Rahmen von expositionsbasierten psychotherapeutischen Ansätzen. So konnte u. a. gezeigt werden, dass die Verabreichung von Hydrocortison unmittelbar vor einer Expositionstherapie bei Spinnen- und Höhenphobikern zu einer stärkeren Angstreduktion führt (de Quervain et al. 2011; Soravia et al. 2013). Die Übertragung solcher Erkenntnisse auf die psychosomatischen und verhaltensmedizinischen Anwendungsfragen bietet eine spannende Perspektive für die Zukunft.

Literatur

Brown EN, Meehan PM, Dempster AP. A stochastic differential equation model of diurnal cortisol patterns. Am J Physiol Endocrinol Metabol 2001; 280; E450–E461.

Carrasco GA, Van de Kar LD. Neuroendocrine pharmacology of stress. European J Pharmacol 2003; 463: 235–72.

Delahanty DL, Gabert-Quillen C, Ostrowski SA et al. The efficacy of initial hydrocortisone administration at preventing posttraumatic distress in adult trauma patients: a randomized trial. CNS Spectrums 2013; 18: 103–11.

de Quervain DJ, Bentz D, Michael T et al. Glucocorticoids enhance extinction-based psychotherapy. Proc Natl Acad Sci USA 2011; 108, 6621–5.

Dickerson SS, Kemeny ME. Acute stressors and cortisol responses: a theoretical integration and synthesis of laboratory research. Psychol Bull 2004; 130: 355–91.

Ehlert U, Gaab J, Heinrichs M. Psychoneuroendocrinological contributions to the etiology of depression, posttraumatic stress disorder, and stress-related bodily disorders: the role of the hypothalamus-pituitary-adrenal axis. Biol Psychol 2001; 57: 141–52.

Gröschl M. Current status of salivary hormone analysis. Clin Chem 2008; 54: 1759–69.

Federenko IS, Nagamine M, Hellhammer DH et al. The heritability of hypothalamus pituitary adrenal axis responses to psychosocial stress is context dependent. J Clin Endocrinol Metabol 2004; 89: 6244–50.

Fries E, Dettenborn L, Kirschbaum C. The cortisol awakening response (CAR): facts and future directions. Int J Psychophysiol 2009; 72: 67–73.

Hellhammer J, Fries E, Schweisthal OW et al. Several daily measurements are necessary to reliably assess the cortisol rise after awakening: state- and trait components. Psychoneuroendocrinol 2007; 32: 80–6.

Huizenga NA, Koper JW, de Lange P et al. Interperson variability but intraperson stability of baseline plasma cortisol concentrations, and its relation to feedback sensitivity of the hypothalamo-pituitary-adrenal axis to a low dose of dexamethasone in elderly individuals. J Clin Endocrinol Metabol 1998; 83: 47–54.

Kern S, Krause I, Horntrich A et al. Cortisol awakening response is linked to disease course and progression in multiple sclerosis. PLoS One 2013; 8: e60647.

Kirschbaum C, Hellhammer DH. Salivary cortisol in psychoneuroendocrine research: recent developments and applications. Psychoneuroendocrinol 1994; 19: 313–33.

Kirschbaum C, Pirke KM, Hellhammer DH. The Trier Social Stress Test – a tool for investigating psychobiological stress responses in a laboratory setting. Neuropsychobiol 1993; 28: 76–81.

Lentjes EG, Romijn FH. Temperature-dependent cortisol distribution among the blood compartments in man. J Clin Endocrinol Metabol 1999; 84: 682–7.

Lightman SL, Conway-Campbell BL. The crucial role of pulsatile activity of the HPA axis for continuous dynamic equilibration. Nat Rev Neurosci 2010; 11: 710–8.

Martocchia A, Stefanelli M, Falaschi GM et al. Targets of anti-glucocorticoid therapy for stress-related diseases. Rec Patents CNS Drug Discov 2013; 8: 79–87.

Pereira AM, Tiemensma J, Romijn JA. Neuropsychiatric disorders in Cushing's syndrome. Neuroendocrinol 2010; 92 (Suppl 1): 65–70.

Pimenta E, Wolley M, Stowasser M. Adverse cardiovascular outcomes of corticosteroid excess. Endocrinol 2012; 153: 5137–42.

Renoir T, Hasebe K, Gray L. Mind and body: how the health of the body impacts on neuropsychiatry. Front Pharmacol 2013; 4: 1–16.

Salata RA, Jarrett DB, Verbalis JG, Robinson AG. Vasopressin stimulation of adrenocorticotropin hormone (ACTH) in humans: In vivo bioassay of corticotropin-releasing factor (CRF) which provides evidence for CRF mediation of the diurnal rhythm of ACTH. J Clin Invest 1988; 81: 766–74.

Smeets T, Cornelisse S, Quaedflieg CW et al. Introducing the Maastricht Acute Stress Test (MAST): a quick and non-invasive approach to elicit robust autonomic and glucocorticoid stress responses. Psychoneuroendocrinol 2012; 37: 1998–2008.

Soravia LM, Heinrichs M, Winzeler L et al. Glucocorticoids enhance in vivo exposure-based therapy of spider phobia. Depress Anx 2014; 31(5): 429–35.

Stetler C, Miller GE. Depression and hypothalamic-pituitary-adrenal activation: a quantitative summary of four decades of research. Psychosom Med 2011; 73: 114–26.

Trilck M, Flitsch J, Lüdecke DK et al. Salivary cortisol measurement – a reliable method for the diagnosis of Cushing's syndrome. Exp Clin Endocrinol Diabetes 2005; 113: 225–30.

Trifonova ST, Gantenbein M, Turner JD, Muller CP. The use of saliva for assessment of cortisol pulsatile secretion by deconvolution analysis. Psychoneuroendocrinol 2013; 38: 1090–101.

Veldhuis JD, Iranmanesh A, Lizarralde G, Johnson ML. Amplitude modulation of a burstlike mode of cortisol secretion subserves the circadian glucocorticoid rhythm. Am J Physiol Endocrinol Metabol 1989; 257: E6–E14.

Volterra V. Fluctuations in the abundance of a species considered mathematically. Nature 1926; 118: 558–60.

Walker JJ, Terry JR, Lightman SL. Origin of ultradian pulsatility in the hypothalamic-pituitary-adrenal axis. Proc Royal Soc B 2010; 277: 1627–33.

Weitzman ED, Fukushima D, Nogeire C et al. Twenty-four hour pattern of the episodic secretion of cortisol in normal subjects. J Clin Endocrinol Metabol 1971; 33: 14–22.

Wingenfeld K, Wolf OT. HPA axis alterations in mental disorders: impact on memory and its relevance for therapeutic interventions. CNS Neurosci Ther 2011; 17: 714–22.

Zohar J, Yahalom H, Kozlovsky N et al. High dose hydrocortisone immediately after trauma may alter the trajectory of PTSD: interplay between clinical and animal studies. Eur Neuropharmacol 2011; 11: 796–809.

22 Autonomes Nervensystem

Susanne Fischer, Urs M. Nater

22.1 Einleitung

Das autonome Nervensystems (ANS) zählt neben der in ► Kapitel 21 beschriebenen HHNA zu den stressregulatorischen Systemen und stellt als solches ein wichtiges Bindeglied zwischen der Verarbeitung von Umgebungsstressoren sowie psychosomatisch und verhaltensmedizinisch relevanten Erkrankungen dar. Besonders anschaulich lässt sich dies am Beispiel der Herz-Kreislauf-Erkrankungen verdeutlichen, die in Deutschland die meisten Krankheitskosten verursachen und vergleichsweise am häufigsten zum Tod führen (Statistisches Bundesamt 2013). Bei diesen Erkrankungen gehen Störungen der Regulation des ANS direkt mit zentralen pathogenetischen Prozessen wie Atherosklerose und akuten ischämischen Reaktionen einher (Steptoe 2007). Ein wichtiger Faktor bei der Entstehung von autonomen Regulationsstörungen stellen psychosoziale Stressoren dar (z. B. Chida u. Steptoe 2010). So bringen Belastungen am Arbeitsplatz, soziale Isolation und Einsamkeit ein 1,3- bis 1,5-fach erhöhtes Risiko für die Entstehung einer koronaren Herzerkrankung mit sich, und akuter emotionaler Stress führt bei vorbelasteten Personen mit 2,5-fach erhöhter Wahrscheinlichkeit zu Herzinfarkten (Steptoe u. Kivimaki 2013).

22.2 Struktur und Funktion

Das ANS (auch vegetatives oder viszerales Nervensystem genannt) versorgt sämtliche inneren Organe und ist einerseits für die Anpassung des Körpers an Umweltanforderungen und andererseits für die Erhaltung der inneren Homöostase zuständig. Dies geschieht vorwiegend unwillkürlich (»autonom«). Das ANS wird dem peripheren Nervensystem zugeordnet, weist jedoch auch Anteile innerhalb des Zentralnervensystems auf. Benarroch spricht diesbezüglich vom »Zentralen Autonomen Netzwerk« (ZAN; Benarroch 1997). Die wichtigsten Strukturen des ZAN sind auf unterschiedlichen Ebenen von Cortex bis Hirnstamm zu finden (Benarroch 1997). Das ZAN verarbeitet Reize aus der Umwelt, wie z. B. psychosoziale Stressoren, und weist viszerale und humorale Afferenzen aus der Peripherie auf. Derartige Afferenzen können z. B. durch nozizeptiven Input oder Veränderungen des Blutzuckers stimuliert werden und werden primär im Nucleus tractus solitarius integriert. Über bidirektionale Verbindungen zu monoaminergen und cholinergen Systemen trägt das ZAN efferent zur Integration emotionaler und kognitiver Prozesse bei und steuert endokrine Reaktionen des Hypothalamus (z. B. Ausschüttung von Corticotropin-Releasing-Hormon; Benarroch 1997). In der Peripherie wiederum werden über sympathische (»fight and flight«; Cannon 1932) und parasympathische (»rest and digest«; Cannon 1932) Efferenzen die Herztätigkeit, viszero-und somatomotorische sowie weitere endokrine Prozesse kontrolliert. Das ANS ist entsprechend auch bei Verdauungsprozessen, der Atmung und der Ausschüttung von Catecholaminen

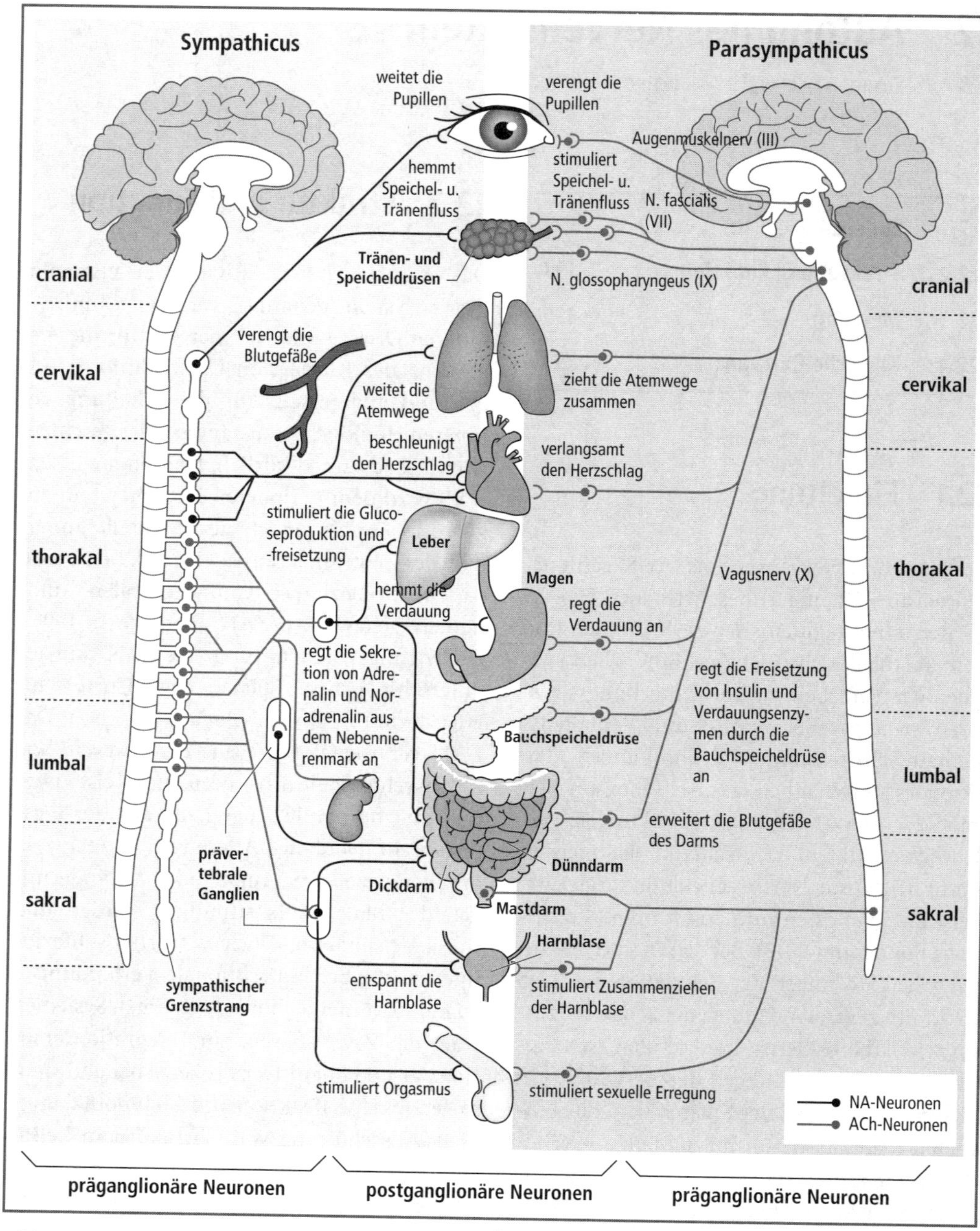

Abb. 22-1 (Periphere) Funktionen des autonomen Nervensystems (nach Bear et al. 2009).

aus dem Nebennierenmark involviert. Eine Übersicht über die (an dieser Stelle primär peripheren) Efferenzen des ANS bietet ▸ Abbildung 22-1.

Die Vielfalt der zum ANS gehörigen zentralnervösen und peripheren Strukturen sowie die essenzielle Rolle in der Regulierung diverser Körperfunktionen führt zur Frage, welche

Folgen autonome Regulationsstörungen, z. B. als Resultat von Traumatisierung (▸ Kap. 9 und ▸ Kap. 14) oder chronischem Stress, haben können. Die häufigste Form autonomer Regulationsstörungen besteht in einer chronisch erhöhten sympathischen Aktivierung und/oder eines Rückgangs der vagalen Kontrolle (sog. sympathovagale Dysbalance). Bleiben derartige Auslenkungen des ANS über einen längeren Zeitraum bestehen, so kann dies zu einer »Abnutzung« des ANS im Sinne einer erhöhten allostatischen Belastung führen (McEwen 1998). Entscheidend für die Herausbildung einer Krankheit sind Interaktionen des (dysregulierten) sympathischen bzw. parasympathischen Nervensystems mit anderen stressregulatorischen Systemen wie der Hypothalamus-Hypophysen-Nebennierenrinden-Achse (HHNA; z. B. Andrews et al. 2013; Thayer u. Sternberg 2006) und dem Immunsystem (z. B. Elenkov et al. 2000; Pavlov u. Tracey 2012). Nebst Symptomen wie Palpitationen, Schwindel, Schwächegefühle, Erschöpfung, Verdauungsprobleme, Sehstörungen oder Schwitzen sind Auffälligkeiten in autonomen Funktionstests (▸ Abschn. 22.3) typische Anzeichen eines dysregulierten ANS (Weimer 2010).

22.3 Messung

Die Messung des ANS kann entsprechend seiner Struktur sowohl auf zentralnervöser als auch auf peripherer Ebene geschehen. Obwohl zunehmend bildgebende Verfahren eingesetzt werden, liegt der Schwerpunkt nach wie vor auf peripherphysiologischen Methoden. Eine Übersicht über die gängigsten Messverfahren bietet ▸ Tabelle 22-1.

Die Wahl der geeigneten Methode und des geeigneten Parameters ist gleichermaßen von der Fragestellung und der Machbarkeit abhängig. Es können zunächst grob elektrophysiologische Methoden (wie die Elektrokardiografie) von Nassparameterbestimmungen (wie die Bestimmung von Alpha-Amylase) abgegrenzt werden. Erstere zeichnen sich praktisch durch eine einmalige Anschaffung relativ teurer Apparaturen und Auswertungssoftware (z. B. Herzratenvariabilität-Analyse-Tools) aus und erfordern eine entsprechende Expertise. Bei Nassparameterbestimmungen fallen die Aufwendungen für die Verbrauchsmaterialien (z. B. Behälter für die Probenentnahmen) relativ gering aus, während die biochemischen Analysen mit deutlich mehr Kosten verbunden sind. Je nach Forschungsinteresse bzw. klinischer Relevanz können zudem Methoden zur Erfassung der sympathischen oder parasympathischen Aktivität unterschieden werden; ein besonders vielseitiger Parameter stellt dabei die Herzratenvariabilität dar, die Aussagen über die Aktivität beider Subsysteme ermöglicht. Ein weiterer wichtiger Aspekt besteht im Grad der Invasivität. Invasive Methoden wie die Bestimmung des mittleren arteriellen Blutdrucks, die Mikroneurografie oder die Bestimmung von Catecholaminen und des Noradrenalin-Spillovers im Blut bieten den Vorteil einer exakten Erfassung an der jeweils relevanten Körperstelle. Non-invasive Methoden sind weniger aufwändig, verletzen die körperliche Integrität des Probanden oder Patienten nicht und verhindern eine mögliche Stressreaktion auf die schmerzhafte Prozedur. Schließlich können in Abhängigkeit der Fragestellung sämtliche Parameter entweder unter basalen oder stimulierten Bedingungen bestimmt werden. Gängige Verfahren zur allgemeinen Stimulierung stressregulatorischer Systeme sind psychosoziale Stressoren wie der Trier-Social-Stress-Test (Kirschbaum et al. 1993), mentale Stressoren wie der Stroop-Test oder körperliche Stressoren wie der Fahrrad-Ergometer-Test. Zur gezielten Stimulierung des ANS können autonome Funktionstests wie passive und aktive orthostatische Verfahren, der isometrische Handgrifftest, tiefes Atmen

Tab. 22-1 Übersicht über die gängigsten Messverfahren des autonomen Nervensystems.

Methode	Parameter	Messgegenstand	Vorgehen	Anwendungsbereiche
Elektrokardiografie	Herzrate	Sympathische und parasympathische Innervierung des Herzens	Anbringen von Elektroden an der Brustwand bzw. zusätzlich an den Extremitäten; Ableitung, Verstärkung und Aufzeichnung der Aktionspotenziale; Artefaktkorrektur; Berechnung der Indizes (Berntson et al. 1997; Task Force 1996)	Sehr breite Anwendung in experimenteller Grundlagen- und klinischer Forschung, Messungen im Alltag, klinische Praxis (insbesondere Ruhe-, Belastungs- und Langzeit-Elektrokardiografie)
	Herzratenvariabilität: »Low frequency band«	Sympathische und parasympathische Innervierung des Herzens bzw. Barorezeptor-Aktivität		
	Herzratenvariabilität: • Standardabweichung der Herzrate • Mittleres Quadrat sukzessiver Differenzen • Respiratorische Sinusarrhythmie • »High frequency band«	Parasympathische Innervierung des Herzens		
Blutdruckmessung	Blutdruck	Sympathische und parasympathische Innervierung der Blutgefäße	Bestimmung des systolischen und diastolischen Blutdrucks durch Anbringen einer Druckmanschette am linken Oberarm; beim Ablassen des Drucks Auskultation oder Oszillation (auch digitale Messung möglich); alternativ plethysmografische Messung durch Klemme am Finger (O'Brien et al. 1993)	Breite Anwendung in experimenteller Grundlagen- und klinischer Forschung, primär nach wie vor in der klinischen Praxis relevant

Methode	Parameter	Messgegenstand	Vorgehen	Anwendungsbereiche
	Mittlerer arterieller Blutdruck		Bestimmung des mittleren arteriellen Blutdrucks durch Einführen eines Katheters in die Arteria radialis oder femoralis; Messung des mittleren arteriellen Blutdrucks mittels eines Drucksensors (O'Brien et al. 1993)	
Mikroneurografie	Sympathische Nervenaktivität im Muskel bzw. in der Haut	Postganglionäre sympathisch-neurale Aktivität	Einführen einer Nadelelektrode (meist in den Nervus peroneus); Ableitung, Verstärkung und Aufzeichnung der Aktionspotenziale; Auszählung sympathisch-neuraler Impulse (Vallbo et al. 2004)	Primär experimentelle Grundlagen- und klinische Forschung (vor allem Schmerzforschung) aufgrund sehr anspruchsvoller Anwendung und invasivem Charakter
Erfassung der elektrodermalen Aktivität	• Hautleitfähigkeitsniveau • Unspezifische Hautleitfähigkeitsreaktionen • Hautleitfähigkeitsreaktionen	Sympathische Innervierung der Schweißdrüsen	Anbringen von zwei Elektroden an den distalen Gliedern des Zeige- und Mittelfingers der nicht-dominanten Hand (alternativ auch an der Innenseite des Handgelenks oder an der Fußinnenseite); Ableitung, Verstärkung und Aufzeichnung der Hautpotenziale; Artefaktkorrektur; Berechnung der Indizes (Boucsein et al. 2012)	Primär experimentelle Grundlagen- und klinische Forschung aufgrund einer erhöhten Anfälligkeit für Bewegungsartefakte und Umwelteinflüsse (z. B. Lufttemperatur)

Tab. 22-1 Übersicht über die gängigsten Messverfahren des ANS.

Methode	Parameter	Messgegenstand	Vorgehen	Anwendungsbereiche
Bestimmung von Catecholaminen	Noradrenalin	Sympathisch-neurale Aktivität bzw. Aktivität des sympatho-adrenomedullären Systems	Blutentnahme (meist durch Punktion der Vena mediana cubiti) bzw. Sammeln von Urin über 24 h; Analyse der Proben mittels Hochleistungsflüssigkeitschromatografie oder Immunassay (Goldstein 2010)	Breite Anwendung in experimenteller Grundlagen- und klinischer Forschung, klinische Praxis
	Adrenalin	Aktivität des sympatho-adrenomedullären Systems		
	Noradrenalin-Spillover	Sympathisch-neurale Aktivität	Blutentnahme nach Infusion mit radioaktiv markiertem Noradrenalin (meist durch Punktion der Vena mediana cubiti) bzw. Sammeln von Urin über 24h; Analyse der Proben mittels Hochleistungsflüssigkeitschromatografie oder Immunassay (Esler 1993)	Primär in der experimentellen Grundlagenforschung aufgrund des invasiven Charakters
Bestimmung von Alpha-Amylase	Alpha-Amylase	Sympathische Innervierung der Speicheldrüsen	(Un-)stimuliertes Sammeln von Speicheln ggf. mithilfe von adsorbierendem Material; Analyse der Proben mittels enzymkinetischer oder Immunassays (siehe auch Nater u. Rohleder 2009; Rohleder u. Nater 2009)	Breite Anwendung in experimenteller Grundlagen- und klinischer Forschung, aufgrund der einfachen Handhabung geeignet für Messungen im Alltag

oder das Valsalva-Manöver eingesetzt werden (siehe Weimer 2010 für eine aktuelle Übersicht). Schließlich erlaubt die Verabreichung pharmakologischer Substanzen wie z. B. Yohimbin oder Propranolol eine Stimulierung des sympathischen bzw. parasympathischen Systems.

22.4 Klinische Relevanz

Autonome Regulationsstörungen sind, nicht zuletzt aufgrund der in ▸Abschnitt 22.2 beschriebenen Interaktionen mit der HHNA und dem Immunsystem, prädisponierend, auslösend und als aufrechterhaltender Faktor und/oder Begleiterscheinung an verschiedenen Erkrankungen beteiligt.

Eine prädisponierende Rolle spielen autonome Regulationsstörungen z. B. in der Entstehung von Bluthochdruck, Diabetes mellitus und Adipositas, wobei alle diese Störungsbilder wiederum das Risiko für Herz-Kreislauf-Erkrankungen erhöhen (Thayer u. Lane 2007). Bezüglich Herz-Kreislauf-Erkrankungen besteht unter akutem (psychosozialem) Stress zudem die Gefahr, dass auf der Basis einer autonomen Regulationsstörung eine ischämische Reaktion ausgelöst wird (Steptoe 2007). Insgesamt sind bei Herz-Kreislauf-Erkrankungen Interaktionen des ANS mit dem angeborenen Immunsystem insofern zu beachten, als sie zu chronischen Entzündungen des kardiovaskulären Systems führen, was wiederum Atherosklerose begünstigen kann (Steptoe 2007).

Als aufrechterhaltender Faktor werden autonome Regulationsstörungen z. B. bei somatoformen Störungen (Rief u. Barsky 2005) bzw. bei funktionellen somatischen Syndromen wie der Fibromyalgie, dem Reizdarm- oder dem chronischen Erschöpfungssyndrom diskutiert (Tak et al. 2009). Eine Beteiligung des ANS wird bei diesen Störungen primär in Form einer erhöhten Nozizeption (Fibromyalgie) und gestörten Verdauungsprozessen (Reizdarmsyndrom) sowie orthostatischen Symptomen (z. B. Schwächegefühl) unter akuter Belastung (chronisches Erschöpfungssyndrom) vermutet (Fischer u. Nater 2013). Auch hier spielen autonom modulierte inflammatorische Prozesse eine wesentliche Rolle in der Pathophysiologie dieser Störungen (Nater et al. 2011).

Als Begleiterscheinungen einer Primärerkrankung kommen die autonomen Regulationsstörungen schließlich auch bei neurodegenerativen Erkrankungen vor (Goldstein 2003). Beim Morbus Parkinson sind (periphere) autonome Symptome z. B. bereits vor dem Vorhandensein der Parkinson-typischen motorischen Symptome zu beobachten, weshalb eine regelmäßige Überwachung und das Durchführen autonomer Funktionstests einer frühen Erkennung der Erkrankung förderlich sein kann (Cersosimo u. Benarroch 2012).

Die vielfältige Rolle des ANS in unterschiedlichen Stadien pathogenetischer Prozesse weist auf die Bedeutsamkeit der regelmäßigen Messung entsprechender Parameter hin. Dies ist sowohl im Rahmen der eben erwähnten Früherkennung einzelner Erkrankungen, wie auch bei der Diagnostik und Verlaufsmessung von Bedeutung. Schließlich bieten verhaltensmedizinische Interventionen (wie z. B. Verfahren zur Stressreduktion) einen Ansatzpunkt zur Verbesserung autonomer Regulationsstörungen und deren Folgen für andere gesundheitsrelevante Körpersysteme, wie z. B. das Immunsystem. Es sei hier beispielhaft auf eine Studie hingewiesen, in der ein Stress-Management-Training bei HIV-Patienten zu einer Verringerung der sympathischen Aktivität (gemessen über Noradrenalin-Spiegel) bei gleichzeitiger Verbesserung der Immunaktivität (CD3+ CD8+ T-Lymphozyten) führte (Antoni et al. 2000).

Literatur

Andrews J, Ali N, Pruessner JC. Reflections on the interaction of psychogenic stress systems in humans: the stress coherence/compensation model. Psychoneuroendocrinology 2013; 38(7): 947–61.

Antoni MH, Cruess DG, Cruess S et al. Cognitive-behavioral stress management intervention effects on anxiety, 24-hr urinary norepinephrine output, and T-cytotoxic/suppressor cells over time among symptomatic HIV-infected gay men. J Consult Clin Psychol 2000; 68(1): 31–45.

Bear MF, Connors BW, Paradiso MA. Neurowisssenschaften. 3. Aufl. Heidelberg: Spektrum Akademischer Verlag 2009.

Benarroch EE. Central Autonomic Network: Functional Organization and Clinical Correlations. New York, MA: Futura Publ Comp 1997.

Berntson GG, Bigger JT Jr, Eckberg DL et al. Heart rate variability: origins, methods, and interpretive caveats. Psychophysiology 1997; 34(6): 623–48.

Boucsein W, Fowles DC, Grimnes S et al. Publication recommendations for electrodermal measurements. Psychophysiol 2012; 49(8): 1017–34.

Cannon WB. The Wisdom of the Body. New York: Norton 1932.

Cersosimo MG, Benarroch EE. Autonomic involvement in Parkinson's disease: pathology, pathophysiology, clinical features and possible peripheral biomarkers. J Neurol Sci 2012; 313(1–2): 57–63.

Chida Y, Steptoe A. Greater cardiovascular responses to laboratory mental stress are associated with poor subsequent cardiovascular risk status: a meta-analysis of prospective evidence. Hypertension 2010; 55(4): 1026–32.

Elenkov IJ, Wilder RL, Chrousos GP, Vizi ES. The sympathetic nerve – an integrative interface between two supersystems: the brain and the immune system. Pharmacol Rev 2000; 52(4): 595–638.

Esler M. Clinical application of noradrenaline spillover methodology: delineation of regional human sympathetic nervous responses. Pharmacol Toxicol 1993; 73(5): 243–53.

Fischer S, Nater UM. Ätiopathogenetische Faktoren bei funktionellen somatischen Syndromen. Verhaltenstherapie & Verhaltensmedizin 2013; 34(4): 419–43.

Goldstein DS. Catecholamines 101. Clin Auton Res 2010; 20(6): 331–52.

Goldstein DS. Dysautonomia in Parkinson's disease: neurocardiological abnormalities. Lancet Neurol 2003; 2(11): 669–76.

Kirschbaum C, Pirke KM, Hellhammer DH. The 'Trier Social Stress Test' – a tool for investigating psychobiological stress responses in a laboratory setting. Neuropsychobiology 1993; 28(1–2): 76–81.

McEwen BS. Stress, adaptation, and disease. Allostasis and allostatic load. Ann N Y Acad Sci 1998; 840: 33–44.

Nater UM, Fischer S, Ehlert U. Stress as a pathophysiological factor in functional somatic syndromes. Curr Psych Rev 2011; 7(2): 152–69.

Nater UM, Rohleder N. Salivary alpha-amylase as a non-invasive biomarker for the sympathetic nervous system: current state of research. Psychoneuroendocrinology 2009; 34(4): 486–96.

O'Brien E, Petrie J, Littler W et al. An outline of the revised British Hypertension Society protocol for the evaluation of blood pressure measuring devices. J Hypertension 1993; 11(6): 677–9.

Pavlov VA, Tracey KJ. The vagus nerve and the inflammatory reflex – linking immunity and metabolism. Nat Rev Endocrinol 2012; 8(12): 743–54.

Rief W, Barsky AJ. Psychobiological perspectives on somatoform disorders. Psychoneuroendocrinology 2005; 30(10): 996–1002.

Rohleder N, Nater UM. Determinants of salivary alpha-amylase in humans and methodological considerations. Psychoneuroendocrinology 2009; 34(4): 469–85.

Statistisches Bundesamt. Krankheitskosten. 2013. https://www.destatis.de/DE/ZahlenFakten/GesellschaftStaat/Gesundheit/Krankheitskosten/Tabellen/KrankheitsklassenGeschlecht.html (Zugriffsdatum: 30.09.2013).

Statistisches Bundesamt. Todesursachen. 2013. https://www.destatis.de/DE/ZahlenFakten/GesellschaftStaat/Gesundheit/Todesursachen/Tabellen/GestorbeneAnzahl.html (Zugriffsdatum: 30.09.2013).

Steptoe A. Psychophysiological contributions to behavioral medicine and psychosomatics. In: Cacioppo JT, Tassinary LG, Berntson GG (eds). Handbook of Psychophyiology. Cambridge, MA: Cambridge University Press 2007; 723–51.

Steptoe A, Kivimaki M. Stress and cardiovascular disease: an update on current knowledge. Annu Rev Public Health 2013; 34: 337–54.

Tak LM, Riese H, de Bock GH et al. As good as it gets? A meta-analysis and systematic review of methodological quality of heart rate variability studies in functional somatic disorders. Biol Psychol 2009; 82(2): 101–10.

Task Force. Heart rate variability. Standards of measurement, physiological interpretation, and clinical use. Task Force of the European Society of Cardiology and the North American Society of Pacing and Electrophysiology. Eur Heart J 1996; 17(3): 354–81.

Thayer JF, Lane RD. The role of vagal function in the risk for cardiovascular disease and mortality. Biol Psychol 2007; 74(2): 224–42.

Thayer JF, Sternberg E. Beyond heart rate variability: vagal regulation of allostatic systems. Ann N Y Acad Sci 2006; 1088: 361–72.

Vallbo AB, Hagbarth KE, Wallin BG. Microneurography: how the technique developed and its role in the investigation of the sympathetic nervous system. J Appl Physiol 2004; 96(4): 1262–9.

Weimer LH. Autonomic testing: common techniques and clinical applications. Neurologist 2010; 16(4): 215–22.

23 Psychoneuroimmunologie

Martin Hadamitzky, Manfred Schedlowski

23.1 Einleitung

Die Frage nach der wechselseitigen Beeinflussung von Leib und Seele beschäftigt die Menschen, seit schriftliche Belege über Krankheit und Gesundheit bekannt sind. Hierbei kommt dem Immunsystem als potenzieller Schnittstelle seelisch-körperlicher Prozesse besondere Bedeutung zu. Beispielsweise erhöhen psychische Stressoren die Infektanfälligkeit, verzögern die Wundheilung oder begünstigen entzündliche Prozesse. Über die biochemischen und neuroanatomischen Voraussetzungen für derartige Zusammenhänge konnte bis vor wenigen Jahren nur spekuliert werden, da zu wenig über die Funktionsweise des Immunsystems und den korrespondierenden Vorgängen im Nerven- und Hormonsystem bekannt war.

Die Hauptaufgabe des Immunsystems ist der Schutz des Organismus vor allen erdenklichen Krankheitserregern (Pathogenen). Ihm steht dabei eine Vielzahl von angeborenen und erworbenen Abwehrreaktionen zur Verfügung, wobei zelluläre und humorale Einheiten spezifisch und unspezifisch mit dem eindringenden Pathogen interagieren. Dabei kommunizieren die verschiedenen Teilsysteme des Immunsystems auf verschiedenen Feedback-Schleifen miteinander, um Stärke und Dauer der Immunantwort zu regulieren. Dies wurde lange Zeit als der einzige Regulationsweg betrachtet, über den das Immunsystem gesteuert wird.

Diese traditionelle Sichtweise des Immunsystems als autonomes System wird jedoch insbesondere seit den 80er Jahren des letzten Jahrhunderts durch empirische Befunde aus der Psychoneuroimmunologie ergänzt, die belegen, dass die Immunantwort durch Prozesse des Hormonsystems und des zentralen Nervensystems (ZNS) moduliert wird (Ader 2007). Schon bei grober Betrachtung fallen Gemeinsamkeiten in der Organisation des ZNS und des Immunsystems auf. So besitzen beide die Fähigkeit zur Kommunikation über Entfernungen (Nervenbahnen vs. im Körper zirkulierende immunkompetente Zellen), beide können ein Gedächtnis entwickeln (Gehirn vs. langlebende Gedächtnis-Lymphozyten), und schließlich verwenden beide Systeme chemische Botenstoffe zur Signalübermittlung (Neurotransmitte/Hormone/Neuropeptide vs. Zytokine). Experimentelle Befunde, insbesondere aus den letzten zehn Jahren aus dem Bereich der Psychoneuroimmunologie zeigen allerdings auch, dass Botenstoffe des Immunsystems, insbesondere pro-inflammatorische Zytokine, Gehirnfunktionen und dadurch auch Verhalten und Befinden teilweise nachhaltig beeinflussen können (Blalock u. Smith 2007; Dantzer et al. 2008).

Definition

Psychoneuroimmunologie bezeichnet eine interdisziplinäre Forschungsrichtung, die Immunologie, Psychologie, Endokrinologie, Physiologie, Psychiatrie und Neurowissenschaften integriert. Die Psychoneuroimmunologie untersucht die morphologischen und molekularen Grundlagen der intensiven Kommunikation und die engen funktionellen Beziehungen zwischen dem Nervensystem, dem Hormonsystem und dem Immunsystem sowie deren Bedeutung für die Entstehung und den Verlauf von Erkrankungen.

23.2 Kommunikation zwischen dem Gehirn und dem peripheren Immunsystem

Der Informationsaustausch zwischen dem ZNS und dem Immunsystem erfolgt bidirektional; über efferente Wege vom Gehirn zum Immunsystem und umgekehrt über afferente Kommunikationswege vom peripheren Immunsystem zum Gehirn. Efferent werden Informationen vom ZNS an die primären (Knochenmark, Thymus) und sekundären (Milz, Lymphknoten) lymphatischen Organe insbesondere über die Nervenbahnen des sympathischen Nervensystems (SNS) vermittelt (neuronal). Des Weiteren findet ein Informationsaustausch über das Blut statt, der mithilfe von Botenstoffen des neuroendokrinen Systems, wie Neurotransmitter, Neuropeptide oder Hormone vermittelt wird (humoral; ▶ Abb. 23-1a). Über spezifische Rezeptoren für Glucocorticoide, Insulin und Catecholamine sind diese Transmittersubstanzen in der Lage, immunologische Funktionen für Hypophysenhormone wie Prolactin, Wachstumshormone, Testosteron, Östrogen und Azetycholin auf immunkompetenten Zellen zu beeinflussen (Elenkov et al. 2000).

Informationen über spezifische Veränderungen im Immunsystem gelangen über afferente immunsensorische Mechanismen an das Gehirn. Innerhalb des afferenten humoralen Signalwegs fungieren lösliche Immunbotenstoffe, insbesondere pro-inflammatorische Zytokine wie Interleukin (IL)-1beta, Interleukin (IL)-6 oder Tumor-Nekrose-Faktor-(TNF)-α, als Informationsvermittler, welche das Gehirn über selektive Transportsysteme oder Diffusionsprozesse erreichen können (Quan u. Banks 2007; ▶ Abb. 23-1b). Hier scheinen die Zytokine rezeptorvermittelt in Hirnregionen wie z. B. dem Hippocampus oder der Amygdala neurophysiologische Aktivitätsänderungen zu induzieren, die sich auf Verhalten und Befindlichkeiten auswirken. Zusätzlich zum afferenten humoralen Signalweg existiert ein afferenter neuronale Signalweg, der die Übersetzung der immunologischen Informationen in neuronale Signale erfordert. Diesbezüglich konnte der **Nervus vagus** mit seinen Schaltkreisen in den Kernen des Hirnstammes als die Struktur identifiziert werden, welche die Veränderungen im viszeralen Immunstatus detektiert und das Gehirn über diese Statusänderung im peripheren Immunsystem informiert (Dantzer et al. 2000; Goehler et al. 2000; Maier et al. 1998).

Akuter und anhaltender psychosozialer Stress beeinflussen die Zirkulation und Akti-

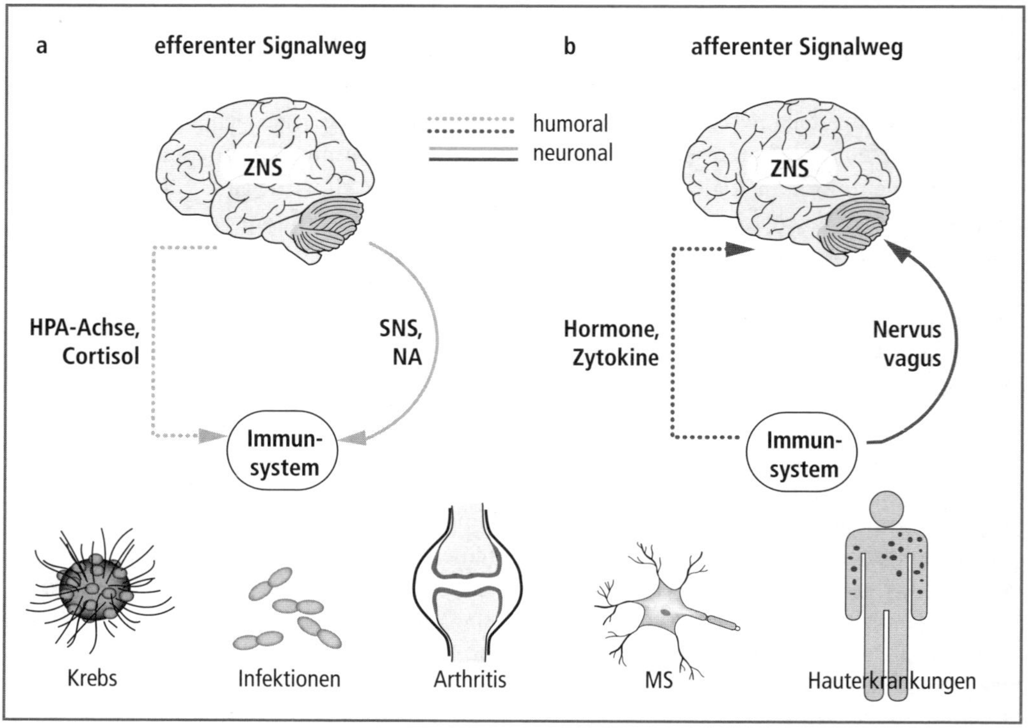

Abb. 23-1 a, b Vereinfachte Darstellung der Kommunikation zwischen dem zentralen Nervensystem und dem Immunsystem (ZNS = Zentrales Nervensystem, SNS = Sympathisches Nervensystem, HPA-Achse = Hypothalamus-Hypophysen-Nebennierenrinden-Achse, NA = Noradrenalin, MS = Multiple Sklerose).

vität immunkompetenter Zellen über die Ausschüttung neuroendokriner Mediatoren. Die Freisetzung zahlreicher Hormone (wie Cortisol), Neurotransmitter (wie Noradrenalin und Adrenalin) und Neuropeptiden moduliert inflammatorische Prozesse bei Autoimmunerkrankungen (wie der rheumatoiden Arthritis, Multiplen Sklerose oder Hautkrankheiten), beeinflusst die Immunantwort während Infektionen und prägt möglicherweise Tumorentwicklung und Verlauf (Kemeny u. Schedlowski 2007).

23.3 Physiologische und pathophysiologische Veränderungen der Immunantwort durch Stress

Der Fokus der psychoneuroimmunologischen Forschung liegt auf der Erfassung der Auswirkungen von Stress auf immunologische Funktionen (Ader u. Kelley 2007; Glaser u. Kiecolt-Glaser 2005). Eine Vielzahl von Untersuchungen belegt, dass Stress beim Menschen immunologische Funktionen verändert (Ader 2007), wobei zwischen den Auswirkungen von akuten und chronischen psychischen Belastungsreaktionen in der Immunantwort unterschieden wird. Akuter psychischer Stress führt zu einer vorübergehenden Mobilisierung insbesondere der unspezifischen Immunabwehr und erhöht z. B. die Aktivität und Zirkulation von natürlichen Killerzellen und Granulozyten (Benschop et al. 1996a; Kemeny u. Schedlowski 2007). Im Gegensatz dazu wirken sich chronische psychosoziale Belastungen negativ auf Lymphozytenfunktionen aus. Sie erhöhen die Infektionsanfälligkeit der oberen Luftwege, führen zu einer vermehrten Anfälligkeit gegenüber Erkältungskrankheiten (Cohen et al. 1991; Pedersen u. Fischer 2007; Pedersen et al. 2010) oder verzögern Wundheilungsprozesse (Kiecolt-Glaser et al. 1995).

Die durch die psychosozial belastenden Umstände bedingten Veränderungen in den Immunreaktionen werden durch das neuroendokrine System vermittelt. So modulieren Hormone (wie z. B. Prolactin oder das Wachstumshormon Somatotropin), Neurotransmitter (Adrenalin, Noradrenalin) oder auch Neuropeptide (Corticotropin-Releasing-Hormon, CRH; Adrenocorticotropes Hormon, ACTH; endogene Opioide) immunologische Funktionen. Die unterschiedlichen Leukozytensubpopulationen exprimieren Rezeptoren für diese endokrinen Botenstoffe, die so rezeptorvermittelt die Zirkulation und die Aktivität von Lymphozytensubpopulationen bei Infektionen oder Stress beeinflussen (Blalock u. Smith 2007; Kelley et al. 2007; Malarkey u. Mills 2007).

Eine besondere Rolle bei den Stresseffekten auf immunologische Funktionen spielt die Hypothalamus-Hypophysen-Nebennieren (HPA)-Achse mit einer bei Stressexpositionen vermehrten Freisetzung von Glucocorticoiden (Cortisol) sowie das sympathische Nervensystem mit der Ausschüttung der Catecholamine Adrenalin und Noradrenlin (Glaser u. Kiecolt-Glaser 2005). Die Steuerung der Immunantwort durch die »Stresshormone« Cortisol und Catecholamine ist im Detail bisher noch nicht verstanden und ist abhängig von der Konzentration dieser endokrinen Botenstoffe im Blut, dem jeweiligen Immunstatus sowie der Ansprechbarkeit der Rezeptoren auf den Immunzellen für diese Botenstoffe (Sternberg 2006). So führt die Freisetzung von Cortisol in der Regel zwar zu einer Inhibition von zellulären und humoralen Immunfunktionen, kann aber auch unter bestimmten Umständen die Expression von Rezeptoren für Immunbotenstoffe (wie z. B. Interleukin-2) fördern und damit Immunreaktionen stimulieren. Ähnliche duale Effekte sind von den Catecholaminen Adrenalin und Noradrenalin bekannt. Die akute Freisetzung dieser Botenstoffe unter Stress fördert rezeptorvermittelt die Bereitstellung von Lymphozyten und Granulozyten im Blut und die Aktivität der unspezifischen Immunabwehr (Benschop et al. 1996b). Werden insbesondere T- und B-Lymphozyten aber über längere Zeiträume oder mit höheren Dosierung dieses Neurotransmitters z. B. in lymphatischen Organen wie der Milz oder den Lymphknoten konfrontiert, führt dies zu einer Suppression der Lymphozytenfunktionen (Kemeny u. Schedlowski 2007; Sternberg 2006).

Obwohl in den letzten zwei Jahrzehnten eine Fülle an Detailwissen über die Veränderungen der Immunantwort während und nach stressreichen Ereignissen zusammengetragen wurden, besteht weiterhin eine intensive Diskussion über die normale und physiologische versus pathophysiologische Natur dieser Veränderungen in der Immunantwort. Bei gesunden Individuen werden Veränderungen der Immunantwort nach Erleben eines akuten Stressors generell als evolutionärer, adaptiver Prozess bewertet, der die sensitive und schnelle Ansprechbarkeit der Immunantwort auf Umweltreize, wie stressige oder bedrohliche Umstände, reflektiert (Kemeny u. Schedlowski 2007). Ein gesundes Immunsystem ist auch ohne weiteres zur Kompensation von länger anhaltenden psychosozialen Belastungen befähigt. Allerdings weisen experimentelle Daten beim Menschen deutlich darauf hin, dass das Krankheitsrisiko aufgrund der immunsuppressiven Effekte von chronischem Stress erhöht sein kann. Vermittelt wird diese erhöhte Krankheitsanfälligkeit durch hyper- oder hypoaktive Reaktionen des neuroendokrinen Systems, insbesondere der HPA-Achse und des sympathischen Nervensystems auf Stress, die somit die Entstehung von Erkrankungen wie z. B. Virusinfektionen oder chronische, entzündliche Autoimmunerkrankungen begünstigen und deren Verlauf negativ beeinflussen können.

! Insbesondere chronischer Stress kann immunsuppressiv wirken und dadurch das Krankheitsrisiko erhöhen.

23.3.1 Autoimmunerkrankungen

Die Ätiologie chronisch entzündlicher Autoimmunkrankheiten, wie z. B. rheumatoide Arthritis, entzündliche Darmerkrankungen oder systemischer Lupus Erythematodes (SLE), ist nach wie vor unklar, wobei belastende psychische Lebenserfahrungen mit dem Beginn und dem Verlauf der Symptomatik bei diesen Autoimmunerkrankungen im Zusammenhang stehen. Unter anderem konnte gezeigt werden, dass die Immunantwort von Patienten mit rheumatoider Arthritis oder SLE auf akuten psychologischen Stress im Vergleich zu gesunden Kontrollprobanden verändert ist (Pawlak et al. 2003; Straub et al. 2005). Nach Exposition von akutem Stress unterschieden sich Patienten und Gesunde hinsichtlich der Anzahl und der Zusammensetzung der im Blut zirkulierenden Leukozytensubpopulationen, der Aktivität der immunkompetenten Zellen sowie der Zytokinfreisetzung. Diese Ergebnisse dokumentieren, dass die psychoneuroimmunologische Kommunikation zwischen dem Gehirn, dem neuroendokrinen System sowie dem peripheren Immunsystem bei diesen Patienten gestört zu sein scheint (Pawlak et al. 1999). Diese veränderte neuroendokrinologisch-immunologische Interaktion basiert zum einen auf einer veränderten Freisetzung der Stresshormone der HPA-Achse sowie des sympathischen Nervensystems, zum anderen auf einer Störung der Ansprechbarkeit von Hormonrezeptoren in und auf den immunkompetenten Zellen, welche die Genexpression in den Immunzellen beeinflusst (Vroon et al. 2005). Für die rheumatoide Arthritis wird z. B. eine im Vergleich zu Gesunden veränderte Cortisolfreisetzung während einer Stressexposition beobachtet. Parallel dazu scheint es zu einem funktionellem Rückzug sympathischer Nervenfasern aus den Gelenkkapseln sowie zu einer gestörten intrazellulären Signalkaskade der Adrenozeptoren in den Leukozyten zu kommen (Straub et al. 2005). Diese biochemischen Prozesse scheinen die Grundlage für die regelmäßig beobachtete, stressinduzierte Exazerbation von chronisch-entzündlichen rheumatischen Erkrankungen zu sein. Andere Studien konnten zeigen, dass stressreiche Ereignisse mit einer Exazerbation der Symptomatik bei Multipler Sklerose korrelieren, die auf eine gestörte Kommunikation zwischen dem peripheren Immunsystem, der HPA-Achse und dem sympathischen Nervensystems zurückzuführen sind. Diese Hyperaktivität der HPA-Achse bei Stress und die daraus resultierende gestörte Glucocorticoid- und β-adrenerge Modulation der Immunantwort sind somit hauptsächlich für die überschießenden inflammatorischen Prozesse bei Multipler Sklerose und rheumatoider Arthritis verantwortlich (Gold et al. 2005).

23.3.2 Infektionskrankheiten

Die Effekte von Stress auf infektiöse Erkrankungen werden in der Regel mit dem Verlauf von Immunreaktionen nach Impfungen gegen virale Erreger untersucht oder konzentrieren sich auf die Reaktivität latenter Viren. Beispielsweise werden gesunden Probanden unter kontrollierten Bedingungen Erkältungsviren appliziert und anschließend objektivierbare Parameter des Infektionsverlaufs, wie die Viruslast im peripheren Blut sowie die körperliche und subjektiv erlebte Symptomatik, analysiert. Diese Untersuchungen zeigen, dass ein höheres Maß an Stress mit einer erhöhten Anfälligkeit für virale Infekte assoziiert ist, was sich deutlich in der Menge neutralisierender Antikörpertiter und in den objektiv und subjektiv geäußerten Erkältungssymptomen der Probanden widerspiegelt (Cohen et al. 1991, 1997; Pedersen et al. 2010). In diesen Untersuchungen wurde zudem dokumentiert, das ein größeres bzw. besser funktionierendes psychosoziales Netzwerk einer Person im Sinne einer sozialen Unterstützung die Empfänglichkeit für Virusinfektionen signifikant vermindert, was als ein weiteres eindeutiges Zeichen dafür gewertet wird, dass die Immunantwort auf Virusinfektionen über psychologische Faktoren beeinflusst werden kann.

23.3.3 Wundheilung

Die klinische Relevanz der Auswirkungen von chronischen psychosozialen Belastungen auf immunologische Funktionen wird in Studien deutlich, die in experimentellen Ansätzen beim Menschen Stresseffekte auf Wundheilungsprozesse analysiert haben (Glaser u. Kiecolt-Glaser 2005; Gouin u. Kiecolt-Glaser 2011). Beispielsweise war bei Probanden, die ein an Alzheimer erkranktes Familienmitglied zu Hause pflegten, der Wundheilungsprozess einer am Unterarm experimentell applizierten Wunde im Vergleich zu einer unbelasteten Kontrollgruppe signifikant verzögert (Kiecolt-Glaser et al. 1995). Diese Inhibition der Wundheilung scheint durch eine stressbedingte verminderte Zytokinkonzentration in der Wunde selbst bedingt zu sein (Glaser et al. 1999). Ähnliches wird für Wundheilungsprozesse in der Mundschleimhaut berichtet. Auch hier heilten mittels Stanzbiopsie angebrachte Wunden bei Studenten während der Belastungen bei der Vorbereitung auf eine akademische Prüfung wesentlich langsamer als während der Ferienzeiten (Marucha et al. 1998). Auch hier wird eine stressbedingte Inhibition der messenger (m)RNA-Expression für das Zytokin Interleukin (IL)-1β als Hauptgrund für die verzögerte Wundheilung unter Belastung vermutet.

23.3.4 Psychische und psychosomatische Erkrankungen und systemische Entzündungsprozesse

Eine Fülle an Studien der letzten Jahre zeigt eindrucksvoll, dass Zytokine bei inflammatorischen Prozessen nicht nur immunologische und metabolische Funktionen beeinflussen, sondern auch zu ausgeprägten Veränderungen in Verhalten und Befindlichkeiten führen (Schedlowski et al. 2014). Pro-inflammatorische Zytokine können in das ZNS gelangen, mit einem dort lokalisierten Zytokinnetzwerk interagieren und Hirnfunktionen beeinflussen, die sich unmittelbar auf neuropsychologische Funktionen und Verhalten auswirken. Zu solchen Funktionen gehören u. a. der Metabolismus von Neurotransmittern, neuroendokrine Funktionen, synaptische Plastizität sowie neuronale Schaltkreise, die Befindlichkeiten, motorische Aktivität, Motivation oder Angst modulieren. Als Konsequenzen dieser peripherentzündlichen Prozesse und nachgeschalteten Beeinträchtigung bestimmter Hirnfunktionen treten häufig Symptome wie Niedergeschlagenheit, Antriebslosigkeit, Ängstlichkeit, Ermüdung, psychomotorische Langsamkeit, Anorexie, kognitive Dysfunktionen und Schlafbeeinträchtigung auf, die als unspezifische Krankheitssymptome (sickness behavior) subsumiert werden und die Symptomen psychischer und psychosomatischer Erkrankungen, insbesondere der Depression, ähneln (Capuron u. Miller 2011; Dantzer et al. 2008). Andererseits weisen depressive Patienten erhöhte Werte inflammatorischer Biomarker wie Interleukin (IL)-6, Interferon (IFN)-α, oder C-reaktives Protein (CRP) im Blut auf, was auf eine Beteiligung peripherer inflammatorischer Prozesse an der Pathophysiologie psychischer Erkrankungen schließen lässt.

Des Weiteren konnte gezeigt werden, dass die Gabe inflammatorischer Stimuli wie z. B. IFN-α bei der Therapie chronisch entzündlicher Lebererkrankungen depressive Symptome induziert (Haroon et al. 2012). Der kausale Zusammenhang zwischen depressiver Symptomatik und peripheren Entzündungsprozessen wird weiter durch Befunde erhärtet, die zeigen, dass mit einer depressiven Symptomatik oft einhergehender psychosozialer Stress eine inflammatorische Molekül-Kaskade initiieren kann (z. B. nuklearer Faktor Kappa aktivierter B-Zellen; NF-κB), die durch die Aktivierung efferenter Nervenbahnen des sympathischen Nervensystems vermittelt werden.

Andere Studien konnten eine Verbindung zwischen antidepressiver Therapie und verminderter Inflammation herstellen. Auch zeigen Daten sowohl von Patienten mit inflammatorischen Störungen als auch von depressiven Patienten ohne entzündliche Erkrankungen, dass eine Inhibition pro-inflammatorischer Zytokine oder deren Signalwege zum einen deren depressive Symptomatik vermindert, zum anderen Behandlungserfolge mit konventionellen Antidepressiva verbessert (Miller et al. 2009). In einer aktuellen Untersuchung über die molekularen Wirkmechanismen der Antidepressiva Amitriptylin und Fluoxetin konnte Ceramid, ein zu der Gruppe der Sphingolipide gehörendes Molekül, als negativer Regulator in der multifaktoriellen Pathogenese von Depression identifiziert werden. Ceramid reguliert die Formation bestimmter Moleküle, die bei oxidativem Stress, pro-inflammatorischen Rezeptoren und Stress-Signalkaskaden eine beachtliche Rolle spielen, wobei die Konzentration bei depressiven Patienten erhöht ist. Antidepressiva wirken diesen molekularen Ereignissen offenbar entgegen, indem sie die Ceramid-Konzentration verringern und so zu einer Verbesserung der Symptomatik führen (Gulbins et al. 2013).

23.4 Klassische Konditionierung immunologischer Reaktionen

Ein faszinierendes Beispiel für die bi-direktionale Kommunikation zwischen dem ZNS und dem Immunsystem stellt die klassische Konditionierung immunologischer Reaktionen dar. Das Phänomen der klassischen Konditionierung immunologischer Reaktionen ist am besten mit dem Modell der »konditionierten Geschmacksaversion« (conditioned taste aversion, CTA) bei Nagern beschrieben. Dabei wird Versuchstieren ein neuartiger Geschmack im Trinkwasser dargeboten (z. B. Saccharinlösung als konditionierter Stimulus, CS) und dieser unmittelbar mit der Injektion eines immunmodulierenden Medikaments (unkonditionierter Stimulus, US) gekoppelt. Bei erneuter Präsentation des CS zu einem späteren Zeitpunkt und ohne Injektion des Medikaments vermeiden es derart behandelte Tiere, die Saccharinlösung zu trinken (konditionierte Geschmacksaversion; ▶ Abb. 23-2). Zudem lassen sich konditionierte Veränderungen im Immunsystem beobachten, die in abgeschwächter Form den immunpharmakologischen Effekten des als US eingesetzten Medikaments entsprechen (Ader 2003).

Das Konditionierungsparadigma mit Saccharin als CS und dem immunsuppressiven Medikament Ciclosporin A (CsA) als US besteht, wie andere Modelle zur konditionierten Geschmacksaversion, aus zwei Phasen: 1) In

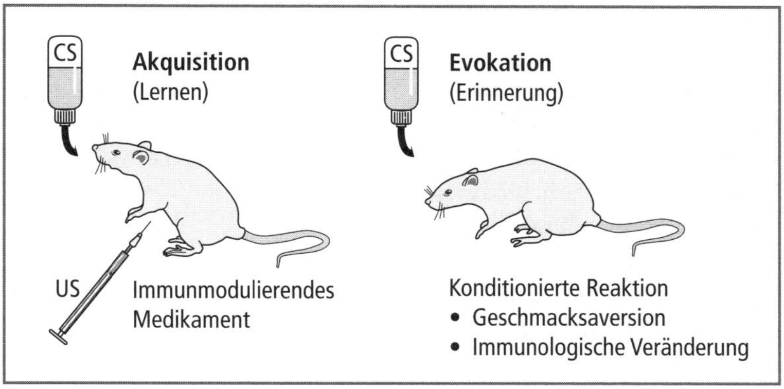

Abb. 23-2 Konditionierte Geschmacksaversion.

der Akquisitions- oder Lern-Phase werden den Tieren mehrere CS/US-Paarungen präsentiert, die den assoziativen Lernprozess ermöglichen. 2) In der Evokations-Phase erfolgt zu einem späteren Zeitpunkt die alleinige Re-Exposition des CS, innerhalb welcher die zuvor gelernte Verknüpfung an den US abgerufen wird. Die resultierende konditionierte Reaktion (CR) auf der Verhaltensebene äußert sich in einem Vermeidungsverhalten gegenüber dem CS, der konditionierten Geschmacksaversion. Neben der konditionierten Antwort auf der Verhaltensebene ist bei den Tieren eine Suppression der Immunantwort zu beobachten, die sich in einer verminderten Interleukin (IL)-2- und Interferon (IFN)-γ Produktion in der Milz widerspiegelt (Exton et al. 1998b, 2001). Zahlreiche Arbeiten der letzten 30 Jahre konnten dokumentieren, das die konditionierte Immunantwort über unterschiedliche experimentelle Modelle unter Einsatz verschiedener CS (gustatorische und olfaktorische Stimuli) und unterschiedlicher US (Immunsuppressiva, virale Mimetika, bakterielle Toxine) generalisiert und sich sowohl humorale als auch zelluläre Immunantworten beeinflussen lassen (Ader 2003; Exton et al. 2001; Pacheco-Lopez et al. 2006; Riether et al. 2008).

23.4.1 Klinische Relevanz der »gelernten Immunsuppression«

Tierexperimentelle Studien dokumentieren auch die potenzielle klinische Relevanz der konditionierten Immunreaktion. So konnten z. B. allergische Reaktionen oder chronische Entzündungsprozesse mittels konditionierter Immunsuppression im Krankheitsverlauf günstig beeinflusst werden (Bovbjerg 2003; Schedlowski et al. 1996). Mithilfe des Paradigmas der konditionierten Immunsuppression mit Saccharin und CsA konnte zudem die Abstoßung heterotoper Herztransplantate signifikant verzögert werden (Exton et al. 1998a, 1999). Des Weiteren gibt es erste experimentelle Belege dafür, dass eine Konditionierung von Effekten immunmodulierender Medikamente auch beim Menschen möglich ist (Ader et al. 2010; Ober et al. 2012; Wirth et al. 2011). Basierend auf diesen Ergebnissen ist es durchaus denkbar, das Paradigmen der konditionierten Immunsuppression als supportive oder ergänzende Maßnahme zu einer pharmakologischen Therapie am Patienten eingesetzt werden könnten. Ziel wäre es, die benötigte Medikamentendosis zu reduzieren und damit mögliche Nebenwirkungen bei gleichzeitiger Maximierung der therapeutischen Effekte zu minimieren (Enck et al. 2008, 2013; Pacheco-Lopez et al. 2006; Schedlowski u. Pacheco-

Lopez 2010). Bislang ist allerdings sehr wenig darüber bekannt, wie lange die gelernten Immunreaktionen anhalten und wie oft diese Effekte reproduzierbar sind. Um Lernprotokolle zur Beeinflussung von Immunfunktionen im klinischen Alltag gezielt einsetzen zu können, ist es daher unabdingbar, grundlegende, das Lernen modulierende Prozesse wie z. B. Extinktion oder Re-Konsolidierung zu analysieren und verstehen zu lernen (Hadamitzky et al. 2013).

Exkurs

»Gelernte« Immunsuppression: Möglichkeiten, Grenzen, Perspektiven

Die klassische Konditionierung immunpharmakologischer Effekte im Rahmen von assoziativen Lernprozessen ist bisher kaum untersucht worden und daher unvollständig verstanden. Der Einsatz eben solcher Konditionierungsprotokolle als supportive Therapie zur pharmakologischen Behandlung könnte jedoch neue Wege zur Behandlungsoptimierung eröffnen, die darauf abzielen, die eingesetzte Medikamentendosis und damit unerwünschte Nebenwirkungen und Behandlungskosten zu reduzieren und parallel dazu die Behandlungseffizienz zum Wohle der Patienten zu maximieren (Doering u. Rief 2012a; Rief et al. 2011b). Mit dem Ziel, die Effizienz der eingesetzten Medikation zu erhalten, aber gleichzeitig die Medikamentendosis zu reduzieren, wurden bisher auch sog. Partial-reinforcement-Strategien eingesetzt (Acosta et al. 2008).
Im Rahmen dieser Lernprotokolle wird die Medikamentengabe zu bestimmten Zeitpunkten durch eine wirkungslose Substanz (Placebo) ersetzt, wobei der eigentliche Behandlungskontext oder ein zusätzlicher Stimulus als konditionierter Reiz (CS) wirkt, der die zuvor gelernte Verbindung mit der Medikamentenwirkung aktiviert (Doering u. Rief 2012b; Enck et al. 2013). Der wirkungsvolle Nutzen solcher Therapiestrategien konnte in einer Studie demonstriert werden, in der die Symptomatik bei mit Corticosteroiden behandelten Psoriasis-Patienten bei Einsparung von 50 % der Medikation reduziert werden konnte (Aderet al. 2010).
Kurzzeitige, positive Behandlungserfolge unter Zuhilfenahme von Konditionierungsparadigmen konnten ebenfalls bei Aufmerksamkeitsdefizit-/Hyperaktivitätsstörung (ADHS; Sandler et al. 2010) und bei der Unterdrückung von chronischem Hustenreiz erzielt werden (Leech et al. 2012).

23.5 Ausblick

Der Forschungszweig der Psychoneuroimmunologie analysiert das enge Zusammenspiel zwischen dem Nervensystem, dem Hormonsystem und dem Immunsystem, wobei humorale und zelluläre Immunfunktionen beim Menschen und im Tiermodell durch pharmakologische Behandlung oder behaviorale Methoden beeinflusst werden können. Das hauptsächliche Ziel zukünftiger Forschungstätigkeiten wird es allerdings sein, die Zusammenhänge und Beziehungen zwischen akutem und chronischen psychosozialen Stress, dem Gehirn, dem neuroendokrinen System sowie den Organen und Zellen des Immunsystems im Detail noch besser zu verstehen. Ein besseres Verständnis der funktionellen Beziehungen zwischen Verhalten und Befinden, zentralnervösen Prozessen sowie neuroendokrinen und immunologischen Prozessen bildet die Basis für den zukünftigen Einsatz von neuen Behandlungsstrategien durch ein gezieltes Eingreifen in dieses Kommunikationsnetzwerk mittels Verhaltensinterventionen oder aber auch pharmakologischer Strategien. Somit wurden auf Grundlage bisheriger Ergebnisse bereits nicht-pharmakologische Interventionsprogramme entwickelt und einsetzt, mit denen sich das biochemische Netzwerk im Körper konkret beeinflussen lässt. Sport und Bewegung z. B. wirken über die Ausschüttung anti-inflammatorischer Zytokine wie Interleukin (IL)-10 oder Interleukin (IL)-6 entzündungshemmend (Pedersen u. Fischer 2007). Diese Erkenntnis hat dazu geführt, dass sportliche Aktivitäten bei einer Vielzahl von Erkrankungen unter dem Überbegriff »Die Heilkraft der Bewegung« als nicht-pharmakologische Behandlungsmethode zur gezielten Modulation peripherer Immunfunktionen vermehrt eingesetzt werden.

Im Hinblick auf die klassischen Konditionierung immunpharmakologischer Effekt wird es in zukünftigen Forschungsaktivitäten darauf ankommen, die Lernmechanismen im Zusammenhang mit diesem Phänomen zu analysieren und verstehen zu lernen (Hadamitzky et al. 2013). Im Rahmen künftiger Verhaltensinterventionsprogramme könnte der Einsatz von Erwartungseffekten und Konditionierungsprotokollen als supportive Therapie zur pharmakologischen Behandlung neue Wege zur Behandlungsoptimierung eröffnen, die darauf abzielen, eingesetzte Medikamentendosen und damit unerwünschte Nebenwirkungen und Behandlungskosten zu reduzieren und parallel dazu die Behandlungseffizienz zum Wohle der Patienten zu maximieren (Doering u. Rief 2012b; Enck et al. 2008, 2013; Rief et al. 2011a).

Literatur

Acosta JI, Thiel KJ, Sanabria F et al. Effect of schedule of reinforcement on cue-elicited reinstatement of cocaine-seeking behavior. Behav Pharmacol 2008; 19: 129–36.

Ader R. Conditioned immunomodulation: research needs and directions. Brain Behav Immun 2003; 17 (Suppl 1): S51–57.

Ader R. Psychoneuroimmunology. San Diego: Academic Press 2007.

Ader R, Kelley KW. A global view of twenty years of Brain, Behavior, and Immunity. Brain Behav Immun 2007; 21: 20–2.

Ader R, Mercurio MG, Walton J et al. Conditioned pharmacotherapeutic effects: a preliminary study. Psychosom Med 2010; 72: 192–7.

Benschop RJ, Jacobs R, Sommer B et al. Modulation of the immunologic response to acute stress in humans by beta-blockade or benzodiazepines. FASEB J 1996a; 10: 517–24.

Benschop RJ, Rodriguez-Feuerhahn M, Schedlowski M. Catecholamine-induced leukocytosis: early observations, current research, and future directions. Brain Behav Immun 1996b; 10: 77–91.

Blalock JE, Smith EM. Conceptual development of the immune system as a sixth sense. Brain Behav Immun 2007; 21: 23–33.

Bovbjerg DH. Conditioning, cancer, and immune regulation. Brain Behav Immun 2003; 17 (Suppl 1): S58–61.

Capuron L, Miller AH. Immune system to brain signaling: neuropsychopharmacological implications. Pharmacol Ther 2011; 130: 226–38.

Cohen S, Line S, Manuck SB et al. Chronic social stress, social status, and susceptibility to upper respiratory infections in nonhuman primates. Psychosom Med 1997; 59: 213–21.

Cohen S, Tyrrell DA, Smith AP. Psychological stress and susceptibility to the common cold [see comments]. N Engl J Med 1991; 325: 606–12.

Dantzer R, Konsman JP, Bluthe RM, Kelley KW. Neural and humoral pathways of communication from the immune system to the brain: parallel or convergent? Auton Neurosci 2000; 85: 60–5.

Dantzer R, O'Connor JC, Freund GG et al. From inflammation to sickness and depression: when the immune system subjugates the brain. Nat Rev Neurosci 2008; 9: 46–56.

Doering BK, Rief W. Utilizing placebo mechanisms for dose reduction in pharmacotherapy. Trends Pharmacol Sci 2012b; 33: 165–72.

Elenkov IJ, Wilder RL, Chrousos GP, Vizi ES. The sympathetic nerve – an integrative interface between two supersystems: the brain and the immune system. Pharmacol Rev 2000; 52: 595–638.

Enck P, Benedetti F, Schedlowski M. New insights into the placebo and nocebo responses. Neuron 2008; 59: 195–206.

Enck P, Bingel U, Schedlowski M, Rief W. The placebo response in medicine: minimize, maximize or personalize? Nat Rev Drug Discov 2013; 12: 191–204.

Exton MS, Herklotz J, Westermann J, Schedlowski M. Conditioning in the rat: an in vivo model to investigate the molecular mechanisms and clinical implications of brain-immune communication. Immunol Rev 2001; 184: 226–35.

Exton MS, Schult M, Donath S et al. Behavioral conditioning prolongs heart allograft survival in rats. Transplant Proc 1998a; 30: 2033.

Exton MS, Schult M, Donath S et al. Conditioned immunosuppression makes subtherapeutic cyclosporin effective via splenic innervation. Am J Physiol 1999; 276: R1710–1717.

Exton MS, von Horsten S, Schult M et al. Behaviorally conditioned immunosuppression using cyclosporine A: central nervous system reduces IL-2 production via splenic innervation. J Neuroimmunol 1998b; 88: 182–91.

Glaser R, Kiecolt-Glaser JK. Stress-induced immune dysfunction: implications for health. Nat Rev Immunol 2005; 5: 243–51.

Glaser R, Kiecolt-Glaser JK, Marucha PT et al. Stress-related changes in proinflammatory cytokine production in wounds. Arch Gen Psychiat 1999; 56: 450–6.

Goehler LE, Gaykema RP, Hansen MK et al. Vagal immune-to-brain communication: a visceral chemosensory pathway. Auton Neurosci 2000; 85: 49–59.

Gold SM, Mohr DC, Huitinga I et al. The role of stress-response systems for the pathogenesis and progression of MS. Trends Immunol 2005; 26: 644–52.

Gouin JP, Kiecolt-Glaser JK. The impact of psychological stress on wound healing: methods and mechanisms. Immunol Allergy Clin North Am 2011; 31: 81–93.

Gulbins E, Palmada M, Reichel M et al. Acid sphingomyelinase-ceramide system mediates effects of antidepressant drugs. Nat Med 2013; 19: 934–8.

Hadamitzky M, Engler H, Schedlowski M. Learned immunosuppression: extinction, renewal, and the challenge of reconsolidation. J Neuroimmune Pharmacol 2013; 8: 180–8.

Haroon E, Raison CL, Miller AH. Psychoneuroimmunology meets neuropsychopharmacology: translational implications of the impact of inflammation on behavior. Neuropsychopharmacol 2012; 37: 137–62.

Kelley KW, Weigent DA, Kooijman R. Protein hormones and immunity. Brain Behav Immun 2007; 21: 384–92.

Kemeny ME, Schedlowski M. Understanding the interaction between psychosocial stress and immune-related diseases: a stepwise progression. Brain Behav Immun 2007; 21: 1009–18.

Kiecolt-Glaser JK, Marucha PT, Malarkey WB et al. Slowing of wound healing by psychological stress. Lancet 1995; 346: 1194–6.

Leech J, Mazzone SB, Farrell MJ. The effect of placebo conditioning on capsaicin-evoked urge to cough. Chest 2012; 142: 951–7.

Maier SF, Goehler LE, Fleshner M, Watkins LR. The role of the vagus nerve in cytokine-to-brain communication. Ann N Y Acad Sci 1998; 840: 289–300.

Malarkey WB, Mills PJ. Endocrinology: the active partner in PNI research. Brain Behav Immun 2007; 21: 161–8.

Marucha PT, Kiecolt-Glaser JK, Favagehi M. Mucosal wound healing is impaired by examination stress. Psychosom Med 1998; 60: 362–5.

Miller AH, Maletic V, Raison CL. Inflammation and its discontents: the role of cytokines in the pathophysiology of major depression. Biol Psychiat 2009; 65: 732–41.

Ober K, Benson S, Vogelsang M et al. Plasma noradrenaline and state anxiety levels predict placebo response in learned immunosuppression. Clin Pharmacol Ther 2012; 91: 220–6.

Pacheco-Lopez G, Engler H, Niemi MB, Schedlowski M. Expectations and associations that heal: Immunomodulatory placebo effects and its neurobiology. Brain Behav Immun 2006; 20: 430–46.

Pawlak C, Jacobs R, Mikeska E et al. Patients with Systemic Lupus Erythematosus Differ from Healthy Controls in Their Immunological Response to Acute Psychological Stress. Brain Behav Immun 1999; 13: 287–302.

Pawlak C, Witte T, Heiken H et al. Flares in patients with systemic lupus erythematosus are associated with daily psychological stress. Psychother Psychosom 2003; 72: 159–65.

Pedersen A, Zachariae R, Bovbjerg DH. Influence of psychological stress on upper respiratory infection – a meta-analysis of prospective studies. Psychosom Med 2010; 72: 823–32.

Pedersen BK, Fischer CP. Beneficial health effects of exercise – the role of IL-6 as a myokine. Trends Pharmacol Sci 2007; 28: 152–6.

Quan N, Banks WA. Brain-immune communication pathways. Brain Behav Immun 2007; 21: 727–35.

Rief W, Bingel U, Schedlowski M, Enck P. Mechanisms involved in placebo and nocebo responses and implications for drug trials. Clin Pharmacol Ther 2011a; 90: 722–6.

Riether C, Doenlen R, Pacheco-Lopez G et al. Behavioural conditioning of immune functions: how the central nervous system controls peripheral immune responses by evoking associative learning processes. Rev Neurosci 2008; 19: 1–17.

Sandler AD, Glesne CE, Bodfish JW. Conditioned placebo dose reduction: a new treatment in attention-deficit hyperactivity disorder? J Dev Behav Pediatr 2010; 31: 369–75.

Schedlowski M, Engler H, Grigoleit JS. Endotoxin-induced experimental systemic inflammation in humans: A model to disentangle immune-to-brain communication. Brain Behav Immun 2014 (in press).

Schedlowski M, Hosch W, Oberbeck R et al. Catecholamines modulate human NK cell circulation and function via spleen-independent beta 2-adrenergic mechanisms. J Immunol 1996; 156: 93–9.

Schedlowski M, Pacheco-Lopez G. The learned immune response: Pavlov and beyond. Brain Behav Immun 2010; 24: 176–85.

Sternberg EM. Neural regulation of innate immunity: a coordinated nonspecific host response to pathogens. Nat Rev Immunol 2006; 6: 318–28.

Straub RH, Dhabhar FS, Bijlsma JW, Cutolo M. How psychological stress via hormones and nerve fibers may exacerbate rheumatoid arthritis. Arthritis Rheum 2005; 52: 16–26.

Vroon A, Kavelaars A, Limmroth V et al. G protein-coupled receptor kinase 2 in multiple sclerosis and experimental autoimmune encephalomyelitis. J Immunol 2005; 174: 4400–6.

Wirth T, Ober K, Prager G et al. Repeated recall of learned immunosuppression: evidence from rats and men. Brain Behav Immun 2011; 25: 1444–51.

24 Konzept individueller körperlicher Reaktionsstereotypien

Hartmut Schächinger

Das Konzept individuums- und belastungsspezifischer physiologischer Reaktionen spielt in der Historie der Verhaltensmedizin und auch allgemein in der Psychosomatik eine große Rolle. So wurde der Frage nachgegangen, ob Menschen mit erhöhten spezifischen physiologischen Reaktionsmustern eher zu entsprechenden Krankheitsbildern neigen (z. B. erhöhte kardiovaskuläre Reagibilität als Vorläufer von Herzinfarkt; s. auch Konzept des »schwachen Organs«). Wird zusätzlich angenommen, dass bestimmte Belastungssituationen zu spezifischen physiologischen Reaktionsmustern führen würden (z. B. Annahme, unterdrückter Ärger führt zu Blutdruckerhöhung), so schien über solche Konzepte erklärbar, warum manche Menschen eher zu bestimmten Erkrankungen tendieren. In diesem Kapitel soll eine kritische Bestandsaufnahme solcher Konzepte erfolgen, die deren Bedeutung zur Erklärung psychosomatischer Krankheitsbilder deutlich relativiert.

24.1 Psychophysiologische Reaktionsmuster

Die Psychophysiologie beschäftigt sich typischerweise mit zentral-neuralen sowie peripher-autonomen physiologischen Veränderungen unter definierten psychischen Stimulationsbedingungen bzw. bei entsprechender psychischer Disposition. Willkürliche Motorik spielt in der Psychophysiologie nur eine untergeordnete Rolle, nur bei mehrheitlich unwillkürlichen Prozessen (wie der Atmung und des allgemeinen Muskeltonus) oder bei Reflexen (z. B. dem Augenblinzeln bei Schreckauslösung). Das Konzept körperlicher Reaktionsstereotypien bezieht sich weitgehend auf peripher-autonome und unwillkürliche motorische Prozesse. Nach wie vor bleibt die Rolle dieser Prozesse für die emotionale Verarbeitung beim Menschen ungeklärt. Einerseits wurde bereits in den frühen Jahren der psychologischen Forschung (James 1884) postuliert, dass die Wahrnehmung peripher-autonomer und unwillkürlich-motorischer Prozesse das eigentliche Substrat des Emotionserlebens darstellt. Demnach müsste ein spezifisches Aktivierungsmuster für unterschiedliche Emotionen existieren. Andererseits wurde gerade das bezweifelt (Canon 1927). Unterschiedliche Emotionen führten in Humanexperimenten zu ähnlichen physiologischen Veränderungen. Daher wurde eine spezifische Rolle der physiologischen Prozesse bei der Entstehung von Emotionen ausgeschlossen.

Schachter und Singer (1962) entwickelten eine Zwei-Komponenten-Theorie der Emotion, nach der eine situationsanhängige »kausale Attribution« für situationsbedingte peripherphysiologische Erregung erfolgt: Die sich ergebende Emotion wird durch einen zentralneuralen kognitiven Prozess hervorgerufen, die Intensitätsdimension wird durch das Ausmaß körperlicher Erregung bestimmt. Einflussreiche aktuelle Forschungsparadigmen, wie das der »affektiven Modulation des schreckinduzierten Blinzelns« (Lang et al. 1998), betrachten die körperlichen Prozesse differenzierter. Hier finden sich sowohl Assoziationen physiologischer Variablen mit einer intensitätsbestimmenden Erregungskomponente (wie z. B. der Hautleitfähigkeit) als auch mit einer valenzbestimmenden Emotionskomponente (wie z. B. dem reflexiven Blinzeln).

Langjährige multivariate Forschung von Fahrenberg et al. (1983) ergab ein komplexes qualitativ-differenziertes Muster physiologischer Reaktionen. Nicht alle Parameter sind durch Aktivierungstests bei allen Personen gleichermaßen zu beeinflussen, und es bestehen Muster der Spezifität. Wiederholungsuntersuchungen zeigten, dass stimulationsspezifische, situationsspezifische, motivationsspezifische und individualspezifische Faktoren das physiologische Reaktionsmuster beeinflussen. In den untersuchten Populationen erwiesen sich die unterschiedlichen Spezifitätsfaktoren als ähnlich stark ausgeprägt, mit vergleichbar moderaten Effekten. Zwillingsstudien (Wu et al. 2010) zeigten zudem, dass hereditäre Faktoren für kardiovaskuläre Reaktionen ebenfalls eine moderate Rolle spielen.

> **!** Psychophysiologische Indikatoren der Erregung sind (häufig zu etwa gleichen Anteilen) situations-, motivations- und individualspezifisch.

Eine ähnliche Entwicklung wie in der Psychophysiologie zeigte sich auch in der Stressforschung. Das von Selye (1936) beschriebene Generelle Adaptationssyndrom (GAS) legt unspezifische Reaktionsmustern während Stress nahe, typischerweise Aktivierung des sympathischen Schenkels bei gleichzeitiger Deaktivierung des parasympathischen Schenkels des Autonomen Nervensystems sowie eine Aktivierung der Hypothalamus-Hypophysen-Nebennierenrinde-Achse (HHNA).

Neuere Forschungsarbeiten konnten jedoch eine gewisse Spezifität der Reaktionsmuster belegen. So zeigten Kemeny und Dickerson (2004), dass sozial-bedrohliche und unkontrollierbare Stressoren erhöhte Reaktionen der HHNA hervorrufen. Stärkere Reaktionen des sympathischen Nervensystems lagen bei Kältestressoren (Pacak u. Pavkovits 2001) vor und wirkten einem Wärmeverlust entgegen. Eine gleichzeitige sympathische und parasympathische Aktivierung war bei metabolischem Stress nachweisbar (Schachinger et al. 2004) und könnte einer Optimierung des Energieverbrauchs und der Reaktionsgeschwindigkeit in Notfallsituationen dienen. Geschlechtsspezifisches Stressverhalten wird erst seit wenigen Jahren ernsthaft untersucht. Dabei bestehen erhebliche Unterschiede zwischen Frauen und Männern. Frauen neigen bei Stress eher zu einer Tend-and-befriend-Strategie (Taylor et al. 2000), also zur Kooperation mit anderen Gruppenmitgliedern. Männer dagegen tendieren zu typischen Kampf-Flucht-Reaktionen. Neue Untersuchungen lassen vermuten, dass eine unterschiedliche Stressreaktivität des Hormons Oxytocin hierbei eine Rolle spielt.

24.2 Psychophysiologische Aktivierung als psychosomatischer Prozess

Inwieweit individual- oder stimulusspezifische psychophysiologische Reaktionsmuster zu pathologischen Organveränderungen führen können, ist immer noch unklar. Experimente können dazu beim Menschen nicht durchgeführt werden, sodass auf korrelative Studienergebnisse zurückgegriffen werden muss. Es gibt Hinweise darauf, dass verstärkte Reaktionen des kardiovaskulären Systems das Auftreten von kardiovaskulärer Pathologie, speziell einer primären arteriellen Hypertonie, begünstigen (Chida u. Steptoe 2010). Individualspezifische Überreaktionen wurden vermutet (sog. Hot reactors; Rüddel et al. 1988), aber letztendlich bleibt deren Bedeutung unbewiesen. Beim jetzigen Stand des Wissens scheint es ohnehin wahrscheinlich, dass weniger die autonom gesteuerten kardialen Reaktionen (z. B. Anstiege von Blutdruck und Herzrate) als vielmehr die Funktion der Nieren und die Regulation des Wasserhaushaltes für die Entstehung der primären arteriellen Hypertonie Relevanz besitzen (Hall et al. 2012).

In der Vergangenheit wurden einige Spezifitätsmodelle vorgestellt und mit der Zeit verworfen. Das wohl prominenteste Modell stammt von dem Psychosomatiker Franz Alexander. Alexander vertrat in den 1950er Jahren die Ansicht, dass bestimmte intrapsychische Konflikte und Persönlichkeitseigenschaften zu spezifischen körperlichen Erkrankungen führen. Dieses Konzept kann als eine extreme Variante einer Reaktionsstereotypie verstanden werden. Die von ihm in diesem Zusammenhang genannten Erkrankungen (sog. Holy seven: peptischer Magen-/Duodenalulkus, Colitis ulcerosa, Atopische Dermatitis, Asthma bronchiale, Essenzielle arterielle Hypertonie, Hyperthyreose, Rheumatoide Arthritis) erwiesen sich im Verlauf des medizinischen Fortschritts zunehmend als autoimmun oder infektiös entzündlich verursacht. Eine psychogen-psychosomatische Ätiologie dieser Erkrankungen wird heute nicht mehr diskutiert, auch wenn im Einzelfall psychosoziale Faktoren für Intensität und Verlauf eine erhebliche Rolle spielen können. Eine ähnliche, wenn auch nicht ganz so niederschmetternde historische Entwicklung hat das Typ-A-Verhalten aufzuweisen. Ursprünglich als »coronary prone behavior« einem kardiovaskulären Risikofaktor gleichgesetzt, der über eine individual- und situationsspezifische Hyperreaktivität zur Herzkreislaufstörungen führen sollte, lassen Analysen der letzten beiden Jahrzehnte dies nicht mehr vermuten (▶ Kap. 16). Ob Reaktionsstereotypien in anderen Organsystemen vorliegen und z. B. über wiederkehrende Aktivierung zu Organschäden führen können, etwa bei erhöhtem Augeninnendruck (Brody et al. 1999) und Glaukom, kann aktuell nicht abschließend beurteilt werden.

! Ob individual- und stimulusspezifische Reaktionsmuster Organpathologie verursachen, ist bis heute unklar.

Bei chronischen Schmerzproblemen am Bewegungsapparat spielen Reaktionsstereotypien wahrscheinlich eine bedeutende Rolle. Häufig sind für eine Schmerzstörung funktionale muskuloskelettale Fehlstellungen und Fehlbelastungen wichtige dispositionale und aufrechterhaltende Faktoren, initial auch ohne organische Destruktion. Ein entsprechendes psychobiologisches Modell chronischer Schmerzsyndrome der Skelettmuskulatur wurde von Flor (1991) entwickelt. Neben einer psychophysiologischen Reaktionsstereotypie im Sinne eines regional spezifisch erhöhten Muskeltonus wirken konstitutionsbedingte sowie auslösende und aufrechterhaltende Lernprozessen auf die Schmerzsymptomatik.

24.3 Kritische Reflexion zum Begriff der »psychophysiologischen Reaktion«

In der Psychologie wird der Begriff »Reaktion« im Sinne von Reiz-Reaktions-Paarungen genutzt. Dabei kann es sich auch um verzögerte Reaktionen auf einen Reiz handeln. Ursprünglich stammt dieser Begriff jedoch aus der Physik und beschreibt eine Rück- oder Gegenwirkung sowie eine chemische Umwandlung. Wohl niemand hat unser konkret erlebbares physikalisches Weltbild stärker geprägt als Sir Isaac Newton (1643–1727). In seiner Schrift »Philosophiae naturalis principia mathematica« formuliert er drei Gesetze der Mechanik. Das Trägheitsgesetz (lex prima) besagt, dass ein Körper im Zustand der Ruhe verharrt, sofern er nicht durch einwirkende Kräfte zur Änderung seines Zustands gezwungen wird. Nach dem Aktionsgesetz (lex secunda) ist die Veränderung der Bewegung eines Körpers proportional zu der auf den Körper wirkenden Kraft. Das Wechselwirkungsgesetz (lex tertia) legt fest, dass Kräfte immer paarweise auftreten: Übt ein Körper A auf einen anderen Körper B eine Kraft aus (»actio«), so wirkt eine gleich große, aber entgegengerichtete Kraft von Körper B auf Körper A (»reactio«). Demnach ist »actio = reactio«. Augenscheinlich ließen sich diese Gesetze analog auf neurophysiologische Prozesse anwenden. Ein gutes Beispiel geben einfach auszulösende Eigenreflexe: Erst das Dehnen der Patellarsehne durch Beklopfen mit einem Reflexhammer führt zu einer Unterbrechung des Ruhezustandes; je stärker das Beklopfen, desto größer die muskuläre Antwort; und: die hervorgerufene Kontraktion wirkt einer drohenden Überdehnung des Muskels entgegen.

Noch heute prägen die Prinzipien der Mechanik das Denken in der Psychophysiologie. Dabei werden wichtige Aspekte übersehen. Anders als bei physikalisch/chemischen Vorgängen in abgeschlossenen Systemen mit einer Nullsumme aller Kräfte erfolgt die Steuerung psychophysiologischen Input-/Output-Verhaltens durch neuronale Mechanismen gemäß struktureller Vorgaben sowie phylogenetischer und ontogenetischer Gedächtnisprozesse. Weiterhin ist der psychophysiologische Ruhezustand nicht definiert. In der Biologie, als Wissenschaft des Lebens, bedeutet Ruhe nicht automatisch Stabilität. Im Gegenteil, rigide Mechanismen und starre Relationen erweisen sich häufig als instabil, Vorteile finden dynamische Systeme mit multiplen negativen Rückkopplungen. Diese ermöglichen Schwankungen im Gleichgewicht. Die Aufrechterhaltung eines physiologischen Gleichgewichtszustandes durch neuronale Mechanismen wird auch als Homöostase bezeichnet. Homöostatische Regulation lässt keinen Stillstand in Ruhe zu. Nicht verwunderlich, dass bei der Bestimmung psychophysiologischer Ruhemesswerte, die zur Beschreibung von Reaktionswerten unabdinglich sind, größte Probleme auftreten. Diese reichen von fehlenden allgemein verbindlichen Definitionen des Ruhezustands bis hin zu numerischen und statistischen Einflüssen der Fehlervarianz von Ruhemessungen im Sinne von Ausgangswert-Reaktions-Abhängigkeiten (siehe z. B. das sog. Law of initial values). Zukünftige psychophysiologische Forschung wird sich daher vermehrt den neuronalen Regulationsmechanismen und der Beschreibung dynamischer Prozesse bei definierten Zuständen und Reizbedingungen widmen müssen.

Literatur

Brody S, Erb C, Veit R, Rau H. Intraocular pressure changes: the influence of psychological stress and the Valsalva maneuver. Biol Psychol 1999; 51: 43–57.

Cannon WB. The James-Lange theory of emotion: A critical examination and an alternative theory. Am J Psychol 1927; 39: 106–24.

Chida Y, Steptoe A. Greater cardiovascular responses to laboratory mental stress are associated with poor subsequent cardiovascular risk status: a meta-analysis of prospective evidence. Hypertension 2010; 55: 1026–32.

Dickerson SS, Kemeny ME. Acute stressors and cortisol responses: a theoretical integration and synthesis of laboratory research. Psychol Bull 2004; 130: 355–91.

Fahrenberg J, Walschburger P, Foerster F et al. An evaluation of trait, state, and reaction aspects of activation processes. Psychophysiol 1983; 20: 188–95.

Flor H. Psychobiologie des Schmerzes. Bern: Huber 1991.

Hall JE, Granger JP, do Carmo JM et al. Hypertension: physiology and pathophysiology. Compr Physiol 2012; 2: 2393–442.

James W. What is an emotion? Mind 1884; 9: 188–205.

Lang PJ, Bradley MM, Cuthbert BN. Emotion, motivation, and anxiety: brain mechanisms and psychophysiology. Biol Psychiat 1998; 44: 1248–63.

Pacak K, Palkovits M. Stressor specificity of central neuroendocrine responses: implications for stress-related disorders. Endocr Rev 2001; 22: 502–48.

Rüddel H, Langewitz W, Schächinger H et al. Hemodynamic response patterns to mental stress: diagnostic and therapeutic implications. Am Heart J 1988; 116: 617–27.

Schachter S, Singer JE. Cognitive, social, and physiological determinants of emotional states. Psychol Rev 1962; 69: 379–99.

Schächinger H, Port J, Brody S et al. Increased high-frequency heart rate variability during insulin-induced hypoglycaemia in healthy humans. Clin Sci (Lond) 2004; 106: 583–8.

Selye H. A syndrome produced by diverse nocuous agents. Nature 1936; 138: 32.

Taylor SE, Klein LC, Lewis BP et al. Biobehavioral responses to stress in females: tend-and-befriend, not fight-or-flight. Psychol Rev 2000; 107: 411–29.

Wu T, Snieder H, de Geus E. Genetic influences on cardiovascular stress reactivity. Neurosci Biobehav Rev 2010; 35: 58–68.

25 Zur Rolle neurophysiologischer Prozesse und der neurowissenschaftlichen Bildgebung

Michael Noll-Hussong, Harald Gündel

25.1 Die Verortung der Neurowissenschaften in der Psychosomatik und Verhaltensmedizin

Im Versuch, einen gemeinsamen Rahmen für die Psychiatrie und die Neurowissenschaften zu skizzieren, formulierte Eric Kandel für die Hirnforschung der Gegenwart richtungsweisende Prinzipien: »Alle geistigen Prozesse, selbst die komplexesten psychologischen Prozesse, leiten sich von Operationen des Gehirns ab. [...] Insofern Psychotherapie oder Beratung wirksam ist und zu langfristigen Veränderungen im Verhalten führt, gründet diese Wirksamkeit vermutlich im Lernen, indem Veränderungen in der Genexpression erzeugt werden, die die Stärke der synaptischen Verbindungen verändern, und indem strukturelle Veränderungen stattfinden, die das anatomische Muster der Verbindungen zwischen Nervenzellen im Gehirn ändern. Mit der größeren Auflösung bildgebender Verfahren zur Untersuchung des Gehirns sollte schließlich eine quantitative Bewertung des Ergebnisses einer Psychotherapie möglich sein. [...].« (Kandel 1998)

Die Neurowissenschaften können in Loslösung von einer nosologischen Phänomenologie grundsätzlich einen integrativen Rahmen zum besseren Verständnis psychischer Störungen und störungsorientierter bzw. modularer psychotherapeutischer Techniken leisten (Insel 2014; Krystal u. State 2014; Schmahl u. Bohus 2013). Allerdings besteht aktuell noch

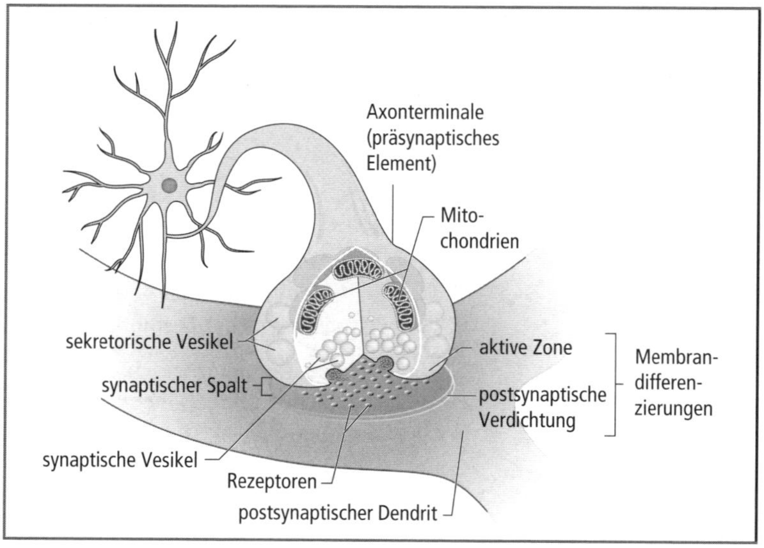

Abb. 25-1 Aufbau einer Synapse (nach Bear et al. 2009).

eine erhebliche Diskrepanz zwischen dieser Vision und der Forschungsrealität.

25.2 Neurophysiologische Grundlagen

Das Gehirn des Menschen, obwohl nur 2 % der Körpermasse ausmachend, beansprucht ca. 20 % des energetischen Gesamtbudgets (Herculano-Houzel 2012) und dies weitgehend unabhängig von der Beanspruchungssituation (Raichle 2010). Es besteht aus ungefähr 86 Milliarden überaus heterogener Nervenzellen (Neurone; Lent et al. 2012). Diese sind, neben ihrer Einbettung in und Interaktion mit Gliazellen, über ca. 1.000 Billionen – vorwiegend chemischer – Synapsen (Kandel 2001; ► Abb. 25-1) in einem massiv parallel arbeitenden Netzwerk miteinander verbunden (Koch 2012) und bilden das Konnektom (Sporns 2013).

Neurotransmitter, z. B. Serotonin, L-Glutamat, Dopamin, Noradrenalin (NA), Acetylcholin (Ach) oder GABA, gewährleisten bei der chemischen synaptischen Übertragung die Weiterleitung der elektrischen Membranerregung im Sinne von Aktionspotenzialen in einem gepulsten »Substanzrelease« von einer erregbaren Zelle zur nächsten und zurück (Heckmann u. Dudel 2010). Inhibitive Prozesse stehen im Vergleich mit exzitatorischen Vorgängen auf Niveau des Neocortex im Vordergrund.

Bereits an der Einzelsynapse sind Prozesse der synaptischen Bahnung, welche die biologische Basis des Kurzzeitgedächtnisses darstellt, wie auch diejenigen der synaptischen Depression möglich (Kandel 2001). Vorgänge der räumlichen und zeitlichen Summation sowie der prä- und postsynaptischen Hemmung ergeben sich durch die flexible strukturelle Interaktion von Synapsen (Schmidt et al. 2010). Aus lerntheoretischer Sicht fungieren Synapsen somit als zentrale Orte der Koinzidenzdetektion, z. B. in Form der Langzeitpotenzierung (LTP; Zorumski u. Izumi 2012).

Es gilt die Hebb'sche Regel (Hebb 1949): »Neurons that fire together wire together« (Brown u. Milner 2003).

25.3 Neurale Plastizität

Die lebenslange Plastizität (Turrigiano u. Nelson 2000) des Nervensystems, welche gerade in der o. g. synaptischen Plastizität und in der Theorie der neuronalen Gruppenselektion (Edelman 1993) ihren darwinistischen Widerhall findet, ist die dynamische Basis nicht zuletzt psychotherapeutisch induzierter Veränderungsprozesse. Letztere vermitteln sich bis auf die molekularbiologische, z. B. epigenetische (Wolf u. Linden 2012) Ebene (McCaffery et al. 2007; Thome et al. 2011). Dabei ist die Neuroplastizität gemäß eines »use it or lose it« in engen zeitlichen Fenstern differenziell organisiert (Hensch 2005), was sich z. B. in der Notwendigkeit der möglichst frühen Erkennung von Hörminderungen (als eine Form der sensorischen Deprivation) bei Kindern niederschlägt (Gordon et al. 2011) und auch bei Vernachlässigungs- wie Missbrauchserfahrungen (als eine Form der »affektiven Deprivation«) zeitlebens eine biologische Signatur hinterlassen kann (Labonte et al. 2012). Hiermit ist auf der einen Seite ein tatsächliches »Was Hänschen nicht lernt …« mit der generellen Notwendigkeit einer frühen Intervention bzw. Entwicklungsförderung ebenso nachvollziehbar wie pathoplastische Prozesse auf der anderen Seite des Spektrums keine Überraschung darstellen, z. B. beim Phantomschmerz (Flor et al. 2006). Für psychotherapeutische Behandlungen und deren Erfolgschancen bedeutet dies oft, dass – zumindest bis heute – die biologische Nachreifung bzw. Restoration verpasster neuraler Entwicklungsschritte primär weniger adressiert werden kann als die Förderung corticaler Komplementär- und Supportivstrukturen. Zukünftige Entwicklungen der Kombination von Psychotherapie mit anderen Methoden, z. B. einer pharmakologischen Boosterung der Neuroplastizität im Sinn des sog. Neuroenhancements, befinden sich gegenwärtig noch in der Erprobung (Normann et al. 2012).

25.4 Lernprozesse aus neurophysiologischer Sicht

Aus Untersuchungen an Lebewesen wie dem Seehasen (Aplysia) wissen wir, dass sich assoziatives Lernen wie bei der klassischen Konditionierung zellulär auf die Modifikation von Membraneigenschaften prä- und postsynaptischer Verbindungen zurückführen lässt, wobei vermehrt Transmitter freigesetzt werden (Birbaumer u. Schmidt 2010b). Ein Zeitabstand von 0,5 sec zwischen konditioniertem und nachfolgendem unkonditionierten Stimulus scheint dabei für alle Lebewesen optimal zu sein, um molekulare Veränderungen zu induzieren. Bei zeitlicher Paarung von zwei Reizen werden in der postsynaptischen Zelle Adenylatcyclase und über cyclisches Adenosinmonophosphat (cAMP) Proteinkinasen aktiviert. Proteinkinasen wiederum können über Phosphorylierung bestimmte Proteine aktivieren, welche über ihren Einfluss auf Membrankanäle eine Verlängerung der elektrischen Erregung und damit der Transmitterausschüttung bedingen können. Die Etablierung eines Langzeitgedächtnisses geht darüber hinaus mit Veränderungen der Genexpression und der nachfolgenden, CREB (cAMP-Reaktions-Element-Bindungsprotein) vermittelten Proteinbiosynthese einher, womit rückwirkend Änderungen z. B. der biophysikalischen Nervenmembraneigenschaften konsolidiert werden.

Durch die Oszillation und Synchronisation von Neuronenverbänden des Cortex in sog. Zellensembles (cell assemblies) werden Erregungsabläufe gruppiert und damit die Bedeutung und Gestalt von Verhaltensweisen und Wahrnehmungsinhalten repräsentiert. Ein Cortexneuron kann somit zu differenten Zeitpunkten an verschiedenen Zellenensembles mitwirken, womit in sequenzieller Weise kohärent aktive Zellpopulationen über eng korrelierte Einzelaktivität sowohl lokal umgrenzt

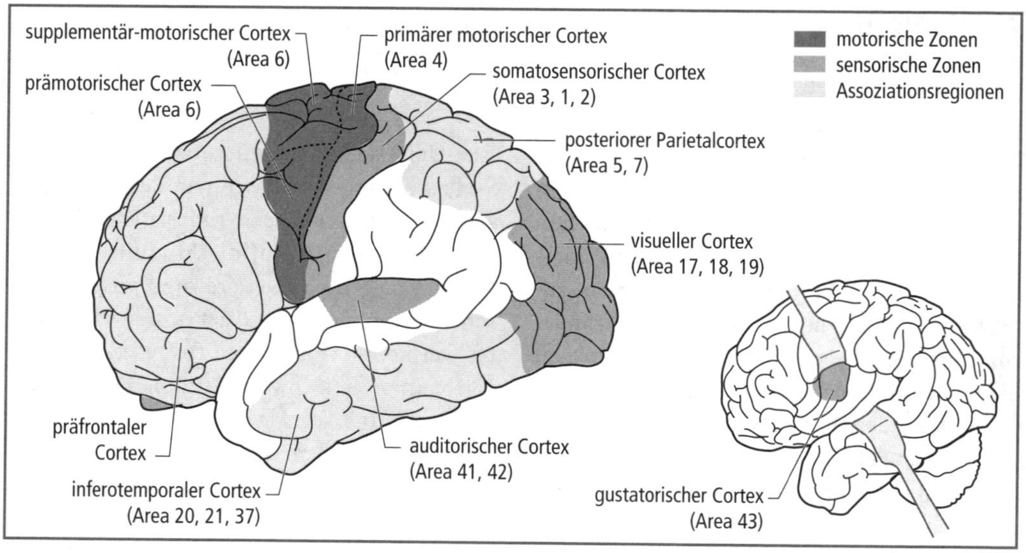

Abb. 25-2 Funktionelle Neuroanatomie des Neocortex (nach Bear et al. 2009)

(über hochfrequentere Gamma-Wellen von ca. 40 Hz) als auch weiter ausgedehnt (niedrigere Frequenzen) transient konfiguriert werden. Mit Entwicklung von rekursiven Prozessen bzw. neuralen Feedbackschleifen scheint die Entstehung von menschlichem Bewusstsein physiologisch erklärbar (Tononi 2004; Tononi u. Koch 2008) und sogar graduell messbar zu sein, wobei das jeweils variable Ausmaß an integrierter Information als Φ (Phi) berechnet werden kann (Aleksander u. Gamez 2011; Tononi u. Sporns 2003).

Zusammenfassend lässt sich festhalten (nach Insel 2006):

- Alle mentalen Prozesse haben eine neuronale Grundlage.
- Die Gene und die von ihnen erzeugten Proteine bestimmen die neuronalen Verbindungen.
- Erfahrung verändert die Genexpression.
- Lernen verändert neuronale Verbindungen.
- Psychotherapie verändert die Genexpression.

25.5 Makroskopische und funktionelle Neuroanatomie von Lernen, Fühlen und Gedächtnis

Willkürlich wird das Gehirn makroskopisch in einen zentralen und peripheren Teil gegliedert. Das periphere Nervensystem (PNS) setzt sich aus den zwölf Hirnnervenpaaren sowie allen Nerven und Ganglien zusammen. Das zentrale Nervensystem (ZNS) besteht aus dem Gehirn, gliederbar in Telecephalon (Großhirn), Diencephalon (Zwischenhirn), Mesencephalon (Mittelhirn), Pons und Cerebellum (Kleinhirn; Gertz u. Liebman 2001) und dem Rückenmark.

Die Großhirnrinde (Cortex) als der höchstdifferenzierteste Gehirnabschnitt und oberste Integrationsstruktur lässt sich in den motorischen, sensorischen und Assoziationscortex gliedern. Polymodale Assoziationsareale nehmen die mit Abstand größte Cortexoberfläche ein (Birbaumer u. Schmidt 2010a), wobei corticocorticale Verbindungen zwischen den Assoziationsarealen im Vergleich mit peripherem Input den überwiegenden Hauptanteil darstellen (► Abb. 25-2). Insbesondere die Hippocampi wie der mediale Temporallappen spielen für assoziative Lernvorgänge und Gedächtnisbildung eine besondere Rolle. Das limbische System, welches u.a. den Hippocampus, die Amygdala und den Gyrus cinguli umfasst, ist zentral an der Konstruktion von Gefühlen beteiligt, zentrifugal werden über Hypothalamus und Hirnstamm endokrine, somatische und vegetative Reaktionen gesteuert.

Das animalische oder auch willkürliche Nervensystem wird traditionell dem vegetativen Nervensystem, welches Organfunktionen (wie z. B. die Herzfrequenz, Blutdruck oder die Magen-Darm-Funktion) unwillkürlich, unbewusst und weitgehend autonom steuert, gegenübergestellt. Das vegetative Nervensystem wird anatomisch-funktionell wiederum in den leistungssteigernden Sympathikus und seinen Antagonisten, den erholungsfördernden Parasympathikus, eingeteilt (► Kap. 22; ► Abb. 22-1).

25.6 Das Gehirn als zentraler Ort integrierter Biologie und psychischer Integration

Das Gehirn ist nur in seiner Einbettung in einen Körper, z.B. über interozeptive Vorgänge (Craig 2002), und über den Austausch mit seiner Umwelt kontextuell funktionsfähig (Maren et al. 2013; Vanderwolf 1998), und damit in einem Fließgleichgewicht zwischen Mikro- und Makrosystemen. Umwelt- und Binnenreize werden dabei perzipiert, sind aber gleichzeitig auf höherer Hirnebene Gegenstand konstruktivistischer Prozesse (Engel et al. 2001; Vaughn u. Eagleman 2013), sodass im Wachzustand »intern erzeugte Abläufe durch Sinneseindrücke lediglich (d.h. im Gegensatz zum Schlaf) modifiziert« werden (Eagleman 2012).

Mit dem von Antonio Damasio vorgeschlagenen Modell der »somatischen Marker« ist ein körperliches Signalsystem zur Erzeugung von Emotionen notwendig, die auf höheren Bewusstseinsebenen die Wahrnehmung von Gefühlen ermöglichen, welche v.a. für unsere salutogene Entscheidungsfindung unabdingbar sind (Damasio u. Carvalho 2013). So ist bekannt, dass sich subjektive Erlebnisweisen – wie neurale Korrelate – beim Patienten mit einer Querschnittslähmung (Paraplegie) ebenso verändern können (Lenggenhager et al. 2012; Wiens 2005) wie nach Amputationen (Draganski et al. 2006; Flor et al. 1995). Die Interaktion mit der Peripherie ist alles andere als eine Einbahnstraße, und erst in neuerer Zeit werden z.B. sprichwörtliche Befindlichkeiten wie »kein gutes Gefühl im Bauch haben« im Sinne eines besseren Verständnisses der Kommunikation zwischen Gehirn und Gastrointestinalsystem verstanden und sind schon heute allein für die Behandlung von Essstörungen und Adipositas von Nutzen (Mayer 2011). Vornehmlich mit dem Motorcortex assoziierte Spiegelneurone (Iacoboni u. Dapretto 2006; Rizzolatti u. Sinigaglia 2010) und somatosensorische Cortexareale (Keysers et al. 2010) helfen, unsere Umgebung und insbesondere unsere Artgenossen in Hinsicht auf motorische Aktionen, Intentionen und Emotionen (de Gelder 2006) zu verstehen.

Da die Entwicklung von Nervensystemen evolutionär eng verknüpft ist mit dem Aufkommen sich aktiv bewegender Organismen, findet sich die bidirektionale Kommunikation zwischen Gehirn und Bewegungsapparat auch beim Menschen konserviert (Hillman et al. 2008). Während z.B. aus der Demenzforschung schon länger bekannt ist, dass körperliche (und insbesondere motorische) Fitness das kognitive Leistungsvermögen bzw. den Grad des späteren kognitiven Abbaus günstig beeinflussen kann (Aberg et al. 2009), deuten neuere Studien darauf hin, dass ausreichende Bewegung zumindest im Mausmodell »rückwirkend« direkt die Neurogenese und damit -plastizität stimuliert (Freund et al. 2013). Das Plädoyer für aktivierende, auf Bewegung gerichtete Verfahren in der Psychosomatik und Verhaltensmedizin erhält damit im Einklang mit klinischer Erfahrung neurobiologische Schlagkraft. Gerade die Neurogenese ist wiederum eng mit dem Wirken sog. Neurotrophine wie dem BDNF (Brain Derived Neurotrophic Factor) verknüpft (Stein et al. 2008). CREB stimuliert die BDNF-Synthese, und es konnte in 2009 erstmals gezeigt werden, dass eine erfolgreiche interpersonelle Psychotherapie bei Patienten mit einer Major Depression zur Erhöhung des phosphorylierten, d. h. aktivierten, CREBs führen kann (Koch et al. 2009).

25.7 Das Gehirn im Spiegel neurowissenschaftlicher Methoden

Die elektrische Massenakivität von Cortexneuronen hinsichtlich Frequenz und Amplitude kann klinisch v. a. mithilfe der Elektroenzephalografie (EEG; Ulrich 2012), und, aufgrund der naturgesetzlich zwingenden Simultanerzeugung magnetischer Felder, mittels der räumlich höher auflösenden, jedoch mit einem erheblichen apparativen Aufwand einhergehenden Magnetenzephalografie (MEG; Supek u. Aine 2014) dargestellt werden.

Vor, während und nach motorischen, psychischen und sensorischen Ereignissen sind im EEG und MEG sog. ereigniskorrelierte Hirnpotenziale (EKP) bzw. ereigniskorrelierte Magnetfelder detektierbar, welche mit Summationstechniken sichtbar gemacht werden können. Evozierte Potenziale sind diejenigen EKP, die auf einen Reiz hin (z. B. Tonsignal) entstehen. Mithilfe der genannten Messverfahren war z. B. die Entdeckung möglich, dass eine Desynchronisation im EEG und Bereitschaftspotenziale den bewusst initiierten Bewegungen ca. eine Sekunde vorausgehen, womit die Diskussion um das Wesen des »freien Willens« besonderen Auftrieb erhielt (Kornhuber u. Deecke 1965; Libet et al. 1983) und bis heute Gegenstand kontroverser Diskussionen ist (Hasler 2013).

Mit der Beschreibung des BOLD-(blood oxygenation level dependent-)Effektes im Jahre 1990 durch Ogawa et al. (1990) und dem Nachweis seiner klaren Beziehung zu neuronaler Aktivität (Logothetis et al. 2001) begann der Siegeszug der funktionellen Kernspintomografie (fMRT) in der Psychosomatik und Verhaltensmedizin (Förstl et al. 2006; Grosjean 2005; Marano et al. 2012; Schneider u. Fink 2007; Walter 2005). Sie steht methodisch neben Verfahren wie Positronenemissionstomografie (PET), Single-Photon-Emissionscomputertomografie (SPECT), Magnetresonanz- (MRS) oder Nahinfrarotspektroskopie (NIRS; Ehlis et al. 2014) und in Kombination mit Methoden wie z. B. der Elektroenzephalografie (EEG) bzw. der Erfassung ereigniskorrelierter Potenziale (ERP) (Campanella 2013; Lane et al. 2009a) gegenwärtig im Mittelpunkt neurobiologischen Forschungsinteresses, auch und gerade in der Psychotherapie (Etkin et al. 2005).

Das Grundprinzip aller genannten nichtinvasiven funktionellen Bildgebungsverfahren (Neuroimaging) ist – verglichen mit strukturellen Meßverfahren z. B. hinsichtlich der corticalen Dicke (Alexander-Bloch et al. 2013) – vereinfachend dargestellt so, dass neuronale Gruppenaktivität durch unterschiedlichste »Surrogatmarker« optisch aufbereitet wird. PET-Messungen können so z. B. den Glucosemetabolismus unter Zuhilfenahme radioaktiver Agentien visualisieren.

Der BOLD-Effekt beruht darauf, dass das Eisenatom des Hämoglobins in den Erythrozyten des Blutes je nach Grad der Oxygenierung unterschiedliche magnetische Eigenschaften aufweist. Diese unterschiedliche Sauerstoffsättigung wird kontinuierlich mit einem eine akzeptable räumliche Auflösung ermöglichenden Magnetresonanztomografen, welche gegenwärtig üblicherweise magnetische Flussdichten von 1,5–3 Tesla erzeugen, registriert. Hiermit können lokale Durchblutungsänderungen erfasst werden. Bereits die weltweit erste fMRT-Anwendungsstudie in 1991 hatte einen auf einem Aktivierungsparadigma basierenden Ansatz (Belliveau et al. 1991), welcher ein repetitives Reizszenario mit messbaren BOLD-Mustern korreliert fand – ein Ansatz, welcher prinzipiell bis heute in der MR-Bildgebungsforschung (noch) vorherrschend ist.

Um auf den Ort einer neuronalen Massenaktivität zu schließen, wird das Magnetresonanzsignal zu zwei Zeitpunkten verglichen, z. B. im stimulierten Zustand einerseits sowie im Ruhezustand andererseits. Die Aufnahmen können alsdann durch komplexe statistische Rechenoperationen, für welche überwiegend besondere Analysesoftware zur Verfügung steht (z. B. FSL, http://fsl.fmrib.ox.ac.uk/fsl/fslwiki/FSL; SPM, http://www.fil.ion.ucl.ac.uk/spm/), miteinander verglichen, die statistisch signifikanten Unterschiede räumlich zugeordnet und in einer Falschfarbendarstellung aufbereitet werden.

Darüber hinaus ist es auch möglich, die zeitliche Vernetzung verschiedener, nicht unbedingt benachbarter Hirnareale statistisch zu berechnen, wobei der Zusammenschluss von funktionellen Ensembles am ehesten die Vorgehensweise des Gehirns zur Generation höherer mentaler Zustände repräsentiert (Schnitzler u. Gross 2005; Varela et al. 2001). Neben Aktivierung leisten z. B. auch die Ruhe- (Default- oder Resting-)Zustände des Gehirns einen besonderen Beitrag zu seiner Funktionalität (Gusnard et al. 2001). Ein sog. Default-Mode-Netzwerk (DMN; Horn et al. 2013; Otti et al. 2012) – ein Netzwerk unter vielen – wird mit Vorgängen wie Tagträumen, Zukunftsplanung und A-priori-Annahmen in Zusammenhang gebracht (Otti et al. 2010). Deshalb stellt die Art der transienten Synchronisation neuraler Aktivität, ggf. innerhalb bestimmter Frequenzbänder, gegenwärtig ein spannendes Forschungsgebiet in der bildgebenden Hirnforschung dar, und Überlegungen z. B. zur Lösung des sog. Bindungsproblems (Singer 2001) werden direkt überprüfbar.

Ein typischer zerebraler fMRT-Scan besteht gegenwärtig aus ca. 130.000 Voxel in Kubikmillimetergröße (~ Größe einer kleinen Erbse), womit einerseits immer nur neurale Gruppenaktivitäten von ca. 600.000 Neuronen (und ein Vielfaches an Gliazellen) erfassbar, andererseits aufgrund der gewaltigen Datenmengen falsch positive Resultate nahezu zwingend sind (Bennett et al. 2010).

Insgesamt werden damit v. a. vor dem Hintergrund methodischer Fortschritte seit ca. 25 Jahren (Brautigam 1994; Lane et al. 2009a, 2009b; Williams 1994) in zunehmender Beschleunigung neurobiologische Erkenntnisse generiert, welche in der Psychosomatik und Verhaltensmedizin von konkret erklärender und richtungsweisender Bedeutung sind (Schiepek 2011). Dabei führt der integrative Weg (Bagwell 1999) oft von einer initialen Beschreibung funktioneller Segregation über reziproke Kopplungsvorgänge (Edelman u. Gally 2013) hin zu einer funktionellen Konnektivität. Das Problem der v. a. bescheidenen zeitlichen Auflösung von fMRT-Untersuchungen im Sekundenbereich harrt dabei weiterhin ebenso der Lösung wie der besondere Umgang mit Stimuli.

Somit bietet die Bildgebung große Chancen, leidet jedoch auch gleichzeitig unter verschiedenen technischen und wissenschaftlichen Problemen. Hierzu gehören z. B. die Überinterpretationen von Einzelbefunden oder die Schlussfolgerung von einzelnen neurophysiologischen (z. T. rein explorativ untersuchten) Prozessen auf komplexe multidimensionale psychosoziale Konstrukte (Eccles 1981; Fuchs 2005; Paris 2009; Strauman et al. 2013; Zielasek u. Gaebel 2008). Trotzdem kann die neurophysiologische Prozess- und Ergebnisforschung (Deacon 2013) schrittweise einen wichtigen Beitrag zum besseren Verständnis von mentalen Vorgängen und deren Störungen leisten.

Hierbei werden insbesondere Methoden der sozialen Neurowissenschaften, z. B. in Form des sog. Hyperscannings (Babiloni u. Astolfi 2014; Dumas 2011), d. h. der simultanen Bildgebungsuntersuchung mehrerer Gehirne während sozialer Interaktion, ebenso an Bedeutung gewinnen wie eine Modellierung komplexerer Hirnprozesse mithilfe der »computational neurosciences« eine Zukunftsaufgabe sein wird (Friston et al. 2014).

25.8 Relevanz der neurowissenschaftlichen Bildgebungsforschung

Nachfolgend soll an drei beispielhaften Themen aufgezeigt werden, wie insbesondere die neurophysiologische Bildgebungsforschung zum wissenschaftlichen Fortschritt in der Psychosomatik und Verhaltensmedizin beitragen kann.

25.8.1 Darstellung von Hirnprozessen bei psychischen und psychosomatischen Befindenszuständen

Insbesondere mit Paradigmen aus der Schmerzforschung wurde dargestellt, welche Hirnprozesse mit der Empfindung »Schmerz« einhergehen. Die verschiedenen affektiven, kognitiven, sozialen und behavioralen Komponenten von Schmerz lassen sich differenziert darstellen, und es zeigen sich enge Korrelationen zwischen subjektiver Einschätzung der Symptomstärke und objektiven Aktivierungsparametern. Zwar wird heute nicht mehr von einer festgelegten »Schmerzmatrix« neurophysiologischer Strukturen beim Schmerzerleben ausgegangen, trotzdem sind zumindest somatosensorische Cortexareale, ACC und die Insel basal am Schmerzerleben beteiligt (Fomberstein et al. 2013). Ähnliche Ergebnisse liegen auch für andere Beschwerdegruppen (z. B. gastrointestinale Beschwerden) vor. Auch die z. T. überlappende neurophysiologische Aktivierung bei objektiven Schmerzreizen versus »psychischem Schmerz« (z. B. soziale Zurückweisung) kann hierzu als Beispiel aufgeführt werden (Kross et al. 2011).

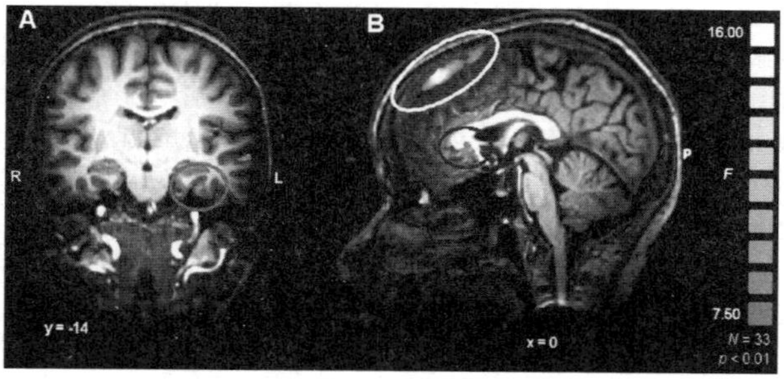

Abb. 25-3 Ergebnisse der statistischen Auswertung der Interaktion Relevanz × Diagnosegruppe × Zeit; Überlagerung eines anatomischen Gehirns (T1-gewichtet) im Talairach-Raum. **A**: Frontale Schicht, mit Darstellung der Interaktion in der Amygdala/vorderer Hippocampus. **B**: Die gleiche Interaktion im subgenualen Cingulum und im vorderen medialen präfrontalen Cortex (Kreis). Die F-Werte der Auswertung wurden für die Abbildung ab einer Schwelle von p = 0.01, unkorrigiert, gezeigt (Buchheim et al. 2012).

25.8.2 Untersuchung von am Krankheitsgeschehen beteiligter Prozesse und Mechanismen

Mittels bildgebender Methoden ist es möglich, auch einzelne, am Krankheitsgeschehen beteiligte Prozesse näher zu untersuchen und mittels fMRT zu beleuchten. So findet sich eine Bestätigung der Rolle von Schmerzkatastrophisierung (Seminovicz u. Davis 2006) und Aufmerksamkeitsprozessen bei der Schmerzwahrnehmung (Bantick et al. 2002). Aber auch die besondere Bedeutung der Emotionswahrnehmung und Emotionsregulation in der Psychosomatik sowie von Bindungserfahrungen, frühkindlichen aversiven Erlebnissen etc. sind der Bildgebungsforschung zugänglich.

In einer fMRT-Untersuchung von 21 multisomatoformen Schmerzpatienten und 19 gesunden Kontrollen untersuchten Noll-Hussong et al. (2013) mittels eines Schmerzempathieparadigmas die differenzielle Fähigkeit, einen rein emotionalen, nur durch Empathie hervorrufbaren bzw. vermittelten Schmerz bewusst wahrzunehmen und neuronal zu prozessieren. Es zeigte sich dabei, dass die gesunden Kontrollen eine signifikant stärkere empathisch vermittelte Schmerzwahrnehmung und eine gegenüber den somatoformen Schmerzpatienten verstärkte Aktivierung des rostralen anterioren cingulären Cortex aufwiesen.

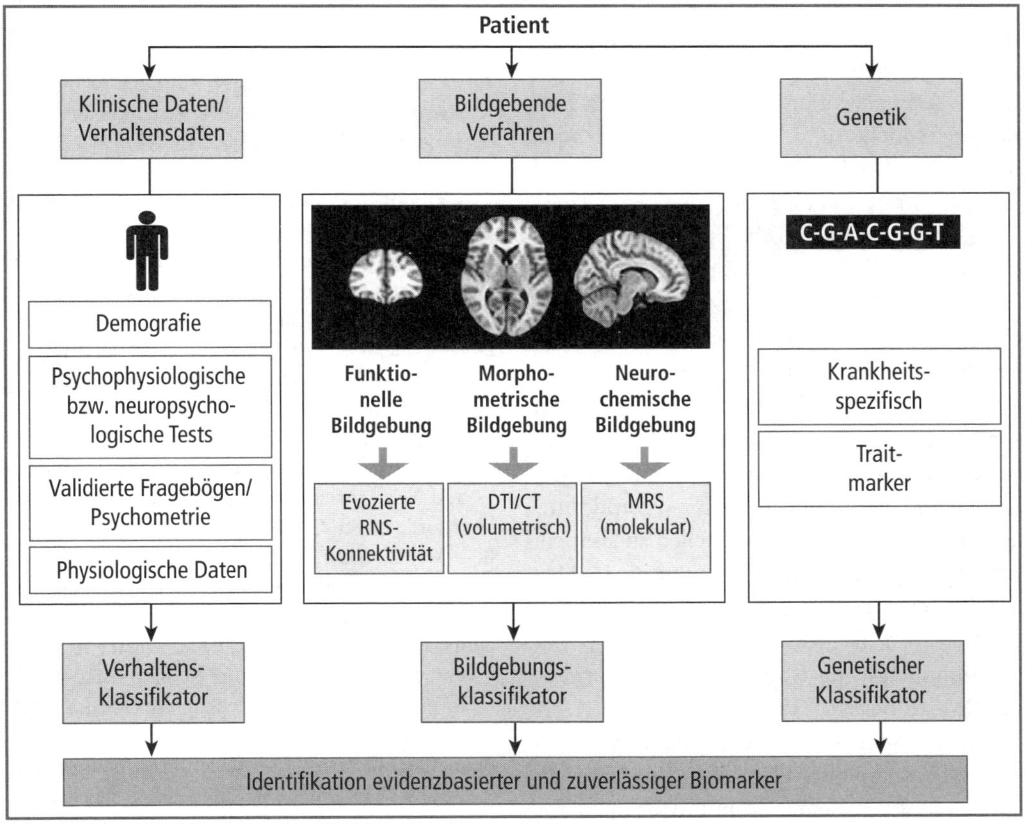

Abb. 25-4 Analyse der Funktion des Neocortex mit Bildgebungsverfahren, genetischen und klinischen bzw. behavioralen Methoden (nach Borsook 2012). RSN = Resting-State Netzwerk, DTI = Diffusion tensor imaging, CT = Computertomografie, MRS = Magnetresonanzspektroskopie.

25.8.3 Untersuchung neurophysiologischer Veränderungsprozesse bei Psychotherapie

Einer der ersten Belege, dass durch Psychotherapie auch Veränderungen neurophysiologischer Prozesse erreicht werden können, ist bereits Anfang der 90er Jahre erbracht worden. Hierbei wurde nachgewiesen, dass sowohl Psychopharmaka als auch KVT eine Veränderung metabolischer Prozesse im Gehirn bewirken (Baxter et al. 1992). Später konnte belegt werden, dass die klinische Verbesserung von Patienten mit Zwangserkrankungen direkt korreliert mit Veränderungen der neurophysiologischen Aktivierung im Pallidum (Freyer et al. 2011). Bei Patienten mit Panikstörung konnte gezeigt werden, dass unterschiedliche Varianten von KVT zu unterschiedlichen neurophysiologischen Konsequenzen führen, wobei die Interventionsform mit engerem Therapeutenkontakt und mehr Exposition auch mit mehr Aktivität im Hippocampus assoziiert war (Straube et al. 2014).

Eine interessante Studie nutzte vor kurzem die funktionelle Bildgebungstechnik, um auch die Wirksamkeit von psychodynamisch-psychoanalytischer Psychotherapie zu überprüfen. Buchheim et al. (2012) haben einen bindungsbezogenen und individuellen, emotional spezifischen Untersuchungsansatz gewählt, um bei depressiven Patienten spezifische Einstellungs- und neuronale Reaktionsveränderungen nach Psychotherapie feststellen zu können. Im Ergebnis zeigten die Patienten im 15-Monats-Follow-Up klinisch eine deutliche Reduktion von Depressivität und allgemeiner Symptombelastung, während die entsprechenden Werte bei den Vergleichsprobanden erwartungsgemäß gleich blieben. Parallel zu dieser Verbesserung der klinischen Beschwerden kam es in der Patientengruppe, aber nicht der gesunden Vergleichsgruppe bei erneuter Messung der BOLD-Aktivierung nach 15 Monaten Psychotherapie zu einer signifikant verminderten Aktivierung der linken Amygdala und des Überganges zum linken vorderen Hippocampus, des subgenualen Cingulus (ventralen anterioren cingulären Cortex) sowie des anteromedialen präfrontalen Cortex (► Abb. 25-3).

Es wird damit unmittelbar deutlich, wie neurowissenschaftliche fundierte Bildgebung die Erkenntnismöglichkeiten auch in der Psychotherapieforschung verbessern kann (► Abb. 25-4).

Literatur

Aberg MA, Pedersen NL, Toren K et al. Cardiovascular fitness is associated with cognition in young adulthood. Proc Natl Acad Sci USA 2009; 106(49): 20906–11.

Aleksander I, Gamez D. Informational theories of consciousness: a review and extension. Adv Exp Med Biol 2011; 718: 139–47.

Alexander-Bloch A, Giedd JN, Bullmore E. Imaging structural co-variance between human brain regions. Nat Rev Neurosci 2013; 14(5): 322-36.

Babiloni F, Astolfi L. Social neuroscience and hyperscanning techniques: past, present and future. Neurosci Biobehav Rev 2014; 44: 76–93.

Bagwell HR. Integrative processing: a biological foundation for psychotherapy. Psychiatry 1999; 62(3): 273–86.

Bantick SJ, Wise RG, Ploghaus A et al. Imaging how attention modulates pain in humans using functional MRI. Brain 2002; 125: 310–9.

Baxter LR, Schwartz JM, Bergman KS et al. Caudate glucose metabolic rate changes with both drug and behavior therapy for obsessive-compulsive disorder. Arch Gen Psychiatr 1992; 49: 681–9.

Bear MF, Connors BW, Paradiso MA. Neurowissenschaften. 3. Aufl. Heidelberg: Spektrum Akademischer Verlag 2009.

Belliveau JW, Kennedy DN Jr., McKinstry RC et al. Functional mapping of the human visual cortex by magnetic resonance imaging. Science 1991; 254(5032): 716–9.

Bennett CM, Baird AA, Miller MB, Wolford GL. Neural Correlates of Interspecies Perspective Taking in the Post-Mortem Atlantic Salmon: An Argument For Proper Multiple Comparisons Correction. J Serendipitous Unexpected Results 2010; 1(1): 1–5.

Birbaumer N, Schmidt RF. Allgemeine Physiologie der Großhirnrinde. In: Schmidt RF, Lang F, Heckmann M (eds). Physiologie des Menschen (31. Aufl.). Berlin: Springer 2010a.

Birbaumer N, Schmidt RF. Biologische Psychologie. Berlin: Springer 2010b.

Borsook D. Neurological diseases and pain. Brain 2012; 135(Pt 2): 320–44.

Brautigam W. Psychosomatic medicine, psychoanalysis and human biology today. Z Psychosom Med Psychoanal 1994; 40(4): 311–23.

Brown RE, Milner PM. The legacy of Donald O. Hebb: more than the Hebb synapse. Nat Rev Neurosci 2003; 4(12): 1013–9.

Buchheim A, Viviani R, Kessler H et al. Changes in prefrontal-limbic function in major depression after 15 months of long-term psychotherapy. PLoS ONE 2012; 7(3): e33745.

Campanella S. Why it is time to develop the use of cognitive event-related potentials in the treatment of psychiatric diseases. Neuropsychiat Dis Treatm 2013; 9: 1835–45.

Craig AD. How do you feel? Interoception: the sense of the physiological condition of the body. Nat Rev Neurosci 2002; 3(8): 655–66.

Damasio A, Carvalho GB. The nature of feelings: evolutionary and neurobiological origins. Nat Rev Neurosci 2013; 14(2): 143–52.

Deacon BJ. The biomedical model of mental disorder: a critical analysis of its validity, utility, and effects on psychotherapy research. Clin Psychol Rev 2013; 33(7): 846–61.

de Gelder B. Towards the neurobiology of emotional body language. Nat Rev Neurosci 2006; 7(3): 242–9.

Draganski B, Moser T, Lummel N et al. Decrease of thalamic gray matter following limb amputation. NeuroImage 2006; 31(3): 951–7.

Dumas G. Towards a two-body neuroscience. Commun Integr Biol 2011; 4(3): 349–52.

Eagleman D. Inkognito: Die geheimen Eigenleben unseres Gehirns. Frankfurt: Campus 2012.

Eccles JC. The modular operation of the cerebral neocortex considered as the material basis of mental events. Neurosci 1981; 6(10): 1839–56.

Edelman GM. Neural Darwinism: selection and reentrant signaling in higher brain function. Neuron 1993; 10(2): 115–25.

Edelman GM, Gally JA. Reentry: a key mechanism for integration of brain function. Front Integr Neurosci 2013; 7: 63.

Ehlis AC, Schneider S, Dresler T, Fallgatter AJ. Application of functional near-infrared spectroscopy in psychiatry. NeuroImage 2014; 85 Pt 1: 478–88.

Engel AK, Fries P, Singer W. Dynamic predictions: oscillations and synchrony in top-down processing. Nat Rev Neurosci 2001; 2(10): 704–16.

Etkin A, Pittenger C, Polan HJ, Kandel ER. Toward a neurobiology of psychotherapy: basic science and clinical applications. J Neuropsychiat Clin Neurosci 2005; 17(2): 145–58.

Förstl H, Hautzinger M, Roth G. Neurobiologie psychischer Störungen. Berlin: Springer 2006.

Flor H, Elbert T, Knecht S et al. Phantom-limb pain as a perceptual correlate of cortical reorganization following arm amputation. Nature 1995; 375(6531): 482–4.

Flor H, Nikolajsen L, Staehelin Jensen T. Phantom limb pain: a case of maladaptive CNS plasticity? Nat Rev Neurosci 2006; 7(11): 873–81.

Fomberstein K, Qadri S, Ramani R. Functional MRI and pain. Curr Opin Anesthesiol 2013; 26(5): 588–93.

Friston KJ, Stephan KE, Montague R, Dolan RJ. Computational psychiatry: the brain as a phantastic organ. Lancet Psychiat 2014; 1(2): 148–58.

Freund J, Brandmaier AM, Lewejohann L et al. Emergence of individuality in genetically identical mice. Science 2013; 340(6133): 756–9.

Freyer T, Kloppel S, Tuscher O et al. Frontostriatal activation in patients with obsessive-compulsive disorder before and after cognitive behavioral therapy. Psychol Med 2011; 41(1): 207–16.

Fuchs T. Ecology of the brain. A systemic view for psychiatry and psychotherapy. Nervenarzt 2005; 76(1): 1–10.

Gertz SD, Liebman M. Basiswissen Neuroanatomie. Stuttgart: Thieme 2001.

Gordon KA, Wong DD, Valero J et al. Use it or lose it? Lessons learned from the developing brains of children who are deaf and use cochlear implants to hear. Brain Topograp 2011; 24(3–4): 204–19.

Grosjean B. From synapse to psychotherapy: the fascinating evolution of neuroscience. Am J Psychother 2005; 59(3): 181–97.

Gusnard DA, Raichle ME, Raichle ME. Searching for a baseline: functional imaging and the resting human brain. Nat Rev Neurosci 2001; 2(10): 685–94.

Hasler F. Neuromythologie: Eine Streitschrift gegen die Deutungsmacht der Hirnforschung. Bielefeld: Transcript 2013.

Hebb DO. The Organization of Behavior. New York: Wiley 1949.

Heckmann M, Dudel J. Synaptische Übertragung. In: Schmidt RF, Lang F, Heckmann M (eds). Physiologie des Menschen (31. Aufl.). Berlin: Springer 2010.

Hensch TK. Critical period plasticity in local cortical circuits. Nat Rev Neurosci 2005; 6(11): 877–88.

Herculano-Houzel S. The remarkable, yet not extraordinary, human brain as a scaled-up primate brain and its associated cost. Proc Natl Acad Sci USA 2012; 109 (Suppl 1): 10661–8.

Hillman CH, Erickson KI, Kramer AF. Be smart, exercise your heart: exercise effects on brain and cognition. Nat Rev Neurosci 2008; 9(1): 58–65.

Horn A, Ostwald D, Reisert M, Blankenburg F. The structural-functional connectome and the default mode network of the human brain. NeuroImage 2013. 10.1016/j.neuroimage.2013.09.069.

Iacoboni M, Dapretto M. The mirror neuron system and the consequences of its dysfunction. Nat Rev Neurosci 2006; 7(12): 942–51.

Insel TR. Kommentar zu »Ein neuer theoretischer Rahmen für die Psychiatrie« von Eric R. Kandel. In: Kandel ER (ed). Psychiatrie, Psychoanalyse und die neue Biologie des Geistes. Frankfurt: Suhrkamp 2006.

Insel TR. The NIMH Research Domain Criteria (RDoC) Project: Precision Medicine for Psychiatry. Am J Psychiat 2014; 171(4): 395–7.

Kandel ER. A new intellectual framework for psychiatry. Am J Psychiat 1998; 155(4): 457–69.

Kandel ER. Psychotherapy and the single synapse: the impact of psychiatric thought on neurobiological research. 1979. J Neuropsychiat Clin Neurosci 2001; 13(2): 290–300; discussion 289.

Keysers C, Kaas JH, Gazzola V. Somatosensation in social perception. Nat Rev Neurosci 2010; 11(6): 417–28.

Koch C. Consciousness: Confessions of a Romantic Reductionist. Cambridge: MIT Press 2012.

Koch JM, Hinze-Selch D, Stingele K et al. Changes in CREB phosphorylation and BDNF plasma levels during psychotherapy of depression. Psychother Psychosom 2009; 78(3): 187–92.

Kornhuber HH, Deecke L. Changes in the Brain Potential in Voluntary Movements and Passive Movements in Man: Readiness Potential and Reafferent Potentials. Pflugers Archiv fur die gesamte Physiologie des Menschen und der Tiere 1965; 284: 1–17.

Kross E, Berman MG, Mischel W et al. Social rejection shares somatosensory representations with physical pain. Proc Natl Acad Sci USA 2011; 108(15): 6270–5.

Krystal JH, State MW. Psychiatric Disorders: Diagnosis to Therapy. Cell 2014; 157(1): 201–14.

Labonte B, Suderman M, Maussion G et al. Genome-wide epigenetic regulation by early-life trauma. Arch Gen Psychiat 2012; 69(7): 722–31.

Lane RD, Waldstein SR, Chesney MA et al. The rebirth of neuroscience in psychosomatic medicine, Part I: historical context, methods, and relevant basic science. Psychosom Med 2009a; 71(2): 117–34.

Lane RD, Waldstein SR, Critchley HD et al. The rebirth of neuroscience in psychosomatic medicine, Part II: clinical applications and implications for research. Psychosom Med 2009b; 71(2): 135–51.

Lenggenhager B, Pazzaglia M, Scivoletto G et al. The sense of the body in individuals with spinal cord injury. PloS one 2012; 7(11): e50757.

Lent R, Azevedo FA, Andrade-Moraes CH, Pinto AV. How many neurons do you have? Some dogmas of quantitative neuroscience under revision. Eur J Neurosci 2012; 35(1): 1–9.

Libet B, Gleason CA, Wright EW, Pearl DK. Time of conscious intention to act in relation to onset of cerebral activity (readiness-potential). The unconscious initiation of a freely voluntary act. Brain 1983; 106 (Pt 3): 623–42.

Logothetis NK, Pauls J, Augath M et al. Neurophysiological investigation of the basis of the fMRI signal. Nature 2001; 412(6843): 150–7.

Marano G, Traversi G, Nannarelli C et al. Functional neuroimaging: points of intersection between biology and psychotherapy. La clinica terapeutica 2012; 163(6): e443–56.

Maren S, Phan KL, Liberzon I. The contextual brain: implications for fear conditioning, extinction and psychopathology. Nat Rev Neurosci 2013; 14(6): 417–28.

Mayer EA. Gut feelings: the emerging biology of gut-brain communication. Nat Rev Neurosci 2011; 12(8): 453–66.

McCaffery JM, Snieder H, Dong Y, de Geus E. Genetics in psychosomatic medicine: research designs and statistical approaches. Psychosom Med 2007; 69(2): 206–16.

Noll-Hussong M, Otti A, Wohlschlaeger AM et al. Neural correlates of deficits in pain-related affective meaning construction in patients with chronic pain disorder. Psychosom Med 2013; 75(2): 124–36.

Normann C, Nissen C, Frase L. Neuroenhancement strategies for psychiatric disorders: rationale, status quo and perspectives. Eur Arch Psychiat Clin Neurosci 2012; 262 (Suppl 2): S113–6.

Ogawa S, Lee TM, Kay AR, Tank DW. Brain magnetic resonance imaging with contrast dependent on blood oxygenation. Proc Natl Acad Sci USA 1990; 87(24): 9868–72.

Otti A, Guendel H, Laer L et al. I know the pain you feel-how the human brain's default mode predicts our resonance to another's suffering. Neurosci 2010; 169(1): 143–8.

Otti A, Gundel H, Wohlschlager A et al. Default mode network of the brain. Neurobiology and clinical significance. Nervenarzt 2012; 83(1): 8–24.

Paris J. Psychiatry and neuroscience. Canad J Psychiat 2009; 54(8): 513–7.

Raichle ME. Two views of brain function. Trends Cogn Sci 2010; 14(4): 180–90.

Rizzolatti G, Sinigaglia C. The functional role of the parieto-frontal mirror circuit: interpretations and misinterpretations. Nat Rev Neurosci 2010; 11(4): 264–74.

Schiepek G. Neurobiologie der Psychotherapie (2. Aufl.). Stuttgart: Schattauer 2011.

Schmahl C, Bohus M. Importance of neurobiology for modular psychotherapy. Nervenarzt 2013; 84(11): 1316–20.

Schmidt RF, Lang F, Heckmann M. Physiologie des Menschen (31. Aufl.). Berlin: Springer 2010.

Schneider F, Fink GR. Funktionelle MRT in Psychiatrie und Neurologie. Berlin: Springer 2007.

Schnitzler A, Gross J. Normal and pathological oscillatory communication in the brain. Nat Rev Neurosci 2005; 6(4): 285–96.

Seminovicz DA, Davis KD. Cortical responses to pain in healthy individuals depends on pain catastrophizing. PAIN 2006; 120: 297–306.

Sporns O. Structure and function of complex brain networks. Dialog Clin Neurosci 2013; 15(3): 247–62.

Stein DJ, Daniels WM, Savitz J, Harvey BH. Brain-derived neurotrophic factor: the neurotrophin hypothesis of psychopathology. CNS Spectrums 2008; 13(11): 945–9.

Straube B, Lueken U, Jansen A et al. Neural correlates of procedural variants in cognitive-behavioral therapy: a randomized, controlled multicenter fMRI study. Psychother Psychosom 2014; 83(4): 222–33.

Strauman TJ, Goetz EL, Detloff AM et al. Self-regulation and mechanisms of action in psychotherapy: a theory-based translational perspective. J Pers 2013; 81(6): 542–53.

Supek S, Aine CJ. Magnetoencephalography: From Signals to Dynamic Cortical Networks. Berlin: Springer 2014.

Thome J, Hassler F, Zachariou V. Gene therapy for psychiatric disorders. World J Biol Psychiat 2011; 12 (Suppl 1): 16–8.

Tononi G. An information integration theory of consciousness. BMC Neurosci 2004; 5: 42.

Tononi G, Koch C. The neural correlates of consciousness: an update. Ann New York Acad Sci 2008; 1124: 239–61.

Tononi G, Sporns O. Measuring information integration. BMC Neurosci 2003; 4: 31.

Turrigiano GG, Nelson SB. Hebb and homeostasis in neuronal plasticity. Curr Opin Neurobiol 2000; 10(3): 358–64.

Ulrich G. Das spontane Ruhe-EEG: Die psychophysiologische Basis der Psychiatrie – Vergangenheit, Gegenwart und Zukunftsperspektiven. Würzburg: Königshausen & Neumann 2012.

Vanderwolf CH. Brain, behavior, and mind: what do we know and what can we know? Neurosci Biobehav Rev 1998; 22(2): 125–42.

Varela F, Lachaux JP, Rodriguez E, Martinerie J. The brainweb: phase synchronization and large-scale integration. Nat Rev Neurosci 2001; 2(4): 229–39.

Vaughn DA, Eagleman DM. Spatial warping by oriented line detectors can counteract neural delays. Front Psychol 2013; 4: 794.

Walter H. Funktionelle Bildgebung in Psychiatrie und Psychotherapie. Stuttgart: Schattauer 2005.

Wiens S. Interoception in emotional experience. Curr Opin Neurol 2005; 18(4): 442–7.

Williams RB. Neurobiology, cellular and molecular biology, and psychosomatic medicine. Psychosom Med 1994; 56(4): 308–15.

Wolf C, Linden DE. Biological pathways to adaptability – interactions between genome, epigenome, nervous system and environment for adaptive behavior. Genes Brain Behav 2012; 11(1): 3–28.

Zielasek J, Gaebel W. Modern modularity and the road towards a modular psychiatry. Eur Arch Psychiat Clin Neurosci 2008; 258 (Suppl 5): 60–5.

Zorumski CF, Izumi Y. NMDA receptors and metaplasticity: mechanisms and possible roles in neuropsychiatric disorders. Neurosci Biobehav Rev 2012; 36(3): 989–1000.

26 Placebo- und Nocebomechanismen als Spiegel psychobiologischer Interaktionen

Ulrike Bingel, Winfried Rief

26.1 Einleitung

Unter **Placeboeffekten** versteht man positive physiologische oder psychologische Veränderungen nach der Einnahme von Medikamenten ohne spezifischen Wirkstoff oder nach Scheineingriffen. Solche Placeboeffekte erreichen bei vielen Indikationsgruppen 50–80 % der Effekte von wissenschaftlich fundierten therapeutischen Interventionen, so z. B. bei Antihypertensiva (Preston et al. 2000), Fatigue bei Krebspatienten (de la Cruz et al. 2010) oder bei Antidepressiva-Trials (Rief et al. 2009a). Im Gegenzug wird unter **Noceboeffekten** verstanden, wenn Medikamente ohne spezifischen Wirkstoff Nebenwirkungen auslösen. So befanden sich in klinischen Studien ein Drittel der Patienten, die eine potenzielle Antidepressiva-Therapie explizit wegen Nebenwirkungen abbrachen, in der Placebogruppe; bei Statin-Studien waren es sogar die Hälfte aller Studienabbrecher, die sich trotz expliziter Nebenwirkungen in der Placebogruppe befanden (Rief et al. 2006, 2009b). Eine Übersicht hierzu geben auch Häuser et al. (2012).

Der insbesondere aus klinischen Studien bekannte **Placeboeffekt** setzt sich aus einer ganzen Reihe unterschiedlicher Faktoren wie dem natürlichen Verlauf von Erkrankungen oder statistischen Phänomenen wie der Regression zur Mitte zusammen. Untersuchungen der vergangenen 30 Jahre haben darüber hinaus eindrücklich dokumentiert, dass neuropsychologische Phänomene wie die Erwartungshaltung von Patienten bezüglich der Wirkung einer Therapie, assoziative Lernprozesse sowie die Qualität der Arzt-Patienten-Kommunikation, die als eigentliche **Placeboantwort** zusammengefasst werden können, den Gesamterfolg einer Therapie substanziell beeinflussen können. Diese die Placeboantwort steuernden Prozesse induzieren komplexe psychoneurobiologische Phänomene im ZNS, die peripher-physiologische Abläufe und Endorgan-Funktionen modulieren (Enck et al. 2013). Placeboantworten haben also zentrale und peripher-physiologische Korrelate und involvieren sehr ähnliche, wenn nicht dieselben physiologischen Systeme, die auch Angriffspunkt pharmakologischer Therapien sind. Die aktuellen neurowissenschaftlichen Befunde zu Placeboantworten illustrieren paradigmatisch die Verzahnung seelischer und körperlicher Prozesse und weisen abermals auf die Überholtheit dichotomer Ansätze von körperlichen und psychologischen Vorgängen hin. Zusätzlich eröffnen sie die Möglichkeit, unter systematischer Ausnutzung Therapien effektiver und nebenwirkungsärmer zu machen.

Gründe für die Placeboforschung in der Psychosomatik und Verhaltensmedizin

Placebo-und Nocebomechanismen stellen ein zentrales Paradigma in der Psychosomatik und Verhaltensmedizin dar. Während Noceboeffekte bei der Symptomgenese und Symptomwahrnehmung eine wichtige Rolle spielen, spiegeln Placeboeffekte eher Prozesse der Symptomkontrolle wider. Auch die Rolle der Arzt-Patient-Beziehung oder die Bedeutung therapeutischer Vorerfahrungen lässt sich anhand der Placeboforschung paradigmatisch untersuchen. Damit ist dieser Forschungszweig wie kaum ein anderer geeignet, unabhängig von der Diagnose und der spezifischen Behandlungsform relevante psychologische Mechanismen und Einflussfaktoren auf Krankheits- und Heilungsverläufe darzustellen.

26.2 Erwartungs- und Lernprozesse als zentrale psychologische Mechanismen der Placeboantwort

Aus psychologischer Sicht lassen sich sowohl Placebo- als auch Noceboeffekte auf zwei zugrunde liegende Schlüsselmechanismen zurückführen, welche sich gegenseitig beeinflussen können. Hierbei handelt es sich zum einen um Erwartungsprozesse, also um die durch kontextuelle Hinweisreize, Vorerfahrungen oder direkte verbale Instruktion geformte Erwartung an den Behandler, das Behandlungsumfeld und die Wirksamkeit der Therapie. Es handelt sich bei Placeboeffekten also nicht um die Wirkung von Milchzuckertabletten, Kochsalzlösungen oder Scheinakupunktur, sondern um die daran geknüpfte positive Erwartung auf Befindlichkeit und Grunderkrankung. Diese positive Erwartung von z. B. Schmerzlinderung im Falle der Placeboanalgesie ist mit einer Reihe von weiteren psychologischen Effekten verbunden, welche ihrerseits einen positiven Einfluss auf körperliche Prozesse haben, wie die Reduktion von Angst und Stress, eine erhöhte Kontrollüberzeugung sowie die gerichtete Aufmerksamkeit.

Zum anderen lassen sich viele Placeboantworten auch mit den Theorien der klassischen Konditionierung erklären. Hierbei führt die wiederholte Assoziation eines neutralen Stimulus (z. B. Aussehen und Geschmack einer Tablette) als konditioniertem Reiz (CS) mit der pharmakologischen Wirkung des Präparates (z. B. Schmerzlinderung; unkonditionierter Reiz, US) zur sog. »konditionierten Reaktion«, welche nach wiederholter Kombination von CS und US auch allein durch das wirkstofffreie Präparat (CS) ausgelöst werden kann (► Abb. 26-1). Erhalten z. B. gesunde Versuchspersonen an mehreren Tagen hintereinander

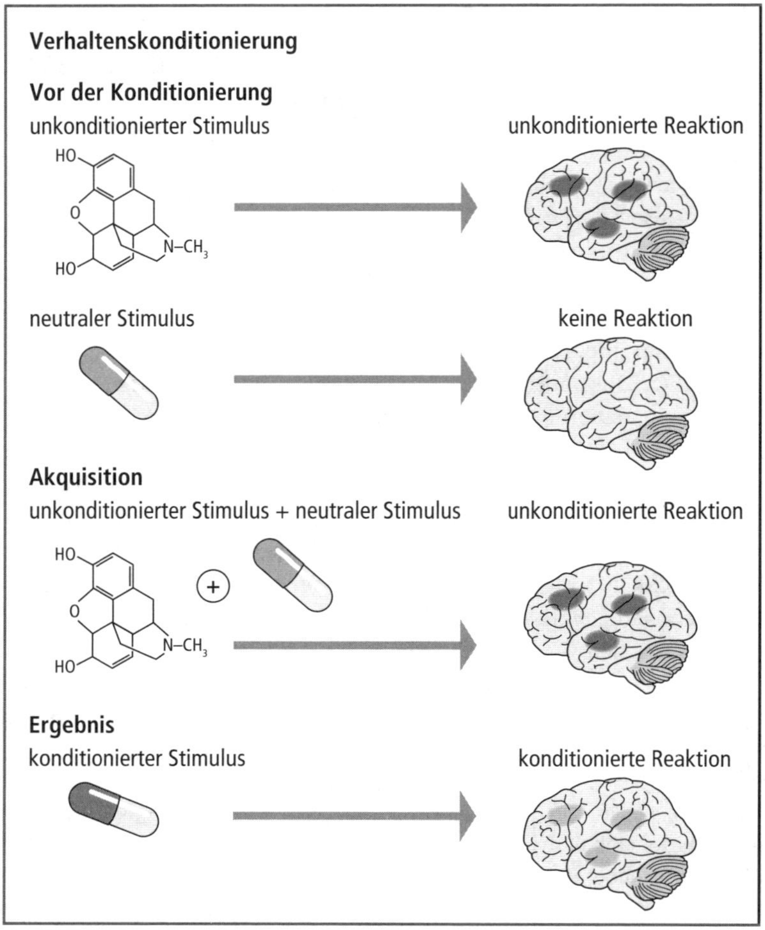

Abb. 26-1 Lernen als Schlüsselmechanismus von Placeboantworten (nach Enck et al. 2013)

intravenös Morphin während eines tonischen Schmerzreizes verabreicht, so löst danach auch eine Kochsalzlösung, welche über dasselbe Infusionssystem im gleichen experimentellen oder klinischen Setting verabreicht wird, eine signifikante Schmerzlinderung aus, selbst wenn diese explizit als Kontrollbedingung angekündigt wird (Amanzio u. Benedetti 1999). Diese konditionierte analgetische Reaktion kann durch die Gabe von Naloxon gehemmt werden, was die Beteiligung körpereigener Opioide an der konditionierten Reaktion belegt.

Solche konditionierten pharmakologischen Reaktionen, welche auch *ohne* eine gerichtete Erwartung des Patienten entstehen können, wurden in verschiedensten körperlichen Systemen (Schmerzsystem, motorisches System, Immunsystem, autonomes Nervensystem etc.) demonstriert (Benedetti et al. 2003). Besonders faszinierend sind konditionierte Reaktionen im Immunsystem, welches keiner willentlichen Kontrolle unterstellt ist. Auch hier kann die wiederholte Kopplung z. B. des Immunsuppressivums Ciclosporin A (US, unkonditionierter Stimulus), welches IL-2 und IFN-γ hemmt, mit grüner Erdbeermilch (CS, konditionierter Stimulus) dazu führen, dass grüne Erdbeermilch allein (ohne Ciclosporin) zu einer signifikanten Hemmung von IL-2 und IFN- γ führt (Goebel et al. 2002).

Interessanterweise ist der Einfluss der Faktoren Erwartung und Lernen/Konditionierung auf die Entstehung der Placeboantwort in verschiedenen körperlichen Systemen unterschiedlich. Während Schmerz, Stimmung (Depression) und Motorik sowohl experimentell als auch klinisch stark durch Erwartungseffekte zu beeinflussen sind, konnte sich bislang kein Einfluss von Erwartungseffekten auf autonome Körperfunktionen wie die Ausschüttung von Hormonen oder Immunfunktionen demonstrieren lassen. Diese scheinen ausschließlich durch Konditionierungsvorgänge beeinflussbar.

! Erwartungsprozesse und Lernvorgänge sind Schlüsselmechanismen von Placeboantworten.

26.3 Wirksamkeit von Placebos im Vergleich zu Nichtbehandlung

Auch wenn sich in vielen Indikationsgebieten (z. B. Chemotherapien) klinische Studien mit Placebobehandlungsarmen und/oder Wartegruppen ohne Behandlung ethisch und juristisch verbieten, lässt sich gerade aus diesem Vergleich auf die Wirksamkeit von Placebobehandlungen schließen, da dieser spontane Fluktuationen und den natürlichen Verlauf der Grunderkrankung kontrolliert. So lässt sich die schmerzlindernde Wirkung von Placebobehandlungen mittlerweile sogar metaanalytisch belegen (Hrobjartsson u. Gotzsche 2001; Vase et al. 2002, 2009). Auch für psychiatrische Indikationen wie z. B. Major Depression ist die Wirksamkeit von Placebobehandlungen gegenüber einer Nichtbehandlung belegt (Krogsboll et al. 2009; Rutherford et al. 2012).

26.4 Neurobiologische Mechanismen von Placeboeffekten

Die Placeboanalgesie ist nicht nur eine sehr robuste, sondern auch die am besten untersuchte Placeboantwort. Schon in den 70er Jahren wiesen erste Untersuchungen darauf hin, dass die Placeboanalgesie mit der Ausschüttung von endogenen Opioiden einhergeht (Levine et al. 1978). Funktionell-bildgebenden Untersuchungen ist es zu verdanken, dass die zentralnervösen Mechanismen dieser Opioidausschüttung mittlerweile gut charakterisiert sind. Aktuellen Modellen der Placeboanalgesie zufolge beruht diese auf einer kognitiv getriggerten (Erwartung/Lernen) Aktivierung des deszendierenden, schmerzhemmenden Systems, wobei dem dorsolateralen präfrontalen Cortex (DLPFC), dem rostralen anterioren Cingulum (rACC) und subcorticalen Kerngebieten wie dem periaquäduktalen Grau (PAG) eine Schlüsselrolle zukommen. Die Aktivierung des schmerzhemmenden Systems bedingt eine verminderte Aktivierung schmerzrelevanter Areale, wie dem insulären oder somatosensorischen Cortex, welche nach jüngsten Untersuchungen mit spinaler funktioneller MRT (fMRT) auf eine Modulation der nozizeptiven Signalverarbeitung bereits auf Höhe des spinalen Hinterhorns zurückzuführen ist (Eippert et al. 2009b).

Sowohl pharmakologische Interventionen mit dem Opioidantagonisten Naloxon in Kombination mit fMRT (Eippert et al. 2009a) als auch Untersuchungen mit Opioid-Liganden-Positronenemissionstomografie (PET, z. B. [11C]Carfentanil-PET; Wager et al. 2007; Zubieta et al. 2005) belegen die substanzielle Beteiligung des endogenen Opioidsystems für die Schmerzhemmung während der Placeboanalgesie. Aktuelle Befunde deuten darauf hin, dass unter bestimmten Umständen (wiederholte Vorbehandlung mit einem Nicht-

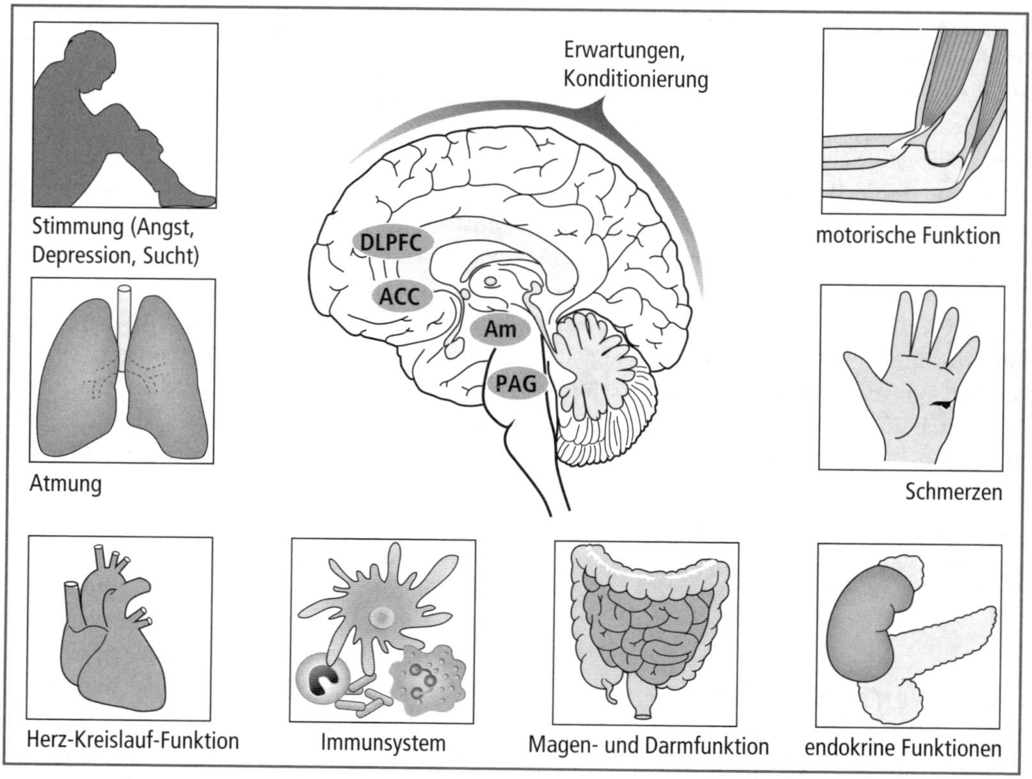

Abb. 26-2 Placeboantworten liegen psychoneurobiologische Prozesse zugrunde (nach Enck et al. 2013).

Opioid-Analgetikum) auch das körpereigene Cannabinoidsystem an der Placeboanalgesie beteiligt sein kann (Benedetti et al. 2011a).

Eine solche systemspezifische Aktivierung endogener Kaskaden konnte für eine Vielzahl von Placeboantworten in anderen körperlichen Systemen gezeigt werden, von denen viele für die Psychosomatik und Verhaltensmedizin von Bedeutung sind. Beispielhaft werden im Folgenden die Befunde für Angst und Depression sowie für das motorische System berichtet.

So geht die angstlösende Wirkung von Placebo-Anxiolytika mit Veränderungen in denselben zentralen Netzwerken einher wie die Gabe von Diazepam (Petrovic et al. 2005), wobei das Ausmaß der Aktivierungsänderung in Arealen der Emotionsregulation sowohl mit der Behandlungserwartung als auch mit der tatsächlichen angstlösenden Wirkung korreliert. Ähnliche Befunde konnten für die zentralnervösen Korrelate der Wirkung von Placebos im Vergleich zum SSRI Fluoxetin bei Patienten mit Depression gezeigt werden (Mayberg et al. 2002). Interessanterweise beeinflusst sogar die individuelle genetische Ausstattung in relevanten Neurotransmittersystemen das Ansprechen auf Placebobehandlungen von Angst und Depression. So zeigte sich ein Zusammenhang zwischen Polymorphismen im Serotonintransporter-Gen (SLC6A4) sowie dem TPH2-Gen und der Placeboantwort bei sozialer Angst, sowohl auf behavioraler als auch auf neuronaler Ebene (Amygdalaaktivität während des Trier-Sozial-Stress-Tests; Furmark et al. 2008), während Polymorphismen mit Einfluss auf das COMT-System mit dem Ansprechen auf Placebo-

Tab. 26-1 Mechanismen von Placebo- und Noceboantworten bei verschiedenen Krankheitsbildern und in unterschiedlichen körperlichen Systemen (übersetzt in Anlehnung an Enck et al. 2013).

	Mechanismus
Schmerz	Aktivierung des endogenen opioidergen und dopaminergen Systems (Placebo), Aktivierung von Cholezystokinin und Deaktivierung des dopaminergen Systems (Nocebo)
Parkinson	Zunahme der dopaminergen Neurotransmission im Striatum, Veränderungen der neuronalen Aktivität in Basalganglien und Thalamus
Depression	Veränderungen der metabolischen Aktivität in verschiedenen Hirnregionen, z. B. cingulo-frontal und im ventralen Striatum
Angst	Veränderungen der metabolischen Aktivität im anterioren cingulären und orbitofrontalen Cortex, Assoziation der Placeboresponse mit Polymorphismen in Genen für Serotonintransporter und Tryptophanhydroxylase 2
Abhängigkeit/Sucht	Veränderung der metabolischen Aktivität in verschiedenen Hirnregionen
Kardiovaskuläres System	Veränderung von z. B. β-adrenerger Aktivität
Respiratorisches System	Konditionierung von Opiatrezeptoren im respiratorischen System
Immunsystem	Konditionierung von Immunmediatoren (z. B. Interleukin2, Interferon γ, Lymphozyten) Konditionierung von anthihistaminergen Effekten bei allergischer Rhinitis
Endokrines System	Konditionierung von Hormonausschüttungen z. B. Wachstumshormone, Cortisol etc.

behandlungen bei Depression assoziiert sind (Leuchter et al. 2009).

Im motorischen System konnte gezeigt werden, dass die Verbesserung der Motorik bei Parkinsonpatienten mit der Aktivierung des extrapyramidalen dopaminergen Systems einhergeht. PET-Untersuchungen an Parkinsonpatienten mit dem Dopaminagonisten [^{11}C] Raclopride zeigten eine Zunahme dopaminerger Neurotransmission im Striatum in Parkinsonpatienten nach der Gabe von Placebos, welche die Patienten für Levodopa hielten (de La Fuente-Fernandez et al. 2001). Diese korrelierte mit der klinischen Verbesserung der Patienten, gemessen mit der Unified Parkinson's Disease Rating Scale (UPDRS). Auch intraoperativ erhobene Einzelzellableitungen aus dem Nucleus subthalamicus zeigen eine Normalisierung der neuronalen Aktivität in diesem Bereich nach der scheinbaren Gabe von Levodopa (Benedetti et al. 2004, 2009). Ob jedoch diese Aktivierung des dopaminergen Systems spezifisch für die Verbesserung der Motorik bei Parkinsonpatienten ist, ist unklar; möglicherweise spielt das dopaminerge Belohnungssystem auch für andere Placeboeffekte, z. B. im Schmerzsystem eine Rolle (Schweinhardt et al. 2009).

Analog konnten physiologische Korrelate von Placeboeffekten in einer Vielzahl anderer körperlicher Systeme charakterisiert werden, wie z. B. dem kardiovaskulären System, dem respiratorischen System, dem gastrointestinale System, dem Immunsystem usw. (► Abb. 26-2; ► Tab. 26-1).

! Zusammenfassend hat die Forschung der vergangenen Jahre demonstriert, dass Placeboantworten zentrale und peripher-physiologische Korrelate haben und sehr ähnliche, wenn nicht dieselben physiologischen Systeme involvieren, die auch Angriffspunkt pharmakologischer Therapien sind.

26.5 Beitrag von Placeboeffekten zu aktiven pharmakologischen und anderen Behandlungen

Parallel zu dem enormen Wissenszuwachs bzgl. der neurobiologischen Mechanismen von Placeboeffekten wird zunehmend deutlich, dass Placeboantworten in erheblichem Maß zur Wirksamkeit von medizinischen Behandlungen beitragen.

Dies illustrieren die sog. Open-Hidden-Paradigmen (Benedetti et al. 2011b), welche die Wirksamkeit von Medikamenten in ihrer »offenen« und ihrer sog. »verdeckten« Vergabe vergleichen und damit den Einfluss von kognitiven Effekten (Erwartung) auf die Medikamentenwirkung darlegen. Bei der »offenen« Medikamentengabe erhalten die Patienten bzw. Probanden die Medikamente sichtbar und nehmen diese mit allen Sinnen wahr (▶ Abb. 26-3). In der »verdeckten« Gabe wissen sie weder ob noch wann genau das Medikament verabreicht wird, da die Applikation verdeckt erfolgt, z. B. über eine computergesteuerte Infusionspumpe. Ein Vergleich dieser beiden Vergabebedingungen zeigt, dass eine offene Applikation selbst potenter Analgetika eine deutlich bessere schmerzreduzierende Wirkung erzielt als die verdeckte (Amanzio u. Benedetti 1999; Pollo et al. 2001). Die analgetische Wirkung setzt sich demnach aus zwei Komponenten zusammen: aus einer pharmakologischen und aus einer kognitiv-getriggerten oder »psychologischen« Komponente. Entsprechende Befunde sind nicht auf analgetische Behandlungen beschränkt, sondern wurden für verschiedene medizinische Behandlungen demonstriert. So steigert z. B. eine positive Therapieerwartung den anxiolytischen Effekt von Diazepam auf postoperative Angst, den Effekt der STN-Stimulation auf die Motorik bei Morbus Parkinson (Colloca et al. 2004) sowie die Wirkung psychotroper Substanzen wie Delta 9-tetrahydrocannabinol (Kirk et al. 1998; Metrik et al. 2009) oder Methylphenidate (Volkow et al. 2003).

Die Open-Hidden-Paradigmen verdeutlichen, dass Placeboantworten, die durch Erwartung bzw. durch die Arzt-Patienten-Interaktion induziert werden, auch ohne Gabe eines Placebos auftreten, inhärent jede medizinische Behandlung beeinflussen und über die rein pharmakologische Wirkung hinaus den Effekt medizinisch-therapeutischer Maßnahmen abschwächen oder verbessern können.

Negative Patientenerwartungen können Medikamenteneffekte sogar komplett aufheben; dies zeigte eine aktuelle fMRT-Studie, in der das potente Opioidanalgetikum Remifentanil in drei Erwartungsbedingungen appliziert wurde: ohne Erwartung (hidden infusion), mit positiver Erwartung und mit negativer Erwartung. Auch in dieser Studie verdoppelte sich der analgetische Effekt nur durch das Wissen der Versuchsteilnehmer, dass sie das Analgetikum zusammen mit einem Hitzeschmerzreiz erhielten. In der dritten Bedingung, in der den Versuchsteilnehmer gesagt wurde, dass sie keine Therapie mehr erhielten und es stärker schmerzen könnte, hatte die Substanz keinen analgetischen Effekt mehr, obwohl die identische Dosis des Medikamentes verabreicht wurde. Parallele fMRT-Untersuchungen belegten die Erwartungsmodulation der Analgesie in klassischen sensorisch-diskriminativen Schmerzarealen wie dem Thalamus, der Insel und dem somatosensorischen Cortex. Die erwartungsinduzierte Verbesserung der analge-

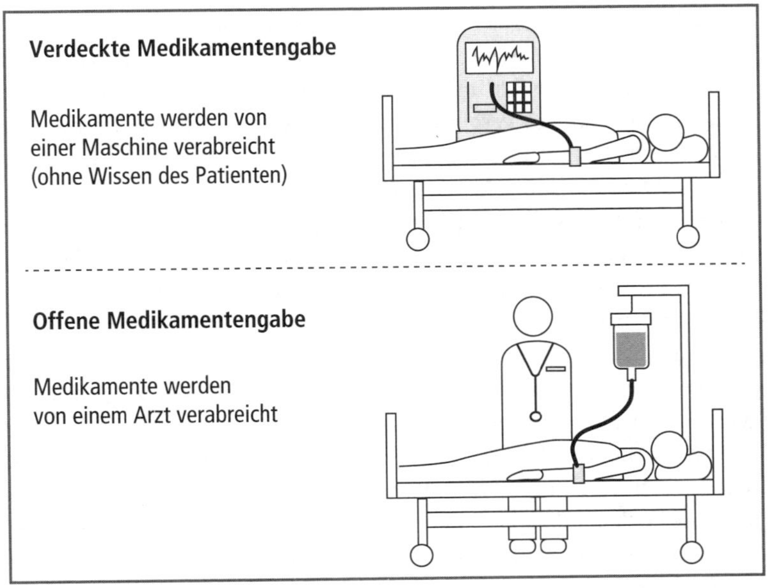

Abb. 26-3 Die Open-Hidden Drug Paradigms (nach Enck et al. 2013).

tischen Wirkung wurde durch das deszendierende schmerzhemmende System mediiert. Während der Verschlechterung der Analgesie durch negative Erwartung zeigte sich eine spezifische Beteiligung des Hippocampus (Bingel et al. 2011). Diese an gesunden Versuchsteilnehmern durchgeführte Studie hat starke klinische Implikationen: Negative Erwartungen sowie komorbide Angst und Depression sind sehr häufig bei Patienten mit chronischen Erkrankungen, insbesondere chronischen Schmerzerkrankungen. Die oben genannte Studie belegt, dass negative Erwartungen an die Therapie deren Erfolg beeinträchtigen und die Wirkung von eigentlich potenten Schmerzmitteln negativ beeinflussen können.

> ! Placebo- und Noceboreaktionen können jede medizinische Behandlung beeinflussen und diese über die rein pharmakologische Wirkung hinaus abschwächen oder verbessern.

26.6 Die Bedeutung von Placebo- und Noceboantworten im klinischen Alltag

Es wird zunehmend evident, was schon seit der Antike postuliert wird (z. B. Platon, Charmides): Placeboantworten tragen in erheblichem Maß zur Wirksamkeit von medizinischen Behandlungen bei. Im Gegenzug können Noceboantworten die Wirksamkeit von eigentlich potenten pharmakologischen Substanzen abschwächen oder sogar komplett aufheben. Weiterhin sind Noceboeffekte sehr häufig für das Auftreten von unerwünschten Wirkungen und sogar das Abbrechen medizinisch notwendiger Behandlungen verantwortlich (Nestoriuc et al. 2010; Rief et al. 2006, 2009a). Vor diesem Hintergrund wird aktuell bereits auf Leitlinienebene (Klinger 2010) diskutiert, wie Placeboantworten im klinischen Alltag nutzbringend eingesetzt werden können und mit welchen Strategien der negative Einfluss von Noceboantworten vermieden werden kann.

Auch wenn Placebobehandlungen sowohl in experimentellen als auch in klinischen Studien mit ausgeprägtem klinischen Benefit verbunden sein können, verbietet sich die Darreichung von *reinen* Placebos im praktischen Alltag sowohl aus ethischen wie auch juristischen Gründen (Miller u. Colloca 2009), jedenfalls solange der Patient nicht über das Wesen der Placebobehandlung informiert wird. Werden allerdings die zugrunde liegenden Mechanismen wie Erwartung, Lernen und eine gezielte Arzt-Patienten-Kommunikation genutzt, um die Wirkung von pharmakologischen und anderen Behandlungen zu optimieren, verletzt der Einsatz von »Placebomechanismen« begleitend zu bestehenden Therapien keinerlei ethische Grenze. Ganz im Gegenteil ist vor diesem Hintergrund die klinische Anwendung der zusätzlichen Placebokomponente ethisch sogar zu fordern, denn wenn diese wegfällt, wird dem Patienten die volle Wirksamkeit ihrer Medikamente vorenthalten.

26.7 Ausnutzung von Placeboeffekten und Vermeidung von Noceboeffekten im klinischen Alltag

Die psychologischen Schlüsselmechanismen Erwartung und Lernvorgänge sowie eine gezielte Arzt-Patienten-Kommunikation sollten im klinischen Alltag genutzt werden, um die Wirksamkeit, Verträglichkeit und Adhärenz bestehender pharmakologischer und anderer Therapien zu optimieren. Hierbei kann es schon helfen, Patienten intensiver und gezielter über ihre Erkrankung und Behandlungen aufzuklären, um positive Erwartungen zu wecken und negative Erwartungen und Befürchtungen zu vermeiden. Denn auch wenn man spontan glauben mag, »verdeckte« Behandlungen kämen nur im Rahmen experimenteller Untersuchungen wie dem Open-Hidden-Paradigma vor, ist davon auszugehen, dass viele Behandlungen im klinischen Alltag im weiteren Sinne »verdeckte« Behandlungen sind, da die Patienten oft nur ein eingeschränktes Wissen um eine Pharmakotherapie, deren Wirkweise und zu erwartende Wirkung haben. Dies betrifft auch Behandlungen im stationären Setting. Auch hier wissen Patienten häufig nicht, welches Medikament in Infusionen oder in der Tablettenbox enthalten ist. Vor dem Hintergrund, dass allein das Wissen um die Behandlung und eine positive Erwartungen die Wirksamkeit von z. B. Schmerzmitteln verdoppeln kann, liegt hier ein großes bislang ungenutztes Potenzial für die Optimierung bestehender Therapien.

Das Potenzial, das in der ärztlichen Beziehung steckt

Eine Arbeit von Kaptchuk et al. (2008) unterstreicht die Bedeutung der Arzt-Patient-Beziehung, welche auch für die Aufklärung und Information essenziell ist. In einer Studie an Patienten mit Reizdarmsyndrom konnten sie mit einem dreiarmigen Design (Wartegruppe, Placeboakupunktur mit limitiertem Arztkontakt, Placeboakupunktur mit verstärktem Arztkontakt) eine Dosis-Wirkungs-Beziehung für den Faktor Arzt darstellen.

Die Ergebnisse der Studie unterstreichen das Potenzial der Arzt-Patient-Beziehung für die therapeutische Effektivität. Beim eher empathischen Arzt war die therapeutische Wirkung doppelt so hoch wie beim nüchtern-sachlichen Arzt, der zum Ausdruck brachte, dass er alle Informationen über den Patienten bereits aus der Akte habe und der deshalb die weitere Kommunikation einstellte. Damit wird deutlich, dass das Bemühen für eine gute Arzt-Patient-Beziehung nicht nur dem allgemeinen Wohlbefinden des Patienten als solchem dient, sondern substanziell zur spezifischen Wirksamkeit von Therapien in der Krankenbehandlung beiträgt.

Neueste Erkenntnisse bieten als psychobiologisches Bindeglied zwischen Arzt-Patient-Beziehung und körperlichen Prozessen beim Heilungsprozess die Stimulation mit dem Hormon Oxytocin an. In diesem Sinne überrascht es nicht, dass durch die Gabe von Oxytocin bei Anwesenheit eines Versuchsleiters zu erreichende Placeboeffekte verstärkt werden können (Kessner et al. 2013a). Somit klärt sich zunehmend auf, welche körperlichen Konsequenzen auf Patientenseite die Etablierung einer guten Arzt-Patient-Beziehung hat.

Auch Lernmechanismen können in der Pharmakotherapie gezielt eingesetzt werden. Motiviert durch die oben beschriebenen Befunde zur pharmakologischen Konditionierung konnte bereits in verschiedenen experimentellen und klinischen Studien gezeigt werden, dass nach einer »Akquisitionsphase«, in der zunächst die volle Dosis eines Medikamentes verabreicht wird, dann zunehmend Verum durch Placebo (in derselben Darreichungsform) ersetzt werden und dennoch die Wirksamkeit durch die konditionierte Reaktion aufrechterhalten werden kann. Erste erfolgreiche Pilotstudien zu einer solchen »placebokontrollierten Dosisreduktion« bei erhaltener therapeutischer Wirksamkeit (Doering u. Rief 2012) gibt es für die antihistaminerge Behandlung der allergischen Rhinitis (Goebel et al. 2008), der Behandlung der Psoriasis mit Corticosteroiden und der Behandlung von ADHS mit Methylphenidat (Sandler et al. 2010). Tierexperimentell gibt es sogar positive Befunde zur gelernten Immunsuppression, die z. B. die Symptomatik und Mortalitätsrate bei Mäusen mit einer Variante des humanen Lupus erythematodes reduzierte oder die Abstoßungsreaktion nach heterotoper Herztransplantation bei Ratten signifikant verzögert (Ader u. Cohen 1982; Schedlowski u. Pacheco-Lopez 2010).

Diese Ergebnisse führen zu einem kompletten Neuverständnis medizinischer Maßnahmen, insbesondere wenn diese wiederholt appliziert werden. Therapeutische Interventionen können hierbei als Lernprozesse neu konzeptionalisiert werden. Der menschliche Körper kann somit lernen, erfolgreich auf therapeutische Interventionen zu reagieren oder aber auch Nebenwirkungen zu entwickeln, genauso wie auch ein systematisches Lernen der hemmenden Funktionen bezüglich therapeutischer Veränderungen möglich erscheint. Diese Bedeutung therapeutischer Vorerfahrungen unterstreichen auch Ergebnisse, die mit experimentellen Methoden belegen, dass erfolgreiche Vorbehandlungen zukünftige Behandlungen erfolgreicher machen können (Kessner et al. 2013b). Daraus leiten sich verschiedene klinische Implikationen ab. Macht es ggf. Sinn, vor schwierigen Behandlungen einfache erfolgreiche Behandlungen zu applizieren, um damit die Chance zu erhöhen, dass nachfolgende Behandlungen ebenfalls erfolgreicher verlaufen können? Muss bei manchen Indikationen das Prinzip, niedrig dosiert die Behandlungen zu beginnen und langsam die Dosis zu steigern, ggf. überdacht werden? Zur Beantwortung dieser Fragen sind weitere Studien notwendig.

Weitere mögliche praktische Ansätze, die sich aus der bestehenden Literatur ergeben, fasst ► Tabelle 26-2 zusammen. Auch wenn diese Maßnahmen bis dato nicht in großen kontrollierten klinischen Studien untersucht wurden, legen experimentelle und kleinere klinische Studien deren Nutzen für den Patienten nahe.

Die aktuellen neurowissenschaftlichen Befunde zu den physiologischen Korrelaten von Placebo- und Noceboantworten und aktuellen Metaanalysen zu unerwünschten Wirkungen im Placeboarm von klinischen Studien unterstreichen die enorme Bedeutung der ärztlichen Kommunikation, welche im derzeitigen überwiegend »bio-medizinischen« Ansatz und im Übrigen auch in den Abrechnungsmöglichkeiten kaum zur Geltung kommt. Ärzte und andere Behandler sollten sich dem Wert, aber auch dem Risikopotenzial ihrer Sprache und

Tab. 26-2 Anwendung von Placebomechanismen im klinischen Alltag.

Optimierung der Therapieerwartung	patientenverständliche Aufklärung über Grunderkrankung und Behandlung; hierbei sollten an die individuelle Situation des Patienten angepasste Therapieziele formuliert und der Nutzen sowie positive Effekte der Behandlung in den Vordergrund gestellt werden, bevor mögliche unerwünschte Wirkungen besprochen werden
	patientenverständliche Information über die Wirkweise von Behandlungen und Medikamenten, Vermeiden unrealistischer Erwartungen
	»offene Medikamentengaben«, stationär und ambulant
	Wiederauffrischen des Wissens um die pharmakologische Behandlung, deren Wirkweise und zu erwartende Wirkung im Verlauf; Anpassung individueller Therapieziele
	Berücksichtigung von individuellen Präferenzen des Patienten bei der Wahl von Medikamenten oder anderen Behandlungen, wenn vertretbar
Ausnutzung von Lernmechanismen	Kopplung der Medikamentenbehandlung mit sensorischen Ereignissen (Gefühl, Geschmack, Geruch etc.)
	Assoziation der Gabe von Medikamenten mit angenehmen Gefühlen und Erwartungen
	Kombination von Medikamentengaben mit anderen nicht-medikamentösen Maßnahmen, die das Zielsymptom ändern (z. B. Entspannungstechniken in der Schmerztherapie)
	als individueller Heilversuch oder in der Zukunft: placebokontrollierte Dosisreduktion (interspersed placebos).
Allgemeine Maßnahmen	Behandlung einer Komorbidität Angst und/oder Depression, da diese vermutlich mit Placeboeffekten interferieren
	empathische und authentische Arzt-Patienten-Kommunikation.

Wortwahl bewusster sein. Entsprechende Kommunikationstrainings müssen zum festen Bestandteil der Ausbildung junger Mediziner werden.

! Die psychologischen Schlüsselmechanismen Erwartung und Lernvorgänge sowie eine gezielte Arzt-Patient-Kommunikation sollten im klinischen Alltag genutzt werden, um die Wirksamkeit, Verträglichkeit und Adhärenz bestehender pharmakologischer und anderer Therapien zu optimieren.

26.8 Die Herausforderung: Interindividuelle Unterschiede

Eine große Herausforderung bei der gezielten klinischen Anwendung von Placeboantworten ist die interindividuelle Varianz von Placeboantworten generell. Diese reicht z. B. bei der Placeboanalgesie von einer geringen Schmerzlinderung bis hin zur kompletten Schmerzfreiheit selbst stark chronifizierter Schmerzsyndrome. Diese Varianz spiegelt sich auch in den Placeboarmen der klinischen Studien wider.

Ein Schwerpunkt aktueller Forschungsbemühungen ist daher die Charakterisierung von psychologischen, physiologischen, genetischen und anderen Prädiktoren der individuellen Fähigkeit, Placeboantworten in bestimmten körperlichen Systemen zu generieren. Bislang ist das Wissen bzgl. potenzieller Prädiktorvariablen für eine Placeboantwort noch lückenhaft. So scheinen psychologische Variablen wie die Ängstlichkeit von Probanden oder Patienten, das Ausmaß an Depressivität oder Optimismus einen Teil der Varianz in der Placeboantwort zu erklären (Enck et al. 2013). Auch die genetische Ausstattung beeinflusst die individuelle Placeboantwort, wie in einer Studie an Patientinnen mit Reizdarmsyndrom gezeigt wurde. Hier zeigte sich ein Zusammenhang zwischen dem klinischen Benefit in dem Placeboarm mit verstärkter Arzt-Patienten-Kommunikation und der Anzahl der Methionin-Allele im COMT val158met Polymorphismus (rs4633). Patienten, die homozygot für das met/met Allel waren, zeigten die ausgeprägteste Placeboantwort, während Patienten, die homozygot für val/val waren, weniger von der warmen und empathischen Haltung des Behandlers profitierten (Hall et al. 2012).

Auch die individuelle Hirnanatomie scheint die Fähigkeit, mit einer Placeboantwort zu reagieren, zu beeinflussen. Für die Placeboanalgesie konnte ein Zusammenhang zwischen der individuellen strukturellen und funktionellen Konnektivität innerhalb schmerzmodulierender Netzwerke und der Placeboantwort sowohl bei gesunden Versuchsteilnehmern (Kong et al. 2012; Stein et al. 2012) als auch bei Patienten gezeigt werden (Hashmi et al. 2012). Die Bedeutung der funktionellen und strukturellen Integrität erwartungsrelevanter Netzwerke für die Generierung von Placeboantworten wird in der eingeschränkten Placeboanalgesie von Patienten mit Morbus Alzheimer deutlich. Bei diesen Patienten konnte gezeigt werden, dass der Verlust der Frontalhirnfunktionen gemessen mit behavioralen Maßen (Frontal Assessment Battery) sowie Veränderungen der Konnektivität des Frontalhirns mit anderen Hirnarealen (EEG) mit einer Einschränkung der additiven Placeboanalgesie in einem Open-Hidden-Paradigma mit einem Lokalanästhetikum einhergehen (Benedetti et al. 2006). Diese Studie sollte in größeren klinischen Populationen und ggf. bei anderen Krankheitsbildern repliziert werden, weist aber bereits darauf hin, dass der Verlust oder die Beeinträchtigung von frontalhirnvermittelten Erwartungseffekten die Effektivität von analgetischen und möglicherweise auch anderen Therapien, welche im klinischen Setting immer aus einer Verum- und einer Erwartungskomponente bestehen, dramatisch reduzieren kann. Dies hat hochrelevante Implikationen für die Therapie von Patienten mit Erkrankungen des Frontalhirns, aber auch für das therapeutische Setting von Schmerztherapie im Allgemeinen.

> **!** Vor dem Hintergrund, dass Placeboantworten substanziell zum therapeutischen Outcome vieler Behandlungen beitragen, ist der weitere Erkenntnisgewinn bzgl. möglicher Prädiktoren von Placeboantworten von großer Bedeutung, sowohl für den klinischen Alltag als auch für eine mögliche Stratifizierung in klinischen Studien.

26.9 Ausblick

Diese aktuellen neurowissenschaftlichen und klinischen Befunde zu Placeboantworten haben weitreichende Implikationen für die praktische Behandlung von Patienten mit unterschiedlichen Erkrankungen. Dabei sollte das Ziel sein, durch den Einsatz der den Placeboantworten zugrunde liegenden Mechanismen zusammen mit den pharmakologischen Therapien synergistische Effekte zu erzielen, um so den klinischen Benefit für die Patienten zu maximieren. Hierfür sind eine umfassende, verständliche und positive Elemente betonende Aufklärung über die Erkrankung und die angestrebten Therapien sowie eine wertschätzende, einfühlsame Arzt-Patienten-Beziehung essenziell. Gleichzeitig müssen unerwünschte Wirkungen, welche durch negative Erwartungen (Nocebo) getriggert werden, vermieden werden, um Wirksamkeit und Adhärenz zu verbessern. Es sei an dieser Stelle ausdrücklich darauf hingewiesen, dass die Gabe von reinen Placebos (Scheinmedikamenten), auch wenn diese sowohl experimentell als auch in klinischen Studien wirksam sind, ethisch und juristisch hochproblematisch und aus Sicht der Autoren nicht zu empfehlen ist.

Auch ergeben sich neue Impulse für die pharmakologische Forschung. Zum einen wird zunehmend infrage gestellt, dass es sich bei der in klinischen Studien typischerweise durchgeführten Placebokontrolle um eine geeignete Kontrollbedingung handelt. Krankheits- und substanzspezifische neurobiologische Interaktionen zwischen kognitiven und pharmakologischen Faktoren sind bislang nur ungenügend untersucht und verstanden. Diese Problematik ist Gegenstand intensiver Diskussionen und Motor für die Entwicklung neuer Designs für klinische Studien (Rief et al. 2011).

Zukünftige klinische Studien sollten versuchen, die Wechselwirkung aus Medikamenten und körpereigenen Regulationsmechanismen zu optimieren, um für den Patienten den maximalen Benefit einer Therapie zu erreichen. Im Rahmen künftiger Verhaltensinterventionsprogramme könnte der Einsatz von Erwartungseffekten (Laferton et al. 2013) und Konditionierungsprotokollen als supportive Therapie zur pharmakologischen Behandlung neue Wege zur Behandlungsoptimierung eröffnen, die darauf abzielen, eingesetzte Medikamentendosen und damit unerwünschte Nebenwirkungen und Behandlungskosten zu reduzieren und parallel dazu die Behandlungseffizienz zum Wohle der Patienten zu maximieren.

Literatur

Ader R, Cohen N. Behaviorally conditioned immunosuppression and murine systemic lupus erythematosus. Science 1982; 215(4539): 1534–6.

Amanzio M, Benedetti F. Neuropharmacological dissection of Placebo analgesia: expectation-activated opioid systems versus conditioning-activated specific subsystems. J Neurosci 1999; 19(1): 484–94.

Benedetti F, Amanzio M, Rosato R, Blanchard C. Nonopioid placebo analgesia is mediated by CB1 cannabinoid receptors. Nature Med 2011a; 17(10): 1228–30.

Benedetti F, Arduino C, Costa S et al. Loss of expectation-related mechanisms in Alzheimer's disease makes analgesic therapies less effective. Pain 2006; 121(1–2): 133–44.

Benedetti F, Carlino E, Pollo A. Hidden administration of drugs. Clin Pharmacol Ther 2011b; 90(5): 651–61.

Benedetti F, Colloca L, Torre E et al. Placebo-responsive Parkinson patients show decreased activity in single neurons of subthalamic nucleus. Nat Neurosci 2004; 7(6): 587–8.

Benedetti F, Lanotte M, Colloca L et al. Electrophysiological properties of thalamic, subthalamic and nigral neurons during the anti-parkinsonian placebo response. J Physiol 2009; 587(Pt 15): 3869–83.

Benedetti F, Pollo A, Lopiano L et al. Conscious expectation and unconscious conditioning in analgesic, motor, and hormonal Placebo/nocebo responses. J Neurosci 2003; 23(10): 4315–23.

Bingel U, Wanigasekera V, Wiech K et al. The effect of treatment expectation on drug efficacy: imaging the analgesic benefit of the opioid remifentanil. Sci Transl Med 2011; 3(70): 70ra14.

Colloca L, Lopiano L, Lanotte M, Benedetti F. Overt versus covert treatment for pain, anxiety, and Parkinson's disease. Lancet Neurol 2004; 3(11): 679–84.

de la Cruz M, Hui D, Parsons HA, Bruera E. Placebo and nocebo effects in randomized double-blind clinical trials of agents for the therapy for fatigue in patients with advanced cancer. Cancer 2010; 116(3): 766–74.

de La Fuente-Fernandez R, Lim AS, Sossi V et al. Apomorphine-induced changes in synaptic dopamine levels: positron emission tomography evidence for presynaptic inhibition. J Cereb Blood Flow Metab 2001; 21(10): 1151–9.

Doering BK, Rief W. Utilizing placebo mechanisms for dose reduction in pharmacotherapy. Trends Pharmacol Sci 2012; 33(3): 165–72.

Eippert F, Bingel U, Schoell ED et al. Activation of the opioidergic descending pain control system underlies placebo analgesia. Neuron 2009a; 63(4): 533–43.

Eippert F, Finsterbusch J, Bingel U, Buchel C. Direct evidence for spinal cord involvement in placebo analgesia. Science 2009b; 326(5951): 404.

Enck P, Bingel U, Schedlowski M, Rief W. The placebo response in medicine: minimize, maximize or personalize? Nat Rev Drug Discov 2013; 12(3): 191–204.

Furmark T, Appel L, Henningsson S et al. A link between serotonin-related gene polymorphisms, amygdala activity, and placebo-induced relief from social anxiety. J Neurosci 2008; 28(49): 13066–74.

Goebel MU, Meykadeh N, Kou W et al. Behavioral conditioning of antihistamine effects in patients with allergic rhinitis. Psychother Psychosom 2008; 77(4): 227–34.

Goebel MU, Trebst AE, Steiner J et al. Behavioral conditioning of immunosuppression is possible in humans. Faseb J 2002; 16(14): 1869–73.

Häuser W, Hansen E, Enck P. Nocebo phenomena in medicine. Dtsch Ärztebl Intern 2012; 109(26): 459–65.

Hall KT, Lembo AJ, Kirsch I et al. Catechol-O-methyltransferase val158met polymorphism predicts placebo effect in irritable bowel syndrome. PloS one 2012; 7(10): e48135.

Hashmi JA, Baria AT, Baliki MN et al. Brain networks predicting placebo analgesia in a clinical trial for chronic back pain. Pain 2012; 153(12): 2393–402.

Hrobjartsson A, Gotzsche PC. Is the Placebo powerless? An analysis of clinical trials comparing placebo with no treatment. N Engl J Med 2001; 344(21): 1594–602.

Kaptchuk TJ, Kelley JM, Conboy LA et al. Components of placebo effect: randomised controlled trial in patients with irritable bowel syndrome. BMJ 2008; 336(7651): 999–1003.

Kessner S, Sprenger C, Wrobel N et al. Effect of oxytocin on placebo analgesia: a randomized study. JAMA 2013a; 310(16): 1733–5.

Kessner S, Wiech K, Forkmann K et al. The effect of treatment history on therapeutic outcome: an experimental approach. JAMA Intern Med 2013b; 173(15): 1468–9.

Kirk JM, Doty P, De Wit H. Effects of expectancies on subjective responses to oral delta9-tetrahydrocannabinol. Pharmacol Biochem Behav 1998; 59(2): 287–93.

Klinger R. Das Potenzial des analgetischen Plazeboeffektes-S3-Leitlinien-Empfehlung zur Behandlung akuter und perioperativer Schmerzen. Anästhesiol Intensivmed Notfallmed Schmerzther 2010a; 45(01): 22–9.

Kong J, Jensen K, Loiotile R et al. Functional connectivity of frontoparietal network predicts cognitive modulation of pain. Pain 2012 (in press).

Krogsboll LT, Hrobjartsson A, Gotzsche PC. Spontaneous improvement in randomised clinical trials: meta-analysis of three-armed trials comparing no treatment, placebo and active intervention. BMC Med Res Methodol 2009; 9: 1.

Laferton JA, Shedden Mora M, Auer CJ et al. Enhancing the efficacy of heart surgery by optimizing patients' preoperative expectations: study protocol of a randomized controlled trial. Am Heart J 2013; 165(1): 1–7.

Leuchter AF, McCracken JT, Hunter AM et al. Monoamine oxidase a and catechol-o-methyltransferase functional polymorphisms and the placebo response in major depressive disorder. J Clin Psychopharmacol 2009; 29(4): 372–7.

Levine JD, Gordon NC, Fields HL. The mechanism of placebo analgesia. Lancet 1978; 2(8091): 654–7.

Mayberg HS, Silva JA, Brannan SK et al. The functional neuroanatomy of the placebo effect. Am J Psychiat 2002; 159(5): 728–37.

Metrik J, Rohsenow DJ, Monti PM et al. Effectiveness of a marijuana expectancy manipulation: Piloting the balanced-placebo design for marijuana. Exp Clin Psychopharmacol 2009; 17(4): 217–25.

Miller FG, Colloca L. The legitimacy of placebo treatments in clinical practice: evidence and ethics. Am J Bioeth 2009; 9(12): 39–47.

Nestoriuc Y, Orav EJ, Liang MH et al. Prediction of nonspecific side effects in rheumatoid arthritis patients by beliefs about medicines. Arthritis Care Res 2010; 62(6): 791–9.

Petrovic P, Dietrich T, Fransson P et al. Placebo in emotional processing – induced expectations of anxiety relief activate a generalized modulatory network. Neuron 2005; 46(6): 957–69.

Pollo A, Amanzio M, Arslanian A et al. Response expectancies in placebo analgesia and their clinical relevance. Pain 2001; 93(1): 77–84.

Preston RA, Materson BJ, Reda DJ, Williams DW. Placebo-associated blood pressure response and advers effects in the treatment of hypertension. Arch Intern Med 2000; 160: 1449–54.

Rief W, Avorn J, Barsky AJ. Medication-attributed adverse effects in Placebo groups. Implications for assessment of adverse effects. Arch Intern Med 2006; 166(2): 155–60.

Rief W, Bingel U, Schedlowski M, Enck P. Mechanisms involved in placebo and nocebo responses and implications for drug trials. Clin Pharmacol Ther 2011; 90: 722–6.

Rief W, Nestoriuc Y, Weiss S et al. Meta-analysis of the placebo response in antidepressant trials. J Affect Disorders 2009a; 118(1–3): 1–8.

Rief W, v. Lilienfeld-Toal A, Nestoriuc Y et al. Differences in adverse effect reporting in Placebo groups in SSRI and tricyclic antidepressant trials. A systematic review and meta-analysis. Drug Safety 2009b; 32: 1041–56.

Rutherford BR, Mori S, Sneed JR et al. Contribution of spontaneous improvement to placebo response in depression: a meta-analytic review. J Psychiat Res 2012; 46(6): 697–702.

Sandler AD, Glesne CE, Bodfish JW. Conditioned placebo dose reduction: a new treatment in attention-deficit hyperactivity disorder? J Dev Behav Pediatr 2010; 31(5): 369–75.

Schedlowski M, Pacheco-Lopez G. The learned immune response: Pavlov and beyond. Brain Behav Immun 2010; 24(2): 176–85.

Schweinhardt P, Seminowicz DA, Jaeger E et al. The anatomy of the mesolimbic reward system: a link between personality and the placebo analgesic response. J Neurosci 2009; 29(15): 4882–7.

Stein N, Sprenger C, Scholz J et al. White matter integrity of the descending pain modulatory system is associated with interindividual differences in placebo analgesia. Pain 2012; 153(11): 2210–7.

Vase L, Petersen GL, Riley JL 3rd, Price DD. Factors contributing to large analgesic effects in placebo mechanism studies conducted between 2002 and 2007. Pain 2009; 145(1–2): 36–44.

Vase L, Riley JL, Price DD. A comparison of placebo effects in clinical analgesic trials versus studies of Placebo analgesia. Pain 2002; 99(3): 443–52.

Volkow ND, Wang GJ, Ma Y et al. Expectation enhances the regional brain metabolic and the reinforcing effects of stimulants in cocaine abusers. J Neurosci 2003; 23(36): 11461–8.

Wager TD, Scott DJ, Zubieta JK. Placebo effects on human mu-opioid activity during pain. Proc Natl Acad Sci USA 2007; 104(26): 11056–61.

Zubieta JK, Bueller JA, Jackson LR et al. Placebo effects mediated by endogenous opioid activity on mu-opioid receptors. J Neurosci 2005; 25(34): 7754–62.

V Interventionen

27 Behandlungsziele unter der Störungs-, Person- und Kontextperspektive

Winfried Rief, Peter Henningsen

27.1 Einleitung: Behandlungsziele aus unterschiedlicher Perspektive

Die gemeinsame Definition von Behandlungszielen zwischen Patient und Behandler stellt eine wesentliche Voraussetzung dar, dass Behandlungsziele auch erreicht werden können, dass Missverständnisse im Therapieverlauf zwischen Therapeut und Patient vermieden werden und dass eine realistische Evaluation des Behandlungsverlaufs aus Sicht aller Beteiligten vorgenommen werden kann. Neben den explizit zu formulierenden Behandlungszielen ergeben sich hierbei zusätzlich oftmals implizite Behandlungserwartungen und -ziele durch die beteiligten Personen oder Kontextfaktoren, die den Prozess der Zieldefinition zusätzlich erleichtern oder erschweren können. Die Definition von Behandlungszielen ist deshalb nicht nur eine initiale Aufgabe bei der Therapievorbereitung und Therapieplanung, sondern ein kontinuierlicher Reflexionsprozess, der ggf. auch adaptiert werden muss.

Wer gibt jedoch die Behandlungsziele vor? Dies soll einleitend diskutiert werden unter Berücksichtigung der verschiedenen Interessenspartner eines Behandlungskontextes. Hier ist zum einen der Patient selbst, der unabhängig vom Behandlungssetting der Wiederherstellung der seelischen und körperlichen Gesundheit eine hohe Priorität zuordnet. Daneben werden jedoch in aller Regel zahlreiche individuelle Ziele mit eingebracht, wie z. B. Lösung aktueller Lebensprobleme, mehr Selbstvertrauen bekommen, mit sich in Einklang kommen oder Kontaktfähigkeiten verbessern (siehe z. B. Faller 2000; Faller u. Gossler 1998). Diesen individuellen Patientenzielen stehen die Ziele des Therapeuten gegenüber, die oftmals stark von der Sozialisation und der erlernten Therapierichtung des Therapeuten abhängen. Sigmund Freud wird die Definition von Gesundheit als Zustand, in dem die Person »liebt und arbeitet«, nachgesagt. Dies betont die Wiederherstellung der Beziehungsfähigkeit sowie Arbeitsfähigkeit als oberste Therapieziele. Von verhaltensmedizinischer Seite aus wird stärker der Aspekt der Symptombewältigung bzw. des Copings mit der chronischen Symptomatik in den Vordergrund gestellt. Humanistische Therapieverfahren stellen demgegenüber den Aspekt der »Selbstaktualisierung« stärker in den Vordergrund sowie die Fähigkeit des Individuums, sich kontinuierlich weiterzuentwickeln. Von psychodynamisch-psychoanalytischer Seite aus werden demgegenüber die Entwicklung von Bindungsqualität, Beziehungsmuster, Triebkontrolle und Frustrationstoleranz oder selbstanalytische Fähigkeiten betont (Ambühl u. Strauss 1999). Zusätzlich zu diesen therapierichtungsorientierten Behandlungszielen können durch den Therapeuten Prioritäten für die Behandlung definiert werden, die durch seine persönliche Sozialisation, Alter, Geschlecht und aktuelle Lebenssituation geprägt sein können. Deshalb verwundert es wenig, dass Therapieziele stark durch den Therapeuten definiert werden und sich oftmals substanziell von den Therapiezielen von Patienten unterscheiden (Schöttke et al. 2011).

Die unterschiedlichen Interessenspartner des therapeutischen Prozesses können unterschiedliche Therapieziele definieren. Als unterschiedliche Interessenspartner sind zu nennen:

- Patient
- Therapeut
- Behandlungsteam
- Träger der Behandlungseinrichtung, Träger ökonomischer und juristischer Verantwortung
- Zuweiser
- Angehörige, soziales Netzwerk, Arbeitgeber
- Gesellschaft, Solidargemeinschaft

Die Diskussion von Behandlungszielen greift definitiv zu kurz, wenn sie nur auf die Dyade Patient-Therapeut konzentriert ist. Beide Personen sind Teil eines komplexen Kontextes, der ebenfalls zur Definition von Behandlungszielen beitragen kann und z. T. auch muss. Die Therapie findet in einem ökonomischen Setting statt, z. B. im Krankenhaus oder einer Ambulanz. Die Einrichtung muss ökonomisch arbeiten, was Behandlungsdauer und Behandlungsintensität beeinflussen kann. Zusätzlich werden Strukturen vorgegeben, die bestimmte Behandlungsziele erleichtern und andere eher erschweren (z. B. je nachdem, für welche Problemkonstellationen Indikativgruppen bzw. andere Behandlungsangebote vorliegen). Auch der Kostenträger bringt eine eigene Definition von Behandlungszielen in den Prozess ein. Die Krankenkassen wünschen sich neben einer Heilung oder Symptomlinderung insbesondere eine Reduktion der direkten medizinischen Behandlungsfolgekosten. Demgegenüber vertritt der Rentenversicherungsträger das Ziel, dass die Wiederherstellung der Arbeitsfähigkeit im Vordergrund stehen muss. Unter gesellschaftlicher Perspektive stellt die Finanzierung von Behandlungen einen solidarischen Prozess dar, der die Frage mit sich bringt: Für welche wünschenswerten Behandlungsanteile muss die Solidargemeinschaft aufkommen, welche Beratungs- und Behandlungselemente dienen demgegenüber primär der persönlichen Zufriedenheit oder allgemeinen Lebensbewältigung, ohne direkten Einfluss auf die Krankheitsbehandlung zu haben? Daneben hat auch die Gesellschaft ein allgemeines Interesse, dass nicht nur Behandlungen finanzierbar sind, sondern auch die Krankheitsfolgen für die Gesellschaft, Produktionsausfall etc. so gering wie möglich gehalten werden.

Neben diesen ökonomischen Interessen gibt es Kontextinteressen z. B. durch Angehörige, Arbeitgeber und Freundeskreis. Wenn eine Person nach »erfolgreicher« Behandlung die bestehende Partnerschaft kündigt, bestehende Freundschaften abbricht sowie den Arbeitsplatz, an dem sie sehr geschätzt wurde, aufgibt, so kann dieser Behandlungsverlauf in deutlichem Widerspruch zu den Behandlungszielen liegen, die das soziale Umfeld des Patienten hatte. Und schließlich gibt es in aller Regel auch einen Zuweiser/Vermittler zur Behandlung, der als ein Ziel gerne einen mit seiner Empfehlung zufriedenen Patienten zurück in die Weiterbehandlung hätte. Zuletzt sei noch darauf hingewiesen, dass insbesondere im Kontext klinischer Forschung ebenfalls multidimensionale Zieldefinitionen erfolgen, die eine Vergleichbarkeit von Studien ermöglichen sollen und zumindest die vier Ebenen 1) Verbesserung der Symptomatik, 2) Reduzierung möglicher Mechanismen und vermuteter ätiologischer Faktoren, 3) Reduktion der Krankheitsfolgen und 4) Vermeidung möglicher negativer Effekte durch Psychotherapie umfassen sollten (▶ Kap. 71).

Es ist notwendig, einen Behandlungsplan zu erstellen, der in aller Regel eine Hierarchisierung der Behandlungsziele vornimmt und anstrebt, nur auf wenige wichtige Ziele einzugehen, dabei jedoch viele andere Behandlungsziele mit im Auge behält, auch wenn die Intervention nicht spezifisch darauf fokussiert sein mag. Nachfolgend sollen deshalb nochmals Behandlungsziele aus Sicht des Krankheitsprozesses, aus Sicht der zu behandelnden Person sowie aus Sicht des Behandlungskontextes exemplarisch dargestellt werden. Anschließend soll eine Diskussion erfolgen, wie eine Hierarchisierung von Therapiezielen vorgenommen werden kann.

27.2 Therapieziel: Behandlung der Störung

Die Behandlung der Erkrankung ist vordergründiges Ziel, insbesondere wenn die Behandlung durch die Solidargemeinschaft finanziert wird. Jedoch stehen auch für viele Patienten direkt krankheitsassoziierte Aspekte im Vordergrund. Im Bereich Psychosomatik kommt einer aktiven Partizipation der Patienten eine besondere Rolle zu, sodass hier besonders auch psychoedukative Elemente zum Verständnis der Erkrankung, realistische Erwartungen bezüglich des Krankheitsverlaufs, Weiterentwicklung von Einflussmöglichkeiten etc. eine besondere Relevanz haben. Soweit Strategien zur Krankheitsbewältigung vorliegen (z.B. Schmerzbewältigungsfertigkeiten), können und sollten diese vermittelt werden. Da es sich gerade im Bereich Psychosomatik und Verhaltensmedizin jedoch oftmals um chronifizierte Erkrankungen handelt, bei denen eine vollständige oder überwiegende Heilung wenig realistisch ist, kommt auch Strategien zur Krankheitsakzeptanz sowie zum Coping des chronischen Krankheitszustands eine wichtige Rolle zu.

27.3 Therapieziel: Behandlung der Person

Eine Dichotomisierung zwischen Therapieziel Störungsbehandlung versus Therapieziel Behandlung der Person ist z. T. artifiziell, da es keine Krankheitsbehandlung gibt, ohne auch die Person zu berücksichtigen. Trotzdem soll hier auch eine entsprechende Gewichtung vorgenommen werden. Für die Person selbst steht als übergeordnetes Ziel in aller Regel Lebenszufriedenheit bzw. Lebensqualität im Vordergrund, und Krankheitsprozesse sind dann von besonderer Relevanz, wenn sie mit den individuellen Lebenszielen in Konflikt stehen. Neben der Dynamik, die primär durch die Krankheitsprozesse per se auftritt, kommen somit über die Person Prozesse hinzu, die mit ihren eigenen Lebenszielen, ihrer Sozialisation, individuellen Lebenssituationen, genetisch-biologischen Voraussetzungen etc. eng zusammenhängen. Die Auseinandersetzung mit der Krankenrolle, der Wiedererwerb eines Kontrollgefühls über Krankheitsprozesse sowie die Interpretation des Krankheitsgeschehens im Kontext weiterer Lebensprobleme sowie früher Sozialisationserfahrungen sind Aspekte, die diese Individualität des Behandlungsfokuses unterstreichen. Deshalb dient die Behandlung in aller Regel auch den Behandlungszielen, wie sie Grawe als übergeordnete Merkmale wirksamer Psychotherapien beschrieben hat: dem Aspekt der (motivationalen) Klärung, dem Aspekt der Problemaktualisierung und Problembewältigung sowie dem allgemeinen Erwerb von Kompetenzen und Fertigkeiten (Grawe 1995). Aber auch hier kann von der gegenseitigen Beeinflussung dieser Prozesse ausgegangen werden: Die Verbesserung zur Fähigkeit der Krankheitsbewältigung kann in aller Regel mit einem allgemeinen Fertigkeitserwerb einhergehen, sodass auch im breiteren Sinne Kompetenzen entwickelt werden; eine biografische Klärung kann eine motivationale Voraussetzung als automatische Folge haben, in verschiedenen Lebensbereichen Änderungen anzustreben, einschließlich im Umgang mit der Krankheit selbst, etc.

Gerade für den Bereich Psychosomatik wurde schließlich immer wieder auch empirisch belegt, dass für die langfristige Prognose nicht nur adäquate Einstellungen und Verhaltensweisen zum Umgang mit der Erkrankung sowie zur Person selbst von Relevanz sind, sondern auch übergeordnete, eher existenzialistische Fragen. In diesem Kontext wurde der »Sense of Coherence« (Kohärenzsinn) am häufigsten untersucht, der u.a. die Frage beinhaltet, ob Menschen in ihrem eigenen Leben sowie in allgemeinen Lebensprozessen und -abläufen einen gewissen Sinn erkennen können. Die Entwicklung eines solchen »Sinn-Gefühls« konnte für verschiedene Behandlungsverläufe im Bereich Psychosomatik und Verhaltensmedizin als wichtiger Prädiktor eines günstigen Verlaufs belegt werden (Wainwright et al. 2008).

27.4 Behandlungsziel: Berücksichtigung des Kontextes

Die Einbettung des Krankheitsgeschehens in die bestehenden Beziehungs- und Interaktionsmuster der betroffenen Patienten kann enorm vielfältig sein sowie ein breites Spektrum an Relevanz für die Behandlungsplanung haben. So mag die Rolle und Einbeziehung der Bezugsfamilie eine andere sein, wenn es sich um ein 13-jähriges Mädchen mit Anorexia nervosa handelt, als bei einem 25-jährigen Patienten mit einer Psychose oder einem 60-jährigen Patienten mit einem chronischen Schmerzsyndrom. Die Berücksichtigung systemischer Faktoren muss dabei nicht dem Primat der Kausalität folgen, da familiäre Konflikte nicht nur zur Entwicklung einer Erkrankung beitragen können, sondern auch Folge einer chronischen Erkrankung eines Familienmitglieds darstellen können, als potenziell aufrechterhaltender Faktor jedoch trotzdem in die Behandlungsplanung integriert werden müssen.

Das Behandlungsziel und der Behandlungsauftrag des Kostenträgers, insbesondere der Rentenversicherung bei Reha-Behandlungen, stellt die psychotherapeutisch-orientierten Ansätze vor besondere Herausforderungen. Bei allen Fortschritten, die in der Psychotherapie bei psychosomatischen und verhaltensmedizinischen Problemkonstellationen in den letzten Jahren erreicht werden konnten, bleibt das Erreichen von Arbeits- und Erwerbsfähigkeit weiterhin etwas zurück. Deshalb ist zu wünschen, dass das eingangs zitierte Bonmot von Freud (»Der gesunde Mensch liebt und arbeitet«) auch bezüglich der Arbeitsfähigkeit in der Psychotherapie noch stärker berücksichtigt wird (► Kap. 6).

27.5 Messung von Therapiezielen

Die übliche Methode zur Erfassung von Therapiezielen stellt das therapeutische Gespräch dar. Diese Ergebnisse können kategorisiert werden, z.B. unter Hinzuziehung der Kategorienvorgaben von Basisdokumentationssystemen (Heuft et al. 1998) oder anderen Kategorienvorgaben (Faller 2000). Trotzdem soll auch darauf hingewiesen werden, dass es weitere Möglichkeiten zur Therapiezielerfassung gibt (siehe z. B. in Michalak et al. 2007). Das Berner Inventar zur Erfassung von Therapiezielen (Grosse Holtforth 2001) erlaubt dabei auch eine Evaluation über den Therapieverlauf. Das Erreichen der subjektiv gesetzten Therapieziele kann darüber hinaus auch über Goal Attainment Scalings (GAS) und ähnliche Verfahren quantifiziert werden (Watzke et al. 2014).

27.6 Zur Hierarchisierung von Behandlungszielen

Will man alle Behandlungsziele, die implizit oder explizit vorliegen können, in einem Behandlungsplan berücksichtigen, so ist dies kaum zu erreichen, wenn man nicht lebenslang Therapie durchführen mag. Frühere Zielsetzungen psychotherapeutischer Richtungen haben oftmals einer solchen überidealisierten, zu hoch angesiedelten Zielsetzung von Behandlungen Vorschub geleistet (z. B. das traditionell-psychoanalytische Bild einer Person, die mit sich vollständig im Reinen ist; oder Rogers' Vorstellung einer »fully functioning person«). Solche Definitionen erinnern an die überidealisierende Definition von Gesundheit der Weltgesundheitsorganisation WHO aus den 50er Jahren, die Gesundheit als völlige Abwesenheit körperlicher, seelischer und sozialer Probleme definierte (www.who.int/about/definition/en/print.html).

Diesen idealisierenden Therapiezielsetzungen steht auf der anderen Seite das ethische Prinzip der Autonomie von Patienten sowie der Gerechtigkeit in der Ressourcenverteilung gegenüber. Medizinische Behandlungen allgemein, jedoch auch Psychotherapie stellen einen Eingriff in die Privatsphäre von Personen dar, der im Sinne dieser medizin-ethischen Richtlinien so minimal wie möglich zu halten ist. Nach einem solchen Konzept wäre das Ziel für die Behandlungsplanung, so wenig wie möglich anzubieten, was gerade noch benötigt wird, um eine adäquate Krankheitsbehandlung und gute Prognose sicherzustellen. Damit wird deutlich: Es müssen klare Gewichtungen vorgenommen werden und eine Fokussierung im Therapieplan erfolgen.

Die Zielhierarchisierung kann hierbei entsprechend der zeitlichen Dimension erfolgen: Was sind langfristige Ziele, die z. T. während der Therapie, vielleicht sogar erst nach der Therapie erreicht werden sollen? Was sind mittelfristige Ziele, die ggf. bis zum Ende der Therapie erreicht werden müssen? Was sind kurzfristige Ziele, die erreicht werden müssen, um weitere Therapieprozesse überhaupt erst zu ermöglichen? Insbesondere bei Patienten mit hoher Demoralisierung und pessimistischen Vorstellungen bezüglich des Behandlungsverlaufs ist es von besonderer Bedeutung, »ultrakurzfristige« konkrete Ziele zu formulieren (z. B. sog. »Babysteps«). Durch die Formulierung einfach zu beobachtender und kurzfristig zu erreichender Therapieziele erhalten die Patienten somit einen Gradmesser, an dem sie ihren eigenen Therapiefortschritt festmachen können (z. B. Steigerung der Fähigkeit zum Spazierengehen von fünf auf zehn Minuten).

Therapieziele konkret definieren

Die konkrete Definition von Therapiezielen ist bereits ein wichtiger Teil der Intervention. Gerade pessimistische oder demoralisierte Patienten sowie Patienten mit überhöhten globalen Therapiezielen haben dadurch die Möglichkeit, eine Orientierung an realistischen und erwünschten Veränderungen vorzunehmen und zu prüfen, ob sie mit ihrer Therapie auf dem richtigen Weg sind.

Ein weiterer Aspekt in der Erstellung einer Therapiezielhierarchisierung ist die Prüfung, welche Fertigkeiten benötigt werden, um andere wichtige Therapieschritte zu ermöglichen.

So kann es beim Vorliegen einer Panikstörung sinnvoll sein, sich zuerst auf die Behandlung der Paniksymptomatik zu konzentrieren, um später andere belastende Fragen der Therapie aufzugreifen; würden hier zuerst die belastenden Lebensprobleme besprochen, stehen Therapeut und Patient in Gefahr, dass diese nicht konstruktiv bearbeitet werden können, da intermittierend Panikattacken den Prozess belasten. Ein anderes Beispiel für eine solche Hierarchisierung stammt aus der Dialektisch-Behavioralen Therapie nach Linehan (1993), die der Entwicklung von Fertigkeiten in der Therapie Priorität gibt, da dies als Voraussetzung für die Bewältigung der danach zu bearbeiteten Lebensthemen gilt. Zum Teil kann die Entwicklung von Grundkompetenzen der Emotionsregulation als Voraussetzung für andere Therapieschritte gesehen werden. Als weiterer Gewichtungsfaktor in der Hierarchisierung der Therapieziele sind die individuellen Gewichtungen und Wertvorstellungen der Patienten zu berücksichtigen sowie die diversen weiter oben genannten Zielsetzungen, die sich aus dem Kontext der Behandlung ergeben.

Inkongruenz von Therapiezielen

Besondere Bedeutung kommt auch dem Vorliegen von Inkongruenz zwischen verschiedenen Therapiezielen zu. Oftmals spiegelt sich darin auch das Vorliegen von Inkongruenzen zwischen verschiedenen Lebenszielen von Patienten wider. In diesem Vorliegen von Inkongruenz wird auch ein Potenzial zur Entwicklung psychischer und psychosomatischer Störungen gesehen (Fries u. Grawe 2006; Michalak u. Schulte 2002; Michalak et al. 2007). Umso mehr bestätigt sich, dass die Diskussion von Therapiezielen einschließlich möglicher Inkongruenzen bereits einen therapeutischen Prozess darstellt und wichtige Klärungsschritte mit sich bringen kann.

Schließlich soll auch noch darauf hingewiesen werden, dass der Prozess der Zieldefinition nicht mit der Therapieplanung abgeschlossen ist, sondern immer wieder im Therapieprozess neu aufgegriffen und geprüft werden muss (Berking et al. 2004; Pöhlmann et al. 2001). Ziele können (und sollen sich manchmal auch explizit) im Prozess verändern, und erfordern eine entsprechende Anpassung und transparente Reflexion dieses Prozesses.

27.7 Zusammenfassung

Die Definition von Therapiezielen stellt einen wichtigen Schritt in der Behandlung von Patienten mit psychosomatischen und verhaltensmedizinischen Problemen dar und ist nicht nur diagnostisch und bei der Therapieplanung von Relevanz, sondern ist auch bereits ein wichtiger Teil des Interventionsprozesses. Dabei muss die Hierarchisierung von Behandlungszielen nicht nur die Therapieziele von Patient und Therapeut berücksichtigen, sondern auch die verschiedenen Kontexteinflüsse und ihre Interessen. Viele erfolgreiche Behandlungsprogramme lassen eine gewisse Therapiezielhierarchisierung erkennen in Form von eher psychoedukativen Zielsetzungen zu Beginn der Behandlung, »Symptom- und Krankheitsmanagement« in einem nachfolgenden Teil, während in einem ausführlichen dritten Teil die stärkere Berücksichtigung individueller, personenspezifischer Faktoren sowie von Kontextfaktoren im Vordergrund steht. Demgegenüber würde in der Abschlussphase die Betonung der Selbstständigkeit und Autonomie, die Rückfallprophylaxe und die Thematisierung der Beendigung der therapeutischen Beziehung stärker im Fokus stehen. Neben einer solchen festen Struktur von Therapiezielen und Behandlungsplänen kann jedoch insbesondere in der Einzelpsychotherapie die Definition von Therapiezielen auch stärker als ein sich wiederholender Prozess verstanden werden, in dem sich die Festlegung von kurzfristigen Therapiezielen für eine bestimmte Stundenanzahl abwechselt mit immer wieder stattfindenden Zwischenevaluationen und Prüfungen, ob an den übergeordneten Behandlungszielen in der vorliegenden Form festgehalten wird. Dadurch wird die Arbeit mit Therapiezielen umso mehr zu einer Intervention, die die Voraussetzung für einen erfolgreichen Therapieverlauf schafft.

Literatur

Ambühl H, Strauss B. Therapieziele. Göttingen: Hogrefe 1999.

Berking M, Dreesen J, Jacobi C. Was wollen Patienten wann und wo erreichen? Die Veränderungen von Therapiezielen während und nach einer stationären Verhaltenstherapie. Verhaltenstherapie 2004; 14(4): 245–52.

Faller H. Therapieziele und Indikation: Eine Untersuchung der Fragebogenangaben von Patienten bei der psychotherapeutischen Erstuntersuchung. Psychother Psychosom med Psychol 2000; 50: 292–300.

Faller H, Gossler S. Probleme und Ziele von Psychotherapiepatienten. Psychother Psychosom med Psychol 1998; 48: 176–86.

Fries A, Grawe K. Inkonsistenz und psychische Gesundheit: eine Metaanalyse. Z Psychiatr Psychol Psychother 2006; 54(2): 133–48.

Grawe K. Grundriß einer allgemeinen Psychotherapie. Psychotherapeut 1995; 40(3): 130–45.

Grosse Holtforth M. Was möchten Patienten in ihrer Therapie erreichen? Die Erfassung von Therapiezielen mit dem Berner Inventar für Therapieziele (BIT). Verhaltensther psychosoz Prax 2001; 34(2): 241–58.

Heuft G, Senf W, Bell K et al. Psy-BaDo. Psychotherapeut 1998; 43(1): 48–52.

Linehan MM. Cognitive-behavioral treatment of borderline personality disorder. New York: Guilford Press 1993.

Michalak J, Schulte D. Zielkonflikte und Therapiemotivation. Z Klin Psychol Psychother 2002; 31(3): 213–9.

Michalak PDJ, Holtforth MG, Berking M. Patientenziele in der Psychotherapie. Psychotherapeut 2007; 52(1): 6–15.

Pöhlmann K, Joraschky P, Petrowski K et al. Therapieziele und Lebensziele von Psychotherapieklienten: Problematische Zielkonstellationen und therapeutische Implikationen. Verhaltensther psychosoz Prax 2001; 34(2): 205–24.

Schöttke H, Sembill A, Eversmann J et al. Therapieziele in der ambulanten kognitiv-verhaltenstherapeutischen oder psychodynamischen Psychotherapie – notwendig oder irrelevant? Z Klin Psychol Psychother 2011; 40(4): 257–66.

Wainwright NW, Surtees PG, Welch AA et al. Sense of coherence, lifestyle choices and mortality. J Epidemiol Community Health 2008; 62(9): 829–31.

Watzke B, Schulz H, Dirmaier J. Zielorientierte Veränderungsmessungen als Möglichkeit einer individualisierten Ergebnisevaluation in der Psychotherapie. Z Psychiatr Psychol Psychother 2014; 62(2): 113–21.

28 Medizinische Diagnostik und interdisziplinäre Zusammenarbeit I

Joram Ronel

Das vorliegende Kapitel fokussiert auf charakteristische somato-medizinische Konstellationen in der stationären psychosomatischen Behandlung. Zunächst wird eine kurze historische Einführung vorgelegt, es folgen theoretische Ausführungen und kasuistische Beispiele zu drei in der Praxis typischen Problemstellungen: 1) Umgang mit selbstlimitierenden und komplikationslos verlaufenden, »banalen« somatischen Erkrankungen, 2) Umgang mit Erkrankungen mit differenzialdiagnostisch unklarer somatischer bzw. psychogenetischer Ätiologie und 3) Umgang mit schwerwiegenden somatischen Erkrankungen mit psychopathologischer Komorbidität. Diese Systematik entstand aus Erfahrungen im klinischen Alltag einer akutstationären psychodynamisch orientierten psychosomatischen Einrichtung, wobei wir von einer Übertragbarkeit der geschilderten Problemstellungen auch bei kognitiv-behavioralem Hintergrundverständnis ausgehen.

28.1 Ein knapper Streifzug durch die Geschichte der Somatik in der stationären Psychotherapie

Fragen nach der Integration somatischer Medizin in die psychotherapeutische Behandlung wurden von Anbeginn stationärer psychosomatischer Einrichtungen diskutiert. In Berlin wurde am 01.04.1927 durch Ernst Simmel (1882–1947) die erste psychotherapeutische Klinik im Sanatorium Schloss Tegel eröffnet (Schultz-Venrath 1996). Simmel, ein jüdischer Psychoanalytiker und Sozialist, spezialisierte sich zunächst auf »Kriegs-« und später auch auf »Revolutionsneurosen« und entwickelte ein differenzielles stationäres Therapieangebot, welches bereits eine Konzeptualisierung im Hinblick auf das Zusammenwirken zwischen somatischer Medizin und Psychotherapie beinhaltete. Körperpsychotherapeutische Methoden waren früh Bestandteil der Behandlung, und neben »schwerkranken Neurotikern, Suchtkranken, Patienten in Lebenskrisen« gehörten auch »langwierig und organisch kompliziert Erkrankte« zu den expliziten Indikationsdiagnosen, welche im Tegeler Sanatorium aufgenommen wurden (Schultz u. Hermanns 1991; ► Abb. 28-1).

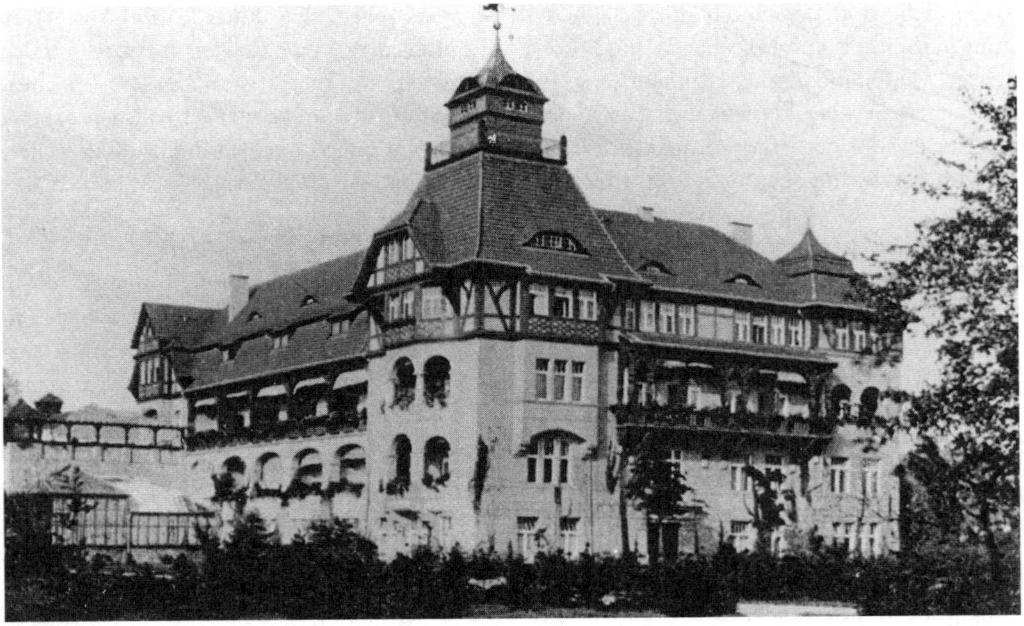

Abb. 28-1 Sanatorium Schloss Tegel, Berlin (mit freundlicher Genehmigung von U. Schultz-Venrath).

In einem vielleicht ersten Dokument einer internistischen Konsilanforderung, welche aus der Simmel'schen Klinik stammt, einem Brief vom 17.04.1927 an den seinerzeit führenden Internisten der Berliner Charité, Professor Gustav von Bergmann, bittet Simmel (zitiert nach Schultz-Venrath 1996): »[...] so darf ich auch hoffen, dass Sie auch in Zukunft – wie bisher – in schwierigen aktuellen Fragen: Somatotherapie oder Psychotherapie, mir Ihren unschätzbaren Rat nicht werden vorenthalten wollen.«

Im Nachkriegsdeutschland etablierte sich in psychosomatischen Kliniken über lange Zeit ein ausgesprochen psychogenes Krankheitsverständnis in Verbindung mit einem rein psychotherapeutischen Therapieansatz. Unumgängliche somatische Versorgung der Patienten wurde organisatorisch und personell ausgegliedert, und Ansätze zu einer sog. »integrierten psychosomatischen Medizin«, wie sie insbesondere von Thure von Uexküll und seinen Schülern entwickelt wurden, galten als gescheitert (► Kap. 2). In den letzten Jahren kam es, auch vor dem Hintergrund einer umfassenden Akzeptanz des bio-psychosozialen Krankheitsmodells (► Kap. 3), wieder zu einer stärkeren Integration und Reflexion somatischer Therapieanteile in der stationär psychosomatischen Behandlung – die folgenden Ausführungen sollen verdeutlichen, welche praktischen Fragen sich dabei typischerweise stellen.

28.2 Integration von psychischen und somatischen Aspekten in die therapeutische Haltung

Die Entscheidung über die Art und Weise eines psychotherapeutisch-somatischen Zusammenwirkens kann sehr unterschiedlich ausfallen und ist abhängig von multiplen Einflussfaktoren: Schulenspezifische, z. B. lerntheoretische, systemische und psychodynamische Überlegungen können hierbei ebenso eine Rolle spielen wie ökonomische, regulatorische, organisatorische oder klassifikatorische Aspekte. Inwieweit steht eine vermeintlich technisch-neutrale therapeutische Abstinenz im Widerspruch zur Untersuchung einer abdominalen Abwehrspannung eines schmerzgeplagten Patienten durch den eigenen ärztlichen Psychotherapeuten? Welche viktimisierenden Auffassungen verstärkt ein Stationsarzt einer psychosomatischen Station, wenn er ganz selbstverständlich seine weibliche Kollegin damit beauftragt, Atemgeräusche und Herztöne einer »Trauma-Patientin« zu untersuchen, um »Triggern« und »Retraumatisierungen« quasi tertiärprophylaktisch zu verhindern? Welche iatrogene somatische Fixierung unterstützen wir, wenn wir in kollusiver Haltung »bei Bedarf« im Fall von Wadenkrämpfen Magnesium verordnen und uns fern jeglicher Evidenzbasierung (Garrison et al. 2012) eines Placeboeffektes bedienen, dabei aber die Möglichkeit einer vielleicht therapeutisch bedeutsamen Beziehungserfahrung mit dem Patienten ungenutzt verstreichen lassen? Im Folgenden werden Ebenen der Versorgung aus dem stationären bzw. tagesstationären psychosomatischen Alltag systematisiert. Ziel ist es dabei nicht, das leitliniengerechte Vorgehen in der Diagnostik und Therapie bestimmter Krankheitsbilder darzustellen (vgl. dazu z. B. die aktuell erschienenen Leitlinien zu somatoformen/funktionellen Störungen; Martin et al. 2013; Schaefert et al. 2012), sondern vielmehr die Fokussierung auf praktische Interaktionsprobleme im Umgang mit bestimmten Konstellationen.

28.2.1 Der Umgang mit »Banalerkrankungen«

In diesem Abschnitt soll der Umgang mit leichteren akuten und selbstlimitierenden »Banalerkrankungen« wie akuter Rhinitis, primären Kopfschmerzerkrankungen, aber auch viralen Infekten, etc. thematisiert werden. Eine Kooperation mit anderen Fachkollegen scheint hier nicht unbedingt erforderlich oder weiterführend und ist in der Regel nicht indiziert.

Weniger ist mehr

Als therapeutische Grundhaltung sollte ein ernstnehmendes aber nicht katastrophisierendes Gefühl vermittelt werden, welches sich aus salutogenetischen Grundsätzen begründen lässt. In einem Beitrag aus dem Jahr 2010 wird von den Redakteurinnen der »Archives of Internal Medicine« nicht nur aus medizinökonomischen Gründen ein »Weniger ist mehr« gefordert. Das Nebenwirkungspotenzial interventioneller Maßnahmen würde häufig unterschätzt werden, und eine Evidenzbasierung für sehr viele Behandlungsformen üblicher Banalerkrankungen stünde entweder noch aus bzw. sei überhaupt nicht erbringbar (Grady u. Redberg 2010). Der sehr häufig zitierte (offenbar fälschlicherweise Voltaire zugesprochene) Satz: »Das Geheimnis der Medizin besteht darin, den Patienten abzulenken, während die Natur sich selbst hilft«, kann hier ein hilfreicher Leitsatz sein. So empfehlen die aktuellen AWMF-Leitlinien der Deutsche Gesellschaft für Allgemeinmedizin und Familienmedizin zum Thema »Rhinosinusitis«, »Husten« (insbes. Common Cold und akute Bronchitis) und »akutem Durchfall« im Wesentlichen Allgemeinmaßnahmen und nur bei schweren bzw. gefährlichen Verläufen den Einsatz von Analgetika und Antibiotika[1]. Ein Effektivitätsnachweis für Homöopathika und diverse phytotherapeutische Präparate ist nicht oder allenfalls nur sehr begrenzt gegeben.

[1] Liste der veröffentlichten AWMF-Leitlinien der Deutsche Gesellschaft für Allgemeinmedizin und Familienmedizin (DEGAM). http://www.awmf.org/leitlinien/aktuelle-leitlinien/ll-liste/-b942022795.html (Zugriffsdatum: Okt. 2013).

Nutzung der Therapeut-Patient-Beziehung bei Banalerkrankungen

Indessen hat in den letzten Jahren der Wissenstand im Hinblick auf die hohe Effektivität von Placebo- oder Scheininterventionen zugenommen (Linde et al. 2011; Meissner et al. 2013; Ronel et al. 2011). Damit rückt auch die therapeutische Bedeutung der Arzt-Patient-Beziehung nicht nur in psychotherapeutischer Hinsicht, sondern auch im Umgang mit somatischen Erkrankungen verstärkt in den Blickpunkt.

Das bedeutet für die klinische Routine, dass neben einer ausreichend guten »hausärztlichen« Kompetenz auch das Verständnis über die Integration und Nutzung von Beziehungsaspekten im Gesamtbehandlungsprozess einer psychosomatischen Station gefordert ist. Der Umgang mit der somatischen Erkrankung ist zwangsläufig Teil der Gesamtbehandlung. Banalerkrankungen können aus psychodynamischer, aber z. B. auch aus schematherapeutischer Sicht insbesondere Felder regressiver Versorgungswünsche darstellen, die es zu reflektieren und für die Gesamtbehandlung therapeutisch zu nutzen gilt. Welche therapeutische Strategie im Hinblick auf dann festgestellte regressive Entwicklungen sinnvollerweise eingesetzt wird, lässt sich allerdings nicht eindeutig beantworten und hängt in erster Linie von einer umfassenden somatischen wie psychopathologischen diagnostischen Einschätzung ab.

Fallbeispiel

»Luftnot«

Eine 21-jährige Studentin, Frau N., litt seit fünf Jahren unter schwersten agoraphobisch-panischen Zuständen, sodass sie schon seit 14 Monaten das Haus alleine nicht mehr verlassen könne. Mehrfach sei es zu Notaufnahmen in den umliegenden Kliniken gekommen. In einigen ärztlichen Berichten werden massive Hyperventilationsattacken und gelegentliches Kribbeln in den Extremitäten (V. a. Tetanie bei Hyperkapnie) dokumentiert. In einer kürzlich durchgeführten lungenfachärztlichen Untersuchung wurde der Patientin daraufhin eine auch mitarbeitsbedingt leicht- bis mittelgradige Obstruktion mit entsprechend eingeschränkter Einsekundenkapazität bei »reagiblem« Bronchialsystem diagnostiziert. Eine Behandlung mit steroidalen Inhalativa und Betamimetika wurde vor acht Monaten begonnen, die Beschwerden hätten sich daraufhin insgesamt leicht verbessert. Allerdings kommen mehrfach im Monat immer noch sehr heftige Attacken vor, zudem leide die Patientin an mit der Medikation neu aufgetretenen, phasenweisen Tachykardien.

Mit der Patientin wurde besprochen, dass die aktuelle antiobstruktive Behandlung nur bedingt indiziert, für mehrere Nebenwirkungen verantwortlich und nicht zielführend sei. Verschiedene psychoedukative Aspekte der Angst- und Panikstörungen wurden besprochen und statt der Medikation eine Kombination aus Expositionsübungen, atmungsorientierter Körperpsychotherapie und Entspannungstechniken vorgeschlagen. Aus psychodynamischer Sicht konnte ein ausgeprägter Individuations-Abhängigkeits-Konflikt identifiziert werden, welcher jedoch der Patientin gegenüber nicht explizit gedeutet wurde.

Die Patientin hatte zunächst ein sehr drastisches Gefühl, dass wir ihr etwas »wegnehmen« wollen und drohte, die Behandlung zu beenden, wenn wir ihr die Inhalativa nicht weiter verordnen würden. Die Teamhaltung gegenüber der Patientin war sehr uneinheitlich, und es entwickelten sich relativ unversöhnliche Positionen. Die ärztlichen Kollegen waren Verfechter für ein klar evidenzbasiertes medizinisches Vorgehen und Strenge, andererseits fand sich auch eine Gruppe um die fallführende Einzeltherapeutin im Team, die eher kompromissbereit war und ein langsameres und nicht-konfrontatives Vorgehen vorschlug.

Kommentar: Die Heftigkeit der Reaktion der Patientin überraschte das Team, ebenso die stark unterschiedliche Sichtweise im Team, welche im Rahmen einer Supervision deutlich wurde. In psychodynamischer Hinsicht ergab eine familienanamnestische Fokussierung auf Beziehungsaspekte, dass die Mutter der Patientin eine sehr ängstliche und kontrollierende Persönlichkeit ist, welche nicht offen, jedoch nonverbal sehr gegen die autonomen Schritte der einzigen Tochter agierte und teils mit Kontaktabbrüchen oder anderen Formen passiver Aggressivität drohte. Anhand dieser Informationen, aber auch zur Stärkung selbstwirksamer Ressourcen konnte die Inszenierung auf der Station in die therapeutischen Überlegungen einfließen. Im Kontakt mit der Patientin wurde nach ausreichender Aufklärung schließlich betont, dass die Entscheidung, die Medikamente abzusetzen, ausschließlich bei ihr selber läge und sie überlegen könne, wie sie diesbezüglich weiter verfahren möchte. Das Risiko der fortgesetzten potenziellen Nebenwirkungen wurde vom Team akzeptiert, um der Patientin die Möglichkeit zu geben, eine autonome Entwicklung ohne Abwenden und »Bestrafung« zu erleben. Nach nur einigen Tagen entschied sich die Patientin selbstständig zur Beendigung der antiobstruktiven Therapie und nahm sehr motiviert die angebotenen Expositionsübungen auf, welche die Symptomatik unkompliziert beenden ließen.

Fazit »Banalerkrankungen«

- keine Katastrophisierungen
- weniger ist mehr
- unter bestimmten Voraussetzungen Integration von beziehungsrelevanten Informationen (der oftmals regressiv wirksamen organischen Störung) in die therapeutischen Überlegungen

28.2.2 Der Umgang mit differenzialdiagnostischer Unsicherheit

Eine anspruchsvolle Herausforderung im stationären psychosomatischen Alltag ist die Handhabung von Unsicherheit bei konträren, aber medizinisch jeweils gut begründeten differenzialdiagnostischen Einschätzungen. Oftmals befinden sich zwei unterschiedliche diagnostische Hypothesen in einem zunächst scheinbar nicht zu vereinbarenden Widerspruch.

Sekundär somatoforme Verläufe bei Epilepsien und anderen Erkrankungen

Eine typische klinische Situation mit diagnostischer Unsicherheit ist die Frage nach der Ätiologie von Anfällen (Cragar et al.; Reuber 2009). Die Klärung »Epilepsie oder dissoziativer Anfall« kann bis heute in vielen Fällen – insbesondere wenn die Symptomatik chronifiziert und eine langjährige antikonvulsive Medikation besteht – nur eine differenzierte Analyse einer Langzeit-Video-EEG-Aufzeichnung liefern (Cascino 2002). Es gibt Hinweise dafür, dass chronifizierte epileptoide Symptome oftmals auch Mischbilder psychogener wie epileptischer Ätiologien sind und die Zuordnung in einigen Fällen allenfalls in der Erstmanifestation der Symptomatik praktikabel scheint (Perrig u. Jallon 2008).

Auch bei einer Reihe anderer Störungen bleibt die Frage: Handelt es sich eher um ein psychogenes oder ein somatogenes Geschehen? Oft ist trotz umfangreicher diagnostischer Maßnahmen keine eindeutige Klärung möglich, und sekundäre somatoforme Verläufe können chronische organische Grunderkrankungen nach Abheilung ablösen bzw. komplizieren (Alexander et al. 2009; Bol et al. 2009).

Bewältigungsorientierung statt Entweder-oder

Der Indikation einer stationären psychosomatischen Behandlung geht bei den meisten Patienten ein sehr hoher Leidensdruck voraus. Insofern besteht auch bei noch unklarer differenzialdiagnostischer Zuordnung die Möglichkeit, sich zusammen mit dem Patienten auf eine gemeinsame Behandlungsplanung und -haltung im Sinne eines formulierbaren Behandlungsziels zu verständigen. In Anlehnung an die Empfehlungen der kürzlich erschienen Leitlinien über den Umgang mit Patienten mit nicht-spezifischen, funktionellen und somatoformen Körperbeschwerden (Hausteiner-Wiehle et al. 2013) bietet sich auch dann, wenn eine organische Genese möglich ist, ein bewältigungsorientiertes Ziel an. Ein konsequent kurativer Behandlungsansatz wird hier aufgrund von Ermangelung einer klaren pathophysiologischen Hypothese in einigen Fällen nicht weiter verfolgbar sein. Statt einer zumeist nur wenig hilfreichen »Entweder-oder«-Haltung wird daher eine »Sowohl-als-auch«-Strategie angestrebt. Ein gegenüber dem Patienten transparenter Umgang mit differenzialdiagnostischer Unsicherheit sollte dabei angestrebt werden.

Es sei an dieser Stelle nur angemerkt, dass die 2013 in der 5. Auflage des DSM neu eingeführte Kategorie der »somatic symptom disorder« (deutsch voraussichtlich: »somatische Belastungsstörung«) der hier beschriebenen Haltung »Bewältigungsorientierung statt dysfunktionalem diagnostischem Entscheidungsdruck« entgegenzukommen scheint: Die Vergabe dieser Diagnose ist im Unterschied zur Kategorie der »somatoformen Störungen« unabhängig von der Frage, ob die geklagten Körperbeschwerden organisch erklärbar sind oder nicht.

Angemessene organmedizinische Diagnostik

Fordernde Tendenzen im Behandlungsteam, »endlich für Klarheit« zu sorgen, ist ein in solchen Fällen häufig beobachtbares Phänomen und sollte auch im Hinblick auf spezifische Gegenübertragungsdynamiken reflektiert werden. Unabhängig davon muss natürlich stets die somatisch-medizinische Sorgfalt beachtet werden.

Eine leitlinienorientierte (Martin et al. 2013) und fokussierte Organdiagnostik sollte daher in jedem Fall entweder vor Aufnahme abgeschlossen sein oder kann – je nach Dringlichkeit – im Laufe einer psychosomatisch-stationären Behandlung durchgeführt werden. Unnötige »Jo-Jo-Effekte« zwischen somatischer Medizin und psychotherapeutischer Behandlung sollten verhindert werden, insbesondere zur Vermeidung iatrogener Schädigungen. Wenn es notwendig erscheint, zur diagnostischen Klärung eine konsiliarische Untersuchung durch einen somatischen Fachkollegen vornehmen zu lassen, ist es empfehlenswert, ihm in einem vorbereitenden Gespräch die eigene Einschätzung, z. B. Hinweise auf vorhandene Positivkriterien für eine starke psychogenetische Komponente der Beschwerden, mitzuteilen. Dies sollte auch deshalb stattfinden, um das Risiko weiterer iatrogener Fixierungen auf ungesicherte organische Ursachen zu minimieren. Die Indikation für invasive diagnostische und therapeutische Maßnahmen kann dadurch in vielen Fällen gemeinsam überdacht und neu bewertet werden. Wird eine bestimmte apparative Zusatzdiagnostik trotzdem indiziert, ist es in jedem Fall leitliniengerecht empfehlenswert, mit dem Patienten die Unwahrscheinlichkeit eines sich daraus ergebenden weiterführenden Befundes vorwegzunehmen (Hausteiner-Wiehle et al. 2013).

Fallbeispiel

»Unklare beidseitige Beinlähmung«

Eine 23-jährige Patientin litt seit fast fünf Jahren unter einer fast vollständigen motorischen und partiellen sensiblen Schwäche beider unterer Extremitäten, sodass sie seit drei Jahren rollstuhlpflichtig war. Vonseiten des Einweisers wurden die Diagnose »dissoziative Paralyse« und »komplexe Posttraumatische Belastungsstörung« dokumentiert und begründet. Hinweise auf eine neurologische Ursache der Paraparese konnten nicht festgestellt werden. Den Alltag meisterte die Patientin weitestgehend selbstständig, allerdings benötigte sie in regelmäßigen Abständen Hilfe in speziellen Situationen der Körperpflege. Auch mit intensiven physiotherapeutischen und physikalisch-medizinischen Ansätzen war es nicht möglich, Fortschritte im Hinblick auf Tonusregulation oder Mobilität zu erzielen. Trotz einer psychodynamisch scheinbar sehr gut begründbaren Verdachtsdiagnose einer schwerwiegenden Konversionsstörung (ausgeprägter Autonomie-Individuations-Konflikt) und einer lehrbuchhaft dazu passenden »belle indifférence«, gab es vonseiten einiger inzwischen nicht mehr involvierter neurologischer und vor allem orthopädischer Kollegen nicht von der Hand zu weisende Argumente über eine andere somatopsychische Ätiologie der Beschwerden. Zusammengefasst wurde auf eine massive Achsenfehlstellung der unteren Extremität seit frühester Kindheit aufmerksam gemacht, welche auch aufgrund der elterlichen Vernachlässigung nie adäquat behandelt wurde und im Laufe der Jahre zu einer progredienten funktionellen Atrophie der Muskulatur und Versteifung der Gelenke führte. Hinzu kam ein bioptischer Befund, welcher als hinweisend für eine seltene genetische Bindegewebsstörung erachtet wurde. Insgesamt fiel auf, dass es seit fast zwanzig Jahren eine Unzahl ärztlicher Vorstellungen mit oftmals divergierenden differenzialdiagnostischen Konzepten gab. Die Patientin selbst brachte einen viele Seiten umfassenden Aktenordner mit Resultaten einiger dieser Voruntersuchungen mit.

Durch Unklarheit, die Erfolglosigkeit aller therapeutischen Bemühungen und die interpersonellen Schwierigkeiten mit der Patientin entstand im stationären Team ein auffallend lähmendes Verunsicherungsgefühl im Hinblick auf das weitere therapeutische Vorgehen. Die Patientin, die anfänglich von einem psychosomatischen Ansatz fasziniert war, drängte im Verlauf wiederholt auf eine Entlassung aus der stationären Therapie, da »alles sowieso nichts bringt« (▸ Abb. 28-2).

Ärztlicherseits wurde eine kritische Zusammenfassung der teils Jahre zurückliegenden Vorbefunde erstellt. Diese ergab, dass tatsächlich Möglichkeiten konservativer orthopädischer Maßnahmen nicht ausreichend ausgeschöpft wurden. Eine seit dem zwölften Lebensjahr mehrfach angemahnte externe stabilisierende Schienung über beide Kniegelenke und die Anfertigung von Spezialeinlagen und -schuhen wurde beispielsweise nie umgesetzt. Notwendige MRT-Aufnahmen wurden ebenfalls nicht angefertigt. Fremdanamnestisch konnte zudem eruiert werden, dass der Hausarzt fachärztliche Empfehlungen oftmals infrage stellte und »ausnahmslos auf Homöopathie« setzte. Vereinbarte physiotherapeutische Behandlungstermine der Patientin wurden ebenfalls nicht wahrgenommen. Basierend auf den Prinzipien des »shared decision making« und einer transparenten und psychoedukativ-orientierten therapeutischen Haltung wurde mit der Patientin vereinbart, eine erneute orthopädisch-konsiliarische Untersuchung zu veranlassen. Zugleich wurde mit dem zuständigen Orthopäden durch einen ärztlichen Mitarbeiter der Psychosomatik vorab über die umfangreichen differenzialdiagnostischen Überlegungen sowie die Gefahren einer iatrogenen somatischen Fixierung diskutiert. Die daraufhin durchgeführte orthopädische Untersuchung inklusive spezieller bildgebender Verfahren eröffnete neue Perspektiven. Es wurde eine stationäre Behandlung in einer Klinik für physikalische Medizin veranlasst. Außerdem wurde zusätzlich eine Intervallbehandlung in der psychosomatischen Station vereinbart, um eine sekundäre konversiv-dissoziative Entwicklung auf dem Boden einer langjährig chronifizierten muskulären Atrophie (aufgrund einer massiven Abwinklungsfehlstellung bei Valgus-Gonarthrose) entgegenzuwirken.

Kommentar: Trotz der deutlichen und teils fast schon klischeehaften psychodynamisch-psychogenetischen Argumente, welche die Diagnose einer Konversionsstörung zunächst als sehr plausibel erscheinen ließen, war es notwendig, organmedizinische Versäumnisse in die Gesamtbewertung und -planung einzubeziehen. Durch die Entscheidung, ein zweiseitiges Behandlungskonzept zu verfolgen, konnte eine langfristige Perspektive mit der Patientin entwickelt werden. Die Motivation für eine psychosomatische Intervallbehandlung konnte bei der Patientin authentisch entstehen, wodurch eine Verbesserung der Gesamtprognose tatsächlich erreicht wurde.

Fazit »Differenzialdiagnosen«

- Komplettierung der notwendigen somatischen Diagnostik unter enger Einbeziehung des Patienten sowie der konsultierenden fachspezifischen Kollegen

- Vermeidung von iatrogen-schädigendem Aktionismus
- Bewältigungsorientiertheit bei fortbestehender diagnostischer Unklarheit
- Berücksichtigung der Entstehung sekundärer somatoformer bzw. psychosomatischer Störungen

28.2.3 Somatopsychosomatik: Der Umgang mit Psychopathologie als komorbide Folge somatischer Grunderkrankungen

Im letzten Abschnitt dieses Beitrags werden Grundsätze interdisziplinärer Zusammenarbeit bei »somatopsychosomatischen« Erkrankungen erläutert. Der Austausch mit anderen Fachdisziplinen ist hierbei essenziell, wenngleich Begrenzungen der Krankenhausfinanzierung jetzt schon weitreichende Folgen bewirken. Zentrale Indikationsgruppen, insbesondere solche, welche durchaus für ein Setting einer akutpsychosomatisch organisierten Station indizierbar wären, wie beispielsweise klinisch stabile Tumorpatienten mit oraler Chemotherapie, können aufgrund der hohen Behandlungskosten in der Regel nicht aufgenommen werden. Inwieweit die neue PEPP-Systematik[2] hier Vorteile bringen wird, bleibt abzuwarten.

Als behandlungsleitend für die Integration somatisch-medizinischer und psychotherapeutisch-psychosomatischer Prinzipien von organisch kranken Patienten stehen u. a. drei Grundsätze:

1. die Ermöglichung einer den organmedizinischen Leitlinien entsprechenden Diagnostik und Behandlung der somatischen Grunderkrankung (in enger interdisziplinärer Zusammenarbeit mit ggf. externer fachärztlicher Kompetenz)
2. die therapeutische Fokussierung auf psychopathologische Symptome und Folgen von organischen Krankheiten
3. die Integration von Veränderungen des sinn- und identitätsstiftenden Selbstbildes durch die Bedrohung bzw. Beschädigung der körperlichen Unversehrtheit

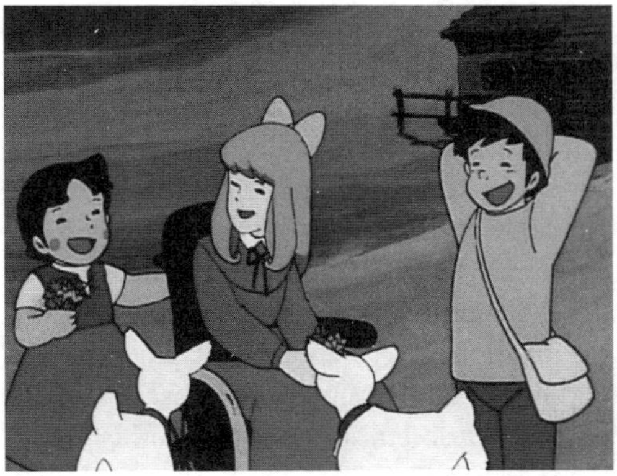

Abb. 28-2 Differenzialdiagnose »beidseitige Lähmung der unteren Extremität«. Illustration aus dem Zeichentrickfilm »Heidi« (Japan 1974) nach der Romanvorlage von Johanna Spyri. © 1975 Zuiyo Production, © 2015 Studio 100 Media GmbH; www.studio100.de

Patienten, die komorbid an organischen Erkrankungen leiden, sollte 1. eine **leitliniengerechte somatische Diagnostik** und Behandlung ermöglicht werden. Insbesondere im Hinblick auf selbstdestruktives Verhalten, Defizite in strukturellen Funktionen oder schlicht angstbegründete Vermeidung (»Kernspin-Phobie«) sollte die Neuplanung bzw. Komplettierung der notwendigen somatischen Diagnostik einen zentralen Stellenwert einnehmen. Oftmals kann bei somatopsychosomatischen Patienten dies als ein zentrales, in einigen Fällen sogar als einziges therapeutisches Ziel defi-

[2] Pauschalierendes Entgeltsystem Psychiatrie und Psychosomatik (PEPP): Grundlage der ab 2015 vmtl. verpflichtenden leistungsorientierten tagesbezogenen Entgelte nach § 17d KHG

niert werden, welches eine stationäre psychosomatische Behandlung zweifelsfrei legitimieren kann. Wiederum ist eine enge Absprache mit fachspezifischen Kollegen nicht verzichtbar; dem konsiliarischen Kollegen sollte die Art und Schwere der Psychopathologie adäquat mitgeteilt werden. Des Weiteren sollte die Behandlung so gestaltet sein, dass die organdiagnostische Planung (entsprechend des jeweils formulierten therapeutischen Ziels) einen integrierten Teil der psychotherapeutischen Behandlung bzw. der körperpsychotherapeutischen Erfahrungen darstellt.

Auf den weiter oben unter 2. genannten Punkt wird an dieser Stelle nur kursorisch eingegangen, da die **Behandlung psychopathologischer Folgen** organischer Erkrankungen sehr unterschiedliche therapeutische Strategien benötigt, worüber bereits vielfältig, auch an dieser Stelle, berichtet wurde (vgl. ► Kap. 10 und Koch et al. 2011). Von Bedeutung ist, dass anders als in einer ausschließlich neurosenorientierten Psychotherapie die »Realangst« bzw. eine primär nicht-neurotische Progredienzangst (Berg et al. 2011) im Mittelpunkt der psychosomatischen Therapie stehen wird.

Schließlich wird 3. besonders bei schwer erkrankten chronischen Patienten eine Form von **Bewältigung des Verlusterlebens** durch die körperliche Erkrankung im Mittelpunkt der Behandlung stehen. Die Herausforderung für körperlich kranke Patienten liegt in der zu meisternden Aufgabe, die narzisstische Kränkung der oftmals unerwarteten Verletzung der eigenen Unversehrtheit in das eigene sinngebende und lebensgeschichtliche Selbstbild zu integrieren (Moersch et al. 1980). Der Umgang mit der eigenen Schwäche, mit der Unvollkommenheit des Körpers und mit einer notwendigen Neuorientierung wird in psychokardiologischen Kontexten daher auch öfter mit dem Begriff »Ich-Infarkt« (ego infarction) bezeichnet (Cassem u. Hackett 1979).

Fallbeispiel

»Komplexe Psychopathologie bei chronischer Infektionserkrankung (HIV)«

Eine inzwischen 32-jährige arbeitslose Akademikerin, welche seit Geburt HIV-infiziert war, stammt aus einer Familie, die den sog. »AIDS-Häretikern«[3] angehört. Ihre Mutter, welche sich offenbar durch verunreinigte Bluttransfusionen infizierte, starb Ende der 1980er Jahre, als die Patientin sieben Jahre alt war. Der Vater verstarb 86-jährig vor einigen Jahren. Eine sehr enge Bindung zu den Eltern wird rasch deutlich, es entsteht das Gefühl einer verschworenen Gemeinschaft, die sich besonders auch nach dem Tod der Mutter gegen den Rest der Welt abkapselt. Die AIDS-Patientin berichtet, wie der Vater die verordneten antiretroviralen Medikamente über Jahre in regelmäßigen Abständen »ins Klo« entsorgte und die Grundsätze der HIV-Medizin stets infrage stellte. Seit dem 21. Lebensjahr wurde die Patientin dennoch immer wieder mittels spezifischer HIV-Medikamente (»hochaktive antiretrovirale Medikation«, HAART) behandelt. Gleichzeitig war sie und ihre Familie über Jahre hinweg verschiedenen Formen von Stigmatisierung (Dinkel et al. 2013) ausgesetzt und litt insbesondere unter einer allgemeinen gesellschaftlichen Diskriminierung, welches sich mit einer internalisierten Selbstablehnung als »lebensunwertes gesellschaftliches Element« vermischte und über die Jahre zunehmend steigerte.

Seit dem 21. Lebensjahr wiederholen sich in höchstens halbjährlichen Abständen dramatische dysfunktionale Teufelskreise zwischen existenziell bedrohlichen körperlichen Zuständen einerseits und verzweifelter Hinwendung zur schulmedizinischen Versorgung mit Indikation zur Einnahme einer HAART andererseits. Aufgrund der fulminanten Verläufe kam es häufig zu intensivmedizinischen

[3] AIDS-Häretiker oder »AIDS-Leugner« gehen von der These aus, dass die Immunschwäche AIDS nicht alleine durch eine HIV-Infektion hervorgerufen werden kann, sondern dass sie durch eine Vielzahl anderer Faktoren (Umweltgifte, Drogen, aber auch antiretrovirale HIV-Medikation selbst) verursacht wird.

Aufnahmen[4], auf die dann regelhaft nach einer ersten Stabilisierung selbstständige Entlassungen aus der Klinik folgten. Rückblickend attribuiert die Patientin die antiretrovirale Medikation dann als Ursache für die miserable körperliche Verfassung, welches wiederum zum Absetzen der HAART führt und eine erneute Schleife des Teufelskreises einleitet.

Der Erstkontakt zur Patientin erfolgte konsiliarisch im Rahmen einer Krise auf der infektiologischen Station – die dortigen Kollegen drohten aus Hilflosigkeit mit einer »Zwangsbehandlung«. Es entwickelten sich daraufhin teils tumultartige Szenen, als die Patientin, welche hochdosiert ein intravenöses Breitbandantibiotikum erhalten sollte, mit ihrer Tasche auf dem Gang stand und gerade die Station verlassen wollte. Sie schrie, dass sie »sterben« werde, wenn sie tue, was die Ärzte erwarten und die Behandlung weiter fortsetzen würde, und entfernte sich den intravenösen Zugang selbstständig. Die Patientin war mit einer opportunistischen Infektion erst zwei Tage zuvor hochfiebrig aufgenommen worden, eine beidseitige Pneumonie wurde festgestellt, die immunologischen und virologischen Laborparameter zeigten verheerende Werte[5]. Ein Krisengespräch erbrachte nur wenig Veränderungen. Die Patientin war schließlich bereit, eine erste Dosis des Antibiotikums zu erhalten und versprach, dass sie sich ambulant weiter behandeln lassen würde.

Es dauerte dann insgesamt fast zwei Jahre, in der die Patientin in unregelmäßigen Abständen Termine in der psychosomatischen Ambulanz wahrnahm, die von sehr gegensätzlichen emotionalen Zuständen und massiven Entwertungen, aber auch Idealisierungen geprägt waren. Insgesamt gelang es allerdings, eine vertrauensvolle Arbeitsbeziehung zur Patientin herzustellen, welche sich dann nach einem erneuten körperlichen Zusammenbruch sowie einer Vielzahl aktueller und chronischer psychosozialer Belastungsfaktoren (Kündigung der Anstellung und Wohnung) mit der Frage einer stationären Aufnahme in unsere psychosomatische Station an uns wandte. Eine Behandlung in einer internistischen Station kam für sie nach wie vor nicht infrage. Bei Aufnahme berichtete die Patientin im Hinblick auf ihren körperlichen Zustand ferner, dass sie aktuell wieder ihre spezifische HIV-Medikation einnehme. Seit einigen Wochen würde sie allerdings unter permanenten Stürzen mit z. T. schweren Prellungsfolgen sowie unklaren Blutungen leiden. Zusammenfassend war die Einleitung einer spezifischen internistischen Diagnostik und Behandlung des erneuten Immunrestitutionssyndromes nur in enger Absprache mit den infektiologischen und anderen somatischen Kollegen und vor allem nur unter Berücksichtigung der komplexen psychopathologischen Besonderheiten möglich.

Kommentar: Allein die Förderung der Behandlungsmotivation erachteten wir für einen großen Fortschritt, da neben der zwischenzeitlich klassifizierbaren emotional instabilen Persönlichkeitsstörung (Borderline-Typus) auch eine ausgeprägte spezifische Phobie gegen ärztliches Personal, Ärzte, Krankenhäuser, Spritzen etc. deutlich wurden. Möglicherweise muss zudem von einer Persönlichkeitsveränderung nach Traumatisierung ausgegangen werden.

Eine psychodynamische Sichtweise auf die selbstdestruktiven Mechanismen sowie die Integration von Borderline-orientierten Skills war in diesem Fall hilfreich: Immer wieder forderte die Patientin das behandelnde Team mit existenziell anmutenden zerstörerischen Inszenierungen (appellativer Kommunikationsstil). Eine besondere therapeutische Funktion kann dem intensiv genutzten stationären Milieu geschuldet werden, wodurch die Patientin für sie neue nicht-stigmatisierende Beziehungserfahrungen machen konnte. Sie erlebte sich selbstbewusst und sozial kompetent. Bezugstherapeutisch wurden zudem modifizierte DBT-Techniken angewendet, welche die Patientin sehr wissbegierig aufgriff und selbstständig zu nutzen lernte. Ziel war trotz der ernsten Prognose somit insgesamt eine somatische wie auch behaviorale, sozialmedizinische und anxiolytische Stabilisierung im Rahmen von reparativen Beziehungserfahrungen.

---

[4] Ein bekanntes Phänomen nach Wiederansetzen von HAART bei immungeminderten Patienten ist das sog. Immunrestitutionssyndrom, welches überschießende immunologische Reaktionen mit teils septischen Symptomen hervorrufen kann.

[5] CD4-Zellzahl war nicht mehr messbar, HI-Viruslast: 290.000 RNA-Kopien/ml

Fazit »Somatopsychosomatik«

- Diagnostik und Behandlung der somatischen Grunderkrankung (in enger interdisziplinärer Zusammenarbeit)
- Fokussierung auf psychopathologische Folgen von organischen Krankheiten
- Realangst oft relevanter als neurotische Entwicklung
- Arbeit am Selbstbild aufgrund der narzisstischen Bedrohung der körperlichen Unversehrtheit

Literatur

Alexander S, Minton O, Andrews P, Stone P. A comparison of the characteristics of disease-free breast cancer survivors with or without cancer-related fatigue syndrome. Eur J Cancer 2009; 45(3): 384–92.

Berg P, Book K, Dinkel A et al. Fear of progression in chronic diseases. Psychother Psychosom Med Psychol 2011; 61(1): 32–7.

Bol Y, Duits AA, Hupperts RM et al. The psychology of fatigue in patients with multiple sclerosis: a review. J Psychosom Res 2009; 66(1): 3–11.

Cascino GD. Video-EEG monitoring in adults. Epilepsia 2002; 43(suppl 3): 80–93.

Cassem NH, Hackett TP. Caring for the cardiac patient. "Ego infarction" psychological reactions to a heart attack. J Pract Nurs 1979; 29(10): 17–20, 39.

Cragar DE, Berry DT, Fakhoury TA et al. A review of diagnostic techniques in the differential diagnosis of epileptic and nonepileptic seizures. Neuropsychol Rev 2002; 12(1): 31–64.

Dinkel A, Nather C, Jaeger H et al. Stigmatization in HIV/AIDS: first German adaptation of the HIV-Stigma Scale (HSS-D). Psychother Psych Med 2013 (in press).

Garrison SR, Allan GM, Sekhon RK et al. Magnesium for skeletal muscle cramps. Cochr Database Syst Rev 2012; 9: CD009402.

Grady D, Redberg RF. Less is more: how less health care can result in better health. Arch Intern Med 2010; 170(9): 749–50.

Hausteiner-Wiehle C, Henningsen P, Häuser W et al. Umgang mit Patienten mit nicht-spezifischen, funktionellen und somatoformen Körperbeschwerden. S3-Leitlinien mit Quellentexten, Praxismaterialien und Patientenleitlinie. Stuttgart: Schattauer 2013.

Koch U, Mehnert A, Strauß B. Psychologische Interventionen bei chronisch körperlich kranken Patienten mit psychischer Komorbidtät. Bundesgesundheitsbl 2011; 54: 29–36.

Linde K, Fassler M, Meissner K. Placebo interventions, placebo effects and clinical practice. Philos Trans R Soc Lond B Biol Sci 2011; 366(1572): 1905–12.

Martin A, Härter M, Henningsen P et al. Evidenzbasierte Leitlinie zur Psychotherapie somatoformer Störungen und assoziierter Syndrome. Göttingen: Hogrefe 2013.

Meissner K, Fassler M, Rucker G et al. Differential effectiveness of placebo treatments: a systematic review of migraine prophylaxis. JAMA 2013.

Moersch E, Kerz-Ruhling I, Drews S et al. Zur Psychopathologie von Herzinfarkt-Patienten. Psyche 1980; 34(6): 493–587.

Perrig S, Jallon P. Is the first seizure truly epileptic? Epilepsia 2008; 49 (Suppl 1): 2–7.

Reuber M. The etiology of psychogenic non-epileptic seizures: toward a biopsychosocial model. Neurol Clin 2009; 27(4): 909–24.

Ronel J, Mehilli J, Ladwig KH et al. Effects of verbal suggestion on koronary arteries: results of a randomized controlled experimental investigation during koronary angiography. Am Heart J 2011; 162(3): 507–11.

Schaefert R, Hausteiner-Wiehle C, Hauser W et al. Non-specific, functional, and somatoform bodily complaints. Dtsch Aerztebl Int 2012; 109(47): 803–13.

Schultz U, Hermanns LM. Ernst Simmel's Schloss Tegel Sanatorium. On history and conception of the first psychoanalytic clinic. Los Angeles Psychoanalytic Bull 1991; 91(1): 3–20.

Schultz-Venrath U. Ernst Simmel (1882–1947) – ein Pionier der Psychotherapeutischen Medizin? Psychotherapeut 1996; 41: 107–15.

29 Medizinische Diagnostik und interdisziplinäre Zusammenarbeit II

Winfried Rief

29.1 Einleitung

Die Rolle des Arztes in der Psychosomatik und Verhaltensmedizin ist zum einen stark durch traditionelle Entwicklungen geprägt (► Kap. 28), zum anderen auch durch die hohe juristische Verantwortung, die vom Gesetzgeber vorgesehen ist. Trotz dieser Rahmenbedingungen wird die ursprüngliche, eher »monarchistisch« definierte Rolle des Arztes zunehmend hinterfragt, indem zum einen die Rolle des Patienten bei Entscheidungsprozessen aufgewertet wird (shared decision making), zum anderen der Arzt auch mehr als Teamplayer definiert wird, der zwar durch seine Fachkompetenz weiterhin eine herausragende Position in den Teams hat, aber andererseits eine zu starke hierarchische Struktur gerade in Psychosomatiksettings manchmal dysfunktional sein kann und der Behandlungserfolg insgesamt in der Regel wesentlich auch von anderen Personen abhängt. Welche Regeln können bei diesem Veränderungsprozess der ärztlichen Rolle dazu beitragen, dass erfolgreiche Behandlungskonzeptionen entstehen, die dieser veränderten Gesamtlage Rechnung tragen? Welche Erwartungen und Bedürfnisse haben andere Therapeuten (z. B. Psychologische Psychotherapeuten in der Rolle als Bezugstherapeuten, aber auch andere beteiligte Therapeuten) an das Verhalten des Arztes? Während das vorangegangene Kapitel den Blickwinkel stärker von der psychodynamischen Historie der Psychosomatischen Medizin auf dieses Thema gerichtet hat, sollen nachfolgend stärker theorieübergreifende Handlungsempfehlungen an das ärztliche Verhalten in interdisziplinären Teams formuliert werden.

29.2 Einige Empfehlungen zum ärztlichen Verhalten in psychosomatischen und verhaltensmedizinischen Settings

Einerseits macht es wenig Sinn, für das komplexe Zusammenwirken von Personen in einem Team starre Regeln oder unverrückbare Empfehlungen aufzustellen, da es für alle Empfehlungen Ausnahmen gibt, die ein begründetes und sinnvolles Abweichen der zuvor definierten Regeln nahe legen. Trotzdem sollen nachfolgend einige Empfehlungen ausgesprochen werden, die sich aus der klinischen Praxis in vielen (aber nicht allen) Fällen als hilfreich erwiesen haben.

29.2.1 Ernsthafte Prüfung der medizinischen Untersuchungs- und Behandlungsbefunde zu Behandlungsbeginn

Aus der Tatsache, dass ein Patient ggf. schon diverse Voruntersuchungen absolviert hat und u. U. dann auch mit der Zuweisungsdiagnose »Somatoforme Störung« die Behandlung beginnt, kann nicht automatisch geschlossen werden, dass wirklich mit ausreichender Sorgfalt die organmedizinische Seite diagnostiziert wurde. Wie diverse Einzelfälle bestätigen, können Fehldiagnosen über Jahre protrahiert werden, Krankheitsbilder können sich über die Zeit auch verändern und/oder neue Untersuchungsverfahren tauchen auf, die im vorliegenden Fall Sinn machen würden. Zwar ist die Vorstellung des 100 %igen medizinisch untersuchten Patienten eine Illusion, trotzdem sollte von ärztlicher Seite soweit möglich zügig ein Zustand einer belastbaren Einschätzung des körperlichen Status des Patienten hergestellt werden. Zum Teil kann es hilfreich sein, zu reflektieren, welche medizinischen Untersuchungsmaßnahmen bei der vorliegenden Symptomatik als relevant eingeschätzt würden, unabhängig vom Klageverhalten des Patienten, seinem subjektiven Krankheitsmodell und von den Vorbefunden.

29.2.2 Frühzeitig Unsicherheiten ausschalten

Jojo-Prozesse des Hin- und Herpendelns zwischen organmedizinischer Sichtweise und psychotherapeutischem Herangehen sollten, soweit es irgendwie vertretbar ist, vermieden werden. In der Praxis finden sich oft Behandlungsverläufe, in denen nach monatelanger organmedizinischer Betrachtung der Gesamtproblematik auf eine psychosomatisch-psychotherapeutische Perspektive umgeschaltet wird. Bei den ersten Krisen der Psychotherapie wird dann jedoch wieder auf organmedizinische Tests umgeschwenkt, die jedoch u. U. keine neuen pathologischen Befunde bringen, sodass wieder auf den psychotherapeutischen Ansatz gewechselt wird usw. In einem solchen Kontext ist es schwierig, beim Patienten positive Veränderungen zu erreichen, da dieser oftmals zwischen extern getriggerter Hoffnung und Enttäuschung hin- und herpendelt, ohne sich ernsthaft auf die Therapie einstellen zu können. Aus diesem Grund soll bei Behandlungsbeginn (z. B. bei Aufnahme im stationären psychosomatischen oder verhaltensmedizinischen Setting) lieber frühzeitig großzügig bezüglich medizinischer Untersuchungsmaßnahmen entschieden werden, anstatt im späteren Verlauf mehrfach hin und her zu schwanken zwischen organmedizinischer und psychosomatischer Sichtweise. Wenn frühzeitig eher mehr als weniger organmedizinische Untersuchungen kondensiert vorgenommen werden, kann die nachfolgende Psychotherapie umso fokussierter am Themenbereich der psychosozialen Aspekte arbeiten.

29.2.3 Transparenz gegenüber Patienten und Teammitgliedern schaffen

Insbesondere bei Patienten mit hohem Inanspruchnahmeverhalten, hohem Bedürfnis nach medizinischer Rückversicherung etc. ist es notwendig, frühzeitig Transparenz bezüglich der *geplanten* organmedizinisch-orientierten Untersuchungen zu schaffen. Wird der Patient darauf vorbereitet, dass z. B. die nächsten zehn Tage eine genauer zu spezifizierende Reihe an organmedizinischen Untersuchungen durchgeführt wird, um mögliche organische Krankheitsprozesse nicht zu übersehen, bei Ausbleiben pathologischer Befunde dann jedoch die organmedizinische Diagnostik weitgehend eingestellt wird, so wird dieser Patient die Entscheidung des Fokuswechsels ganz auf die Psychotherapie zehn Tage später leichter annehmen können. Wird demgegenüber beim gleichen Patienten die Reihe an organmedizinischen Untersuchungen durchgeführt, jeweils zwischenberichtet, dass keine pathologischen Befunde gefunden wurden, und als Fazit dann zehn Tage später erstmals vorgeschlagen, dass nun die organmedizinische Diagnostik eingestellt wird, so ist dies in aller Regel für Patienten deutlich schwerer zu akzeptieren. Es ist also zu empfehlen, frühzeitig und antizipatorisch den Plan bezüglich medizinischer Untersuchungen und Interventionen mit den Patienten zu besprechen sowie die in der Zukunft damit assoziierten Implikationen bezüglich der erwarteten Ergebnisse deutlich zu machen, insbesondere wann in der Zukunft auch die organmedizinische Diagnostik zurückgestellt werden wird, anstatt reaktiv und/oder spontan vom Patienten erwartete medizinische Untersuchungen zu verweigern.

Das Schaffen von Transparenz bezüglich der geplanten medizinischen Untersuchungsmaßnahmen und ggf. auch Behandlungsmaßnahmen kann nicht nur die Zusammenarbeit zwischen Arzt und Patient erleichtern, sondern ist auch für alle beteiligten Teammitglieder von hoher Relevanz, die therapeutisch mit dem Patienten zu tun haben. Aus diesem Grund sollte der medizinische Untersuchungs- und Behandlungsplan möglichst auch im Team kommuniziert und in einen Gesamtbehandlungsplan integriert werden, sodass alle beteiligten Therapeuten wissen, wann sie welche Schwerpunkte setzen können und sollen.

29.2.4 Exzellente Individualisten oder Teamplayer

Die unterschiedlich sozialisierten Therapeuten eines Behandlungsteams bringen in aller Regel auch unterschiedliche Expertise mit. Wenn jeder beteiligte Therapeut versucht, den aus seiner Perspektive vermeintlich perfekten Behandlungsplan umzusetzen, führt dies in aller Regel zu einer gegenseitigen Abwertung wirksamer Behandlungsansätze. Um es mit einem Beispiel zu karikieren: Der Arzt betont die Wichtigkeit der geplanten medizinischen Maßnahmen, der Psychologische Psychotherapeut stellt die Notwendigkeit eines verbesserten Emotionsausdrucks in den Vordergrund, die Kunsttherapeutin interpretiert bildnerisches Konfliktmaterial als Zeichen früherer Konflikte, und der physikalische Therapeut betont die Rolle falscher körperlicher Haltungen und Bewegungen für die Entstehung der vorliegenden Rückenschmerzen. Welche dieser impliziten Krankheitsmodelle der einzelnen Spezialisten soll nun der Patient übernehmen, welche Behandlungsempfehlungen soll er konsequent umsetzen, welchen eher weniger Bedeutung zumessen? Dieses Beispiel macht deutlich, dass durch das Beharren auf spezialisierten Ansätzen, die nicht von dem Gesamtteam mitgetragen werden, die beteiligten Personen das Wirkungspotenzial anderer Interventionen für die Patienten reduzieren. Wenn jeder der therapeutischen Experten bereit ist, an seinen eigenen Vorstellungen gewisse Abstriche zu machen, um dafür ein gut vermittelbares Gesamtbehandlungskonzept für die Patienten zu entwickeln, ist in aller Regel einem erfolgreichen Behandlungsplan gedient. Im stationären Setting kommt hinzu, dass die Rollendefinitionen der einzelnen beteiligten Personen unterschiedlich sein können. So mag in einem Fall der Arzt von der Institution her in den Mittelpunkt gestellt werden, im anderen Fall mag es der Bezugstherapeut (z. B. Psychologische Psychotherapeut) sein, während im dritten Fall eine flache Behandlungshierarchie aller Beteiligten besteht. Wenn diese Strukturen als dysfunktional empfunden werden, müssen dazu Teamsitzungen, Klinikversammlungen oder Ähnliches benutzt werden, jedoch darf dies nicht über die Arbeit am Patienten ausgetragen werden. Falls es einen Bezugsarzt oder Bezugspsychotherapeuten gibt, bedeutet dies, dass diese Person dann auch alle als relevant erachteten Informationen erhalten und wesentlich bei der weiteren Behandlungsplanung beteiligt sein muss. Ist das Gesamtteam für den Behandlungsplan verantwortlich, sollte der Wunsch nach Änderung des Gesamtbehandlungsplans dort vorgetragen und mehrheitlich bestimmt werden.

Die unterschiedlichen Rollen von Ärzten, Psychologen und anderen Therapeuten im psychosomatischen Team

Der Erfolg der Behandlung in der Psychosomatik und Verhaltensmedizin wird ganz wesentlich durch eine erfolgreiche Teamstruktur und -interaktion determiniert. Hierzu ist eine sinnvolle Rollendefinition im Gesamtteam notwendig. Zwar ist eine Konfliktlösung durch Verweis auf Hierarchievorgaben selten ein hilfreicher Weg, trotzdem dient eine Reflexion der Rollenzuweisung auch der allgemeinen Transparenz bei Entscheidungen. Nachfolgend werden einige explizite Rollenzuschreibungen vorgestellt, wobei auf die Problematik der Diskrepanz zu impliziten Rollenverteilungen nur begrenzt eingegangen wird.

Der **Arzt als oberste Entscheidungsinstanz**: Dieses Modell kann ggf. gut funktionieren, wenn die therapeutischen Kernaufgaben am einzelnen Patienten in der Regel mit der ärztlichen Rolle verknüpft sind (z. B. im OP). Mit einer solchen hierarchischen Vorgabe ergeben sich jedoch Probleme, wenn die therapeutische Kernleistung oder ein Großteil der therapeutischen Leistungen insgesamt durch andere Therapeuten mit spezifischer Fachkompetenz für den Behandlungserfolg relevant sind (Bsp.: Behandlungsschwerpunkt Psychotherapie, aber Psychotherapeut ist bzgl. Behandlungsplanung und -dokumentation nicht entscheidend).

Der **Bezugstherapeut** als Koordinator der Behandlung: In diesem Modell übernimmt die Person, die die therapeutische Hauptaufgabe übernimmt (manchmal auch »Einzeltherapeut« genannt), auch die Rolle der Gesamtplanung des Therapieprogramms und versucht, verschiedene, durch andere Personen erbrachte Leistungen zu koordinieren und mit dem Team und ggf. dem Oberarzt/leitenden Psychologen zusammen in einen Gesamtbehandlungsplan zu integrieren. In einer Reihe von Kliniken, bei denen Psychotherapie als Hauptleistung angesehen wird, sind entsprechende Bezugstherapeuten dann eher die Psychologischen Psychotherapeuten. In anderen Kliniken wird die Bezugstherapeutenrolle zwischen Psychologischen und ärztlichen Psychotherapeuten aufgeteilt. Bei den Patienten, die der Arzt nicht psychotherapeutisch behandelt, wechselt die Arztrolle, und der Arzt bringt die medizinische Kompetenz in die Festlegung eines Gesamtbehandlungsplans (z. B. durch Bezugstherapeut und/oder Team) ein.

Der Arzt oder Psychotherapeut zur **Übernahme delegierter Aufgaben**: In diesem Modell wird die organmedizinische oder psychotherapeutische Betreuung delegiert an entsprechende fachkompetente Personen, jedoch wird dieser Expertise nicht automatisch oberste Entscheidungsgewalt zugeordnet, sondern diese Erkenntnisse werden mit anderen Spezialkenntnissen und Beobachtungen zusammengeführt zur Festlegung des Gesamtbehandlungsplans. Eine Konsiliar-/Liaisontätigkeit kann einem solchen Modell entsprechen. Auch auf psychiatrischen Stationen, die eher akutmedizinisch organisiert sind, ist dieses Delegationsmodell besonders für psychotherapeutische Leistungen vorzufinden.

Übernahme von **Doppelrollen**: Eine besondere Herausforderungen insbesondere im Bereich Psychosomatik ist die Übernahme von expliziten und impliziten Doppelrollen. So kann es sinnvoll sein, dass z. B. der Arzt als Bezugstherapeut bei ihm zugeordneten Patienten fungiert, jedoch als Experte der biomedizinischen Versorgung bei den durch psychologische Bezugstherapeuten versorgten Patienten nur einen von mehreren wichtigen Entscheidungsprozessen übernimmt und die Aufgabe der Gesamtintegration in den Behandlungsplan beim Psychologischen Psychotherapeuten liegt. Aufgabe der Leitung einer Klinik ist es, hier Strukturen zu schaffen, die eine kompetente und wertschätzende Integration aller wichtigen Informationen zulassen. Letztendlich sollte bewusst sein, dass fast alle beteiligten Personen im Gesamtteam verschiedene und manchmal wechselnde Rollen einnehmen und dies umso mehr zur Kommunikation im Team auffordert. Der Psychologe mag Gruppentherapeut des Patienten sein, der durch einen ärztlichen Bezugstherapeuten behandelt wird, der Bewegungstherapeut stellt Beobachtungen an, die für die Psychotherapie von Relevanz sind, etc. Wird deren Rolle durch strenge Hierarchien erschwert, so wird wesentliche Information bei der Behandlungsplanung und -beurteilung fehlen, was wiederum die Notwendigkeit der »flachen Hierarchie« in der Versorgung psychisch und psychosomatisch Kranker betont.

Konflikte zwischen **expliziter und impliziter Rollenzuschreibung**: Ohne dass dieses Thema erschöpfend hier behandelt werden kann, soll doch darauf hingewiesen werden, dass es neben der (oftmals durch die Klinikleitung vorgegebenen) expliziten Struktur immer auch implizite Rollenzuweisungen oder Wünsche an Rollenzuweisungen gibt, die unterschiedlich diskrepant zur expliziten Rollenzuweisung sein können. Am offensichtlichsten sind diskrepante Rollenzuweisungen wegen unterschiedlicher Berufserfahrung, sodass z. B. die erfahrenen Mitarbeiter eher angesprochen werden, auch wenn sie nach den expliziten Rollenzuweisungen nicht zentral sein mögen. Insbesondere bei komplexeren Konfliktkonstellationen zwischen expliziten und impliziten Rollenzuweisungen in Teams wird die Lösung einer Teamsupervision vorbehalten sein.

In der Placeboforschung (► Kap. 26) wurde herausgearbeitet, wie wesentlich die zugeschriebene Wertschätzung für bestimmte Therapien für den Behandlungserfolg ist. Patienten sind hochsensibel, wie sinnvoll/wertvoll Ärzte und Therapeuten die Behandlungen von anderen Personen einschätzen. Selbst Behandlungen, von denen unter günstigen Bedingungen ein höchstes Wirkungspotenzial angenommen werden kann, können in ihrer Wirkung vollständig verpuffen, wenn sie nicht in einen wertschätzenden Kontext eines Klinikkonzeptes integriert sind. Diese Wertschätzung für alle beteiligten Therapien kann sich sprachlich oder nonverbal ausdrücken, aber natürlich auch durch physikalische Merkmale wie räumliche Ausstattung, räumliche Integration versus Dissoziation von den Kerntherapien usw. Diese Faktoren entscheiden mit, ob eine Behandlung erfolgreich verläuft.

29.2.5 Intelligenter Einsatz von Psychopharmaka

In besonderem Maße gilt die Forderung nach guter Integration von Behandlungsmaßnahmen bezüglich einer ggf. als notwendig erachteten Psychopharmakotherapie. In aller Regel ist weder eine komplett ablehnende sowie eine unkritisch positive Einstellung zu Psychopharmaka sinnvoll, sondern es sollte auch hier genau überlegt werden, in welcher Therapiephase bei welcher Problematik wie lange welche pharmakologische Behandlung sinnvoll erscheint. Wird eine Expositionstherapie durchgeführt, und der Psychotherapeut erfährt am Expositionstag, dass der behandelnde Arzt zwei Tage zuvor Benzodiazepine angesetzt hat, wird er zu Recht den Behandlungserfolg der psychotherapeutischen Maßnahme dadurch bedroht sehen; wird die Notwendigkeit einer antidepressiven Behandlung durch Medikamente gesehen, sollte gemeinsam mit den Personen mit psychotherapeutischem Schwerpunkt in der Behandlungskette überlegt werden, wann mit welchen Begründungen mit einer solchen Behandlung begonnen wird und wie diese in einen Gesamtbehandlungsplan integriert ist. Gerade die hohe Variabilität der Effektivität für pharmakologische Interventionen muss Verpflichtung für alle Beteiligten sein, dass diese nur dann wirklich Sinn machen, wenn sie in einen intelligenten Gesamtbehandlungsplan integriert sind.

29.3 Fazit

Die zuvor aufgeführten Empfehlungen und Beispiele machen deutlich, dass von einem klug entwickelten Gesamtbehandlungsplan, den alle beteiligten Therapeuten mittragen, wesentlich der Behandlungserfolg abhängig ist. Dies betont die Notwendigkeit einer gelungenen Teamkommunikation sowie des Schaffens von Transparenz bezüglich ablaufender und geplanter Untersuchungen und Interventionen. Die Expertise des Arztes wird hierbei auch in Zukunft eine sehr wichtige Rolle spielen, auch wenn die primär hierarchisch definierte Rollenzuteilung für die meisten therapeutischen Entscheidungen in einem psychosomatischen oder verhaltensmedizinischen Behandlungssetting weniger funktional ist. Aber die Freude, wichtiger Teil eines erfolgreichen Behandlungsteams zu sein, kann dafür mehr als eine Entschädigung darstellen.

30 Gestaltung der Arzt/Therapeut-Patient-Beziehung und Gesprächsführung

Constanze Hausteiner-Wiehle, Rainer Schaefert

Fallbeispiel

Eine 44-jährige Patientin mit chronischer Müdigkeit stellt sich zur ersten probatorischen Psychotherapiesitzung vor. Ihr Blickkontakt ist flüchtig, ihr Händedruck schlaff, sie liegt mehr in ihrem Sessel, als dass sie sitzt. Sie sagt: »Ich weiß sowieso nicht, was das alles soll.« Die Psychotherapeutin, die in drei Stunden einen Zug erwischen und eigentlich bis dahin noch einen Kassenantrag fertigstellen will, denkt: »Auch das noch. Das kann ja zäh werden.« Sie sagt: »Sie scheinen im Moment wenig Antrieb zu haben. Nach ein paar probatorischen Sitzungen können Sie bestimmt klarer sehen, was Ihre Ziele und Wünsche betrifft. Heute möchte ich Sie und Ihre Fragen erst einmal kennenlernen«, woraufhin die Patientin nur müde mit den Schultern zuckt. Die

Therapeutin bemerkt ihre aufkommende Ungeduld und nimmt sich vor, Druck zu reduzieren und zunächst die Motivation der Patienten zu verstärken. Sie sagt: »Viele Patienten beginnen ihre Psychotherapie erschöpft und ohne klare Vorstellung, was sie erwartet; das ist auch verständlich. Wir werden in kleinen Schritten vorwärts gehen. Sie sind pünktlich gekommen – das könnte schon ein Zeichen dafür sein, dass Sie motiviert und neugierig sind.«

30.1 Einleitung

Die Qualität der Arzt/Therapeut-Patient-Beziehung wird in der Medizin oft als etwas Zufälliges bzw. allein durch Persönlichkeit und Verhalten des Patienten Bestimmtes verstanden: »Mit Frau X kann man gut reden«; »Herr Y macht einfach nicht mit«; »Herr Z bringt mich zur Weißglut«. Dabei verstehen wir heute (wieder) mehr, dass der Arzt/Therapeut – seine Haltung, Worte und Handlungen – das Gelingen der Beziehung und damit auch den Verlauf von Erkrankungen entscheidend beeinflusst. So hat sich z. B. gezeigt, dass bei Diabetes mellitus die Empathie des Behandlers mit dem HbA_{1c}-Wert, einem Langzeitindikator des Blutzuckerspiegels, korreliert (Hojat et al. 2011) oder dass unbedachte, negative Begriffe wie »Risiko«, »Stich« oder »Brennen« zu vermehrter Angst, Schmerzen und Komplikationen nach medizinischen Prozeduren führen können (Häuser et al. 2012; ► Kap. 26). Ärzte mit guter Kommunikationskompetenz identifizieren Patientenprobleme genauer, sind beruflich zufriedener und weniger gestresst; auch ihre Patienten sind zufriedener und zeigen eine bessere Krankheitsbewältigung (Maguire u. Pitceathly 2002). Eine gute Arzt/Therapeut-Patient-Beziehung ist assoziiert mit höherer Patientenzufriedenheit, besserer Adhärenz und einer günstigeren Prognose (Farin et al. 2013; Fuertes et al. 2007; Martin et al. 2000; Thompson u. McCabe 2012; ► Kap. 36). In der Psychotherapie ist die therapeutische Beziehung schon länger als zentraler Wirkfaktor bekannt (Frank 1961; Grawe 2005; Lambert u. Barley 2002; Martin et al. 2000; Orlinsky u. Howard 1978). In den psychodynamischen Verfahren wird um 1990 von einer intersubjektiven Wende hin zu einer relationalen Psychoanalyse gesprochen (Stolorow et al. 1996); wesentliche Wurzeln dieses Ansatzes waren u. a. Objektbeziehungstheorie und Bindungsforschung (► Kap. 15). Auch in der Verhaltenstherapie wird der therapeutischen Beziehung und der Beziehungsarbeit zunehmend mehr Bedeutung beigemessen (Hermer 2012) und dabei auch die Relevanz der Person des Psychotherapeuten beachtet, da es offenbar v. a. therapeutenseitige Variablen sind, die Therapieprozess und -ergebnis prägen (Del Re et al. 2012). Besonders wichtig scheinen interpersonelle Fähigkeiten der Therapeuten zu sein. Diese hängen nicht (nur) vom »Naturtalent« des Einzelnen ab, sondern sind lehr- und lernbar (Bosse et al. 2010; Maguire u. Pitceathly 2002), auch wenn es Hinweise darauf gibt, dass z. B. die Empathie im Laufe der medizinischen Ausbildung eher abnimmt (Riess et al. 2011, 2012; Neumann et al. 2011; Newton et al. 2008; Satterfield u. Hughes 2007). Durch Therapeuteneffekte lassen sich in kontrollierten Studien etwa 5 % und in Versorgungsstudien etwa 17 % der Therapieerfolgsvarianz aufklären (Willutzki et al. 2013).

Die Basis einer therapeutisch sinnvoll genutzten Arzt/Therapeut-Patient-Beziehung besteht aus:

- einer empathischen Grundhaltung
- einer kritischen Reflexion *eigener* Gedanken, Gefühle und Verhaltensweisen
- einem bewussten Umgang mit Interaktionsproblemen bzw. einer gezielten Beziehungsgestaltung
- dem Einsatz bestimmter Gesprächsführungstechniken
- einem bewussten Umgang mit Information und Partizipation

30.2 Empathische Grundhaltung

30.2.1 Beschreibung

Empathie ist die Fähigkeit, Gedanken, Gefühle, Motive, Persönlichkeitsmerkmale und Rollenübernahmen in ihren persönlichen Bedeutungen für das Gegenüber zu erkennen, zu verstehen und sich in das Gegenüber einzufühlen. Dies erfordert möglichst ungeteilte Aufmerksamkeit (innere Präsenz) und sollte von »situativer Stimmigkeit« geprägt sein, also von einer angemessenen Balance aus Zurückhaltung bzw. professioneller Distanz einerseits und wertschätzender Nähe bzw. Echtheit andererseits (»selektive Authentizität«; Cohn [2009]: »Nicht alles, was echt ist, will ich sagen, doch was ich sage, soll echt sein«). Die klientenzentrierte Psychotherapie nach Rogers hat drei Grundhaltungen einer gelingenden Arzt/Therapeut-Patient-Beziehung herausgearbeitet: Empathie, bedingungslose positive Wertschätzung/Akzeptanz und Kongruenz, also Echtheit/Wahrhaftigkeit des Therapeuten (Rogers 1993). Entscheidend scheint, die Legitimität der vom Patienten geklagten Beschwerden anzuerkennen und seinem subjektiven Erklärungsmodell und auch weiteren möglichen, körperlichen und seelischen Einflussfaktoren Raum zu lassen (► Kap. 33 und ► Kap. 35). Empathischer Kommunikation abträglich sind monokausale Ursachenfestlegungen, Wertungen, Überrumpelung, Gesprächsführung »von oben herab«, Unterbrechen, Zynismus, Bagatellisieren, Intellektualisieren, Moralisieren, Interpretationen sowie bohrendes Nach- oder Ausfragen (Hoyer et al. 2010).

30.2.2 Wissenschaftliche Fundierung

Eine empathische Arzt/Therapeut-Patient-Beziehung ist nicht nur für die beidseitige Behandlungszufriedenheit von Bedeutung, sondern auch für die Prognose, und zwar sowohl bei »psychischen« und »psychosomatischen« als auch bei »somatischen« Erkrankungen: Eine qualitative Untersuchung zur Kommunikation im Gesundheitswesen beschrieb bei 38 Patienten mit vier verschiedenen chronischen Krankheiten (Nierenerkrankung im Endstadium, nicht-insulin-behandelter Diabetes mellitus, Multiple Sklerose, Fibromyalgie-Syndrom) Höflichkeit (grundsätzliche Achtung des Anderen), Respekt (Ausdruck von Wertschätzung) und Engagement (Verbindlichkeit) als entscheidende Variablen gelingender Kommunikation (Thorne et al. 2004). Eine empathische Arzt/Therapeut-Patient-Beziehung ist assoziiert mit einer genaueren Anamnese, einer Verbesserung der diagnostischen Sicherheit, mehr Patientenpartizipation und Therapietreue, besserer Lebensqualität, Verringerung von Depressivität, bei manchen Erkrankungen sogar von Krankheitsdauer und -schwere (Dibbelt et al. 2012; Hojat et al. 2011; Neumann et al. 2012; Weckert u. Lorenz 2012). Als alleiniger Wirkfaktor für den Therapieerfolg scheint Empathie jedoch nicht auszureichen (Hoyer et al. 2010).

Praktisches Vorgehen
(Riess 2011; Schaefert et al. 2013)

- Versuchen Sie herauszufinden, was Ihr Gegenüber fühlt, braucht und will (► Kap. 12). Beobachten Sie dazu:
  - **E:** den Blickkontakt (eye contact)
  - **M:** die Gesichtsmuskulatur bzw. den Gesichtsausdruck (muscles of facial expression)
  - **P:** die Haltung (posture)
  - **A:** den Affekt (affect)
  - **T:** den Tonfall (tone of voice)
  - **H:** was Sie genau hören und wo sich Möglichkeiten der Heilung andeuten, z. B. hinsichtlich besonderer Betonungen, heftiger Affekte, eines plötzlichen Abreißens der Verbindung

- **Y**: Ihre eigenen (your!) Reaktionen auf den Patienten, auch in körperlicher Hinsicht, also z. B. die eigenen Gefühle, der eigene Atemrhythmus oder eine muskuläre Anspannung
- Nonverbale Botschaften, v. a. die eigene Mimik und Gestik, sind mindestens so entscheidend wie der Gesprächsinhalt. Ein einfühlsames Nicken, ein sanfter Tonfall, eine zuversichtliche Ausstrahlung oder Humor können in einem Gespräch ganz entscheidende Interventionen sein.
- Um dem Patienten aufrichtiges Interesse und Einfühlungsbereitschaft zu signalisieren, sollten v. a. dessen subjektive Realität anerkannt: »Das muss schlimm für Sie (gewesen) sein«, »Ich kann mir gut vorstellen, dass Sie da enttäuscht und verärgert waren« und Verständnis vermittelt werden: »Das habe ich auch von anderen Patienten schon (öfter) gehört«, »Das ist wirklich kein leichtes Thema«.
- Eine empathische Grundhaltung einzunehmen und zu signalisieren heißt aber nicht, dem Patienten automatisch und in allen Punkten zuzustimmen!

30.3 Reflexion eigener Anteile des Behandlers

30.3.1 Beschreibung

In jedem Behandlungsprozess, egal ob in somatischer Medizin oder Psychotherapie, egal, ob die Behandlung »gut läuft« oder ob es Probleme wie Beschwerdepersistenz oder Non-Adhärenz gibt, sollte der Arzt/Therapeut auch seine eigenen Gedanken, Gefühle, Wünsche, Motive, Vorurteile, Rollenübernahmen und Verhaltensweisen reflektieren. In der Verhaltenstherapie heißt dies »Selbstreflexion«, in der psychodynamischen Psychotherapie »Gegenübertragungsanalyse«: Der Arzt/Therapeut registriert ähnlich einem Seismographen an sich selbst »Signale«, die diagnostische und therapeutische Ansatzpunkte darstellen können (Knickenberg u. Sulz 1999; Schaefert et al. 2013), z. B. depressiv-ängstliche oder aggressive Gefühle oder das Anordnen nicht-indizierter Maßnahmen. Bestimmte Reaktionen des Therapeuten auf den Patienten können Hinweise geben, wie sich möglicherweise der Patient selbst fühlt (»konkordante Gegenübertragung«) oder welche prägenden Beziehungsmuster mit wichtigen Bezugspersonen bei ihm vorliegen (»komplementäre Gegenübertragung«). Beispielsweise kann diagnostischer/therapeutischer Aktionismus den Druck widerspiegeln, dem sich der Patient in seinem Umfeld ausgesetzt fühlt und der sich auf den Arzt/Therapeuten überträgt. Diese eigenen Reaktionen sind aber auch kritisch zu bewerten, können sie doch auch vom vorhergehenden Patienten, von äußeren Stressoren oder von Vorerfahrungen des Therapeuten selbst beeinflusst sein. Reflektiert der Arzt/Therapeut seine eigenen Anteile an der Interaktion, kann er auch erkennen, wo sein Verhalten evtl. zur Aufrechterhaltung der Störung beiträgt (»iatrogene Somatisierung«, von Pither und Nicholas 1991 auch als »abnormal treatment behaviour« bezeichnet) oder wo es ethische Grenzen verletzt. So können Fehlverhalten modifiziert und Fehler vermieden werden. Die häufigsten Fehler in der somatischen Medizin sind einseitige biomedizinische Überdiagnostik und -therapie, fehlerhafte Ratschläge oder Informationen (z. B. sich zu schonen), Fehler bei der Medikation und Vernachlässigung psychosozialer Faktoren (Kouyanou et al. 1997). Häufige Fehler in der psychotherapeutischen Behandlung sind z. B. eine diagnostische Fehleinschätzung, das Fehlen eines evaluierbaren Behandlungsplans bzw. der therapiebegleitenden Evaluation, die Verletzung der Therapeutenrolle z. B. im Hinblick auf Aufklärungs-, Schweige- und Dokumentationspflicht, Verletzung von Persönlichkeitsrechten oder Ausnutzung von Patienten sowie mangelnde Fortbildung oder Supervision (Margraf 2008; Medeau et al. 2012).

30.3.2 Wissenschaftliche Fundierung

Zu diesem Thema gibt es vergleichsweise wenig empirische Daten. Häufige unangenehme Gefühle und Verhaltensweisen des Behandlers wurden bei Patienten mit verschiedensten somatischen, psychosomatischen und psychischen Problemen beschrieben, besonders bei Patienten mit funktionellen/somatoformen Körperbeschwerden sowie Persönlichkeits-, teilweise auch Essstörungen (Forget et al. 2007; Jimenez et al. 2012; Sauer u. Eich 2007). Dass iatrogene Faktoren in Form ungünstiger ärztlicher Äußerungen und Verhaltensweisen Störungen mit aufrechterhalten können, zeigten z. B. Kouyanou et al. (1997), Ring et al. (2005) oder Häuser et al. (2012).

Praktisches Vorgehen (Schaefert et al. 2013)

Folgende Fragen können hilfreich sein:

- Welche Rolle weist mir der Patient zu, welche Funktion soll ich für ihn übernehmen, welche (Bindungs-)Bedürfnisse erfüllen? (z. B. der Tröster, der Retter, der Strenge, der Abweisende, der Komplize)? Wodurch geschieht das (Patient klagt viel, ist sehr verschlossen, signalisiert, dass er alleine nicht zurechtkommt, betont Einzigartigkeit des Behandlers)?
- Welche Gefühle löst der Patient bei mir aus (z. B. Hilflosigkeit, Ungeduld, Wut, Frustration, Wunsch, sich zu entziehen, Enttäuschung, Ohnmachtserleben, Gefühl des Manipuliertwerdens oder das Gefühl, erst idealisiert, dann aber entwertet zu werden)?
- Welche Verhaltensimpulse tauchen bei mir auf (schnell helfen müssen, dichtmachen, einschlafen, unangebrachte Diagnostik/Therapie, um mich vom erlebten Druck seitens des Patienten zu entlasten bzw. um ihn »zum Schweigen zu bringen«)?
- Handle ich evtl. besonders offensiv (hartnäckiges, bohrendes Nachfragen, schnelle Festlegung einer Diagnose, Überdiagnostik) oder besonders defensiv (Abwiegeln; Verharmlosen; Angst, durch »problematische« Fragen die »Büchse der Pandora« zu öffnen und dann die Kontrolle zu verlieren, mit unangenehmen Gefühlen konfrontiert zu werden, dem Patienten zu nahe zu treten oder vielleicht verklagt zu werden)?
- Wo sind dysfunktionale Muster und Verstärker erkennbar (z. B. »Hoffnungs-Enttäuschungs-Zirkel«, Selbstkonzept von Schwäche, Selbstwertproblematik, Unterwerfungs-Kontroll-Konflikte)?
- Welche Vorteile habe ich selbst durch die Behandlung (z. B. fühle ich mich geschmeichelt, teile ich die Abwertung von Kollegen, verdiene ich an nicht-indizierten Untersuchungen oder Therapien; versuche ich, mich rechtlich abzusichern oder die Sympathie des Patienten zu erlangen)?
- Wie viel haben diese Beobachtungen wirklich mit diesem Patienten zu tun? Was könnte sie sonst noch beeinflussen (z. B. vorherige Interaktionen, eigene Kontextfaktoren)?

30.4 Umgang mit typischen Interaktionsproblemen und bewusste Beziehungsgestaltung

30.4.1 Beschreibung und wissenschaftliche Fundierung

10–20 % aller Patienten gelten bei Ärzten/Therapeuten als »schwierig« (Henningsen 2010; Jackson u. Kroenke 1999; Kowarowsky 2011). Gründe hierfür können sein:

- Patienten, die eine hohe Inanspruchnahme des Gesundheitswesens aufweisen, also häufig den Arzt oder Therapeuten wechseln,

- Patienten, die den Arzt oder Therapeuten durch unklare Beschwerden verunsichern,
- Patienten, deren Alter, Lebenslage, kultureller Hintergrund etc. von denen des Arztes oder Therapeuten abweicht,
- Patienten, deren Persönlichkeit, Einstellungen bzw. Verhalten die therapeutische Beziehung belasten,
- Patienten, die ein anderes Krankheitsverständnis haben und deshalb mit ihrem Arzt oder Therapeuten um die »richtige« Interpretation der Krankheit oder die »richtige« Behandlung ringen, die z. B. zur Behandlung überredet bzw. geschickt wurden.

Typische konkrete Beispiele aufseiten des Patienten sind aggressives, streitsüchtiges, vorwürfliches, entwertendes, großspuriges, theatralisches/demonstratives, forderndes, passives, desinteressiertes, bagatellisierendes, unzugängliches, uneinsichtiges, klammerndes oder klagsames Verhalten, ständiges Verlangen nach Anerkennung, hohe Kränkbarkeit, häufige Regelverstöße, ununterbrochenes Reden, Schweigen oder Verweigern der Mitarbeit (Kowarowsky 2011).

Typische Beispiele aufseiten des Arztes oder Therapeuten sind: Der Behandler fühlt sich hilflos, ausgesaugt, erpresst, genervt, getäuscht, unter Druck gesetzt, zu unnötiger Diagnostik gedrängt, gelangweilt, manipuliert, gekränkt (oder auch geschmeichelt), er verhält sich abweisend, vorwürflich oder komplizenhaft (Henningsen 2010; Kowarowsky 2011; Schaefert et al. 2013).

Schwierige Behandlungssituationen können sowohl von »schwierigen Patienten« (also Menschen mit schwierigen Persönlichkeitszügen, Verhaltensweisen oder Motiven) als auch von »schwierigen Behandlungen« (also von einer fehlenden Passung zwischen Patient und Therapeut, einem unpassenden Behandlungsansatz, einem unpassenden Störungsmodell oder einem unpassenden Setting) herrühren. Auch das Interaktionsverhalten des Arztes bzw. Therapeuten kann »schwierig« sein, z. B. aufgrund seiner eigenen Persönlichkeit, Arbeitsüberlastung, familiärer Probleme etc. oder aufgrund von fehlenden Informationen oder Missverständnissen (wenn er z. B. nicht weiß, dass der Patient zuhause einen schwerkranken Angehörigen hat oder am nächsten Tag den Gerichtsvollzieher erwartet). Es sollte also nicht vorschnell von einer »schwierigen« Interaktion darauf geschlossen werden, dass ein »schwieriger« Patient dafür die alleinige Ursache ist (Henningsen 2010; Kowarowsky 2011). Korrelate einer als schwierig erlebten Beziehung sind aufseiten des Patienten komorbide Depressionen oder Angsterkrankungen, ein niedriges Funktionsniveau, unerfüllte Erwartungen, eine geringe Zufriedenheit und eine hohe Inanspruchnahme. Aufseiten des Arztes macht es eine kritischere Haltung gegenüber psychosozialen Aspekten wahrscheinlicher, dass er einen Patienten als schwierig erlebt (Jackson u. Kroenke 1999).

> **!** Der »schwierige Patient« ist sehr häufig ein Interaktionsproblem mit Einflüssen beider Beteiligter.

Für den Umgang mit schwierigen Interaktionssituationen gilt v. a.: Sie sollten als Teil einer professionellen Berufstätigkeit gesehen werden, können den Kern der Probleme des Patienten berühren und stellen daher wertvolles Material dar. In der interaktionsbezogenen Fallarbeit bzw. in Balint-Gruppen, in der Super-/Intervision sowie mithilfe von Ko-Therapeuten, äußeren Beobachtern bzw. »Reflecting Teams« kann die Reflexion der Patienteninteraktion und der eigenen Reaktion darauf überprüft und geübt werden (► Kap. 33 und ► Kap. 40).

Praktisches Vorgehen

Die entscheidenden Interventionen bei Interaktionsproblemen bestehen aus
- dem Beibehalten einer empathischen Grundhaltung,
- dem Beibehalten der Reflexion der eigenen Rolle, und
- einer bewussten Beziehungsgestaltung, die die Interaktionsschwierigkeiten zum Thema macht.

Die therapeutische Beziehung bekommt selbst den Charakter einer Intervention, wenn der Arzt oder Therapeut aus therapeutischen Überlegungen heraus eine bestimmte Position oder Rolle einnimmt, sich entsprechend verhält und äußert und dieses Verhalten unter Umständen dem Patienten gegenüber auch transparent macht. Dies ist der zentrale Ansatz interpersoneller, aber auch ein Element »klassischer« tiefenpsychologischer, verhaltenstherapeutischer und systemischer Psychotherapieverfahren. Die Nutzung der Arzt/Therapeut-Patient-Beziehung ermöglicht dem Patienten neue Interaktionserfahrungen ebenso wie geleitete gruppentherapeutische Ansätze, speziell Rollenspielgruppen oder soziales Kompetenztraining (► Kap. 40 und ► Kap. 41).

Einige speziellere Therapieansätze bzw. Techniken sollen hier kurz vorgestellt werden:

Die **Interaktionsarbeit am Kiesler-Kreis** (► Kap. 12) unternimmt Situationsanalysen, in denen der Beziehungsstil und sein Stimuluscharakter auf andere auf der Basis des Circumplex-Modells entlang zweier zentraler Fragen untersucht wird: Was löse ich bei meinen Mitmenschen aus? Was lösen meine Mitmenschen bei mir aus? Sie ist ein zentrales Element des **Cognitive Behavioural Analysis Systems of Psychotherapy** (CBASP; McCollough et al. 2012). Diese Therapiemethode zur Behandlung von Patienten mit chronischen Depressionen beruht auf der Beobachtung, dass Patienten oft nicht die Wirkung ihres Verhaltens auf andere und damit nicht den Zusammenhang zwischen ihrem Verhalten und der Reaktion des Umfelds erkennen. Zunächst werden dabei Grundannahmen des Patienten im Hinblick auf wichtige Bezugspersonen identifiziert, dann das Verhalten in aktuellen Situationen im Hinblick auf seinen Erfolg analysiert und schließlich in interpersonellen Diskriminationsübungen verändert. Der Arzt/Therapeut greift Übertragungssituationen bewusst auf und verhält sich akomplementär (z. B. auf ein unterwürfiges Verhalten mit freundlichen und feindseligen Aspekten eben nicht dominant, strafend oder verächtlich) und kontrolliert persönlich (disciplined personal involvement), indem er dem Patienten empathisch rückmeldet, wie es ihm mit dessen Verhalten geht. Mehrere Studien belegen eine Wirksamkeit von CBASP (van Hees et al. 2013).

Die **Interpersonelle Rekonstruktive Therapie** (IRT; Benjamin 2003) versucht ebenfalls, anhand konkreter Situationen maladaptive Interaktionsmuster zu identifizieren und zu modifizieren, indem nach und nach der innere »Wachstumskollaborateur« gestärkt und der innere »regressive Loyalist« mit seinen automatisierten Gedanken und Reaktionen geschwächt wird. Diese Therapieform wurde in erster Linie für Persönlichkeitsstörungen, also hartnäckige interpersonelle Probleme entwickelt; bisher liegen keine kontrollierten Studien zu ihrer Wirksamkeit vor.

Die **Psychodynamisch-Interpersonelle Therapie** (PISO) wurde für Patienten mit somatoformen Störungen entwickelt (Arbeitskreis PISO 2012). Auch hier wird zunächst großer Wert auf den Beziehungsaufbau gelegt; danach werden – immer nah an den körperlichen Beschwerden – die Beschwerden und die begleitenden Affekte in einen interpersonellen Kontext gestellt. Dieser Therapieansatz zeigte sich wirksam im Hinblick auf eine Verbesserung der Lebensqualität und eine Reduktion der Somatisierung (Sattel et al. 2012).

Tab. 30-1 CALM-Technik zum Umgang mit fordernden und aggressiven Patienten (Schweikhardt u. Fritzsche 2009).

Contact	• ruhig und sachlich bleiben (sich nicht von der Aggression des Patienten anstecken lassen) • respektieren, dass sich der Patient in einer schwierigen Situation befindet (sonst würde er sich nicht so verhalten) • freundlich-zugewandtes Verhalten zeigen (auch nonverbal!) • mögliche eigene Fehler eingestehen, dabei auf Rechtfertigungen verzichten • Zusammenhänge, die zu der unerfreulichen Situation geführt haben, erklären
Appoint	• die vom Patienten gezeigte Emotion direkt benennen (»Sie wirken auf mich wütend/enttäuscht«) • einen evtl. kurzfristigen Anstieg des Ärgerausdrucks aushalten, abwarten • hinter der Aggression liegende Emotionen ansprechen (Ängste, Sorge)
Look ahead (falls Patient noch nicht beruhigt werden konnte)	• professionelle Beziehung von Arzt und Patient verdeutlichen, insbesondere im Hinblick auf das Ziel dieser Beziehung • klären, wie beide gemeinsam weitermachen können (Angebot machen) • ggf. Grenzen und Spielregeln benennen, in deren Rahmen die weitere Zusammenarbeit erfolgt (keine Drohungen!)
Make a decision	• einen »Vertrag« anbieten, den der Patient akzeptieren kann oder nicht • alternative Angebote machen (sofern möglich) • deutlich machen, dass es nur die angebotenen Möglichkeiten gibt oder der Patient einen anderen Arzt konsultieren sollte • Zeit, darüber nachzudenken, anbieten

Für den Umgang mit fordernden und aggressiven Patienten wird das **CALM-Stufenmodell** zur Deeskalation von konfliktträchtigen Gesprächen empfohlen (► Tab. 30-1; Schweikhardt u. Fritzsche 2009).

Für weitere Details zum praktischen Vorgehen verweisen wir an dieser Stelle auf die Therapieempfehlungen bzw. -manuale der einzelnen Techniken.

30.5 Beziehungsgestaltung im Gespräch

30.5.1 Gesprächstypen und Gesprächsstrukturierung

Professionelle Gespräche erfüllen unterschiedliche Aufgaben. Man sollte sich möglichst bewusst machen, welche Art von Gespräch mit welcher Zielsetzung stattfinden soll, d. h. welches Anliegen der Patient hat und welches Angebot der Arzt/Therapeut machen kann und will. In ► Tabelle 30-2 sind die wichtigsten Gesprächstypen zusammengestellt (Rudolf 2000). Darüber hinaus gibt es spezielle Fragestellungen, wie z. B. das Überbringen schlechter

Tab. 30-2 Gesprächstypen (modifiziert nach Rudolf 2000)

	Diagnostisches/ Anamnesegespräch	Beratungsgespräch	Stützendes/ supportives Gespräch	Therapeutisches Gespräch
Ziel	diagnostische Klärung	Umgang mit Störungen: Informieren und Motivieren	stützende Begleitung bei aktuellen, u. U. krisenhaften Belastungen	Beeinflussen einer Störung mit dem Ziel einer Veränderung
Vorgehen	• systematisches Sammeln von Fakten und Verstehen ihrer subjektiven Bedeutung • Hypothesenbildung über den Zusammenhang zwischen Symptomatik, Lebenssituation und Biografie • Einschätzung der Prognose • Behandlungsplanung	• Beratung nach der Ask-Tell-Ask-Methode • motivierende Gesprächsführung • Angebot, zur Verfügung zu stehen für weitere Fragen und im Falle zunehmender emotionaler Belastung	• zur Mitteilung ermutigen und sie entgegennehmen • den Ausdruck der zugehörigen Affekte zulassen und unterstützen • aktive Belastungen bzw. vorauslaufende Konflikte benennen, ordnen; Überblick und Distanz schaffen • Ansatzpunkte für die eigene Initiative herausarbeiten • soziale Verbindlichkeit schaffen (Terminplanung, Einbeziehung Dritter)	• Verabredung des Rahmens (Zeit, Setting, Regeln, Finanzierung) • Erarbeitung eines Erklärungsmodells • Erarbeitung von Alternativen (neue Erlebnismöglichkeiten, andere Verhaltensmuster, Zukunftsplanung und Neuorientierung) • am Ende der Therapie: Akzeptieren von Grenzen und Verabschieden

Nachrichten (► Kap. 56). Allen Gesprächstypen ist gemeinsam, dass sie nur wirksam werden, wenn eine tragfähige Beziehung hergestellt werden kann.

Arzt/Therapeut-Patienten-Gespräche unterliegen über die verschiedenen Gesprächstypen hinweg in unterschiedlicher Ausprägung asymmetrischen Rahmenbedingungen, v. a. in zweierlei Hinsicht (Langewitz 2012):

- Allein der Patient hat, sozusagen exklusive, Kenntnisse über seine Beschwerden, seine Krankengeschichte etc. Vom Patienten, nicht aber vom Arzt/Therapeuten, wird daher ein hohes Maß an Offenheit im Hinblick auf persönliche, teils auch intime Details und inneres Erleben vorausgesetzt.
- Andererseits hat der Arzt/Therapeut ein weitaus höheres medizinisches und psychologisches Hintergrundwissen, selbst wenn sich Patienten heutzutage weitaus umfassender selbst informieren und auch an Entscheidungen teilhaben wollen. Dieses fehlende Fachkompetenz ist ja in der Regel der Grund, warum ein Patient einen Arzt oder Therapeuten aufsucht (s. u.).

Daraus ergibt sich, dass das Arzt/Therapeut-Patienten-Gespräch je nach Auftrag und je nach Phase des Gesprächs teils patientenzentriert, teils arzt/therapeutenzentriert ablaufen sollte (Langewitz 2012): Es beginnt mit einer Redezeit für den Patienten, in der eine vertrauensvolle Atmosphäre wichtig ist und in die der Arzt/Therapeut lediglich ermunternd und strukturierend eingreifen sollte – laut einiger empirischer Untersuchungen geschieht das allerdings meist zu früh. Nach hinreichender Klärung des Patientenanliegens übernimmt der Arzt mittels ergänzender geschlossener Fragen, gezielten Informationen und Vorschlägen zum weiteren Vorgehen das Gespräch (Langewitz 2012).

30.6 Wichtige Gesprächsführungstechniken, jeweils mit Tipps zum praktischen Vorgehen

30.6.1 Allgemeine gesprächsfördernde Maßnahmen

Folgende grundlegende gesprächsfördernde Maßnahmen gelten für alle Gesprächsanlässe (Schweickhardt u. Fritzsche 2009):

- einen ungestörten Gesprächsrahmen und eine angenehme Atmosphäre herstellen
- Sichtbarrieren vermeiden
- Körpersprache einsetzen und auf nonverbale Zeichen achten
- ausreden lassen
- deutlich sprechen
- verständliche, laiengerechte Sprache verwenden
- Sprache an das intellektuelle Niveau des Gegenübers anpassen
- Bilder und Grafiken verwenden

30.6.2 Klärung des Gesprächsthemas und -rahmens

Zu Beginn eines Gesprächs sollte der Arzt/Therapeut die geplanten Themen, den geplanten Gesprächsrahmen bzw. eventuelle Spielräume klären (»Agenda Setting«) – und diese Vereinbarungen auch einhalten; Beispiele: »Wir haben heute zehn Minuten Zeit. Von meiner Seite geht es vor allem darum, wie Sie die Medikamente vertragen. Was gibt es von Ihrer Seite zu besprechen?« »In der letzten Stunde sprachen wir auch über Situationen, die Sie zunehmend vermeiden, da würde ich gerne noch einmal drauf zurückkommen. Was haben Sie sich für die heutige Stunde vorgenommen?« »Ich habe eine halbe Stunde Zeit und werde mich nur durch Notfälle unterbrechen lassen« (Langewitz 2012).

30.6.3 Gesprächseinstieg

Wie oben ausgeführt, kommen Patienten unter sehr unterschiedlichen Voraussetzungen zum Arzt/Therapeuten. Wesentliches Ziel des ersten Gesprächs ist, die Anliegen des Patienten herauszuhören. Der Gesprächseinstieg ist deshalb in der Regel patientenzentriert. Wichtig ist dabei die Botschaft, dass diese Gesprächsphase die »Bühne« des Patienten darstellt (Langewitz 2012), auf der er sein Problem umfassend und aus seiner persönlichen Sicht darstellen darf und allenfalls durch »Tell me more«-Signale unterbrochen wird: »Könnten Sie mir das noch genauer erklären?« »Wie war das genau für Sie?« Zu Beginn des Gesprächs versucht der Arzt/Therapeut, z. B. durch die WWSZ-Technik (s. u.), durch aktives, verständnisvolles Zuhören (Nicken, Lächeln, nonverbale Äußerungen wie »hm, hm«, interessiertes Nachfragen, paraphrasierendes Wiederholen und Zusammenfassen, Auffangen von Stockungen durch Wiederholen des zuletzt Gesagten) Empathie auszudrücken, die Perspektive des Patienten einzunehmen und sie zu verstehen (Hoyer u. Lang 2011; Hoyer et al. 2010; Langewitz 2012).

30.6.4 Einladen, Rückmelden und Zusammenfassen

Diese Techniken dienen dazu, den Patienten frei erzählen zu lassen und dabei Missverständnisse zu vermeiden, das Gespräch zu präzisieren und zu strukturieren, um auch hier dem Patienten die Gewissheit zu vermitteln, gesehen und verstanden zu werden.

Als konkrete Kommunikationsstrategie empfiehlt sich die **WWSZ-Technik** (Langewitz 2012; ▸ Tab. 30-3):

- mehrsekündiges **W**arten (ca. 3 sec) unter Augenkontakt, evtl. mit kurzen, auffordernden nonverbalen Signalen (z. B. Nicken) bzw.
- kurze **W**iederholungen (z. B. »Sie fragten also Ihren Kardiologen …?«) sollen den Patienten einladen, ungehindert seine Sicht der Dinge zu schildern. Eventuell kann der Arzt/Therapeut um konkrete Beispiele bitten (»Keiner mag mich« – »Wann hatten Sie zuletzt dieses Gefühl?«).
- Beim **S**piegeln greift der Arzt/Therapeut etwas auf, was er wahrgenommen oder verstanden hat, oft in Form einer Emotion oder Interpretation über die reinen Fakten hinaus (»Da haben Sie sich also zum ersten Mal richtig Sorgen gemacht«, »Das war für Sie also eine Art Schockerlebnis«, »Sie wirken auf mich, als ginge Ihnen das sehr nahe«). Der Arzt/Therapeut selbst bietet

Tab. 30-3 WWSZ-Technik (Langewitz 2012).

Strategie	Erläuterung	Beispiel
Warten	(>3 sec) mit Blickkontakt zum Patienten, aufmerksamkeitfokussiert auf den Patienten; warten, ob der Patient vielleicht von sich aus, nach einer bestimmten Denkpause, das Gespräch fortsetzen möchte.	Schauen, was beim Patienten passiert.
Wiederholen	Einzelne Worte wiederholen, die der Patient gerade benutzt hat. Stellt Nähe zum Gegenüber her.	Patient: »Ich frage mich, ob's was mit dem Herzen zu tun haben könnt.« Arzt: »Mit dem Herzen?«
Spiegeln	Dem Patienten Rückmeldungen geben.	
in Bezug auf das Thema	Dem Patienten zurückspiegeln, zu welchem Thema er sich gerade geäußert hat.	»Im Moment reden Sie eher über die Probleme, die Ihre Tochter mit der Situation hat, oder?«
in Bezug auf die Emotion	Dem Patienten zurückspiegeln, in welcher Stimmung man ihn gerade erlebt hat.	»Ich habe den Eindruck, dass Sie doch sehr enttäuscht sind vom Verlauf der Behandlung.«
Zusammenfassen	Zusammenfassen in eigenen Worten, was man eben vom Patienten gehört hat, kürzer als die Äußerungen des Patienten, eng angelehnt an seine Worte. Wesentlich ist, dass diese Zusammenfassung angekündigt wird. Abschließend sollte man sich das Zusammengefasste bestätigen lassen.	»Ich fasse zusammen, was ich bisher von Ihnen gehört habe …«

hier (immer verbunden mit der Möglichkeit, durch den Patienten korrigiert zu werden) eine Rückmeldung an (»Verstehe ich Sie richtig, dass Sie in dieser Situation …?« »Ich habe den Eindruck, heute ist es Ihnen gelungen, einige besonders schmerzhafte Erlebnisse deutlich auszusprechen«, »Wenn ich versuche, mir das vorzustellen, dann ist es doch so, dass ….«, »Moment, da will ich nachfragen«; Hoyer et al. 2010; Schaefert et al. 2013). Dabei kann der Arzt/Therapeut den Patienten auch loben (also funktionales Verhalten verstärken) und seine – auch kleinen – Fortschritte würdigen: Lob sollte glaubhaft sein, sich auf konkrete Situationen beziehen und weniger für Therapie**erfolge** als vielmehr für Therapie**anstrengungen** gegeben werden (»Ich sehe, dass Ihr Problem Sie sehr bedrückt, aber auch, dass Sie engagiert an einer Lösung arbeiten«; Hoyer et al. 2010).

- Das **Z**usammenfassen – evtl. auf einem höheren Abstraktionsniveau – soll noch einmal die wichtigsten Punkte (und damit die wahrscheinlichen Therapieschwerpunkte) markieren und sicherstellen, was von dem Gespräch beim Patienten angekommen ist. Es stellt zugleich den Wendepunkt in der Gesprächsgestaltung dar: Jetzt ist der Arzt/Therapeut aufgefordert, das Gesagte aufzugreifen und gezielt seine Expertise anzubieten, z. B. in Form von Vorschlägen für die nächsten diagnostischen oder therapeutischen Schritte (»Wie würden Sie das zusammenfassend beschreiben?« »Welche Punkte erscheinen Ihnen dabei besonders wichtig?« »Wenn ich das einmal zusammenfasse, wäre ein wichtiger nächster Schritt …«, »Im Moment geht es also vor allem um Ihre Schwierigkeiten bei der Haushaltsführung«; Maguire u. Pitceathly 2002; Schaefert et al. 2013).

30.6.5 Geleitetes Entdecken und sokratischer Dialog

Beim geleiteten Entdecken entdeckt der Patient durch gezielte Fragen des Therapeuten selbst seine dysfunktionalen Annahmen. Es ist gedacht als Einladung auf eine Entdeckungsreise in die Zusammenhänge des eigenen Denkens, Fühlens, Handelns und der Reaktionen der Umwelt (»Was meinen Sie, was Ihre Freunde in solchen Momenten denken? Was würden Sie denken, wenn jemand anderer sich so verhält?«). Auch hier ist eine wichtige Voraussetzung eine empathische Grundhaltung, denn nur so kann ein wertfreier »Disput« über möglicherweise dysfunktionale Annahmen, Einstellungen und Verhaltensweisen des Patienten zustande kommen, der auch logische Brüche oder irrationales Denken ansprechen kann. Deshalb wird erst eine Wertschätzung der bisherigen, oftmals dysfunktionalen Gedanken und Verhaltensweisen ausgesprochen, bevor versucht wird, neue Erkenntnisse zu kreieren. Im sokratischen Dialog werden die Einstellungen des Patienten durch den Therapeuten hinterfragt (»Könnten Sie sich hier auch eine andere Möglichkeit vorstellen? Gibt es wohl Menschen auf dieser Welt, die mit solchen Problemen zurechtkommen? Ist es Ihnen immer so gegangen?«). Auf diese Weise konstruiert der Patient seine Erkenntnisse selbst und selbstwirksam, in Beziehung zu seinem eigenen Erfahrungssystem, und nicht durch Wissen oder Überredung von außen (Hoyer et al. 2010).

30.6.6 Verbalisierung emotionaler Erlebnisinhalte

Für den Aufbau einer stabilen therapeutischen Beziehung ist es wichtig, das emotionale Erleben des Patienten zu thematisieren und zu fördern. Die sog. Verbalisierung emotionaler Erlebnisinhalte (VEE) geht ebenfalls auf Rogers'

Tab. 30-4 NURSE-Technik zum Umgang mit Emotionen im Gespräch (Back et al. 2007).

Element	Erläuterung	Beispiel
Name	Emotion benennen, Emotion des Patienten spiegeln: • Wahrnehmen der Gefühle, die der Patient hat • Ansprechen des vermuteten Gefühls des Patienten (sofort, in der richtigen Intensität, in Form einer Frage) • Warten	»Kann es sein, dass Sie das enttäuscht hat?«
Understand	Verständnis ausdrücken, wenn die Emotion einfühlbar und nachvollziehbar ist: • Verständnis ausdrücken (authentisch, keine Floskeln) • Nicht vorschnell trösten • Warten	»Ich kann verstehen, dass …«
Respect	Patient bestärken, loben – wenn es angebracht ist; Anstrengungen des Patienten, sein Problem aktiv anzugehen, ausdrücklich anerkennen, aber auch den Willen des Patienten respektieren, auf die Emotion weiter einzugehen oder nicht	»Ich finde, Sie gehen gut damit um.«
Support	Unterstützung anbieten, soweit es möglich ist	»Ich stehe gerne weiter für Gespräche zur Verfügung.« »Es könnte eine Unterstützung für Sie sein, wenn …«
Explore	Gefühle explorieren	»Was beschäftigt Sie jetzt am meisten?«

Gesprächspsychotherapie (1993) sowie die Adaptation von Tausch und Tausch (1990) zurück. Dabei versucht der Arzt/Therapeut, die persönlich-emotionalen Erlebnisinhalte in Patientenäußerungen wahrzunehmen und behutsam rückzumelden, und zwar auch dann, wenn der Patient seine Gefühle nur indirekt durch Andeutungen, Tonfall, Körperhaltung etc. zeigt (»Sie wirken traurig/wütend auf mich, wenn Sie das erzählen«). Dabei kann sich der Therapeut auch als Hilfs-Ich zur Verfügung stellen (»Ich wäre vermutlich ganz schön enttäuscht, wenn mir das widerfahren wäre«). Günstig ist auch, das vermutete Gefühl in Form einer Frage anzusprechen, um Spielraum zu bewahren: »Kann es sein, dass Sie das wütend/traurig gemacht/enttäuscht/geschockt hat?« Durch diese Anreicherung um die affektive Dimension wird nach und nach die Selbstexploration gefördert (Rogers 1993; Tausch u. Tausch 1990). Für den Umgang mit Emotionen fasst das NURSE-Schema hilfreiche Grundelemente zusammen (► Tab. 30-4; Back et al. 2007).

30.6.7 Motivierende Gesprächsführung

Motivierende Gesprächsführung (motivational interviewing, MI) ist ein klientenzentrierter, direktiver Beratungsansatz »zur Verbesserung der intrinsischen Motivation für eine Veränderung mittels der Erforschung und Auflösung von Ambivalenz« (Hoyer u. Lang 2011; Miller u. Rollnick 2009). Der »MI-Spirit«, also die Grundhaltung in der motivierenden Gesprächsführung anerkennt die Autonomie (und damit alleinige Entscheidungshoheit) des Patienten, strebt einen partnerschaftlichen Umgang beider Gesprächspartner an und zielt auf Evokation ab, möchte also Reaktionen und Veränderungen hervorrufen anstatt sie vorzugeben (Frick u. Brueck 2009).

- Die Beschwerdeschilderung des Patienten wird nach dem transtheoretischen Modell (Prochaska u. Di Clemente 1982, 1983) dahingehend diagnostisch eingeordnet, welche Motivationslage/Stufe der Veränderungsbereitschaft beim jeweiligen Patienten vorliegt. Entsprechend wird dann eine phasensynchrone Beratungsstrategie gewählt (► Tab. 30-5).
- In einem zweiten Schritt werden Diskrepanzen entwickelt, d. h. der Arzt/Therapeut versucht, Widersprüche zwischen persönlichen Zielen und gegenwärtigen Verhaltensweisen des Patienten aufzuzeigen (Hoyer u. Lang 2011; Miller u. Rollnick 2009; z. B.: »Sie sagten, Ihre Familie ist für Sie das Allerwichtigste. Da wundert mich, dass Sie wenig mit ihnen zu sprechen und selten gemeinsam etwas zu unternehmen scheinen«). Dabei wird explizit nicht konfrontativ und frontal, sondern eher beiläufig und indirekt vorgegangen, z. B. durch den Wechsel zwischen einer Thematisierung psychosozialer Belastungen und der Rückkehr zu den Beschwerden (tangentiale Gesprächsführung; Schaefert et al. 2008). Patientenseitige Hinweise auf emotionale und soziale Probleme sowie Bedürfnisse sollen empathisch aufgegriffen und zumindest kurz als bedeutsam benannt (»markiert«) werden (Miller u. Rollnick 2009; Schaefert et al. 2013, z. B.: »Das scheint Sie enttäuscht zu haben«, »Könnte es eine Rolle spielen, dass Sie zurzeit viel Ärger im Büro haben?«).

Tab. 30-5 Phasensynchrone Beratungsstrategien nach dem transtheoretischen Modell zur Motivation von Verhaltensänderungen (Millner u. Rollnick 2009; Prochaska u. Di Clemente 1982, 1983).

Stufen der Veränderungsbereitschaft zur Verhaltensänderung	Motivationslage	Phasensynchrone Beratungsstrategien
»Precontemplation« Sorglosigkeit/ Absichtslosigkeit	kein Problembewusstsein vorhanden	Problembewusstsein schaffen, Zweifel aufkommen lassen, Problemwahrnehmung erhöhen
»Contemplation« Bewusstwerdung/ Absichtsbildung	Ambivalenz	Auflösen der Ambivalenz/Entscheidungsbalance: Veränderungsgründe und Risiken herausarbeiten, Selbstvertrauen im Hinblick auf Veränderung stärken
»Preparation« Erste Schritte/ Vorbereitung	Planen einer Veränderungsstrategie	Hilfe, den besten Veränderungsweg zu finden, Zielplanung in kleinen Schritten
»Change« Verhaltensänderung/ Handlung	konkrete Schritte der Veränderung	geeignete Schritte verstärken und unterstützen, Stärkung des Vertrauens in die eigenen Fähigkeiten, Mobilisierung sozialer Unterstützung
»Maintenance« Aufrechterhaltung	Konsolidierung des Wunschverhaltens	Automatisierung des Zielverhaltens, Rückfallprophylaxe

Phasen verstärkter Ambivalenz oder Widerstände werden – ohne Konfrontation – als normaler Teil des Veränderungsprozesses akzeptiert, mithilfe deeskalierender Techniken jedoch relativiert, z. B. durch Utilisation oder Reframing (»Mit dem Widerstand tanzen, anstatt mit ihm zu kämpfen«; z. B.: »Das wäre für niemanden leicht. Insofern sind Ihre Bedenken ja sogar ein Zeichen dafür, dass Sie Ihre Vorsätze ernst meinen«). Dabei werden immer wieder die aktive Rolle des Patienten, seine Wahlfreiheit und seine Fähigkeit betont, die angestrebten Veränderungen durch eigene Kraft erreichen zu können (Stärkung von Selbstwirksamkeit; Hoyer u. Lang, 2011; Miller u. Rollnick 2009).

- Dazu werden zusammen mit dem Patienten Argumente für Veränderungen gesammelt (change talk), ohne ihm die Notwendigkeit einer Veränderung durch eine regelrechte »Beweisführung« von außen aufzudrängen (Hoyer u. Lang 2011). Es werden das Problembewusstsein des Patienten und seine Einsicht verstärkt, etwas verändern zu wollen (z. B. »Wie stellen Sie sich einen Tag ohne Schmerzen vor? Wie würde Ihr Leben in fünf Jahren aussehen, wenn Sie keine Essanfälle mehr hätten?«; Miller u. Rollnick 2009).
- Mit Widerständen kann nun etwas konfrontativer, auch humorvoll-überzogen umgegangen werden: Sie werden behutsam aufgegriffen und erhalten eine Wendung, die die Wichtigkeit von Veränderung aufzeigt (Hoyer u. Lang 2011; Miller u. Rollnick 2009; z. B.: »Sie meinen also, Übergewicht ist für andere vielleicht ungesund, Ihnen kann es nichts anhaben …?« »Offensichtlich ist aus Ihrer Sicht klar, dass keine Alkoholprobleme bestehen. Wenn ich Sie richtig verstehe, sieht dies Ihr Arbeitgeber aber anders«). Eine kongruente Haltung des Arztes/Therapeuten kann hier beinhalten, an passender Stelle die eigene Wahrnehmung als Ich-Botschaft mitzuteilen, dabei auch eigene Grenzen und Betroffenheit zu signalisieren und nicht nur geplante Fragen und Antworten zu geben, sondern spontane Kommunikation zuzulassen (Miller u. Rollnik 2009; Rogers 1993; z. B.: »Damit fühle ich mich unwohl. Ich finde, da ergeben sich Widersprüche. Wie passt das für Sie zusammen?«).
- Entscheidend bei der motivierenden Gesprächsführung ist die Stärkung der Selbstwirksamkeit des Patienten durch Betonung seiner persönlichen Verantwortung, aber auch seines persönlichen Handlungsspielraums sowie durch die Induktion von Hoffnung (Hoyer u. Lang 2011). Dazu wird zielgerichtetes Vorgehen in kleinen Veränderungsschritten empfohlen, die sich dem Tempo des Patienten einerseits anpassen, ihn andererseits aber behutsam in Richtung funktionalerer Einstellungen und Verhaltensweisen führen – und die realistisch genug sind, dass Erfolgserlebnisse erwartet werden können (»wieder einkaufen gehen können« statt »völlig gesund werden«).

Frick und Brueck (2010) haben die »6 Gebote der motivierenden Gesprächsführung« folgendermaßen zusammengefasst:

1. Höre Deinem Patienten aufmerksam zu!
2. Hole Deine Patientin da ab, wo sie ist!
3. Bestätige die Autonomie/Wahlfreiheit Deines Patienten!
4. Biete Deiner Patientin eine Auswahl von Optionen an!
5. Baue die Erfolgszuversicht Deines Patienten auf!
6. Eile mit Weile!

Wesentliche Elemente motivierender Kurzinterventionen zur Unterstützung gesundheitsfördernden Verhaltens werden auch unter dem Akronym FRAMES zusammengefasst (Miller u. Sanchez 1994; ▶ Tab. 30-6); sie werden vor allem in der Suchttherapie eingesetzt.

Tab. 30-6 FRAMES: Elemente wirksamer motivierender Kurzinterventionen (Miller u. Sanchez 1994).

Feedback	wertungsfreie Rückmeldung über den aktuellen Gesundheitszustand über Risiken ungünstiger Verhaltensweisen
Responsibility	Stärkung der Eigenverantwortung
Advice	klare, strukturierte Handlungsempfehlungen
Menu	alternative Veränderungsstrategien und Therapieoptionen vorschlagen und diskutieren
Empathy	Empathie ausdrücken
Self-Efficacy	Selbstwirksamkeit und Zuversicht stärken

30.6.8 Ressourcen- und Lösungsfokussierung

Patienten befinden sich oft in einem defizitfokussierten Zustand und sind sich ihrer Ressourcen wenig bewusst. Der Grundgedanke ressourcen- und lösungsorientierter Gesprächsführung ist es daher, sich auf Stärken, Lebensleistungen, Resilienzen, Ziele, Wünsche und positive Ausnahmen zu konzentrieren (de Shazer 1990; Groß et al. 2012): »Build-what's strong« anstatt »Fix-what's-wrong« (► Kap. 48). Dies dient vor allem dazu, dem Patienten innerhalb der therapeutischen Beziehung so oft wie möglich Erfahrungen von Machbarkeit, Zuversicht und Wohlbefinden zu ermöglichen (»Wenn Sie diesen ersten Schritt geschafft haben, können Sie auch den zweiten schaffen«, »Das können Sie also richtig gut, da fühlen Sie sich befreit und fröhlich. Wir sollten überlegen, wie Sie sich das erhalten und weiter fördern können!«, »Aha, an diesem Montag fühlten Sie sich einmal wieder richtig wohl. Lassen Sie uns gemeinsam schauen, was an diesem Tag anders war«). Ressourcen- und Lösungsorientierung bedeutet oft auch Sinnorientierung: Die (Rück-)Besinnung auf Lebensträume oder Werte (»What do you really, really want?«) kann zu einer Aufmerksamkeitslenkung bzw. einem Perspektivenwechsel weg von den Beschwerden und Defiziten und zu einem Motivationsschub führen. Ressourcen sollen verstärkt bzw. erinnert und sowohl für den Patienten als auch für den Therapeuten lebendig werden (»Wo tanken Sie Kraft? Schön, beim Wandern. Können Sie mir von Ihrer letzten Tour erzählen?«, »Sie denken viel über Ihre Vergangenheit nach, sind also ganz aktiv auf der Suche nach einer Erklärung für Ihr Verhalten«). Wie auch bei der motivierenden Gesprächsführung ist der Grundgedanke, dass Veränderung etwas ist, das andauernd und unaufhaltsam stattfindet, bis hin zu möglichen »Wundern«: »Stellen Sie sich vor, heute Nacht geschieht ein Wunder, und Ihr Problem ist gelöst!« (de Shazer et al. 2013).

30.6.9 Positive statt negative Formulierungen

Eine Vielzahl von klinischen Beobachtungen, Experimenten und kontrollierten Studien hat gezeigt, wie wirkmächtig Konditionierungen, Erwartungen und Suggestionen sein können (Häuser et al. 2012; ► Kap. 26). Subtile ärztliche/therapeutische Formulierungen bzw. gezielte oder unbeabsichtigte Suggestionen können Noceboeffekte zur Folge haben (Häuser et al. 2012), z. B. das Auslösen von Verunsicherung (»Vielleicht hilft dieses Medikament«, »Probieren wir halt mal etwas anderes aus«),

Fachjargon (»Da werden Sie in ganz viele dünne Scheiben geschnitten«, »Es wurde nach Metastasen gesucht – der Befund war negativ«), doppeldeutige Worte (»Wir machen Sie jetzt fertig«, »Ich hole etwas aus dem Giftschrank«), negative Suggestionen bzw. Fokussierung der Aufmerksamkeit (»Diese Erkrankung verläuft meist schwer«, »Sie sollten nichts Schweres mehr heben. Nicht, dass Sie zum Schluss noch gelähmt sind«) oder unwirksame Verneinungen oder Verkleinerungen (»Das blutet jetzt ein bisschen«, »Denken Sie nicht mehr an Ihren Vater«), bei denen letztlich nur die negative Assoziation im Gedächtnis haften bleibt.

- Wählen Sie überwiegend offene Fragen (»Wie ging es Ihnen damit?«) sowie klare, unzweideutige und vor allem positive Formulierungen (natürlich ohne zu verniedlichen) (»Diese Übung hilft vielen Patienten. Trauen Sie sich ruhig, ich unterstütze Sie«).
- Streuen Sie indirekte, permissive Suggestionen (z. B. durch den häufigen Gebrauch von Worten wie »Sicherheit« oder »Veränderung«) oder Umformulierungen eines negativen, generalisierenden Satzes in eine vorsichtigere, positivere Version ein (»Immer sind meine Partner so grausam zu mir!« »Sie sind also in der Vergangenheit öfter enttäuscht worden«).
- Teilen Sie übergeneralisierend oder katastrophisierend dargestellte Probleme in kleine, konkrete Einzelprobleme auf (»Der Erstbesteiger des Mount Everest hat sich auch immer nur den nächsten Schritt vorgestellt«).
- Entkatastrophisieren Sie Informationen, auch die Ankündigung von Untersuchungen und die Mitteilung von Befunden (»Wir führen diesen Test zur Absicherung durch, wir erwarten unauffällige Ergebnisse«, »Die Befunde sind durchwegs unauffällig; da dürfen Sie beruhigt sein«).
- Nennen Sie am Ende der Diagnostikphase die »offizielle« Diagnose, möglichst auch ihre Funktion (Belastung, Stress, Reizzustand, Hilfeschrei des Körpers, Überforderung, verstärkte Reaktionsbereitschaft bzw. Empfindsamkeit), evtl. unter Zuhilfenahme von Metaphern (»Das ist eher ein Regulations- als ein mechanisches Problem, ein gestörtes Zusammenspiel der Organe, wie bei einem Orchester mit guten Musikern, die aber aus dem Takt geraten sind«, »Das kann man sich so vorstellen, als wären Ihr Geist und Ihr Körper immer noch in einem anhaltenden Alarmzustand, obwohl die unmittelbare Bedrohung längst vorbei ist«).
- Benennen Sie – rückgebunden an das subjektive Erklärungsmodell des Patienten – gezielt die Beeinflussbarkeit von Problemen (Selbstwirksamkeit, lebenslanges Lernen, Neuroplastizität, Erlernen von Verhaltenstipps und Problemlösestrategien).
- Wenn die Beeinflussbarkeit der Probleme zunächst schwer zu erkennen ist: Fördern Sie Akzeptanz und die Vorstellung einer guten Lebensqualität trotz gewisser Einschränkungen (»bedingte Gesundheit«, Entlastung durch Loslassen, »auch das andauernde Dagegen-Ankämpfen kostet Kraft«).

30.6.10 Wissenschaftliche Fundierung

Relativ gut belegt ist die Wirksamkeit der motivierenden Gesprächsführung bei Suchterkrankungen, Übergewicht und bei Themen der Gesundheitsvorsorge bzw. Adhärenz. Bei Essstörungen scheint die Technik weniger zu wirken (Knowles et al. 2013); insgesamt gibt es derzeit noch zu wenige Daten über eine breitere Anwendung (Westra et al. 2011). Sowohl die Gesprächspsychotherapie nach Rogers als auch die lösungsorientierte Kurzzeittherapie scheinen effektiv und effizient zu sein, zumindest in ihren Kurzzeiteffekten (Knekt et al. 2013; Tschuschke 2005). Ressourcenaktivierung bestätigt sich immer mehr als psychotherapeutischer Wirkfaktor (Groß et al. 2012). Eine ganze Reihe von kontrollierten Studien belegen die »Placebo«-Wirkungen des ärztlichen/therapeutischen Beziehungsangebots (Übersicht bei Häuser et al. 2012). Angesichts der sich ohnehin auflösenden Grenzen zwischen einzelnen »Therapieschulen« sollten (ähnlich wie bei der Empathie) die vorgestellten Ansätze **verfahrensübergreifend** als Bausteine einer individuellen Gestaltung der therapeutischen Beziehung berücksichtigt werden.

30.7 Information und Partizipation: Partizipative Entscheidungsfindung (PEF)

30.7.1 Beschreibung

Für eine gelingende Arzt/Therapeut-Patienten-Beziehung ist schließlich auch die Frage zu klären, welche und wie viel Information (bis hin zur Psychoedukation) und Partizipation (shared decision making) im Einzelfall sinnvoll sind – und wie viel »Therapie« der Patient überhaupt will. Die therapeutische Beziehung droht zu scheitern, wenn die Passung nicht stimmt, z. B. wenn man einem nach Mitbestimmung strebenden Patienten paternalistisch oder gar autoritär begegnet, wenn man eine hohe Selbstwirksamkeit von einem Patienten erwartet, der davon ausgeht, sein Arzt oder Therapeut werde »schon alles richten«, oder wenn der Patient eigentlich nur informiert oder beruhigt werden will, der Behandler aber eine intensive Therapie für richtig hält (vgl. das PLISSIT-Stufenmodell von Vauth et al. 1999).

Für die Gestaltung der Arzt-Patient-Beziehung wurden einige Prototypen herausgearbeitet, die in ► Tabelle 30-7 dargestellt sind (Emanuel u. Emanuel 1992; Schweickhardt u. Fritzsche 2009). Bei den dargestellten Modellen handelt es sich um »Reinformen«, wohingegen im Alltag kontinuierliche Übergänge die Regel sind. Patienten, die sich einen »väterlichen« oder »mütterlichen« Arzt bzw. Therapeuten wünschen, der in ihrem Sinne entscheidet, ohne den Patienten mit Hintergrundinformationen oder Wahlmöglichkeiten zu belasten (»paternalistisches Modell«), scheinen seltener zu werden. Häufiger wollen Patienten alle Entscheidungen über ihre Gesundheit selbst treffen; sie verstehen sich überwiegend als »Kunden« oder »Konsumenten« im Gesundheitswesen, beziehen ihre Informationen lieber aus Ratgebern oder dem Internet und wünschen sich dabei ihren Arzt/Therapeuten eher als »Sachverständigen« oder »Wegweiser« (»informatives Modell«). Am häufigsten sind heute Patienten, die ihre Krankheit besser verstehen und besser mit ihr umgehen wollen und die hinsichtlich der verschiedenen Therapiemöglichkeiten neutrale Aufklärung, aber auch individuellen Rat suchen (»partnerschaftliches Modell«; Klemperer u. Rosenwirth 2005).

Bei der »partizipativen Entscheidungsfindung« treten Arzt/Therapeut und Patient in eine echte Interaktion, d. h. beide Seiten stellen und beantworten Fragen (Hamann et al. 2005; Loh et al. 2007). Können sich beide Seiten auf dieses Modell einigen, sind ausführlichere Informationen bzw. psychoedukative Therapieelemente sinnvoll, auch zu relevanten störungsspezifischen Forschungsergebnissen (z. B. Grundlagen der Immunologie, der Schmerz- oder der Traumaverarbeitung, Teufelskreismodelle).

30.7.2 Wissenschaftliche Fundierung

Es gibt erste Hinweise darauf, dass sich eine partizipative Entscheidungsfindung positiv auf Behandlungsübereinkunft, Patientenzufriedenheit, -wohlbefinden und -lebensqualität auswirkt (Bieber et al. 2008; Joosten et al. 2008; Müller et al. 2004). Information in Ge-

Tab. 30-7 Modelle der Arzt/Therapeut-Patient-Beziehung (Emanuel u. Emanuel 1992; Schweickhardt u. Fritzsche 2009).

		Paternalistisches Modell	Partnerschaftliches/partizipatives Modell	Informationsmodell	Dienstleistungs-/Kundenmodell
Rolle des Arztes/Therapeuten		(väterlicher/mütterliche) Hüter/in	Partner	Experte	Dienstleister
Autonomie des Patienten		0	+	++	+++
Informationsaustausch	**Richtung des Informationsflusses**	Arzt an Patient	zwei-/mehrseitig Arzt, Patient und weiterer Kontext	Arzt an Patient	Patient an Arzt, Arzt an Patient – wenn eingefordert
	Informationsinhalte	medizinisch, rechtlicher Minimalstandard	medizinisch, möglichst optimal evidenzbasiert und persönlich	medizinisch, möglichst optimal evidenzbasiert	persönlich und medizinisch – wenn gewünscht
	Ausmaß der Information	entsprechend den gesetzlichen Anforderungen	alles für die Entscheidung Relevante	alles für die Entscheidung Relevante	alles Gewünschte
Wer wägt unterschiedliche Optionen gegeneinander ab?		Arzt alleine	Arzt und Patient	Patient alleine	wie vom Patienten gewünscht
Wer entscheidet, welche Option gewählt wird?		Arzt	Arzt und Patient	Patient	Patient

stalt von Psychoedukation ist in der Regel ein fester Bestandteil verschiedener, v. a. verhaltenstherapeutischer Therapien; meist im Rahmen multimodaler Konzepte und wurde daher nur selten isoliert untersucht. Bei psychischer Belastung, Angst und Depressivität scheint sie, anders als bei somatoformen Beschwerden, auch als Monotherapie zu wirken (Donker et al. 2009; McLeod et al. 1997).

Praktisches Vorgehen

Den Informationsstand und die Wünsche des Patienten eruieren:

- Was sind die wichtigsten Ziele Ihres Besuchs bei mir/Ihrer Arbeit mit mir?
- Was, glauben Sie, kann ich, was können Sie für Ihre Gesundheit tun? Wie stellen Sie sich unsere Zusammenarbeit bei anstehenden Entscheidungen vor?
- Was wissen Sie bereits über Ihre Diagnose?
- Möchten Sie, dass ich Ihnen weiteres Informationsmaterial oder Adressen von Selbsthilfegruppen mitgebe?

Ein hierfür hilfreiches Modell, um Information auf den Bedarf des Patienten abzustimmen, ist die »Ask-Tell-Ask«-Methode (► Tab. 30-8; Back et al. 2005; Kemp et al. 2008).
Wünscht der Patient eine partizipative Entscheidungsfindung, sollte nach Aufklärung über Diagnose, Verlauf und Prognose in folgenden Schritten vorgegangen werden (Haerter et al. 2005; Nationale Versorgungsleitlinie Unipolare Depression 2009):

- Gleichwertigkeit der möglichen Behandlungsoptionen betonen (»Equipoise«)
- Behandlungsmöglichkeiten und Risiken beschreiben
- Explorieren von Verständnis, Gedanken und Befürchtungen des Patienten
- Erwartungen und unterschiedliche Entscheidungspräferenzen erfassen
- Entscheidungen besprechen, treffen oder aufschieben
- Folgevereinbarung treffen

Wünscht der Patient Information, Mitbestimmung und Anleitung zur Selbsthilfe, gibt es nützliche Materialien z. B. bei folgenden Organisationen: Patientenuniversität (www.patientenuniversitaet.de), Selbsthilfeorganisationen NAKOS (www.nakos.de) und BAG-Selbsthilfe (www.bag-selbsthilfe.de), Zentrum Patientenschulung (www.zentrum-patientenschulung.de), über dessen Website zahlreiche Gesundheitstrainings zugänglich sind, Aktion »Patient als Partner« (www.patient-als-partner.de).

Tab. 30-8 Ask-Tell-Ask-Methode (Back et al. 2005).

Ask	Fragen Sie den Patienten, • was er bereits über das zur Rede stehende Thema weiß und • was er von Ihnen wissen möchte; • ob er einverstanden ist, dass Sie ihn ggf. auch über unangenehme Aspekte informieren.
Tell	Knüpfen Sie an dem an, was der Patient bereits weiß, und geben Sie ihm entsprechend fokussierte zusätzliche Information.
Ask	Vergewissern Sie sich, inwieweit die Information beim Patienten angekommen ist, indem Sie ihn diese nochmals zusammenfassen lassen. Achten Sie darauf, wie er die Information emotional aufgenommen hat bzw. fragen Sie aktiv danach. Fragen Sie, ob der Patient zusätzliche Fragen hat.

30.8 Zusammenfassung und Ausblick

In der Psychotherapie ist die zentrale Bedeutung einer stabilen therapeutischen Beziehung lange bekannt, in der somatischen Medizin wird sie zunehmend beachtet. Merkmale einer guten therapeutischen Beziehung sind u. a. eine starke Adhärenz, selbstverantwortliche Mitarbeit, Selbstöffnung und die Erprobung neuer Verhaltensweisen (Schulte 1996). Eine gute therapeutische Beziehung führt nicht nur zu mehr Patienten- und Behandlerzufriedenheit, sondern kann entscheidend zum Therapieerfolg beitragen. Folgende Elemente scheinen dabei von besonderer Bedeutung: starke Orientierung an Empathie und Ressourcen, Nutzung der Arzt/Therapeut-Patienten-Beziehung als Fundus für typische Interaktionsprobleme einerseits und als Übungsfeld für neue Erfahrungen andererseits, gezielter Einsatz therapeutischer Gesprächsführungstechniken sowie eine partizipative Grundausrichtung, die die Selbstbestimmtheit und Selbstwirksamkeit des Patienten betont. Die große Bedeutung der Arzt-/Therapeut-Beziehung und der Person des Therapeuten für Therapieprozess und -ergebnis hat wesentliche Implikationen für Aus- und Weiterbildung, nicht nur von Psychotherapeuten. Auch Versorgungsstrukturen und Vergütungssysteme müssen sich am Ziel einer beziehungsorientierten, sprechenden und selbstbestimmten Medizin orientieren.

Literatur

Arbeitskreis PISO (Hrsg). Somatoforme Störungen. Psychodynamisch-Interpersonelle Therapie. Göttingen: Hogrefe 2012.

Back AL, Arnold RM, Baile WF et al. Efficacy of communication skills training for giving bad news and discussing transitions to palliative care. Arch Intern Med 2007; 167: 453–60.

Back AL, Arnold RM, Walter FB et al. Approaching difficult communication tasks in oncology. CA Cancer J Clin 2005; 55: 164–77.

Benjamin LS. Interpersonal Reconstructive Therapy. Promoting Change in Non-Responders. New York: Guilford Press 2003.

Bieber C, Müller KG, Blumenstiel K et al. A shared decision-making communication training program for physicians treating fibromyalgia patients: effects of a randomized controlled trial. J Psychosom Res 2008; 64: 13–20.

Bosse HM, Nickel M, Huwendiek S et al. Peer role-play and standardised patients in communication training: a comparative study on the student perspective on acceptability, realism, and perceived effect. BMC Med Edu 2010; 10: 27.

Cohn R. Von der Psychoanalyse zur themenzentrierten Interaktion. Stuttgart: Klett-Cotta 2009.

Del Re AC, Flückiger C, Horvath AO et al. Therapist effects in the therapeutic alliance-outcome relationship: a restricted-maximum likelihood meta-analysis. Clin Psychol Rev 2012; 32: 642–9.

de Shazer S. Wege der erfolgreichen Kurztherapie. Stuttgart: Klett-Cotta 1990.

de Shazer S, Dolan Y, Hildenbrand A. Mehr als ein Wunder: Lösungsfokussierte Kurztherapie heute. Heidelberg: Carl Auer 2013.

Dibbelt S, Schaidhammer M, Fleischer C, Greitemann B. Patient-Arzt-Interaktion in der Rehabilitation: Gibt es einen Zusammenhang zwischen wahrgenommener Interaktionsqualität und langfristigen Behandlungsergebnissen? Rehabilitation 2010; 49: 315–25.

Donker T, Griffiths KM, Cuijpers P, Christensen H. Psychoeducation for depression, anxiety and psychological distress: a meta-analysis. BMC Med 2009; 7: 79.

Emanuel EJ, Emanuel LL. Four models of the physician-patient relationship. JAMA 1992; 267: 2221–6.

Farin E, Gramm L, Schmidt E. The patient-physician relationship in patients with chronic low back pain as a predictor of outcomes after rehabilitation. J Behav Med 2013; 36: 246–58.

Forget K, Marussi DR, LeCorff Y. Counter-transference in eating disorder treatment: a systematic review. Can J Psychiatry 2011; 56: 303–10.

Frank JD. Persuasion and Healing. A Comparative Study of Psychotherapy. Oxford: Johns Hopkins University Press 1961.

Frick KM, Brueck R. Kurzinterventionen mit motivierender Gesprächsführung. Köln: Dt Ärzte-Verlag 2009.

Fuertes JN, Mislowack A, Bennett J et al. The physician-patient working alliance. Patient Edu Couns 2007; 66: 29–36.

Grawe K. Empirisch validierte Wirkfaktoren statt Therapiemethoden. Report Psychologie 2005: 30: 311.

Groß LJ, Stemmler M, de Zwaan M. Ressourcenaktivierung in der klinischen Psychologieund Psychotherapie: Überblick über theoretische Hintergründe und aktuelle Forschungsansätze. Fortschr Neurol Psychiatr 2012; 80: 431–40.

Hamann J, Loh A, Kasper J et al. Partizipative Entscheidungsfindung. Implikationen des Modells des »Shared Decision Making» für Psychiatrie und Neurologie. Nervenarzt 2005; 77: 1071–8.

Härter M, Loh A, Spies C. Gemeinsam entscheiden – erfolgreich behandeln. Neue Wege für Ärzte und Patienten im Gesundheitswesen. Köln: Dt Ärzte-Verlag 2005.

Häuser W, Hansen E, Enck P. Nocebo phenomena in medicine: their relevance in everyday clinical practice. Dtsch Aerztebl Int 2012; 109: 459–65.

Henningsen P. Der »schwierige« Patient aus psychodynamischer Sicht. In: Huber D, Kraemer S. Schwierige Patienten in der Psychotherapie. München: CIP-Medien 2010; 1–8.

Hermer M. Therapeuten, die nicht mehr ganz unbekannten Wesen – Teil 2: Therapeutische Beziehung. Verhaltensther Psychosoz Prax 2012; 44: 573–85.

Hojat M, Louis DZ, Markham FW et al. Physicians' empathy and clinical outcomes for diabetic patients. Acad Med 2011; 86: 359–64.

Hoyer J, Jacobi F, Leibing E. Gesprächsführung in der Verhaltenstherapie. In: Leibing E, Hiller W, Sulz SKD (Hrsg). Verhaltenstherapie. München: CIP-Medien 2010.

Hoyer J, Lang T. Motivierende Interventionsstrategien. In: Wittchen HU, Hoyer J (Hrsg). Klinische Psychologie und Psychotherapie. Heidelberg: Springer 2011; 504–11.

Jackson JL, Kroenke K. Difficult patient encounters in the ambulatory clinic: clinical predictors and outcomes. Arch Intern Med 1999; 159: 1069–75.

Jiménez X, Thorkelson G, Alfonso CA. Countertransference in the general hospital setting: implications for clinical supervision. Psychodyn Psychiatry 2012; 40: 435–49.

Joosten EA, DeFuentes-Merillas L, de Weert GH et al. Systematic review of the effects of shared decision-making on patient satisfaction, treatment adherence and health status. Psychother Psychosom 2008; 77: 219–26.

Kemp EC, Floyd MR, McCord-Duncan E, Lang F. Patients prefer the method of »tell back-collaborative inquiry« to assess understanding of medical information. J Am Board Fam Med 2008; 21: 24–30.

Klemperer D, Rosenwirth M. Shared Decision Making: Konzept, Voraussetzungen und politische Implikationen, Chartbook. Gütersloh: Bertelsmann Stiftung 2005.

Knekt P, Lindfors O, Sares-Jäske L et al. Randomized trial on the effectiveness of long- and short-term psychotherapy on psychiatric symptoms and working ability during a 5-year follow-up. Nord J Psychiatry 2013; 67: 59–68.

Knowles L, Anokhina A, Serpell L. Motivational interventions in the eating disorders: what is the evidence? Int J Eat Disord 2013; 46: 97–107.

Kouyanou K, Pither CE, Wessely S. Iatrogenic factors and chronic pain. Psychosom Med 1997; 59: 597–604.

Kowarowsky G. Der schwierige Patient. Kommunikation und Patienteninteraktion im Praxisalltag. Stuttgart: Kohlhammer 2011.

Lambert MJ, Barley DE. Research summary on therapeutic relationship and psychotherapy outcome. In: Norcross JC (Hrsg). Psychotherapy relationships that work. New York: Oxford University Press 2002; 17–32.

Langewitz W. Patientenzentrierte Kommunikation. In: Adler RH et al. (Hrsg). Uexküll. Psychosomatische Medizin. Theoretische Modelle und klinische Praxis (7. Aufl.). München: Urban und Fischer 2012; 338–47.

Loh A, Simon D, Kriston L, Härter M. Patientenbeteiligung bei medizinischen Entscheidungen: Effekte der Partizipativen Entscheidungsfindung aus systematischen Reviews. Dtsch Aerztebl 2007; 104: A-1483 / B-1314 / C-1254.

Maguire P, Pitceathly C. Key communication skills and how to acquire them. BMJ 2002; 325: 697–700.

Margraf J. Risiken und Nebenwirkungen. In: Margraf J, Schneider S. Lehrbuch der Verhaltenstherapie, Bd. 1: Grundlagen, Diagnostik, Verfahren, Rahmenbedingungen. Heidelberg: Springer 2008, 277–96.

Martin DJ, Garske JP, Davis MK. Relation of the therapeutic alliance with outcome and other variables: a meta-analytic review. J Consult Clin Psychol 2000; 68: 438–50.

McCollough JP, Schweiger U, Sipos V et al. Therapeutische Beziehung und die Behandlung chronischer Depressionen: Cognitive Behavioural Analysis System of Psychotherapy (CBASP). Heidelberg: Springer 2012.

McLeod CC, Budd MA, McClelland DC. Treatment of somatization in primary care. Gen Hosp Psychiatry 1997; 19: 251–8.

Medeau I, Jox RJ, Reiter-Theil S. Behandlungsfehler in der Psychotherapie: ein empirischer Beitrag zum Fehlerbegriff und seinen ethischen Aspekten. Ethik Med 2012. doi: 10.1007/s00481-012-0231-7.

Miller WR, Rollnick S. Motivierende Gesprächsführung. Freiburg: Lambertus 2009.

Miller WR, Sanchez VC. Motivating young adults for treatment and lifestyle change. In: Howard GS, Nathan PE (eds). Alcohol use and misuse by young adults. Notre Dame: University of Notre Dame Press 1994; 55–81.

Müller KG, Richter A, Bieber C et al. The process of shared decision making in chronic pain patients. Evaluation and modification of treatment decisions. Z Arztl Fortbild Qualitatssich 2004; 98: 95–100.

Nationale Versorungsleitlinie Unipolare Depression. Langfassung 2009. http://www.versorgungsleitlinien.de/themen/depression/pdf/s3_nvl_depression_lang.pdf (Zugriffsdatum: 09.09.2013).

Neumann M, Edelhäuser F, Tauschel D et al. Empathy decline and its reasons: a systematic review of studies with medical students and residents. Acad Med 2011; 86: 996–1009.

Neumann M, Scheffer C, Tauschel D et al. Physician empathy: definition, outcome-relevance and its measurement in patient care and medical education. GMS Z Med Ausbild 2012; 29: Doc11.

Newton BW, Barber L, Clardy J et al. Is there hardening of the heart during medical school? Acad Med 2008; 83: 244–9.

Orlinsky DE, Howard KI. The relation of process to outcome in psychotherapy. In: Garfield SL, Bergin AE (Hrsg). Handbook of Psychotherapy and Behavior Change. New York: Wiley 1978.

Pither CE, Nicholas MK. Psychological approaches in chronic pain management. Br Med Bull 1991; 47: 743–61.

Prochaska JO, Di Clemente CC. Stages and process of self-change in smoking: Toward an integrative model of change. J Consult Clin Psychol 1983; 5: 390–5.

Prochaska JO, Di Clemente CC. Transtheoretical therapy: Toward a more integrative model of therapy. Psychotherapy 1982; 19: 267–88.

Riess H. Biomarkers in the psychotherapeutic relationship: the role of physiology, neurobiology, and biological correlates of E.M.P.A.T.H.Y. Harv Rev Psychiatry 2011; 19: 162–74.

Riess H, Kelley JM, Bailey RW et al. Empathy training for resident physicians: a randomized controlled trial of a neuroscience-informed curriculum. J Gen Intern Med 2012; 27: 1280–6.

Ring A, Dowrick CF, Humphris GM et al. The somatising effect of clinical consultation: what patients and doctors say and do not say when patients present medically unexplained physical symptoms. Soc Sci Med 2005; 61: 1505–15.

Rogers C. Die klientenzentrierte Gesprächspsychotherapie. Frankfurt a. M.: Fischer 1993.

Rudolf G. Varianten des psychotherapeutischen Gesprächs. In: Rudolf G (Hrsg). Psychotherapeutische Medizin und Psychosomatik (4. Aufl.). Stuttgart: Thieme 2000; 401–4.

Sattel H, Lahmann C, Gündel H et al. Brief psychodynamic interpersonal psychotherapy for patients withmultisomatoform disorder: randomised controlled trial. Br J Psychiatry 2012; 200: 60–7.

Satterfield JM, Hughes E. Emotion skills training for medical students: a systematic review. Med Educ 2007; 41: 935–41.

Sauer N, Eich W. Somatoforme Störungen und Funktionsstörungen. Dtsch Aerztebl 2007; 104: A-45 / B-43 / C-41.

Schaefert R, Bölter R, Faber R, Kaufmann C. Tangential, nicht frontal. Annäherung an eine schwierige Patientengruppe. Psychotherapie im Dialog 2008; 9: 252–9.

Schaefert R, Hausteiner-Wiehle C, Siedentopf F, Herrmann M. Grundlagen und Voraussetzung für Diagnostik und Behandlung. In: Hausteiner-Wiehle C, Schaefert R, Sattel H et al. (Hrsg). Umgang mit Patienten mit nicht-spezifischen, funktionellen und somatoformen Körperbeschwerden. S3-Leitlinie mit Quellentexten, Praxismaterialien und Patientenleitlinie. Stuttgart: Schattauer 2013; 57–82.

Schulte D. Therapieplanung. Göttingen: Hogrefe 1996.

Schweickhardt A, Fritzsche K. Kursbuch ärztliche Kommunikation. Grundlagen und Fallbeispiele aus Klinik und Praxis. Köln: Dt Ärzte-Verlag 2009.

Stolorow RD, Brandchaft B, Atwood GE. Psychoanalytische Behandlung. Ein intersubjektiver Ansatz. Frankfurt a. M.: Fischer 1996.

Tausch R, Tausch AM. Gesprächspsychotherapie (9. Aufl.). Göttingen: Hogrefe 1990.

Thompson L, McCabe R. The effect of clinician-patient alliance and communication on treatment adherence in mental health care: a systematic review. BMC Psychiatry 2012; 12: 87.

Thorne SE, Harris SR, Mahoney K et al. The context of health care communication in chronic illness. Patient Edu Couns 2004; 54: 299–306.

Trautmann D. Der schwierige Patient – verhaltenstherapeutische Konzepte. In: Huber D, Kraemer S. Schwierige Patienten in der Psychotherapie. München: CIP-Medien 2010; 9–35.

Tschuschke V. Stellungnahme im Auftrag des Berufsverbandes Psychologischer PsychotherapeutInnen (BDP) zur Wirksamkeit der Klientenzentrierten Psychotherapie (Gesprächspsychotherapie). Verband psychologischer Psychotherapeuten 2005. http://www.vpp.org/meldungen/05/50609_tschuschke.pdf (Zugriffsdatum: 29.08.2013).

Van Hees ML, Rotter T, Ellermann T, Evers SM. The effectiveness of individual interpersonal psychotherapy as a treatment for major depressive disorder in adult outpatients: a systematic review. BMC Psychiatry 2013; 13: 22.

Vauth R, Härter M, Hohagen F et al. Psychosomatische Grundversorgung auf Grundlage des PLISSIT-Modells. Nervenarzt 1999; 70: 54–63.

Weckert A, Lorenz G. Klinische Empathie – Was kann sie bewirken in Anästhesiologie, Intensivmedizin und Schmerztherapie? Anästhesiol Intensivmed Notfallmed Schmerzther 2012; 47: 426–9.

Westra HA, Aviram A, Doell FK. Extending motivational interviewing to the treatment of major mental health problems: current directions and evidence. Can J Psychiatry 2011; 56: 643–50.

Willutzki U, Reinke-Kappenstein B, Hermer M. Ohne Heiler geht es nicht. Bedeutung von Psychotherapeuten für Therapieprozess und -ergebnis. Psychotherapeut 2013; 58: 427–37.

31 Anamneseerhebung

Rainer Schaefert, Constanze Hausteiner-Wiehle

31.1 Hintergrund

31.1.1 Begriff und Relevanz

Anamnese (griechisch: ανάμνησις, anámnēsis = Erinnerung) meint das strukturierte Sammeln und Verknüpfen von Informationen über einen Probanden. Darüber hinaus ist die Anamneseerhebung ein wichtiger Schritt in der Etablierung der Arzt/Therapeut-Patient-Beziehung und prägt erste Interaktionserfahrungen sowie gegenseitige Einschätzungen. Die Anamnese stellt – nicht nur in der Psychosomatik – ein Kernstück ärztlichen und therapeutischen Handelns dar, weil sie in mehrerlei Hinsicht von besonderer Relevanz ist:

- Sich im Anamnesegespräch angenommen und ernst genommen zu fühlen ist von großer Bedeutung für den Aufbau der therapeutischen Beziehung (► Kap. 30).
- Die Anamnese stellt die Grundlage für die Diagnostik dar; 70 % aller, auch somatischen Diagnosen, lassen sich allein durch eine fundierte Anamneseerhebung stellen.
- Sie gewinnt Informationen über Probleme und Beschwerden des Patienten und deren Pathogenese, aber auch seine Ressourcen und Stärken, die zur Salutogenese beitragen.

- Auf diesen, zum Erklärungs-/Bedingungsmodell integrierten anamnestischen Informationen gründen Therapierationale und eine individuelle Behandlungsplanung.

Anamneseerhebung ist damit immer auch bereits eine wirkmächtige Intervention.

Dieser Beitrag stellt Kernelemente der Anamneseerhebung aus psychodynamischer Perspektive vor, integriert jedoch auch Bestandteile verhaltensmedizinischer Anamneseerhebung sowie Besonderheiten der Anamneseerhebung im Kontext der psychosomatischen Grundversorgung.

31.1.2 Simultan-/Paralleldiagnostik: Bio-psycho-soziale Anamnese

Getragen von einer »Sowohl-als-auch-Haltung« soll von Anfang an eine konsequente Simultan-/Paralleldiagnostik erfolgen, d.h. sowohl eine systematische, verantwortlich begrenzte und vorbesprochene organische Stufendiagnostik (► Kap. 29) als auch eine frühzeitige Anamnese psychologischer und sozialer Kontextbedingungen (Fava et al. 2012b). Gleichzeitig ist die Simultan-/Paralleldiagnostik ein wichtiges behandlungstechnisches Mittel, um eine Fixierung auf ein einseitig somatisches oder auch psychogenes Störungsmodell zu vermeiden.

31.1.3 Objektive, subjektive und szenische/situative Informationen

Bei der Anamneseerhebung gilt es, objektive, subjektive und szenische/situative Informationen zu erfassen, um sowohl ein Bild von eher objektiven Fakten (Vorerkrankungen, Vorbefunde, Familienanamnese, Beruf etc.) als auch von der subjektiven »individuellen Wirklichkeit« des Patienten zu erhalten (»szenisches Verstehen«; Argelander 1970; Lorenzer 1983). Der Interviewer ist dabei Teil der Szene und muss sein eigenes Beteiligtsein reflektieren.

Fallbeispiel

Die stark untergewichtige 23-jährige Patientin erscheint mit ihrer Mutter zum Anamnesegespräch beim Ambulanztherapeuten. Nur mit Mühe lässt sich vermitteln, zunächst mit der Patientin alleine zu reden und die Mutter erst im zweiten Gesprächsteil einzubeziehen. In dieser Konstellation blickt die Tochter dann auch bei direkt an sie gerichteten Fragen hilfesuchend zur Mutter, die die meiste Zeit spricht; der Vater wird nicht erwähnt.

31.1.4 Patienten- und behandlerzentrierte Anamnesephasen und Fragetechniken

Im Anamnesegespräch ist eine große Bandbreite von Anamnesethemen zu erfassen (s. u.). Daher empfiehlt es sich, das Gespräch in verschiedene Phasen mit unterschiedlicher inhaltlicher Zielsetzung zu gliedern. Je nach Thema kommen eher patienten- bzw. eher behandlerzentrierte Gesprächstechniken und Frageformen zum Einsatz (Schweickhardt u. Fritzsche 2009; ► Tab. 31-1; ► Kap. 30). In **patientenzentrierten** Phasen der Anamnese sollen sich Persönlichkeit und individuelle Problemlage des Patienten entfalten können und seine Erfahrungen, Interessen und Beweggründe deutlich werden. In **behandlerzentrierten** Phasen stellt der Arzt/Therapeut strukturiert gezielte Fragen, um möglichst schnell die Informationen zu bekommen, die er zur Diagnosestellung und Therapieplanung benötigt. Wichtig ist, den Wechsel zwischen den Anamnesethemen und der zugehörigen patienten- bzw. behandlerzentrierten Vorgehensweise im Gespräch anzukündigen.

Tab. 31-1 Frageformen bei patienten- bzw. behandlerzentrierter Gesprächsführung (in Anlehnung an Schweickhardt u. Fritzsche 2009).

Frageform	Erläuterung	Beispiel
Patientenzentrierte Gesprächsführung		
Offene Fragen	Sie sind nicht mit Ja oder Nein zu beantworten, sondern bringen den Patienten dazu, seine Geschichte mit eigenen Worten und den zugehörigen Gefühlen zu schildern.	»Wie reagiert Ihr Mann auf Ihre Beschwerden?«
Nachfragen	Bei Verständnisproblemen sollte nachgefragt werden, um die subjektive Bedeutung des Gesagten für den Patienten zu erfassen.	»Wie war das für Sie? Was bedeutet das für Sie?«
Abwägen	Es dient dazu, vom Patienten zu erfahren, wo er seine Prioritäten setzt, oder ihn anzuregen, darüber nachzudenken.	»Ist es Ihnen wichtiger, mal wirklich rauszukommen oder in der Nähe Ihrer Kinder zu bleiben?«
Paraphrasieren	Zusammenfassung des vom Patienten Gesagten, um korrektes Verständnis zu prüfen sowie bestimmte Aspekte zu betonen.	»Wenn ich Sie richtig verstanden habe, wäre es Ihnen schwer gefallen, dies Ihrem Mann mitzuteilen, und Sie haben es deshalb verschwiegen.«
Behandlerzentrierte Gesprächsführung		
Geschlossene Fragen	Sie sind mit Ja, Nein oder einer kurzen Information zu beantworten.	»Sind Sie gegen Tetanus geimpft?«
Alternativfragen	Sie stellen vorgegebene Antwortalternativen zur Auswahl und können entsprechend mit einem einzigen Wort beantwortet werden.	»Ist der Auswurf grün, braun oder gelblich?«
Wissensfragen	Sie haben zum Ziel, den Wissensstand des Patienten zu erfragen. Es kann viel Zeit sparen, wenn der Arzt weiß, von welchem Vorwissen er beim Patienten ausgehen kann.	»Sind Sie informiert, in welchen Phasen eine Traumatherapie abläuft?«
Einstellungsfragen	Sie haben die Funktion, Werthaltungen des Patienten in Erfahrung zu bringen.	»Wie stehen Sie zur Einnahme von Antidepressiva?«
Gegenfragen	Kommen vom Patienten Fragen zur Person des Interviewers (»Haben Sie selbst schon eine Scheidung hinter sich gebracht?«), kann eine Gegenfrage das passende Mittel sein.	»Ich möchte gerne zunächst verstehen: Was ist der Hintergrund Ihrer Frage?/ Was hat Sie zu dieser Frage bewogen?« Selbstöffnungen des Therapeuten sollten nur erfolgen, wenn sie für den Patienten und die therapeutische Beziehung förderlich und für den Therapeuten passend sind (selektive Authentizität).

31.1.5 Aktives Zuhören

Neben den in ► Kapitel 30 dargestellten Gesprächselementen ist vor allem für die patientenzentrierten Phasen der Anamneseerhebung die Technik des »aktiven Zuhörens« von besonderer Bedeutung. Diese umfasst zusätzlich zu den in ► Tabelle 31-1 beschriebenen Elementen »offene Fragen«, »Nachfragen« nach der subjektiven Bedeutung des Gesagten und »Abwägen« bestehender Ambivalenzen die in ► Tabelle 31-2 zusammengefassten Techniken.

Engel-Adler-Tradition

Der praktizierende Internist und Psychoanalytiker George L. Engel entwickelte eine Gesprächstechnik, die das Erstgespräch in Ergänzung von geschlossenen mit **offenen Fragen** (► Kap. 30) gestaltet und ständig auf Assoziationen achtet

Tab. 31-2 Techniken des aktiven Zuhörens (nach Schweickhardt u. Fritzsche 2009).

Technik	Erläuterung	Beispiel
Ausreden lassen	Vor allem die ersten Minuten legen die Grundlage für das Anamnesegespräch. Häufig wird der Spontanbericht des Patienten zu rasch unterbrochen: Bei hausärztlichen Konsultationen unterbricht der Arzt den Patienten im Mittel nach 11–24 Sekunden zum ersten Mal (Wilm et al. 2004). Dabei ist die Reaktion der Patienten eindeutig positiv, wenn sie zunächst zusammenhängend erzählen dürfen. Lässt der Arzt die Patienten ausreden, halten diese das Kooperationsprinzip durchaus ein, versuchen sich kurz zu fassen und die relevanten Dinge zu berichten.	
Pausen machen	Eine kurze Pause (ca. 3 sec). hat sich als wirksames Mittel erwiesen. In kurzen Schweigephasen fallen dem Patienten oft Dinge ein, die er bisher vergessen hat. Die bewusst eingesetzte Pause signalisiert dem Patienten, weiterzuerzählen. Oft kommen dann Inhalte zur Sprache, die zu erzählen der Patient bislang zögerte.	
Ermutigen zur Weiterrede, Echoing	*Nonverbale Zeichen* unterstreichen die Präsenz des Arztes und ermutigen den Patienten indirekt, weiterzureden. Kurze *Hörersignale* ermutigen zur Weiterrede. Beim *Echoing* werden bedeutsame Wörter aufgegriffen und wörtlich wiederholt; dies lenkt die Aufmerksamkeit des Patienten.	Zugewandte Körperhaltung, Blickkontakt, leichtes Kopfnicken. »Hm«, »ah ja« P: »Ich arbeite im Büro; da ist es zur Zeit ganz schön stressig.« A: »...ganz schön stressig.« P: »Ja, meine Kollegin fehlt seit zwei Wochen krankheitsbedingt.«

Tab. 31-2 (Fortsetzung)

Technik	Erläuterung	Beispiel
Paraphrasieren und Zusammenfassen des Gesagten	*Paraphrasieren* bezieht sich auf die unmittelbar zuvor erhaltene Botschaft. Es bedeutet, den Inhalt des Gesagten in eigenen Worten wiederzugeben und dabei auf den Teil mit dem größten Bedeutungsgehalt zu fokussieren. *Zusammenfassen* bezieht sich auf einen längeren Gesprächsabschnitt. Der Interviewer gibt mit eigenen Worten wieder, was er verstanden hat. Dies führt zu einer Abstimmung zwischen Interviewer und Patient.	P: »Eigentlich möchte ich gar nicht, dass mein Mann mitbekommt, dass ich krank bin.« A: »Hm, Sie wollen nicht, dass Ihr Mann Sie krank erlebt.« P: »Ja, ich will die Starke sein …« A: »Ich fasse noch einmal zusammen, was bei mir angekommen ist: … Habe ich Sie da richtig verstanden?«
Spiegeln von Emotionen	Nach einer intensiven emotionalen Äußerung ist es wichtig, nicht vorschnell zu beschwichtigen, sondern abzuwarten. Der Patient erhält eine Rückmeldung zum möglichen emotionalen Gehalt seines Berichts. Das verbale Aufgreifen von Emotionen soll im Sinne eines Vorschlags erfolgen, der den Patienten nicht einengt.	A: »Kann es sein, dass Sie darüber traurig/wütend/enttäuscht sind?«

(Engel 1962). 1977 publizierte Engel seinen Artikel »The Need for a New Medical Model: A Challenge for Biomedicine« und lieferte damit einen entscheidenden Beitrag zur Entwicklung des bio-psycho-sozialen Konzepts in der Medizin. Auf der Basis dieses Modells entwickelte Engels Kollege und Freund, der Internist und Psychoanalytiker Rolf H. Adler, ein Anamneseschema, das heute für die psychosomatische Grundversorgung in der somatischen Medizin verwendet wird (Adler 2012; Adler u. Hemmeler 1992). Diese Interviewtechnik »setzt sich das Ziel, ›objektivere‹ und ›subjektivere‹ Aspekte des Kranken in einem Arbeitsgang zu erfassen, also psychische, soziale und somatische Gegebenheiten ohne Vorurteile gegen und Vorliebe für die eine oder die andere Kategorie zu erheben und ihre gegenseitigen Beziehungen in Diagnose und Therapieplan einzubeziehen« (► Abb. 31-1).

31.2 Anamneseleitfaden

Umfang und Fokus der Anamneseerhebung müssen je nach Kontext, Fragestellung und verfügbarer Zeit angepasst werden. Die Kunst ist, eine systematische und strukturierte Anamnese zu erheben, dabei aber dem Patienten Spielraum zu lassen, damit sich seine Problematik inszenieren kann. Dabei hilft ein **Anamneseleitfaden** (s. u.): Mit zunehmender Erfahrung erlaubt dieser, dem Patienten Struktur zu geben, ohne ihn in ein Korsett zu zwingen. Stattdessen gibt man ihm einen Rahmen (eine »Bühne«), innerhalb dessen er möglichst frei berichten kann, dokumentiert dabei die nötige Information entlang des Schemas und fragt fehlende Aspekte ggf. ergänzend nach:

- Eingangssequenz:

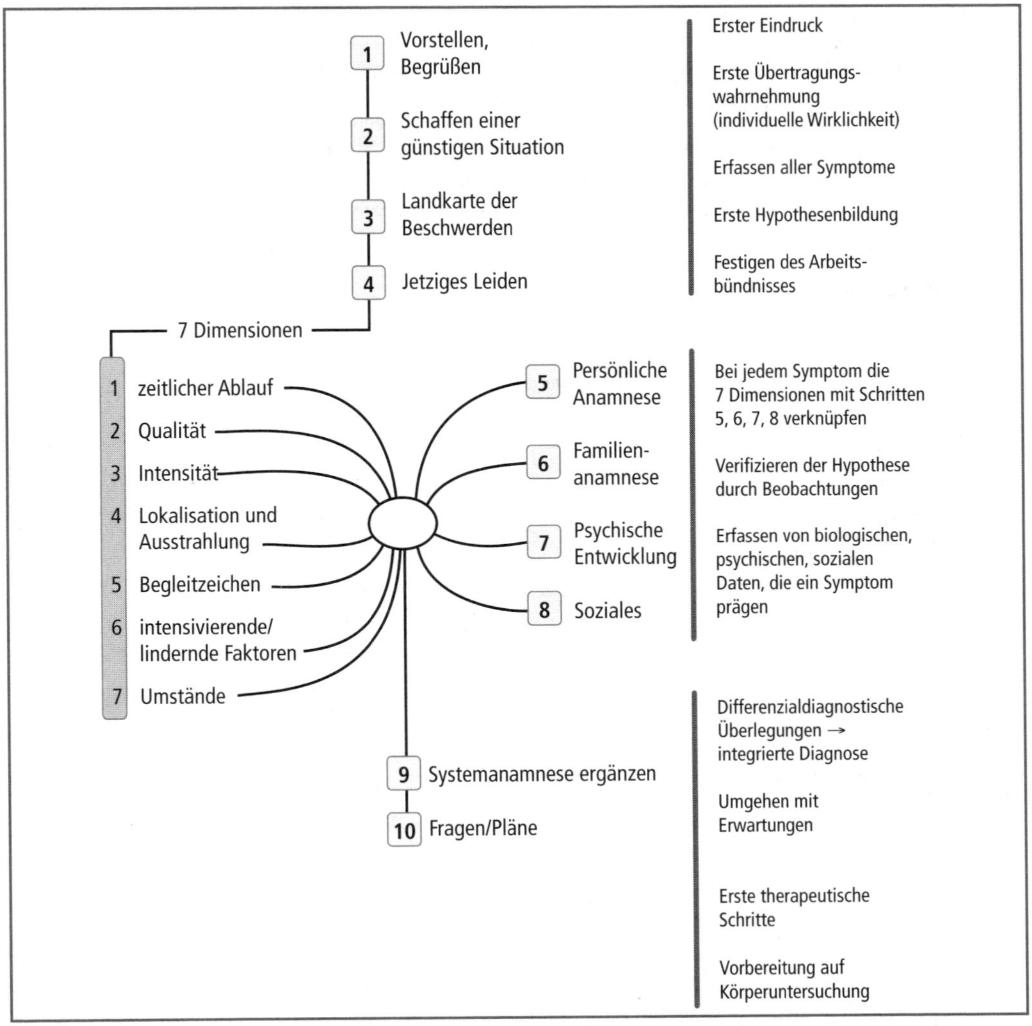

Abb. 31-1 Anamneseschema für die psychosomatische Grundversorgung (Adler 2012; Adler u. Hemmeler 1992).

  - Vorbereitung und Herstellen eines geeigneten Settings
  - Begrüßung
  - Strukturierung des Anamnesegesprächs: Herstellen von Transparenz bezüglich Rahmen und Zielsetzung des Gesprächs
  - Auftragsklärung und Landkarte
  - erster Eindruck
- Jetziges Leiden:
  - aktuelle Beschwerden (»7 Dimensionen« des Symptoms)
  - spezielle Anamnese (störungsspezifische Charakteristika)
  - Systemanamnese und Vegetativum
  - Suchtanamnese
  - Medikamente
  - psychopathologischer Befund
- Vorgeschichte und Vorbehandlungen
- Beschwerdekontext (aktuelle Lebenssituation), Funktionsfähigkeit im Alltag und Ressourcen
- biografische Anamnese

Tab. 31-3 Herstellen von Transparenz bezüglich des Anamnesegesprächs (Schweickhardt u. Fritzsche 2009).

Transparenz des Rahmens	• Informieren Sie über den Zeitrahmen des Gesprächs. • Weisen Sie auf mögliche Störungen hin.
Transparenz des Inhalts	• Informieren Sie über die Zielsetzung des Gesprächs. • Geben Sie die notwendigen fachlichen Informationen. • Teilen Sie dem Patienten mit, warum Sie etwas machen.
Transparenz der Gesprächsphasen	• Machen Sie jeweils deutlich, ob Sie vom Patienten längere Ausführungen oder kurze Antworten erwarten. • Zeigen Sie Übergänge zwischen patienten- und behandlerzentrierten Gesprächsphasen an. • Kündigen Sie das Gesprächsende rechtzeitig an.

- Familienanamnese
- Krankheitswahrnehmung, Gesundheits-/Krankheitsverhalten
- systemische Perspektive und fremdanamnestische Informationen
- Abschluss: Patientenfragen und weitere Planung

31.2.1 Eingangssequenz

Die Eingangssequenz der Anamneseerhebung ist von entscheidender Bedeutung sowohl für die Bahnung und Fokussierung des Gesprächs als auch für die Arzt/Therapeut-Patient-Interaktion. Deshalb sollte auf die ersten Minuten besondere Aufmerksamkeit und Sorgfalt verwendet werden. Folgende Aspekte gilt es zu beachten:

- **Vorbereitung und Herstellen eines geeigneten Settings:** Achten Sie darauf, eine ruhige, geschützte und ungestörte Atmosphäre in einem ansprechenden Raum zu schaffen und sich kurz auf das Gespräch vorzubereiten und einzustellen.
- **Begrüßung:** Der Interviewer begrüßt den Patienten und stellt sich mit Namen und Funktion vor.
- **Strukturierung des Anamnesegesprächs:** Das Herstellen von Transparenz bezüglich Rahmen, Inhalt und Ablauf des Gesprächs ist das grundlegende Instrument zur Strukturierung des Gesprächs (► Tab. 31-3; Schweickhardt u. Fritzsche 2009).
- **Auftragsklärung und Landkarte:** Der Patient wird mit einer offenen Einstiegsfrage (»Was führt Sie zu mir?« »Was ist Ihr Anliegen?«) angeregt, seine Hauptbeschwerden (Engel [1962] verwendet den Begriff »Landkarte«) und den Grund für seine Konsultation mit eigenen Worten zu schildern. Der Zuweisungskontext einschließlich Fragestellung und Auftrag sollten geklärt werden. Die Angaben sollten die Frage beantworten: »Warum kommt dieser Patient gerade jetzt zu mir?«
- **Erster Eindruck:** In der Eingangsszene gilt es, im Sinne szenischen Verstehens (Argelander 1970, s. o. und ► Kap. 12), einen ersten allgemeinen Eindruck vom Patienten zu gewinnen: äußere Erscheinung, Auftreten und Selbstdarstellung in der Untersuchungssituation, Interaktionsverhalten und Wirkung auf den Interviewer.

31.2.2 Jetziges Leiden

- **Aktuelle Beschwerden:** Zunächst werden die aktuellen Beschwerden exploriert und dabei jeweils die »7 Dimensionen« des Symptoms erfasst (► Tab. 31-4).

Tab. 31-4 »7 Dimensionen« des Symptoms (modifiziert nach Adler 2012; Adler u. Hemmeler 1992).

1	**Lokalisation und Ausstrahlung**	Wo genau haben Sie Beschwerden? Wohin strahlen diese ggf. aus?
2	**Qualität**	Wie lassen sich Ihre Beschwerden genauer beschreiben, wie fühlen sie sich an? (z. B. stechend, krampfartig, drückend, brennend etc.)
3	**Intensität**	Wie stark sind Ihre Beschwerden?
4	**Begleitzeichen**	Fragen nach Beschwerden über das Leitsymptom hinaus
5	**Zeitlicher Ablauf** **Auslösesituation**	Wie begannen die Beschwerden? (z. B. schleichend, plötzlich; schon durch irgendetwas »angekündigt«); Situation des ersten Auftretens schildern lassen
	Verlauf	Wie verlaufen Ihre Beschwerden? Wie häufig sind sie, wie lange halten sie normalerweise an? (z. B. episodisch/attackenartig, dauerhaft, selten, morgens mehr; nur nach dem Essen, nur am Arbeitsplatz, nie alleine)
6	**Intensivierende/ lindernde Faktoren**	Was verschlechtert, was bessert die Beschwerden? (Einflussmöglichkeiten, z. B. besser zuhause, wenn ich mich nicht aufrege, wenn ich Stress meide); Reaktion der Umwelt auf die Beschwerden.
	Ausnahmen	Gab es Phasen, in denen es Ihnen besser ging?
7	**Trigger/Umstände**	Was löst Ihre Beschwerden aus? (z. B. bestimmte Bewegungen, Ernährung, Wetter, Stimmung, Stress etc.)

- **Spezielle Anamnese:** Störungsspezifische Charakteristika sollten je nach Verdachtsdiagnose strukturiert erhoben werden (► Kap. 32), z. B. bei Essstörungen (Gewichtsentwicklung, Ernährungsgewohnheiten und Essverhalten, gegenregulierende Maßnahmen, Gewichtsphobie, Körperschemastörung, Body Checking, Präokkupation, Zyklusverlauf) oder Traumafolgestörung (intrusives Erleben, Vermeidungsverhalten und Numbing, Amnesie, Hyperarousal, Dissoziation).
- **Systemanamnese und Vegetativum:** Es sollte eine orientierende Systemanamnese mit Überblick über das Vegetativum erhoben werden (► Tab. 31-5).
- **Suchtanamnese:** Zu fragen ist nach Genussmitteln (Alkohol, Nikotin, Kaffee), Medikamenten (Analgetika, Benzodiazepine) und illegalen Drogen (Cannabinoide, Opioide, Amphethamine, Kokain, Heroin etc.). Daneben sollten Verhaltenssüchte (Spielsucht, PC-/Internet-Sucht, Kaufsucht etc.) nicht vergessen werden. Gemäß der neuen »Substanzgebrauchsstörung« in DSM-5, die das ICD-11 (geplant für 2015) voraussichtlich übernehmen wird, ist eine Einschätzung des Schweregrads vorzunehmen: moderate (≥ 2 Kriterien) oder schwere Gebrauchsstörung (≥ 4 Kriterien, bisher Abhängigkeitssyndrom). Zusätzlich sind Informationen über Problemeinsicht, Kontrollverlust, Therapiemotivation, Vorbehandlungen und Abstinenzphasen einzuholen.
- **Medikamente:** Die aktuelle Medikation, insbesondere bislang erfolgte Psychopharmakotherapie, Analgetika und Selbstmedikation, muss festgehalten werden.
- Der **psychopathologische Befund** sollte nach dem System der Arbeitsgemeinschaft

Tab. 31-5 Systemanamnese/Überblick über das Vegetativum

Bereich	Fragen
Größe und Gewicht	unbeabsichtigter und unerklärlicher Gewichtsverlust (>5 % in 1 Monat oder >10 % in 6 Monaten)? Gewichtsentwicklung (minimales und maximales Gewicht) BMI berechnen, um evtl. Gewichtsabweichung zu quantifizieren
Appetit, Essverhalten	Übelkeit, Erbrechen; Dysphagie; Sodbrennen und Aufstoßen
Durst, Trinkverhalten	Trinkmenge
Stuhlgang	Frequenz, Konsistenz, Farbe, Schleim-/Blutbeimengungen
Wasserlassen, Urin	Frequenz, Nykturie, Schmerzen
Atmung, Husten, Auswurf	Dyspnoe, Husten (trocken, feucht), Auswurf (morgens?, Farbe, Menge, Geruch, Blut)
Schlaf	Ein-/Durchschlafstörungen, Albträume, Früherwachen
Temperatur, Fieber, Nachtschweiß	subfebrile Temperatur, Fieber, Frösteln, Schüttelfrost, Schwitzen, Nachtschweiß
Menstruation	Beginn, Dauer, Amenorrhoe, Unregelmäßigkeiten, Beschwerden
Sexualität	Libido- bzw. Appetenz-/Erregungs-/Orgasmusstörungen
Allergien und Unverträglichkeiten	Überempfindlichkeiten und Reaktionen auf Naturstoffe, Nahrungsmittel, Medikamente, Chemikalien etc.

für Methodik und Dokumentation in der Psychiatrie (AMDP 2007) erfasst werden.

31.2.3 Vorgeschichte und Vorbehandlungen

- **Vorgeschichte:** Man sollte sich einen Überblick über frühere Leiden des Patienten einschließlich Vordiagnosen, Lebenskrisen und ggf. Suizidversuchen verschaffen.
- **Vorbehandlungen:** Die bisherige Inanspruchnahme somatischer, psychotherapeutischer/psychiatrischer und alternativmedizinischer ambulanter und (teil-)stationärer Vorbehandlungen einschließlich Einrichtung/Verfahren, Zeitraum, Diagnosen und Benefit sollten exploriert werden.

31.2.4 Beschwerdekontext (aktuelle Lebenssituation), Funktionsfähigkeit im Alltag und Ressourcen

Wichtig ist, den Beschwerdekontext, d. h. die aktuelle Lebenssituation zu erfassen (► Tab. 31-6). Speziell ist auf die Lebensumstände zum Zeitpunkt des ersten Auftretens der Beschwerden zu achten, z. B. Auslandsaufenthalte (Reiseziele?), v. a. aber kritische Lebensereignisse und Stressoren (z. B. Tod einer Bezugsperson, Trennung, Kündigung, Konflikte, Kränkungen) – noch ohne notwendigerweise einen kausalen Bezug zu den Beschwerden herzustellen (Theorell 2012). Beschwerdebedingte Einschränkungen der Funktionsfähigkeit im Alltag sollten erfragt werden. Eine Sexual-

Tab. 31-6 Anamnese der aktuellen Lebenssituation (Beschwerdekontext; nach Rudolf 2008).

Beziehungssituation	Alter und Geschlecht des Partners, Geschichte der Beziehung, soziale Realität des Partners, emotionale Beziehung zum Partner, Umgang des Partners mit den Beschwerden, ggf. Belastung oder Stabilisierung der Beziehung durch die Beschwerden
Sexualanamnese	sexuelle Beziehung(en), ggf. sexuelle Identität und sexuelle Präferenzen
(Eigene) Kinder	Alter, Geschlecht, Einstellungen und Erwartungen bzgl. der Kinder, Kinderwunsch, Abtreibungen
Soziales Netz	Kontakt zur Herkunftsfamilie, gleich- und gegengeschlechtliche Freunde, Gruppenkontakte (Cliquen, Vereine etc.)
Berufliche Situation	aktuelle Berufstätigkeit: Zufriedenheit, Belastungen, Konflikte im Beruf, »Mobbing«; zukünftige Berufshoffnungen
Ökonomische Situation	Wohnsituation, Geldsituation, Einkünfte, Schulden, Abhängigkeiten, Umgang mit Geld
Freizeit	kulturelle, künstlerische, sportliche etc. Interessen und Hobbys
Ressourcen	Kraftquellen
Wertorientierung	weltanschaulich, politisch, religiös
ggf. Tagesablauf	Tages- und Mahlzeitenstruktur, regelmäßige Aktivitäten, Tag-Nacht-Rhythmus

anamnese (Balon 2012) sollte nicht aus Scheu unterbleiben, da viele Patienten dankbar darüber sprechen, wenn der Interviewer hierzu Bereitschaft zeigt. Wichtig sind hierfür Takt, Verständnis und zugewandte Neutralität; keine Selbstoffenbarung des Interviewers, aber Vertrautsein mit der Thematik spüren lassen. Es sollten weder wissenschaftlich-abstrakte Begriffe noch Vulgärsprache verwendet werden; ggf. lässt sich Peinlichkeit durch eine wertfreie, neutrale, natürliche und selbstverständliche Formulierung vermindern. In salutogenetischer Intention sollen auch Ressourcen, Pläne, Lebensziele, »Träume« und Lebensleistungen des Patienten erfragt werden (Rafanelli u. Ruini 2012).

31.2.5 Biografische Anamnese

In der biografischen Anamnese soll die Entwicklung des Patienten als Hintergrund für die aktuellen Beschwerden untersucht werden (► Tab. 31-7). Beim Erfragen erlittener Gewalt-/Übergriffserfahrungen (Thabrew et al. 2012) ist darauf zu achten, traumatisches Material möglichst wenig zu triggern und daher keine Details berichten zu lassen, sondern auf mögliche ereignisassoziierte Folgesymptome zu fokussieren.

31.2.6 Familienanamnese

Krankheiten, insbesondere psychische Störungen bei Eltern, Geschwistern und anderen Angehörigen sollen erfragt werden, um Informationen über erbliche Dispositionen und Modell-

Tab. 31-7 Biografische Anamnese (nach Rudolf 2008).

Soziale Situation der Elternfamilie	Alter, Beruf, sozioökonomische Situation der Eltern, Krankheiten, Abwesenheiten, Lebensentwicklung der Eltern und Großeltern
Geschwister-konstellation	Geschwister (Anzahl, Alter), Position in der Geschwisterreihe, erkrankte/verstorbene Geschwister
Psychische Situation der Elternfamilie	emotionale Beziehung Patient-Mutter, Patient-Vater, Patient-Angehörige; vorrangige emotionale Bindungen, wichtigste Bezugspersonen, Familienatmosphäre, Erziehungsstil, Umgang mit Krankheit (Wie haben die Eltern reagiert, wenn der Patient als Kind krank/verletzt war?)
Psychosexuelle Entwicklung in Kindheit und Adoleszenz	Reifung der Identität, sexuelle Entwicklung, Aufnahme von Beziehungen zu gleich- oder gegengeschlechtlichen Partnern
Traumata	Vernachlässigung, Misshandlung, Missbrauch, Armut, Unfälle, Kriegserlebnisse, Naturkatastrophen
Schulische und berufliche Entwicklung	Schulleistungen, Schulabschluss; ursprüngliche Berufsplanung/»Traumberuf«, Berufsqualifikation: abgebrochene bzw. abgeschlossene Ausbildungen

lernen zu erhalten: Wie sind Eltern/Angehörige mit ihren Beschwerden umgegangen?

31.2.7 Krankheitswahrnehmung, Gesundheits-/Krankheitsverhalten

Leventhals Selbstregulationsmodell folgend sollen Krankheitswahrnehmung/subjektive Krankheitstheorie und Krankheits-/Gesundheitsverhalten des Patienten erfragt werden (Sirri u. Grandi 2012; ▸ Abb. 31-2). Man sollte sich ein Bild vom Lebensstil des Patienten (Ernährung, Bewegung, Schlaf, Erholung, Substanzkonsum etc.) machen (Tomba 2012).

31.2.8 Systemische Perspektive und fremdanamnestische Informationen

In der Regel lohnt es sich, mit allen zu sprechen, die mit dem Patienten mitgekommen sind, sei es auch nur kurz für wenige Minuten (Keitner 2012).

- **Systemische Perspektive:** Wie gehen Angehörigen, Freunde und Kollegen mit den Beschwerden des Patienten um (aktivierend, unterstützend, ängstlich, schonend, missbilligend, genervt)? Wie ist die Dynamik innerhalb des Systems? Aus Paar- und Familiengesprächen ergeben sich häufig entscheidende Hinweise.
- **Fremdanamnestische Informationen** von Angehörigen oder Vorbehandlern stellen eine wichtige Validierung und Ergänzung der vom Patienten erhaltenen Informationen dar.

31.2.9 Abschluss: Patientenfragen und weitere Planung

Abschließend soll der Patient Gelegenheit erhalten, noch nicht Besprochenes beizufügen und selbst Fragen zu stellen (»Haben Sie Fragen an mich?«). Das Anamnesegespräch braucht

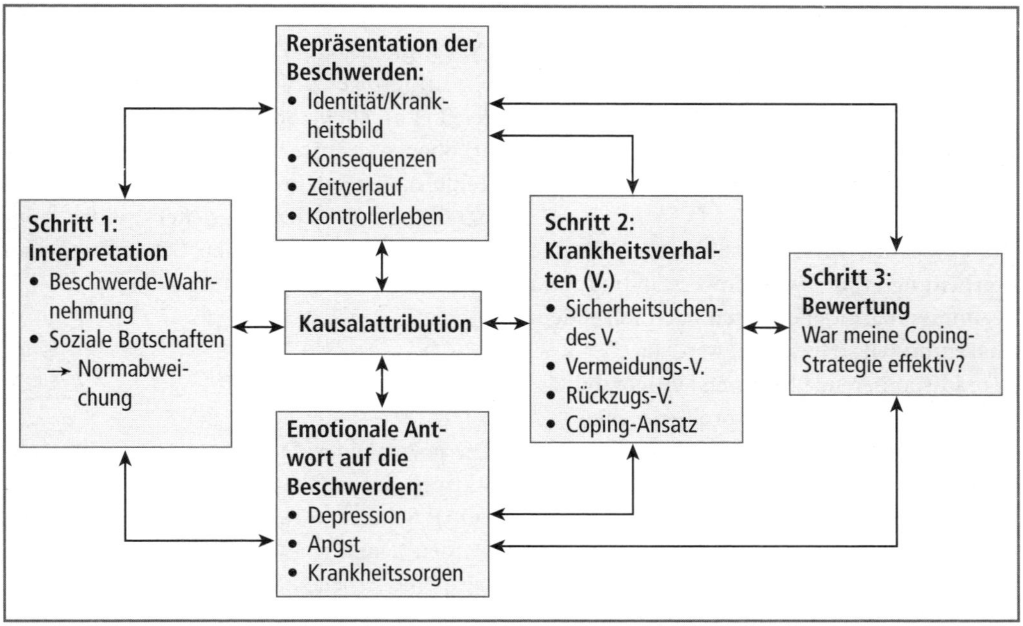

Abb. 31-2 Leventhals Selbstregulationsmodell von Krankheitswahrnehmung und Krankheitsverhalten.

ebenso wie einen guten Anfang auch ein gutes Ende: Fassen Sie das Erarbeitete zusammen, geben Sie Rückmeldung, informieren Sie über die weiteren diagnostischen bzw. therapeutischen Schritte.

31.2.10 Hilfsmittel für die Anamneseerhebung

Als Hilfsmittel zur Anamneseerhebung (► Kap. 32) können z. B. eingesetzt werden: Körperschema/Schmerzskizze (Beschwerdelokalisationen), Visuelle Analogskala (VAS) (Beschwerdeintensität), Befindlichkeitstagebuch (parallele Aufzeichnung des Auftretens von Beschwerden sowie von auslösenden Situationen, begleitenden Gedanken und Emotionen sowie Konsequenzen), Ressourcen-Tagebuch, Stammbaum (für Systemiker so wichtig wie das EKG für den Internisten), Aufzeichnung von Lebenslinien (z. B. Zusammenhang zwischen Lebenszufriedenheit und Suchtmittelkonsum über die Lebensjahre).

Fragebogendiagnostik (sowohl Selbst- als auch Fremdbeurteilung) soll ein anamnestisches Gespräch nicht ersetzen, stellt aber eine zusätzliche Informationsquelle dar, mit der Daten zeitökonomisch (im Sinne eines Screenings) erhoben werden können. Für spezielle Fragestellungen können standardisierte **diagnostische Interviews** eingesetzt werden. Vor allem zur klinischen Verlaufsbeurteilung (Evaluation therapeutischer Interventionen) und für Forschungszwecke ist eine solche standardisierte Diagnostik sinnvoll. Zusätzlich dient Fragebogendiagnostik dazu, über eine alternative Informationserhebung ggf. nicht nur neue, sondern evtl. auch kritischere Informationen zu bekommen, die im therapeutischen Kontakt schwerer geäußert werden können (► Kap. 32).

31.3 Integration der Informationen

31.3.1 Phasenorientiertes Bedingungsmodell

Die erhobenen Informationen sollen für die Erarbeitung von Symptomverständnis und Beeinflussungsmöglichkeiten nach folgendem **Phasenmodell** strukturiert werden:

- prädisponierende Faktoren (Vulnerabilität/Resilienz, Sozialisationsprobleme, etc.)
- auslösende Faktoren bei Beschwerdebeginn
- aktuell störungsaufrechterhaltende Faktoren und Ressourcen

Die zentralen Faktoren sollen zusammen mit dem Patienten in einem **Bedingungsmodell** zusammengeführt werden, etwa mittels Verhaltensanalyse nach dem SORKC-Modell (S = Stimulus; O = Organismus; R = Reaktion; K = Kontingenz; C = Konsequenz; Heidenreich et al. 2009). So lassen sich aufgrund der erhobenen Informationen Bedingungs- und Teufelskreismodelle aufstellen, aus denen Behandlungsrationalen abgeleitet werden können. Diese gilt es in einen Behandlungsplan nebst angemessenem Setting zu kleiden.

31.3.2 SOAP-Schema

Die gewonnenen Daten können mit den objektiven Untersuchungsbefunden nach dem SOAP-Schema (► Tab. 31-8) zusammengeführt werden (Dahmer 1998). Auf dieser Grundlage wird eine Arbeitsdiagnose formuliert, ein Bedingungsmodell entwickelt und daran rückgebunden ein Behandlungsplan erstellt.

Tab. 31-8 SOAP-Schema (modifiziert nach Dahmer 1998).

	Methodik (Dokumentation)	Ziele
Subjektives	Anamneseerhebung mit Erfassen des Beschwerdekontextes einschließlich biografischer Belastungen	Erfassen des Patientenanliegens (Beratungsanlass, Beschwerdebild) und der bio-psycho-sozialen Bedingungsfaktoren
Objektives	• körperliche Untersuchung • Zusatzdiagnostik (Labor, apparativ)	Bedingungsfaktoren durch Untersuchungsbefunde objektivieren
Assessment	• kritisches Bewerten aller Informationen und Befunde • Erstellen einer Problemliste • differenzialdiagnostische Überlegungen • Integration der zentralen Faktoren in ein Bedingungsmodell	• Einordnen/Priorisieren der Patientenprobleme • Erstellen von Arbeitsdiagnosen • Einschätzen der Gefährdung des Patienten • Aufbau von Symptomverständnis
Plan	• Ableiten einer Behandlungsrationale • ambulante/(teil-)stationäre Therapie • ggf. Verlaufskontrolle • ggf. soziale Maßnahmen • ggf. Koordination mit anderen an der Behandlung Beteiligten	Planung und Durchführung der weiteren diagnostischen und therapeutischen Maßnahmen unter Herstellung eines Arbeitsbündnisses zwischen Arzt/Therapeut und Patient

31.4 Wissenschaftliche Fundierung

Zur Anamneseerhebung gibt es nicht zuletzt aufgrund ihrer schwierigen Operationalisierbarkeit kaum spezifische empirische Studien. Eine Zusammenschau über das psychosomatische Assessment bieten Fava et al. (2012a), einen Überblick über praxisrelevante Theorien und für die Anamneseerhebung bedeutsame Forschungsergebnisse der klinischen Entwicklungspsychologie Osten (2000).

31.5 Typische Probleme

Fallbeispiel

Arzt: »Als Ihre Magenschmerzen begonnen haben, war das irgendetwas Besonderes?«
Patient: »Damals ist mein Vater nach langer Krankheit verstorben.« (bekommt feuchte Augen)
Arzt: »Gut/okay – erfolgte damals eine Magenspiegelung?«

Typische Fehler in diesem Fallbeispiel sind das »Nicht-Aufgreifen von Emotionen« und »falsche Verstärker«; beide werden zusammen mit anderen häufigen Problemen bei der Anamneseerhebung und Tipps zum Umgang mit ihnen in ► Tabelle 31-9 besprochen.

31.6 Ausblick

Die zunehmend schulenübergreifende Konzeptualisierung von Psychosomatischer Medizin und Psychotherapie kann durch eine integrierende Erfassung der sich ergänzenden Blick-

Tab. 31-9 Typische Probleme bei der Anamneseerhebung und Tipps zum Vorgehen.

Typische Probleme	Tipps zum Vorgehen
Ungünstige Voraussetzungen für das Anamnesegespräch	
unruhige und angespannte Atmosphäre, sodass der Patient nicht die Möglichkeit hat, offen und ungestört zu berichten	Versuchen Sie, eine ruhige, geschützte und ungestörte (Telefon!?) Atmosphäre in einem ansprechenden Raum zu schaffen.
Überrumpelung des Patienten	Geben Sie dem Patienten die Möglichkeit, sich auf das Gespräch einzustellen.
Probleme mit der Strukturierung der Anamnese	
mangelnde Struktur der Anamnese oder inquisitorisches Abfragen von Symptomen; dadurch kann der Eindruck von Hilflosigkeit des Interviewers beim Patienten entstehen oder ein Gefühl »nur eine weitere Nummer« zu sein	ausgewogenes Balancieren von klarer Strukturierung und Freiraum
Fragen-Batterien: Der Interviewer stellt mehrere Fragen auf einmal, was zur Folge hat, dass sich der Patient in seiner Antwort verzettelt oder verwirrt wird.	Fragen sollte immer nur einen Aspekt ansprechen. Danach sollte die Antwort des Patienten abgewartet werden, bevor die nächste Frage gestellt wird.

Tab. 31-9 (Fortsetzung)

Typische Probleme	Tipps zum Vorgehen
Der Wechsel zwischen den Anamnesethemen und Gesprächstechniken, vor allem zwischen patientenzentrierter und behandlerzentrierter Vorgehensweise, wird nicht angekündigt. Dies kann den Patienten irritieren und verunsichern, da er die vom Arzt vorgegebene Gesprächsstruktur nicht nachvollziehen kann.	Das Gespräch sollte erkennbar strukturiert und Übergänge zwischen den Anamnesephasen sollten angekündigt werden.
Auslassen wesentlicher Fragen, vor allem nach Selbstverletzung, Suizidalität, Suchtmittelkonsum und Medikamenteneinnahme	Vermeiden Sie nicht, unangenehme Themen anzusprechen, lassen Sie sich vom Patienten nicht zu sehr verwickeln, strukturieren Sie sich ggf. mithilfe Ihres Anamneseleitfadens.
Umgang mit Emotionen	
Nicht-Aufgreifen von Emotionen (s. Fallbeispiel oben!); Emotionen werden nicht aufgegriffen, sondern es wird zum nächsten Thema weiter gegangen.	Sich mitteilende Emotionen des Patienten sollten aufgegriffen und benannt werden, z. B. »Kann es sein, dass Sie darüber traurig/wütend/enttäuscht waren/sind?«
falsche Verstärker (s. Fallbeispiel oben!); den Patienten emotional belastende Informationen werden mit einem »Gut/Okay« quittiert und quasi im Anamneseschema abgehakt, ohne dass angemessen darauf reagiert würde.	Den Patienten emotional belastende Informationen sollten empathisch aufgegriffen werden, z. B. durch die Nachfrage: »Wie war das für Sie?« »Was bedeutet das für Sie?«
Interviewerseitige Aspekte	
Es kann vorkommen, dass Sie sich im Gespräch ungünstig verwickeln, sich sehr unsicher fühlen, emotional stark reagieren oder den Überblick verlieren.	Unterbrechen Sie dann das Gespräch, gehen Sie kurz raus und holen Sie sich nach Möglichkeit Unterstützung (Triangulierung) zur Reflexion der Situation und zur Planung des weiteren Vorgehens. Ggf. holen Sie jemanden zur Zweitsicht hinzu.
Patienten können auch beim Interviewer unangenehme Emotionen wie z. B. Ärger, Wut oder Trauer auslösen.	Gegenübertragungsgefühle sollen wahrgenommen und diagnostisch und ggf. therapeutisch verwertet, aber nicht ausagiert werden.
Umgang mit Schweigen	
Oft wird Schweigen zu früh unterbrochen. Der Patient schweigt manchmal, weil er nachdenkt, betroffen oder aufgewühlt ist. Nicht selten ist Schweigen auch Ausdruck von Ambivalenz oder Widerstand. Das Verhalten des Interviewers kann das Schweigen auslösen: Er kann übersehen haben, dass sich der Patient für das Gespräch in einer ungünstigen Situation befindet. Eine Doppelfrage kann ihn verwirrt haben, oder er kann durch eine Frage verletzt sein.	Schweigen geht oft wichtigen Gefühlsäußerungen voraus und kündigt sie an. Deshalb sollte kurzzeitiges Schweigen erst einmal ausgehalten und abgewartet werden. Im Erstgespräch sollte jedoch interveniert werden, bevor das Schweigen für den Patienten verunsichernd wird. Um dem Patienten zu helfen, in seiner Schilderung fortzufahren, können Sie eine Aussage des Patienten wiederholen (Echoing), oder zusammenfassen, was Sie bis jetzt verstanden haben.

winkel bereits und gerade in der Anamneseerhebung fruchtbar gemacht werden: Durch die Verbindung biomedizinischer, verhaltenstherapeutischer, psychodynamischer, entwicklungspsychologischer, systemischer und ressourcenorientierter Perspektiven kann ein umfassendes Verstehen des Patienten und seiner Problematik erreicht werden (Fava et al. 2012b). Dadurch fühlt sich dieser angenommen, baut mit an einem Bedingungsmodell und bekommt so Einflussmöglichkeiten in den Blick. Auf diese Weise ist Anamneseerhebung zugleich Intervention.

Literatur

Adler RH. Anamnese und körperliche Untersuchung. In: Adler RH et al. (Hrsg). Uexküll. Psychosomatische Medizin. Theoretische Modelle und klinische Praxis. (7. Aufl.). München: Urban & Fischer 2012; 328–38.

Adler RH, Hemmeler W. Anamnese und Körperuntersuchung. Der biologische, psychische und soziale Zugang zum Patienten (3. Aufl.). Stuttgart: Gustav Fischer 1992.

AMDP. Das AMDP-System. Manual zur Dokumentation psychiatrischer Befunde (8. Aufl.). Göttingen: Hogrefe 2007.

Argelander H. Das Erstinterview in der Psychotherapie. Darmstadt: Wissenschaftliche Buchgesellschaft 1970.

Baile WF, Buckman R, Lenzi R et al. SPIKES-A six-step protocol for delivering bad news: application to the patient with cancer. Oncologist 2000; 5: 302–11.

Balon R. Assessment of Sexual Function in the Medically Ill: Psychosomatic Approach to Sexual Functioning. In: Fava GA, Sonino N, Wise TN (eds). The Psychosomatic Assessment. Strategies to Improve Clinical Practice. Basel: Karger 2012; 97–107.

Broda M. Das diagnostische Vorgehen. In: Köllner V, Broda M (Hrsg). Praktische Verhaltensmedizin. Stuttgart: Thieme 2005.

Dahmer J. Anamnese und Befund – Die ärztliche Untersuchung als Grundlage klinischer Diagnostik. Stuttgart; 1998.

Engel GL. Psychological development in health and disease. Philadelphia: Saunders 1962.

Engel GL. The Need for a New Medical Modell: A Challenge for Biomedicine. Science 1977; 196: 129–36.

Fava GA, Sonino N, Wise TN (eds). The Psychosomatic Assessment. Strategies to Improve Clinical Practice. Basel: Karger 2012a.

Fava GA, Sonino N, Wise TN. Principles of Psychosomatic Assessment. In: Fava GA, Sonino N, Wise TN (eds). The Psychosomatic Assessment. Strategies to Improve Clinical Practice. Basel: Karger 2012b; 1–18.

Heidenreich T, Junghanns-Royack K, Fydrich T. Diagnostik in der Verhaltenstherapie. Psychotherapeut 2009; 54: 145–59.

Keitner GI. Family Assessment in the Medical Setting. In: Fava GA, Sonino N, Wise TN (eds). The Psychosomatic Assessment. Strategies to Improve Clinical Practice. Basel: Karger 2012; 203–22.

Lorenzer A. Interaktion, Sprache und szenisches Verstehen. Psyche 1983; 37: 97–115.

Osten P. Die Anamnese in der Psychotherapie: Klinische Entwicklungspsychologie in der Praxis (2. Aufl.). München: Reinhardt 2000.

Rafanelli C, Ruini C. Assessment of Psychological Well-Being in Psychosomatic Medicine. In: Fava GA, Sonino N, Wise TN (eds). The Psychosomatic Assessment. Strategies to Improve Clinical Practice. Basel: Karger 2012; 182–202.

Rudolf G. Befundschema für diagnostische Gespräche. In: Rudolf G, Henningsen P. Psychotherapeutische Medizin und Psychosomatik (6. Aufl.). Stuttgart: Thieme 2008.

Schweickhardt A, Fritzsche K. Kursbuch ärztliche Kommunikation. Grundlagen und Fallbeispiele aus Klinik und Praxis (2. Aufl.). Köln: Dt Ärzte-Verlag 2009.

Sirri L, Grandi S. Illness Behavior. In: Fava GA, Sonino N, Wise TN (eds). The Psychosomatic Assessment. Strategies to Improve Clinical Practice. Basel: Karger 2012; 160–81.

Thabrew H, de Sylva S, Romans SE. Evaluating Childhood Adversity. In: Fava GA, Sonino N, Wise TN (eds). The Psychosomatic Assessment. Strategies to Improve Clinical Practice. Basel: Karger 2012; 35–57.

Theorell T. Evaluating Life Events and Chronic Stressors in Relation to Health: Stressors and Health in Clinical Work. In: Fava GA, Sonino N,

Wise TN (eds). The Psychosomatic Assessment. Strategies to Improve Clinical Practice. Basel: Karger 2012; 58–71.

Tomba E. Assessment of Lifestyle in Relation to Health. In: Fava GA, Sonino N, Wise TN (eds). The Psychosomatic Assessment. Strategies to Improve Clinical Practice. Basel: Karger 2012; 72–96.

Wilm S, Knauf A, Peters T, Bahrs O. Wann unterbricht der Hausarzt seine Patienten zu Beginn der Konsultation? Z Allg Med 2004; 80: 53–7.

Wise TN, Dellemonache PM, Bachawati MM. The Psychosomatic Interview. In: Fava GA, Sonino N, Wise TN (eds). The Psychosomatic Assessment. Strategies to Improve Clinical Practice. Basel: Karger 2012; 19–34.

32 Psychodiagnostik[1]

Philipp Yorck Herzberg, Elmar Brähler, Bernhard Strauß

32.1 Einleitung

Ziel der psychologischen Diagnostik ist nicht, wie oft von besorgten Patienten zu hören ist, das Erkennen des Wesens eines Menschen, sondern die Beantwortung einer praktischen Fragestellung. Psychologische Diagnostik soll auch nicht, dies wiederum mag die Sorge mancher Kliniker sein, die wichtigen Informationen, die über das therapeutische Gespräch erhoben werden, entwerten oder gar ersetzen, sondern sinnvoll ergänzen, um diagnostische und therapeutische Entscheidungen noch besser zu fundieren.

Die Inhalte und Methoden der psychologischen Diagnostik beziehen sich auf die regelgeleitete Sammlung und Verarbeitung von gezielt erhobenen Informationen, die für das Verständnis des Verhaltens und Erlebens von Personen oder Gruppen von Personen bedeut-

[1] Dieses Kapitel ist eine überarbeitete und ergänzte Fassung von: Herzberg PY, Brähler E. Psychologische Testverfahren. In: Adler RH, Herzog W, Joraschky P et al. & von Uexküll T (Hrsg.). Uexküll – Psychosomatische Medizin. Theoretische Modelle und klinische Praxis. 7. Aufl. München: Elsevier Urban & Fischer 2011; S. 376–386.

sam sind. Mithilfe der gewonnenen Informationen sollen Fragestellungen (z. B. eines Auftraggebers) beantwortet und Entscheidungen getroffen werden.

Das Kapitel gibt einen Überblick über die Zielsetzung psychologischer Diagnostik, die Erfassung diagnostischer Daten und die Gütekriterien psychodiagnostischer Testverfahren. Ein Überblick über wichtige Testverfahren für den Bereich der Psychosomatik und Verhaltensmedizin erlaubt die rasche Auswahl entsprechender Verfahren.

32.2 Zielsetzung psychologischer Diagnostik in der Psychosomatischen Medizin und Verhaltensmedizin

Psychologische Diagnostik im Bereich der Psychosomatik und Verhaltensmedizin hat in Anlehnung an Baumann und Stieglitz (2003) folgende Aufgaben:

- Beschreibung
- Klassifikation
- Erklärung
- Prognose
- Evaluation

Beschreibung umfasst die qualitative und quantitative Beschreibung von Merkmalen des Ausgangszustandes und ggf. die Beschreibung von Veränderungen.

Klassifikation umfasst die Zuordnung einer Person zu Klassen eines Klassifikationssystems (z. B. ICD-10 oder DSM-5) unter der Berücksichtigung von Differenzialdiagnosen und Komorbiditäten. Beim Prozess der Klassifikation wird unterschieden zwischen den Ebenen Symptom – Syndrom – Diagnose/Störung. In der Regel werden diagnostisch Symptome erfasst; diese werden zu Syndromen gruppiert, die durch das häufige gemeinsame Auftreten von Symptomen charakterisiert sind. Durch die zusätzliche Berücksichtigung bestimmter Ein- und Ausschlusskriterien wird entschieden, welchem Störungsbild die vorliegenden Syndrome zugeordnet sind.

Erklärung Neben der reinen Beschreibung der Symptom- und Merkmalsausprägungen sollen Informationen über die möglichen Ursachen für die Entstehung, Auslösung und Aufrechterhaltung der psychischen Auffälligkeiten oder Störungen bereitgestellt werden.

Prognose dient der Vorhersage des natürlichen oder durch Interventionen beeinflussten Verlaufs psychischer Störungen sowie der Abschätzung der Erfolgswahrscheinlichkeit von therapeutischen Interventionen.

Evaluation ist die Bewertung der durch Interventionen induzierten Veränderungen (formative Evaluation) und der Zielerreichung (summative Evaluation). Der Fokus der Evaluation kann auch auf die Intervention (Wirksamkeitsnachweis) oder den Therapeuten bzw. auf die Versorgungseinrichtung (Qualitätssicherung) gerichtet sein.

Um diese Ziele zu erreichen, bedient sich die psychologische Diagnostik verschiedener Strategien, die sich nach Pawlik (1976) wie in ▶ Tabelle 32-1 dargestellt unterscheiden lassen.

32.2.1 Uni- versus multimethodale Diagnostik

Unter einer unimethodalen Diagnostik ist die Anwendung einer einzelnen Methode bzw. Verfahrensgruppe (z. B. Selbstbericht mittels Fragebogen) zur Beschreibung eines Merkmals oder Symptoms zu verstehen. Die einfachste Methode der unimethodalen Diagnostik ist die freie Exploration durch den Diagnostiker oder The-

Tab. 32-1 Unterscheidungsmerkmale klinisch-psychologischer Diagnostik.

Dimensionen	Diagnostische Zielsetzungen
unimethodal ⇕ multimethodal	Beschreibung eines Merkmals mittels einer Methode ⇕ Beschreibung eines Merkmals bzw. mehrerer Merkmale oder Facetten mittels mehrerer Methoden
dimensional ⇕ kategorial	Schweregraderfassung, Quantifizierung ⇕ Klassifikation
normorientiert ⇕ kriteriumsorientiert	Vergleich des Merkmals mit der Merkmalsverteilung einer Bezugsgruppe ⇕ Vergleich des Merkmals mit einem inhaltlich definierten Maßstab
Statusdiagnostik ⇕ Verlaufsdiagnostik	Ist-Zustand (diagnostisch oder prognostisch) ⇕ Prozess- oder Veränderungserfassung
störungsübergreifend ⇕ störungsbezogen	universelle und vergleichende Erfassung ⇕ spezielle und konstruktnahe Erfassung

rapeuten. Eine unimethodale Diagnostik wird oft den unterschiedlichen Facetten des untersuchten Merkmals nicht gerecht. Erst der Einsatz unterschiedlicher Methoden erlaubt eine umfassende Beschreibung der verschiedenen Facetten eines Merkmals. So lässt sich beispielsweise Angst nur mittels verschiedener Methoden (z.B. Selbstauskunft, Verhaltenstests und -beobachtungen und über physiologische Parameter) auf unterschiedlichen Datenebenen (z.B. auf kognitiver und emotionaler Ebene) diagnostizieren, da Angst Teil eines komplexen Reaktionsmusters ist, dessen Facetten relativ autonom reagieren. Ähnlich kann Diagnostik von Bindungen subjektive Einschätzungen von Beziehungserfahrungen (z.B. durch Fragebogen) umfassen; die Rekonstruktion innerer Repräsentationen oder Arbeitsmodelle kann mittels Interviewmethoden oder semiprojektiver Verfahren, wie die Erfassung von Reaktionszeiten in Impliziten Assoziationstests (IAT), erfolgen.

Multimethodale Diagnostik ermöglicht dem Diagnostiker, die Validität der erhobenen Daten zu schätzen, indem die Relationen zwischen den Datenquellen beurteilt werden können. Die multimethodale Diagnostik eines Patienten ist multimodal bzgl. der Datenebenen, der Datenquellen, der Untersuchungsverfahren und der untersuchten Merkmale und Funktionsbereiche.

32.2.2 Dimensionale versus kategoriale Diagnostik

Dimensionale Diagnostik betrachtet die Merkmalsausprägung auf kontinuierlichen Dimensionen. Das Ergebnis ist eine Quantifizierung der Merkmalsausprägung, bzgl. derer sich alle Patienten vergleichen lassen, z.B. bzgl. der Ausprägung der bindungsbezogenen Angst. Die meisten psychologischen Konstrukte sind multidimensional, bestehen also aus zwei oder mehr Dimensionen. Beispielsweise wird Bindung multidimensional als bindungsbezogene Angst und bindungsbezogene Vermeidung operationalisiert (Fraley et al. 2000).

Annahme der kategorialen Diagnostik ist, dass qualitative Unterschiede zwischen den Patienten bestehen z. B. bzgl. ihrer Bindungsmuster (sicher, abweisend oder verstrickt). Das diagnostische Ziel ist, Patienten zu verschiedenen Klassen (z. B. Störung vorhanden oder nicht vorhanden) zuverlässig zuzuordnen. Die Klassifikation basiert auf der Grundlage, dass Patienten aufgrund der Ähnlichkeit bzgl. relevanter Symptome bzw. Merkmalsausprägungen unter Ausblendung von Unterschieden, die für die Fragestellung nicht relevant sind, prototypisch zusammengefasst werden. Bekannte Klassifikationssysteme sind die ICD-10 der WHO für psychische Erkrankungen oder das DSM-5 der American Psychiatric Association.

Dimensionale und kategoriale Diagnostik können sinnvoll miteinander kombiniert werden. So wird häufig bei der dimensionalen Vorgehensweise ein Cut-off-Wert verwendet, anhand dessen eine Klassifikation vorgenommen werden kann. Beispielsweise wird ein Patient, der einen Punktwert < 13 beim Beck-Depressions-Inventar II (BDI-II) erhält, als klinisch unauffällig oder remittiert bezeichnet.

Gegenwärtig lässt sich eine Konvergenz dimensionaler und kategorialer Diagnostik bei der Konzeptualisierung einiger psychischer Störungen erkennen. Im Zuge der Entwicklung des DSM-5 wurde ergänzend zur kategorialen Diagnostik von Persönlichkeitsstörungen eine dimensionale Beschreibung gefordert (Trull u. Durrett 2005). In der psychodynamischen Literatur gibt es einige Vorschläge zur Realisierung dieser Forderung (z. B. Zimmermann 2013). Die Kombination beider Ansätze erlaubt die simultane Klassifikation und Quantifizierung von Symptomen.

32.2.3 Normorientierte versus kriterienorientierte Diagnostik

Testwerte erhalten ihre Bedeutung erst durch eine Referenzsetzung (z. B. bei der Bestimmung klinisch bedeutsamer Veränderungen). In der psychologischen Diagnostik ist es häufig die Referenz zu anderen Personengruppen, die Auskunft über die relative Ausprägung der gemessen Eigenschaft gibt. Ebenso können Testwerte auch durch die Referenz zu den gemessenen Inhalten Bedeutung erlangen, wie dies bei kriteriumsorientierten Tests der Fall ist. Ein Test ist kriteriumsorientiert, wenn dessen Testwerte als kontinuierliche oder kategoriale Ausprägungen eines Individuums bzgl. einer wohl definierten Verhaltens- oder Inhaltsdomäne interpretiert werden können. Ein weiterer wesentlicher Unterschied ist die intendierte Interpretation der Testwerte. Testwerte normorientierter Tests zielen auf die Erfassung interindividueller Differenzen ab, also auf den Vergleich von Personen. Ein bekanntes Beispiel ist der Intelligenzquotient, der die Leistung einer Person in Bezug auf eine Normgruppe widerspiegelt. Die Testwerte, die mit einem kriteriumsorientierten Test gewonnen werden, sollen im Hinblick auf die untersuchte Inhalts- oder Verhaltensdomäne interpretiert werden (z. B. Erfüllung von Alltagsanforderungen). Testwerte kriteriumsorientierter Testverfahren eignen sich sowohl zur Beschreibung von individuellen Merkmalsausprägungen als auch zur Klassifikation in zwei (z. B. gesund versus krank) oder mehrere Gruppen. Kriteriumsorientierte Testverfahren können auch zur Evaluation der Effektivität von Interventionsprogrammen verwendet werden, indem Veränderungen in den Merkmalsausprägungen oder Veränderungen der Gruppenzuordnungen durch wiederholte Testung registriert werden (indirekte Veränderungsmessung, siehe Herzberg u. Frey 2011).

32.2.4 Statusdiagnostik versus Verlaufsdiagnostik

Statusdiagnostik ist die Erfassung eines Merkmals zu einem definierten Zeitpunkt mit dem Ziel, Aussagen über den Ist-Zustand zu treffen (z. B. Stärke des Symptoms zu Therapiebeginn). Mit der Verlaufsdiagnostik wird das Ziel verfolgt, durch wiederholte Erfassung eines Merkmals Aussagen über die Stabilität oder Änderung dieses Merkmals zu treffen. Dabei kann der Fokus z. B. auf dem Therapieprozess, dem Therapiefortschritt oder dem Therapieerfolg liegen. Diese Informationen können entweder zur weiteren Therapieplanung oder zur Bewertung der Effektivität der Behandlung genutzt werden (z. B. Veränderung des Symptoms im Therapieverlauf).

32.2.5 Störungsübergreifende versus störungsbezogene Diagnostik

Bei der störungsübergreifenden Diagnostik handelt es sich um Methoden und Verfahren, die bei allen Störungsgruppen anwendbar sind. Zum Beispiel sind die biografische Anamnese und/oder die Verhaltensanalyse immer Bestandteil des diagnostischen Vorgehens und damit zu einem gewissen Teil immer auch störungsübergreifend. Bei den Selbstbeurteilungsverfahren gelten z. B. die Symptom-Checkliste (SCL-90-S; Franke 2013), deren Kurzform, das BSI oder der Ergebnisfragebogen (OQ), bei den Fremdbeurteilungsverfahren das AMDP-System zur Erfassung von allgemeiner Psychopathologie oder die Operationale Psychodynamische Diagnostik (OPD) als Prototypen störungsübergreifender Verfahren. Verfahren, die für den Einsatz spezifischer Störungsgruppen entwickelt worden sind, werden als störungsbezogene Verfahren bezeichnet. Die diagnostische Breite bei den störungsübergreifenden Verfahren wird durch diagnostische Tiefe bei den störungsbezogenen Verfahren eingetauscht. Auf den Einsatz störungsübergreifender Verfahren sollte auch beim Vorliegen spezifischer Hypothesen und Therapieziele nicht verzichtet werden, damit komorbide Störungen nicht übersehen und Veränderungen breit erfasst werden können. Störungsbezogene Verfahren liegen für alle Hauptgruppen der ICD-10 vor (für Angststörungen siehe z. B. Hoyer u. Margraf 2003).

32.3 Psychodiagnostische Erhebungs- und Untersuchungsverfahren in der Psychosomatischen Medizin und der Verhaltensmedizin

In der Psychosomatik und Verhaltensmedizin kommt neben Tests auch weiteren psychodiagnostischen Methoden eine große Bedeutung zu. Zu nennen sind hier insbesondere Interviewverfahren und klinische Ratings (vgl. Strauß u. Schumacher 2005). Aufgrund ihres hohen Strukturiertheits- und Standardisierungsgrades erfüllen einige der klinische Interviews (wie z. B. DIA-X/CIDI; Wittchen u. Semmler 1992; Wittchen et al. 1990) wesentliche formale Kriterien, die für psychologische Tests angelegt werden. Allerdings fehlt bei den meisten Interviews eine Normierung an einer Referenzpopulation. Da sie häufig im Rahmen der klassifikatorischen Diagnostik eingesetzt werden, orientieren sich viele klinische Interviews an Kriterien der diagnostischen Klassifikationssysteme (ICD-10 und/oder DSM-5). Als weitere klinisch relevante Verfahrensgruppen sind Checklisten, Beobachtungsverfahren sowie Tagebücher zu nennen. Auch die Felddiagnostik (alltags- und ereignisnahe Datenerfassung, häufig unter Nutzung computergestützter Selbstbeobachtungsverfahren) gewinnt innerhalb der Psychosomatik zunehmend an Bedeutung (z. B. Trull u. Ebner-Priemer 2009).

Ebenfalls ein neuer Trend in der klinischen Diagnostik ist die Anwendung von **computergestütztem adaptivem Testen (CAT)** in der Psychotherapie (vgl. z. B. Forkmann et al. 2010). In der Leistungs- und Intelligenzdiagnostik ist dieses Vorgehen bereits etabliert. Grundprinzip des CAT ist nach Forkmann et al. (2010) die Anpassung eines Testverfahrens, z. B. der Items, die Depressivität erfassen, an die individuellen Eigenschaften des zu untersuchenden Individuums.

Testverfahren zur Leistungsdiagnostik sowie zur neuropsychologischen Funktionsdiagnostik sind auch im Rahmen der Psychosomatik nicht zu unterschätzen (z. B. bei Patienten mit depressiven Störungen, komorbidem Alkohol- und Drogenmissbrauch). Projektive Testverfahren stehen in relativ enger (theoretischer) Beziehung insbesondere zu psychoanalytischen und psychodynamischen Therapieansätzen (Rauschfleisch 2006), werden aber in der Routinepraxis nur noch selten verwendet.

32.3.1 Mehrdimensionale Persönlichkeitsfragebögen

In ▸Tabelle 32-2 sind die im deutschen Sprachraum wichtigsten mehrdimensionalen Persönlichkeitsfragebögen für Erwachsene aufgeführt. Die Referenzen der Testverfahren werden aus Platzgründen nicht im Literaturverzeichnis angegeben, lassen sich aber leicht aus den Testkatalogen bzw. Internetseiten der Verlage Hogrefe, Schuhfried, Swets und Harcourt bzw. aus Testübersichten wie von Brähler et al. (2002), Strauß und Schumacher (2005) oder Geue et al. (2014) recherchieren.

Wir haben uns darum bemüht, vor allem solche Testverfahren in die Übersicht aufzunehmen, die den anerkannten methodischen Standards für die Testkonstruktion und Testevaluation genügen (Häcker et al. 1998) und sich darüber hinaus in der klinischen Praxis einer hohen Akzeptanz und auch Beliebtheit erfreuen (Roth u. Herzberg 2008). Jeder Testanwender sollte sich vor dem praktischen Einsatz eines Verfahrens anhand der Handanweisung und ggf. unter Hinzuziehung psychodiagnostischer Expertise über Möglichkeiten, Besonderheiten, aber auch Grenzen des jeweiligen Erhebungsinstruments eingehend informieren. Wichtige Orientierungs- und Entscheidungshilfen können hier Arbeiten von

Tab. 32-2 Auswahl mehrdimensionaler Persönlichkeitsfragebögen.

Verfahren	Abkürzung	Autoren
16-Persönlichkeits-Faktoren-Test	16 PF-R	Schneewind und Graf (2010)
Freiburger Persönlichkeitsinventar – Revidiert	FPI-R	Fahrenberg et al. (2010)
Gießen-Test	GT II	Beckmann et al. (2012)
Minnesota Multiphasic Personality Inventory 2	MMPI-2	Butcher et al. (2000)
NEO-Fünf-Faktoren-Inventar	NEO-FFI	Borkenau und Ostendorf (2008)
NEO-Persönlichkeitsinventar – Revidiert	NEO-PI-R	Ostendorf und Angleitner (2003)
Trierer Integriertes Persönlichkeitsinventar	TIPI	Becker (2003)

Brähler et al. (2002), diagnostische Themenhefte oder aber die regelmäßig in psychologischen Fachzeitschriften (Diagnostica, Zeitschrift für Klinische Psychologie und Psychotherapie) publizierten Testrezensionen liefern.

32.3.2 Störungsübergreifende und störungsbezogene Selbstbeurteilungsverfahren

In ▶Tabelle 32-3 ist eine Auswahl störungsübergreifender klinischer Selbstbeurteilungsverfahren zusammengestellt. Zu den störungsübergreifenden Verfahren gehören solche, die sich auf Merkmalsbereiche beziehen, welche prinzipiell im Zusammenhang mit sehr unterschiedlichen psychischen Störungen von Bedeutung sein können. Zu solchen Bereichen gehören z. B. körperliche Beschwerden, das emotionale Befinden, das subjektive Erleben des eigenen Körpers, die Qualität der sozialen Beziehungen innerhalb von Ehe, Partnerschaft und anderen Bezugsgruppen, soziale Kompetenzdefizite oder wahrgenommene Probleme im Umgang mit anderen Menschen. Wichtig im Kontext psychotherapeutischer Interventionen sind auch mental repräsentierte Beziehungsschemata, deren subjektiver Anteil mit Instrumenten, die sich am interpersonalen

Tab. 32-3 Auswahl störungsübergreifender klinischer Selbstbeurteilungsverfahren.

Verfahren	Abkürzung	Autoren
Adult Attachment Scale	AAS	Schmidt et al. (2004)
Befindlichkeits-Skala – Revidiert	Bf-SR	von Zerssen und Petermann (2011)
Beschwerden-Liste – Revidiert	B-LR	von Zerssen und Petermann (2011)
Brief Symptom Inventory	BSI	Franke (2000)
General Health Questionnaire	GHQ-28	Goldberg und Williams (2006)
Bielefelder Fragebogen zu Partnerschaftserwartungen	BFPE	Höger et al. (2007)
Bielefelder Fragebogen zur Klientenerwartung	BFKE	Pollak et al. (2008)
Ergebnis-Fragebogen (Outcome-Questionnaire)	OQ	Haug et al. (2004)
Experiences in Close Relationship Scale – D	ECR-D	Ehrenthal et al. (2011)
Gießener Beschwerdebogen	GBB-24	Brähler et al. (2008)
Fragebogen zur Beurteilung des eigenen Körpers	FBeK	Strauß und Richter-Appelt (1996)
Fragebogen zur Partnerschaftsdiagnostik	FPD	Hahlweg (1996)
Partnerschaftsfragebogen Kurzform	PFB-K	Kliem et al. (2012)
Fragebogen zur Sozialen Unterstützung	F-SozU	Fydrich et al. (2007)
Inventar zur Erfassung Interpersonaler Probleme	IIP-D	Horowitz et al. (2000)
Symptom-Checklist-90®-Standard	SCL-90-S	Franke (2013)
Toronto-Alexithymie-Skala	TAS-26	Kupfer et al. (2001)

Tab. 32-4 Auswahl störungsbezogener klinischer Selbstbeurteilungsverfahren.

Verfahren	Abkürzung	Autoren
Beck-Depressions-Inventar	BDI-2	Hautzinger et al. (2006)
Gesundheitsfragebogen für Patienten	PHQ	Löwe et al. (2002)
Eating Disorder Inventory 2	EDI-2	Thiel et al. (1997)
Fragebogen zu Dissoziativen Symptomen	FDS	Freyberger et al. (2005)
Hamburger Zwangsinventar	HZI	Zaworka et al. (1983)
Impact of Event Scale – Revidiert	IES-R	Maercker und Schützwohl (1998)
Münchner Alkoholismustest	MALT	Feuerlein et al. (1999)
Screening für Somatoforme Störungen	SOMS	Rief und Hiller (2008)
Skala zur Erfassung der Schwere der Alkoholabhängigkeit	SESA	John et al. (2001)
State-Trait-Angstinventar	STAI	Laux et al. (1981)

Modell orientieren (z. B. IIM, IIP, ► Tab. 32-3), erfasst werden kann oder mit Bindungsfragebogen. Damit können die therapeutische Haltung und spezifische Interventionen auf den jeweiligen Beziehungs- oder Bindungsstil eingestellt werden, um typische Fehler aus den mit maladaptiven Stilen verbundenen Interaktionsmustern zu vermeiden.

In der klinischen Diagnostik wird als System störungsübergreifender Diagnostik neuerdings das Patient Reported Outcomes Measurement Information System (PROMIS) propagiert. Dieses System soll dazu beitragen, patientenberichtete Merkmale besser und vergleichbarer zu erfassen und damit die Messung von zentralen Therapiezielen zu harmonisieren (vgl. Bjorner et al. 2014; Wahl et al. 2011; www.nihpromis.org).

► Tabelle 32-4 zeigt eine Auswahl wichtiger störungsbezogener Selbstbeurteilungsverfahren aus den Merkmalsbereichen Angst, Depression, Zwang sowie somatoforme Störungen, die im Bereich der Psychosomatik komorbid auftreten können.

32.3.3 Fremdbeurteilungsverfahren

Die Fremdbeurteilungsverfahren oder Ratingskalen zur Zustands- und Verlaufsbeschreibung stellen neben den Selbstbeurteilungsverfahren die zahlenmäßig größte Verfahrensgruppe innerhalb der klinischen Psychodiagnostik dar. Prinzipiell haben Fremdbeurteilungsverfahren ähnliche Anwendungsbereiche wie Selbstbeurteilungsinstrumente (Strauß u. Schumacher 2005). Allerdings existieren auch klinisch relevante Bereiche, die generell oder zum größten Teil nur der Fremdbeobachtung und -einschätzung zugänglich sind (wie z. B. Wahnphänomene oder die schizophrene Negativsymptomatik). Fremdbeurteilungsverfahren lassen sich ebenso wie Selbstbeurteilungsinstrumente hinsichtlich unterschiedlicher Kriterien klassifizieren. Eine wichtige Unterscheidung ist dabei die nach den jeweils genutzten Datenquellen (Arzt/Psychologe, Pflegepersonal, Angehörige u. a.). Insbesondere in Therapiestudien wird häufig die Forderung erhoben, unterschiedliche Datenquellen zur Evaluation

Tab. 32-5 Auswahl klinischer Fremdbeurteilungsverfahren (Ratingskalen).

Verfahren	Abkürzung	Autoren
Alzheimer's Disease Assessment Scale	ADAS	Ihl und Weyer (1993)
AMDP-System	AMDP	AMDP (2007)
Bech-Rafaelsen-Melancholie-Skala	BRMS	Stieglitz et al. (1998)
Beeinträchtigung-Schwere-Score	BSS	Schepank (1995)
Erwachsenenbindungsinterview	AAI	Main und Goldwyn (1986)
Erwachsenenbindungsprototypenrating	EBPR	Strauß et al. (1999)
Hamilton Anxiety Scale	HAMA	CIPS (2005)
Hamilton Depression Scale	HAMD	CIPS (2005)
Montgomery and Åsberg Depression Rating Scale	MADRS	Montgomery und Åsberg (1979)
Operationalisierte Psychodynamische Diagnostik	OPD	Arbeitsgruppe OPD (2010)
Yale-Brown Obsessive Compulsive Scale	Y-BOCS	Büttner-Westphal und Hand (1991)

heranzuziehen. Dies entspricht dem Prinzip der multimethodalen Diagnostik, bei der davon ausgegangen wird, dass neben unterschiedlichen Perspektiven der Beurteilung (Datenquellen) auch unterschiedliche Merkmale des Individuums (Datenebenen) in Bezug auf unterschiedliche Funktionsbereiche sowie unterschiedliche methodische Untersuchungsansätze zu berücksichtigen sind. In ►Tabelle 32-5 sind wichtige klinische Ratingskalen aufgelistet.

32.3.4 Erfassung der gesundheitsbezogenen Lebensqualität und des Wohlbefindens

Die Erfassung der gesundheitsbezogenen Lebensqualität und des Wohlbefindens gewinnt als Evaluationskriterium in der Psychosomatischen Medizin und in der Verhaltensmedizin immer mehr an Bedeutung (vgl. Albert 1998), insbesondere wenn wie bei chronischen Erkrankungen keine Restitutio integra durch Therapie möglich ist. Auch wenn keine allgemein verbindliche Definition des Begriffes »gesundheitsbezogene Lebensqualität« existiert, besteht doch ein Konsens dahingehend, dass eine operationale Definition sinnvoll ist. Diese betrachtet die gesundheitsbezogene Lebensqualität als ein multidimensionales Konstrukt, das körperliche, emotionale, mentale, soziale, spirituelle und verhaltensbezogene Komponenten des Wohlbefindens und der Funktionsfähigkeit (des Handlungsvermögens) aus der subjektiven Sicht der Betroffenen beinhaltet. Die gesundheitsbezogene Lebensqualität bezieht sich somit auf den subjektiv wahrgenommenen Gesundheitszustand bzw. die erlebte Gesundheit.

Zur diagnostischen Erfassung der gesundheitsbezogenen Lebensqualität sind in den letzten Jahren zahlreiche Erhebungsinstrumente entwickelt worden, die sich auf einzelne oder mehrere Dimensionen der Lebensqualität beziehen. Zu den unidimensionalen Verfahren zählen Globalfragen und Indices, die vor allem innerhalb der Gesundheitsökonomie sehr häufig eingesetzt werden. Die multidimensionalen Verfahren umfassen Instrumente, die eine Profildarstellung der Lebensqualität ermöglichen, sowie Fragebogenbatterien. Darüber hinaus lassen sich Instrumente zur Erfassung der Lebensqualität dahingehend klassifizieren, ob es sich um krankheitsübergreifende oder krankheitsspezifische Verfahren handelt. Letztere beziehen sich oftmals nicht nur auf eine spezifische Erkrankung, sondern auch auf die Spezifik der damit im Zusammenhang stehenden Behandlungsmaßnahmen. Obgleich ein weitgehender Konsens darüber besteht, dass die gesundheitsbezogene Lebensqualität nur sinnvoll aus der subjektiven Sicht der Betroffenen erfasst werden kann, existieren in der Lebensqualitätsforschung neben Selbstbeurteilungsverfahren (Fragebögen) auch Fremdbeurteilungsinstrumente (Ratingskalen), die den Anspruch erheben, eine Beurteilung der Lebensqualität aus der Sicht von behandelnden Ärzten oder dem Pflegepersonal zu ermöglichen. Unter erhebungsmethodischen Aspekten ist wichtig zu beachten, dass die gesundheitsbezogene Lebensqualität ein latentes Konstrukt darstellt, das nicht direkt beobachtbar ist, sondern nur indirekt über Indikatoren (emotionale Befindlichkeit, körperliche Beschwerden und Schmerzen, körperliche Funktionen, soziale Interaktionen, kognitive Funktionen, Lebenszufriedenheit) operationalisiert werden kann. ▸ Tabelle 32-6 gibt eine Auswahl wichtiger Verfahren zur Erfassung der gesundheitsbezogenen Lebensqualität wieder.

Tab. 32-6 Verfahren zur Erfassung der gesundheitsbezogenen Lebensqualität.

Verfahren	Abkürzung	Autoren
Gesundheitsbezogene Lebensqualität		
Aachener Lebensqualitätsinventar	ALQI	Hütter und Gilsbach (1996)
EORTC Quality of Life Questionnaire	EORTC QLQ-C30	EORTC Quality of Life Group (2011)
European Quality of Life Questionnaire	EuroQOL (EQ-5D)	Hinz et al. (2014)
Nottingham Health Profile	NHP	Kohlmann et al. (1997)
Profil der Lebensqualität chronisch Kranker	PLC	Siegrist et al. (1996)
SF-36 Fragebogen zum Gesundheitszustand	SF-36	Morfeld et al. (2011)
Spitzer Quality of Life Index	QLI	Spitzer et al. (1981)
WHO Instrumente zur Erfassung der Lebensqualität	WHOQOL-100 WHOQOL-BREF	Angermeyer et al. (2000)
Lebenszufriedenheit		
Fragebogen zur Lebenszufriedenheit	FLZ	Fahrenberg et al. (2000)
Fragen zur Lebenszufriedenheit	FLZ^{M}	Daig et al. (2011)
Satisfaction with Life Scale	SWLS	Diener et al. (1985)

32.3.5 Erfassung personaler und sozialer Ressourcen

Neben der Erfassung von Symptomen ist für die Einschätzung der Effektivität des therapeutischen Vorgehens die Erfassung personaler und sozialer Ressourcen des Patienten bedeutsam. Diese Ressourcen können protektive Faktoren sein, denen bei der erfolgreichen Bewältigung von Belastungen und Problemen eine große Bedeutung zukommen kann und die daher mit in die Behandlungsplanung einbezogen werden sollten. Zu den wichtigsten protektiven Merkmalen auf der personalen Ebene zählen die Selbstwirksamkeitserwartung, der dispositionale Optimismus, Resilienz sowie das Kohärenzgefühl. Die Selbstwirksamkeitserwartung (self-efficacy) bezieht sich auf die persönliche Einschätzung der eigenen Kompetenzen, im täglichen Leben mit Schwierigkeiten und Barrieren zurecht zu kommen und kritische Anforderungssituationen aus eigener Kraft erfolgreich bewältigen zu können (Schwarzer 1992). Unter dispositionalem Optimismus wird eine generalisierte und zeitlich stabile positive Ergebniserwartungen verstanden (Scheier u. Carver 1985). Unter Resilienz wird die psychische Widerstandsfähigkeit im Zusammenspiel von Selbstkompetenz und Anpassungsfähigkeit bei Schicksalsschlägen verstanden (Leppert u. Strauß 2013). Das Kohärenzgefühl (sense of coherence) wird als eine globale Orientierung definiert, die zum Ausdruck bringt, in welchem Umfang man ein generalisiertes, überdauerndes und dynamisches Gefühl des Vertrauens besitzt, dass die eigene innere und äußere Umwelt vorhersagbar ist und dass mit großer Wahrscheinlichkeit die Dinge sich so entwickeln werden, wie man es vernünftigerweise erwarten kann (vgl. Antonovsky 1987). In ► Tabelle 32-7 sind einige Verfahren zur Erfassung personaler Ressourcen aufgeführt.

Zu den wichtigsten sozialen Ressourcen gehören die sozialen Netzwerke eines Patienten und die daraus resultierende soziale Unterstützung (vgl. Laireiter 1993). Mit dem Begriff des sozialen Netzwerkes werden Muster sozialer Beziehungen bezeichnet, in die eine Person eingebunden ist. Das Netzwerkkonzept reprä-

Tab. 32-7 Verfahren zur Erfassung personaler und sozialer Ressourcen.

Verfahren	Abkürzung	Autoren
Fragebogen zur Sozialen Unterstützung	F-SozU	Fydrich et al. (2007)
Fragebogen zu Kompetenz- und Kontrollüberzeugungen	FKK	Krampen (1991)
Fragebogen zur Erfassung von Kontrollüberzeugungen zu Krankheit und Gesundheit	KKG	Lohaus und Schmitt (1989)
Interview zum Sozialen Netzwerk und zur Sozialen Unterstützung	SONET	Laireiter et al. (1997)
Life Orientation Test (zur Erfassung des dispositionalen Optimismus)	LOT-R	Glaesmer et al. (2008)
Resilienzskala	RS	Leppert et al. (2008)
Skala zur Allgemeinen Selbstwirksamkeitserwartung	SWE	Schwarzer und Jerusalem (1999)
Sense of Coherence Scale	SOC	Singer und Brähler (2014)

sentiert somit vor allem die strukturellen Aspekte sozialer Beziehungen. Stärker auf die funktionalen Aspekte zwischenmenschlicher Beziehungen bezogen ist hingegen das Konzept der sozialen Unterstützung. Sie lässt sich allgemein als Art und Ausmaß von Hilfeleistungen charakterisieren, die eine Person bei der Bewältigung von Lebensproblemen und Lebensbelastungen von ihrer sozialen Umwelt erfährt oder zu erfahren glaubt. Angesprochen ist hiermit bereits die unter diagnostischen Gesichtspunkten wichtige Unterscheidung von erhaltener und wahrgenommener bzw. als verfügbar erlebter sozialer Unterstützung. Für die Beschreibung und Erfassung des multidimensionalen Unterstützungskonzeptes erweisen sich daneben aber auch die Anlässe von Unterstützung (Alltag oder Belastungen/Krisen), die Unterstützungsquellen (Partner, Eltern oder Kinder, Verwandte, Freunde und Bekannte, Nachbarn und Arbeitskollegen, professionelle Helfer) sowie die spezifischen Inhalte der sozialen Unterstützung (emotional, kognitiv, materiell, informationsbezogen) als bedeutsam. Nicht zuletzt sollte auch berücksichtigt werden, dass soziale Beziehungen nicht per se als unterstützend und hilfreich erlebt werden, sondern dass aus ihnen auch soziale Belastungen erwachsen können. Für die diagnostische Erfassung des sozialen Netzwerks und der sozialen Unterstützung liegen zahlreiche Instrumente vor. Schwerpunktmäßig handelt es sich dabei um Selbstbeurteilungsverfahren (Fragebögen) und Interviewmethoden (Laireiter et al. 2001; ► Tab. 32-7).

32.3.6 Verfahren zur therapiebezogenen Diagnostik

Für den Verlauf der Therapie spielen psychodiagnostische Verfahren vor allem bei der Verlaufsanpassung von Indikationsentscheidungen an Veränderungen des Problemverhaltens und/oder der Therapieziele eine bedeutsame Rolle (adaptive Indikation). Basierend auf der Diagnostik der Veränderungen des Patientenverhaltens soll der Therapieverlauf durch diese Modifikationen auf bestimmte Zielgrößen hin optimiert werden. Letztlich geht es um die Anpassung des therapeutischen Vorgehens an den Einzelfall. Zentrale Bedeutung kommt hierbei der **Therapieprozessdiagnostik** sowie der **therapiebegleitenden Veränderungsmessung** zu (Baumann u. Stieglitz 2001).

Sowohl bei der Erfassung von Veränderungen im Verlauf der Therapie als auch im Rahmen der Evaluation des Therapieerfolgs (»Outcome-Diagnostik«) spielen psychodiagnostische Verfahren (insbesondere klinische Selbst- und Fremdbeurteilungsinstrumente) eine bedeutsame Rolle. Zu den wichtigsten Ansätzen, mit denen es möglich ist, Veränderungen im Verlauf bzw. nach Abschluss therapeutischer Interventionen zu erfassen, zählen nach Baumann und Stieglitz (2001)

- die indirekte Veränderungsdiagnostik,
- die direkte Veränderungsdiagnostik,
- die Beurteilung der Therapiezielerreichung,
- die Beurteilung des (psychopathologischen) Status (vor und) nach Therapieende.

Bei der indirekten Veränderungsdiagnostik werden Veränderungsinformationen zumeist durch die Differenzbildung zwischen zwei Statusmessungen (zu Beginn und zu Ende der Therapie) gewonnen. Im Konzept der Änderungssensitivität wird der Versuch unternommen, bei einem Testverfahren diejenigen Items auszuwählen, die sich z. B. aufgrund von therapeutischen Interventionen in ihren teststatistischen Kennwerten ändern und von denen deshalb angenommen wird, dass sie dadurch sensitiv zur Abbildung von Veränderungen sind. Zur Bewertung der stattgefundenen Veränderungen stehen im Rahmen der indirekten Veränderungsdiagnostik unterschiedliche Ansätze zur Verfügung (vgl. Hoyer u. Uhmann 2008). Diese reichen von der einfachen Bestimmung der prozentualen Ab- oder Zunahme von Skalenwerten über die zufallskritische (statistische) Absicherung intraindividueller Veränderungen (Bestimmung des sog. Reliable Change Index, RCI) bis hin zu elaborierteren Ansätzen wie der figurationsanalytischen Auswertung oder der Abschätzung der klinischen Signifikanz von Veränderungen. Beim figurationsanalytischen Ansatz werden sowohl der Status als auch die Veränderungen bei einem individuellen Patienten in Relation zu einer definierten Bezugs- oder Referenzgruppe (z. B. Patienten einer bestimmten Institution) bewertet (vgl. Grawe u. Braun 1994). Das Konzept der klinischen Signifikanz (vgl. Jacobson u. Truax 1991), geht davon aus, dass sich eine signifikante therapieabhängige Veränderung deutlich von einer zufälligen Veränderung unterscheiden und in Richtung einer Angleichung des Patienten an die gesunde Normpopulation erfolgen sollte. Voraussetzungen für die Anwendung des Konzepts der klinischen Signifikanz sind ein reliables Messinstrument (mit geringem Messfehler) sowie ein darauf basierender Cut-off-Wert (kritischer Testwert), der gesunde Probanden und Patienten eindeutig trennt.

Bei der direkten Veränderungsdiagnostik werden Erhebungsinstrumente verwendet, die es einer Person erlauben, stattgefundene Veränderungen direkt einzustufen, wobei die Aussagen zur Beschreibung der subjektiv erlebten Veränderungen in der Komparativform gehalten sind (z. B. besser, schlechter). Im Unterschied zur indirekten Veränderungsdiagnostik, die mindestens zwei Erhebungszeitpunkte voraussetzt, ist für die direkte Veränderungsdiagnostik eine einmalige Erhebung zum Therapieende ausreichend.

Bei der Beurteilung der Therapiezielerreichung kommen Verfahren zum Einsatz, bei denen versucht wird, die Veränderung von einem Ausgangszustand (Therapiebeginn) in einen Zielzustand (Therapieende) abzubilden, wobei hier zumeist eine individuumszentrierte, einzelfallanalytische Vorgehensweise gewählt wird. Als bekannteste Methode zur Evaluation psychotherapeutischer Maßnahmen und zur zielorientierten Erfolgsmessung ist hier die Zielerreichungsskalierung (Goal Attainment Scaling) zu nennen.

Bei der Beurteilung des (psychopathologischen) Status nach Therapieende schließlich wird überprüft, inwieweit interventionsabhängige Veränderungen innerhalb oder außerhalb eines bestimmten Normbereiches liegen. Diese Vorgehensweise ist vor allem dann von praktischer Relevanz, wenn für ein Testverfahren Normwerte für gesunde Probanden vorliegen, zu denen der nach Beendigung einer Therapie erhobene individuelle Wert eines Patienten in Beziehung gesetzt werden kann.

Für einzelne Phasen des therapeutischen Prozesses lassen sich durchaus spezifische psychodiagnostische Aufgaben formulieren (wie etwa die selektive Indikationsentscheidung zu Therapiebeginn oder Erfassung von Therapienebenwirkungen); andere Aufgaben und Prozessaspekte sind nicht an bestimmte Phasen gebunden. Prozessdiagnostik bezieht sich dann in der Regel auf das Erleben einer Therapiesitzung (erfassbar mit diversen »Stundenbögen«) oder die therapeutische Arbeitsbeziehung (erfassbar mit Fragebögen wie der Helping Alliance Skala oder dem Working Alliance Inventory, WAI) oder die Erfassung von Wirkfaktoren der Behandlung. Für eine lückenlose Dokumentation der psychotherapeutischen Behandlung sind diagnostische Informationen aus allen Phasen der Psychotherapie von Relevanz. In ▶ Tabelle 32-8 sind ausgewählte psychodiagnostische Verfahren für die therapiebezogene Diagnostik zusammengestellt.

Mehr und mehr werden in der Psychotherapie auch **unerwünschte Wirkungen und Nebenwirkungen** diskutiert (vgl. Linden u. Strauß 2013). Noch existieren nur wenige Methoden, die gezielt zur Erfassung dieser Phänomene dienen, wie z. B. das von Nestoriuc und Rief (2013) entwickelte Inventar zur Erfassung negativer Effekte von Psychothera-

Tab. 32-8 Auswahl von Verfahren zur therapiebezogenen Diagnostik.

Verfahren	Abkürzung	Autoren
Therapieverlaufsdiagnostik		
Gruppenfragebogen	GQ	Bormann et al. (2011)
Gruppenklimafragebogen	GCQ-S	Tschuschke et al. (1991)
Heidelberg Structural Change Scale	HSCS	Rudolf et al. (2000)
Helping Alliance Scale	HAQ	Bassler (1996)
Stations-Erfahrungsbogen	SEB	Sammet und Schauenburg (1999)
Berner Patienten- und Therapeutenstundenbogen	BSB	Flückiger et al. (2010)
Stundenbogen für die Allgemeine und Differentielle Einzelpsychotherapie	STEP	Krampen (2002)
Vanderbilt Psychotherapie-Prozess-Skala	VPPS	Strauss et al. (1992)
Direkte Veränderungsdiagnostik		
Veränderungsfragebogen des Erlebens und Verhaltens – Revidiert	VEV-R	Zielke und Kopf-Mehnert (2001)
Veränderungsfragebogen für Lebensbereiche	VLB	Grawe et al. (1990)
Indirekte Veränderungsdiagnostik		
Kieler Änderungssensitive Symptomliste	KASSL	Zielke (1979)
Therapieerfolgsdiagnostik		
Outcome Questionnaire	OQ-45.2	Lambert et al. (2002)
Diagnostik von Therapiemotivation, Therapiezielen und therapiebezogenen Erwartungen		
Berner Inventar für Therapieziele	BIT	Grosse Holtforth (2001)
Fragebogen zur Analyse Motivationaler Schemata	FAMOS	Grosse Holtforth und Grawe (2002)
Fragebogen zur Messung der Psychotherapie-motivation	FMP	Schneider et al. (1989)
Goal Attainment Scaling	GAS	Kiresuk et al. (1994)
Inventar zur Erfassung interpersonaler Motive	IIM	Thomas et al. (2012)
Inkongruenzfragebogen	INK	Grosse Holtforth et al. (2004)

pie (INEP) oder das von Linden und Haupt (2013) entwickelte Fremdbeurteilungsschema Unwanted Effects – Adverse Treatment Response (UE-ATR), das als Ratingverfahren unerwünschter Ereignisse bei Psychotherapien vorgeschlagen wird und neben dem Ereignis und dessen »Schwere« auch den Kontext der Entstehung und den Bezug zur Therapie wertet.

Tab. 32-9 Auswahl von Screeningverfahren.

Verfahren	Abkürzung	Autoren
EUROHIS-QOL	EUROHIS-QOL	Brähler et al. (2007)
Wohlbefindens-Index der WHO	WHO-5	Bech et al. (2003)
Selbstratinginstrumentes zur Generalisierten Angst	GAD-7	Löwe et al. (2007)
Hospital Anxiety and Depression Scale	HADS-D	Herrmann-Lingen et al. (2011)
Montgomery-Åsberg-Depressions-Skala – short version	sv-MADRS	Möller und Schnitker (2007)
Hamburger Zwangsinventar – Kurzform	HZI-K	Klepsch et al. (1993)
General Health Questionnaire	GHQ-12	Goldberg und Williams (2006)
Gesundheitsfragebogen für Patienten – Depression	PHQ-2	Löwe et al. (2005)
Major Depression Inventory	MDI	Bech et al. (2001)
Screening für Somatoforme Störungen	SOMS	Rief und Hiller (2008)
Trierer Skalen zur Krankheitsbewältigung	TSK	Klauer und Filipp (1993)
SF-12 Fragebogen zum Gesundheitszustand	SF-12	Morfeld et al. (2011)
Sense of Coherence Scale	SOC-L9	Schumacher et al. (2000)
Symptom-Checkliste von Derogatis – Kurzform	SCL-9	Klaghofer und Brähler (2001)

32.3.7 Screeningverfahren

Eine weitere wichtige Verfahrensgruppe in der psychologischen Diagnostik sind Screeningverfahren. In der Psychosomatischen Medizin dient das Screening der Identifikation von Störungen und Belastungen, die häufig komorbid zu den psychosomatischen Erkrankungen auftreten (z. B. Depression, Persönlichkeitsstörungen), und der Identifikation von Patienten, bei denen erste subsyndromale Symptome der Erkrankung auftreten, aber die Erkrankung noch nicht im Vollbild manifestiert ist. Screening bezeichnet eine diagnostische Vorgehensweise, bei der Patienten bzgl. eines definierten Prüfbereichs auf einige relevante Kriterien hin untersucht werden. Dabei ist das Screening der Ausgangpunkt im diagnostischen Prozess; der weitere Ablauf hängt davon ab, ob spezifische Hypothesen vorliegen oder nicht. Liegen keine spezifische Hypothesen vor, ist der Einsatz störungsübergreifender Verfahren zu empfehlen, beim Vorliegen spezifischer Hypothesen der Einsatz störungsbezogener Verfahren. Das Ergebnis eines positiven Screenings ist kein Beleg dafür, dass eine Störung oder Erkrankung vorliegt, sondern ein Datum, das für die Planung der nachfolgenden differenzierten Diagnostik Informationen liefert. Für Screeningverfahren gelten neben den klassischen Gütekriterien insbesondere die Testökonomie bzgl. Zeit und Kosten. Zwei Aspekte der Validität spielen bei Screeningverfahren eine entscheidende Rolle: Die Sensitivität eines Tests ist die Wahrscheinlichkeit, dass ein Test bei einem tatsächlich Erkrankten positiv ausfällt, und die Spezifität eines Tests ist die Wahrscheinlichkeit, dass ein Test bei einem tatsächlich Gesunden negativ ausfällt. Für die klinische Brauchbarkeit müssen die Relationen beider Kennwerte optimiert werden. In ▶ Tabelle 32-9 sind exemplarisch einige Screeningverfahren für die Anwendung in der Psychosomatischen Medizin aufgeführt.

32.4 Schlussfolgerungen

Mittlerweile stehen zahlreiche Methoden der offenen und strukturierten Diagnostik in der Verhaltensmedizin und in der Psychosomatischen Medizin zur Verfügung, die auf einer soliden testtheoretischen Basis stehen und eine objektive, reliable und valide Erfassung von klinischen relevanten Merkmalen erlauben. In diesem Feld ist die Sicherstellung von Qualität besonders wichtig, da diagnostische und therapeutische (und auch versorgungsrelevante) Entscheidungen oftmals auf diagnostischen Verfahren basieren. Seit langem wird in der akademischen Psychologie angeregt, Qualitätsstandards für Diagnostika zu erstellen, die auch im klinischen Anwendungsbereich unverzichtbar sind. Bestünden diese Qualitätsstandards, müssten nicht immer wieder neue Verfahren entwickelt und »erfunden« werden, die es schwierig machen, sich im klinischen Feld zu verständigen und Forschungsbefunde sinnvoll zusammenzufassen.

Literatur

Albert SM. Defining and measuring quality of life in medicine. JAMA 1998; 279: 429–31.

Antonovsky A. Unraveling the mystery of health. How people manage stress and stay well. San Francisco: Jossey-Bass 1987.

Baumann U, Stieglitz R-D. Klinisch-psychologische Diagnostik. In: Kubinger KD, Jäger RS, (Hrsg). Schlüsselbegriffe der Psychologischen Diagnostik. Weinheim: Beltz PVU 2003; 242–8.

Baumann U, Stieglitz R-D. Psychodiagnostik psychischer Störungen: Allgemeine Grundlagen. In: Stieglitz R-D, Baumann U, Freyberger HJ (Hrsg). Psychodiagnostik in Klinischer Psychologie, Psychiatrie, Psychotherapie (2. Aufl.). Stuttgart: Thieme 2001; 3–20.

Bjorner JB, Rose M, Gandek B et al. Method of administration of PROMIS scales did not significantly impact score level, reliability, or validity. J Clin Epidemiol 2014; 67: 108–12.

Brähler E, Schumacher J, Strauß B (Hrsg). Diagnostische Verfahren in der Psychotherapie. Göttingen: Hogrefe 2002.

Forkmann T, Boecker M, Wirtz M et al. Adaptives Testen in der Psychotherapie. Klin Diagn Eval 2010; 3: 59–75.

Fraley RC, Waller NG, Brennan KA. An item response theory analysis of self-report measures of adult attachment. J Pers Soc Psychol 2000; 78: 350–65.

Franke GH. Symptom-Checklist-90®-Standard Göttingen: Hogrefe 2013.

Grawe K, Braun U. Qualitätskontrolle in der Psychotherapiepraxis. Z Klin Psychol 1994; 23: 242–67.

Geue K, Strauß B, Brähler E (Hrsg). Diagnostische Verfahren in der Psychotherapie. Göttingen: Hogrefe 2014.

Häcker H, Leutner D, Amelang M (Hrsg). Standards für pädagogisches und psychologisches Testen. Göttingen: Hogrefe 1998.

Herzberg PY, Brähler E. Psychologische Testverfahren. In: Adler RH et al. (Hrsg). Uexküll – Psychosomatische Medizin: Theoretische Modell und klinische Praxis. München: Elsevier Urban & Fischer 2011; 376–86.

Herzberg PY, Frey A. Kriteriumsorientierte Diagnostik. In: Hornke LF, Amelang M, Kersting M (Hrsg). Methoden der psychologischen Diagnostik. Enzyklopädie der Psychologie, B/II/2. Göttingen: Hogrefe 2011; 281–324.

Hoyer J, Margraf J (Hrsg). Angstdiagnostik – Grundlagen und Testverfahren. Heidelberg: Springer 2003.

Hoyer J, Uhmann S. Therapieevaluation. Klin Diag Eval 2008; 1: 84–106.

Jacobson NS, Truax P. Clinical significance: A statistical approach to defining meaningful change in psychopathology research. J Consul Clin Psych 1991; 59: 12–9.

Laireiter AR. Begriffe und Methoden der Netzwerk- und Unterstützungsforschung. In: Laireiter A (Hrsg). Soziales Netzwerk und soziale Unterstützung: Konzepte, Methoden und Befunde. Bern: Huber 1993; 15–44.

Laireiter AR, Baumann A, Stieglitz R-D. Soziodiagnostik: Soziales Netzwerk, Soziale Unterstützung und Soziale Anpassung. In: Stieglitz R-D, Baumann U, Freyberger HJ (Hrsg). Psychodiagnostik in Klinischer Psychologie, Psychiatrie, Psychotherapie. Stuttgart: Thieme 2001; 210–28.

Leppert K, Strauß B. Resilienz als Persönlichkeitsmerkmal: Kein Wunder, sondern Alltägliches! Psychol Österreich 2013; 33: 114–8.

Linden M, Haupt M-L. Erfassung von Nebenwirkungen in der Psychotherapie. In: Linden M, Strauß B (Hrsg). Risiken und Nebenwirkungen von Psychotherapie. Berlin: WMV 2013; 155–66.

Linden M, Strauß B (Hrsg). Risiken und Nebenwirkungen von Psychotherapie. Berlin: WMV 2013.

Nestoriuc Y, Rief W. Risiken und Nebenwirkungen von Verhaltenstherapie. In: Linden M, Strauß B (Hrsg). Risiken und Nebenwirkungen von Psychotherapie. Berlin: WMV 2013; 59–74.

Pawlik K. Modell- und Praxisdimensionen psychologischer Diagnostik. In: Pawlik K (Hrsg). Diagnose der Diagnostik. Stuttgart: Klett 1976; 13–43.

Rauschfleisch U. Projektive Tests. In: Petermann F, Eid M (Hrsg). Handbuch der Psychologischen Diagnostik. Göttingen: Hogrefe 2006; 127–34.

Roth M, Herzberg PY. Stand der Psychologischen Diagnostik in der Praxis: State of the art? Klin Diag Eval 2008; 1: 5–18.

Scheier M, Carver CS. Optimism, coping, and health: Assessment and implications of generalized outcome expectancies. Health Psychol 1985; 54: 219–47.

Schwarzer R (ed). Self-efficacy in the adoption and maintenance of health behaviors: Theoretical approaches and a new model. Washington, DC: Hemisphere 1992.

Strauß B, Schumacher J (Hrsg). Klinische Interviews und Ratingskalen. Göttingen: Hogrefe 2005.

Trull TJ, Durrett CA. Categorical and dimensional models of personality disorder. Ann Rev Clin Psychol 2005; 1: 355–80.

Trull TJ, Ebner-Priemer UW. Using experience sampling methods/ecological momentary assessment (ESM/EMA) in clinical assessment and clinical research: Introduction to the special section. Psychol Assessment 2009; 21: 457–62.

Wahl I, Löwe B, Rose M. Das Patient-Reported Outcome Measurement Information System (PROMIS). Klin Diagn Eval 2011; 4: 236–61.

Wittchen H-U, Schramm E, Zaudig M et al. Strukturiertes klinisches Interview für DSM-III-R. Weinheim: Beltz-Test 1990.

Wittchen H-U, Semmler G. Composite International Diagnostic Interview – CIDI. Weinheim: Beltz-Test 1992.

Zimmermann J, Benecke C, Bender DS et al. Persönlichkeitsdiagnostik im DSM-5. Psychotherapeut 2013; 58: 455–65.

33 Psychoedukative Ansätze und Legitimierung

Maria Kleinstäuber, Wolfgang Hiller

33.1 Einleitung

Unter einer Psychoedukation versteht man »systematische didaktisch-psychotherapeutische Interventionen [...], die dazu geeignet sind, Patienten und ihre Angehörigen über die Krankheit und ihre Behandlung zu informieren, das Krankheitsverständnis und den selbstverantwortlichen Umgang mit der Krankheit zu fördern und sie bei der Krankheitsbewältigung zu unterstützen« (Bäuml u. Pitschel-Walz 2003, S. 3). Sie spielt insbesondere in der Verhaltensmedizin eine wichtige Rolle. Betroffene mit psychosomatischen Störungsbildern erleben in der Regel ein sehr starkes Bedürfnis, Erklärungen für ihre Beschwerden zu finden. Zugleich werden sie häufig mit sehr widersprüchlichen Informationen zu ihren Symptomen konfrontiert, wie z. B. durch verschiedene Medienberichte oder voneinander abweichenden ärztlichen Meinungen. Dies kann verständlicherweise zu starker Verunsicherung, aber auch zu Ambivalenzen gegenüber Behandlungsansätzen führen, die möglicherweise sehr hilfreich für sie sein könnten. Das folgende Fallbeispiel einer Patientin im verhaltensmedizinischen Kontext, die erstmalig mit der Überlegung konfrontiert wird, eine Psychotherapie zu beginnen, soll dieses Problem verdeutlichen.

Fallbeispiel

Frau B. leidet seit ca. drei Jahren an starken Rückenschmerzen, die anfänglich nur intermittierend, seit dem vergangenen Jahr jedoch täglich auftreten. Die Schmerzen strahlen zudem in verschiedene Körperbereiche wie Nacken und Oberarme aus. Eine ihrer ersten Sätze, als sie sich bei einem Psychotherapeuten vorstellt, lautet: »Es ist einfach nicht mehr auszuhalten. Sie haben keine Ahnung, wie schlimm die Schmerzen sind.« Frau B. schildert zudem noch weitere Symptome wie z. B. starke Schweißausbrüche, schnelle Erschöpfbarkeit, Ein- und Durchschlafprobleme. Auf die Frage hin, was sie bisher zur Bewältigung ihrer Beschwerden unternommen habe, entgegnet sie: »Viel zu viel! Ich renne von Arzt zu Arzt, und keiner kann mir sagen, woran das alles liegt. In den letzten drei Jahren war ich bei mindestens 15 verschiedenen Experten, und keiner nimmt mich ernst.« Auf die Frage, warum ihr Hausarzt sie zum Psychotherapeuten überwiesen habe, meint sie: »Er ist überfordert mit mir und möchte mich nun als psychisch Kranke abschieben. Sie sehen also, ich kann es mir selbst nicht erklären, warum ich bei Ihnen bin. Ich wollte einfach nicht, dass er mir dann noch den ›Schwarzen Peter‹ zuschiebt und mir unterstellt, dass ich den ärztlichen Anweisungen nicht gefolgt sei.« Als der Psychotherapeut nach Belastungen im Alltag der Patientin fragt, reagiert diese ablehnend: »Bitte fangen Sie jetzt nicht an, mich zu analysieren. Meine Kindheit war glücklich, und ich habe nichts aufzuarbeiten. Ich bin nicht irre, ich habe eine großartige Familie und mein Leben ist vollkommen in Ordnung.« Frau B. beendet den ersten Kontakt mit dem Psychotherapeuten mit der Aussage, dass sie sich noch mal genau überlegen müsse, ob ihr eine Therapie was bringen würde, »denn nur ein bisschen über die Beschwerden zu reden, ist der falsche Ansatz«.

Des Weiteren zeigt sich in diesem Fallbeispiel sehr eindrücklich, dass das Krankheitsverständnis von Patienten, die man im Bereich der Psychosomatik antrifft, häufig sehr biomedizinisch geprägt ist. Betroffene weisen aus diesem Grund zumeist eine hohe Ambivalenz insbesondere gegenüber psychologischen Interventionen auf. Die Psychoedukation setzt genau an diesem Problem an: Wie kann der Patient dort abgeholt werden, wo er steht? Sie greift das gängige Bedürfnis psychosomatischer Patienten auf, Aufklärung über die Inhalte und Ziele von Psychotherapie bzw. anderen Behandlungsmöglichkeiten zu erhalten und stellt damit auch eine wichtige Grundlage für den Aufbau von Therapiemotivation dar. Nur indem der Patient verstehen lernt, warum ein bestimmter Behandlungsansatz für ihn hilfreich ist bzw. welche Ziele dieser verfolgt, kann er realistische Erwartungen entwickeln und sich langfristig selbstverantwortlich und eigenaktiv anstatt hilflos und passiv verhalten. Es konnte empirisch nachgewiesen werden, dass die Aufklärung von Patienten über Grundkonzepte und Vorgehensweisen einer geplanten Therapie diagnoseübergreifend deren Effektivität steigern bzw. Rückfall- und Wiederaufnahmeraten reduzieren kann (Rabovsky et al. 2009).

33.2 Definition des Behandlungsziels

Aus den Erläuterungen des vorherigen Abschnitts sowie dem Fallbeispiel wird deutlich, dass Psychoedukation verschiedene wichtige Ziele verfolgt. Diese werden zusammenfassend und störungsübergreifend im Folgenden beschrieben.

- Wissensvermittlung: Den Patienten zum »Experten« seiner Beschwerden machen und Krankheitsverständnis entwickeln
- Reduktion von Unsicherheit und Angst
- Vermittlung von Hoffnung und Zuversicht
- Steigerung der Akzeptanz gegenüber Beschwerden/Krankheit
- Steigerung der Therapiemotivation und Compliance

- Schaffung von Transparenz hinsichtlich des therapeutischen Vorgehens
- »Erweiterung« des subjektiven Erklärungsmodells des Patienten um psychosoziale Komponenten
- Unterstützung bei der Krankheitsbewältigung und selbstverantwortlicher Umgang mit Krankheit
- Enttabuisierung und Schaffung einer Basis für sozialen Austausch über die Erkrankung sowie Bedürfnissen des Betroffenen
- Ressourcenaktivierung

33.3 Beschreibung der Intervention

Zum Einstieg in psychoedukative Interventionen sollten unabhängig vom Störungsbild die subjektiven Vorstellungen des Patienten über die Entstehung seiner Beschwerden exploriert und veranschaulicht werden (► Kap. 4 und ► Kap. 35). Des Weiteren gibt es Themenbereiche, die störungsübergreifend in der Psychoedukation angesprochen werden sollten. Dazu zählen Informationen zur Stress- und Entspannungsreaktion des Körpers, zur Rolle der Aufmerksamkeitslenkung sowie zur Rolle von dysfunktionalen Gedanken und Verhaltensweisen bei der Aufrechterhaltung bzw. Verstärkung von Körpersymptomen. Diese Informationsvermittlung kann dann mit einem umfassenden bio-psycho-sozialen Störungsmodell abgerundet werden. Auf diese störungsübergreifenden Aspekte wird im ersten der folgenden Abschnitte eingegangen. Im zweiten Abschnitt werden dann zu einer Auswahl psychosomatischer Erkrankungen, auf die im vorliegenden Buch der Schwerpunkt gelegt wird, spezifische psychoedukative Inhalte ergänzt.

33.4 Störungsübergreifende psychoedukative Inhalte und Interventionen

33.4.1 Zusammenhang von Stress, emotionaler Belastung und Körperbeschwerden

Zum Einstieg in dieses Thema bieten sich Fragen an, die dem Patienten helfen, sich über Prozesse des geleiteten Entdeckens die Funktion der »körperlichen Stressreaktion« bewusst zu machen.

- Was ist eigentlich Stress?
- Wie lange gibt es schon Stress?
- Unter welchem Stress litten die Menschen zu Beginn der Menschheit?
- Wie würde ein Mensch in einer typischen Gefahrensituation (z. B. Angriff eines Raubtieres) reagieren?

Ihm soll deutlich werden, dass die menschliche Stressreaktion eigentlich eine sehr funktionale und hilfreiche Funktion trägt. Sie stellt einen wichtigen Anpassungs- bzw. einen Schutzmechanismus dar, indem sie die Leistungsfähigkeit des menschlichen Körpers in einer Bedrohungssituation erhöht. Sie hat sich im Verlauf der Evolution entwickelt und bietet dem Menschen einen Überlebensvorteil. Zur Veranschaulichung können an dieser Stelle verschiedene Stresstheorien vermittelt werden, wie z. B. die Fight-and-Flight-Theorie nach Cannon (1915).

Die menschliche Stressreaktion verliert jedoch ihren biologischen Sinn, wenn sie lange Zeit andauert oder zu häufig auftritt (z. B. Modell nach Selye 1956). Zur Erklärung dieses Phänomens ist es sinnvoll, dem Patienten die Funktionsweise des vegetativen Nervensystems einschließlich des Sympathikus und Parasympathikus in einer patientengerechten Weise zu vermitteln, wozu man Anregungen in verschiedenen Therapiemanualen findet

(z. B. Bleichhardt u. Weck 2011; Kleinstäuber et al. 2012). Stresserleben ruft Körperreaktionen hervor, die die bestehenden Körpersymptome aufrechterhalten und verstärken können. Zugleich kann verdeutlicht werden, wie die bewusste Herbeiführung einer Entspannungsreaktion im Körper eine positive Einwirkung auf die Körpersymptome hat bzw. langfristig den Patienten stressresistenter macht. Vor allem bei Patienten mit begleitenden Krankheitsängsten sollte in diesem Zusammenhang vermittelt werden, dass auch starke bzw. anhaltende negative Gefühle als Stressreaktionen wirken und indirekt Körpersymptome verstärken können (Bleichhardt u. Martin 2010). Zudem muss berücksichtigt werden, dass nicht nur externe stressauslösende Ereignisse eine wichtige Rolle spielen können, sondern die Körperbeschwerden und damit einhergehende Beeinträchtigungen im Alltag bereits Stressoren für den Patienten darstellen können. Dies wird auch in unserem Fallbeispiel deutlich, in dem Frau B. bereits in ihren ersten Sätzen gegenüber dem Psychotherapeuten zum Ausdruck bringt, wie stark sie die Symptome und ihre Sorgen über die Beschwerden belasten.

In einem nächsten Schritt werden nun individuelle stressauslösende Ereignisse und die individuelle Stressreaktion des Patienten exploriert. Hilfreich kann dafür sein, mit dem Patienten einen kurzen Stresstest durchzuführen (z. B. wird der Patient aufgefordert, unter Zeitdruck von 100 in 7er-Schritten rückwärts zu zählen). Alternativ kann man ihn auch ein Tagebuch zu seinem Stimmungszustand, Körperreaktionen und möglichen stressauslösenden Ereignissen führen lassen. Ein besonders anschauliches Verfahren, dem Patienten seine individuellen Zusammenhänge zwischen seinem Stresserleben und körperlichen Reaktionen zu vermitteln, stellt das Biofeedback dar (► Kap. 37).

Abschließend sollte darauf eingegangen werden, dass – in Abhängigkeit von der Bewertung eines Ereignisses – nicht jeder Mensch in gleicher Weise Stress erlebt bzw. dass auch intraindividuell Stresserleben schwanken kann. Als Grundlage kann hier das transaktionale Stressmodell nach Lazarus und Launier (1978) vermittelt werden. ► Abbildung 33-1 beinhaltet eine patientengerechte Darstellungsweise dieses Modells. Wenn dieses Modell besprochen wird, sollte der Patient unterstützt werden, auch bei sich selbst stressverstärkende Einstellungen, wie z. B. »Du musst alles perfekt machen« oder »Jeder muss dich mögen«, zu identifizieren.

Dieser Psychoedukationsabschnitt stellt die Grundlage für therapeutische Interventionen wie Entspannungsverfahren oder Stressbewältigungstraining dar (► Kap. 37 und ► Kap. 45).

33.4.2 Zusammenhang von Aufmerksamkeitslenkung und Körperbeschwerden

Dieses Thema sollte möglichst mit kleinen Verhaltensexperimenten eingeleitet werden. Die **direkte Erfahrung** psychobiologischer Zusammenhänge hilft dem Patienten, sie besser anzunehmen und zu verinnerlichen. Dies ist vor allem bei Patienten von Bedeutung, die gegenüber einer psychotherapeutischen Behandlung sehr skeptisch sind, wie auch Frau B. im Fallbeispiel. Eine Körperreise, bei der gezielt die Aufmerksamkeit auf bestimmte körperliche Wahrnehmungen gelenkt wird (z. B. die Temperatur ein- und ausströmender Luft in der Nase oder die genauen Punkte, an denen der Rücken die Stuhllehne berührt), eignet sich besonders gut. Im Rahmen der Nachbesprechung einer solchen Übung kann ergänzend die Metapher des »Scheinwerfers« genutzt werden, der »eingerostet« ist und dessen »Lichtkegel« ausschließlich auf die Körperbeschwerden gerichtet ist, während andere wichtige Dinge im Leben im Hintergrund verbleiben. Das Ziel besteht nun darin, diesen »Schweinwerfer« wieder zu flexibilisieren. Als

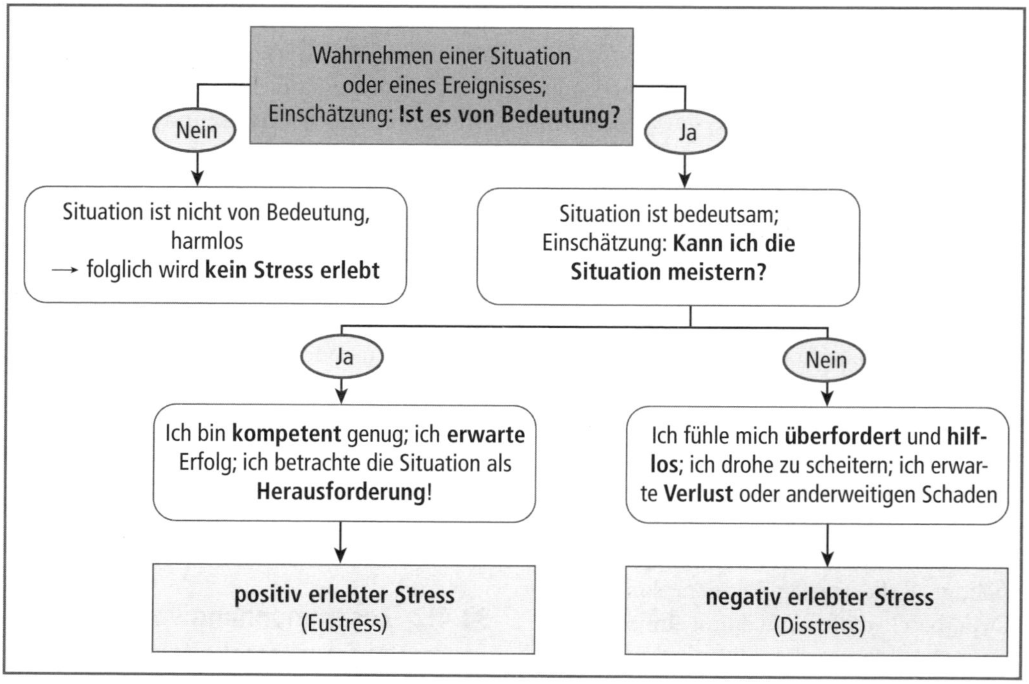

Abb. 33-1 Die Rolle von Bewertungen bei der Entstehung von Stresserleben (Kleinstäuber et al. 2012).

Grundlage für spätere therapeutische Interventionen zur Veränderung der Aufmerksamkeitslenkung können in diesem psychoedukativen Abschnitt weitere Verhaltensexperimente genutzt werden. Zum Beispiel kann mit dem Patient ein Eiswassertest (Basler u. Kröner-Herwig 1998) unter verschiedenen Instruktionen – eine auf den Schmerzreiz fokussierende oder eine ablenkende Instruktion – durchgeführt werden.

33.4.3 Zusammenhang zwischen dysfunktionalen Gedanken bzw. Vorstellungsbildern und Körperbeschwerden

Zum Einstieg in diesen Abschnitt der Psychoedukation sollten Verhaltensexperimente genutzt werden, mit denen der Zusammenhang von Kognitionen und Körpersymptomen verdeutlicht werden kann. Besonders geeignet erscheint dafür die sog. »Zitronen-Übung«, bei der der Patient instruiert wird, »sich vorzustellen, wie er langsam eine Zitronenscheibe dem Mund zuführt und dann in das saftige Fruchtfleisch der Zitrone beißt, sodass sich der Zitronensaft im Mund ergießt« (Rief u. Hiller 2011, S. 62). Besteht die Möglichkeit, mit dem Patienten eine Biofeedbacksitzung durchzuführen, können die körperlichen Reaktionen auf verschiedene positive und negative Gedanken veranschaulicht werden. Alternativ können auch Formeln aus dem autogenen Training verwendet werden, bei der gedankliche Vorstellungen eine körperliche Veränderung induzieren können (Schultz 1989).

Bei der Auswertung dieser Übungen gemeinsam mit dem Patienten kann auch das ABC-Modell (Ellis 1973) ins Gespräch gebracht werden, in dem die Wirkung von Gedanken (Komponente B für »beliefs«) auf Ge-

Tab. 33-1 Körperbezogene Vorstellungen und ihre Konsequenzen (Bleichhardt u. Weck 2011).

Krankheit	Vorstellung	Mögliche Konsequenzen
Magenkrebs	Magenkrebs frisst sich durch die Magenschleimhaut.	Erhöhte Magensäureproduktion und Verspannungen im Bauchbereich führen zu Übelkeit und Magenkrämpfen.
Knochenkrebs	Der Oberschenkelknochen wird vom Krebs zerfressen.	Verspannungen im Bereich des Oberschenkels und das Einnehmen einer Schonhaltung führen zu Schmerzen im Oberschenkel.
Herzerkrankung	Das Herz ist schwer geschädigt und kann das Blut nicht richtig transportieren.	Beschleunigter Herzschlag, Verkrampfung der Rippenmuskulatur und Veränderung der Atmung führen zu Herzstolpern, Schmerzen im Brustkorb und Atemnot.
Kehlkopfkrebs	Der Kehlkopf ist angeschwollen, und dies könnte zum Ersticken führen.	Verkrampfung der Halsmuskulatur und Veränderung der Atmung führen zu Erstickungsgefühlen und Verstärkung des Globusgefühls.

fühle, Verhalten sowie auch Körperreaktionen (Komponente C für »consequences«) und deren Auslöser (Komponente A für »activating event«) veranschaulicht wird. Dieses Modell kann auf jegliche Art von Gedanken, die negative Konsequenzen haben, übertragen werden. Bei Frau B. aus unserem Fallbeispiel würden z. B. Sätze »Ich halte das nicht mehr aus« oder »Keiner nimmt mich ernst« eine wichtige Rolle spielen. Mit dieser psychoedukativen Intervention ist der Weg für die Identifikation dysfunktionaler Gedanken des Patienten und für den Einsatz kognitiver Umstrukturierungstechniken geebnet. Bei Patienten mit hypochondrischen Ängsten sollte berücksichtigt werden, dass diese die Befürchtung aufweisen können, dass man allein durch die Vorstellung einer ernsthaften Erkrankung tatsächlich auch an ihr erkranken kann. Sie sollten beruhigt werden, dass dafür keine wissenschaftlichen Befunde vorliegen. Bleichhardt und Weck (2011) geben in ihrem Therapiemanual sehr anschauliche Beispiele für dysfunktionale körperbezogene Vorstellungen und deren körperliche Konsequenzen (► Tab. 33-1).

33.4.3 Zusammenhang zwischen dysfunktionalen Verhaltensweisen und Körperbeschwerden

Zu den typischen dysfunktionalen Verhaltensweisen von Patienten im Bereich der Psychosomatik zählen u. a. (Bleichhardt u. Martin 2010; Rief u. Hiller 2011):

- Vermeidungs- und Schonverhalten
  z. B. körperliche Anstrengung oder bestimmte Körperhaltungen vermeiden, Termine absagen, Atmung verändern, Vermeidung bestimmter Orte (z. B. Krankenhäuser), Vermeidung bestimmter Lebensmittel
- Sicherheitssuchendes Verhalten
  - Rückversicherungsverhalten beim Arzt
  - exzessive Medienrecherche
  - Selbstkontrollverhalten: Body Checking
    z. B. Abtasten der Brust, Suche nach Hautveränderungen, wiederholtes Schlucken, Blutdruckmessungen
- Verhalten im Rahmen der Krankenrolle

Vermeidungs- und Schonverhaltensweisen treten bei Patienten in der Regel aus der Angst

Tab. 33-2 Kurz- und langfristige, positive und negative Konsequenzen von Schon- und Vermeidungsverhalten.

	positiv	negativ
kurzfristig	• Abnahme der Angst vor Symptomverschlimmerung • Zuwendung und Aufmerksamkeit • Vermeidung körperlicher Missempfindungen (z. B. Muskelkater)	• negative Rückmeldung von Außenstehenden • Unzufriedenheit mit sich selbst
langfristig	• Zuwendung und Aufmerksamkeit • Abgabe von Verantwortung/unangenehmen Aufgaben	• Ausbleiben hilfreicher Lernerfahrungen • anhaltende Aufmerksamkeitsfokussierung auf Körperbeschwerden • sinkende Lebensqualität • sozialer Rückzug • Einschränkung von Freizeitaktivitäten • Kontrollverlust/Abhängigkeit • sinkende Selbstwirksamkeit • Dekonditionierung

heraus auf, dass sie durch bestimmte Aktivitäten, z. B. durch körperliche Bewegung, eine Verstärkung ihrer Beschwerden hervorrufen (Vlaeyen u. Linton 2000). In der Folge wird dieses Verhalten vermieden (Vlaeyen u. Linton 2000). Als psychoedukative Intervention zum Einstieg ist es wichtig, mit dem Patienten die kurz- und langfristigen negativen Konsequenzen des Schon- und Vermeidungsverhaltens im Rahmen eines Vier-Felder-Schemas zu besprechen. Ein Beispiel konkret zur Vermeidung körperlicher Aktivität findet sich in ▸ Tabelle 33-2.

Basierend auf dieser Übung kann der Patient durch geleitetes Entdecken einen Teufelskreis herleiten, aus dem die negativen Konsequenzen des Schon- und Vermeidungsverhaltens hervorgehen, die ggf. sogar in einer Verstärkung körperlicher Symptome münden können (z. B. bei Dekonditionierung). Zugleich muss man berücksichtigen, dass Patienten auch in ein gegenteiliges dysfunktionales Verhalten verfallen können, indem sie sich zu sehr verausgaben und an ihre Grenzen gehen. In diesem Fall ist das Verhalten ggf. dadurch motiviert, dass die Patienten mit den Einschränkungen, die sie im Alltag durch ihre körperlichen Beschwerden erleben, nur sehr schwer umgehen können und sich selbst beweisen müssen, dass sie so funktionieren können »wie früher«. Ein entsprechendes Vier-Felder-Schema sowie ein Teufelskreis analog zum Vorgehen bei Vermeidungsverhalten ergeben sich auch in diesem Fall als geeignete psychoedukative Intervention.

Ähnlich wie beim Schon- und Vermeidungsverhalten steht als psychoedukatives Element zum Einstieg bei **sicherheitssuchendem Verhalten** die Herleitung eines Vier-Felder-Schemas mit positiven und negativen kurz- und langfristigen Konsequenzen sowie ein dazugehöriges Teufelskreismodell im Vordergrund. Insbesondere bei exzessiver Rückversicherung beim Arzt, wie es auch in unserem Fallbeispiel von Frau B. eine wichtige Rolle zu spielen scheint, sollten vor dem Vier-Felder-Schema zunächst noch die bisherigen Erfahrungen des Patienten mit Arztbesuchen und seine Bedürfnisse an einen idealen Arzt exploriert werden (Bleichhardt u. Weck 2011). Im Folgenden findet sich ein Beispiel, wie ein solches Gespräch eingeleitet werden könnte.

Th.: Ich möchte in der heutigen Sitzung noch mal auf Ihre bisherigen Erfahrungen im Rahmen der vielen Arztkonsultationen, die sie im vergangenen Jahr erlebt haben, eingehen.

Pat.: Ich kann Ihnen nur sagen, dass mich dieses von Arzt-zu-Arzt-Gerenne ziemlich frustriert.

Th.: Was frustriert Sie genau?

Pat.: Ich gehe jedes Mal wieder mit neuer Hoffnung in die Praxis, dass nun endlich eine Ursache für meine Beschwerden gefunden wird. Dann finden in der Regel mehrere Untersuchungen statt, während derer ich mich sehr angespannt fühle und es kaum aushalten kann, bis ich endlich das Ergebnis erfahre. Das fällt dann in der Regel sehr ernüchternd aus. Die Botschaft, dass mal wieder nichts gefunden wurde, enttäuscht mich. Ich fühle mich so, als würde ich mich ständig im Kreis drehen. Irgendwann geht mir die Energie dafür aus. Hinzu kommt, dass ich auch den Eindruck habe, dass ich nicht mehr ernst genommen werde. Selbst wenn ich zu einem neuen Arzt gehe, habe ich den Eindruck, dass dieser mir – sobald er von meiner ganzen Vorgeschichte erfährt – nicht mehr richtig zuhört.

Th.: Haben Sie sich schon mal Gedanken darüber gemacht, was ein Arzt machen müsste, damit Sie nicht mehr so frustriert aus seiner Praxis gehen? Wie würde solch ein idealtypischer Arzt für Sie aussehen?

Pat.: Am wichtigsten wäre für mich, dass er sich Zeit für mich nimmt und mir wirklich zuhört. Ich möchte das Gefühl haben, dass er mich ernst nimmt. Natürlich ist mir zudem auch sehr wichtig, dass er kompetent ist und mir möglicherweise helfen kann, meine Beschwerden endlich zu heilen. Ich gebe die Hoffnung nicht auf, irgendwann den Arzt zu finden, der mir endlich die Ursache für meine Beschwerden nennen kann. [Aus den Angaben des Patienten gehen verschiedene Bedürfnisse hervor: Neben dem Bedürfnis nach Sicherheit strebt der Patient auch nach dem Bedürfnis, ernst genommen und umsorgt zu werden.]

Th.: Das kann ich sehr gut verstehen, nach der langen Behandlungs- und Krankengeschichte, die Sie hinter sich haben. Jetzt haben Sie aber selbst zu Beginn unseres Gesprächs schon gesagt, dass Sie die ständigen Arztbesuche ziemlich frustrieren. Lassen Sie uns daher noch weitere Folgen sammeln, die mit Ihren häufigen Arztbesuchen einhergehen. Ich habe hier mal eine Tabelle mit kurz- und langfristigen, positiven und negativen Konsequenzen vorbereitet …

Insbesondere beim **körperkontrollierenden Verhalten** bietet es sich an, dem Vier-Felder-Schema ein Verhaltensexperiment in Form einer paradoxen Intention voranzuschalten. Der Patient wird z. B. gebeten, ein bestimmtes Kontrollverhalten besonders häufig am Tag durchzuführen. Aus diesem Verhaltensexperiment lassen sich die Konsequenzen des dysfunktionalen Verhaltens besonders gut ableiten.

Abschließend steht noch **dysfunktionales Verhalten im Rahmen der Krankenrolle**. Hier spielt die Psychoedukation eine wichtige Rolle, die Bedeutung von Krankheitsgewinn in der Aufrechterhaltung der Störung dem Patienten näher zu bringen. Dieses Thema ist in der Regel schwierig einzuleiten. Beim Patienten kann schnell der Eindruck entstehen, dass man ihm unterstellt, er sei ein Simulant, der sich absichtlich Nutzen durch seine Beschwerden verschaffe. Bevor man zur Identifizierung positiver Konsequenzen der Krankenrolle übergeht, sollte man daher mit den folgenden Fragen eine »sanfte« Einleitung schaffen und den Patienten schrittweise an das heikle Thema heranführen (Kleinstäuber et al. 2012):

- Fragen zur Erfahrung von Bekannten und Freunden, wie z. B.
  - War einmal jemand aus Ihrer Familie oder aus Ihrem Bekanntenkreis über einen längeren Zeitraum krank?
  - Was hat die Person aufgrund ihrer Beschwerden vermisst? Wie haben andere Personen auf die Beschwerden reagiert?
  - Hatte die Person irgendwelche Vorteile aus ihrer Erkrankung?

- Fragen zu Erfahrungen des Patienten in der Kindheit
  - Wenn Sie als Kind krank waren, wie haben da Ihre Eltern reagiert?
  - Mussten Sie damals zum Arzt und haben dadurch die Schule verpasst?
  - Wurde Ihnen vielleicht mehr Aufmerksamkeit zuteil, wenn Sie krank waren?
- Überleitung zur Identifikation positiver Folgen der Krankenrolle
  - Bisher haben wir uns vor allem mit den negativen Seiten Ihrer Erkrankung befasst. Lassen Sie uns nun auch mal die andere Seite betrachten ...

Diese psychoedukativen Interventionen zur Rolle von dysfunktionalen Verhaltensweisen schaffen die Grundlage für weitere therapeutische Interventionen wie z. B. Expositionsübungen zum Abbau von Schon- und Vermeidungsverhalten, zum Aufbau einer gesunden, an die Umstände des Patienten angepasste körperliche Aktivität oder Verhaltensverträge (z. B. zum Abbau von Inanspruchnahmeverhalten, Medienrecherche oder Body Checking; ► Kap. 36 und ► Kap. 46).

33.4.5 Bio-psycho-soziales Störungsmodell

Die Psychoedukation kann abschließend mit einem zusammenfassenden bio-psycho-sozialen Erklärungsmodell abgerundet werden. Der Aufbau dieses Modells und die einzelnen Komponenten können in Abhängigkeit vom Störungsbild sehr verschieden aussehen (siehe auch störungsspezifische Modelle in ► Teil VI). Das Störungsmodell stellt störungsübergreifend einen wichtigen Ausgangspunkt dar, die Ziele verschiedener Behandlungsansätze – insbesondere einer Psychotherapie – für den Patienten plausibel und transparent herzuleiten.

33.5 Störungsspezifische psychoedukative Interventionen und Inhalte

Für eine individuell auf den Patienten zugeschnittene Psychoedukation ist es wichtig, dass der Therapeut gewisse störungsspezifische Inhalte berücksichtigt, wie z. B. die Aufklärung des Patienten über das betreffende Störungsbild und seine Ursachen, Prognose und Verlauf oder über verschiedene Behandlungsmöglichkeiten. Dies bedeutet nicht, dass der Therapeut Experte für spezifische medizinische Fragen im Zusammenhang mit den jeweiligen körperlichen Beschwerden sein muss, jedoch erscheint es hilfreich, auf medizinisches Grundwissen zu den Symptomen zurückgreifen zu können. Im Folgenden (► Tab. 33-3) werden exemplarisch zu den Anwendungsfeldern der Psychosomatik, die auch später in ► Teil VI im Detail besprochen werden, psychoedukative Programme zusammengestellt. Ergänzend sollte sich der Therapeut ein entsprechendes Grundwissen aus medizinischer Fachliteratur aneignen, wie z. B. eine ausführliche Einführung in verschiedene schmerzbezogene Störungsbilder bei Kröner-Herwig et al. (2007) oder auf Internetportalen, deren wissenschaftliche Qualität gesichert ist und die zugleich von Patienten häufig aufgesucht werden (z. B. http://www.netdoktor.de).

33.6 Wissenschaftliche Fundierung

Zusammenfassend lässt sich hinsichtlich der wissenschaftlichen Fundierung von Psychoedukation in der Verhaltensmedizin feststellen, dass bisher die Effektivität psychoedukativer Interventionen vorwiegend im Kontext multimodaler kognitiv-verhaltenstherapeutischer Therapiekonzepte untersucht wurde.

Tab. 33-3 Exemplarische Übersicht zu psychoedukativen Programmen, aktuellen Wirksamkeitsnachweisen sowie Leitlinienempfehlungen für verschiedene Anwendungsfelder der Verhaltensmedizin

Anwendungsfeld	Exemplarische psychoedukative Programme/ psychoedukative Module multimodaler therapeutischer Programme	Wirksamkeitsnachweis für Psychoedukation*	Leitlinienempfehlungen
Schmerzsyndrome	Marburger Schmerzbewältigungsprogramm nach Basler und Kröner-Herwig (1998)	Aktuelle Metaanalyse: Engers et al. (2008)	DGPs: Empfohlen als »wirksam« als integrierter Bestandteil einer KVT oder einer MDT, nicht als Monotherapie (Martin et al. 2013, S. 90)
Multiple somatoforme Störungen	Kognitiv-verhaltenstherapeutisches Programm bei chronischen, multiplen, medizinisch unerklärten Körperbeschwerden nach Kleinstäuber et al. (2012)	Aktuelle Metaanalyse (beinhaltet Subgruppenanalyse zu Psychoedukation in Form eines Reattributionstrainings): Kleinstäuber et al. (2011)	DGPs: Empfohlen als »wirksam« als integrierter Bestandteil einer KVT oder einer MDT, nicht als Monotherapie (Martin et al. 2013, S. 50) AWMF: Psychoedukation wird als Zusatzelement in einem Gesamtbehandlungsplan, aber nicht als Monotherapie empfohlen (Arbeitsgemeinschaft der Wissenschaftlichen Medizinischen Fachgesellschaften 2012e).
Funktionelle körperliche Syndrome am Beispiel unspezifischer nichtkardialer Brustschmerzen	Ein deutschsprachiges veröffentlichtes, psychoedukatives Programm liegt nach aktuellem Erkenntnisstand nicht vor. Englischsprachige Programme sind zu finden bei Esler et al. (2003) und Sanders et al. (1994).	Aktuelle RCTs: Petrie et al. (2007), Esler et al. (2003), Sanders et al. (1994)	DGPs: Psychoedukation wird als »möglicherweise wirksam« bewertet (Martin et al. 2013, S. 145).
Koronare Herzerkrankungen am Beispiel Hypertonie	Hypertonie-Alliance-Programm (HAP) nach Köllner et al. (2010)	Aktuelle Metaanalysen: Aldcroft et al. (2011), Boulware et al. (2001)	AWMF: Empfehlung von Maßnahmen zur Änderung des Lebensstils für alle Hypertoniker mit entsprechender

Tab. 33-3 (Fortsetzung)

Anwendungsfeld	**Exemplarische psychoedukative Programme/ psychoedukative Module multimodaler therapeutischer Programme**	**Wirksamkeitsnachweis für Psychoedukation***	**Leitlinienempfehlungen**
			Indikation (Arbeitsgemeinschaft der Wissenschaftlichen Medizinischen Fachgesellschaften 2008a)
Diabetes mellitus	Selbstmanagement für Diabetes Typ 2: Schulung- und Behandlungsprogramm für Menschen mit Typ-2-Diabetes, die nicht Insulin spritzen (MEDIAS 2 Basis) oder die Insulin spritzen (MEDIAS 2 ICT) nach Kulzer et al. (2011, 2012)	Aktuelle Metaanalysen: Minet et al. (2010), Chodosh et al. (2005), Deakin et al. (2005), Steed et al. (2003), Norris et al. (2001), Steed et al. (2003)	DDG: Allen Patienten mit Typ-2-Diabetes soll eine umfassende Basisschulung mit einem publizierten und evaluierten Schulungs- und Behandlungsprogramm angeboten werden (Kulzer et al. 2013).
Entzündliche Darmerkrankungen am Beispiel Morbus Crohn und der Colitis ulcerosa	Ein deutschsprachiges, veröffentlichtes, psychoedukatives Programm liegt nach aktuellem Erkenntnisstand nicht vor.	Aktuelle Metaanalysen: Timmer et al. (2011), Barlow et al. (2010); beide Metaanalysen konnten keinen Effekt von rein psychoedukativen Maßnahmen auf gesundheitsbezogene Outcomes und das Wohlbefinden nachweisen.	AWMF: Für reine Patientenschulungsprogramme konnte bisher kein ausreichender Nachweis für einen positiven Effekt auf den Krankheitsverlauf und den psychischen Zustand der Betroffenen erbracht werden. Psychotherapie (einschließlich psychoedukativer Elemente) ist nur bei komorbiden psychischen Störungen, reduzierter gesundheitsbezogener Lebensqualität und maladaptiver Krankheitsbewältigung indiziert. (Arbeitsgemeinschaft der Wissenschaftlichen Medizinischen Fachgesellschaften 2008b, 2011b).

Tab. 33-3 (Fortsetzung)

Anwendungsfeld	Exemplarische psychoedukative Programme/psychoedukative Module multimodaler therapeutischer Programme	Wirksamkeitsnachweis für Psychoedukation*	Leitlinienempfehlungen
Krebserkrankungen	Strukturierte psychoedukative Gruppenintervention für Krebspatienten nach Weis et al. (2006) sowie weitere empfohlene psychoedukative Inhalte nach Herschbach und Keller (1995)	Aktuelle Metaanalysen: Faller et al. (2013), Fors et al. (2011)	AWMF: Die Wirksamkeit bedarfsgerecht angebotener psychoedukativer Interventionen auf die Krankheitsverarbeitung bei verschiedenen Krebsarten (z. B. Mamma-, Magen- und hepatozelluläres Karzinom, maligner Ovarialtumor, malignes Melanom) wird als gesichert angesehen (Arbeitsgemeinschaft der Wissenschaftlichen Medizinischen Fachgesellschaften 2012a, 2012d, 2013a, 2013b, 2013c).
Atemwegserkrankungen am Beispiel Asthma bronchiale	Asthma-Behandlungs- und Schulungsprogramm ABUS für die stationäre pneumologische Rehabilitation, entwickelt an der Heinrich-Heine-Universität Düsseldorf (vgl. Worth 1997) Programmübergreifende Säulen der Patientenschulung bei Atemwegserkrankungen nach Kaiser et al. (1995)	Aktuelle Metaanalyse und systematisches Review: Clarke und Calam (2012), Smith et al. (2005)	AWMF: Eine Patientenschulung wird als gesicherter und essenzieller Bestandteil der Asthmatherapie gesehen. Jeder Asthmapatient mit einer Indikation zu einer medikamentösen Langzeittherapie soll zeitnah Zugang zu einem entsprechenden Schulungsprogramm erhalten (Arbeitsgemeinschaft der Wissenschaftlichen Medizinischen Fachgesellschaften 2009a).
Chronische Erschöpfung	Beschreibung psychoedukativer Elemente aus einer Therapiebeschreibung zu einer KVT bei chronischem Erschöpfungssyndrom nach Gaab und Ehlert (2005)	Aktuelle Metaanalysen zur Wirksamkeit von KVT, die Psychoedukation einschließen: Malouff et al. (2008), Price et al. (2008)	DGPs: Eine auf chronische Erschöpfung spezifizierte kognitive Verhaltenstherapie (einschließlich psychoedukativer Elemente) wird als »wirksam« bewertet (Martin et al. 2013, S. 105).

Tab. 33-3 (Fortsetzung)

Anwendungsfeld	Exemplarische psychoedukative Programme/ psychoedukative Module multimodaler therapeutischer Programme	Wirksamkeitsnachweis für Psychoedukation*	Leitlinienempfehlungen
Tinnitus	Kognitiv-verhaltenstherapeutische Tinnitusedukation nach Kröner-Herwig et al. (2010)	Aktuelle Metaanalysen zur Wirksamkeit von KVT, die Psychoedukation einschließen: Hesser et al. (2011), Martinez-Devesa et al. (2010)	AWMF: Tinnitusspezifische kognitive Verhaltenstherapie (einschließlich psychoedukativer Module) wird als sinnvolle Maßnahme bei chronisch (>3 Monate) dekompensiertem Tinnitus bewertet (Arbeitsgemeinschaft der Wissenschaftlichen Medizinischen Fachgesellschaften 2010).
Somatoformer Schwindel	Beschreibung zur Psychotherapie bei Schwindelerkrankungen nach Schaaf (2007)	Aktuelle Metaanalyse zur Wirksamkeit von KVT, die Psychoedukation einschließt: Schmid et al. (2011)	DGPs: Kognitive Verhaltenstherapie (einschließlich psychoedukativer Elemente) kombiniert mit vestibulärer Rehabilitation oder Entspannungstraining wird als »möglicherweise wirksam« bewertet (Martin et al. 2013, S. 170).
Essstörungen am Beispiel der Anorexia und Bulimia nervosa	Beschreibung psychoedukativer Elemente aus einem Therapiemanual zu einer KVT bei Anorexie und Bulimie nach Legenbauer und Vocks (2006)	Aktuelle Metaanalyse und ein systematisches Review zur Wirksamkeit von KVT, die Psychoedukation einschließt: Hay (2013), Hay et al. (2009)	AWMF: Kognitive Verhaltenstherapie (einschließlich psychoedukativer Elemente) wird als Psychotherapie der ersten Wahl bei Bulimie empfohlen. Psychoedukation zur Ernährung/ Ernährungsberatung wird nicht als alleinige Methode bei Anorexie, sondern nur in Kombination mit einer evidenzbasierten Psychotherapie empfohlen (Arbeitsgemeinschaft

Tab. 33-3 (Fortsetzung)

Anwendungsfeld	Exemplarische psychoedukative Programme/ psychoedukative Module multimodaler therapeutischer Programme	Wirksamkeitsnachweis für Psychoedukation*	Leitlinienempfehlungen
			der Wissenschaftlichen Medizinischen Fachgesellschaften 2011).
HIV/AIDS	Ein deutschsprachiges, veröffentlichtes, psychoedukatives Programm liegt nach aktuellem Erkenntnisstand nicht vor. Cognitive Behavioral Stress-Management für HIV-infizierte Menschen nach Antoni et al. (2007)	Systematisches Review zur Wirksamkeit von KVT, die Psychoedukation einschließt: Carrico und Antoni (2008)	Die aktuelle Leitlinie der AWMF zur Behandlung der HIV-Infektion enthält keine Empfehlungen hinsichtlich psychoedukativer Maßnahmen (Arbeitsgemeinschaft der Wissenschaftlichen Medizinischen Fachgesellschaften 2012b).
Neurologische Erkrankungen am Beispiel Morbus Parkinson (MP)	Beschreibung psychoedukativer Elemente aus einer Therapiebeschreibung zu einer KVT bei MP nach Leplow (2007)	Aktuelle (randomisiert) kontrollierte Studien, z. B.: Chlond et al. (2013), Tiihonen et al. (2008)	Die aktuelle Leitlinie der AWMF zur Behandlung des MP enthält keine Empfehlungen hinsichtlich psychoedukativer bzw. psychosozialer Maßnahmen, außer bei bestehender komorbider psychischer Störungen wie z. B. Depression (Arbeitsgemeinschaft der Wissenschaftlichen Medizinischen Fachgesellschaften 2012c).
Dermatologische Erkrankungen am Beispiel der Neurodermitis (Atopische Dermatitis)	Neurodermitisschulung nach Gieler et al. (2001)	Aktuelle Metaanalyse und systematisches Review: de Bes et al. (2011), Chida et al. (2007)	AWMF: Eine interdisziplinäre Neurodermitisschulung wird bei chronischer bzw. chronisch rezidivierender Neurodermitis empfohlen (Arbeitsgemeinschaft der Wissenschaftlichen Medizinischen Fachgesellschaften 2011a).

Tab. 33-3 (Fortsetzung)

Anwendungsfeld	Exemplarische psychoedukative Programme/ psychoedukative Module multimodaler therapeutischer Programme	Wirksamkeitsnachweis für Psychoedukation*	Leitlinienempfehlungen
Gynäkologie am Beispiel der Prämenstruellen Dysphorischen Störung	Ein deutschsprachiges veröffentlichtes, psychoedukatives Programm liegt nach aktuellem Erkenntnisstand nicht vor. Englischsprachiges, psychotherapeutisches Programm zur Bewältigung prämenstrueller Beschwerden nach Taylor und Colino (2002)	Aktuelle Metaanalyse und ein systematisches Review zur Wirksamkeit von KVT, die Psychoedukation einschließt: Kleinstäuber et al. (2012), Busse et al. (2009)	RCOG: In der Leitlinie zum Management des prämenstruellen Syndroms wird kognitive Verhaltenstherapie (einschließlich psychoedukativer Elemente) als routinemäßige Intervention bei schwergradigen prämenstruellen Beschwerden empfohlen (Royal College of Obstetricians and Gynaecologists 2007).
Schlafstörungen	Schlaftraining (einschließlich psychoedukativer Module) nach Müller und Paterok (2010)	Aktuelle Metaanalysen zur Wirksamkeit von KVT, die Psychoedukation einschließt: Morin et al. (1999, 2006)	AWMF: Kognitiv-verhaltenstherapeutische Kombinationsprogramme, die Psychoedukation einschließen, werden bei primären Insomnien als empirisch gestützte Interventionen bewertet (Arbeitsgemeinschaft der Wissenschaftlichen Medizinischen Fachgesellschaften 2009b).

KVT = kognitive Verhaltenstherapie; MDT = multidisziplinäre Therapie; DDG = Deutsche Diabetes-Gesellschaft; AWMF = Arbeitsgemeinschaft der Wissenschaftlichen Medizinischen Fachgesellschaften e. V.; DGPs = Deutsche Gesellschaft für Psychologie; RCOG = Royal College of Obstetricians and Gynaecologists; RCT = randomisiert-kontrollierte Studie. * Liegen nach aktuellem Forschungsstand keine Metaanalysen/systematischen Reviews zu Psychoedukation vor, wurden entweder Metaanalysen/systematische Reviews zu multimodalen psychosozialen Interventionen, die Psychoedukation einschließen, oder zu einzelnen (randomisiert) kontrollierten Studien zu Psychoedukation berichtet.

Deren Wirksamkeit konnte für eine Vielzahl verschiedener psychosomatischer Störungsbilder sowie hinsichtlich unterschiedlicher psychologischer Ergebnismaße, wie z. B. die Krankheitsbewältigung und die Lebensqualität, nachgewiesen werden. Genauere Informationen zu den Effektstärken können aus den Übersichtsarbeiten, die in ► Tabelle 33-3 aufgelistet sind, entnommen werden. Daher begründet sich auch, dass für einen Großteil von Störungsbildern in der Verhaltensmedizin im Rahmen von evidenzbasierten Behandlungsleitlinien, wie sie z. B. von der Arbeitsgemeinschaft der Wissenschaftlichen Medizinischen Fachgesellschaften e. V. (AWMF) oder der Deutschen Gesellschaft für Psychologie (DGPs) erstellt werden, Psychoedukation als essenzieller Bestandteil eines multimodalen und in der Regel interdisziplinären Behandlungskonzepts bewertet wird (► Tab. 33-3).

Bei vereinzelten psychosomatischen Störungsbildern, wie z. B. Diabetes mellitus, Hypertonie oder Asthma bronchiale, wurde sogar die isolierte Wirksamkeit von Psychoedukation untersucht und nachgewiesen. Auch in diesem Fall werden psychoedukative Interventionen aber immer als Bestandteil eines komplexen interdisziplinären Behandlungsplans und nicht als Monotherapie empfohlen.

Bei vereinzelten somatoformen Störungen bzw. funktionellen Syndromen, wie z. B. dem nichtkardialen Brustschmerz (z. B. Esler et al. 2003) oder auch bei der Hypochondrie (z. B. Buwalda et al. 2006), konnte ebenfalls isoliert für Psychoedukation eine statistisch bedeutsame Wirksamkeit nachgewiesen werden. Bei beiden Störungsbildern ist die Qualität der Wirksamkeitsevidenz noch nicht ausreichend, weswegen die Deutsche Gesellschaft für Psychologie (DGPs) in ihren Leitlinien kognitiv-verhaltenstherapeutische Psychoedukation als Monotherapie nur als »möglicherweise wirksam« bewertet (Martin et al. 2013, S. 64, 145).

Des Weiteren liegen im Bereich der (undifferenzierten) Somatisierungsstörung mehrere Studien vor, die sog. Reattributionstrainings (Goldberg et al. 1989) auf ihre Wirksamkeit überprüft haben. Es handelt sich dabei um psychoedukative Programme, die primär von Hausärzten eingesetzt werden. Das Hauptziel besteht darin, den Allgemeinmediziner darin zu unterstützen, dem Patienten möglichst frühzeitig zu vermitteln, dass für die individuellen Beschwerden neben organischen auch andere Einflussbedingungen in Betracht zu ziehen sind. Bisherige Evaluationsstudien weisen jedoch eher widersprüchliche Ergebnisse auf (z. B. Kleinstäuber et al. 2011; Morriss et al. 2007; Rief et al. 2006; Rosendal et al. 2007), weswegen die Behandlungsleitlinien der DGPs sie auch nur als »möglicherweise wirksam« einstufen (Martin et al. 2013, S. 50).

33.7 Praktisches Vorgehen, Probleme, »Tipps«

Die in diesem Kapitel beschriebenen störungsübergreifenden wie auch spezifischen psychoedukativen Inhalte und Strategien lassen sich im ambulanten wie auch stationären Therapiesetting bzw. im Einzel- wie auch Gruppenformat oder einer Kombination aus beidem realisieren. Ein besonderer Vorteil von Psychoedukation im Rahmen von Gruppenprogrammen liegt darin, dass Patienten besonders gut Einsicht in Krankheitsmechanismen anhand von Fallbeispielen ihrer Mitpatienten gewinnen können (Rabovsky et al. 2009). Im Rahmen von (kognitiv-behavioraler) Einzeltherapie im psychosomatischen Kontext stellt die Psychoedukation störungsübergreifend ein unumgängliches Modul zum Therapieeinstieg dar (Martin et al. 2013), auch unter Einbezug von Angehörigen. Als z. T. vergleichbar effektiv wie Face-to-face-Interventionen haben sich in den letzten Jahren auch internetbasierte psychoedukative Programme bei verschiedenen verhaltensmedizinischen Störungsbildern erwiesen (z.B. Andersson et al. 2011; Bender et al. 2011; Nyenhuis et al. 2013).

! Psychoedukation ist nicht Frontalunterricht. Die Effektivität von Psychoedukation hängt stark vom interaktiven Potenzial sowie von der individualisierten Anpassung der Informationen ab, wobei zahlreiche unterschiedliche didaktische Medien zum Einsatz kommen sollten.

Unabhängig vom Therapieformat ist es empfehlenswert, möglichst verschiedene Medien und abwechslungsreiches Bildmaterial (z.B. zur Funktionsweise von Sympathikus und Parasympathikus) aus dem Internet, Fachbüchern oder Patientenratgebern einzusetzen. Die Informationsvermittlung sollte nicht zu konfrontativ gestaltet werden. Besonders hilfreich ist es zudem, psychoedukative Inhalte mit kleinen Demonstrationsübungen einzuleiten (z.B. Stressinduktionstest bei Biofeedback). Im Rahmen der Nachbesprechung kann der Patient dann durch gezielte Fragen und geleitetes Entdecken sich selbst bestimmte Zusammenhänge herleiten. Dies unterstützt, dass der Patient die Inhalte auch wirklich verinnerlicht bzw. besser annehmen kann. Wenn möglich, sollten die psychoedukativen Sitzungen zudem immer mit kleinen Übungen kombiniert werden, die der Patient als Hausaufgabe bearbeiten soll und die dazu dienen, die vermittelten Inhalte zu vertiefen (z.B. Selbstbeobachtungsbogen zu eigenen stressauslösenden Ereignissen im Rahmen der Psychoedukation zu Stress).

Im Folgenden werden ein paar spezifische Probleme, die im Rahmen der Psychoedukation mit psychosomatischen Patienten störungsübergreifend auftreten können, diskutiert und Lösungsvorschläge dazu gegeben:

- **Verwicklung in Ursachendiskussionen und Umgang mit biomedizinischen Störungsmodellen der Betroffenen:** Diese Problematik spielt vor allem bei Patienten eine Rolle, für deren Beschwerden bislang kein organisches Korrelat nachgewiesen werden konnte. Damit unfruchtbare Diskussionen mit dem Patienten über mögliche Ursachen seiner Beschwerden vermieden werden können, ist eine ganz offene, wertschätzende sowie validierende Exploration der Beschwerden bzw. seiner Vorstellungen zu Ursachen seiner Symptome von Bedeutung. Überzeugungsversuche und die zu frühe Verwendung von Begriffen wie z.B. »psychogen« oder »psychosomatisch« sollten vermieden werden. Entscheidend ist, dass der Therapeut den Leidensdruck seines Patienten anerkennt (obwohl keine organische Erklärung für die Beschwerden vorliegt, erlebt der Patient Leidensdruck).
  Bei Patienten mit einem stark biomedizinisch geprägten Störungsbild ist davon auszugehen, dass sie einer psychoedukativen Intervention mit ambivalenten Gefühlen gegenüberstehen. Um herauszufinden, wo der Patient steht und abgeholt werden muss, kann hier die Orientierung am transtheoretischen Modell nach Prochaska und DiClemente (1982) hilfreich sein. Darauf aufbauend können die Methoden des Motivational Interviewing zum Abbau der Ambivalenz des Betroffenen gegenüber der Psychotherapie von Bedeutung sein (Miller u. Rollnick 2004; ► Kap. 30). Bedeutsam ist zudem, dass auch dem subjektiven Störungsmodell des Patienten genügend Platz eingeräumt wird (► Kap. 4). Es geht nicht darum, den Patienten von einem bio-psycho-sozialen Konzept seiner Beschwerden zu überzeugen, sondern die Perspektive und Vorstellungen des Patienten zu den Ursachen seiner Symptome sollen ergänzt und erweitert werden.
- **Vorliegen einer schwerwiegenden somatischen Grunderkrankung:** Liegt beim Patienten eine ernsthafte organische Erkrankung vor, benötigen die störungsübergreifenden psychoedukativen Inhalte, die in

diesem Kapitel vorgestellt wurden, gewisse Anpassungen. Insbesondere bei der Herleitung eines bio-psycho-sozialen Störungsmodells sollten die tatsächliche Bedrohung durch diese Erkrankung und ihre Folgen thematisiert werden. Zudem sollten neben der negativen Hauptemotion bei psychosomatischen Patienten – der Angst – weitere Gefühle wie z. B. Wut oder Trauer im Zusammenhang mit dem Einfluss emotionaler Belastungen auf körperliche Prozesse berücksichtigt und thematisiert werden. In das Störungsmodell können das erste Auftreten der Erkrankung sowie damit einhergehende kognitive, emotionale und behaviorale Reaktionen als wichtige Bedingungsfaktoren ergänzt werden.

- **Patientengerechte Formulierung der psychoedukativen Inhalte:** Komplexe psychoedukative Zusammenhänge so zu formulieren, dass sie dem Patienten gut verständlich vermittelt werden können, stellt häufig eine Herausforderung dar. Dies spielt umso mehr eine Rolle, wenn die Patienten aufgrund ihrer Erkrankung auch in ihren kognitiven Verarbeitungskapazitäten eingeschränkt sind, wie z. B. bei Patienten mit bestimmten neurologischen Erkrankungen. Wie bereits erwähnt können hier der Einsatz veranschaulichender Medien sowie praktischer Demonstrationsübungen weiterhelfen. Die Informationen sollten kompakt auf die wesentlichen Kerninhalte beschränkt werden. Hilfreich kann hierbei sein, einen Blick in Selbsthilferatgeber zu werfen, die zumeist in einer sehr einfachen und patientengerechten Sprache formuliert sind. Das geleitete Entdecken, wonach der Patient sich selbst Zusammenhänge herleitet anstatt sie vom Therapeut präsentiert zu bekommen, sollte gefördert werden. Des Weiteren ist es auch hilfreich, den Patienten immer wieder in eigenen Worten, z. B. im Rahmen von Rollenspielen, die vermittelten Inhalte erklären zu lassen. Wenn der Patient das Gefühl entwickelt, »Experte über seine Erkrankung« zu sein und über die Ursachen seiner Beschwerden kommunizieren zu können, kann ihm das Kontroll- und Selbstwirksamkeitserleben zurückgeben.

33.8 Ausblick

Sehr erfreulich erscheint, dass psychoedukativen Ansätzen bisher in vielen verschiedenen Bereichen der Verhaltensmedizin und Psychosomatik Bedeutung beigemessen wurde und dass ausgearbeitete Konzepte vorliegen (► Tab. 33-3). Von führenden Verbänden in der Entwicklung von Behandlungsleitlinien, wie z. B. die AWMF oder die DGPs, werden psychoedukative Ansätze in vielen Bereichen der Psychosomatik als Teil eines multimodalen Behandlungskonzepts empfohlen.

Problematisch erscheint, dass bisher kaum Wissen über die isolierte Effektivität von Psychoedukation als Therapiebaustein im Rahmen eines breiteren Gesamtbehandlungskonzepts vorliegt. Hierbei wäre von besonderem Interesse, genauer zu erforschen, in welchen Phasen des Therapieverlaufs sich ein rein psychoedukativer Ansatz am wirkungsvollsten integrieren ließe. Hypothetisch könnte es günstig sein, z. B. gleich zum Behandlungsbeginn Psychoedukation einzusetzen, wenn die Erkrankung noch nicht so stark chronifiziert ist bzw. Betroffene sich möglicherweise noch leichter auf alternative Erklärungen ihrer Symptome einlassen können. Solch eine Maßnahme würde eine frühzeitige, enge interdisziplinäre Kooperation zwischen Arzt und Psychotherapeut erforderlich machen.

Weiterer Forschungs- und Entwicklungsbedarf ergibt sich hinsichtlich psychoedukativer Konzepte für psychosomatische Störungen bei Kindern und Jugendlichen. Zudem stellen Störungsbilder der Verhaltensmedizin in Deutschland eine zunehmend häufige Problematik bei Migrantengruppen dar (Glaesmer et al. 2009). Die entsprechende Anpassung psychoedukativer Konzepte sowie eine stärkere Berücksichtigung des kulturellen Hintergrunds bzw. kulturspezifischer Beschwerden sind daher von besonderer Bedeutung.

Empfohlene Literatur: siehe Literatur zu psychoedukativen Konzepten in ► Tabelle 33-3.

Literatur

Aldcroft SA, Taylor NF, Blackstock FC, O'Halloran PD. Psychoeducational rehabilitation for health behavior change in koronary artery disease. A systematic review of controlled trials. J Cardiopulmon Rehab Prevent 2011; 31(5): 273–81. doi: 10.1097/Hcr.0b013e318220a7c9.

Andersson G, Ljotsson B, Weise C. Internet-delivered treatment to promote health. Curr Opin Psychiat 2011; 24(2): 168–72. doi: 10.1097/YCO.0b013e328343802800001504-201103000-00015.

Antoni M, Ironson G, Schneiderman N. Cognitive Behavioral Stress Management for Individuals Living with HIV: Facilitator Guide. Oxford, UK: Oxford University Press 2007.

Arbeitsgemeinschaft der Wissenschaftlichen Medizinischen Fachgesellschaften. S2 Leitlinie. Behandlung der arteriellen Hypertonie (Registernr.: 046/001); 2008a. AWMF Online website: http://www.awmf.org/leitlinien/detail/ll/046-001.html (Zugriffsdatum: 27.01.2014).

Arbeitsgemeinschaft der Wissenschaftlichen Medizinischen Fachgesellschaften. S3 Leitlinie. Morbus Crohn (Registernr.: 021–004); 2008b. AWMF Online website: http://www.awmf.org/leitlinien/detail/ll/021-004.html (Zugriffsdatum: 27.01.2014).

Arbeitsgemeinschaft der Wissenschaftlichen Medizinischen Fachgesellschaften. Nationale VersorgungsLeitlinie. Asthma (Registernr.: nvl/002); 2009a. AWMF Online website: http://www.awmf.org/leitlinien/detail/ll/nvl-002.html (Zugriffsdatum: 10.02.2014).

Arbeitsgemeinschaft der Wissenschaftlichen Medizinischen Fachgesellschaften. S3 Leitlinie. Nichterholsamer Schlaf/Schlafstörungen (Registernr.: 063/001); 2009b. AWMF Online website: http://www.awmf.org/leitlinien/detail/ll/063-001.html (Zugriffsdatum: 12.02.2014).

Arbeitsgemeinschaft der Wissenschaftlichen Medizinischen Fachgesellschaften. S1 Leitlinie. Tinnitus (Registriernr.: 017/064); 2010. AWMF Online website: http://www.uni-duesseldorf.de/AWMF/ll/017-064.htm (Zugriffsdatum: 23.07.2013).

Arbeitsgemeinschaft der Wissenschaftlichen Medizinischen Fachgesellschaften. S2 Leitlinie. Neurodermitis (Registernr.: 013/027); 2011a. AWMF Online website: http://www.awmf.org/leitlinien/detail/ll/013-027.html (Zugriffsdatum: 27.01.2014).

Arbeitsgemeinschaft der Wissenschaftlichen Medizinischen Fachgesellschaften. S3 Leitlinie. Colitis ulcerosa: Diagnostik und Therapie (Registernr.: 021–009); 2011b). AWMF Online website: http://www.awmf.org/leitlinien/detail/ll/021-009.html (Zugriffsdatum: 27.01.2014).

Arbeitsgemeinschaft der Wissenschaftlichen Medizinischen Fachgesellschaften. S3 Leitlinie. Diagnostik und Therapie der Essstörungen (Registernr.: 051/026); 2011. AWMF Online website: http://www.awmf.org/leitlinien/detail/ll/051-026.html (Zugriffsdatum: 12.02.2014).

Arbeitsgemeinschaft der Wissenschaftlichen Medizinischen Fachgesellschaften. Interdisziplinäre S3-Leitlinie für die Diagnostik, Therapie und Nachsorge des Mammakarzinoms (Registernr.: 032–045OL); 2012a. AWMF Online website: http://www.awmf.org/leitlinien/detail/ll/032-045OL.html (Zugriffsdatum: 28.01.2014).

Arbeitsgemeinschaft der Wissenschaftlichen Medizinischen Fachgesellschaften. S2 Leitlinie. Deutsch-Österreichische Leitlinien zur antiretroviralen Therapie der HIV-Infektion (Registernr.: 055–001); 2012b. AWMF Online website: http://www.awmf.org/leitlinien/detail/ll/055-001.html (Zugriffsdatum: 12.02.2014).

Arbeitsgemeinschaft der Wissenschaftlichen Medizinischen Fachgesellschaften. S2 Leitlinie. Parkinson-Syndrome – Diagnostik und Therapie (Registernr.: 030/010); 2012c. AWMF Online website: http://www.awmf.org/leitlinien/detail/ll/030-010.html (Zugriffsdatum: 12.02.2014).

Arbeitsgemeinschaft der Wissenschaftlichen Medizinischen Fachgesellschaften. S3 Leitlinie Magenkarzinom. Diagnostik und Therapie der Adenokarzinome des Magens und ösophagogastralen Übergangs (Registernr.: 032–009OL); 2012d. AWMF Online website: http://www.awmf.org/leitlinien/detail/ll/032-009OL.html (Zugriffsdatum: 28.01.2014).

Arbeitsgemeinschaft der Wissenschaftlichen Medizinischen Fachgesellschaften. S3 Leitlinie. Umgang mit Patienten mit nicht-spezifischen, funktionellen und somatoformen Körperbeschwerden (Registernr.: 051–00); 2012e. AWMF Online website: http://www.awmf.org/leitlinien/detail/ll/051-001.html (Zugriffsdatum: 28.01.2014).

Arbeitsgemeinschaft der Wissenschaftlichen Medizinischen Fachgesellschaften. S3 Leitlinie. Diagnostik und Therapie des hepatozellulären Karzinoms (Registernr.: 032/053OL); 2013a. AWMF Online website: http://www.awmf.org/leitlinien/detail/ll/032-053OL.html (Zugriffsdatum: 28.01.2014).

Arbeitsgemeinschaft der Wissenschaftlichen Medizinischen Fachgesellschaften. S3 Leitlinie. Diagnostik, Therapie und Nachsorge maligner Ovarialtumoren (Registernr.: 032/035OL); 2013b. AWMF Online website: http://www.awmf.org/leitlinien/detail/ll/032-035OL.html (Zugriffsdatum: 29.01.2014).

Arbeitsgemeinschaft der Wissenschaftlichen Medizinischen Fachgesellschaften. S3 Leitlinie. Malignes Melanom – Diagnostik, Therapie und Nachsorge des Melanoms (Registernr.: 032–024OL); 2013c. AWMF Online website: http://www.awmf.org/leitlinien/detail/ll/032-024OL.html (Zugriffsdatum: 29.01.2014).

Bäuml J, Pitschel-Walz G. Psychoedukation bei schizophrenen Erkrankungen. Konsensuspapier der Arbeitsgruppe »Psychoedukation bei schizophrenen Erkrankungen«. Stuttgart: Schattauer 2003.

Barlow C, Cooke D, Mulligan K et al. A critical review of self-management and educational interventions in inflammatory bowel disease. Gastroenterol Nurs 2010; 33(1): 11–8. doi: 10.1097/Sga.0b013e3181ca03cc.

Basler HD, Kröner-Herwig B. Psychologische Therapie bei Kopf- und Rückenschmerzen (2. Aufl.). München: Quintessenz 1998.

Bender JL, Radhakrishnan A, Diorio C et al. Can pain be managed through the Internet? A systematic review of randomized controlled trials. Pain 2011; 152(8): 1740–50. doi: 10.1016/j.pain.2011.02.012.

Bleichhardt G, Martin A. Hypochondrie und Krankheitsangst (Bd. 41). Göttingen: Hogrefe 2010.

Bleichhardt G, Weck F. Kognitive Verhaltenstherapie bei Hypochondrie und Krankheitsangst (2. Aufl.). Heidelberg: Springer 2011.

Boulware LE, Daumit GL, Frick KD et al. An evidence-based review of patient-centered behavioral interventions for hypertension. Am J Prevent Med 2001; 21(3): 221–32. doi: 10.1016/S0749-3797(01)00356-7.

Busse JW, Montori VM, Krasnik C et al. Psychological intervention for premenstrual syndrome: A meta-analysis of randomized controlled trials. Psychother Psychosom 2009; 78(1): 6–15.

Buwalda FM, Bouman TK, Van Duijn MA. Psychoeducation for hypochondriasis: A comparison of a cognitive-behavioural approach and a problem-solving approach. Behav Res Ther 2006; 45(5): 887–99.

Cannon WB. Bodily changes in pain, hunger, fear and rage: An account of recent researches into the function of emotional excitement. New York: Appleton-Century-Crofts 1915.

Carrico AW, Antoni MH. Effects of psychological interventions on neuroendocrine hormone regulation and immune status in HIV-positive persons: A review of randomized controlled trials. Psychosom Med 2008; 70(5): 575–84. doi: 10.1097/Psy.0b013e31817a5d30.

Chida Y, Steptoe A, Hirakawa N et al. The effects of psychological intervention on atopic dermatitis – A systematic review and meta-analysis. Int Arch Allergy Immunol 2007; 144(1): 1–9. doi: 10.1159/000101940.

Chlond M, Bergmann F, Schnoor H et al. Patient education for patients with Parkinson's disease: A randomized controlled trial. Z Psychosom Med Psychother 2013; 59(1): 68–9.

Chodosh J, Morton SC, Mojica W et al. Meta-analysis: Chronic disease self-management programs for older adults. Ann Intern Med 2005; 143(6): 427–38.

Clarke SA, Calam R. The effectiveness of psychosocial interventions designed to improve health-related quality of life (HRQOL) amongst asthmatic children and their families: a systematic review. Qual Life Res 2012; 21(5): 747–64. doi: 10.1007/s11136-011-9996-2.

Deakin T, McShane C, Cade JE, Williams RD. Group based training for self-management strategies in people with type 2 diabetes mellitus. Cochr Database System Rev 2005; Issue2, Art.No.: CD003417. doi: 10.1002/14651858.CD003417.pub2.

de Bes J, Legierse CM, Prinsen CA, de Korte J. Patient education in chronic skin diseases: A systematic review. Acta Dermato-Venereolog 2011; 91(1): 12–7. doi: 10.2340/00015555-1022.

Ellis A. Humanistic Psychotherapy. The rational-emotive approach. New York: McGraw-Hill 1973.

Engers A, Jellema P, Wensing M et al. Individual patient education for low back pain. Cochr Database System Rev 2008; Issue 1, Art.No.: CD004057. doi: 10.1002/14651858.CD004057.pub3.

Esler JL, Barlow DH, Woolard RH et al. A brief cognitive-behavioral intervention for patients with noncardiac chest pain. Behav Ther 2003; 34(2): 129–48. doi: 10.1016/S0005-7894(03)80009-6.

Faller H, Schuler M, Richard M et al. Effects of psycho-oncologic interventions on emotional distress and quality of life in adult patients with cancer: Systematic review and meta-analysis. J Clin Oncol 2013; 31(6): 782–93. doi: 10.1200/Jco.2011.40.8922.

Fors EA, Bertheussen GF, Thune I et al. Psychosocial interventions as part of breast cancer rehabilitation programs? Results from a systematic review. Psycho-Oncol 2011; 20(9): 909–18. doi: 10.1002/Pon.1844.

Gaab J, Ehlert U. Chronische Erschöpfung und Chronisches Erschöpfungssyndrom (Bd. 26). Göttingen: Hogrefe 2005.

Gieler U, Ring J, Wahn U. Training in atopic eczema: A new program in atopic eczema prevention. Dtsch Aerztebl 2001; 98(48): A3202-A3209.

Glaesmer H, Wittig U, Brahler E et al. Are migrants more susceptible to mental disorders? An evaluation of a representative sample of the German general population. Psychiat Prax 2009; 36(1): 16–22. doi: 10.1055/s-2008-1067566.

Goldberg D, Gask L, O‹Dowd T. The treatment of somatization: Teaching techniques of reattribution. J Psychosom Res 1989; 33(6): 689–95.

Hay P. A systematic review of evidence for psychological treatments in eating disorders: 2005–2012. Int J Eating Disorders 2013; 46(5): 462–9. doi: 10.1002/Eat.22103.

Hay PP, Bacaltchuk J, Stefano S, Kashyap P. Psychological treatments for bulimia nervosa and binging. Cochr Database System Rev 2009; Issue 4, Art. No.: CD000562. doi: 10.1002/14651858.CD000562.pub3.

Herschbach P, Keller M. Onkologische Erkrankungen. In: Petermann F (Hrsg). Verhaltensmedizin in der Rehabilitation. Göttingen: Hogrefe 1995; 217–44.

Hesser H, Weise C, Westin VZ, Andersson G. A systematic review and meta-analysis of randomized controlled trials of cognitive-behavioral therapy for tinnitus distress. Clin Psychol Rev 2011; 31(4): 545–53. doi: 10.1016/j.cpr.2010.12.006.

Kaiser U, Lütke Fremann H, Schmitz M. Atemwegserkrankungen. In: Petermann F (Hrsg). Verhaltensmedizin in der Rehabilitation. Göttingen: Hogrefe 1995; 165–90.

Kleinstäuber M, Thomas P, Witthöft M, Hiller W. Kognitive Verhaltenstherapie bei medizinisch unerklärten Körperbeschwerden und somatoformen Störungen. Berlin: Springer 2012.

Kleinstäuber M, Witthöft M, Hiller W. Cognitive-behavioral and pharmacological interventions for premenstrual syndrome or premenstrual dysphoric disorder: A meta-analysis. J Clin Psychol Med Settings 2012; 19(3): 308–19.

Kleinstäuber M, Witthöft M, Hiller W. Efficacy of short-term psychotherapy for multiple medically unexplained physical symptoms: A meta-analysis. Clin Psychol Rev 2011; 31(1): 146–60. doi: S0272-7358(10)00145-510.1016/j.cpr.2010.09.001.

Köllner V, D'Amelio R, Fliser D, Girndt M. Patientenschulung-Artielle Hypertonie. München: Elsevier, Urban & Fischer 2010.

Kröner-Herwig B, Frettlöh J, Klinger R, Nilges P. Schmerzpsychotherapie (6. Aufl.). Heidelberg: Springer 2007.

Kröner-Herwig B, Jäger B, Goebel G. Tinnitus. Kognitiv-verhaltenstherapeutisches Behandlungsmanual. Weinheim: Beltz 2010.

Kulzer B, Albus C, Herpertz S et al. Psychosocial aspects of diabetes dellitus (Part 1): S2-Guideline psychosocial aspects of diabetes – Long Version. Diabetol Stoffwechsel 2013; 8(4): 325. doi: 10.1055/s-0033-1350453.

Kulzer B, Hermanns N, Maier B et al. Mehr Diabetes Selbstmanagement für Typ 2. Ein Schulungs- und Behandlungsprogramm für Menschen mit nicht-insulinpflichtigem Typ-2-Diabetes (MEDIAS 2 Basis) (5. Aufl.). Mainz: Kirchheim 2011.

Kulzer B, Hermanns N, Maier B et al. Mehr Diabetes Selbstmanagement für Typ 2. Ein Schulungs- und Behandlungsprogramm für Menschen mit Typ-2-Diabetes und intensivierter Insulintherapie (MEDIAS 2 ICT) (1. Aufl.). Mainz: Kirchheim 2012.

Lazarus RS, Launier R. Stress-related transactions between person and environment. In: Pervin LA, Lewis M (eds). Perspectives in international psychology. New York: Plenum Press 1978; 287–327.

Legenbauer T, Vocks S. Manual der kognitiven Verhaltenstherapie bei Anorexie und Bulimie. Berlin: Springer 2006.

Leplow B. Parkinson (Bd. 29). Göttingen: Hogrefe 2007.

Malouff JM, Thorsteinsson EB, Rooke SE et al. Efficacy of cognitive behavioral therapy for chronic fatigue syndrome: A meta-analysis. Clin Psychol Rev 2008; 28(5): 736–45. doi: S0272-7358(07) 00183-310.1016/j.cpr.2007.10.004.

Martin A, Härter M, Henningsen P et al. Evidenzbasierte Leitlinie zur Psychotherapie somatoformer Störungen (Bd. 4). Göttingen: Hogrefe 2013.

Martinez-Devesa P, Waddell A, Perera R, Theodoulou M. Cognitive behavioural therapy for tinnitus. Cochr Database System Rev 2010; Issue 9, Art.No.: CD005233. doi: 10.1002/14651858.CD005233.pub3.

Miller WR, Rollnick S. Motivierende Gesprächsführung. Freiburg: Lambertus 2004.

Minet L, Moller S, Vach W et al. Mediating the effect of self-care management intervention in type 2 diabetes: A meta-analysis of 47 randomised controlled trials. Patient Edu Counsel 2010; 80(1): 29–41. doi: 10.1016/j.pec.2009.09.033.

Morin CM, Bootzin RR, Buysse DJ et al. Psychological and behavioral treatment of insomnia: update of the recent evidence (1998-2004). Sleep 2006; 29(11): 1398–414.

Morin CM, Hauri PJ, Espie CA et al. Nonpharmacologic treatment of chronic insomnia. An American Academy of Sleep Medicine review. Sleep 1999; 22(8): 1134–56.

Morriss R, Dowrick C, Salmon P et al. Cluster randomised controlled trial of training practices in reattribution for medically unexplained symptoms. Brit J Psychiat 2007; 191(6): 536–42.

Müller T, Paterok B. Schlaftraining. Ein Therapiemanual zur Behandlung von Schlafstörungen (2. Aufl.). Göttingen: Hogrefe 2010.

Norris SL, Engelgau MM, Venkat NK. Effectiveness of selfmanagement training in type 2 diabetes: A systematic review of randomized controlled trials. Diabetes Care 2001; 24(3): 561–87.

Nyenhuis N, Golm D, Kröner-Herwig B. A systematic review and meta-Analysis on the efficacy of self-help interventions in tinnitus. Cogn Behav Ther 2013; 42(2): 159–69. doi: 10.1080/16506073.2013.803496.

Petrie KJ, Muller JT, Schirmbeck F et al. Effect of providing information about normal test results on patients‹ reassurance: Randomised controlled trial. Brit Med J 2007; 334(7589): 352–4. doi: 10.1136/bmj.39093.464190.55.

Price JR, Mitchell E, Tidy E, Hunot V. Cognitive behaviour therapy for chronic fatigue syndrome in adults. Cochr Database System Rev 2008; Issue 3, Art.No.: CD001027. doi: 10.1002/14651858.CD001027.pub2.

Prochaska JO, DiClemente CC. Transtheoretical therapy: Toward a more integrative model of therapy. Psychother 1982; 19(3): 267–88.

Rabovsky K, Stoppe G, Euler S, Becker PJ. Manual zur Leitung von Patienten- und Angehörigengruppen. München: Elsevier 2009.

Rief W, Hiller W. Somatisierungsstörung (Bd. 1). Göttingen: Hogrefe 2011.

Rief W, Martin A, Rauh E et al. Evaluation of general practitioners' training: How to manage patients with unexplained physical symptoms. Psychosomatics 2006; 47(4): 304–11.

Rosendal M, Olesen F, Fink P et al. A randomized controlled trial of brief training in the assessment and treatment of somatization in primary care: effects on patient outcome. Gen Hosp Psychiat 2007; 29(4): 364–73.

Royal College of Obstetricians and Gynaecologists. Management of premenstrual syndrome (Green-top Guideline Nr. 48); 2007. Royal College of Obstetricians and Gynaecologists website: http://www.rcog.org.uk/guidelines (Zugriffsdatum: 12.02.2014).

Sanders MR, Shepherd RW, Cleghorn G, Woolford H. The treatment of recurrent abdominal pain in children: a controlled comparison of cognitive-behavioral family intervention and standard pediatric care. J Consult Clin Psychol 1994; 62(2): 306–14.

Schaaf H. Psychotherapie bei Schwindelerkrankungen (2. Aufl.). Kröning: Asanger 2007.

Schmid G, Henningsen P, Dieterich M et al. Psychotherapy in dizziness: A systematic review. J Neurol Neurosurg Psychiat 2011; 82(6): 601–6. doi: 10.1136/jnnp.2010.237388.

Schultz H. Übungsheft für das Autogene Training. Stuttgart: Trias 1989.

Selye H. The stress of life. New York: McGraw-Hill 1956.

Smith JR, Mugford M, Holland R et al. A systematic review to examine the impact of psycho-educational interventions on health outcomes and costs in adults and children with difficult asthma. Health Technol Assessment 2005; 9(23): 1–370.

Steed L, Cooke D, Newman S. A systematic review of psychosocial outcomes following education, self-management and psychological interventions in diabetes mellitus. Patient Edu Counsel 2003; 51(1): 5–15. doi: 10.1016/S0738-3991(02)00213-6.

Taylor D, Colino S. Taking back the month. A personalized solution for managing PMS and enhancing your health. New York: Penguin Putnman 2002.

Tiihonen S, Lankinen A, Viemero V. An evaluation of a cognitive-behavioral patient education program for persons with Parkinson's disease in Finland. Nordic Psychol 2008; 60(4): 316–31.

Timmer A, Preiss JC, Motschall E et al. Psychological interventions for treatment of inflammatory bowel disease. Cochr Database System Rev 2011; Issue 2, Art.No.: CD006913. doi: 10.1002/14651858.CD006913.pub2.

Vlaeyen JW, Linton SJ. Fear-avoidance and its consequences in chronic musculoskeletal pain: A state of the art. Pain 2000; 85(3): 317–32. doi: S0304395999002420.

Weis J, Heckl U, Brocai D, Seuthe-Witz S. Psychoedukation mit Krebspatienten. Therapiemanual für eine strukturierte Gruppenintervention. Stuttgart: Schattauer 2006.

Worth H. Patientenschulung mit asthmakranken Erwachsenen. In: Petermann F (Hrsg). Patientenschulung und -beratung: Ein Lehrbuch (2. Aufl.). Göttingen: Hogrefe 1997; 143–55.

34 Entwicklung von Krankheitsakzeptanz

Tanja Zimmermann, Nina Heinrichs

34.1 Einführung

» Ich musste schlucken. An so was denkt man ja nicht, wenn man mit Rückenschmerzen zum Orthopäden geht. Ich habe mich immer sehr gut ernährt, ich bin kein Party-Typ, der nächtelang unterwegs ist. Ich rauche nicht, ich trinke nicht. Ich bin ein Familienvater, der abends um 22, 23 Uhr schlafen geht. Es war diese Warum-ich-Frage. «

Basketballstar Okulaja: Ich renne vor dem Krebs nicht davon (Stern 05/2009)

Krankheitsakzeptanz wird häufig als Gegenteil von **Krankheitsverleugnung** konzeptualisiert. Beide Konzepte können sowohl als (initiale) Reaktion als auch als Adaptationsergebnis einer kurz- oder längerfristigen Auseinandersetzung mit einer chronischen Erkrankung betrachtet werden. Nicht selten werden Verleugnung und Akzeptanz auch als eigenständige Copingstrategien gesehen. In diesem Kapitel wird Krankheitsakzeptanz als ein Ergebnis der subjektiven Krankheitswahrnehmung und Krankheitsrepräsentation einer von chronischer Krankheit betroffenen Person betrachtet. Es bildet die Voraussetzung für die Einleitung und Aufrechterhaltung angemessener Bewältigungsstrategien.

! Krankheitsakzeptanz ist die Voraussetzung für Krankheitsbewältigung.

Ein Unterschied zwischen Krankheitsakzeptanz und -verleugnung besteht beispielsweise darin, dass Krankheitsakzeptanz eher zu einer aktiven Bewältigung führt, während durch die Krankheitsverleugnung keine (aktive) Bewältigung initiiert wird, sondern damit eher eine passiv-vermeidende Krankheitsverarbeitung einhergeht, die sich u.a. in sozialem Rückzug zeigen kann.

Definition

Krankheitsverarbeitung ist die Gesamtheit der Prozesse, um bestehende oder erwartete Belastungen im Zusammenhang mit einer Krankheit emotional, kognitiv oder aktional aufzufangen, auszugleichen und zu meistern (Lazarus u. Folkman 1984).
Krankheitsverarbeitung ist kein geradlinig verlaufender, sondern ein sehr komplexer individueller Prozess.
Krankheitsakzeptanz ist demzufolge das Anerkennen und Akzeptieren der chronischen Erkrankung und des Einflusses, den die Krankheit auf die Person hat.

Die Gewissheit, an einer chronischen Krankheit zu leiden, löst häufig Gefühle wie Angst, Wut, Zorn, Trauer und Niedergeschlagenheit aus. Solche Gefühlsschwankungen sind völlig normal. Da chronische Krankheiten in der Regel Erkrankungen sind, die einen längeren Zeitraum umfassen und phasenweisen körperlich besser oder schlechter verlaufen können (wax and wane), kann es auch nach der ersten Phase der Auseinandersetzung immer wieder zu psychischen »Zyklen« der Anpassung kommen. Akzeptanz und Verleugnung sind damit Reaktionen, die zwar häufig den initialen Prozess der Verarbeitung einer Diagnose bezeichnen, aber sie entsprechen keinem Stufenmodell, bei dem eine Stufe, die einmal erreicht wurde, keinen »Rückschritt« mehr zu der vorherigen Stufe ermöglicht. Vielmehr sind es Phasen, die in Abhängigkeit vom Verlauf der chronischen Erkrankung, ihrer Symptome und des indizierten Behandlungsregimes (Anforderung), des sozialen Kontextes sowie den verfügbaren Ressourcen des Betroffenen zyklisch wieder auftauchen können. Wenn ein Patient eine ungünstige Krankheitsrepräsentation und -wahrnehmung hat, die dazu beiträgt, dass die Krankheit verleugnet wird, dann ist es sehr wahrscheinlich, dass der Betroffene den Anforderungen des Behandlungsregimes nicht nachkommen wird. Dabei spielen vermutlich sowohl das Ausmaß und die Intensität der therapeutischen Anforderung (z. B. eine wöchentliche Physiotherapie, die regelmäßige Einnahme von Medikamenten, die Berücksichtigung spezifischer Verhaltensweisen wie z. B. Bewegung oder eine mehrmals tägliche Blutzuckerkontrolle) als auch das Ausmaß und die Intensität der verfügbaren Ressourcen für den tatsächlichen Umgang mit der Krankheit eine Rolle.

! Fehlende Krankheitsakzeptanz kann zu einem ungünstigen Krankheitsmanagement (Non-Compliance) führen.

Fallbeispiel

Frau S. leidet auch lange Zeit nach der Diabetesmanifestation massiv unter der Erkrankung. Nach Diagnosestellung gelingt es ihr zunächst recht gut, die Diabetestherapie einzuhalten und umzusetzen. Allerdings kann oder will sie sich im weiteren Verlauf immer weniger mit dem Diabetes arrangieren und hadert auch Jahre nach der Diagnosestellung noch damit, an Diabetes erkrankt zu sein bis hin zur Infragestellung der Diagnose (»vielleicht ist ja doch alles in Ordnung«). Im weiteren Verlauf kommt es immer wieder zu Vernachlässigungen der Diabetestherapie. Außerdem erlebt sie die Behandlung und die damit verbundenen Einschränkungen als große Belastung. Eine aktive Auseinandersetzung mit der Erkrankung und die Integration in das Leben gelingen zunächst nicht. Dies hat zur Folge, dass eine adäquate Blutzuckereinstellung erschwert wird und die Lebensqualität von Frau S. stark beeinträchtigt ist. Erst durch die aktive Auseinandersetzung mit der Tatsache, mit dem Diabetes leben zu müssen, gelingt eine verbesserte Integration in das Lebenskonzept von Frau S., welches zudem zu einer Verbesserung des Umgangs mit der Erkrankung führt.

Das Fallbeispiel demonstriert, dass der Umgang mit der Erkrankung starken Schwankungen ausgesetzt sein kann. Fennell (2003) hat ein heuristisches Modell entworfen, welches die Auseinandersetzung mit einer chronischen Erkrankung in vier Phasen beschreibt (► Abb. 34-1).

Gleichwohl es sich hier nur um ein heuristisches Modell handelt, welches nicht einmal spezifisch für chronische körperliche Erkrankungen sein muss, kann es dennoch sinnvoll sein, da es zum einen den dynamischen Prozess unterstreicht und zum anderen behilflich bei der Reflexion über Interventionsstrategien ist, die zur Förderung von Krankheitsakzeptanz beitragen können. Das wären solche, die in jeder dieser Phasen dazu beitragen, dass der Patient die Ziele dieser Phase erreicht.

Ein weiteres Modell, welches ebenfalls wichtige Implikationen für Interventionsstrategien beinhaltet, ist das **Selbstregulationsmodell** (SRM; Leventhal u. Nerenz 1983; für eine Übersicht dieses und anderer Modelle siehe de Ridder et al. 2008). Es ist gegenüber anderen (meist Health Belief) Modellen zur Erklärung von Gesundheitsverhalten insofern zu bevorzugen, als dass es die aktive Konstruktion der Krankheitsrepräsentation des Betroffenen in das Zentrum stellt. Damit werden die Wahrnehmung der Erkrankung und ihre Bewertung, die sich aus der individuellen Lebens-

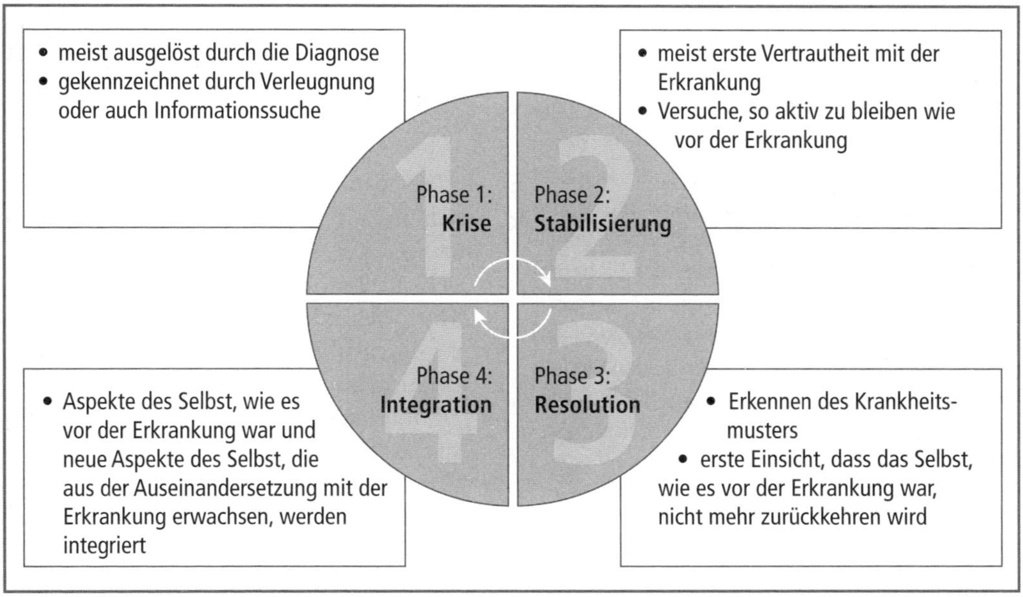

Abb. 34-1 Heuristisches Modell der Auseinandersetzung mit einer chronischen Erkrankung nach Fennell (2003).

und Erfahrungsgeschichte des betroffenen Patienten ergibt, besonders wichtige Ansatzpunkte für Interventionsstrategien. Eine Intervention zur Förderung von Krankheitsakzeptanz muss daher zwangsläufig die subjektive Krankheitsrepräsentation des Patienten einbeziehen und kann nicht ausschließlich aus der (einseitigen) Vermittlung psychoedukativer Inhalte bestehen.

Auf der Grundlage der Implikationen beider Modelle führen wir im Folgenden eine Reihe von Interventionsstrategien auf. Es gibt kaum empirische Untersuchungen dazu, ob diese einzeln oder in Kombination tatsächlich zu einer verbesserten Krankheitsakzeptanz führen. Die Interventionsstrategien sind nach Fennell (2003) vor allem in der ersten und zweiten Phase hilfreich, um z. B. ein »Looping« in diesen Phasen zu vermeiden, oder auch zur Förderung einer wahrheitsnahen Krankheitswahrnehmung und Krankheitsrepräsentation im SRM. Damit sind es besonders dann wichtige Interventionsstrategien, wenn die Krankheit zunächst verleugnet wird und diese Verleugnung so lange anhält, dass sie sich nachteilig auf die Anpassung an die chronische Erkrankung auswirkt. Die »nachteilige« Auswirkung kann sich auf verschiedenen Ebenen zeigen, z. B. indem bestimmte notwendige Behandlungsmaßnahmen nicht in Anspruch genommen werden und die Krankheit somit schneller voranschreitet als bei Inanspruchnahme der indizierten Behandlung.

Fallbeispiel

Der 68-jährige Herr L. geht wegen multipler, überwiegend leichter somatischer und depressiv-ängstlicher Beschwerden zum Hausarzt. Im Verlauf der detaillierten Untersuchungen, bei denen zunächst keine körperliche Ursache gefunden wurde, stellt schließlich ein Neurologe die Diagnose »Morbus Parkinson«. Herr L. erzählt niemandem von der Diagnose, auch nicht den eigenen Kindern. Er weigert sich, das verschriebene Medikament (hier ein Dopaminagonist) zu nehmen. Bekannten und Freunden erzählt er, die Ärzte hätten keine Ursache gefunden, und die Beschwerden seien inzwischen auch von alleine besser geworden. Er lebt sein Leben so weiter, als hätte er die Diagnose nicht erhalten. Nach einigen Monaten kommt es zu einer erheblichen Zunahme an Beschwerden, es treten vermehrt Gleichgewichtsstörungen auf, er stürzt und bricht sich die Schulter. Im Krankenhaus antwortet er erstmals auf die Frage nach vorbestehenden Krankheiten mit der Mitteilung der Diagnose. In diesem Zusammenhang erfahren auch die näheren Angehörigen von der Diagnose. Der Mann verlangt von der Ehefrau und auch von beiden Kindern die vollständige Geheimhaltung gegenüber Freunden und Bekannten und ringt allen ein entsprechendes Versprechen ab.

Die Frage ist also, mit welchen Strategien ein Ausmaß an Krankheitsakzeptanz erreicht werden kann, mit dem zumindest die Voraussetzung zur Einleitung aktiver Bewältigungsmechanismen geschaffen wird.

34.2 Interventionsstrategien

Grundsätzlich kann durch den Aufbau einer tragfähigen Therapeut-Patient-Beziehung die Krankheitsakzeptanz gefördert werden. Der Patient wird befähigt, sich selbstbewusst in seine Behandlung zu begeben, aktiv mit den Ärzten zu kommunizieren und somit mehr Kontrollgefühl zu entwickeln. Des Weiteren können emotionale Krisen im therapeutischen Gespräch überwunden und psychosomatische Symptome wie Schlafstörungen oder emotionale Symptome wie Angst oder Depression reduziert werden. Der Therapeut kann dem Patienten somit helfen, sich auf ein Leben als chronisch Kranker einzustellen und trotz der präsenten Bedrohung ein befriedigendes Leben zu führen (Herschbach u. Heußner 2008).

! Eine gute Therapeut-Patient-Beziehung kann zur Akzeptanz einer chronischen Erkrankung beitragen.

Als Therapeut sollte man im Rahmen dieser Beziehung auf einige wichtige Dinge achten (Sinzinger 2010):

- sich nicht in die Illusionen des Patienten hineinziehen lassen
- die unrealistischen Hoffnungen des Patienten nicht bestärken
- die illusionäre Verkennung der Wirklichkeit aushalten können
- sich nicht gemeinsam einer unrealistischen Vorstellung über den Verlauf der chronischen Erkrankung verschreiben

Nicht jeder Patient ist in der Lage, seine Krankheit angemessen bewältigen zu können und beispielsweise die vier Phasen nach Fennell (2003) selbstständig zu durchlaufen. Manche Patienten geraten in sog. Teufelskreise, z. B. zwischen der ersten und der zweiten Phase, in denen sich Krise und Stabilisierung immer wieder abwechseln. Fehlende Krankheitsakzeptanz hält diesen Mechanismus aufrecht (Sperry, 2009). Spezifische Interventionen können diesen Teufelskreis durchbrechen und dem Patienten helfen, in Phase 3 und 4 überzugehen. Interventionen sollten folgende Ziele verfolgen:

- positivere (im Sinn von wahrheitsnäherer) Krankheitswahrnehmung
- größere Selbstwirksamkeit (im Sinn von mehr Kontrolle über die Erkrankung im möglichen Rahmen)
- ein Einlassen auf die Dialektik von »alles bleibt wie es war« und »alles wird sich ändern«; dies würde das Erreichen der vierten Phase (Integration unterschiedlicher Selbstaspekte) ermöglichen

Um diese Ziele zu erreichen, können die folgenden Interventionsstrategien hilfreich sein (vgl. z. B. Sharpe u. Curran 2006):

- Identifikation und Herausforderung krankheitsbezogener, subjektiver Überzeugungen (z. B.: »Menschen mit Diabetes haben keinen Spaß mehr am Leben. Sie können nie wieder wirklich genießen« oder »Menschen mit Parkinson werden vollkommen blöd im Kopf«)
- Äußerungen der Verzweiflung annehmen und teilen im Sinne von Aushalten (z. B. »Holding«, »Containing«). Wertschätzung, Respekt und Wertneutralität sind hier wichtige Haltungen des Therapeuten. Das Ziel liegt darin, dass der Patient die Erkrankung emotional und kognitiv akzeptiert und als medizinischen Zustand anerkennt und nicht als persönliche Schwäche oder Verfehlung.
- Fokussierung auf die Anteile des (kranken) Patienten, die gesund sind. Eine solche Ressourcenorientierung ist notwendig, um zu einer Aktivierung dieser beizutragen. Je mehr Ressourcen mobilisiert werden können, desto eher kann die betroffene Person zumindest in eine Balance mit den Anforderungen durch die Erkrankung gelangen.
- Repriorisierung durch Fokussierung auf kurz-, mittel- und langfristige Ziele
- Hilfe bei der Identifikation von Vorteilen, die sich durch die Erkrankung ergeben
- den Patienten ermutigen, einen speziellen Sinn in der Erkrankung zu finden

Sharpe und Curran (2006) schlagen z. B. vor, den Patienten zu ermutigen, ein Narrativ zu konstruieren, das die Erfahrung der Erkrankung in die Lebensgeschichte einbettet. Dies könnte eine sehr sinnvolle Interventionsstrategie sein, da sie die jetzige subjektive Sichtweise biografisch integriert und in diesem Rahmen eine Auseinandersetzung mit weiteren Informationen (z. B. im Rahmen von Psychoedukation) erlaubt.

Low et al. (2012) empfehlen die Anwendung von Therapiestrategien aus der Acceptance and Commitment Therapy (ACT; Hayes et al. 2011). ACT wurde gerade dafür entwickelt, emotionales Vermeidungsverhalten im Kontext psychischer Störungen zu reduzieren. Eine Übertragung dieses Ansatzes auf das Konzept der Krankheitsverleugnung bei chronischen körperlichen Erkrankungen ist daher nachvollziehbar. ACT stützt sich auf sechs Kernprozesse, die Kompetenzen beschreiben, welche Patienten erwerben sollen: 1) Akzeptanz (Bereitwilligkeit), 2) kognitive Defusion, 3) Achtsamkeit, 4) Selbst-als-Kontext (d. h. einen bewussten Perspektivwechsel einnehmen zwischen unmittelbarem Erleben und der Beobachtung des eigenen Erlebens), 5) Werte (z. B. wie der Patient leben will; »Richtungsziele«) und 6) Engagement (Commitment i. S. von »tatkräftigem« Leben von Werten). Im Wesentlichen sollen Patienten lernen, unangenehmes inneres Erleben zuzulassen und nicht dagegen anzukämpfen, sich von den eigenen Gedanken zu distanzieren (sich z. B. eben gerade nicht in den eigenen Gedanken zu verstricken) und damit auch wieder offener zu sein für das, was sie gerade unmittelbar erleben. ACT enthält eine Vielzahl konkreter Übungen, mit denen diese Prozesse angestoßen werden können sollen.

Allerdings gibt es bei allen vorgeschlagenen Interventionsstrategien das Problem, dass der Betroffene aktiv werden muss, um sich Unterstützung zu holen, oder zumindest bereit ist, sich auf ein entsprechendes Gespräch einzulassen. Die Anwendung der Interventionsstrategien wird erschwert, wenn die Krankheitsakzeptanz gering und die Verleugnung so stark ausgeprägt ist, dass der Patient kein Gespräch suchen wird und somit auch nicht von den Interventionsstrategien profitieren kann.

Die folgende Übersicht erläutert abschließend die unterschiedlichen Phasen im Sinne der Krankheitsbewältigung und zeigt Ansatzpunkte für psychotherapeutische Interventionen auf:

- **Schockzustand nach Diagnosestellung**
  - Die Diagnose einer chronischen Erkrankung wie z. B. Multiple Sklerose löst bei den meisten Menschen als erste Reaktion einen schockartigen Zustand aus. Viele fühlen sich wie vor den Kopf gestoßen und können keinen klaren Gedanken fassen.
  - Dieser erste Schock muss überwunden werden, um wieder aufnahmefähig zu sein und sich umfassend über die Erkrankung und geeignete Therapien zu informieren sowie einen Weg zur Bewältigung zu finden. Dies braucht zum einen Zeit, zum anderen aber auch Unterstützung durch andere. Dies sind in den meisten Fällen die Angehörigen.
  - Intervention: Frühzeitige psychoedukative Angebote für Patient und Angehörige; erste Gesprächsangebote z. B. im stationären Setting (Konsilgespräche), in denen die Emotionen benannt und anerkannt werden können.
- **Verleugnung**
  - Verleugnung der Diagnose kann zum einen in Verdrängung (»Das kann doch gar nicht sein ...«), zum anderen in Ablenkungsstrategien (z. B. sich in die Arbeit stürzen, um bloß nicht an die Diagnose denken zu müssen) erfolgen. Das »Nicht-wahrhaben-Wollen« ist ein normaler seelischer Schutzmechanismus und nur dann schädlich, wenn dieser Zustand auf Dauer nicht überwunden wird, da dann die Gefahr mangelnder Compliance droht, notwendige Therapien versäumt werden und sich der Krankheitsverlauf unnötig verschlechtert.
  - Intervention: Konfrontation mit der Diagnose, aber auch Anerkennung der Verdrängungsprozesse als Schutzfunktion
- **Emotionale Reaktionen wie Zorn und Wut**
  - Viele Patienten empfinden es als ungerecht, dass gerade sie erkrankt sind (»Warum werde ich so bestraft?«). Sie hadern mit ihrem Schicksal und sind frustriert. Gefühle wie Wut und Zorn (»Warum ich und nicht mein Nachbar? … Das Leben ist so ungerecht«) gehören dazu und sollten auch zugelassen werden, da sie sich bei dauerhafter Unterdrückung aufstauen und immer belastender werden. Das Gespräch mit vertrauten Personen (z. B. dem Partner) kann entlastend sein ebenso wie der Austausch mit anderen, die sich in einer ähnlichen Situation befinden oder diese bereits überwunden haben.
  - Intervention: Akzeptanz und Einfühlung des Therapeuten helfen dem Patienten, der nach dem Sinn oder der Bedeutung (meaning) seiner Erkrankung sucht.
  - Dies ist ein erster Versuch, das Ereignis »chronische Krankheit« in die eigene Biografie einzuordnen und somit auch ein erster Schritt zur Akzeptanz und Krankheitsbewältigung.
- **Verhandeln oder die Suche nach dem »Warum«**
  - In dieser Phase versuchen viele Patienten, mit dem Schicksal zu verhandeln nach dem Motto: »Wenn ich dies oder jenes tue, wird die Krankheit vielleicht weniger schlimm verlaufen«. Einige entwickeln auch Schuldgefühle (»Ich habe ja nie auf mich geachtet, jetzt bekomme ich dafür die Quittung«). Diese Suche nach dem Grund für die Erkrankung ist eine normale Reaktion. Leider gibt es bei vielen chronischen Erkrankungen keine befriedigende Antwort, denn die Krankheit ist schließlich keine »Strafe« – und somit auch nicht verhandelbar.
  - Intervention: Raum geben für die »Warum-ich-Frage«, aber Vorsicht bei Krankheitsmythen. Das Hadern mit dem Schicksal ist oft ein erster Schritt der Krankheitsakzeptanz.
- **Emotionale Reaktion wie Depression**
  - Die Auseinandersetzung mit der Diagno-

se und das intensive Durchleben widersprüchlicher Gefühle ist für viele Patienten eine immense psychische Belastung, deren Folge oft Erschöpfungszustände sind, die in Hoffnungslosigkeit und Resignation münden. Schlaflosigkeit, Gereiztheit oder Antriebslosigkeit können auftreten. Manche Betroffenen möchten sich in diesen depressiven Phasen nur noch zurückziehen (»Es hat alles keinen Sinn mehr ...«).
  - Intervention: Gerade in depressiven Phasen ist es wichtig, sich jemandem anzuvertrauen und sich nicht seiner Gefühle zu schämen. Insbesondere in dieser Phase kann professionelle psychologische Unterstützung von großer Bedeutung sein.
- **Krankheitsakzeptanz**
  - »Ich habe MS und werde damit leben«: Wenn ein Patient zu dieser Einstellung gefunden hat, steht er auf einem stabilen Fundament für ein selbstbestimmtes Leben.
  - Intervention: Es können kurz-, mittel- und langfristige Ziele gesetzt werden, und der aktive Umgang mit der Erkrankung beginnt.

Auch wenn die Krankheitsakzeptanz als wichtiger Baustein in der Behandlung chronisch kranker Patienten betrachtet wird (Kulzer et al. 2012), gibt es bisher kaum Interventionsprogramme, die diese Erkenntnisse in die Praxis umsetzen, oder Studien, die sich mit der Wirksamkeit von Interventionen oder Interventionsstrategien zur Krankheitsakzeptanz befassen.

34.3 Zusammenfassung

Krankheitsakzeptanz ist eine wichtige Voraussetzung für die erfolgreiche Bewältigung einer chronischen Erkrankung und für die Integration der Krankheit in das Leben. Sie gelingt unterschiedlich gut. Dennoch benötigen nicht alle Patienten psychologische oder psychotherapeutische Unterstützung. Allerdings gibt es kaum Interventionen, die speziell auf Krankheitsakzeptanz fokussieren.

Literatur

de Ridder D, Geenen R, Kuijer R, van Middendorp H. Psychological adjustment to chronic disease. Lancet 2008; 372(9634): 246–55. doi: 10.1016/S0140-6736(08)61078-8.

Fennell PA. Managing chronic illness using the Four-Phase Treatment Approach: A mental health professional's guide to helping chronically ill people. Chichester: Wiley 2003.

Hayes SC, Strosahl KD, Wilson KG. Acceptance and Commitment Therapy. New York: Guilford Press 2011.

Herschbach P, Heußner P. Einführung in die psychoonkologische Behandlungspraxis. Stuttgart: Klett-Cotta 2008.

Kulzer B, Albus C, Herpertz S et al. (2012). Psychosoziales und Diabetes mellitus. Diabetologie 2012; 7 (Suppl 2): 136–42.

Lazarus RS, Folkman S. Stress, Appraisal, and Coping. New York: Springer 1984.

Low J, Davis S, Drake R et al. The role of acceptance in rehabilitation in life-threatening illness. J Pain Symptom Management 2012; 43(1): 20–28. doi: 10.1016/j.jpainsymman.2011.03.020.

Sharpe L, Curran L. Understanding the process of adjustment to illness. Soc Sci Med 2006; 62(5): 1153–66. doi: 10.1016/j.socscimed.2005.07.010.

Sinzinger H. »Krebs« – Wege der psychischen Bewältigung. Paper presented at the 2. Pflegeonkologische Fachtagung am Klinikum Fürth, Fürth; 2010.

Sperry L. Chronic medical conditions. Cognitive-behavioral therapy strategies and integrative treatment protocols. Washington, DC: American Psychological Association 2009.

35 Interventionen zur Veränderung subjektiver Krankheitsmodelle[1]

Elizabeth Broadbent, Amy Richardson

35.1 Einführung

Der Ansatz der subjektiven Krankheitsmodelle konzeptualisiert Personen als aktive Problemlöser, die versuchen, Bedrohungen ihrer Gesundheit zu verstehen und damit umzugehen (Weinman u. Petrie 1997). Wenn Personen Symptome und Zeichen möglicher Krankheit wahrnehmen, dann entwickeln sie ihre eigenen Annahmen über das, was falsch sein könnte. Parallel zu den eher gedanklichen Vorgängen (Kognitionen) werden auch emotionale Reaktionen wie z. B. Angst verarbeitet. Diese Gedanken und Emotionen wiederum beeinflussen die Entscheidungen der Person darüber, was als Nächstes zu tun ist (Leventhal et al. 1984). Nachdem verschiedene Arten, mit dem Problem umzugehen, ausprobiert wurden, bewertet die Person, ob die Krankheit sich verbessert hat oder nicht, und das beeinflusst erneut ihre emotionalen und kognitiven Repräsentationen.

Es wurde gezeigt, dass die Gedanken, die sich Personen zu ihrer Krankheit machen (subjektive Krankheitsmodelle), sich um fünf zentrale Dimensionen gruppieren: Identität (Name der Krankheit und zugeordnete Symptome), Ursachen der Krankheit, Konsequenzen, wie lange die Krankheit andauern wird und wie sehr sie die Krankheit kontrollieren oder kurieren können (Lau u. Hartman 1983; Leventhal et al. 1984; ► Tab. 35-1).

Personen entwickeln auch Konzepte über die Notwendigkeit der Behandlung und haben

[1] Übersetzt aus dem Englischen von Dipl.-Psych. Charlotte Auer

Tab. 35-1 Beispielitems für die Dimensionen subjektiver Krankheitsmodelle.

Dimensionen der subjektiven Krankheitsmodelle	Inhalt (Beispiel-Item)
Identität	Name der Krankheit und zugeordnete Symptome (»Das Symptom wird durch meine Krankheit verursacht«)
Ursachen der Krankheit	Stress und Sorgen, eigenes Verhalten, familiäre Belastungen (offenes Frageformat)
Konsequenzen	mögliche Konsequenzen der Krankheit (»Meine Krankheit verursacht Schwierigkeiten für mein soziales Umfeld«)
Zeitverlauf	kurz vs. lang vs. zyklisch (»Meine Krankheit wird nur kurze Zeit dauern«)
persönliche Kontrolle	inwieweit kann ich selbst die Krankheit beeinflussen (»Der Verlauf meiner Krankheit ist von mir abhängig«)
Behandlungskontrolle	inwieweit hilft die Behandlung, die Krankheit zu heilen (»Die Behandlung wird meine Krankheit wirksam heilen«)
Krankheitskohärenz	Krankheitsverständnis (Erkennen eines allgemeinen Sinnzusammenhangs vs. »Meine Krankheit ist für mich ein Rätsel«)

Sorgen bezüglich der negativen Folgen der Krankheit (Horne u. Weinman 1999). In jüngster Zeit wurde noch das allgemeine Krankheitsverständnis (Krankheitskohärenz; Moss-Morris et al. 2002) der Patienten hinzugefügt. Eine Metaanalyse zur Forschung, die sich mit Leventhals Common Sense Model of Illness beschäftigt, hat gezeigt, dass negative subjektive Krankheitsmodelle mit weniger effektiven Copingstrategien und schlechteren Gesundheitsparametern assoziiert sind (Hagger u. Orbell 2003).

Die meisten bisher durchgeführten Studien waren Beobachtungs- und Querschnittstudien. Eine wichtige Frage ist, wie wir subjektive Krankheitsmodelle von Patienten verändern können, um Gesundheitsparameter zu verbessern. Dabei müssen wir nicht nur beachten, welche Techniken wir dazu nutzen, sondern auch wer die Intervention durchführt und wann und wie lange sie durchgeführt wird. Des Weiteren spielen Aspekte der Kosteneffektivität und Messung der Veränderung eine Rolle (Petrie u. Weinman 2012). Dieses Kapitel fasst die Forschung zu Interventionen zur Veränderung von subjektiven Krankheitsmodellen zusammen und skizziert entsprechende Schlüsselkomponenten.

35.2 Ziele der Intervention

Letztendliches Ziel aller Interventionen, die die subjektiven Krankheitsmodelle verändern wollen, ist es, die physische und mentale Gesundheit von Patienten zu verbessern. Die Veränderung der subjektiven Krankheitsmodelle kann zu verbessertem Gesundheitsverhalten führen, was wiederum die Gesundheitsparameter verbessert. So kann z. B. eine größere Überzeugung der Behandlungskontrolle (die Annahme, dass die Krankheit durch die Behandlung kontrolliert werden kann) auch zu vermehrter Adhärenz in Bezug auf die Medikamenteneinnahme führen. Die Verkürzung der erwarteten Krankheitsdauer hingegen könnte die Rückkehr zur Arbeit beschleunigen. Auch könnten durch das Verändern der subjektiven Krankheitsmodelle Angst und Stress des Patienten in Bezug auf die Krankheit reduziert werden, indem diese handhabbarer und weniger bedrohlich erscheinen. Weitere mögliche Ziele sind die Verbesserung des krankheitsbezogenen Stresses und Verhaltens der Familienmitglieder von Patienten. Auch die Annahmen der Familienmitglieder haben einen Einfluss auf Gesundheitsparameter der Patienten (Figueiras u. Weinman 2003).

35.3 Beschreibung der Intervention

Eine der ersten Interventionen, die spezifisch dafür entwickelt wurde, die subjektiven Krankheitsmodelle zu verändern und Gesundheitsparameter zu verbessern, war für hospitalisierte Herzinfarktpatienten vorgesehen (Petrie et al. 2002). Im Gegensatz zu vielen Interventionen, bei denen alle Patienten die gleiche Intervention erhalten, wurde diese Intervention individuell auf die Patienten zugeschnitten, basierend auf einer anfänglichen Erhebung der subjektiven Krankheitsmodelle. Drei halbstündige Sitzungen mit einem Gesundheitspsychologen umfassten Gespräche über die Symptome (krankheitsbezogene und nichtkrankheitsbezogene Symptome), über Annahmen zu den Ursachen, über Risikofaktoren und wie sie zu modifizieren sind und über erwartete Konsequenzen. Illustrationen des Herzens und der koronaren Herzerkrankung wurden diskutiert und den Patienten als Teil einer Informationsmappe mit nach Hause gegeben. Mit jedem Patienten wurde ein Handlungsplan für die Genesung erarbeitet, in den die Ergebnisse von Gesprächen über Zeitplan und Vorhaben zur Rückkehr zum Arbeitsplatz und zur körperlichen Betätigung einflossen. Die Ergebnisse der randomisierten kontrollierten Studie zeigten signifikante Verbesserungen bei der erwarteten Kontrolle, den Konsequenzen, den Annahmen zur Krankheitsdauer und der durch die Symptome ausgelösten Beeinträchtigung für die Interventionsgruppe verglichen mit der Kontrollgruppe. Die Interventionsgruppe kehrte schneller wieder an den Arbeitsplatz zurück und hatte nach drei Monaten weniger Herzbeschwerden im Vergleich zur Kontrollgruppe.

35.3.1 Einbeziehen des Ehepartners

Eine Erweiterung dieser Intervention beinhaltete eine vierte Sitzung, bei der der Ehepartner des Patienten anwesend war. Die subjektiven Krankheitsmodelle der Partner wurden zur Baseline-Untersuchung erhoben und die Intervention spezifisch auf beide Partner zugeschnitten. Den Patienten wurde ein kleines Plastikmodell einer partiell von Plaque blockierten Arterie gezeigt, um ihnen Arteriosklerose und den Einfluss von Cholesterin auf das Verdichten der Arterien zu erklären. Eine randomisierte kontrollierte Studie zeigte, dass die Intervention zum einen die kausalen Annahmen zu hohen Cholesterinwerten und mangelnder Bewegung sowie das Verständnis des Herzinfarktes verbesserte, jedoch auch zu vermehrter Bewegung und schnellerer Rückkehr zum Arbeitsplatz beitrug. Zum anderen verbesserte die Intervention auch das Verständnis des Herzinfarktes aufseiten der Ehepartner, verringerte ihre Sorgen und verstärkte ihre Annahmen zu erblichen Kausalfaktoren (Broadbent et al. 2009).

35.3.2 Messung der subjektiven Krankheitsmodelle zur Baseline-Untersuchung

Eine der wichtigsten Besonderheiten dieser Interventionen war das Messen der subjektiven Krankheitsmodelle bereits zur Baseline-Untersuchung. Es ist eine zentraler Grundsatz des Common-Sense-Modells, dass Patienten bereits vor dem Arztbesuch Annahmen darüber bilden, was ihnen fehlt. Diese anfänglichen subjektiven Krankheitsmodelle basieren meist auf den erlebten Symptomen, früheren Krankheitserfahrungen, Medien, kulturellen und sozialen Kontexten und den Erfahrungen von und Gesprächen mit Verwandten und Freunden. Außerdem können subjektive Krankheitsmodelle stark variieren zwischen verschiedenen Personen und unterscheiden sich meist von denen medizinischer Fachleute (Brooks et al. 2012). Aus diesem Grund ist es wesentlich, als ersten Schritt die bestehenden subjektiven Krankheitsmodelle von Patienten zu erfassen.

Das Messen der subjektiven Krankheitsmodelle zur Baseline-Untersuchung ist zum einen wichtig, um die maladaptiven Annahmen zu identifizieren, zum anderen kann damit die Intervention auf die Person zugeschnitten werden. Das individuelle Zuschneiden der Intervention war eine zweite Besonderheit der Interventionen. Im klinischen Kontext kann diese Erhebung Klinikern helfen, herauszufinden, welche Personen am ehesten von einer Intervention profitieren würden. Hierzu stehen validierte Instrumente zur Verfügung, die eine schnelle Erhebung von subjektiven Krankheitsmodellen im klinischen Kontext erlauben (Broadbent et al. 2004, 2006; Moss-Morris et al. 2002; Weinman et al. 1996).

35.3.3 Handlungsplan

Eine dritte wichtige Komponente ist die Einbeziehung eines Handlungsplans. Nach Leventhal reicht Angst allein nicht aus, um Verhalten zu ändern – mit einer Bedrohungsnachricht müssen spezifische Instruktionen darüber einhergehen, wie die Bedrohung reduziert werden kann, in anderen Worten: ein Handlungsplan (Leventhal et al. 1997). Dieser sollte gemeinsam mit dem Patienten entwickelt werden, um zu erarbeiten, wo, wann und mit wem welche Aktion durchgeführt werden sollte.

35.3.4 Bilder und Plastikmodelle

Die Interventionen bezogen Bilder und Plastikmodelle des Herzens und blockierter Arterien mit ein. Da visuelle Wahrnehmungen der Beschädigung am Herzen die Rückkehr zum Arbeitsplatz vorhersagen können (Broadbent et al. 2004), kann man davon ausgehen, dass Bilder (visuelle Vorstellungen, aber auch selbstgemalte Skizzen) eine wichtige Komponente von Interventionen zur Veränderung von subjektiven Krankheitsmodellen sind. Auch körperliche Darstellungen könnten einen Effekt haben, wie es z. B. in einer kleinen psychoedukativen Studie mit Blutdialyse-Patienten gemacht wurde, denen eine Live-Demonstration von der Arbeit phosphatbindender Medikamente im Plastikmagen gezeigt wurde (Karamanidou et al. 2008). Sofort nach der Studie waren die Patienten stärker davon überzeugt, dass Medikamente notwendig sind, hatten ein erhöhtes Behandlungsverständnis und ein verbessertes generelles Verständnis. Es gab jedoch keine Veränderung der Adhärenz oder der Gesundheitsparameter in dieser Studie.

35.3.5 Weitere Elemente der Intervention

Eine andere Intervention erwies sich als effektiv bei Diabetes-Patienten und deren Angehörigen (Keogh et al. 2011). Auch hier wurden die subjektiven Krankheitsmodelle zu Beginn erhoben und der Inhalt der Intervention auf die Konzepte der Patienten ausgerichtet und darauf, wie gut diese zu denen der Familienmitglieder passten. Zwei 45-minütige Sitzungen wurden mit den Patienten und ihren Familienmitgliedern in ihrem Zuhause durchgeführt. In der Intervention wurden die individuellen Überzeugungen besprochen und inwiefern diese Selbstmanagement-Verhalten beeinflussen würden. Außerdem beinhaltete die Intervention einen Schulungsteil sowie Techniken des Motivational Interviewing, und es wurde ein Handlungsplan entwickelt. Beim 6-Monats-Follow-up berichteten die Patienten in der Interventionsgruppe weniger Symptome, weniger Stress und Sorgen, höhere persönliche Kontrolle und Behandlungskontrolle, bessere Kohärenz und stärkere kausale Attributionen bezüglich einer sitzenden Lebensweise. Des Weiteren berichteten sie höhere Adhärenz zu den Ernährungs- und Bewegungsempfehlungen. Die Intervention verbesserte die Blutzuckerwerte am meisten bei den Patienten, die zum ersten Messzeitpunkt die niedrigsten Kontrollwerte hatten.

In jüngster Zeit wurden Richtlinien zur Veränderung von Kognitionen über nicht erklärbare chronische Schmerzen im Bewegungsapparat veröffentlicht, die ähnliche Aspekte hervorheben. Im Besonderen wird das anfängliche Erheben maladaptiver subjektiver Krankheitsmodelle betont, um zu zeigen, dass eine Intervention überhaupt indiziert ist sowie die Wichtigkeit einer individuell zugeschnittenen Face-to-face-Sitzung (Nijs et al. 2011). In der ersten Sitzung wird Schmerz rekonzeptualisiert und ein Rational für die Behandlung entwickelt. Diese Sitzung zielt darauf ab, die Überzeugungen zu den Ursachen der Symptome zu verändern; statt lokalem Gewebeschaden soll die Hypersensibilität des Nervensystems als Ursache der Symptome in den Vordergrund rücken. Der Patient erhält ein Informationsheft, das er als Hausaufgabe durcharbeiten soll, und macht einen Test zu Schmerzwissen. In der zweiten Sitzung werden die Testergebnisse genutzt, um weitere Erklärungen zu generieren, und der Zusammenhang zwischen Schmerz, psychosozialen und behavioralen Faktoren wird besprochen. Zum Schluss werden noch Bewältigungsstrategien für den Alltag besprochen sowie Ziele gesetzt und entsprechende Handlungen geplant.

In einer neueren Studie wird überprüft, ob eine kurze psychologische Intervention die körperliche Leistungsfähigkeit in Form von Gehen bei Patienten mit intermittierendem Hinken (ein Symptom der arteriellen Verschlusskrankheit) steigern kann (Cunningham et al. 2011). Die Komponenten der Intervention sind in unten beschrieben. Verglichen mit der Kontrollgruppe gingen Patienten der Interventionsgruppe vier Monate später signifikant mehr, hatten ein verringertes Auftreten von Angioplastie und Operationen, eine größere schmerzfreie Laufdistanz und eine höhere generelle Lebensqualität. Nach zwei Jahren gingen die Patienten der Interventionsgruppe immer noch signifikant mehr als die der Kontrollgruppe, und das Auftreten von Angioplastie blieb signifikant geringer im Vergleich zur Kontrollgruppe (Cunningham et al. 2013). Zwar untersuchte die Studie keine Veränderungen in den subjektiven Krankheitsmodellen, dennoch zeigt sie, dass Interventionen zu subjektiven Krankheitsmodellen sowohl einen Einfluss auf Verhaltensmaße als auch auf Behandlungsparameter haben.

Komponenten der Veränderung des subjektiven Krankheitsmodells zur Steigerung des Gehens bei Patienten mit arterieller Verschlusskrankheit (Cunningham et al. 2011)

- Zwei einstündige Sitzungen in einwöchigem Abstand beim Patienten zu Hause
- Der Therapeut eruiert die Überzeugungen des Patienten über seine Krankheit und über das Gehen.
- Informationen werden bereitgestellt zu den Folgen der Krankheit und zum Zusammenhang von Gehen und Gesundheit, um Überzeugungen zu modifizieren.
- Den Patienten wird ein Modell einer blockierten Arterie gezeigt, um die beeinträchtigte Durchblutung zu illustrieren.
- Es werden Techniken des Motivational Interviewing angewandt.
- Der Therapeut erarbeitet mit dem Patienten einen auf klinischen Empfehlungen basierenden Handlungsplan zum Gehen.
- Bewältigungsstrategien zum Umgang mit Hindernissen werden diskutiert.

35.4 Techniken zum Verändern von Überzeugungen

Es ist sinnvoll, sich zu überlegen, welche therapeutischen Techniken am ehesten dazu geeignet sind, subjektive Krankheitsmodelle zu verändern. Es wurde vorgeschlagen, dass sich subjektive Krankheitsmodelle entweder »von oben« (top down) oder »von unten« (bottom up) ändern lassen (McAndrew et al. 2008). Top-down-Interventionen würden kognitive Strategien und Bottom-up-Interventionen verhaltensnahe Strategien nahelegen, und es wäre auch möglich, in Interventionen beide Arten von Strategien zu kombinieren. So könnte eine Diabetes-Intervention z. B. darauf abzielen, die Sicht des Patienten auf seine Krankheit mittels Bottom-up-Prozessen zu verändern: Statt nur Symptommanagement zu betreiben, könnte ein Patient dazu angeregt werden, seine chronische Krankheit konstant zu beobachten. Indem ein Patient sich systematisch Notizen zu seinem Ernährungs- und Bewegungsverhalten und deren Effekte über die Zeit machte, könnte er lernen, mit seiner Krankheit durch das Einsetzen geplanter Strategien umzugehen, statt ad hoc auftretende Symptome zu bewältigen. Eine Asthma-Intervention könnte Top-down-Techniken bereitstellen, mithilfe derer der Patient lernt, dass sein Asthma auch existiert, wenn er keine Symptome hat.

35.4.1 Kognitiv-verhaltenstherapeutische Techniken

Da das Common-Sense-Modell sowohl Kognitionen als auch Verhaltensweisen mit einbezieht, erscheinen etablierte kognitiv-verhaltenstherapeutische Techniken (KVT) wie kognitive Umstrukturierung und verhaltensnahe Hausaufgaben als gute Ansätze für die Veränderung von subjektiven Krankheitsmodellen (Weinman u. Petrie 1997). Ein systematischer Review von 13 randomisiert kontrollierten Studien (RCT), die die Veränderung von subjektiven Krankheitsmodellen zur koronaren Herzerkrankung zum Ziel hatten (Goulding et al. 2010), schlussfolgerte, dass Interventionen kognitiv-behavioraler Art am konsistentesten effektiv waren. Die Autoren argumentieren, dass das Abzielen auf individuelle Überzeugungen effektiver der Verhaltensänderung dienen könnte als einfache Informationsvermittlung, da ein Patient zwar wissen könnte, dass Rauchen Krebs verursachen kann, aber trotzdem glauben könnte, dass dies ihn nicht beträfe.

Es wurde gezeigt, dass KVT bei Patienten mit Multipler Sklerose effektiver Erschöpfung reduzieren konnte als Entspannungstechniken, und dass dieser Effekt durch subjektive Krankheitsmodelle mediiert wurde (Knoop et al. 2011). In der KVT-Bedingung nahmen Patienten ihre Multiple Sklerose kontrollierbarer und zeitbegrenzter wahr und sahen sie als etwas, das sie verstehen können und das weniger ernsthaft konkrete und emotionale Konsequenzen hat, was wiederum in einer Reduzierung der Erschöpfung resultierte.

35.4.2 Biofeedback

Biofeedback ist eine Technik, die dazu dient, das Bewusstsein und dadurch auch die Kontrolle über eine Anzahl unwillkürlicher körperlicher Funktionen (wie z. B. Herzrate, Blutdruck, Muskelspannung und Hauttemperatur) zu verbessern (► Kap. 37). Dies wird erreicht, indem Personen mithilfe von Instrumenten, die spezifisch zur Messung physiologischer Aktivität entwickelt wurden, demonstriert wird, wie sich physische Funktionen in Abhängigkeit von Gedanken, Emotionen und Verhaltensweisen verändern können. Eine Studie fand heraus, dass Biofeedback bei Personen mit Tinnitus erfolgreich die Überzeugung über die Kontrolle ihrer Krankheit verändern kann (Weise et al. 2008). Die Patienten wurden entweder zu einer Wartelistenkontrollgruppe oder zu einer verhaltensnahen Biofeedback-Intervention randomisiert. Diese Intervention kombinierte Biofeedback mit KVT-Techniken, um zu überprüfen, ob diese die emotionalen und kognitiven Probleme reduzieren könne, die typischerweise von Tinnitus-Patienten erlebt werden. Die Intervention bestand aus zwölf einstündigen Therapiesitzungen, die alle anhand eines strukturierten Manuals durchgeführt wurden (Weise et al. 2007). Nach der biofeedback-basierten Intervention nahmen die Patienten ihren Tinnitus als weniger aufdringlich wahr und berichteten eine größere Kontrollierbarkeit über Ohrengeräusche als die Patienten der Kontrollbedingung. Die Autoren schlagen vor, dass die Intervention durch das Demonstrieren der Beziehung zwischen psychologischen und physiologischen Reaktionen den Patienten hilft, »eine Brücke zwischen biomedizinischen und psychologischen Krankheitsüberzeugungen zu schlagen« (Weise et al. 2008, S. 10).

35.5 Durchführung der Intervention

Es ist wichtig, den Kontext einer Intervention zu berücksichtigen – wer wird sie mit welchen Mitteln wo und bei wem durchführen.

35.5.1 Gruppenprogramme

Selbstmanagement-Interventionen sind dafür vorgesehen, Verhaltensweisen des Selbstmanagements zu verbessern wie z. B. Medikamenteneinnahme, Lebensstilveränderungen oder das Ergreifen präventiver Maßnahmen (Newman et al. 2004). Sie können spezifisch auf bestimmte Krankheiten ausgerichtet sein, die komplexes Selbstmanagement erfordern wie z. B. Diabetes. Ein solches sechsstündiges Gruppenprogramm ist DESMOND (Diabetes Education and Self-Management for Ongoing and Newly Diagnosed Program). Es wurde entwickelt, nachdem mehrere Reviews wenig Evidenz für die Effektivität von Informationsvermittlungsprogrammen bei Diabetes zeigten (NICE 2003). Basierend auf Befunden zur erhöhten Effektivität von jenen Informationsvermittlungsprogrammen, die einen theoretischen Rahmen bieten und kognitive Umstrukturierung beinhalten (Ellis et al. 2005), stützt sich die Empfehlung auf drei theoretische Ansätze: das Common-Sense-Modell, die Theorie des sozialen Lernens und die duale Prozesstheorie (Bandura 1989; Neventhal et al. 1984; Sun et al. 2005). In der ersten Sitzung wird das

Verständnis der Teilnehmer über ihren Diabetes herausgearbeitet. In späteren Sitzungen werden Elemente der sozialen Lerntheorie und des geleiteten Entdeckens mit hinzugenommen, um den Teilnehmern Wissen und Fähigkeiten zu vermitteln, wie sie gesunde Entscheidungen bezüglich ihrer Ernährung treffen können, um ihren Blutzucker zu kontrollieren. Aufbauend auf dem Common-Sense-Modell werden eine Reihe von weniger bekannten Risikofaktoren für Diabetes (wie z. B. hoher Blutdruck, Lipide und Depression) und die mit ihnen zusammenhängenden Komplikationen besprochen. Die Vorteile von körperlicher Aktivität werden besprochen sowie die Hindernisse, sie durchzuführen; Wissen und Fertigkeiten werden entwickelt, um gesündere Ernährungsentscheidungen zu treffen. Die Teilnehmer werden beim Erstellen eines Selbstmanagement-Plans unterstützt. Sie werden gebeten, ihre eigenen Risikofaktoren in Betracht zu ziehen, um dann an einer spezifischen und erreichbaren Verhaltensänderung zu arbeiten.

Eine große cluster-randomisierte Multicenterstudie zum DESMOND-Programm umfasste 824 Erwachsene mit Typ-2-Diabetes aus 13 Standorten der Primärversorgung (Davies et al. 2008). Zum 12-Monats-Follow-up zeigten die Patienten, die dem DESMOND-Programm zugeteilt waren, ein größeres Krankheitsverständnis, stärkere Überzeugungen über die Ernsthaftigkeit der Krankheit, Überzeugungen über eine längere Krankheitsdauer und vermehrte persönliche Kontrolle im Vergleich zu Teilnehmern der Kontrollgruppe. Außerdem zeigten sie nach zwölf Monaten verbesserte Werte bei der Gewichtsabnahme, bei körperlicher Aktivität, Rauchen und Depression, jedoch nicht beim Blutzucker. Unterschiede zwischen den Gruppen im Verhalten und bei den Depressionswerten waren drei Jahren nach der erstmaligen Teilnahme am Programm nicht mehr signifikant, obwohl die Unterschiede in den Krankheitsüberzeugungen stabil blieben (Khunti et al. 2012).

Eine kontrollierte Studie mit alternierender Gruppenzuteilung verglich das Selbstmanagement-Programm des University Colleges London mit medizinischer Standardversorgung bei Patienten mit Typ-2-Diabetes (Steed et al. 2005). Das Programm basierte auf Methoden, die sich im Vorhinein als effektiv bei der Verbesserung des Diabetes-Managements erwiesen hatten und die sowohl Problemlösetechniken als auch praktisches Fertigkeitentraining beinhalteten. Theoretisch fundierte das Programm auf Banduras sozial-kognitiver Theorie (Bandura 1989) und Leventhals Common-Sense-Modell. Das Programm war nicht individuell zugeschnitten und beinhaltete fünf zweieinhalbstündige Gruppensitzungen und eine Booster-Sitzung nach drei Monaten. Die Themen drehten sich um Verhaltensweisen des Selbstmanagements, Selbstbeobachtung des Blutzuckers, Vorteile und Hindernisse und die Rolle von Gedanken bei der Verhaltensinitiierung sowie Zielsetzung. Die Interventionsgruppe zeigte besseres Ernährungsverhalten und Bewegungsmanagement sowie bessere Selbstbeobachtung des Blutzuckers und gesteigerte Lebensqualität. Die wahrgenommene Effektivität der Behandlung war unmittelbar nach der Intervention höher, persönliche Kontrolle wurde nach drei Monaten höher eingeschätzt.

35.5.2 Durchführung durch Krankenpflegepersonal

Einige Evidenz weist darauf hin, dass Interventionen nicht notwendigerweise von Gesundheitspsychologen durchgeführt werden müssen. Eine Intervention, die von Krankenpflegepersonal durchgeführt wird und auf die Veränderung maladaptiver Krankheitsüberzeugungen von Patienten abzielt, hat sich in einer randomisierten kontrollierten Studie bei Patienten mit akutem Koronarsyndrom als effektiv erwiesen (Cossette et al. 2012). Diese

Intervention basierte auf Leventhals Selbstregulationstheorie und wurde dafür entwickelt, eine positive Haltung gegenüber kardiologischen Rehabilitationsprogrammen zu fördern. Die Patienten in der Interventionsgruppe erhielten eine persönliche Sitzung und zwei Telefonanrufe mit einem Krankenpfleger, während derer die subjektiven Krankheitsmodelle der Patienten herausgearbeitet und Sorgen besprochen wurden sowie die Wichtigkeit von Risikofaktoren und Lebensstilveränderungen betont wurde. Die zu der Intervention randomisierten Patienten wiesen eine signifikante Steigerung der persönlichen Kontrolle auf und suchten eher kardiologische Rehabilitationsprogramme auf als die Patienten, die zu der Standardversorgung randomisiert worden.

35.5.3 Handy- und Internettechnik

Interventionen, die mit Handy- und Internettechnik arbeiten, sind kosteneffektiver als Interventionen, die von Menschen durchgeführt werden, und ihr Erfolg ist leichter messbarer. Während die meisten Interventionen bis heute mit persönlichem Kontakt (face-to-face) einhergehen, erhielten Patienten in einer neueren randomisierten kontrollierten Studie entweder nur Standardversorgung oder Standardversorgung und zusätzlich SMS-Nachrichten. Die Intervention sollte die Adhärenz zu Asthmainhalatoren erhöhen. Zu Beginn wurden die subjektiven Krankheitsmodelle der Patienten und ihre Einstellungen zu Medikamenten erfasst. Den Patienten der SMS-Gruppe wurden über 18 Wochen lang SMS-Nachrichten zugesandt. Es wurden insgesamt 166 Nachrichten entwickelt (24 Nachrichten wurden für je eine von sieben Überzeugungen konzipiert). Die Intervention steigerte die Überzeugung über die Notwendigkeit der Behandlung und erhöhte die erwartete Krankheitsdauer und die wahrgenommene Kontrolle im Vergleich zur Kontrollgruppe nach 18 Wochen. Außerdem steigerte die Intervention die Adhärenz über eine Dauer von neun Monaten (Petrie et al. 2012).

Auch individuell zugeschnittene internetbasierte Systeme können nützlich sein. Die Website »The internet doctor« bietet Rat zum Selbstmanagement von Atembeschwerden (Yardley et al. 2010). Die Teilnehmer tragen Details über ihre Symptome ein, und ein komplexer Algorithmus stellt dann den individuell abgestimmten Rat bezüglich der Notwendigkeit eines Arztbesuches und Informationen zu verschiedenen Behandlungsmöglichkeiten bereit. Die Teilnehmer der Internet-doctor-Bedingung hatten 48 Stunden später ein größeres Verständnis ihrer Krankheit im Vergleich zu Patienten, die eine statische Kontroll-Website besuchten.

35.6 Zeitpunkt der Intervention

Die meisten Interventionen zur Veränderung von subjektiven Krankheitsmodellen wurden durchgeführt, nachdem der Patient mit einer Krankheit diagnostiziert wurde. Eine interessante Abwandlung dieses Vorgehens zeigte eine Studie, die das Sicherheitsgefühl von Patienten erhöhen wollte, die einen Herzfunktionstest erhielten (Belastungs-EKG wegen Brustschmerzen; Petrie et al. 2007). Diese Intervention basierte auf der Idee, dass Patienten vor ihrem ersten Arztbesuch bereits Überzeugungen über ihre Krankheit und deren Symptome gebildet haben und dass diese mit der Verarbeitung und dem Verständnis von normalen Testergebnissen interferieren können. Aus diesem Grund vermittelte die Intervention vor dem Herzfunktionstest Informationen über die Möglichkeit von normalen Testergebnissen und alternativen, nicht-pathologischen Erklärungen für Symptome. Es wurde davon ausgegangen, dass die Informationen

Patienten mit normalen Testergebnissen auf diese vorbereiten würden und so die Überzeugung fördern würden, dass die Ursache nicht kardiologischer Natur sei. In der Untersuchung gab es drei Gruppen: Eine Gruppe erhielt nur eine Informationsbroschüre, eine Gruppe erhielt die Informationsbroschüre und nahm zusätzlich an einem kurzen Gespräch mit einem Psychologen teil, sowie eine Kontrollgruppe (Standardversorgung). Nach einem Monat hatte die Gruppe, die sowohl Informationsbroschüre als auch Gespräch erhielt, ein erhöhtes Sicherheitsgefühl, berichtete weniger Brustschmerzen und tendierte dazu, weniger Herzmittel einzunehmen im Vergleich zu den anderen beiden Gruppen.

35.7 Zusammenfassung

Dieses Kapitel gab einen Überblick über die Forschung zu erfolgreichen Interventionen zur Veränderung von subjektiven Krankheitsmodellen. Zu benennende Schlüsselkomponenten sind die anfängliche Erhebung von subjektiven Krankheitsmodellen, individuelles Zuschneiden von Informationen und die Entwicklung eines Handlungsplans. Kognitiv-verhaltenstherapeutische Techniken erscheinen am effektivsten, indem sie Überzeugungen sowohl durch Top-down- als auch durch Bottom-up-Ansätze verändern. Viele erfolgreiche Interventionen nutzen zwei oder drei persönliche Gespräche, ein vielversprechender neuer Ansatz scheint jedoch das Nutzen von SMS-Nachrichten oder dem Internet zu sein, da dies messbarer und vermutlich kosteneffektiver ist. Es wurde gezeigt, dass sowohl Patienten als auch ihre Familienmitglieder von Interventionen zur Veränderung der subjektiven Krankheitsmodelle profitieren.

Praxistipps

- Erheben Sie subjektive Krankheitsmodelle und Einstellungen zu Medikamenten als ersten Schritt.
- Schneiden Sie den Inhalt der Intervention auf die bereits bestehenden subjektiven Krankheitsmodelle der Patienten zu.
- Entwickeln Sie Wege, nicht-hilfreichen Krankheitsüberzeugungen etwas entgegenzusetzen.
- Nutzen Sie sowohl kognitive als auch verhaltensnahe Techniken.
- Ziehen Sie visuelle Illustrationen/Modelle/Vorführungen in Betracht.
- Beziehen Sie Familienmitglieder in die Intervention mit ein.
- Erstellen Sie einen detaillierten Handlungsplan mit dem Patienten, um ihm zu helfen, sein Verhalten zu verändern.
- Nutzen Sie technische Hilfsmittel, um die Messbarkeit von Interventionen zu erhöhen.
- Schätzen Sie die Kosteneffektivität ein.
- Ziehen Sie den Zeitpunkt der Durchführung in Betracht.

35.8 Ausblick

Kurze persönliche Interventionen zur Veränderung von subjektiven Krankheitsmodellen haben sich bei der Verbesserung von Gesundheitsparametern als effektiv erwiesen. Damit gesundheitspsychologische Interventionen eine maximale Tragweite erreichen, müssen Wege gefunden werden, Interventionen zur Veränderung von subjektiven Krankheitsmodellen auch großen Patientengruppen zukommen zu lassen. Des Weiteren muss die Kosteneffektivität von Interventionen einbezogen werden, um einen großangelegten Einsatz dieser Interventionen von Leistungserbringern im Gesundheitssystem zu gewährleisten.

Literatur

Bandura A. Human Agency in Social Cognitive Theory. Am Psychol 1989; 44: 1175–84.

Broadbent E, Ellis CJ, Thomas J et al. Can an illness perception intervention reduce illness anxiety in spouses of myocardial infarction patients? A randomized controlled trial. J Psychosom Res 2009; 67: 11–5.

Broadbent E, Petrie KJ, Ellis CJ et al. A picture of health – myocardial infarction patients' drawings of their hearts and subsequent disability: A longitudinal study. J Psychosom Res 2004; 57: 583–7.

Broadbent E, Petrie KJ, Main J, Weinman J. The Brief Illness Perception Questionnaire. J Psychosom Res 2006; 60: 631–7.

Brooks S, Rowley S, Broadbent E, Petrie KJ. Illness perception ratings of high-risk newborns by mothers and clinicians: relationship to illness severity and maternal stress. Health Psychol 2012; 31: 632–9.

Cossette S, Frasure-Smith N, Dupuis J et al. Randomized controlled trial of tailored nursing interventions to improve cardiac rehabilitation enrollment. Nurs Res 2012; 61: 111.

Cunningham MA, Swanson V, Holdsworth RJ, O‹Carroll RE. Late effects of a brief psychological intervention in patiens with intermittent claudication in a randomised clinical trial. Br J Surg 2013; 100: 756–60.

Cunningham MA, Swanson V, O'Carroll RE, Holdsworth RJ. Randomised clinical trial of a brief psychological intervention to increae walking in patients with intermittent claudication. Br J Surg 2011; 99: 49–56.

Davies MJ, Heller S, Skinner TC et al. Effectiveness of the diabetes education and self-management for ongoing and newly diagnosed (DESMOND) programme for people with newly diagnosed type 2 diabetes: Cluster randomised controlled trial. BMJ 2008; 336: 491–5.

Ellis SE, Speroff T, Dittus RS et al. Diabetes patient education: a meta-analysis and meta-regression. Patient Educ Couns 2004; 52: 97–105.

Figueiras M, Weinman J. Do similar patient and spouse perceptions of myocardial infarction predict recovery? Psychol Health 2003; 18: 201–16.

Glattacker M, Heyduck K, Meffert C. Illness beliefs, treatment beliefs and information needs as starting points for patient information – Evaluation of an intervention for patients with chronic back pain. Patient Educ Couns 2012; 86: 378–89.

Goulding L, Furze G, Birks Y. Randomized controlled trials of interventions to change maladaptive illness beliefs in people with coronary heart disease: Systematic review. J Adv Nurs 2010; 66: 946–61.

Hagger M, Orbell S. A meta-analytic review of the common- sense model of illness representations. Psychol Health 2003; 18: 141–84.

Horne R, Weinman J. Patients' beliefs about prescribed medicines and their role in adherence to treatment in chronic physical illness. J Psychosom Res 1999; 47: 555–67.

Karamanidou C, Weinman J, Horne R. Improving haemodialysis patients' understanding of phosphate-binding medication: A pilot study of a psycho-educational intervention designed to change patients' perceptions of the problem and treatment. Br J Health Psychol 2008; 13: 205–14.

Keogh KM, Smith SM, White P et al. Psychological family intervention for poorly controlled type 2 diabetes. Am J Manag Care 2011; 17: 105–13.

Khunti K, Gray LJ, Skinner T et al. Effectiveness of a diabetes education and self-management programme (DESMOND) for people with newly diagnosed type 2 diabetes mellitus: three year follow-up of a cluster randomised controlled trial in primary care. BMJ 2012; 344: e2333.

Knoop H, van Kessel K, Moss-Morris R. Which cognitions and behaviours mediate the positive effect of cognitive behavioural therapy on fatigue in patients with multiple sclerosis? Psychol Med 2012; 42: 205–13.

Lau RR, Hartman KK. Common sense representations of common illnesses. Health Psychol 1983; 2: 167–85.

Leventhal H, Benyamini Y, Brownlee S et al. Illness representations: Theoretical foundations. In: Petrie KJ, Weinman JA (eds). Perceptions of health and illness: Current research and applications. Amsterdam, Netherlands: Harwood Acad Publ 1997; 19–45.

Leventhal H, Nerenz DR, Steele DJ. Illness representations and coping with health threats. In: Baum A, Taylor SE, Singer JE (eds). Handbook of psychology and health. Hillsdale, NJ: Erlbaum Assoc 1984; 219–52.

McAndrew LM, Musumeci-Szabo T, Mora PA et al. Using the common sense model to design interventions for the prevention and management of chronic illness threats: From description to process. Br J Health Psychol 2008; 13: 195–204.

Moss-Morris R, Weinman J, Petrie KJ et al. The Revised Illness Perception Questionnaire (IPQ-R). Psychol Health 2002; 17: 1–16.

National Institute for Clinical Excellence (NICE). Guidance on the use of patient-education models for diabetes. Technology Appraisal, 06.04.2003. http://www.nice.org.uk/nicemedia/pdf/60Patient educationmodelsfullguidance.pdf (Zugriffsdatum: 19.09.2013).

Newman S, Steed L, Mulligan K. Self-management interventions for chronic illness. Lancet 2004; 364: 1523–37.

Nijs J, Paul van Wilgen C, Van Oosterwijck J et al. How to explain central sensitization to patients with ›unexplained‹ chronic musculoskeletal pain: Practice guidelines. Man Ther 2011; 16: 413–8.

Petrie KJ, Cameron L, Ellis CJ et al. Changing illness perceptions after myocardial infarction: An early intervention randomized controlled trial. Psychosom Med 2002; 64: 580–6.

Petrie KJ, Muller JT, Schirmbeck F et al. Effect of providing information about normal test results on patients' reassurance: randomised controlled trial. BMJ 2007; 334: 352.

Petrie KJ, Perry K, Broadbent E, Weinman J. A text message programme designed to modify patients' illness and treatment beliefs improves self-reported adherence to asthma preventer medication. Br J Health Psychol 2012; 17: 74–84.

Petrie KJ, Weinman J. Patients' perceptions of their illness: The dynamo of volition in health care. Curr Dir Psychol Sci 2012; 21: 60–5.

Steed L, Lankester J, Barnard M et al. Evaluation of the UCL Diabetes Self-management Programme (UCL-DSMP): A Randomized Controlled Trial. J Health Psychol 2005; 10: 261–76.

Sun R, Slusarz P, Terry C. The interaction of the explicit and the implicit in skill learning: a dual-process approach. Psychol Rev 2005; 112: 159–92.

Weinman J, Petrie KJ. Illness perceptions: A new paradigm for psychosomatics? J Psychosom Res 1997; 42: 113–6.

Weinman J, Petrie KJ, Moss-Morris R, Horne R. The illness perception questionnaire: A new method for assessing the cognitive representation of illness. Psychol Health 1996; 11: 431–45.

Weise C, Heinecke K, Rief W. Biofeedback for chronic tinnitus – Treatment guidelines and preliminary results regarding their efficacy and acceptance. Verhaltenstherapie 2007; 17: 220–30.

Weise C, Heinecke K, Rief W. Biofeedback-based behavioral treatment for Chronic Tinnitus: Results of a randomized controlled trial. J Consult Clin Psychol 2008; 76: 1046–57.

Yardley L, Joseph J, Michie S et al. Evaluation of a web-based intervention providing tailored advice for self-management of minor respiratory symptoms: Exploratory randomized controlled trial. JMIR 2010; 12: 97–108.

36 Krankheitsverhalten und Adhärenz bei medizinischen Maßnahmen verbessern

Winfried Rief, Yvonne Nestoriuc

36.1 Einleitung

Fallbeispiel

Krankheitsverhalten und fehlende Medikamenten-Adhärenz

Bei Frau M. wurde kurz nach Beginn des Rentenalters ein Diabetes mellitus Typ 1 diagnostiziert. Sie wurde über die Erkrankung von ihrem Hausarzt informiert, und es wurden Behandlungsmöglichkeiten erläutert. Zusätzlich nahm sie an einer Schulungsmaßnahme für Patienten mit Diabetes teil. Trotzdem kommt es im weiteren Verlauf immer wieder zu Komplikationen. Die Blutzuckereinstellung gelingt oftmals nicht, und bei Messungen durch Familienangehörige finden sich häufig Werte im deutlich auffälligen Bereich. In ihrem Blutzucker-Tagebuch trägt sie demgegenüber in der Regel wenig auffällige Werte ein. Nachdem sie im Rahmen einer Blutzuckerentgleisung einen Auffahrunfall produzierte, wird sie genauer exploriert. Es stellte sich heraus, dass sie ihren Freundinnen gegenüber die Diabetes-Erkrankung verschweigt. Bei »Kaffeekränzchen« verhält sie sich, als wäre nichts, nimmt Zucker in den Kaffee und Sahne auf den Kuchen. Falls sie sich spritzt, tut sie dies nur heimlich und sehr willkürlich. Wird sie von Angehörigen auf die Probleme angesprochen, äußert sie: »Ihr übertreibt und nehmt alles viel zu wichtig. Ich bin doch nicht krank!«

Selbst bei primär biologisch verursachten Erkrankungen spielt das Krankheitsverhalten eine wesentliche Rolle. Dies geschieht unter anderem über die Kooperation bei medizinischen Interventionen, wie dies mit dem Konzept der Medikamenten-Compliance oder Medikamenten-Adhärenz (▶ Kap. 8) umschrieben wird. Allerdings ist die Kooperation bezüglich medizinischer Maßnahmen nur eine Facette von multiplen Verhaltensweisen, die unter den Aspekt des Krankheitsverhaltens fallen. Schon- und Vermeidungsverhalten, Rückversicherungsverhalten, Kommunikationsmuster und Klageverhalten können weitere Merkmale des Krankheitsverhaltens sein. Zeigen Patienten Merkmale eines dysfunktionalen Krankheitsverhaltens, ist es Aufgabe der Psychosomatik und Verhaltensmedizin, dieses Verhalten zu verändern. Nachfolgend werden zuerst allgemeine Ansätze zur Veränderung von Krankheitsverhalten vorgestellt, um in einem zweiten Teil insbesondere Maßnahmen zur Verbesserung der Medikamenten-Adhärenz vorzustellen.

36.2 Allgemeine Maßnahmen zur Veränderung von dysfunktionalem Krankheitsverhalten

36.2.1 Krankheitsverhalten verändern: Schon- und Vermeidungsverhalten

Schon- und Vermeidungsverhalten sind wesentliche Prädiktoren der Chronifizierung z. B. bei Rückenschmerz-Patienten, aber auch bei zahlreichen anderen zur Chronifizierung neigenden Erkrankungen. Für eine therapeutische Veränderung solcher Verhaltensweisen bieten sich die Grundprinzipien der Verhaltensmodifikation an.

Schonverhalten verändern

- gemeinsame Exploration zum Schonverhalten
- Zusammenfassung und Wertschätzung der bisherigen Verhaltensstrategien im Umgang mit der Erkrankung
- wertschätzend Gründe und in der Regel kurzfristige Vorteile der bisherigen Strategie erarbeiten
- auf die Unterschiede zwischen kurzfristigen, oftmals positiven versus langfristigen, oftmals negativen Konsequenzen des Verhaltens eingehen
- neue Ziele für das Krankheitsverhalten ableiten; erste Verhaltensübungen besprechen und durchführen lassen; ggf. zuvor auf mögliche kurzfristige Verschlechterungen vorbereiten
- Aktivitätenplan erarbeiten und ausbauen
- Maßnahmen zur längerfristigen Selbstverstärkung implementieren

Um die motivationale Grundlage für eine Verhaltensänderung zu schaffen, ist eine feindselige Rückmeldung von Kritik in aller Regel wenig hilfreich. Die meisten Patienten, vermutlich sogar die meisten Menschen überhaupt wünschen sich zuerst eine gewisse Wertschätzung der bisherigen Versuche, mit einer Erkrankung umzugehen, bevor man Bereitschaft entwickelt, andere Verhaltensstrategien und Umgangsweisen zu testen. Aus diesem Grund ist eine Rückmeldung an die Patienten, dass sie Schonverhalten einsetzen, weil dies vordergründig erst mal Sinn macht, sehr wichtig zur Schaffung einer Bereitschaft für Veränderungen. Der »Sinn« von Schonverhalten liegt in aller Regel in den positiven kurzfristigen Konsequenzen, die damit einhergehen. Nach Würdigung dieser Prozesse sollte jedoch erarbeitet werden, was potenzielle langfristige Folgen von Schonverhalten sind, insbesondere wenn dieses weiter gesteigert und ausgebaut würde. Durch diese Darstellung ist vielen Betroffenen gut zu vermitteln, dass durch die systematische Steigerung von Schonverhalten als primäres Krankheitsverhalten die Spirale des Bewegungsradius immer enger wird, der körperliche Belastungszustand sich zunehmend verschlechtert und es deshalb langfristig zu negativen Konsequenzen kommt. Versucht man, diesen Prozess umzukehren, kann man ggf. langfristig positive Konsequenzen erwarten, muss sich jedoch unter Umständen kurzfristig auch mit negativen Veränderungen konfrontieren. Ist durch eine solche Gesprächsführung die Bereitschaft zur Verhaltensänderung geschaffen, können erste Übungen zum Abbau des Schonverhaltens und zum Aufbau vermiedener körperlicher Aktivitäten implementiert werden.

Um langfristig Veränderungen zu erreichen, muss ggf. darüber hinaus darauf geachtet werden, dass Patienten auch ausreichend über Kompetenzen zur Selbstverstärkung der erreichten Erfolge verfügen. Wenn demgegenüber negative Selbstverbalisationen vorherrschen (»Das war ja sowieso nichts Besonderes, was ich geschafft habe«; »Es war reiner Zufall, dass es mir heute gelungen ist, körperlich etwas aktiver zu sein«), dann wird sich kaum ein dauerhaft stabiler Behandlungserfolg einstellen. Aus diesem Grund sind die Behandler angehalten, auf die Aspekte der verbalen und nonverbalen Selbstverstärkung bei angestrebten Verhaltensänderungen besonders zu achten.

Zudem kann es für die Aufrechterhaltung erster positiver Veränderungen im Schonverhalten wichtig sein, auch das Umfeld des Patienten in die Behandlung zu involvieren. Partner und Angehörige können sehr gut in den Verstärkerplan eingebaut werden, sollten aber auch hinsichtlich der Psychoedukation zu den kurz- und langfristigen Effekten des Schonverhaltens einbezogen werden. So kann es z. B. eine sehr gute Übung und Aufgabe für Patienten sein, dem Partner zu Hause zu erklären, welche positiven und negativen Folgen die bisher angewandten Strategien im Umgang mit der Erkrankung haben. Anschließend können Patient und Partner bzw. Angehöriger gemeinsam überlegen, wo und wie das Umfeld eine Unterstützung beim Aufbau der neuen Strategien im Umgang mit der Erkrankung sein kann.

36.2.2 Krankheitsverhalten verändern am Beispiel von Rückversicherungsverhalten

Liegen bei Patienten ausgeprägte Gesundheitsängste vor, so neigen manche von ihnen dazu, die Beruhigung und Reduktion der Gesundheitsängste an Experten oder Familienangehörige zu »delegieren«. Bei wiederholtem Arztbesuchen wird der Arzt immer wieder in die Rolle gebracht, beruhigende Rückversicherung zu geben (»Nein, Sie haben keinen Krebs, da müssen Sie sich keine Sorgen machen«). Während das einmalige Geben von begründeter Rückversicherung eine der wichtigsten ärztlichen Aufgaben darstellt, kann das permanente Wiederholen von Rückversicherung einen Prozess der Krankheitschronifizierung unterstützen. Zudem konnte in einer Metaanalyse randomisiert-kontrollierter Studien zum Effekt diagnostischer Tests auf Gesundheitsängste und Symptompersistenz gezeigt werden, dass insbesondere Tests für Krankheiten mit einer niedrigen Grundrate keinen Mehrwert bezüglich der kurz- oder langfristigen Beruhigung betroffener Patienten haben und Gesundheitsängste sowie Symptome weiter persistieren (Rolfe u. Burton 2013).

> **!** Die Fähigkeit, bei gelegentlich auftretenden und kaum begründeten Krankheitsängsten sich selbst wieder beruhigen zu können, ist ein Merkmal gesunder psychischer Funktionen. Übernimmt der Arzt zunehmend diese Funktion der Beruhigung, kann dies zur Chronifizierung von Krankheitsverhalten beitragen.

Jeder Patient, jeder Mensch, braucht die Fähigkeit, Krankheitsängste auch selbstständig bewältigen zu können. Dies ist wichtig, da das regelmäßige Auftreten von harmlosen und vorübergehenden Symptomen (wie z. B. Kopfschmerzen, Verdauungsbeschwerden etc.) zum Lebensalltag dazugehört; auch da mit zunehmenden Alter immer wieder Ängste auftreten können, dass sich körperlich bedrohliche Erkrankungen anbahnen könnten. Je mehr der Patient den Aspekt der Beruhigung an Personen der Umgebung delegiert, desto weniger wird sich seine eigene Kompetenz zur Selbstberuhigung (wieder) entwickeln. Auch auf diesen Teufelskreis können Patienten hingewiesen werden, um daraus Coping-Strategien abzuleiten, die sie selbst im Falle des Auftretens von Krankheitsängsten einsetzen können.

36.2.3 Krankheitsverhalten verändern am Beispiel von »Lifestyle«-Interventionen

Insbesondere wenn es um die Veränderung von sehr stark eingefahrenen, jahrelang bestehenden Verhaltensweisen geht wie z. B. Essverhalten oder körperliches Bewegungsverhalten, unter Umständen noch potenziert durch biochemische Suchtstoffe (wie Rauchen), ist eine Verhaltensänderung besonders schwierig. Hierbei hat sich als Empfehlung für die Therapeuten bewährt, sich am Transtheoretischen Modell (Prochaska u. DiClemente 1986) zu orientieren. Bei diesem Modell wird davon ausgegangen, dass der Therapeut zuerst die Motivationsphase des Patienten zur Verhaltensänderung analysieren soll, bevor er die auf diese Motivationsphase passenden Interventionen umsetzt. Die Phasen wurden entdeckt und beschrieben im Zusammenhang mit der Raucherentwöhnung und von den Autoren weiterentwickelt und an verschiedene psychotherapeutische Veränderungsprozesse angepasst. Die Motivationsphasen nach dem Transtheoretischen Modell sowie mögliche Intervention zur Verhaltensänderung sind nachfolgend dargestellt (► Tab. 36-1).

Die Grundidee des Transtheoretischen Modells ist somit, dass nicht alle Patienten dieselbe Intervention und dasselbe therapeutische Verhalten erhalten sollen, sondern dass der Behandler eine genaue Analyse der Motivationsphase des Patienten vornimmt und seine Intervention darauf abstimmt. Als zusätzliche Interventionsstrategie bietet sich hier auch das »Motivational Interviewing« (Miller u. Rollnick 2002) an (siehe auch Olsen et al. 2012).

36.2.4 Verbesserung der Medikamenten-Adhärenz

Maßnahmen zur Verbesserung der Medikamenten-Adhärenz müssen auf eine exakte Problemanalyse aufbauen, welche Risikofaktoren für Non-Adhärenz vorliegen. Diese Risikofaktoren für Non-Adhärenz sollten so früh wie möglich analysiert werden, also bereits bei Vereinbarung der Intervention, nicht erst nach Etablierung von Non-Adhärenz (Glombiewski u. Rief 2013). Diese Risikofaktoren wurden bereits in ► Kapitel 8 vorgestellt, sodass an dieser Stelle primär auf die Veränderung der Risikofaktoren eingegangen wird.

Lässt sich ein Risiko zur Non-Adhärenz auf **fehlendes Wissen und fehlendes Können** zurückführen, so sind die daraus abzuleitenden Interventionen naheliegenderweise das Vermitteln von Informationen und das Einüben von Applikationen. Verschiedene »Reminder Systeme« unterstützen heutzutage diesen Prozess. Pillenpackungen können die Wochentage anzeigen, neue Medien wie SMS-Erinnerungen und Interneterläuterungen können eingesetzt werden, aber auch Skillstrainings (z. B. Einüben des Einsatzes des Diabetes-Pens) können hier als hilfreich betrachtet werden. Insbesondere in Entwicklungsländern hat sich bei der Behandlung des AIDS-Virus eine deutliche Steigerung der Behandlungsadhärenz durch SMS-Erinnerungssysteme in randomisiert-kontrollierten Studien nachweisen lassen (Lester et al. 2010).

Interventionen aus dem Bereich der Patientenschulung und Psychoedukation dienen neben der Wissensvermittlung oftmals ebenfalls gezielt zur Verbesserung der Krankheitsakzeptanz und Adhärenz. Ihre Effektivität konnte bei zahlreichen Erkrankungen belegt werden, z. B. bei Schmerzsyndromen (LeFort et al. 1998), Psychosen (Lincoln et al. 2007) und bipolaren Störungen (Rouget u. Aubry 2007). Das ► Kapitel 33 sowie Faller und Petermann

Tab. 36-1 Das Transtheoretische Modell als Basis zur Veränderung von Krankheitsverhalten.

Motivationsphase	Therapeutische Strategie
Prä-Kontemplation: Patient verleugnet das Problem, zeigt Widerstand, verwickelt in destruktive Diskussionen.	• Frage nach Erlaubnis, Problem zu diskutieren • vorsichtiger Hinweis auf Diskrepanzen zwischen Meinung des Patienten und Rückmeldungen aus der Umgebung • Patienten motivieren, Informationen zu sammeln, die ihm bei einer Selbsteinschätzung helfen
Kontemplation: Patient ist bereit, über das Problem zu sprechen und sich damit auseinanderzusetzen.	• Pros und Contras einer Verhaltensänderung identifizieren lassen • Patienten zunehmend in die aktive Rolle der Informationsbeschaffung
Vorbereitung der Verhaltensänderung: Patient erkennt, dass er sein Verhalten ändern muss.	• Gründe für Verhaltensänderung durch Patienten zusammenfassen lassen • mentales Konzept sowie Plan ausarbeiten, wie Verhaltensänderung stattfinden könnte • Commitment zur Verhaltensänderung erhöhen (z. B. Entscheidungen öffentlich bekannt machen, Nachfolge-Termin nach Beginn der Verhaltensänderung vereinbaren)
Handlung: Patient hat Verhaltensänderung umgesetzt.	• immer wieder an Gründe für Veränderung erinnern • mögliche Hürden bei der Umsetzung thematisieren und Hilfen anbieten • auf Rückschläge und deren Bewältigung vorbereiten • Verankerung der Verhaltensänderung im sozialen Umfeld
Aufrechterhaltung: Neues Verhalten kann gefestigt werden, auch wenn Hindernisse zu überwinden waren.	• Therapeut zeigt Bewunderung für Veränderung • Abgleich mit den früher formulierten Veränderungszielen • weitere Rückfallprophylaxe
Rückfall	• Rückfall als Lernmöglichkeit definieren • Rückfall bedeutet nicht, zum Ausgangspunkt zurückzukehren • Wie können Rückfälle in der Zukunft verhindert werden?

(2005) bieten einen Überblick zu weiteren Anwendungsfeldern.

Gab es bereits in der **Vergangenheit Anzeichen von Non-Adhärenz**, muss von einem erhöhten Risiko auch für die aktuell verordnete oder besprochene Behandlungsempfehlung ausgegangen werden. Auch in diesem Fall ist ein verurteilendes Verhalten des Behandlers wenig zielführend, sondern es sollte eher Verständnis signalisiert werden, dass das Einhalten von solchen Behandlungsempfehlungen auch wirklich mühsam sein kann und das eigene Autonomiebedürfnis beeinträchtigt. Erst nach einer solchen Wertschätzung sollte zur Diskussion der Vor- und Nachteile übergegangen werden, die eine Fortsetzung des nonadhärenten Verhaltens im vorliegenden Falle haben würde. Falls es gelungen sein sollte, den Patienten zu einem adhärenten Verhalten an dieser Stelle zu motivieren, sollten verschiedene Hilfsmöglichkeiten besprochen werden, die es erleichtern, dass es trotz der negativen Vorerfahrungen im vorliegenden Fall gelingen kann (z. B. Identifizierung von Faktoren, die Rückfall in alte Gewohnheiten auslösen könnten).

Auch eine schlechte Arzt-Patient-Beziehung stellt einen Risikofaktor für die Entwicklung von Non-Adhärenz dar. Vielen Behandler fällt es schwer, Aspekte der therapeutischen Beziehung kritisch zu reflektieren oder gar aktiv beim Patienten diesbezüglich eine Einschätzung vornehmen zu lassen. Allerdings würden in einer solchen aktiven Analyse der Arzt-Patient-Beziehung große Chancen liegen, Problemkonstellationen frühzeitig zu erkennen und zu verändern. Unter Umständen kann der Einsatz von kurzen Screenern zur Therapeut-Patient-Beziehung, die oftmals nur zehn bis zwölf Items umfassen (Luborsky et al. 1996) und von Patienten am Ende des Gesprächs z. B. im Vorzimmer ausgefüllt werden können, eine hilfreiche und etwas anonymere Methode darstellen, um eine ehrliche Einschätzung zu erhalten. Weitere Maßnahmen zur Verbesserung der Beziehung zwischen Behandler und Patient sind im ▸ Kapitel 30 dargestellt.

Bei dem in diesem Kapitel zur Einleitung dargestellten Fallbeispiel handelt es sich relativ eindeutig um das Problem der fehlenden **Krankheitsakzeptanz**. Wird eine Erkrankung nicht akzeptiert, wird sie geleugnet und auch nicht kommuniziert, so kann kaum Adhärenz im Behandlungsplan erwartet werden. Entsprechend des zuvor dargestellten Schemas des Transtheoretischen Modells befindet sich der Patient hierbei in der Prä-Kontemplationsphase. Aufgabe des Therapeuten ist es, vorsichtig auf Diskrepanzen der Selbsteinschätzung und der Einschätzung von anderen hinzuweisen und zu versuchen, den Patienten in die aktive Rolle zu bringen, diese Diskrepanzen aufzuklären. Zum entsprechenden Zeitpunkt kann auch die Strategie hinterfragt werden, was kurz- und langfristige Konsequenzen von »Verleugnung der Erkrankung« sein könnten. Entwickelt der Patient zunehmende Krankheitsakzeptanz, sollte darauf hingewirkt werden, dass diese auch öffentlich gemacht wird, um ein entsprechendes Commitment zu erreichen. Patienten sollten dann auch die Aufgabe bekommen, z. B. mit Angehörigen über die Erkrankung zu reden, die Krankheit zu erklären sowie die notwendigen Verhaltensänderungen zu erläutern (▸ Kap. 34).

Liegt zwar Krankheitsakzeptanz vor, jedoch keine **Behandlungsakzeptanz**, kann auch diese Strategie erstmals positiv und empathisch konnotiert werden, bevor über eine Pro-Contra-Abwägung die Konsequenzen einer solchen Strategie thematisiert werden. Wie bereits weiter oben geschildert, kann das »Sich-selbst-Beruhigen« und Abwarten angesichts vorübergehender, harmloser Symptome eine äußerst sinnvolle Strategie sein, die jedoch bei Vorliegen einer manifesten Erkrankung zu gravierenden Adhärenz-Problemen und möglichen Folgeschäden führen kann. Hierbei können Patienten zunehmend motiviert werden, Beispiele zu sammeln, bei denen die Umsetzung therapeutischer Empfehlungen sinnvoll und erfolgreich war.

Zum Aufbau und zur Stärkung der Behandlungsakzeptanz kann es zudem sehr hilfreich sein, den Patienten bereits in die medizinische Entscheidungsfindung einzubeziehen und aktiv zu beteiligen (sog. shared decision making). In zahlreichen Studien konnte bislang gezeigt werden, dass die partizipative Entscheidungsfindung von Arzt und Patient, bei der der Patient als kontrollierende und aktiv entscheidende Instanz gesehen wird, zu einer höheren Behandlungsakzeptanz und Adhärenz sowie nicht zuletzt zu einer deutlichen Kostenreduktion im Gesundheitssystem beitragen kann (Lee u. Emanual 2013; Wilson et al. 2010). Gerade wenn es mehrere gleichwertige und keine eindeutig bessere Behandlungsalternative gibt, birgt die partizipative Entscheidungsfindung von Arzt und Patient den Vorteil, die gewählte Behandlungsstrategie von vornherein mit den individuellen Werten und Zielen des Patienten abzugleichen und somit die Adhärenz-Wahrscheinlichkeit zu erhöhen. Hierzu sollten dem Patienten von Behandlerseite sinnvolle Strategien zur Information wie z. B. verständliche Informationsbroschüren, Entscheidungshilfen oder Kontakte zu Patientenselbsthilfegruppen vor Beginn einer neuen Behandlung zur Verfügung gestellt werden.

Viele Patienten brechen Behandlungen ab, weil sie **Angst vor Nebenwirkungen** haben oder erste Nebenwirkungen verspüren. Falls bereits die Vorinformationen vorliegen, dass der Patient eine erhöhte Neigung zur Entwicklung von Nebenwirkungen hat, sollte auch hier dieses Thema deshalb proaktiv aufgegriffen werden. Eine kognitive Umformulierung von Nebenwirkungen als Zeichen der Wirkung eines Präparats kann in vielen Fällen hilfreich sein. Auch die Information, dass Nebenwirkungen zwar unangenehm und lästig sein können, in den meisten Fällen jedoch keine bedrohlichen körperlichen Veränderungen anzeigen, kann die Adhärenz unterstützen. Schließlich und endlich kann und sollte es auch hier eine Strategie sein, die Selbstwirksamkeitserwartung bezüglich der Bewältigung von möglichen Nebenwirkungen zu erhöhen und mit den Patienten mögliche Coping-Strategien beim potenziellen Auftreten von Nebenwirkungen zu besprechen (Ablenkung, Entspannung, Entkatastrophisieren und andere). Wenn dies geschieht, bevor überhaupt die ersten Nebenwirkungen aufgetreten sind, kann sich die Wahrscheinlichkeit erhöhen, dass auftretende Nebenwirkungen besser bewältigt werden und die Behandlung fortgeführt wird.

Das Einhalten von medizinischen Empfehlungen genauso wie die grundsätzliche Veränderung von Krankheitsverhalten stellen Herausforderungen an die Veränderung von Alltagsabläufen dar. Um solche **Veränderungen im Alltag** zu implementieren, ist eine möglichst konkrete kognitive Vorbereitung hilfreich und erhöht die Chancen der Umsetzung. So wird eine Behandlungsempfehlung »Machen Sie dreimal die Woche Entspannungsübungen zuhause« von den meisten Patienten nicht umgesetzt werden. Wenn allerdings im Gespräch von Patient und Therapeut konkret besprochen wird, welche Wochentage für solche Übungen gut geeignet wären, welche Zeitpunkte sinnvoll wären, welche Vorbereitungen zu treffen sind (müssen andere Personen darüber informiert werden?), welche potenziellen Hindernisse und Störungen auftreten können und wie diese ausgeräumt werden können, so wird sich die Wahrscheinlichkeit der Umsetzung dieser Verhaltensempfehlung deutlich erhöhen.

Psychische und neurologische Probleme stellen ebenfalls Risikofaktoren dar, die die Wahrscheinlichkeit von Non-Adhärenz erhöhen. Bei komorbiden Depressionen und Angsterkrankungen empfiehlt sich eine entsprechende Behandlung dieser Störungen. Treten demgegenüber kognitive Defizite auf (z. B. im Kontext einer beginnenden Demenz), so wird die Lösung zunehmend durch den Einbezug des sozialen Umfeldes sowie sozialer und medizinischer Hilfsdienste erreicht werden müssen. Soweit Familienangehörige entsprechende Aufgaben nicht übernehmen können, muss ggf. der Sozialdienst oder andere Einrichtungen des Gesundheitssystems die Medikamenten-Compliance sicherstellen. Die Wirksamkeit des Einbezugs sozialer und medizinischer Hilfssysteme zur Steigerung der Behandlungsadhärenz bei Demenz-Erkrankten konnte in Studien zu großangelegten Disease-Management-Programmen (DMPs) gezeigt werden (Vickrey et al. 2006). Zudem zeigte sich hier, dass insbesondere eine Schulung der Ärzte notwendig und zielführend ist, um die Umsetzung der aktualisierten Behandlungsempfehlungen zu gewährleisten (Gifford et al. 1999).

! Adhärenz zu neuen Behandlungsempfehlungen ist nicht nur auf Seite des Patienten, sondern auch für Behandler relevant und kann im Rahmen von Hausarztschulungen unterstützt werden.

Insgesamt ist ein zentrales Bewusstsein von Nöten, dass Behandlungsempfehlungen nicht auf eine »Black Box Patient« treffen, der entsprechend eines paternalistischen Denkens die Empfehlungen einfach aufnimmt. Die Individualität des Patienten, seine eigenen Vorerfahrungen, Einstellungen und der Lebenskontext spielen eine Rolle für die Entwicklung von Adhärenz. Nur eine Berücksichtigung der individuellen Einstellungen zur Krankheit, zu Behandlungsmöglichkeiten, jedoch auch der Vorerfahrungen mit dem Gesundheitssystem bis hin zu übergeordneten individuellen Faktoren der Sozialisation (»Lohnt es sich, bei einem Menschen wie mir überhaupt solche Anstrengungen auf sich zu nehmen?«) führen zu einer deutlichen Entschärfung des hohen Problems der Non-Adhärenz.

36.3 Wissenschaftliche Fundierung

Die weiter oben ausgeführten Empfehlungen zur Veränderung von Schon- und Vermeidungsverhalten sind zwischenzeitlich in diversen Interventionen implementiert (de Jong et al. 2012). Mit diesen Interventionen konnten entsprechende therapeutische Erfolge verzeichnet werden. Auch die Empfehlungen zur Veränderung einer dysfunktionalen Suche nach Rückversicherung durch Personen im Umfeld des Erkrankten sind zwischenzeitlich in zahlreichen Studien berücksichtigt worden und tragen insbesondere bei kognitiv-verhaltenstherapeutischen Behandlungsbehandlungen der Hypochondrie zu hohen Effektstärken bei (Sørensen et al. 2010). Auch das Transtheoretische Modell von Prochaska und DiClemente (1986) wurde zahlreichen Untersuchungen unterstellt. Manches davon wurde kritisch hinterfragt, so z. B. die Annahme der Autoren, dass Veränderung von einer Phase zur nächsten erfolgen würden und einzelne Phasen nicht übersprungen werden könnten; demgegenüber scheint es in der Realität durchaus häufiger zu Sprüngen zwischen verschiedenen Phasen zu kommen. Trotzdem bietet das Transtheoretische Modell eine gute Heuristik zur Interventionsplanung, die Therapeuten eine individuell abgestimmte Auswahl von Interventionsstrategien ermöglicht. Die Nützlichkeit des Aufbaus von Krankheits- und Behandlungsakzeptanz, insbesondere durch adaptive Text-message-Systeme zur individuellen Modifizierung ungünstiger Einstellungen zur Asthma-Erkrankung und deren Behandlung, konnte ebenfalls wissenschaftlich belegt werden (Petrie et al. 2012). Auch konnte in einer aktuellen Übersichtsarbeit die Relevanz individueller Einstellungen eines Patienten zu Erkrankung und Behandlung für die Wirksamkeit von Intervention zur Steigerung der Adhärenz bestätigt werden (Jonesa et al. 2013).

Der hier vorgestellte Leitfaden zur Intervention bei Non-Adhärenz ist demgegenüber wissenschaftlich in dieser Form noch nicht evaluiert worden. Alle Einzelaspekte, auf die dieser Interventionsleitfaden aufbaut, sind zwar über Studien als Risikofaktoren belegt (siehe auch Zullig et al. 2013), trotzdem steht die Evaluation des Gesamtpaketes noch aus. Eine solche Evaluation kann insbesondere im Kontext von Schulungsprogrammen für Ärzte erfolgen und sollte nachweisen, dass bei einer genauen Analyse des Risikoprofils von Patienten sowie bei darauf aufbauenden Interventionen durch das Gesprächsverhalten des behandelnden Arztes eine Steigerung der Medikamenten-Adhärenz beim Patienten nachweisbar ist.

! Dysfunktionales Krankheitsverhalten und Non-Adhärenz machen aus Sicht der Patienten einen Sinn. Nur eine Wertschätzung dieser Sichtweise der Patienten öffnet den Weg zur Veränderung in Richtung funktionalerem Krankheitsverhalten und Adhärenz.

Literatur

de Jong JR, Vlaeyen JWS, van Eijsden M et al. Reduction of pain-related fear and increased function and participation in work-related upper extremity pain (WRUEP): Effects of exposure in vivo. Pain 2012; 153(10): 2109–18.

Faller H, Petermann F. Patientenschulung. In: Petermann F, Reinecker H (Hrsg). Handbuch der Klinischen Psychologie und Psychotherapie. Göttingen: Hogrefe 2005; 193.

Gifford DR, Holloway RG, Frankel MR et al. Improving adherence to dementia guidelines through education and opinion leaders – A randomized, controlled trial. Ann Intern Med 1999; 131(4): 237.

Glombiewski JA, Rief W. Nonadherence to Medications. JAMA 2013; 310(14): 1505–6.

Jonesa CJ, Smith H, Llewellyna C. Evaluating the effectiveness of health belief model interventions in improving adherence: a systematic review. Health Psychol Rev 2013 (in press).

Lee EO, Emanual EJ. Shared decision making to improve care and reduce costs. New Engl J Med 2013; 368(1): 6–8.

LeFort SM, Gray-Donald K, Rowat KM, Jeans ME. Randomized controlled trial of a community-based psychoeducation program for the self-management of chronic pain. Pain 1998; 74(2–3): 297–306.

Lester RT, Ritvo P, Mills EJ et al. Effects of a mobile phone short message service on antiretroviral treatment adherence in Kenya (WelTel Kenya1): a randomised trial. Lancet 2010; 376(9755): 1838–45.

Lincoln TM, Wilhelm K, Nestoriuc Y. Effectiveness of psychoeducation for relapse, symptoms, knowledge, adherence and functioning in psychotic disorders: A meta-analysis. Schizophrenia Res 2007; 96(1–3): 232–45.

Luborsky L, Barber JP, Siqueland L et al. The revised Helping Alliance questionnaire (HAq-II): psychometric properties. J Psychother Pract Res 1996; 5(3): 260.

Miller WR, Rollnick S. Motivational interviewing: Preparing people for change. New York: Guilford Press 2002.

Olsen S, Smith SS, Oei TPS, Douglas J. Motivational interviewing (MINT) improves continuous positive airway pressure (CPAP) acceptance and adherence: A randomized controlled trial. J Consult Clin Psychol 2012; 80(1): 151–63.

Petrie KJ, Perry K, Broadbent E, Weinman J. A text message programme designed to modify patients' illness and treatment beliefs improves self-reported adherence to asthma preventer medication. Brit J Health Psychol 2012; 17: 74–84.

Prochaska JO, DiClemente CC. Towards a comprehensive model of change. In: Miller WR, Heather N (eds). Treating addictive behavior: Processes of change. New York: Plenum Press 1986; 3–27.

Rolfe A, Burton C. Reassurance After Diagnostic Testing With a Low Pretest Probability of Serious Disease. Systematic Review and Meta-analysis. JAMA Intern Med 2013; 173(6): 407–16.

Rouget BW, Aubry JM. Efficacy of psychoeducational approaches on bipolar disorders: A review of the literature. J Affect Disorders 2007; 98(1–2): 11–27.

Sørensen P, Birket-Smith M, Wattar U et al. A randomized clinical trial of cognitive behavioural therapy versus short-term psychodynamic psychotherapy versus no intervention for patients with hypochondriasis. Psychol Med 2010; epub ahead: 1–11.

Vickrey BG, Mittman BS, Connor KI et al. The effect of a disease management intervention on quality and outcomes of dementia care – A randomized, controlled trial. Ann Intern Med 2006; 145(10): 713–26.

Wilson SR, Strub P, Buist AS et al. Better Outcomes Asthma Treatment (BOAT). Shared treatment decision making improves adherence and outcomes in poorly controlled asthma. Am J Respir Crit Care Med 2010; 181(6): 566–77.

Zullig LL, Petersen ED, Bosworth HB. Ingredients of successful interventions to improve medication adherence. JAMA 2013; 310: 2611–2.

37 Körperorientierte Ansätze: Entspannung, Biofeedback, Körperpsychotherapie

Claas Lahmann, Cornelia Weise

37.1 Einleitung

Kein anderer Bereich der Psychosomatik und Verhaltensmedizin setzt das auch in ► Kapitel 7 beschriebene Ineinandergreifen von körperlichem und psychischem Geschehen so direkt in die therapeutische Arbeit um wie die körperorientierten Ansätze.

Körperorientierte Therapieangebote sind integraler Bestandteil einer multimodalen psychosomatischen Behandlung, sowohl im stationären als auch im teilstationären Setting. Aber auch im ambulanten Bereich werden – je nach Indikation sowie Therapierichtung – körperorientierte Angebote wie Entspannungstechniken häufig genutzt.

Da eine Vielzahl z. T. sehr heterogener therapeutischer Verfahren als körperorientiert klassifiziert werden kann – von körper- und symptombezogenen Verhaltensexperimenten über übende Entspannungsverfahren wie der Progressiven Muskelrelaxation bis hin zu eigenständigen körperpsychotherapeutischen Verfahren wie der Funktionellen Entspannung oder Konzentrativen Bewegungstherapie – ist eine differenzierte Betrachtung unabdingbar.

Als **körperorientiert** können in der Psychosomatik und Verhaltensmedizin alle therapeutischen Verfahren betrachtet werden, die in therapeutischer Absicht auf den Körper einwirken, um physische bzw. psychische Verbesserungen zu erzielen. Die spezifischen Methoden, die zumeist in ein Gesamtbehandlungskonzept integriert werden, umfassen beispielsweise die Progressive Muskelrelaxation sowie das Biofeedback.

Eine weitere Subgruppe der körperorientierten Therapieansätze stellt die Gruppe der körperpsychotherapeutischen Verfahren dar. Als **Körperpsychotherapie** kann ein Verfahren dann bezeichnet werden, wenn es auch die Kriterien für Psychotherapie, z. B. nach Strotzka (1975), erfüllt (vgl. Loew et al. 2006). Beispielhaft wird für diesen Bereich die Funktionelle Entspannung skizziert.

37.2 Der Wert körperorientierter Ansätze

Körperorientierte Interventionen haben in der Psychosomatik und Verhaltensmedizin einen hohen Stellenwert. Sie setzen dort an, wo viele Patienten selbst den Fokus ihrer Beschwerden erleben: am Körper und seinen Beschwerden bzw. am autonomen Nervensystem als dem Ursprung von Stresssymptomen wie Nervosität oder Anspannung.

Entspannungstechniken, Biofeedback und körperpsychotherapeutische Methoden führen oft zu einer raschen symptomatischen Besserung mit Reduktion des erhöhten körperlichen und psychischen Arousals sowie Steigerung des Wohlbefindens. Interozeptionsfähigkeit und Körperkontrolle werden verbessert: Über eine differenzierte körperbezogene Selbstwahrnehmung kann das Selbstbewusstsein im unmittelbaren Sinne des Wortes gesteigert werden. Dadurch, dass sich diese Veränderungen nur unter aktiver Beteiligung der Patienten und nicht durch passive Einwirkung von außen erreichen lassen, erlebt sich der Patient als selbstwirksam und seinen Beschwerden weniger ausgeliefert.

Dies ist nicht zuletzt bei Betroffenen mit überwiegend somatisch ausgerichtetem Krankheitsverständnis von großer klinischer Relevanz. Körperorientierte Therapieansätze bieten hier die Möglichkeit, psychophysische Zusammenhänge am eigenen Leib zu erleben bzw. beim Biofeedback zusätzlich sogar zu beobachten und direkt zu beeinflussen. Der Zugang zu einem integrativen bio-psycho-sozialen Krankheitsmodell wird dadurch erleichtert.

37.3 Entspannungsverfahren

37.3.1 Theoretische Fundierung

Entspannungsverfahren haben zum Ziel, eine körperliche und psychische Entspannungsreaktion herbeizuführen und damit einen Gegenpol zu Phasen von Anstrengung und Anspannung zu schaffen (Petermann u. Vaitl 2004). In der klinischen Praxis werden Entspannungsverfahren oft als ein Baustein im Rahmen eines Gesamtbehandlungsansatzes eingesetzt, um psychophysiologische Veränderungsprozesse zu unterstützen. Hierbei können Veränderungen auf der physiologischen Ebene (z. B. Reduktion von Herzfrequenz und Blutdruck), der Verhaltensebene (z. B. Motorik) und der psychischen Ebene (z. B. Stimmungsveränderung) erreicht werden (Vaitl u. Petermann 2004).

Definition

Unter dem Begriff **»Entspannungsverfahren«** werden verschiedene Verfahren und Techniken zusammengefasst, beispielsweise die Progressive Muskelrelaxation (PMR), das Autogene Training, die Angewandte Entspannung oder Biofeedback.

Die verschiedenen Entspannungsverfahren unterscheiden sich dabei hinsichtlich der Art der Entspannungsinduktion (selbstständig vs. angeleitet, aktiv vs. passiv), dem Schwerpunkt der Entspannungsreaktion (somatisch vs. psychisch) sowie der Zielsetzung (z. B. allgemeine Entspannung vs. Kontrolle einer spezifischen physiologischen Funktion). Bei allen Verfahren finden sich vielfältige Erweiterungen, und sie werden in der Praxis häufig kombiniert eingesetzt (z. B. PMR und imaginative Verfahren). Verschiedene allgemeine und spezifische Wirkmechanismen liegen den Verfahren zugrunde (Vaitl u. Petermann 2004; s. u.):

- Aufbau und Verbesserung der Selbstkontrolle
- Beruhigung/Aktivierungssenkung/Entspannungsreaktion, die je nach Verfahren an neuromuskulären, kardiovaskulären oder zentralnervösen Veränderungen sichtbar wird (Vaitl 2004)
- Entwicklung und Verbesserung der Interozeptionsfähigkeit
- Entwicklung von Kontrollüberzeugungen im Umgang mit körperlichen Reaktionen
- Steigerung des Wohlbefindens und Umlenkung der Aufmerksamkeit auf angenehme Wahrnehmungen

Allen Entspannungsverfahren ist gemeinsam, dass kontinuierliche Übung erforderlich ist, um gute und langfristig stabile Erfolge erzielen zu können. Dabei ist bedeutsam, dass die Übungen in den persönlichen Alltag implementiert und den individuellen Gegebenheiten und Bedürfnissen angepasst werden. Wird nur unter Anleitung und ohne regelmäßige Wiederholung im Alltag geübt, tritt ein Entspannungseffekt verzögert und weniger intensiv ein, was sich wiederum ungünstig auf die Zufriedenheit und Compliance auswirken kann. Entspannungsverfahren werden daher häufig am Anfang einer Therapie eingeführt. Dadurch können sie zuerst mit therapeutischer Unterstützung erlernt und dann von den Patienten im Alltag weitergeübt werden. Die Übungserfolge sowie mögliche Probleme können regelmäßig in der Therapie besprochen und entsprechend notwendige Änderungen an den Übungen geplant werden.

Bei der Auswahl eines Entspannungsverfahrens ist Folgendes zu beachten: Aufgrund der Vielfalt und Unterschiedlichkeit der Entspannungsverfahren ist nicht verwunderlich, dass nicht jedes Verfahren gleichermaßen für alle Betroffenen geeignet ist. Personen, die generell Schwierigkeiten haben, sich auf ein Entspannungstraining einzulassen, fällt es oft leichter, mit solchen Verfahren zu beginnen, die stark strukturiert sind bzw. einen unmittelbar spürbaren Effekt bewirken (z. B. PMR). Im Gegensatz dazu erleben Personen, die körpertherapeutischen Ansätzen eher zugewandt sind und/oder damit schon positive Erfahrungen gesammelt haben, Verfahren wie PMR manchmal als zu stark technokratisch und zu wenig individuell.

Im Folgenden wird von den genannten Verfahren exemplarisch die Progressive Muskelrelaxation vorgestellt, da sie im verhaltensmedizinischen Bereich häufig eingesetzt wird. Für einen Überblick über die Grundlagen und Durchführung der weiteren Verfahren wird auf das umfassende Praxishandbuch von Vaitl und Petermann (2004) verwiesen.

37.3.2 Progressive Muskelrelaxation

Die Progressive Muskelrelaxation (PMR) beruht auf dem Prinzip von Anspannung und Entspannung: Einzelne Muskelgruppen des Körpers werden nacheinander angespannt und wieder entspannt. Ziel der PMR ist zum einen, körperliche Spannungszustände abzubauen, und zum anderen, über die Lockerung von einzelnen Muskeln eine psychische Entspannung zu erreichen. Die PMR wurde Anfang des 20. Jahrhunderts von Edmund Jacobson entwickelt, jedoch erst in den 1960er Jahren breiter bekannt (Jacobson 1929). Seitdem wurde das Verfahren immer wieder modifiziert und für verschiedene Indikationen angepasst. Beispielsweise wurde im Vergleich zur Originalversion die Anzahl der trainierten Muskelgruppen, die Dauer der An-/Entspannungssequenzen, die Stärke der Anspannung oder die Form der Entspannungsformeln verändert (Hamm 2004). Die PMR eignet sich für eine Durchführung im Rahmen sowohl einer Einzel- als auch einer Gruppentherapie und ist häufig Bestandteil multimodaler Behandlungsprogramme.

Das Grundprinzip der PMR ist bei allen Übungen gleich: Begonnen wird mit dem Anspannen einer spezifischen Muskelgruppe. Hierbei wird meist mit einer Muskelgruppe begonnen, die den Betroffenen leicht zugänglich, d. h. leicht beeinflussbar ist (z. B. die Hand). Während der Anspannung wird die Person instruiert, die Empfindungen, die bei der Anspannung auftreten, ganz genau zu beobachten und sich bewusst zu machen. Im Anschluss daran sollen die Muskeln wieder locker gelassen werden, und dabei sollen die Empfindungen, die bei der Entspannung auftreten, beobachtet werden. Die Angaben für die Dauer der An- und Entspannung variieren, jedoch wird häufig eine Anspannungsdauer von fünf bis zehn Sekunden sowie eine Dauer von ca. 30 Sekunden für die Entspannung empfohlen.

Das Grundprinzip der PMR-Übungen umfasst:

- Einspüren in die Körperregion vor der Anspannung
- Anspannen einer spezifischen Muskelgruppe und Halten der Anspannung (ca. 5–10 Sek.)
  - Empfindungen bei der Anspannung genau beobachten
- Entspannen der Muskelgruppe (ca. 20–30 Sek.)
  - Empfindungen während der Entspannung genau beobachten
  - Nachspüren der Entspannung
- Wiederholung der Übung
- Wechsel zur nächsten Muskelgruppe

Durchführung der Progressiven Muskelrelaxation

Vor der konkreten Durchführung erhält der Patient ausführliche Informationen zur PMR (z. B. Ziele, mögliche Ergebnisse, konkrete Durchführungshinweise).

> **Praxistipp**
>
> **Informationsvermittlung zur PMR**
>
> Patienten sollten darüber informiert werden,
> - wie die PMR wirkt (Was ist eine Entspannungsreaktion? Was passiert im Körper?),
> - wann PMR eingesetzt werden kann (z. B. zum Abbau von Verspannungen),
> - welche Effekte erwartet werden können (z. B. Entspannungsreaktion, Ruhezustand),
> - was »regelmäßiges Üben« bedeutet (z. B. mindestens zweimal täglich für spürbaren Effekt),
> - welche Rahmenbedingungen zu berücksichtigen sind (z. B. Haltung, Dauer, Raum).

Im Anschluss an die Psychoedukation beginnt die eigentliche PMR-Durchführung. Diese wird jeweils mit einer Einstiegsformel eingeleitet, bei der die Patienten aufgefordert werden, sich entspannt hinzusetzen und sich mental auf die Entspannung einzustellen (s. u.). Ist dies geschehen, werden die einzelnen Muskelgruppen nacheinander durchgegangen. In der von Bernstein und Borkovec (1973, 2013) vorgestellten verkürzten PMR-Fassung werden 16 Muskelgruppen bei der PMR berücksichtigt. Am Ende der verschiedenen An- und Entspannungswechsel erfolgt eine graduelle Rücknahme, d. h. die Patienten werden instruiert, die Entspannung zu beenden, Arme und Beine wieder zu bewegen und schließlich die Augen zu öffnen. Als Erweiterung kann die Übung auch mittels einer »Reise durch den Körper« beendet werden. Dabei wird die Aufmerksamkeit gezielt zu den einzelnen Körperregionen gelenkt, um die Entspannung noch weiter zu spüren und diese durch gezieltes Atmen noch tiefer werden zu lassen.

> **Beispiel einer PMR-Einleitung und kurzen Entspannungssequenz**
>
> Setzen Sie sich bitte möglichst bequem hin, und finden Sie eine angenehme Haltung. Wenn Sie dazu bereit sind, schließen Sie bitte die Augen, oder fixieren Sie einen Punkt vor Ihren Füßen. Vielleicht hören Sie noch Geräusche von draußen oder auch hier im Raum. Lassen Sie diese an sich vorbeiziehen, und konzentrieren Sie sich auf Ihren eigenen Körper und Ihr Wohlbefinden. Wir beginnen nun gleich mit den Übungen. Achten Sie dabei bitte ganz aufmerksam auf

Ihre Empfindungen während der Anspannung und der Entspannung und beim Wechsel zwischen An- und Entspannung.
Wir beginnen nun mit den Händen. Ballen Sie Ihre rechte Hand zur Faust. Halten Sie die Anspannung, und achten Sie auf die Empfindungen der Anspannung in der Hand und im Unterarm. – Und mit dem nächsten Ausatmen lassen Sie die Muskeln in Hand und Unterarm wieder locker. Achten Sie auf den Übergang von der Anspannung zur Entspannung. – Beobachten Sie, welches Gefühl sich in der Hand und im Unterarm entwickelt. …

Die PMR-Instruktion wird entweder direkt vom Therapeuten vorgelesen oder kann als Tonaufnahme abgespielt werden. Eine weitere Option ist, dass die Patienten die Anleitung sich selbst laut vorlesen und die Übung parallel dazu durchführen. In diesem Fall können sie sich die selbst gesprochene Anleitung auch auf Tonband aufnehmen und bei einigen der Durchgänge verwenden. Ziel dieser Variante ist, eine bessere Verinnerlichung der Übungsanleitung zu erreichen und damit den Alltagstransfer zu erleichtern.

Erweiterungen der Progressiven Muskelrelaxation

Eine Erweiterung der PMR ist die »Cue-controlled-Relaxation« (Russell u. Sipich 1973). Dabei wird das Ausatmen mit einem Ruhewort (cue) oder auch einem anderen Hinweisreiz gekoppelt mit dem Ziel, eine konditionierte Entspannungsreaktion aufzubauen. Als Ruhewort bieten sich Adjektive (z. B. ruhig, warm oder schwer) oder bildhafte Ausdrücke (z. B. Ruhe oder Sonne) an. Jeder Teilnehmer wählt ein für sich persönlich geeignetes Ruhewort. Dieses wird anfangs leise vorgesprochen, später als innerer Monolog automatisiert. Mittels der »Cue-controlled«-Entspannung kann sehr schnell und in verschiedenen Situationen eine Entspannungsreaktion erreicht werden.

Des Weiteren wird die PMR häufig als Coping-Fertigkeit verstanden und so beispielsweise im Rahmen von Skillstrainings erlernt. Ziel ist es, spezifische PMR-Übungen als Bewältigungsstrategie bei den ersten Anzeichen von Angst oder Anspannung einzusetzen.

Indikationen und Kontraindikationen von Entspannung

Entspannungsverfahren haben sich für ein breites Spektrum von Anwendungsgebieten sowohl bei Erwachsenen als auch bei Kindern und Jugendlichen bewährt. Klassische Anwendungsgebiete sind Angststörungen (z. B. Generalisierte Angststörung, Phobien), chronische körperliche Erkrankungen (z. B. Asthma oder essenzielle Hypertonie) sowie somatopsychische Beschwerdebilder (z. B. Schmerzstörung oder sexuelle Funktionsstörung). Bei Kindern und Jugendlichen haben Entspannungsverfahren insbesondere bei hyperkinetischen Störungen und somatischen/somatopsychischen Störungen eine große Bedeutung. Ein umfassender Überblick über die vielfältigen Anwendungsmöglichkeiten findet sich bei Vaitl und Petermann (2004).

Die Entscheidung darüber, welches Entspannungsverfahrens im Einzelfall eingesetzt werden sollte, richtet sich nach dem jeweiligen Krankheitsbild, dem Alter sowie den subjektiven Präferenzen und Erfahrungen der Patienten. Beispielsweise werden im Kindesalter gern Imaginationsverfahren angewendet, die in Geschichtenform präsentiert werden können. Für die Therapeuten ist zudem zu bedenken, dass nicht jedes Entspannungsverfahren vom jeweiligen Patienten als angenehm empfunden wird.

Trotz der Vielzahl der möglichen Indikationen gibt es einzelne Störungsgebiete, bei denen Entspannung nur differenziell und/oder nur nach ärztlicher Rücksprache eingesetzt werden sollte. So kann bei Blut- und Spritzenphobie, bei der die Gefahr von vagovasalen Synkopen besteht, durch die Entspannungsreaktion das ungünstige physiologische Reaktionsmuster (Blutdruckabfall, Herzratenreduktion) noch verstärkt werden. Hier ist statt Entspannung die Angewandte Anspannung, eine Modifikation der PMR, angezeigt (Öst 2009; s. u.). Bei der Behandlung von Migräne ist der Einsatz von Entspannung prinzipiell erfolgversprechend, allerdings sind Entspannungsübungen im unmittelbaren Vorfeld einer Migräneattacke (z. B. Aura-Phase) kontraindiziert. Die in dieser Phase auftretende Vasodilatation könnte durch eine Entspannungsreaktion verstärkt werden. Eine relative Kontraindikation liegt zudem bei einzelnen Atemwegserkrankungen vor, bei denen durch eine entspannungsbedingte Verlangsamung der Atmung eine Ateminsuffizienz verstärkt werden kann. Absolute Kontraindikationen sind selten. Beispiele hierfür wären ausgeprägte kardiovaskuläre Störungen (z. B. Bradykardie und massive Hypotonie) sowie akute psychotische Episoden, bei denen durch die Fokussierung auf innere Prozesse eine Symptomverstärkung auftreten kann (Vaitl u. Petermann 2004).

Exkurs

Die Angewandte Entspannung nach Öst

Die Angewandte Entspannung nach Öst (1987) baut auf der PMR und deren Erweiterungen auf. Die Patienten durchlaufen sieben Lernschritte, um letztlich die Entspannungsreaktion auch in belastenden Situationen einsetzen zu können.

1. Im ersten Schritt findet eine Selbstkontrollphase statt, in der Tagesprotokolle geführt werden, um frühe Anzeichen von Angst oder Anspannung zu identifizieren.
2. Im Anschluss erlernen die Patienten eine gekürzte Fassung der Progressiven Muskelrelaxation.
3. Darauf folgt eine Übungsphase für eine rein lösende Entspannung, bei der Entspannung ohne eine vorherige Kontraktion ausgeführt wird.
4. Im vierten Schritt soll die Entspannungsreaktion mit einem Ruhewort gekoppelt werden.
5. Beim Erlernen der differenziellen Entspannung wird nicht nur in angenehmen Situationen, sondern auch in anderen Positionen (z. B. stehend) und während der Ausführung von Tätigkeiten (z. B. PC-Arbeit) geübt.
6. In der Phase der schnellen Entspannung lernen die Patienten, in nicht-belastenden Alltagsituationen zu entspannen und dabei die Zeitdauer bis zum Erreichen einer Entspannungsreaktion zu verkürzen. Nach ein bis zwei Wochen Übung erreichen Patienten eine Entspannungsreaktion in 20–30 Sekunden.
7. Nach insgesamt ca. acht bis zehn Sitzungen mit regelmäßigem Training zu Hause setzen die Patienten im letzten Schritt die Entspannung in belastenden oder angstauslösenden Alltagssituationen ein, um Angst und Anspannung zu reduzieren.

Trotz des komplexeren Aufbaus wird die Angewandte Entspannung häufig eingesetzt. Gute Erfolge konnten beispielsweise in der Behandlung phobischer Störungen oder der generalisierten Angststörung gezeigt werden (Hoyer et al. 2009).

37.3.3 Biofeedback

Beschreibung

Biofeedback ist ein Verfahren der Verhaltensmedizin, welches die Fähigkeit des Menschen nutzt, körperliche Funktionen durch Lernprozesse zu beeinflussen. Dazu werden insbesondere solche physiologischen Prozesse gemessen, die in der Regel nicht bewusst wahrgenommen werden. Die gemessenen Prozesse werden dem Patienten direkt und unmittelbar visuell (z. B. sich verändernder Balken) oder auditiv (z. B. leiser werdender Ton) zurückgemeldet. Das Rückmeldesignal muss dabei in direkter Relation zur Intensität des physiologischen Signals stehen, prompt erfolgen und verstärkend wirken. Dazu ist notwendig, dass das Signal vom Patienten als positiv erlebt wird, d. h. dass es sich beispielsweise um ein angenehmes Geräusch handelt. Durch die Rückmeldung werden erreichte Veränderungen positiv verstärkt, was langfristig deren Auftretenshäufigkeit erhöht. Durch die Übungen entwickelt der Patient schrittweise Selbstkontrolle über körperliche Funktionen, die vorher als unbeeinflussbar angenommen wurden.

Der Patient hat beim Biofeedback eine sehr aktive Rolle. Mithilfe der Rückmeldung trainiert er, körperliche Prozesse bewusst zu verändern, z. B. durch Entspannung oder Haltungsveränderung. Es ist hilfreich, wenn der Patient möglichst viele eigene Strategien zur Veränderung der physiologischen Prozesse ausprobiert, da diese oft am effektivsten sind. Zudem muss der Patient regelmäßig zwischen den Sitzungen trainieren, um den Übungseffekt auszubauen und die Übertragung in den Alltag zu gewährleisten.

Ein wesentlicher Vorteil von Biofeedback ist, dass spezifisch diejenigen Körperprozesse beeinflusst werden können, die als relevant für die Erkrankung angesehen werden. Damit bleiben Nebenwirkungen in aller Regel aus. Zudem führt Biofeedback aufgrund der hohen Augenscheinvalidität und der aktiven Patientenrolle zu positiven Behandlungserwartungen und erhöht die Therapiemotivation (Flor u. Schwartz 2003; Rief u. Birbaumer 2011).

Die Rolle des Therapeuten

Dem Therapeuten obliegen beim Biofeedback einige entscheidende Aufgaben, die Schwartz und Schwartz (2003) zusammengestellt haben:

- **Signale auswählen:** Der Therapeut wählt die Parameter aus, die zurückgemeldet werden sollen, und blendet diejenigen aus, die ablenkend oder irritierend sein könnten. Üblicherweise werden nur ein oder zwei Parameter gleichzeitig rückgemeldet. Neuere Biofeedbackanordnungen ermöglichen die Trennung des Rückmeldebildschirms für Patient und Therapeut, sodass einzelne Parameter auf dem Patientenbildschirm ausgeblendet werden können. Zudem wird eine vom Patienten als angenehm erlebte Rückmeldemodalität ausgewählt.
- **Signale erklären:** Biofeedback setzt aufseiten des Therapeuten fundierte Kenntnisse über physiologische Prozesse voraus. Im Rahmen der Behandlung muss der Therapeut nicht nur selbst die Werte einordnen, sondern diese auch allgemeinverständlich dem Patienten erklären. Das heißt, die Veränderungen auf dem Bildschirm müssen vom Therapeut mit den physiologischen Werten und der Symptomatik in Zusammenhang gebracht werden (z. B. »Wenn die Kurve sinkt, bedeutet dies für Sie Entspannung. Diese Entspannung wirkt sich langfristig positiv auf Ihre Kopfschmerzsymptomatik aus«).
- **Übungen auswählen:** Der Therapeut wählt entsprechend des Therapiefortschritts spezifische Übungen aus. Zu Beginn sind dies einfache Übungen, durch die eine generelle Kontrolle über die Körperfunktion erlangt werden soll. In der Folge werden schwierigere Übungen hinzugenommen, durch die der Patient lernt, auch minimale Veränderungen herbeizuführen. Zusätzlich wird beim Biofeedback ein Fokus darauf gelegt, psychophysiologische Zusammenhänge zu demonstrieren, beispielsweise durch Stressprovokationsübungen.
- **Anleiten und unterstützen:** Biofeedback ist nicht als isoliertes Verfahren zu verstehen, bei dem der Therapeut »einen Patient vor einen Bildschirm setzt«. Vielmehr leitet der Therapeut während der Durchführung der Übungen an, gibt Hilfestellungen oder macht Vorschläge, was der Patient ausprobieren könnte, um eine Veränderung herbeizuführen.

Biofeedback wurde oft fehlverstanden als rein technisches Verfahren, bei dem Patienten »einfach an einen Apparat angeschlossen« werden und dann allein trainieren. Auch wenn das eigenständige Üben ein essenzieller Bestandteil einer Biofeedbacktherapie ist, so ist die therapeutische Begleitung für eine erfolgreiche Behandlung unerlässlich.

Wirkungsweise

Neben allgemeinen Wirkfaktoren der Psychotherapie (z. B. Entwicklung positiver Erfolgserwartung oder positive Patient-Therapeut-Interaktion) werden in der Biofeedbackbehandlung einige spezielle Wirkfaktoren angenommen:

- **Veränderung der Körperfunktionen:** Ziel des Biofeedback ist es, Kontrolle über körperliche Funktionen zu erlernen (z. B. Anspannungsreduktion), um eine Verbesserung der Symptomatik (z. B. Kopfschmerz) zu erreichen. Es muss berücksichtigt werden, dass die Veränderung einer bestimmten Körperfunktion nicht immer im direkten Zusammenhang mit der Symptomatik steht.
- **Verbesserung der Interozeptionsfähigkeit:** Im Biofeedback lernt der Patient über »trial and error«, unbewusst ablaufende physiologische Prozesse bewusst zu beeinflussen. Damit wird die Fähigkeit zur Wahrnehmung und Einschätzung physiologischer Prozesse (Interozeptionsfähigkeit) gezielt geschult. Fehlinterpretationen körperlicher Prozesse (wie z. B. bei der Panikstörung) können dann leichter erkannt und korrigiert werden. Somit kann ein positiver Einfluss auf die Gesamtsymptomatik genommen werden.
- **Veränderung der Selbstwirksamkeitserwartung:** Die Verbesserung der Selbstwirksamkeitserwartung (Bandura 1977) wird als wichtiger Wirkfaktor angesehen. Patienten erkennen, dass Prozesse, die als unbeeinflussbar angesehen wurden, bewusst beeinflusst werden können. Durch dieses Kontrollerleben steigt die Erwartung, selbst aktiv etwas an der Symptomatik verändern zu können.
- **Veränderung des somatischen Krankheitsverständnisses:** Durch die Vermittlung von Informationen, die Demonstration psychophysiologischer Zusammenhänge, die verbesserte Körperwahrnehmung sowie die stärkere Selbstkontrolle kann mittels Biofeedback ein stark somatisch geprägtes Krankheitsverständnis hin zu einem eher bio-psycho-sozialen Verständnis verändert werden. Dadurch wird einerseits die Bereitschaft zu eher psychologischen Interventionen gefördert, andererseits wird dem Patienten deutlich, welche Rolle das eigene Verhalten auf die Symptomatik haben kann.

Beeinflussung von Körperfunktionen mithilfe von Biofeedback

Mithilfe von Biofeedback können verschiedenste Körperfunktionen beeinflusst werden. Einen Überblick über die wichtigsten Funktionen sowie die entsprechenden Maße gibt ► Tabelle 37-1.

Als Standardmaße, die im Rahmen der meisten Biofeedbackbehandlungen abgeleitet werden, gelten die Muskelaktivität und die elektrodermale Aktivität. Häufig werden zudem die Fingertemperatur und die Atemaktivität rückgemeldet. Die **Muskelaktivität** ist bei verschiedenen Störungsbildern erhöht, sodass hier eine Anspannungsreduktion angestrebt wird. Gleichzeitig soll eine bessere Wahrnehmung von An- und Entspannung erreicht werden. Die **elektrodermale Aktivität** ist ein gutes Maß für die allgemeine Anspannung und aufgrund der hohen Reagibilität besonders geeignet, um kleinste physiologische Veränderungen sichtbar zu machen (z. B. bei Stress). Die **Fingertemperatur** und die **Atemaktivität** können beide sehr gut zum Entspannungstraining eingesetzt werden. Durch den Einsatz eines Bauch- und Brustgürtels kann das Erlernen einer entspannenden Bauchatmung erleichtert werden.

Beim Neurofeedback steht die Messung von Hirnaktivität im Vordergrund. Hierbei werden beispielsweise die Veränderung von verschiedenen EEG-Frequenzbändern (z. B. Theta-beta-Training) oder eine Beeinflussung der langsamen corticalen Potenziale trainiert (z. B. Arns

Tab. 37-1 Durch Biofeedback beeinflussbare Körperfunktionen und Maße

Beeinflussbare Körperfunktion	Maß
Muskelaktivität	Elektromyogramm (EMG) erfasst Aktivität verschiedener Muskelgruppen, z. B. Frontalis- oder Trapeziusmuskulatur
Elektrodermale Aktivität (EDA) (Maß autonomer Erregung)	EDA-Sensor misst am Finger Hautleitfähigkeit, die sich mit zunehmender Schweißdrüsenaktivität erhöht
Haut- und Körpertemperatur	Thermode misst z. B. am Finger die Hauttemperatur
Atemaktivität	Atemgürtel misst Atemfrequenz und Atmungstiefe, z. B. Brust- und Zwerchfellatmung
Herzrate und Blutvolumenpuls (BVP)	Photoplethysmograf erfasst Blutvolumenpuls (BVP-Sensor) und erlaubt parallele Errechnung der Herzrate
Hirnaktivität	Elektroenzephalogramm (EEG) oder funktionelle Magnetresonanztomografie (fMRT) messen Hirnaktivität (hier wird von EEG-Biofeedback, Neurofeedback oder Echtzeit-fMRT-Neurofeedback gesprochen)

et al. 2009; Strehl et al. 2011). Eine neuere Entwicklungen ist der Einsatz der funktionellen Magnetresonanztomografie zur Echtzeit-Rückmeldung von Hirnfunktionen in umschriebenen Arealen (Sulzer et al. 2013). Hierbei können auch solche Gehirnregionen trainiert werden können, die beispielsweise mit EEG nicht erfasst werden können. Zum jetzigen Zeitpunkt wurden zwar bereits vereinzelt klinische Studien durchgeführt, insgesamt ist das Verfahren derzeit aber noch im Forschungsstadium (deCharms 2008).

Einsatzgebiete

Biofeedback wird meist nicht als Monoverfahren, sondern in Kombination mit weiteren psychotherapeutischen Techniken eingesetzt. ► Tabelle 37-2 gibt einen Überblick über wichtige Einsatzgebiete und die dabei primär bearbeiteten Körperfunktionen. Für eine detaillierte Darstellung der Anwendung bei spezifischen Störungsbildern sei auf die Arbeiten von Rief und Birbaumer (2011) sowie Schwartz und Andrasik (2005) verwiesen.

Praktische Anwendung

Am Beginn der Behandlung sollte eine psychophysiologische Diagnostik durchgeführt werden, um einen Überblick über die allgemeine und spezifische Entspannungsfähigkeit und die psychophysiologische Reagibilität unter verschiedenen Bedingungen (z. B. Stress) zu erhalten. Die gemessenen Parameter werden dabei nicht an den Patienten zurückgemeldet, damit er nicht aktiv Einfluss nimmt.

Die reguläre Biofeedbacksitzung beginnt mit dem Anbringen der Sensoren und einem Funktionstest. In einer anschließenden Baseline sollte der Patient sich möglichst nicht bewegen, gleichzeitig aber auch keine gezielte Entspannungsübung durchführen. Direkt im Anschluss folgt eine Entspannungsphase ohne Rückmeldung, um die Entspannungsfähigkeit zu erfassen. Im Anschluss daran finden gezielte Übungen statt, bei denen der Patient Einfluss auf die gemessene Körperfunktion nimmt (Beispiele s. u.). Rechtzeitig vor Sitzungsende folgt eine weitere Entspannungsphase ohne

Tab. 37-2 Einsatzgebiete von Biofeedback und Biofeedbackelemente.

Einsatzgebiet	Biofeedbackelemente
Kopfschmerzen vom Spannungstyp	• Reduktion der Anspannung in der Frontalismuskulatur, ggf. auch Trapezius- und Massetermuskulatur
Migräne	• gezielte Herbeiführung einer Konstriktion der Gefäße (Vasonkonstriktionstraining), die der Vasodilatation beim Migräneanfall entgegenwirken soll • Verbesserung der allgemeinen Entspannungsfähigkeit (z. B. Handerwärmungstraining)
Schmerzstörungen, z. B. Rückenschmerz	• Scanning der relevanten Muskulatur von der Hals- bis zur Lendenwirbelsäule zur Feststellung nicht-physiologischer Muskelanspannung • Reduktion der Muskelanspannung in spezifischen Bereichen der Wirbelsäule (z. B. Lendenwirbelsäule L4–L5) • Biofeedback zur Unterstützung bei physiotherapeutischen Übungen zur Stärkung der Muskulatur
Tinnitus und Craniomandibuläre Dysfunktion	• Reduktion dysfunktionaler Muskelanspannung in Frontalis-, Masseter-, Sternocleidomastoideus- und Trapeziusmuskulatur • Verbesserung der allgemeinen Entspannungsfähigkeit (z. B. Handerwärmungstraining)
Harninkontinenz	• bimodales EMG-Biofeedback mit Rückmeldung der Beckenbodenmuskulatur (Stärkung der Muskulatur) und der abdominalen Muskulatur (Kontrolle bzw. Entspannung während der Anspannung der Beckenbodenmuskulatur)

Rückmeldung. Nach Abschluss der kompletten Messung wird die Sitzung im Überblick ausgewertet.

Zu Beginn der Behandlung sollten nicht zu viele Parameter parallel rückgemeldet werden, da dies irritieren und die Patienten stark unter Leistungsdruck setzen kann. Zudem wird im Verlauf der Behandlung der Umfang der Rückmeldung variiert: Während anfangs nahezu bei allen Übungen Rückmeldung gegeben wird, ist ein wichtiger Teil der späteren Sitzungen, das Feedback sukzessive auszuschleichen. Patienten schätzen dabei die Parameter rückwirkend ein. Durch das schrittweise Ausschleichen wird die Selbstkontrolle ausgebaut und die Übertragung in den Alltag gefördert. Nach Abschluss der Behandlung haben sich Boostersitzungen bewährt, in denen das Gelernte aufgefrischt und die Erfolge und Probleme im Alltag thematisiert werden können.

Praxistipp

Praktische Übungen in der Biofeedbacktherapie

- **Spielerisches Entdecken:** Der Patient wird dazu motiviert, verschiedene Haltungen auszuprobieren und dabei die Veränderung der rückgemeldeten Parameter auf dem Bildschirm zu beobachten. Ziel ist es, schrittweise mehr Gespür für die rückgemeldete Körperfunktion zu erlangen, um diese langfristig bewusst verändern zu können.
- **Gezielte Anleitung**: Der Therapeut stellt verschiedene Möglichkeiten vor, wie die jeweilige Körperfunktion beeinflusst werden kann. Beispielsweise werden Übungen zur Lockerung einer bestimmten Muskelgruppe oder Atemtechniken praktisch demonstriert. Dies ist vor allem dann wichtig, wenn der Patient beim freien Üben keine weiteren Ideen hat, welche Strategien er noch ausprobieren könnte.

- **Schwellentraining**: Bei der Rückmeldung können Schwellen eingeblendet werden, beispielsweise unterhalb des individuellen »Normalwertes«. Der Patient übt, die Anspannung stärker zu senken, um unter die Schwelle zu gelangen. Ebenso kann trainiert werden, die Körperfunktion zwischen zwei Schwellen oder unter/über der Schwelle zu halten, um eine noch differenziertere Wahrnehmung zu erreichen.
- **Entspannung**: Um die Veränderung von Körperfunktionen zu erleichtern und die Patienten zu motivieren, können verschiedene Entspannungstechniken eingesetzt werden. Beispielsweise werden mittels PMR-Übungen häufig schnelle Erfolge auch bei solchen Parametern erzielt, die anfänglich als wenig beeinflussbar erlebt werden.
- **Stressprovokation**: Ein wichtiges Element sind Übungen, bei denen die Patienten Stressoren ausgesetzt werden (z. B. Rechenaufgabe lösen). Dabei kann zum einen verdeutlicht werden, welche Bedeutung Stress für körperliche Parameter hat. Zum anderen trainieren die Patienten dabei, auch in belastenden Situationen eine Veränderung der körperlichen Parameter herbeizuführen.
- **Auf psychologische Begleitprozesse achten**: Während der Biofeedbackübungen sollte der Therapeut auf begleitende psychologische Prozesse achten, um diese zu thematisieren und ggf. einer Veränderung zuzuführen (z. B. dysfunktionale Kognitionen, affektive Reaktionen).

Typische Probleme im praktischen Vorgehen

Die Durchführung von Entspannungsübungen und Biofeedback kann in der Praxis durch eine perfektionistische Anspruchshaltung der Patienten (»Ich muss die Übung richtig gut machen«) erschwert sein. Aus therapeutischer Sicht ist es hilfreich, diese Anspruchshaltung zu validieren und sie als Motivation für das Erlernen einer Entspannungstechnik zu nutzen. Patienten sollten über die kontraproduktive Funktion dieses Erfolgsdrucks für das Erleben von Entspannung aufgeklärt werden. Zudem ist es wichtig, zu vermitteln, dass Entspannungstrainings viel Übung, Geduld und Zeit erfordern und man diese erst nach einer gewissen Übungszeit erlernt und erst dann erste richtige Erfolge spüren kann.

37.3.4 Funktionelle Entspannung

Beschreibung

Die Funktionelle Entspannung (FE) ist ein psychodynamisch ausgerichtetes Körperpsychotherapieverfahren, das in den 1940er Jahren von Marianne Fuchs entwickelt wurde und in seiner theoretischen Konzeption enge Bezüge sowohl zur medizinischen Anthropologie Viktor von Weizsäckers als auch zu dem später entwickelten Konzept der subjektiven Anatomie aufweist. Körperbezogene Techniken gehen mit konventionellen, meist verbalen, psychotherapeutischen Interventionen Hand in Hand, und – anders als es der Name vermuten lässt – geht das Verfahren damit weit über eine Entspannungstechnik hinaus. Die FE versteht körperliche Symptome – zumindest in Anteilen – als unbewussten Ausdruck psychischer Spannungen und Konflikte. Durch Schulung der Körperwahrnehmung nach vorgegebenen Regeln können dem Patienten diese Zusammenhänge – ähnlich wie durch das Gespräch in den klassisch tiefenpsychologischen Verfahren – erlebbar gemacht werden. Die Körperwahrnehmung wird vom Patienten verbalisiert, wodurch im Sinne einer psychodynamischen Therapie unbewusste psychosomatische Fehlhaltungen bewusst gemacht werden können (vgl. Fuchs 1997).

Wirkungsweise

Die FE ist eine vom Atemrhythmus ausgehende, auf das Spüren kleiner und kleinster Bewegungen ausgerichtete Methode, die versucht, unbewusste Blockaden im Körper spürbar zu machen. Über im Verlauf der Therapie immer subtilere Gelenkbewegungen werden entsprechende Körperregionen fokussiert. Die feinen Bewegungen erfolgen in der Exspirationsphase, wodurch diese akzentuiert wird. Ziel ist es, dass der Patient dazu befähigt wird, sich seinem natürlichen Atemrhythmus mit der ständigen Repetition von Ein und Aus zu überlassen. Dies ist der Fall, wenn der Patient von sich behaupten kann: »Es atmet mich.« Das Atemprinzip wird bei der Funktionellen Entspannung nie direkt fokussiert, sondern »indirekt werden über ›mehr Nachgeben‹ und ›mehr Loslassen‹ Druckveränderungen wahrnehmbar, die auch das Zwerchfell von Fehlbelastungen befreien und es in seiner vitalisierenden Antriebswirkung stärken« (Fuchs 1997).

Der Patient erlebt im Laufe des Therapieprozesses eine Entwicklung weg von dem Bestreben nach willkürlicher Kontrolle der eigenen Körperfunktionen und hin zu einem auf Körpervertrauen basierenden Zulassen eigener selbstregulierender Potenzen (vgl. Müller-Braunschweig 1996).

Auf physiologischer Ebene lässt sich dieser Prozess hypothetisch dadurch erklären, dass durch die atemsynchronen kleinen Bewegungsreize zum einen die sensorischen Afferenzen der Propriozeption trainiert und zum anderen spontan aktive Schrittmacherneuronen im Hirnstamm aktiviert werden. Über die Vernetzung von Hirnstamm, Hypothalamus und Formatio reticularis werden neben dem autonomen Atemrhythmus auch zahlreiche andere vegetative Muster wie Blutdruck, Peristaltik, Salivation oder auch der Bronchialwiderstand (vgl. Lahmann 2013) günstig beeinflusst.

Während bei anderen Verfahren, z. B. beim autogenen Training, hauptsächlich der Parasympathikus gestärkt, also die vegetative Funktion gezielt in eine Richtung verschoben wird, was im Fall des Autogenen Trainings sogar eine Zurücknahme der Entspannung am Ende einer Therapieeinheit erfordert, kann mit der Funktionellen Entspannung eine »vegetative Balancierung« erreicht werden. Das exspirationsgebundene innere Loslassen stellt eine passagere Aktivierung des Parasympathikus dar, während über die kleinen Bewegungsreize wiederholte sympathische Stimuli gegeben werden. Hierdurch wird der Entspannungszustand beschränkt, eine zu intensive Entspannung im Sinne einer hypnoiden Versenkung vermieden und ein »Gleichgewicht von ›Abgeben‹ und ›Aufnehmen‹ an einer zentralen Stelle entwickelt« (Fuchs 1997).

Die FE ist somit kein reines Entspannungsverfahren, sondern versucht vielmehr, das bei jedem Patienten individuell verschiedene, für seinen Lebensstil passende eutonische Gleichgewicht von Anspannen und Entspannen zu finden und flexibel zu regulieren. Fuchs (1997) zitiert in diesem Zusammenhang den Schriftsteller Novalis: »Stärke lässt sich durch Gleichgewicht ersetzen – und im Gleichgewicht sollte jeder Mensch bleiben –, denn dies ist eigentlich der Zustand seiner Freiheit.« »Ein System muss jedoch, um zu arbeiten, nicht im Gleichgewicht sein, wohl aber ständig auf dem Wege, es herzustellen« (Menninger 1974).

Ein wesentliches Element der theoretischen Fundierung der Funktionellen Entspannung ist das Phänomen der Propriozeption, denn die »Aktivität der Propriozeptoren ist physiologische Voraussetzung für die Entstehung der (psychologischen) ›Raum-Zeit-Gestalt‹ unseres Körpers, des sog. ›Körperschemas‹. […] Die Fähigkeit zur Propriozeption ist somit die Grundlage unserer Selbstgefühle« (Fuchs 1997). Der Brückenschlag von einfacher Körperwahrnehmung zur emotional-affektiven Ebene lässt sich neurophysiologisch durch die gut erforschten Verbindungen von Formatio reticularis und limbischem System erklären (Arnim 1996).

Praktische Anwendung

In der FE-Arbeit wird möglichst symptomfern begonnen, den Patienten zur Wahrnehmung seines eigenen Körpers einzuladen. Ihm werden verschiedene kleine Bewegungsangebote gemacht, wie das dezente Fallenlassen einer Schulter oder das Bewegen der Zehen. Hierbei wird bereits ein wesentliches Charakteristikum der Funktionellen Entspannung deutlich. Sie beschränkt sich nicht darauf, das Symptom anzugehen, sondern versucht vielmehr, zusammen mit dem Patienten gesunde Anteile seines Körpers zu entdecken, ihnen in der Wahrnehmung Platz einzuräumen und so die Beschwerden, die insbesondere bei chronisch Kranken überdimensional repräsentiert sind, in neuer Relation zu sehen.

Dabei kennt die FE keine festgelegten Übungen – das, was der Patient aus den Angeboten macht, bestimmt den Therapieverlauf. Um dabei jedoch eine basale Struktur zu schaffen, wurden drei »Spielregeln« entwickelt. Diese geben den Patienten eine Hilfestellung beim Üben und legen gleichzeitig auch die Reihenfolge jedes Angebots, Entspannen und Bewegen – Wiederholen – Nachspüren, fest:

Die »Spielregeln« der FE sind:

- Alles Bewegen, Entspannen und Empfinden beginnt im Aus(atmen). Vermittelt wird dies unter der Maxime: »Tun im Lassen!«
- Alle Angebote mit ihren Bewegungen und Wahrnehmungen nur wenige Male wiederholen, zum einen, um nicht in einen monotonen Übungsablauf zu verfallen, zum anderen, um zu verhindern, dass mit häufigen Wiederholungen die Bewegungen zunehmend willkürlicher kontrolliert werden: »Weniger ist mehr!«
- Sich Zeit nehmen, nichts tun und nachspüren. Wo wird etwas gespürt? Was genau wird wahrgenommen? Was tut sich, wenn man nichts mehr tut?

Im Laufe der Therapie wird körperliche Wahrnehmung auf vier große Bereiche fokussiert; sukzessive werden im Verlauf auch die belastenden Symptome angegangen.

Die Foci der FE sind:

- der Bezug zur Unterlage, zum Boden, als sog. »äußerer Halt«,
- das als »Gerüst« bezeichnete Skelett als »innerer Halt«,
- die Innenräume des Körpers mit seinen Löchern und Verbindungen,
- die Haut als Schutzhülle und Kontaktorgan.

Wichtig ist in der FE als körperpsychotherapeutischem Verfahren die Verbalisierung des Gespürten durch den Patienten selbst. Er lernt dadurch nicht nur, differenzierter zu empfinden, sondern auch Worte dafür zu finden – ein Prozess, der schwierig sein kann, aber ein wichtiges Hilfsmittel ist, um psychosomatische Zusammenhänge zu erleben und zu verstehen. Der Patient kann im Dialog mit dem Therapeuten die Doppeldeutigkeit psychosomatischer Metaphern, wie der vor Angst zugeschnürten Kehle, dem vor Angst in die Hose gerutschten Herz oder vielen anderen, leibhaft erleben und die Veränderbarkeit bei wiederholtem Bewegen und Nachspüren erfahren. Dies kann als Analogon zum psychoanalytischen Prozess des Durcharbeitens verstanden werden.

Analog zu anderen tiefenpsychologischen Verfahren kann der Patient spüren, dass sein Symptom im Sinne eines primären oder sekundären Krankheitsgewinns auch bestimmte Funktionen erfüllen kann, für die im Lauf der Therapie Ersatz gefunden werden muss. Er merkt, dass Emotionen und Affekte stets auch eine somatische Komponente haben, dass aber auch somatische Stimuli, wie sie durch die FE gesetzt werden, umgekehrt zu emotionalen Reaktionen und teils überraschenden Erinnerungen führen können. Diese verbalisierten Erfahrungen werden analog den klassisch tiefenpsychologischen Verfahren durch den Therapeuten gespiegelt und behutsam gedeutet. Dies geschieht allerdings nur in begrenztem Ausmaß, um sie dann dem Patienten mit der Frage zurückzugeben, welche körperlichen

Empfindungen denn diese Erkenntnisse wiederum hervorrufen. Somit wird auch hier das rhythmische Grundprinzip der FE verfolgt und ein Wechselspiel von Körpererfahrung und verbalem Austausch unterhalten.

37.4 Wissenschaftliche Fundierung körperorientierter Interventionen

37.4.1 Entspannung

Obwohl sich immer mehr Studien mit der Effektivität von Autogenem Training oder Meditation beschäftigen (z. B. Goyal et al. 2014; Stetter u. Kupper 2002), liegen gesicherte Befunde primär für die Progressive Muskelrelaxation vor. Hier konnte für verschiedene Anwendungsbereiche durchgehend eine gute und über einen 6-Monats-Katamnesezeitraum stabile Wirksamkeit nachgewiesen werden (Grawe et al. 1994). Veränderungen beziehen sich auf die allgemeine Verbesserung der Entspannungsfähigkeit sowie auf die einzelnen Symptombereiche, für die die PMR eingesetzt wurde. Gute Belege für die Wirksamkeit von PMR finden sich z. B. für Schlafstörungen (Smith et al. 2002) oder Generalisierte Angststörungen (Ruhmland u. Margraf 2001).

Generell schwierig für die Einschätzung der Effektivität ist jedoch, dass Entspannungsverfahren zumeist als Teil einer komplexeren, multimodalen Behandlung eingesetzt werden, sodass die relative Bedeutung von Entspannung nur schwer bestimmt werden kann. Weitere Forschung zum selektiven Nutzen von Entspannungsverfahren (auch im Rahmen multimodaler Behandlungsprogramme) ist daher noch erforderlich.

37.4.2 Biofeedback

Die Evidenzbasierung für den Einsatz von Biofeedback ist je nach Störungsgebiet unterschiedlich gut. Nach Martin und Rief (2009) liegen für einzelne Störungen positive Wirkungsnachweise für Bio- bzw. Neurofeedback aus mehreren kontrollierten Studien vor, insbesondere bei Depressivität, Schmerzstörungen, Angststörungen, Insomnie, Migräne, Kopfschmerzen vom Spannungstyp, chronischem Rückenschmerz, Tinnitus, essenzieller Hypertonie, Harninkontinenz, Substanzabhängigkeit und -missbrauch und Epilepsie. Für weitere Störungsbilder liegen erste Wirksamkeitsbelege vor, jedoch müssen diese durch weitere kontrollierte Studien bestätigt werden (z. B. multiple somatoforme Beschwerden, sexuelle Funktionsstörungen oder Stuhlinkontinzenz).

Da Biofeedback bei vielen Störungen nicht als Monoverfahren, sondern in Kombination mit weiteren (oft verhaltens-)therapeutischen Techniken eingesetzt wird, muss der additive Nutzen von Biofeedback systematisch untersucht werden. Eine solche Studie wurde z. B. von Glombiewski et al. (2010) vorgelegt. In der Studie wurden Patienten mit chronischen Rückenschmerzen randomisiert einer kognitiv-verhaltenstherapeutischen Behandlung mit vs. ohne Biofeedback zugeordnet. Für beide Behandlungsbedingungen zeigten sich sehr gute Ergebnisse bzgl. der Beeinträchtigung, jedoch konnte kein additiver Nutzen durch die Erweiterung der Behandlung um Biofeedback nachgewiesen werden. Bei der Bewertung dieses Ergebnisses ist zu berücksichtigen, dass auch in der Behandlung ohne Biofeedback besonderer Wert darauf gelegt wurde, Patienten für ein bio-psycho-soziales Krankheitsverständnis zu motivieren (z. B. mittels Psychoedukation oder Patientenvideos). Bisher wurden nur wenige solcher Vergleichsstudien realisiert, sodass für viele Anwendungsgebiete offen bleibt, welchen selektiven Effekt das Element Biofeedback am Gesamtbehandlungseffekt hat.

Die Einschätzung der Wirksamkeit wird zudem erschwert, da in vielen Studien ausreichend große Stichproben, standardisierte Verbesserungskriterien, geeignete Kontrollgruppen oder eine Beschreibung der Umsetzung und Güte der Biofeedbackbehandlung fehlen. Auch wenn sich für verschiedene Störungsbilder vielversprechende Ergebnisse zeigen, müssen weitere Studien die bisherigen Ergebnisse absichern. Die zukünftige Forschung sollte Biofeedback im langfristigen Verlauf sowie im direkten Vergleich zu anderen etablierten Therapieverfahren untersuchen. Zudem sollte die zukünftige Forschung identifizieren, welche Biofeedbackmodalitäten wirksam sind, welche Personen von einer Biofeedbackbehandlung profitieren und welche Wirkmechanismen spezifisch für die Biofeedbackbehandlung sind (Martin u. Rief 2009).

37.4.3 Funktionelle Entspannung

In ihrer über 50-jährigen Geschichte hat sich für die Funktionelle Entspannung ein breiter Indikationsbereich herauskristallisiert.

In zahlreichen Einzelfallstudien werden positive Erfahrungen auch bei Patienten mit Migräne, Hypertonie, Obstipation, Sprechstörungen, Erythrophobie, Anorexia nervosa, Menstruationsstörungen, klimakterischen Beschwerden, Hyperventilationstetanie, sexuellen Funktionsstörungen oder depressiven Störungen berichtet (Lahmann 2013).

Mittlerweile liegen eine Reihe von klinischen Studien aus einem weiten Spektrum psychischer und psychosomatischer Störungen vor; es ergaben sich Hinweise für die Wirksamkeit der FE bei Asthma bronchiale, Reizdarmsyndrom, Zahnarztangst sowie als Verfahren zur Stressprävention (Lahmann et al. 2008, 2009, 2010, 2013; Loew et al. 2001).

37.5 Fazit

Körperorientierte Verfahren stellen eine wichtige Ergänzung und Erweiterung herkömmlicher psychotherapeutischer Ansätze im Bereich der Verhaltensmedizin und Psychosomatik dar.

Entspannungsverfahren wie z.B. die Progressive Muskelrelaxation sind bereits in vielen ambulanten und stationären Programmen fester Bestandteil der Behandlung.

Im Gegensatz dazu wird Biofeedback – nicht zuletzt aufgrund der notwendigen technischen Voraussetzungen sowie der erforderlichen therapeutischen Zusatzausbildung – eher selten angeboten. Aufgrund der Vorteile einer biofeedbackgestützten Behandlung insbesondere für Patienten mit stark somatisch orientiertem Krankheitsverständnis ist eine weitere Implementierung in die reguläre Versorgung anzustreben.

Körperpsychotherapeutische Verfahren wie Funktionelle Entspannung oder Konzentrative Bewegungstherapie kommen vor allem als komplementäre Therapieangebote im Rahmen von multimodalen stationären oder teilstationären Behandlungskonzepten zum Einsatz.

Literatur

Arnim A v. Funktionelle Entspannung. In: Herrmann JM (Hrsg). Funktionelle Erkrankungen. München: Urban & Schwarzenberg 1996: 205–19.

Arns M, de Ridder S, Strehl U et al. Efficacy of neurofeedback treatment in ADHD: the effects on inattention, impulsivity and hyperactivity: a meta-analysis. Clin EEG Neurosci 2009; 40(3): 180–9.

Bandura A. Self-efficacy: toward a unifying theory of behavioral change. Psychol Rev 1977; 84(2): 191–215.

Bernstein DA, Borkovec TD. Entspannungstraining. Stuttgart: Klett-Cotta 2013.

Bernstein DA, Borkovec TD. Progressive Relaxation Training: A Manual for the Helping Professions. Champaign, IL: Research Press 1973.

deCharms RC. Applications of real-time fMRI. Nat Rev Neurosci 2008; 9(9): 720–9.

Flor H, Schwartz MS. Tinnitus: Nothing is as loud as a sound you are trying not to hear. In: Schwartz MS, Andrasik F (eds). Biofeedback: A practitioner's guide. New York: Guilford Press 2003; 750–75.

Fuchs M. Funktionelle Entspannung. Theorie und Praxis eines körperbezogenen Psychotherapieverfahrens. Stuttgart: Hippokrates 1997.

Glombiewski JA, Hartwich-Tersek J, Rief W. Two psychological interventions are effective in severely disabled, chronic back pain patients: a randomised controlled trial. Int J Behav Med 2010; 17(2): 97–107.

Goyal M, Singh S, Sibinga EM et al. Meditation Programs for Psychological Stress and Well-being: A Systematic Review and Meta-analysis. JAMA Int Med 2014; 174(3): 357–68.

Grawe K, Donati R, Bernauer F. Entspannungsverfahren. In: Grawe K, Donati R, Bernauer F (Hrsg). Göttingen: Hogrefe 1994; 579–637.

Hamm A. Progressive Muskelentspannung. In: Vaitl D, Petermann F (Hrsg). Entspannungsverfahren. Das Praxishandbuch. Weinheim: Beltz 2004; 189–210.

Hoyer J, Beesdo K, Gloster AT et al. Worry exposure versus applied relaxation in the treatment of generalized anxiety disorder. Psychother Psychosom 2009; 78(2): 106–15.

Jacobson E. Progressive Relaxation. Oxford: University of Chicago Press 1929.

Jasper K, Weise C, Conrad I et al. Internet-based guided self-help versus cognitive behavioral group therapy for chronic tinnitus: A randomized controlled trial. Psychother Psychosom 2014; 83(4): 234–46.

Lahmann C. Körperpsychotherapie in Forschung und Praxis. Eine Einführung in die Funktionelle Entspannung. Ärztl Psychother 2013; 8: 170–4.

Lahmann C, Loew TH, Tritt K, Nickel M. Efficacy of functional relaxation and patient education in the treatment of somatoform heart disorders: a randomized, controlled, clinical investigation. Psychosomatics 2008; 45: 378–85.

Lahmann C, Nickel M, Schuster T et al. Functional relaxation and hypnotherapeutic intervention as complementary therapy in asthma: a randomized, controlled clinical trial. Psychother Psychosom 2009; 78: 233–9.

Lahmann C, Röhricht F, Sauer N et al. Functional relaxation as complementary therapy in irritable bowel syndrome: a randomized, controlled clinical trial. J Complement Alternat Med 2010; 16: 47–52.

Loew TH, Tritt K, Lahmann C, Röhricht F. Körperpsychotherapien – wissenschaftlich begründet? Eine Übersicht über empirisch evaluierte Körperpsychotherapieverfahren. PDP 2006; 5: 6–19.

Loew TH, Tritt K, Siegfried W et al. Efficacy of ›functional relaxation‹ in comparison to terbutaline and a ›placebo relaxation‹ method in patients with acute asthma. A randomized, prospective, placebo-controlled, crossover experimental investigation. Psychother Psychosom 2001; 70: 151–7.

Martin A, Rief W. Fazit: Evidenzbasierung von Biofeedback. In: Martin A, Rief W (Hrsg). Wie wirksam ist Biofeedback? Eine therapeutische Methode. Bern: Huber 2009; 269–78.

Menninger K. Das Leben als Balance. München: Kindler 1974.

Müller-Braunschweig H. Körperorientierte Psychotherapie. In: Adler RH et al. (Hrsg). Uexküll. Psychosomatische Medizin. München: Urban und Schwarzenberg 1996: 464–76.

Öst LG. Applied relaxation: description of a coping technique and review of controlled studies. Behav Res Ther 1987; 25(5): 397–409.

Öst LG. Spezifische Phobien. In: Margraf J, Schneider S (Hrsg). Lehrbuch der Verhaltenstherapie (Bd. 2). Berlin: Springer 2009; 31–44.

Petermann F, Vaitl D. Entspannungsverfahren: Eine Einführung. In: Vaitl D, Petermann F (Hrsg). Entspannungsverfahren. Das Praxishandbuch. Weinheim: Beltz 2004; 1–17.

Rief W, Birbaumer N (Hrsg). Biofeedback. Grundlagen, Indikationen, Kommunikation, Vorgehen (3. Aufl.). Stuttgart: Schattauer 2011.

Rief W, Birbaumer N. Grundsätzliches zu Biofeedback. In: Rief W, Birbaumer N (Hrsg). Biofeedback. Grundlagen, Indikationen, Kommunikation, praktisches Vorgehen (3. Aufl.). Stuttgart: Schattauer 2011; 1–7.

Ruhmland M, Margraf J. Efficacy of psychological treatments for generalized anxiety disorder and social phobia. Verhaltenstherapie 2001; 11(1): 27–40.

Russell RK, Sipich JF. Cue-controlled relaxation in the treatment of test anxiety. J Behav Ther Exp Psychiat 1973; 4(1): 47–9.

Schwartz MS, Andrasik F. Biofeedback: A practitioner's guide. New York: Guilford Press 2005.

Schwartz NM, Schwartz MS. Definitions of biofeedback and applied psychophysiology. In: Schwartz MS, Andrasik F (eds). Biofeedback: A practitioner's guide (3rd ed.). New York: Guilford Press 2003; 27–39.

Smith MT, Perlis ML, Park A et al. Comparative meta-analysis of pharmacotherapy and behavior therapy for persistent insomnia. Am J Psychiat 2002; 159(1): 5–11.

Stetter F, Kupper S. Autogenic training: a meta-analysis of clinical outcome studies. Appl Psychophysiol Biofeedback 2002; 27(1): 45–98.

Strehl U, Kotchoubey B, Birbaumer N. Epilepsien. In: Rief W, Birbaumer N (Hrsg). Biofeedback. Grundlagen, Indikationen, Kommunikation, praktisches Vorgehen (3. Aufl.). Stuttgart: Schattauer 2011; 261–80.

Strotzka H. Psychotherapie: Grundlagen, Verfahren, Indikationen. München: Urban & Schwarzenberg 1975.

Sulzer J, Haller S, Scharnowski F et al. Real-time fMRI neurofeedback: Progress and challenges. Neuroimage 2013; 76(0): 386–99.

Vaitl D. Psychophysiologie der Entspannungsverfahren. In: Vaitl D, Petermann F (Hrsg). Entspannungsverfahren. Das Praxishandbuch. Weinheim: Beltz 2004; 21–33.

Vaitl D, Petermann F (Hrsg). Entspannungsverfahren – Das Praxishandbuch. Weinheim: Beltz 2004.

38 Mindfulness-orientierte Interventionen

Thomas Heidenreich, Johannes Michalak

38.1 Einleitung

Fallbeispiel

Der 45-jährige Herr Z. ist von Beruf Dachdecker und leidet seit mehr als zehn Jahren unter erheblichen Schmerzen im Bereich der Lendenwirbelsäule mit mehreren diagnostizierten Bandscheibenvorfällen. Im Rahmen dieser Erkrankung wird er seit mehreren Jahren regelmäßig orthopädisch und krankengymnastisch behandelt – insgesamt wurden in den letzten Jahren drei erfolglose Operationen durchgeführt. Herr Z. stellt sich im Rahmen einer Rehabilitationsmaßnahme, die sich an die dritte Operation anschließt, zur psychotherapeutischen Behandlung vor. Im Gespräch wird deutlich, dass Herr Z. sehr mit seinem Schicksal hadert: »Warum muss das gerade mich treffen« und »Ich bin ja noch so jung, das darf einfach nicht sein«. Die Sinnhaftigkeit von Gesprächen mit der Psychologin erschließt sich ihm zunächst nicht (»Ich hab's doch nicht im Kopf, sondern im Rücken«). Die Therapeutin schlägt Herrn Z. daraufhin vor, neben den psychotherapeutischen Einzelgesprächen an einer in der Klinik stattfindenden Achtsamkeitsgruppe teilzunehmen. Nach kurzem Zögern erklärt sich Herr Z. bereit, einen entsprechenden Behandlungsversuch zu machen.

Körperliche Erkrankungen gehen regelhaft mit psychischen Beschwerden einher, die in einer engen Wechselwirkung mit den körperlichen Erkrankungen stehen – »psychosomatische« Zusammenhänge in diesem Sinne sind demnach eher die Regel als die Ausnahme und erstrecken sich auf eine große Anzahl internistischer, orthopädischer, neurologischer und anderer medizinischer Krankheitsgebiete. Wie in anderen Kapiteln dieses Buches ausgeführt wird, beeinflusst die Krankheitsverarbeitung häufig in entscheidendem Maße die Prognose körperlicher Erkrankungen (etwa das Vorliegen depressiver Störungen nach einem Myokardinfarkt). Im Zentrum der Anpassung an körperliche Erkrankungen steht häufig zunächst die Akzeptanz der Erkrankung und damit einhergehender, teils invasiver Behandlungen. Das Ziel der Akzeptanzförderung direktiv anzustreben im Sinne von: »Akzeptiere halt, dass Du jetzt krank bist« ist meist wenig hilfreich und wirkt eher provozierend und wenig empathisch. Behandlungsstrategien, die Menschen eine erhöhte Akzeptanz auch solcher schwieriger Lebenslagen, wie sie eine ernsthafte körperlicher Erkrankung darstellt, ermöglichen sollten, sind demnach notwendig.

! Die Bewältigung körperlicher Erkrankungen erfordert regelhaft auch psychische Anpassungsprozesse wie die Akzeptanz der Erkrankung und damit einhergehender Einschränkungen.

Ein Behandlungsprinzip, dem in den zurückliegenden Jahren auch im Rahmen der Bewältigung körperlicher Erkrankungen zunehmend Aufmerksamkeit geschenkt wurde, ist die Achtsamkeit (Heidenreich u. Michalak 2009; Michalak et al. 2012). Achtsamkeit (mindfulness) entstammt alten östlichen Meditationstraditionen (insb. buddhistischen) und wird von Jon Kabat-Zinn als eine bestimmte Form der Aufmerksamkeitslenkung definiert: »... paying attention in a particular way: on purpose, in the present moment and non-judgmentally« (Kabat-Zinn 1994, p. 4).

Definition

Achtsamkeit (mindfulness) stellt nach Kabat-Zinn (1994) eine spezifische Form der Aufmerksamkeitslenkung dar: absichtsvoll, auf den gegenwärtigen Moment gerichtet und nicht wertend.

In ihrer operationalen Definition von Achtsamkeit betonen Bishop et al. (2004) insbesondere zwei Komponenten von Achtsamkeit, die auch für die Anwendung bzw. Integration der Achtsamkeit im psychotherapeutischen Kontext zentral sind: die Übung der Achtsamkeit im Sinne einer bewussten Aufmerksamkeitslenkung auf das Hier-und-Jetzt und die Haltung von Akzeptanz.

Obwohl es auf den ersten Blick zunächst einfach erscheinen mag, ist es insbesondere im Rahmen psychosomatischer Erkrankungen häufig schwierig, eine solche achtsame Haltung einzunehmen: Das Bewusstsein wird häufig von Gedanken an vergangene oder mögliche zukünftige Zustände überflutet (eine Patientin, die unter einem Mammakarzinom leidet mag etwa denken: »Wie wird das wohl weitergehen? Wird die Chemotherapie anschlagen?«), und häufig finden sich negative Bewertungen und Katastrophisierungen (»Ich kann jetzt überhaupt nichts mehr machen«). Eine achtsame Haltung einzunehmen bedeutet dabei nicht, die Realität solcher Gedanken, Gefühle und Vergleiche in Abrede zu stellen, sondern (so schwer dies scheinen mag) die Erfahrung möglich zu machen, dass es sich dabei um Gedanken handelt, die die aktuelle Situation bewerten und nicht um die Realität per se. Analog lässt sich die Haltung zu Schmerzen beschreiben: »Ich habe Schmerzen, aber ich bin nicht mein Schmerz.« Neben dieser Haltung den eigenen Gedanken gegenüber wird im Rahmen dieser Verfahren auch der Kontakt mit der lebendigen Wirklichkeit jeden Augenblicks vermittelt.

Achtsamkeitsorientierte Ansätze, die im Bereich der Psychosomatik eingesetzt werden, umfassen Verfahren wie die Achtsamkeitsbasierte Stressreduktion (MBSR; Kabat-Zinn 1990) und die Achtsamkeitsbasierte kognitive Therapie (MBCT; Segal et al. 2002), bei denen Achtsamkeit das zentrale Behandlungsprinzip ist, sowie Verfahren, die spezifische Achtsamkeitselemente einsetzen (z. B. Acceptance and Commitment Therapy, ACT; Hayes et al. 1999; Dialektisch-Behaviorale Therapie, DBT; Linehan 1993), in denen aber auch andere Behandlungsprinzipien gleichwertig eingesetzt werden.

Achtsamkeitsorientierte Ansätze liefern eine systematische Anweisung und Einübung für die Entwicklung von Achtsamkeit und Akzeptanz. Charakteristische Übungen sind z. B. die Sitz- bzw. Atemmeditation, der Body Scan und achtsame Körperübungen. Im Rahmen der Verhaltensmedizin stehen dabei eine Reihe unterschiedlicher Interventionen zur Verfügung: Die achtsamkeitsbasierte Stressreduktion (mindfulness-based stress reduction; Kabat-Zinn 1990) stellt ein in der Regel ambulant stattfindendes 8-Wochen-Programm dar, in dem intensiv Achtsamkeit geschult wird. Achtsamkeitsbasierte kognitive Therapie (MBCT; Segal et al. 2002) setzt zudem einen Schwerpunkt auf kognitive Rückfallfaktoren, z. B. bei Depression. Achtsamkeitselemente finden sich darüber hinaus auch in der Dialektisch-Behavioralen Therapie (Linehan 1993) und der Acceptance and Commitment Therapy (Hayes et al. 1999).

38.2 Definition des Behandlungsziels

Achtsamkeitsorientierte Interventionen streben naturgemäß eine Verbesserung des Kontaktes zur Hier-und-Jetzt-Realität und der Akzeptanz an. Die damit verfolgten Ziele variieren mit dem Behandlungsinhalt: Das zentrale Behandlungsziel der Achtsamkeitsbasierten kognitiven Therapie (Segal et al. 2002) etwa besteht darin, Patienten zu ermöglichen, aus einer achtsamen Haltung heraus bereits erste Vorboten einer erneuten depressiven Episode zu erkennen und negative Zustände von Grübeln frühzeitig zu entdecken und aus ihnen auszusteigen. Die achtsamkeitsbasierte Rückfallprävention im Suchtbereich (Bowen et al. 2012) legt hingegen den Schwerpunkt darauf, Zustände von Craving zu erkennen und zu bewältigen. Im Folgenden sollen mit Achtsamkeit assoziierte Behandlungsziele benannt werden, die für den Bereich Psychosomatik/Verhaltensmedizin bedeutsam erscheinen.

Erfahrungsgemäß gelingt es Menschen nicht leicht, eine achtsame Haltung einzunehmen. Analog zu anderen komplexen Fertigkeiten wird Achtsamkeit im Rahmen eines umfassenden Übungskontexts erlernt. »Achtsam sein« meint demnach, eine Haltung einzuüben, in der die Aufmerksamkeit absichtsvoll auf die Erfahrung des gegenwärtigen Augenblicks gelenkt wird und dies, ohne zu bewerten oder vorschnell zu urteilen (Ausstieg aus dem »Autopilotenmodus«).

Definition

Der **»Autopilotenmodus«** bezeichnet einen Zustand, bei der Menschen durch ihren Alltag gehen, ohne mit dem gegenwärtigen Augenblick in bewusstem Kontakt zu sein.

Dabei sind die Objekte der Aufmerksamkeit je nach Methode und Fokus innerpsychische Erfahrungen wie Körperempfindungen, Atmung, Gedanken sowie Gefühle oder externe Stimuli wie z. B. Geräusche. Unabhängig davon, worauf die Aufmerksamkeit gelenkt wird (z. B. auf einzelne Objekte oder die Erfahrung des Augenblicks in seiner Ganzheit), sollte Achtsamkeit immer mit einer Haltung der »non judgmental acceptance« praktiziert werden, also einer **nicht-urteilenden Akzeptanz**. Diese Haltung hat im psychosomatischen Bereich eine große Bedeutung: Menschen neigen dazu, unangenehme Empfindungen nicht »haben« zu wollen, und der daraus resultierende Impuls, solchen Empfindungen zu entfliehen, führt häufig zu Folgeproblemen.

Beim Erlernen von Achtsamkeit wird daher angestrebt, eine neue Haltung gegenüber inneren Erlebnissen einzunehmen: Gedanken sind nicht als valide Abbilder der Situation oder als valide Selbstaussagen zu verstehen, sondern als mentale Ereignisse. Obwohl dieses Prinzip zunächst eine große Rolle im Rahmen der Rückfallprävention bei Depression spielt, ist es auch im psychosomatischen Kontext von Bedeutung: Gedanken wie »Jetzt bin ich ein Krüppel, und das Leben kann mir nichts mehr bieten« finden sich häufig im Rahmen dysfunktionaler Krankheitsverarbeitung, und die Einsicht, dass es dabei um Gedanken und keine Abbilder der Realität handelt, ist potenziell hilfreich.

Ein weiteres Ziel achtsamkeitsbasierter Verfahren, das im Bereich der Psychosomatik relevant ist, ist der Übergang von einem »Doing Mode« in einen »Being Mode«. Segal et al. (2002) bezeichnen mit diesem Begriffspaar

Haltungen, die Menschen einnehmen: Der »Doing Mode« ist dadurch gekennzeichnet, dass ein gegenwärtiger (unerwünschter) Zustand mit einem erwarteten und erhofften besseren Zustand verglichen wird und bei entsprechenden Diskrepanzen Handlungen initiiert werden, die den Ist-Zustand dem Soll-Zustand annähern. Im Alltag ist diese Haltung in der Regel funktional (immer dann, wenn sich mit vertretbarem Aufwand erwünschte Effekte erzielen lassen), in manchen Fällen resultiert daraus jedoch erhebliches Leiden (entweder wenn erwünschte Ziele nicht erreicht werden oder wenn das erfolgreiche Erreichen von Zielen mit übermäßiger Kraftanstrengung verbunden ist). Im Gegensatz dazu besteht der »Being Mode« darin, die im aktuellen Moment erlebten Dinge einfach »sein« zu lassen. Unabhängig von Zielen und persönlichen Strebungen wird der einzelne Augenblick so angenommen, wie er ist – ohne einen anderen Zustand erreichen zu wollen.

Außerdem führt die Übung von Achtsamkeit dazu, dass Erfahrungsvermeidung bzgl. körperlicher Zustände abgebaut wird. Statt vor unangenehmen körperlichen Empfindungen zu fliehen, lädt Achtsamkeit dazu ein, mitfühlend in Kontakt mit den Körperempfindungen zu treten – seien sie angenehm oder unangenehm. Dadurch können dysfunktionale Zustände von »experiential avoidance« (Hayes et al. 1996) abgebaut werden, aber auch Bereiche positiven Körpererlebens wiederentdeckt und gefördert werden.

38.3 Beschreibung der Intervention

Im Folgenden werden zunächst einzelne Achtsamkeitsübungen vorgestellt, die in verschiedenen Ansätzen Anwendung finden. Es wird sich dabei auf Übungen beschränkt, die im Bereich der Psychosomatik/Verhaltensmedizin zum Einsatz kommen. Anschließend wird die Struktur achtsamkeitsbasierter Programme vorgestellt, die im Bereich Psychosomatik/Verhaltensmedizin zum Einsatz kommen.

Eine Besonderheit der achtsamkeitsbasierten Programme wie MBSR und MBCT ist es, dass von Therapeuten erwartet wird, dass sie über eine fundierte eigene Achtsamkeitspraxis in Form einer stabilen täglichen Meditationspraxis verfügen (in der DBT wird dies empfohlen, nicht aber vorausgesetzt). Die Begründung dieser für die Verbreitung achtsamkeitsbasierter Ansätze scheinbar eher hinderlichen Voraussetzung liegt im Kern der Methode: Menschen, die keine oder nur wenig eigene Erfahrung mit Achtsamkeit haben, sind in der Regel nur schwer in der Lage, die konkreten Erfahrungen der Patienten im Laufe der Achtsamkeitsübungen nachzuvollziehen und die notwendige Gelassenheit im Umgang auch mit belastenden Erlebnissen aufzubringen. Der Therapeut muss demnach aus eigener Erfahrung wissen, wie man mit Schwierigkeiten und Hindernissen, die in der Meditation und auf dem Übungsweg auftauchen können, umgeht, um dies auch dem Patienten glaubwürdig vermitteln zu können. Gleichzeitig ist es notwendig, dass er durch seinen eigenen Übungsweg auf einer Erfahrungsebene die Erkenntnis durchdrungen hat, dass es nicht darum geht, an positiven/angenehmen Erfahrungen »anzuhaften«. Vielmehr ist es ein wesentliches Element von Achtsamkeitspraxis, dass jeder Erfahrung, sei sie nun angenehm, unangenehm oder neutral, dieselbe neugierige und akzeptierende Aufmerksamkeit entgegengebracht wird.

38.3.1 Achtsamkeitsübungen

Die Vermittlung von Achtsamkeit erfolgt erfahrungsbezogen, d. h. der Anleiter führt zunächst gemeinsam mit dem oder den Patienten die Übung durch. Es schließt sich ein Austausch daran an, welche Erfahrungen die Teilnehmer bei der Übung gemacht haben. Es ist von großer Bedeutung, dass einzelne Achtsamkeitsübungen nicht willkürlich eingesetzt werden (etwa nach der Devise: »Die Patientin könnte jetzt sicher von etwas Achtsamkeit profitieren, also machen wir eine Atemübung«). Achtsamkeit entfaltet ihr Potenzial erst im Rahmen systematischer Schulungen, bei denen Patienten in der Regel über mehrere Wochen hinweg nahezu täglich üben.

Rosinen-Übung

Eine häufig als Einstieg verwendete Übung ist die sog. Rosinen-Übung: Dabei essen die Patienten unter Anleitung eine Rosine – allerdings auf eine für die meisten Menschen ungewöhnliche Art. Der Reihe nach werden das Aussehen (Farbe, Textur), die ertasteten Qualitäten (weich vs. hart, klebrig), der Geruch und der Geschmack intensiv wahrgenommen. Die Übung erfolgt gewissermaßen im »Zeitlupentempo«, sodass die unterschiedlichen Qualitäten klar wahrgenommen werden können. Die Wichtigkeit des »Anfängergeists« wird betont, d.h. dass Patienten aufgefordert werden, die Rosine so wahrzunehmen »als hätten sie ein solches Objekt noch nie gesehen«.

Body Scan

Diese Übung dauert in der Regel 40 bis 45 Minuten, sie kann aber auch kürzer durchgeführt werden. Der Body Scan besteht darin, die einzelnen Teile des Körpers nacheinander achtsam wahrzunehmen. In der Regel findet die Übung auf dem Rücken liegend statt, sie kann jedoch auch im Stehen oder Sitzen durchgeführt werden. Zunächst wird die Aufmerksamkeit auf den Atem gelegt. Im Anschluss daran wird die Aufmerksamkeit auf den linken Fuß gerichtet (oder je nach »Auflösungsgrad« auf die einzelnen Zehen). Von dort wird die Aufmerksamkeit weiter durch den Körper geführt (linker Unterschenkel, linker Oberschenkel, Becken, rechtes Bein usw. Rumpf bis zu den Schultern und Kopf). Bei der Instruktion ist es von großer Bedeutung, adäquate Pausen einzulegen und die Teilnehmenden darauf hinzuweisen, dass es völlig in Ordnung ist, wenn an einzelnen Körperstellen keine Empfindungen wahrgenommen werden können.

Fallbeispiel

Herr Z. macht den ersten Body Scan engagiert mit, berichtet jedoch über teilweise erhebliche Schmerzen im Rückenbereich und über Schwierigkeiten, mit der Aufmerksamkeit bei den jeweils im Fokus stehenden Körperpartien zu bleiben. Beim an die Übung anschließenden Gespräch nimmt er erstaunt zur Kenntnis, dass die anderen Teilnehmer sehr ähnliche Erlebnisse berichten. Herrn Z. gelingt es nach wiederholter Durchführung des Body Scans, eine dezentrierte Haltung zu seinen Schmerzen einzunehmen: »Ich habe nach wie vor die Schmerzen, schaue jetzt aber genauer, wie sie sich ganz konkret anfühlen und über die Zeit hinweg entwickeln.« Neben der Wahrnehmung, dass die Schmerzen sich verändern, gelingt es Herrn Z. im weiteren Verlauf zunehmend besser, seine Aufmerksamkeit nach der Wahrnehmung von Schmerzen wieder auf andere Körperpartien zu richten (»Ich sage mir, ah, jetzt meldet sich wieder mein Kreuz …, und dann gehe ich wieder zurück zu der Stelle, die gerade dran ist«).

Achtsames Yoga

Übungen aus dem Hatha-Yoga können dazu dienen, die Körperwahrnehmung »in Bewegung« zu schulen. Einzelne Übungen darzustellen sprengt den Rahmen dieses Kapitels (siehe jedoch Kabat-Zinn 1990). Die im Achtsamkeitskontext eingesetzten Yoga-Übungen sind vergleichsweise einfach und können dazu dienen, dass die Teilnehmenden ihre körperlichen Grenzen bewusst wahrnehmen und respektieren lernen.

Sitz- bzw. Atemmeditation

Eine der bedeutsamsten Achtsamkeitsübungen ist die Sitz- bzw. Atemmeditation: Die Teilnehmenden sitzen aufrecht entweder auf einem Stuhl, Meditationsbänkchen oder mit gekreuzten Beinen auf einem Sitzkissen am Boden. Dabei versuchen sie, ihre Aufmerksamkeit so gut es gelingt auf die körperlichen Empfindungen zu richten, die beim Ein- und Ausatmen entstehen. Da die Gedanken unweigerlich abschweifen, ist es von großer Bedeutung, immer und immer wieder geduldig zu den körperlichen Empfindungen des Atems zurückzukehren. Im weiteren Verlauf kann die Aufmerksamkeit von den körperlichen Empfindungen des Atems auch auf weitere Bereiche ausgedehnt werden (z. B. Empfindung des gesamten Körpers, Gedanken und Gefühle).

Gehmeditation

Eine weitere Möglichkeit, Achtsamkeit in Bewegung zu praktizieren, ist die Gehmeditation: Der Kern dieser Übung besteht darin, seine volle Aufmerksamkeit auf das Gehen zu richten. Das Tempo des Gehens ist eher verlangsamt, und die Aufmerksamkeit wird zunächst auf einzelne Aspekte der Erfahrung währen des Gehens gelenkt (z. B. Empfindungen an den Fußsohlen).

Informelle Achtsamkeitsübungen

Neben den bisher vorgestellten Übungen spielen auch Achtsamkeitsübungen eine zentrale Rolle, bei denen alltägliche Aktivitäten (z. B. Duschen, Staubsaugen, Treppe steigen) achtsam durchgeführt werden, d. h. die Aufmerksamkeit soll immer wieder auf die Aktivität zurückgeführt werden. Diese Übungen dienen dazu, Achtsamkeit in den Alltag zu übertragen.

38.3.2 Achtsamkeitsbasierte Behandlungsprogramme

Wie oben bereits ausgeführt, gibt es unterschiedliche Ansätze, um Achtsamkeit in den Bereich der Psychosomatik und Verhaltensmedizin zu integrieren: Die am weitesten verbreiteten und am besten evaluierten Methoden sind die achtsamkeitsbasierten Interventionen, die in der Regel als achtwöchiges Gruppenangebot mit einer Sitzung von ca. zwei bis zweieinhalb Stunden Dauer pro Woche angeboten werden (s. Kasten auf S. 404 f.). Neben den wöchentlichen Sitzungen wird von den Teilnehmern erwartet, dass sie pro Tag ca. 45 Minuten Achtsamkeitsübungen selbstständig zuhause durchführen. Wir werden im Folgenden die achtsamkeitsbasierte Stressreduktion ausführlicher vorstellen: Zum einen handelt es sich dabei um das »klassische« Modell der Vermittlung von Achtsamkeit, die auch für die Entwicklung weiterer Verfahren wie der achtsamkeitsbasierten kognitiven Therapie und der achtsamkeitsbasierten Rückfallprävention im Suchtbereich wegweisend war. Zum anderen ist MBSR auch das im Bereich Psychosomatik/Verhaltensmedizin am plausibelsten anwendbare und weitverbreitetste Verfahren.

38.4 Wissenschaftliche Fundierung der Intervention

Inzwischen liegen eine Vielzahl empirischer Studien und erste Metaanalysen zur Wirksamkeit achtsamkeitsbasierter Verfahren vor (z. B. Hofmann et al. 2010; Khoury et al. 2013). Ein großer Teil der in den Metaanalysen berücksichtigten Studien bezieht sich dabei auf die Anwendung von Achtsamkeit bei psychischen Störungen (wie die Rückfallprävention bei rezidivierender Depression im Rahmen von MBCT). An dieser Stelle sollen lediglich Befunde referiert werden, die unmittelbar den Bereich Psychosomatik/Verhaltensmedizin betreffen.

Zunächst sollen hier einzelne Ergebnisse der Metaanalyse zur Wirksamkeit von MBSR und MBCT von Hofmann et al. (2010) berichtet werden. In diese gingen Studien an Patien-

Mindfulness-based Stress Reduction (MBSR; Stressbewältigung durch Achtsamkeit) nach Kabat-Zinn

MBSR wurde von Kabat-Zinn zunächst für Patienten mit chronischem Schmerz entwickelt. Er bezog sich dabei auf klassische, in buddhistischen Traditionen verankerte Meditationsansätze, die er für westliche Gesundheitssysteme adaptierte. Trotz dieser Verankerung in östlichen Ansätzen versteht sich MBSR als weltanschaulich neutral. MBSR kann in Gruppen mit bis zu 30 Teilnehmenden durchgeführt werden. Neben den oben genannten acht Gruppensitzungen, die für alle achtsamkeitsbasierten Gruppenverfahren charakteristisch sind, wird ein zusätzlicher »Tag der Achtsamkeit« durchgeführt. Die Inhalte der einzelnen Sitzungen sind festgelegt und werden im Folgenden kurz dargestellt. Neben den dargestellten Achtsamkeitsübungen werden zusätzlich Grundlagen der Stressforschung vorgestellt. Das MBSR-Programm (nach Meibert et al. 2013, S. 172 f.) umfasst:

Vorgespräch

intensive Aufklärung über das Programm und gestellte Anforderungen (z. B. persönlicher Einsatz, regelmäßiges Üben) und eventuelle Hindernisse (z. B. Stress)
Besprechung möglicher positiver Effekte bzgl. Lebensqualität, Gesundheit und Umgang mit Stress
Herausarbeitung von Zielen, die mit dem Kurs erreicht werden sollen (persönliche Effektivitätskontrolle)
Entscheidung über die Teilnahme am Programm während oder im Anschluss an das Vorgespräch

Woche 1

gegenseitiges Kennenlernen
Einführung in die Praxis der Achtsamkeit und Kernelemente und -aussagen des Kurses
Rosinen-Übung
Body Scan (und Erläuterungen zum eigenständigen Üben zu Hause mithilfe einer CD)
Einführung in informelle Achtsamkeitspraxis; Hausaufgaben (z. B. achtsam duschen und eine Mahlzeit in der Woche achtsam einnehmen, d. h. Bissen für Bissen wirklich zu essen und ganz beim Kauen, Schlucken oder Schmecken zu sein)

Woche 2

Erfahrungsaustausch und Besprechung der Hausaufgaben
Schwerpunktthema: Funktionsweise der Wahrnehmung, die Gegenüberstellung von unbewusster, automatischer Wahrnehmung und Reaktionsweise (Autopilot) und einer kreativen Wahrnehmung und Reaktionsweise
Body Scan
Einführung der Sitzmeditation (10-minütige Übung)
Hausaufgaben: informelle Übung (spezifische Alltagstätigkeit achtsam verrichten, z. B. spülen); Wahrnehmung und Erfassung positiver Erfahrungen im eigenen Leben

Woche 3

Erfahrungsaustausch und Besprechung der Hausaufgaben
Besprechung eventueller Schwierigkeiten (z. B. Stress in der Umsetzung des Gelernten im Alltag)
Einführung der achtsamen Körperarbeit und Durchführung der Yoga-Übungsreihe (und eigenständiges Üben zu Hause mittels CD-Anleitung)
Sitzmeditation (10 Minuten)
Hausaufgaben: Beobachtung gewohnheitsmäßiger Denkmuster und Reaktionsweisen; bewusste Wahrnehmung und Erfassung von negativen Erfahrungen; Yoga-Übungen im Wechsel mit Sitzmeditation und Body Scan

Woche 4

Erfahrungsaustausch und Besprechung der Hausaufgaben
Schwerpunktthema: »Stress und seine Folgen« (z. B. »Was ist Stress, wie entsteht er, und welche Folgen hat er?« »Wann und wodurch fühle ich mich gestresst und wie gehe ich damit um?«; Hausaufgabe: Bewusstmachung von Stressreaktionen im Alltag)
Sitzmeditation (15 bis 20 Minuten); Hausaufgaben: 20-minütige Sitzmeditation und im Wechsel die Yoga-Reihe oder den Body Scan üben
weitere achtsame Körperarbeit

Woche 5

Erfahrungsaustausch und Besprechung der Hausaufgaben
Schwerpunktthema: »Stress und seine Folgen« (»Wie kann ich auf der Basis dessen, was mir bisher bewusst geworden ist, anders mit Stress umgehen als bisher?«)
Sitzmeditation zur Vertiefung der Meditationserfahrung und Stärkung der Konzentrationskraft
Hausaufgaben: weitere Erforschung von Stressreaktionen und Umgang mit Stress; Probieren alternativer, kreativer Reaktionsweisen; Umgang mit stressverschärfenden Gedanken. Fokus: Atembeobachtung während der alltäglichen Verrichtungen

Tag der Achtsamkeit – ganztägiges Seminar (6–7 Stunden)

Vertiefung der Übungspraxis
Nach einer Austauschrunde und einigen Erläuterungen durch den Kursleiter wird an diesem Tag nicht mehr gesprochen (achtsamer Schweigetag).
Einführung oder Vertiefung der Gehmeditation (kann auch schon in Woche 5 oder 6 eingeführt werden)
Durchführung von anderen formellen Achtsamkeitsübungen
Schwerpunkt: die eigene Person und die eigenen Erfahrungen; ganz bei sich sein
Erfahrungsaustausch am Ende des Tages

Woche 7

Besprechung der Erfahrungen im Nachklang des Tages der Achtsamkeit
Schwerpunktthema: Achtsame Kommunikation und Achtsame Selbstsorge
Hausaufgaben: Praktizieren der Übungen ohne Anleitung (Förderung selbstständiger Meditationspraxis)

Woche 8

Erfahrungsaustausch und Besprechung der Hausaufgabe
Schwerpunkt: »Die achte Woche ist der Rest Ihres Lebens«; Reflexion über den Kurs und Besprechung der Frage, wie die Achtsamkeitspraxis in den weiteren Alltag integriert wird (»Der Kurs ist zwar offiziell beendet, aber die eigentliche Arbeit beginnt erst jetzt«)
Beendigung des Kurses mit einem Abschiedsritual

Nachgespräch

ca. 2 Wochen nach Ende des Kurses
Auswertung des Kurses
Möglichkeit der individuellen Besprechung einzelner Themen und der weiteren Achtsamkeitspraxis

ten mit unterschiedlichen Störungsbildern ein (z. B. Krebs, Depression, Angststörungen und Fibromyalgie). Über 39 Studien hinweg zeigten sich mittlere Effekte für die Reduktion von Angst- und depressiven Symptomen. In weiteren Analysen zeigte sich, dass Patienten, die unter Angst- und depressiven Störungen litten, eine stärkere Reduktion dieser Symptome erfuhren (hier ergaben sich große Effektstärken). Zu einer etwas ungünstigeren Einschätzung der Effekte von MBSR im Bereich körperlicher Erkrankungen kommt die Metaanalyse von Bohlmeijr et al. (2010): Die hier berücksichtigten acht randomisierten kontrollierten Studien bezogen sich ausschließlich auf MBSR und beinhalteten Patienten mit unterschiedlichen chronischen körperlichen Erkrankungen. Die mittlere Effektstärke lag für depressive Symptome bei d = .26 und für Angstsymptome bei d = .47, wobei sich Hinweise darauf zeigten, dass die Effektstärke bei Angstsymptomen durch die Qualität der Studien moderiert wurde. Die mit 209 berücksichtigten Studien bisher umfangsreichste Metaanalyse zu achtsamkeitsbasierten Verfahren von Khoury et al. (2013) berichtet kleine bis mittlere Effektstärken für die Reduktion psychischer Belastungen von .28 für Schmerz (eine Studie), .38 für Krebs (elf Studien) sowie .43 für verschiedene körperliche Erkrankungen (19 Studien).

Aus den derzeit vorliegenden Studien soll exemplarisch die Arbeit von Fjorback et al. (2013) kurz etwas ausführlicher vorgestellt werden: Die Autoren untersuchten die Durchführbarkeit und Effektivität einer achtsamkeitsbasierten Intervention bei Patienten mit Somatisierungsstörungen und funktionellen somatischen Störungen wie Fibromyalgie, Reizdarmsyndrom und Chronic Fatigue. 119 Patienten wurden entweder der Bedingung »achtsamkeitsbasierte Stressreduktion mit kognitiven Therapieelementen« oder »enhanced treatment as usual« (zwei Stunden Facharztbehandlung plus kurze kognitive Verhaltenstherapie) zugewiesen. Als zentrale Outcome-Variable wurde die Veränderung der körperlichen Gesundheit über einen Zeitraum von 15 Monaten erfasst. Obwohl sich über den Untersuchungszeitraum keine unterschiedlichen Verläufe der beiden Gruppen nachweisen ließen, zeigte sich in der Achtsamkeitsgruppe zum Ende der Behandlung und über 15 Monate hinweg eine signifikante Verbesserung, während sich dies bei der Kontrollgruppe nicht nachweisen ließ. Zu Behandlungsende fanden sich signifikante Gruppenunterschiede. Zusammenfassend konnte die Studie zeigen, dass achtsamkeitsbasierte Behandlung bei Somatisierungsstörungen und funktionellen Beschwerden durchführbar ist und zu vergleichbaren Effekten wie »enhanced treatment as usual« führt. Die schnellere Besserung im Rahmen der Achtsamkeitstherapie deutet aus Sicht der Autoren darauf hin, dass diese Behandlungsform aussichtsreich ist. Zudem konnte gezeigt werden, dass die gemessenen Veränderungen in einer Größenordnung lagen, die einer kognitiv-behavioralen Standardbehandlung entsprechen.

Zu möglichen Wirkmechanismen achtsamkeitsbasierter Interventionen im verhaltensmedizinischen Bereich liegen derzeit lediglich erste Einzelstudien vor, die Effekte auf neuronaler Ebene und auf Ebene des Immunsystems belegen: Davidson et al. (2003) konnten zeigen, dass gesunde Probanden, die an einem MBSR-Kurs teilnahmen, einen günstigeren Verlauf spezifischer EEG-Merkmale über die Behandlungsdauer aufwiesen als Kontrollprobanden. Ebenso zeigte sich, dass die Experimentalgruppe nach MBSR einen besseren Immunstatus aufwies als die Kontrollgruppe.

38.5 Praktisches Vorgehen

Bei der Durchführung achtsamkeitsorientierter Interventionen ist es von großer Bedeutung, dass die Anleiter selbst über fundierte

Erfahrungen mit dem Prinzip Achtsamkeit verfügen: Dies ist unabdingbar, um die Patienten dazu zu motivieren, die Übungen systematisch und über einen längeren Zeitraum (mindestens mehrere Wochen) hinweg einzuüben und um angemessen auf Erfahrungen der Teilnehmer eingehen zu können. Bei der Einführung von Achtsamkeitsübungen sollte demnach betont werden, dass das Erlernen dieser Fertigkeiten durchaus zusätzliche Belastungen (zeitlich, emotional) mit sich bringt und dass deshalb (gerade im Kontext von Psychosomatik und Verhaltensmedizin) gründlich überlegt werden sollte, ob aktuell ein günstiger Zeitpunkt ist. Dies gilt insbesondere bei schweren körperlichen Erkrankungen wie Krebs, bei denen ausgeprägte körperliche Erschöpfungszustände erlebt werden. Bei der Ein- und Durchführung achtsamkeitsbasierter Verfahren ist es wichtig, die Bedeutung von Achtsamkeit und Akzeptanz hervorzuheben: Ein häufiges Missverständnis besteht darin, Achtsamkeit und Akzeptanz mit Resignation gleichzusetzen (»Ich muss mich wohl in mein Schicksal fügen«) – es geht auch nicht darum, dass der Erkrankung unbedingt auch positive Aspekte abgewonnen werden sollen. Die Patienten sollten darauf hingewiesen werden, dass das Einüben von Achtsamkeit durchaus zunächst unangenehme Empfindungen verstärken kann (z. B. Schmerzen). Aktuelle Studien zur Wirkungsweise von MBCT (Kuyken et al. 2010) deuten darauf hin, dass für die Wirksamkeit von achtsamkeitsbasierter Therapie die Entwicklung einer mitfühlenden Haltung (self-compassion; Neff et al. 2007) sich selbst und anderen gegenüber ein zentraler Faktor ist. Über das Modell des Therapeuten und im Rahmen des Austausches über ihre Übungserfahrung ist es günstig, den Patienten eine wohlwollende und freundschaftliche Haltung ihren (auch gerade den schwierigen) Erfahrungen gegenüber zu vermitteln und darüber hinaus ein Bewusstsein dafür, dass Leidenszustände Teil der Conditio humana sind, um so Gefühle der Isoliertheit, die häufig mit körperlichen und psychischen Schwierigkeiten verbunden sind, abzubauen.

38.6 Ausblick

Klinische Erfahrungen und die aktuelle Studienlage zeigen, dass achtsamkeitsorientierte Verfahren auch im Bereich der Psychosomatik und Verhaltensmedizin aussichtsreich eingesetzt werden können. Die Effektstärken liegen in den meisten Studien im kleinen bis mittleren Bereich (und damit unter den im Bereich bei Angst- und depressiven Störungen gefundenen Effekte mittleren und großen Ausmaßes). Aufgrund der ökonomischen Durchführbarkeit (Gruppengrößen bei MBSR bis zu 30 Patienten) bieten achtsamkeitsbasierte Verfahren gute Möglichkeiten zur breiten Anwendung, sei es in stationären Reha-Einrichtungen oder im ambulanten Bereich. Die Dissemination wird jedoch wie im Bereich psychischer Störungen dadurch erschwert, dass nur eine vergleichsweise niedrige Anzahl von Klinikern auch über die notwendigen Erfahrungen im Bereich Achtsamkeit verfügt. Hier geeignete Möglichkeit zu finden, wie Therapeuten eigene Erfahrungen in Achtsamkeit machen können und damit integer achtsamkeitsorientierte Behandlungen durchführen, dürfte für die weitere Verbreitung dieser Verfahren von entscheidender Bedeutung sein.

Literatur

Bishop SR, Lau M, Shapiro S et al. Mindfulness: A proposed operational definition. Clin Psychol 2004; 11: 230–41.

Bohlmeijer E, Prenger R, Taal E, Cuijpers P. The effects of mindfulness-based stress reduction therapy on mental health of adults with a chronic medical disease: A meta-analysis. J Psychosom Res 2010; 68(6): 539–44.

Bowen S, Chawla N, Marlatt G. Achtsamkeitsbasierte Rückfallprävention bei Substanzabhängigkeit. Weinheim: Beltz 2012.

Davidson RJ, Kabat-Zinn J, Schumacher J et al. Alterations in brain and immune function produced by mindfulness meditation. Psychosom Med 2003; 65: 564–70.

Fjorback LO, Arendt M, Ørnbøl E et al. Mindfulness therapy for somatization disorder and functional somatic syndromes – Randomized trial with one-year follow-up. J Psychosom Res 2013; 74(1): 31–40.

Hayes SC, Strosahl KD, Wilson KG. Acceptance and Commitment Therapy. An Experiential Approach to Behavior Change. New York: Guilford 1999.

Hayes SC, Wilson KG, Gifford EV et al. Experiental avoidance and behavioral disorders: A functional dimensional approach to diagnosis and treatment. J Consult Clin Psychol 1994; 64: 1152–68.

Heidenreich T, Michalak J (Hrsg). Achtsamkeit und Akzeptanz in der Psychotherapie (3. Aufl.). Tübingen: DGVT 2009.

Hofmann SG, Sawyer AT, Witt AA, Oh D. The effect of mindfulness-based therapy on anxiety and depression: A meta-analytic review. J Consult Clin Psychol 2010; 78: 169–83.

Kabat-Zinn J. Full Catastrophe Living. New York: Delta 1990.

Kabat-Zinn J. Wherever You Go There You Are. Mindfulness Meditation in Everyday Life. New York: Hyperion 1994.

Khoury B, Lecomte T, Fortin G et al. Mindfulness-based therapy: A comprehensive meta-analysis. Clin Psychol Rev 2013; 33: 763–71.

Kuyken W, Watkins E, Holden E et al. How does mindfulness-based cognitive therapy work? Behav Res Ther 2010; 48: 1105–12.

Linehan MM. Cognitive-Behavioral Treatment of Borderline Personality Disorder. New York: Guilford 1993.

Meibert P, Michalak J, Heidenreich T. Stressbewältigung durch Achtsamkeit: MBSR. In: Heidenreich T, Michalak J (Hrsg). Die dritte Welle der Verhaltenstherapie. Weinheim: Beltz 2013; 165–79.

Michalak J, Heidenreich T, Williams JMG. Achtsamkeit. Göttingen: Hogrefe 2012.

Neff, KD, Rude SS, Kirkpatrick K. An examination of self-compassion in relation to positive psychological functioning and personality traits. J Res Personality 2007; 41: 908–16.

Segal Z, Williams M, Teasdale JD. Mindfulness-Based Cognitive Therapy for Depression: A New Approach to Preventing Relapse. New York: Guilford 2002.

39 Umgang mit Progredienzängsten

Peter Herschbach

39.1 Was ist Progredienzangst?

Der Begriff »**Progredienzangst**« bezieht sich auf Menschen mit chronischen Erkrankungen (► Kap. 11). Unter Progredienzangst wird die Befürchtung verstanden, die Erkrankung könne fortschreiten (Progredienz), wiederkehren (Rückfall, Rezidiv) oder sich ausbreiten (z. B. Metastasierung bei Krebs). Das zentrale klinische Anwendungsgebiet ist die Onkologie, aber auch andere körperliche Erkrankungen, wie Diabetes mellitus, chronisch obstruktive Lungenerkrankungen oder Morbus Parkinson sind hier angesprochen (Dankert et al. 2003; Herschbach u. Dinkel 2014; Herschbach et al. 2005; Waadt et al. 2011). Progredienzangst (Fear of Progression oder auch Fear of Recurrence) kann sich auf viele Bereiche des Lebens auswirken und die Lebensqualität der Betroffenen erheblich einschränken.

Progredienzangst ist keine klassische Angststörung (im Sinne der gängigen psychiatrischen Klassifikationssysteme ICD-10 und DSM-IV) wie Phobische Störung (ICD-10: F 40), Panikattacke (F 41.0) oder Generalisierte Angststörung (F 41.1). Es liegt hier nämlich keine typisch neurotische Störung vor, sondern eine normale, adaptive Furchtreaktion, die in Bezug auf eine chronische Erkrankung auftritt. Ihre Ausprägung beschreibt ein Kontinuum zwischen »funktionaler« und »dysfunktionaler« Angst mit potenziell negativen Auswirkungen auf verschiedene Lebensbereiche wie z. B. Beruf, Sozialkontakte oder medizinische Behandlung. Progredienzangst kann in ihren emotionalen, physiologischen, kognitiven und behavioralen Dimensionen erfasst werden.

39.2 Wie lässt sich Progredienzangst erfassen?

International liegen inzwischen ca. 20 spezifische Fragebögen zur Erfassung von Progredienzangst bzw. Fear of Recurrence vor (Thewes et al. 2012). Einer davon ist der Progredienzangstfragebogen (PA-F; Herschbach et al. 2005). Der PA-F umfasst in der Originalfassung 43 Items zu Inhalten, Äußerungsformen, Auslösern und Bewältigungsversuchen bei Progredienzangst. Neben dieser Standardver-

PA-F

Im folgenden finden Sie eine Reihe von Aussagen, die sich alle auf Ihre Erkrankung und mögliche **Zukunftssorgen** beziehen. Bitte kreuzen Sie bei jeder Aussage an, was für Sie zutrifft. Sie können wählen zwischen „nie", „selten", „manchmal", „oft" und „sehr oft".
Bitte lassen Sie keine Frage aus.

Sie werden sehen, dass einige Fragen nicht auf Sie zutreffen. Wenn Sie beispielsweise keine Familie haben, können Sie Fragen zur Familie eigentlich nicht beantworten. Wir bitten Sie, in diesen Fällen ein Kreuz bei „nie" zu machen.

	nie	selten	manch-mal	oft	sehr oft
1. Wenn ich an den weiteren Verlauf meiner Erkrankung denke, bekomme ich Angst.	☐	☐	☐	☐	☐
2. Vor Arztterminen oder Kontrolluntersuchungen bin ich ganz nervös.	☐	☐	☐	☐	☐
3. Ich habe Angst vor Schmerzen.	☐	☐	☐	☐	☐
4. Der Gedanke, ich könnte im Beruf nicht mehr so leistungsfähig sein, macht mir Angst.	☐	☐	☐	☐	☐
5. Wenn ich Angst habe, spüre ich das auch körperlich (z.B. Herzklopfen, Magenschmerzen, Verspannung).	☐	☐	☐	☐	☐
6. Die Frage, ob meine Kinder meine Krankheit auch bekommen, beunruhigt mich.	☐	☐	☐	☐	☐
7. Es beunruhigt mich, dass ich im Alltag auf fremde Hilfe angewiesen sein könnte.	☐	☐	☐	☐	☐
8. Ich habe Sorge, dass ich meinen Hobbys wegen meiner Erkrankung irgendwann nicht mehr nachgehen kann.	☐	☐	☐	☐	☐
9. Ich habe Angst vor drastischen medizinischen Maßnahmen im Verlauf der Erkrankung.	☐	☐	☐	☐	☐
10. Ich mache mir Sorgen, dass meine Medikamente meinem Körper schaden könnten.	☐	☐	☐	☐	☐
11. Mich beunruhigt, was aus meiner Familie wird, wenn mir etwas passieren sollte.	☐	☐	☐	☐	☐
12. Der Gedanke, ich könnte wegen Krankheit in der Arbeit ausfallen, beunruhigt mich.	☐	☐	☐	☐	☐

Abb. 39-1 Progredienzangstfragebogen – Kurzversion (Mehnert et al. 2006).

sion existiert auch eine eindimensionale Kurzversion mit zwölf Items (Pa-F-KF; Mehnert et al. 2006; ► Abb. 39-1).

Ferner wurde eine Version für die Partner von Patienten entwickelt (Zimmermann et al. 2012).

39.3 Die Bedeutung von Progredienzängsten

Die große Bedeutung bzw. hohe Ausprägungen von Progredienzangst finden sich in Untersuchungen mit Patienten (vor allem Krebspatienten; Savard u. Ivers 2013; Simard et al. 2013), mit Behandlern (Thewes et al. 2013) und in einer großen Übersichtsarbeit über Unterstützungsbedürfnisse von Krebspatienten (Harrison et al. 2009).

Die Inhalte der einzelnen Progredienzängste variieren naturgemäß zwischen den Erkrankungen. In eigenen Studien an insgesamt 863 Patienten mit unterschiedlichen chronischen Erkrankungen (Berg et al. 2010) wurden die folgenden »Top-Ängste« genannt (Anteil der Patienten, die die entsprechenden Items des PA-F-KF mit »oft« oder »sehr oft« beantwortet hatten; ► Tab. 39-1).

Selbstverständlich ist die Ausprägung der Ängste auch innerhalb einzelner Diagnosegruppen breit gestreut. Als zentrale Bedingung erhöhter Progredienzangst kristallisiert sich (in der Onkologie) ein jüngeres Lebensalter und ein höheres Maß an körperlichen Symptomen heraus, daneben eher gering ausgeprägte Bildung und wenig Optimismus (vgl. Crist u. Grunfeld 2012; Koch et al. 2013; Simard et al. 2013). Keine zentrale Rolle hingegen scheint die Krankheitsdauer zu spielen

Tab. 39-1 Häufige Angstinhalte bei verschiedenen chronischen Erkrankungen.

Diagnose	Angstinhalt	% oft/ sehr oft
Rheuma Nierentransplantation COPD*	Ich mache mir Sorgen, dass meine Medikamente meinem Körper schaden könnten.	65,7 51,0 44,3
Parkinson	Ich denke, ich darf meine Familie nicht mit meinen Zukunftssorgen belasten.	55,6
Morbus Crohn	Wenn ich Angst habe, spüre ich das auch körperlich …	51,0
Multiple Sklerose PAVK** Schlaganfall	Es beunruhigt mich, dass ich im Alltag auf fremde Hilfe angewiesen sein könnte.	50,0 44,8 32,7
Krebs	Vor Arztterminen oder Kontrolluntersuchungen bin ich ganz nervös.	48,3
Herzinfarkt	Mich beunruhigt, was aus meiner Familie wird, wenn mir etwas passieren sollte.	47,2
Diabetes mellitus	Die Frage, ob meine Kinder meine Krankheit auch bekommen könnten, beunruhigt mich.	42,5

* COPD: chronisch obstruktive Lungenerkrankung
** PAVK: periphere arterielle Verschlusskrankheit

(Simard et al. 2013). Wir haben es also mit einem chronischen Problem zu tun, das wahrscheinlich nur zum geringeren Teil von objektiven Krankheits- oder Behandlungsmerkmalen abhängt.

39.4 Die Behandlung von dysfunktionaler Progredienzangst

Wenn Progredienzangst ein Ausmaß annimmt, das die Lebensqualität der Betroffen erheblich einschränkt, nennen wir sie **dysfunktionale Progredienzangst**. Dysfunktionale Progredienzangst sollte behandelt werden.

Vor dem Hintergrund der klinischen Relevanz des Phänomens ist es erstaunlich, dass bisher nur wenige Ansätze beschrieben wurden, um Progredienzangst mittels Psychotherapie zu behandeln. Eine Erklärung mag sein, dass sich für die Behandlung von Realbelastungen in der Literatur nur wenige Vorbilder finden (Ausnahme: Moorey 1996). Die unkritische Übernahme klassischer Therapieverfahren zur Behandlung neurotischer oder psychosomatischer Störungen empfiehlt sich hier nicht.

Ein erster Ansatz einer spezifischen Behandlung ist die **Progredienzangsttherapie (PaThe)**, die in München entwickelt und evaluiert wurde (Herschbach et al. 2010a, b; Waadt et al. 2011).

Die konzeptuellen Grundlagen der Therapie basieren auf jahrelangen klinischen Erfahrungen in der Einzelbetreuung von chronisch Kranken (insbesondere Krebs, Diabetes mellitus und rheumatische Erkrankungen). Rahmenbedingung für die Therapieentwicklung war die stationäre Krebsrehabilitation, die in der Regel drei bis vier Wochen dauert.

Das Therapieprogramm PaThe umfasst vier Sitzungen zu je eineinhalb Stunden Dauer, die als Gruppentherapie oder als Einzeltherapie durchgeführt werden können.

Die Therapie wurde mit Patienten mit Krebserkrankungen und entzündlich rheumatischen Erkrankungen entwickelt, durchgeführt und evaluiert. Sie ist also nicht diagnosespezifisch, sondern relevant für Patienten mit chronischen Erkrankungen. PaThe stützt sich auf die kognitive Verhaltenstherapie, ist halbstandardisiert und direktiv auf Progredienzangst ausgerichtet.

Die Teilnahme an der Therapie erfolgt indikationsgestützt. Das bedeutet, dass nur Patienten behandelt werden, für die erhöhte Progredienzangst eine Belastung darstellt. Dies wurde mithilfe einer Eingangsdiagnostik mit dem Progredienzangstfragebogen (PA-F-KF) geprüft.

Das Therapieziel ist für die Patienten nicht die Angstfreiheit (was bei einer im Prinzip berechtigten Realangst nicht sinnvoll wäre), sondern die Angst kontrollieren zu lernen und sich nicht von ihr im Alltag überfluten zu lassen. Der Patient soll »Werkzeuge« an die Hand bekommen, die ihm helfen, im Alltag mit der Angst umzugehen (vgl. Waadt et al. 2011).

Die therapeutischen Kernelemente von PaThe sind »Selbstbeobachtung und Diagnostik«, »Angstkonfrontation und Neubewertung« sowie »Verhaltensänderung und Lösungen«. Diese Elemente werden über alle Sitzungen hinweg begleitet von Rahmeninterventionen wie Hausaufgaben, Tagebuch-Führen, Entspannungsübungen und dem »Lösungskoffer« (Techniken zur Angstbewältigung, die während der Therapiesitzungen von den Teilnehmern genannt werden).

39.4.1 Selbstbeobachtung und Diagnostik

PaThe beginnt in der ersten Stunde mit einer Art Selbstdiagnostik oder Verhaltensanalyse für jeden Patienten. Die Wahrnehmung, Differenzierung und Beschreibung der eigenen Angst ist der Ausgangspunkt für die psychotherapeutische Behandlung. Jeder Patient wird angehalten, seine Angstauslöser zu identifizieren und zu erspüren, welches seine kognitiven, emotionalen, physiologischen und sozialen Angstreaktionen sind. Hier kann es hilfreich sein, die Antworten der Patienten im Progredienzangstfragebogen heranzuziehen. Die Selbstbeobachtung wird unterstützt, indem die Patienten zwischen den Therapiesitzungen ein Angsttagebuch führen. Auf die hier dokumentierten Angstsituationen kann im weiteren Behandlungsverlauf dann immer wieder zurückgegriffen werden.

Den Patienten wird zudem deutlich gemacht, dass Angst eine nützliche Emotion ist und dass es darauf ankommt, funktionale von dysfunktionaler Angst zu unterscheiden.

39.4.2 Angstkonfrontation und Neubewertung

Die Konfrontation der Patienten mit ihren eigenen zentralen Progredienzängsten steht im Zentrum der Therapie. Vor Beginn der eigentlichen Intervention ist es notwendig, den Patienten den Hintergrund, die Begründung und den Ablauf der Angstkonfrontation zu erläutern. Die eigentliche Angstkonfrontation wird »Zu-Ende-Denken« genannt. Der Patient wird angeleitet, sich seiner Angst zu stellen und diese zu durchleben und gedanklich bis zum Ende durchzuspielen (z. B.: »Wie wäre das für Sie, wenn … wirklich eintreten würde?«, »Woran würden Sie es spüren?«, »Was wäre der schlimmste denkbare Fall?«).

Ein Beispiel wäre die Angst einer Krebspatientin vor dem Beginn der geplanten Chemotherapie: »Ich habe panische Angst davor, die Haare zu verlieren, wenn ich Chemotherapie bekomme … ich kann die Therapie nicht anfangen«. Das Zu-Ende-Denken beinhaltet die aktive Auseinandersetzung der Patientin, die sich etwa in dem folgenden therapeutischen Dialog widerspiegeln könnte:

Therapeut (Th.): Wie wahrscheinlich ist es, dass diese Situation eintreten wird? Wann wird sie möglicherweise eintreten?

Antworten auf diese Fragen könnte ein Arztgespräch erbringen.

Th.: Woran merken Sie denn zuerst, wenn die Haare ausfallen würden?

Patient (Pat.): Ich finde eines morgens einzelne Haare auf den Kopfkissen oder im Waschbecken nach dem Kämmen.

Th.: Welche Abstufungen könnte es geben? Was wäre der schlimmste Fall für Sie?

Pat.: Am schlimmsten wäre es für mich, wenn ich nicht nur die Haare, sondern auch noch die Augenbrauen verlieren würde.

Th.: Welche Konsequenzen würde das für Sie in Ihrem Alltag haben?

Pat.: Ich würde mich nicht mehr unter die Leute trauen, weil alle gleich sehen würden, dass ich Krebspatientin bin. Für mein Kind wäre es peinlich, in der Schule gefragt zu werden: Warum hat deine Mama eine Glatze?

Th.: Wie würden Sie, könnten Sie darauf reagieren?

Pat.: Ich möchte versuchen, selbstbewusst zu meinem Krebs zu stehen und mich nicht zu verstecken.

Th.: Wie könnten Sie sich auf eine solche Situation vorbereiten?

Pat.: Ich könnte mir meine Haare im Vorfeld stufenweise kürzer schneiden lassen, um den Kontrast zu reduzieren. Ich probiere Perücken und Kopftücher aus. Ich würde mich zunächst nur guten Freundinnen zeigen.

Ein weiteres Beispiel einer häufig (von Krebspatienten) geäußerten Angst ist die Angst vor dem Sterben (nicht vor dem Tod!). Hier ist es analog hilfreich, die Patienten mit entsprechenden Fragen zu konfrontieren: Was genau befürchten Sie am meisten?

Durch diese Konfrontationen wird die Angst in konkrete und benennbare Teilprobleme aufgegliedert. Dies führt häufig schon zu einem gesteigerten Kontrollerleben. Die Patienten erwerben damit Kompetenzen, die körperlichen Begleiterscheinungen der Angst als aushaltbar zu erleben, Techniken der Überprüfung der Bedrohung einzusetzen und schließlich Bewältigungsmöglichkeiten für tatsächlich eintretende Bedrohungen zu entwerfen.

39.4.3 Verhaltensänderung und Lösung

Das »Zu-Ende-Denken« kann sehr belastend für die Patienten sein. Daher ist es wichtig, Möglichkeiten für positive Erfahrungen als Ausgleich zu vermitteln. Ressourcenorientierte Interventionen sollen hier den Patienten helfen, im Alltag aufkommende Gefühle von Angst und Bedrohung zu kompensieren. Beispiele sind »Selbstlob« und der »Lebenskreis« (vgl. Waadt et al. 2011). Ziel ist es, die Patienten dazu anzuhalten, ihre Wertmaßstäbe zu reflektieren bzw. im Angesicht der Erkrankung zu relativieren.

Ein zentrales Anliegen von PaThe ist es, den Patienten therapeutische Werkzeuge an die Hand zu geben, die ihnen später im Alltag gegen eventuelle Angstüberflutung helfen können. Mit jedem Patienten wird spätestens in der letzten Therapiestunde ein »Aktionsplan« erarbeitet. Im Aktionsplan legen die Patienten konkret fest, welche Schritte sie in den nächsten vier Wochen nach Therapieende in ihrem Alltag umsetzen möchten.

Es empfiehlt sich, einige Monate nach Ende der Therapie die Effekte der Therapie mittels Booster-Anrufen zu überprüfen bzw. zu festigen.

39.4.4 Wirksamkeit

Die Progredienzangsttherapie wurde im Rahmen eines kontrollierten, teilrandomisierten Studiendesigns mit 523 Patienten mit Krebs bzw. entzündlich rheumatischen Erkrankungen in der Rehabilitation evaluiert. Es nahmen nur Patienten teil, die erhöhte Progredienzangstwerte gezeigt hatten. Die Messzeitpunkte der Evaluation waren: zum Beginn der Reha, zum Ende der Reha sowie drei und zwölf Monate später. Erfasst wurden mittels Fragebogen das Ausmaß von Progredienzangst sowie Angst, Depressivität und Lebensqualität (außerdem gesundheitsökonomisch relevante Daten). Alle Patienten erhielten im Zeitraum zwischen dem dritten und sechsten Monat nach Reha-Ende zwei Booster-Anrufe zu Hause.

PaThe wurde verglichen (randomisierte Zuweisung) mit nondirektiven Gesprächsgruppen gleicher Dosis, in denen die Patienten ihre Erfahrungen über selbst gewählte Themen austauschen konnten. Als Kontrollgruppe dienten vergleichbare Patienten, die genau ein Jahr nach den Therapiegruppen die Reha-Maßnahme unter den gleichen Bedingungen durchführten, ohne zusätzliche Gruppentherapie.

Als Ergebnis der Evaluation stellte sich Folgendes heraus: Für die Krebspatienten zeigte sich eine signifikante und klinische relevante kontinuierliche Reduktion der Progredienzangst im Zeitverlauf; dies galt für beide Interventionsgruppen, nicht aber für die Kontrollgruppe (► Abb. 39-2).

Die Effektstärken waren 0,54 für PaThe, 0,50 für die nondirektive Vergleichsgruppe und 0,14 für die Kontrollgruppe. Eine Sekundäranalyse erbrachte, dass bei 38 % der Patienten noch ein Jahr nach Abschluss der Therapie eine reliable Besserung vorlag. Als wichtigster Prädiktor für diese Besserung erwies sich ein höherer Bildungsgrad (Dinkel et al. 2012). Der gleiche positive Therapieeffekt konnte für die

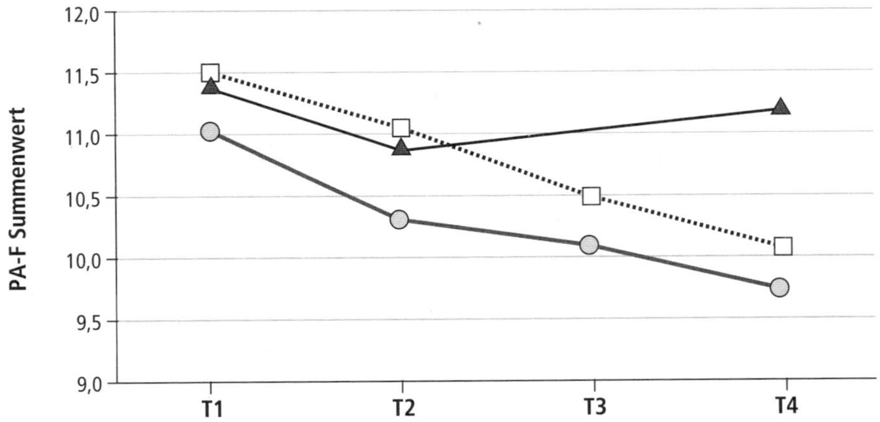

	T1	T2	T3	T4
□ PA-Gruppe	11,5	11,0	10,5	10,1
○ Std.-Gruppe	11,0	10,3	10,1	9,7
▲ Kontrolle	11,4	10,9		11,2

Abb. 39-2 Verlauf der Progredienzangst (PA) über ein Jahr (T1–T4) in drei Gruppen. PA-Gruppe = mit PaThe behandelt; Std.-Gruppe = Vergleichsgruppe, mit nondirektiver Gesprächsgruppe behandelt.

Rheumapatienten nicht gezeigt werden (vgl. Herschbach et al. 2010a).

Zwei Zitate von Teilnehmern der Progredienzangsttherapie sollen mögliche Wirkmechanismen illustrieren:

»Ich mache es ganz ähnlich wie in der Gruppe: Wovor habe ich Angst? Was könnte schlimmstenfalls passieren? Ich fühle Stück für Stück in mich hinein und lasse mich nicht erdrücken. … Ein Teil von mir will es annehmen. Wenn es kommt, mach ich das Beste daraus, der andere will es wegschieben. Es ist noch nicht so weit, wende Dich anderem zu. … Durch das Schritt-für-Schritt-Denken komme ich auf eine angemessene Ebene/Intensität.«

»Durch Zu-Ende-Denken hab ich nicht mehr so viel Angst und bin ruhiger geworden. … Die Übung war eine ›Verwandlung‹. Die größte Angst ist, dass der Krebs wiederkommt und ich ins Heim muss. Das ist derzeit unwahrscheinlich. … Für den Ernstfall hab ich mich prophylaktisch in einem Altenheim angemeldet. … Möchte dort nicht gerne hin, es ist jedoch eine Option.«

39.5 Weitere Behandlungsansätze

Außer PaThe liegen noch zwei weitere Beschreibungen einer spezifischen, auf Progredienzangst ausgerichteten Therapie vor. Humphris und Ozakinci (2008) haben eine strukturierte, sechs Sitzungen umfassende Einzeltherapie beschrieben, die bei Patienten mit Kopf-Hals-Tumoren entwickelt wurde. Grundlage der Intervention ist das Selbstregulationsmodell von Leventhal. In einer der Therapiestunden werden dezidiert die Krankheitsüberzeugungen des Patienten bearbeitet. Außerdem wird exzessive Körperaufmerksamkeit (Checking Behaviour) als Ausdruck von Progredienzangst thematisiert. Hierzu werden alternative Verhaltensweisen erarbeitet. Empirische Evaluationen zu dieser Intervention haben die Autoren bisher nicht berichtet.

Eine australische Gruppe um Butow et al. (2013) hat ein Studienprotokoll zu einer randomisierten kontrollierten Therapiestudie publiziert, in der eine kognitive Therapie mit Entspannung verglichen werden soll. In der kognitiven Therapie sollen Metakognitionen, etwa Annahmen über die Nützlichkeit von Sorgen, konstruktiv bearbeitet und Akzeptanz gegenüber der Krebserkrankung gefördert werden. Empirische Ergebnisse hierzu sind erst in der näheren Zukunft zu erwarten.

Daneben liegen Ergebnisse aus Interventionsstudien vor, in denen Progredienzangst nicht der Hauptgegenstand der Intervention war, jedoch als Outcome-Parameter erfasst wurde. So zeigte sich, dass ein sechswöchiges achtsamkeitsbasiertes Stressreduktionsprogramm im Vergleich zur Standardbehandlung zu einer Reduktion von Progredienzangst bei Brustkrebspatientinnen führte (Lengacher et al. 2009).

Ein weiterer neuer Anwendungsbereich ist die Paartherapie. In einer Studie mit neuerkrankten Brust- und Gentialkrebspatientinnen konnte hier ein positiver Effekt auf die Höhe der Progredienzangst festgestellt werden (Heinrichs et al. 2012).

39.6 Fazit

Progredienzangst ist eine normale, nachvollziehbare Reaktion auf die Diagnose und das Leben mit einer chronischen Erkrankung. Dysfunktionale, klinisch bedeutsame Progredienzangst ist eine starke Belastung für die Patienten. Für Krebspatienten konnte wiederholt gezeigt werden, dass diese Belastung eine herausragende Bedeutung hat. In der Literatur lässt sich eine kontinuierlich wachsende Aufmerksamkeit für dieses Problem feststellen.

Was die Entwicklung, Evaluation und Implementierung von psychotherapeutischen Interventionen angeht, stehen wir allerdings noch am Anfang. Ein Grund mag sein, dass wir generell noch nicht sehr viele Erfahrungen mit der Psychotherapie bei Realproblemen und von körperlich Kranken haben.

Die hier näher beschriebene Gruppentherapie PaThe (vgl. Waadt et al. 2011) ist bisher die einzige, spezifisch auf Progredienzangst ausgerichtete Therapie, für die empirische Wirksamkeitsbelege vorliegen. International sind weitere Studien zur Behandlung von Progredienzangst in Planung, sodass für die Zukunft mit einer breiteren empirischen Evidenz speziell für konfrontative, achtsamkeits- und akzeptanzbasierte Therapieansätze gerechnet werden kann.

Vor dem Hintergrund der zukünftig stark ansteigenden Zahl von chronischen Erkrankungen stehen wir hier großen Herausforderungen gegenüber.

Literatur

Berg P, Book K, Dinkel A et al. Progredienzangst bei chronischen Erkrankungen. Psychother Psychosom Med Psychol 2010; 61: 32–7.

Butow PN, Bell ML, Smith AB et al. Conquer fear: protocol of a randomised controlled trial of a psychological intervention to reduce fear of cancer recurrence. BMC Cancer 2013; 13: 201.

Crist JV, Grunfeld EA. Factors reported to influence fear of recurrence in cancer patients: a systematic review. Psychooncol 2013; 22: 978–86.

Dankert A, Duran G, Engst-Hastreiter U et al. Progredienzangst bei Patienten mit Tumorerkrankungen, Diabetes mellitus und entzündlich-rheumatischen Erkrankungen. Rehabilitation 2003; 42: 155–63.

Dinkel A, Herschbach P, Berg P et al. Determinants of long-term response to group therapy for dysfunctional fear of progression in chronic diseases. Behav Med 2012; 38: 1–5.

Harrison JD, Young JM, Price MA et al. What are the unmet supportive care needs of people with cancer? A systematic review. Support Care Cancer 2009; 17: 1117–28.

Heinrichs N, Zimmermann T, Huber B et al. Cancer distress reduction with a couple-based skills training: a randomized controlled trial. Ann Behav Med 2012; 43: 239–52.

Herschbach P, Berg P, Dankert A et al. Fear of progression in chronic diseases. Psychometric properties of the Fear of Progression Questionnaire (FoP-Q). J Psychosom Res 2005; 58: 505–11.

Herschbach P, Berg P, Waadt S et al. Group psychotherapy of dysfunctional fear of progression in patients with chronic arthritis or cancer. Psychother Psychosom 2010a; 79: 31–8.

Herschbach P, Book K, Dinkel A et al. Evaluation of two group therapies to reduce fear of progression in cancer patients. Support Care Cancer 2010b; 18: 471–9.

Herschbach P, Dinkel A. Fear of progression. In: Goerling U (ed). Psycho-Oncology. Berlin: Springer 2014; 11–29.

Humphris G, Ozakinci G. The AFTER intervention: a structured psychological approach to reduce fear of recurrence in patients with head and neck cancer. Br J Health Psychol 2008; 13: 223–30.

Koch L, Jansen L, Brenner H et al. Fear of recurrence and disease progression in long-term (≥5 years) cancer survivors – a systematic review of quantitative studies. Psychooncol 2013; 22: 1–11.

Lengacher CA, Johnson-Mallard V, Post-White J et al. Randomized controlled trial of mindfulness-based stress reduction (MBSR) for survivors of breast cancer. Psychooncol 2009; 18: 1261–72.

Mehnert A, Herschbach P, Berg P et al. Progredienzangst bei Brustkrebspatientinnen – Validierung der Kurzform des Progredienzangstfragebogens PA-F-KF. Z Psychosom Med Psychother 2006; 52: 274–88.

Moorey S. When bad things happen to rational people: cognitive therapy in adverse life circumstances. In: Salkovskis PM (ed). Frontiers of Cognitive Therapy. New York: Guilford 1996; 450–69.

Savard J, Ivers H The evolution of fear of cancer recurrence during the cancer care trajectory and its relationship with cancer characteristics. J Psychosom Res 2013; 74: 354–60.

Simard S, Thewes B, Humphris G et al. Fear of cancer recurrence in adult cancer survivors: a systematic review of quantitative studies. J Cancer Surviv 2013; 7: 300–22.

Thewes B, Brebach R, Dzidoska M et al. Current approaches to managing fear of cancer recurrence; a descriptive survey of psychosocial and clinical health professionales. Psychooncol 2013; Nov 1. doi: 10.1002/pon.3423.

Thewes B, Butow P, Zachariae R et al. Fear of cancer recurrence: a systematic literature review of self-report measures. Psychooncol 2012; 21: 571–87.

Waadt S, Duran G, Berg P et al. Progredienzangst. Manual zur Behandlung von Zukunftsängsten bei chronisch Kranken. Stuttgart: Schattauer 2011.

Zimmermann T, Alsleben M, Heinrichs N. Progredienzangst gesunder Lebenspartner von chronisch erkrankten Patienten. Psychother Psychosom Med Psychol 2012; 62: 344–51.

40 Verbesserung der Interaktionserfahrungen im Kontext der psychodynamischen Psychotherapie

Johannes Kruse, Wolfgang Wöller

40.1 Die Relevanz der Arbeit an den Interaktionserfahrungen für die psychodynamische Psychotherapie

Vergangene, verinnerlichte und aktuelle interpersonelle Erfahrungen des Patienten sind sowohl in den psychodynamischen Modellen der Störungsentwicklung und -aufrechterhaltung als auch in den Therapiemodellen von zentraler Bedeutung. Die Symptome werden in der psychodynamischen Psychotherapie betrachtet

- als Ausdruck unbewusster Konflikte, die sich vor dem Hintergrund verinnerlichter Beziehungserfahrungen entwickeln,
- als Anzeichen struktureller Störungen und somit als Ausdruck maladaptiver Regulation des Selbst und der interpersonellen Beziehung und/oder
- als maladaptive Verarbeitung traumatischer interpersoneller Beziehungserfahrungen.

Unbewusste Konflikte, strukturelle Störungen und/oder die maladaptive Traumaverarbeitung werden in diesen Modellen u. a. als Niederschlag von frühen verinnerlichten Beziehungserfahrungen verstanden, die die innere Beziehungswelt des Patienten prägen. Diese inneren Beziehungswelten führen zu Beziehungserwartungen, in denen der Mensch sich und seinen Interaktionspartnern bestimmte Rollen in einem Interaktionsablauf zuweist

(Sandler u. Sandler 1978). Die Beziehungserwartungen und die damit verbundenen Rollen werden in den aktuellen Lebenssituationen aktiv, prägen mehr oder weniger das Erleben und Verhalten und engen die Flexibilität in den Interaktionen erheblich ein. Im Sinne maladaptiver Zirkel bestätigen diese aktualisierten Beziehungserfahrungen die verinnerlichte Beziehungslandkarte und können wesentlich zur Symptomentstehung und Chronifizierung beitragen. Vor dem Hintergrund dieses Krankheitsverständnisses ist es das Ziel der psychodynamischen Psychotherapie, neben der Reduktion der Symptomatik neue Wege und Fähigkeiten mit den Patienten zu erarbeiten, Beziehungen zu erleben, zu interpretieren und zu gestalten. Es gibt fünf Wege, auf denen die psychodynamische Psychotherapie den Patienten unterstützt, dieses zu erreichen (Barber et al. 2012):

- die Verbesserung der Einsicht in unbewusste Konflikte,
- die Reduktion der Rigidität in der Wahrnehmung von anderen Menschen und im interpersonellen Verhalten,
- die Verbesserung der Qualität der verinnerlichten Objektbeziehung,
- die Stärkung der Ich-Funktionen mit dem Aufbau von adaptiven Regulations-, Abwehr- und Bewältigungsformen,
- die Verbesserung der Mentalisierungsfähigkeit, d.h. die Verbesserung der Fähigkeit, eigene und fremde mentale Zustände wahrzunehmen und als durch Bedürfnisse, Wünsche, Erwartungen und Überzeugungen motiviert einzuordnen (Fonagy et al. 2014).

Dabei wird die Beziehung zwischen Therapeut und Patient sowohl als Wirkfaktor als auch als Bühne benutzt, um die Beziehungsproblematik im Hier und Jetzt der therapeutischen Situation zu bearbeiten. Je nach Struktur, Problematik und Ressourcen des Patienten stehen unterschiedliche Ziele und Techniken im Zentrum der Therapie.

40.2 Entwicklung der Arbeitsbeziehung

Wesentliche Voraussetzung für die psychotherapeutische Arbeit an den Beziehungserfahrungen ist die Entwicklung einer hilfreichen Arbeitsbeziehung zwischen dem Patienten und dem Therapeuten. Die Arbeitsbeziehung umfasst die Fähigkeit des Patienten und des Therapeuten so zusammenzuarbeiten, dass die Ziele der Therapie erreicht werden können (Greenson 1981). Luborsky (1976) entwickelte das Konzept der »helping alliance«, die sich aus zwei zentralen Dimensionen zusammensetzt. Die erste Dimension beschreibt das Gefühl des Patienten, dass ihm geholfen wird, die zweite wird bestimmt durch die Wahrnehmung des Patienten und des Therapeuten, gemeinsam an den Zielen der Behandlung zu arbeiten.

Wenn der Patient die Voraussetzung für ein tragfähiges Arbeitsbündnis nicht von sich aus mit in die Therapie einbringt, ist es zunächst notwendig, an der Fähigkeit des Patienten zu arbeiten, eine tragfähige Arbeitsbeziehung zum Therapeuten aufzubauen. Bei zahlreichen Patienten, u.a. Patienten mit strukturellen oder traumabezogenen Störungen und unsicherem Bindungsstil, ist die Herstellung und Aufrechterhaltung des Arbeitsbündnisses zunächst die zentrale Aufgabe in der Therapie. Somit ist eine Arbeit an den Interaktionserfahrungen bei diesen Patienten notwendig, um die psychotherapeutische Arbeitsfähigkeit des Patienten zu erreichen, damit Patient und Therapeut gemeinsam am Problem arbeiten können.

Fonagy und Allison (2014) sprechen davon, dass der Patient mit ausgeprägten strukturellen und traumabezogenen Störungen zunächst eine Beziehung zum Therapeuten entwickeln muss, in der er den Anregungen seines Gegenübers vertraut, sie als relevant und zutreffend für sich erlebt sowie als generalisierbar einschätzt. Erst das Vertrauen in die Authentizität und in die persönliche Relevanz der interpersonell vermittelten Informationen (epistemic trust) ermöglicht es, in therapeutischen Beziehungen zu arbeiten und die gewonnenen Einsichten und Fähigkeiten in sozialen Beziehungen zu nutzen. Damit sich dieses Vertrauen entwickeln kann, bedarf es, so Fonagy und Allison (2014), der Erfahrung des Patienten in der Therapie, empathisch gespiegelt, verstanden und beantwortet worden zu sein, um vor dem Hintergrund der negativen inneren Arbeitsmodelle Vertrauen in die Bedeutung und Relevanz des Gesagten zu entwickeln. Die Erfahrung, dass der Therapeut das Erleben des Patienten versteht und benennt, schafft eine neue Beziehungserfahrung, in der der Patient Vertrauen in das Gesagte entwickeln kann und nicht misstrauisch alles beäugen muss.

40.3 Therapeutische Arbeit an der Vermittlung von positiven Beziehungserfahrungen innerhalb und außerhalb der therapeutischen Beziehung

Die therapeutische Beziehung entfaltet ihre Wirkung unter anderem dadurch, dass wichtige Funktionen des Therapeuten wie sein empathisches Verstehen, seine affektive Präsenz und seine Fähigkeiten internalisiert werden, sodass sich ein inneres Bild, eine internalisierte Repräsentanz eines wohlwollenden und verstehenden Therapeuten ausbilden kann (Loewald 1960). Im Verständnis der Bindungstheorie wird in der psychodynamischen Psychotherapie eine positive Bindungserfahrung vermittelt mit dem Ziel, die inneren Arbeitsmodelle zu modifizieren und eine stärkere Bindungssicherheit zu erwerben (Hauser u. Endres 2000). Und in der Tat gibt es empirische Evidenz (Travis et al. 2001; Woodhouse et al. 2003), die aufzeigt, dass die Bindungssicherheit im Verlaufe von psychodynamischen Psychotherapien wächst.

In psychodynamischen Psychotherapien wird in sehr unterschiedlicher Form in Abhängigkeit vom Strukturniveau des Patienten an der Entwicklung positiver Beziehungserfahrungen gearbeitet. Im Folgenden werden einige therapeutische Modelle und Techniken vorgestellt, die der Verbesserung der Interaktionserfahrungen dienen.

40.3.1 Grundhaltung der respektvollen Akzeptanz, der emotionalen Präsenz und des empathischen Verstehens

Die Grundhaltung des Psychotherapeuten ist durch respektvolle Akzeptanz, emotionale Präsenz und das Bemühen um empathisches Verstehen geprägt. Durch eine unvoreingenommene, vorurteilsfreie, respektvolle und wertschätzende Beziehungsform kann der Patient erfahren, dass sein Erleben respektiert und seine innere Welt – und sei sie noch so voller destruktiver innerer Objekte – für wertvoll gehalten wird. In der psychodynamischen Grundhaltung wird davon ausgegangen, dass Affekte, Überzeugungen und Verhaltensweisen auf dem Boden früher Erfahrungen verstehbar sind. Hierzu gehört es auch, dass der Patient die auftretenden heftigen Affekte von Wut, Ärger, Traurigkeit, Scham etc. in einer annehmenden Atmosphäre ausdrücken kann.

Empathie setzt sich nach Körner (1998) zusammen aus der Affektansteckung, d. h. der Bereitschaft und Fähigkeit des Therapeuten, sich von den Emotionen des Patienten anstecken zu lassen, aus der Perspektivenübernahme, d. h. der Fähigkeit, die Situation des Patienten mit seinen Augen zu betrachten, sowie aus der Fähigkeit, den Kontext sozialer Situationen zu verstehen. Dieses beinhaltet, die allgemeinen und umfassenderen sozialen und interpersonellen Bezugssysteme einer Person zu erfassen. Einsichtsfördernde Interventionen können zu einer positiven Beziehungserfahrung beitragen, wenn es dem Therapeuten gelingt, die Erlebens- und Verhaltensweisen des Patienten vor dem Hintergrund seiner inneren Repräsentanzenwelt und seiner spezifischen Erfahrung als nachvollziehbar und plausibel zu erkennen und zu benennen.

40.3.2 Arbeit in und an der Übertragung

Zwischenmenschliche Beziehungen und vor allem therapeutische Beziehungen können durch Gefühle, Gedanken, Erwartungen und Verhaltensweisen geprägt werden, die sich nicht alleine aus der aktuellen Interaktion verstehen lassen, sondern Ausdruck einer Wiederholung von frühen Beziehungsformen darstellen. Diese wird in der psychodynamischen Therapie mit dem Begriff der Übertragung bezeichnet. Die Wahrnehmung einer Person und ihrer affektiven Reaktion wird in der Übertragung stark durch die Aktivierung von Vorstellungen signifikanter Beziehungen aus der Vergangenheit geprägt. Die Übertragung ist quasi »eine spezifische Illusion, die sich in Bezug auf eine andere Person einstellt und die ohne Wissen des Subjekts in einigen ihrer Merkmale eine Wiederholung der Beziehung zu einer bedeutsamen Figur der eigenen Vergangenheit darstellt« (Sandler et al. 2001). Es sind Grunderwartungen, die auf aktuelle Beziehungen bezogen werden und diese charakteristisch prägen können. Werden die Beziehungen stark durch Übertragungsreaktionen bestimmt, so ist die Wahrnehmung der Beziehungen sehr rigide eingeengt, und der Patient kann sich wenig flexibel in seiner Beziehungswelt bewegen. Diese Einengung kann zu interaktionellen Problemen führen, die der Patient aufgrund seiner unbewussten Übertragungsbereitschaften nicht bewältigen kann (Wöller u. Kruse 2014).

Der Patient konstruiert die vieldeutige Realität der therapeutischen Beziehung nach Merkmalsähnlichkeiten mit früheren Bezugspersonen. Dabei ist davon auszugehen, dass in der therapeutischen Situation bestimmte reale Merkmale der Person des Therapeuten Auslöser des Übertragungsgeschehens sind und umgekehrt der Therapeut auf diese Übertragung reagiert. Andererseits wird auch der Therapeut durch unbewusste Aspekte seiner eigenen emotionalen Reaktion auf den Patienten (Gegenübertragung) die Entwicklung der Übertragung des Patienten fördern. Somit gehen wir von einem Übertragungs-/Gegenübertragungsgeschehen aus (Binder 1998), in dessen Verlauf der Therapeut und der Patient reale konflikthafte Beziehungen miteinander erleben (Körner 1990).

Während ältere Autoren wie z. B. Greenson (1981) bei der Übertragung von einer unangemessenen oder verzerrten Wahrnehmung der Realität sprechen, indem der Patient Gegenwart und Vergangenheit in der therapeutischen Beziehung verwechselt, geht die moderne »Zwei-Personen-Psychologie« der psychodynamischen Psychotherapie davon aus, dass sich in der Therapie eine gemeinsame Realität im interpersonellen Feld zwischen Therapeut und Patient konstruiert (Hoffmann 1992). Von bestimmten Merkmalen des Therapeuten beeinflusst, schreibt der Patient seinem Therapeuten weitere Merkmale zu, die ihm von früheren Bezugspersonen vertraut sind.

Die Arbeit an und mit der Übertragung verfolgt zwei Ziele:

- Sie soll die übertragungsbedingten Widerstände des Patienten reduzieren. Widerstände in der Therapie sind häufig vor dem Hintergrund der aktualisierten Übertragungsbeziehung zu verstehen. Wenn der Patient z. B. nicht über seine Affekte spricht und immer wieder abschweift oder unwichtige Dinge anspricht, weil er fürchtet, vom Therapeuten wie von den früheren Bezugspersonen entwertet oder negativ behandelt zu

werden, ist es verstehbar, dass die Übertragung ihn an der Weiterarbeit hindert. Mit diesem Verhalten versucht der Patient, die therapeutische Beziehung vor negativen Affekten und Impulsen zu schützen. Der Patient vermeidet somit das Bewusstwerden der Übertragung, indem er sich angepasst verhält. In der psychodynamischen Psychotherapie ist es das Ziel, solche Übertragungen nicht anwachsen zu lassen, sondern sie rasch anzusprechen. So werden negative Emotionen, Feindseligkeiten, sexuelle Impulse oder intensive Abhängigkeitswünsche des Patienten, sobald sie spürbar werden, vorsichtig exploriert, geklärt, gedeutet und begrenzt (Wöller u. Kruse 2014), um die therapeutische Arbeit zu erleichtern.
- Die Übertragung wird allerdings in der Therapie nicht nur angesprochen, wenn sie zum Widerstand führt, sondern sie wird auch genutzt, um in der therapeutischen Beziehung konflikthafte Beziehungsphänomene sich darstellen zu lassen, sie zu erkennen und zu klären. So können durch ein Verständnis der Übertragungsphänomene die in der Beziehung auftretenden und meist mit Angst, Scham und Schuldgefühlen verbundenen Wünsche und Fantasien im Hier und Jetzt der therapeutischen Beziehung erlebt, erklärt und akzeptiert werden.

Die Arbeit an und mit der Übertragung verläuft in mehreren Schritten. Sie sieht vor, zunächst
- Übertragungsanspielungen aufzugreifen, übertragungsbezogene Affekte und Überzeugungen sowie Widerstandsphänomene zu erkennen und herauszuarbeiten,
  - Therapeut: »Ich habe das Gefühl, dass Sie sich in der Stunde unwohl fühlen, nehme ich das richtig wahr?«
  - Therapeut: »Mir fällt auf, dass wir gar nicht über die Beziehung zu Ihrem Mann sprechen, obwohl Sie mir schilderten, wie wichtig es Ihnen ist, darüber zu sprechen.«
- den Affekt zu erkunden, der auftritt, wenn das Widerstandsverhalten nicht gezeigt wird,
  - Therapeut: »Wie würden Sie sich fühlen, wenn wir hier über die Beziehung zu Ihrem Mann sprechen würden?«
- die Übertragungsaffekte und Fantasien zu ermitteln und sie nicht vorschnell zurückzuweisen,
  - Therapeut: »Ich kann es gut nachvollziehen, das Sie hier Schamgefühle entwickeln, wenn Sie erwarten, dass ich Ihre Ausführungen für dummes Zeug halte.«
- Übertragungsauslöser in der aktuellen Realität zu identifizieren,
  - Therapeut: »Wodurch entstand der Eindruck, dass ich es für dummes Zeug halte?«
- die Übertragung vor dem Hintergrund früherer Beziehungserfahrung zu deuten,
  - Therapeut: »Ist es angenehmer, das Thema zu vermeiden, weil Sie Sorge haben, ich könnte mich darüber lustig machen, so wie es früher Ihr Vater getan hat?«
- und Parallelen zum aktuellen interpersonellen Umfeld herzustellen.
  - Therapeut: »War es neulich ein ähnliches Gefühl, das Sie im Gespräch mit Ihrer Kollegin hatten?«

Die Arbeit an der Übertragung ermöglicht es dem Patienten, unmittelbar in der therapeutischen Beziehung seine spezifischen Beziehungserwartungen affektiv zu erleben und eine affektive getragene Einsicht zu erlangen, verbunden mit einer positiven neuen Beziehungserfahrung. Mithilfe der Übertragungsanalyse wird angestrebt, in einer Sicherheit vermittelnden Atmosphäre auch die negativen und oftmals als nicht akzeptiert erlebten Gefühle, Erwartungen und Wünsche erlebbar und verstehbar zu machen, die die Beziehungen des Patienten prägen. Ziel ist es, die

Rigidität in den Interaktionen zu reduzieren. Einige Studien belegen, dass die Rigidität im Rahmen psychodynamischer Psychotherapien zurückgeht (u. a. Salzer et al. 2010; Slonim et al. 2011).

Das Ansprechen der negativen Übertragungsphänomene erleichtert es den Patienten, die bis dahin nicht benennbaren Ängste und Schamgefühle nun greifbar werden zu lassen. Sie werden vom Therapeuten geklärt, ernst genommen und in einem Entstehungskontext für den Patienten verstehbar. Dieses führt in der Regel zu einer deutlichen Entlastung des Patienten sowie zur Verbesserung des Arbeitsbündnisses und der therapeutischen Atmosphäre.

Darüber hinaus ermöglicht die Übertragungsdeutung, dass sich der Patient partiell mit der Normenwelt des Therapeuten identifiziert. Der Therapeut vermittelt auf diesem Weg eine wohlwollend akzeptierende Einstellung und mildert die Über-Ich-Norm. So macht z. B. ein Patient, der die aus der Beziehung zu seiner Mutter erwachsenen massiv verurteilenden Über-Ich-Anteile auf den Therapeuten überträgt, im Rahmen der Bearbeitung der Übertragung die Erfahrung, dass entgegen seiner Erwartungen der Therapeut kein unterwürfiges oder selbstverurteilendes Verhalten von ihm erwartet und ihn nicht entwertet, sondern ihm einen liebevollen Umgang mit sich selbst nahelegt. Dabei werden sowohl Veränderungen in den inneren Objektrepräsentanzen wie auch der Selbstrepräsentanz auf diesem Weg angestrebt. Denn wenn das Selbst von seinem verinnerlichten Objekt nicht mehr so entwertend und verurteilend gesehen wird, erhält der Patient die Möglichkeit, sich selbst zunehmend mehr wertzuschätzen und zu achten. Durch die Übertragungsdeutung werden die unbewussten Objektrepräsentanzen bewusst und damit für den Patienten einer kritischen Prüfung zugänglich. Der Therapeut bietet gleichzeitig Identifikationsmöglichkeiten an, einen milderen Umgang mit sich in diesen Situationen zu pflegen (Wöller u. Kruse 2014).

Voraussetzung für die dargestellte Arbeit an und mit der Übertragung ist eine ausreichende Mentalisierungsfähigkeit des Patienten und eine ausreichende strukturelle Stabilität (Crits-Christoph 2013), um entsprechende Affekte wahrnehmen und aushalten zu können. Der Patient muss in der Lage sein, bei sich und bei anderen Menschen mentale Zustände als Ursache für ein Verhalten anzunehmen, und er muss u. a. über eine ausreichende Affektwahrnehmung und -differenzierung sowie über eine ungestörte Realitätsprüfung verfügen, in der Realität und Fantasie klar getrennt sind.

Das Arbeiten mit der Übertragung erfordert eine sehr vertrauensvolle Beziehung und einen Gesprächskontext, in dem der Patient die Bearbeitung der Übertragung als Anregung wahrnehmen kann, sich in seinen Reaktionen zu verstehen. Eine direkte Konfrontation außerhalb therapeutischer Gespräche (»Sie wollen von mir doch nur so versorgt werden wie von Ihrer Mutter«) wird in der Regel von Patienten als sehr kränkend erlebt. Diese aggressive Zurückweisung der Wünsche der Patienten in Form einer Deutung kann die Wahrnehmung des Patienten sehr infrage stellen und ihn verunsichern. Auch in Gesprächen außerhalb der psychodynamischen Psychotherapie, wie z. B. im Arzt-Patient-Gespräch, können solche Interventionen zu erheblichen Irritationen in der Beziehung führen.

Die Beziehungen des Pateinten zu seinem Arzt oder zum Behandlungsteam können aber sehr durch die Übertragungen des Patienten und seine resultierenden Beziehungserwartungen geprägt sein. Hilfreich ist es für den Patienten, diese Übertragungen im Rahmen einer Therapie zu erkennen und zu bearbeiten.

Fallbeispiel

Herr A., ein 53-jähriger Patient mit einem langjährigen Typ-2-Diabetes weist seit mehreren Jahren eine sehr problematische Stoffwechseleinstellung mit HbA_{1c}-Werten von über 9,0 % auf. Er sei verzweifelt, so der Patient, da er seine Stoffwechselwerte nicht gut einstellen könne, gleichzeitig fürchte er die Folgen der schlechten Stoffwechseleinstellung. Sein Hausarzt dränge ihn, eine Diabetesberaterin aufzusuchen. Er »schaffe es aber nicht«, dorthin zu gehen. Zur Biografie schildert Herr A., dass er bei einer deutlich überforderten Mutter aufgewachsen sei. Diese habe ihn regelmäßig geschlagen und entwertet, wenn er nicht sehr gute Leistungen erbracht und ihren Vorstellungen entsprochen habe. Im Verlauf der Therapie wird deutlich, dass Herr A. diese Beziehungserwartung auf die Diabetesberaterin überträgt. Er befürchtet, von ihr »heruntergemacht« und entwertet zu werden, wenn sie seine Blutzuckerwerte sehe. Aus Sorge vor dieser Konfrontation vermeidet er die Kontaktaufnahme. Erst durch eine Bearbeitung dieser Übertragungssituation gelang es Herrn A., sich an eine Diabetesberaterin zu wenden und eine korrigierende Erfahrung zu machen. So gelang es ihm, mit dieser Beraterin zusammenzuarbeiten und die Blutzuckerwerte deutlich günstiger einzustellen.

40.3.3 Aus der Szene heraustreten

Sampson und Weiss (1983) gehen davon aus, dass die Patienten ihre Therapeuten fortgesetzt testen, inwiefern sie sich ihren pathogenen Überzeugungen und frühen Objekterfahrungen entsprechend verhalten oder ob sie neue Beziehungserfahrungen ermöglichen. Patienten aktualisieren in den therapeutischen Beziehungen hierzu ihre inneren Objektbeziehungen und drängen den Therapeuten unbewusst, Rollen zu übernehmen. In der psychodynamischen Psychotherapie wird vom interaktionellen Teil der Übertragung gesprochen. Der Therapeut wird durch unbewusste Manipulation z. B. dazu gebracht, abwertend oder verächtlich mit dem Patienten umzugehen, so wie früher die Eltern sich gegenüber dem Kind verhalten haben. In der Regel kann man als Therapeut nicht gänzlich vermeiden, Rollen vom Patienten zu übernehmen. Zentrales Anliegen in diesem Therapiemodell ist es, diese Inszenierung zu erkennen, indem man aufmerksam die Handlungsimpulse und Handlungen registriert und die eigenen emotionalen Reaktionen (Gegenübertragung) wahrnimmt. In dem Moment, in dem der Therapeut die Verstrickung erkennt, eröffnet er dem Patienten durch eine veränderte Reaktion die Chance, eine neue Beziehungserfahrung zu machen. Dieses kann entweder durch die Übertragungsdeutung oder durch eine veränderte emotionale Haltung des Therapeuten dem Patienten gegenüber geschehen (Sandler 1976).

40.3.4 Brüche in der Beziehung wahrnehmen, anerkennen und »reparieren«

In der traditionellen Selbstpsychologie wurde die Bedeutung der Brüche in der Beziehung zwischen Therapeut und Patient betont, die sich durch die begrenzte Einfühlungsfähigkeit des Therapeuten immer wieder entwickeln. Eine hilfreiche und positive Beziehungserfahrung entsteht in diesem Modell insbesondere dann, wenn der Therapeut die Empathiedefizite einfühlend aufgreift und dem Patienten vermittelt, dass er von ihm in seiner Enttäuschung und in seinem Gefühl des Alleingelassenseins gesehen und wahrgenommen wird. Dieses ermöglicht einen Neuanfang in der Beziehung (Milch 2001).

40.3.5 Spezifische neue korrigierende Beziehungserfahrungen ermöglichen

Die Entwicklung einer positiven Beziehungserfahrung ist auch im Rahmen des von Alexander (1937) als korrigierende emotionale Erfahrung bezeichneten Vorgehens möglich. Der Therapeut verhält sich in diesem Therapiemodell bewusst anders als die frühen Bezugspersonen des Patienten. Dazu ist es notwendig, die frühen Objekterfahrungen einschätzen zu können und die zentralen Beziehungsdefizite des Patienten zu diagnostizieren. So wird z. B. ein Patient, der seine Autonomiebestrebungen nicht ausreichend entwickeln konnte, eine positive Erfahrung in der Beziehung zum Therapeuten machen können, wenn dieser nicht zu direktiv und einengend interveniert, sondern Verständnis für den Patienten entwickelt, dass dieser sich in der Therapie eingeengt fühlt. Andere Patienten, deren Eltern wenig emotional präsent in der Kindheit waren, werden die emotionale Präsenz des Therapeuten als neue Beziehungsqualität wahrnehmen. Ziel in diesem Modell ist es nicht, anhand der Übertragungsbeziehungen oder der »Szene in der therapeutischen Beziehung« ein vertieftes Verständnis für die Beziehungserwartungen des Patienten zu entwickeln, sondern durch das konträre Verhalten des Therapeuten eine neue Beziehungserfahrung zu machen.

40.3.6 Holding und Containing

Für Patienten mit strukturellen Störungen, die kein haltgebendes Objekt im Laufe ihrer Entwicklung verinnerlichen konnten und erhebliche Probleme in der Emotionsregulierung aufweisen, kann es zur Vermittlung einer positiven Beziehungserfahrung notwendig sein, dass der Therapeut für eine bestimmte Zeit eine haltende Funktion ausübt. Holding (Winnicott 1974) bedeutet, eine sichernde und fördernde Umwelt zu schaffen, um dem Patienten Halt und ein Gefühl der Geborgenheit zu vermitteln. Containing bezeichnet dagegen die Bereitschaft, die für den Patienten unerträglich negativen Emotionen wie Angst, Schuld, Scham, ohnmächtige Wut etc. beim Therapeuten »abzuladen« oder »zu deponieren«. Der Therapeut erlebt in diesen Situationen intensive Gefühle und Scham, Inkompetenz, Schuld, Wut etc., ohne zunächst diese klar in ihrem Entstehungshintergrund einschätzen zu können. Im Konzept des Containings (Bion 1959) wird davon ausgegangen, dass der Patient den Therapeuten braucht, um diese Gefühle bei ihm deponieren zu können, weil sie zu schmerzvoll sind, um sie ertragen zu können. In diesen Situationen ist es Aufgabe des Therapeuten, zunächst diese Gefühle zu verstehen, empathisch weiter zuzuhören, geduldig zu explorieren und die entstehenden Zusammenhänge dieser Affekte zu erkennen.

40.3.7 Aufbau von strukturellen Fähigkeiten und die Arbeit an der Mentalisierungsfähigkeit

Neben dem Arbeiten unmittelbar in und an der therapeutischen Beziehung kann es bei Patienten mit ausgeprägten strukturellen Störungen für die Verbesserung der Interaktionsfähigkeit notwendig sein, dass der Patient Fähigkeiten im Umgang mit sich und anderen erwirbt. Darauf zielt u. a. die Strukturbezogene Psychotherapie (Rudolf 2013), in der es darum geht,

- »kurzfristig den Patienten in der Bewältigung aktueller unerträglicher Befindlichkeiten zu unterstützen,
- mittelfristig die unzureichend verfügbaren strukturellen Funktionen vorübergehend als Hilfs-Ich zu substituieren,
- langfristig die verfügbaren strukturellen Funktionen zu entwickeln, zu erproben und einzuüben sowie Bewältigungsmöglichkeiten für die nicht zu erwerbenden struk-

turellen Einschränkungen zu erarbeiten« (Rudolf 2006).

Eine wichtige Funktion ist dabei die Mentalisierung. Sie dient der Orientierung und Kontrolle der interpersonellen Kommunikation, der Beziehungsgestaltung, der eigenen Emotions- und Selbstregulation sowie der Entwicklung stärkerer emotionaler sozialer Kompetenzen. So wird der Patient in der Therapie u.a. unterstützt, Worte für die psychischen Innenvorgänge zu finden, um so Einblick in das eigene Selbst zu finden, sowie Abstand vom Affekt zu gewinnen, ihn auszuhalten, die Impulse zu steuern und die Beziehungen zu gestalten und zu schützen.

Vor diesem Hintergrund wird an den unterschiedlichen Ich-strukturellen Aspekten mit dem Patienten gearbeitet, indem die Übertragungsangebote nicht aufgegriffen werden, sondern an der aktuellen Situation des Patienten dysfunktionale interpersonelle Muster des Patienten zunächst erkannt, als Bewältigungsmöglichkeit biografischer Erfahrung akzeptiert werden und neue Verhaltensmöglichkeiten in den Beziehungen auch unter Zuhilfenahme der bewährten Ressourcen des Patienten aufgebaut werden. Auch ergeben sich hier Parallelen zu den in der Verhaltenstherapie gebräuchlichen Kommunikations- und Fertigkeitstrainings (► Kap. 41).

40.4 Zusammenfassung und Ausblick

In der psychodynamischen Psychotherapie spielen Beziehungserfahrungen eine bedeutsame Rolle. Vergangene verinnerlichte Beziehungserfahrungen sind ein wesentlicher Faktor in den ätiologischen Modellen und beeinflussen aktuelles Beziehungserleben und Verhalten. Der Aufbau einer hilfreichen Arbeitsbeziehung ist eine Voraussetzung für eine erfolgreiche Therapie, die Beziehungserfahrung wird als ein wesentlicher Wirkfaktor angesehen, und die höhere Flexibilisierung in den interpersonellen Reaktionsmöglichkeiten, aber auch die Verbesserung der Mentalisierung und der Regulationsfähigkeiten in den Beziehungen sind zentrale Outcome-Parameter der Therapie.

In Abhängigkeit von den strukturellen Besonderheiten des Patienten kommen unterschiedliche therapeutische Haltungen und Techniken zur Anwendung, um eine veränderte positive Beziehungserfahrung zu ermöglichen. Eine positive Beziehungserfahrung in der therapeutischen Beziehung kann in den psychodynamischen Therapiemodellen nicht durch ein stereotypes Therapeutenverhalten erreicht werden. Sie erfordert vielmehr ein flexibles Eingehen auf die strukturellen Besonderheiten und Bedürfnisse des Patienten.

Dabei zeichnet sich ab, dass nicht nur die Beziehungserfahrung in den Therapiestunden, sondern insbesondere die veränderten Interaktionserfahrungen zwischen den Stunden von erheblicher Bedeutung für den Erfolg einer Psychotherapie sind.

Mittlerweile liegt eine Vielzahl von empirischen Studien vor, die die Bedeutung der veränderten Interaktionserfahrung für den psychotherapeutischen Prozess und den Outcome in der psychodynamischen Psychotherapie belegen. Auch wenn die Erforschung des komplexen Interaktionsgeschehens unter methodischen Gesichtspunkten äußert schwierig ist, bedarf es intensiver weiterer Forschung, um diesen zentralen Aspekt der psychodynamischen Psychotherapie differenzierter empirisch zu fundieren.

Literatur

Alexander F. Das Problem der psychoanalytischen Technik. Int Z Psychoanal 1937; 23: 75–95.

Barber JP, Barrett MS, Gallop R et al. Short-Term Dynamic Therapy vs. pharmacotherapy for major depressive disorder. J Clin Psychiat 2012; 73(1): 66–73.

Binder JL. The therapeutic alliance in the relational models of time-limited dynamic psychotherapy. In: Muran JC, Safran ID (eds). The Therapeutic Alliance in Brief Psychotherapy. Washington, D. C.: American Psychological Association 1998.

Bion W. Attacks on linking. Int J Psychoanal 1959; 40: 308–15.

Bordin E. The generalizability of the psychoanalytic concept of the working alliance. Psychother 1979; 16: 252–60.

Crits-Christoph P, Connolly-Gibbons MB, Mukherjee D. Psychotherapy process-outcome research. In: Lambert MJ (ed). Bergin und Garfield's Handbook of Psychotherapy and Behavior Change. New York: Wiley 2013; 298–340.

Diener MJ, Monroe JM. The relationship between adult attachment style and therapeutic alliance in individual psychotherapy: A metaanalytic review. Psychother 2011; 48: 237–48.

Fonagy P, Allison E. The role of mentalizing and epistemic trust in the therapeutic relationship. Psychother 2014 (advance online publication).

Greenson RR. Technik und Praxis der Psychoanalyse (Bd. 1). Stuttgart: Klett 1981.

Hauser S, Endres M. Therapeutische Implikationen der Bindungstheorie. In: Endres M, Hauser S (Hrsg). Bindungstheorie in der Psychotherapie. München: Reinhardt 2000; 159–76.

Hersoug AG, Høglend P, Havik O et al. Therapist characteristics influencing the quality of alliance in long-term psychotherapy. Clin Psychol Psychother 2009; 16(2): 100–10.

Hoffmann SO, Bassler M. Psychodynamik und Psychotherapie von Angsterkrankungen. Nervenheilkunde 1992; 11: 8–11.

Körner J. Einfühlung: über Empathie. Forum Psychoanal 1998; 14: 1–17.

Körner J. Übertragung und Gegenübertragung, eine Einheit im Widerspruch. Forum Psychoanal 1990; 6: 87–104.

Loewald HW. On the therapeutic action of psychoanalysis. Int J Psychoanal 1960; 41: 16–33.

Luborsky L. Helping alliances in psychotherapy. In: Cleghhorn JL (ed). Successful Psychotherapy. New York, NY: Brunner & Mazel 1976; 92–116.

Messer SB, Wolitzky DL. A psychodynamic perspective on the therapeutic alliance. In: Muran JC, Berber JP (eds). The Therapeutic Alliance: An Evidence-based Guide to Practice. New York: Guilford Press 2010; 97–122.

Milch W. Lehrbuch der Selbstpsychologie. Stuttgart: Kohlhammer 2001.

Rudolf G. Strukturbezogene Psychotherapie: Leitfaden zur psychodynamischen Therapie struktureller Störungen (3. Aufl.). Stuttgart: Schattauer 2013.

Salzer S, Leibing E, Thorsten J et al. Patterns of interpersonal problems and their improvement in depressive and anxious patients treated with psychoanalytic therapy. Bull Menninger Clinic 2010; 74(4): 283–300.

Sampsan H, Weiss J. Testing hypotheses. The approach of the Mount Zion Psychotherapy Research Group. In: Greenberg L, Pinsof W (eds). The Psychoanalytic Process. A Research Handbook. New York: Guilford Press 1983.

Sandler J. Gegenübertragung und Bereitschaft zur Rollenübernahme. Psyche 1976; 30: 297–305.

Sandler J, Dare C, Holder A. Die Grundbegriffe der psychoanalytischen Therapie (8. Aufl.). Stuttgart: Klett-Cotta 2001.

Sandler J, Sandler A. On the development of object relationships and affects. Int J Psychoanal 1978; 59: 285–96.

Slonim DA, Shefler G, Gvirsman SD, Tishby O. Changes in rigidity and symptoms among adolescents in psychodynamic psychotherapy. Psychother Res 2011; 21: 685–97.

Stiles WB, Glick MJ, Osatuke K et al. Patterns of alliance development and the rupture-repair hypothesis: Are productive relationships U-shaped or V-shaped? J Counsel Psychol 2004; 51(1): 81–92.

Travis LA, Binder JL, Bliwise NG, Horne-Moyer HL. Changes in clients' attachement styles over course of time-limited dynamic psychotherapy. Psychother Theory Res Practice Training 2001; 38: 149–57.

Winnicott DW. Reifungsprozesse und fördernde Umwelt. München: Kindler 1974.

Wöller W. Trauma und Persönlichkeitsstörungen. Ressourcenbasierte Psychodynamische Psychotherapie (RPT) traumabedingter Persönlichkeitsstörungen (2. Aufl.). Stuttgart: Schattauer 2014.

Wöller W, Kruse J. Tiefenpsychologisch fundierte Psychotherapie. Basisbuch und Praxisleitfaden (4. Aufl.). Stuttgart: Schattauer 2014.

Woodhouse SS, Schlosser LZ, Crook RE et al. Client attachment to therapist: relations to transference and client recollections of parental caregiving. J Couns Psychol 2003; 50: 395–408.

41 Verbesserung von Interaktionserfahrungen durch kommunikations- und interaktionsorientierte Trainings

Nikola Stenzel, Anna Radkovsky

41.1 Einleitung

Fallbeispiel

Interaktionserfahrungen bei COPD

Herr F. ist seit einigen Jahren an Chronisch Obstruktiver Lungenerkrankung (COPD) erkrankt. In den letzten Monaten hat seine Leistungsfähigkeit deutlich abgenommen. Nun ist es mal wieder Zeit für seinen regelmäßigen Termin beim Lungenarzt. Er ist ziemlich spät dran und hastet zum Eingang des Ärztehauses. Schon von weitem erblickt er das neongelbe Schild mit der Aufschrift: Aufzug defekt, bitte Treppen benutzen! »Oh nein«, schießt es ihm durch den Kopf, »ich muss in den dritten Stock, all die Treppen, das schaffe ich nie!« Schon allein der Gedanke an die Anstrengung verschlägt ihm den Atem, Panik macht sich breit. In dem Moment kommt eine junge Frau vorbei und macht Anstalten, die Treppe hinaufzusteigen. Herr F. überlegt kurz, sie um Hilfe zu bitten, verwirft den Gedanken aber sofort wieder: »Wie peinlich, das kann man doch keinem erklären.«

41.2 Definition des Behandlungsziels

Um eigene Ziele und Bedürfnisse zu verwirklichen, sind Menschen im Alltag auf Kontakt und Austausch mit ihren Mitmenschen angewiesen. Patienten mit körperlichen Erkrankungen werden oftmals durch die Einschränkungen der Krankheit mit neuen oder erhöhten Anforderungen an Interaktion und Kommunikation in allen Lebensbereichen konfrontiert (► Kap. 17). Entwickeln oder zeigen sich dabei Defizite in sozialen oder kommunikativen Fertigkeiten, kann dies zu weiteren Belastungen und Einschränkungen führen und das Risiko für komorbide psychische Störungen, wie z. B. Depression, erhöhen (für einen Überblick siehe Ingram u. Price 2010; Segrin 2001).

Besondere **Kommunikationsanforderungen** stellen sich Patienten mit körperlichen Erkrankungen z. B. im Umgang mit dem **medizinischen System**. Für eine optimale Behandlung ist es notwendig, dass sich Patienten einem Behandler adäquat mitteilen und ihre oftmals komplexe Symptomatik angemessen beschreiben können. Dies kann auch für Menschen mit guten sozialen Fähigkeiten bereits eine Herausforderung darstellen (Craig 2009). Darüber hinaus haben viele Patienten mit chronischen Erkrankungen bereits zahlreiche, weniger erfolgreiche Behandlungsversuche hinter sich gebracht. Dadurch kann das generelle Vertrauen in die ärztliche Behandlung erschüttert sein. Bei manchen Betroffenen kann dies sogar so weit gehen, dass sie ein hoffnungslos-resignatives Verhalten zeigen. Für sie ist es häufig schwierig, sich überhaupt einem Arzt mitzuteilen (▸ Kap. 30). Nach Meinung einiger Autoren können sich solche und andere Kommunikationsdefizite wiederum negativ auf die Behandlung auswirken (Craig 2009; Hadjistavropoulos et al. 2011; Symons u. Oberlander 2006).

Auch im **familiären Umfeld** ergeben sich besondere Kommunikationsanforderungen, z. B. sind vor allem Patienten mit körperlichen Einschränkungen vermehrt auf Unterstützung durch ihre Angehörigen angewiesen. Bei einigen Betroffenen verändert sich die generelle Teilhabe im Alltagsleben (Uchino 2006; Van Leeuwen et al. 2012), was unter Umständen zu vermehrten Konflikten führen kann. Ein dysfunktionaler Umgang mit diesen erhöhten Kommunikationsanforderungen könnte sich wiederum negativ auf die Erkrankung an sich auswirken. Beispielsweise konnte für den Prozess der Schmerzchronifizierung gezeigt werden, dass gravierende partnerschaftliche und familiäre Konflikte sowie mangelnde soziale Unterstützung psychosoziale Risikofaktoren darstellen (siehe z. B. Kendall et al. 1997; Waddell 1998).

Darüber hinaus können erhöhte Kommunikationsanforderungen auch im **weiteren sozialen Umfeld** bestehen: So können für einen funktionalen Umgang mit potenziell stigmatisierenden Situationen (z. B. ein Schwimmbadbesuch bei Psoriasis oder Adipositas) gute Interaktions- und Kommunikationsfertigkeiten eine bedeutende Rolle spielen. Fehlen solche Fertigkeiten, kann es zu sozialem Rückzug und Einschränkung der Aktivität kommen (Dierk et al., 2006; Janowski et al. 2012; Puhl u. Brownell 2003).

Neben den höheren Kommunikationsanforderungen, denen sich Menschen mit chronischen Erkrankungen stellen müssen, kommt es bei den Betroffenen häufig zu einer **negativen Veränderung des Kommunikationsverhaltens**: Die Erkrankung wird zum Hauptthema, eigene Bedürfnisse werden primär über die Krankheit ausgedrückt (z. B. »... mit meinen Rückenschmerzen kann ich heute nicht zum Geburtstag der Schwiegermutter gehen«). Erklärbar ist diese Veränderung durch operantes Lernen (▸ Kap. 13). So kann etwa positive Verstärkung (z. B. durch Aufmerksamkeit von anderen oder auch durch Entlastung durch andere) zur Verstärkung der Beschwerden führen. Gleichzeitig kann auch negative Verstärkung von Schmerzen oder Schmerzverhalten (z. B. Vermeidung unangenehmer Tätigkeiten) eine bedeutende Rolle spielen (Flor et al. 1987; Fordyce et al. 1982).

Insgesamt erweisen sich geringe Kommunikationskompetenzen als **Risikofaktor**, die die erfolgreiche Bewältigung von Stresssituationen erschweren, die allgemeine Belastung erhöhen und sich damit langfristig auch negativ auf den Krankheitsverlauf auswirken können (Chase et al. 2000; Pfingsten et al. 1988).

Vor dem Hintergrund der erhöhten Anforderungen an die Kommunikationsfertigkeiten bei Menschen mit chronischen Erkrankungen kann eine hohe soziale Kompetenz als eine wichtige **Ressource** fungieren. Beispielsweise zeigen Studien, dass soziale Kompetenzen wichtig sein können, um positive soziale Beziehungen zu entwickeln und aufrechtzuerhalten (Chase et al. 2000). Sie können auch bedeutsam sein, um soziale Unterstützung zu erhalten, insbesondere beim gemeinschaftlichen Umgang mit Stress in der Partnerschaft (dyadisches Coping: ▸ Abschn. 41.5.2, Paarlife-Training). Beispielsweise erweisen sich gute soziale Kompetenzen bei Patienten mit Rückenmarksverletzungen als Ressource für mehr soziale Unterstützung, psychische Gesundheit und Lebensqualität (Müller 2013). Sie können also auf diese Weise einen positiven Einfluss auf das Wohlbefinden der Patienten haben.

Mit kommunikations- und interaktionsorientierten Trainings sollen die individuellen Möglichkeiten der Gestaltung und Verarbeitung von Kommunikations- und Interaktionssituationen verbessert werden. Langfristiges Ziel ist dabei, durch eine erfolgreiche Bewältigung problematischer sozialer Situationen Anforderungen und Stress zu reduzieren und so zu einer Erhöhung der Lebensqualität beizutragen.

Kommunikations- und interaktionsorientierte Trainings lassen sich auf Interventionsebene voneinander abgrenzen (Helbig-Lang u. Klose 2011). Als Selbstsicherheitstrainings werden solche Trainings bezeichnet, die hauptsächlich eine Veränderung intrapsychischer Verarbeitungsprozesse (z. B. ungünstiger sozialer Vergleichsprozesse) anstreben. Unter Kommunikationstrainings versteht man hingegen Ansätze, die auf eine Veränderung auf interpersoneller Ebene abzielen, z. B. bzgl. des Konfliktverhaltens in der Partnerschaft. Schließlich werden unter Trainings sozialer Fertigkeiten häufig solche verstanden, die sowohl an *intrapsychischen* als auch *interpersonellen* Aspekten ansetzen und damit letztlich umfassende Verhaltensveränderungen in sozialen Situationen zum Ziel haben (siehe auch Hinsch u. Pfingsten 2007). Ganz eindeutig ist diese Trennung freilich nicht, teilweise existieren auch Überlappungen zwischen den verschiedenen Wirkprozessen.

Zu den dargestellten allgemeinen Ansätzen gibt es jeweils verschiedene manualbasierte **Trainingsprogramme**, die auf die genannten Ansatzpunkte fokussieren: Das Assertiveness-Training-Programm (ATP; Ullrich de Muynck u. Ullrich 2002), das Gruppentraining sozialer Kompetenzen (GSK; Hinsch u. Pfingsten 2007), das Kommunikationstraining nach Schindler et al. (1998) und das Freiburger Stresspräventionstraining für Paare (FSPT, auch unter dem Namen Paarlife-Training bekannt; Bodenmann 2000). Diese werden in den ► Abschnitten 41.5.2 bis 41.5.4 näher dargestellt. Zusätzlich gibt es im deutsch- und englischsprachigen Raum noch weitere kommunikations- und interaktionsorientierte Trainings (z. B. Feldhege u. Krauthan 1979). Auf diese Trainings wird jedoch an dieser Stelle nicht näher eingegangen, sondern auf die Übersichtsarbeit von Margraf und Rudolf (1995) verwiesen.

41.3 Allgemeine Beschreibung der Intervention

Neben Unterschieden in Komplexität, Standardisierung, Ablauf, Struktur und Interventionsmethoden gibt es in kommunikations- und interaktionsorientierten Trainings einige gemeinsame Elemente (nach Helbig-Lang u. Klose 2011). Diese werden an dieser Stelle zunächst übersichtsartig dargestellt, bevor unter ► Abschnitt 41.5 differenzierter auf die Umsetzung der jeweiligen therapeutischen Interventionen sowie die Unterschiede zwischen verschiedenen Programmen eingegangen wird:

- **Diagnostik:** Zunächst ist vor Beginn eines Trainings zur Förderung der Interaktionserfahrung zu klären, ob überhaupt ein Mangel an Kompetenz für die Beschwerden verantwortlich ist und wenn ja, welche Situationen und Verhaltensweisen für den Patienten problematisch sind. Zur Diagnostik sozialer Kompetenz bieten sich sowohl standardisierte Testverfahren, wie z. B. Fragebögen (Unsicherheits-Fragebogen, U-Fragebogen; Ullrich de Muynck u. Ullrich 1994; Interpersonal Competence Questionnaire, ICQ; Kanning 2006; Dyadisches Coping Inventar, DCI; Bodenmann 2008),

Interviews (Interview zur operationalisierten Fertigkeitsdiagnostik, OFD; Stenzel u. Rief 2011; Stenzel et al. 2010) oder Ratingskalen (Ratingskala sozialer Kompetenz, RSK; Fydrich u. Bürgener 1999), als auch diagnostische Rollenspiele im Kontext der Behandlung an (s. auch ► Kap. 17).

- **Psychoedukation:** Zu Beginn wird dem Patienten das jeweilige zugrunde liegende Erklärungsmodell vermittelt. Zudem werden die Prinzipien des Trainings und die Mechanismen der Veränderung erläutert. Auch kann bereits an dieser Stelle das gewünschte (selbstsichere) Verhalten definiert und von anderen, weniger funktionalen Verhaltensweisen (z. B. selbstunsicherem oder aggressivem Verhalten) abgegrenzt werden. Durch dieses offene und transparente Vorgehen kann die Therapiemotivation des Patienten für die späteren, teilweise auch anstrengenden und belastenden Übungen erhöht und einem eventuellen Abbruch vorgebeugt werden.
- **Rollenspiele:** In allen kommunikations- und interaktionsorientierten Trainings sind Rollenspiele und praktische Übungen von zentraler Bedeutung. Ihnen gehen eine intensive Analyse der Problemsituation und eine genaue Definition des Zielverhaltens voraus. Ein weiterer wichtiger Bestandteil von Rollenspielen ist eine differenzierte Rückmeldung, idealerweise ergänzt durch eine Videoaufzeichnung. Patienten können im Rollenspiel in einem vorgegebenen, »sicheren« Rahmen unterschiedliche Verhaltensweisen zur Lösung problematischer Situationen ausprobieren und selbstsicheres Verhalten einüben. Im Rollenspiel kommen dabei verschiedene Techniken der kognitiven Verhaltenstherapie wie Modelllernen, operante Verfahren, kognitive Interventionen oder Expositionseffekte zum Einsatz. Aufgrund der zentralen Bedeutung von Rollenspielen in kommunikations- und interaktionsorientierten Trainings ist deren prototypischer Ablauf in ► Abschnitt 41.5 detailliert dargestellt.
- **Hausaufgaben zum Transfer in den Alltag:** Hausaufgaben sind ein wichtiger Bestandteil aller Trainings. Dabei sollen die Patienten das geübte Verhalten in Alltagssituationen erproben. Im Laufe der Behandlung werden die Übungen zunehmend ins Selbstmanagement des Patienten übergeben, um eine weitere Generalisierung des Gelernten zu erreichen.

41.4 Wissenschaftliche Fundierung der Intervention

Die generelle Wirksamkeit von sozialen Kompetenz- und Selbstsicherheitstrainings ist gut belegt. So sprechen z. B. Grawe et al. (2001) aufgrund einer Metaanalyse, in die 74 Studien und 3.400 Patienten eingingen, von einer »außerordentlich guten Wirksamkeit« bei Personen mit sozialen Unsicherheiten. Auch gegenüber anderen Verfahren wie rein kognitiver Therapie oder psychodynamischen Verfahren zeigen sich Trainings der sozialen Kompetenz überlegen. Weitere Interventionen belegen die Wirksamkeit von Interventionen zur Verbesserung sozialer Kompetenz bei Patienten mit Schizophrenie (Benton u. Schroeder 1990) und Patienten in der Psychiatrie (Corrigan 1991). In einer Übersichtsarbeit berichtet Bauer (2007) zudem deren Wirksamkeit für Depressionen, Partnerschaftsprobleme und substanzbezogene Störungen. Darüber hinaus betonen Dozois et al. (2009) die Wichtigkeit von Interventionen zu sozialer Kompetenz in transdiagnostischen Präventionsprogrammen für emotionale Störungen.

! Wegen der Realitätsnähe, praktischen Relevanz und transdiagnostischen Indikation werden soziale Kompetenztrainings mit Rollenspielen heute in vielen, vor allem stationären Behandlungseinrichtungen angeboten. Auch eine Integration in nicht-verhaltenstherapeutische Settings erscheint möglich. Es empfiehlt sich jedoch eine Orientierung an wissenschaftlich fundierten Programmen, um eine bestmögliche Effektivität zu erreichen und Fehler zu vermeiden.

Während die generelle Wirksamkeit sozialer Kompetenz- und Selbstsicherheitstrainings gut belegt ist, gestaltet sich die Prüfung der spezifischen Wirksamkeit im verhaltensmedizinischen und psychosomatischen Kontext etwas schwieriger. Im Kontext der Verhaltensmedizin werden Interventionen zur Verbesserung der Kommunikations- und Interaktionsfähigkeiten zwar breit angewendet, jedoch meist nicht als einzige Maßnahme durchgeführt. Vielmehr werden sie als zusätzliche Komponente im Kontext eines multimodalen kognitiv-verhaltenstherapeutischen Therapieprogrammes eingebunden, um die sozialen Kompetenzen und damit auch die individuellen Möglichkeiten der Gestaltung und Verarbeitung von Kommunikations- und Interaktionssituationen zu verbessern. Auch in anderen, nicht-verhaltenstherapeutischen Behandlungssettings finden sich gelegentlich entsprechende Ansätze. Langfristiges Ziel ist dabei, durch eine erfolgreiche Bewältigung problematischer sozialer Situationen Anforderungen und Stress zu reduzieren und so sekundär zu einer Erhöhung der Lebensqualität beizutragen. Konsistent dazu wurde auch die Wirksamkeit kommunikations- und interaktionsorientierter Interventionen häufig nur im Gesamtkontext dieser Programme überprüft. Über die spezifische Wirkung der Interventionen zur sozialen Kompetenz auf z. B. die Lebensqualität der Betroffenen unabhängig von parallel eingesetzten Interventionen kann daher häufig keine Aussage getroffen werden. Etablierte Therapieprogramme, die auch Interventionen zum Training sozialer Kompetenzen oder zur Verbesserung der (partnerschaftlichen) Kommunikation enthalten, existieren z. B. für Psoriasis und atopische Dermatitis (Lange et al. 1999), Fibromyalgie (Petermann et al. 2007), weitere chronische Schmerzsyndrome (Arnold et al. 2009), Brustkrebs und gynäkologischen Krebserkrankungen (Heinrichs u. Zimmermann 2007).

Die Wirksamkeit von reinen Kommunikationstrainings ist weniger gut belegt. Studien zur Überprüfung der Wirksamkeit entsprechen oftmals nicht den gängigen methodischen Ansprüchen, und die Ergebnisse sind schlecht vergleichbar. Eine Kombination mit anderen Verfahren, wie z. B. individuellen Copingstrategien, scheint die Effektivität und Wirksamkeit zu stabilisieren (Hahlweg u. Schröder 2008). Eine solche Kombination ist z. B. im Paarlife-Training enthalten, das neben Interventionen zur Verbesserung der partnerschaftlichen Kommunikation (dyadisches Coping) auch die individuelle Stressbewältigung fördern soll. In verschiedenen Studien dazu konnte eine Verbesserung des individuellen und dyadischen Copings sowie eine höhere Partnerschaftszufriedenheit nachgewiesen werden (Bodenmann et al. 2002; Ledermann et al. 2007). Zudem gibt es Hinweise, dass das Programm zu einer Verbesserung des subjektiven Wohlbefindens beider Partner beitragen kann (Pihet et al. 2007). Auch für spezifische verhaltensmedizinische Programme, die effektive Kommunikationsstrategien und dyadisches Coping fördern (z. B. im Bereich der Psychoonkologie; Heinrichs u. Zimmermann 2008), liegen erste Wirksamkeitsnachweise vor. Es zeigen sich positive Effekte auf das allgemeine Wohlbefinden der Betroffenen (Heinrichs et al. 2012; Zimmermann et al. 2007).

41.5 Praktisches Vorgehen, typische Probleme, »Tipps«

Im Folgenden werden zunächst Settings beschrieben, in denen Interaktions- und Kommunikationstrainings durchgeführt werden. Danach werden vier gängige Trainingsprogramme genauer beschrieben. Vertiefend wird darauffolgend auf den konkreten, prototypischen Ablauf von Rollenspielen eingegangen. Abschließend werden Hinweise für den Transfer der Trainingsinhalte in den Alltag gegeben.

41.5.1 Setting

Interaktions- und kommunikationsorientierte Verfahren werden in den unterschiedlichsten Settings eingesetzt. Studien haben gezeigt, dass eine Kombination aus einzeltherapeutischen Sitzungen und einem parallel stattfinden Gruppentraining die höchsten Effekte aufweist (Grawe et al. 2001). Vorteile des Einzelsettings sind, dass die der Problematik zugrunde liegenden Aspekte individuell erarbeitet, besonders problematische Situationen genau analysiert und dysfunktionale Kognitionen (z. B. mittels kognitiver Umstrukturierung) modifiziert werden können. Auch der Aufbau von Veränderungsmotivation sowie die Definition des Zielverhaltens sind in diesem Setting gut durchführbar. Im Gruppentraining kann der Teilnehmer dagegen von der Rückmeldung der Gruppe profitieren und aus dem Modellverhalten der anderen Teilnehmer lernen.

41.5.2 Spezifische Trainingsprogramme

Assertiveness-Training-Programm

Eines der ersten deutschsprachigen Programme zur Förderung von Selbstsicherheit und Verbesserung von Interaktionserfahrungen ist das Assertiveness-Training-Programm (ATP), das in den 1970er Jahren von Rüdiger Ullrich und Rita Ullrich de Muynck entwickelt wurde. Das ATP ist ein hochstrukturiertes Programm, das aus einem voll ausformulierten Behandlungsleitfaden und drei ergänzenden Büchern für Patienten besteht. Auch haben die Autoren mit dem Unsicherheits-Fragebogen (U-Fragebogen; Ullrich de Muynck u. Ullrich 1994) ein Diagnoseinstrument zur Therapieevaluation entwickelt, das sich auch für den Einsatz außerhalb des ATP eignet. Idealerweise werden bei der Durchführung des ATP Einzel- und Gruppentherapie kombiniert, eine Anwendung ausschließlich im Einzel- oder Gruppensetting ist aber möglich. Das Behandlungsmanual enthält die Beschreibung von 110 sozialen Situationen in unterschiedlichen Schwierigkeitskategorien, die im Rollenspiel eingeübt und anschließend unter realen Bedingungen umgesetzt werden sollen. Dabei werden diese Situationen in **vier Kategorien** eingeteilt:

1. Angst vor Fehlern und öffentlicher Beachtung überwinden (Kritik- oder Fehlschlagangst)
2. Unfähigkeit, Kontakt herzustellen (Kontaktangst)
3. Unfähigkeit, Forderungen stellen zu können (Ablehnungsangst beim Äußern eigener Bedürfnisse)
4. Unfähigkeit, »Nein« sagen und Kritik äußern zu können (Ablehnungsangst bei der Abgrenzung gegen Übergriffe von anderen)

Für jede dieser Kategorien finden sich im Manual des ATP einzelne Übungssituationen mit neun unterschiedlichen Schwierigkeitsstufen.

Dabei werden Variablen auf Personen-, Handlungs- und Konsequenzebene variiert, um unterschiedliche Abstufungen in der Komplexität der Situation erreichen zu können. Wie üblich für Interventionen dieser Art soll mit einfachen Übungssituationen begonnen werden, bevor schwerere Situationen geübt werden, um somit systematisch Erfolgserlebnisse zu induzieren.

Zur Erreichung des Behandlungsziels kommen im ATP drei Strategien zur Anwendung: Zunächst ist es Ziel des Trainings, den Abbau von Angst und die Reduktion von Vermeidungsstrategien durch eine schrittweise Konfrontation mit angstbesetzten und für den Patienten »schwierigen« Situationen zu bewirken. Darüber hinaus soll durch den Aufbau sozialer Fertigkeiten und kommunikativer Problemlösestrategien sowie die Änderung der Selbstwahrnehmung und Selbstbewertung eine Stärkung der Selbstsicherheit erfolgen.

Gruppentraining sozialer Kompetenzen

Das Gruppentraining sozialer Kompetenzen (GSK) gehört zu den in Deutschland bekanntesten Trainingsansätzen zur Verbesserung von Interaktionserfahrungen. Das GSK wurde in den 1980er Jahren von Rüdiger Hinsch und Ulrich Pfingsten entwickelt und wird aufgrund der hohen Flexibilität heute in vielen Varianten und in zahlreichen Settings eingesetzt. Theoretische Grundlage des GSK ist das lerntheoretisch begründete **Erklärungsmodell sozialer Kompetenzprobleme** (Hinsch u. Pfingsten 2007), nach dem sozial inkompetentes Verhalten durch eine Interaktion ungünstiger Gedanken, negativer Gefühle und ungeschickter Verhaltensweisen zustande kommt. Von diesem Modell ausgehend ist es das Behandlungsziel des GSK, durch Veränderungen auf kognitiver, affektiver und motorischer Ebene eine bessere Bewältigung problematischer sozialer Situationen zu erreichen. Elementarer Bestandteil des Trainings ist die Einübung sozial kompetenten Verhaltens im Rollenspiel und in vivo, um den Patienten konkrete Verhaltensweisen zur Bewältigung problematischer sozialer Alltagssituationen zu vermitteln.

Im GSK wird den Patienten vermittelt, dass sich menschliches Interaktionsverhalten grob in drei Kategorien (**Verhaltenstypen**) einteilen lässt: »unsicheres«, »sicheres« (oder »sozial kompetentes«) und »aggressives« Verhalten. Hierbei handelt es sich um eine prototypische Betrachtung, in der Realität verlaufen die Übergänge zwischen den einzelnen Verhaltenstypen hingegen eher kontinuierlich. Hierzu werden Diskriminationsübungen eingesetzt, bei denen Patienten lernen sollen, die verschiedenen Verhaltenstypen voneinander zu unterscheiden. In diesem Zusammenhang lassen sich oftmals ungünstige Kognitionen aufdecken und z. B. anhand von kognitiver Umstrukturierung erste Modifikationen vornehmen.

Darüber hinaus werden soziale Situationen in Abhängigkeit von der Zielsetzung der handelnden Person in drei verschiedene **Situationstypen** eingeteilt: »Recht durchsetzen«, »um Sympathie werben« und »Beziehung«. Im Folgenden werden diese gemeinsam mit Beispielen für typische Situationen aus dem verhaltensmedizinischen und psychosomatischen Kontext genauer erläutert.

Situationstypen im GSK

- **Recht durchsetzen (R-Typ Situation):** eigene Rechte und berechtigte Interessen in Anspruch nehmen und durchsetzen, Forderungen stellen und unberechtigte Forderungen ablehnen (meist gegenüber fremden Personen);
  Beispiel für eine typische Situation: Herr T., der an Chronisch Obstruktiver Lungenerkrankung (COPD) leidet, ist mit dem Zug unterwegs. Da er aufgrund seiner Erkrankung nicht lange stehen kann, hat er sich eine Platzreservierung gekauft. Der Zug ist sehr voll, und als er endlich an seinem reservierten

Platz ankommt, ist dieser schon von einer älteren Dame belegt. Herr T. möchte nun der Frau angemessen klar machen, dass er tatsächlich auf seinen Platz angewiesen ist und deshalb seine Reservierung in Anspruch nehmen möchte.

- **Um Sympathie werben (S-Typ Situation):** Kontakt aufnehmen und die Sympathie einer anderen Person gewinnen, Menschen für sich gewinnen und Unterstützung erhalten;
  Beispiel für eine typische Situation: Herr R., der an einer koronaren Herzerkrankung leidet, hat seinen Wocheneinkauf erledigt und fährt mit der U-Bahn nach Hause. Als er wieder nach oben fahren will, sieht er, dass die Rolltreppe ausgefallen ist. Da er die Einkäufe wegen seiner Erkrankung auf keinen Fall alleine nach oben tragen kann, möchte er einen Passanten bitten, ihm zu helfen.
- **Beziehung (B-Typ Situation):** Anbringen eigener Bedürfnisse und Finden eines Kompromisses gegenüber nahestehenden Personen (Freunde, Familie, Partner); der Kompromiss sollte von Verständnis und Akzeptanz für Interessen des Gegenübers gekennzeichnet sein, ohne dass eigene Interessen und Bedürfnisse vollständig aufgegeben werden;
  Beispiel für eine typische Situation: Herr A., der an chronischen Rückenschmerzen leidet, wird von einem guten Freund gebeten, ihn beim Umzug in eine andere Stadt zu unterstützen. Herr A. möchte dem Freund gerne helfen und hat auch die Zeit dazu, befürchtet aber, dass der gesamte Umzug zu anstrengend für ihn würde. Deshalb möchte er mit seinem Freund besprechen, wie er ihn unterstützen kann, ohne sich selbst zu überfordern.

Je nach Situationstyp sind nach Hinsch und Pfingsten unterschiedliche Verhaltensregeln für eine sozial kompetente Bewältigung der Situation hilfreich. So ist es bei Situationen vom Typ R wichtig, seine eigenen Interessen in den Vordergrund zu stellen und dies durch klare, eher kurze Formulierungen wie »Ich will …«, »Ich möchte …« oder » Ich werde nicht …« zu unterstreichen. Im oben genannten Beispiel müsste Herr T. also der älteren Dame gegenüber auf seinem Recht beharren, dass er sich mit der Platzreservierung erworben hat. Bei Situationen vom Typ S geht es hingegen darum, eine Forderung anzubringen, obwohl man eigentlich keinerlei Recht auf die Erfüllung seiner Bedürfnisse hat (z. B. Hilfe zu erhalten). Im oben genannten Beispiel würde Herr R. deshalb versuchen, freundlich einen Passanten anzusprechen, kurz seine Situation zu schildern und dann seine Bitte anzubringen. Zur Bewältigung von Situationen vom Typ B ist es wichtig, sowohl eigene Gefühle in Bezug auf konkrete Situationen und Verhaltensweisen zu verbalisieren als auch Verständnis für das Gegenüber zu äußern und diese mit einem Wunsch an das Verhalten des Interaktionspartners für zukünftige Situationen zu verbinden (»Ich würde Dir gern beim Umzug helfen, habe aber Angst, dass ich das mit meinem Rücken nicht durchstehen kann. Ich kann verstehen, dass Du auf meine Hilfe gezählt hast. Was hältst Du davon, wenn ich anstatt so viel zu tragen mehr Koordinationsaufgaben übernehme oder den Transporter fahre? So kann ich Dir helfen ohne mich zu überfordern«).

Im weiteren Verlauf des GSK soll sozial kompetentes Verhalten in den verschiedenen Situationstypen anhand von Rollenspielen geübt werden. Um Patienten zu verdeutlichen, welche Verhaltensweisen zur Bewältigung der Situation relevant sind, werden schriftliche Instruktionen eingesetzt, die als Anweisung für einen der drei beschriebenen Situationstypen genutzt werden können. Im Folgenden ist ein Beispiel für eine Instruktion zum Typ R dargestellt (siehe auch Hinsch u. Pfingsten 2007). Entsprechende Instruktionen können je nach Stand des Patienten in der Therapie sowohl gemeinsam mit dem Patienten erarbeitet als auch vom Therapeuten vorgegeben werden. Wichtig ist es, auf konkrete, verhaltensnahe und umsetzbare Anweisungen zu achten.

Instruktionen zum Typ R (Recht durchsetzen)

In Anlehnung an Hinsch und Pfingsten (2007)

Vor der Situation:
Geben Sie sich eine positive Selbstinstruktion (z. B. »Es ist mein gutes Recht, dass ...«).
In der Situation:
Sprechen Sie laut und deutlich.
Schauen Sie Ihrem Gesprächspartner in die Augen (Blickkontakt).
Äußern Sie ihre Forderungen in der Ich-Form.
Sagen Sie zuerst, was Sie wollen, dann warum.
Vermeiden Sie unnötige Entschuldigungen.
Werden Sie nicht aggressiv, bestehen Sie ruhig und bestimmt auf Ihren Rechten.
Nach der Situation:
Verstärken Sie sich unabhängig vom Erfolg dafür, dass Sie einen Versuch zur Durchsetzung Ihrer Rechte unternommen haben. Erkennen Sie Fortschritte an, und belohnen Sie sich auch für kleine Fortschritte.

Im weiteren Verlauf übt der Patient das gewünschte Verhalten zunächst im »geschützten Rahmen« eines Rollenspiels. Dabei werden oft mehrere Durchgänge gemacht und sowohl das Feedback von Therapeuten als auch von der Gruppe genutzt. Anschließend wird anhand von Verhaltensübungen in vivo ein Transfer in den Alltag vorbereitet.

Kommunikationstraining nach Schindler, Hahlweg und Revenstorf (1998)

Im Gegensatz zu den vorherigen Ansätzen fokussieren Kommunikationstrainings vorrangig auf Veränderungen auf interindividueller Ebene. Durch die therapeutischen Interventionen sollen die Interaktionspartner lernen, offen, konstruktiv und kongruent zu ihren Gefühlen miteinander zu sprechen. Dabei steht die Vermittlung von hierfür förderlichen Fertigkeiten für Sprecher und Zuhörer im Fokus. Kommunikationstrainings existieren für berufliche oder familiäre bzw. partnerschaftliche Bereiche und werden oft auch als Präventionsprogramme eingesetzt (Hahlweg u. Schröder 2008).

Für den partnerschaftlichen Bereich ist das Kommunikationstraining nach Schindler et al. (1998) ein in Deutschland weit verbreiteter Ansatz. Im Rahmen einer Paartherapie geht dem Kommunikationstraining meist eine ausführliche Verhaltensanalyse des partnerschaftlichen Problemverhaltens voraus, gefolgt von einem Problemlösetraining. Die Elemente des Kommunikationstrainings lassen sich jedoch auch einzeln durchführen.

Exkurs

Kommunikation und Partnerschaftsqualität

Kurt Hahlweg untersuchte in seiner Arbeitsgruppe, welche Faktoren für die Partnerschaftsqualität von Bedeutung sind. Die Ergebnisse dieser Untersuchungen weisen darauf hin, dass die Zufriedenheit in der Partnerschaft zu einem großen Maß von den Kommunikations- und Problemlösefertigkeiten der Partner abhängt. Unglückliche Paare berichteten häufiger als glückliche Paare von gestörter Kommunikation und Schwierigkeiten, Konflikte zu lösen. Die Persönlichkeit der Partner sowie die Art und das Ausmaß der Probleme zeigten sich dagegen als weniger wichtig für die Partnerschaftsqualität (Hahlweg u. Schröder 2008; Schindler et al. 1998).

Wichtigster Punkt des Kommunikationstrainings für Paare nach Hahlweg ist die Vermittlung von Fertigkeiten, die zur effektiven Konfliktlösung beitragen und förderlich für das Interaktionsverhalten in der Partnerschaft sind. Dabei wird zwischen Fertigkeiten des Sprechers und des Zuhörers unterschieden.

Sprecherfertigkeiten sind:

- Ich-Gebrauch: Der Sprecher berichtet von seinen eigenen Gedanken und Gefühlen. Vorwürfe oder Aussagen mit »du« oder »man« sollen vermieden werden.
- Konkrete Situationen ansprechen: Verallgemeinerungen wie »immer« oder »nie« sollen

vermieden werden, da diese meist sofort Widerspruch beim Gegenüber hervorrufen.
- Konkretes Verhalten ansprechen: Hierdurch kann der Zuhörer das Gesagte besser nachvollziehen. Die Zuschreibung negativer Eigenschaften durch Aussagen wie »typisch« oder »unfähig« führt ebenfalls zu Widerspruch und lenkt vom eigentlichen Inhalt ab.
- Beim Thema bleiben, um das eigentliche Anliegen klar darstellen zu können: Wichtig ist es, darauf zu achten, im Hier und Jetzt zu bleiben und nicht durch Rückgriffe auf die Vergangenheit (»damals«) vom Thema abzuschweifen.
- Sich öffnen: Es sollten eigene Wünsche, Gefühle und Bedürfnisse direkt ausgedrückt und Anklagen und Vorwürfe vermieden werden.

Zuhörerfertigkeiten sind:
- Aufnehmendes Zuhören, um dem Sprecher Interesse an dessen Äußerungen zu signalisieren: Dies kann durch Blickkontakt und eine dem Partner zugewandte Haltung sowie durch unterstützende Gesten, Nicken oder Äußerungen wie »mhm«, oder »aha« geschehen.
- Paraphrasieren, also das Wiederholen des Gesagten in eigenen Worten, um Verständnis auszudrücken.
- Offene Fragen, um z. B. bei indirekten Äußerungen Wünsche und Gefühle des Partners zu erfragen.
- Positive Rückmeldung für offene und verständliche Äußerungen zur Ermutigung des Sprechers.
- Rückmeldung eigener Gefühle: Wenn es dem Zuhörer nicht möglich ist, verständnisvoll auf den Sprecher zu reagieren, so sollte er die ausgelösten Gefühle direkt zurückmelden (z. B. »Es ärgert mich, dass du das so siehst«).

Zur Förderung dieser Fertigkeiten ist es zunächst wichtig, die beschriebenen Sprecher- und Zuhörerfertigkeiten zu erarbeiten. Neben der **psychoedukativen Vermittlung** eignet es sich hierfür, an einem Modell (z. B. einer Videoaufzeichnung) ein Streitgespräch zu zeigen, bei dem Verhaltensweisen auftreten, die zur Eskalation des Gespräches führen. Aufgabe der Teilnehmer ist es dann, diese Verhaltensweisen (wie z. B. Anklagen und Vorwürfe, Abbruch von Blickkontakt, abrupter Themenwechsel etc.) zu erkennen und Alternativen zu erarbeiten. Anschließend bietet es sich an, ein erneutes Gespräch mit zunächst gleichem Beginn zu zeigen, bei dem durch Einhaltung der besprochenen Regeln eine Eskalation vermieden wird und eine konstruktive Konfliktlösung erfolgen kann. In Rollenspielen lässt sich der Einfluss der erarbeiteten Verhaltensweisen auf das Gespräch weiter demonstrieren, z. B. indem der Therapeut mal als perfekter, mal als unachtsamer, mal als anklagender Gesprächspartner auftritt. Im Anschluss an die Vermittlung der Sprecher- und Zuhörerfertigkeiten sollen die Teilnehmer die Einhaltung dieser Regeln im Rollenspiel und in Realsituationen trainieren. Auch hier ist ein ansteigender Schwierigkeitsgrad empfehlenswert. Am besten wird zu Beginn ein Rollenspiel durchgeführt, bei dem Sprecher- und Zuhörerrolle klar aufgeteilt sind und sich die Teilnehmer zunächst über ein positiv besetztes Thema unterhalten und eigene Gefühle und Wünsche hierzu äußern. Gelingt diese erste Übung, können im Folgenden weitere Rollenspiele mit ansteigender Schwierigkeit durchgeführt werden. So kann zunächst ein erstes Konfliktgespräch mit einem vorgegebenen Thema durchgeführt werden, bei dem Sprecher- und Zuhörerrolle wechseln, später sollten dann Rollenspiele mit eigenen Themen durchgeführt werden. Wichtig ist auch hier, dass die Teilnehmer das gelernte Verhalten in ihren Alltag übertragen und die Durchführung von Konfliktgesprächen auch zu Hause üben.

Paarlife-Training

In einem neueren Ansatz im Bereich partnerschaftliche Kommunikation untersuchte die Arbeitsgruppe um Bodenmann den Einfluss von (Alltags-)Stress auf die Partnerschaftsqualität und -kommunikation. Die Befunde zeigen, dass sich externer Stress und Alltagsbelastungen (wie z. B. Belastungen durch eine chronische Erkrankung) auch auf die Partnerschaft auswirken können (»Spill-over-Effekt«). Dadurch kann sich die Wahrscheinlichkeit für dysfunktionale Kommunikation und Konflikte erhöhen und die Partnerschaftsqualität und -stabilität negativ beeinflusst werden (Bodenmann 2007; Bodenmann u. Gmelch 2009; Hahlweg u. Schröder 2009). Ausgehend von diesen Befunden entwickelte Bodenmann das **Konzept des dyadischen Copings**. Der Partner wird dabei als eine wichtige Ressource für eine ganzheitliche Stressbewältigung angesehen. Im Paarlife-Training (Bodenmann 2012; ehemals Freiburger Stresspräventionstraining für Paare; Bodenmann 2008) werden daher Interventionen zur Förderung der partnerschaftlichen Kommunikation, zum Problemlösen und zur individuellen Stressbewältigung kombiniert, um eine bessere partnerschaftliche Stressbewältigung, eine Erhöhung des allgemeinen Wohlbefindens und eine höhere Partnerschaftszufriedenheit zu erreichen. Als Interventionsmethoden kommen vorrangig Psychoedukation, Rollenspiele (z. B. die Trichtermethode, s. u.) und Modelllernen (z. B. anhand von Videobeispielen) zum Einsatz.

Das Paarlife-Training (nach Bodenmann 2012; Bodenmann u. Shantinath 2004) besteht aus sechs weitgehend unabhängigen Modulen:

- Psychoedukation zur Einführung in das Thema Stress und Stressbewältigung
- Verbesserung der individuellen Stressbewältigung
- Verbesserung der gemeinsamen Stressbewältigung
- Verbesserung der dyadischen Kommunikation
- Austausch, Gerechtigkeit und Fairness in der Partnerschaft
- Verbesserung der gemeinsamen Problemlösung

Eine der wichtigsten Interventionsmethoden des Paarlife-Trainings, mit der die Kommunikationsfähigkeit der Partner gestärkt werden soll, ist die **Trichtermethode der emotionsbezogenen Stresskommunikation**. Nach Bodenmann (2012) tauschen sich Paare häufig nur indirekt und oberflächlich über Belastungen im Alltag aus, was oftmals zu Missverständnissen und Fehlinterpretationen führt. Ziel der Trichtermethode ist es, bei den Betroffenen ein Kommunikationsschema zu etablieren, das ihnen hilft, eigenen Stress selbst zu verstehen sowie dem Partner besser verständlich zu machen und durch dieses Verständnis optimale Unterstützung zu erhalten.

Bei Kommunikation nach der Trichtermethode engt sich im Verlauf einer Diskussion der Gesprächsfokus (analog zu einem Trichter) immer mehr auf die zentralen Themen ein. Die Gesprächspartner beginnen bei oberflächlichen (Alltags-)Stressoren (Sachebene) und vertiefen dann die Kommunikation immer weiter (emotionale Ebene), bis sie zu den zentralen Themen gelangen (zentrale Konstrukte und Schemata). Eine optimale Kommunikation nach der Trichtermethode sollte verschiedene Phasen auf unterschiedlichen Ebenen durchlaufen:

- Sachebene: Zunächst berichtet der Betroffene breit und oberflächlich über ein stressauslösendes Thema, gefolgt von einer sachlichen Beschreibung und inhaltlichen Details der Situation.
- Emotionale Ebene: Schilderung des emotionalen Erlebens in der stressauslösenden Situation. Der Partner unterstützt durch seine Fragen die Elaboration von relevanten Emotionen und Kognitionen.

- Fokussierung auf tiefer liegende Emotionen, zentrale Konstrukte und Schemata

Das Paarlife-Training ist als zweitägiges Gruppentraining konzipiert, an dem beide Partner gemeinsam teilnehmen. Unabhängig davon können die Interventionen zum Paarlife-Training jedoch auch im Einzelsetting und mit nur einem der beiden Partner durchgeführt werden. Eine gemeinsame Teilnahme beider Partner erzielt jedoch die größten Effekte (Bodenmann u. Shantinath 2004).

41.5.3 Ablauf von Rollenspielen

Nachdem nun vier gängige Interaktions- und Kommunikationstrainings prototypisch vorgestellt wurden, wird im Folgenden vertiefend auf die wichtigste Komponente aller Interaktions- und Kommunikationstrainings eingegangen: auf den konkreten, prototypischen Ablauf von Rollenspielen.

Der Ablauf eines typischen Rollenspiels lässt sich in verschiedene Phasen einteilen (nach Hautzinger 2008):

1. Zunächst werden in einer Vorbesprechung die Situation sowie das problematische Verhalten beschrieben. Dabei ist aufseiten des Therapeuten darauf zu achten, dass die herausgearbeitete Situation im Rollenspiel realistisch darstellbar ist.
2. Anschließend wird ein Ablaufplan erstellt, in dem Dauer und Inhalt der zu spielenden Sequenz, Anzahl und Verhalten der Interaktionspartner sowie das Zielverhalten des Rollenspielers festgelegt werden.
3. Im nächsten Schritt erfolgt die erste Durchführung des Rollenspiels, das idealerweise auf Video aufgezeichnet werden sollte. Bei Schwierigkeiten im Rollenspiel können ggf. Hilfen durch Teilnehmer oder Therapeuten, z.B. mittels »Prompting«, gegeben werden. »Prompting« bedeutet in diesem Kontext, dass sich der Therapeut während des Rollenspiels kurz verbal einschaltet und konkrete Hinweise gibt, um die Aufmerksamkeit des Patienten wieder auf das gewünschte Verhalten zu lenken.
4. Sowohl die Rückmeldungen von Therapeuten und Beobachtern als auch die Selbstbeobachtung des Patienten haben eine große Bedeutung im Rollenspiel. Dabei kann die Auswertung einer Videoaufzeichnung der gespielten Sequenz sehr hilfreich sein. Nach dem ersten Durchgang des Rollenspiels sollen zunächst vom Patienten selbst gelungene Verhaltensweisen herausgearbeitet werden. Erst im zweiten Schritt werden konkrete Verbesserungsvorschläge zur weiteren Optimierung des Verhaltens gesammelt.
5. In einer zweiten Durchführung des Rollenspiels kann der Patient diese Verbesserungsvorschläge umsetzen und das bereits erfolgreich ausgeübte Verhalten weiter erproben.
6. Anschließend wird das Rollenspiel erneut analysiert und eine Rückmeldung gegeben. Bei Bedarf kann sich eine weitere Durchführung des Rollenspiels anschließen.
7. Abschließend bietet es sich an, ein Resümee bzgl. der Erfahrungen des Rollenspielers zu ziehen sowie Transfer und Übertragung der eingeübten Verhaltensänderungen in den Alltag vorzubereiten.

Praxistipp

Richtig Rückmeldung geben (nach Rief et al. 2006)

Reihenfolge: Zunächst sollte immer der Patient selbst die Möglichkeit bekommen, anzumerken, welches Verhalten er in der eben gespielten Situation schon gut umsetzen konnte. Im nächsten Schritt soll er überlegen, an welchen Stellen er Schwierigkeiten hatte. Auch sollte der Patient die Möglichkeit bekommen, zu bestimmen ob er Feedback bekommen möchte. Anschließend sollten die am Rollenspiel beteiligten Personen Rückmeldung geben, danach eventuelle Beobachter (Gruppenteilnehmer, Therapeut).

Rückmelderegeln: Positive Rückmeldung erleichtert es und motiviert dazu, gewohnte Verhaltensmuster zu verändern. Kritische Rückmeldungen oder zahlreiche Verbesserungsvorschläge hingegen können aufseiten des Patienten zu Frustration führen. Daher sollten vor der Durchführung eines Rollenspiels mit allen Teilnehmern klare »Rückmelderegeln« besprochen werden, auf deren Einhaltung der Therapeut achten sollte. Es können z. B. folgende Instruktionen gegeben werden:

- Immer konkrete Verhaltensmerkmale ansprechen, allgemeine Wertungen, unspezifische und unbegründete Aussagen vermeiden. Beispiel: Besser »Du hast am Anfang sehr gut den Blickkontakt aufgenommen« anstatt »Das war recht gut« oder »Deine Art zu reden hat mir nicht gefallen«.
- Rückmeldung immer mit einem positiven Aspekt beginnen und mit möglichst vielen Beispielen beschreiben. Beispiel: »Dein nonverbales Verhalten war der Situation angemessen. Du hast zunächst gut den Blickkontakt aufgenommen und diesen gehalten. Deine Körperhaltung war aufrecht und … «
- Ein bis maximal zwei Veränderungsmöglichkeiten auf Verhaltensebene nennen. Beispiel: »Beim nächsten Mal könntest noch mehr darauf achten, deine Bedürfnisse auszudrücken und Sätze mit ›Ich möchte …‹ oder ›Ich will …‹ zu beginnen.«
- Keine persönlichen Wertung, kein »richtig« oder »falsch« einfließen lassen. Rückmeldung immer auf das vorher festgelegte Verhalten beziehen, das der Rollenspieler ändern wollte.
- Der Rollenspieler hat immer die Möglichkeit, auf Rückmeldung zu verzichten. Der Rückmeldende sollte immer nachfragen, ob ein Feedback erwünscht ist.

41.5.4 Transfer

Häufig werden Interaktions- und Kommunikationstrainings dafür kritisiert, dass die Teilnehmer lediglich eine standardisierte Lösung für ganz bestimmte Situationen lernen, diese Kompetenzen aber nicht im Alltag anwenden können. Wichtig bei der Durchführung dieser Verfahren ist es daher, nach erfolgreicher Durchführung der Übungen im Rollenspiel die konkrete Übertragung in Alltagssituationen vorzubereiten, z. B. indem Verhaltensübungen als Hausaufgabe zwischen den Therapiesitzungen gegeben werden (z. B. dem Partner etwas Bestimmtes mitteilen; ein seit Langem verschobenes Konfliktgespräch initiieren etc.). Dabei ist es wichtig, diese intensiv vor- und nachzubesprechen und den Patienten auch auf mögliche »Fallen« und Misserfolge im Alltag vorzubereiten. Das Ziel der Trainingsprogramme liegt nämlich nicht in der Einübung standardisierter Lösungen (das wäre auch gar nicht möglich bzw. hilfreich), sondern in der Erweiterung des Handlungsspielraums und der Erhöhung der Handlungsflexibilität jedes Einzelnen.

41.6 Ausblick

Im Kontext der Psychosomatik und Verhaltensmedizin werden Interventionen zur Verbesserung der Kommunikations- und Interaktionsfähigkeiten inzwischen breit angewendet und finden sich häufig als Komponente in multimodalen kognitiv-verhaltenstherapeutischen Therapieprogrammen.

Darüber hinaus spielen soziale Kompetenztrainings zunehmend auch in der Prävention psychischer und psychosomatischer Krankheiten (einschließlich Suchterkrankungen) eine Rolle. Eine Verbesserung der sozialen Kompetenz ist immer auch eine Stärkung der persönlichen Ressourcen eines Patienten. Aus diesem Grund betonen z. B. Dozois et al. (2009) die Wichtigkeit von Interventionen zur Verbesserung der sozialen Kompetenz in transdiagnostischen Präventionsprogrammen für emotionale Störungen. Im Kontext mit körperlichen Erkrankungen können Trainings sozialer Kompetenz helfen, mit der veränderten Situation umzugehen, Unsicherheiten und Stigmatisierungen zu überwinden, sich sozialen Situationen besser anzupassen, soziale Unterstützung einzufordern sowie stabile soziale Beziehungen zu entwickeln und aufrechtzuerhalten (Dunn u. Herman 1982; Glueckauf u. Quittner 1992; ► Kap. 17). Es werden also die individuellen Möglichkeiten der Betroffenen verbessert, Interaktionssituationen zu gestalten. Damit wird auch ein Fokus auf die individuellen Stärken des Patienten gelegt, weg von der Defizit- und hin zur Ressourcenperspektive.

Literatur

Arnold B, Brinkschmidt T, Casser HR et al. Multimodale Schmerztherapie – Konzepte und Indikation. Schmerz 2009; 23: 112–20.

Bauer M. Empirische Befunde zu den Interventionstechniken des GSK. In: Hinsch R, Pfingsten U (Hrsg). Gruppentraining sozialer Kompetenzen (GSK). Weinheim: PVU 2007; 101–17.

Benton MK, Schroeder HE. Social skills training with schizophrenics: A meta-analytic evaluation. J Consult Clin Psychol 1990; 58(6): 741–7.

Bodenmann G. Dyadisches Coping Inventar: DCI. Bern: Huber 2008.

Bodenmann G. Verhaltenstherapie mit Paaren: Ein bewältigungsorientierter Ansatz. Bern: Huber 2012.

Bodenmann G. Verhaltenstherapeutische Paartherapie. In: Strauss B, Hohagen F, Caspar F (Hrsg). Lehrbuch Psychotherapie (Teilbd. 2). Göttingen: Hogrefe 2007.

Bodenmann G, Gmelch S. Stressbewältigung. In: Margraf J, Schneider S (Hrsg). Lehrbuch der Verhaltenstherapie (Bd. 2). Berlin: Springer 2009; 617–29.

Bodenmann G, Perrez M, Cina A, Widmer K. The effectiveness of a coping-focused prevention approach: A two-year longitudinal study. Swiss J Psychol 2002; 61: 195–202.

Bodenmann G, Shantinath SD. The Couples Coping Enhancement Training (CCET): A new approach to prevention of marital distress based upon stress and coping. Fam Relat 2004; 53(5): 477–84.

Chase BW, Cornille TA, English RW. Life satisfaction among persons with spinal cord injuries. J Rehabil 2000; 66(3): 14–20.

Chorpita BF. Modular Cognitive-behavioral Therapy for Childhood Anxiety Disorders. New York: Guilford Press 2007.

Corrigan PW. Social skills training in adult psychiatric populations: A meta-analysis. J Behav Ther Exp Psychiat 1991; 22(3): 203–10.

Craig KD. The social communication model of pain. Can Psychol Can 2009; 50(1): 22–32.

Dierk JM, Conradt M, Rauh E et al. What determines well-being in obesity? Associations with BMI, social skills, and social support. J Psychosom Res 2006; 60(3): 219–27.

Dozois DJA, Seeds PM, Collins KA. Transdiagnostic approaches to the prevention of depression and anxiety. J Cogn Psychother 2009; 23(1): 44–59.

Dunn ME, Herman SH. Social skills and physical disability. In: Doleys DM, Meredith R (eds). Behavioral Medicine: Assessment and Treatment Strategies. New York: Plenum Press 1982; 117–44.

Feldhege FJ, Krauthan G. Das Verhaltenstrainingsprogramm zum Aufbau sozialer Kompetenz. Berlin: Springer 1979.

Flor H, Kerns RD, Turk DC. The role of spouse reinforcement, perceived pain, and activity levels of chronic pain patients. J Psychosom Res 1987; 31(2): 251–9.

Fordyce WE, Shelton JL, Dundore DE. The modification of avoidance learning pain behaviors. J Behav Med 1982; 5(4): 405–14.

Fydrich T, Bürgener F. Ratingskala für soziale Kompetenz. In: Margraf J, Rudolf K (Hrsg). Soziale Kompetenz – Soziale Phobie. Anwendungsfelder, Entwicklungslinien, Erfolgsaussichten. Hohengehren: Schneider 1999; 81–96.

Grawe K, Donati R, Bernauer F. Psychotherapie im Wandel. Von der Konfession zur Profession (5. Aufl.). Bern: Hogrefe 2001.

Glueckauf RL, Quittner AL. Assertiveness training for disabled adults in wheelchairs: Self-report, role-play, and activity pattern outcomes. J Consult Clin Psychol 1992; 60: 419–25.

Hahlweg K, Schröder B. Kommunikationstraining. In: Linden M, Hautzinger M (Hrsg). Verhaltenstherapiemanual (6. Aufl.). Berlin: Springer 2008; 356–61.

Hahlweg K, Schröder B. Partnerschafts- und Eheprobleme. In: Margraf J, Schneider S (Hrsg). Lehrbuch der Verhaltenstherapie (Bd. 2). Berlin: Springer 2009; 563–81.

Hautzinger M. Verhaltensübungen-Rollenspiele. In: Linden M, Hautzinger M (Hrsg). Verhaltenstherapiemanual (6. Aufl.). Berlin: Springer 2008; 319–22.

Helbig-Lang S, Klose M. Trainings der Selbstsicherheit, sozialer Fertigkeiten und der Kommunikation. In: Wittchen H-U, Hoyer J (Hrsg). Klinische Psychologie und Psychotherapie. Berlin: Springer 2011; 565–76.

Heinrichs N, Zimmermann T. Bewältigung einer gynäkologischen Krebserkrankung in der Partnerschaft: Ein psychoonkologisches Behandlungsprogramm für Paare. Göttingen: Hogrefe 2008.

Heinrichs N, Zimmermann T, Huber B et al. Cancer distress reduction with a couple-based skills training: a randomized controlled trial. Ann Behav Med 2012; 43(2): 239–52.

Hinsch R, Pfingsten U. Das Gruppentraining sozialer Kompetenzen (GSK). Grundlagen, Durchführung, Materialien (5. Aufl.). Weinheim: PVU 2007.

Hadjistavropoulos T, Craig KD, Duck S et al. A biopsychosocial formulation of pain communication. Psychol Bull 2011; 137(6): 910–39.

Ingram RE, Price JM. Vulnerability to psychopathology: Risk across the lifespan. New York: Guilford Press 2010.

Janowski K, Steuden S, Pietrzak A et al. Social support and adaptation to the disease in men and women with psoriasis. Arch Dermatol Res 2012; 304(6): 421–32.

Kanning UP. Development and validation of a German-language version of the Interpersonal Competence Questionnaire (ICQ). Eur J Psychol Assess 2006; 22(1): 43–51.

Kendall NA, Linton SJ, Main CJ. Guide to Assessing Psychosocial Yellow Flags in Acute Low Back Pain: Risk Factors for Long-Term Disability and Work Loss. Accident Rehabilitation and Compensation Insurance Corporation of New Zealand and the National Health Committee. New Zealand: Wellington 1997.

Lange S, Zschocke I, Langhardt S et al. Effekte kombinierter therapeutischer Maßnahmen bei Patienten mit Psoriasis und atopischer Dermatitis. Hautarzt 1999; 50(11): 791–7.

Ledermann T, Bodenmann G, Cina A. The efficacy of the Couples Coping Enhancement Training (CCET) in improving relationship quality. J Soc Clin Psychol 2007; 26(8): 940–59.

Margraf J, Rudolf K. Training sozialer Kompetenz. Hohengehren: Schneider 1995.

Müller R. Understanding the associations of social skills and social support with mental health, participation and quality of life in persons with spinal cord injury. Dissertation. München: Ludwig-Maximilians-Universität 2013.

Oberlander TF, Symons FJ. Pain in children and adults with developmental disabilities. Paul H Brookes Pub Co 2006.

Petermann F, Holtz MC, van der Meer B, Krohn-Grimberghe B. Verhaltensmedizinische Behandlungsstrategie der Fibromyalgie. Schmerz 2007; 21: 469–78.

Pfingsten M, Bautz M, Eggebrecht D, Hildebrandt J. Soziale Interaktion bei Patienten mit chronischen Rückenschmerzen. Psychother Med Psychol 1988; 38: 328–32.

Pfingsten U. Training sozialer Kompetenz. Margraf J, Schneider S (Hrsg). Lehrbuch der Verhaltenstherapie (Bd. 2). Berlin: Springer 2009; 587–96.

Pihet S, Bodenmann G, Cina A et al. Can prevention of marital distress improve well-being? A 1 year longitudinal study. Clin Psychol Psychother 2007; 14(2): 79–88.

Puhl R, Brownell KD. Ways of coping with obesity stigma: Review and conceptual analysis. Eat Behav 2003; 4(1): 53–78.

Rief W, Exner C, Martin A. Psychotherapie. Ein Lehrbuch. Stuttgart: Kohlhammer 2006.

Schindler L, Hahlweg K, Revenstorf D. Partnerschaftsprobleme: Diagnostik und Therapie (2. Aufl.). Berlin: Springer 1998.

Segrin C. Interpersonal Processes in Psychological Problems. New York: Guilford 2001.

Stenzel N, Krumm S, Rief W. Treatment planning in psychotherapy by use of the interview for operationalized skills assessment. Verhaltensther 2010; 2: 109–17.

Stenzel N, Rief W. Operationalisierte Fertigkeitsdiagnostik zur Therapieplanung (OFD). Klin Diagn Eval 2011; 4(2): 111–32.

Uchino BN. Social support and health: A review of physiological processes potentially underlying links to disease outcomes. J Behav Med 2006; 29(4): 377–87.

Ullrich de Muynck R, Ullrich R. ATP: Anleitung für den Therapeuten. Einübung von Selbstvertrauen und sozialer Kompetenz (2. Aufl.). Stuttgart: Klett-Cotta 2002.

Ullrich de Muynck R, Ullrich R. Der Unsicherheitsfragebogen. München: Pfeiffer 1994.

van Leeuwen CM, Post MW, Westers P et al. Relationships between activities, participation, personal factors, mental health, and life satisfaction in persons with spinal cord injury. Arch Phys Med Rehabil 2012; 93(1): 82–9.

Waddel G. The Back Pain Revolution. Edinburgh: Churchill Livingstone 1998.

Zimmermann T, Heinrichs N, Scott JL. CanCOPE »Schritt für Schritt«: Die Effektivität eines partnerschaftlichen Unterstützungsprogramms bei Frauen mit Brust- oder gynäkologischen Krebserkrankungen. Verhaltensther 2006; 16(4): 247–55.

42 Unterstützende Interventionen für Angehörige

Gabriele Wilz, Franziska Meichsner

Die Erkrankung eines Familienmitglieds kann für die Angehörigen erhebliche Belastungen verursachen, die mit negativen Auswirkungen auf die eigene Gesundheit und Lebensqualität verbunden sein können (Amirkhanyan u. Wolf 2003; Pinquart u. Sörensen 2003; Strauss u. Olbrich 1987; Visser et al. 2004). Pinquart und Sörensen (2003) fanden eine schlechtere körperliche Gesundheit, niedrigeres Wohlbefinden und geringere Selbstwirksamkeit sowie mehr depressive Symptome bei pflegenden im Vergleich zu nicht-pflegenden Angehörigen. Vitaliano und Kollegen (2003) berichten weiterhin, dass Angehörige chronisch Erkrankter einen erhöhten Stresshormonspiegel und eine niedrigere Antikörperantwort aufweisen. Dies lässt auf ein erhöhtes Krankheitsrisiko auch bei den Angehörigen selbst schließen. Studien konnten zeigen, dass z. B. Angehörige von Patienten mit Tumorerkrankungen eine höhere Prävalenz für koronare Herzerkrankungen und Schlaganfall aufweisen (Ji et al. 2012). Diese Befunde sind jedoch nicht konsistent (Buyck et al. 2013).

Insgesamt stellt die Versorgung eines erkrankten Menschen neue Anforderungen an die Organisation und Gestaltung des Alltags und verlangt die Aneignung neuer Fertigkeiten sowie emotionale Unterstützung des Erkrankten. Darüber hinaus müssen die Angehörigen **psychische Anpassungsleistungen** erbringen, um die Veränderungen durch eine akute oder chronische Erkrankung bei einem nahe stehenden Menschen wahrzunehmen, zu akzeptieren, in die Beziehung zu integrieren und damit umgehen zu lernen.

42.1 Belastungen und Anforderungen für die Angehörigen

Eine chronische Erkrankung belastet nicht nur den Patienten, sondern auch seine Angehörigen und beeinflusst besonders partnerschaftliche Beziehungen. Je nach Persönlichkeit, Qualität der Paar- oder Verwandtschaftsbeziehung sowie Schwere und Art der Erkrankung können sich Angehörige aus sehr verschiedenen Gründen belastet und überfordert fühlen (Pearlin et al. 1990; Pinquart u. Sörensen 2004). Im Folgenden sind die wichtigsten Belastungsquellen aufgeführt (Baider u. Bengel 2001; Dew et al. 2004; Hebert u. Schulz 2006; Jungbauer et al. 2003; Kofahl et al. 2007; Rosenberger et al. 2012; Schäufele et al. 2007; Schneekloth u. Müller 2000).

42.1.1 Überforderung, Stress durch Mehrfachbelastung und Vernachlässigung eigener Bedürfnisse

Eine akute oder chronische Erkrankung kann die Lebenssituation der Familie stark verändern, sodass für die gesunden Mitglieder vielfältige neue und zusätzliche Aufgaben zu bewältigen sind. Neben der Versorgung des Erkrankten geben die Angehörigen emotionale Unterstützung und übernehmen zusätzlich die Aufgaben des Erkrankten.

Diese Anforderungen müssen häufig in einen Lebensalltag mit Berufstätigkeit und Kinderversorgung integriert werden. Die eigenen Bedürfnisse der Angehörigen treten in dieser Situation meist in den Hintergrund.

42.1.2 Rollenveränderungen und Rollenneudefinition

Neben den genannten Lebensveränderungen sind schwere und/oder chronische Erkrankungen in der Regel häufig auch mit Veränderungen in der Beziehung verbunden. Über Jahre etablierte Rollen müssen neu definiert werden, da der Erkrankte diese nicht mehr in der gewohnten Form erfüllen kann. Partner versuchen meist gemeinsam, mit den veränderten Anforderungen zurechtzukommen, was als dyadisches Coping (Bodenmann 2000) bezeichnet wird. Ist einer der Partner erkrankt, gewinnen besonders zwei Unterformen des dyadischen Copings an Bedeutung: supportives und delegiertes Coping. Beim supportiven Coping unterstützt vor allem ein Partner den anderen, wenn dieser den Belastungen (d. h. der Erkrankung und ihrer Behandlung) ausgesetzt ist, während bei delegiertem Coping ein Partner Aufgaben und Versuche der Problemlösung für den anderen übernimmt, um dessen Belastung zu minimieren. Dabei besteht jedoch die Gefahr, dass der initial weniger belastete Partner seinen eigenen erlebten Stress nicht in gleicher Weise mitteilen kann, was negative Auswirkungen auf dessen Gesundheit und Wohlbefinden haben kann. In der Regel nimmt die Verantwortung des gesunden Partners zu, und es müssen neue Aufgaben übernommen werden. So ist z. B. der gesunde Partner nun alleine für die finanzielle Versorgung der Familie zuständig, muss Entscheidungen treffen und organisatorische oder auch handwerkliche Aufgaben übernehmen. Zudem erleben Angehörige es als enorme Belastung, wenn sie dem Erkrankten nicht helfen können, und auch das Fehlen einer bisher vorhandenen gegenseitigen emotionalen Unterstützung kann sehr belastend sein.

42.1.3 Belastende Emotionen

Aufgrund der Lebensveränderungen durch die Erkrankung erleben Angehörige unterschiedliche belastende Emotionen.

Wut/Ärger, Kontrollverlust und Schuldgefühle

Eine chronische Überforderungssituation kann zum Erleben von Kontrollverlust und/oder Insuffizienzgefühlen führen. So kann z. B. das Miterleben von nicht-compliantem, gesundheitsschädlichem Verhalten des Erkrankten

(z. B. Rauchen oder Alkoholkonsum) zu Wut führen und impulsives, aggressives Verhalten auslösen. Ein hohes Anspannungsniveau kann zudem negative Auswirkungen auf die Kinder in den betroffenen Familien haben, da weniger Ressourcen für deren Bedürfnisse bestehen. Als Konsequenz erleben die Angehörigen Schuldgefühle und Insuffizienz, was zu einem Teufelskreis von Überforderung und Beeinträchtigung des Selbstwertgefühls bis hin zur Entwicklung von depressiven Symptomen führen kann.

Angst

Häufig erleben Angehörige auch Ängste und Sorgen. So fürchten viele Angehörige eine mögliche Verschlimmerung der Symptomatik, bleibende Beeinträchtigungen und haben Zukunftsängste oder Angst vor dem Tod des Erkrankten. Auch Schuldgefühle, wie z. B. nicht richtig reagiert zu haben oder mitverantwortlich für die Erkrankung zu sein, können eine starke psychische Belastung verursachen.

Trauer und Verlusterleben

Aufgrund der Erkrankung kann es zu bedeutsamen Einschränkungen der bisherigen gemeinsamen Lebensgestaltung kommen. Wenn der Erkrankte zudem in seiner Persönlichkeit verändert ist, wird dies als schmerzlicher Verlust der bisher gelebten Beziehung erlebt. Bei manchen Erkrankungen sind bleibende Behinderungen vorhanden, die eine Veränderung der gemeinsamen Lebensführung notwendig machen (z. B. Urlaubsreisen, Hobbys, sexuelle Aktivitäten) und von den Angehörigen eine Anpassung an die veränderte Situation erfordern. Bei Tumorerkrankungen oder anderen progredienten Erkrankungen sind die Angehörigen mit dem bevorstehenden Sterbeprozess und Tod des Erkrankten konfrontiert.

42.2 Auswirkungen der familiären Interaktion auf den Erkrankten

Angehörige sind jedoch nicht nur mit betroffen, sie nehmen auch Einfluss (Barskova u. Wilz 2007). So stehen die Funktionsfähigkeit und psychische Gesundheit der Familie und die frühzeitige Einbindung der Angehörigen in den Rehabilitationsprozess maßgeblich mit dem Erfolg von Rehabilitationsmaßnahmen in Zusammenhang (Perrin et al. 2009). Inwieweit z. B. ein Schlaganfallpatient Aktivitäten des täglichen Lebens wieder aufnehmen kann, ist in hohem Maße abhängig von der instrumentellen und emotionalen Unterstützung durch seine Angehörigen (Kwakkel et al. 1996). Insbesondere depressive Symptome der Angehörigen sind mit überfürsorglichem Verhalten, Bevormundung und unnötigen Hilfestellungen assoziiert. Manche Angehörige reagieren aus Angst vor einer Verschlechterung der Symptomatik mit überfürsorglichem Verhalten. Die Erkrankten werden umsorgt, und es werden Verantwortung und Pflichten abgenommen und dadurch gesundheitsförderliches Verhalten der Erkrankten behindert (Flor et al. 1987; Fordyce 1988). Zudem können chronische Überforderungsgefühle zu impulsivem Verhalten dem Erkrankten gegenüber führen und/oder die eigene Gesundheit beeinträchtigen (Elliott et al. 1999). Dieses problematische Betreuungsverhalten kann negative Auswirkungen auf den Rehabilitationserfolg, die Krankheitsbewältigung und Selbstständigkeit der Patienten haben (Perrin et al. 2009). So kann überprotektives Verhalten der Familienmitglieder dazu führen, dass der Patient in der Krankenrolle verbleibt, obwohl sich Verbesserungen ergeben haben und Fähigkeiten wiedererlangt werden konnten (Wilz 2007; Wilz u. Kalytta 2008). Neben dieser »Overprotection« können auch **stereotype Rollenerwartungen** (Ryan et al. 1986, 1995) und **dysfunk-**

tionale Kommunikationsstile in der Dyade eine erhebliche Auswirkung auf die rehabilitative Entwicklung und psychische Gesundheit von Patienten haben (Edwards u. Chapman 2004; Edwards u. Forster 1999; Edwards u. Noller 1998). Nach Edwards et al. (2004) haben folgende dysfunktionale Interaktionsmuster einen negativen Einfluss auf den Erhalt der Selbstständigkeit und der Lebensqualität der Patienten:

- Avoidance: Vermeiden von Gesprächen mit emotionalen Inhalten, Vermeiden von Ausdruck von Emotionen, Vermeiden des Besprechens von Konflikten
- Domination: dominantes oder überfürsorgliches Kommunikationsverhalten des gesunden Partners (overly protective communication) sowie kontrollierendes Interaktionsverhalten (patronising communication)

Zusammenfassend können Familienmitglieder das Gesundheitsverhalten und die Compliance des Patienten positiv beeinflussen und verstärken, sie können jedoch auch behindernd auf gesundheitsförderliche Verhaltensweisen des Patienten reagieren und damit negativ auf den weiteren Krankheitsverlauf wirken (Fisher 2006; Fisher u. Weihs 2000).

Daher sollten die Angehörigen auch darin unterstützt werden, die Bedürfnisse der Patienten wahrnehmen zu lernen, um krankheitsadäquate, fördernde Hilfe für den Erkrankten geben zu können.

42.3 Unterstützende Interventionen für Angehörige

Angehörige versuchen die genannten Belastungen in unterschiedlicher Weise zu bewältigen (Elliott et al. 2001; Elliott u. Shewchuk 2004; McCubbin u. McCubbin 1996). Neben konstruktiven Lösungen kann es auch zu Problemlöseversuchen kommen, welche die Belastungen verstärken können. Hier setzen unterstützende Interventionen für Angehörige an, indem diese zum einen das Ziel verfolgen, gesundheitliche Beeinträchtigungen der Angehörigen zu verhindern bzw. zu reduzieren, und zum anderen die Krankheitsbewältigung des Betroffenen und der gesamten Familie zu unterstützen und somit die Lebensqualität trotz Erkrankung zu fördern und zu erhalten. Aufgrund der beschriebenen Heterogenität der Belastungen und Anforderungen sind jeweils auf die Erkrankung abgestimmte **Angehörigeninterventionen** sowie ein breites Spektrum an Interventionsstrategien erforderlich (Wilz u. Meichsner im Druck; Wilz et al. 2015).

42.3.1 Aufklärung, Wissensvermittlung und Einbezug der Angehörigen in die Behandlung

Für Angehörige sind individuelle Informationen über gesundheitliche Veränderungen, Verhaltensprobleme oder Therapiefortschritte der Patienten wie auch eine aktive Partizipation am Behandlungsprozess besonders bedeutsam (Shaw et al. 1997). Ärztliche Gespräche sollten daher eine transparente Aufklärung der Angehörigen über die Erkrankung, über Rehabilitationschancen sowie über deren Grenzen beinhalten. Damit kann das Kontrollerleben der Angehörigen unterstützt und ihnen zu einer realistischen und differenzierten Sicht auf die Folgen der Erkrankung verholfen werden. Fragen zur Behandlung, Verlegung, Krankenhausurlaub etc. sollten nach Möglichkeit zusammen mit den Angehörigen beraten werden. Vor allem die Klärung der Übergänge zwischen einzelnen Phasen der Behandlung/Rehabilitation, Absprachen bezüglich zukünftiger ambulanter Behandlung und eine direkte Kontaktaufnahme mit dem ambulant behandelnden Arzt sind wichtig, damit sich die Angehörigen gut auf die veränderte

Situation einstellen können (Wilz u. Meichsner 2012).

Weiterhin sollten Informationen über Umgangsweisen mit Beeinträchtigungen sowie über Medikation oder Hilfsmittel für den Alltag vermittelt werden, sodass eine adäquate Vorbereitung auf die veränderte Lebenssituation erfolgen kann. Dadurch kann den Angehörigen ermöglicht werden, dass sie Fähigkeiten, die zur Unterstützung ihres erkrankten Familienmitglieds notwendig sind, erwerben können und auch mental auf die veränderte Lebenssituation vorbereitet werden (Kalra et al. 2004). So evaluierten Kalra et al. (2004) ein handlungsorientiertes Training, in dem die Angehörigen aktiv pflegebezogene Fertigkeiten vor der Entlassung wie auch im häuslichen Umfeld einübten. Die Studie zeichnet sich durch eine für diesen Bereich große Stichprobe von 300 Angehörigen von Schlaganfallpatienten aus, die randomisiert der Interventions- oder Kontrollbedingung zugeteilt wurden. Signifikante positive Effekte konnten hinsichtlich Depressivität, Angstsymptomen, Lebensqualität und Belastungserleben der am Programm teilnehmenden Angehörigen nachgewiesen werden. In dem von Bakas et al. (2009) entwickelten Programm (Telephone Assessment and Skill-Building Kit, TASK) konnten Angehörige erfolgreich auf die Phase nach der Entlassung aus der stationären Rehabilitation vorbereitet werden. So wiesen die Angehörigen der Interventionsgruppe einen höheren Optimismus und eine geringere Stressbewertung bezüglich der bevorstehenden Anforderungen auf als die Angehörigen der nicht unterstützten Kontrollgruppe.

Auch bei psychischen Erkrankungen kann die Einbeziehung von Angehörigen die Prognose verbessern. Bei Patienten mit Schizophrenie stellt Non-Compliance bezüglich der medikamentösen Behandlung ein Problem bei der Behandlung dar und resultiert in häufigen Rückfällen. Im Rahmen der Münchener Psychosis Information Project-Studie wurde überprüft, ob **Compliance** durch psychoedukative Gruppen für Patienten und ihre Angehörigen verbessert werden kann (Pitschel-Walz et al. 2006). 236 Patienten und Angehörige nahmen an separaten Gruppen teil, die aus acht Sitzungen bestanden und sowohl Informationen über die Erkrankung als auch zum Umgang damit beinhalteten und – bei Angehörigen – die Möglichkeit emotionaler Unterstützung und des Austauschs boten. Ein positiver Effekt konnte nachgewiesen werden: Patienten der Interventionsgruppe zeigten nach zwei Jahren eine höhere Compliance und wurden seltener erneut stationär psychiatrisch behandelt als Patienten der Kontrollgruppe. Größere Effekte fanden sich, wenn sowohl Patienten als auch deren Angehörige regelmäßig an den Psychoedukationsgruppen teilnahmen. Weiterhin erlebten Angehörige von Patienten mit Schizophrenie durch die Teilnahme einen Wissenszuwachs und eine Steigerung ihres Empowerments (Pitschel-Walz et al. 2012). Diese Befunde komplettieren auch den Forschungsstand zur Psychotherapie bei Psychosen, wo der Einbezug von Angehörigen ein wichtiges Merkmal erfolgreicher Interventionen ist (Mueser et al. 2013).

42.3.2 Gesprächsführung und therapeutische Beziehungsgestaltung mit Angehörigen

Die im Folgenden zusammengefassten Empfehlungen beruhen auf klinischen Erfahrungen und empirischen Ergebnissen der Angehörigenarbeit (Wilz u. Meichsner 2012; Wilz et al. 2015).

Allgemeine Grundprinzipien

Für die therapeutische Beziehungsgestaltung mit Angehörigen kann es kein allgemeingültiges Vorgehen geben, da sich die Angehörigen in ihren Persönlichkeiten und Problemlagen sehr stark unterscheiden. Als wichtige Grundlage der Beziehungsgestaltung mit Angehörigen können jedoch die Basisvariablen nach Rogers (1987) betrachtet werden: positive Wertschätzung, Empathie und Kongruenz. Die Anerkennung und Wertschätzung sowie das Hineinfühlen in die veränderte Lebenssituation stellen eine wesentliche Grundlage dar, um ein Arbeitsbündnis mit den z. T. sehr stark belasteten Angehörigen aufzubauen und aufrechtzuerhalten. Angehörige sind häufig rund um die Uhr für den Erkrankten und dessen Wohlergehen da. Eine Beachtung und Verständnis für diese Leistung aus dem sozialen Umfeld fehlt meistens, sodass eine authentische Anerkennung und Hochachtung von den Angehörigen als hilfreich und entlastend erlebt wird. Diese wertschätzende Anerkennung stellt zudem eine das Selbstvertrauen und den Selbstwert fördernde Rückmeldung für die Angehörigen dar.

Therapeut (Th.): Genau, und da möchte ich Sie auch gern noch mal bestärken. Das, was Sie leisten, ist unheimlich viel. Und oft können das Außenstehende nicht nachvollziehen, die empfinden das als selbstverständlich, das ist es aber nicht. Das ist emotional und auch körperlich eine Riesenbelastung.

Angehöriger (Angeh.): Vor allen Dingen auch seelisch. Die seelische Belastung ist noch viel schlimmer als die körperliche Belastung. Die seelische Belastung, das ist viel, viel schlimmer.

Th.: Woher nehmen Sie denn die ganze Energie für die Unterstützung Ihres kranken Ehemanns?

Angeh.: Ja, das frage ich mich eigentlich auch.

Th.: Ich finde das wirklich bewundernswert.

Darüber hinaus werden die Angehörigen prinzipiell als Experten ihrer Situation betrachtet. So kennen die Angehörigen den Familienangehörigen bereits seit vielen Jahren und können somit in der Regel sehr gut einschätzen, welche Unterstützung hilfreich für den Erkrankten ist.

Empathie und Normalisierung

Angehörige können ungewollt in Situationen geraten, in denen sie unerwünschte belastende Gefühle und Gedanken erleben. Diese Erfahrungen sind angesichts der herausfordernden und belastenden Lebenssituation normal und nachvollziehbar. Gespräche mit Psychologen oder Psychotherapeuten können bei den Angehörigen jedoch Gefühle von Unsicherheit und Insuffizienzerleben auslösen. Eine professionell mitfühlende, sich sorgende Haltung und das Vermitteln einer Gleichgestelltheit im Sinne von »Das, was Sie erleben, ist angesichts Ihrer Situation völlig normal« (Normalisierung), stellen förderliche Voraussetzungen für eine unterstützende therapeutische Beziehung dar.

Barrieren der Inanspruchnahme von Hilfe und Raum für Entlastung

Häufig sind Angehörige zu belastet, um aktiv nach Unterstützung zu suchen. Nicht selten haben sie niemanden, mit dem die Probleme geteilt und besprochen werden können. Hierbei behindern z. T. dysfunktionale Annahmen (»Ich bitte erst um Unterstützung, wenn ich selbst nicht mehr kann«, »Mir darf es nur gut gehen, wenn es ihm gut geht«) die Inanspruchnahme von Hilfe. Das therapeutische Setting stellt für viele Angehörige den einzigen Rahmen dar, in dem sie von den Problemen und Herausforderungen berichten können. Daher sollte den Angehörigen zunächst eine Möglichkeit zur Entlastung und Raum für das Mitteilen von Belastungen gegeben werden. Anschließend können ggf. spezifische Therapieziele festgelegt und bearbeitet werden.

Th.: Wenn Sie sich hilflos fühlen und Unterstützung brauchen: Wer gibt Ihnen diese?

Angeh.: Das ist schwierig, das weiß ich selbst oft nicht. Ich versuche meist alles selbst herauszufinden. Ich setze mich dann an meinen Computer und suche über das Internet.

Th.: Und gibt es Personen, an die Sie sich wenden würden, wenn Sie sich hilflos fühlen?

Angeh.: Eigentlich nicht, denn wer damit keinen Umgang hat, der kann das schwer nachvollziehen.

Th.: Hmm.

Angeh.: Man zieht sich immer mehr zurück und dass man darüber spricht, was man erlebt hat oder welches Problem man gerade hat, kommt selten vor. Dadurch bekommt man vielleicht auch weniger Hilfe. Aber über manche Sachen möchte ich auch nicht so gerne sprechen. Das ist vielleicht ein Fehler, aber ich bin vom Typ her nicht unbedingt diejenige, die großartig darüber spricht. Ich bin es gewöhnt, viele Dinge mit mir selber abzumachen.

Akzeptieren von Veränderungen und Verlusten

Angehörige sind z. T. mit unveränderbarem Leid, ständigen Veränderungen und Verlusten (Veränderung der Persönlichkeit des Erkrankten, Veränderungen in der Beziehung und Verlust von Intimität etc.) sowie wechselnden Stressoren (problematisches Verhalten des Erkrankten, Notfallsituationen etc.) konfrontiert:

»Wir haben so vieles vorgehabt in unserem Leben. Und wir wollten noch so vieles machen und erleben ... das ist traurig.«

»Ich frag mich immer: Krieg' ich das hin, wenn das jetzt so weitergeht? Verstehen Sie? Davor habe ich Angst. ... Und es gibt so viele Ängste. Es gibt ja nicht nur die Angst bezüglich des Gesundheitszustandes meines Mannes. Es gibt die Angst, die Zukunftsangst. Da gibt es so viele ... Ängste, die sich da noch verbinden ... Hoffen wir, dass ich das durchstehen kann. Dass ich das alles – dass ich nicht irgendwie anders reagiere. Also davor habe ich auch Angst. Man kennt sich ja auch nicht selber.«

Angesichts dieser Situation ist es besonders wichtig, dass Therapeuten beachten, dass dieses Leid in manchen Fällen nur bedingt oder gar nicht veränderbar ist. Häufig geraten Therapeuten in eine Haltung, in der sie eine problemlösende Sichtweise einnehmen, mit der sie die Situation verändern wollen, um einen erträglicheren Zustand für die Angehörigen zu erreichen. Bei einzelnen Problematiken (Suchen von Unterstützungsangeboten, Veränderungen des Verhaltens gegenüber dem Erkrankten) ist dies auch durchaus sinnvoll, allerdings lassen sich krankheitsbedingte Veränderungen nicht immer beeinflussen. Durch ein nichtpassendes lösungsorientiertes Vorgehen kann somit eine konstruktive psychologische Verarbeitung behindert werden. Die Förderung von Akzeptanz bezüglich negativer Gedanken und Gefühle, die mit den bestehenden Veränderungen verbunden sind, kann dadurch beeinträchtigt und die Vermeidung aufrechterhalten werden, da ggf. nach Lösungen für Situationen gesucht wird, die nicht veränderbar sind.

Hier steht das Annehmen und Zulassen dieser Gefühle im Vordergrund. Eine Auseinandersetzung mit negativen Emotionen und der Unveränderbarkeit vieler Gegebenheiten ist somit eine wichtige Voraussetzung, um sich an die neue Situation anpassen zu können. Viele Angehörige suchen selbst immer wieder nach Lösungen für ihre Situation, z. B. indem sie aktuelle Studien zur Heilung verfolgen, Ärzte um die Verordnung neuer Medikamente bitten oder den Erkrankten mit Übungen überfordern.

Durch eine **akzeptierende Haltung** kann es den Angehörigen besser gelingen, sich auch anderen für sie bedeutsamen Aspekten des Lebens wieder zuzuwenden und die Beschäftigung mit den negativen Veränderungen durch die Erkrankung zeitweise in den Hintergrund treten zu lassen. Akzeptanz kann so ermöglichen, neue Energie zu gewinnen und Veränderungen im Leben vorzunehmen.

Th.: Wenn Sie abends allein und erschöpft vom Tag auf der Couch sitzen und Ihr Mann schon schläft, was denken Sie in diesem Moment?

Angeh.: Dann denke ich: Ich halte das alles nicht mehr aus. Ich möchte in mein altes Leben zurück.

Th.: Und helfen Ihnen diese Gedanken in diesem Moment?

Angeh.: Mhm ... wahrscheinlich eher nicht, aber ich will dann einfach nur noch, dass das alles ein Ende hat, dass es wieder so wird wie früher. Meistens spüre ich dann einen starken Druck in meiner Brust.

Th.: Kann es sein, dass Sie so ein Stück weit gegen das Gefühl kämpfen, was in dem Moment da ist? Dass Sie nicht akzeptieren können, dass sich vieles verändert hat und dass das auch mit vielem Negativen verbunden ist?

Angeh.: Ja, aber das kann man ja auch nicht akzeptieren ... Dann habe ich das Gefühl, dass ich in ein noch tieferes Loch falle.

Th.: Das ist häufig der Trugschluss, von dem wir ausgehen. Eigentlich ist es genau anders herum. Dagegen anzukämpfen verstärkt das Gefühl in der Regel. Wenn es uns gelingt, unsere negativen Gefühle zuzulassen und zu akzeptieren, dass sie gerade da sind, verringert sich unsere Anspannung.

Angeh.: Das müsste ich einmal ausprobieren.

Th.: Ja, vielleicht können Sie sich sagen: Da ist jetzt dieses Gefühl, das ist gerade ein Teil von mir. Ich versuche es anzunehmen. Es gehört zu meinem momentanen Zustand und ich lasse es zu.

42.3.3 Ausgewählte Interventionsprogramme für Angehörige

Insgesamt liegen nur wenige methodisch gut ausgearbeitete Interventionsstudien vor, welche die beschriebenen Problem- und Belastungsbereiche fokussieren und ein breiteres Spektrum an Interventionen anbieten als Psychoedukation und Informationsvermittlung (Eldred u. Sykes 2008; Heinrichs u. Zimmermann 2008; Kilbourn et al. 2011; Kurz u. Wilz 2011; Zimmermann et al. 2006; Zulman et al. 2012). Die Darstellung spezifischer Interventionsansätze kann im Rahmen dieses Beitrags nur exemplarisch anhand von einigen wenigen Programmen erfolgen.

In einer eigenen Studie (Wilz u. Barskova 2007) wurden die Inhalte des Interventionsprogramms entsprechend den Ergebnissen einer Bedarfsanalyse speziell auf den Krankheits- bzw. Behandlungsverlauf von Angehörigen von Schlaganfallpatienten abgestimmt und nach der Entlassung der Patienten aus der Rehabilitationsklinik in der ambulanten Phase durchgeführt. Das Gruppenprogramm bestand aus 15 90-minütigen Sitzungen, die im zweiwöchigen Rhythmus von geschulten Diplom-Psychologen angeleitet wurden. Das Interventionskonzept beinhaltete einen psychoedukativen Teil, in dem Krankheits- und Behandlungswissen zum Schlaganfall vermittelt wurde. Besondere Unterstützung wurde hinsichtlich des Übergangs von der stationären in die ambulante Phase gegeben. Im Modul »Interaktionsstrategien und Problemlösetraining« stand die Vermittlung von Strategien zum Umgang mit dem erkrankten Lebenspartner hinsichtlich körperlicher und emotionaler Probleme, kognitiver Störungen, Persönlichkeitsveränderungen und Verhaltensauffälligkeiten im Vordergrund. Die Vermittlung von selbstständigkeitsfördernder Kommunikation sollte der Entwicklung eines überfürsorglichen Umgangs mit dem Erkrankten entgegenwirken. Durch Techniken der Selbstfürsorge wurde einer Überforderung vorgebeugt, und die Angehörigen erhielten Hilfe bei der Organisation instrumenteller und emotionale Unterstützung. Zur Evaluation wurde eine prospektive, kontrollierte Interventionsstudie durchgeführt. Es zeigten sich im Vergleich zu den Kontrollgruppen signifikante kurzfristig positive Effekte der Intervention auf die physische und umweltbezogene Lebensqualität der Angehörigen. Sechs Monate nach Beendigung der Gruppenintervention konnte ein signifikanter positiver Effekt der Intervention auf die psychische, soziale und umweltbezogene Lebensqualität sowie auf depressive Symptome der Angehörigen nachgewiesen werden.

»Seite an Seite« ist ein Interventionsprogramm für Patientinnen mit Brust- oder Gebärmutterkrebs und deren Partner (Heinrichs u. Zimmermann 2008). Das Programm besteht aus fünf 90- bis 120-minütigen Sitzungen, die beim Paar zu Hause durchgeführt werden und direkt nach der Diagnosestellung beginnen. Nach sechs Monaten findet eine Booster-Sitzung statt. Mittels partnerschaftlicher Interventionsstrategien, psychoedukativer Komponenten und kognitiv-behavioraler Strategien werden bewältigungsorientiert Themen wie die persönliche und partnerschaftliche Reifung, die Integration der Erkrankung in das zukünftige Leben, Intimität und Sexualität, Umgang mit Familie und Kindern, emotionale und praktische Unterstützung des Partners und dyadisches Coping behandelt. Dabei liegt der Schwerpunkt auf der Stärkung der partnerschaftlichen Kommunikation und des dyadischen Copings. Die Wirksamkeit des Programms wurde in einer randomisiert-kontrollierten Studie (Heinrichs et al. 2012) untersucht. Dabei wurden Paare, die »Seite an Seite« erhielten, mit Paaren verglichen, die gemeinsam eine psychoedukative Sitzung besuchten. Paare der Interventionsgruppe berichteten im Vergleich zu Teilnehmern der Kontrollgruppe mehr posttraumatisches Wachstum und eine verbesserte Kommunikationsqualität sowie weniger Vermeidung krankheitsspezifischer Themen. Außerdem konnten diese Paare dyadisches Coping durchweg aufrechterhalten, während dies bei Paaren der Kontrollgruppe schwankte. Dabei handelt es sich jedoch um kurzzeitige Effekte, die 16 Monate nach der Diagnose nicht mehr nachgewiesen werden konnten.

Einen flexiblen, niedrigschwelligen und ökonomischen Ansatz für Angehörigeninterventionen bieten auch internetbasierte Programme. Die Wirksamkeit des **»FOCUS«**-Programms konnte bereits für Patienten mit verschiedenen Formen von Tumorerkrankungen und ihren Angehörigen nachgewiesen werden (Northouse et al. 2007, 2012). Das Programm umfasst die fünf Kernbereiche Family Involvement (offene Kommunikation und gegenseitige Unterstützung), Optimistic Attitude (Fokus auf Hoffnung und Setzen von erreichbaren, kurzfristigen Zielen), Coping Effectiveness (effektive Bewältigungsstrategien), Uncertainty Reduction (Reduzierung von Unsicherheit) und Symptommanagement. Im Rahmen einer webbasierten Version (Zulman et al. 2012) können Tumorpatienten und ihre Angehörigen in einem speziell dafür entwickelten Internetportal gemeinsam Fragen und Aufgaben bearbeiten. Anschließend erhalten sie eine persönliche Rückmeldung, in der Strategien zur Bewältigung von Problemen sowie weitere internetbasierte Ressourcen vorgeschlagen werden. Teilnehmer einer Testphase bestätigten in Fokusgruppen die einfache Anwendung des Programms und berichteten, dass die Nutzung die Kommunikation über vorher vermiedene Themen anregte. Eine Überprüfung der Wirksamkeit steht jedoch noch aus.

Ein Programm für Angehörige von Patienten, die im häuslichen Umfeld palliativmedizinisch versorgt werden, wurde im Rahmen einer randomisiert-kontrollierten Studie von McMillan et al. (2006) evaluiert. Ziel des manualisierten Problemlösetrainings **»COPE«** war die Steigerung von Bewältigungsfertigkeiten im Umgang mit Symptomen der Erkrankung. Die vier Komponenten Kreativität, Optimismus, Planung und Experteninformationen wurden Angehörigen in drei Hausbesuchen vermittelt. Nach der Intervention konnte eine Verbesserung der Lebensqualität sowie weniger Belastung durch die Pflege und die Symptome des Erkrankten bei Teilnehmern des Trainings im Vergleich zu Angehörigen, die supportive Hausbesuche erhielten, sowie einer Kontrollgruppe nachgewiesen werden. Eine Einschränkung der Studie stellt jedoch die hohe Drop-out-Rate dar (30 %; McMillan et al. 2006).

Einige Befunde deuten darauf hin, dass psychotherapeutische Hilfeangebote für Angehörige nicht nur diesen selbst, sondern auch den Patienten zugute kommen. Positive Auswirkungen einer Angehörigenintervention auf die Patienten konnten z. B. für die Bereiche Angst, Depression und Lebensqualität sowie für den funktionalen Status (Barthel-Index) nachgewiesen werden (Kalra et al. 2004; Wilz u. Jungbauer 2008).

42.3.4 Fazit zum Forschungsstand von Angehörigeninterventionen

Wirksame Interventionen zeichneten sich durch ein aktives Einbeziehen der Angehörigen durch Verhaltensübungen, die Anwendung von Rollenspielen und das Einüben von Umgangsweisen mit dem Erkrankten aus. Weitere spezifische Interventionen aus der kognitiv-behavioralen Psychotherapie wie Problemlösetraining, Stressmanagement und kognitive Interventionen konnten positive Ergebnisse erzielen. Zudem zeigten familienbezogene Interventionen wie der Einbezug weiterer Familienmitglieder und die Förderung der Kommunikation in der Familie positive Effekte. Diese konnten gesundheitliche Effekte für die Angehörigen und z. T. auch positive Effekte auf die rehabilitative Entwicklung der Patienten bewirken (Beische et al. 2012; Eldred u. Sykes 2008; Wilz u. Barskova 2007; Wilz u. Böhm 2007). Individuelle Ansätze, welche die Lebenssituation, die spezifische Erkrankung und die Bedürfnisse der Angehörigen berücksichtigen, sind effektiver als patientenorientierte Gruppenformate (Selwood et al. 2007). Gruppeninterventionen stellen zudem für einen großen Anteil der Angehörigen eine Teilnahmebarriere dar, insbesondere Angehörige mit erhöhten Depressions- und Angstwerten nehmen nicht an einer Gruppenintervention teil. Des Weiteren sind die Angehörigen vielfach aufgrund eigener Erkrankungen nicht mobil oder können den Erkrankten nicht allein zu Hause lassen. Aus diesen Gründen stellen telefonische und internetbasierte Interventionen eine adäquate Möglichkeit der Unterstützung dar, und auch Angehörige in unterversorgten Regionen könnten von diesen Interventionen profitieren (Glueckauf u. Noel 2011).

Um den beschriebenen komplexen, insbesondere psychischen Belastungen, von denen pflegende Angehörige berichten, therapeutisch gerecht werden zu können, sind Interventionen, die auf Ansätzen kognitiv-behavioraler Psychotherapie basieren, aufgrund ihrer nachgewiesenen Wirksamkeit und ihrer Methodenvielfalt als geeignet zu betrachten. Insgesamt ist jedoch festzustellen, dass derzeit das Potenzial an evidenzbasierten psychotherapeutischen Interventionen zur Entlastung Angehöriger zu wenig ausgeschöpft wird (Kurz u. Wilz 2011). Ein Grund dafür könnte sein, dass diese Therapiekomponenten eine höhere psychotherapeutische Kompetenz erfordern als die Vermittlung von Information und das Einüben von praktischen Problemlösungen.

Eine für pflegende Angehörige gesundheitsfördernde Unterstützung ist jedoch nur durch professionelle Angebote zu gewährleisten, die auf die Bedürfnisse der Angehörigen zugeschnitten, flexibel und spezialisiert sind. Systematisch evaluierte und professionell durchgeführte Interventionen sind in der gegenwärtigen Versorgungsstruktur für Angehörige jedoch nicht etabliert. So kann es als wichtige gesellschaftliche und gesundheitspolitische Aufgabe betrachtet werden, entsprechende Interventionsangebote in das Versorgungssystem zu integrieren, wodurch zukünftig ein wesentlicher Beitrag zur Entlastung von Angehörigen akut und chronisch Erkrankter geleistet werden könnte (Bürger et al. 2001; Fisher u. Weihs 2000).

Literatur

Amirkhanyan AA, Wolf DA. Caregiver stress and noncaregiver stress: Exploring the pathways of psychiatric morbidity. Gerontolog 2003; 43(6): 817–27.

Baider L, Bengel J. Cancer and the spouse: Gender-related differences in dealing with health care and illness. Crit Rev Oncol Hematol 2001; 40(2): 115–23.

Bakas T, Farran CJ, Austin JK et al. Stroke caregiver outcomes from the Telephone Assessment and Skill-Building Kit (TASK). Top Stroke Rehabil 2009; 16(2): 105–21.

Barskova T, Wilz G. Interdependence of stroke survivors' recovery and their relatives' attitudes and health: A contribution to investigating the causal effects. Disabil Rehabil 2007; 29(19): 1481–91.

Beische D, Hautzinger M, Becker C, Pfeiffer K. Problem-solving counselling for caregivers of stroke survivors – An analysis of the addressed topics. Psychother Psychosom Med Psychol 2012; 62(9–10): 375–82.

Bodenmann G. Stress und Coping bei Paaren. Göttingen: Hogrefe 2000.

Bürger W, Dietsche S, Morfeld M, Koch U. Einbeziehung des sozialen Umfeldes in die medizinisch-orthopadische Rehabilitation – Konzeptuelle Chancen und ihre bisherige Umsetzung. Verhaltensther Verhaltensmed 2001; 22(4): 417.

Buyck JF, Ankri J, Dugravot A et al. Informal caregiving and the risk for coronary heart disease: The Whitehall II study. J Gerontol A Biol Sci Med Sci 2013; 68(10): 1316–23.

Dew MA, Myaskovsky L, Dimartini AF et al. Onset, timing and risk for depression and anxiety in family caregivers to heart transplant recipients. Psychol Med 2004; 34(6): 1065–82.

Edwards H, Chapman H. Communication in family aged care dyads. Part 1: The influence of stereotypical role expectations. Qual Aging 2004; 5: 3–12.

Edwards H, Forster E. Avoidance of issues in family caregiving. Contemp Nurse 1999; 8(2): 5–13.

Edwards H, Noller P. Factors influencing caregiver care receiver communication and its impact on the well-being of older care receivers. Health Commun 1998; 10(4): 317–41.

Eldred C, Sykes C. Psychosocial interventions for carers of survivors of stroke: A systematic review of interventions based on psychological principles and theoretical frameworks. Br J Health Psychol 2008; 13(Pt 3): 563–81.

Elliott T, Shewchuk R. Family adaptation in illness, disease, and disability: Implications for research, policy, and practice. In: Racynski J, Bradley L, Leviton L (eds). Health and Behavior Handbook (Vol. II). Washington, DC: American Psychological Association Press 2004.

Elliott T, Shewchuk R, Richards JS. Caregiver social problem solving abilities and family member adjustment to recent-onset physical disability. Rehabil Psychol 1999; 44: 104–23.

Elliott T, Shewchuk R, Richards JS. Family caregiver social problem-solving abilities and adjustment during the initial year of the caregiving role. J Couns Psychol 2001; 48: 223–32.

Fisher L. Research on the family and chronic disease among adults: Major trends and directions. Fam Syst Health 2006; 24(4): 373–80.

Fisher L, Weihs KL. Can addressing family relationships improve outcomes in chronic disease? J Fam Pract 2000; 49(6): 561–6.

Flor H, Kerns RD, Turk DC. The role of spouse reinforcement, perceived pain, and activity levels of chronic pain patients. Psychosomat Res 1987; 31(2): 251–9.

Fordyce WE. Pain and suffering. A reappraisal. Am Psychol 1988; 43(4): 276–83.

Glueckauf RL, Noel LT. Telehealth and family caregiving: Developments in research education, and health care policy. In: Toseland RW, Haigler DH, Monahan DJ (eds). Education and Support Programs for Caregivers: Research, Practice, Policy. New York: Springer 2011.

Hebert RS, Schulz R. Caregiving at the end of life. J Palliat Med 2006; 9(5): 1174–87.

Heinrichs N, Zimmermann T. Bewältigung einer gynäkologischen Krebserkrankung in der Partnerschaft: Ein psychoonkologisches Behandlungsprogramm für Paare. Göttingen: Hogrefe 2008.

Heinrichs N, Zimmermann T, Huber B et al. Cancer distress reduction with a couple-based skills training: A randomized controlled trial. Ann Behav Med 2012; 43(2): 239–52.

Ji J, Zoller B, Sundquist K, Sundquist J. Increased risks of coronary heart disease and stroke among spousal caregivers of cancer patients. Circulat 2012; 125(14): 1742–7.

Jungbauer J, von Cramon DY, Wilz G. Long-term life changes and stress sequelae for spouses of stroke patients. Nervenarzt 2003; 74(12): 1110–7.

Kalra L, Evans A, Perez I et al. Training carers of stroke patients: A randomized controlled trial. Brit Med J 2004; 328: 1099–104.

Kilbourn KM, Costenaro A, Madore S et al. Feasibility of a telephone-based counseling program for informal caregivers of hospice patients. J Palliat Med 2011; 14(11): 1200–5.

Kofahl C, Arlt S, Mnich E. ›In guten wie in schlechten Zeiten …‹ Unterschiede und Gemeinsamkeiten von pflegenden Ehepartnern und anderen pflegenden Angehörigen in der deutschen Teilstudie des Projektes EUROFAMCARE. GeroPsych 2007; 20(4): 211–25.

Kurz A, Wilz G. Die Belastung pflegender Angehöriger bei Demenz. Entstehungsbedingungen und Interventionsmöglichkeiten. Nervenarzt 2011; 82(2): 336–42.

Kwakkel G, Wagenaar RC, Kollen BJ, Lankhorst GJ. Predicting disability in stroke – A critical review of the literature. Age Ageing 1996; 25(6): 479–89.

McCubbin MA, McCubbin I. Resiliency in families: A conceptual model of family adjustment and adaptation in response to stress and crises. In: McCubbin HI, Thompson AI, McCubbin MA (eds). Family Assessment: Resiliency, Coping, and Adaptation – Inventories for Research and Practice. Madison, WI: University of Wisconsin System 1996.

McMillan SC, Small BJ, Weitzner M et al. Impact of coping skills intervention with family caregivers of hospice patients with cancer – A randomized clinical trial. Cancer 2006; 106(1): 214–22.

Mueser KT, Deavers F, Penn DL, Cassisi JE. Psychosocial treatments for schizophrenia. Ann Rev Clin Psychol 2013; 9: 465–97.

Northouse L, Mood DW, Montie JE et al. Living with prostate cancer: Patients' and spouses' psychosocial status and quality of life. J Clin Oncol 2007; 25(27): 4171–7.

Northouse L, Mood DW, Schafenacker A et al. Randomized clinical trial of a brief and extensive dyadic intervention for advanced cancer patients and their family caregivers. Psychooncol 2013; 22(3): 555–63.

Pearlin LI, Mullan JT, Semple SJ, Skaff MM. Caregiving and the stress process: An overview of concepts and their measures. Gerontolog 1990; 30(5): 583–94.

Perrin PB, Heesacker M, Hinojosa MS et al. Identifying at-risk, ethnically diverse stroke caregivers for counseling: A longitudinal study of mental health. Rehabil Psychol 2009; 54(2): 138–49.

Pinquart M, Sörensen S. Associations of caregiver stressors and uplifts with subjective well-being and depressive mood: A meta-analytic comparison. Aging Ment Health 2004; 8(5): 438–49.

Pinquart M, Sörensen S. Associations of stressors and uplifts of caregiving with caregiver burden and depressive mood: A meta-analysis. J Gerontol B Psychol Sci Soc Sci 2003; 58(2): P112-P28.

Pinquart M, Sörensen S. Differences between caregivers and noncaregivers in psychological health and physical health: A meta-analysis. Psychol Aging 2003; 18(2): 250–67.

Pitschel-Walz G, Bäuml J, Bender W et al. Psychoeducation and compliance in the treatment of schizophrenia: Results of the Munich Psychosis Information Project Study. J Clin Psychiat 2006; 67(3): 443–52.

Pitschel-Walz G, Rummel-Kluge C, Frobose T et al. Enhancing empowerment for relatives of patients with schizophrenia. Results of a psychoeducational group program under naturalistic conditions. Psychotherapeut 2012; 57(4): 313–8.

Rogers C. Eine Theorie der Psychotherapie, der Persönlichkeit und der zwischenmenschlichen Beziehungen. Köln: GwG 1987.

Rosenberger C, Höcker A, Cartus M et al. Angehörige und Patienten in der ambulanten psychoonkologischen Versorgung: Zugangswege, psychische Belastungen und Unterstützungsbedürfnisse. Psychother Psychosom Med Psychol 2012; 62: 185–94.

Ryan EB, Giles H, Bartolucci G, Henwood K. Psycholinguistic and social psychological components of communication by and with the elderly. Lang Commun 1986; 6: 1–24.

Ryan EB, Hummert ML, Boich LH. Communication predicaments of aging: Patronising behavior towards older adults. J Lang Soc Psychol 1995; 14: 144–66.

Schäufele M, Köhler L, Lode S, Weyerer S. Welche Faktoren sind mit subjektiver Belastung und Depressivität bei Pflegepersonen kognitiv beeinträchtigter älterer Menschen assoziiert? GeroPsych 2007; 20(4): 197–210.

Schneekloth U, Müller U. Wirkungen der Pflegeversicherung. Baden-Baden: Schriftenreihe des Bundesministeriums für Gesundheit 2000; 127.

Selwood A, Johnston K, Katona C et al. Systematic review of the effect of psychological interventions on family caregivers of people with dementia. J Affect Disorders 2007; 101(1–3): 75–89.

Shaw LR, Chan F, Lam CS. Development and application of the Family Involvement Questionnaire in brain injury rehabilitation. Brain Inj 1997; 11(3): 219–31.

Strauss E, Olbrich R. Chronic disease and its impact on the patient's family. Münch Med Wochenschr 1987; 129(49): 901–3.

Visser A, Huizinga GA, van der Graaf WT et al. The impact of parental cancer on children and the family: A review of the literature. Cancer Treat Rev 2004; 30(8): 683–94.

Vitaliano PP, Zhang J, Scanlan JM. Is caregiving hazardous to one's physical health? A meta-analysis. Psychol Bull 2003; 129(6): 946–72.

Wilz G. Role of spouses' overprotection on stroke patients' recovery. Psychol Health 2007; 1: 215.

Wilz G, Barskova T. Evaluation of a cognitive behavioral group intervention program for spouses of stroke patients. Behav Res Ther 2007; 45(10): 2508–17.

Wilz G, Böhm B. Interventionskonzepte für Angehörige von Schlaganfallpatienten: Bedarf und Effektivität. Psychother Psychosom Med Psychol 2007; 57: 1–19.

Wilz G, Jungbauer J. Nebeneffekte eines therapeutischen Gruppenprogramms für Ehepartner von Schlaganfallpatienten: Profitieren auch die Patienten? Fortschr Neurol Psychiatr 2008; 76: 1–6.

Wilz G, Kalytta T. Anxiety symptoms in spouses of stroke patients. Cerebrovasc Dis 2008; 25(4): 311–5.

Wilz G, Meichsner F. Angehörigeninterventionen bei somatischer Krankheit. In: Koch U, Bengel J (Hrsg). Enzyklopädie der Psychologie – Medizinische Psychologie (Bd. 2). Göttingen: Hogrefe (im Druck).

Wilz G, Meichsner F. Einbezug von Familienangehörigen chronisch Kranker in die Arzt-Patient-Kommunikation. Bundesgesundheitsbl 2012; 55(9): 1125–31.

Wilz G, Schinköthe D, Kalytta T. Therapeutische Unterstützung für pflegende Angehörige von Menschen mit Demenz. Das Tele.TAnDem-Behandlungskonzept. Göttingen: Hogrefe 2015.

Zimmermann T, Heinrichs N, Scott JL. CanCOPE »Schritt für Schritt«: Die Effektivität eines partnerschaftlichen Unterstützungsprogramms bei Frauen mit Brust- oder gynäkologischen Krebserkrankungen. Verhaltensther 2006; 16(4): 247–55.

Zulman DM, Schafenacker A, Barr KLC et al. Adapting an in-person patient-caregiver communication intervention to a tailored web-based format. Psychooncol 2012; 21(3): 336–41.

43 Traumatherapie

Martin Sack

Mit dem Begriff »Traumatherapie« werden Rahmenbedingungen und spezielle Methoden zur psychotherapeutischen Behandlung von Patienten mit Traumafolgestörungen einschließlich dissoziativer Störungen bezeichnet. Im engeren Sinne wird unter Traumatherapie die konfrontative Bearbeitung von traumatischen Erinnerungen verstanden. Grundelemente der Traumatherapie sind eine besondere Achtsamkeit bei der Gestaltung der therapeutischen Arbeitsbeziehung und die Kombination stützend-stabilisierender mit konfrontativen Behandlungsstrategien. Dabei sollten die eingesetzten Therapiemethoden auf die individuellen Behandlungsbedürfnisse traumatisierter Patienten ausgerichtet werden.

Als spezialisierte Therapieform hat sich Traumatherapie seit etwa 1980 etabliert. Anfangs waren die Behandlungskonzepte primär an einem Angstmodell der Traumafolgestörungen orientiert. Diesem Modell folgend soll durch eine prolongierte Exposition mit angstbesetzten Erinnerungsauslösern in vivo oder in der Vorstellung (in sensu) eine Angstreduktion durch Habituation erzielt werden (Foa et al. 1991). Neben der prolongierten Exposition gewannen in der Folge zunehmend auch kognitiv-behaviorale Therapiestrategien, z. B. das Bearbeiten dysfunktionaler Kognitionen, an Bedeutung. Weitere, häufig in der Traumatherapie eingesetzte Techniken stammen aus der Hypnotherapie (z. B. Einsatz von Distanzierungstechniken, Bearbeitung der traumatischen Erinnerung am imaginären Bildschirm) und aus der psychodynamischen Psychotherapie (z. B. Bearbeitung der Folgen interpersoneller Traumatisierungen). Besonders in der Behandlung von Patienten mit komplexen Traumafolgestörungen hat sich inzwischen ein genuin methodenintegrativer Behandlungsansatz bewährt (Sack et al. 2013).

43.1 Störungs- und Behandlungsmodelle

Befunde aus der Gedächtnisforschung unterstützen die Vorstellung, dass eine gestörte Informationsverarbeitung wesentlich für die Entstehung der Traumafolgestörung verantwortlich ist. Nach aktuellem Verständnis der ätiologischen Mechanismen, die zu einer Traumafolgestörung führen, kommt es in der traumatischen Situation zu einer stressinduzierten Überforderung der Informationsverarbeitung. Wahrscheinlich führen dissoziative Schutzmechanismen zusätzlich zu einer Fragmentierung der traumatischen Erinnerungen und erschweren damit die Bewältigung und Integration (Van der Kolk u. Fisler 1995; Zoellner et al. 2002).

Aus der Annahme, dass maladaptive Erinnerungen Symptome auslösen, ergeben sich direkt Hinweise für die Behandlung:

- Traumatische Erinnerungen müssen aktualisiert werden, damit sie überhaupt therapeutisch beeinflusst werden können. Das bedeutet, dass die Konfrontation mit der traumatischen Belastung eine notwendige Voraussetzung für die Verarbeitung und Modifikation der impliziten, d.h. unverarbeiteten traumatischen Erinnerungen ist (Debiec et al. 2006).
- Durch gezielte Aktualisierung wird die traumatische Erinnerung potenziell veränderbar. Dysfunktional abgespeicherte Informationen bzgl. der traumatischen Situation (z.B. sich weiter bedroht fühlen) oder traumaassoziierte Selbstbewertungen (z.B. Schuld und Schamgefühle) können durch Verknüpfen der traumatischen Erinnerung mit funktionaler Information (z.B. »Es ist vorbei, ich habe getan, was möglich war«) korrigiert und modifiziert, sozusagen »verlernt« werden (Parsons u. Ressler 2013).
- Lernvorgänge werden durch Hochstress behindert, daher muss die durch die Aktualisierung der Traumaerinnerung ausgelöste Stressreaktion begrenzt werden. Die Dosierung und Begrenzung der durch die Bearbeitung der traumatischen Erinnerungen ausgelösten Stressreaktion ist von hoher praktischer Bedeutung. Möglichst in jeder Therapiesitzung sollten emotional-kognitive Bewältigungserfahrungen gewonnen werden können (Tsai u. McNally 2014).

Die Zielsetzung einer auf Modifikation der Erinnerung zielenden Behandlung geht über Habituation traumaassoziierter Ängste durch prolongierte Exposition mit der belastenden Erinnerung hinaus. Vielmehr geht es um eine Ergänzung der traumatischen Erinnerung mit funktionaler Information bzw. um ein Rückgängigmachen der in der traumatischen Situation entstandenen primären Dissoziation. Die Erinnerung soll ergänzt und korrigiert und es soll ein kohärentes Narrativ über das Geschehene erarbeitet werden. Aus impliziten und häufig in bruchstückhafte Fragmente dissoziierten Traumaerinnerungen werden dann verarbeitete, mit dem Wissen um die heutige Sicherheit und die heutigen Kompetenzen ergänzte Erinnerungen.

43.2 Ziel der Traumatherapie: Reduktion von Symptomen im Alltag

Traumatherapie wird nicht selten als Arbeit an belastenden Erinnerungen missverstanden. Zielsetzung ist jedoch die Behandlung von

Traumafolgesymptomen in der Gegenwart. Zudem sind belastende Erinnerungen immer eine subjektive Rekonstruktion vergangener Ereignisse aus der heutigen Perspektive und sollten daher auch im Bezug zur aktuellen Lebenssituation verstanden werden. Beispielsweise kann eine fehlende Zukunftsperspektive zu einer verstärkten Beschäftigung mit vergangenen belastenden Erfahrungen führen.

Ob eine problemaktualisierende konfrontative Behandlungsstrategie gewinnbringend eingesetzt werden kann, hängt unabhängig vom Schweregrad der Störung auch von der individuellen Fähigkeit zur Selbstfürsorge und zur Selbstregulation ab. Letztlich bestimmt die Verfügbarkeit von individuellen Ressourcen, welches Ausmaß an akuter Belastung durch aktivierte traumatische Erinnerungen oder durch andere emotionale unangenehme Therapiethemen zumutbar und verträglich ist.

43.3 Behandlungsbedürfnisse in Abhängigkeit vom Komplexitätsgrad der Traumafolgestörung

Wenn eine Posttraumatische Belastungsstörung vorliegt, sollten nach empirischer Evidenz traumakonfrontative Behandlungsmethoden zum Einsatz gebracht werden (Flatten et al. 2013). Allerdings ist die konfrontative Bearbeitung von Traumaerinnerungen nur eine therapeutische Maßnahme unter anderen, da je nach Komplexitätsgrad der Traumafolgestörungen weitere Behandlungsbedürfnisse vorliegen, die ggf. vordringlich sein können (Sack et al. 2013).

Bei Patienten, die an einer **Posttraumatischen Belastungsstörung ohne Komorbidität** nach Einzeltraumatisierung leiden, ist die Behandlung der traumaspezifischen Symptomatik primär angezeigt und zielführend. Sind ausreichend selbstregulative Ressourcen vorhanden, kann eine konfrontative Bearbeitung der Traumafolgesymptomatik zügig und auf direktem Wege durchgeführt werden.

Komplexitätsgrade von Traumafolgestörungen und Behandlungsbedürfnisse

- PTBS ohne Komorbidität
  - konfrontative Bearbeitung der Traumafolgesymptomatik
- PTBS plus einfache psychische Komorbidität
  - konfrontative Bearbeitung der Traumafolgesymptomatik
  - Behandlung komorbider Symptome (z. B. Suchtmittelkonsum, depressive Symptomatik, Angstsymptomatik)
- PTBS plus persönlichkeitsprägende Symptomatik
  - Förderung von Selbstfürsorge und Selbstregulation
  - Behandlung von Beziehungs- und Bindungsstörungen
  - Behandlung komorbider Symptome
  - konfrontative Bearbeitung der Traumafolgesymptomatik
- PTBS plus dissoziative Störung
  - Förderung der Selbstwahrnehmung und des Selbstbezugs
  - Förderung der Selbstfürsorge und Selbstregulation
  - Behandlung von Beziehungs- und Bindungsstörungen
  - Behandlung komorbider Symptome
  - konfrontative Bearbeitung der Traumafolgesymptomatik

Liegt eine beeinträchtigende, zur Posttraumatischen Belastungsstörung **komorbide bzw. traumakompensatorische Symptomatik** vor, richtet sich die Indikation zur konfrontativen Behandlung nach der Dringlichkeit der Behandlungsbedürftigkeit der komorbiden Symptomatik. Es kann notwendig sein, zunächst die gleichzeitig vorliegende Depression, Angststörung oder Suchtproblematik zu behandeln.

Dabei ist die Verfügbarkeit persönlicher Ressourcen Hauptindikator für das Tempo, mit dem auch belastende, traumaassoziierte Themen in der Therapie bearbeitet werden können. Zunehmend werden integrative manualisierte Behandlungsansätze, z. B. für die Behandlung von Patienten mit PTBS und Suchtmittelabhängigkeit, entwickelt und evaluiert (Najavits et al. 2009).

Wenn eine **persönlichkeitsprägende Symptomatik**, etwa Beziehungsstörungen, selbstschädigendes Verhalten oder ein verändertes Selbst- und Weltbild, die Symptomatik dominieren, ist zu klären, ob die Traumafolgesymptomatik vordringlich behandelt werden sollte. Die Förderung selbstregulativer Skills und die Verbesserung der Alltagsfunktionalität stehen bei Traumafolgestörungen mit dem Ausmaß einer Persönlichkeitsstörung, z. B. einer Borderline-Persönlichkeitsstörung, zunächst oft im Vordergrund. Besonders wichtig ist, dass Patienten eigene Verantwortung für ihre Gesundung übernehmen und lernen, sich in einer selbstfürsorglichen Weise um eine Bewältigung bzw. Besserung ihrer Problematik zu kümmern (Wöller 2013).

Im weiteren Therapieverlauf sollte eine Zuwendung zu den oft sehr schmerzlich wahrgenommenen biografischen Verletzungen und der daraus resultierenden inneren Not ermöglicht werden. Unter Beachtung der individuellen Belastungsgrenzen kann auch schon frühzeitig eine Bearbeitung traumatischer Erinnerungen mit schonenden konfrontativen Techniken mit der Zielsetzung einer Ich-Stabilisierung erfolgen. Dabei ist es besonders wichtig, dass Erfahrungen von Bewältigung gewonnen werden.

Bei Patienten, die an einer **dissoziativen Störung** mit Fragmentierungssymptomatik leiden, z. B. in der Form von Alltagsamnesien oder schweren Selbstregulationsstörungen aufgrund wenig integrierter Persönlichkeitsanteile, ist das vorrangige Therapieziel die Förderung der Kommunikation mit sich selbst. Die Fähigkeit zur Wahrnehmung eigener Gefühle und innerer Bedürfnisse ist Grundlage für die Verbesserung der Steuerungsfähigkeit im Alltag und für den Umgang mit belastenden Emotionen. Bei ausreichender Stabilität kann eine konfrontative Bearbeitung traumatischer Belastungen angezeigt sein. Bei Patienten mit dissoziativen Störungen empfiehlt sich, belastendes Material von der Alltagsproblematik aus zu bearbeiten und alle Möglichkeiten der schonenden Bearbeitung traumatischer Erinnerungen zu nutzen (Sack 2010).

43.4 Indikation einer konfrontativen Behandlung

Bei richtiger Indikationsstellung und unter Einsatz geeigneter Therapieverfahren bietet die Behandlung der spezifischen Traumafolgesymptomatik die Chance, dass teilweise hoch belastende Symptome in relativ kurzer Zeit reduziert oder sogar ganz beseitigt werden können. Die Aktualisierung der traumatischen Erinnerung während der Bearbeitung kann allerdings unter Umständen eine erhebliche Belastung auslösen und potenziell zu einer Überforderung und folgend zu Destabilisierung führen. Zudem besteht die Gefahr, dass es durch das Erleben ähnlicher Affekte zu einer Aktualisierung weiterer traumatischer Erinnerungen kommt. Daher empfiehlt sich eine sorgfältige Überprüfung der Kriterien zur Indikation vor Beginn einer konfrontativen Behandlung.

Indikationskriterien zur konfrontativen Behandlung sind:

- Liegt eine behandlungsrelevante Traumafolgesymptomatik vor?
- Gibt es andere Symptome, die vordringlich zu behandeln sind?
- Bestehen gravierende destabilisierende Faktoren im Umfeld des Patienten (z. B. andauernde Gewalt, Stalking etc.)?

- Kann ein geeigneter Behandlungsrahmen bereitgestellt werden (Verlässlichkeit, ausreichende Sitzungszahl)
- Verfügt der Patient über ausreichende selbstregulative Ressourcen, um sich mit belastenden Erinnerungen auseinanderzusetzen?
- Ist der Patient über die Vorgehensweise und über mögliche unerwünschte Wirkungen informiert?
- Gibt es einen klaren Auftrag für die Behandlung?

Eine Indikation zur Bearbeitung traumatischer Erinnerungen besteht, wenn Symptome vorliegen, die die alltägliche Lebensführung beeinträchtigen und eindeutig oder zumindest sehr wahrscheinlich auf die Folgen nicht ausreichend verarbeiteter traumatischer Erfahrungen zurückzuführen sind. Insbesondere betrifft dies durch traumatische Auslöser triggerbare Angstsymptome oder dissoziative Stressreaktionen sowie intrusives Wiedererleben der traumatischen Situation. Im Sinne einer Hierarchie der Behandlungsziele muss geklärt sein, dass keine andere Symptomatik vordringlich zu behandeln ist und dass es keine destabilisierenden äußeren Faktoren gibt, für die vordringlich eine Lösung zu finden ist.

Die potenziellen Risiken und Nebenwirkungen einer Bearbeitung traumatischer Erinnerungen müssen vor Behandlungsbeginn klar benannt und besprochen werden. Dazu gehört die Möglichkeit zu einer vorübergehenden Verschlimmerung der Traumafolgesymptomatik und dass belastende Erinnerungen zunächst näher rücken können. Besonders wichtig ist, auf das Risiko des Auftauchens zuvor nicht bewusster traumatischer Erinnerungen im Verlauf der Therapie hinzuweisen. Daher setzt die Anwendung konfrontativer Behandlungstechniken auch einen Behandlungsrahmen voraus, der die Möglichkeit bietet, Krisensituationen aufzufangen und der eine ausreichende zeitliche Perspektive bereitstellt, um die im Zuge der Bearbeitung aktualisierte Problematik durchzuarbeiten.

43.5 Ressourcenaktivierung während der konfrontativen Arbeit

Es bestehen verschiedenste Möglichkeiten, Ressourcenaktivierung zur Dosierung der Belastung einzusetzen. Beispielsweise kann durch Pendeln zwischen einer ressourcenhaften Erinnerung und der Traumaerinnerung eine Erfahrung von Steuerbarkeit und Kontrollierbarkeit der traumatischen Belastung gewonnen werden (s. diesbezüglich auch den Ansatz des EMDR ► Abschn. 43.10). Auch das lebendige Erinnern von guten Beziehungserfahrungen kann stark stressregulierend und tröstend sein. Zudem bestehen vielfältige Optionen, auf imaginative Weise Schutz und Nachversorgung für traumatisierte Seiten der Persönlichkeit zu mobilisieren und als Bewältigungsressource einzusetzen (Sack 2010).

Auch wenn die nochmalige Konfrontation mit der Erinnerung belastend ist, wird hierdurch eine emotionale Distanzierung ermöglicht. Anstelle des Gefühls, den belastenden Symptomen hilflos ausgeliefert zu sein, treten Erfahrungen von Bewältigung der Situation und Kontrolle über die Symptomatik. Vermeidung zur Symptomkontrolle ist dann nicht mehr notwendig.

43.6 Integration und Wiederanknüpfen an den Alltag

Mit einer erfolgreichen Bearbeitung der unmittelbar traumassoziierten Symptomatik ist die Behandlung noch nicht beendet. Das Betrauern von schmerzlichen Erfahrungen, von bleibenden Schädigungen und von versäumten Möglichkeiten ist ein notwendiger Bestandteil der Auseinandersetzung mit traumatischen Erfahrungen und deren Folgen. Besonders schmerzlich ist häufig die Erkenntnis, wie viel Lebenszeit mit der Bewältigung von Folgen der Traumatisierungen verloren gegangen ist.

Sich von der früheren emotionalen Gebundenheit zu lösen, kann starke Gefühle von Wut und Enttäuschung mobilisieren. Diese betreffen oft auch die Personen in der Familie oder der Umgebung, die nicht schützend eingegriffen haben. Die Notwendigkeit, sich manchmal schlicht aus Gründen des Überlebens an die traumatisierende Bezugsperson gebunden zu haben, kann Schuldgefühle und Scham auslösen. Manchmal ist es wichtig, auch die positiven Beziehungserfahrungen im Kontakt mit etwa einem sexuell übergriffigen Vater ganz bewusst wahrzunehmen und getrennt von den traumatischen Erinnerungen innerlich »in Sicherheit« zu bringen.

Wenn es gelingt, alte Muster an Verstrickung und traumatischer Bindung zu lösen, kann sich innere Distanz entwickeln, die zu einer Neubewertung z. B. der damaligen familiären Situation führt. Eine veränderte Perspektive bzgl. der Traumatisierung entwickelt sich auch, wenn klar wird, wie schwer psychisch krank oder stark persönlichkeitsgestört der oder die Täter tatsächlich waren. Die Perspektive des Überlebens unter solchen extremen Bedingungen kommt dann stärker in den Blick, was wiederum helfen kann, sich von Schuldgefühlen oder dem Gefühl, versagt zu haben, zu distanzieren. Ziel der Arbeit an den Folgen der psychischen Verletzung in der abschließenden Therapiephase ist die Integration der traumatischen Erfahrung in die persönliche Biografie und die Entwicklung einer Zukunftsperspektive.

Betroffene von schwerer Gewalt in der Vergangenheit haben häufig Schwierigkeiten, sich später vor erneuten Traumatisierungen zu schützen. Erst wenn eigene Bedürfnisse und Grenzen gespürt und ernst genommen werden, können diese auch vertreten und verteidigt werden. Für die Bewältigung traumatischer Erfahrungen gerade nach schweren kindlichen Traumatisierungen ist daher eine selbstfürsorgliche Lebenseinstellung wesentlich.

43.7 Behandlungsmethoden

Im Zuge der Entwicklung und Ausdifferenzierung der Traumatherapie wurde die Wirksamkeit der Behandlung von Patienten mit Traumafolgestörungen systematisch an verschiedenen Patientengruppen evaluiert. Es zeigte sich durchweg eine hohe bis sehr hohe Wirksamkeit von Therapiemethoden, die konfrontative Behandlungselemente enthalten. Im Vergleich mit einer Behandlung durch Medikamente (z. B. SSRI-Antidepressiva) führt die psychotherapeutische Behandlung der PTBS zu einer signifikant stärkeren Abnahme der Beschwerdesymptomatik. Die konfrontative Behandlung mit prolongierter Exposition, kognitiv-behavioraler Traumatherapie oder mit Eye Movement Desensitization and Reprocessing (EMDR) gelten als Behandlungsmethoden der ersten Wahl der Posttraumatischen Belastungsstörung (Forbes et al. 2010).

43.8 Traumaexposition in der kognitiv-behavioralen Therapie

Wiederholte intensive und prolongierte Konfrontation mit der Erinnerung an das Trauma führt zu Habituation, d. h. zur Abschwächung der Reaktion auf den angstauslösenden Reiz. Die traumatische Situation kann in der Folge ohne gravierende Stressreaktion erinnert werden. Der Erfolg der Expositionsbehandlung hängt entscheidend davon ab, dass eine subjektive Erfahrung von Bewältigung der Angstsituation erreicht wird und dass an die traumatischen Ängste gekoppelte dysfunktionale kognitive Muster, z. B. das Gefühl beständiger Bedrohung, korrigiert werden können (Rothbaum u. Foa 2000).

Die imaginäre Exposition mit der traumatischen Erinnerung wird in der Regel durch Erzählen des Geschehens ausgelöst. Darüber hinaus können Tonbandaufzeichnungen des Selbstberichts über das Trauma benutzt werden, die täglich wieder angehört werden, bis die Angstreaktion abgenommen hat. Wenn Vermeidungsverhalten hinsichtlich bestimmten, mit dem Trauma assoziierten Orten oder Situationen besteht, wird eine Exposition in vivo durchgeführt, d. h. der Betreffende wird angeleitet, an den angstbesetzten Ort zu gehen, um die Angst zu überwinden. Da ein gewisses Maß an subjektiver Belastung unvermeidbar ist, bedarf therapeutische Exposition einer guten Vorbereitung und Aufklärung der Patienten, um einem Behandlungsabbruch vorzubeugen.

Eine weitere Behandlungsstrategie der verhaltenstherapeutischen Traumatherapie ist die Bearbeitung dysfunktionaler Kognitionen. Diese können z. B. in unbegründeten Schuldgefühlen und Selbstvorwürfen oder in übersteigerter Angst vor Wiederholung eines Traumas bestehen. Es geht darum, diese dysfunktionalen Kognitionen zu identifizieren und im therapeutischen Gespräch auf ihren Realitätsgehalt zu überprüfen. Ziel ist es, zu einer realistischen Einschätzung der eigenen Beteiligung an der Traumatisierung und von Bedrohung im Alltag zu gelangen.

Es sind eine Reihe spezifisch auf die Behandlung bestimmter Traumatisierungen (z. B. Vergewaltigung) zugeschnittene verhaltenstherapeutische Behandlungsmanuale verfügbar, die einen genauen Ablauf der Therapiesitzungen vorschlagen. Typischerweise umfasst eine manualisierte verhaltenstherapeutische Behandlung neun bis 15 Therapiesitzungen. Dass die Bearbeitung dysfunktionaler Kognitionen die Belastung durch posttraumatische Symptome erfolgreich bessern kann, ist empirisch gut belegt (Ehlers et al. 2013).

43.9 Hypnotherapeutische Behandlungstechniken

Die aus hypnotherapeutischen Ansätzen entwickelte **Screen-Technik** ist eines der am weitesten verbreiteten Verfahren zur Traumaexposition und Traumasynthese (Sachsse 1998). Eine traumatische Erinnerung wird, wie ein alter Film, gemeinsam von Patient und Therapeut an einem imaginären Bildschirm (z. B. an der Wand) betrachtet. Diese Technik ermöglicht den kontrollierten Umgang mit Assoziation und Dissoziation. Das heißt, es lassen sich ganze Bereiche, z. B. einzelne Sinnesqualitäten, aus dem beobachteten Geschehen ausklammern (Dissoziation), indem z. B. nur auf das, was zu sehen ist, fokussiert wird und der Ton und andere Sinnesqualitäten zunächst ausgeblendet werden. Im Verlauf der Arbeit können dann die anderen Sinneskanäle nach und nach assoziiert werden, um die Wahrnehmung des traumatischen Ereignisses zu komplettieren.

Während der Arbeit mit der Bildschirmtechnik ist oft eine Art »doppeltes Bewusstsein« vorhanden. Der Betreffende erlebt sich im Erinnerungsgeschehen so, wie es damals war, und ist gleichzeitig Zuschauer und Beobachter. Dieser doppelte Fokus erleichtert es, die emotionale Belastung durch die Exposition zu ertragen und ermöglicht es, wieder Kontrolle über die belastende Erinnerung zu gewinnen. Die emotionale Belastung während der Exposition lässt sich durch vielfältige imaginäre Manipulationen der Bildschirmdarstellung steuern. So kann z. B. der »Film« mit einer imaginären Fernbedienung nach

Belieben angehalten und wieder gestartet werden, der Ablauf lässt sich beschleunigen oder wie in Zeitlupe betrachten, der Ton kann an und aus gestellt werden, der Film kann schwarzweiß oder in Farbe vorgestellt werden usw.

Ziel der Arbeit mit der Screen-Technik ist eine Entängstigung durch therapeutisch begleitetes Wiedererleben ohne Überschwemmung mit dem affektiven Gehalt des traumatischen Erlebnisses. Die entscheidenden Wirkmechanismen sind das Wiedergewinnen von Steuerungsfähigkeit während der Erinnerung und die dosierte Exposition. Empirische Studien zur Wirksamkeit der Behandlung mit der Screen-Technik liegen leider nicht vor.

43.10 Eye Movement Desensitization and Reprocessing (EMDR)

EMDR ist eine relativ neue psychotherapeutische Technik, die explizit an der Veränderung traumabezogener Erinnerungen und Symptome ansetzt. Die Begründerin, Francine Shapiro, hatte 1987 während eines Spazierganges im Park bemerkt, dass gewisse belastende Gedanken plötzlich verschwanden. Gleichzeitig war sie darauf aufmerksam geworden, dass ihre Augen spontan anfingen, sich hin- und herzu bewegen. Eine erneute Vergegenwärtigung dieser Gedanken zeigte ihr, dass der negative Affekt und damit der Belastungscharakter verschwunden waren. Diese Selbstbeobachtung wurde von ihr systematisch weiter untersucht, indem nun absichtliche Augenbewegungen in der Behandlung von Opfern unterschiedlicher Gewalttaten oder von Unfallopfern eingesetzt wurden. Die ersten Ansätze wurden modifiziert und zu einer detailliert beschriebenen, manualisierten psychotherapeutischen Behandlungstechnik (EMDR) ausgearbeitet (Shapiro 1998).

Die EMDR-Behandlung wird als therapeutischer Baustein im Rahmen eines Gesamtbehandlungsplans zur Traumabearbeitung und Traumaintegration eingesetzt.

Während der EMDR-Behandlung erlebt der Patient in einer haltgebenden therapeutischen Situation und innerhalb einer durch das EMDR-Behandlungsmanual vorgegebenen festen Struktur eine Konfrontation mit dem Trauma, während er gleichzeitig vom Therapeuten induzierte, rhythmische Augenbewegungen durchführt. Diese Vorgehensweise führt erstaunlich rasch zu einer Abnahme der subjektiven Belastung durch die traumatische Erinnerung, vermutlich dadurch, dass zuvor weitgehend unverarbeitet gespeicherte kognitive, emotionale und körperliche Reaktionen auf das Trauma wiederbelebt und in einem Verarbeitungsprozess integriert werden.

43.11 Psychodynamische Aspekte in der Behandlung traumatisierter Patienten

Traumatisierungen führen nach psychoanalytischem Verständnis zu einer psychischen Regression. Reifere Reaktionsmöglichkeiten gehen zugunsten einfacherer Schutzmechanismen – passager – verloren. Bewusste und unbewusste Beziehungserfahrungen werden getriggert und können die Sichtweise der realen Situation beeinflussen (Pearlman u. Saakvitne 1995). Dies steht in Einklang mit der klinischen Erfahrung, dass es mitunter relativ gesehen geringfügige Retraumatisierungen sein können, die posttraumatische Symptome auslösen. Biografisch früher liegende Konflikte können aktiviert werden, als ob eine alte Wunde aufbricht. Es kann dazu kommen, dass auch früh in der Entwicklung ansetzende Erfahrungen von Gefahr, Verletzung und mangelndem Schutz aktiviert werden und die Verarbeitung der aktuellen Traumatisierung erschweren. Außerdem können praktisch alle konflikthaft verarbeiteten Entwicklungsprobleme, wie z. B. im Umgang mit Vertrauen und Nähe, mit Verletzungen und Verlust und mit fehlendem Schutz durch die Eltern, wieder aktuell werden. Mangelerfahrungen und fehlende Versorgung durch die Eltern können als Thema auftauchen und sich in Wiedergutmachungswünschen manifestieren.

Damit haben Traumatisierungen aus psychodynamischer Sicht weitreichende Folgen für das Selbstkonzept der Betroffenen, für die Gestaltung zwischenmenschlicher Beziehungen sowie, damit zusammenhängend, Auswirkungen auf den Umgang mit Affekten. Ein wichtiges Ziel ist es, dem Patienten zu helfen, die desorganisierenden Erfahrungen der durch die Traumatisierung ausgelösten Regression zu ertragen und ihre Natur zu verstehen, um sie verändern zu können. Hierfür ist eine aktive und strukturierte therapeutische Vorgehensweise nötig, die auch die Vermittlung von Informationen einschließt. Ob es überhaupt sinnvoll ist, die traumatisierende Erfahrung als schlechte Beziehungserfahrung in der therapeutischen Beziehung wiederzubeleben, wird zunehmend infrage gestellt (Sachsse 2007).

43.12 Stellenwert narrativer Behandlungstechniken in der Traumatherapie

Erzählen ist eine wesentliche Form der Identitätsbildung und der Verarbeitung von Belastungen. Worte für belastende Erfahrungen zu finden dient im zwischenmenschlichen Kontext natürlich auch der Entlastung. Zudem erfüllt das Versprachlichen eine sinnstiftende und erklärende Funktion. Der positive Effekt narrativer therapeutischer Techniken, z. B. durch Aufschreiben traumatischer Erfahrungen oder durch Narration im therapeutischen Gespräch, ist gut belegt. Die Wirksamkeit narrativer Ansätze in der Traumatherapie wurde besonders bei Menschen mit Kriegs- und Fluchterfahrungen untersucht (Schauer et al. 2005). Auch in der traumatherapeutischen Behandlung älterer Menschen haben narrative Behandlungstechniken einen festen Stellenwert, z. B. als »Life Review Technique« (Maercker u. Bachem 2013).

Jedes Narrativ ist auch ein Zeugnis, das abgelegt wird. Unrecht wird dokumentiert, persönliches Leid benannt. Über den persönlichen Kontext hinaus kann es sich um Erfahrungen handeln, die für andere Menschen und für den gesellschaftlichen Prozess der Bewältigung von Unrecht und Terror wichtig sind. Das Niederschreiben und Dokumentieren persönlicher traumatischer Erfahrungen wurde z. B. im Rahmen der »Testimony-Therapie« der Folgen der Apartheid in Südafrika mit Erfolg eingesetzt.

43.13 Reifungserfahrungen nach Traumatisierungen

In der Folge der Bewältigung traumatischer Erfahrungen werden auch positive Entwicklungen beschrieben, ein Phänomen, das als »Posttraumatic Growth« bezeichnet wird. Betroffene nehmen sich lebendiger und vollständiger wahr, und die Wahrnehmung für sinnliche Empfindungen kann sich intensivieren, z. B. in der Natur für das Licht oder für Farben und Formen, für Gerüche und Geräusche. Gefühle von Zugehörigkeit und zwischenmenschliche Beziehungen können vertieft erlebt werden. Das, was aus persönlicher Sicht im Leben wirklich von Bedeutung ist, wird bewusster wahrgenommen. Erfahrungen von persönlichem Wachstum ermöglichen es, der traumatischen Erfahrungen retrospektiv einen Sinn zuzuschreiben. Es hat sich bewährt, Erfahrungen von persönlichem Wachstum im Rahmen einer Traumatherapie anzusprechen und gezielt zu fördern (Zöllner et al. 2006).

Literatur

Debiec J, Doyère V, Nader K, LeDoux JE. Directly reactivated, but not indirectly reactivated, memories undergo reconsolidation in the amygdala. Proc Natl Acad Sci USA 2006; 103(9): 3428–33.

Ehlers A, Grey N, Wild J et al. Implementation of Cognitive Therapy for PTSD in routine clinical care: Effectiveness and moderators of outcome in a consecutive sample. Behav Res Ther 2013; 51(11): 742–52.

Flatten G, Gast U, Hofmann A et al. Posttraumatische Belastungsstörung. Stuttgart: Schattauer 2013.

Foa EB, Rothbaum BO, Riggs DS, Murdock TB. Treatment of posttraumatic stress disorder in rape victims: a comparison between cognitive-behavioral procedures and counseling. J Consult Clin Psychol 1991; 59(5): 715.

Forbes D, Creamer M, Bisson JI et al. A guide to guidelines for the treatment of PTSD and related conditions. J Traumat Stress 2010; 23(5): 537–52.

Maercker A, Bachem R. Life-review interventions als psychotherapeutic techniques in psychotraumatology. Eur J Psychotraumatol 2013: 4. doi 10.3402/ejpt.v4i0.19720.

Najavits LM, Schäfer I, Stubenvoll M, Dilling A. Posttraumatische Belastungsstörung und Substanzmissbrauch. Göttingen: Hogrefe 2009.

Parsons RG, Ressler KJ. Implications of memory modulation for post-traumatic stress and fear disorders. Nat Neurosci 2013; 16(2): 146–53.

Pearlman LA, Saakvitne KW. Trauma and the therapist: countertransference and vicarious traumatization in psychotherapy with incest survivors. New York: Norton 1995.

Rothbaum BO, Foa EB. Kognitiv-behaviorale Therapie der posttraumatischen Belastungsstörung. In: Van der Kolk A, Bessel A, McFarlane B et al. (eds). Traumatic Stress – Grundlagen und Behandlungsansätze. Theorie, Praxis und Forschung zu posttraumatischem Streß sowie Traumatherapie. Paderborn: Junfermann 2000; 341–57.

Sachsse U. Traumasynthese durch Traumaexposition. Persönlichkeitsstörungen 1998: 72–6.

Sachsse U. Was ist die optimale Bühne für die Arbeitsbeziehung, die Bearbeitung der Pathologie und die Nachreifung in der Psychotherapie? In: Geißler C, Geißler P, Hofer-Moser O (eds). Körper, Imagination und Beziehung in der Traumatherapie. Gießen: Psychosozial-Verlag 2007; 109–26.

Sack M. Schonende Traumatherapie – ressourcenorientierte Behandlung von Traumafolgestörungen. Stuttgart: Schattauer 2010.

Sack M, Sachsse U, Schellong J. Komplexe Traumafolgestörungen – Diagnostik und Behandlung von Folgen schwerer Gewalt und Vernachlässigung. Stuttgart: Schattauer 2013.

Schauer M, Neuner F, Elbert T. Narrative Exposure Therapy – a short term intervention for traumatic stress disorders after war, terror or torture. Göttingen: Hogrefe & Huber 2005.

Shapiro F. EMDR – Grundlagen und Praxis. Paderborn: Junfermann 1998.

Tsai C, McNally RJ. Effects of emotionally valenced working memory taxation on negative memories. J Behav Ther Experiment Psychiat 2014; 45(1): 15–9.

Van der Kolk BA, Fisler R. Dissociation and the fragmentary nature of traumatic memories: overview and exploratory study. J Trauma Stress 1995; 8(4): 505–25.

Wöller W. Trauma und Persönlichkeitsstörungen. Stuttgart: Schattauer 2013.

Zoellner LA, Alvarez-Conrad J, Foa EB. Peritraumatic dissociative experiences, trauma narratives, and trauma pathology. J Traumat Stress 2002; 15(1): 49–57.

Zöllner T, Calhoun LG, Tedeschi RG. Trauma und persönliches Wachstum. In: Maercker A, Rosner R (eds). Psychotherapie der posttraumatischen Belastungsstörungen Krankheitsmodelle und Therapiepraxis – störungsspezifisch und schulenübergreifend. Stuttgart: Thieme 2006; 36–45.

44 Förderung der Emotionsregulation

Matthias Berking

44.1 Einleitung

Fallbeispiel

Psychopathologische Folgen defizitärer Emotionsregulation

Nach dem Tod ihres Mannes versucht Frau L., ihre Traurigkeit zu unterdrücken, weil sie Angst hat, von dieser überwältigt zu werden. Durch den fehlenden Trauerprozess wird die Loslösung von dem nicht erreichbaren Wunsch, dass »mein Mann wieder da ist und alles wieder so ist wie früher« beeinträchtigt. In der Folge ist es Frau L. nicht möglich, sich neu zu orientieren und neuen, erreichbaren Zielen Bedeutung beizumessen. Aufgrund der sich ständig aufdrängenden Beschäftigung mit dem unerreichbaren Ziel (und dem Mangel an wahrgenommenen Fortschritten bei wichtigen anderen Zielen) leidet Frau L. unter chronisch gedrückter Stimmung. Da sie von sich fordert, immer stark zu sein, löst diese gedrückte Stimmung Ärger auf sich selbst aus, der sich in generalisierten Selbstabwertungen niederschlägt (»Du Heulsuse«). In der Folge der Selbstabwertung treten zusätzlich Selbstvorwürfe auf, die sich auf die vermeintlich mangelnde Fürsorge ihrem sterbenden Mann gegenüber beziehen und massive Schuldgefühle auslösen. Die anhaltenden Misserfolge beim Unterdrücken der Traurigkeit und der Bewältigung des Verlustes führen über die Zeit zu Gefühlen von Hilf- und Hoffnungslosigkeit und in der Folge zu der Entwicklung einer depressiven Symptomatik. Da sie sich für die depressiven Symptome schämt, versucht sie, diese vor ihrem Umfeld zu verbergen. Sie zieht sich zurück, was einen Verstärkerverlust bedingt, der die depressive Symptomatik weiter aufrechterhält.

Wie im Fallbeispiel illustriert, spielen affektive Zustände (Emotionen, Stimmungen, Stressreaktionen oder motivationale Impulse, vgl. Gross 2014) in der Phänomenologie und Ätiologie psychischer Störungen oft eine wichtige Rolle. Entweder sind diese Zustände selbst Teil der Symptomatik (dysphorischer Affekt bei Depression, Angst und Furcht bei Angststörungen etc.) oder wesentlicher Auslöser für Körperreaktionen oder Verhaltensweisen, die zu den Symptomen einer psychischen Störung zählen. In diesem Sinne lassen sich z. B. Kopfschmerzen in der Folge von Stress, Alkoholkonsum als Mittel zur Reduktion von Angst oder Einsamkeit, Selbstverletzung als Mittel zum Spannungsabbau, restriktives Essverhalten zur Linderung von Unzufriedenheit mit der eigenen Person oder von Ängsten vor negativen Bewertungen anderer, Essattacken zur Reduktion von »innerer Unausgefülltheit«, chronisches Sich-Sorgen zur Vermeidung von Ängsten vor etwaigen Verlusten usw. jeweils als Symptome psychischer Störungen konzeptualisieren, welche durch den Versuch bedingt sind, aversive affektive Zustände zu vermeiden, selbst wenn dies langfristig mit überwiegend nachteiligen Konsequenzen assoziiert ist (Berking 2014; Hayes et al. 1996; Menning u. Farach 2007).

Eine solche Konzeptualisierung psychopathologischer Symptome als »dysfunktionaler Emotionsregulationsversuch« ist allerdings nicht unproblematisch, da sie a) von dem Nachweis abhängt, dass die Person das problematische Verhalten v. a. mit der Absicht einsetzt, ihre Emotionen positiv zu beeinflussen, und man sich b) darüber im Klaren sein muss, dass sich auch der Standpunkt vertreten lässt, dass dies bei fast allen Verhaltensweisen der Fall ist. Wenn jedoch alle (psychopathologischen) Verhaltensweisen als Emotionsregulationsversuch verstanden werden, wird das Konzept so breit, dass es jeglichen Erklärungswert zu verlieren droht.

Wenn diesen Problemen jedoch durch eine engere Definition des Konzepts Emotionsregulation (s. u.) Rechnung getragen wird, bietet es eine zusätzliche Perspektive an, die durchaus zu einem besseren Verständnis psychischer Störungen beitragen kann.

Empirisch liegen mittlerweile viele Befunde vor, die für die Annahme sprechen, dass Defizite in der Emotionsregulation einen bedeutsamen Risikofaktor für die Entwicklung und Aufrechterhaltung einer Vielzahl psychischer Störungen darstellen (► Kap. 18; Barnow 2012; Berking u. Wuppermann 2012). Wenn aber defizitäre Emotionsregulation bei der Aufrechterhaltung psychopathologischer Symptome eine Rolle spielt, bietet sich die Stärkung adaptiver Emotionsregulation auch als therapeutischer Ansatzpunkt an: Durch das Eintrainieren adaptiver Regulationsprozesse sollte sich zum einen die Intensität affektiver Symptome reduzieren und zum anderen der Drang lindern lassen, affektive Zustände mit Verhaltensweisen zu regulieren, welche langfristig mehr Nach- als Vorteile mit sich bringen.

! Der Begriff »Emotionsregulation« umfasst die Menge aller Prozesse, die am Monitoring, an der Evaluation und an der (zielgerichteten) Modifikation emotionaler Reaktionen, insbesondere deren Intensität und zeitlicher Dauer, beteiligt sind. Ein dysfunktionaler Umgang mit unerwünschten affektiven Zuständen gilt als Risikofaktor für die Entwicklung und Chronifizierung diverser psychopathologischer Symptome. Eine Förderung adaptiver Emotionsregulation kann somit als vielversprechender Ansatzpunkt gesehen werden, welcher in der Behandlung eines breiten Spektrums von Störungsbildern relevant sein könnte.

44.2 Definition des Behandlungsziels

Für die Identifikation möglichst erfolgsfördernder Therapieziele gilt es, zunächst im Rahmen einer multimodalen Diagnostik zu klären, inwieweit dysfunktionale Emotionsregulationsstrategien bei der Aufrechterhaltung der Symptomatik eine wichtige Rolle spielen. Hierzu können in Ergänzung zur Exploration im Gespräch (»Wie ist das für Sie, wenn die Traurigkeit kommt?« »Was machen Sie dann?«) auch standardisierte Instrumente zum Einsatz kommen (für einen Überblick s. Dorn et al. 2013). Sollten sich dabei die Hinweise verdichten, dass sich die psychopathologischen Symptome in der Folge von dysfunktionalen Umgangsweisen mit unerwünschten affektiven Zuständen ergeben, stellt sich die Frage, warum der Patient zu dysfunktionalen Emotionsregulationsstrategien greift. Zu klären wäre dann,

- ob sich der Patient der negativen Folgen der gewählten Strategien und der positiveren Folgen möglicher alternativer Strategien bewusst ist.
- welche Ziele bei der Bewertung dieser Folgen relevant sind und dazu beitragen, dass die langfristig schädlichen Strategien im Moment der Handlungsinitiierung attraktiver erscheinen als die langfristig hilfreichen Strategien (dies ist z. B. der Fall, wenn das Zielsystem der Patienten vom Ziel der »Schmerzvermeidung« dominiert wird).
- ob der Patient über die Kompetenzen informiert ist, die für einen hilfreicheren Umgang mit unerwünschten affektiven Zuständen nötig sind.
- ob der Patient diese Kompetenzen auch erfolgreich einsetzen kann.

Wenn sich der Patient weder über die negativen Folgen der gewählten Strategien noch über die positiven Folgen alternativer Strategien ausreichend bewusst ist, kann ein vorläufiges Therapieziel darin bestehen, dem Patienten diese Folgen mithilfe von klärungsorientierten Techniken (vgl. Grawe 1998) bewusst zu machen (»Wozu führt das langfristig, wenn Sie Ihre Traurigkeit immer verdrängen?«).

Wenn Hinweise darauf vorliegen, dass der Einsatz dysfunktionaler Strategien (auch) motivational bedingt ist (z. B. durch ein dominantes »Schmerzvermeidungsziel«), kann das Therapieziel ebenfalls darin bestehen, dem Patienten zunächst durch den Einsatz von motivationalen Klärungstechniken entdecken zu lassen, welche Bedürfnisse, Annahmen und Ziele den Einsatz dieser Strategien fördern und den Einsatz funktionalerer Strategien behindern. Mit kognitiven Verfahren (Radkowski u. Berking 2012) kann dann versucht werden, die motivationale Ausgangslage für den Einsatz funktionalerer Techniken zu optimieren.

Um zu klären, ob die Eskalation oder Chronifizierung unerwünschter Emotionen oder der Einsatz dysfunktionaler Regulationsstrategien durch ein Kompetenzdefizit bedingt sind, sollten systematisch die Fertigkeiten des Patienten in den folgenden Bereichen emotionaler Kompetenzen erfasst werden:

1. Das **bewusste Wahrnehmen** der zu ändernden Emotion bildet den Ausgangspunkt relevanter Regulationsbemühungen. Durch das Bewusstwerden der Emotion wird es möglich, kognitive Ressourcen zur Regulation des Gefühls heranzuziehen.
2. Durch das korrekte **Erkennen und Benennen** der Emotion werden kognitive Repräsentationen der Emotion aktiviert. Diese erlauben es, mit der Repräsentation assoziiertes Wissen für die Emotionsregulation zu nutzen: Wenn der Patient z. B. weiß, dass er ärgerlich ist, kann er sein Wissen über Ärger nutzen, um zu verstehen, warum er gerade ärgerlich ist; um zu beurteilen, ob sein Ärger angemessen ist; und um seinen Ärger je nach Bedarf effektiv zu nutzen oder herunterzuregulieren.
3. Eine effektive **Analyse** der Ursachen der emotionalen Reaktion ermöglicht ein konstruktives Verständnis, warum bestimmte Gefühle gerade empfunden werden. Ein solches Modell sollte entpathologisieren, normalisieren, erklären und Ansatzpunkte für Veränderung bieten (bzw. für Emotionsakzeptanz motivieren, wenn dies hilfreich erscheint, weil die Emotion sich nur schwer verändern lassen wird). Hilfreiche Elemente eines solchen Modells sind vor allem: a) interne und externe situative Auslöser von Emotionen, b) Bewertungen dieser Auslöser, und c) aktuelle Bedürfnisse/Wünsche/Ziele, welche der Bewertung zugrunde liegen (im Gespräch mit dem Patienten: »Emotionen entstehen durch die Bewertung von Situationen vor dem Hintergrund unserer Ziele«).
4. Die **gezielte Modifikation** von negativen Emotionen bezieht sich auf den erfolgreichen Einsatz von Strategien, mit denen sich die Dauer und/oder Intensität unerwünsch-

ter Emotionen in eine gewünschte Richtung verändern lassen, ohne dass diese Strategien langfristig zu mehr unerwünschten als erwünschten Folgen führen. Zu in diesem Sinne adaptiven Modifikationsstrategien lassen sich (in Abhängigkeit von den Umständen in der konkreten Situation) z. B. die gezielte Lenkung der Aufmerksamkeit auf neutrale oder positive Reize zählen sowie die kognitive Umstrukturierung des emotionsauslösenden Reizes oder das bewusste Initiieren von Aktivitäten, welche positive Emotionen auslösen und (dadurch) negative Emotionen hemmen.

5. Die Fähigkeit, **Akzeptanz und Toleranz** gegenüber negativen Emotionen zu aktivieren, ist die wichtigste Alternative bzw. Ergänzung zur Modifikationskompetenz. Akzeptanz- und Toleranzkompetenzen sind immer dann relevant, wenn Modifikationsbemühungen nicht erfolgreich sind. In diesem Fall besteht die Gefahr, dass nicht erfolgreiche Modifikationsbemühungen negativ bewertet werden und so zu weiteren negativen Gefühlen führen. Im schlimmsten Fall entsteht ein Teufelskreis, indem Misserfolge bei der Regulation zu negativen Bewertungen der Situation und damit zu verstärkten negativen Emotionen führen. Um diesen Teufelskreis zu verhindern, ist es wichtig, auch in der Lage zu sein, negative Emotionen akzeptieren und aushalten zu können. Außerdem sorgt die Zuversicht, negative Emotionen zur Not auch eine längere Zeit tolerieren zu können, schon im Vorfeld für eine gewisse Gelassenheit im Umgang mit Gefühlen. Diese schützt davor, Modifikationsstrategien einzusetzen, die mit einem unverhältnismäßig großen Aufwand oder bedeutsamen langfristigen Nachteilen verbunden sind.
6. Durch die **Bereitschaft, sich Situationen auszusetzen, die negative Emotionen auslösen**, wenn dies wichtig sein sollte, um persönlich relevante Ziele zu erreichen, lassen sich Modifikationskompetenzen auf der Ebene von konkreten Handlungskompetenzen einüben und reale Erfolgserfahrungen machen. Außerdem ermöglicht die damit verbundene Konfrontation mit negativen Emotionen auch, eine gewisse Härte (d. h. Akzeptanz/Toleranz) gegenüber negativen Emotionen zu erwerben. Um diese Effekte zu erzielen, ist allerdings nicht nur die Konfrontation an sich, sondern ein zumindest partieller, subjektiv wahrgenommener Erfolg im Umgang mit negativen Gefühlen notwendig.
7. Alle bisher aufgeführten Kompetenzen können auch aversive Erfahrungen auslösen und dazu führen, dass sich das emotionale Befinden verschlechtert. In diesem Sinne führt das bewusste Wahrnehmen negativer Emotionen dazu, dass diese auch intensiver erlebt werden; die Identifikation des Gefühls als z. B. Traurigkeit, Angst, Scham etc. aktiviert mentale Konzepte, die im semantischen Netz negativ assoziiert sind; die Analyse der Ursachen geht mit dem intensiven Verarbeiten von Problemen einher; Versuche, negative Emotionen zu modifizieren, sind oft nicht erfolgreich; Versuche, negative Emotionen zu akzeptieren, lösen Hilflosigkeit aus, weil Akzeptieren mit Resignieren verwechselt wird etc. Daher kommt es oft dazu, dass Personen während oder sogar aufgrund des Bemühens um eine erfolgreiche Emotionsregulation einen Stimmungsabfall erleiden, welcher hochautomatisierte Reaktionstendenzen aktiviert, die dem Zweck dienen, die negative Emotion zu beenden, unabhängig davon, ob die Reaktionen mittel- und langfristig zu negativen Konsequenzen führen. In dieser Situation werden dann oft Verhaltensweisen aktiviert, die zu kurzfristiger Stimmungsverbesserung oder einem Kontrollgefühl führen, die aber langfristig für die Entstehung und Aufrechterhaltung psychischer Störungen verantwortlich sind (s. u.). Viele Personen

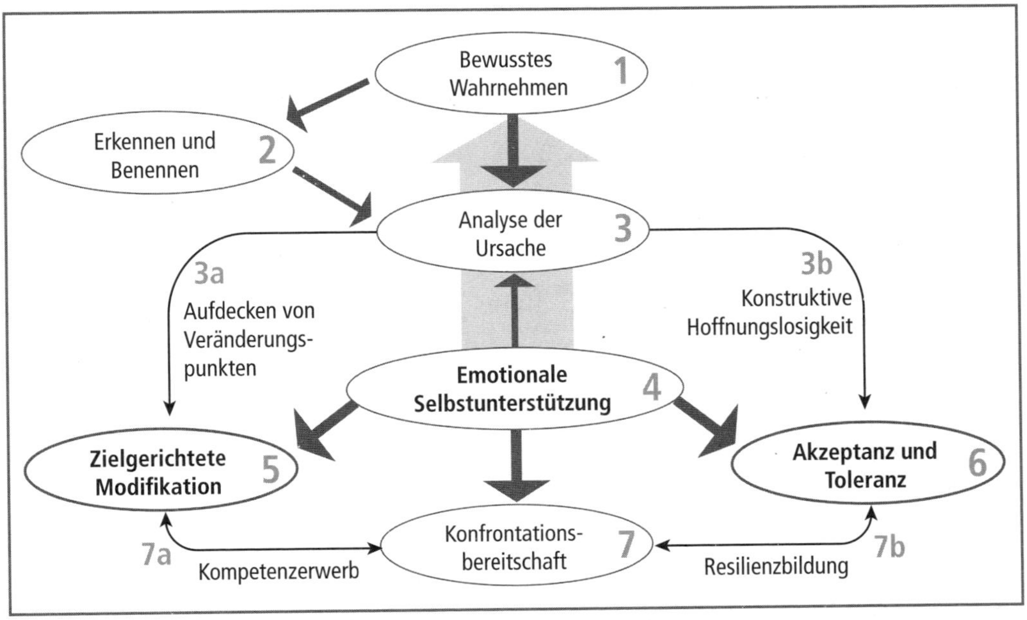

Abb. 44-1 Das Modell adaptiver Emotionsregulation nach Berking (2008).

beschleunigen diesen Prozess noch dadurch, dass sie sich dafür kritisieren, diese negativen Emotionen zu haben. Um solchen dysfunktionalen Prozessen entgegenzuwirken, ist es wichtig, dass sich die Betroffenen selbst **innerlich effektiv unterstützen**, während sie an unerwünschten Gefühlen arbeiten. Wichtige Elemente einer solchen inneren Selbstunterstützung können 1) Mitgefühl mit sich selbst, 2) Selbstermutigung und 3) aktives Selbst-Coaching (aktives Sich-Anleiten zu Emotionsregulationsmaßnahmen, welche zwar kurzfristig schmerzhaft sein mögen, aber langfristig für die Verbesserung des Empfindens notwendig sind).

In dem Maß, in dem sich in diesen Kompetenzbereichen Defizite zeigen und diese zur Aufrechterhaltung der aktuellen Problematik beitragen, stellt sich für die Therapie das Ziel, die defizitären Kompetenzen durch spezifische Maßnahmen möglichst effektiv zu fördern. Neben der Förderung einzelner Kompetenzen sollte dabei allerdings auch die Optimierung des Zusammenspiels verschiedener Kompetenzen angestrebt werden.

Ein Vorschlag, wie diese Kompetenzen im Prozess der Emotionsregulation zusammenwirken müssen, um eine adaptive Emotionsregulation zu erlauben, haben wir in dem in ► Abbildung 44-1 wiedergegebenen Modell der adaptiven Emotionsregulation unterbreitet (Berking 2014; Berking u. Whitley 2014).

Neben der Menge an vorgeschlagenen Strategien und Vorstellungen, wie diese Strategien zusammenwirken, beinhaltet das Modell auch die Annahme, dass letztlich allein die Fähigkeit, negative Emotionen erfolgreich modifizieren zu können, und die Fähigkeit, diese Emotionen bei Bedarf (d. h., wenn sie nicht verändert werden können oder wenn der »Preis« für eine solche Veränderung zu hoch wäre) auch akzeptieren und aushalten zu können, von Bedeutung für die psychische Gesundheit sind. Die anderen Kompetenzen des Modells werden dagegen eher als Hilfskompetenzen gesehen, die lediglich in dem Ausmaß relevant sind, in dem sie den erfolgreichen

Einsatz der ultimativ relevanten Kompetenzen fördern. Zur Erfassung der Kompetenzen des Modells wurden sowohl Selbstauskunftsinventare (Berking u. Znoj 2008; Ebert et al. 2013) als auch experimentelle Paradigmen (s. z. B. Diedrich et al. 2014) entwickelt. Die bislang mithilfe dieser Instrumente durchgeführten Studien ergaben vergleichsweise konsistent Belege für die Validität des Modells (Berking u. Znoj 2008; Berking et al. 2008, 2010, 2011, 2012, 2013).

Im Prozess der Zielklärung lassen sich aus dem Modell zum einen die zeitlichen Abfolgen ableiten, in der die verschiedenen Kompetenzen eingesetzt werden sollten (z. B. »Erst gilt es, möglichst gut zu erkennen, um was für ein Gefühl es sich handelt. Dann gilt es, zu erkennen, was das Gefühl ausgelöst hat. Anschließend kann entweder an der zielgerichteten Modifikation oder der Akzeptanz des Gefühls gearbeitet werden«). Zum anderen impliziert das Modell, dass emotionsfokussierte Interventionen letztlich die Fertigkeiten fördern müssen, unerwünschte Emotionen zielgerichtet beeinflussen oder akzeptieren und tolerieren zu können. Ein Überblick über Verfahren, mit denen sich die im Modell integrierten emotionalen Kompetenzen und deren Zusammenspiel möglichst effektiv therapeutisch fördern lassen, soll im folgenden Abschnitt gegeben werden.

44.3 Empirisch validierte Verfahren mit explizitem Emotionsregulationsfokus

Letztlich gibt es wohl kaum ein erfolgreiches psychotherapeutisches Verfahren, welches nicht auf irgendeine Weise die oben beschriebenen emotionalen Kompetenzen zu stärken sucht. Psychotherapeutische Verfahren unterscheiden sich jedoch durchaus darin,

- welche Bedeutung sie der Optimierung affektiver Prozesse als letztlich relevantes Therapieziel zuschreiben,
- inwieweit sie in der Optimierung affektiver Prozesse ein effektives Mittel zur Erreichung der ultimativ angestrebten Therapieziele sehen,
- zu welchen Anteilen sie eher explizit oder eher implizit am Aufbau emotionaler Kompetenzen arbeiten (in einem Training sozialer Kompetenzen können z. B. sehr effektiv auch emotionale Kompetenzen trainiert werden, ohne dass dies explizit thematisiert wird),
- inwieweit sie exklusiv auf die Förderung der Emotionsregulation ausgerichtet sind oder diese Ausrichtung mit anderen Zielen und Vorgehensweisen kombinieren
- und welche Methoden sie zur Förderung emotionaler Kompetenzen einsetzen.

Zu den therapeutischen Verfahren, die sich durch einen besonderen Fokus auf die Förderung emotionaler Selbstregulation auszeichnen, lassen sich zumindest die folgenden Verfahren zählen.

44.3.1 Dialektisch-Behaviorale Therapie (DBT)

Die DBT wurde ursprünglich als störungsspezifisches Verfahren zur Behandlung der Borderline-Persönlichkeitsstörung konzipiert (Linehan 1993). Aufbauend auf der Annahme, dass diese Störung eine Störung der Emotionsregulation ist, fokussiert die DBT im Rahmen des gruppenbasierten Skillstrainings, mit »Emotionsregulation« als einem von vier Modulen, explizit auf die Verbesserung diesbezüglicher Fertigkeiten. Zwei weitere Module (Achtsamkeit und Distress-Toleranz) können ebenfalls dem Bereich »Verbesserung emotionaler Kompetenzen« zugeschrieben werden. Darüber hinaus beinhaltet die DBT aber noch weitere Elemente, die in einem weniger engen konzeptuellen Verhältnis zu Emotionsregulation stehen (Verbesserung interpersonaler Kompetenzen, Motivationsförderung, problemfokussierte Einzeltherapie etc.). In dem Maße, in dem auch die Symptome anderer Störungen (wie Essstörungen, Depression oder Substanzabhängigkeit) als Resultat defizitärer Emotionsregulation konzeptualisiert wurden, wurden störungsspezifische Adaptionen von DBT für diese Störungsbilder entwickelt. Empirische Befunde zur Effektivität von DBT liegen bislang für die Borderline-Persönlichkeitsstörung (Lynch et al. 2007), Essstörungen (Bankoff et al. 2012), Depression (Feldman et al. 2009; Harley et al. 2008; Lynch et al. 2003), für die Posttraumatischer Belastungsstörung (Steil et al. 2011) und für das Aufmerksamkeitssyndrom mit Hyperaktivität (Hesslinger et al. 2002) vor.

44.3.2 Emotion-Focused Therapy (EFT)

Die von Greenberg (2002) entwickelte EFT zielt explizit und exklusiv auf einen verbesserten Umgang mit Emotionen ab. Im Mittelpunkt der Therapie stehen das emotionale Erleben des Klienten sowie die direkte Arbeit mit Emotionen. Der Therapeut versteht sich dabei als »Emotionscoach«, der den Patienten hilft, sich ihrer Emotionen bewusst zu werden, sie zu verstehen, zu akzeptieren, zu nutzen und bei Bedarf zu modifizieren (Greenberg 2004). Die EFT hat sich in der Behandlung von Depression (Ellison et al. 2009; Goldman et al. 2006; Greenberg u. Watson 1998) und Eheproblemen (Johnson et al. 1999) als effektiv erwiesen. Darüber hinaus ergaben sich vielversprechende Befunde in den Bereichen Trauma durch Missbrauch (Paivio u. Nieuwenhuis 2001), interpersonelle Probleme (Paivio u. Greenberg 1995) und Essstörungen (Dolhanty u. Greenberg 2007).

44.3.3 Achtsamkeitsbasierte Verfahren

Eine weitere Gruppe von Verfahren, für die relevante Effekte auf die Emotionsregulation postuliert werden (Gratz u. Tull 2010), sind achtsamkeitsbasierte Ansätze (► Kap. 38). Der Kern dieser Interventionen besteht im bewussten, wertungsfreien Erleben der aktuellen subjektiven Erfahrungen. Diese bewertungsfrei-akzeptierende Wahrnehmung bezieht sich auf sämtliche psychische Phänomene, unter anderem auf Emotionen. Eine Fokussierung auf Emotionen wird in diesen Ansätzen dadurch gefördert, dass sie dazu einladen, bei unangenehmen Empfindungen nicht mit Vermeidungsverhalten zu reagieren, sondern zu beobachten, was geschieht, wenn man weiterhin lediglich beobachtet. Oft führt ein solcher Fokus zu Vermeidungsreaktionen, welche auf kognitiver Ebene zu negativen Bewertungen der Empfindungen und oft zu ruminativen Analysen ihrer Ursachen führen und auf behavioraler Ebene Impulse auslösen, die darauf ausgerichtet sind, die unerwünschten Emotionen durch Vermeidungsverhalten zu reduzieren. Diese gedanklichen Reaktionen und behavioralen Impulse ebenfalls bewertungsfrei wahrzunehmen, um dann die Aufmerksamkeit (»liebevoll«) wieder auf den Meditationsfokus zu richten, stellt eine höchst anspruchsvolle Übung dar, an deren Ende aber die wertvolle Erfahrung stehen kann, dass Emotionen passagere Phänomene sind, die kommen und gehen, wenn man nicht durch eine negative Bewertung der Emotionen dafür sorgt, dass sie nachhaltig mit Aufmerksamkeit bedacht werden. Außerdem stärkt die Übung das Vertrauen der Patienten in ihre Fähigkeit, aversive Zustände auch aushalten zu können, ohne gleich etwas dagegen machen zu können. Beide Mechanismen reduzieren letztlich die negative Bewertung von Emotionen und sorgen zum einen dafür, dass Patienten nicht über negative Bewertungen von unerwünschten

Emotionen sekundäre negative Emotionen auslösen, die die primären Emotionen mit aufrechterhalten. Zum anderen reduziert diese Kompetenz den Druck, unangenehme affektive Zustände durch den Einsatz von langfristig schädlichen Strategien zu beenden. Zu berücksichtigen ist allerdings, dass viele achtsamkeitsbasierte Verfahren tendenziell eher auf körperliche Manifestationen von Emotionen als auf das subjektive Gefühl fokussieren und auch aktive Hilfestellung für einen adaptiven Umgang mit dysfunktionalen Kognitionen bieten (»Bloß Gedanken, die kommen und gehen. Mentale Phänomene, nicht die Realität«), sodass diese Verfahren fast eher den körperorientierten oder kognitiven Verfahren zuzuordnen sind als dass sie sich durch einen besonderen Fokus auf Gefühle auszeichnen. Unabhängig von der Einordnung dieser Verfahren wurde die Effektivität achtsamkeitsbasierter Ansätze mittlerweile durch zahlreiche Studien belegt, wobei jedoch kritisch anzumerken ist, dass es bislang kaum Evidenz für die Überlegenheit dieser Verfahren gegenüber etablierten kognitiven, behavioralen oder interpersonalen Ansätzen gibt (z. B. Hofmann et al. 2010; ► Kap. 38).

44.3.4 Acceptance and Commitment Therapy (ACT)

Aufbauend auf der sog. »Relations-Frame«-Theorie postuliert Hayes (z. B. Hayes et al. 1996, 1999), dass die rigide Tendenz, aversive Erfahrungen um jeden Preis zu vermeiden, zur Entwicklung verschiedenster psychischer Störungen führen kann. Für die Aufrechterhaltung der Störung sei dann der Versuch, die Symptome zu kontrollieren (und so wiederum die damit verbundenen aversiven Erfahrungen zu vermeiden), von entscheidender Bedeutung. In diesem Sinne sagt Hayes: »Control is not the solution, control is the problem.« Aus diesem Störungsmodell wird das Behandlungsrational der Acceptance and Commitment Therapy (ACT, gesprochen als ganzes Wort) abgeleitet. Dieses zielt zum einen darauf ab, dass negative Empfindungen als notwendiger Bestandteil der menschlichen Existenz gesehen werden, welche bei Bedarf akzeptiert und ausgehalten werden können (»Anxiety embraced is not a problem at all«). Verhalten soll nicht dem Ziel der maximalen Schmerzreduktion dienen. Stattdessen gilt es, Werte zu identifizieren, aus denen sich handlungsleitende Ziele ableiten lassen. Diese Ziele zu verfolgen, auch wenn damit kurzfristig unangenehme Empfindungen einhergehen, gewährt langfristige Zufriedenheit und psychische Gesundheit. Wirksamkeitsbelege der ACT liegen für die Behandlung einer Reihe von Störungsbildern vor, wie z. B. sozialen Ängsten (Dalrymple u. Herbert 2007), Angst und Depression (Forman et al. 2007), chronischem Schmerz (Wetherell et al. 2011), psychotischen Symptomen (Bach u. Hayes 2002) oder Essstörungen (Juarascio et al. 2010). In einer Metaanalyse von 18 randomisiert-kontrollierten Studien aus verschiedenen Anwendungsfeldern berichten Powers et al. (2009) von einer mittleren Effektstärke von $g = 0.42$.

44.3.5 Verhaltenstherapeutische Emotionsregulationstrainings

Entgegen der zuweilen verbreiteten Meinung wird in der KVT Emotionen durchaus eine bedeutsame Rolle zugeschrieben (Belz-Merk u. Caspar 2002). Es scheint fast so, als sei die hohe Bedeutung von Emotionen so selbstverständlich, dass diese nicht ausführlich thematisiert werden müsste. Allerdings wurden Emotionen primär als zu verändernder Sachverhalt angesehen und erst seit neuerem auch als Weg, um andere Symptome positiv zu beeinflussen. Aufgrund der Problem- und Zielorientiertheit der KVT erfolgt eine systematische Arbeit an emotionalen Kompetenzen in der Regel vor allem in Bezug auf Emotionen, die in einem engen Bezug zur zu behandelnden Symptomatik stehen (z. B. Training von Angstbewältigungskompetenzen im Rahmen einer Angsttherapie). Es ist zurzeit ungeklärt, inwieweit es Patienten gelingt, die an diesem Beispiel gelernten Kompetenzen zu generalisieren und für die erfolgreiche Bewältigung anderer Emotionen zu nutzen, und inwieweit sie von einem solchen Aufbau genereller emotionaler Kompetenzen profitieren. Vor dem Hintergrund, dass Patienten oft unter einer Vielzahl von negativen Emotionen leiden und es Grund zur Annahme gibt, dass diverse affektive Reaktionen relevant sind für die Aufrechterhaltung behandlungsbedürftiger Symptome (z. B. wenn nicht erfolgreich regulierte Dysphorie/Hoffnungslosigkeit das Durchführen und konstruktive Verarbeiten von Expositionen erschwert), scheint die Frage nach der Bedeutung emotionsübergreifender Regulationskompetenzen allerdings hochrelevant. Vereinzelte Befunde zu Effekten von KVT auf generelle Emotionsregulationskompetenzen erbrachten eher ernüchternde Ergebnisse (Salbach-Andrae et al. 2009). Eigenständige Interventionen, die explizit und systematisch die allgemeine Emotionsregulationskompetenz fördern, findet man in der KVT bislang eher selten. Eine Ausnahme bildet das verhaltenstherapeutische Emotionstraining von Sulz und Fiedler (2000), welches auf dem DBT-Rational aufbaut und die folgenden Kompetenzen trainiert: 1) Gefühle identifizieren und benennen, 2) Hindernisse für das Verändern von Gefühlen identifizieren, 3) die Verwundbarkeit gegenüber schmerzlichen Gefühlen verringern, 4) positive Ereignisse häufiger werden lassen, 5) die Achtsamkeit für gegenwärtige Gefühle steigern, 6) den gegenwärtigen Gefühlen entgegen handeln und 7) Techniken der Stresstoleranz anwenden. Das Training wurde nicht auf seine spezifische Wirksamkeit hin untersucht, beruft sich jedoch auf die breite Evidenzbasis der DBT (Sulz 2011).

44.3.6 Training Emotionaler Kompetenzen (TEK)

Das TEK baut auf dem in ▸Abbildung 44-1 wiedergegebenen Modell adaptiver Emotionsregulation auf und integriert Strategien und Methoden der kognitiven Verhaltenstherapie (Radkowski u. Berking 2013), der Dialektisch-Behavioralen Therapie (Linehan 1993), der Emotionsfokussierten Therapie (Greenberg 2002), des Selbstmanagement-Ansatzes (Kanfer et al. 2006), achtsamkeitsbasierter Ansätze (▸Kap. 38) und der Allgemeinen Psychotherapie (Grawe 2004), um die im Modell integrierten emotionalen Kompetenzen zu fördern. Aufbauend auf der Idee, dass bei fast allen psychischen Störungen Defizite in der Emotionsregulation eine wichtige Rolle in der Entwicklung, Aufrechterhaltung und Behandlung der Symptomatik spielen, ist das Training als transdiagnostischer Ansatz konzipiert. Der Indikationsbereich des Trainings erstreckt sich von Präventionsmaßnahmen in der Allgemeinbevölkerung oder in Risikopopulationen über die Behandlungsvorbereitung und die Behandlung von Personen mit psychischen Erkrankungen bis hin zu Rückfallprävention nach erfolgreicher Therapie. Dabei kann das Training als eigenständige Intervention oder in Kombination mit empirisch-validierten Therapieverfahren eingesetzt werden. Das Training ist primär als ökonomisch einsetzbare Gruppenintervention konzipiert, kann aber auch in der Einzeltherapie eingesetzt werden.

Inhaltlich fokussiert das Training zunächst auf eine psychoedukative Einführung über Funktionen und Funktionsweisen von Gefühlen und anderen affektiven Zuständen. Anschließend werden Teilnehmer systematisch geschult in 1) Muskelentspannung, 2) Atementspannung, 3) bewertungsfreier Wahrnehmung, 4) Akzeptanz und Toleranz von/gegenüber Emotionen, 5) effektiver Selbstunterstützung, 6) Analysieren und 7) aktivem Modifizieren von unerwünschten Gefühlszuständen. Wie

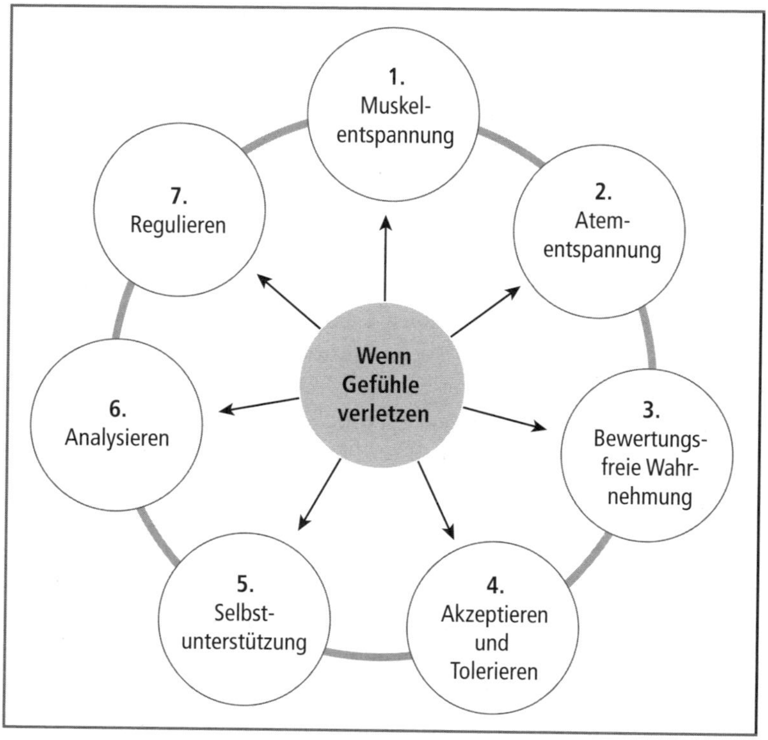

Abb. 44-2
TEK-Kompetenzen und TEK-Sequenz.

in ▸Abbildung 44-2 illustriert, lassen sich diese Kompetenzen zu einer Sequenz zusammensetzen, welche eine adaptive Reaktion auf die verschiedensten unerwünschten affektiven Zustände darstellt.

Die Einführung der einzelnen Kompetenzen folgt dabei immer demselben Muster. Zunächst wird die Relevanz der Kompetenz aus einem »neuropsychotherapeutischen Teufelskreismodel« abgeleitet. Dann wird die Kompetenz erklärt und in einer Langform eingeübt. Anschließend wird die Kompetenz immer weiter verkürzt, sodass sie am Schluss in wenigen Sekunden bis Minuten ausgeführt werden kann. Dies gelingt in der Regel nur dann, wenn man die Patienten zu täglichen Übungen motivieren kann, in denen die einzelnen Kompetenzen systematisch trainiert werden. Die Etablierung eines solchen intensiven Trainings ist ein zentrales Element im TEK und wird u. a. durch die Arbeit mit Audio-Übungslektionen oder täglichen SMS-initiierten Kurzübungen unterstützt.

Die Effektivität des Trainings konnte mittlerweile sowohl in Risiko- als auch klinischen Populationen nachgewiesen werden. In einer Untersuchung an Polizisten (Berking et al. 2010) zeigte sich z. B., dass diese vor dem Training in Selbstauskunftsverfahren von deutlich stärkeren Emotionsregulationsdefiziten berichteten als eine gematchte Kontrollgruppe. Während des Trainings kam es dann zu einem signifikanten Anstieg der emotionalen Kompetenzen, was in einer Wartekontrollbedingung ohne Training nicht der Fall war. Am Ende des Trainings unterschieden sich die Teilnehmer im Hinblick auf ihre Emotionsregulationskompetenzen nicht mehr von der gematchten Kontrollgruppe. In einer anderen Studie wurden 289 Patienten einer psychosomatischen Klinik per Zufall einer von zwei Gruppen zugewiesen. Die erste Gruppe nahm an der regulären stationären Therapie der Klinik (TAU) teil, während der anderen Gruppe zuvor der psychoedukative Teil des TEK vorgestellt und die Möglichkeit zur Teilnahme am TEK in der letzten Behandlungswoche gegeben wurde. Dabei zeigte sich in der TEK-Gruppe eine signifikant größere Reduktion depressiver Symptomatik und negativen Affekts, eine Steigerung positiven Affekts und eine häufigere erfolgreiche Anwendung von Emotionsregulationsstrategien im Vergleich zur TAU-Gruppe (Berking et al. 2008). Aufgrund der freiwilligen Teilnahme am Training sind Selektionseffekte nicht vollständig auszuschließen, allerdings zeigen sich die Effekte auch dann, wenn alle Patienten der zu Beginn randomisierten Gruppen in die Analysen eingeschlossen werden, unabhängig davon, ob sie am Ende auch teilnahmen oder nicht. Diese Befunde sind besonders beachtenswert, da das Training in verkürzter Form und ohne die reguläre Trainingszeit zwischen den Sitzungen durchgeführt wurde. Kürzlich wurden die Ergebnisse in einer klinischen Studie mit 432 depressiven Patienten unter Einsatz eines vollständig randomisierten Designs repliziert (Berking et al. 2010). Dabei zeigt sich, dass die Integration von TEK in die verhaltenstherapeutische Standardtherapie mit einer Zunahme der Effekte auf emotionale Kompetenzen und der Reduktion der depressiven Symptome assoziiert war. Die Ergebnisse einer weiteren randomisierten klinischen Studie, in der die Effekte des TEK als alleinige Behandlungsmaßnahme und als Behandlungsvorbereitung vor verhaltenstherapeutischer Therapie der Depression (im Sinne eines Augmentationseffektes) mit denen einer aktiven Kontrollgruppe und eines Inkongruenzreduktionstrainings (Grawe 2004) verglichen werden, werden zur Zeit ausgewertet (Ehret et al. 2014).

44.4 Reflexion und Ausblick

Selbst gut ausgebildete und sich der empirischen Evidenz verpflichtet fühlende Therapeuten setzen die beschriebenen Verfahren in der Regel nicht in der standardisierten Form ein, in der diese Verfahren evaluiert wurden. Stattdessen wählen Therapeuten aus diesen Verfahren erfolgversprechende Strategien, Methoden und Techniken aus und adaptieren diese an die sich beim individuellen Patienten bietenden Erfordernisse und Möglichkeiten. Ein solches Vorgehen scheint vor dem Hintergrund der Unterschiede zwischen den Patienten bzgl. Problemlage, Zielstellung und verfügbaren Ressourcen durchaus gerechtfertigt (Westmeyer 1979). Problematisch ist allerdings, dass die bei den verschiedenen Verfahren zum Einsatz kommenden Methoden und Techniken nur sehr selten als solche empirisch evaluiert wurden. Im Bereich der Emotionsregulationsforschung fehlt es im Speziellen an Studien, die untersuchen, a) welche spezifische Methode, b) für welche Patienten, c) unter welchen Umständen, d) zur Förderung welcher Kompetenz (Emotionswahrnehmung, -akzeptanz, -modifikation etc.), e) im Umgang mit welchem affektiven Zustand am effektivsten ist.

Darüber hinaus vergleichen Studien, die die Effektivität spezifischer Methoden untersuchen, nur selten Strategien miteinander, zwischen denen sich Therapeuten bei der Therapieplanung entscheiden müssen. Während z. B. in den letzten Jahren viele Studien zu klären versuchten, ob kognitive Umstrukturierung effektiver ist als Verdrängung (was für die Praxis ohne Relevanz ist, da das Vermitteln von Verdrängung selten eine reale Option bei der Therapieplanung darstellt), gibt es kaum Untersuchungen dazu, ob z. B. kognitive Umstrukturierung effektiver ist als die Bearbeitung des problematischen Gefühls in Form einer 2-Stuhl-Technik.

Studien, in denen spezifische und potenziell effektive Emotionsregulationstechniken untersucht wurden, kommen teilweise zu recht interessanten Ergebnissen. So zeigte sich beispielsweise in einer Untersuchung von Diedrich et al. (2014), dass sich bei depressiven Patienten die Strategien kognitive Umstrukturierung, Akzeptanz des Gefühls und Mitgefühl-mit-sich-selbst-Praktizieren im Durchschnitt *nicht* in Bezug auf ihre Effektivität in der Reduktion einer experimentell induzierten depressiven Stimmung unterschieden. Unterteilte man jedoch die Stichprobe in Personen mit schwächerer und stärkerer depressiver Stimmung zu Versuchsbeginn, so zeigte sich, dass das Praktizieren von Mitgefühl mit sich selbst effektiver war als kognitive Umstrukturierung (und vom Trend her auch effektiver als das Akzeptieren der depressiven Stimmung). Dieser Befund steht im Einklang mit der Annahme, dass der Einsatz von kognitiver Umstrukturierung mit zunehmend schlechterer Stimmung immer schwieriger wird, da der negative Affekt die Aktivierbarkeit positiver Kognitionen reduziert. In ähnlicher Weise lässt sich vermuten, dass der Einsatz von akzeptanzbezogenen Strategien umso schwieriger wird, je schmerzhafter das zu akzeptierende Gefühl ist. Im Gegensatz dazu lässt sich argumentieren, dass Mitgefühl beim beobachtenden Selbst umso stärker aktiviert wird, je mehr das beobachtete Selbst leidet[1]. Für die therapeutische Praxis impliziert dieser Befund, dass sich Mitgefühl speziell für den Umgang mit ausgeprägtem depressivem Affekt anbietet (Berking u. Whitley 2014).

Für die Emotionsregulationsforschung impliziert dieser Befund, dass die Effektivität einzelner Strategien in entscheidendem Maße von den jeweiligen Bedingungen beeinflusst wird. Für die Psychotherapieforschung impliziert dieser Befund, dass neben kompletten Therapieverfahren zukünftig verstärkt die Effektivität spezifischer Techniken evaluiert werden sollte. Mithilfe der Befunde einer in diesem Sinne »experimentellen Psychotherapieprozessforschung« können sich Therapeuten den Therapieplan aus empirisch-validierten konkreten Interventionsschritten zusammenstellen. Ein in diesem Sinne molekular-validiertes, integratives Vorgehen könnte auch helfen, die nach wie vor bestehenden Gräben zwischen therapeutischen Schulen zu überwinden.

[1] vorausgesetzt, das beobachtende Selbst a) behält eine gewisse Distanz zum beobachteten Selbst, b) hat ausreichend Sympathie für das beobachtete Selbst und c) hält sich für in der Lage, dem beobachteten Selbst zu helfen.

Literatur

Bach P, Hayes SC. The use of acceptance and commitment therapy to prevent the rehospitalization of psychotic patients: A randomized controlled trial. J Consult Clin Psychol 2002; 70(5): 1129–39.

Bankoff SM, Karpel MG, Forbes HE, Pantalone DW. A systematic review of dialectical behavior therapy for the treatment of eating disorders. Eating Disorders 2012; 20(3): 196–215.

Barnow S. Emotionsregulation und Psychopathologie. Psycholog Rundsch 2012; 63(2): 111–24.

Belz-Merk M, Caspar F. Emotionen in der Verhaltenstherapie. Psychotherapie im Dialog 2002; 2(3): 2–9.

Berking M. Training emotionaler Kompetenzen (3. Aufl.). Heidelberg: Springer 2014.

Berking M, Ebert D, Cuijpers P, Hofmann SG. Emotion-regulation skills training enhances the efficacy of cognitive behavioral therapy for major depressive disorder. Psychother Psychosom 2013; 82: 234–45.

Berking M, Margraf M, Ebert D et al. Deficits in emotion-regulation skills predict alcohol use during and after cognitive-behavioral therapy for alcohol dependence. J Consult Clin Psychol 2011; 79: 307–18.

Berking M, Meier C, Wupperman P. Enhancing emotion-regulation skills in police officers – results of a controlled study. Behav Ther 2010; 41: 329–39.

Berking M, Orth U, Wuppermann P et al. Prospective effects on emotion regulation on emotional adjustment. J Counsel Psychol 2008; 55: 485–94.

Berking M, Poppe C, Luhmann M et al. Emotion-regulation skills and psychopathology: Is the ability to modify one‹s negative emotions the ultimate pathway by which all other skills affect symptoms of mental disorders? J Behav Ther Experiment Psychiat 2012; 43: 931–7.

Berking M, Schwarz J. The affect regulation training (ART). In: Gross J (ed). Handbook of emotion regulation. New York: Guilford 2014; 529–47.

Berking M, Whitley B. The affect regulation training (ART). New York: Springer 2014.

Berking M, Wupperman P. Emotion regulation and health: State of the Art. Curr Opin Psychiat 2012; 25: 128–34.

Berking M, Wupperman P, Reichardt A et al. General emotion-regulation skills as a treatment target in psychotherapy. Behav Res Ther 2008; 46: 1230–7.

Berking M, Znoj H. Entwicklung und Validierung eines Fragebogens zur standardisierten Selbsteinschätzung emotionaler Kompetenzen. Z Psychiat Psychol Psychother 2008; 56: 141–52.

Bowen S, Chawla N, Marlatt GA. Mindfulness-based relapse prevention for addictive behaviors: A clinician's guide. New York: Guilford Press 2010.

Dalrymple KL, Herbert JD. Acceptance and commitment therapy for generalized social anxiety disorder: A pilot study. Behav Modif 2007; 31(5): 543–68.

Diedrich A, Kandl M, Hofmann S et al. Self-compassion reduces depressed mood in individuals suffering from major depressive disorder: An experimental investigation. Behav Res Ther 2014 (in Druck).

Dolhanty J, Greenberg L. Emotion-focused therapy in the treatment of eating disorders. Eur Psychother 2007; 7: 97–116.

Dorn C, Spindler G, Kullik A et al. Erfassung von Emotionsregulationsstrategien – eine Übersicht. Psychol Rundsch 2013; 64(4): 217–27.

Ebert D, Christ O, Berking M. Entwicklung und Validierung eines Fragebogens zur emotionsspezifischen Selbsteinschätzung emotionaler Kompetenzen (SEK-ES). Diagnostica 2013; 59(1): 17–32.

Ehret A, Kowalsky J, Rief W et al. Effects of an intense affect regulation training on symptoms of major depressive disorder: Study protocol of a randomized controlled trial. BMC Psychiat 2014; 14: 20–31.

Ellison JA, Greenberg LS, Goldman RN, Angus L. Maintenance of gains following experiential therapies for depression. J Consult Clin Psychol 2009; 77(1): 103–12.

Feldman G, Harley R, Kerrigan M et al. Change in emotional processing during a dialectical behavior therapy-based skills group for major depressive disorder. Behav Res Ther 2009; 47(4): 316–21.

Forman EM, Herbert JD, Moitra E et al. A randomized controlled effectiveness trial of acceptance and commitment therapy and cognitive therapy for anxiety and depression. Behav Modif 2007; 31(6): 772–99.

Gilbert P. Compassion Focused Therapy: The Distinctive Features. London: Routledge 2011.

Goldman RN, Greenberg LS, Angus L. The effects of adding emotion-focused interventions to the client-centered relationship conditions in the treatment of depression. Psychother Res 2006; 16(5): 537–49.

Gratz KL, Tull MT. Emotion regulation as a mechanism of change in acceptance-and mindfulness-based treatments. In: Baer RA (Hrsg). Assessing mindfulness and acceptance: Illuminating the processes of change. Oakland, CA: New Harbinger 2010.

Grawe K. Neuropsychotherapie. Göttingen: Hogrefe 2004.

Grawe K. Psychologische Psychotherapie. Göttingen: Hogrefe 1998.

Greenberg LS. Emotion-focused therapy. Clin Psychol Psychother 2004; 11(1): 3–16.

Greenberg LS. Emotion-focused therapy: Coaching clients to work through their feelings. Washington, D.C.: American Psychological Association 2002.

Greenberg LS, Watson J. Experiential therapy of depression: Differential effects of client-centered relationship conditions and process experiential interventions. Psychother Res 1998; 8(2): 210–24.

Harley R, Sprich S, Safren S et al. Adaptation of dialectical behavior therapy skills training group for treatment-resistant depression. J Nerv Ment Dis 2008; 196(2): 136–43.

Hayes SC, Wilson KG, Gifford EV et al. Experimental avoidance and behavioral disorders: a functional dimensional approach to diagnosis and treatment. J Consult Clin Psychol 1996; 64(6): 1152–68.

Hesslinger B, van Tebartz Elst L, Nyberg E et al. Psychotherapy of attention deficit hyperactivity disorder in adults. Eur Arch Psychiat Clin Neurosci 2002; 252(4): 177–84.

Hofmann SG, Sawyer AT, Witt AA, Oh D. The effect of mindfulness-based therapy on anxiety and depression: A meta-analytic review. J Consult Clin Psychol 2010; 78(2): 169–83.

Johnson SM, Hunsley J, Greenberg L, Schindler D. Emotionally focused couples therapy: Status and challenges. Clin Psychol 1999; 6(1): 67–79.

Juarascio AS, Forman EM, Herbert JD. Acceptance and commitment therapy versus cognitive therapy for the treatment of comorbid eating pathology. Behav Modif 2010; 34(2): 175–90.

Kabat-Zinn J. Full catastrophe living: Using the wisdom of your body and mind to face stress, pain and illness. New York: Delacorte Press 1990.

Kanfer FH, Reinecker H, Schmelzer D. Selbst-Management-Therapie (4. Aufl.). Berlin: Springer 2006.

Linehan MM. Cognitive-behavioral treatment of borderline personality disorder. New York: Guilford Press 1993.

Lynch T, Morse J, Mendelson T, Robins C. Dialectical behavior therapy for depressed older adults: A randomized pilot study. Am J Geriat Psychiat 2003; 11: 33–45.

Lynch TR, Trost WT, Salsman N, Linehan MM. Dialectical behavior therapy for borderline personality disorder. Ann Rev Clin Psychol 2007; 3(1): 181–205.

Mennin D, Farach F. Emotion and evolving treatments for adult psychopathology. Clin Psychol 2007; 14: 329–52.

Paivio SC, Greenberg LS. Resolving »unfinished business«: Efficacy of experiential therapy using empty-chair dialogue. J Consult Clin Psychol 1995; 63(3): 419–25.

Paivio SC, Nieuwenhuis JA. Efficacy of emotion focused therapy for adult survivors of child abuse: A preliminary study. J Traumat Stress 2001; 14(1): 115–33.

Powers MB, Zum Vörde Sive Vörding MB, Emmelkamp PM. Acceptance and Commitment Therapy: A meta-analytic review. Psychother Psychosom 2009; 78(2): 73–80.

Radkowski A, Berking M. Kognitive Verhaltenstherapie. In: Berking M, Rief W (Hrsg). Klinische Psychologie und Psychotherapie (Bd. II). Heidelberg: Springer 2012; 23–43.

Salbach-Andrae H, Bohnekamp I, Bierbaum T et al. Dialektisch Behaviorale Therapie (DBT) und Kognitiv Behaviorale Therapie (CBT) für Jugendliche mit Anorexia und Bulimia nervosa im Vergleich: Eine randomisierte Studie mit Wartekontrollgruppe. Kindheit und Entwicklung 2009; 18(3): 180–90.

Segal ZV, Williams JMG, Teasdale JD. Mindfulness-Based Cognitive Therapy for Depression: A New Approach to Preventing Relapse. New York: Guilford Press 2002.

Steil R, Dyer A, Priebe K et al. Dialectical behavior therapy for posttraumatic stress disorder related to childhood sexual abuse: A pilot study of an intensive residential treatment program. J Traumat Stress 2011; 24(1): 102–6.

Stenzel N, Krumm S, Rief W. Therapieplanung mithilfe des Interviews zur operationalisierten Fertigkeitsdiagnostik (OFD). Verhaltenstherapie 2010; 20: 109–17.

Sulz SKD. Emotionsregulationstraining. In: Linden M, Hautzinger M (Hrsg). Verhaltenstherapiemanual. Berlin: Springer 2011; 127–32.

Sulz SKD, Fiedler P. Von der Kognition zur Emotion. Psychotherapie mit Gefühlen. München: CIP-Medien 2000.

Westmeyer H. die rationale Rekonstruktion einiger Aspekte psychologischer Praxis. In: Albert H, Stapf KH (Hrsg). Theorie und Erfahrung. Stuttgart: Klett 1979.

Wetherell JL, Afari N, Rutledge T et al. A randomized, controlled trial of acceptance and commitment therapy and cognitive-behavioral therapy for chronic pain. Pain 2011; 152(9): 2098–107.

45 Stressmanagement

Jens Gaab

45.1 Einführung

»Everybody knows what stress is and nobody knows what it is« – mit diesem Oxymoron beginnt Hans Selye 1973 seinen Rückblick auf die Genese des Begriffs »Stress«, welchen er seit 1936 maßgeblich geprägt hatte (Selye 1936, 1973). Auch wenn seine folgende Definition (»The unspecific response of the body to any demand made upon it«) auf den ersten Blick wenig hilfreich scheint, weil sowohl Ursache als auch Folge nicht eindeutig benannt werden, liefert Selye hier eine richtige Beschreibung einer überlebenswichtigen Funktion: Stress ist Teil und Folge der Fähigkeit von lebenden Organismen, bei Belastungen eine adaptive Reaktion zu zeigen. Auch wenn diese Reaktionen durchaus spezifisch sein können (z. B. Anstieg Blutdruck), ist sie immer Teil der unspezifischen Fähigkeit zur Anpassung und Bewältigung, d. h., es gibt eine Lösung bzw. einen Lösungsversuch, unabhängig davon, was das Problem ist. Entsprechend ist nach Selye Stress nicht etwas, was man vermeiden sollte, mehr noch, es ist etwas, was man gar nicht vermeiden kann (»Complete freedom from stress is death«; zitiert aus Selye 1973, S. 693).

Ungeachtet dieser Funktionalität wird Stress heute zumeist im negativen Sinne verstanden – Stress ist ungesund, verursacht Leiden und Beschwerden und kostet (Schweiz: CHF 8 Milliarden, SECO; Deutschland: € 16 Milliarden, Stressreport 2012; Großbritannien £ 13,4 Milliarden, HSE 2011/2012). Entsprechend ist der Wunsch nach Stressmanagement, meist im Sinne von Stressbewältigung oder -reduktion nachvollziehbar und sinnvoll, vor allem wenn man den zunehmenden globalen Wettbewerb mit seinen psychosozialen Folgen (Coburn 2004) und die Zunahme psychischer Belastungen und deren Folgen im Kontext von Finanz- und Wirtschaftskrisen (Chang et al. 2013) berücksichtigt. Im Folgenden sollen, ausgehend von Definitionsansätzen und Stressmodellen, Möglichkeiten und Verfahren der Stressreduktion und -bewältigung beschrieben und deren Wirksamkeit dargestellt werden.

45.1.1 Definition

Eine befriedigende Definition von Stress wird durch seine Charakteristika erschwert: Etwas, was von Beginn seiner Existenz an als unspezifisch in sowohl auslösender Situation als auch in folgender Reaktion (s. o.) beschrieben wurde und darüber hinaus nicht trennscharf von anderen adaptiven Belastungsreaktionen zu unterscheiden ist (Wakefield 2007), ist schwer zu spezifizieren. Entsprechend sind Ansätze, die Stress anhand der stressenden Stimuli (Stressoren) oder anhand der folgenden (Stress-)Reaktionen definieren, nur in Extrembereichen sinnvoll. Wenn man z. B. – wie in den Anfängen der Stressforschung (Selye 1936) – Ratten operativen Verletzungen zufügt oder subletalen Vergiftungen aussetzt und anschließend massive und generelle adaptive Reaktionen beobachtet, ist eine Definition von Stress über ausschließlich situative oder reaktive Merkmale möglich. Entsprechend ist eine ausschließlich situationsbezogene Stressdefinition im klinischen Kontext (z. B. im Kontext von Posttraumatischen Belastungsstörungen) nur dann gegeben, wenn die betreffende Belastung eine außergewöhnliche eigene oder fremde Bedrohung darstellt. Eine differenzielle und letztendlich auch individuelle Erklärung ist damit aber in den meisten Fällen – im Sinne einer Erklärung inter- und intraindividueller Unterschiede in Bezug auf das Ausmaß der Stressbelastung und deren Folgen – nicht möglich. Die Definition von Stress verliert sich also einerseits in der Übersetzung zwischen belastender Situation und Belastungsfolgen und ist andererseits genau in dieser Translation zu finden, d. h. als kontinuierlicher und individueller Bewertungsprozess zwischen situativen Bedingungen, den zur Verfügung stehenden Bewältigungsmöglichkeiten und den beobachtbaren oder antizipierten Konsequenzen (Lazarus 1999).

Kognitive Bewertungsprozesse und Erwartungen beeinflussen die biologische Stressreaktion

Betrachtet man die biologischen Stressreaktionen auf standardisierte Belastungssituationen, wie z. B. auf den Trierer Sozialen Stresstest (TSST), so lassen sich im Vergleich zu nicht-belasteten Situationen eindrückliche Unterschiede in den durchschnittlichen Cortisolverläufen beobachten, die dann auch auf die situativen Unterschiede (Stress – kein Stress) zurückgeführt werden können. Dennoch gibt es auch erhebliche interindividuelle Unterschiede in der Cortisolreaktion auf Belastungen. Neben genetischen (Wüst et al. 2004), persönlichkeits- (Prüssner et al. 1999) und entwicklungsbezogenen (Hunter et al. 2011) Einflüssen sind die situationsspezifischen antizipatorischen kognitiven Bewertungsprozesse bedeutsame Determinanten der psychobiologischen Stressreaktion. Ausgangspunkt ist hier wiederum das transaktionale Stressmodell nach Lazarus, welches diese in Erstbewertungen (»Bin ich in Gefahr?«) und Zweitbewertungen (»Kann ich etwas dagegen tun?«) unterscheidet. So konnte gezeigt werden, dass das Ergebnis der antizipatorischen Bewertungen einer Belastungssituation ein bedeutsamer Prädiktor (35 % Varianzaufklärung) der darauf folgenden Cortisolreaktion ist (Gaab et al. 2005). Interessanterweise sind diese Bewertungsprozesse auch durch die Erwartung eigener Reaktionen auf Stress beeinflusst (Schlotz et al. 2011), d. h. man erwartet, dass man unter Stress »gestresst« reagiert, bewertet dann die Situation entsprechend als »stressiger« und ist infolge tatsächlich auch »gestresster«.

Auch wenn in diesen translationalen Stressmodellen die individuellen Möglichkeiten und Prozesse zentral sind, definieren die situativen Bedingungen die Rahmenbedingungen für deren Umsetzung. Siegrist und Marmot sprechen hier von der psychosozialen Umwelt, verstanden als »soziostrukturelle Spannbreite der Möglichkeiten, welche einer Person die Umsetzung ihrer eigenen Bedürfnisse in Bezug auf Wohlbefinden, Leistungsfähigkeit und Selbstwertschätzung ermöglichen« (eigene Übersetzung aus: Siegrist u. Marmot 2004, S. 1465).

45.1.2 Homo homini lupus und homo homini deus est?

Unter Annahme einer überlebenswichtigen Funktionalität von Stress und seinen Folgen – wie schon in der Definition von Selye ersichtlich – stellt sich die Frage, worauf sich diese Funktionalität bezieht. Betrachtet man die weitläufigen und auch langfristigen physiologischen Konsequenzen, wie z. B. die Modulation von Immunkompetenz, Energiebereitstellung, Emotionsregulation und kognitiver Funktionen (zur Übersicht: Sapolsky et al. 2000), so umfassen diese vor allem Funktionen, die ein Überleben von physischen Bedrohungen und Verletzungen, wie z. B. einen Angriff durch ein Raubtier, begünstigen. Da solche situativen Bedingungen in der Regel in den entwickelten Industrie- und Wissensgesellschaften fehlen – außer man betreibt z. B. entsprechend gefährliche Sportarten –, stellt sich die Frage, welche Situationen eine adaptive physiologische Reaktion auslösen. Interessanterweise sind es vor allem sozial-evaluative Situationen, in denen das »social self« durch die negative Bewertung anderer bedroht wird, welche zu starken biologischen Reaktionen führen (Dickerson u. Kemeny 2004). Hingegen führen wohlwollende soziale Beurteilungen, z. B. im Rahmen von sozialer Unterstützung, zu einer Reduktion biologischer Stressreaktionen (Ditzen u. Heinrichs 2013), sodass frei nach Hobbes und aus biologischer Sicht, der Mensch dem Menschen ein Wolf, aber auch ein Gott ist/sein kann (aus: Thomas Hobbes. Elementorvm Philosophiæ: sectio tertia; de cive; 1642).

45.2 Ansatzpunkte für Stressmanagement

Aufgrund der geschilderten Stressdefinitionen und -modelle lassen sich sowohl Ansatzpunkte als auch inhaltliche Maßnahmen zum Stressmanagement ableiten. Stressmanagementinterventionen können anhand ihrer Ausrichtung auf individuelle oder organisatorisch bzw. situative sowie auf deren zeitlichen Einsatz im Sinne einer primären, sekundären und tertiären Prävention kategorisiert werden (► Tab. 45-1).

Bandbreite möglicher Interventionen gegen Stress

Die Bandbreite möglicher Interventionen zur Reduktion von Stressbelastungen soll anhand von

Tab. 45-1 Kategorisierung von Stressmanagementinterventionen mit Beispielinterventionen (adaptiert aus Bhui et al. 2012).

Ansatzpunkt	Prävention	Behandlung	Rehabilitation
situativ/organisatorisch	Angebote von Fitness-/Wellness-Programmen	partizipatives Management, Verbesserung der Teamkommunikation und -kohäsion	reduzierte Arbeitspensen, Reintegrationsmaßnahmen
individuell-situativ	Time-Management, Work-Life-Balance	Coaching-Angebote	Selbsthilfegruppen
individuell	soziale Unterstützung, Hobbys, Sport	Entspannungs-/Stressmanagementtraining	Case-Management

zwei Studien beschrieben werden. Als Beispiel einer Präventionsstudie an der Schnittstelle zwischen individuellen und situativen Bedingungen wurden in einer randomisiert-kontrollierten Studie mit US-amerikanischen Studienanfängern die Auswirkungen einer Sozialen-Zugehörigkeits-Intervention über den Verlauf von drei Jahren auf die Studienleistungen und die Befindlichkeit gemessen (Walton u. Cohen 2011). Basierend auf der Beobachtung, dass die soziale Akzeptanz eine wichtige Determinante der Befindlichkeit und der Gesundheit ist (s. o.) und diese Akzeptanz vor allem für Mitglieder stigmatisierter Gruppen in neuen Lebensumgebungen keine Selbstverständlichkeit ist, wurden afro-amerikanische und europäisch-stämmige Studienanfänger entweder einer Kontroll- oder einer Sozialen-Zugehörigkeits-Bedingung zugeteilt. Die Intervention bestand darin, dass mögliche Gefühle von Ausgrenzung und Probleme beim Studienbeginn nicht als Folgen eigener Charakteristika oder der ethnischen Zugehörigkeit, sondern als allgemeine und transiente Schwierigkeiten im Rahmen der Anpassung an den neuen Lebensabschnitt dargestellt wurden. Dazu wurden fiktive Berichte von fortgeschrittenen Studierenden gelesen und anschließend als Ausgangspunkt für die schriftliche und mündliche Reinterpretation eigener Erfahrungen genutzt. Im Verlauf über drei Jahre zeigten sich keine Auswirkungen dieser Intervention auf die (ohnehin guten) Studienleistungen bei den (nicht-stigmatisierten) europäisch-stämmigen Studierenden. Bei den afro-amerikanischen Studierenden konnten hingegen deutliche Verbesserungen der Studienleistungen wie auch der Befindlichkeit nachgewiesen werden, die interessanterweise nach drei Jahren auch nicht mehr von denen der europäisch-stämmigen unterscheidbar waren.

Einen anderen inhaltlichen (individuell) und zeitlichen (Behandlung/Rehabilitation) Ansatzpunkt stellen tierunterstützte Kriseninterventionen dar (Shubert 2012). Beispielsweise wurden nach den 9/11-Terroranschlägen ca. 500 Hund-Betreuer-Teams zur Animal-Assisted Crisis Response (AACR) eingesetzt, welche zu einer Verbesserung der Kontaktaufnahme zu Traumatisierten und Helfern und der Verbalisierung eigener Gefühle und zudem über physischen Kontakt (z. B. Fell streicheln) zu einer Beruhigung der Betroffenen führten (Greenbaum 2006).

45.3 Evaluationen von Stressmanagement-interventionen

Aufgrund der weitreichenden und bedeutsamen individuellen und auch gesellschaftlich-ökonomischen Auswirkungen von Stress und den zahlreichen Ansatzpunkten ist die wissenschaftliche Evaluation von Stressmanagementinterventionen notwendig und sinnvoll. Im Folgenden sollen die Ergebnisse von Metaanalysen sowie exemplarischer Studien verschiedener Ansätze und bei verschiedenen Populationen beschrieben werden.

45.3.1 Achtsamkeitsbasiertes Stressmanagement

Basierend auf Anleihen aus dem Buddhismus, wurde das achtsamkeitsbasierte Stressmanagement (Mindfulness-based Stress Reduction, MBSR) 1979 unter Einbezug psychologischer und klinischer Aspekte von Kabat-Zinn entwickelt. MBSR besteht grundsätzlich aus drei Techniken (Körperwahrnehmung, Sitzmeditation und nicht-wertende Achtsamkeit) und hat zum Ziel, inneren und äußeren Erfahrungen achtsam mit Interesse, Neugier, Offenheit und Akzeptanz zu begegnen. MSBR wurde in zahlreichen Studien und an zahlreichen Populationen untersucht. In einer Metaanalyse von zehn kontrollierten Studien an gesunden Personen konnten bedeutsame Reduktionen von Stressbelastungen ($0.74 <$ Cohen's $d > 1.39$) nachgewiesen werden, auch wenn deren Spezifität im Vergleich mit aktiven Vergleichsbehandlungen nicht nachgewiesen werden konnte (Chiesa u. Serretti 2009). Interessanterweise konnte in einer Studie an 288 Medizin- und Psychologiestudierenden eine Genderspezifität dahingehend beobachtet werden, dass die Intervention nur bei Studentinnen, nicht aber bei Studenten eine Reduktion der Stressbelastung und Verbesserung der Befindlichkeit zur Folge hatte (de Vibe et al. 2013). Metaanalysen zu MBSR-Studien an klinischen Populationen mit chronischen Erkrankungen zeigten kleine bis mittlere Effekte (Bohmeijer et al. 2010), was als Indikator dafür gesehen wurde, dass MSBR am ehesten als integrierter Bestandteil multimodaler Behandlungsprogramme eingesetzt werden sollte (► Kap. 38).

45.3.2 Stressmanagement am Arbeitsplatz

Die Ansatzpunkte von arbeitsbezogenen Stressmanagementinterventionen finden sich vor allem in bereichspezifischen Modellen, wie z. B. den arbeitsbezogenen Effort-reward-imbalance-, Demand-control-support- und Organisational-justice-Modellen, in welchen eigene Leistungen und Möglichkeiten mit den situativen Belohnungen und Anforderungen in Relation gesetzt werden (Kivimäki et al. 2007). In einer Zusammenstellung systematischer Übersichten und Metaanalyse zu den Effekten von arbeitsbezogenem Stressmanagement kamen Bhui et al. (2012) zum Schluss, dass positive Effekte vor allem bei individuumsbezogenen Interventionen und dann vor allem auch auf individueller Ebene (d. h. Reduktion von Stress-, Angst- und Depressionssymptomen) zu beobachten sind. Die Auswirkungen von organisationsbezogenen Interventionen (z. B. Verbesserung von Managementfähigkeiten) auf arbeitsbezogene Parameter (z. B. Absentismus am Arbeitsplatz) fallen dagegen geringer aus. Diese allgemeinen Befunde sollen anhand der Ergebnisse einer Metaanalyse mit 48 Studien und 3.736 Studienteilnehmern exemplarisch dargestellt werden (► Tab. 45-2).

Als Beispiel einer effektiven und gut untersuchten Intervention zur Prävention von stressbedingten Gesundheitsbeeinträchtigungen soll eine Studie von Limm et al. (2011) beschrieben

Tab. 45-2 Kategorisierung von Stressmanagementinterventionen mit Beispielinterventionen (basierend auf van der Klink et al. 2001).

Ergebnis-variable	Beispiele	Effektstärken (Cohen's d)	
		Organisationbezogene Interventionen	Individuumsbezogene Interventionen*
Arbeitsqualität	Arbeitsbelastung, Kontrollwahrnehmung, soziale Unterstützung bei der Arbeit	0.05	0.44
Ressourcen	Coping, Selbstwert	0.14	0.44
Physiologische Parameter	Catecholamine, Cholesterin		0.27
Beschwerden	Stress, körperliche Beschwerden	0.05	0.43

* Gemittelte Effektstärken von kognitiv-verhaltenstherapeutischen, Entspannungs-, multimodalen und individuellen Interventionen

werden. Durch den Fokus auf die individuellen Probleme und Fähigkeiten in spezifischen und allgemeinen beruflichen Situationen setzt diese Intervention an der Schnittstelle zwischen individuellen und organisatorisch-situativen Prozessen an. Das dabei eingesetzte Gruppenstressmanagementtraining basierte auf psychodynamischen, konflikt- und emotionsfokussierten sowie kognitiv-verhaltenstherapeutischen Prinzipien und fokussierte auf den Aufbau von Bewusstheit, Klärung und Bewältigung von stressenden beruflichen Belastungen. Dabei wurde die Gruppendynamik bewusst zur Klärung konkreter beruflichen Belastungssituationen und zur sozialen Unterstützung bei deren Bewältigung eingesetzt. Über den Verlauf eines Jahres konnte in der Interventionsgruppe eine Verringerung der subjektiven Stressreaktivität beobachtet werden (mit einem kleinen Effektunterschied d = 0.25 zwischen den Gruppen), es konnten aber keine Auswirkungen auf Angst- und Depressionssymptome (welche aber schon zu Beginn der Studie insgesamt unauffällig waren) nachgewiesen werden. Auch zeigten sich keine Auswirkungen auf die Arbeitsbedingungen durch die Intervention. In der Diskussion der Ergebnisse muss angemerkt werden, dass die Erfassung möglicher Interventionseffekte in solchen Feldstudien durch die natürliche Fluktuation der wirtschaftlichen Situation stark beeinflusst und auch erschwert wird, aber sich dennoch positive Effekte der Intervention zeigten.

45.3.3 Psychobiologische Evaluationen von Stressmanagementinterventionen

Stress kann grundsätzlich über direkte und indirekte Prozesse die Befindlichkeit und Gesundheit beeinflussen (Steptoe 1991). Dabei versteht man unter direkten Prozessen die Aktivierung physiologischer Systeme, die unter Belastung zur Aufrechterhaltung der Homöostase beitragen und deren starke und vor allem andauernde Aktivierung nachteilige Folgen haben kann. Veränderungen von Verhaltensweisen, Gefühlen und Kognitionen werden dagegen als indirekte Prozesse verstanden, welche (auch) unabhängig von und in Interaktion mit direkten Veränderungen Einfluss auf die Gesundheit haben. Beispielsweise hat Stress – in Abhängigkeit des Ausmaßes der psychobiologischen Stressreaktion – einen Einfluss auf das Essverhalten, indem er langfristig eine Gewichtszunahme und die Entwicklung kardiovaskulärer Risikobedingungen begünstigt (zur Übersicht: Adam u. Epel 2007). Entsprechend ist es wichtig, die Auswirkungen von Stressmanagementinterventionen nicht nur auf die indirekten Mediatoren von Stress auf Gesundheit, sondern auch auf direkte Prozesse zu erfassen (s. u.).

Ausgehend von der Beobachtung, dass antizipative kognitive Bewertungsprozesse die Cortisolreaktion auf psychosoziale Belastungen maßgeblich vorhersagen (s. o.), wurden in den im Folgenden erläuterten Studien die Auswirkungen von Stressmanagementtrainings auf die Cortisolreaktion unter Belastung untersucht.

Erfassung direkter Stressmediatoren

In Belastungssituationen werden verschiedene physiologische Systeme aktiviert bzw. in ihrer Aktivität beeinflusst, welche insgesamt die Bewältigung der Belastung gewährleisten. Im Zentrum dieser vielfältigen und interaktiven Prozesse steht die Hypothalamus-Hypophysen-Nebennieren-Achse (HHNA) mit den Hormonen CRH, ACTH und Cortisol. Die Hormone der HHNA verfügen nicht nur über eigenständige Wirkungen (z. B. die Erhöhung der Energiebereitstellung durch Gluconeogenese), sondern beeinflussen auch auf vielfältige Weise andere physiologische Systeme (z. B. über die Regulation der Zytokinfreisetzung) sowie emotionale, kognitive und verhaltensbezogene Prozesse

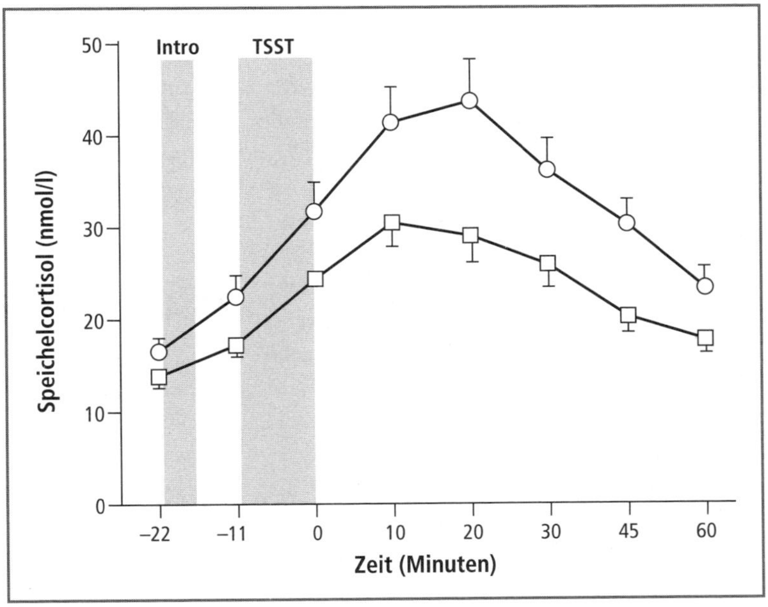

Abb. 45-1 Cortisolreaktionen von Teilnehmern eines kognitiv-verhaltenstherapeutischen Stressmanagementtrainings (□) und unbehandelten Kontrollpersonen (○) (Gaab et al. 2003).

(z. B. Gedächtnisabruf; de Quervain et al. 2011). Entsprechend ist die Ermittlung der HHNA-Aktivität und -reaktivität ein zentraler Ansatzpunkt zur Erfassung direkter Stressmediatoren. Auch wenn die Erfassung der basalen Aktivität der HHNA – in der Regel über die Messung der Cortisolkonzentration im Speichel – eine einfache und alltagsnahe Möglichkeit darstellt, ist die Aussagekraft dieser Indikatoren dadurch eingeschränkt, dass die basale Aktivität vor allem physiologisch und in der Regel nicht durch psychologische Prozesse reguliert wird. Entsprechend sind reaktive Messungen von HHNA-Hormonen, z. B. nach standardisierten oder natürlichen Belastungen, sinnvoll und auch indikativ für die Entwicklung langfristiger HHNA-Dysregulationen (McEwen 1998). Der Goldstandard der reaktiven Stressmessung ist der Trierer Soziale Stress Test (TSST), der aus einer standardisierten akuten psychosozialen Belastung besteht und zu starken Anstiegen von HHNA-Hormonen führt. Als weiteres nützliches Maß hat sich die Cortisol-Aufwachreaktion erwiesen, bei der man nach dem Aufwachen für 60 Minuten die Cortisolkonzentration im Speichel erfasst.

In einer ersten randomisiert-kontrollierten Studie an gesunden Männern konnte gezeigt werden, dass ein kognitiv-verhaltenstherapeutisches Gruppentraining (zwei Termine à acht Stunden) zwei Wochen nach der Intervention die Cortisolreaktion im TSST signifikant und mit großem Effekt im Vergleich zur unbehandelten Kontrollgruppe verringerte (► Abb. 45-1). Die beiden Untersuchungsgruppen unterschieden sich auch signifikant in der kognitiven Bewertung der Stresssituation, und es konnte hypothesenkonform gezeigt werden, dass diese Bewertungsunterschiede auch die Unterschiede in den Cortisolverläufen bedingten (Gaab et al. 2003). Diese Ergebnisse konnten in einer größeren Folgestudie für eine Stichprobe gesunder Männer und Frauen bestätigt werden, wobei der Abstand zwischen Intervention und Durchführung des TSST vier Monate betrug (Hammerfald et al. 2006). In einer weiteren Studie mit identischem Untersuchungsdesign konnte gezeigt werden, dass sich diese psychobiologischen Effekte auch mit einer ressourcenorientierten Stressmanagementintervention, welche auf psychoanalytischen, somatosensorischen und kognitiv-verhaltenstherapeutischen Annahmen und Methoden beruht, nachweisen lassen und auch hier die psychobiologischen Effekte durch die Unterschiede in der kognitiven Bewertung vermittelt wurden (Storch et al. 2007).

Die Möglichkeit der Beeinflussung psychobiologischer Veränderungen aufgrund von langfristigen Belastungen konnte auch in einer Feldstudie an Studierenden vor und während einer wichtigen akademischen Prüfung nachgewiesen werden (Gaab et al. 2005). Es zeigte sich dabei, dass durch ein Stressmanagementtraining sowohl die Verschlechterung der psychischen und körperlichen Befindlichkeit als auch die Entwicklung funktionaler Veränderungen der Cortisolreaktivität vermieden werden konnte.

Vielversprechend sind zudem die Ergebnisse psychobiologischer Evaluationsstudien bei chronischen somatischen Erkrankungen (► Kap. 62). Beispielsweise konnte in einer randomisiert-kontrollierten Studie an 121 Personen mit Multiple Sklerose gezeigt werden, dass ein individuelles Stressmanagementtraining mit 16 Sitzungen innerhalb von sechs Monaten die Anzahl von GD+- (als Indikator für die Durchlässigkeit der Blut-Hirn-Schranke und damit für akute Krankheitsherde) und neuen oder sich vergrößernden T2-Läsionen (als Indikator für andauernde Läsionen) für die Dauer der Behandlung reduziert (Mohr et al. 2012). Die Effektstärken des Stressmanagementtrainings auf die primären Endpunkte (Gd+- und Ts-Läsionen) waren dabei vergleichbar mit den Ergebnissen neuerer Pharmakotherapien bei dieser Erkrankung. Interessanterweise zeigte die Intervention aber keine Auswirkungen auf das klinische Erscheinungsbild (Symptomverschlechterungen und -schübe), und die beobachteten Effekte konnten nach Beendigung der Intervention nicht mehr aufrechterhalten werden. Die Autoren führen dies darauf zurück, dass entweder die erlernten Methoden zur Stressreduktion nach Beendigung der Intervention nicht mehr ausreichend oder adäquat eingesetzt werden konnten oder dass unspezifische Wirkfaktoren, wie z. B. Erwartungseffekte oder soziale Unterstützung, den beobachteten Effekten zugrunde liegen.

45.4 Zusammenfassung

Stressmanagement zeichnet sich weniger durch eine einheitliche methodische oder zeitliche Vorgehensweise als eher durch das gemeinsames Ziel der Reduktion psychischer Belastungen und deren negativer Folgen aus. Die Effekte von Stressmanagementinterventionen sind in Bezug auf individuelle Ansatzpunkte und Effekte gut untersucht, und die Ergebnisse zeigen, dass diese Interventionen in der Regel bedeutsame Veränderungen auf psychologische und physiologische Parameter haben. Unklar bzw. noch zu wenig untersucht sind die Effekte von Interventionen auf situativer bzw. organisatorischer Ebene, was in Anbetracht der Reichweite – und damit verbunden – der Kosten-Nutzen-Effizienz solcher Interventionen bedauerlich ist. Der Einsatz von Stressmanagementinterventionen und die Evaluation anhand von klinisch und biologisch bedeutsamen Parametern bei klinischen psychiatrischen wie auch medizinischen Populationen ist ein möglicher und notwendiger Schritt in der Forschung und Praxis.

Literatur

Adam TC, Epel ES. Stress, eating and the reward system. Physiol Behav 2007; 91: 449–58.

Bhui KS, Dinos S, Stansfeld SA, White PD. A synthesis of the evidence for managing stress at work: a review of the reviews reporting on anxiety, depression, and absenteeism. J Environ Publ Health 2012; Art.-ID 515874.

Bohlmeijer ER, Prenger Taal E, Cuijpers P. The effects of mindfulness-based stress reduction therapy on the mental health of adults with a chronic medical disease: A meta-analysis. J Psychosom Res 2010; 68: 539–44.

Chang SS, Stuckler D, Yip P, Gunnell D. Impact of 2008 global economic crisis on suicide: time trend study in 54 countries. Brit Med J 2013; 17: 347.

Chiesa A, Serretti A. Mindfulness-Based Stress Reduction for stress management in healthy people: a review and meta-analysis. J Alternat Complement Med 2009; 15(5): 593–600.

Coburn C. Beyond the income inequality hypothesis: class, neo-liberalism, and health inequalities. Soc Sci Med 2004; 58: 41–56.

de Quervain DJ, Bentz D, Michael T et al. Glucocorticoids enhance extinction-based psychotherapy. Proc Natl Acad Sci USA 2011; 108(16): 6621–5.

de Vibe M, Solhaug I, Tyssen R et al. Mindfulness training for stress management: a randomised controlled study of medical and psychology students. BMC Med Educat 2013; 13(1): 107.

Dickerson SS, Kemeny ME. Acute stressors and cortisol responses: a theoretical integration and synthesis of laboratory research. Psychol Bull 2004; 130(3): 355–91.

Ditzen B, Heinrichs M. Psychobiology of social support: The social dimension of stress buffering. Restorat Neurol Neurosci 2013 (Epub ahead of print).

Gaab J, Blattler N, Menzi T et al. Randomized controlled evaluation of the effects of cognitive-behavioral stress management on cortisol responses to acute stress in healthy subjects. Psychoneuroendocrinol 2003; 28: 767–79.

Gaab J, Rohleder N, Nater UM, Ehlert U. Psychological determinants of the cortisol stress response: the role of anticipatory cognitive appraisal. Psychoneuroendocrinol 2005; 30: 599–610.

Gaab J, Sonderegger L, Scherrer S, Ehlert U. Psychoneuroendocrine effects of cognitive-behavioral stress management in a naturalistic setting – a randomized controlled trial. Psychoneuroendocrinol 2006; 31: 428–38.

Greenbaum SD. Introduction to working with animal-assisted crisis response animal handler teams. Internat J Emerg Mental Health 2006; 8(1): 49–63.

Hammerfald K, Eberle C, Grau M et al. Persistent effects of cognitive-behavioral stress management on cortisol responses to acute stress in healthy subjects – A randomized controlled trial. Psychoneuroendocrinol 2006; 31: 333–9.

HSE 2011/2012. http://www.hse.gov.uk/statistics/index.htm.

Hunter AL, Minnis H, Wilson P. Altered stress responses in children exposed to early adversity: a systematic review of salivary cortisol studies. Stress 2011; 14(6): 614–26.

Kivimäki M, Vahtera J, Elovainio M et al. Effort-reward imbalance, procedural injustice and relational injustice as psychosocial predictors of health: complementary or redundant models? Occupat Environ Med 2007; 64: 659–65.

Lazarus RS. Stress and Emotion – A New Synthesis. London: Free Association Books 1999.

Limm H, Gündel H, Heinmüller M et al. Stress management interventions in the workplace improve stress reactivity: a randomised controlled trial. Occupat Environ Med 2011; 68: 126–33.

McEwen BS. Protective and damaging effects of stress mediators. New Engl J Med 1998; 338: 171–9.

Mohr DC, Lovera J, Brown T et al. A randomized trial of stress management for the prevention of new brain lesions in MS. Neurol 2012; 79(5): 412–9.

Prüssner JC, Hellhammer DH, Kirschbaum C. Low self-esteem induced failure and the adrenocortical stress response. Pers Indiv Differ 1999; 27: 477–89.

Sapolsky RM, Romero M, Munck AU. How do glucocorticoids influence stress responses? Integrating permissive, suppressive, stimulatory, and preparative actions. Endocr Rev 2000; 21(1): 55–89.

Schlotz W, Hammerfald K, Ehlert U, Gaab J. Individual differences in the cortisol response to stress in young healthy men: testing the roles of perceived stress reactivity and threat appraisal using multiphase latent growth curve modeling. Biolog Psychol 2011; 87(2): 57–64.

SECO. http://www.seco.admin.ch/dokumentation/publikation/00008/00022/01511/.

Selye H. A syndrome produced by diverse nocuous agents. Nature 1936; 138(4): 32; Reprint in J Neuropsychiat 1998; 10(2).

Selye H. The evolution of the stress concept. Am Scientist 1973; 61(6): 692–9.

Shubert J. Therapy dogs and stress management assistance during disasters. US Army Med Dep J 2012; 74–8. www.cs.amedd.army.mil/FileDownloadpublic.aspx?docid=73e8d2aa-1a2a-467d-b6e3-e73652da8622.

Siegrist J, Marmot M. Health inequalities and the psychosocial environment-two scientific challenges. Soc Sci Med 2004; 58(8): 1463–73.

Steptoe A. Invited review. The links between stress and illness. J Psychosom Res 1991; 35(6): 633–44.

Storch M, Gaab J, Küttel Y et al. Psychoneuroendocrine effects of Resource-Activating Stress Management Training. Health Psychol 2007; 26(4): 456–63.

Stress-Report 2012. http://www.baua.de/de/Publikationen/Fachbeitraege/Gd68.html.

Wakefield JC. The concept of mental disorder: diagnostic implications of the harmful dysfunction analysis. World Psychiat 2007; 6: 149–56.

Walton GM, Cohen GL. A brief social-belonging intervention improves academic and health outcomes of minority students. Sci 2011; 331: 1447–51.

Wüst S, Federenko IS, van Rossum EF et al. A psychobiological perspective on genetic determinants of hypothalamus-pituitary-adrenal axis activity. Ann New York Acad Sci 2004; 1032: 52–62.

van der Klink JJ, Blonk RW, Schene AH, van Dijk FJH. The benefits of interventions for work-related stress. Am J Public Health 2001; 91(2): 270–6.

46 Aufbau körperlicher Aktivität

Frank Euteneuer

46.1 Einleitung

Körperliche Aktivität (physical activity) bezeichnet jede Form der körperlichen Bewegung, die mit einer Kontraktion der Skelettmuskulatur und einer erkennbaren Zunahme des Energieumsatzes verbunden ist (Caspersen et al. 1985). Regelmäßige körperliche Aktivität stellt einen gesundheitsförderlichen Einflussfaktor dar und reduziert das Risiko für zahlreiche Erkrankungen und vorzeitige Mortalität (PAGAC 2008; WHO 2010).

Während der Begriff »körperliche Aktivität« sehr weit gefasst ist, bezeichnet **körperliches Training** oder **körperliche Übungen** (exercise) freizeitbezogene, geplante, strukturierte und sich wiederholende körperliche Aktivitäten, die eine Verbesserung der körperlichen Fitness zum Ziel haben (Caspersen et al. 1985).

Körperliche Fitness umfasst eine Reihe von Merkmalen, welche die Befähigung zur Ausübung körperlicher Aktivitäten determinieren. Körperliche Fitness wird häufig als Ziel von aktivitätssteigernden Maßnahmen betrachtet und kann in unterschiedliche Komponenten unterteilt werden. Übergeordnet kann hierbei zwischen gesundheitsbezogener Fitness (z. B. Herz-Kreislauf-Leistungsfähigkeit, Muskelkraft, Muskelausdauer, Körperzusammensetzung und Beweglichkeit) und fertigkeitsbezogener Fitness (z. B. Geschicklichkeit, Gleichgewichtsfähigkeit, Körperkoordination und Reaktionsfähigkeit) unterschieden werden (Caspersen et al. 1985).

Hinsichtlich der Kategorisierung von körperlichem Training ist die Einteilung in aerobes Training (Ausdauertraining zur Steigerung kardiorespiratorischer Leistungsfähigkeit, z. B.

Joggen, Schwimmen, Radfahren), anaerobes Training (zur Steigerung der kurzfristigen Muskelstärke und zum Muskelaufbau, z. B. Krafttraining, Sprinttraining) und Flexibilitätstraining (Verbesserung der Bewegungsspanne von Muskeln und Gelenken, z. B. Dehngymnastik) von Relevanz (Sallis u. Owen 1998), da sich hier z. T. unterschiedliche Effekte auf körperliche Prozesse und krankheits- bzw. störungsbezogene Maße zeigen (vgl. ► Abschn. 46.5).

! Körperliches Training stellt einen freizeitbezogenen Teilbereich der körperlichen Aktivität dar. Hierbei wird angestrebt, mittels geplanter, strukturierter und sich wiederholender Aktivitäten die Fitness zu steigern.

46.2 Ziele und Richtlinien für den Aufbau körperlicher Aktivität

Richtlinien zur Ausübung körperlicher Aktivität wurden, basierend auf Befunden zur Dosis-Wirkungs-Beziehung zwischen körperlicher Aktivität und gesundheitsförderlichen Effekten, von der WHO (2010) erarbeitet. Die WHO berücksichtigte hierbei den präventiven Wert für verschiedene nicht-infektiöse Erkrankungen, die Verbesserung der kognitiven Funktionen und der Bewegungsfähigkeit sowie die Reduktion des Sturzrisikos (WHO 2010). Für die mittlere Altersgruppe wird z. B. empfohlen, mindestens 30 Minuten körperliche Aktivität von mäßiger Intensität an fünf Tagen in der Woche oder mindestens 20 Minuten intensive körperliche Aktivität an drei Tagen in der Woche durchzuführen. Hierbei kann der erforderliche Umfang an körperlicher Aktivität in Zeitspannen von mindestens zehn Minuten zusammengerechnet werden und auch aus einer Kombination gemäßigter und intensiver Übungsphasen bestehen. Aktivitäten zur Stärkung der Muskelkraft und Ausdauer sollten zusätzlich an zwei bis drei Tagen der Woche erfolgen (WHO 2010).

! Regelmäßige körperliche Aktivität reduziert das Risiko für viele der häufigsten chronischen Erkrankungen und verbessert die kognitiven Funktionen.

46.3 Erfassung von körperlicher Aktivität

Hinsichtlich der Erfassung von körperlicher Aktivität kann grundsätzlich zwischen drei Methoden unterschieden werden (Müller et al. 2010; Vanhees et al. 2005):

- **Kriteriumsmethoden** wie die direkte Beobachtung, die indirekte Kalorimetrie oder die Doubly Labeled Water-Methode dienen der direkten Messung der körperlichen Aktivität oder des damit verbundenen Energieverbrauchs. Sie gelten als Goldstandard und werden im Idealfall zur Validierung objektiver und subjektiver Methoden herangezogen, sind jedoch in der Anwendung aufwändiger bzw. kostspielig (Vanhees et al. 2005).
- **Objektive Methoden** umfassen die apparative Erfassung der Herzfrequenz, der Beschleunigungsaktionen pro Zeiteinheit (Accelerometrie) und der Schritte pro Zeiteinheit (Pedometrie). Herzfrequenzmessungen dienen als Maß des Energieverbrauchs, da die Herzfrequenz mit der Sauerstoffaufnahme korreliert. Bei niedrig-intensiven Aktivitäten kann die Validität aufgrund anderer Einflussfaktoren (z. B. Stress, Koffeinkonsum oder Medikation) beeinträchtigt sein. Accelerometrie und Pedometrie sind valider als subjektive Verfahren, wobei beide Verfahren spezifische Probleme bei der Erfassung bestimmter Aktivitätsformen ha-

ben. So ist die Pedometrie primär auf Bewegungsformen mit Gehen oder Laufen ausgerichtet. Bei der Accelerometrie werden Aktivitäten wie Radfahren oder verschiedene Sportspielaktionen unterschätzt. Zudem ist die Erfassung des Energieverbrauches wenig reliabel (Müller et al. 2010; Vanhees et al. 2005).

- **Subjektive Methoden** wie Fragebögen, strukturierte Interviews, Proxy-Reports und Tagebücher sind in der Regel einfacher anzuwenden, wobei die Validität durch verschiedene Faktoren eingeschränkt werden kann (z. B. retrospektiver Abruf, soziale Erwünschtheit etc.; Müller et al. 2010; Vanhees et al. 2005). Häufig verwendete Fragebögen, die in deutschsprachiger Version vorliegen und über zufriedenstellende Messeigenschaften verfügen, sind der International Physical Activity Questionnaire – Langversion (Craig et al. 2003; deutsche Version abrufbar unter http://www.ipaq.ki.se) und der Freiburger Fragebogen zur körperlichen Aktivität (Frey et al. 1999). Beide Fragebögen können zur Einschätzung des Energieumsatzes innerhalb der letzten Woche verwendet werden. Die Quantifizierung erfolgt mittels der Ainsworth-Skalen, die sog. metabolische Äquivalente (MET) für verschiedenste Aktivitäten bereitstellen (Ainsworth et al. 1993). METs werden sehr häufig zur Quantifizierung körperlicher Aktivitäten herangezogen, da sie eine Vergleichbarkeit zwischen verschiedensten Aktivitäten ermöglichen. Ein MET entspricht hierbei dem Umsatz von 3,5 ml (Männer) bzw. 3,15 ml (Frauen) Sauerstoff pro Kilogramm Körpergewicht pro Minute.

> **!** Metabolische Äquivalente dienen zum Vergleich des Energieverbrauchs zwischen verschiedenen Aktivitäten und erleichtern auch in der Praxis die Einordnung der Intensität (leicht, moderat, intensiv).

46.4 Strategien zum Aufbau von körperlicher Aktivität

Programme zum Aufbau von körperlicher Aktivität sind auf unterschiedlichen Ebenen angesiedelt. Hierbei kann z. B. zwischen bevölkerungs-, gruppen- und individuumsorientierten Programmen, Programmen für bestimmte Patienten- oder Risikogruppen (z. B. Personen mit Diabetes, Hypertonie, kardiovaskulären Erkrankungen, Übergewicht sowie Raucher) oder Programmen für bestimmte Einrichtungen bzw. Institutionen (z. B. Betriebe, Schulen, Kliniken) unterschieden werden.

46.4.1 Bevölkerungs- und gemeindebezogene Maßnahmen

Nach einem systematischen Review (Kahn et al. 2002) zählen zu den empfohlenen Interventionen gemeindebezogene Programme (Anstieg der Aktivität um 5 %), die kommunale Förderung der sozialen Unterstützung hinsichtlich körperlicher Aktivierung (Anstieg der Aktivität um 20 %), die Verbesserung des Schulsportunterrichts (Anstieg der aeroben Fitness um 8 %), individuell angepasste Programme zur Verbesserung des Gesundheitsverhaltens (Anstieg des Zeitumfangs für körperliche Aktivität um 35 %), erleichterter Zugang zu Stätten der körperlichen Aktivität und Informationsveranstaltungen (Anstieg der Personen, die mind. dreimal wöchentlich aktiv sind um 25 %) und der Einsatz von Entscheidungshinweisen (Anstieg der Treppennutzung um bis zu 54 %; ► Abb. 46-1).

Systematische Reviews, die aufgrund höherer methodischer Anforderungen weniger Studien einschließen, kommen zu unstimmigen Befunden. Ein aktuelles, auf 25 heterogenen Studien basierendes Review von Baker et al. (2011) findet keine Evidenz für die Wirksamkeit von gemeindenahen Interventionen, wo-

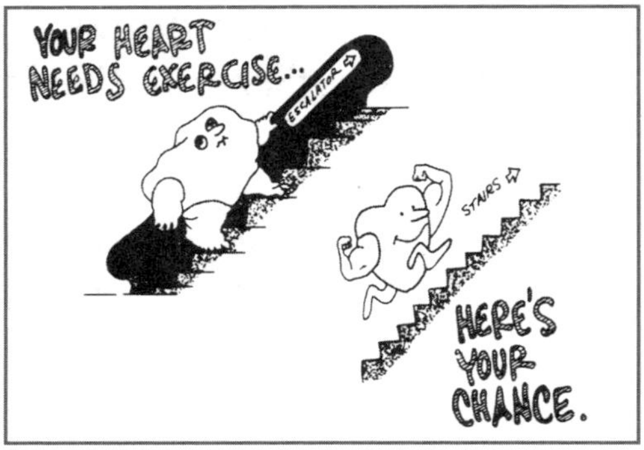

Abb. 46-1 Entscheidungshinweise zur Treppennutzung mittels einfacher und kostengünstiger Hinweisschilder (RTIPs 2008) konnten bei normal- und übergewichtigen Personen eine Verdopplung der Treppennutzung bewirken (Brownell et al. 1980).

hingegen ein Review von Hillston et al. (2005) über moderate Interventionseffekte auf selbstberichtete körperliche Aktivität (basierend auf elf randomisierten kontrollierten Studien, RCTs) und kardio-respiratorische Fitness (basierend auf sieben RCTs) berichtet. Insgesamt wird die methodische und statistische Heterogenität der jeweils eingeschlossenen Studien kritisiert. Eine ausführlichere und zusammenfassende Bewertung von Einzelstudien und Reviews zur Wirksamkeit von Interventionsmaßnahmen zur Förderung körperlicher Aktivität findet sich bei Höner (2007).

46.4.2 Individuums- und gruppenorientierte Maßnahmen

Individuums- und gruppenorientierte Programme benutzen häufig Elemente verschiedener etablierter Theorien und Modelle zur Veränderung des (Gesundheits)verhaltens, wie beispielsweise Elemente der sozialkognitiven Theorie (Bandura 1986), des daran angelehnten sozialkognitiven Prozessmodells des Gesundheitsverhaltens (Schwarzer 2008), der Selbstdeterminationsstheorie (Ryan u. Deci 2000) oder des transtheoretischen Modells (Prochaska u. Velicer 1997). Nach einem systematischen Review von Kahn et al. (2002) haben die meisten effektiven Programme folgende Elemente gemeinsam:

- Ziele für körperliche Aktivität festlegen und Selbstbeobachtung des Fortschrittes
- Aufbau von sozialer Unterstützung für die neuen Verhaltensmuster
- Verhaltensverstärkung durch Selbstbelohnung und positive Selbstverbalisierung
- strukturiertes Problemlösen zur Aufrechterhaltung des neu erworbenen Verhaltens
- Vorbeugung des Rückfalls in alte Verhaltensgewohnheiten

Eine deutschsprachige Übersicht bedeutsamer Interventionsformen findet sich beispielsweise bei Fuchs et al. (2007). Exemplarisch wird im Folgenden ein Programm zur Bewegungsberatung (physical activity counseling) dargestellt, welches auf dem sog. **5-A-Konzept** basiert (assess, advise, agree, assist, arrange). Letzteres bildet ein Rahmenkonzept für verschiedene gut evaluierte Beratungsprogramme zur gesundheitsförderlichen Verhaltensänderung (Eden et al. 2002; Meriwether et al. 2008; Peterson 2007).

46.5 Körperliche Aktivität bei ausgewählten Krankheitsbildern

Obwohl sich die Empfehlungen für körperliche Aktivität bei verschiedensten Erkrankungen häufig an den WHO-Richtlinien orientieren (vgl. ► Abschn. 46.2), können für einzelne Krankheitsbilder spezifische Aktivitätsmodalitäten effektiver sein als andere.

Das 5-A-Konzept der Bewegungsberatung (modifiziert nach Meriwether et al. 2008 und Peterson 2007)

Assess

- Erfassung von Überzeugungen, Einstellungen und Kenntnissen hinsichtlich körperlicher Aktivität
- Erfassung des aktuellen Aktivitätsniveaus und potenzieller Präferenzen (Art, Frequenz, Intensität, Dauer; ► Abschn. 46.3 für geeignete Instrumente zur Aktivitätserfassung)
- Erfassung von Kontraindikationen bzw. der Notwendigkeit einer ärztlichen Untersuchung vor Beginn der Aktivitätssteigerung (► Abschn. 46.6 für negative Auswirkungen von körperlicher Aktivität und Risikoabwägung)
- Erfassung von Bereitschaft, Motivation und Selbstwirksamkeitserwartung hinsichtlich der Steigerung der körperlichen Aktivität; Identifikation von Faktoren, welche die Bereitschaft zur Aktivitätssteigerung erhöhen könnten
- Erfassung der sozialen Unterstützung für körperliche Aktivität innerhalb des sozialen Umfeldes
- Erfassung von Faktoren, die potenziell einem Aufbau der körperlichen Aktivität entgegenwirken

Advise

- Bereitstellung von Informationen (Bedeutung von körperlicher Aktivität für die Gesundheit, optimales Aktivitätsniveau; vgl. ► Abschn. 46.2) im persönlichen Gespräch und/oder durch Informationsmaterial (z. B. mittels Broschüren, Manualen, Hinweisen auf geeignete Internetseiten)
- Diskussion der gesundheitsförderlichen Auswirkung von körperlicher Aktivität und Steigerung der Motivation
- Diskussion potenzieller Risiken bzw. Strategien zur Risikoreduktion
- Erarbeitung von Strategien zur Reduktion von potenziellen Faktoren, die einem Aufbau der körperlichen Aktivität entgegenwirken
- Diskussion von Strategien, die zur Überwindung von potenziellen Rückschritten hilfreich sein könnten

Agree

- Gemeinsame (schriftliche) Formulierung konkreter Verhaltensziele für die Aktivitätssteigerung
- Erarbeitung von Maßnahmen, die zum Erreichen dieser Ziele führen
- Zeitpunkte festlegen, an denen das Erreichen von Zielen evaluiert (Soll-Ist-Vergleich) und ggf. die Zielsetzung modifiziert wird

Assist

- Regelmäßige Erarbeitung von neuen Zielen bzw. Anpassung der Zielsetzung
- Steigerung handlungsförderlicher Überzeugungen
- Beratung/Unterstützung bei der Suche und Nutzung lokaler Aktivitätsressourcen (z. B. Sportgruppen/Vereine, Fitnessstudios)
- Förderung von Selbstbelohnung und handlungsförderlicher positiver Selbstverbalisierung
- Strukturiertes Problemlösen (z. B. bei fehlender sozialer Unterstützung, ungünstigem Zeitmanagement, Motivationsschwierigkeiten)
- Bereitstellung von Hilfsmaterial zur Umsetzung (z. B. Broschüren, Manuale, Onlinematerial) und von Instrumenten zur Evaluation des Fortschrittes (z. B. Protokolle, Fragebögen, elektronische Messinstrumente)

Arrange

- Organisation von Nachsorgeterminen zur Steigerung der Nachhaltigkeit
- Evaluation der Ziele und ggf. Anpassung der Zielsetzung
- Gegebenenfalls zusätzliche Unterstützung fördern/bereitstellen (z. B. durch Sportmediziner/Physiotherapeut bei gesundheitlichen Problemen, SMS-/E-Mail-Erinnerungen)

46.5.1 Depression

Depressivität und körperliche Inaktivität beeinflussen sich wechselseitig (Roshanaei-Moghaddam et al. 2009). In einer aktuellen Metaanalyse von 35 RCTs zeigen Interventionen mit körperlicher Aktivität (im Vergleich zu Wartegruppen oder Kontrollinterventionen) insgesamt moderate Effekte auf die Reduktion der depressiven Symptomatik (gepoolte standardisierte Mittelwertsdifferenz = -0.62; Cooney et al. 2013). Im Vergleich zu anderen Behandlungsbedingungen (Psychotherapie oder Antidepressiva) unterscheidet sich die antidepressive Wirksamkeit nicht. Gemischtes Training (aerobe und anaerobe Übungen) scheint effektiver zu sein als Kraft- oder Ausdauertraining alleine.

Praxistipp

Körperliches Training kann in der Depressionsbehandlung ähnlich effektiv sein wie Pharmako- oder Psychotherapie. Der gezielten Steigerung der körperlichen Aktivität sollte daher im Rahmen der Psychotherapie (z. B. in Verbindung mit dem Aufbau positiver Aktivitäten) besondere Aufmerksamkeit geschenkt werden.

Einzelbefunde weisen darauf hin, dass der antidepressive Effekt von körperlicher Aktivität durch eine Ablenkung von negativen Gedanken sowie durch eine Steigerung der Selbstwirksamkeit, des Selbstwertgefühls und der sozialen Unterstützung mediiert werden könnte. Als potenzielle biologische Wirkmechanismen werden insbesondere anti-inflammatorische Effekte, monoaminerge Prozesse, die Herunterregulation der HPA-Achse und die Steigerung der Neurogenese durch die Erhöhung von Wachstumsfaktoren diskutiert (Craft u. Perna 2004; Eyre u. Baune 2012; Tsang u. Fung 2008).

46.5.2 Kardiovaskuläre Erkrankungen und Risikofaktoren

Eine Steigerung der körperlichen Aktivität wurde mit der Reduktion verschiedener kardiovaskulärer Risikofaktoren in Verbindung gebracht. Hierzu zählen z. B. die Reduktion des Blutdruckes, der Blutfette, der Insulinresistenz und des Körpergewichtes (Thompson et al. 2003). Hinsichtlich der koronaren Herzkrankheit schlussfolgert eine Metaanalyse von 47 RCTs, dass Rehabilitationsprogramme mit körperlicher Aktivität längerfristig (mind. 12-Monate-Follow-up) die Gesamtmortalität (relatives Risiko = 0.87) und die kardiovaskuläre Mortalität (relatives Risiko = 0.74) reduzieren, jedoch keinen Effekt auf das zukünftige Auftreten von Myokardinfarkten haben (Heran et al. 2011). Spezifische Empfehlungen zur Anwendung von körperlicher Aktivität bei dieser Patientengruppe hängen von der Erkrankungsphase ab. Aktuelle Leitlinien finden sich z. B. bei Achttien et al. (2013) und Bjarnason-Wehrens et al. (2009). Für Patienten mit stabiler koronarer Herzkrankheit ist aerobes Ausdauertraining am besten evaluiert (Bjarnason-Wehrens et al. 2009). Eine aktuelle Metaanalyse kommt außerdem zu dem Ergebnis, dass Intervalltraining (abwechselnde Belastungs- und Erholungsphasen) im Vergleich zu kontinuierlichem Training eine zusätzliche Verbesserung relevanter Maße bewirkt (z. B. kardiorespiratorische Fitness, Endothelialfunktion; Cornish et al. 2011).

Hinsichtlich der Herzinsuffizienz schlussfolgert eine Metaanalyse von 19 RCTs, dass aerobes Training (mit oder ohne zusätzliches Krafttraining) die gesundheitsbezogene Lebensqualität steigert und Krankenhausaufenthalte reduziert, jedoch nur einen marginalen Effekt auf die Mortalität hat (Davies et al. 2010). Einzelbefunde zeigen, dass bei dieser Patientengruppe verschiedene gesundheitsförderliche biologische Veränderungen durch körperliche Aktivität getriggert werden (z. B.

Erhöhung der kardiovaskuläre Belastungsfähigkeit, Reduktion von endothelialer Dysfunktion, Erniedrigung zirkulierender Catecholamine; Thompson et al. 2003).

46.5.3 Krebserkrankungen

Körperliche Aktivität wirkt bei bestimmten Krebsarten (z. B. Brust- und Darmkrebs) präventiv (Winzer et al. 2011). Bei Personen mit Krebs bzw. Krebsüberlebenden weisen aktuelle Reviews auf positive Effekte von körperlicher Aktivität auf verschiedene Gesundheitsmaße hin (z. B. Muskelkraft, Fatigue, Funktionsniveau, Depressivität, Ängste, Selbstwertgefühl; Craft et al. 2012; Speck et al. 2010). Zudem existieren Befunde, die eine höhere Überlebenswahrscheinlichkeit durch körperliches Training nahelegen (Ballard-Barbash et al. 2012). Die genannten Effekte basieren überwiegend auf Studien mit aerobem Training. Insgesamt erscheinen die positiven Auswirkungen von körperlicher Aktivität bei Brust- und Darmkrebs gut belegt zu sein, wohingegen die Befundlage für andere Krebsarten unklarer ist (Ballard-Barbash et al. 2012; WHO 2010). Die potenziellen Wirkmechanismen sind komplex und noch unzureichend geklärt. Diskutiert werden z. B. positive Auswirkungen auf den Insulin-, Leptin- und Östrogenstoffwechsel sowie eine Verbesserung der Apoptoseregulation (Winzer et al. 2011).

46.5.4 Diabetes mellitus und metabolisches Syndrom

Körperliche Aktivität beugt der Entwicklung von Diabetes mellitus Typ 2 vor. Zudem werden bei Personen mit gestörter Glucosetoleranz der Fortschritt zum Diabetes verzögert bzw. aufgehalten und die Mortalität gesenkt (DPP 2002; Sigal et al. 2006). Langfristig gesteigerte körperliche Aktivität bewirkt bei Typ-2-Diabetes eine Reduktion von HbA_{1c} und Blutglucose sowie eine Verringerung der Insulinresistenz. Eine Reihe von biologischen Auffälligkeiten (z. B. Übergewicht, erhöhte Herzrate, erhöhte Blutfette), die auch dem erhöhten kardiovaskulären Risiko dieser Patientengruppe entgegenwirken, werden ebenfalls reduziert (Di Loreto et al. 2005). Eine Metaanalyse von 47 RCTs schlussfolgert, dass die HbA_{1c}-Reduktion für strukturierte Trainingsprogramme mit aeroben Übungen, Krafttraining oder einer Kombination aus beiden gut belegt ist (gepoolte gesamte Mittelwertsdifferenz = -0.67), wohingegen die reine Empfehlung von körperlichem Training nur in Verbindung mit Ernährungsempfehlungen wirksam ist (gepoolte Mittelwertsdifferenz = -0.58; Umpierre et al. 2011).

Bei Typ-1-Diabetes sind die Befunde zur Beeinflussbarkeit des Glucosestoffwechsels unstimmig, wobei positive Effekte auf verschiedene kardiovaskuläre Risikofaktoren gut belegt erscheinen (Kennedy et al. 2013). Bezüglich der Anwendung von körperlicher Aktivität muss bei dieser Störung der Verhinderung von aktivitätsbedingten Stoffwechselentgleisungen Aufmerksamkeit geschenkt werden (Halle et al. 2008). Evidenzbasierte Empfehlungen für körperliche Aktivität bei Diabetes mellitus finden sich bei Halle et al. (2008).

> **!** Angemessene körperliche Aktivität beugt nicht nur einer Entwicklung von Glucoseintoleranz und Typ-2-Diabetes vor, sondern reduziert bei manifestem Diabetes auch Folgeschäden und vorzeitige Mortalität.

46.5.5 Somatoforme Symptome und Schmerz

Die Auswirkung von körperlicher Aktivität auf **somatoforme Symptome** ist bisher unzureichend untersucht. Bei Personen mit unklaren multiplen Beschwerden konnte mittels einjähriger strukturierter Sportprogramme eine Reduktion der Beschwerdewahrnehmung erzielt werden (Brehm et al. 1997). Bei chronifizierten somatoformen Syndromen konnte bereits durch sechs Wochen bioenergetisches Training oder Gymnastik die Intensität der Symptome signifikant reduziert werden, wobei durch bioenergetisches Training ein stärkerer Effekt erzielt wurde (Nickel et al. 2006). Bei multiplen somatoformen Beschwerden konnte bereits durch eine einwöchige Intervention mit täglichen moderaten körperlichen Übungen eine Reduktion der somatoformen und depressiven Symptomatik erzielt werden (Euteneuer et al. 2014).

Anders als bei akutem **Rückenschmerz** weisen metaanalytische Befunde zu chronischem Rückenschmerz auf geringfügige Effekte von körperlichem Training auf die Reduktion der Schmerzen und die Verbesserung des Funktionsniveaus hin (Hayden et al. 2005; Vuori 2001). Hierbei erscheinen insbesondere Kraftübungen effektiv zu sein (Kristensen u. Franklyn-Miller 2012; Vuori 2001).

Bei **Kopfschmerzen** und **myofaszialem Schmerz durch kraniomandibuläre Dysfunktion** kommt ein systematisches Review von zehn RCTs zu dem Ergebnis, dass Haltungs- und Dehnübungen mäßig effektiv sind, wohingegen die Wirksamkeit anderer Trainingsformen unzureichend belegt ist (Fricton et al. 2009). Auch bei **Migräne** ist die Wirksamkeit von körperlicher Aktivität unzureichend belegt (Busch u. Gaul 2008). Problematisch erscheint bei Kopfschmerzpatienten, dass eine erhöhte Schmerzintensität zu einer Reduktion des körperlichen Aktivitätsniveaus führen kann und somit gesundheitsförderliches Verhalten reduziert wird (Kikuchi et al. 2007).

Hinsichtlich der Behandlung von **Fibromyalgie** kommen Busch et al. (2011) in einem Review verschiedener kontrollierter und unkontrollierter Studien zu dem Ergebnis, dass die Wirksamkeit von aerobem Training und Krafttraining gut belegt ist. Hierbei zeigen sich Verbesserungen hinsichtlich Schmerz, Erschöpfung, Depressivität, körperlicher Fitness und Lebensqualität (Busch et al. 2011).

Zur Auswirkung von körperlicher Aktivität beim **Reizdarm-Syndrom** liegen nur zwei RCTs vor. Hierbei wurde jeweils versucht, das allgemeine Aktivitätsniveau der Interventionsgruppen zu steigern (ca. 30 Minuten moderate körperliche Aktivität an drei bis fünf Tagen pro Woche). In der ersten Studie konnten in der Interventionsstudie Obstipationen im Vergleich zur Kontrollgruppe reduziert werden, nicht jedoch die Bewertung der Lebensqualität (Daley et al. 2008). In der zweiten Studie wurde, im Vergleich zur Kontrollgruppe, in der Interventionsgruppe eine stärkere Abnahme verschiedener gastrointestinaler Symptome erreicht (Johannesson et al. 2011).

Zur Wirksamkeit von körperlicher Aktivität beim **chronischen Erschöpfungssyndrom** schlussfolgert ein Review mit zwölf heterogenen Studien, dass aerobes Training mit oder ohne ergänzendem anaeroben Training oder Flexibilitätstraining zur Reduktion von Erschöpfung und zur Verbesserung des Funktionsniveaus geeignet ist (Van Cauwenbergh et al. 2012). Hierbei wird ein angeleiteter, strukturierter und gradueller Aktivitätsaufbau empfohlen (Graded Exercise Therapy). Beispielsweise werden Patienten, die bisher kaum aktiv waren, dazu ermutigt, zunächst an fünf Tagen pro Woche jeweils fünf bis 15 Minuten aerobes Training durchzuführen. Die Trainingsdauer wird so gewählt, dass keine Zunahme der Erschöpfung erfolgt. Im weiteren Verlauf wird die Dauer einer Trainingseinheit wöchentlich über einen Zeitraum von vier bis fünf Monaten auf bis zu 30 Minuten gesteigert. Als besonders geeignet erscheinen hierbei Aktivitätsformen wie Walken, Schwimmen oder Fahrradfahren (Van Cauwenbergh et al. 2012).

! Zur Behandlung des chronischen Erschöpfungssyndroms haben sich Interventionen mit graduellem aeroben Training (Graded Exercise Therapy) als wirksam erwiesen.

46.5.6 Adipositas und Übergewicht

Neben einer adäquaten Ernährung stellt regelmäßige körperliche Aktivität einen bedeutsamen Faktor für die Adipositasprävention und Gewichtsreduktion dar (Donnelly et al. 2009). Bezüglich der Adipositasbehandlung schlussfolgert eine Metaanalyse von 43 RCTs, dass Interventionen mit körperlicher Aktivität im Vergleich zu keiner Behandlung zu leichten Gewichtsreduktionen führen (0,5 bis 4 kg; Shaw et al. 2006). Körperliche Aktivität in Kombination mit Ernährungsumstellung führt zu einer deutlicheren Gewichtsreduktion (3,4 bis 17,7 kg) als Ernährungsumstellung alleine (2,3 bis 16,7 kg; gewichtete Mittelwertsdifferenz = 1,0 kg). Während die Intensität des Trainings bei alleiniger Anwendung von Relevanz ist (d. h. höhere Intensität führt zu stärkerem Gewichtsverlust), findet sich kein Effekt der Intensität in Kombination mit der Ernährungsumstellung. Es zeigt sich jedoch, dass die alleinige Anwendung von körperlicher Aktivität bei Übergewichtigen verschiedene andere kardiovaskulären Risikofaktoren verbessert (z. B. Reduktion von Blutdruck und Blutfetten; Shaw et al. 2006). Zur gezielten Fettreduktion scheint insbesondere aerobes Training geeignet zu sein, wobei eine Kombination von aerobem Training und Krafttraining die Fettreduktion nochmals steigert (Donnelly et al. 2009).

! Bei Übergewicht ist insbesondere aerobes Training in Kombination mit einer Ernährungsumstellung zur Gewichtreduktion geeignet. Selbst wenn kein Gewicht reduziert wird, vermindern sich bei dieser Personengruppe kardiovaskuläre Risikofaktoren durch körperliches Training.

46.5.7 Schlafstörungen

Ein aktuelles systematisches Review von fünf RCTs kommt zu dem Ergebnis, dass mehrwöchiges aerobes Training bei Personen mit Schlafbeschwerden oder chronischer Insomnie zu ähnlichen Verbesserungen von subjektiven und objektiven Schlafparametern führt wie dies für Hypnotika der Fall ist. Als potenzielle biologische Wirkmechanismen werden insbesondere Erhöhungen der Körpertemperatur, immunologische und serotonerge Mechanismen sowie antidepressive/anxiolytische Effekte diskutiert (Passos et al. 2012). Hinsichtlich der Schlafapnoe berichtet eine Metaanalyse mit drei RCTs und zwei Interventionsstudien über positive Effekte auf Hypopnoe/Apnoe-Ereignisse (geschätzte Reduktion um 6,27 pro Stunde), die kardiorespiratorische Fitness (Zunahme der maximalen Sauerstoffaufnahme um 3,93 ml/kg/min) und die Schlafeffizienz (Zunahme um 5,75 %; Iftikhar et al. 2013). Die verbreitete Annahme, dass körperliche Aktivität kurz vor der Schlafenszeit zu Schlafproblemen führt, ist hingegen nicht eindeutig belegt (Browman u. Tepas 1976; Browman et al. 1980; Hauri 1968, 1969; O'Connor et al. 1998).

46.5.8 HIV/AIDS

Eine Metaanalyse von 14 RCTs kommt zu dem Ergebnis, dass regelmäßiges aerobes Training bei Personen mit HIV/AIDS für mindestens 20 Minuten an mindestens drei Tagen in der Woche eine Reihe von krankheitsrelevanten positiven Auswirkungen hat (z. B. Erhöhung der kardiopulmonalen Fitness, Reduktion von Körperfett und Depressivität; O'Brien et al. 2010). Einzelbefunde zeigen zudem, dass der immunologische Status in Form eines Anstieges der T-Helferzellen verbessert werden kann (LaPerriere et al. 1997).

46.5.9 Chronisch obstruktive Lungenerkrankung

Ein aktuelles Review verschiedener Metaanalysen schlussfolgert, dass sowohl aerobes Training als auch Krafttraining zu einer Verbesserung verschiedener krankheitsbezogener Maße führt (z. B. körperliche Belastbarkeit, Lebensqualität, Dyspnoe; Reid et al. 2012). Eine Metaanalyse von 29 RCTs belegt zudem eine Reduktion von Ängstlichkeit (standardisierte Mittelwertsdifferenz = -0,23) und Depressivität (standardisierte Mittelwertsdifferenz = -0,28) durch Interventionen, die eine Steigerung der körperlichen Aktivität beinhalten (Coventry et al. 2013). Metaanalysen spezifischer Aktivitätsformen weisen zudem auf positive Auswirkungen von Oberkörpertraining hinsichtlich Dyspnoe und Oberarmbelastbarkeit (Pan et al. 2012) sowie von T'ai Chi/Qigong hinsichtlich Belastbarkeit und Lungenfunktion (Ding et al. 2013) hin.

46.6 Negative Auswirkungen von körperlicher Aktivität

Den gesundheitsförderlichen Effekten von körperlicher Aktivität stehen negative Auswirkungen gegenüber. Insgesamt fällt das Nutzen-Risiko-Verhältnis positiv aus, wobei häufigere negative Folgen wie z. B. Verletzungen des Bewegungsapparates bei gesundheitlich vorbelasteten, älteren oder untrainierten Personen von höherer Relevanz sind (Melzer et al. 2004). Um die Notwendigkeit einer (sport)medizinischen Abklärung vor dem Beginn des Aktivitätsaufbaus abzuwägen, eignet sich beispielsweise der Physical Activity Readiness Questionnaire (PAR-Q; Thomas et al. 1992). Grundsätzlich können aktivitätsbedingte Risiken durch entsprechende Maßnahmen wie z. B. der sukzessiven Steigerung des Aktivitätsniveaus mit Adaptationsperioden, der Auswahl risikoarmer Aktivitäten, einer angemessenen Flüssigkeitsaufnahme (zur Vermeidung einer Dehydration) und ggf. dem Tragen adäquater Schutz- und Sportbekleidung reduziert werden (ACSM, ADA, DC, 2000; WHO 2010). Zur Vermeidung des plötzlichen Herztodes/Herzstillstandes, für den insbesondere bei Männern mit verborgenen Herzerkrankungen bei starker körperlicher Belastung ein höheres Risiko besteht, wird ggf. vor der Aufnahme körperlicher Aktivitäten die Evaluation potenzieller kardiovaskulärer Risikofaktoren bzw. eine kardiopathologische Diagnostik nahegelegt (Corrado et al. 2006; Melzer et al. 2004; Siscovick et al. 1984). Zur Vorbeugung von oxidativem Stress bei intensiver körperlicher Belastung wird eine ausgewogene Ernährung mit ausreichender Zufuhr antioxidativ wirkender Vitamine empfohlen (Sen 1995).

46.7 Zusammenfassung

Regelmäßige körperliche Aktivität reduziert das Risiko für zahlreiche Erkrankungen und vorzeitige Mortalität und wirkt gesundheitsförderlich bei vielen Erkrankungen. Die Erfassung der körperlichen Aktivität kann mittels Kriteriumsmethoden, objektiver Methoden und subjektiver Methoden (Fragebögen) erfolgen, wobei sich in der Praxis Skalen mit metabolischen Äquivalenten zur Bewertung der Aktivitätsintensität anbieten. Strategien zum Aufbau von körperlicher Aktivität können auf unterschiedlichen Ebenen angesiedelt sein (z. B. bevölkerungs-, einrichtungsorientierte- und individuumsorientierte Programme, Programme für bestimmte Risiko- und Erkrankungsgruppen). Obwohl für einzelne Erkrankungen spezifische Aktivitätsformen (aerobes, anaerobes oder Flexibilitätstraining) besonders wirksam sein können, sollten grundsätzlich mindestens 30 Minuten körperliche Aktivität von moderater Intensität an fünf Tagen in der Woche oder mindestens 20 Minuten intensive körperliche Aktivität an drei Tagen in der Woche durchgeführt werden, um den gesundheitsförderlichen Effekt von körperlicher Aktivität zu nutzen.

Literatur

Achttien RJ, Staal JB, van der Voort S et al. Exercise-based cardiac rehabilitation in patients with coronary heart disease: a practice guideline. Neth Heart J 2013; 10: 429–38.

Ainsworth BE, Haskell WL, Leon AS et al. Compendium of physical activities: classification of energy costs of human physical activities. Med Sci Sports Exerc 1993; 25: 71–80.

American College of Sports Medicine, American Dietetic Association, and Dietitians of Canada. Joint Position Statement: nutrition and athletic performance. Med Sci Sports Exerc 2000; 32: 2130–45.

Baker PR, Francis DP, Soares J et al. Community wide interventions for increasing physical activity. Cochr Database System Rev 2011; CD008366.

Ballard-Barbash R, Friedenreich CM, Courneya KS et al. Physical activity, biomarkers, and disease outcomes in cancer survivors: a systematic review. J Natl Cancer Inst 2012; 104: 815–40.

Bandura A. Social foundations of thought and action: a social cognitive theory. Englewood Cliffs, NJ: Prentice-Hall 1986.

Bjarnason-Wehrens B, Schulz O, Gielen S et al. Leitlinie körperliche Aktivität zur Sekundärprävention und Therapie kardiovaskulärer Erkrankungen. Clin Res Cardiol Supp 2009; 4: 1–44.

Brehm W, Rahmeier I, Tiemann M. Gesundheitsförderung durch sportliche Aktivierung: Qualitätsmerkmale, Programme, Qualitätssicherung. Sportwissenschaft 1997; 27: 38–59.

Browman CP. Sleep following sustained exercise. Psychophysiol 1980; 17: 577–80.

Browman CP, Tepas DI. The effects of presleep activity on all-night sleep. Psychophysiol 1976; 13: 536–40.

Brownell KD, Stunkard AJ, Albaum JM. Evaluation and modification of exercise patterns in the natural environment. Am J Psychiat 1980; 137: 1540–5.

Busch AJ, Webber SC, Brachaniec M et al. Exercise therapy for fibromyalgia. Curr Pain Headache Rep 2011; 15: 358–67.

Busch V, Gaul C. Exercise in migraine therapy – is there any evidence for efficacy? A critical review. Headache 2008; 48: 890–9.

Caspersen CJ, Powell KE, Christenson GM. Physical activity, exercise, and physical fitness: definitions and distinctions for health-related research. Public Health Rep 1985; 100: 126–31.

Cooney GM, Dwan K, Greig CA et al. Exercise for depression. Cochr Database System Rev 2013; 9; CD004366.pub6.

Cornish AK, Broadbent S, Cheema BS. Interval training for patients with coronary artery disease: a systematic review. Eur J Appl Physiol 2011; 111: 579–89.

Corrado D, Migliore F, Basso C, Thiene G. Exercise and the risk of sudden cardiac death. Herz 2006; 31: 553–8.

Coventry PA, Bower P, Keyworth C et al. The effect of complex interventions on depression and anxiety in chronic obstructive pulmonary disease: systematic review and meta-analysis. PloS one 2013; 8. doi: 10.1371/journal.pone.0060532.

Craft LL, Perna FM. The benefits of exercise for the clinically depressed. Prim Care Companion J Clin Psychiat 2004; 6: 104–11.

Craft LL, Vaniterson EH, Helenowski IB et al. Exercise effects on depressive symptoms in cancer survivors: a systematic review and meta-analysis. Cancer Epidemiol Biomarkers Prev 2012; 21: 3–19.

Craig CL, Marshall AL, Sjöström M et al. International Physical Activity Questionnaire: 12-Country Reliability and Validity. Med Sci Sports Exerc 2003; 35: 1381–95.

Daley AJ, Grimmett C, Roberts L et al. The effects of exercise upon symptoms and quality of life in patients diagnosed with irritable bowel syndrome: a randomised controlled trial. Int J Sports Med 2008; 29: 778–82.

Davies EJ, Moxham T, Rees K et al. Exercise based rehabilitation for heart failure. Cochr Database System Rev 2010; CD003331.

Di Loreto C, Fanelli C, Lucidi P et al. Make your diabetic patients walk: long-term impact of different amounts of physical activity on type 2 diabetes. Diabetes Care 2005; 28: 1295–302.

Ding M, Zhang W, Li K, Chen X. Effectiveness of T'ai Chi and Qigong on Chronic Obstructive Pulmonary Disease: A Systematic Review and Meta-Analysis. J Altern Complement Med 2013. doi: 10.1089/acm.2013.0087.

Donnelly JE, Blair SN, Jakicic JM et al. American College of Sports Medicine Position Stand. Appropriate physical activity intervention strategies for weight loss and prevention of weight regain for adults. Med Sci Sports Exerc 2009; 41: 459–71.

Eden KB, Orleans CT, Mulrow CD et al. Does counseling by clinicians improve physical activity? A summary of the evidence for the U.S. Preventive Services Task Force. Ann Intern Med 2002; 137: 208–15.

Euteneuer F, Schwarz MJ, Schmidmaier R et al. Blunted exercise-induced mobilization of monocytes in somatization syndromes and major depression. J Affect Disorders 2014. doi: 10.1016/j.jad.2014.04.060.

Eyre H, Baune BT. Neuroimmunological effects of physical exercise in depression. Brain Behav Immun 2012; 26: 251–66.

Frey I, Berg A, Grathwohl D, Keul J. Freiburger Fragebogen zur körperlichen Aktivität-Entwicklung, Prüfung und Anwendung. Sozial- und Präventivmedizin 1999; 44: 55–64.

Fricton J, Velly A, Ouyang W, Look JO. Does exercise therapy improve headache? A systematic review with meta-analysis. Curr Pain Headache Rep 2009; 13: 413–9.

Fuchs R, Göhner W, Seelig H. Aufbau eines körperlich-aktiven Lebensstils: Theorie, Empirie und Praxis. Göttingen: Hogrefe.

Halle M, Kemmer FW, Stumvoll U et al. Körperliche Aktivität und Diabetes mellitus. Evidenzbasierte Leitlinie der Deutschen Diabetes-Gesellschaft 2008.

Hauri P. Effects of evening activity on early night sleep. Psychophysiol 1968; 4: 266–77.

Hauri P. The influence of evening activity on the onset of sleep. Psychophysiol 1969; 5: 426–30.

Hayden JA, van Tulder MW, Malmivaara A, Koes BW. Exercise therapy for treatment of non-specific low back pain. Cochr Database System Rev 2005; CD000335.

Hillsdon M, Foster C, Thorogood M. Interventions for promoting physical activity. Cochr Database System Rev 2005; CD003180.

Höner O. Interventionen zur Förderung körperlicher Aktivität. In: Fuchs R, Göhner W, Seelig H (Hrsg). Aufbau eines körperlich-aktiven Lebensstils: Theorie, Empirie und Praxis. Göttingen: Hogrefe 2007; 45–67.

Iftikhar IH, Kline CE, Youngstedt SD. Effects of Exercise Training on Sleep Apnea: A Meta-analysis. Lung 2013. doi: 10.1007/s00408-013-9511-3.

Johannesson E, Simrén M, Strid H et al. Physical activity improves symptoms in irritable bowel syndrome: a randomized controlled trial. Am J Gastroenterol 2011; 106: 915–22.

Kahn EB, Ramsey LT, Brownson RC et al. The effectiveness of interventions to increase physical activity. A systematic review. Am J Prev Med 2002; 22: 73–107.

Kennedy A, Nirantharakumar K, Chimen M et al. Does exercise improve glycaemic control in type 1 diabetes? A systematic review and meta-analysis. PloS One 2013; 8: e58861. doi: 10.1371/journal.pone.0058861.

Kikuchi H, Yoshiuchi K, Ohashi K et al. Tension-type headache and physical activity: an actigraphic study. Cephalalgia 2007; 27: 1236–43.

Kristensen J, Franklyn-Miller A. Resistance training in musculoskeletal rehabilitation: a systematic review. Br J Sports Med 2012; 46: 719–26.

LaPerriere A, Klimas N, Fletcher MA et al. Change in CD4+ cell enumeration following aerobic exercise training in HIV-1 disease: possible mechanisms and practical applications. Int J Sports Med 1997; 18: 56–61.

Melzer K, Kayser B, Pichard C. Physical activity: the health benefits outweigh the risks. Curr Opin Clin Nutr Metab Care 2004; 7: 641–7.

Meriwether RA, Lee JA, Lafleur AS, Wiseman P. Physical activity counseling. Am Fam Physician 2008; 77: 1129–36.

Müller C, Winter C, Rosenbaum D. Aktuelle objektive Messverfahren zur Erfassung körperlicher Aktivität im Vergleich zu subjektiven Erhebungsmethoden. Dtsch Z Sportmed 2010; 61: 11–8.

Nickel M, Cangoez B, Bachler E et al. Bioenergetic exercises in inpatient treatment of Turkish immigrants with chronic somatoform disorders: a randomized, controlled study. J Psychosom Res 2006; 61: 507–13.

O'Brien K, Nixon S, Tynan AM, Glazier R. Aerobic exercise interventions for adults living with HIV/AIDS. Cochr Database System Rev 2010; CD001796.

O'Connor PJ, Breus MJ, Youngstedt SD. Exercise-induced increase in core temperature does not disrupt a behavioral measure of sleep. Physiol Behav 1998; 64: 213–7.

Paffenbarger RS, Hyde RT, Wing AL et al. The association of changes in physical-activity level and other lifestyle characteristics with mortality among men. N Engl J Med 1993; 328: 538–45.

Pan L, Guo YZ, Yan JH et al. Does upper extremity exercise improve dyspnea in patients with COPD? A meta-analysis. Respir Med 2012; 106: 1517–25.

Passos GS, Poyares DL, Santana MG et al. Is exercise an alternative treatment for chronic insomnia? Clinics 2012; 67: 653–60.

Peterson JA. Get moving! Physical activity counseling in primary care. J Am Acad Nurse Pract 2007; 19: 349–57.

Physical Activity Guidelines Advisory Committee (PAGAC). Physical Activity Guidelines Advisory Committee Report 2008. Washington, D.C.: US Department of Health and Human Services 2008.

Prochaska JO, Velicer WF. The Transtheoretical Model of Health Behavior Change. Am J Health Promot 1997; 12: 38–48.

Reid WD, Yamabayashi C, Goodridge D et al. Exercise prescription for hospitalized people with chronic obstructive pulmonary disease and comorbidities: a synthesis of systematic reviews. Int J Chron Obstruct Pulmon Dis 2012; 7: 297–320.

Research-tested Intervention Programs (RTIPs). Heart Poster. 2008; zur freien Nutzung und Modifikation abrufbar unter http://rtips.cancer.gov/rtips/viewProduct.do?viewMode=product&productId=102668.

Roshanaei-Moghaddam B, Katon WJ, Russo J. The longitudinal effects of depression on physical activity. Gen Hosp Psychiat 2009; 31: 306–15.

Ryan RM, Deci EL. Self-determination theory and the facilitation of intrinsic motivation, social development, and well-being. Am Psychol 2000; 55: 68–78.

Sallis J, Owen N. Physical activity and behavioral medicine. Thousand Oaks, CA: Sage 1998.

Schwarzer R. Modeling Health Behavior Change: How to Predict and Modify the Adoption and Maintenance of Health Behaviors. Appl Psychol 2008; 57: 1–29.

Sen CK. Oxidants and antioxidants in exercise. J Appl Physiol 1995; 79: 675–86.

Shaw K, Gennat H, O'Rourke P, Del Mar C. Exercise for overweight or obesity. Cochr Database System Rev 2006; CD003817.

Sigal RJ, Kenny GP, Wasserman DH et al. Physical activity/exercise and type 2 diabetes: a consensus statement from the American Diabetes Association. Diabetes Care 2006; 29: 1433–8.

Siscovick DS, Weiss NS, Fletcher RH, Lasky T. The incidence of primary cardiac arrest during vigorous exercise. N Engl J Med 1984; 311: 874–7.

Speck RM, Courneya KS, Mâsse LC et al. An update of controlled physical activity trials in cancer survivors: a systematic review and meta-analysis. J Cancer Surviv 2010; 4: 87–100.

Task Force on Community Preventive Services. Recommendations to increase physical activity in communities. Am J Prev Med 2002; 22: 67–72.

The Diabetes Prevention Program (DPP). Description of lifestyle intervention. Diabetes Care 2002; 25: 2165–71.

Thomas S, Reading J, Shephard RJ. Revision of the Physical Activity Readiness Questionnaire (PAR-Q). Can J Sport Sci 1992; 17: 338–45.

Thompson PD, Buchner D, Pina IL et al. Exercise and physical activity in the prevention and treatment of atherosclerotic cardiovascular disease: a statement from the Council on Clinical Cardiology. Circulation 2003; 107: 3109–16.

Tsang HWH, Fung KMT. A review on neurobiological and psychological mechanisms underlying the anti-depressive effect of qigong exercise. J Health Psychol 2008; 13: 857–63.

Umpierre D, Ribeiro PAB, Kramer CK et al. Physical activity advice only or structured exercise training and association with HbA1c levels in type 2 diabetes: a systematic review and meta-analysis. JAMA 2011; 305: 1790–9.

Van Cauwenbergh D, De Kooning M, Ickmans K, Nijs J. How to exercise people with chronic fatigue syndrome: evidence-based practice guidelines. Eur J Clin Investig 2012; 42: 1136–44.

Vanhees L, Lefevre J, Philippaerts R et al. How to assess physical activity? How to assess physical fitness? Eur J Cardiovasc Prev Rehabi 2005; 12: 102–14.

Vuori IM. Dose-response of physical activity and low back pain, osteoarthritis, and osteoporosis. Med Sci Sports Exerc 2001; 33: 551–86.

Winzer BM, Whiteman DC, Reeves MM, Paratz JD. Physical activity and cancer prevention: a systematic review of clinical trials. Cancer Causes Control 2011; 22: 811–26.

World Health Organization. Global Recommendations on Physical Activity for Health. Geneva: WHO Press 2010.

47 Gesundheitstraining

Andrea Hutter, Stefanie Wunderlich

47.1 Einleitung

Der Zusammenhang zwischen Lebensstil und Gesundheit bzw. Krankheit ist gut bekannt und durch viele, vor allem epidemiologische große Studien belegt. In diesem Kontext steht der Begriff »Gesundheitstraining«. Im medizinischen Alltag umfasst er ein großes Spektrum von Maßnahmen zur Lebensstil- und Verhaltensmodifikation und wird sowohl für Informationsvermittlung zu thematischen Einzelbereichen als auch für umfassende, die psychosoziale Situation einbeziehende Programme zur Lebensstiländerung verwendet (VDR 2000; Wunderlich 2008). Zudem gibt es Programme zur Lebensstilmodifikation, die unter anderen Begriffen in Erscheinung treten und die ebenfalls ein umfassendes Konzept zur Verhaltensänderung beinhalten. An dieser Stelle wird das Konzept des »strukturierten Gesundheitstrainings« skizziert, das eine gesundheitspädagogische Weiterentwicklung der naturheilkundlichen Ordnungstherapie darstellt. »Patienten in die Eigenaktivität zu begleiten und durch ausgeprägte Handlungsorientierung die Nutzung eigener Gesundheitspotentiale und Selbsthilfe im Alltag zu initiieren, sind zentrale Momente« (Wunderlich 2008, S. 2).

Für **Programme zur umfassenden Lebensstiländerung** werden u. a. folgende verschiedene Begriffe verwendet:

- Strukturiertes Gesundheitstraining (Melchart et al. 1999)
- Mind-Body-Medizin (Dobos u. Paul 2011)
- Mind-Body-medizinische Stressreduktion (Esch 2013)
- Gesundheitsbildungsprogramm der Rentenversicherung (VDR 2000)
- Indikationsbezogene Patientenschulungsprogramme (Faller 2001)
- Aktivierendes Competenz Training (A. C. T.; Hazard 1997)

In der Literatur gibt es vor allem Daten zu einer Vielzahl an Einzelinterventionen, die einen oder zwei Aspekte des Lebensstils beinhalten, z. B. körperliche Aktivität oder Ernährungsverhalten in Bezug auf kardiovaskuläre Risikofaktoren und kardiovaskuläre Ereignisse oder die Inzidenz von Krebserkrankungen (Conn et al. 2009; Estruch et al. 2013; Rasmussen-Torvik et al. 2013).

Insgesamt kann man die obengenannten Maßnahmen in zwei Gruppen klassifizieren:

- vom Indikationsaspekt, d. h. die Lebensstilmaßnahmen sind mit spezifischen therapeutischen Interventionen auf spezielle Krankheitsbilder bezogen (z. B. indikationsbezogene Patientenschulungen)
- vom Behandlungs- bzw. Prozessaspekt, d. h. indikationsübergreifende Programme zur Lebensstilmodifikation mit Integration verschiedener Techniken (Weidenhammer 2006a)

Lebensstilprogramme, die von Kostenträgern des Sozialversicherungssystems gefördert werden sollen, stehen vor der Verpflichtung, ihre Wirksamkeit und ihren Nutzen zu belegen. Dabei ist die Gewinnung von Evidenz der höchsten Evidenzebene durch randomisierte kontrollierte klinische Studien bei komplexen Therapien mit auch unspezifischen Effekten aufwändig (Kiene u. Heimpel 2010; Weidenhammer 2006a), jedoch bei indikationsbezogenen Programmen dennoch möglich (► Abschn. 47.3). In diesem Beitrag wird die Betonung eher auf ausgewählte Studien als auf eine umfassende Übersicht gelegt.

Folgende **methodische Probleme** können bei der Gewinnung von Evidenz für Lebensstilprogramme auftreten:

- Heterogenität der Programme (unterschiedliche Techniken, unterschiedliche zeitliche Rahmen; Hausteiner-Wiehle et al. 2012)
- Heterogenität der Endpunkte (somatische Surrogatparameter, Fragebögen zur Befindlichkeit, Beschwerdeausprägung oder Verhaltensänderung, klinische Endpunkte)
- Art der Messmethoden (Veränderungsmessung durch Prä-post-Vergleiche innerhalb einer Gruppe oder durch Kontrollgruppen, Beurteilung von Ergebnissen anhand von Signifikanzniveaus oder von Effektstärken, also dem Verhältnis von mittlerer Veränderung zu deren Streuung zur Einschätzung der Praxisrelevanz)
- Unspezifische Effekte komplexer Therapien, die in randomisierten, kontrollierten Studien schwer erkennbar sind (Weidenhammer 2006a)
- Kosten randomisierter, multizentrischer Studien, insbesondere bei langer Beobachtungszeit und großer Fallzahl (Fischer et al. 2012)

Beispiel für unspezifische Effekte kardiovaskulärer Gesundheitsförderung aus der epidemiologischen Forschung

2010 hat die American Heart Association (AHA) das Konzept der kardiovaskulären Gesundheit mit sieben gesundheitsassoziierten Faktoren formuliert, die durch Kampagnen gezielt gefördert wurden: körperliche Aktivität, Gewichtskontrolle, Rauchverzicht, Ernährung sowie Kontrolle von Blutdruck, Gesamtcholesterin und Blutzucker. Eine niedrigere Inzidenz kardiovaskulärer Erkrankungen in der untersuchten Bevölkerungsgruppe mit einem hohen Anteil gesundheitsassoziierter Faktoren war nicht überraschend. Mittlerweile konnte in dieser Gruppe von >13.000 Studienteilnehmern aber ebenso eine deutliche Risikoreduktion für das Auftreten einer Krebserkrankung gezeigt werden, und zwar um ca. 51 % im Vergleich zur Gruppe mit fehlenden gesundheitsassoziierten Faktoren (Rasmussen-Torvik et al. 2013).

47.2 Ein Interventionsbeispiel: Das strukturierte Gesundheitstraining

47.2.1 Leitgedanken

Das strukturierte Gesundheitstraining ist als ein praxisorientiertes, modernes Lebensstilmanagement zu betrachten, das den Menschen

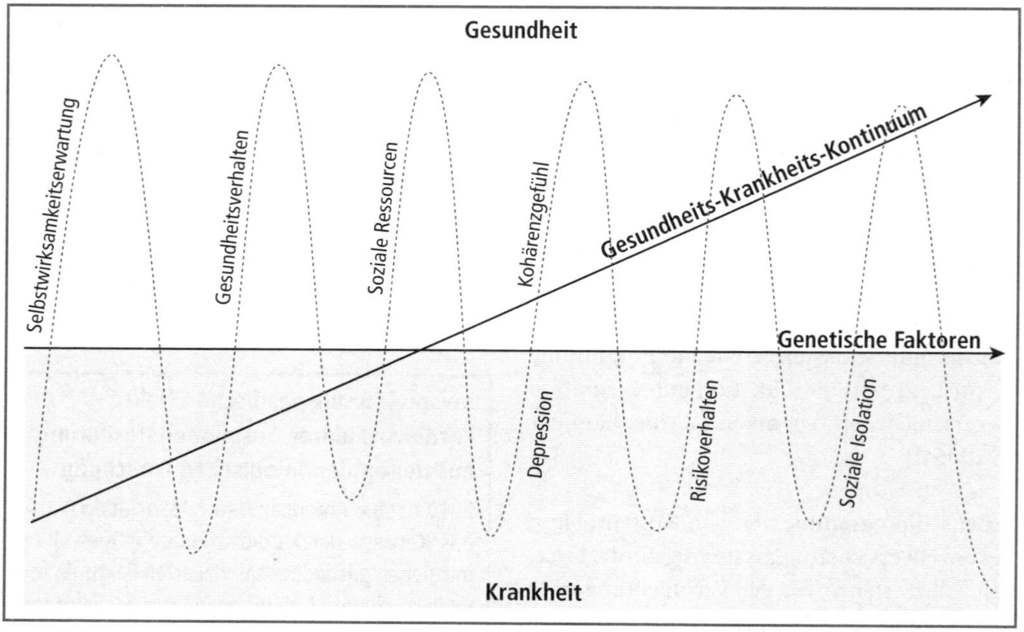

Abb. 47-1 Gesundheits-Krankheits-Kontinuum (modifiziert nach Franzkowiak u. Lehmann 2003).

auf seinem individuellen Weg zu mehr Gesundheit begleitet.

Ihm liegt das salutogenetische Gedankengut (Antonovsky 1993) zugrunde. Im Rahmen eines Kontinuums von Gesundheit und Krankheit (► Abb. 47-1) wird der Mensch mit seinen gesunden Anteilen, Stärken und Ressourcen betrachtet und durch eine Vielfalt von Methoden darin unterstützt, diese weiter aus- und aufzubauen. Dies bezieht sich auf das Gesundheitsverhalten sowie die personalen Ressourcen gleichermaßen.

Daneben ist je nach Setting auch die Entwicklung und Einübung konkreter individueller Selbsthilfestrategien Ziel des strukturierten Gesundheitstrainings.

Rolle des Gesundheitstrainings in der Prävention

Unter der Annahme, dass Maßnahmen, die Gesundheitsressourcen steigern, unspezifisch wirksam sind, kann von präventiven Effekten auf Gesunde, aber auch auf Risikogruppen und Kranke ausgegangen werden.

- Primärprävention
  - Reduktion der Inzidenz von »Lebensstilerkrankungen«, wie Herz-Kreislauferkrankungen, Stoffwechselerkrankungen und Krebserkrankungen
  - Verbesserung des Gesundheitszustandes von Therapeuten in Gesundheitsberufen und damit verbesserte Therapiequalität für die von diesen Therapeuten behandelten Patienten
- Sekundär- und Tertiärprävention
  - Auslöser- und Problemanalyse von Beschwerden
  - eigenverantwortlicher Umgang mit der Erkrankung bzw. mit deren Risikofaktoren
  - individuelle Selbsthilfestrategien zur Krankheitsbewältigung

Die inhaltlichen Grundbausteine des strukturierten Gesundheitstrainings sind (Wunderlich u. Melchart 2002):

- Bewegung/körperorientierte Gesundheitsbildung
- Entspannung/Stressbewältigung bzw. Spannungsregulation
- Ernährung/Esskultur
- Gesundheitspraxis im Alltag/Chronohygiene
- Selbsthilfestrategien/Hilfe zur Selbsthilfe

Durch die personale Konstanz des Gesundheitstrainers sind die inhaltlichen Grundbausteine eng verwoben. Der Teilnehmer wird nicht aufgeteilt in »Körper, Psyche, Nahrungsverwerter, Bewegungsmaschine …, sondern er wird als ganzer Mensch mit seinen verschiedenen Aspekten, Eigenheiten und in seiner individuellen Persönlichkeitsstruktur begreifbar« (Wunderlich 2008, S. 30). So kommt z. B. bei Bewegung oft »etwas« in Bewegung/in Fluss (E-Motion), und ein Gespräch während des Walkingtrainings kann wichtige Hinweise auf Handlungshindernisse bzw. den Alltag geben.

Um diese Verzahnung der Inhalte in hoher Qualität umzusetzen, bedarf es einer Betreuungskontinuität. Diese wird durch einen umfassend geschulten Gesundheitstrainer gewährleistet, den »gesundheitspädagogisch fundierten und persönlichkeitsreifen Generalist« (Melchart et al. 1999). Konkret handelt es sich um Psychologen, Oecotrophologen, Sportwissenschaftler und Pädagogen, die fächerübergreifend arbeiten. Die Vermittlungskompetenz ist hier bedeutender als das Expertenwissen. Nach dem Motto »Warum willst Du mehr wissen, wenn Du das, was Du weißt, nicht anwendest« begleiten sie praxisorientiert und auf den Alltag bezogen den Menschen bei seiner Zielbildung und unterstützen ihn darin, eine langfristige Verhaltensänderung einzuleiten.

Die inhaltliche Struktur wird durch die Herangehensweise im Gesundheitstraining bestimmt. In einem Gruppensetting von idealerweise acht bis zehn Personen werden auf Grundlage der themenzentrierten Interaktion zunächst strukturierte Inhalte trainiert (z. B. Walkingtechnik, Trockenbürsten, Entspannungsverfahren). Dabei entwickelt sich zum einen eine vertrauensvolle Atmosphäre in der Gruppe, zum anderen wird der Teilnehmer in seiner Selbstwirksamkeitserwartung gestärkt (Erfolgserlebnisse). Darauf aufbauend folgen Themen wie Stressbewältigung, Abgrenzung, Hilfe zur Selbsthilfe, Arbeit mit automatischen Gedanken sowie die Zielsetzung für den Alltag. Die inhaltlichen Schwerpunkte richten sich nach Teilnehmer- bzw. Patientenstruktur und nach Setting.

Von wesentlicher Bedeutung ist die Handlungs- und Alltagsorientierung. Hier stehen das Erlernen einer positiven, realistischen und konkreten Zielformulierung sowie der Umgang mit Handlungshindernissen im Mittelpunkt. Mit Visualisierungstechniken zur Verankerung des Zielbildes wird der Effekt verstärkt.

Folgende methodische und didaktische Aspekte sind bei der Durchführung des Gesundheitstrainings zu beachten:

- Teilnehmerorientierung, Berücksichtigung der jeweiligen Motivationsstufe
- Erlebnisorientierung, lebendiges Lernen
- vielfältige Erfahrungsräume, Ansprechen vieler Sinnesebenen
- spielerische Elemente
- praktisches Tun, Selbsterfahrung, Übungsprinzip (Training)
- Prinzip der kleinen Schritte mit vielen Erfolgserlebnissen (Selbstwirksamkeitserwartung!)
- Selbstreflexion, z. B. Tagebücher, Selbstbeobachtung im Alltag
- Eigenverantwortung
- Handlungsorientierung und starker Alltagsbezug, Berücksichtigung von Handlungshindernissen
- Nutzung der Gruppeneffekte, Gruppe als Lernfeld
- Betreuungskonstanz

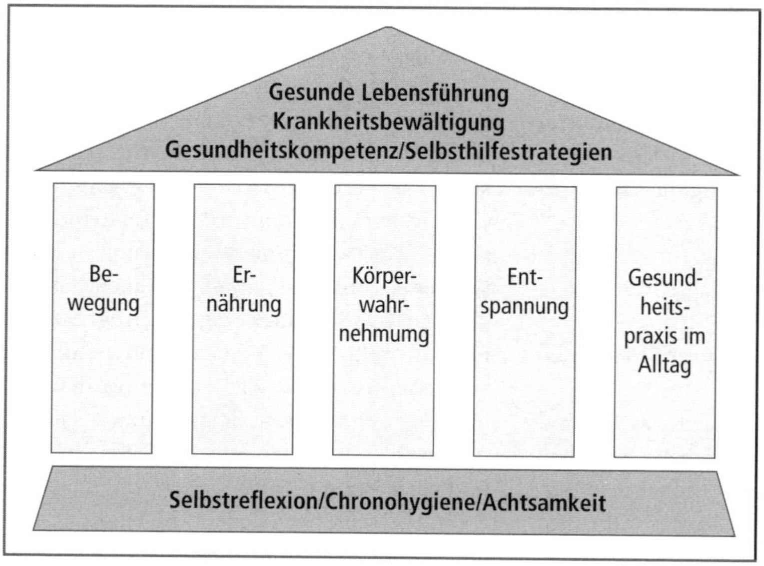

Abb. 47-2 Inhalte des strukturierten Gesundheitstrainings (modifiziert nach Wunderlich u. Melchart 2002).

Dem Teilnehmer wird eine Hilfestellung gegeben, vom Wahrnehmen und Selbsterleben zum Verstehen, Umsetzen und zum gesundheitskompetenten Handeln zu gelangen. »Erst die kontinuierliche Wiederholung und Übung von Verhaltensweisen und das Training gesundheitsunterstützender Maßnahmen festigen die neu gewonnenen Denk- und Handlungsstrukturen« (Wunderlich 2008, S. 26). So kann der Teilnehmer selbst für seine Gesundheit aktiv werden. Der Begegnung mit dem Teilnehmer und dem Gesundheitstraining liegt damit ein bestimmtes Menschenbild zugrunde, das ressourcenorientiert ist:

- Fähigkeit zur Selbstreflexion
- Motivation zur Veränderung
- Bereitschaft, etwas Neues auszuprobieren
- Fähigkeit zur Nutzung der eigenen gesunden Anteile, die jeder (auch der chronisch kranke) Mensch hat
- Glaube an ein verstehbares und beeinflussbares Leben (Kohärenzgefühl nach Antonovsky 1993)
- Fähigkeit zur flexiblen Reaktion auf belastende Ereignisse

47.2.2 Inhalte

Im Folgenden werden die Bausteine des strukturierten Gesundheitstrainings (► Abb. 47-2) genauer charakterisiert:

Bewegung und körperorientierte Gesundheitsbildung

- Strategien zur Steigerung von Alltagsbewegung und Sport
- Techniken eines gesundheitsorientierten Ausdauertrainings
- ganzheitliche Körperarbeit (z. B. Gehen mit gleichzeitiger Achtsamkeitsübung als Gehmeditation, Spazierengehen mit Naturwahrnehmung, Kombination von Bewegung mit Entspannungs- und Konzentrationsübungen)
- Wahrnehmungsschulung/Sensibilitätstraining

Ziel im Bereich Bewegung ist neben der Entwicklung einer Alltagsbewegung und eines gesundheitsorientierten Ausdauertrainings anders mit dem eigenen Körper in Kontakt zu kommen, den Körper neu und freudvoll zu erleben sowie die Körperwahrnehmung zu schulen.

Entspannung/Spannungsregulation
- Erlernen einer Entspannungsmethode zur Auslösung der Entspannungsreaktion
- achtsame Grundhaltung (Kabat-Zinn 1999)
- Genusstraining/Glücksmomente
- »Minis«: Strategien zur kurzfristigen Spannungsregulation im Alltag
- Identifizierung individueller Stressoren und Reaktionsweisen
- Erarbeiten von Entspannungsmöglichkeiten/Ressourcen für Ruhe und Erholung

Ziel ist ein bewusster und reflektierter Umgang mit Stresssituationen, Erleben und Erlernen von beeinflussenden Strategien bezüglich des Stressors auf der einen und der eigenen Person auf der anderen Seite, Erhöhung der Entspannungsfähigkeit sowie die Verbesserung der Spannungsregulation im Alltag.

Ernährung
- Genusstraining, Sinnesschulung
- Essverhalten (Achtsamkeit), Esskultur
- Grundlagen der vollwertigen Ernährung (in Theorie und Praxis)
- Entlastungs-/Schalttage, z. B. Kartoffel-, Obst-, Reistage

Gesundheitspraxis im Alltag/Chronohygiene
- Sensibilisierung für rhythmische Prozesse/individuelles Tagesprofil, auch mithilfe von Tagebucharbeit, z. B. Schlaf-wach-Rhythmus, Pausensignale, Umgang mit Energien
- Strategien zur Stabilisierung physiologischer Regulationssysteme wie Trockenbürsten, Waschungen, wechselwarme Güsse
- chronohygienische Maßnahmen hinsichtlich regelmäßiger Wach- und Schlafzeiten, Essenszeiten, Rituale zur Strukturierung des Tagesablaufs
- Mittagsschlaf, »power nap«/Schlafhygiene
- Wahrnehmungsschulung/Sensibilitätstraining
- Körper- und Selbstwahrnehmung (Körperbefindlichkeit, -grenzen, Mimik, Gestik, Gedanken und Emotionen)

Hilfe zur Selbsthilfe/Selbsthilfestrategien
- Kompetenzerwerb zur Anwendung von Kneipp'schen Anwendungen, z. B. Trockenbürsten, kalter Knieguss, warmes Armbad
- Anwendung von Wickeltechniken, z. B. Kartoffelwickel, Bockshornkleewickel
- Akupressur
- Umgang mit symptomauslösenden Gedankenspiralen und Stressmechanismen

> ! Insgesamt kommt es durch physiologisches Ressourcentraining zu einer Abwehr- und Leistungssteigerung, Adaptation sowie Normalisierung von Basisfunktionen. Ordnende Impulse im körperlichen Bereich können sich indirekt ordnend auf den kognitiven und psychosozialen Bereich auswirken und Selbstheilungskräfte aktivieren.

Mit diesem somatopsychologischen Ansatz verbunden mit der Integration aktueller gesundheitspsychologischer Modelle hat das Gesundheitstraining einen besonders vielversprechenden Zugang zur Verhaltensmodifikation.

Besonderheiten des strukturierten Gesundheitstrainings im Vergleich zu anderen verhaltensmodifizierenden Verfahren
- im Vergleich zu indikationsspezifischen Schulungen durch einen indikationsübergreifenden Ansatz mit Betonung salutogener Faktoren
- im Vergleich zu multimodalen Therapieansätzen (gleichzeitige multidisziplinäre Behandlung) durch disziplinübergreifende Struktur, verkörpert in der Person des Gesundheitstrainers als Generalist
- im Vergleich zu rein kognitiv-behavioralen Therapien durch Betonung körperorientierter Elemente (gestufte körperliche Aktivitätssteigerung im Wechsel mit Entspannung, Übung von Körperwahrnehmung und Genussfähig-

keit, gezielte Gestaltung mit spielerischen Elementen, Miteinbezug von Umweltreizen wie Wetter, Temperatur, Kleidung)

47.2.3 Gesundheitstraining im Kontext der Psychosomatik

Überschneidungsbereiche psychotherapeutischer Verfahren und des strukturierten Gesundheitstrainings durch die Gemeinsamkeit bewältigungs- und ressourcenorientierter Elemente sind immer wieder betont worden (Weidenhammer 2006b). Im Einzelnen können als solche genannt werden:

- bio-psycho-soziales Verständnis mit Aufhebung der Dichotomisierung in psychische und somatische Faktoren und Betonung salutogener protektiver Faktoren in einem dynamischen Kontinuum von Gesundheit und Krankheit (Wunderlich 2008)
- Wichtigkeit subjektiver Erfahrungen und Ursachenvorstellungen in der Erfahrung mit Gesundheit und Krankheit
- Betonung der Mitarbeit und der Eigenverantwortung des Patienten/Teilnehmers
- gemeinsame Festlegung (durch Patient/Teilnehmer und Therapeut) konkreter und realistischer Therapieziele
- Kombination somatischer und psychologischer Elemente in der Therapie mit dem Ziel der körperlichen und sozialen Aktivierung sowie der gesunden Lebensführung
- Anleitung zu Selbsthilfemaßnahmen als Element der Psychoedukation

Die oben genannten Elemente werden z. B. in den AWMF-Leitlinien zur Therapie nichtspezifischer, funktioneller und somatoformer Körperbeschwerden unter anderem als therapeutische Maßnahmen genannt (Hausteiner-Wiehle et al. 2012).

47.3 Evidenz

47.3.1 Evidenz für Interventionen zur Lebensstilmodifikation im Rahmen randomisierter kontrollierter Studien

In diesem Kontext werden einige exemplarische randomisierte kontrollierte Studien (RCT) dargestellt, die zeigen, dass durch eine Änderung des Lebensstils ein Effekt auf klinische Endpunkte (wie z. B. Sterblichkeit, Zahl kardiovaskulärer Ereignisse oder Auftreten von Diabetes) nachweisbar ist.

Einer der Pioniere im Bereich der kardiovaskulären Prävention ist Dean Ornish. Er konnte als Erster fünf Jahre nach Beginn eines intensiven Lebensstilmodifikationsprogrammes zur Therapie der schweren koronaren Herzerkrankung bei 35 Patienten (20 Patienten mit Intervention, 15 Patienten als Kontrollgruppe) eine signifikante Abnahme der klinischen Ereignisse (kombinierter Endpunkt aus Tod, Myokardinfarkt oder Revaskularisationsmaßnahme durch Bypass-Operation oder Ballondilatation) in der Interventionsgruppe zeigen. Die komplexe Intervention bestand aus einer fettreduzierten vegetarischen Ernährung, moderater aerober Bewegung, Stressreduktionstraining, Nikotinkarenz und der psychosozialen Unterstützung in einer intensiven Gruppenarbeit (Ornish et al. 1998). Seither sind mit der Indikation der koronaren Herzerkrankung viele große randomisierte kontrollierte Studien erschienen, sodass eine Metaanalyse aus dem Jahr 2013 auf über 11.000 Patienten zurückgreifen konnte, die in den Jahren 1999 bis 2009 an solchen Studien teilgenommen hatten. Auch hier konnte eine Risikoreduktion für die Sterblichkeit jeder Ursache und die kardiale Sterblichkeit sowie für die Myokardinfarktrate nachgewiesen werden (Janssen et al. 2013).

Im Bereich der Primärprävention kardiovaskulärer Ereignisse ist 2013 mit der »PREDI-

MED-Studie« die erste Interventionsstudie zu den Effekten einer mediterranen Ernährung erschienen. Bei 7.447 Personen mit einem hohen Risiko für kardiovaskuläre Ereignisse (definiert über die Art und Zahl der Risikofaktoren) konnte eine Risikoreduktion von ca. 30 % für das Auftreten kardiovaskulärer Ereignisse (kombinierter Endpunkt aus Myokardinfarkt, Hirninfarkt und kardiovaskulärem Tod) in der Interventionsgruppe mit mediterraner Ernährung gezeigt werden. Die Intervention bestand aus einer Einzel- und einer Gruppensitzung mit Ernährungsberatern zu Beginn der Studie mit einer Wiederholung alle drei Monate, die Beobachtungsdauer war im Mittel 4,8 Jahre (Estruch et al. 2013).

Ein Meilenstein in der Interventionsforschung mit der Indikation Typ-2-Diabetes war die Studie der »Diabetes Intervention Program Research Group«. Sie verglich bei 3.234 Personen mit erhöhtem Risiko für das Auftreten eines Diabetes (gemessen an den Nüchternblutzuckerwerten und den Werten nach einer Glucosebelastung) die Effekte eines Lebensstilprogrammes (Interventionsgruppe) mit unter anderem den Effekten der Standardempfehlungen zum Lebensstil (Kontrollgruppe) und konnte eine Abnahme der Diabetesinzidenz von 58 % in der Interventionsgruppe dokumentieren. Dabei bestand die Intervention in einem 24-wöchigen Programm von Einzelterminen mit dem Ziel einer Gewichtsabnahme von 7 % des Ausgangsgewichts durch eine gesunde, kalorien- und fettreduzierte Ernährung sowie einer Steigerung der körperlichen Aktivität mittlerer Intensität auf 150 Minuten pro Woche. Die mittlere Nachbeobachtungsdauer lag bei 2,8 Jahren (Diabetes Intervention Program Research Group 2002).

Auch im Bereich der psychischen Erkrankungen gibt es eine Vielzahl an Studien zu Einzelelementen der Lebensstilmodifikation. In einer Metaanalyse der Cochrane Collaboration von 35 Studien zur Wirksamkeit von Bewegung bei Depression mit insgesamt 1.356 Patienten konnte eine mittlere Effektstärke beschrieben werden; wenn aber nur die sechs Studien mit Intention-to-treat-Analyse und adäquater Verblindung der Gruppenzuteilung sowie der Ergebnisbeurteilung in Betracht gezogen wurden (464 Teilnehmer), war der Effekt statistisch nicht mehr signifikant (Cooney et al. 2013).

Die referierten Studien zeigen typische Limitationen: Sie sind meistens indikationsbezogene Studien mit spezifischen Interventionen in einer bestimmten Population über einen relativ kurzen Zeitraum; unter dieser Voraussetzung können sie die benötigten klinischen Ereigniszahlen als Endpunkte beobachten. Studien mit komplexen Interventionen wie z. B. die erstgenannte von Ornish haben naturgemäß kleinere Patientenzahlen; hier sind dann Patientengruppen mit einem Hochrisikoprofil (wie die beschriebenen Patienten mit manifester koronarer Herzerkrankung, die ein Risiko von > 50 % für ein kardiovaskuläres Ereignis in den nächsten zehn Jahren haben) zusammen mit einem kombinierten Endpunkt nötig, um eine genügende Zahl von Ereignissen dokumentieren zu können.

47.3.2 Evidenz für das strukturierte Gesundheitstraining als Gesamtkonzept

Die praktischen Erfahrungen sowie die Daten legen nahe, dass das Konzept in dem herausfordernden Feld der Verhaltensänderungen einen vielversprechenden Ansatz darstellt. Das Konzept wurde im Rahmen zweier prospektiver Beobachtungsstudien in einer naturheilkundlich ausgerichteten Rehabilitationsmaßnahme untersucht, und zwar jeweils mithilfe eines Eingruppen-prä-post-Designs unter Verwendung von Effektstärken als vergleichbares Messinstrument. Weidenhammer et al. (2006b) konnten bei 171 Patienten mit dem Leitsymptom der vitalen Erschöpfung Verbesserungen im Bereich Wahrnehmung, Befinden und Erleben mit mittleren bis hohen Effektstärken beschreiben, im Bereich Selbsthilfetechniken, Ernährung, Stressverarbeitung und körperliche Aktivität mit geringen bis mittleren Effektstärken. Als Prädiktoren für einen Behandlungserfolg konnten vor allem motivationale Faktoren wie Erfolgszuversicht der Patienten, aktiv eingeholte Information über das Rehabilitationskonzept und Akzeptanz der Gruppenbetreuung bestimmt werden. In einer weiteren indikationsübergreifenden, unkontrollierten Studie konnte Wunderlich (2008) bis ein Jahr nach der Entlassung eine signifikante Verbesserung von gesundheitsbeschreibenden Parametern (z. B. der Intensität der Hauptbeschwerdestärke oder der gesundheitsbezogenen Lebensqualität mit hohen Effektstärken) und von Gesundheitsressourcen (Selbstwirksamkeitserwartung mit geringen bis mittleren Effektstärken und gesundheitsrelevantes Verhalten mit mittleren Effektstärken) feststellen.

47.4 Beispiele aus der Praxis

Das strukturierte Gesundheitstraining wird im stationären wie auch im ambulanten Setting durchgeführt.

47.4.1 Beispiel eines stationären Gesundheitstrainings

Das vorliegende Beispiel stellt das strukturierte Gesundheitstraining im Kontext einer vierwöchigen naturheilkundlichen Rehabilitationsmaßnahme vor. Patienten nehmen während ihres Aufenthalts an Gruppenterminen ihrer sog. Homing-Gruppe teil. Diese sind indikationsübergreifend und altersabhängig gebildet. Ein Gesundheitstrainer betreut die Patienten einer Gruppe während der gesamten Dauer des Aufenthalts; es entstehen bis zu vier Kontaktstunden am Tag. Durch eine bewusste Phasengestaltung (Ankommen und Eingewöhnung, Erleben und strukturiertes Erlernen, Selbstreflexion und Hilfe zur Selbsthilfe, Handlungsorientierung, Abschied) werden die inhaltlichen Grundintentionen vermittelt.

Nahezu täglich finden eine Morgenbewegung sowie ein Entspannungstraining statt. In den ersten Wochen stehen allgemeine Elemente einer gesunden Lebensführung (Ernährung, Kneipp'sche Anwendungen etc.) im Mittelpunkt, während in den sich anschließenden Wochen der Fokus auf der Hilfe zur Selbsthilfe liegt (s. o.). Die Auswahl der Themen richtet sich hierbei nach der Gruppenzusammensetzung. Bei den »jüngeren Gruppen« zeigt sich eine Tendenz zu den Themen Stressbewältigung, Abgrenzung etc., während in den Gruppen mit betagten Teilnehmern Themen wie Selbsthilfemittel (Auflagen, Wickel, Tee) sowie Abschied/Tod in den Vordergrund rücken. Die Handlungsorientierung mit einer intensiven Vorbereitung der Rückkehr in den Alltag ist in allen Gruppen ein großes Thema, das spätestens mit dem letzten Drittel des Aufenthalts aufgegriffen und vertieft wird.

Insgesamt spielt der chronohygienische Tagesablauf eine große Rolle. In diesem Zusammenhang sind insbesondere die morgendliche Bewegung sowie die regelmäßigen Essens- und Ruhezeiten hervorzuheben. Durch das stationäre Setting hat der Teilnehmer die Chance – losgelöst von den Hauptstressoren des Alltags –, seine Gewohnheiten zu reflektieren und loszulassen. Diese innere und äußere Distanz kann die individuelle Zielfindung bezüglich des Gesundheitsverhaltens im Alltag erleichtern.

47.4.2 Beispiel eines ambulanten Gesundheitstrainings

In diesem Beispiel (► Tab. 47-1) wird ein in einer kardiologisch-angiologischen Schwerpunkt-

Tab. 47-1 10-wöchiges ambulantes Gesundheitstraining in einer kardiologischen Schwerpunktpraxis

1. Woche: Einführung	**2. Woche: Entspannung**	**3. Woche: Bewegung**	**4. Woche: Ernährung**	**5. Woche: Stressbewältigung**	**6. Woche: Bewegung**	**7. Woche: Handlungsorientierung**
Vorstellung Team und Kurs Übersichtsplan Kurs						
Wecken des Qi/Aktivierung/Atemübung/Koordinationsübung/Sinngeschichte						
Ankommensvisualisierung	Besprechung Alltagsaufgabe Wochenplan 15′	Rückmeldung Erfolg PME Sinngeschichte	Rückmeldung Alltagsaufgabe Ernährungstagebuch	Rückmeldung Alltagsaufgabe Selbstbeobachtungsbogen	Reflexion Handlungshindernisse, Barrierenmanagement	Alltagserfahrungen Geschichte
Vorstellungsrunde Teilnehmer (Karten) Vorstellung Inhalte u. Ziele: Kontinuum Krankheit-Gesundheit, Salutogenese Orientierung auf Ressourcen, Stärken, Freude (bereits vorhandene Ressourcen) Integration in den Alltag: Übung, Selbstverpflichtung, Eigenverantwortung -Mappe u. Handout, Fragebogen	Einführung PME Progressive Muskelentspannung nach Jacobson	Warum Bewegung? Walking Praxis	Mediterrane Ernährung Vollwertige Ernährung Ernährungsumstellung Praxis Zubereitung Aufstriche Gemeinsames Essen/Genusskultur	Sammeln von Methoden zur Stressbewältigung (Teilnehmer) Theorie Stressreaktion Strategien zur Stressbewältigung, (Selbsthilfestrategien) Basis-Ruhe-Aktivitätszyklus	Walking Belastungssteuerung Rückmeldung Ernährungstagebücher	Zielformulierung (Kleingruppen) Zielvisualisierung
Igelballmassage	PME Praxis	PME Praxis 7 Schritte		PME Praxis 7 Schritte	PME 4 Schritte	PME 4 Schritte
Alltagsbeobachtung: Genussmomente Selbstbeobachtung Ressourcen	Reflexion: Integration PME in den Alltag	Alltagsaufgabe: Integration Entspannung/Bewegung in Wochenplan Ernährungstagebuch	Alltagsaufgabe: Integration Ressourcen in Wochenplan Genussmomente Selbstbeobachtungsbogen Stress	Alltagsaufgabe: Integration Entspannung/Bewegung/Ernährung in den Wochenplan	Alltagsaufgabe: Checkliste Zielfindung, Wochenplan	Abschluss: Wünsche, Bestärkung

praxis über zehn Wochen angelegtes Gesundheitstraining beschrieben. In jeder Sitzung werden Grundelemente einer gesunden Lebensführung (Aktivierungsübungen, Koordinationsübungen, Atemübungen, Entspannung) durchgeführt. Zusätzlich erlernen oder intensivieren die Teilnehmer Grundkompetenzen in drei ausgewählten gesundheitsfördernden Therapien: Walken als Element der Bewegungstherapie, Progressive Muskelentspannung nach Jacobson als aktives Entspannungsverfahren, Mittelmeerkost als Element der Ernährungstherapie. Die aufgeführten Therapieelemente sind dabei in jeder Sitzung zeitlich verschränkt, auch wenn jede Sitzung einem Hauptthema gewidmet ist. Der Fokus liegt auf der Integration der aufgefrischten und geübten Inhalte in die individuelle Lebens- und Alltagssituation. In jeder Sitzung wird dies durch Rückmelderunden (über Selbstbeobachtungsbögen und Tagebücher) thematisiert. Die ersten vier Einheiten finden wöchentlich statt, danach folgen die Sitzungen zweiwöchentlich. Durch die größer werdenden Abstände der Gruppentreffen in der zweiten Hälfte des Kurses entsteht die Möglichkeit für die Teilnehmer, ihre Durchführungsvorsätze konkret auszuprobieren und Handlungshindernisse kennenzulernen.

Literatur

Antonovsky A. Gesundheitsforschung versus Krankheitsforschung. In: Franke A, Broda M (Hrsg). Psychosomatische Gesundheit. Versuch einer Abkehr vom Pathogenese-Konzept, Tübingen: DGVT 1993; 3–14.

Conn V, Hafdahl A, Moore S et al. Meta-analysis of interventions to increase physical activity among cardiac subjects. Int J Cardiol 2009; 133(3): 307–20.

Cooney G, Dwan K, Greig C et al. Exercise for depression. Cochr Database System Rev 2013, Issue 9; Art.-No.: CD004366. doi: 10.1002/14651858.CD004366.pub6.

Diabetes Prevention Program Research Group. Reduction in the incidence of type 2 diabetes with lifestyle intervention or metformin. NEJM 2002; 346(6): 393–403.

Dobos G, Paul A (Hrsg). Mind-Body-Medizin. München: Elsevier 2011.

Esch T, Sonntag U, Esch S, Thees S. Stress Management and Mind-Body medicine: A randomized controlled longitudinal evaluation of students' health and effects of a behavioral group intervention at a middle-size German university (SM-MESH). Forsch Komplementmed 2013; 20: 129–37.

Estruch R, Ros E, Salas-Salvado J et al. Primary prevention of cardiovascular disease with a mediterranean diet. N Engl J Med 2013. doi: 10.1056/NEJMoa1200303.

Faller H. Patientenschulung: Konzept und Evaluation. Praxis Klin Verhaltensmed Rehab 2001; 54: 97–106.

Fischer H, Junne F, Witt C et al. Key issues in clinical and epidemiological research in complementary and alternative medicine – a systematic literature review. Forsch Komplementmed 2012; 19 (Suppl 2): 51–60.

Franzkowiak P, Lehmann M. Gesundheits-/Krankheits-Kontinuum. In: Bundeszentrale für gesundheitliche Aufklärung (Hrsg). Leitbegriffe der Gesundheitsförderung (4. Aufl.). Schwabenheim a. d. Selz: Fachverlag Peter Sabov 2003.

Hausteiner-Wiehle C, Schaefert R et al. S3-Leitlinie. Umgang mit Patienten mit nicht-spezifischen, funktionellen und somatoformen Körperbeschwerden. AWMF-Reg.-Nr. 051–001, Langfassung.

Hazard B, Lehmann F. A. C. T. – Aktivierendes Competenztraining. Neue Wege in der Gesundheitsförderung. Weinheim: Deutscher Studien-Verlag 1997.

Janssen V, Dusseldorp E, Maes S. Lifestyle modification programmes for patients with coronary heart disease: a systematic review and meta-analysis of randomized controlles trials. Eur J Prev Card 2013; 20(4): 620–40.

Kabat-Zinn J. Stressbewältigung durch die Praxis der Achtsamkeit. Freiamt i. Schwarzwald: Arbor 1999.

Keine H, Heimpel H. Was ist seriöses Therapieren? Dtsch Aerztebl 2010; 107(12): A548–50.

Melchart D, Döbrich R, Ebner K et al. Strukturiertes Gesundheitstraining als naturheilkundliche Ordnungstherapie. Prävention 1999; 22(2): 46–9.

Ornish D, Scherwitz L, Billings J et al. Intensive lifestyle changes for reversal of coronary heart disease. JAMA 1998; 280: 2001–7.

Rasmussen-Torvik L, Shay C, Abramson J et al. Ideal cardiovascular health is inversely associated with incident cancer. The atherosclerosis risk in communities study. Circulation 2013; 127: 1270–5.

Verband Deutscher Rentenversicherungsträger VDR (Hrsg). Aktiv Gesundheit fördern. Gesundheitsbildungsprogramm der Rentenversicherung für die medizinische Rehabilitation. Stuttgart: Schattauer 2000.

Weidenhammer W. Das Chronische Erschöpfungssyndrom in der naturheilkundlichen Rehabilitation. Analyse der Prädiktoren des Behandlungsergebnisses aus rehabilitationspsychologischer Perspektive. Essen: KVC 2006a.

Weidenhammer W, Wessel A, Hutter A et al. Chronic fatigue in complementary rehabilitative medicine – predictors of the outcomes. Rehabilitation 2006b; 45(5): 299–308.

Wunderlich S. Das strukturierte Gesundheitstraining. Eine prospektive Kohortenstudie im Rahmen einer naturheilkundlichen Rehabilitationsmaßnahme. Essen: KVC 2008.

Wunderlich S, Melchart D. Strukturiertes Gesundheitstraining in der klinischen Praxis. In: Melchart D, Brenke R, Dobos G, Gaisbauer M, Saller R (Hrsg). Naturheilverfahren. Leitfaden für die ärztliche Aus-, Fort- und Weiterbildung. Stuttgart: Schattauer 2002.

48 Förderung von Ressourcen und Genussfähigkeit

Renate Frank, Thomas Heidenreich

48.1 Einleitung

Fallbeispiel

Eine 32-jährige Erzieherin kommt mit hohem Leidensdruck in die psychotherapeutische Praxis. In letzter Zeit habe sich »alles über ihr zusammengebraut«. Weinend berichtet sie, dass ihr Vater ganz plötzlich an einem Herzinfarkt verstorben sei. Ihre Mutter habe kurz darauf einen Schlaganfall erlitten, und ihre jüngere Schwester, zu der sie immer ein inniges Verhältnis gehabt habe, sei beruflich nach Kanada gegangen. Nun fühle sie sich sehr allein und leide in letzter Zeit vermehrt unter körperlichen Beschwerden. Sie könne nicht gut schlafen und fühle sich schon morgens müde. Seit vier Jahren sei sie an Morbus Crohn erkrankt, was sie im Moment sehr belaste, weil sie ständig Durchfälle habe. Sie empfinde ihren Körper »als Plage« und habe große Sorge, ihren Alltag und ihren Beruf nicht mehr bewältigen zu können. Denn zu ihren Aufgaben im Beruf und als Mutter von zwei Kindern im Alter von sechs und zehn Jahren sei die Versorgung ihrer pflegebedürftigen Mutter hinzugekommen, die sie nach deren Schlaganfall in ihre Familie aufgenommen habe. Ihr Mann habe dies unterstützt, stehe ihr aber bei den entstandenen Zusatzbelastungen kaum bei. Durch den vielen Stress werde sie immer unleidlicher und gereizter. Keiner sei mit ihr zufrieden, obwohl sie sich immer sehr bemühe, für die Anderen da zu sein und alles so gut wie möglich mache. Anerkennung bekomme sie dafür selten; vielmehr sei es in ihrer Familie schon immer selbstverständlich gewesen, das Beste zu geben. In letzter Zeit gelinge ihr dies nicht mehr. Eigentlich sei sie ein optimistischer Mensch, aber im Moment sei sie völlig verzweifelt und sehe nicht, wie sie ihr Leben wieder in den Griff bekommen könne.

Menschen, die unter psychosomatischen Erkrankungen leiden, kommen in der Regel mit der Erwartung in die Behandlung, dass die belastenden Symptome unmittelbar positiv beeinflusst werden können. Es liegt deshalb nahe, den Behandlungsfokus zunächst auf die pathogenetischen Faktoren zu legen. Gleichermaßen ist es aber wichtig, Stärken, Aktivposten und gesundheitliche Schutzfaktoren wahrzunehmen und in der therapeutischen Arbeit »gleich von Anfang an« zu nutzen, wie dies von verschiedenen Autoren nachdrücklich betont wird (z. B. Fava u. Sonino 2008, 2010; positive health, positive assets, s. Seligman 2008). Durch das Ansprechen dieser positiven Seiten, über die Patienten auch immer verfügen, gelingt die problembezogene Arbeit besser.

! Ressourcen und Schutzfaktoren sollten auch in der Behandlung psychosomatischer Störungen regelhaft berücksichtigt werden.

Während die Probleme der Patienten bestimmen, *was* in einer Psychotherapie verändert werden soll, sind für die Frage, *wie* dies geschehen kann, vor allem auch Ressourcen ausschlaggebend (vgl. Grawe u. Grawe-Gerber 1999). Fundiertes Basiswissen über Ressourcen und deren Förderung ist dabei unerlässlich (Frank 2010, 2011a, 2013; Flückiger 2009; Flückiger u. Wüsten 2014; Schaller u. Schemmel 2013; Willutzki u. Teismann 2013).

Definition

Eine **»Ressource«** ist, was sich im Umgang mit Problemen und Lebensanforderungen als funktional und nützlich erweist. Gesundheitsrelevante Ressourcen lassen sich den Kategorien 1) Widerstandsressourcen, 2) Genesungsressourcen, 3) Resilienzfaktoren sowie 4) Ressourcen, denen Bedeutung für eine psychisch gesunde Lebensführung zukommt, zuordnen.

Diese einzelnen Ressourcentypen sollen im Folgenden kurz vorgestellt werden:

Widerstandsressourcen spielen eine herausragende Rolle im Modell der **»Salutogenese«** von Antonovsky (1987). Sie helfen, Stress und Belastungen zu verarbeiten und weitgehend schadlos zu überstehen. Neben Ressourcen, die im sozialen Nahraum (familiäre Beziehungen, Freunde) und auf gesellschaftlicher Ebene (soziale Teilhabe, soziale Sicherheit) angesiedelt sind, sind vor allem personale Widerstandsressourcen ausschlaggebend, die ein **Kohärenzgefühl** (sense of coherence) entstehen lassen. Dabei geht es um eine stabile Lebensorientierung, die Lebensabläufe verstehbar, handhabbar und sinnhaft werden lässt.

Genesungsressourcen helfen Menschen, trotz einer chronischen psychischen Erkrankung ein hoffnungsvolles und selbstbestimmtes Leben zu führen. Sie werden im **Recovery**-Ansatz erfasst (Amering u. Schmolke 2012; Watkins 2009), der einen klinischen und sozialen Genesungsprozess beschreibt, der auf das Wiedergewinnen der eigenen Identität, des Selbstwertgefühls und der Kontrolle über das eigene Leben trotz anhaltender Symptome ausgerichtet ist (vgl. NMHE 2005).

Der Begriff **»Resilienz«** beschreibt kontextspezifische Ressourcen, die es Menschen ermöglichen, sich trotz risikoreicher Bedingungen gesund zu entwickeln. Sie minimieren Risiken und unterstützen die Anpassung an schwierige Lebensbedingungen (Dunn et al. 2009; Fooken 2013). Als personale Schutzfaktoren spielen u. a. Optimismus, Selbstkontrolle, Selbstakzeptanz, aber auch Kommunikations- und Problemlösefähigkeiten eine Rolle.

Wohlbefindensrelevante Ressourcen werden von Seligman (2011), einem der Hauptvertreter der sog. »Positiven Psychologie«, im Rahmen seines **»Flourishing«**-Ansatzes mit dem Akronym »PERMA« systematisiert: **P**ositive Gefühle, **E**ngagement, **R**elationships (positive Beziehungen), **M**eaning (Lebenssinn), **A**ccomplishment (Zielerreichung/Aufgabenerfüllung). Die Aktivierung dieser wohlbefindensrelevanten Ressourcen ermöglicht es Menschen, in ihrem Leben aufzublühen und psychisch gesund zu leben.

48.2 Definition des Behandlungsziels

Fallbeispiel

Im eingangs geschilderten Beispiel möchte die Patientin ihr Leben wieder »in den Griff bekommen«. Die ressourcenorientierten Ziele der Behandlung bestehen darin, ihr Kohärenzgefühl zu stärken, Hoffnung zu wecken, dass sie ihre Probleme bewältigen kann, sowie Strategien zur Belastungsbewältigung anzuregen, bei denen sie ihre Stärken nutzt. Zudem muss ihr körperliches und psychosoziales Wohlbefinden (Flourishing) stabilisiert werden. Dazu gehört, dass sie therapeutische Anregungen erhält, auch wieder Positives im Alltag wahrzunehmen, wohlwollend und akzeptierend mit sich umgeht, gut für sich selbst und ihren Körper sorgt und Fähigkeiten erwirbt, sich ihre Bedürfnisse nach Liebe, Zuwendung und Wertschätzung besser zu erfüllen.

Das übergeordnete Behandlungsziel im Rahmen eines ressourcenorientierten Ansatzes ist die Aktivierung positiver Erlebens- und Verhaltensaspekte. Dies umfasst eine Reihe von Therapiezielen (► Abb. 48-1).

48.2.1 Therapieziel: Stärkung des Kohärenzgefühls

Bei der Stärkung des Kohärenzgefühls wird eine Lebensorientierung unterstützt, die Ereignisse des Lebens verstehbar, handhabbar und sinnhaft werden lässt. Dadurch reduziert sich die Wahrscheinlichkeit einer ungünstigen Situationseinschätzung. Mit gestärktem Kohärenzgefühl können Menschen ihr Leben wieder besser planen und beeinflussen, was zudem durch Aufbau von Hoffnung und Optimismus unterstützt wird.

48.2.2 Therapieziel: Förderung von psychosozialem Wohlbefinden (Flourishing)

Flourishing ist ein Therapieziel, bei dem gezielt jene Ressourcen gestärkt werden, die nachweislich zu Wohlbefinden führen. Wesentlich ist dabei zunächst die Fähigkeit, angenehme Gefühle und Zufriedenheit erleben zu können. Da Patienten oftmals von ihren negativen Gefühlen sehr gefangen genommen sind, benötigen sie gezielte Anregungen zur Wahrnehmung positiver Gefühle. Denn auf solche erhellenden Momente kommt es an, wie die Broaden-and-Build-Theorie von Barbara Fredrickson verdeutlicht. Positive Gefühle erweitern den Denk- und Handlungshorizont (broaden); sie erleichtern die Lebensbewältigung, indem sie flexiblere Problemlösungen ermöglichen, und sie fördern die Entwicklung von neuen körperlichen, geistigen und sozialen Fähigkeiten (build). Das bringt eine Aufwärtsspirale in Gang, die den Selbstwert steigert. In einen positiven Affektzustand versetzt, erholen sich Patienten rascher von Stress (Undoing-Effekt) und überstehen Krisen besser (Fredrickson 2009). Darüber hinaus sind Fähigkeiten wichtig, wie sie das Seligman'sche PERMA-Konzept umreißt, aber auch Selbstakzeptanz und Autonomie (Ryff 1989).

Hier bieten sich Ansatzpunkte für die Ressourcenaktivierung an (vgl. Flückiger u. Wüsten 2014). Bei erkennbaren Defiziten besteht das Therapieziel darin, diese Fähigkeiten für Flourishing gezielt zu trainieren.

48.2.3 Therapieziel: Förderung von körperlichem Wohlbefinden

Eine Verbesserung des körperlichen Wohlbefindens sollte insbesondere bei psychosomatischen Erkrankungen als gesondertes Therapieziel berücksichtigt werden, da diese in der Regel mit beeinträchtigenden körperlichen

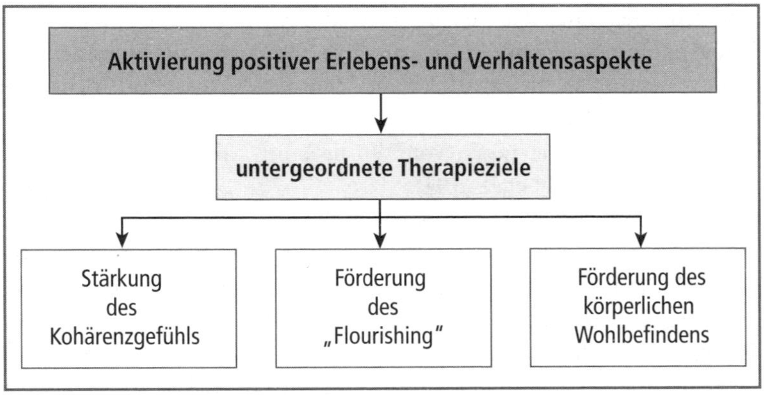

Abb. 48-1 Übersicht zu den Unterzielen im Bereich der Aktivierung positiver Erlebens- und Verhaltensaspekte.

Missempfindungen verbunden sind. Die positive Seite des körperlichen Empfindens ist dagegen oft wenig präsent oder wird nur in reduziertem Maße erlebt (Frank et al. 1995).

48.3 Beschreibung der Intervention

Wir konzentrieren uns hier auf Interventionen zur Stärkung des Kohärenzgefühls sowie ausgewählte Interventionen der Positiven Psychologie. Gesundheitsrelevante Ressourcen können nach therapeutischer Vor- und Nachbereitung auch gut anhand von Arbeitsblättern zwischen den Sitzungen in Eigenregie gefördert werden (z. B. »Therapie-Tools« bei Bertolini et al. 2010; Frank 2010).

48.3.1 Interventionen zur Stärkung des Kohärenzgefühls und zum Aufbau von positiven Erwartungen

Das verhaltenstherapeutische HEDE-Training (Franke u. Witte 2009) ist für Menschen gedacht, die sich durch schwierige Lebensbedingungen gestresst und überfordert fühlen; es eignet sich insbesondere auch für Patienten mit psychosomatischen Krankheiten. In diesem zehn Sitzungen umfassenden Gruppenprogramm wird das **Kohärenzgefühl** gestärkt, indem die Themen »Bedeutsamkeit« (z. B. wichtige und bedeutsame Dinge im eigenen Leben aufspüren), »Verstehbarkeit« (z. B. Konsistenz im eigenen Leben erkennen, kontrollierter Dialog) und »Handhabbarkeit« (z. B. Belastungsbalance herstellen, soziale Netze nutzen) bearbeitet werden. Zudem werden Entspannungsfähigkeiten vermittelt und die Fähigkeit unterstützt, Bedürfnisse und Wünsche zu äußern sowie sich etwas Gutes zu tun. Arbeitsblätter ergänzen das Programm.

Bei der Psychotherapie schwerer körperlicher Erkrankungen (z. B. Krebs) zeigt sich immer wieder, dass Menschen trotz ihrer lebensbedrohlichen Krankheit innere Stärke beweisen und vielfach aus sich heraus ein hohes Maß an Akzeptanz und Achtsamkeit gegenüber ihrem Körper und ihrem Erleben entwickeln (z. B. Diegelmann u. Isermann 2011; Erim 2013). Zur **Stärkung ihres Kohärenzgefühls** kann konsistente, transparente Informationsvermittlung und Psychoedukation beitragen, die das Krankheitsverständnis verbessert. Zudem erfolgen Hilfen zum Belastungsausgleich (Achtsamkeit, Entspannung), aber auch Ermutigungen zur Teilhabe am Leben. Ergänzend werden Stärken gefördert, die eine Anpassung an die Lebensveränderungen und eine Bejahung des Lebens unterstützen. Dabei kommt es auch wesentlich auf eine Therapiebeziehung an, in der die eigene Identität und Authentizität gestärkt wird (Reuter 2011) sowie das Wiedergewinnen von Würde eine Rolle spielt (Mehnert et al. 2011).

Zur Anregung von **optimistischen Erwartungen** eignen sich imaginative Techniken (z. B. »Wunsch-Ich«: Arbeitsblatt 4; Frank 2010; Fantasiereisen in die Zukunft: Arbeitsblatt 25; Bertolini et al. 2010), aber auch expressives Tagebuchschreiben, sofern der Schwerpunkt auf erfolgreiche Lösungen gelegt wird.

Hoffnung kann geweckt werden, indem Patienten sich Ziele setzen, die ihnen persönlich reizvoll oder sinngebend erscheinen (vgl. EPOS-Interventionen; Willutzki 2009). Ergänzend werden konkrete Pläne entwickelt und Wege skizziert, auf denen diese Ziele erreicht werden können. Bei auftretenden Widerständen werden gemeinsam Lösungen abgeleitet. Darüber hinaus wird vermittelt, wie mit Willenskraft die aufgestellten Pläne auch tatsächlich umgesetzt und beharrlich verfolgt werden können (Lopez et al. 2000). Arbeitsblätter dazu finden sich bei Bertolini et al. (2010), Frank (2010) und Stavemann (2008).

48.3.2 Interventionen zur Förderung des psychosozialen Wohlbefindens (Flourishing)

Zur Förderung des psychosozialen Wohlbefindens stellen wir Interventionen zu vier der bei Seligman genannten Säulen von Flourishing vor: zu **p**ositiven Gefühlen, zu **E**ngagement, **R**elationships (positive Beziehungen) und zu **M**eaning (Lebenssinn).

Förderung von positiven Gefühlen: Lebensfreude und Genusserleben

Psychotherapeutisch wird **positives Erleben** gefördert, indem Patienten angeleitet werden, ihre Aufmerksamkeit auf das Angenehme und Genussvolle ihres Alltags zu lenken und die damit verbundenen positiven Erfahrungen bewusst zu erleben. Interventionen, die nach therapeutischer Anleitung als Hausaufgaben durchgeführt werden können, sind z. B. das »Positiv-Tagebuch«, »Erfreuliches im Alltag entdecken« (Arbeitsblatt 5, Frank 2010), das »Wohlbefindens-ABC« (Diegelmann 2007; Variante siehe Arbeitsblatt 6, Frank 2010), die »Woche der Sinnesreize« (Arbeitsblatt 8, Frank 2010) und Arbeitsblätter, die zur »Schatzsuche« von Genüssen und zum Genießen einladen (Kaluza 2014).

Fallbeispiel

Die eingangs beschriebene Patientin konnte in ihrem belastenden Alltag zunächst keinerlei positive Elemente entdecken. Mittels des Arbeitsblatts »Erfreuliches im Alltag entdecken« wurde sie dazu angehalten, auch kleine positive Aspekte des Alltags wahrzunehmen und zu protokollieren (mit der Instruktion, dass keines der Erlebnisse »zu klein« sei und dass es nicht darum gehe, das Leiden mit den positiven Aspekten aufzuwiegen). Nach einer Woche berichtete die Patientin verblüfft, dass sich auf ihrer Liste eine Vielzahl von Dingen finde, die sie »einfach nicht registriert« habe – etwa die Sonnenstrahlen, die in die Küche fallen, während sie Kaffee kocht oder der Anruf einer Schulfreundin, die das 25-jährige Jubiläum des Realschulabschlusses organisieren wollte.

Als bewährtes Programm zur Förderung von Genussfreude wird die »Kleine Schule des Genießens« bereits seit 1983 bei psychischen Störungen praktiziert (Koppenhöfer 2011). In sechs bis zehn Sitzungen wird das Riechen, Tasten, Schmecken, Sehen und Hören zumeist in der Gruppe ganz konkret in neuer Weise erlebt. Die Basis bilden dabei sieben Regeln des Genießens. Durch diese intensive Sinnesschulung wird die Genussfähigkeit verbessert; die Patienten werden zudem mitteilsamer, geselliger, mutiger und kreativer, wodurch sich neue Perspektiven für das Leben eröffnen. Um das genussvolle Erleben ein wenig länger zu erhalten, muss auch das Auskosten (savoring) gelernt werden. Dies wird gemäß Bryant und Veroff (2006) mit den Elementen »Blick zurück«, »Konzentration auf die Gegenwart« und »Vorfreude auf die Zukunft« therapeutisch angeleitet. Die Aufmerksamkeit wird dabei willentlich auf all das gelenkt, was sich als genussvolle Erinnerung einprägen soll, und möglichst genau in Worte gefasst. Ein wenig länger erhalten können sich Patienten ihre positiven Erlebnisse auch, indem sie angeregt werden, sie anderen Menschen mitzuteilen und dabei ihrer Freude Ausdruck zu verleihen, was zugleich ihre Beziehungen stärkt (Frank 2010).

Förderung von Ressourcen für ein engagiertes Leben

Bei Interventionen, die wir hier ansprechen, geht es um eine engagierte, selbst bestimmte Alltagsgestaltung, in die persönliche Wertvorstellungen einfließen und bei der eigene **Stärken** gelebt werden:

Zunächst wird psychoedukativ vermittelt, dass menschliche Stärken Ressourcen sind, mit denen Menschen sich in besonderer Weise identifiziert sehen (»Ja, so bin ich!«). Für ein glückliches und zufriedenes Leben sind 24 Stärken relevant, die sich in sechs Tugenden bündeln lassen:

- Kreativität, Neugier, Urteilsvermögen, Freude am Lernen, Weisheit (Weisheit und Wissen)
- Tapferkeit, Ausdauer, Authentizität, Enthusiasmus (Mut)
- Bindungsvermögen, Freundlichkeit, soziale Intelligenz (Menschlichkeit)
- Teamwork, Fairness, Führungsvermögen (Gerechtigkeit)
- Bereitschaft zum Vergeben, Bescheidenheit, Vorsicht, Selbstregulation (Mäßigung)
- Sinn für das Schöne, Dankbarkeit, Hoffnung, Humor sowie Religiosität/Spiritualität (Transzendenz)

Zur Erfassung dieser Stärken ist eine Online-Version (Values In Action Inventory of Strength, VIA-IS) unter www.characterstaerken.org verfügbar. Nachdem sich Patienten durch das Ausfüllen des Fragebogens oder im Rahmen einer Exploration (Arbeitsblätter 20–22; Frank 2010) über ihr Stärkenprofil informiert haben, folgt ein gezieltes Training (Frank 2010; Seligman et al. 2006). Auch wenn jeder Mensch grundsätzlich alle Stärken in seinem Leben nutzen kann, gilt hierbei das Prinzip »build what's strong«, d. h. die bereits gut ausgeprägten Stärken werden weiter optimiert. Bei einer dieser Interventionen geht es um »die fünf unverzichtbaren Stärken« (Arbeitsblatt 24; Frank 2010). Unverzichtbar sind sie deshalb, weil sie den engsten Zusammenhang zu Wohlbefinden und Lebenszufriedenheit aufweisen. Nach dem Motto »Ohne Umschweife das Wohlbefinden steigern« werden die Patienten angeregt, **Hoffnung, Neugier, Dankbarkeit, Bindungsvermögen und Enthusiasmus** regelmäßig in allen Lebensbereichen zu leben.

Förderung positiven Beziehungserlebens

Positives Beziehungserleben beruht zu einem großen Teil auf Stärken wie **Freundlichkeit, Dankbarkeit, Vergebung**, aber auch **Humor**. Patienten werden dazu motiviert, diese Stärken in den wichtigsten Bereichen ihres Lebens bewusst zu kultivieren und auch auf neue Weise zu verwirklichen. Zwei dieser Interventionen stellen wir hier vor:

Bei der Förderung von **Dankbarkeit** (Seligman et al. 2006) wird gemeinsam ein Lebensereignis eingekreist, bei dem sich die Patienten dankbar an einen bestimmten Mitmenschen erinnern, dem sie vielleicht noch nie gedankt haben. Sie werden angeregt, an diese Person einen Dankesbrief zu schreiben. Anschließend soll dieser Brief überreicht werden. Der Dank kann aber auch in geeigneter anderer Form übermittelt werden, z. B. im direkten Gespräch oder durch ein kleines Geschenk (Arbeitsblatt 28; Frank 2010).

Die Förderung der **Vergebungsbereitschaft** eignet sich für Patienten, die gekränkt oder enttäuscht sind, weil sie im Leben nicht bekommen haben, was sie sich erhofft hatten; sie wird aber vor allem auch bei traumatisierten Patienten eingesetzt, um ihnen zu helfen, sich aus der Rolle eines hilflosen Opfers zu befreien. Beim Vergeben geht es nicht darum, das verwerfliche Handeln zu entschuldigen, sondern lediglich darum, den Schuldvorwurf bewusst zu beenden. Der Patient entscheidet wohlüberlegt und freiwillig, ob er das schuldhafte Verhalten vergeben möchte (was allerdings nach wie vor Unrecht bleibt). Beim Verzeihen wird im Unterschied zum Vergeben die Person, die schuldhaft gehandelt hat, mit einbezogen, und es wird auch die Tat verziehen. Soll es zur Versöhnung kommen, bedarf es des guten Willens beider Interaktionspartner (Kämmerer 2011). Die mit dem Vergeben und Verzeihen verbundene innere Distanzierung ist für das Wohlbefinden sehr wichtig, denn Menschen, die persönliche Verletzungen vergeben können, sind lebenszufriedener, weniger depressiv und haben eine größere Selbstachtung. Können Menschen nicht vergeben, sind sie anfälliger für kardiovaskuläre Erkrankungen (Harris u. Thoresen 2005).

Förderung von Ressourcen für ein sinnstiftendes Leben

Diese Ressourcen sind vor allem in Krisenzeiten, bei lebensbedrohlichen Erkrankungen oder in Schwellensituationen (z. B. Scheidung, Arbeitslosigkeit, beginnender Ruhestand) gefragt. In solchen existenziell bedeutsamen Zeiten entsteht ein besonderes Bedürfnis, dem eigenen Leben mehr oder neuen Sinn zu geben, wieder Kontrolle und Selbstwirksamkeit zu erlangen und sich selbst als wertvoll und wichtig zu erleben (Mehnert et al. 2011; Noyon u. Heidenreich 2012; Sack u. Gromes 2013). Es geht dabei auch darum, dass Patienten Verantwortung für sich übernehmen und neue Prioritäten setzen, bei denen sie ihre bisherigen Wertvorstellungen überprüfen (Arbeitsblätter siehe z. B. Stavemann 2008). Zur Förderung von Ressourcen kann z. B. die positive Lebensbilanzierung eingesetzt werden: Patienten werden angeregt, danach Ausschau zu halten, wo ihre Lebensbahnen Höhepunkte, Erfolge und persönlich Bereicherndes aufweisen (Arbeitsblatt 27; Frank 2010). Auch hoch belastete Menschen sprechen auf diese Intervention gut an, wenn sie in ihren Therapeuten ein Gegenüber wahrnehmen, das ganz selbstverständlich davon ausgeht, dass jedes Leben auch Gelungenes beinhaltet. Das Ergebnis dieser positiven Lebensbetrachtung kann als Anregung genutzt werden, die erkennbaren eigenen Stärken auch künftig zu leben.

48.3.3 Förderung körperlichen Wohlbefindens

Oft tritt der Körper reibungslos funktionierend gänzlich in den Hintergrund. Wir wollen uns hier jedoch mit spürbar angenehmem Wohlbefinden befassen. Dass und wie körperliches Wohlbefinden gespürt werden kann, müssen Patienten aber vielfach erst lernen. Auf die sieben Dimensionen des körperlichen Wohlbefindens, nämlich

1. Zufriedenheit mit dem Körperzustand,
2. Empfindungen von Ruhe/Muße,
3. Vitalität und Lebensfreude,
4. nachlassende Anspannung,
5. Lustempfinden,
6. Konzentrations- und Reaktionsfähigkeit,
7. Gepflegtheit, Frische, angenehmes Hautempfinden

können sich Patienten durch das Ausfüllen des Fragebogens zum aktuellen Wohlbefinden, FAW (Frank 2011a, Anhang) einstimmen. Dieses ipsative Verfahren kann auch therapiebegleitend genutzt werden, wenn Patienten durch Selbstbeobachtung zwischen den Sitzungen angeregt werden, stärker auf die **positive** Seite ihres körperlichen Befindens zu achten. Der FAW wird dann über einen längeren Zeitraum täglich ausgefüllt. Dies muss beharrlich fortgesetzt werden, bis die Patienten gelernt haben, **angenehmes** Körpererleben **spontan** zu registrieren. Danach können sie schrittweise zu einer besseren Selbstregulation ihres körperlichen Wohlbefindens angeleitet werden (Frank 2011b).

48.4 Wissenschaftliche Fundierung der Intervention

Empirische Studien, insbesondere auch prospektive (Boehm u. Kubzansky 2012a), belegen den positiven Zusammenhang zwischen Ressourcen und psychischer und körperlicher Gesundheit. Ressourcen wie Genussfähigkeit und emotionale Vitalität (definiert als aktives Engagement, effektive Emotionsregulation, gute Beziehungsgestaltung und Lebenssinn) zu fördern, ist folglich angezeigt (Boehm et al. 2011). Die Befunde zeigen auch, dass dies mit den beschriebenen psychotherapeutischen Interventionen erfolgreich gelingt und zu einer Steigerung des Behandlungserfolgs führt. Wir wollen dies näher ausführen.

Nachweislich hängt das **Kohärenzgefühl** mit psychischer Gesundheit zusammen (Eriksson u. Lindström 2006) und unterstützt die körperliche Gesundheit (Surtees et al. 2006). Bei der Verarbeitung traumatischer Erfahrungen zeigen sich Zusammenhänge zu persönlicher Reifung (z. B. Tedeschi et al. 2007). Als relativ zeitstabiler Denkstil ließ sich das Kohärenzgefühl durch eine verhaltensmedizinische Behandlung aber nur dann verbessern, wenn gezielt **kognitive** Strategien zur Belastungsbewältigung trainiert wurden (Broda et al. 1996).

Optimismus hat sich als schützende Ressource bei Depression (Ong et al. 2006), Herz-Kreislauf-Erkrankungen (Boehm et al. 2011; Carver et al. 2009; Labarthe 2012; Seligman 2011), chronischem Stress und Erschöpfung (Kocalevent et al. 2013) sowie Infektionskrankheiten erwiesen (Seligman 2011). **Hoffnung** ist unabhängig von Optimismus ein aussagekräftiger Prädiktor für Wohlbefinden und Selbstachtung. Wirkeffekte einer auf Hoffnung ausgerichteten Therapie konnten für Patienten mit Depression, Angst und partnerschaftlichen Problemen belegt werden (Lopez et al. 2004).

Gute **psychische Gesundheit (Flourishing)** geht mit guten Sozialbeziehungen, größerer Resilienz, geringen Arbeitsfehl- und Krankheitszeiten und guter körperlicher Gesundheit einher (Boehm u. Kubzansky 2012a; Seligman 2011). Zu Interventionen der Positiven Therapie liegen vor allem für depressive Störungen überzeugende Effektnachweise vor (Dickens et al. 2013; Fava et al. 2007; Ruini et al. 2003; Seligman et al. 2005, 2006; Metaanalyse von Sin u. Lyubomirsky 2009). In der Studie von Seligman et al. (2006) mit klinischem Klientel wurde über 14 Sitzungen hinweg ein individualtherapeutisches Behandlungspaket mit verschiedenen Interventionen zur Förderung von Freude, Engagement und Sinn appliziert, das mit der üblichen Psychotherapie bei unipolarer Depression und einer antidepressiven Medikationsbehandlung verglichen wurde. Das Behandlungspaket zur Verbesserung des Wohlbefindens erwies sich als wirkungsvoller als die beiden anderen Behandlungsformen, indem es sowohl zu einem deutlicherem Zuwachs an positiven Gefühlen, an Engagement und Lebenssinn führte als auch die depressive Symptomatik reduzierte und zu mehr Remissionen führte. Die Effektstärken lagen im mittleren bis hohen Bereich.

Der Wirkeffekt von fünf Einzelinterventionen wurde im Rahmen einer Online-Studie in Selbstanwendung über jeweils eine Woche hinweg überprüft (Seligman et al. 2005). Dabei wurden sechs Teilnehmergruppen mit den folgenden Interventionen verglichen: 1) Dankbarkeitsübung, 2) Registrierung der drei guten

Dinge des Tages, 3) schriftliche Reflexionen zur eigenen Person in den besten Zeiten, 4) Identifizierung der fünf markantesten eigenen Stärken und Nutzung in neuer Weise, 5) Identifizierung und häufigere Nutzung der fünf markantesten Stärken sowie 6) eine Placebobedingung, in der über frühe Erinnerungen geschrieben wurde. In allen sechs Gruppen konnte das Wohlbefinden unmittelbar gesteigert und die depressive Stimmung gemindert werden, wobei sich die Dankbarkeitsübung als die wirkungsvollste erwies. Allerdings war der erzielte Effekt nur kurzzeitig nachweisbar. Die Registrierung der drei guten Dinge des Tages und der Einsatz der eigenen Stärken in neuer Weise waren auch noch nach einem halben Jahr wirksam, wobei dieser Effekt aber erst zeitlich verzögert eintrat. Die Nachhaltigkeit dieses Effektes wird darauf zurückgeführt, dass die Teilnehmer diese Übungen eigenmotiviert fortsetzten. Bezüglich der Wirkung bei psychisch kranken Menschen spielt es eine zentrale Rolle, dass bereits innerhalb der Therapiesitzung gezielt positives Erleben und Verhalten stimuliert wird und die Patienten angeregt werden, dies auch in ihrem Alltag anzustreben. Dadurch, dass sie ausdrücklich ermutigt werden, auch über misslingende Umsetzungen zu berichten, können sie prozessorientiert angeleitet werden, geeignete Wendepunkte zu erkennen, die das Gelingen der Interventionen begünstigen. Dass solche Interventionen der Positiven Psychologie auch bei Herzerkrankungen wirkungsvoll sind, zeigen Befunde von Boehm und Kubzansky (2012b), DuBois et al. (2012), Fredrickson und Lewinson (1998) sowie Peterson und Kim (2011).

Allgemein gilt: Durch eine ressourcenorientierte Therapiearbeit wird die Wirkung von Psychotherapien gesteigert (Grawe 2004; Willutzki et al. 2004). Insbesondere gelingt die Therapiebeziehung in den ersten Therapiesitzungen besser, was den weiteren Verlauf und das Ergebnis von Psychotherapien positiv beeinflusst.

48.5 Praktisches Vorgehen

Eine Indikation für Ressourcenförderung im Rahmen von Behandlungen bei psychosomatischen Erkrankungen besteht unserer Einschätzung nach störungsübergreifend: Neben der aktiven Arbeit an Problemen stellt sie die zweite Schiene der Behandlung dar.

> ! Über die gesamte Therapie hinweg sollte eine ressourcenorientierte therapeutische Haltung eingenommen werden.

Vor allem ist Ressourcenförderung jedoch angezeigt, wenn aus der Vorgeschichte der Patienten erkennbar ist, dass aufgrund von elterlicher Vernachlässigung oder anderen ungünstigen Umweltbedingungen keine ausreichenden Schutzfaktoren gegen Belastungen aufgebaut werden konnten und wenig Gelegenheit bestand, zu erfahren, was **Wohlbefinden** ist und wodurch es erreicht werden kann. Solche Menschen benötigen eine gezielte therapeutische Unterstützung mit warmherziger Anteilnahme und modellhafter Anleitung zur Nachreifung in Bezug auf eine gesunde Lebensführung. Wir plädieren für eine *durchgängige* Förderung von Ressourcen parallel zur problemzentrierten Arbeit. Von Anfang an »zweigleisig« zu arbeiten, erweist sich deshalb als vorteilhaft, weil durch eine frühzeitige Ressourcenaktivierung ein angenehmer affektiv-motivationaler Hintergrundzustand entsteht. Diese motivationale Basis trägt dazu bei, dass Probleme und Spannungen besser ertragen werden und die Aufnahmebereitschaft für problembezogene Interventionen zunimmt (Flückiger u. Grosse Holtforth 2011).

> ! Problembearbeitung und Ressourcenaktivierung gehen Hand in Hand.

Für das praktische Vorgehen stehen spezifische Diagnostika zur Erfassung von Ressourcen (z.B. Trösken u. Grawe 2003) sowie eine große Anzahl von Interventionsmaterialien zur Verfügung, die z. T. in ▸ Abschnitt 48.3 erwähnt wurden. Wichtig scheint uns dabei, dass durch Einsatz dieser Verfahren Ressourcen zwar im Sinne der Vermittlung von »Techniken« gefördert werden können – etwa unter Einbezug von Arbeitsblättern –, dass dabei aber zugleich eine ressourcenorientierte Haltung der Therapeuten unabdingbar und von zentraler Bedeutung ist. Darunter ist zu verstehen, dass immer auch Elemente zur Förderung von Ressourcen und Wohlbefinden im Behandlungsprozess flexibel aufgegriffen werden, weil dadurch die Problembearbeitung besser und rascher gelingt. Fast immer kann mit der folgenden Frage ein Schritt in Richtung Ressourcenaktivierung unternommen werden: »Bei jedem Menschen gibt es auch Gelungenes im Leben ..., an was erinnern Sie sich da gern?« Manche Ressourcen sind den Patienten wenig bewusst, aus therapeutischer Sicht aber deutlich erkennbar. Hier ist es hilfreich, Patienten aktiv an ihre Ressourcen heranzuführen und sie durch direktes Ansprechen erlebbar zu machen. Manche Ressourcen sind Patienten so selbstverständlich, dass sie gar nicht mehr wahrgenommen werden. Indem diese Fähigkeiten dann aber therapeutisch fokussiert werden, tragen sie zur Selbstwertsteigerung bei.

Eine ressourcenorientierte, ermutigende therapeutische Haltung ist gerade auch in schwierigen Therapiebeziehungen hilfreich. Insbesondere labile Patienten profitieren davon, dass möglichst frühzeitig ihre erkennbaren (oder auch nur erahnbaren) Aktivposten und Stärken angesprochen werden (»Immer wieder wird mir deutlich, dass es auch stabile Momente/gute Lösungsansätze bei Ihnen gibt ... Können Sie das auch erkennen? Wie spüren Sie das? Was ist dann anders?«) Durch Ressourcenaktivierung kommt es zu einer Stabilisierung, zugleich werden Tendenzen in Richtung einer Erfahrungsvermeidung verringert, und es wird eine motivierende Basis für die weitere Problembearbeitung geschaffen. Negativistische Patienten, die mit einem hartnäckigen »Ja, aber ...« alle erarbeiteten möglichen Bewältigungsstrategien wegdiskutieren oder mit »Bei mir funktioniert das nicht ...« abwehren, lassen sich ressourcenorientiert noch am ehesten ansprechen (z.B. »Mir fällt auf, dass Sie sehr gründlich mitdenken ... Ist Ihnen bewusst, dass Gründlichkeit eine besondere Stärke ist? Wann/wobei hilft sie Ihnen am meisten?«). Mit diesem Übergang lassen sich dann weitere persönliche Stärken erarbeiten. Patienten mit Persönlichkeitsstörungen profitieren von einer bedürfnisbefriedigenden Beziehungsgestaltung, bei der ebenfalls eine ressourcenorientierte Haltung hilfreich ist, die zu einer Erweiterung der Erlebens- und Handlungsspielräume ermutigt. Ganz im Gegensatz zur Maxime »die ersten zehn Sitzungen wird Problembearbeitung gemacht und dann fünf Sitzungen lange Ressourcenaktivierung« gehen diese beiden Prozesse am besten Hand in Hand.

Aufgebaut und optimiert werden kann eine ressourcenorientierte therapeutische Haltung durch ein »Ressourcenpriming«. Dabei wird die Aufmerksamkeit der Therapeuten im Rahmen einer Kurzsupervision unmittelbar vor den ersten Therapiesitzungen gezielt auf die Ressourcen der Patienten gelenkt und angeregt, diese in der Therapiesitzung zu nutzen. Wie sich zeigte, konnte der Aufbau der Therapiebeziehung dadurch nachhaltig verbessert werden; zudem gelang es erfahrenen Therapeuten dadurch bereits in den ersten Therapiesitzungen, die Problembearbeitung zu verbessern (Flückiger et al. 2008). Bei jungen Therapeuten in der Ausbildung ließ sich auf diese Weise die ressourcenorientierte Arbeit schulen (Lakatos-Witt et al. 2012).

48.6 Ausblick

Indem wir bei der Psychotherapie psychosomatischer Störungen eine ressourcenorientierte Perspektive einnehmen, schärfen wir den Blick für all jene Merkmale, die körperliches und psychosoziales Wohlbefinden verbessern und stabilisieren können. Die verschiedenen Ressourcenkonzepte weisen jeweils unterschiedliche Schwerpunkte auf; welche personalen Ressourcen fokussiert werden, bestimmen die Gegebenheiten des Einzelfalles.

Nachweislich ist eine ganz bestimmte Relation von positiven zu negativen Affekten für das Wohlbefinden von Menschen ausschlaggebend (Fredrickson u. Losada 2005). So sollte der Alltag dreimal mehr positive Erlebnisse und Freuden bereithalten (z. B. Lächeln, Lob, Dank) als negative (z. B. Abwertung, Kritik). In der Partnerschaft sollte das Verhältnis sogar mindestens fünf zu eins betragen (Bodenmann 2011). Wollen wir dieses Verhältnis von Positivem zu Negativem innerhalb einer Therapiesitzung realisieren, bedarf es einer ganz klaren Schwerpunktsetzung im Positiven.

Beim Fördern von gesundheitsrelevanten Ressourcen sollten Interventionen gewählt werden, die der jeweilige Patient längerfristig anwenden und gut in sein Leben integrieren kann. Eine Kombination von mehreren Interventionen bietet Abwechslung und erweitert das Ressourcenrepertoire.

Literatur

Amering M, Schmolke M. Recovery. Bonn: Psychiatrie-Verlag 2012.

Antonovsky A. Unravaling the mystery of health. How people manage stress and stay well. San Fransisco: Jossey-Bass 1987; (deutsch: Salutogenese. Zur Entmystifizierung der Gesundheit. Tübingen: dgvt 1997).

Bertolini B, Kiener M, Patterson R. Therapie-Tools. Lösungs- und ressourcenorientierte Therapie. Weinheim: Beltz 2010.

Bodenmann G. Partnerschaftspflege. In: Frank R (Hrsg). Therapieziel Wohlbefinden. Ressourcen aktivieren in der Psychotherapie (2. Aufl.). Heidelberg: Springer 2011; 223–36.

Boehm JK, Kubzansky LD. The heart‹s content: The association between positive psychological well-being and cardiovascular health. Psychol Bull 2012a; 138: 655–91.

Boehm JK, Kubzansky LD. The promise of well-being interventions for improving health risk behaviours. Current Cardiovasc Risk Reports 2012b; 6: 511–9.

Boehm JK, Peterson C, Kivimaki M, Kubzansky L. A prospective study of positive psychological well-being and coronary heart disease. Health Psych 2011; 30: 259–67.

Broda M, Dinger-Broda A, Bürger W. Selbstmanagement-Therapie und Gesundheitsressourcen – katamnestische Untersuchung zum Kohärenzgefühl bei verhaltensmedizinisch behandelten Patienten. In: Reinecker H, Schmelzer D (Hrsg). Verhaltenstherapie, Selbstregulation, Selbstmanagement. Fredrick Kanfer zum 70. Geburtstag. Göttingen: Hogrefe 1996; 257–72.

Bryant FB, Veroff J. Savoring. A new model of positive experience. New York: Erlbaum 2006.

Carver CS, Scheier MF, Miller CJ, Fulford D. Optimism. In: Lopez SJ, Snyder CR (eds). Oxford Handbook of Positive Psychology. Oxford: Oxford University Press 2009; 303–11.

Deubner-Böhme M, Deppe-Schmitz U, Trösken A. Angewandte Ressourcendiagnostik. In: Schaller J, Schemmel H (Hrsg). Ressourcen. Ein Hand- und Lesebuch zur psychotherapeutischen Arbeit. 2. Aufl. Tübingen: DGVT 2013; 207–34.

Dickens C, Cherrington A, Adeyemi I et al. Characteristics of psychological interventions that improve depression in people with coronary heart disease: A systematic review and meta-regression. Psychosom Med 2013; 75: 211–21.

Diegelmann C. Trauma und Krise bewältigen. Stuttgart: Klett-Cotta 2007.

Diegelmann C, Isermann M (Hrsg). Ressourcenorientierte Psychoonkologie – Psyche und Körper ermutigen (2. Aufl.). Stuttgart: Kohlhammer 2011.

DuBois CM, Beach SR, Kashdan TB et al. Positive psychological attributes and cardiac outcomes: Association, mechanisms, and interventions. Psychosom 2012; 53: 303–18.

Dunn DS, Uswatte, G, Elliott TR. Happiness, resilience, and positive growth following physical disability: Issues for understanding, research, and therapeutic intervention. In: Lopez SJ, Snyder CR (eds). Oxford Handbook of Positive Psychology. Oxford: Oxford University Press 2009; 651–64.

Eriksson M, Lindstöm B. Antonovsky's sense of coherence scale and the relation with health: a systematic review. J Epidemiol Community Health 2006; 60: 376–81; doi: 10.1136/jech.2005.041616.

Erim Y. Antonovskys Konzept der Salutogenese. Implikationen in der Psychotherapie körperlich Kranker. Psychotherapie im Dialog 2013; 14: 44–7.

Fava GA, Sonino N. Psychosomatic medicine. Int J Clin Pract 2010, 64: 1155–67.

Fava GA, Sonino N. The biopsychosocial model thirty years later. Psychother Psychsom 2008; 77: 1–2.

Fava GA, Tomba E, Grandi S. The road to recovery from depression – don't drive today with yesterday's map. Psychther Psychsom 2007; 76: 260–5.

Flückiger C. Ressourcenorientierung. Psychother Psych Med 2009; 59: 234–43.

Flückiger C, Frischknecht E, Wüsten G, Lutz W. Ressourcenpriming. Veränderung der Aufmerksamkeitsfokussierung bei Novizen und erfahrenen Therapeuten zu Therapiebeginn. Z Psychiat Psychol Psychoth 2008; 56: 61–8.

Flückiger C, Grosse Holtforth M. Ressourcenaktivierung und motivorientierte Beziehungsgestaltung: Bedürfnisbefriedigung in der Psychotherapie. In: Frank R (Hrsg). Therapieziel Wohlbefinden. Ressourcen aktivieren in der Psychotherapie (2. Aufl.). Berlin: Springer 2011; 33–42.

Flückiger C, Wüsten G. Ressourcenaktivierung. 2. Aufl. Bern: Huber 2014.

Fooken I. Resilienz und posttraumatische Reifung. In: Maercker A (Hrsg). Posttraumatische Belastungsstörungen (4. Aufl.). Heidelberg: Springer 2013; 71–93.

Frank R. Die psychotherapeutische Arbeit mit Ressourcen. Psychotherapie im Dialog 2013; 1: 22–9.

Frank R (Hrsg). Therapieziel Wohlbefinden. Ressourcen aktivieren in der Psychotherapie (2. Aufl.). Berlin: Springer 2011a.

Frank R. Körperliches Wohlbefinden durch Selbstregulation verbessern. In: Frank R (Hrsg). Therapieziel Wohlbefinden. Ressourcen aktivieren in der Psychotherapie (2. Aufl.). Berlin: Springer 2011b; 141–54.

Frank R. Wohlbefinden fördern. Positive Therapie in der Praxis. Stuttgart: Klett-Cotta 2010 (mit CD mit Arbeitsblättern).

Frank R, Vaitl D, Walter B. Verdirbt Krankheit den Genuss? In: Lutz R, Mark N (Hrsg). Wie gesund sind Kranke? Zur seelischen Gesundheit psychisch Kranker. Göttingen: Verlag für Angewandte Psychologie 1995; 95–112.

Franke A, Witte M. Das HEDE-Training®. Bern: Huber 2009.

Fredrickson BL. Positivity. Groundbreaking research reveals how to embrace the hidden strength of positive emotions, overcome negativity, and thrive. New York: Cown Publishers 2009 (deutsch: Fredrickson BL. Die Macht der guten Gefühle. Frankfurt: Campus 2009).

Fredrickson BL, Lewinson RW: Positive emotions speed recovery from cardiovascular sequela of negative emotions. Cogn Emot 1998; 12: 191–220.

Fredrickson BL, Losada MF. Positive affect and the complex dynamics of human flourishing. Am Psychol 2005; 60: 678–86.

Grawe K. Neuropsychotherapie. Göttingen: Hogrefe 2004.

Grawe K, Grawe-Gerber M. Ressourcenaktivierung. Ein primäres Wirkprinzip der Psychotherapie. Psychotherapeut 1999; 44: 63–73.

Harris AH, Thoresen CE. Forgiveness, unforgiveness, health and disease. In: Worthington EL (ed). Handbook of forgiveness. New York: Brunner-Routledge 2005; 321–34.

Kaluza G. Salute! Was die Seele stark macht. 2. Aufl. Stuttgart: Klett-Cotta 2014.

Kämmerer A. Vergeben: Eine Quelle von Wohlbefinden. In: Frank R (Hrsg). Therapieziel Wohlbefinden. Ressourcen aktivieren in der Psychotherapie. Heidelberg: Springer 2011; 237–46.

Kocalevent RD, Klapp BF, Albani C, Brähler E. Zusammenhänge von Ressourcen, chronisch aktiviertem Distress und Erschöpfung in der deutschen Allgemeinbevölkerung. Psychoth Psych Med 2013; 63: 115–21.

Koppenhöfer E. Sinnlich Lebendigkeit erfahren – Wohlbefinden durch Sinnesgenüsse erleben. In: Frank R (Hrsg). Therapieziel Wohlbefinden. Ressourcen aktivieren in der Psychotherapie. Heidelberg: Springer 2011; 155–67.

Labarthe DR. From cardiovascular disease to cardiovascular health: A quiet revolution? Circulation: Cardiovasc Qual Outcomes 2012; 5: 86–92.

Lakatos-Witt A, Flückiger C, Weisensee L et al. Ressourcenaktivierung lernen. Verhaltensther Verhaltensmed 2012; 33: 126–38.

Lopez SJ, Floyd RK, Ulven JC, Snyder CR. Hope therapy: Helping clients build a house of hope. In: Snyder CR (ed). Handbook of Hope: Theory,

Measures, and Applications. San Diego, CA: Academic Press 2000; 123–50.

Lopez SJ, Snyder CR, Magyar-Moe JL et al. Strategies for accentuating hope. In: Linley PA, Joseph S (eds). Positive Psychology in Practice. Hoboken, NJ: Wiley 2004: 388–404.

Mehnert A, Braack K, Vehling S. Sinnorientierte Interventionen in der Psychoonkologie. Psychotherapeut 2011; 56: 394–9.

National Institute for Mental Health in England January 2005 NIMHE Guiding Statement on Recovery. http://www.psychminded.co.uk/news/news2005/feb05/nimherecovstatement.pdf (Zugriffsdatum: 05.09.2013).

Noyon A, Heidenreich T. Existentielle Perspektiven in Psychotherapie und Beratung. Weinheim: Beltz 2012.

Ong AD, Bergeman CS, Bisconti TL, Wallace KA. Psychological resilience, positive emotions, and successful adaptation to stress in later life. J Pers Soc Psychol 2006; 91: 730–49.

Peterson C, Kim ES. Psychological interventions and coronary heart disease. Internat J Clin Health Psychol 2011; 11: 563–75.

Reuter E. Identitätsstärkung – Fördert Authentizität das Gesundwerden nach Krebs? In: Frank R (Hrsg). Therapieziel Wohlbefinden. Ressourcen aktivieren in der Psychotherapie (2. Aufl.). Heidelberg: Springer 2011; 199–212.

Ruini C, Ottolini F, Rafanelli C et al. The relationship of psychological well-being to distress and personality. Psychother Psychosom 2003; 72: 268–75.

Ryff CD. Happiness is everything, or is it? Explorations on the meaning of psychological well-being. J Pers Soc Psychol 1989; 57: 1069–81.

Sack M, Gromes B. Ressourcenorientierte Behandlungsstrategien in der Traumatherapie. Autonomie und Handlungskompetenz zurückgewinnen. PiD 2013; 1: 30–5.

Schaller J, Schemmel H (Hrsg). Ressourcen. Ein Hand- und Lesebuch zur psychotherapeutischen Arbeit. 2. Aufl. Tübingen: DGVT 2013.

Seligman MEP. Flourish. A visionary new understanding of happiness and well-being. New York: Free Press 2011 (deutsch: Flourish. Wie Menschen aufblühen. München: Kösel 2012).

Seligman MEP. Positive Health. Applied Psychol 2008; 57: 3–18.

Seligman MEP, Rashid T, Parks AC. Positive psychotherapy. Am Psychol 2006; 60: 410–21.

Seligman MEP, Steen TA, Park N, Peterson C. Positive Psychology Progress. Empirical Validation of Interventions. Am Psychol 2005; 60: 410–21.

Sin NL, Lyubomirsky L. Enhancing well-being and alleviating depressive symptoms with positive psychology interventions: A practice-friendly meta-analysis. J Clin Psychol 2009; 65: 467–87.

Stavemann HH. Lebenszielanalyse und Lebenszielplanung in Therapie und Beratung. Weinheim: Beltz 2008.

Surtees PG, Wainwright NWJ, Luben R et al. Mastery, sense of coherence, and mortality: Evidence of independent associations from the EPIC-Norfolk Prospective Cohort Study. Health Psychol 2006; 25: 102–10.

Tedeschi RG, Calhoun LC, Cann A. Evaluating resource gain: Understanding and misunderstanding posttraumatic growth. Applied Psychol 2007; 56: 396–406.

Watkins PN. Recovery – Wieder genesen können. Bern: Huber 2009.

Willutzki U. Entwicklung positiver Zielvorstellungen (EPOS). In: Fliegel S, Kämmerer A (Hrsg). Psychotherapeutische Schätze II. Tübingen: DGVT 2009; 58–9.

Willutzki U, Neumann B, Haas H et al. Zur Psychotherapie sozialer Ängste: Kognitive Verhaltenstherapie im Vergleich zu einem kombiniert ressourcenorientierten Vorgehen. Z Klin Psych 2004; 33: 42–50.

Willutzki U, Teismann T. Ressourcenaktivierung in der Psychotherapie. Göttingen: Hogrefe 2013.

VI Klinische Anwendungsfelder

49 Chronische Schmerzen am Beispiel Rückenschmerz und Fibromyalgiesyndrom

Winfried Häuser, Michael Pfingsten

49.1 Definition, Prävalenz und allgemeine Modelle chronischer Schmerzen

Chronische Schmerzen werden von der International Association for the Study of Pain (IASP 1986) als ständige oder häufig auftretende Schmerzen in den letzten drei Monaten definiert. Weitere Merkmale zur Klassifikation chronischer Schmerzen sind die Intensität der Schmerzen sowie schmerzassoziierte Beeinträchtigungen. Die Intensität von Schmerzen kann auf einer elfstufigen numerischen Skala (0 = kein Schmerz, 10 = maximaler Schmerz) oder auf einer verbalen Skala (keine, sehr leichte, mäßige, starke, sehr starke Schmerzen) erfasst werden.

Zur Graduierung chronischer Schmerzen (nach Intensität und Beeinträchtigung) stehen validierte Instrumente wie die Chronic Pain Scale zur Verfügung, welche zwischen chronischen Schmerzen mit geringer Intensität und Beeinträchtigungserleben (Grad 1), hoher Intensität und geringem Beeinträchtigungserleben (Grad 2), hohem Beeinträchtigungserleben und mäßigen Einschränkungen (Grad 3) und hohem Beeinträchtigungserleben und schweren Einschränkungen in Alltagsfunktionen (Grad 4) unterscheidet (von Korff et al. 1992).

Die Prävalenz chronischer Schmerzen nach der IASP-Definition lag 2013 in einer repräsentativen Stichprobe der deutschen Bevölkerung (Alter 14 Jahre und mehr) bei 28,3 %. 21,5 % der Teilnehmer gaben mäßige, starke und sehr starke Schmerzen in den letzten vier Wochen an. Die Schwergradverteilung der Personen mit chronischem nicht-malignem Schmerz auf die einzelnen Schmerzstadien waren wie folgt: Grad 1: 41,1 %, Grad 2: 31,4 %, Grad 3: 18,5 % und Grad 4: 9,0 %. Extrapolierend geben 600.000 Deutsche starke und beeinträchtigende Schmerzen an (Grad 3 und 4; Häuser et al. 2014).

Die häufigsten Schmerzlokalisationen in der allgemeinen Bevölkerung sind Rücken (Kreuz, Nacken) und Kopf. In der allgemeinen Bevölkerung und in klinischen Stichproben sind regionale Schmerzen (zwei bis fünf Schmerzorte) häufiger als lokale Schmerzen (ein Schmerzort). Circa 9 % der Bevölkerung berichten über Schmerzen in mehreren Körperregionen (chronic widespread pain). Die Anzahl der Schmerzorte und weitere körperliche und seelische Beschwerden korrelieren hoch miteinander (Häuser et al. 2009a).

Chronische Rückenschmerzen (Nacken, Brustwirbelsäule, Kreuz) sind essenzielle Bestandteile der Klassifikationskriterien des Fibromyalgiesyndroms (FMS; Wolfe et al. 1990). Chronische Schmerzen in mehreren Körperregionen (► Abb. 49-1) entwickeln sich häufig aus lokalen chronischen Rückenschmerzen. Die Ausweitung des Schmerzes (spread of pain) geht einher mit (zunehmenden) allgemeinen Symptomen (Müdigkeit, Schlafstörungen) sowie auf innere Organe bezogene Beschwerden (z. B. Reizmagensymptome; Raspe et al. 2003). Ein Beschwerdekomplex von chronischen Schmerzen in mehreren Körperregionen und assoziierten weiteren körperbezogenen und seelischen Beschwerden kann Fibromyalgiesyndrom (FMS) genannt werden (s. u.; Häuser et al. 2009b).

Das bio-psycho-soziale Modell chronischer Schmerzen unterscheidet Schmerzen bei Gewebeschädigung (nozizeptiver Schmerz, z. B. bei Knochenmetastasen), bei Nervenläsionen (neuropathischer Schmerz, z. B. bei Trigeminusneuralgie), bei funktionellen Störungen (z. B. Reizdarmsyndrom) und bei psychischen Störungen (z. B. Schmerz bei depressiver Störung). Bei Patienten mit beeinträchtigenden Schmerzen liegen häufig Mischbilder vor (z. B. nozizeptiver und neuropathischer Rückenschmerz und depressive Störung; Egle et al. 2003).

Das bio-psycho-soziale Modell unterscheidet zwischen prädisponierenden, auslösenden und chronifizierenden Faktoren chronischer Schmerzen. Aus psychodynamischer Sicht wird die Bedeutung biografischer Belastungsfaktoren wie sexueller Missbrauch sowie chronischer psychosozialer Stressoren für die Prädisposition zu funktionellen Schmerzsyndromen wie dem Reizdarmsyndrom und dem FMS betont (Egle et al. 2003; Häuser et al. 2011).

Auslösende Faktoren chronischer Schmerzen können somatische Krankheitsfaktoren (z. B. Infektionen, Operationen, Frakturen, Bandscheibenvorfälle mit Nervenwurzelkompression) und psychosoziale Faktoren (z. B. belastende Lebensereignisse) sein.

Die Verhaltensmedizin betont bei chronifizierenden Faktoren von Schmerzen die Bedeutung habitueller Muster wie auch die direkten Konsequenzen von Schmerz im Denken, Erleben und Verhalten (Leeuw et al. 2007).

Aus Sicht der operanten Verhaltenstherapie und familientherapeutischer Ansätze sind die Reaktionen von (Lousberg et al. 1992) bzw. Interaktionen mit Bezugspersonen (Ballús-Creus et al. 2013) bei der Schmerzchronifizierung von Bedeutung.

49.2 Stellenwert der Psychotherapie bei chronischen Schmerzen

Psychotherapeutische Verfahren spielen eine wesentliche Rolle in der Therapie chronischer Schmerzen. Am häufigsten kommen kognitiv-verhaltenstherapeutische Verfahren zur Anwendung, häufig in abgestimmter Kombination mit Physiotherapie und körperlichem Trai-

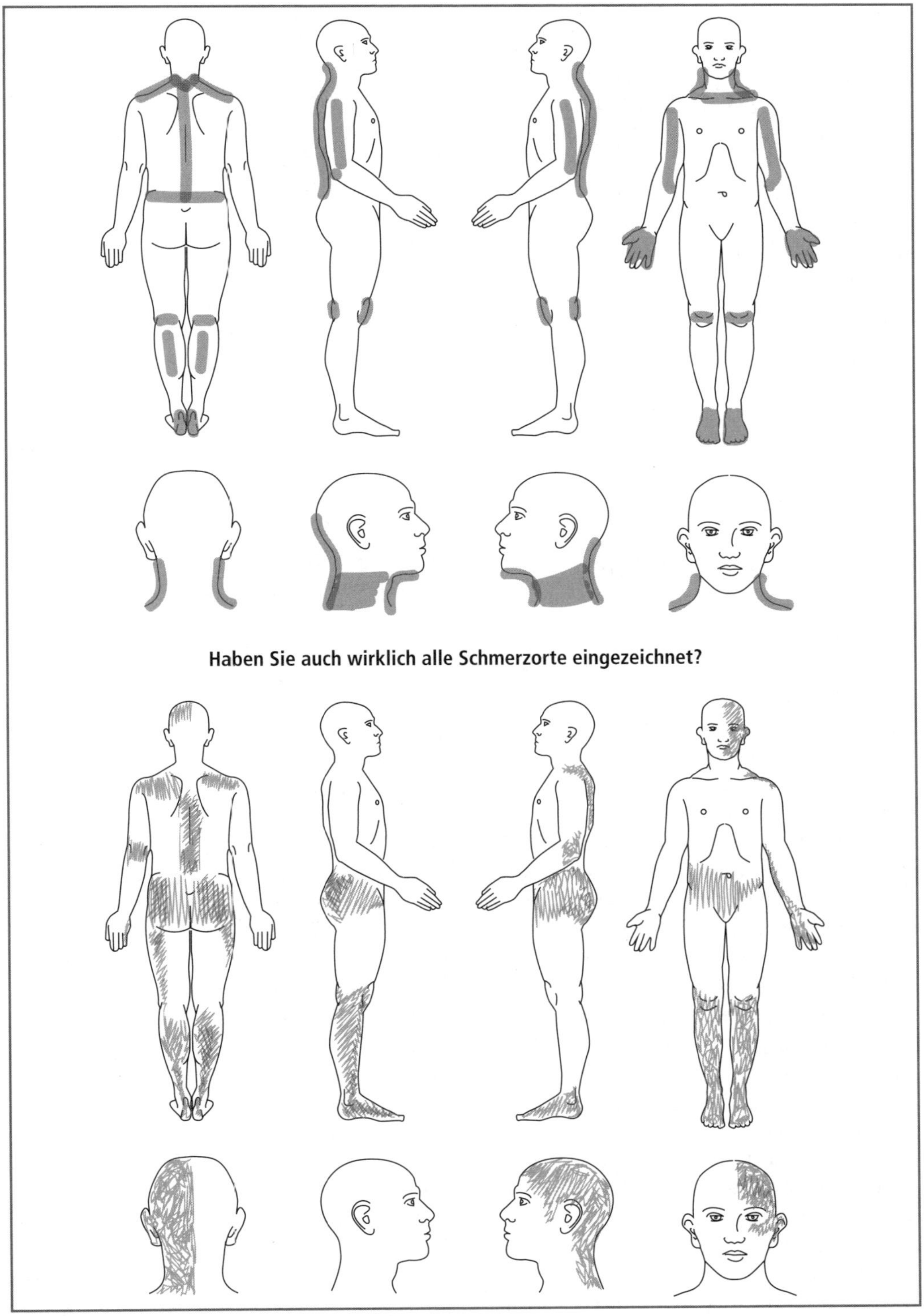

Abb. 49-1 Schmerzskizzen von Patientinnen mit der Diagnose Fibromyalgiesyndrom.

ning (multimodale Therapie; Morley et al. 2011). Kognitive Verhaltenstherapie ist Wartegruppen und üblicher Behandlung in der Reduktion von Schmerzen, Beeinträchtigungserleben und Katastrophisieren überlegen (Williams et al. 2012).

Hypnose ist in der Akutschmerztherapie und bei einigen chronischen Schmerzsyndromen Wartegruppen und üblicher Therapie in der Schmerzreduktion überlegen (Dilworth et al. 2010).

Systematische Übersichtsarbeiten mit Metaanalyse von randomisierten kontrollierten Studien zur Wirksamkeit psychodynamischer oder psychoanalytischer Therapie bei somatoformer Schmerzstörung liegen nicht vor.

49.3 Rückenschmerzen

Fallbeispiel

In der Schmerzambulanz der Universität Göttingen stellt sich im April 2011 ein 47-jähriger Mann mit Rückenschmerzen vor. Die Schmerzen sind flächig im Rücken ausgebreitet, Schwerpunkt LWS, z. T. mit Ausstrahlungen in beide Beine. Die Schmerzintensität liegt bei durchschnittlich NRS 8–9. Er ist hausärztlicherseits auf ein Opiat eingestellt. Von Beruf ist der Patient Industriekaufmann, seit November 2009 ist er jedoch arbeitsunfähig. Dem Patienten zufolge haben die Schmerzen im September 2009 zunächst im LWS-Bereich lokal begrenzt begonnen. Hausärztlicherseits sei er mit Medikamenten (NSAR) und Physiotherapie behandelt worden. Ein im Januar 2010 durchgeführtes MRT habe einen Bandscheibenvorfall in Höhe L4/5 rechts gezeigt. Eine dann durchgeführte dreiwöchige ambulante Reha-Behandlung im März habe keinen wesentlichen Effekt gehabt. Als es nicht besser wurde, habe er im September 2010 einer Bandscheibenoperation zugestimmt. Postoperativ und nach der zweiwöchigen Anschlussheilbehandlung seien die Schmerzen immer noch kaum verändert gewesen. Er schlafe schlecht, sei über die gesamte Situation vollkommen verzweifelt – insbesondere habe sich seine finanzielle Situation sehr verschärft.
Die psychologische Exploration bringt zutage, dass im Zuge der eintretenden Arbeitsunfähigkeit ein schwelender Partnerschaftskonflikt eskaliert ist, der letztlich zur Trennung führte. Er sei zu Hause ausgezogen; im Mai 2010 sei das gemeinsame Haus verkauft worden. Mit Auslaufen der Krankengeldzahlungen sei es finanziell sehr eng, die Unterhaltszahlungen für die beiden Kinder ließen ihm kaum noch Spielraum. Wie es beruflich weitergehen solle, wisse er nicht. Er habe sich vollkommen aus dem sozialen Leben zurückgezogen, im Zuge der Trennung seien Freundschaften weggebrochen. An Freizeitaktivitäten finde kaum noch etwas statt wegen geringer finanzieller Möglichkeiten und weil er Angst habe, dass die Schmerzen bei falscher Belastung noch schlimmer würden.
Die postoperative Bildgebung (CT und MRT) zeigt abgesehen von operationsbedingten Narbenbildungen altersübliche Degenerationen. Die körperliche Untersuchung zeigt keine wesentlichen Auffälligkeiten, wobei ein ausgeprägtes Schmerzverhalten und starke Dekonditionierungen (Muskelschwächen, Koordinationsstörungen, Finger-Boden-Abstand >40 cm) vorhanden sind. Die Funktionsprüfung in der physiotherapeutischen Diagnostik ergibt starke Einschränkungen bzgl. Alltagsaktivitäten (Gehen, Stehen, Alltagsbelastungen).
In der psychologischen Exploration wird die depressive Symptomatik bestätigt, zusätzlich besteht ein ausgeprägtes Angsterleben in Bezug auf die berufliche Perspektive. Der Patient steht unter einem hohen psychovegetativen Anspannungsniveau, das sich direkt beobachten lässt. Bezüglich seiner habituellen Faktoren zeigt sich eine gewisse Impulsivität und schnelle Kränkbarkeit. Im Vorfeld der Erkrankung hatte es am Arbeitsplatz anhaltend Konflikte mit Kollegen gegeben (»Mobbing«; zeitliche Koinzidenz zum Auftreten der Rückenschmerzen).
Zusammengefasst liegen ein chronisches Schmerzsyndrom, Opiatmedikation, erhebliche psychosoziale Konsequenzen mit anhaltender Arbeitsunfähigkeit sowie deutlich erkennbare depressive und ängstliche Symptome vor. Auf der Verhaltensebene ist ein ausgeprägtes Vermeidungsverhalten mit sozialem Rückzug erkennbar.

Diagnose: ICD F45.41, Chronische Schmerzstörung mit somatischen und psychischen Faktoren

49.3.1 Definition, Deskription

Bei Rückenschmerzen handelt es sich nicht um eine abgrenzbare Krankheitsentität, sondern um eine Ansammlung von Symptomen, die durch unterschiedliche Ursachen hervorgerufen bzw. aufrechterhalten werden können.

Die Pathomechanismen bei Rückenschmerzen rangieren von (eher seltener vorkommenden) spezifischen Ursachen (wie z. B. Wirbelbrüchen, Bandscheibenvorfällen oder lokalen Entzündungen) bis zu (unbedenklichen) Belastungsschmerzen als Zeichen hoher körperlicher Beanspruchung. In den meisten Fällen (in mehr als 80 %) handelt es sich um (ggf. rezidivierend auftretende) Schmerzzustände, die sich nicht auf einen einzigen spezifischen Krankheitsprozess mit definierbarer körperlicher Ursache zurückführen lassen (sog. nicht-spezifische Rückenschmerzen; Pfingsten u. Hildebrandt 2011).

Der Begriff »nicht-spezifischer Rückenschmerz« beinhaltet, dass ernsthafte körperliche Erkrankungen als Ursache ausgeschlossen sind – ohne dass über andere Ursachen damit eine Annahme getroffen wird. In der Regel gibt es somatische Zusammenhänge: Diese betreffen häufig gutartige, aber mitunter sehr schmerzhafte Funktionsstörungen, die sehr nachhaltig zu Beeinträchtigungen der Beweglichkeit und des Verhaltensspielraums führen können. Diese Funktionsstörungen geraten in vielen Fällen unter den Einfluss emotionaler, kognitiver und verhaltensmäßiger Faktoren, die den Verlauf dann nachhaltig bestimmen und die Aufrechterhaltung der Schmerzen übernehmen können. Die Bezeichnung »nicht-spezifischer« Schmerz hat den entscheidenden Vorteil, dass dadurch die Aufmerksamkeit von der ausschließlichen Betrachtung struktureller bzw. funktioneller Veränderungen hin zu einem Verständnis einer multifaktoriellen Genese der Schmerzen möglich wird.

49.3.2 Relevanz, gesundheitsökonomische Aspekte, Versorgungsaspekte

Rückenschmerzen gehören in Deutschland und anderen westlichen Industrieländern seit Langem zu den größten Gesundheitsproblemen.

Dadurch dass Rückenschmerzen häufig auftreten, alle Bevölkerungsschichten umfassen und in der Regel von rezidivierendem Charakter sind, erzeugen sie eine enorme Krankheitslast und verursachen erhebliche Kosten für das Gesundheitssystem (Fahland et al. 2011).

Anhand einer großen bevölkerungsbezogenen Studie mit Befragung von mehr als 10.000 zufällig ausgewählten Bürgern aus Deutschland wurde eine Punktprävalenz von ca. 35 % festgestellt (Schmidt et al. 2007). 84 % der Betroffenen hatten eher leichte bis mittlere Schmerzen, während 16 % unter stark beeinträchtigenden Beschwerden litten (in der Regel mit längerer Arbeitsunfähigkeit). Die eher kleinere Gruppe von Patienten mit rezidivierend auftretenden oder chronischen Beschwerden, die neben einer starken körperlichen oft auch erhebliche psychosoziale Beeinträchtigungen aufweisen, verursacht die höchsten Kosten (Wenig et al. 2009).

Es ist aus den vorliegenden epidemiologischen Daten die Tendenz abzuleiten, dass die Auftretenshäufigkeit von Rückenschmerzen in den letzten Jahren eher konstant bleibt.

Vom schottischen Orthopäden Gordon Waddell wird die Hypothese aufgestellt, dass getrennt werden muss zwischen einer (nicht vorhandenen) »Epidemie von Rückenschmerzen« und einer Zunahme des subjektiven Beeinträchtigungserlebens durch Rückenschmerzen (Waddell 1998). Das Erleben von Beeinträchtigung wird stark durch psychologische Faktoren und einen hohen Anspruch an die eigene Gesundheit beeinflusst (s. u.).

49.3.3 Mechanismen

Ein anhaltendes Problem besteht darin, dass psychosoziale Faktoren bei der Entstehung und Aufrechterhaltung von Schmerzerkrankungen häufig immer noch vernachlässigt werden (Pfingsten et al. 2011a). Für Arzt und Patient ist es daher oftmals leichter, sich auf eine somatische Diagnose und eine (ausschließlich) darauf bezogene Therapie zu einigen.

Durch die Nicht-Beachtung psychosozialer Faktoren entsteht das Risiko, dass die Behandlung »falsch« angelegt wird und unnötige somatische Interventionen durchgeführt werden, die keinen Effekt haben bzw. sogar zu weiteren Schädigungen führen.

Wenn erst im Verlauf der Erkrankung – möglicherweise erst dann, wenn somatische Interventionen ausgereizt sind – nach psychosomatischen Zusammenhängen gesucht wird, sind die Chancen für eine erfolgversprechende psychotherapeutische Intervention bereits deutlich gesunken. Arzt und Patient bewerten einen solchen Zusammenhang dann als »das, was übrig bleibt«, eine Restkategorie, die nicht einmal aufgrund verifizierter Befunde zustande kommt, sondern weil andere Gründe fehlen.

Somatische Faktoren stehen in den meisten Fällen vor allem am Anfang der Kausalkette und können aufgrund multipler Beeinflussung durch psychosoziale Faktoren dann zunehmend an Bedeutung verlieren. Insbesondere der individuelle Umgang mit den Schmerzen (sog. Krankheitsbewältigung; ▶ Kap. 36) bestimmt den weiteren Verlauf. Die aus dem Symptom »Schmerz« resultierenden Konsequenzen sind für die Aufrechterhaltung der chronischen Symptomatik – im Sinne eines Circulus vitiosus – schließlich mehr verantwortlich als die ursprünglich auslösende Situation.

Letztendlich entsteht ein eigenständiges Krankheitsbild, das geprägt ist durch Auswirkungen auf der körperlichen Ebene (z. B. körperliche Dekonditionierung), psychische Beeinträchtigungen (Angst, Depressivität), Veränderungen im Verhalten (Schon- und Vermeidungsverhalten, Schmerzmanagementaktivitäten), eine ungünstige Krankheitsbewältigung sowie soziale Konsequenzen (Arbeitsplatzverlust, soziale Isolation), die wiederum auf den Schmerz zurückwirken. Der Krankheitsverlauf scheint oftmals in entscheidender Weise davon abhängig zu sein, was ein Betroffener denkt: über die Ursache seiner Beschwerden, wie sie beeinflusst werden können und welches Verhalten ihn vor weiterer Schädigung bewahrt (Pfingsten et al. 2011b).

Für den Rückenschmerz liegen zum Verständnis der Chronifizierung die meisten Ergebnisse vor (Boersma u. Linton 2006). In den Leitlinien werden psychologische Faktoren, von denen nachgewiesen ist, dass sie ein relevantes Chronifizierungsrisiko darstellen, als Yellow Flags bezeichnet (▶ Tab. 49-1).

Während psychische Belastung im weitesten Sinne, Depressivität, traumatische Lebenserfahrungen zu den prädisponierenden Faktoren gehören, die offensichtlich generell bei Schmerzerkrankungen relevant sind, kann die Chronifizierung bewegungsbezogener Schmerzen in vielen Fällen durch das sog. Angst-Vermeidungs-Modell erklärt werden (Leeuw et al. 2007).

49.3.4 Angst-Vermeidungs-Modell

Kognitive Überzeugungen (sog. Krankheitsmodellvorstellungen) sind für die Prognose von großer Bedeutung. Diese Einschätzungen werden stark durch Vorstellungen der Patien-

Tab. 49-1 Psychosoziale Risikofaktoren für die Entwicklung von chronischen nicht-spezifischen Rückenschmerzen (BÄK 2010).

Starke Evidenz	• Depressivität, Distress (negativer Stress, vor allem berufs-/arbeitsbezogen) • schmerzbezogene Kognitionen (z. B. Katastrophisieren, Hilf-/Hoffnungslosigkeit, Angst-Vermeidungs-Verhalten, fear-avoidance-beliefs) • passives Schmerzverhalten (z. B. ausgeprägtes Schon- und Vermeidungsverhalten)
Moderate Evidenz	• schmerzbezogene Kognitionen (Gedankenunterdrückung, thought suppression) • überaktives Schmerzverhalten (beharrliche Arbeitsamkeit, task persistence), suppressives Schmerzverhalten • Neigung zur Somatisierung
Begrenzte Evidenz	Persönlichkeitsmerkmale
Keine Evidenz	psychopathologische Störungen

ten über die Art der Erkrankung, ihre potenziellen Auswirkungen und ihre Behandelbarkeit sowie die psychische Beeinträchtigung und das Krankheitsverhalten beeinflusst. Viele Patienten mit Rückenschmerzen sind davon überzeugt, dass Aktivität, Belastung und Bewegung dem Rücken schaden und dadurch Schmerz verursacht oder verstärkt wird. Als Konsequenz auf diese Schmerzüberzeugung reagieren sie typischerweise mit einer (angstmotivierten) Vermeidung von Bewegung und Belastung.

Vermeidung von Bewegung führt langfristig zu einer fortschreitenden Deaktivierung mit körperlicher Dekonditionierung, Fehlhaltung, Koordinationsstörungen sowie erheblichen Schwächen wichtiger Muskelgruppen im Bereich des Rumpfes. Abgesehen von den Auswirkungen auf der körperlichen Ebene kommt es auch zu psychosozialen Konsequenzen (sozialer Rückzug, zunehmende Angst, depressive Symptome) und damit im Sinne eines Circulus vitiosus zu einer Verfestigung der Krankenrolle und des Beeinträchtigungserlebens. Dieses (Vermeidungs-)verhalten ist ausgesprochen löschungsresistent, da die betreffende Person aufgrund der anhaltenden Vermeidung nicht mehr die Erfahrung machen kann, dass zwischen Reiz (Bewegung) und Schmerz keine notwendige Verbindung besteht. Die Befürchtung/Vorstellung eines sich (hypothetisch) verstärkenden Schmerzes behindert die Ausübung von körperlicher Aktivität schließlich mehr als die körperlichen Beeinträchtigungen selbst.

In einem intensiven körperlichen Training kann eine Löschung des konditionierten Zusammenhanges zwischen Angst und Bewegung und dem resultierenden Vermeidungsverhalten erreicht werden. Grundlage einer derartigen Vorgehensweise ist u. a. die Durchführung von Bewegungsübungen nach Quotenplänen sowie weitere verhaltenstherapeutische Prinzipien (Hildebrandt u. Pfingsten 2009).

49.3.5 Gesundheitssystem und gesellschaftliche Faktoren

Das Ausmaß der Beeinträchtigung durch Rückenschmerzen wird offensichtlich stark durch die jeweiligen sozialen Sicherungs- und Gesundheitssysteme geprägt (Bigos u. Müller 2004). Problematische Laientheorien der Patienten werden im medizinischen Versorgungssystem oftmals unterstützt (Raspe et al. 2008). Ein gutes Beispiel dafür ist die Bildgebung

(Röntgen, Computer- und Magnetresonanztomografie).

Die Fortschritte in der Bildgebung haben die Diagnostik mancher Erkrankungen stark verbessert, und es gelingt immer besser, morphologische Abweichungen von einer idealen Norm zu identifizieren (hohe Sensitivität). Bei Rückenschmerzen relativiert sich dieser Nutzen aber, da die Befunde oft kaum mit dem klinischen Bild korrelieren (geringe Spezifität; Chou et al. 2009a; Deyo et al. 2009). Die Tendenz zur Indikation von Bildgebung hält aber weiter ununterbrochen an. Vermutlich spielen Patientenwünsche und die ärztliche Sorge, dass ein anderer Kollege eine Ursache der Schmerzen finden könnte, dafür eine bedeutende Rolle.

Wenn sich Patienten Sorgen über den »Schaden an ihrer Wirbelsäule« machen, kann dies gravierende Konsequenzen für ihr weiteres Verhalten nach sich ziehen und die Chronifizierung nachhaltig befördern (Kendrick et al. 2001).

Wenn in erster Linie der radiologische Befund zur Bestimmung des weiteren Vorgehens herangezogen wird, besteht die Gefahr einer falsch angelegten Behandlung.

Frühes und wiederholtes Röntgen, häufige Injektionen und wiederholte chirotherapeutische Manipulationen, Verordnung passiver physikalischer Maßnahmen, Anweisungen zur Schonung und Belastungsvermeidung sowie lang anhaltende medikamentöse Behandlung verstärken das Krankheitsgefühl und fördern die weitere Aktivitätsintoleranz. Gleiches gilt für Krankschreibung über längere Zeiten. Der Wunsch nach Krankschreibung geht in den meisten Fällen vom Patienten aus und ist häufig der wichtigste Konsultationsgrund für einen Arztbesuch. Dies kann vor der Hintergrund einer fehlenden Passung zwischen körperlicher Leistungsfähigkeit und rückenschmerzbedingter Beeinträchtigung objektiv korrekt sein. Im Rahmen des Angst-Vermeidungs-Modells kann er aber auch aus einer inadäquaten subjektiven Krankheitsmodellvorstellung des Patienten resultieren, welche objektiven Kriterien nicht standhält.

49.3.6 Arbeitsplatz

Oft besteht aufseiten der betroffenen Patienten die Überzeugung, dass Rückenschmerzen mit der Arbeitstätigkeit in Zusammenhang stehen bzw. dadurch verursacht wurden (► Kap. 6).

Aus naiv biomechanischer Sicht scheint auch ein plausibler kausaler Zusammenhang zwischen Arbeitsplatzbedingungen und dem Auftreten von Rückenschmerzen zu bestehen. Von einem einfachen Zusammenhang kann allerdings nicht gesprochen werden. Als wichtige Einflussvariable wirken subjektive Bewertungen der Untersuchten über die Schwere ihre Arbeitstätigkeiten ein, die nicht in Kongruenz zu den objektiven Belastungen stehen müssen (Bigos u. Müller 2004). Unterschiede der Arbeitsorganisation, die Arbeitszufriedenheit oder die individuellen kompensatorischen Möglichkeiten können ebenfalls eine entscheidende Rolle spielen. Die Wahrnehmung hoher Arbeitsanforderungen, Zeitdruck, geringe Gruppenkohäsion, das Erleben starker Kontrolle, geringes Autonomie-Erleben, geringe Unterstützung durch Vorgesetzte haben sich ebenfalls als wichtige Faktoren erwiesen (Hoogendorn et al. 2000). Die bisherigen Ergebnisse legen somit nahe, dass Rückenschmerzen und Arbeitsunfähigkeit weniger mit der objektiven Belastung am Arbeitsplatz zu tun haben, sondern (mindestens auch) mit dem subjektiven Belastungserleben.

49.3.7 Behandlungsziele

In der täglichen Praxis hat sich im Umgang mit Rückenschmerzen in den vergangenen Jahren bisher noch wenig geändert (Schulte et al. 2010). Bei den Maßnahmen dominieren immer noch passive Therapien, obwohl diese Therapieformen nachgewiesenermaßen wenig effektiv sind.

Bei **akuten Rückenschmerzen** sind folgende Maßnahmen sinnvoll (Hildebrandt et al. 2011):

- Erreichung einer adäquaten Kontrolle der Symptome durch Medikamente, d.h. Linderung der Schmerzen, sodass die Betroffenen ihren täglichen Aktivitäten schnellstmöglich wieder nachgehen können.
- Vermeidung von unnötigen diagnostischen Maßnahmen ohne Konsequenzen, die letztlich die Gefahr einer somatischen Fixierung beinhalten.
- Prävention einer Chronifizierung, indem auf Risikohinweise für chronische Verläufe (Yellow Flags; s.o.) geprüft wird; wenn derartige Faktoren vorliegen (z.B. depressive Symptome, Probleme am Arbeitsplatz, psychovegetative Reaktionen, ausgeprägte Angst-/Vermeidungs-Einstellungen), sollte frühzeitig eine risikobasierte Intervention unter Hinzuziehung schmerzpsychologischer Expertise erfolgen (Schmidt et al. 2010).
- Eine ausführliche Beratung (über den normalerweise benignen Charakter von Rückenschmerzen) hilft, Ängste abzubauen. Schwerpunkt der ärztlichen Aufklärung ist die Erkenntnis, dass körperliche Bewegung keine Schäden verursacht, sondern im Gegenteil in den meisten Fällen eine Linderung der Beschwerden fördert.
- Motivierung zur Beibehaltung bzw. Intensivierung der körperlichen Aktivität und die möglichst schnelle Rückkehr in die Normalität sind die wichtigsten Behandlungsprinzipien. Eine anschauliche Aufklärung über die Erkrankung, die gute Prognose und die Behandlungsmöglichkeiten soll dazu führen, dass die Betroffenen möglichst aktiv bleiben.

Bei **chronischen Rückenschmerzen** reichen die oben beschriebenen Strategien nicht mehr aus. In der Regel haben sich erhebliche Veränderungen auch im psychosozialen Bereich ergeben, die eine Gesundung nachhaltig verhindern können. Folgende Strategien sollen dann eingesetzt werden (vgl. Kröner-Herwig u. Pfingsten 2011):

- Förderung eines adäquaten (bio-psychosozialen) Krankheitsverständnisses
- Verständigung auf ein gemeinsames Krankheitsmodell und Förderung der aktiven Mitarbeit der Patienten
- Verhinderung von schädigendem Krankheitsverhalten
- Einleitung einer zeitnahen effizienten Therapiestrategie und umfassende Aufklärung, sofern notwendig auch Einsatz psychotherapeutischer Intervention
- Ziel ist möglichst eine Wiederherstellung der körperlichen und psychosozialen Funktionsfähigkeit.

Am ehesten sind die o.g. Ziel erreichbar in sog. multimodalen Behandlungsprogrammen.

49.3.8 Multimodale Therapie

Die multimodale Behandlung hat das Vorgehen bei der Versorgung von Rückenschmerzen in den letzten Jahren auf internationaler Ebene dominiert.

Eine der wesentlichen Prämissen der multimodalen Therapie ist die Verlagerung des Behandlungsschwerpunktes von der symptomatischen Schmerzbehandlung hin zur Behandlung gestörter körperlicher, psychischer und sozialer Funktion (functional restoration).

Der **»Functional-restoration«-Ansatz** zeichnet sich durch eine klare aktivitätsfördernde Orientierung unter kognitiv-verhaltenstherapeutischen Prinzipien aus. In die Behandlung sind sporttherapeutische, ergotherapeutische, physiotherapeutische und psychotherapeutische Interventionen in einem standardisierten Gesamtkonzept integriert (Arnold et al. 2011).

Dazu wurden komplexe Behandlungsprogramme entwickelt, in denen verschiedene Bausteine auf der Grundlage eines strukturierten interdisziplinären Assessments inhaltlich und zeitlich abgestimmt auf die individuellen Bedürfnisse kombiniert werden. Sie bestehen aus medizinischen (Pharmakotherapie, Edukation), physischen (Bewegungstherapie), berufsbezogenen und verhaltenstherapeutischen Komponenten und sollten von mindestens drei Berufsgruppen mit unterschiedlichem therapeutischem Hintergrund durchgeführt werden (Ärzte, Physiotherapeuten/Sporttherapeuten, Psychotherapeuten).

Die Stärke des sog. »**multimodalen Ansatzes**« liegt in der sinnvollen, konzeptorientierten Kombination von evidenzbasierten medizinischen, psychotherapeutischen und/oder physiotherapeutischen Verfahren. In der richtigen Mischung aus Beiträgen verschiedener Fachdisziplinen liegt das Wesen des multimodalen Ansatzes.

Therapiebausteine sind:

- medizinische Behandlung (z. B. medikamentöse Therapie, manuelle Therapie)
- intensive Information und Schulung auf Basis eines bio-psycho-sozialen Krankheitsmodells mit Inhalten zur Schmerzerkrankung und Bezug zur individuellen Problematik (z. B. psychosoziale Risikofaktoren und Bewegungsmangel)
- konsequente Steigerung der körperlichen Aktivität (Bewegungstherapie, Sporttherapie) mit Motivierungs- und Beratungselementen für Alltagsaktivitäten und möglichst orientiert an verhaltenstherapeutischen Prinzipien
- psychotherapeutische Behandlungsmaßnahmen zur Veränderung eines auf Ruhe und Schonung oder Durchhalten ausgerichteten Krankheitsverhaltens, zur Stärkung von eigenen Ressourcen im Umgang mit Schmerz und Beeinträchtigung sowie Erlernen von Entspannungs- und Stressbewältigungstechniken, ggf. störungsorientierte Einzeltherapie
- arbeitsorientierte Trainingsprogramme unter Einbezug ergotherapeutischer Maßnahmen

Diese Programme haben sich im nationalen wie im internationalen Schrifttum hinsichtlich Schmerzintensität, Behinderung, Depressivität, Lebensqualität und auch hinsichtlich sozialökonomischer Faktoren (z. B. Rückkehrrate in den Erwerbsprozess) gegenüber herkömmlichen Therapien, Wartegruppen oder weniger intensiven Behandlungsformen als überlegen erwiesen (Chou et al. 2009b); dies trifft insbesondere zu für die Senkung der Arbeitsunfähigkeitsrate (Schaafsma et al. 2010; van Middelkoop et al. 2011). Die positiven Ergebnisse wurden übereinstimmend in mehreren Studien aus schmerztherapeutischen Einrichtungen in Deutschland berichtet (Buchner et al. 2006; Hildebrandt u. Pfingsten 2009; Nagel u. Korb 2009; Pöhlmann et al. 2009; Schöps et al. 2000; Schütze et al. 2009).

49.3.9 Behandlungsleitlinien, praktische Empfehlungen

Zur Behandlung von Rückenschmerzen gibt es eine große Anzahl unterschiedlicher Therapieangebote, die bzgl. ihrer Indikation und Effizienz kaum noch überblickt werden können. Daher ist es für den behandelnden Arzt oftmals nicht einfach, eine adäquate Behandlungsstrategie zu finden. Ende 2010 wurde die Nationale Versorgungsleitlinie Kreuzschmerz veröffentlicht, in der eine evidenzbasierte Bewertung der vielfältigen Therapieangebote erfolgte (BÄK 2010).

Die wesentlichen Empfehlungen lassen sich in wenigen Punkten zusammenfassen:

- frühe Identifikation psychosozialer Risiken für eine Chronifizierung

- bildgebende Diagnostik nur bei begründetem Verdacht auf Pathologie
- Bevorzugung aktiver Therapie, Vermeidung passiver Maßnahmen
- bei chronifizierten Patienten möglichst umgehender Einsatz von multimodaler Therapie, insbesondere unter Hinzuziehung kognitiv-behavioraler Ansätze

Beispiel-Empfehlungen aus der NVL-Kreuzschmerz, jeweils »starke Empfehlung« (BÄK 2010)

- **Risikofaktoren für die Chronifizierung akuten Kreuzschmerzes (Yellow Flags)**
  3.2: Dauern Schmerzen trotz leitliniengerechter Maßnahmen länger als vier Wochen an, sollen psychosoziale Risikofaktoren schon in der primären ärztlichen Versorgung erfasst werden.
- **Bewegungstherapie bei akutem nicht-spezifischem Kreuzschmerz**
  5.5: Patientinnen/Patienten sollen aufgefordert werden, körperliche Aktivitäten soweit wie möglich beizubehalten.
- **Patientenedukation bei akutem/subakutem nicht-spezifischem Kreuzschmerz**
  5.30: Patientinnen/Patienten mit akutem/subakutem nicht-spezifischem Kreuzschmerz sollen adäquat, individuell informiert und beraten werden.
  Kernpunkte einer angemessenen Beratung sollen sein: die gute Prognose, die Bedeutung körperlicher Aktivität, kein Bedarf einer Röntgenuntersuchung der Wirbelsäule, die Option weiterer diagnostischer Maßnahmen bei Persistenz oder Verschlechterung der Beschwerden.
- **Patientenedukation bei chronischem nicht-spezifischem Kreuzschmerz**
  5.31: Schulungsmaßnahmen (Beratung/Edukation), die zur Rückkehr zu den normalen Aktivitäten ermutigen und dies konkret fördern, sollen für Betroffene mit chronischem nicht-spezifischem Kreuzschmerz in der Regelversorgung kontinuierlich durchgeführt werden.
- **Verhaltenstherapie bei subakutem nicht-spezifischem Kreuzschmerz**
  5.42: Bei Vorliegen psychosozialer Risikofaktoren soll bei subakutem nicht-spezifischem Kreuzschmerz eine auf das individuelle Risikoprofil bezogene kognitive Verhaltenstherapie (KVT) angeboten werden.
- **Verhaltenstherapie bei chronischem nicht-spezifischem Kreuzschmerz**
  5.43: Kognitive Verhaltenstherapie soll bei Betroffenen mit chronischem nicht-spezifischem Kreuzschmerz, eingebunden in ein multimodales Behandlungskonzept, angewendet werden.
- **Invasive Therapieverfahren**
  7.1: Invasive Therapieverfahren sollen bei Patientinnen/Patienten mit nicht-spezifischem Kreuzschmerz nicht eingesetzt werden.
- **Körperliche Bewegung/Aktivität**
  8.1: Körperliche Bewegung soll zur Vermeidung oder Verkürzung von Kreuzschmerzepisoden und zur Vermeidung von Arbeitsunfähigkeit empfohlen werden. Die Auswahl des Verfahrens soll sich nach den individuellen Präferenzen und Voraussetzungen der Betroffenen richten.
- **Edukation (Information/Schulung)**
  8.3: Information und Schulung basierend auf einem bio-psycho-sozialen Krankheitsmodell über die Entstehung und den Verlauf von Kreuzschmerz sollten in die Prävention einbezogen werden.
- **Multimodale Behandlung**
  9.1: Patientinnen/Patienten mit chronischem nicht-spezifischem Kreuzschmerz sollen, wenn weniger intensive evidenzbasierte Therapieverfahren unzureichend wirksam waren, mit multimodalen Programmen behandelt werden.

Bei bewegungstherapeutischen Ansätzen (wie z. B. Rückenschulen) sollte das Vorgehen berufsbezogen ausgerichtet sein und kognitiv-verhaltenstherapeutische Elemente enthalten; diese Kombination bringt gute Voraussetzungen für eine nachhaltige Steigerung der Aktivität und erleichtert die Rückkehr an den Arbeitsplatz (Airaksinen et al. 2006; Chou et al. 2009b).

Zur Effektivität psychologischer Therapie bei Patienten mit Rückenschmerzen gibt es inzwischen hinreichende Evidenz.

Nach den Ergebnissen eines Cochrane-Reviews beschleunigen individuelle und intensive edukative Interventionen für Personen mit akuten und subakuten Kreuzschmerzen die Rückkehr an den Arbeitsplatz. Es handelt sich hier ausdrücklich um individuelle Maßnahmen, die sich aus der Bereitstellung von Informationen, Hinweisen und Techniken zu Verhaltensänderungen in Form von Gesprächen, Broschüren und Ratschlägen zusammensetzen. Als besonders wirkungsvoll zeigten sich mindestens mehr als zweistündige, auf die individuelle Situation des Patienten abgestimmte Gespräche (Engers et al. 2008). Bei chronischen Rückenschmerzen haben sich Schulungsmaßnahmen, die Sorgen und Überzeugungen der Betroffenen berücksichtigen und sie dazu ermutigen, zu normalen Aktivitäten zurückzukehren, als effektiv erwiesen.

Für Entspannungsverfahren (z. B. Progressive Muskelentspannung) gibt es bei akuten Rückenschmerzen keinen relevanten Wirkungsnachweis. Dagegen belegen die Ergebnisse eines Cochrane-Reviews den positiven Effekt der progressiven Muskelentspannung auf Schmerzen und verhaltensbezogene Outcome-Parameter bei Personen mit chronischen Rückenschmerzen. Weiterhin konnte gezeigt werden, dass die Kombination von Muskelentspannung und kognitiver Therapie einen mittelgroßen positiven Effekt auf den Schmerz hat (Ostelo et al. 2005).

Insbesondere kognitiv-behaviorale Ansätze haben sich bei der Behandlung von Rückenschmerzen als erfolgreich erwiesen. Dies trifft weniger für den akuten Schmerz als vielmehr ab der subakuten Phase zu. Bei chronischen Rückenschmerzen haben sich verhaltenstherapeutische Behandlungen (kombiniert mit Entspannungstechniken) als effektiver erwiesen als Placebo bzw. als keine Behandlung (Chou et al. 2009b). Ganz besonders ist dies der Fall, wenn das therapeutische Vorgehen auf individuelle Problembereiche der Patienten abgestimmt ist (»risikobasiert«). Es gibt bereits mehrere Publikationen über randomisierte Therapiestudien, in denen die Effektivität einer solchen risikobasierten kognitiven Verhaltenstherapie belegt werden konnte (Hasenbring et al. 1999; Lamb et al. 2010; Linton u. Nordin 2006). Die Umsetzung derartiger Behandlungen wird allerdings durch einen erheblichen logistischen Aufwand, die Verfügbarkeit entsprechend valider Screeningverfahren und die begrenzte Verfügbarkeit psychologischer Schmerzexperten deutlich limitiert (Henschke et al. 2010).

Begrenzt sind die Ergebnisse für den Vergleich der Effektivität verhaltenstherapeutischer Maßnahmen zur Bewegungstherapie, obgleich eine Metaanalyse positive Kurzzeiteffekte bei der Schmerzreduktion und Langzeiteffekte bei der Rückkehr an den Arbeitsplatz erbrachte (Hoffman et al. 2007).

49.3.10 Perspektive

Rückenschmerzen sind ein rezidivierend auftretendes Symptom, das in Verbindung mit anderen Begleitfaktoren, vor allem psychologischer und sozialer Art, zur Chronifizierung führen kann. Der Prozess der Chronifizierung verläuft in Stadien, in dem durch das Verhalten der Betroffenen oder des Behandlungsumfeldes sowie die individuellen sozialrechtlichen und beruflichen Rahmenbedingungen Heilungschancen entweder wahrgenommen oder verpasst werden. Die unterschiedlichen Faktoren treffen bei jedem Betroffenen auf verschiedene Art und Weise zusammen und greifen in individuell unterschiedlicher Art und Weise in den Fortgang des Krankheitsprozesses ein.

Aufgrund der gravierenden Veränderungen, die sich aus den Leitlinienempfehlungen ergeben (z. B. in Bezug auf invasive Verfahren oder Bildgebung), wird eine Umsetzung nicht kurzfristig zu erreichen sein und große Anstrengungen in der Öffentlichkeitsarbeit sowie der Vermittlung an der Versorgungsbasis voraussetzen (Chenot et al. 2009). Ein Problem besteht auch darin, dass die empfohlenen Maßnahmen nicht unbedingt den Patientenwünschen entsprechen.

Wenn begleitende strukturgebende Maßnahmen sinnvoll eingesetzt werden, ist langfristig davon auszugehen, dass die Anwendung dieser Leitlinien zu einer nachhaltigen Veränderung der Behandlung von Rückenschmerzen führen wird, wobei passive und invasive Verfahren (die dann nicht mehr bezahlt werden) zugunsten aktivierender, edukativer und verhaltenstheoretischer Methoden in den Hintergrund treten.

Einen wesentlichen Beitrag zur Umsetzung der in der Leitlinie verdichteten wissenschaftlichen Erkenntnisse könnte die Anpassung der derzeit gültigen Vergütungsrichtlinien leisten. Diese unterstützen z. B. immer noch invasive/interventionelle oder auch operative Verfahren deutlich stärker als die vor allem in der Frühphase des Krankheitsverlaufes unabdingbaren edukativen Maßnahmen.

Leider fehlen für die modernen Behandlungskonzepte wie die multimodale Schmerztherapie derzeit in Deutschland immer noch die entsprechenden berufspolitischen und gesetzgeberischen Voraussetzungen. Die Durchführung dieser Programme ist an hohe Anforderungen bzgl. der struktur- und prozessqualitativen Voraussetzungen gebunden, die u. a. eine Qualifizierung der beteiligten Fachdisziplinen (Ärzte, Psychologen, Physiotherapeuten) erfordern (Arnold et al. 2009).

49.4 Fibromyalgiesyndrom

Fallbeispiel

Leichterer Verlauf des FMS

Seit dem elften Lebensjahr leidet die 37-jährige Patientin unter wiederkehrenden Kreuzschmerzepisoden ohne Ausstrahlung. Vor zwei Jahren Ausdehnung der Schmerzsymptomatik auf den ganzen Rücken sowie auf alle Extremitäten. Seit dieser Zeit auch Schmerzen an den meisten Tagen des Jahres; im Sommer bzw. im Urlaub in Mittelmeerländern geringe bzw. keine Schmerzen. Seit zwei Jahren konstantes Schmerzniveau mit einer durchschnittlichen Schmerzstärke von 6/10, geringster Schmerzstärke von 2/10 und maximaler Schmerzstärke von 9/10 auf einer elfstufigen numerischen Skala (NRS).
Weitere körperliche Beschwerden: seit zwei Jahren vermehrtes Steifigkeitsgefühl der Hände sowie vermehrte Kälteempfindlichkeit, keine vegetativen Beschwerden. Kein Tragen schwerer Lasten (z. B. Sprudelkästen) mehr möglich. Statt Jogging nur noch Walking möglich. Keine Einschränkungen bei Hausarbeit.
Unauffällige biografische Anamnese und aktuelle Lebenssituation (verheiratet, kinderlose Ehe, Mann selbstständig). Keine aktuellen seelischen Beschwerden bzw. seelische Störungen/psychiatrisch-psychotherapeutische Behandlungen in der Vorgeschichte.

Fallbeispiel

Schwerer Verlauf des FMS

Die 54-jährige Patientin leidet seit der Kindheit unter wiederkehrenden Hüftschmerzen sowie seit dem frühen Erwachsenenalter unter rezidivierenden Gelenk- und Rückenschmerzen. Vor acht Jahren Schmerzausdehnung in den gesamten Rücken sowie in beide Arme und Beine, seit dieser Zeit Dauerschmerzen mit durchschnittlicher Schmerzstärke 8/10, geringster Schmerzstärke von 7/10 und maximaler Schmerzstärke von 10/10 NRS, keine schmerzfreien oder -armen Intervalle.
Weitere Beschwerden: seit ca. fünf Jahren überwiegend nicht-erholsamer Schlaf und verstärkte Tagesmüdigkeit mit rascher Erschöpfung bei be-

reits geringen körperlichen oder psychischen Belastungen, vermehrtes Steifigkeitsgefühl der Hände sowie vermehrte Kälteempfindlichkeit, rezidivierende Bauchschmerzen wechselnder Lokalisation, einhergehend mit einer Erhöhung der Stuhlfrequenz bei drei bis zehn Stühlen, imperativer Stuhl- und Harndrang (gastroenterologische und urologische Abklärung ohne pathologischen Befund), Herzrhythmusstörungen (kardiologische Abklärung ohne pathologischen Befund, Therapie mit β-Blocker). Kann nur noch leichte Hausarbeit (Kochen, Geschirr wegräumen) verrichten, die übrige Hausarbeit (Putzen, Waschen) wird von einer Putzfrau bzw. einer Tochter übernommen. Aufgabe des Hobbys Malen vor einem Jahr wegen der Schmerzen in den Armen. Seit zwei Jahren arbeitsunfähig, ausgesteuert, Arbeitslosengeld II.

Biografische Anamnese: Physische Traumatisierungen durch den alkoholabhängigen Vater als Kind sowie ein Selbstmordversuch in der Jugend. Belastende Lebensereignisse und psychosoziale Probleme: Suizid einer drogenabhängigen Tochter sowie Arbeitsplatzplatzkonflikte. Bis in die Kindheit zurückverfolgbare vermehrte Ängstlichkeit (z. B. Dunkelheit, Verlassenwerden), mit 18 Jahren erstmals Panikattacken sowie zunehmendes Vermeidungsverhalten. Kann seit zwei Jahren nicht mehr alleine mit dem Auto fahren und nur noch in einem kleinen Geschäft in unmittelbarer Nähe ihrer Wohnung einkaufen. Rückzug von sozialen Kontakten seit zwei Jahren. Seit drei Jahren die meiste Zeit niedergeschlagen, lust- und antriebslos. Seit zwei Jahren ambulante psychiatrische Behandlung, mehrere Behandlungsversuche mit Psychopharmaka erfolglos.

49.4.1 Klassifikation und Diagnose

Die Klassifikationskriterien des Amerikanischen Kollegiums für Rheumatologie (ACR) definieren die Fibromyalgie folgendermaßen:

- >3 Monate bestehender Schmerz in ≥ 3 Körperregionen:
  - obligat Achsenskelett (Halswirbelsäule oder vorderer Thorax oder Brustwirbelsäule oder Lendenwirbelsäule) und zusätzlich zwei weitere Körperregionen
  - rechte Körperhälfte oder
  - linke Körperhälfte oder
  - oberhalb der Taille oder
  - unterhalb der Taille
- und eine vermehrte Druckschmerzhaftigkeit von mindestens 11 von 18 Tender Points bei der klinischen Untersuchung (Wolfe et al. 1990).

Diese Klassifikationskriterien waren von den Autoren nicht als diagnostische Kriterien konzipiert, wurden aber sowohl in der Klinik als auch in Studien zur Diagnosesicherung verwendet. Im Jahr 2010 hat das ACR vorläufige diagnostische Kriterien entwickelt, welche auf die Tender-Point-Untersuchung verzichten (Wolfe et al. 2010; für die klinische Praxis: und Forschung wurden die Erfassung dieser Kriterien durch einen Fragebogen vereinfacht Fibromyalgia criteria and severity scales; Wolfe et al. 2011; deutsche validierte Version: Häuser et al. 2012; sog. Forschungskriterien).

Die Diagnose eines FMS wird nach den Forschungskriterien wie folgt gestellt: typischer Symptomkomplex in der Fibromyalgia criteria and severity scales und Ausschluss (durch medizinische Untersuchungen) von körperlichen Erkrankungen, welche die Beschwerden ausreichend erklären (s. u.).

Die Bezeichnung »Fibromyalgiesyndrom« (FMS) wird von einigen Vertretern psychosozialer Fächer und der Allgemeinmedizin abgelehnt. In der psychosomatischen Medizin wird der Symptomkomplex häufig als »anhaltende somatoforme Schmerzstörung« bzw. »Somatisierungsstörung« konzeptualisiert und diagnostiziert (Eich et al. 2012).

Bei der anhaltenden somatoformen Schmerzstörung (ICD F45.40) wird emotionalen Konflikten und psychosozialen Belastungen die Hauptrolle für Beginn, Schweregrad und Exazerbation oder Aufrechterhaltung der Schmerzen zugeschrieben (Dilling et al. 2011).

Fibromyalgiesymptomfragebogen (Häuser et al. 2012)

I. Bitte geben Sie an, wie ausgeprägt die folgenden Beschwerden **in der letzten Woche** bei Ihnen waren, indem Sie das entsprechende Kästchen ankreuzen.

0: Nicht vorhanden
1: Geringfügig oder mild ausgeprägt; im Allgemeinen gering und/oder gelegentlich auftretend
2: Mäßig oder deutlich ausgeprägt; oft vorhanden und/oder mäßige Intensität
3: Stark ausgeprägt; ständig vorhandene, lebensbeeinträchtigende Beschwerden

Tagesmüdigkeit	☐ 0	☐ 1	☐ 2	☐ 3
Probleme beim Denken oder Gedächtnis	☐ 0	☐ 1	☐ 2	☐ 3
Morgenmüdigkeit (nicht-erholsamer Schlaf)	☐ 0	☐ 1	☐ 2	☐ 3

II. Wurden Sie **in den letzten 6 Monaten** durch eines der folgenden Symptome geplagt?

Schmerzen oder Krämpfe im Unterbauch	☐ Ja (1)	☐ Nein (0)
Depression	☐ Ja (1)	☐ Nein (0)
Kopfschmerz	☐ Ja (1)	☐ Nein (0)

III. Bitte geben Sie an, ob Sie **in den letzten 7 Tagen** Schmerzen oder Berührungsempfindlichkeit in den unten aufgeführten Körperregionen hatten.
Bitte kreuzen Sie das jeweilige Kästchen an, wenn diese Körperregion schmerzhaft oder druckempfindlich ist. Bitte bewerten Sie die rechte und linke Seite getrennt.

☐ Schulter, links
☐ Schulter, rechts
☐ Hüfte, links
☐ Hüfte, rechts
☐ Oberam, links
☐ Oberam, rechts
☐ Unterarm, links
☐ Unterarm, rechts
☐ Oberschenkel, links
☐ Oberschenkel, rechts
☐ Unterschenkel, links
☐ Unterschenkel, rechts
☐ Kiefer, links
☐ Kiefer, rechts
☐ Brustkorb
☐ Bauch
☐ Kreuz
☐ oberer Rücken (Brustwirbelsäule)
☐ Nacken
☐ in keiner der genannten Körperregionen Schmerzen

IV. Waren die Beschwerden, die in den Fragen I–III aufgeführt sind, in der Regel **in den letzten 3 Monaten** vorhanden?

☐ Ja ☐ Nein

Der Summenscore wird aus den Werten von I, II und III gebildet (Minimum 0, Maximum 31 Punkte). Ein FMS-Symptomkomplex liegt vor, wenn in I und II > oder = 5 Punkte erzielt werden und in III > oder = 7 Schmerzorte angegeben werden.

Die Diagnose chronische Schmerzstörung mit somatischen und psychischen Faktoren (ICD-10 F45.41) schreibt einem physiologischen Prozess oder einer körperlichen Störung eine wesentliche Rolle bei der Schmerzentstehung zu. Psychische Faktoren werden als bedeutsam für Schweregrad, Exazerbation oder Aufrechterhaltung, nicht jedoch als ursächlich betrachtet (Nilges u. Rief 2011).

Die interdisziplinären S3-Leitlinien »Nichtspezifische, funktionelle und somatoforme Körperbeschwerden« (NFS; Schaefert et al. 2012) und Fibromyalgiesyndrom (Eich et al. 2012b) haben diese fruchtlose »Labelling«-Debatte beendet.

Die FMS-Leitlinie klassifiziert auf der Basis von Expertenkonsens das FMS als eine funktionelle Störung. Die Kriterien eines FMS (ICD-10 M79.70) und die einer anhaltenden somatoformen Schmerzstörung (F45.40) bzw. einer chronischen Schmerzstörung mit psychischen und somatischen Faktoren (F45.41) erfassen z. T. überlappende, z. T. unterschiedliche klinische Charakteristika von Personen mit chronischen Schmerzen in mehreren Körperregionen ohne hinreichend erklärenden somatischen Krankheitsfaktor.

Das FMS ist nicht pauschal mit einer anhaltenden somatoformen Schmerzstörung bzw. einer chronischen Schmerzstörung mit psychischen und somatischen Faktoren gleichzusetzen (Eich et al. 2012b).

Fallserien aus klinischen Einrichtungen fanden relevante psychosoziale Belastungen im zeitlichen Zusammenhang mit der Entwicklung oder Intensivierung der chronischen Schmerzen in mehreren Körperregionen bei 60–80 % der Betroffenen (Häuser et al. 2006). Die übergeordneten Kriterien einer anhaltenden somatoformen Schmerzstörung nach ICD-10 wie somatische Fixierung und histrionisches Verhalten werden nur von wenigen Patienten erfüllt (Häuser et al. 2006).

In Abhängigkeit von der Symptomatik des Patienten reicht das Spektrum möglicher Diagnosen in den somatischen Gebieten von einer singulären funktionellen Störung (»nur FMS«) bis zum häufigen komorbiden Vorliegen mehrerer funktioneller somatischer Syndrome (z. B. FMS plus Reizdarmsyndrom plus Reizblase). Komorbide psychische Störungen (anhaltende somatoforme Schmerzstörung, Somatisierungsstörung, depressive und Angststörungen, posttraumatische Belastungsstörungen) sind häufig, jedoch nicht obligat. Die Zahl komorbider funktioneller und psychischer Störungen ist wesentlich für die Schweregradeinteilung des FMS (Häuser et al. 2013a; ► Tab. 49-2).

49.4.2 Mechanismen

Aktuelle ätiopathogenetische Modelle von funktionellen/somatoformen Störungen gehen von komplexen Wechselwirkungen psychobehavioraler, sozialer, biologischer, soziokultureller, medizinsystemischer/iatrogener und interpersoneller Faktoren aus, die zu neurobiologischen Veränderungen führen können und bei Disposition, Auslösung und Chronifizierung der Beschwerden zusammenspielen (Schaefert et al. 2012).

Mehrere prospektive bevölkerungsbasierte Studien (u. a. die British Cohort Study 1958; Pang et al. 2010) haben mögliche prädisponierende und auslösende Faktoren für die Entwicklung von chronischen Schmerzen in mehreren Körperregionen und des FMS identifiziert (Sommer et al. 2012):

- biologische Faktoren: verschiedene Genpolymorphismen, Dysfunktion der Hypothalamus-Hypophysen-Nebennierenrindenachse
- psychosoziale Faktoren: biografische Belastungsfaktoren (Heimunterbringung, früher Tod der Mutter, finanzielle Not), unklare körperliche Symptome und Verhaltensauffälligkeiten in der Kindheit
- arbeitsplatzbezogene Faktoren: Arbeitsplatzkonflikte, schwere körperliche Arbeit bzw. Arbeit in Zwangshaltungen

Tab. 49-2 Kriterien für Schweregrade von nicht-spezifischen/funktionellen/somatoformen Störungen am Beispiel des Fibromyalgiesyndroms (Häuser et al. 2013; Schaefert et al. 2012).

Kriterium	Leichter Verlauf	Schwerer Verlauf
Körperliche Beschwerden	überwiegend Beschwerden des Bewegungsapparates	zahlreiche Beschwerden (sowohl Bewegungsapparat als auch innere Organe)
Dauer körperlicher Beschwerden	rezidivierend, beschwerdefreie oder -arme Intervalle	anhaltend, keine oder seltene beschwerdefreie oder -arme Intervalle
Seelische Beschwerden	gering	ausgeprägt (v. a. Depressionen, Angststörungen, Posttraumatische Belastungsstörung, Suchterkrankungen, Persönlichkeitsstörungen)
Subjektive Krankheitsannahmen	angemessen (z. B. Abhängigkeit von Stress oder Temperatur)	unangemessen (z. B. anhaltende Ängste vor schwerwiegender Krankheit trotz erfolgter Ausschlussdiagnostik)
Subjektive Beeinträchtigung (Beruf, Familie, Freizeit)	fehlend oder gering	hoch
Inanspruchnahme medizinischer Leistungen	gering	hoch (doctor hopping)
Psychosoziale Belastung	wenige bzw. leichtgradige Stressoren (Familie, Beruf)	zahlreiche und/oder schwerwiegende Stressoren (Familie, Beruf)
Behandler-Patient-Beziehung	kooperativ	schwierig, frustrierend

- Lebensstilfaktoren: Übergewicht, Tabakrauchen, körperliche Inaktivität

Eine systematische Übersichtsarbeit mit Metaanalyse von 18 Fallkontrollstudien an 13.095 Personen fand eine signifikante Assoziation von sexuellen Übergriffen und körperlicher Misshandlung in der Kindheit wie auch im Erwachsenenalter mit einer FMS-Diagnose im Erwachsenenalter (Häuser et al. 2011). Die Assoziationen sind aber gering und finden sich auch bei somatischen Erkrankungen wie chronischen Herz- und Lungenkrankheiten (Scott et al. 2011). In der Zusammenschau stützen die Ergebnisse der prospektiven bevölkerungsbasierten Studien das Modell des FMS als einer stressassoziierten Störung (van Houdenhove u. Egle 2004).

Depressive Störungen und posttraumatische Belastungsstörungen wirken sich negativ auf den Verlauf des FMS aus (Lange et al. 2010; Häuser et al. 2013b).

49.4.3 Gesundheitsökomische und Versorgungsaspekte

Die Punktprävalenz des FMS nach den modifizierten diagnostischen 2010-Kriterien des Amerikanischen Kollegiums für Rheumatologie (ACR; Wolfe et al. 2011) lag bei einer repräsentativen deutschen Bevölkerungsstichprobe des Jahres 2012 bei 2,1 % (Wolfe et al. 2013). Die administrative 1-Jahres Prävalenz des FMS lag bei einer Stichprobe der Barmer Ersatzkasse (BEK) des Jahres 2008 bei 0,3 %

(Marschall et al. 2011). In klinischen Stichproben (Häuser et al. 2013b) als auch in der BEK-Stichprobe findet sich ein Altersgipfel zwischen dem 40. und 60. Lebensjahr und ein Überwiegen von Frauen (Verhältnis zu Männern 6–8 : 1). In bevölkerungsbezogenen Stichproben ist das Geschlechterverhältnis fast ausgeglichen (Branco et al. 2011; Wolfe et al. 2013).

Die durchschnittlichen jährlichen Leistungsausgaben lagen in der BEK-Stichprobe bei 4.331 €. Bei einigen Versicherten erfolgte eine nicht-leitlinienkonforme Fehlversorgung mit invasiven Maßnahmen (5 % therapeutische Injektionen) und starken Opioiden (11 % der Versicherten). Bei 44 % der Versicherten wurde im Studienzeitraum Leistungen der psychosomatischen Grundversorgung erbracht und bei 8 % eine Psychotherapie durchgeführt (Marschall et al. 2011).

49.4.4 Therapie

Allgemeine Therapieprinzipien

Edukation

Die Edukation umfasst folgende Maßnahmen:

- Die Diagnose eines FMS soll explizit genannt werden. Die Mitteilung, dass die Beschwerden des Patienten einem bekannten Krankheitsbild zugeordnet werden können, ist für viele Patienten entlastend und kann weitere, nicht-indizierte somatische Ausschlussdiagnostik verhindern.
- Die Legitimität der Beschwerden soll versichert werden.
- Der Patient soll darauf hingewiesen werden, dass seinen Beschwerden keine Gewebeschädigung (»Fibromyalgie« im Sinne einer distinkten rheumatischen Krankheit), sondern eine funktionelle Störung zugrunde liegt.
- Die Beschwerden des Patienten sollen mithilfe eines bio-psycho-sozialen Krankheitsmodells, das an die subjektive Krankheitstheorie des Patienten anknüpft, in anschaulicher Weise erklärt werden, z. B. durch das Vermitteln psychophysiologischer Zusammenhänge (Stress, Teufelskreismodelle).
- Eine Information über die Ungefährlichkeit der Beschwerden (im Sinne einer normalen Lebenserwartung) soll erfolgen.

Realistische Therapieziele sind Verbesserung der Funktionsfähigkeit im Alltag, größere Zufriedenheit mit Gesundheitsstatus trotz Beschwerden und Symptomlinderung und nicht Beschwerdefreiheit.

Berücksichtigung von Patientencharakteristika

Bei der Auswahl von Therapiemaßnahmen sollen innerhalb der Leitlinienempfehlungen die Präferenzen und Komorbiditäten des Patienten berücksichtigt werden (Eich et al. 2012 a).

Da es kein Therapieverfahren gibt, welches bei allen oder den meisten Patienten zu einer relevanten Symptom- und/oder Beeinträchtigungsreduktion führt, sollen der Nutzen (Symptomreduktion und Verbesserung der Leistungsfähigkeit versus Nebenwirkungen und Aufwand) regelmäßig von Betroffenen und Behandlern evaluiert werden. Eine Therapie soll nur im Falle eines positiven Nutzens fortgeführt werden.

Eine spezifische Therapie des FMS ist nicht zwingend erforderlich. Bei leichten Formen des FMS soll der Patient zu angemessener körperlicher und psychosozialer Aktivierung ermutigt werden. Eine weitere Therapie ist nicht notwendig. Bei schweren Verläufen sollen mit dem Patienten meditative Bewegungstherapien (Qi-Gong, Tai-Chi, Yoga), eine zeitliche befristete medikamentöse Therapie sowie multimodale Therapien (mindestens ein körperlich aktivierendes Verfahren mit mindestens einem psychotherapeutischen Verfahren) empfohlen werden (s. u.).

Empfehlungen der S3-Leitlinie zur Therapie des Fibromyalgiesyndroms

Starke Empfehlung

- Informationen über Diagnose und Therapiemöglichkeiten
- aerobes Training zu Lande und/oder zu Wasser (geringe bis mittlere Intensität)
- kognitive Verhaltenstherapie (Update 2013)
- meditative Bewegungstherapien (Qi-Gong, Tai-Chi, Yoga)
- Funktionstraining: Kombination von aerobem Training und Dehnungsübungen zu Lande und zu Wasser
- mindestens ein körperlich aktivierendes Verfahren mit mindestens einem psychotherapeutischen Verfahren (Entspannungstraining, kognitive Verhaltenstherapie)
- Krafttraining (geringe Intensität)

Empfehlung

- Amitriptylin 10–50 mg/d
- Duloxetin 60 mg/d bei komorbider depressiver Störung und/oder Generalisierter Angststörung
- Thermalbäder

Offene Empfehlung

- Akupunktur
- Biofeedback
- Duloxetin 60 mg/d; Off-label-Use falls Amitriptylin kontraindiziert oder nicht wirksam
- Hypnose/geleitete Imagination
- Pregabalin 300–450 mg/d; Off-label-Use falls Amitriptylin kontraindiziert oder nicht wirksam
- Serotoninwiederaufnahmehemmer (Fluoxetin 20–40 mg/d, Paroxetin 20–40 mg/d); Off-label-Use falls Amitriptylin kontraindiziert oder nicht wirksam

Patienten mit schweren Verläufen, die auf die o.g. Maßnahmen nicht ausreichend ansprechen, sollen mit multimodalen Programmen nach dem deutschen Operationen- und Prozedurenschlüssel (OPS) und bei psychischer Komorbidität mit störungsspezifischer Psycho- und/oder medikamentöser Therapie behandelt werden (Eich et al. 2012a).

Eine spezifische Therapie von leichten Formen des FMS ist nicht erforderlich. Eine psychotherapeutische Behandlung beim FMS wird bei folgenden klinischen Konstellationen empfohlen (Köllner et al. 2012):

- maladaptive Krankheitsbewältigung (z. B. Katastrophisieren, unangemessenes körperliches Vermeidungsverhalten bzw. dysfunktionale Durchhaltestrategien)
- relevante Modulation der Beschwerden durch Alltagsstress
- interpersonelle Probleme und/oder komorbide psychische Störungen

Leitlinien sollen auch Aussagen zu nicht-empfohlenen Therapieverfahren geben. Die Liste der Verfahren, für die kein Wirksamkeitsnachweis vorliegt und/oder relevante Risiken bestehen, ist beim FMS länger als die Liste der Empfehlungen. Hervorzuheben sind die stark negative Empfehlung für starke Opioide (Sommer et al. 2012b) und die negative Empfehlung für Entspannungsverfahren als Monotherapie (Köllner et al. 2012).

Eine psychotherapeutische Monotherapie ist minimal aktiven Kontrollgruppen (z. B. Aufmerksamkeitskontrollen) oder anderen aktiven Therapien (z. B. aerobes Training) in der Reduktion der Kernsymptome des FMS nicht überlegen. Daher erfolgten offene Empfehlungen für Biofeedback, Hypnose bzw. geleitete Imagination und kognitiv-behaviorale Therapie (Köllner et al. 2012).

Entspannungsverfahren oder kognitive Verhaltenstherapie in Kombination mit körperlichen aktivierenden Verfahren (aerobes Training; multimodale Therapie) sind kurz- und langfristig Kontrollgruppen bei der Reduktion der Kernsymptome des FMS überlegen. Daher erfolgte für die multimodale Therapie eine starke Empfehlung (Köllner et al. 2012).

In einem aktuellen Cochrane-Review, in den RCTs eingeschlossen wurden, die nach der deutschen FMS-Leitlinie 2012 veröffentlicht wurden, waren kognitive Verhaltenstherapien Wartegruppen und üblicher Behandlung, jedoch nicht aktiven Kontrollen (z. B. aerobes Training) in der Reduktion von Schmerz, Beeinträchtigungserleben und Depression am Therapieende und 6-Monate Follow-Up überlegen (Bernardy et al. 2013). Die offene Empfehlung für kognitive Verhaltenstherapien (Köllner et al. 2012) wurde in einer Aktualisierung der Leitlinie auf eine starke Empfehlung hochgestuft.

Psychodynamische Therapieverfahren beim FMS mit komorbider Depression oder Angststörung (25 wöchentliche Sitzungen) waren im Vergleich zu einer intensivierten medizinischen Behandlung (vier Konsultationen/sechs Monate; manualisierte Beratung zu Medikation und Gesundheitsverhalten: körperliche Aktivität, Dehnungsübungen) am Therapieende und beim 12-Monats-Follow-Up bzgl. FMS-Kernsymptomatik und Depressivität gleich wirksam (Scheidt et al. 2013).

In einer Netzwerkmetaanalyse fanden sich am Therapieende keine signifikanten Unterschiede zwischen Medikamenten (u. a. Amitriptylin, Duloxetin, Pregabalin und verschiedene Serotoninwiederaufnahmehemmer), kognitiver Verhaltenstherapie und aerobem Training in der Reduktion von Schmerzen und der Verbesserung der gesundheitsbezogenen Lebensqualität (Nüesch et al. 2012).

Perspektive

Das Spektrum von fibromyalgieformen Beschwerden reicht von einem leicht verlaufenden singulären funktionellen Syndrom bis hin zu schwereren Verläufen, die die Kriterien mehrerer funktioneller somatischer Syndrome, einer chronischen Schmerzstörung mit somatischen und psychischen Faktoren, einer anhaltenden somatoformen Schmerzstörung oder einer Somatisierungsstörung im engeren Sinne erfüllen. Positive Diagnosemitteilung (Anerkennung der Beschwerden als »echt«, FMS als stressassoziierte bzw. funktionelle Störung), Aufbau eines bio-psycho-sozialen Symptomverständnisses und Informationen über Selbstmanagementstrategien fördern eine aktive Krankheitsbewältigung des Patienten, die wiederum das wichtigste Therapieelement darstellt (»Handeln statt Behandeln«). Psychotherapeutische Verfahren haben einen wichtigen Stellenwert in der multimodalen Therapie schwererer Verläufe des FMS.

Literatur

Airaksinen O, Brox JI, Cedraschi C et al. Guidelines for Chronic Low Back Pain. Chapt 4: European guidelines for the management of chronic nonspecific low back pain. Eur Spine J 2006; 15 (Suppl 2): 192–300.

Arnold B, Brinkschmidt T, Casser H et al. Multimodale Schmerztherapie. Schmerz 2009; 23: 112–20.

Arnold B, Hildebrandt J, Nagel B, Pfingsten M. Multimodale Therapie. In: Hildebrandt J, Pfingsten M (Hrsg). Rückenschmerz und Lendenwirbelsäule. München: Elsevier, Urban & Fischer 2011; 415–28.

Ballús-Creus C, Rangel MV, Peñarroya A et al. Expressed emotion among relatives of chronic pain patients, the interaction between relatives behaviours and patients' pain experience. Int J Soc Psychiat 2013; 1 (Epub ahead of print).

Bernardy K, Klose P, Busch AJ et al. Cognitive behavioural therapies for fibromyalgia. Cochr Database Syst Rev 2013; 10(9): CD009796 (Epub ahead of print).

Bigos SJ, Müller G. Spinal disorders and the workplace. In: Frymoyer JW (ed). The Adult and Pediatric Spine. Philadelphia: Lippincott-Raven 2004; 27–34.

Boersma K, Linton S. Psychological processes underlying the development of a chronic pain problem. Clin J Pain 2006; 22: 160–6.

Branco JC, Bannwarth B, Failde I et al. Prevalence of fibromyalgia: a survey in five European countries. Semin Arthritis Rheum 2010; 39(6): 448–53.

Buchner M, Zahlten-Hinguranage A, Schiltenwolf M, Neubauer E. Therapy outcome after multidisciplinary treatment for chronic neck and chronic low back pain. Scand J Rheumatol 2006; 35: 363–7.

Bundesärztekammer (BÄK), Kassenärztliche Bundesvereinigung (KBV), Arbeitsgemeinschaft der

Wissenschaftlichen Medizinischen Fachgesellschaften (AWMF). Nationale Versorgungsleitlinie Kreuzschmerz 2010. http://www.versorgungsleitlinien.de/themen/kreuzschmerz.

Chenot JF, Kochen MM, Schmidt CO. Das Einhalten von Leitlinien und die Qualität der ambulanten Versorgung von Rückenschmerzen. In: Böcken J, Braun B, Landmann J (Hrsg). Gesundheitsmonitor 2009. Gütersloh: Bertelsmannstiftung 2009; 135–155.

Chou R, Atlas SJ, Stanos SP, Rosenquist RW. Nonsurgical interventional therapies for low back pain. Spine 2009b; 34: 1078–93.

Chou R, Fu R, Carrino JA, Deyo RA. Imaging strategies for low-back pain. Lancet 2009a; 373: 463–72.

Deyo RA, Mirza SK, Turner JA, Martin BI. Overtreating chronic back pain? J Am Board Fam Med 2009; 22: 62–8.

Dilling H, Mombour F, Schmidt MH (Hrsg). Internationale Klassifikation psychischer Störungen: ICD-10, Kapitel V (F). Klinisch-diagnostische Leitlinien (7. Aufl.) Bern: Huber 2011.

Dillworth T, Jensen MP. The Role of Suggestions in Hypnosis for Chronic Pain: A Review of the Literature. Open Pain J 2010; 3(1): 39–51.

Egle UT, Hoffmann SO, Lehmann KA, Nix W. Handbuch chronischer Schmerz. Stuttgart: Schattauer 2003.

Eich W, Häuser W, Arnold B et al. Allgemeine Behandlungsgrundsätze, Versorgungskoordination und Patientenschulung beim Fibromyalgiesyndrom. Schmerz 2012a; 26: 232–46.

Eich W, Häuser W, Arnold B et al. Definition, Klassifikation, klinische Diagnose und Prognose des Fibromyalgiesyndroms. Schmerz 2012b; 26: 247–58.

Engers A, Jellema P, Wensing M et al. Individual patient education for low back pain. Cochr Database Syst Rev 2008; 1: CD004057.

Fahland R, Schmidt CO, Raspe H et al. Epidemiologie und sozioökonomische Bedeutung. In: Hildebrandt J, Pfingsten M (Hrsg). Rückenschmerz und Lendenwirbelsäule. München: Elsevier, Urban und Fischer 2011; 6–21.

Häuser W, Bernardy K, Arnold B. Fibromyalgie – eine somatoforme Schmerzstörung? Schmerz 2006; 20(2): 128–39.

Häuser W, Burgmer M, Köllner V et al. Fibromyalgiesyndrom als apsychosomatische Störung – Diagnose und Therapie nach aktuellen evidenzbasierten Leitlinien. Z Psychosom Med Psychother 2013a; 59(2): 132–52.

Häuser W, Galek A, Erbslöh-Möller B et al. Posttraumatic stress disorder in fibromyalgia syndrome: prevalence, temporal relationship between posttraumatic stress and fibromyalgia symptoms, and impact on clinical outcome. Pain 2013; 154(8): 1216–23.

Häuser W, Jung E, Erbslöh-Möller B et al. Validation of the Fibromyalgia Survey Questionnaire within a cross-sectional survey. PLoS One 2012; 7(5): e37504.

Häuser W, Kosseva M, Üceyler N et al. Emotional, physical, and sexual abuse in fibromyalgia syndrome: a systematic review with meta-analysis. Arthritis Care Res 2011; 63(6): 808–20.

Häuser W, Schmutzer G, Brähler E, Glaesmer H. A cluster within the continuum of biopsychosocial distress can be labeled "fibromyalgia syndrome" – evidence from a representative german population survey. J Rheumatol 2009b; 36(12): 2806–12.

Häuser W, Schmutzer G, Glaesmer H, Brähler E. Prävalenz und Prädiktoren von Schmerzen in mehreren Körperregionen. Ergebnisse einer repräsentativen deutschen Bevölkerungsstichprobe. Schmerz 2009a; 23: 461–70.

Häuser W, Schmutzer G, Henningsen P, Brähler E. Chronic pain, pain disease, and satisfaction of patients with pain treatment in Germany : Results of a representative population survey. Schmerz 2014; 28(5): 483–92.

Hasenbring M, Ulrich HW, Hartmann M, Soyka D. The efficacy of a risk factor-based cognitive behavioral intervention in patients with acute sciatic pain. Spine 1999; 24: 2525–35.

Henschke N, Ostelo RW, van Tulder MW et al. Behavioural treatment for chronic low-back pain. Cochrane Database Syst Rev 2010; 7(7): CD002014.

Hildebrandt J, Müller G, Pfingsten M. Gesamtmanagement. In: Hildebrandt J, Pfingsten M (Hrsg). Rückenschmerz und Lendenwirbelsäule. München: Elsevier, Urban & Fischer 2011; 441–52.

Hildebrandt J, Pfingsten M. Vom GRIP zur multimodalen Therapie. Orthopäde 2009; 38: 885–95.

Hoffman BM, Papas RK, Chatkoff DK, Kerns RD. Meta-Analysis of psychological interventions for chronic low back pain. Health Psychol 2007; 26: 1–9.

Hoogendoorn WE, van Poppel MN, Bongers PM. Systematic review of psychosocial factors at work and private life as risk factors for low back pain. Spine 2000; 25: 2114–25.

International Association for the Study of Pain. Classification of chronic pain. Pain 1986; Suppl 3: S1–S226.

Kendrick D, Fielding K, Bentley E. Radiography of the lumbar spine in primary care patients with low back pain. BMJ 2001; 322: 400–5.

Köllner V, Häuser W, Klimczyk K et al. Systematische Übersicht, Metaanalyse und Leitlinie: Psychotherapie bei Patienten mit Fibromyalgiesyndrom. Schmerz 2012; 26: 291–6.

Kröner-Herwig B, Pfingsten M. Verhaltenstherapeutische Methoden. In: Hildebrandt J, Pfingsten M (Hrsg). Rückenschmerz und Lendenwirbelsäule. München: Elsevier, Urban & Fischer 2011; 356–64.

Lamb SE, Hansen Z, Lall R et al. Group cognitive behavioural treatment for low-back pain in primary care. Lancet 2010; 375: 916–23.

Lange M, Petermann F. Der Einfluss von Depression auf die Fibromyalgie: Eine systematische Übersichtsarbeit. Schmerz 2010; 24(4): 326–33.

Leeuw M, Goossens M, Linton S et al. The Fear-Avoidance-Model of Musculoskeletal Pain: Current state of evidence. J Behav Med 2007; 30: 77–94.

Linton SJ, Nordin E. A 5-year follow-up evaluation of the health and economic consequences of an early cognitive behavioral intervention for back pain. Spine 2006; 31: 853–8.

Lousberg R, Schmidt AJ, Groenman NH. The relationship between spouse solicitousness and pain behavior: searching for more experimental evidence. Pain 1992; 51(1): 75–9.

Marschall U, Arnold B, Häuser W. Behandlung und Krankheitskosten des Fibromyalgiesyndroms in Deutschland. Eine Analyse der Daten der Barmer Ersatzkasse des Jahres 2008–2009. Schmerz 2011; 25: 402–10.

Morley S. Efficacy and effectiveness of cognitive behaviour therapy for chronic pain: Progress and some challenges. Pain 2011; 152 (Suppl 3): S99–106.

Nagel B, Korb J. Multimodale Therapie des Rückenschmerzes. Orthopäde 2009; 38: 907–1002.

Nilges P, Rief W. F45.41: Chronische Schmerzstörung mit somatischen und psychischen Faktoren: Eine Kodierhilfe. Schmerz 2010; 24(3): 209–12.

Nüesch E, Häuser W, Bernardy K et al. Comparative efficacy of pharmacological and non-pharmacological interventions in fibromyalgia syndrome: network meta-analysis. Ann Rheum Dis 2013; 72(6): 955–62.

Ostelo RW, van Tulder MW, Vlaeyen JW et al. Behavioural treatment for chronic low-back pain. Cochr Database Syst Rev 2005; 1: CD002014.

Pang D, Jones GT, Power C, Macfarlane GJ. Influence of childhood behaviour on the reporting of chronic widespread pain in adulthood: results from the 1958 British Birth Cohort Study. Rheumatol 2010; 49: 1882–8.

Pfingsten M, Eich W. Psychosomatische und psychologische Faktoren. In: Hildebrandt J, Pfingsten M (Hrsg). Rückenschmerz und Lendenwirbelsäule. München: Elsevier, Urban & Fischer 2011; 192–202.

Pfingsten M, Hildebrandt J. Rückenschmerzen. In: Kröner-Herwig B, Frettlöh J, Klinger R, Nilges P (Hrsg). Psychologische Schmerztherapie. Heidelberg: Springer 2011; 431–52.

Pfingsten M, Korb J, Hasenbring M. Psychologische Mechanismen der Chronifizierung. In: Kröner-Herwig B, Frettlöh J, Klinger R, Nilges P (Hrsg). Psychologische Schmerztherapie. Heidelberg: Springer 2011a; 115–34.

Pfingsten M, Müller G, Chenot J. Vom Symptom zur Krankheit. In: Hildebrandt J, Pfingsten M (Hrsg). Rückenschmerz und Lendenwirbelsäule. München: Elsevier, Urban & Fischer 2011b; 103–13.

Pöhlmann K, Tonhauser T, Joraschky P, Arnold B. The Dachau multidisciplinary treatment program for chronic pain. Schmerz 2009; 23: 40–6.

Raspe A, Matthis C, Héon-Klin V, Raspe H. Chronic back pain: more than pain in the back. Findings of a regional survey among insurees of a workers pension in surance fund. Rehabilitation 2003; 42(4): 195–203.

Raspe H, Hueppe A, Neuhauser A. Back pain, a communicable disease? Int J Epidemiol 2008; 37: 69–74.

Schaafsma F, Schonstein E, Whelan KM et al. Physical conditioning programs for improving work outcomes in workers with back pain. Cochrane Database Syst Rev 2010; 20: CD001822.

Schaefert R, Hausteiner-Wiehle C, Häuser W et al. Klinische Praxisleitlinie: Nicht-spezifische, funktionelle und somatoforme Körperbeschwerden. Dtsch Arztebl Int 2012; 109(47): 803–13.

Scheidt CE, Waller E, Endorf K et al. Is brief psychodynamic psychotherapy in primary fibromyalgia syndrome with concurrent depression an effective treatment? A randomized controlled trial. Gen Hosp Psychiat 2013; 35(2): 160–7.

Schmidt CO, Chenot JF, Pfingsten M et al. Assessing a risk tailored intervention to prevent disabling low back pain. BMC Musculoskel Dis 2010; 11: 1–7.

Schmidt CO, Raspe H, Pfingsten M et al. Back Pain in the German Adult Population. Spine 2007; 32: 2005–11.

Schöps P, Azad SC, Beyer A et al. Das Münchener Rücken Intensiv Programm (MüRIP). Rhys Med Rehab Kur 2000; 10: 120–6.

Schonstein E, Kenny DT, Keating J, Koes BW. Work conditioning, work hardening and functional restoration for workers with back and neck pain. Cochr Database Syst Rev 2008; 1: CD001822.

Schulte E, Hermann K, Berghöfer A et al. Referral practices in patients suffering from non-malignant chronic pain. Eur J Pain 2010; 14: 308–18.

Schütze A, Kaiser U, Ettrich U et al. Evaluation of a multimodal pain therapy at the University Pain Centre Dresden. Schmerz 2009; 23: 609–17.

Scott KM, Von Korff M, Angermeyer MC et al. Association of childhood adversities and early-onset mental disorders with adult-onset chronic physical conditions. Arch Gen Psychiat 2011; 68(8): 838–44.

Sommer C, Häuser W, Alten R et al. Systematische Übersicht, Metaanalyse und Leitlinie: Medikamentöse Therapie des Fibromyalgiesyndroms. Schmerz 2012b; 26: 297–310.

Sommer C, Häuser W, Burgmer M et al. Ätiologie und Pathophysiologie des Fibromyalgiesyndroms. Schmerz 2012a; 26: 259–67.

Van Houdenhove B, Egle UT. Fibromyalgia: a stress disorder? Piecing the biopsychosocial puzzle together. Psychother Psychosom 2004; 73(5): 267–75.

van Middelkoop M, Rubinstein SM, Kuijpers T et al. A systematic review on the effectiveness of physical and rehabilitation interventions for chronic non-specific low back pain. Eur Spine J 2011; 20: 19–39.

van Tulder MW, Koes B, Malmivaara A. Outcome of non-invasive treatment modalities on back pain. Eur Spine J 2006; 15: 64–81.

Von Korff M, Ormel J, Keefe FJ, Dworkin SF. Grading the severity of chronic pain. Pain 1992; 50(2): 133–49.

Waddell G. The Back Pain Revolution. Edinburgh: Churchill Livingstone 1998.

Wenig C, Schmidt C, Kohlmann T, Schweikert B. Costs of back pain in Germany. Eur J Pain 2009; 13: 280–6.

Williams AC, Eccleston C, Morley S. Psychological therapies for the management of chronic pain (excluding headache) in adults. Cochr Database Syst Rev 2012; 11: CD007407.

Wolfe F, Brähler E, Hinz A, Häuser W. Fibromyalgia prevalence, somatic symptom reporting, and the dimensionality of polysymptomatic distress: results from a survey of the general population. Arthritis Care Res 2013; 65(5): 777–85.

Wolfe F, Clauw DJ, Fitzcharles MA et al. Fibromyalgia Criteria and Severity Scales for Clinical and Epidemiological Studies: A Modification of the ACR Preliminary Diagnostic Criteria for Fibromyalgia. J Rheumatol 2011; 38: 1113–22.

Wolfe F, Smythe HA, Yunus MB et al. The American College of Rheumatology 1990 Criteria for the Classification of Fibromyalgia. Report of the Multicenter Criteria Committee. Arthritis Rheum 1990; 33(2): 160–72.

50 Kopf- und Gesichtsschmerz

Meike Shedden-Mora

Fallbeispiel

Auf Anraten ihres Hausarztes kommt die 35-jährige Frau W. in unsere psychotherapeutische Ambulanz. Sie berichtet, seit ihrem 18. Lebensjahr unter starken Migräneattacken ohne Aurasymptomatik zu leiden, die alle zwei Wochen für etwa zwei bis drei Tage aufträten. Die Migräneanfälle seien durch sehr starke, einseitig pulsierende Kopfschmerzen gekennzeichnet und von Erbrechen, Licht- und Geräuschempfindlichkeit begleitet. Bereits bei den ersten Anzeichen verspüre die Patientin große Angst vor den Schmerzen und fände es »furchtbar«. Als Auslöser benennt sie unregelmäßige Mahlzeiten, Ängste und Sorgen um das Wohl ihrer Familie sowie ihre Eigenschaft, sich »zu viele Gedanken zu machen«. Aktuell sei sie durch den Tod ihrer Mutter vor zwei Monaten emotional belastet. Sie vermeide soweit möglich jegliche Belastungen, wodurch sie sich zunehmend zurückgezogen habe.
Diagnosen: Migräne ohne Aura (IHS-Klassifikation IHS 1.1; ICD-10 G43.0), psychologische Faktoren oder Verhaltensfaktoren bei andernorts klassifizierten Krankheiten (ICD-10 F54)

50.1 Definition

Schmerzen im Kopf- oder Gesichtsbereich zählen zu den häufigsten Schmerzphänomenen in der Bevölkerung, fast jeder hat sie bereits erlebt. Während die Mehrzahl der Bevölkerung Kopf- und Gesichtsschmerzen in leichter Form kennt, beeinträchtigen die Beschwerden bei einem bedeutsamen Anteil substanziell die Leistungsfähigkeit und Lebensqualität.

50.1.1 Klassifikation von Kopfschmerzen

> ! Die internationale Kopfschmerzklassifikation unterscheidet 251 verschiedene Kopfschmerzformen, die in primäre und sekundäre Kopfschmerzen eingeteilt werden.

Die **internationale Kopfschmerzklassifikation (ICHD-II)** der International Headache Society (IHS 2004) liefert ein umfassendes Diagnosesystem zur Einteilung von Kopfschmerzen. Die 251 aufgeführten Kopfschmerzformen lassen sich je nach Schmerzbild, Ätiologie und Auftreten voneinander abgrenzen und hierarchisch nach Kopfschmerztypen, -subtypen und -unterformen einordnen. Die bereits veröffentlichte vorläufige 3. Auflage ICHD-3 der IHS (2013) soll in ihrer Endversion erst nach Synchronisierung mit der ICD-11 publiziert werden. Grundsätzlich unterscheidet die ICHD-II zwei Hauptgruppen von Kopfschmerzerkrankungen:

- **Primäre Kopfschmerzerkrankungen** bezeichnen eigenständige Störungsbilder, die nicht auf eine andere Erkrankung zurückzuführen sind. Bei den meisten Kopfschmerzen handelt es sich um primäre oder idiopathische Kopfschmerzen.
- **Sekundäre Kopfschmerzerkrankungen** lassen sich ursächlich auf eine andere Erkrankung oder Störung zurückführen.

Während das Klassifikationssystem für die klinische Praxis in seiner Ausführlichkeit oft nicht verwendet wird, sollten alle im Kopfschmerzbereich veröffentlichten Forschungsarbeiten auf der **IHS-Klassifikation** beruhen.

Kopfschmerzklassifikation (ICHD-II) der International Headache Society

Teil 1: Primäre Kopfschmerzerkrankungen

1. Migräne
2. Kopfschmerz vom Spannungstyp
3. Clusterkopfschmerz und andere trigemino-autonome Kopfschmerzerkrankungen
4. andere primäre Kopfschmerzen

Teil 2: Sekundäre Kopfschmerzerkrankungen

5. Kopfschmerz zurückzuführen auf ein Kopf- und/oder HWS-Trauma
6. Kopfschmerz zurückzuführen auf Gefäßstörungen im Bereich des Kopfes oder des Halses
7. Kopfschmerz zurückzuführen auf nicht-vaskuläre intracraniale Störungen
8. Kopfschmerz zurückzuführen auf eine Substanz oder deren Entzug
9. Kopfschmerz zurückzuführen auf eine Infektion
10. Kopfschmerz zurückzuführen auf eine Störung der Homöostase
11. Kopf- oder Gesichtsschmerz zurückzuführen auf Erkrankungen des Schädels sowie von Hals, Augen, Ohren, Nase, Nebenhöhlen, Zähnen, Mund oder anderen Gesichts- oder Schädelstrukturen
12. Kopfschmerz zurückzuführen auf psychiatrische Störungen

Teil 3: Craniale Neuralgien, zentraler und primärer Gesichtsschmerz und andere Kopfschmerzen

13. craniale Neuralgien und zentrale Ursachen von Gesichtsschmerzen
14. andere Kopfschmerzen, craniale Neuralgien, zentrale oder primäre Gesichtsschmerzen

50.1.2 Klassifikation von Gesichtsschmerzen

Im Hinblick auf Gesichtsschmerzen existiert bis heute noch kein einheitliches, mit der ICHD-II vergleichbares Klassifikationssystem. In der ICHD-II lassen sich Gesichtsschmerzen vorrangig in den Gruppen 11 und 13 klassifizieren (s. o.). Darüber hinaus wurden verschiedene Klassifikationen für spezielle Bereiche von Gesichtsschmerzen vorgeschlagen (für eine detaillierte Übersicht siehe Hugger et al. 2006). Die wichtigsten sind:

- Die Research Diagnostic Criteria for Temporomandibular Disorders (RDC/TMD; Dworkin u. Le Resche 1992) beinhalten fünf auf muskuläre oder Gelenkstrukturen bezogene Diagnosen für Kiefer- und Gesichtsschmerzen.
- Die Klassifikation nach Okeson (2005) unterscheidet eine somatische Ebene von einer schmerzassoziierten psychologischen Ebene und teilt Schmerzen nach Dauer, Qualität und Lokalisation ein.

50.1.3 Übergreifende Schmerzklassifikationen

In der **ICD-10** lassen sich Kopfschmerzen unter den verschiedenen somatischen Kapiteln, insbesondere dem Kapitel zu neurologischen Krankheiten, einordnen. Zudem können chronische Kopf- und Gesichtsschmerzen bei Vorliegen relevanter körperlicher wie psychischer Prozesse als chronische Schmerzstörung mit somatischen und psychischen Faktoren (F45.41) klassifiziert werden (Rief et al. 2009). Schmerzen ohne relevante somatische Anteile können auch als anhaltende somatoforme Schmerzstörung (F45.40) oder, bei Vorliegen weiterer funktioneller Körperbeschwerden, als (undifferenzierte) Somatisierungsstörung (F45.0/1) klassifiziert werden. Schmerz in Verbindung mit psychophysiologischen Mechanismen, wie z. B. bei Migräne, kann im ICD-10 auch unter psychologische Faktoren oder Verhaltensfaktoren bei andernorts klassifizierten Krankheiten (F54) codiert werden.

! Da die Dichotomisierung somatischer und psychischer Prozesse auf Basis des aktuellen Forschungsstandes nicht mehr aufrechtzuerhalten ist, wurde die multiple Einordnung von Schmerzen in den verschiedenen Kapiteln der ICD-10 vielfach kritisiert. Folglich wurde für die ICD-11 eine Revision der Schmerzdiagnosen gefordert (Rief et al. 2012).

Im **DSM-5** lassen sich Kopf- und Gesichtsschmerzen, die zu einer deutlichen psychischen Belastung durch intensive kognitive, behaviorale und emotionale Beschäftigung mit den Beschwerden führen, unabhängig von Art und Umfang ihrer somatischen Genese als »Somatic Symptom Disorder« klassifizieren.

Eine weitere übergreifende Systematik zur Klassifikation von chronischen Schmerzen ist die Multiaxiale Schmerzklassifikation (MASK; Klinger 2011), die eine umfassende Einordnung auf medizinisch-somatischer, psychosozialer, verbal-subjektiver, behavioraler und psychophysiologischer Ebene erlaubt.

50.1.4 Beschreibung der wichtigsten Störungsbilder

Im Folgenden werden die wichtigsten Störungsbilder dargestellt. ► Tabelle 50-1 gibt einen Überblick über gemeinsame und differenzierende Merkmale.

Die beiden häufigsten Kopfschmerzformen sind Kopfschmerzen vom Spannungstyp (KST) und Migräne, die gemeinsam über 92 % aller Kopfschmerzerkrankungen ausmachen. Lediglich 8 % sind durch eine Vielzahl seltener Kopfschmerzformen bedingt (Göbel 2012). Häufig liegen mehrere Kopfschmerzdiagnosen gleich-

Tab. 50-1 Gemeinsame und differenzierende Merkmale verschiedener Formen von Kopf- und Gesichtsschmerzen.

	Kopfschmerz vom Spannungstyp	**Migräne (Attacke)**	**Medikamenteninduzierter Kopfschmerz**	**Craniomandibuläre Dysfunktionen**	**Atypischer Gesichtsschmerz**
Häufigkeit	gelegentlich bis täglich	wechselnd, 1–6-mal monatlich	täglich	gelegentlich bis täglich	täglich
Dauer	Std. bis Tage	4–72 Std.	konstant	Std. bis konstant	konstant
Lokalisation	holozephal 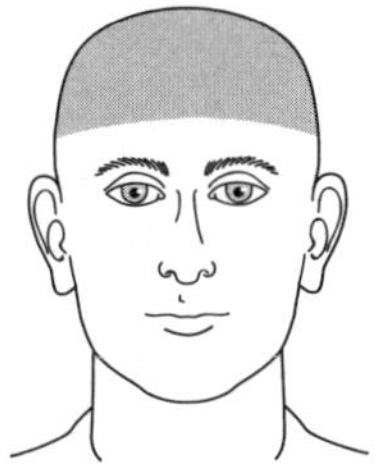	einseitig oder beidseitig 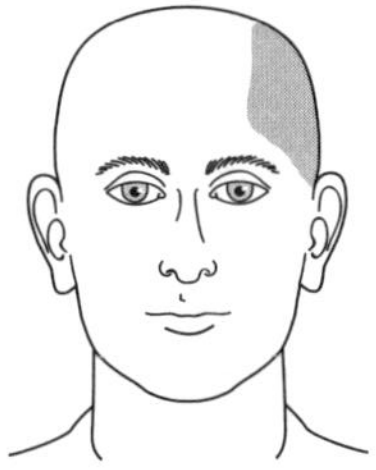	überwiegend beidseitig 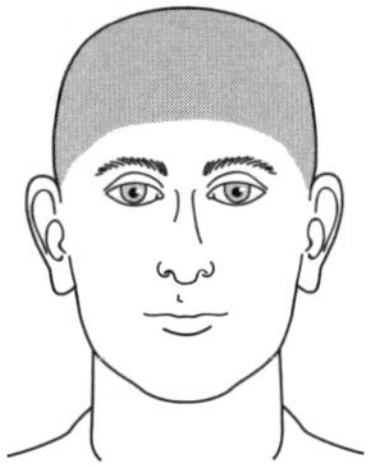	Kiefergelenke bis in Schläfen, einseitig oder beidseitig 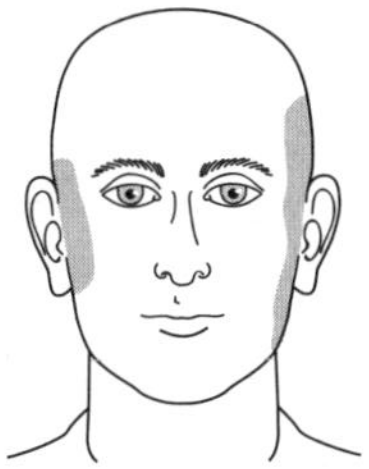	Oberkiefer, Auge, Nase, Wange, Schläfe und Unterkiefer, meist einseitig 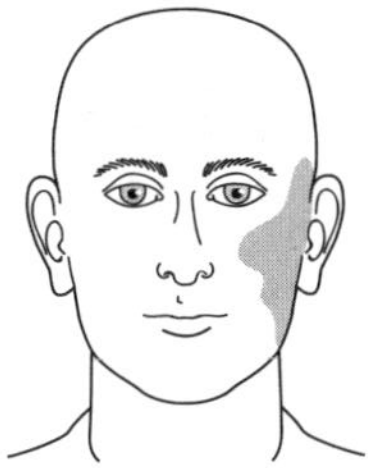
Intensität	leicht bis mittel	stark	leicht bis mittel	leicht bis stark	leicht bis mittel
Charakter	dumpf, drückend	pochend, hämmernd, pulsierend	pulsierend, bohrend, dumpf	drückend, ziehend, Muskelhartspann	dumpf, drückend, stechend, bohrend
Begleitsymptome	Erschöpfung und Stimmungsverschlechterung	Übelkeit, Brechreiz, Erbrechen, Photo-/Phonophobie	leichte Übelkeit, leichte Photo-/Phonophobie	eingeschränkte Mundöffnung, Schmerzen in assoziierten Bereichen	keine sensorischen Defizite, meist keine physischen Begleitsymptome

zeitig vor, z. B. KST und medikamenteninduzierter Kopfschmerz.

Kopfschmerz vom Spannungstyp

Kopfschmerz vom Spannungstyp (KST, tension type headache) bezeichnet beidseitig lokalisierte Kopfschmerzepisoden mit einer Dauer von Minuten bis Tagen. Er ist durch eine drückende, beengende Qualität und leichte bis mäßige Intensität gekennzeichnet. KST kann mit und ohne perikraniale Schmerzempfindlichkeit auftreten. Man unterscheidet

- sporadisch auftretenden episodischen KST (mindestens 10 Kopfschmerzepisoden an weniger als einem Tag/Monat),
- häufig auftretenden, episodischen KST (Schmerzen an 1 bis 15 Tagen/Monat über mind. 3 Monate),
- chronischen KST (Schmerzen an mindestens 15 Tagen/Monat über mind. 3 Monate).

! Kopfschmerz vom Spannungstyp ist die häufigste Kopfschmerzform. Man unterscheidet den episodisch auftretenden vom chronischen KST.

Migräne

Die Migräne ist eine häufige primäre Kopfschmerzerkrankung, die starke Beeinträchtigungen mit sich bringen kann. Man unterscheidet zwei Hauptformen:

- **Migräne ohne Aura**: Eine wiederkehrende Kopfschmerzerkrankung, die sich in Attacken von 4–72 Stunden Dauer äußert. Die Kopfschmerzen treten mit mittlerer bis starker Intensität auf und sind durch einseitige Lokalisation, pulsierenden Charakter und das begleitende Auftreten von Übelkeit und/oder Licht- und Lärmüberempfindlichkeit gekennzeichnet. Oft verstärken sich die Beschwerden bei körperlicher Aktivität.
- **Migräne mit Aura:** Es treten anfallsweise reversible fokale neurologische Symptome auf, die sich allmählich über 5–20 Minuten hinweg entwickeln und weniger als 60 Minuten anhalten. In der Regel folgen den Aurasymptomen die typischen Migränekopfschmerzen, mitunter fehlen sie aber auch (sog. migraine sans migraine). Typische Aurasymptome sind reversible visuelle Symptome wie flackernde Lichter oder Gesichtsfeldausfälle (sog. Flimmerskotome), Kribbel- oder Taubheitsgefühl oder Sprachstörungen.

! Bei der Migräne werden die Hauptformen mit und ohne Aura unterschieden.

Eine Migräneattacke lässt sich in folgende Phasen unterteilen:

1. Prodromalphase
2. evtl. Auraphase
3. Schmerzphase
4. Postdromalphase

Bei beiden Migräneformen können ein bis zwei Tage vor der Attacke Prodromalsymptome auftreten, die durch unterschiedliche Symptome wie Hypo- oder Hyperaktivität, Müdigkeit, Konzentrationsstörungen, Nackensteifigkeit, Licht- oder Lärmüberempfindlichkeit, Übelkeit, oder Gähnen gekennzeichnet sind und nicht mit Aurasymptomen verwechselt werden sollten.

Weitere Kopf- und Gesichtsschmerzen

Von der Vielzahl weiterer Kopf- und Gesichtsschmerzen werden hier die wichtigsten Schmerzbilder kurz erwähnt.

Die häufige Einnahme von Schmerzmedikamenten kann wiederum die Entwicklung von Kopfschmerzen zur Folge haben. Von **Kopfschmerz bei Medikamentenübergebrauch** spricht man, wenn sich Kopfschmerzen an mindestens 15 Tagen/Monat infolge der häufigen Einnahme von Kopfschmerzmedikamenten (mind. 10–15 Tage/Monat) entwickeln. Je nach Substanzklasse und Einnahmehäufigkeit äußern sich die Schmerzen unterschiedlich. Nach dem Absetzen sollten die Schmerzen entweder verschwinden oder zu ihrem früheren Auftretensmuster zurückkehren.

Eine weitere bedeutende primäre Kopfschmerzform ist der **Clusterkopfschmerz**, der sich durch schwere, einseitige Schmerzattacken im Augenhöhlen- und Schläfenbereich äußert und einen messerstichartigen Charakter aufweist. Die Attacken dauern 15–180 Minuten und treten mit einer Häufigkeit von 3-mal wöchentlich bis 8-mal täglich auf.

Myoarthropatische Schmerzen oder **Craniomandibuläre Dysfunktionen** sind gekennzeichnet durch Schmerzen in Kiefermuskulatur und -gelenken, Bewegungseinschränkungen des Kiefers und Gelenkgeräusche. Häufig zeigen sich weitere Symptome wie Schmerzen in Zähnen, Gesicht, Kopf, Ohren und Schulter-Nacken-Muskulatur sowie Tinnitus und Schwindel.

Im Gesichtsbereich kann darüber hinaus der **Atypische Gesichtsschmerz** (auch: chronisch idiopathischer Gesichtsschmerz) auftreten, der durch dumpf drückende Schmerzen im Wangenbereich gekennzeichnet ist, die in die Augenregion, in den Unterkiefer und ins Ohr ausstrahlen können.

Exkurs

Chronische Kopfschmerzen bei Kindern und Jugendlichen

Kopfschmerz ist die häufigste funktionelle chronische Schmerzstörung bei Kindern und Jugendlichen. Etwa 17 % der 9- bis 14-Jährigen berichten mindestens wöchentliche Kopfschmerzen. Migräne tritt bei etwa 5 % der Kinder und Jugendlichen auf, wobei KST und Migräne bei Kindern weniger gut zu trennen sind und die Prävalenzdaten sehr heterogen sind. Kopfschmerzen persistieren häufig bis ins Erwachsenenalter (Kröner-Herwig 2014). Im Hinblick auf die Behandlung bei Kindern und Jugendlichen belegen neue Metaanalysen die gute Wirksamkeit psychotherapeutischer Ansätze wie KVT, Biofeedback und Entspannungsverfahren, die auch in den entsprechenden Leitlinien empfohlen werden (Eccleston et al. 2012).

50.1.5 Diagnostik

Zu Beginn der Diagnostik sollte eine umfangreiche Schmerzanamnese stattfinden, die einen Überblick über Beginn, Verlauf, Qualität, Intensität und Häufigkeit der Symptomatik erlaubt und neben den diagnostischen Kriterien der IHS-Klassifikation auch nach Analgetika- und Medikamentengebrauch, Schlafverhalten und möglichen Traumata fragt. Aus psychologischer Perspektive sollten auch mögliche auslösende Bedingungen und Konsequenzen, das Schmerzverhalten und subjektive Krankheitsmodell erfragt werden. Zusätzlich zur Anamnese decken Fragebögen dabei wichtige Aspekte ab wie die Schmerzlokalisation, -qualität und -intensität (z. B. der Deutsche Schmerzfragebogen), die schmerzbedingte Beeinträchtigung (z. B. Pain Disability Index, PDI) oder den kognitiven und behavioralen Umgang mit Schmerzen (z. B. Fragebogen zur Erfassung der Schmerzverarbeitung, FESV; Kieler Schmerzinventar, KSI). Der Einsatz eines Schmerztagebuches über einen Zeitraum von mindestens zwei Wochen bietet zusätzlichen Einblick in die Symptomatik. Die Diagnostik primärer Kopfschmerzerkrankungen beinhaltet auch immer eine ärztliche körperliche Untersuchung sowie den möglichen Einsatz bildgebender Verfahren wie MRT und CT, Labordiagnostik und eventuell Liquordiagnostik, die nach dem Prinzip der Ausschlussdiagnostik unauffällig sein sollten (Straube 2012).

50.2 Mechanismen der Chronifizierung

Im Folgenden werden zunächst die wichtigsten störungsübergreifenden Mechanismen bei der Entwicklung und Chronifizierung von Kopf- und Gesichtsschmerzen dargestellt. Anschließend wird kurz auf spezielle Aspekte der einzelnen Störungsbilder eingegangen.

! Schmerz ist immer ein multifaktorielles Geschehen, bei dem genetische, physiologische, psychologische und soziale Aspekte eine dynamische Rolle spielen können.

50.2.1 Das bio-psycho-soziale Schmerzmodell

Das **verhaltensmedizinische bio-psycho-soziale Schmerzmodell** unterscheidet im Sinne eines Diathese-Stress-Modells prädisponierende, auslösende und aufrechterhaltende Faktoren (Flor 2003; ► Kap. 49). Als **prädisponierend** gelten genetische Dispositionen (► Kap. 19), eine zentralnervös erhöhte Schmerzempfindlichkeit, Veränderungen im Neurotransmitterhaushalt, individuelle psychophysiologische Reaktionsstereotypien (► Kap. 24) und frühe Schmerzerfahrungen.

Im Hinblick auf prädisponierende **psychologische Aspekte** konnte das lange postulierte Konzept der **Kopfschmerz- bzw. Migräne-Persönlichkeit**, nach welchem Personen mit Kopfschmerzen und Migräne eine charakteristische zwanghafte, rigide, aggressive Persönlichkeitsstruktur aufweisen, nicht belegt werden. Allerdings weisen Personen mit Kopfschmerzen im Vergleich zu gesunden Personen erhöhte Neurotizismus-, Depressions-, und Angstwerte auf, sodass bestimmte Persönlichkeitsmerkmale und kognitiv-emotionale Erlebensmuster in Interaktion mit psychosozialen Belastungssituationen als prädisponierende Faktoren für die Entwicklung von Kopfschmerzen relevant werden könnten (Breslau u. Andreski 1995; ► Kap. 16).

Personen mit Kopfschmerzen berichten ein erhöhtes **Stresserleben**, zeigen eine erhöhte psychophysiologische Stressreaktivität und verfügen über **ungünstigere Copingstrategien** z. B. vermehrtes Katastrophisieren (Bischoff u. Traue 2011).

Lernerfahrungen können für die Entwicklung von Kopfschmerzen sowohl prädisponieren und als auch diese aufrechterhalten. Sie beinhalten operante Lernprozesse (z. B. soziale Zuwendung oder Entlastung bzgl. aversiver Aufgaben bei Schmerz), respondentes Lernen (z. B. Verknüpfung von Schmerzerleben an bestimmte Situationen wie den Arbeitsplatz) oder Modelllernen (z. B. elterliche Rollenmodelle; ► Kap. 13).

Als **Auslöser** werden aversive interne und externe Reize im weitesten Sinne verstanden. Häufig werden interpersoneller Stress und die damit einhergehenden Bewertungs- und Verarbeitungsprozesse als Auslöser wahrgenommen.

Schmerzaufrechterhaltend sind zudem dysfunktionale kognitive Bewertungsprozesse und Verhaltensweisen wie übermäßige Schonung oder Überforderung. Im Rahmen des Chronifizierungsprozesses von Kopf- und Gesichtsschmerzen kommt es zur Sensitivierung der peripheren und zentralnervösen Schmerzverarbeitung (Bendtsen u. Fernández-de-la-Peñas 2011). Die Bedeutung psychischer Faktoren zeigt sich auch in einem deutlich erhöhten Risiko für komorbide depressive Störungen und Angststörungen sowie dem häufigen Vorkommen weiterer somatoformer (Schmerz-) Symptome (Pompili et al. 2009).

! Im Rahmen des verhaltensmedizinischen Schmerzmodells spielen psychologische Faktoren, wie dysfunktionale kognitiv-emotionale Erlebens- und Verhaltensmuster, Stressbewältigung und operante Faktoren, bei der Entwicklung und Aufrechterhaltung eine wichtige Rolle.

Das **psychodynamische Modell der Schmerzchronifizierung** hat verschiedene Gemeinsamkeiten mit dem kognitiv-verhaltenstherapeutischen. Es betont allerdings stärker die Rolle von Bindungsstilen und maladaptiven Beziehungsmustern im Umgang mit Schmerz und negativen Affekten sowohl als prädisponierenden wie als aufrechterhaltendem Faktor (Arbeitsgruppe PISO 2012).

Kopfschmerz vom Spannungstyp – Muskelschmerz?

Für die Untergruppe der KST mit perikranialer Schmerzempfindlichkeit wurde das lerntheoretische Modell der myogenen Kopfschmerzen formuliert, bei dem dysfunktionale Muskelaktivität neben den oben beschriebenen Faktoren als ursächlich für die Kopfschmerzen betrachtet wird (Bischoff u. Traue 2011). Patienten mit myogenen Kopfschmerzen haben eine erhöhe Muskelaktivität und härtere Muskulatur, was durch Mangeldurchblutung zu Schmerzen führen kann und im Sinne eines Teufelskreises zur weiteren Muskelverspannung und Schmerzchronifizierung beiträgt. Diese Annahmen gelten allerdings nur für eine Untergruppe der KST. Neben diesen peripheren Faktoren tragen aber auch zentralnervöse Prozesse der Schmerzsensibilisierung und eine reduzierte antinocizeptive Aktivität bedeutsam zur Chronifizierung von KST bei (Bendtsen u. Fernández-de-la-Peñas 2011).

Migräne – schwerer Kopfschmerz oder »brain state«?

Die Pathophysiologie der Migräne ist komplex und nicht endgültig geklärt. Während lange ein vaskuläres Erklärungskonzept vorherrschte, versteht man Migräne heute eher als **reversible Hirnfunktionsstörung** aufgrund neuronaler Hyperaktivität im Sinne einer Reizverarbeitungsstörung. Diese Sichtweise betont neben den auftretenden Kopfschmerzen auch die große Bedeutung anderer prodromaler, begleitender und postdromaler Symptome, die mit neurophysiologischen und biochemischen Veränderungen einhergehen. So zeigt sich in der Prodromalphase eine hypothalamische Aktivierung und dopaminerge Hypersensitivität, in der Auraphase treten Veränderungen des regionalen Blutflusses in verschiedenen Hirnarealen, u.a. das Phänomen der »cortical spreading depression« auf, während die Schmerzphase mit vaskulären Veränderungen, v.a. einer Vasodilatation, und sensorischer Sensibilisierung verbunden ist. Auf Basis dieser komplexen Symptomatik versteht man Migräne nicht mehr als reine Schmerzerkrankung, sondern eher als eine Art pathologischen Gehirnzustand (»brain state«; Charles 2013).

Eine besondere Bedeutung kommt den sog. **Trigger-Faktoren** wie Stress, Hormonschwankungen, unregelmäßige Nahrungsaufnahme, Wetter und unregelmäßiger Schlaf zu, die von 76 % der Patienten als Attackenauslöser berichtet werden (Kelman 2007).

Obgleich KST und Migräne als zwei getrennte Störungsbilder betrachtet werden, existiert schon länger die Annahme, dass sie sich eher entlang eines Kontinuums anhand der Schmerzstärke anordnen lassen. Auf Basis einer muskulären Überaktivität entwickeln sich aus KST bei mangelnden Kompensationsmöglichkeiten schwerere Kopfschmerzen mit zunehmend vaskulärer Beteiligung. Im Rahmen des Chronifizierungsprozesses kommt es zu einer zunehmenden muskulären, sympathischen und vaskulären Dysregulation (Bischoff u. Traue 2011).

! Migräne gilt heute nicht mehr als psychisch verursachte Störung, sondern wird als reversible neurologische Störung verstanden, bei der psychologische Faktoren eine wichtige Rolle spielen.

CMD – eine somatoforme Störung?

Bei Craniomandibulären Dysfunktionen kommt einer dysfunktionalen Muskelaktivität durch orale Parafunktionen (Zähnepressen, nächtliches Zähneknirschen) eine bedeutende Rolle zu. Personen mit CMD erleben häufig weitere Schmerzsymptome, somatoforme Beschwerden und erhöhte Depressivität und Ängstlichkeit, wobei das Ausmaß der Symptome mit vermehrter nächtlicher Kiefermuskelaktivität einhergeht (Shedden Mora et al. 2012).

50.3 Relevanz

50.3.1 Prävalenz

In Deutschland berichten 71 % der befragten Personen, im letzten Jahr unter Kopfschmerzen gelitten zu haben.

In deutschen und internationalen Repräsentativbefragungen zeigen sich Punktprävalenzen von 30–40 % für episodische Kopfschmerzen vom Spannungstyp und etwa 10–20 % für Migräne (Göbel 2012; Jensen u. Stovner 2008). Damit sind Kopfschmerzen nach Rückenschmerzen die zweithäufigsten Schmerzen (Bellach et al. 2000). Etwas seltener sind Schmerzen im Gesicht und Kieferbereich mit einer 12-Monats-Prävalenz von 10–16 % (Bellach et al. 2000). Auch wenn die Beschwerden bei der Mehrheit durch geringe Schmerzintensität gekennzeichnet sind, berichten etwa 15 % eine erhebliche schmerzassoziierte Beeinträchtigung. Nur bei etwa 3–5 % der Betroffenen **chronifizieren** die Schmerzen, wobei Kopfschmerzen vom Spannungstyp mit 2–3 % häufiger sind als chronische Migräne (1–2 %). Frauen sind, wie bei den meisten Schmerzbildern, im Verhältnis 2–3 : 1 häufiger von Kopf- und Gesichtsschmerzen betroffen.

50.3.2 Gesundheitsökonomische Aspekte

Neben hohem individuellem Leiden verursachen Kopfschmerzen bei den ca. 54 Millionen Betroffenen in Deutschland extreme Kosten mit steigender Tendenz. Jährlich werden ca. 200 Millionen Packungen verordnet und »Over-the-counter (OTC-)« Schmerzmedikamente im Wert von ca. 700 Millionen Euro verkauft, was neben hohen ökonomischen Kosten auch bedeutende gesundheitliche Risiken wie Nierenschäden und Magen-Darm-Erkrankungen birgt (Göbel 2012). In Europa werden die direkten Kosten (u. a. durch Medikamente und Arztbesuche) auf etwa 9 Milliarden geschätzt, zu denen ca. 43,5 Milliarden indirekte Kosten durch reduzierte Arbeitsfähigkeit, Frühberentungen etc. hinzukommen. Die Weltgesundheitsorganisation und die globale Kampagne »Lifting the Burden« haben 2011 die globalen Defizite in der adäquaten Diagnostik und Behandlung von Kopfschmerzen kritisiert (World Health Organization 2011). Sie fordern eine Verbesserung der Versorgung durch ein erhöhtes Bewusstsein, eine bessere Ausbildung der Fachkräfte, eine verbesserte Organisation und einen größeren Einsatz von Ressourcen. Auch in Deutschland wird kritisiert, dass unser nach Sektoren getrenntes Gesundheitssystem, bei dem die Versorgung nur aus der jeweiligen Fachperspektive ohne standardisierte Behandlungspfade stattfindet, zur Schmerzchronifizierung beiträgt (Göbel 2012). Die ineffizienten Strukturen bedingen einerseits ein hohes Inanspruchnahmeverhalten mit unnötigen diagnostisch-apparativen Untersuchungen und Unzufriedenheit auf Patienten- wie Behandlerseite, andererseits resultiert daraus eine »Arztscheu«, sodass nur jede fünfte Person mit Kopfschmerzen überhaupt zum Arzt geht. Durchschnittlich suchen Personen mit Kopfschmerzen erstmals nach 18 Jahren einen spezialisierten Schmerztherapeuten auf. Hier verspricht die Entwicklung integrierter Versorgungsstrukturen eine effizientere und nachhaltigere Patientenversorgung.

50.4 Behandlungsziele

Für viele Patienten steht verständlicherweise der Wunsch nach Schmerzfreiheit an erster Stelle. Dies steht zwar im Fokus medizinischer Behandlungsansätze, ist jedoch bei chronischen Kopf- und Gesichtsschmerzen oft schwer zu erreichen.

Psychosomatische bzw. verhaltensmedizinische Behandlungsansätze zielen darauf ab,
- die Schmerzbelastung und schmerzbedingte Beeinträchtigung zu reduzieren und die Lebensqualität zu verbessern,
- ein bio-psycho-soziales Krankheitsverständnis zu fördern (► Kap. 49),
- die Schmerzbewältigungskompetenzen, schmerzbezogene Selbstwirksamkeit und Kontrollüberzeugung zu erhöhen,
- schmerzfördernde, dysfunktionale kognitive Schemata und Verhaltensweisen zu verändern,
- die psychophysiologische Reaktivität auf Belastungsfaktoren zu reduzieren (Basler u. Kröner-Herwig 1998).

Je nach Grad der Chronifizierung und Beteiligung psychosozialer Faktoren können diese Ziele im Rahmen eines kurzen Schmerzbewältigungstrainings erreicht werden oder benötigen intensivere Beachtung im Rahmen einer Schmerzpsychotherapie oder multidisziplinären Behandlung.

50.5 Behandlungsleitlinien und praktische Behandlungsempfehlungen

Für verschiedene Kopf- und Gesichtsschmerzerkrankungen existieren **Leitlinien** der Deutschen Gesellschaft für Neurologie (Diener 2012; Straube 2012). Die wesentlichen Empfehlungen zur medikamentösen und nichtmedikamentösen Behandlung lauten:
- Verschiedene Medikamente (v. a. NSAR, Triptane) sind in der akuten Behandlung von Kopfschmerz und Migräne wirksam.
- Bei chronischen Kopfschmerzen ist das trizyklische Antidepressivum Amitriptylin das medikamentöse Mittel erster Wahl zur Schmerzprophylaxe.
- Zur Prophylaxe von Migräneattacken sind die β-Rezeptoren-Blocker Metoprolol und Propranolol, der Calciumkanalblocker Flunarizin und die Antikonvulsiva Topiramat und Valproinsäure Mittel erster Wahl.
- Alternativ zur medikamentösen Migräneprophylaxe kann auch eine Verhaltenstherapie durchgeführt werden.
- Die Edukation über das Störungsbild ist eine wichtige Basisintervention.
- Die Integration von Biofeedback, Entspannungstraining, regelmäßigem Ausdauersport und Stressbewältigungstraining in das Therapiekonzept wird empfohlen.
- Multidisziplinäre Behandlungsprogramme sind effektiver als einzelne Behandlungsverfahren und sollten diesen vorgezogen werden (Gaul et al. 2011).

Bei chronischen KST sollten nach den Leitlinien der Europäischen Neurologischen Vereinigung (EFNS) non-pharmakologische Behandlungsansätze immer in Erwägung gezogen werden, auch wenn die wissenschaftliche Basis noch nicht für alle Ansätze gegeben ist (Bendtsen et al. 2010). Der Einsatz verhaltenstherapeutischer Interventionen wird besonders dann empfohlen, wenn pharmakologische Verfahren nicht wirken, schlecht toleriert oder abgelehnt werden, ein sehr häufiger Schmerzmittelgebrauch vorliegt und geringe Stressbewältigungskompetenzen bestehen (Diener 2012).

50.5.1 Behandlungsansätze und deren wissenschaftliche Fundierung

Nicht-medikamentöse psychologische Behandlungsansätze gewinnen in den letzten Jahrzehnten zunehmend an Bedeutung. In der psychologischen Behandlung von Kopf- und Gesichtsschmerzen kommen verschiedene **Behandlungselemente** einzeln und kombiniert zum Einsatz, die im Folgenden kurz erläutert werden.

- **Biofeedback** (► Kap. 37) wird vor allem als EMG- und EEG-Feedback bei Kopf- und Kieferschmerzen sowie Vasokonstriktionstraining und Temperatur-Feedback bei Migräne eingesetzt. In einer großen Metaanalyse von 53 Studien zeigen sich mittlere bis große anhaltende Effekte für EMG-Biofeedback für KST, wobei Biofeedback besonders in Kombination mit Entspannungsverfahren wirksam ist (Nestoriuc et al. 2008). Auch für Migräne zeigen sich metaanalytisch stabile mittlere Effekte für Vasokonstriktionstraining und andere Formen (EEG, Hauttemperatur, EMG; Nestoriuc u. Martin 2007). Die Kombination mit häuslichem Training, Entspannungsverfahren und KVT erweist sich als besonders wirkungsvoll. Auch für Craniomandibuläre Dysfunktionen zeigen sich mittlere bis große Effekte für Biofeedback (Crider u. Glaros 1999; Shedden Mora et al. 2013). Aufgrund der guten wissenschaftlichen Fundierung wird der Einsatz von Biofeedback klar empfohlen.
- **Entspannungstechniken**, insbesondere Progressive Muskelentspannung nach Jacobson und »Cued Relaxation«, bieten eine wirksame Ergänzung bei KST, Migräne und CMD (Diener 2012; Straube 2012; ► Kap. 37).
- **Psychodynamisch-interpersonelle Psychotherapie** hat sich bei Patienten mit multiplen schmerzdominanten Beschwerden als möglicherweise wirksam erwiesen (Sattel et al. 2012), spezielle Wirksamkeitsnachweise bei Patienten mit Kopf- oder Gesichtsschmerzen liegen aber nicht vor.
- **Multimodale verhaltensmedizinische Therapie** bei chronischen Kopf- und Gesichtsschmerzen basiert auf dem bio-psycho-sozialen Schmerzmodell und umfasst kognitiv-verhaltenstherapeutische Elemente wie
  - Psychoedukation zur Vermittlung von bio-psycho-sozialen Zusammenhängen bei Kopf- und Gesichtsschmerzen (► Kap. 33),
  - kognitive Ansätze zur Analyse und Modifikation schmerzförderlicher dysfunktionaler Kognitionen,
  - Aufmerksamkeitslenkung,
  - operante Verfahren, Analyse und Modifikation schmerzmodulierender Bedingungen sowie der Funktionalität des Schmerzes.

Es existieren manualisierte Therapieprogramme, die sich mit acht bis zehn Sitzungen zeit- und kostenökonomisch im Einzel- und Gruppensetting ambulant oder stationär durchführen lassen (Basler u. Kröner-Herwig 1998). Insgesamt reduzieren multimodale kognitiv-verhaltenstherapeutische Ansätze, Biofeedback und Entspannungsverfahren die Kopfschmerzintensität und -häufigkeit um 30–60 % und sind damit Kontrollbedingungen deutlich überlegen (Andrasik 2007). Die Effektgrößen sind mit denen prophylaktischer Medikation vergleichbar (Holroyd u. Penzien 1990). Darüber hinaus liegen gute Belege für die Wirksamkeit einer **kombinierten verhaltenstherapeutischen und pharmakologischen Behandlung** vor, die sich gegenüber den Einzelverfahren als überlegen erwiesen hat (u. a. Holroyd et al. 2010). Eine neue Studie bei chronischer Migräne im Kindes- und Jugendalter zeigt in Kombination mit Amitriptylin den spezifischen positiven Effekt von kognitiver Verhaltenstherapie gegenüber einer reinen Informationsvermittlung und unterstreicht damit die große Bedeutung kognitiv-verhaltenstherapeutischer Interventionen (Powers et al. 2013).

Auch wenn die **Wirkmechanismen** verhaltensmedizinischer Ansätze noch zu wenig untersucht sind, deutet die Studienlage darauf hin, dass Schmerzreduktion durch die Steigerung von Selbstwirksamkeit und Kontrollwahrnehmung, die Verbesserung von Schmerzbewältigungskompetenzen sowie durch die

Reduktion von ängstlicher und depressiver Symptomatik mediiert wird (Nicholson et al. 2005). Zudem können alle Interventionen durch unspezifische Effekte neurophysiologische Veränderungen auslösen, die sich in der Veränderung endokriner Prozesse, zentraler Sensitivierungsprozesse sowie der Aktivierung endogener analgetischer Prozesse zeigen (Autret et al. 2012).

! Verhaltensmedizinische Ansätze reduzieren wirksam die Schmerzbelastung. Ihr **Vorteil** gegenüber pharmakologischen oder invasiv-chirurgischen Behandlungen liegt einerseits in geringeren Risiken und Nebenwirkungen, andererseits in anhaltenderen Verbesserungen in Bezug auf Lebensqualität, Stressbewältigung und Kontrollwahrnehmung (Wallasch et al. 2009).

Stellenwert alternativer und ergänzender Behandlungsansätze

Der Einsatz alternativer und ergänzender Behandlungsansätze wie manuelle Therapie, Akupunktur oder Homöopathie, ist zwar weit verbreitet, basiert aber häufig nicht auf ausreichender wissenschaftlicher Evidenz (Bendtsen et al. 2010). Positive Wirksamkeitsbelege liegen für Ausdauersport, Yoga, Physiotherapie und manuelle Therapie vor (Straube 2012). Darüber hinaus gibt es ausreichend wissenschaftliche Evidenz für die Wirksamkeit von Akupunktur mit hohen Effektstärken, auch wenn sich keine deutliche Überlegenheit im Vergleich zur Scheinakupunktur zeigt (Linde et al. 2009). Dagegen wird Homöopathie in der Migränebehandlung als nicht wirksam eingestuft (Diener 2012).

50.6 Perspektive einer optimierten Behandlung

Eine optimale Behandlung von chronischen Kopf- und Gesichtsschmerzen sollte den Bedürfnissen eines jeden Patienten gerecht werden, ohne alle Patienten durch ein spezialisiertes Behandlungsprogramm zu schleusen. Die Europäische Kopfschmerzvereinigung empfiehlt dazu mehrstufige Versorgungsstrukturen mit zunehmendem Spezialisierungsgrad, beginnend mit der hausärztlichen Versorgung bis hin zum spezialisierten universitären Zentrum (Steiner et al. 2011). In Deutschland erfüllt das **Modell der Integrierten Versorgung** diesen Anspruch, welches mit steigendem Chronifizierungsrisiko die Anwendung zunehmend intensiver und multidisziplinärer Module empfiehlt. Für den Erfolg dieses Ansatzes sprechen eine klinisch bedeutsame Schmerzreduktion von mindestens 50 % bei fast Dreiviertel der Patienten, reduzierter Schmerzmittelkonsum, weniger Arbeitsfehltage sowie deutlich reduzierte Kosten (Wallasch et al. 2009).

Bei chronischen Kopf- und Gesichtsschmerzen, die mit hoher Beeinträchtigung und psychosozialer Belastung einhergehen, sind **multidisziplinäre Behandlungsprogramme** indiziert. Sie beinhalten edukative Elemente im Rahmen einer »Kopfschmerzschule«, neurologische Behandlung, psychologische Schmerzbehandlung, physikalische Behandlungen sowie spezialisierte Fachpflege. Diese Programme erreichen bei 43–67 % der teils stark chronifizierten Patienten eine klinisch bedeutsame Schmerzreduktion, die über einen Zeitraum von einem Jahr stabil bleibt (Gaul et al. 2011; Wallasch et al. 2009). Allerdings sind die meisten Studien nicht kontrolliert, sodass nur begrenzt Aussagen zur vergleichenden Wirksamkeit möglich sind.

Obwohl die Wirksamkeit kognitiv-verhaltenstherapeutischer Interventionen ausreichend belegt ist, ist deren zeit- und kostenintensive Anwendung in der Praxis noch nicht sehr verbreitet. Hier könnten internetbasierte verhaltensmedizinische Selbstmanagementprogramme eine hilfreiche und kostengünstige Behandlungsoption darstellen. Auch haben sich sog. »Minimal therapist contact«-Programme, bei denen neben einem zeitlich begrenzten Arzt-Patient-Kontakt mithilfe von Informations- und Trainingsmaterialien mehr Verantwortung in die Hände des Patienten gelegt wird, als wirkungsvoll und ökonomisch erwiesen (Andrasik 2012).

Literatur

Andrasik F. What does the evidence show? Efficacy of behavioural treatments for recurrent headaches in adults. Neurol Sci 2007; 28(2): S70-S77.

Andrasik F. Behavioral treatment of headaches: extending the reach. Neurol Sci 2012; 33(1): 127–30.

Arbeitsgruppe PISO. Somatoforme Störungen. Psychodynamisch-interpersonelle Therapie (PISO). Göttingen: Hogrefe 2012.

Autret A, Valade D, Debiais S. Placebo and other psychological interactions in headache treatment. J Headache Pain 2012; 13(3): 191–8.

Basler HD, Kröner-Herwig B. Psychologische Schmerztherapie bei Kopf- und Rückenschmerzen: Das Marburger Schmerzbewältigungsprogramm zur Gruppen- und Einzeltherapie (2. Aufl.). München: Quintessenz 1998.

Bellach BM, Ellert U, Radoschewski M. Epidemiologie des Schmerzes – Ergebnisse des Bundes-Gesundheitssurveys 1998. Bundesgesundheitsbl Gesundheitsforsch Gesundheitsschutz 2000; 43(6): 424–31.

Bendtsen L, Evers S, Linde M et al. EFNS guideline on the treatment of tension-type headache – Report of an EFNS task force. Eur J Neurol 2010; 17(11): 1318–25.

Bendtsen L, Fernández-de-la-Peñas C. The role of muscles in tension-type headache. Curr Pain Headache Rep 2011; 15(6): 451–8.

Bischoff C, Traue HC. Kopfschmerz vom Spannungstyp. In: Kröner-Herwig B (Hrsg). Schmerzpsychotherapie. Berlin: Springer 2011; 359–80.

Breslau N, Andreski P. Migraine, Personality, and Psychiatric Comorbidity. Headache 1995; 35(7): 382–6.

Charles A. Migraine: a brain state. Curr Opin Neurol 2013; 26(3): 235–9.

Crider A, Glaros AG. A meta-analysis of EMG biofeedback treatment of temporomandibular disorders. J Orofac Pain 1999; 13: 29–37.

Diener HC. Therapie der Migräne. S1-Leitlinie. In: Diener HC, Weimar C (Hrsg). Leitlinien für Diagnostik und Therapie in der Neurologie. Stuttgart: Thieme 2012.

Dworkin SF, Le Resche L. Research diagnostic criteria for temporomandibular disorders: review, criteria, examinations and specifications, critique. J Craniomandib Disord 1992; 6: 301–55.

Eccleston C, Palermo TM, Williams A et al. Psychological therapies for the management of chronic and recurrent pain in children and adolescents. Cochrane Database Syst Rev 2012; 12.

Flor H. Chronische Schmerzsyndrome. In: Ehlert U (Hrsg). Verhaltensmedizin. Berlin: Springer 2003; 183–223.

Gaul C, Visscher C, Bhola R et al. Team players against headache: multidisciplinary treatment of primary headaches and medication overuse headache. J Headache Pain 2011; 12(5): 511–9.

Göbel H. Die Kopfschmerzen: Ursachen, Mechanismen, Diagnostik, Therapie. Berlin: Springer 2012.

Headache Classification Committee of the International Headache Society. The International Classification of Headache Disorders (2nd ed.). Cephalalgia 2004; 24 (Suppl 1): 1–151.

Headache Classification Committee of the International Headache Society. The International Classification of Headache Disorders (3rd ed.). Cephalalgia 2013; 33(9): 629–808.

Holroyd KA, Cottrell CK, O'Donnell FJ et al. Effect of preventive (β blocker) treatment, behavioural migraine management, or their combination on outcomes of optimised acute treatment in frequent migraine: randomised controlled trial. Brit Med J 2010; 341: c4871.

Holroyd KA, Penzien DB. Pharmacological versus non-pharmacological prophylaxis of recurrent migraine headache: a meta-analytic review of clinical trials. Pain 1990; 42(1): 1–13.

Hugger A, Türp JC, Schindler HJ. Klassifikation der Gesichtsschmerzen. In: Hugger A, Göbel H, Schilgen M (Hrsg). Gesichts-und Kopfschmerzen aus interdisziplinärer Sicht. Berlin: Springer 2006; 39–49.

Jensen R, Stovner LJ. Epidemiology and comorbidity of headache. Lancet Neurol 2008; 7(4): 354–61.

Kelman L. The triggers or precipitants of the acute migraine attack. Cephalalgia 2007; 27(5): 394–402.

Klinger R. Klassifikation chronischer Schmerzen: »Multiaxiale Schmerzklassifikation« (MASK). In: Kröner-Herwig B (Hrsg). Schmerzpsychotherapie. Berlin: Springer 2011; 319–34.

Kröner-Herwig B. Kopfschmerz bei Kindern und Jugendlichen. Bundesgesundheitsbl Gesundheitsforsch Gesundheitsschutz 2014; 57(8): 928–34.

Linde K, Allais G, Brinkhaus B et al. Acupuncture for tension-type headache. Cochrane Database Syst Rev 2009; 1: 1.

Nestoriuc Y, Martin A. Efficacy of biofeedback for migraine: a meta-analysis. Pain 2007; 128(1): 111–27.

Nestoriuc Y, Rief W, Martin A. Meta-analysis of biofeedback for tension-type headache: efficacy, specificity, and treatment moderators. J Consult Clin Psychol 2008; 76(3): 379.

Nicholson RA, Hursey KG, Nash JM. Moderators and mediators of behavioral treatment for headache. Headache 2005; 45(5): 513–9.

Okeson JP. Bell's orofacial pains: the clinical management of orofacial pain. New Malden: Quintessence 2005.

Pompili M, Di Cosimo D, Innamorati M et al. Psychiatric comorbidity in patients with chronic daily headache and migraine: a selective overview including personality traits and suicide risk. J Headache Pain 2009; 10(4): 283–90.

Powers SW, Kashikar-Zuck SM, Allen JR et al. Cognitive behavioral therapy plus amitriptyline for chronic migraine in children and adolescents: A randomized clinical trial. JAMA 2013; 310(24): 2622–30.

Rief W, Kaasa S, Jensen R et al. New Proposals for the International Classification of Diseases – 11. Revision of Pain Diagnoses. J Pain 2012; 13(4): 305–16.

Rief W, Treede R-D, Schweiger U et al. Neue Schmerzdiagnose in der deutschen ICD-10-Version. Nervenarzt 2009; 80(3): 340–2.

Sattel H, Lahmann C, Gündel H et al. Brief psychodynamic interpersonal psychotherapy for patients with multisomatoform disorder: randomised controlled trial. Brit J Psychiat 2012; 200(1): 60–7.

Shedden Mora M, Weber D, Borkowski S, Rief W. Nocturnal masseter muscle activity is related to symptoms and somatization in temporomandibular disorders. J Psychosom Res 2012; 73(4): 307–12.

Shedden Mora M, Weber D, Neff A, Rief W. Biofeedback-based cognitive-behavioral treatment compared with occlusal splint for temporomandibular disorder: a randomized controlled trial. Clin J Pain 2013; 29(12): 1057–65.

Steiner T, Antonaci F, Jensen R et al. Recommendations for headache service organisation and delivery in Europe. J Headache Pain 2011; 12(4): 419–26.

Straube A. Therapie des episodischen und chronischen Kopfschmerzes vom Spannungstyp und anderer chronischer täglicher Kopfschmerzen. S1-Leitlinie. In: Diener HC, Weimar C (Hrsg). Leitlinien für Diagnostik und Therapie in der Neurologie. Stuttgart: Thieme 2012.

Wallasch T, Chrenko A, Straube A et al. Ergebnisse aus der Integrierten Versorgung Kopfschmerz-Erfahrungen aus den Kopfschmerzkliniken Berlin, München und Essen. Nervenheilkunde 2009; 28(6): 361–4.

World Health Organization. Atlas of headache disorders and resources in the World 2011. Genf: World Health Organisation 2011.

51 Somatoforme Störungen/ Somatische Belastungsstörung

Katharina Voigt, Bernd Löwe

Fallbeispiele

Frau Schmidt

Die 46-jährige Frau Schmidt stellt sich aufgrund von Übelkeit, Bauchschmerzen und Durchfall bei ihrem Hausarzt vor. Weiterhin berichtet sie über Gelenk- und Rückenschmerzen. Sie fühle sich bereits seit mehreren Jahren ständig krank und suche durchschnittlich dreimal monatlich Ärzte auf. Eine Magenspiegelung vor zwei Monaten habe ein unauffälliges Ergebnis erbracht, zur Sicherheit wünsche die Patientin jedoch eine erneute Untersuchung.

Frau Müller

Die 54-jährige Frau Müller berichtet ihrem Hausarzt von quälenden Schmerzen, die vom unteren Rücken bis in die Schultern zögen. Die Schmerzen würden täglich auftreten und dazu führen, dass sie häufig nur im Bett liege und weder ihrem Beruf nachgehen noch Tätigkeiten im Haushalt übernehmen könne. Vor fünf Jahren habe sie einen Bandscheibenvorfall in der Lendenwirbelsäule erlitten, der jedoch nach Angaben ihres Orthopäden keine Beschwerden mehr verursachen sollte.

Herr Schulze

Der 42-jährige Herr Schulze wünscht eine Überweisung zum Lungenfacharzt. Er gehe davon aus, dass er an Lungenkrebs erkrankt sei. Seine frühere Partnerin sei Raucherin gewesen, sodass er bei sich ein erhöhtes Risiko für diese Erkrankung befürchte. Auf Nachfrage berichtet er, dass er deshalb Kneipenbesuche mit Kollegen stark einschränke und sich zudem aus Angst vor Hautkrebs möglichst nicht in der Sonne aufhalte.

51.1 Klassifikation somatoformer Störungen – von ICD-10 bis DSM-5

Die Diagnosekategorie somatoformer Störungen in der 10. Auflage der **International Classification of Diseases** (**ICD-10**; World Health Organization 2000) umfasst verschiedene Störungen, bei denen das Vorliegen von medizinisch unerklärten Körpersymptomen im Vordergrund steht: die Somatisierungsstörung, die undifferenzierte Somatisierungsstörung, somatoforme autonome Funktionsstörung und die anhaltende somatoforme Schmerzstörung. Zudem gehört die hypochondrische Störung zu diesem Kapitel, die durch das Befürchten einer schweren körperlichen Erkrankung gekennzeichnet ist. Die Dysmorphophobie (körperdysmorphe Störung) als krankhafte Befürchtung einer körperlichen Entstellung ist unter der gleichen Ziffer zu codieren. Die einzelnen Störungskategorien der ICD-10 hatten jeweils inhaltsnahe Entsprechungen im

Tab. 51-1 Klassifikation somatoformer Störungen nach ICD-10, DSM-IV und DSM-5.

ICD-10	DSM-IV	DSM-5
Somatisierungsstörung (F45.0)	Somatisierungsstörung (300.81)	Somatische Belastungsstörung (300.82)
Undifferenzierte Somatisierungsstörung (F45.1)	Undifferenzierte somatoforme Störung (300.81)	
Somatoforme autonome Funktionsstörung (F45.3)	*	
Anhaltende somatoforme Schmerzstörung (F45.4)	Schmerzstörung (307.8)	
Hypochondrische Störung (inkl. Dysmorphophobie) (F45.2)	Hypochondrie (300.7)	Krankheitsangststörung (300.7)
	Körperdysmorphe Störung (300.7)	**
**	Konversionsstörung (300.11)	Konversionsstörung (Störung mit funktionellen neurologischen Symptomen)
**	**	Psychologische Faktoren, die eine körperliche Krankheit beeinflussen (316)
**	**	Vorgetäuschte Störung (300.19)
Sonstige somatoforme Störung (F45.8)	*	Andere näher bezeichnete somatische Belastungsstörung und verwandte Störungen
Somatoforme Störung nicht näher bezeichnet (F45.9)	Somatoforme Störung, nicht näher bezeichnet (300.81)	Nicht näher bezeichnete somatische Belastungsstörung und verwandte Störungen (300.82)

* Diagnose nicht vorgesehen, ** entsprechende Diagnose in anderem Kapitel als dem somatoformer Störungen enthalten

amerikanischen Diagnosemanual **Diagnostic and Statistical Manual of Mental Disorders** (**DSM-IV**; American Psychiatric Association 2003; für eine Übersicht siehe ► Tab. 51-1). Lediglich die somatoforme autonome Funktionsstörung als gesonderte Diagnose für das Leiden unter medizinisch unerklärten Körpersymptomen mit vegetativer Beteiligung eines Organsystems war im DSM-IV nicht enthalten. Patienten mit dieser ICD-10-Diagnose hätten nach DSM-IV vermutlich die Diagnose einer undifferenzierten somatoformen Störung erfüllt. Im DSM-IV war die Diagnose der Konversionsstörung ebenfalls dem Kapitel der somatoformen Störungen untergeordnet; in der ICD-10 ist hierfür das gesonderte Kapitel der dissoziativen Störungen vorgesehen.

ICD-10-Anwendungsbeispiele

Nach ICD-10 wäre bei Frau Schmidt (Fallbeispiel 1) dann eine undifferenzierte, wenn nicht gar das Vollbild einer **Somatisierungsstörung** zu vermuten, wenn die Körpersymptome ärzt-

licherseits als medizinisch unerklärt eingestuft würden. Für die Diagnose einer Somatisierungsstörung spricht u.a. die Chronizität der Beschwerden (> 2 Jahre) sowie die hohe Frequenz der Inanspruchnahme ärztlicher Leistungen.
Bei Frau Müller (Fallbeispiel 2) wäre eine **Schmerzstörung** zu vermuten. Notwendig für die Diagnosestellung wären neben einem Ausschluss einer aktuellen erklärenden körperlichen Ursache (z.B. ein erneuter Bandscheibenvorfall) die Exploration des Verlaufs der Symptomatik und daraus resultierende Schlüsse auf die Rolle psychischer Faktoren für die Aufrechterhaltung der Symptomatik. Während für eine ursprüngliche anhaltende somatoforme Schmerzstörung nach ICD-10 psychogene Schmerzen vorausgesetzt wurden, lässt die im Jahr 2009 neu eingeführte Subdiagnose F45.41 (chronische Schmerzstörung mit somatischen und psychischen Faktoren) einen organmedizinischen Auslöser der Störung (wie eventuell den vor fünf Jahren erfolgten Bandscheibenvorfall bei Frau Müller) explizit zu (Rief et al. 2009).
Bei Herrn Schulze (Fallbeispiel 3) ist aufgrund der bestehenden Krankheitsängste das Vorliegen einer **hypochondrischen Störung** zu vermuten. Differenzialdiagnostisch sind u.a. ein wahnhaftes Ausmaß der Überzeugungen auszuschließen ebenso wie Sorgen in verschiedenen Lebensbereichen im Sinne einer Generalisierten Angststörung.

Die bisherige Klassifikation somatoformer Störungen wurde aus verschiedenen Gründen massiv kritisiert. Ein Kritikpunkt war z.B. die **Prävalenzverteilung** der einzelnen Störungen der Kategorie (Fink et al. 2005): Während die Kriterien der undifferenzierten somatoformen Störung auf ca. 20 % der Allgemeinbevölkerung zutreffen (Grabe et al. 2003), zeigte sich für die Somatisierungsstörung eine Lebenszeitprävalenz von nur 0,2 % (American Psychiatric Association 2003). Die Punktprävalenz der Schmerzstörung wird mit ca. 2 % angegeben, bei Hypochondrie geht man von ca. 1 % aus (de Waal et al. 2004). Die Prävalenzangaben einzelner somatoformer Störungen schwanken in der Literatur jedoch stark (Creed u. Barsky 2004), was auf die mangelnde Abgrenzbarkeit der verschiedenen Diagnosen der somatoformen Kategorie untereinander zurückzuführen sein könnte (Aigner u. Bach 1999; Birket-Smith u. Mortensen 2002). Auch die hohen Komorbiditätsraten mit anderen Störungen können die Diagnostik somatoformer Störungen sowohl im wissenschaftlichen als auch im klinischen Kontext erschweren (Henningsen u. Löwe 2006).

Das Hauptproblem der Diagnostik somatoformer Störungen war jedoch bislang darin zu sehen, dass eine **körperliche Ursache der Beschwerden ausgeschlossen** werden musste, bzw. eine solche die Beschwerden nicht in ausreichendem Maße erklären durfte. Eine Unterscheidung, ob Beschwerden körperlich oder psychisch verursacht werden, gelingt in der Praxis tatsächlich nur sehr unreliabel (De Gucht u. Fischler 2002). Da gerade die psychosomatische Disziplin die heute allgemein akzeptierte Haltung vertritt, dass Körper und Seele untrennbar miteinander verwoben sind (Kendell 2001), erscheint diese Unterscheidung zudem weder zeitgemäß noch sinnvoll (Aigner u. Bach 1999).

Problematisch zeigte sich bislang auch die **Bezeichnung** der somatoformen Störungen. Die Diagnosekategorie ist in der Allgemeinbevölkerung wenig bekannt (Nagel et al. 2012) und wird vor allem von Patienten im englischen Sprachraum häufig als stigmatisierend erlebt (Stone et al. 2002). Eine weitere Schwierigkeit ist die uneinheitliche Verwendung von diagnostischen Begriffen: Während psychotherapeutische Behandler häufiger von somatoformen Störungen sprechen, diagnostizieren Hausärzte häufiger funktionelle Syndrome (Jobst u. Abholz 2004; ► Tab. 51-2). Diese erlauben eine Codierung medizinisch unerklärter Körperbeschwerden in dem jeweiligen Kapitel der ICD, das Erkrankungen des entsprechenden Organsystems codiert. Während

Tab. 51-2 Übersicht über häufig diagnostizierte funktionelle Syndrome.

Funktionelles Syndrom (ICD-10-Code)	Wesentliche Merkmale
Funktionelle gastrointestinale Syndrome z. B. Reizdarmsyndrom (K58) z. B. Funktionelle Dyspepsie (K30)	gastrointestinale Schmerzen, Unwohlsein, Veränderungen des Stuhlgangs, Magendruck, Übelkeit, Erbrechen
Fibromyalgie (M79.7)	Schmerzen multipler Lokationen, Schmerzempfindlichkeit
Chronic Fatigue Syndrome (G93.3)	anhaltende geistige und körperliche Erschöpfung
Unspezifischer Brustschmerz (R07.4)	Schmerzen im Brustbereich
Chronic Pelvic Pain Syndrome (z. B. N94)	Schmerzen im anorektalen und Genitalbereich

Anmerkung: Zur Diagnostik eines funktionellen Syndroms müssen jeweils somatische Erkrankungen, die die Beschwerden potenziell erklären könnten, ausgeschlossen werden.

starke Überschneidungen verschiedener funktioneller Syndrome einerseits für eine Zusammenfassung dieser sprechen, stellen Unterschiede im Verlauf und Ansprechen auf (z. B. medikamentöse oder ernährungsbezogene) Behandlung andererseits ein Argument für die Ausformulierung verschiedener funktioneller Syndrome dar (Wessely et al. 1999). Ungünstig an der uneinheitlichen Terminologie ist, dass eine effektive Kommunikation zwischen Behandlern und somit eine stringente Zuweisung von Patienten (ein Hauptziel in der Versorgung; ► Abschn. 51.3) hierdurch behindert werden kann.

Das im Mai 2013 erschienene **DSM-5** (American Psychiatric Association 2013) hat die bisherige Kategorie der somatoformen Störungen durch eine als »Somatische Belastungsstörung und verwandte Störungen« benannte Störungskategorie ersetzt, die verschiedene Störungen beinhaltet, deren Hauptcharakteristika körperliche Beschwerden sind (► Tab. 51-1). Die bisherige Somatisierungsstörung, die undifferenzierte somatoforme Störung sowie die Schmerzstörung wurden zu einer Diagnose »Somatische Belastungsstörung« zusammengefasst. Die Diagnose der Hypochondrie soll teils ebenfalls als Somatische Belastungsstörung, sofern jedoch keine Körpersymptome vorliegen, als »Krankheitsangststörung« codiert werden. Die diagnostischen Kriterien der Somatischen Belastungsstörung beinhalten wesentliche Änderungen zur bisherigen Klassifikation: Die Ätiologie der körperlichen Beschwerden ist nicht mehr von Bedeutung. Die Diagnose wurde um psychische Merkmale ergänzt, die sich insbesondere auf übersteigerte kognitive, emotionale und Verhaltensreaktionen auf die Symptome beziehen. Diese Änderungen wurden als Reaktion auf die vorige Kritik umgesetzt und zielen auf eine Verbesserung der Diagnostik und Versorgung ab (Dimsdale et al. 2013). Kritische Stimmen vermuten jedoch, dass eine Abgrenzung der psychischen Charakteristika von normalen Reaktionen bei medizinisch erklärten Symptomen in der Versorgung nicht sinnvoll umzusetzen sein könnte (Frances 2013; King 2013). Um einer Über- oder Fehldiagnostik vorzubeugen, wäre eine Ausformulierung konkreter Beispiele psychischer Kriterien sinnvoll, die sich empirisch für eine Patientenpopulation mit Somatischer Belastungsstörung als bedeutsam zeigen (Rief u. Martin 2014). Auch ist zu untersuchen, inwieweit der Einbezug auch einer milden Form (und nicht wie zuvor geplant erst der moderaten Form) zu einer Prävalenzerhöhung führen könnte (Voigt et al. 2012).

Die Zusammenfassung der zuvor verschiedenen Störungsdefinitionen für das Vorliegen von unerklärten Körperbeschwerden scheint derzeit analog zur Somatischen Belastungsstörung im DSM-5 auch für die 2015 zu erwartende **ICD-11** geplant zu sein. Die aktuell diskutierte Diagnose der »Bodily Distress Disorder« hätte den Vorteil, verschiedene Symptombereiche zu spezifizieren (z. B. gastrointestinal oder muskuloskelettal) und somit potenziell eine Erleichterung in der Kommunikation mit Behandlern, die bislang eher funktionelle Störungen diagnostiziert haben, zu bringen (Fink u. Schroder 2010).

51.2 Mechanismen und psychosoziale Aspekte

Behandler unterschiedlicher psychotherapeutischer Richtungen vertreten unterschiedliche Modellvorstellungen zu medizinisch unerklärten Körpersymptomen, dem bisherigen Kernmerkmal somatoformer Störungen. Um jedoch die Kommunikation zwischen Behandlern zu erleichtern, wird in der aktuellen S3-Leitlinie zum Umgang mit Patienten mit nicht-spezifischen, funktionellen und somatoformen Körperbeschwerden (Arbeitsgemeinschaft der Wissenschaftlichen Medizinischen Fachgesellschaften 2012) ein rein deskriptiver Sprachgebrauch empfohlen (z. B. des Begriffs »Somatisierung«). Psychosoziale Aspekte sollen berücksichtigt werden, wenn sie empirisch mit Schwere und Verlauf assoziiert sind, ohne dass hierbei (wissenschaftlich nicht belegte) Schlüsse auf ätiologische oder kausale Zusammenhänge gezogen werden. Insgesamt besteht Einigkeit darüber, dass die Entstehung und Aufrechterhaltung unspezifischer Körpersymptome/somatoformer Störungen multifaktoriell bedingt sind im Sinne eines bio-psychosozialen Modells (Rief u. Broadbent 2007). Eine Vorstellung von rein psychogen bedingten Symptomen ist somit ebenso unvollständig wie eine rein organmedizinische Betrachtungsweise.

Übereinstimmend wird in ätiologischen Modellen für medizinisch unerklärte Symptome (Brown 2004; Henningsen et al. 2007; Kirmayer u. Taillefer 1997; Rief u. Broadbent 2007) ein Zusammenspiel aus einer Steigerung der Aufmerksamkeit bezüglich körperlicher Beschwerden und einer katastrophisierenden Bewertung dieser beschrieben. Häufig berichtet wird ebenso eine Steigerung somatischer Beschwerden bei emotionalen Belastungen (De Gucht et al. 2004) und dauerhaft gesteigerter vegetativer Grundanspannung (Ursin u. Eriksen 2007), wohingegen eine für die Erkrankung spezifische Bedeutung von Alexithymie (»Gefühlsblindheit«) zumindest auf der Grundlage von Selbsteinschätzungen der Patienten nicht gezeigt werden konnte (Rief u. Broadbent 2007). Neuere Untersuchungen zeigen u. a. den Einfluss eines Selbstkonzepts körperlicher Schwäche auf die Ausprägung der Beeinträchtigung durch somatoforme Symptome sowohl im stationären Behandlungssetting (Wollburg et al. 2013) als auch in der Allgemeinbevölkerung (Rief et al. 2010).

Einen besonders interessanten Einflussfaktor stellt die Arzt-Patient-Beziehung dar, die in der ICD-10 bei Patienten mit somatoformen Störungen als per definitionem für beide Seiten enttäuschend beschrieben wird (World Health Organization 2000): Ein Patient, der sich durch einen organmedizinischen Befund eine emotionale Rechtfertigung seines Leids erhofft, wird ebenso frustriert wie ein Behandler, wenn kein überschaubarer und erfolgversprechender Behandlungsplan entwickelt werden kann. Mittlerweile gibt es Hinweise darauf, dass die Initiative zu wiederholten organmedizinischen Untersuchungen, die eine somatische Krankheitsattribution eher aufrechterhalten statt auflösen (iatrogene Fixierung), häufig eher von Arzt- als von Patientenseite ausgeht (van der Weijden et al. 2003) und Patienten bei

z. B. ihrem Hausarzt Symptomklagen als Kontaktangebot nutzen, um psychische Belastungen zu kommunizieren (Rüth-Behr 2013).

Eine ausführliche Auflistung bedeutsamer Faktoren für die Entstehung und Aufrechterhaltung funktioneller und somatoformer Störungen (sowohl auf Patientenebene als auch iatrogen/medizinsystemisch) findet sich in der S3-Leitlinie (Arbeitsgemeinschaft der Wissenschaftlichen Medizinischen Fachgesellschaften 2012; Hausteiner-Wiehle et al. 2013). Die wichtigsten Faktoren sind im folgenden Kasten aufgeführt.

Einflussfaktoren auf medizinisch unerklärte/unspezifische Körperbeschwerden

(Auswahl aus Arbeitsgemeinschaft der Wissenschaftlichen Medizinischen Fachgesellschaften 2012; Henningsen et al. 2007; Rief u. Broadbent 2007; Voigt et al. 2012; Wollburg et al. 2013)

Persönlichkeitsfaktoren, Beziehungs- und Bindungserfahrungen/Bindungsstil, traumatische Erfahrungen, eigene Erkrankungen, Enttäuschungen im Gesundheitssystem, Aufmerksamkeits- und Wahrnehmungsprozesse, Erwartungen, Gedächtnis, Krankheitsüberzeugungen inkl. Attribution/subjektivem Krankheitsmodell, Katastrophisierung, übertriebener Gesundheitsbegriff, Hoffnung auf Heilung, Körpererleben, Selbstkonzept körperlicher Schwäche, Intoleranz körperlicher Beschwerden, Krankheitsängste und -sorgen, vegetative Anspannung, Emotionsausdruck und -regulation, Faktoren des Krankheitsverhaltens, Inanspruchnahme medizinischer Leistungen, Rückversicherungsverhalten, Body Scanning, Schon- und Vermeidungsverhalten, physischer Konditionsverlust, Funktionsverlust im Alltag, Arzt-Patient-Beziehung

Mit der Einführung des DSM-5 und den Diagnosen »Somatische Belastungsstörung« und »Krankheitsangststörung« stellt sich nun die Frage, inwieweit bisher für somatoforme Störungen angenommene Einflussfaktoren auch für Diagnosen zutreffend sind, bei denen die bestehenden Körpersymptome auch medizinisch erklärt werden können. Für eine Bedeutsamkeit prädisponierender Faktoren (z. B. Bindungsstil, traumatische Erfahrungen) spricht, dass diese als unspezifische Risikofaktoren für eine Reihe psychischer Erkrankungen eingeschätzt werden (Arbeitsgemeinschaft der Wissenschaftlichen Medizinischen Fachgesellschaften 2012). Auch für einige aufrechterhaltende Faktoren bestehen bereits Hinweise, dass diese auch bei Patienten mit medizinisch erklärten Symptomen für das Erleben und Berichten körperlicher Beschwerden von Bedeutung sind, z. B. Krankheitsangst bei ambulanten neurologischen, gastroenterologischen und kardiologischen Patienten (Creed 2011) sowie negative Affektivität (Koller et al. 1996) und eine Neigung zur (Schmerz-)Katastrophisierung (Keefe et al. 2003) bei Krebserkrankungen. Eine gezielte Erfassung psychischer Merkmale bei organmedizinischen Patienten (z. B. Diagnostic Criteria for Psychosomatic Research, DCPR; Porcelli u. Todarello 2012) könnte zukünftig weiteren Aufschluss geben.

51.3 Behandlung

Die **Versorgungssituation** von Patienten mit somatoformen Störungen ist suboptimal: Durchschnittlich vergehen drei bis fünf Jahre (Arbeitsgemeinschaft der Wissenschaftlichen Medizinischen Fachgesellschaften 2012), zuweilen aber auch deutlich mehr Zeit (Fabisch et al., in Vorbereitung), bis eine spezifische Behandlung beginnt. Arztbesuche und wiederholte (teils invasive) somatische Diagnostik führen einerseits zu persönlichem Leid und Chronifizierung, andererseits zu erheblichen Kosten (Barsky et al. 2005). Die aktuelle S3-Leitlinie zum Umgang mit Patienten mit nicht-spezifischen, funktionellen und somatoformen Körperbeschwerden (Arbeitsgemeinschaft der Wissenschaftlichen Medizinischen Fachgesellschaften 2012) beschreibt daher als **zentrales Behandlungsziel**, die massive Unter- und Fehlversorgung dieser Patientenklientel zu vermindern.

51.3.1 Der Hausarzt als zentraler Behandler

Um eine Optimierung der Behandlung von Patienten mit somatoformen Störungen zu erreichen, wird eine enge Kooperation zwischen Hausärzten und psychosomatischen/psychiatrischen Behandlern empfohlen. So soll eine Paralleldiagnostik somatischer und psychischer Symptome sowie eine Erstellung eines Behandlungsplans in Abhängigkeit vom Schweregrad und Verlauf der Erkrankung erleichtert werden (sog. Stepped Care). Grundsätzlich stellt es *kein* erstrebenswertes Ziel dar, den Patienten aus der hausärztlichen Versorgung zu lösen, sondern diese, wenn notwendig, zu ergänzen.

Die S3-Leitlinie führt eine Reihe **praktischer Behandlungsempfehlungen** an, unter anderem zur Gestaltung des Arzt-Patienten-Kontaktes. Im Idealfall soll im Rahmen dieses Kontaktes eine hinreichende Differenzialdiagnostik (sowohl hinsichtlich organ- als auch frühzeitig hinsichtlich psychopathologischer Befunde) und damit ein ganzheitliches Verständnis der Not des Patienten ermöglicht werden. Hierdurch vermittelt der Behandler dem Patienten eine genuin psychosomatische »Sowohl-als-auch-Haltung« (Arbeitsgemeinschaft der Wissenschaftlichen Medizinischen Fachgesellschaften 2012, Empfehlung 33) – ein Vorgehen, das Frustrationen (»Sie haben nichts«) und der Neigung zur übersteigerten Verdeutlichung des eigenen Leids seitens der Patienten vorbeugen kann (Scheidt u. Henningsen 2009). Die Einstellung des Behandlers kann den Weg in eine Psychotherapie maßgeblich beeinflussen, denn Patienten bemühen sich dann um den Beginn einer Psychotherapie, wenn sie erwarten, dass es sich dabei um eine wirksame Behandlungsmethode ihrer Beschwerden handelt (Fabisch et al., in Vorbereitung). Eine Auswahl konkreter Behandlungsempfehlungen für die Primärversorgung ist im Folgenden zu finden.

Behandlungsempfehlungen für das hausärztliche Setting (nach Arbeitsgemeinschaft der Wissenschaftlichen Medizinischen Fachgesellschaften 2012)

- Zuversicht vermitteln, dabei erhöhte Erwartungen relativieren.
- Weder somatische noch psychische Aspekte der vorgebrachten Beschwerden vernachlässigen.
- Subjektives Krankheitsmodell empathisch explorieren, aber nicht kritiklos übernehmen.
- Frühzeitig nicht-medizinische Aspekte der Beschwerden explorieren, dies zunächst indirekt und wenig konfrontativ. Beiläufige Hinweise des Patienten auf psychosoziale Aspekte der Erkrankung beachten.
- Diagnostische Entscheidungen transparent kommunizieren und Absprachen verbindlich einhalten.
- Nichts überstürzen; die eigene Motivation im Handeln erkennen und z. B. bei der Einleitung weiterer Diagnostik kritisch überprüfen.
- Ein stabiles Arbeitsbündnis aufbauen.
- Beachten, dass bei schweren Körperbeschwerden ein erhöhtes Suizidrisiko besteht.
- Bei höherem Schweregrad regelmäßige, zeitlich begrenzte und nicht beschwerdekontingente Termine anbieten, Überweisung zur Psychotherapie vorbereiten.

Eine **medikamentöse Behandlung** medizinisch unerklärter Körperbeschwerden ist unter bestimmten Voraussetzungen als sinnvoll einzustufen: Stehen Schmerzbeschwerden im Vordergrund, kann eine moderate Wirksamkeit von Antidepressiva verschiedener Wirkklassen auch ohne komorbide depressive Symptomatik erwartet werden. Bei nicht-schmerzdominanten Beschwerden ist die Gabe von Antidepressiva nur bei bestehender psychischer Komorbidität zu empfehlen. Opioidhaltige Analgetika oder Benzodiazepine führen zu keiner nachweisbaren Verbesserung der Lebensqualität; bei entsprechender Vormedikation sollte daher eine Entwöhnung angestrebt werden (Arbeitsgemeinschaft der Wissenschaftlichen Medizinischen Fachgesellschaften 2012).

51.3.2 Psychotherapeutische Behandlung

Bei schwereren Ausprägungen somatoformer Störungen ist eine psychotherapeutische Behandlung indiziert. Die meisten empirischen Belege zur Wirksamkeit wurden für die kognitive Verhaltenstherapie erbracht (Henningsen et al. 2007), jedoch liegen auch Hinweise für die Wirksamkeit psychodynamischer Verfahren vor (Abbass et al. 2009; Sattel et al. 2012). Krankheitsangst, als zentrales Merkmal der Hypochondrie, zeigt sich gut behandelbar (Gropalis et al. 2012; Thomson u. Page 2007). Bezüglich Verbesserungen der körperlichen Symptomatik durch psychotherapeutische Behandlungen sind eher kleine bis moderate Effekte zu erwarten, die zwar im Ausmaß nicht dem guten therapeutischen Ansprechen von Angststörungen oder depressiven Erkrankungen auf Psychotherapie entsprechen (Rief u. Hiller 2011), grundsätzlich aber als wichtiger Baustein einer gestuften Behandlung gesehen werden und persönliches Leid und Gesundheitskosten reduzieren können (Arbeitsgemeinschaft der Wissenschaftlichen Medizinischen Fachgesellschaften 2012; Henningsen et al. 2007).

Verfahrensübergreifend werden eine aktive und zugewandte Grundhaltung des Therapeuten empfohlen sowie die Durchführung körperorientierter Methoden zur Förderung der Aktivierung und Körperwahrnehmung (Arbeitsgemeinschaft der Wissenschaftlichen Medizinischen Fachgesellschaften 2012). Zudem sollen Patienten in ihren Ressourcen und Bewältigungsstrategien gestärkt werden. Eine gute Zusammenarbeit mit dem medizinischen Hauptbehandler ist anzustreben.

Exemplarisch erfolgt hier die Darstellung zweier Therapiemanuale für Patienten mit multiplen (medizinisch unerklärten) Körpersymptomen, eines mit psychodynamischem und eines mit verhaltenstherapeutischem Hintergrund. Beide Manuale sind (zunächst) als Kurzzeitintervention von zwölf Sitzungen ausgelegt:

- Die **psychodynamisch-interpersonelle Therapie** (Arbeitskreis PISO 2012) zielt darauf ab, dass der Patient lernt, körperliche und emotionale Abläufe besser differenzieren zu können. Hierfür werden eine Reihe bewährter psychotherapeutischer Methoden eingesetzt (► Tab. 51-3). Unter Berücksichtigung des Strukturniveaus sollen zudem Prozesse der Übertragung und Gegenübertragung beachtet und genutzt werden. Der Therapeut nimmt eine aktive, wohlwollende, zugewandte Haltung ein und reagiert selektiv-authentisch, nicht deutend.
- Der **Behandlungsleitfaden** nach Rief und Hiller (2011) beschreibt ein kognitiv-verhaltenstherapeutisches Vorgehen, bei dem einzelne Therapieelemente je nach Bedarf eingesetzt werden können. Schwerpunkte können z. B. im Abbau von Schonverhalten, im Aufbau von kommunikativen und Emotionsregulationskompetenzen sowie in der kognitiven Umstrukturierung dysfunktionaler Gedanken und Annahmen gesetzt werden. In der Zusammenschau der Behandlungselemente (► Tab. 51-3) fällt ein großer Überschneidungsbereich der eingesetzten Methoden auf, die Therapeuten unterschiedlicher Schulen in ihren jeweiligen theoretischen Hintergrund integrieren und erfolgreich anwenden können.

Tab. 51-3 Vergleichende Übersicht über die Elemente zweier Therapiemanuale.

PISO (Arbeitskreis PISO 2012)	KVT-Leitfaden (Rief u. Hiller 2011)
Entgegennehmen der Symptomklage(n) als Baustein der Beziehungsgestaltung, Aufbau eines therapeutischen Bündnisses	Exploration bisheriger Leidensgeschichten, Aufbau eines therapeutischen Bündnisses
Selbstbeobachtung (z. B. Symptomtagebücher)	Selbstbeobachtung (z. B. Symptomtagebücher)
Psychoedukation (z. B. psychophysiologische Teufelskreismodelle)	Psychoedukation (z. B. über psychophysiologische Wirkzusammenhänge und Teufelskreise, Verhaltensexperimente, Biofeedback)
Erarbeitung eines individuellen Symptomverständnisses	Verhaltens- und Bedingungsanalyse unter Beachtung verstärkender Bedingungen und eventueller (biografischer) Modelle
Erarbeitung realistischer Therapieziele	Erarbeitung realistischer Therapieziele
Klärung von und Verbindung zwischen Affekten, interpersonellen Konflikten und Körpersymptomen	retrospektive Erfassung situativer Zusammenhänge mit den Körpersymptomen; Emotionsregulation: Verstärkung des Patienten für die Äußerung emotionaler Inhalte und korrigierendes Eingreifen zur Erleichterung emotionaler Äußerungen; Training sozialer Kompetenz und Kommunikationsübungen sowie Motivierung zum Aufbau eines sozialen Netzwerkes; Entwicklung eines realistischen Gesundheitsbegriffs, Abbau von Schonverhalten und weiteren Vermeidungsstrategien; kognitive Therapie katastrophisierender Bewertungen (z. B. Argumente für die Sichtweise des Patienten sammeln, dann Gegenargumente sammeln, optimalerweise Vertiefung auf Verhaltensebene, z. B. durch Symptomprovokation und gleichzeitiges Üben neuer, hilfreicher Kognitionen)
Förderung von Ressourcen	Förderung von Ressourcen (Verbesserung des Körpererlebens, berufliche Reintegration)
Körperorientiertes Arbeiten unter Verwendung von Entspannungstechniken (z. B. von Beginn an je die letzten zehn Minuten einer Sitzung zum Training der Progressiven Muskelentspannung)	Techniken zur Bewältigung von Stress und Beschwerden: Aufmerksamkeitslenkung, Biofeedback, Entspannungsverfahren (v. a. Progressive Muskelentspannung), Copingstrategien, z. B. positive Aktivitäten
Rückmeldung und Zusammenfassung der besprochenen Themen	Maßnahmen zur Rückfallprophylaxe

Anmerkung: PISO = Psychodynamisch-Interpersonelle Therapie Somatoformer Störungen; KVT = kognitive Verhaltenstherapie

Die psychotherapeutische Behandlung der Hypochondrie weist zahlreiche Ähnlichkeiten auf. Die Mitteilung der Diagnose sollte ebenso wie bei anderen somatoformen Störungen auf wertschätzende Weise erfolgen und den Patienten vor dem Hintergrund seiner bisherigen Erfahrungen mit dem Gesundheitssystem validieren. Die Erarbeitung einer weniger angstgeprägten und katastrophisierenden Bewertung von unangenehmen Körperempfindungen sowie die Einschränkung von Vermeidungs- und Rückversicherungsverhalten stellen einen besonderen Schwerpunkt in der Behandlung der Hypochondrie dar, da diese häufig stärker ausgeprägt sind als bei anderen somatoformen Störungen und zentral aufrechterhaltend wirken. So kann z. B. das Erlernen eines Entspannungsverfahrens bei Patienten mit Hypochondrie erschwert sein, da körperliche Anzeichen von Entspannung als unangenehm und bereits als angstauslösend interpretiert werden können (Bleichhardt u. Martin 2010). In der Therapie ist meist zu beachten, dass Patienten mit Hypochondrie unrealistischerweise nach einem hundertprozentigen Ausschluss einer bestimmten Erkrankung streben und daher auch eine niedrige Wahrscheinlichkeit noch als höchst beunruhigend erlebt wird. Letztlich hat sich hier gezeigt, dass eine Mischung aus kognitiven und behavioralen Elementen (z. B. Verhaltensexperimente) zu guten Behandlungsergebnissen mit moderaten, teils auch großen Effektstärken führen kann (Bleichhardt u. Martin 2010).

Psychotherapeutische Interventionen bei medizinisch erklärten Körpersymptomen können inhaltlich ebenfalls einige Parallelen aufweisen (z. B. der Umgang mit übersteigerten Ängsten, Senkung der Grundanspannung durch Entspannungsverfahren), müssen bezüglich Setting und Intensität jedoch erheblich an die jeweilige Versorgungssituation (z. B. zeitliche und emotionale Belastung durch organmedizinische Behandlungen) sowie inhaltlich an das Stadium und die Prognose der Erkrankung angepasst werden (Kusch et al. 2013). Ein gemeinsames Ziel der Psychotherapie medizinisch unerklärter und erklärter Symptome ist die Ermöglichung einer adäquaten Nutzung des Gesundheitssystems, die weder eine übersteigerte Rückversicherung noch eine gesundheitsgefährdende Vermeidung notwendiger ärztlicher Diagnostik und Behandlung darstellt.

Literatur

Abbass A, Kisely S, Kroenke K. Short-term psychodynamic psychotherapy for somatic disorders. Systematic review and meta-analysis of clinical trials. Psychother Psychosom 2009; 78(5): 265–74.

Aigner M, Bach M. Clinical utility of DSM-IV pain disorder. Comprehens Psychiat 1999; 40(5): 353–7.

American Psychiatric Association. Diagnostic and Statistical Manual of Mental Disorders – DSM-IV-TR (4th ed.). Washington, D. C.: American Psychiatric Association 2003.

American Psychiatric Association. Diagnostic and Statistical Manual of Mental Disorders DSM-5 (5th ed.). Washington, D. C.: American Psychiatric Publishing 2013.

Arbeitsgemeinschaft der Wissenschaftlichen Medizinischen Fachgesellschaften. S 3-Leitlinie. Umgang mit Patienten mit nicht-spezifischen, funktionellen und somatoformen Körperbeschwerden. 2012; http://www.awmf.org/uploads/tx_szleitlinien/051-001l_S3_Nicht-spezifische_funktionelle_somatoforme_Koerperbeschwerden_2012-04.pdf.

Arbeitskreis PISO (Hrsg). Somatoforme Störungen: Psychodynamisch-Interpersonelle Therapie (PISO). Göttingen: Hogrefe 2012.

Barsky AJ, Orav EJ, Bates DW. Somatization increases medical utilization and costs independent of psychiatric and medical comorbidity. Arch Gen Psychiat 2005; 62(8): 903–10.

Birket-Smith M, Mortensen EL. Pain in somatoform disorders: is somatoform pain disorder a valid diagnosis? Acta Psychiatr Scand 2002; 106(2): 103–8.

Bleichhardt G, Martin A. Hypochondrie und Krankheitsangst. Göttingen: Hogrefe 2010.

Brown RJ. Psychological Mechanisms of Medically Unexplained Symptoms: An Integrative Conceptual Model. Psychol Bull 2004; 130(5): 793–812.

Creed F. The relationship between somatic symptoms, health anxiety, and outcome in medical outpatients. Psychiatr Clin North Am 2011; 34(3): 545–64.

Creed F, Barsky A. A systematic review of the epidemiology of somatisation disorder and hypochondriasis. J Psychosom Res 2004; 56(4): 391–408.

De Gucht V, Fischler B. Somatization: a critical review of conceptual and methodological issues. Psychosomatics 2002; 43(1): 1-9.

De Gucht V, Fischler B, Heiser W. Neuroticism, alexithymia, negative affect, and positive affect as determinants of medically unexplained symptoms. Pers Indiv Differ 2004; 36(7): 1655–67.

de Waal MW, Arnold IA, Eekhof JA, van Hemert AM. Somatoform disorders in general practice: prevalence, functional impairment and comorbidity with anxiety and depressive disorders. Br J Psychiat 2004; 184: 470–6.

Dimsdale JE, Creed F, Escobar J et al. Somatic Symptom Disorder: An important change in DSM. J Psychosom Res 2013; 75(3): 223–8.

Fabisch AB, Löcklin R, Voigt K et al. Medical care of somatoform disorders shows significant improvement potential: Results from a cross-sectional study (in Vorbereitung).

Fink P, Rosendal M, Olesen F. Classification of somatization and functional somatic symptoms in primary care. Aust N Z J Psychiatry 2005; 39(9): 772–81.

Fink P, Schroder A. One single diagnosis, bodily distress syndrome, succeeded to capture 10 diagnostic categories of functional somatic syndromes and somatoform disorders. J Psychosom Res 2010; 68(5): 415–26.

Frances A. The new somatic symptom disorder in DSM-5 risks mislabeling many people as mentally ill. BMJ 2013; 346: f1580.

Grabe HJ, Meyer C, Hapke U et al. Specific somatoform disorder in the general population. Psychosomatics 2003; 44(4): 304–11.

Gropalis M, Bleichhardt G, Witthöft M, Hiller W. Hypochondriasis, Somatoform Disorders, and Anxiety Disorders: Sociodemographic Variables, General Psychopathology, and Naturalistic Treatment Effects. J Nerv Ment Dis 2012; 200(5): 406–12.

Hausteiner-Wiehle C, Henningsen P, Häuser W et al. Umgang mit nicht-spezifischen, funktionellen und somatoformen Körperbeschwerden: S3-Leitlinien mit Quellentexten, Praxismaterialien und Patientenleitlinie. Stuttgart: Schattauer 2013.

Henningsen P, Löwe B. Depression, pain, and somatoform disorders. Curr Opin Psychiat 2006; 19(1): 19–24.

Henningsen P, Zipfel S, Herzog W. Management of functional somatic syndromes. Lancet 2007; 369 (9565): 946–55.

Jobst D, Abholz HH. Die funktionelle oder die somatoforme Störung? – Eine versäumte Kontroverse zwischen Allgemeinmedizin und Psychiatrie sowie ICD-10. Z Allg Med 2004; 80(9): 371–6.

Keefe FJ, Lipkus I, Lefebvre JC et al. The social context of gastrointestinal cancer pain: a preliminary study examining the relation of patient pain catastrophizing to patient perceptions of social support and caregiver stress and negative responses. Pain 2003; 103(1–2): 151–6.

Kendell R. The distinction between mental and physical illness. Brit J Psychiat 2001; 178(6): 490–3.

King S. A step in the wrong direction. BMJ 2013; 346: f2233.

Kirmayer LJ, Taillefer SS. Somatoform Disorders. In: Turner SM, Hersen M (eds). Adult psychopathology and diagnosis (3rd ed.). Hoboken, NJ: Wiley 1997; 333–83.

Koller M, Kussman J, Lorenz W et al. Symptom reporting in cancer patients: The role of negative affect and experienced social stigma. Cancer 1996; 77(5): 983–95.

Kusch M, Labouvie H, Hein-Nau B. Klinische Psychoonkologie. Berlin: Springer 2013.

Nagel A, Voigt K, Meyer B et al. Public familiarity with the terms somatoform disorder and functional disorder in Germany: results from a representative population survey. Prim Care Companion CNS Disord 2012; 14(1). doi: 10.4088/PCC.11m01209.

Porcelli P, Todarello O. Psychological factors in medical disorders assessed with the diagnostic criteria for psychosomatic research. Adv Psychosom Med 2012; 32: 108–17.

Rief W, Broadbent E. Explaining medically unexplained symptoms-models and mechanisms. Clin Psychol Rev 2007; 27(7): 821–41.

Rief W, Hiller W. Somatisierungsstörung (2. Aufl.). Göttingen: Hogrefe 2011.

Rief W, Martin A. How to use the new DSM-5 diagnosis Somatic Symptom Disorder in Research and Practice? – A critical evaluation and a proposal for modifications. Annu Rev Clin Psycho 2013; 10: 339–67.

Rief W, Mewes R, Martin A et al. Are psychological features useful in classifying patients with somatic symptoms? Psychosom Med 2010; 72: 648–55.

Rief W, Treede RD, Schweiger U et al. Neue Schmerzdiagnose in der deutschen ICD-10-Version. Nervenarzt 2009; 80(3): 340–2.

Rüth-Behr B. Aufbau und Aufrechterhaltung eines Gesundheitsnetzes am Beispiel des »Sofu-Net« aus Sicht der niedergelassenen Medizin. Heidelberg: Deutscher Psychosomatik Kongress 2013.

Sattel H, Lahmann C, Gundel H et al. Brief psychodynamic interpersonal psychotherapy for patients with multisomatoform disorder: randomised controlled trial. Br J Psychiat 2012; 200(1): 60–7.

Scheidt CE, Henningsen P. Somatoforme Störungen. In: Janssen PL, Joraschky P, Tress W (Hrsg). Psychosomatische Medizin und Psychotherapie (2. Aufl.). Köln: Deutscher Ärzte-Verlag 2009; 185–213.

Stone J, Wojcik W, Durrance D et al. What should we say to patients with symptoms unexplained by disease? The "number needed to offend". BMJ 2002; 325: 1449–50.

Thomson A, Page L. Psychotherapies for hypochondriasis. Cochr Database Systemat Rev 2007; 4: CD006520.

Ursin H, Eriksen H. Cognitive Activation Theory of Stress, Sensitization, and Common Health Complaints. Ann N Y Acad Sci 2007; 1113(1): 304–10.

van der Weijden T, van Velsen M, Dinant GJ et al. Unexplained complaints in general practice: prevalence, patients' expectations, and professionals' test-ordering behavior. Med Decis Making 2003; 23(3): 226–31.

Voigt K, Wollburg E, Weinmann N et al. Predictive validity and clinical utility of DSM-5 Somatic Symptom Disorder – comparison with DSM-IV somatoform disorders and additional criteria for consideration. J Psychosom Res 2012; 73(5): 345–50.

Wessely S, Nimnuan C, Sharpe M. Functional somatic syndromes: one or many? Lancet 1999; 354(9182): 936–9.

Wollburg E, Voigt K, Braukhaus C et al. Construct validity and descriptive validity of somatoform disorders in light of proposed changes for the DSM-5. J Psychosom Res 2013; 74(1): 18–24.

World Health Organization. Internationale Klassifikation psychischer Störungen: ICD-10, Kapitel V (F); klinisch-diagnostische Leitlinien (4. Aufl.). Bern: Huber 2000.

52 Funktionelle gastrointestinale Störungen

Rainer Schaefert, Paul Enck

Fallbeispiel

Eine 19-jährige Patientin stellt sich auf Zuweisung ihrer Hausärztin wegen seit ca. eineinhalb Jahren bestehenden, an etwa drei Tagen pro Woche auftretenden, krampfartigen Unterbauchschmerzen (VAS 8/10) beidseits mit teilweise wässrigen Diarrhoen bis zu fünfmal pro Tag in der allgemeininternistischen Ambulanz vor. Sie berichtet von einer deutlichen Beschwerdebesserung mit der Defäkation. Warnsymptome werden verneint. Die Symptomatik verschlechtert sich bei emotionalem Stress, vor beruflichen oder privaten Herausforderungen und bessert sich in Phasen körperlicher Ruhe, an Wochenenden und in den Schulferien. Keine Beschwerdeassoziation mit der Nahrungsaufnahme; Essverhalten und Gewichtsentwicklung sind unauffällig, ebenso Labor-Screening, Abdomen-Sonografie, Ileocoloskopie und gynäkologische Untersuchung.

Die Eltern der Patientin hätten sich vor über einem Jahr getrennt, die Mutter sei ausgezogen. Die Patientin wohne weiterhin bei ihrem Vater und habe keinen Kontakt zur Mutter. Eine ältere Schwester (acht Jahre älter) und ein älterer Bruder (sechs Jahre älter) seien bereits ausgezogen. Die Patientin besuche die Abschlussklasse des Gymnasiums, die sie aufgrund zahlreicher Fehlzeiten im kommenden Schuljahr wiederholen werde. Keine Partnerschaft.

Die Patientin wird über das Vorliegen eines diarrhoedominanten Reizdarmsyndroms informiert. Es erfolgt eine symptomatische Medikation mit Flohsamenschalen, Pfefferminzöl sowie Buthylscopolamin und Loperamid bei Bedarf. Die Patientin wird für zwei Wochen auf die psychosomatische Station aufgenommen und erlernt dort u. a. Bauchhypnose. Zu Beginn der zweiten Woche findet ein Familiengespräch statt, an dem auch die Mutter der Patientin teilnimmt. Unter den genannten Maßnahmen kommt es zum Sistieren der Beschwerden. Eine ambulante Psychotherapie wird eingeleitet.

52.1 Definition

Funktionelle gastrointestinale Störungen (FGIS) sind durch gastrointestinale Beschwerden definiert, die nicht hinreichend organisch erklärt sind.

52.1.1 Rom-III-Klassifikation

Die seit 1992 existierenden Rom-Kriterien (benannt nach der italienischen Hauptstadt, in der sich die Arbeits- und Konsensusgruppe jeweils trifft) stellen die umfangreichste und präziseste Differenzierung von FGIS dar, weshalb sie typischerweise auch als Forschungskriterien genutzt werden. In den seit 2006 gültigen Rom-III-Kriterien werden nach topografischer Zuordnung der führenden Beschwerden 28 einzelne FGIS bei Erwachsenen und 17 bei Kindern und Jugendlichen beschrieben. Bei Erwachsenen werden von oral nach anorektal sechs Hauptgruppen unterschieden (D'Amato 2013; Drossman 2006). Die höchste Relevanz haben das Reizdarmsyndrom und die funktionelle Dyspepsie.

52.1.2 Parallelklassifikation im ICD-10

Im Kapitel F45 des ICD-10 (psychische Störungen) werden somatisch nicht hinreichend erklärte, von den Betroffenen typischerweise einer körperlichen, möglicherweise noch nicht erkannten bzw. unzureichend diagnostizierten Erkrankung zugeschriebene gastrointestinale Beschwerden der Gruppe der somatoformen autonomen Funktionsstörungen (SAF) des oberen (F45.31) bzw. unteren (F45.32) Gastrointestinaltrakts zugeordnet. In den diagnostischen Leitlinien wird darauf hingewiesen, dass häufig psychische Belastungsfaktoren festzustellen sind, die einen Bezug zur Störung zu haben scheinen. Bei organübergreifenden körperlichen Beschwerden ist zu prüfen, ob die Kriterien für eine undifferenzierte Somatisierungsstörung (F45.1) oder das Vollbild einer Somatisierungsstörung (F45.0) erfüllt sind.

Daneben können im Kapitel K (Krankheiten des Verdauungssystems) Diagnosen für folgende funktionelle gastrointestinale Syndrome vergeben werden: Funktionelle Dyspepsie (K30), Reizdarmsyndrom (K58), funktionelle Verstopfung (K59.0) und funktionelle Diarrhoe (K59.1).

Zur differenziellen Klassifikation wird vorgeschlagen, die Diagnose eines »funktionellen Syndroms« aus Kapitel K zu vergeben, wenn die Beschwerden auf den Darm bzw. Magen begrenzt sind, die Diagnose einer »somatoforme autonomen Funktionsstörung«, wenn weitere psychosoziale Charakteristika (z. B. Krankheitsverhalten, Gesundheitsangst, Stressassoziation) vorliegen, und die Diagnose einer »(undifferenzierten) Somatisierungsstörung«, wenn entsprechende extraintestinale Körperbeschwerden bestehen.

Reizdarmsyndrom (RDS)

Unter den FGIS haben das Reizdarmsyndrom (RDS) und die funktionelle Dyspepsie (FD) die höchste klinische Relevanz. Für beide wurden Subtypen herausgearbeitet, welche für die Differenzialtherapie maßgeblich sind. ► Tabelle 52-1 zeigt die Rom-III-Kriterien für das RDS.

Daneben gibt es eine neue Definition der deutschen S3-Leitlinie RDS (Layer et al. 2011). Nach Leitsymptomatik werden dort vier Subtypen definiert, die einzeln oder kombiniert vorliegen können: Diarrhoe, Obstipation, Schmerzen/Krämpfe und Blähungen/Flatulenz. Folgende drei Kriterien müssen erfüllt sein:

- Es bestehen chronische (≥ 3 Monate) Beschwerden, die von Patient und Arzt auf den Darm bezogen werden und in der Regel mit Stuhlgangsveränderungen einhergehen.
- Die Beschwerden führen zu Hilfesuche und reduzieren die Lebensqualität des Patienten.
- Andere Ursachen wurden ausgeschlossen.

Funktionelle Dyspepsie (FD)

► Tabelle 52-2 zeigt für die FD die Rom-III-Kriterien inkl. Subtyp-Definition.

Komorbidität

FGIS weisen hohe Komorbiditätsraten auf, die mit steigendem Schweregrad zunehmen:

Tab. 52-1 Rom-III-Kriterien für RDS bei Erwachsenen

Wiederholte Bauchschmerzen oder Unwohlsein
Hauptkriterien: assoziiert mit ≥ 2 der folgenden Kriterien: • Besserung nach Stuhlentleerung • Beginn mit einer Änderung der Stuhlfrequenz • Beginn mit einer Änderung der Stuhlkonsistenz
Nebenkriterien, welche die Diagnose RDS stützen: • mühsame Stuhlentleerung mit starkem Pressen • gesteigerter Stuhldrang • Gefühl der inkompletten Stuhlentleerung • peranaler Schleimabgang • Blähungen/Gefühl der abdominalen Distension
Zeitkriterien: • ≥ 3 Tage/Monat in den letzten 3 Monaten • mit Beginn vor ≥ 6 Monaten • Forschungskriterium: ≥ 2 Tage/Woche
Nach vorliegender Stuhlkonsistenz (Bristol Stool Form Scale) werden folgende **Subtypen** unterschieden (► Abb. 52-1) • Obstipationstyp (IBS-C) • Diarrhoetyp (IBS-D) • Mischtyp (IBS-M) • unspezifischer Typ (IBS-U)

- der verschiedenen FGIS untereinander (z. T. überlappenden Kriterien der Rom-Klassifikation geschuldet): In bevölkerungsbasierten Studien lag die Prävalenz des RDS unter FD-Patienten bei 37 % (95 % CI, 30–45 %; Ford et al. 2010), die Prävalenz der FD unter RDS-Patienten noch höher bei 29–87 % (Kumar et al. 2012). Die Stärke der Assoziation lässt gemeinsame pathogenetische Mechanismen vermuten.
- mit extraintestinalen Körperbeschwerden im Rahmen überlappender Somatisierungssyndrome (Miller et al. 2001; North et al. 2004).
- Bei 30–90 % der RDS-Patienten ist eine komorbide psychische Störung zu diagnostizieren (Depression, Angst, Trauma, Sucht, Persönlichkeitsstörung; Drossman et al. 2002; Layer et al. 2011; Whitehead et al. 2002, 2007).

Schweregrad

Mit dem Ziel einer gestuften und kooperativen Versorgung der FGIS sollte eine Einstufung nach Schweregrad erfolgen (Drossman et al. 2011; Häuser et al. 2012; Hausteiner-Wiehle et al. 2012; ► Tab. 52-3).

52.2 Störungsmodell

Grundmechanismus für Disposition, Auslösung und Aufrechterhaltung der Beschwerden bei FGIS ist das Zusammenwirken 1) peripherer und 2) zentralnervöser sowie psychosozialer Krankheitsfaktoren, deren Interaktionen durch 3) Vermittlersysteme reguliert werden; für Dysfunktionen dieser Prozesse gibt es 4) prädisponierende genetische Faktoren (► Abb. 52-2; O'Malley et al. 2011; Tanaka et al. 2011). Im Zentrum steht eine Dysregulation der Hirn-Darm-Achse.

Dysbalancen in der Regulation des gastrointestinalen Systems können sich in Störungen von Permeabilität, Motilität, Sekretion (Zhou et al. 2009) und viszeraler Sensitivität niederschlagen. Die Darstellung erfolgt am Beispiel des RDS, dessen Pathogenese besonders gut untersucht ist:

Bei **peripheren Krankheitsfaktoren** scheint das größte Gewicht zu liegen. Im Fokus stehen aktuell die Mikrobiota und das enterische Nervensystem (ENS). Die Identifikation spezifischer Krankheitsfaktoren beim individuellen Patienten eröffnet gezielte Therapieoptionen (Camilleri 2012; ► Tab. 52-4).

Über das **zentrale Nervensystem** nehmen psychosoziale Faktoren und psychologische Mechanismen Einfluss auf die Pathogenese (van Tilburg et al. 2013):

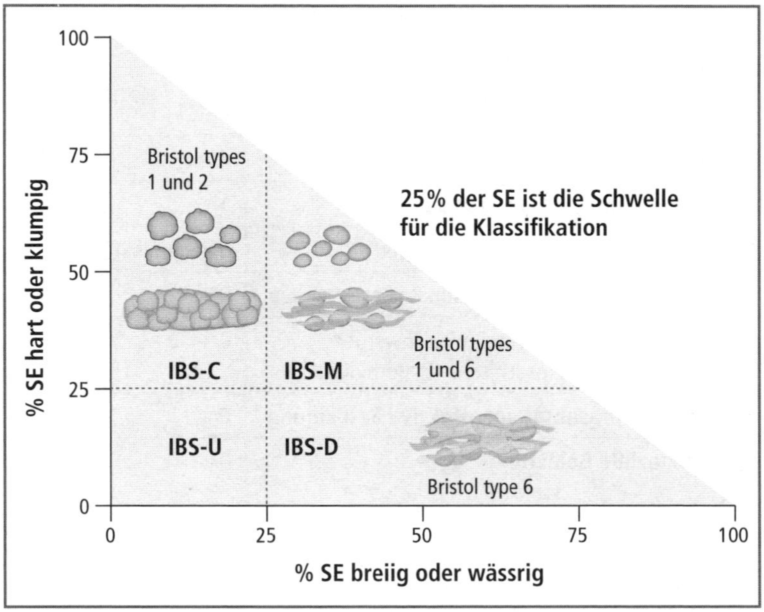

Abb. 52-1 Subtypen des Reizdarmsyndroms nach Stuhlkonsistenz (Bristol Stool Form Scale; nach Longstreth et al. 2006). SE = Stuhlentleerungen

Tab. 52-2 Definition und Kategorisierung von Patienten mit FD gemäß Rom III (Talley et al. 2008).

Definition	
Es bestehen ≥1 der folgenden Symptome, die ≥3 Monate bestehen und vor ≥6 Monaten erstmals eingetreten sind:	
• unangenehmes postprandiales Völlegefühl • frühzeitiges Sättigungsgefühl	• Schmerz im Oberbauch (zw. Nabel und Xiphoid) • Brennen im Oberbauch
und fehlender Nachweis (einschließlich ÖGD) einer strukturellen Läsion, die die Symptome hinreichend erklärt.	
Kategorisierung	
Postprandiales Distress-Syndrom	**Epigastrisches Schmerzsyndrom**
≥1 der folgenden Symptome tritt mehrmals pro Woche auf: • unangenehmes postprandiales Völlegefühl nach einer normal großen Mahlzeit • frühzeitiges Sättigungsgefühl, das verhindert, dass eine normale Mahlzeit verzehrt wird	alle folgenden Kriterien müssen erfüllt sein: • Schmerzen oder Brennen in Projektion auf den Oberbauch; mindestens von mäßig starker Intensität und ≥1× pro Woche • der Schmerz ist intermittierend • Beschwerden sind nicht generalisiert oder gleichzeitig den Brustraum oder andere Regionen des Abdomens betreffend • Beschwerden sind nicht nach Defäkation gebessert • Kriterien für Gallenblasen- oder Sphinkter-Oddi-Erkrankungen sind nicht erfüllt

Tab. 52-3 Schwere des Verlaufs von FGIS (Drossman et al. 2011; Häuser 2012; Hausteiner-Wiehle et al. 2012).

Schweregrad		**Leicht**	**Mäßig**	**Schwer**
FGIS ± SAF		FGIS	+ SAF	
Prävalenz		40 %	35 %	25 %
Symptomatik	Schmerzintensität	+	++	+++
	Beschwerdedauer	gelegentlich	häufig	anhaltend
	extraintestinale Beschwerden	0/+	++	+++
	seelische Beschwerden, psychische Komorbidität	0/+	++	+++
Beschwerdepräsentation: affektive Beteiligung		0/+	++	+++
psychosoziale Belastung		0/+	++	+++, Missbrauch
Krankheitswahrnehmung	Krankheitsangst	0	++	Katastrophisieren
Krankheitsverhalten	Inanspruchnahme	+	++	doctor hopping
Krankheitsfolgen	Lebensqualität	gut	mittel	schlecht
	Beeinträchtigung täglicher Aktivitäten	gelegentlich (0–15 Tage pro Jahr)	des Öfteren (15–50 Tage pro Jahr)	häufig/dauernd (>50 Tage pro Jahr)
	Arbeitsunfähigkeit	0/+	++	+++
Behandler-Patient-Beziehung		kooperativ	vulnerabel	frustrierend
Versorgungsebene		primär	sekundär	Spezialist

- **Biografische Belastungen/traumatische Erfahrungen** (early adverse life events): Die prädisponierende Bedeutung traumatischer Lebensereignisse für FGIS wurde vor allem für sexuellen Missbrauch gezeigt (Chitkara et al. 2008; Leserman u. Drossman 2008). Im Vergleich zu Gesunden und Patienten mit somatischen gastrointestinalen Krankheiten berichten RDS-Patienten häufiger über sexuellen Missbrauch in der Kindheit (Odds Ratio, OR, 4,01; 95 % CI 1,88–8,57; Paras et al. 2009). Bei Patienten mit frühen Belastungserfahrungen kommt es im Vergleich zu unbelasteten Kontrollen als Reaktion auf viszerale Stressoren zu einer stärkeren Cortisol-Ausschüttung, was eine Dysregulation der Hypophysen-Hypothalamus-Nebennierenrinden (HPA)-Achse vermuten lässt (Videlock et al. 2009).
- **Modelllernen:** Erlerntes Krankheitsverhalten (learned illness behaviour) ist bei RDS-Patienten im Vergleich zu gesunden Kontrollen häufiger nachweisbar. Ungünstige Reaktionen der Umwelt auf Krankheitsäußerungen können diese verstärken und chronifizieren (Dorn et al. 2007; Whitehead et al. 1982): Modelllernen an Eltern mit funktionellen Darmbeschwerden sowie Verstärkung

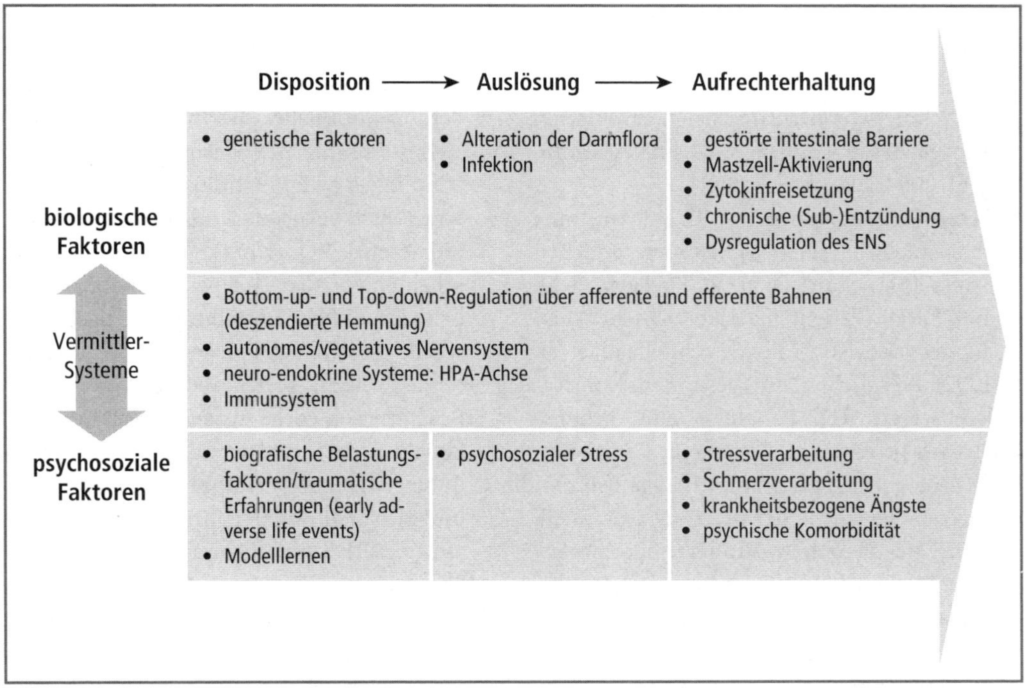

Abb. 52-2 Störungsmodell: Interaktionen zwischen biologischen und psychosozialen Krankheitsfaktoren in Disposition, Auslösung und Aufrechterhaltung von FGIS (O'Malley et al. 2011; Tanaka et al. 2011).

Tab. 52-4 Periphere Krankheitsfaktoren beim RDS als Ansatzpunkte für die Medikation.

Periphere Krankheitsfaktoren	Medikation	Literatur
Postinfektiöses RDS mit chronischer (Sub-)Entzündung, gestörter intestinaler Barriere, Zytokinfreisetzung und Mastzellaktivierung	Rifaximin, Mesalazin, Probiotika	Collins et al. (2012)
Idiopathische Gallensäuren-Malabsorption	Cholestyramin	Wedlake et al. (2009)
Alterierte Mikrobiota (Dysbiosis)	ggf. Rifaximin, Symbioselenkung mit Probiotika (Bifidobakterien, Laktobazillen) und Präbiotika	Saadi u. McCallum (2013) Simrén et al. (2013) Hungin et al. (2013)

von bauchbezogenem Krankheitsverhalten durch Bezugspersonen erhöhen das Risiko funktioneller Bauchbeschwerden im Erwachsenenalter. Bei Zwillingen ist ein Elternteil mit RDS ein unabhängiger Risikofaktor für eine FGIS des Kindes (Levy et al. 2004).

- **Schmerzverarbeitung:** Besonders gut belegt ist das Konzept der viszeralen Hypersensivität, das von einer deutlich erniedrigten Reizschwelle für Schmerzreize, insbesondere Dehnungsreize, im Darmtrakt ausgeht (Spiller et al. 2007). Darüber hinaus wurde beim RDS eine Erhöhung der generellen Schmerzsensitivität (Stabell et al. 2013) sowie eine Veränderung der zentralen Schmerzverarbeitung bzw. -modulation nachgewiesen (Bonaz et al. 2002; Coffin et al. 2004; Elsenbruch 2011).

- **Stressverarbeitung:** RDS-Symptome schwanken in Abhängigkeit vom täglichen Stress (Blanchard et al. 2008; Levy et al. 1997). RDS-Patienten berichten mehr Stress als gesunde Kontrollen (Whitehead et al. 1992). Verglichen mit gesunden Kontrollen zeigen RDS-Patienten eine größere Stressreaktivität in Form einer stärkeren physiologischen gastrointestinalen Reaktion auf den gleichen Stressreiz (Mayer et al. 2001). Resilienz bzw. Vulnerabilität gegenüber Stress wird von der genetischen Prädisposition und frühen Belastungserfahrungen, z.B. Trennung von der Mutter (O'Mahony et al. 2011) oder sexuellem Missbrauch (Chitkara et al. 2008), determiniert. Aktivierung der zentralen Stressantwort setzt die HPA-Achse (Dinan et al. 2006; Videlock et al. 2009), das autonome Nervensystem, das Immunsystem (O'Malley et al. 2011) und andere adaptive Systeme in Gang. So kommt es zu stressinduzierten Veränderungen der gastrointestinalen Motilität, der viszeralen Perzeption sowie der intestinalen Permeabilität und Sekretion (Chang 2012).
- **Neurotizismus:** Bestimmte Persönlichkeitszüge machen Menschen vulnerabler für den Effekt von Stressoren. Bei RDS-Patienten findet sich im Vergleich zu Kontrollen konsistent vermehrt Neurotizismus (Farnam et al. 2007; Tocic-Golubovic et al. 2010). Personen mit hohem Neurotizismus erleben rascher negative Affekte und reagieren stärker auf Stress und wiederkehrende Lebensprobleme.
- **Emotionaler Status/psychische Komorbidität:** Vor allem Angst und Depression, können exazerbierend zu FGIS beitragen (Gros et al. 2009). Diese Symptome sind bei RDS-Patienten häufiger und intensiver und sind mit mehr gastroinestinalen Beschwerden, funktioneller Beeinträchtigung und eingeschränkter Lebensqualität assoziiert (Choung et al. 2009; Koloski et al. 2003).
- **Krankheitsbezogene Ängste und Katastrophisieren:** Via Krankheitswahrnehmung scheinen vor allem Angstsensitivität, ängstliche Krankheitseinstellungen, Angstintrusivität und Katastrophisieren eine mediierende Rolle zu spielen und verstärkte RDS-Beschwerden vorherzusagen (Lackner et al. 2004). Katastrophisieren von Schmerzen durch Übersteigern ihrer Bedrohlichkeit und der Hilflosigkeit ihnen gegenüber ist auch bei RDS-Patienten mit einer größeren Schmerzintensität und stärkerer funktioneller Beeinträchtigung assoziiert (Lackner u. Quigley 2005).
- **Somatisierung** meint die psychische Tendenz, zahlreiche körperliche Symptome zu berichten und wird bei RDS-Patienten häufig angetroffen (Whitehead et al. 2002).

Mit zunehmendem Schweregrad spielen zentralnervöse und psychosoziale Faktoren und ihre Behandlung durch Psychotherapie und Psychopharmaka eine immer wichtigere Rolle (Drossman et al. 2011; Sinagra et al. 2012). Dabei scheint die Linderung der gastrointestinalen Beschwerden auf indirektem Weg wie Besserung von Angst/Katastrophisieren, Depression, Stress und Somatisierung eine entscheidende Rolle zu spielen (Jones et al. 2011; van Tilburg et al. 2013).

Als **Vermittlersysteme** zwischen zentralnervösen und peripheren Faktoren (brain-gut-axis/interactions; Fichna u. Storr 2012) wirken a) Prozesse der Bottom-up und Top-down-Regulation (Wiech u. Tracey 2009) über afferente und efferente (deszendierende Hemmung) Bahnen und das autonome/vegetative Nervensystem, b) neuro-endokrine Systeme wie die HPA-Achse (► Kap. 21; Dinan et al. 2006;

Elsenbruch 2011; Videlock et al. 2009) und c) das Immunsystem (► Kap. 23; Arebi et al. 2008; Ishihara et al. 2013; Mayer u. Tillisch 2011; O'Malley et al. 2011).

Prädisponierende **genetische Faktoren** (► Kap. 19; Saito 2011; Saito et al. 2010): Besonderes Interesse gilt hier dem serotonergen System (95 % des Neurotransmitters Serotonin im menschlichen Organismus befindet sich im Gastrointestinaltrakt; Kilpatrick et al. 2011) und dem TNF SF15 (D'Amato 2013).

52.3 Verlauf und Prognosefaktoren

Das RDS ist bei einem Teil der Betroffenen spontan rückläufig, häufig verläuft es aber chronisch. Ein Review von sechs Studien aus der ambulanten Versorgung (570 Patienten) zeigte nach sieben Jahren bei 55 % der RDS-Patienten weiterhin die RDS-Kriterien, bei 21 % eine Symptomminderung und bei 13 % Beschwerdefreiheit (Janssen et al. 1998). Patienten mit kurzer Symptomdauer und weniger psychologischen Symptomen hatten mit höherer Wahrscheinlichkeit eine Besserung (Lembo et al. 1996). Permanenter Lebensstress ist prognoserelevant (Bennett et al. 1998): Im Vergleich zu Patienten ohne Lebensstress zeigten Patienten mit solchem über sechs Monate keine Besserung ihrer Beschwerden. Die Prognose ad vitam ist günstig und unterscheidet sich nicht vom Bevölkerungsdurchschnitt (Layer et al. 2011).

52.4 Epidemiologie und gesundheitsökonomische Aspekte

Bei einer Ermittlung der 7-Tage-Punktprävalenz einer zumindest leichten Ausprägung gastrointestinaler Beschwerden in einer repräsentativen Stichprobe der deutschen Allgemeinbevölkerung berichteten 20 % Bauchschmerzen, 19 % Blähungen und 8 % Durchfall. Als 2-Jahres-Prävalenz schwerer gastrointestinaler Beschwerden fanden sich 11 % Bauchschmerzen, 13 % Blähungen und 3 % Durchfall (Hiller et al. 2006). Epidemiologische Studien aus Europa und Nordamerika zeigen eine Prävalenz des RDS von 5–15 % (Choung u. Locke 2011). Für die FD wird weltweit eine noch etwas höhere Prävalenz von 10–30 % berichtet (Kumar et al. 2012; Mahadeva u. Goh 2006). 25–50 % der Menschen mit anhaltenden Bauchbeschwerden suchen einen Arzt auf (Gilkin 2005; Oberndorff-Klein Woolthuis et al. 2004). FGIS sind häufiger bei Frauen (gepoolte OR für RDS: 1.46; Layer et al. 2011) und kommen in allen Altersklassen vor (Jones et al. 2000), wobei sie im Alter insgesamt zurückgehen (Chang et al. 2006). Es zeigt sich kein klarer Einfluss ethnischer Zugehörigkeit. FGIS können zu erheblichem Leidensdruck und verminderter Lebensqualität führen und verursachen erhebliche direkte (Arztbesuche, Medikamente, Diagnostik, Krankenhausaufenthalte, Begleiterkrankungen) und indirekte Kosten (Arbeitsausfälle, verminderte Produktivität während der Arbeit, Berentung; ACG IBS Task Force 2009; Agarwal u. Spiegel 2011; Khan u. Chang 2010; Layer et al. 2011).

52.5 Wissenschaftliche Fundierung und Behandlungsleitlinien

Unter den FGIS liegen zum RDS die meisten Studien und systematischen Reviews zu vielen Aspekten vor. Aktuell weist dieses Forschungsfeld eine hohe Aktivität auf. Zum RDS gibt es eine deutsche S3-Leitlinie (Layer et al. 2011), einen evidenzbasierten systematischen Review zum RDS-Management aus den USA (American College of Gastroenterology Task Force on IBS 2009) und die IBS-NICE Clinical Guideline aus Großbritannien (National Institute for Health and Clinical Excellence 2008). Wesentliche Publikationen sind in diesem Kapitel an den entsprechenden Stellen eingearbeitet. Analoge Anstrengungen für die FD sind in Vorbereitung. Die anderen FGIS wurden bislang deutlich weniger untersucht.

52.5.1 Diagnostik

Die frühe transparente Diagnosesicherung ist eine wichtige Basis für das Therapiemanagement und besitzt gesundheitsökonomische Bedeutung. Die Diagnosestellung erfordert folgende Komponenten (Böhm u. Kruis 2012; Häuser et al. 2012):

- Anamnese eines typischen Symptommusters über ≥ 3 Monate.
- aktive Exploration von Alarmsymptomen für somatische Krankheitsursachen (Red Flags):
  - Beschwerdebeginn ≥ 50 J.
  - > 2 Wochen Stuhlunregelmäßigkeiten mit dünnerer Konsistenz/Diarrhoe
  - Blut im Stuhl; Blutungszeichen (Anämie); Entzündungszeichen im Basislabor
  - unbeabsichtigter/unerklärlicher Gewichtsverlust (> 5 % in 1 Mo/ > 10 % in 6 Mo bei unveränderter Nahrungszufuhr)
  - B-Symptomatik (Fieber, Nachtschweiß)
  - positive Familienanamnese für Colon-Ca, chronisch entzündliche Darmerkrankung, Zöliakie
  - nächtliches Erwachen wegen Schmerzen/Koliken
  - vor kurzem erfolgte Antibiotikaeinnahme
  - kurze (< 6–12 Monate) Anamnese und/oder progrediente Symptomatik; besonders schwere Symptomatik
  - perianale Veränderungen
  - abnormer Widerstand im Bauch-, Becken- oder Rektumbereich

  oberer Gastrointestinaltrakt/FD zusätzlich:
  - rezidivierendes Erbrechen
  - Dysphagie
- simultanes Erfassen möglicher psychosozialer Krankheitsfaktoren, insbesondere sog. Yellow Flags als positive Hinweise auf schwerer verlaufende FGIS (► Tab. 52-3)
- symptomabhängig gezielte Stufendiagnostik (► Abb. 52-3, 52-4) zum Ausschluss anderer Ursachen: Basisdiagnostik, ggf. einschließlich Endoskopie und spezielle Diagnostik (in Abhängigkeit von Symptommuster, Symptomschwere und Lebensalter)

Wichtige Differenzialdiagnosen sind

- beim RDS:
  - Nahrungsmittelunverträglichkeit (Laktose, Fructose), Zöliakie
  - Gallensäure-Malabsorption
  - Chronische entzündliche Darmerkrankung (Crohn, Colitis)
  - Colon-Ca, Ovarial-Ca
  - eosinophile Gastroenteritis
- bei FD:
  - gastroösophageale Refluxkrankheit
  - Ulcus ventriculi/duodeni
  - Magen-Karzinom/-Lymphom
  - chronische Pancreatitis, Pancreas-Karzinom
  - Cholelithiasis, Gallenwegsmalignome
  - koronare Herzkrankheit

52.5.2 Therapie

Die Behandlungsziele bei FGIS (Häuser et al. 2012; Layer et al. 2011) sind:

- Der Patient soll in seinem Leiden ernst- und angenommen werden.
- Er soll über die Diagnose FGIS (z. B. RDS, FD) aufgeklärt, über die normale Lebenserwartung informiert und beruhigt werden.
- Anknüpfend an die subjektive Krankheitstheorie des Patienten gilt es, ein bio-psy-

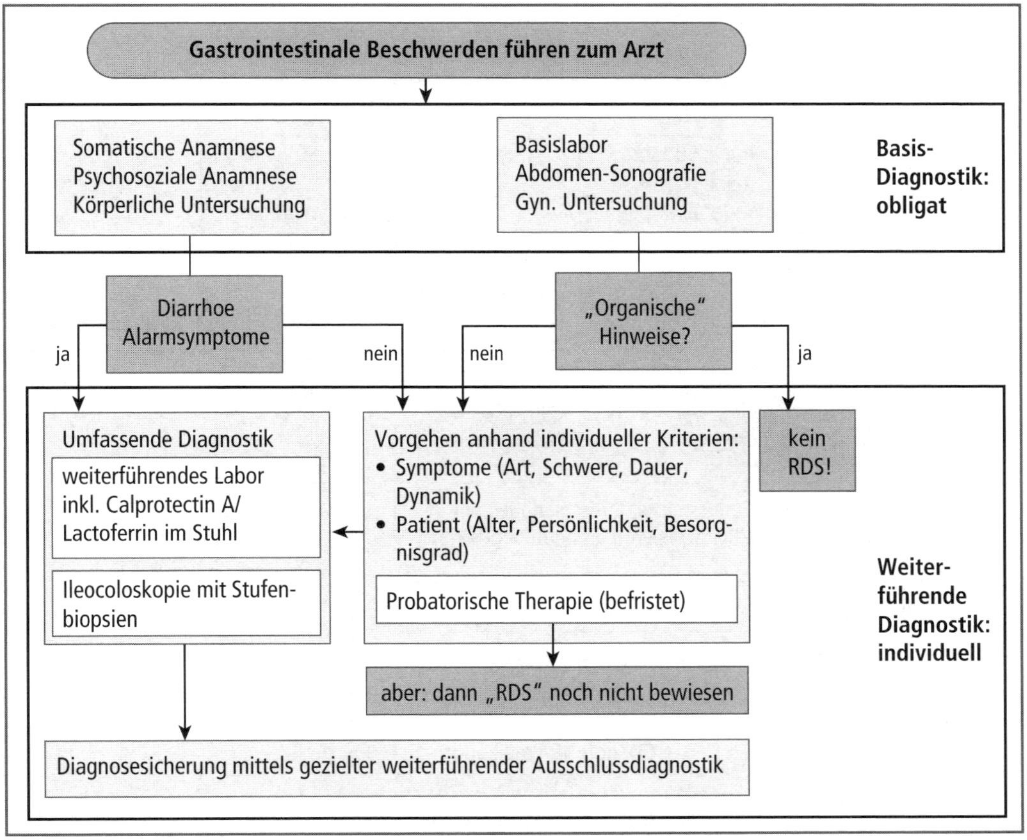

Abb. 52-3 Diagnostik/Management bei V. a. RDS (nach Andresen et al. 2011; Böhm u. Kruis 2012; Layer et al. 2011).

cho-soziales Störungsmodell zu entwickeln, in dem die identifizierten organischen und psychosozialen Krankheitsfaktoren integriert werden (Hirn-Darm-Interaktionen).
- Individuelle Trigger für die Beschwerden sollen herausgearbeitet werden.
- Maladaptives Krankheitserleben (Gesundheitsängste, Katastrophisieren, Scham- und Schuldgefühle) soll korrigiert werden.
- Vom Störungsmodell sind die Behandlungsrationalen für die je nach Schweregrad einzusetzenden Therapieelemente abzuleiten.
- Zusammen mit dem Patienten sollten realistische Therapieziele formuliert werden:
  - Linderung der Beschwerden (nicht Beschwerdefreiheit),
  - Entwickeln von Strategien, die Selbstmanagement und Lebensqualität verbessern.
- Verbesserung der psychovegetativen Selbstregulation.
- Ein Studie zu psychologischen Faktoren bei RDS kommt zum Schluss, dass vor allem Katastrophisieren und Somatisierung reduziert werden sollen (van Tilburg et al. 2013).
- Maladaptives Krankheitsverhalten (doctor hopping, sicherheitsuchendes und Vermeidungsverhalten) soll modifiziert werden.
- Ermutigung zu maßvoller körperlicher Aktivierung (Ausdauersport).
- Ressourcen und Kraftquellen (Hobbys, soziale Kontakte) sollen gestärkt werden.

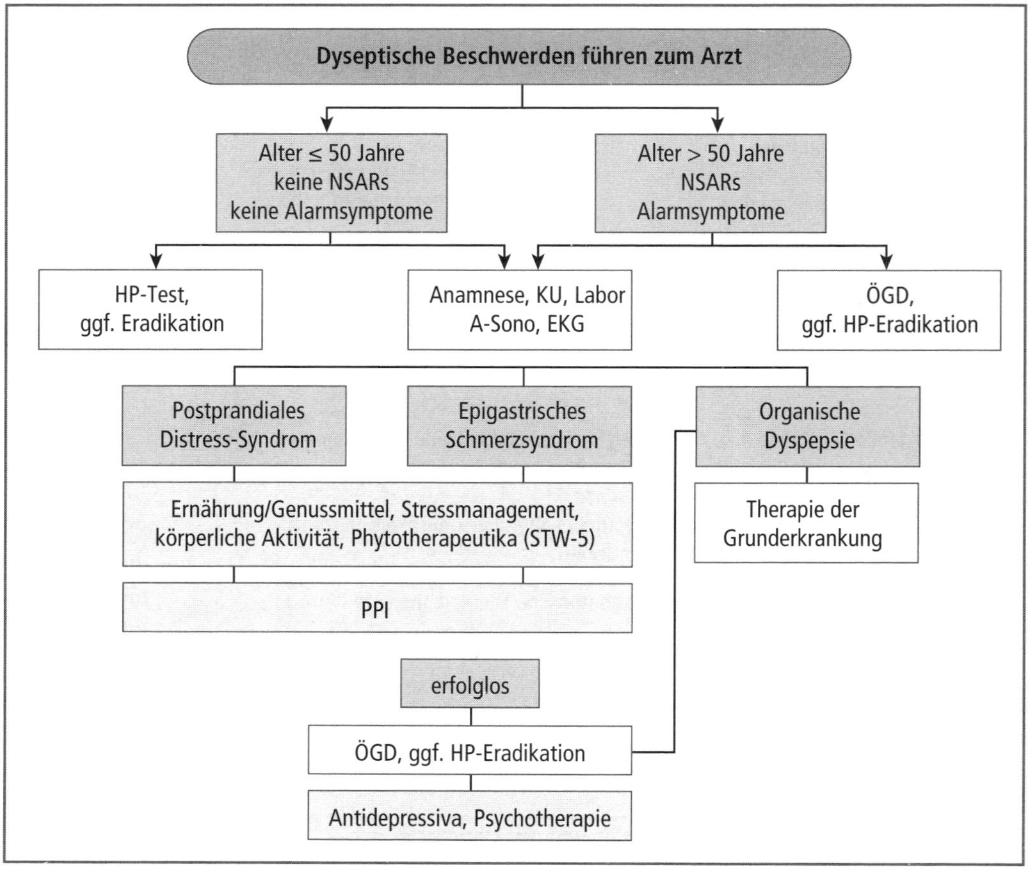

Abb. 52-4 Diagnostik/Management bei V. a. FD (nach Longstreth u. Lacy 2013; Mönnikes u. Wisser 2005). A-Sono = Abdomen-Sonografie, HP = Helicobacter pylori, KU = Körperliche Untersuchung, NSARs = Nicht-steroidale Anti-Rheumatika; ÖGD = Ösophago-Gastro-Duodenoskopie, PPI = Protonen-Pumpen-Inhibitor (Säureblocker).

- Der Umgang mit Stress und gastrointestinalen Beschwerden soll verbessert werden.
- Komorbide psychische Störungen sollen leitliniengemäß behandelt werden.

Die patientenzentriert anzupassenden Behandlungsrationalen zur Therapie von FGIS leiten sich vom je individuellen Bedingungsmodell ab (s. o.) und berücksichtigen periphere und zentralnervöse bzw. psychosoziale Einflussfaktoren sowie deren Interaktion. Die Therapie ruht auf den drei Säulen 1) Allgemeinmaßnahmen, 2) symptomorientierte Medikation, 3) psychosoziale Maßnahmen.

Als **Allgemeinmaßnahmen** kommen zum Einsatz: ärztliche Führung (s. u.), Psychoedukation, Ressourcenaktivierung, ggf. diätetische Maßnahmen (idealerweise in Kooperation mit der Ernährungsberatung; Gibson et al. 2013; Heizer et al. 2009; s. u.), Lifestyle-Modifikation und körperliche Aktivierung (Johannesson et al. 2011).

Ernährungsempfehlungen bei RDS sind:

- ausgewogene »leichte Vollkost«

- Identifikation und Elimination individueller Symptom-Trigger
  - Laktose (Vollmilch, Frischkäse, Fertiggerichte, Schokolade)
  - Fructose (Apfel, Birne, Kirsche, Kiwi, Weintraube, Trockenobst, Säfte, Honig)
  - Sorbit (Kaugummi, Bonbons, Zuckerersatz, Diabetikerprodukte)
  - FODMAPs: Fermentierbare Oligosaccharide (Fructane, Galactane), Disaccharide (Laktose), Monosaccharide (Fructose) und Polyole (Sorbitol, Mannitol)
  - Gluten (in vielen Getreidesorten: Weizen, Roggen, Gerste, Dinkel, Grünkern, Couscous)
  - Histamin (Rotwein, Sekt, Salami, Parmesan, Sauerkraut, Thunfisch, Tomaten)
  - Genussmittel (Alkohol, Koffein, Nikotin)
  - Blähendes (Kraut, Kohl-, Bohnen- und Lauchgemüse)
  - Scharfes (Gewürze, Chili; diverse [scharfe] Saucen)
  - Zutaten (Ketchup, Senf, Mayonnaise)
  - Fast Food (Pommes, Burger)
- ggf. Eliminationsdiät ≥14 Tage, Fortführung nur bei klarer Symptomminderung CAVE: Mangelernährung; kein Hungern/Radikaldiäten
- Esskultur:
  - regelmäßige, entspannte, genussvolle, kleine Mahlzeiten
  - langsam essen, sorgfältig kauen
  - kein hastiges »Zwischendurch-Essen«, nicht unnötig Luft herunterschlucken
  - nach dem Essen kleiner Spaziergang
  - Ruhepausen für Magen und Darm: fünf Stunden zwischen den Mahlzeiten, spätestens ab 20 Uhr

Die Medikation orientiert sich an spezifischen Behandlungsrationalen bzgl. peripherer Krankheitsfaktoren und an der Leitsymptomatik von RDS (► Tab. 52-5) bzw. FD.

Die Wirkung der Medikamente wird durch Placeboeffekte verstärkt, die besonders in der Behandlung des RDS eine relevante Rolle spielen (Deter u. Wienbeck 1998; Häuser et al. 2012; Layer et al. 2011). Dahinter stehende Mechanismen sind die unterstützende Behandler-Patient-Beziehung und positive Erwartungen des Patienten bzgl. des Therapieerfolgs. Sie werden vermutlich über das absteigende schmerzmodulierende Neuronensystem vermittelt (Enck et al. 2013; Kaptchuk et al. 2008).

52.6 Psychosoziale Maßnahmen

52.6.1 Psychosomatische Grundversorgung

Alle FGIS-Patienten sollten im Rahmen der psychosomatischen Grundversorgung begleitet werden. Grundlegend ist eine tragfähige Behandler-Patient-Beziehung.

Empfehlungen zur therapeutischen Beziehungsgestaltung sind (Drossman 2006; Lahmann et al. 2012):

- Erheben der Anamnese in einem nichtdirektiven, patientenzentrierten Interview
- Durchführen einer sorgfältigen, kosteneffizienten Diagnostik
- Erfragen des subjektiven Krankheitsmodells
- verständliche Informationen und Aufklärung
- Identifizieren der Erwartungen des Patienten und realistische Reaktion hierauf
- gestufte Verknüpfung körperlicher Beschwerden mit emotionalem Erleben und psychosozialen Belastungen (»tangentiale Gesprächsführung«)
- Vermeiden eines konfrontativen Vorgehens in der initialen Phase
- »Sowohl-als-auch-Haltung« bei der Frage nach einer organischen vs. psychischen Genese der Beschwerden
- Einbeziehen des Patienten in die Behandlung (partizipative Entscheidungsfindung),

Tab. 52-5 Symptomorientierte Medikation bei RDS (Andresen et al. 2011; Häuser et al. 2012; Layer et al. 2011).

bei Diarrhoe:	**EG**	**bei Obstipation:**	**EG**
Cholestyramin Probiotika: Bifidobacterium infantis (z. B. Bifantis®, Align®), Lactobazillus acidophilus (z. B. Lacteol®), E. coli Nissle (z. B. Mutaflor®) Loperamid Phytotherapeutika: Iberogast (STW-5) Spasmolytika: Pfefferminzöl, Butylscopolamin, Mebeverin	EG A	Flohsamenschalen Probiotika: z. B. Bifidobacterium animalis DN173010 (z. B. Activia®), Lactobacillus casei Shirota (Yakult®), E. coli Nissle 1917 (z. B. Mutaflor®) Spasmolytika: Pfefferminzöl, Butylscopolamin	EG A
Flohsamenschalen	EG B	osmotische Laxanzien vom Macrogoltyp (z. B. Movicol®) Phythotherapeutikum STW-5 (Iberogast®) Antidepressiva (Sertralin, Duloxetin) 5-HT4-Agonist: Prucaloprid	EG B
	EG C	stimulierende Laxanzien, z. B. Na-Picosulfat (Laxoberal®), Bisacodyl (Dulcolax®)	EG C
trizyklische Antidepressiva: Amitriptylin, insbesondere bei Depression Rifaximin (in LL noch nicht empfohlen)	ohne	Guanylatcyclase-C-Agonist Lincalotid – vor allem bei Obstipation und Schmerz	
bei Schmerzen:	**EG**	**bei Blähungen:**	**EG**
Spasmolytika: Pfefferminzöl (auch Butylscopolamin und Mebeverin) Phytotherapeutika: STW-5 Probiotika: Bifidobacterium animalis (z. B. Activia®), E. coli Nissle (z. B. Mutaflor®), Kombinationspräparate (z. B. VSL#3®) Flohsamenschalen (z. B. Mucofalk®) Antidepressiva, insbesondere bei komorbider Depression • bei Diarrhoe Trizyklika: Amitritpylin • bei Obstipation SSRI: z. B. Duloxetin, Sertralin	EG A	Rifaximin	EG A
	EG B	Phytotherapeutika, z. B. STW-5 Probiotika: Bifidobacterium infantis 35624 (z. B. Bifantis®, Align®), Bifidobacterium animalis DN173010, Lactobacillus casei Shirota (z. B. Yakult®), E. coli (Symbioflor®-2)	EG B
	EG C	Entschäumer: Simeticon	EG C
Guanylatcyclase-C-Agonist Lincalotid – vor allem bei Obstipation und Schmerz	ohne		

EG = Evidenzgrad, 5-HT = Serotonin

unter klaren Abgrenzungen (z. B. »keine weitere Diagnostik indiziert«)
- realistische Zielsetzung und Einschätzung des Therapieerfolgs (Heilung vs. Bewältigung)
- Gewährleisten einer kontinuierlichen Betreuung

52.6.2 Störungsorientierte Psychotherapie

Ab mittelschweren Verläufen (Vorliegen von Yellow Flags, s. o.) sollte eine störungsorientierte Psychotherapie erfolgen. Für das RDS können folgende evidenzbasierte Behandlungsempfehlungen gegeben werden (Lahmann u. Martin 2013):
- auf dem Evidenzniveau »wirksam« für kognitive Verhaltenstherapie (KVT), psychodynamisch-interpersonelle Psychotherapie, Hypnotherapie (Schaefert et al. 2014b) und Entspannungsverfahren (inkl. Stressbewältigung). ► Tabelle 52-6 stellt die einander ergänzenden Behandlungsrationalen und das therapeutische Vorgehen gegliedert in Eingangs-, Mittel- und Abschlussphase dar. Die vorliegenden Reviews und Metaanalysen (Ford et al. 2009; Lackner et al. 2004; Lahmann u. Martin 2013; Zijdenbos et al. 2009) weisen gemittelte Effektstärken im kleinen bis moderaten Bereich aus. Praktisch alle Verfahren nutzen Psychoedukation und Entspannungsverfahren. Fokus der Entspannungsverfahren ist die Reduktion physiologischer Effekte von Stress und Angst; zur Anwendung kommen z. B. Progressive Muskelrelaxation, Biofeedback, Yoga und meditative Verfahren. Im Rahmen von Stressmanagementtechniken wird das Vorgehen um die Erarbeitung des Zusammenhangs zwischen auslösenden Bedingungen und Symptomen erweitert (Shaw et al. 1991). Neuere Entwicklungen in der KVT bei RDS betonen die Aufgabe von Sicherheitsverhalten und Wiederaufnahme vermiedener Aktivitäten und Situationen (mit Exposition). Auch bei im mittleren Oberbauch lokalisierten Beschwerden hat sich Hypnotherapie bewährt (Calvert et al. 2002).
- auf dem Evidenzniveau »möglicherweise wirksam«:
  - KVT-Selbsthilfetherapie mit minimalem Therapeutenkontakt: Es liegt ein RCT über ein 7-wöchiges Selbsthilfeprogramm in Kombination mit minimalem Therapeutenkontakt (einmaliges individuelles Gespräch zu Beginn und zwei Telefonkontakte im Verlauf) vor. Sechs Monate nach Intervention zeigte sich eine größere Personenzahl mit klinisch relevanten Verbesserungen als nach Standardversorgung (83 % vs. 49 %; OR 5.3; 95 % CI 1.64–17.26).
  - KVT-Internettherapie: Ihre Wirksamkeit wurde kürzlich in RCTs im Vergleich zu Wartelistenkontrolle (Hunt et al. 2009; Ljótsson et al. 2011), einem Online-Diskussionsforum (Ljótsson et al. 2010) und einer internetbasierten Stressbewältigung (Ljótsson et al. 2011) gezeigt.
  - Funktionelle Entspannung/Körperpsychotherapie: Diese Ansätze verbinden übende Elemente der klassischen Entspannungstechniken mit einer psychotherapeutischen Bearbeitung des dabei Erlebten und wechseln somit kontinuierlich zwischen den Ebenen des körpernahen Erlebens und der psychotherapeutischen Bearbeitung. Beispiele: Konzentrative Bewegungstherapie (KBT), Funktionelle Entspannung (FE; Lahmann et al. 2010). Ziel: über die verbesserte Wahrnehmung körperlicher Prozesse auch Selbstwahrnehmung und Selbstregulation verbessern.

Tab. 52-6 Evidenzbasierte psychotherapeutische Empfehlungen für das RDS (Lahmann u. Martin 2013).

	Kognitive Verhaltenstherapie	Psychodynamisch-interpersonelle Therapie	Bauchbezogene Hypnotherapie/ Hypnose
Störungs-modell	bio-psycho-soziales Stressmodell (RDS als Stressreaktion)	Störung der Affekt- und Beziehungs-regulation	Dysregulation der zerebro-viszeralen Funktion (Hirn-Darm-Interaktion)
Ziel	Erarbeiten eines Bedingungsmodells: Zusammenhänge von Stressoren, automatischen Gedanken/Interpretationen, Symptomen und (Vermeidungs-) Verhalten Bewältigungsstrategien entwickeln	Verbindung zwischen RDS-Symptomen und innerem Gefühlsleben des Patienten	allgemeine Entspannung und Ich-Stärkung, Kontrolle der intestinalen Motilität, Reduktion der viszeralen Hypersensitivität, Verbesserung der psychovegetativen Selbstregulation
Setting	6–12 Sitzungen, 1-mal pro Woche; Gruppe und Einzel	2 × 2 h + 7 × 45 min über 12 Wochen; Einzel	6–12 Sitzungen à 30 min über 3 Monate; Einzel oder Gruppe
Phasenorientierte Interventionen			
Eingangs-phase	Psychoedukation, Symptom-Trigger und emotionale, kognitive und behaviorale Reaktionen darauf erfassen (SORKC-Modell)	Aufbau einer stabilen therapeutischen Beziehung, auch als Modell für reale Beziehungen mit anderen Menschen (Übertragungsgeschehen), Exploration	Psychoedukation über das RDS, insbesondere die Hirn-Darm-Achse, Einführung der Hypnose, Einsatz von Ich-stärkenden Imaginationen (z. B. Baumübung) und Suggestionen (Verbesserung der Gesundheit und des Wohlbefindens)

Mittelphase	dysfunktionale automatische Gedanken identifizieren und mithilfe kognitiver Interventionen adaptivere Bewertungen entwickeln, Entspannungstechniken: PMR, Atemübungen, Biofeedback (Blanchard et al. 1992), soziales Kompetenztraining, effektives Zeitmanagement, Schmerzmanagement, Expositionen an: viszerale Sensationen (z. B. Tragen enger Kleidung, Einnahme bestimmter Lebensmittel; Craske et al. 2011), aus Angst vermiedene Situationen und Aktivitäten (Ljótsson et al. 2010)	Verbindung zwischen Emotionen und physischen Reaktionen herstellen (z. B. mittels Metaphern), Patienten im verbalen Ausdruck seiner Emotionen unterstützen; Darmsymptome werden explizit als Metaphern für den Ausdruck von Emotionen genutzt (z. B. »... und das ist Ihnen dann auf den Magen geschlagen«), Bearbeitung bestehender Probleme auf der psychischen Ebene, Verbesserung interpersoneller Schwierigkeiten (Hyphantis et al. 2009), Entspannungsübungen (als Hausaufgaben)	Etablierung einer wahrnehmbaren Verknüpfung zwischen Bewusstsein und Darm: Patienten werden aufgefordert, ihre warmen Hände auf den Bauch zu legen und sich auf die Weitergabe der Wärme in den Bauchraum zu konzentrieren; der Patient soll die Wärme, die er spürt, mit einer guten Kontrolle über die Darmfunktion assoziieren. Verknüpfung darmgerichteter Imaginationen (Bach/Fluss, Meereswellen) und Suggestionen (Ruhe, Harmonie, Kontrolle der glatten Darmmuskulatur, Rhythmisierung der Magen-Darm-Tätigkeit)
Abschlussphase	Rückfallprophylaxe: Wiederholen von Bewältigungsstrategien, Antizipieren von Situationen mit hohem Stressrisiko	Perspektive Abschied und zugehörige Gefühle	Alle Sitzungen enden mit Ich-stärkenden Suggestionen: Es wird die Vorstellung verstärkt, dass jetzt wieder eine funktionierende Verknüpfung zwischen Gehirn und Darm hergestellt ist und das Bewusstsein wieder frei wird, sich den Dingen in der Realität zuzuwenden, die wegen der Symptome vernachlässigt wurden.
Literatur/ Manuale	Toner et al. (2000)	Svedlund et al. (1983) Guthrie et al. (1991)	Whorwell (1984) Gonsalkorale (2006)

PMR = Progressive Muskelrelaxation

Verlauf	Stufentherapie	Diarrhoe	Obstipation	Schmerz	Blähungen
leicht (40 %)	ärztliche Führung	empatische Behandler-Patient-Beziehung			
	Psychoedukation	Aufklärung, Beruhigung, Diagnosemitteilung; biopsychosoziales Erklärungsmodell; individuelle Triggerfaktoren (Befindlichkeitstagebuch)			
	allgemeine Maßnahmen	Ressourcen-Aktivierung			
	Ernährung, Lebensstil	Diätmodifikation (Nahrungsmittel-Intoleranzen?) Genussmittel? Bewegung/Sport			
	Phytotherapie	Flohsamenschalen, Pfefferminzöl, Kümmelöl, STW-5 (z.B. Iberogast®)			
	Probiotika	s. Tab. 52-5			
mittel (35 %)	Symptomorientierte Medikation	s. Tab. 52-5			
	Psychotherapie	Bauchgerichtete Hypnotherapie; kognitive Verhaltenstherapie (auch als Internettherapie/Selbsthilfetherapie); psychodynamisch-interpersonelle Psychotherapie; Entspannungsverfahren (inkl. Stressbewältigung); Körperpsychotherapie/Funktionelle Entspannung			
schwer (25 %)	Antidepressiva	Trizyklika: Amitriptylin	SSRI: Sertralin	Trizyklika, Duloxetin	

Abb. 52-5 Individualisierte schweregradgestufte Therapie nach Leitsymptom.

52.6.3 Psychopharmakotherapie

Bei schweren Verläufen mit depressiver Komorbidität sind Antidepressiva indiziert; ihre Auswahl erfolgt unter gezielter Nutzung anticholinerger, serotonerger bzw. noradrenerger Nebenwirkungen (Dekel et al. 2013): Trizyklika (z.B. Amitritpylin) aufgrund anticholinerger und somit obstipierender Wirkungen bei Diarrhoe, SSRI (z.B. Sertralin) bei Obstipation, Duloxetin aufgrund seiner coanalgetischen Potenz bei Schmerzdominanz. Bei FD gibt es Hinweise für die Wirksamkeit des anxiolytisch wirkenden 5-HT1A-Agonisten Buspiron (Grover u. Camillieri 2013; Tack et al. 2012).

52.7 Perspektive: Optimierter Behandlungsablauf unter Berücksichtigung aktueller wissenschaftlicher Erkenntnisse

In ►Abbildung 52-5 sind die aktuellen Behandlungsoptionen für das RDS in ein schweregradgestuftes, kooperatives Versorgungsmodell nach Leitsymptom integriert, wie es von der S3-Leitlinie Nicht-spezifische, funktionelle und somatoforme Körperbeschwerden empfohlen wird (Hausteiner-Wiehle et al. 2013; Schaefert et al. 2012, 2014a). Ein Ablaufplan zum psychotherapeutischen Vorgehen könnte unter Effizienz- und Effektivitätsaspekten so aussehen, dass zunächst KVT-Internet- bzw. Selbsthilfetherapie versucht wird. Erweist sich dies als nicht ausreichend, erfolgt KVT am ökonomischsten in der Gruppe, kombiniert mit dem Erlernen von Bauchhypnose, alternativ einem anderen Entspannungsverfahren inkl. Stressbewältigung. Psychodynamisch-interpersonelle Psychotherapie kann je nach Problemlage, Präferenz und Verfügbarkeit additiv oder alternativ zur KVT zum Einsatz kommen. In besonders schweren Fällen erfolgt zusätzlich Körperpsychotherapie (z. B. Funktionelle Entspannung). Aktuelle Forschungsaktivitäten führen zu einem wachsenden pathophysiologischen Verständnis von FGIS. Dieses könnte eine verbesserte, pathophysiologisch abgestützte Subtypisierung der heterogenen Gruppe der FGIS ermöglichen und damit die Grundlage für individualisierte bio-psycho-soziale Differenzialtherapien liefern.

Literatur

Agarwal N, Spiegel BM: The effect of irritable bowel syndrome on health-related quality of life and health care expenditures. Gastroenterol Clin North Am 2011; 40: 11–9.

American College of Gastroenterology Task Force on Irritable Bowel Syndrome, Brandt LJ, Chey WD et al. An evidence-based position statement on the management of irritable bowel syndrome. Am J Gastroenterol 2009; 104 (Suppl 1): S1–35.

Andresen V, Keller J, Pehl C et al. Clinical practice guideline: Reizdarmsyndrom – die wichtigsten Empfehlungen. Dtsch Aerztebl Int 2011; 108: 751–60.

Arebi N, Gurmany S, Bullas D et al. Review article: The psychoneuroimmunology of irritable bowel syndrome – an exploration of interactions between psychological, neurological and immunological observations. Aliment Pharmacol Ther 2008; 28: 830–40.

Bennett EJ, Tennant CC, Piesse C et al. Level of chronic life stress predicts clinical outcome in irritable bowel syndrome. Gut 1998; 43: 256–61.

Blanchard EB, Lackner JM, Jaccard J et al. The role of stress in symptom exacerbation among IBS patients. J Psychosom Res 2008; 64: 119–28.

Blanchard EB, Schwarz SP, Suls JM et al. Two controlled evaluations of multicomponent psychological treatment of irritable bowel syndrome. Behav Res Ther 1992; 30: 175–89.

Böhm SK, Kruis W. Reizdarmsyndrom – neue Entwicklungen. Dtsch Med Wochenschr 2012; 137: 2034–7.

Camilleri M. Peripheral mechanisms in irritable bowel syndrome. N Engl J Med 2012; 367: 1626–35.

Chang L. The role of stress on physiologic responses and clinical symptoms in irritable bowel syndrome. Gastroenterology 2011; 140: 761–5.

Chang L, Toner BB, Fukudo S et al. Gender, age, society, culture, and the patient's perspective in the functional gastrointestinal disorders. Gastroenterology 2006; 130: 1435–46.

Chitkara DK, van Tilburg MA, Blois-Martin N, Whitehead WE. Early life risk factors that contribute to irritable bowel syndrome in adults: a systematic review. Am J Gastroenterol 2008; 103: 765–74.

Choung RS, Locke GR 3rd. Epidemiology of IBS. Gastroenterol Clin North Am 2011; 40: 1–10.

Choung RS, Locke GR, Zinsmeister AR et al. Psychosocial distress and somatic symptoms in community subjects with irritable bowel syndrome: a psychological component is the rule. Am J Gastroenterol 2009; 104: 1772–9.

Collins SM, Chang C, Mearin F. Postinfectious chronic gut dysfunction: from bench to bedside. Am J Gastroenterol 2012; 1 (Suppl 1): 2–8.

Craske MG, Wolitzky-Taylor KB, Labus J et al. A cognitive-behavioral treatment for irritable bowel syndrome using interoceptive exposure to visceral sensations. Behav Res Ther 2011; 49: 413–21.

D'Amato M. Genes and functional GI disorders: from casual to causal relationship. Neurogastroenterol Motil 2013; 25: 638–49.

Dekel R, Drossman DA, Sperber AD. The use of psychotropic drugs in irritable bowel syndrome. Expert Op Investig Drugs 2013; 22: 329–39.

Deter H, Wienbeck M. Funktionelle Darmbeschwerden. Dtsch Aerztebl 1998; 95: 1966–72.

Dinan TG, Quigley EM, Ahmed SM et al. Hypothalamic-pituitary-gut axis dysregulation in irritable bowel syndrome: plasma cytokines as a potential biomarker? Gastroenterology 2006; 130: 304–11.

Dorn SD, Palsson OS, Thiwan SI et al. Increased colonic pain sensitivity in irritable bowel syndrome is the result of an increased tendency to report pain rather than increased neurosensory sensitivity. Gut 2007; 56: 1202–9.
Drossman DA. The functional gastrointestinal disorders and the Rome III process. Gastroenterology 2006; 130: 1377–90.
Drossman DA, Camilleri M, Mayer EA, Whitehead WE. AGA technical review on irritable bowel syndrome. Gastroenterology 2002; 123: 2108–31.
Drossman DA, Chang L, Bellamy N et al. Severity in irritable bowel syndrome: a Rome Foundation Working Team report. Am J Gastroenterol 2011; 106: 1749–59.
Elsenbruch S. Abdominal pain in Irritable Bowel Syndrome: a review of putative psychological, neural and neuro-immune mechanisms. Brain Behav Immun 2011; 25: 386–94.
Enck P, Bingel U, Schedlowski M, Rief W. The placebo response in medicine: minimize, maximize or personalize? Nat Rev Drug Discovery 2013; 12: 191–204.
Enck P, Junne F, Klosterhalfen S et al. Therapy options in irritable bowel syndrome. Eur J Gastroenterol Hepatol 2010; 22: 1402–11.
Farnam A, Somi MH, Sarami F et al. Personality factors and profiles in variants of irritable bowel syndrome. World J Gastroenterol 2007; 13: 6414–8.
Fichna J, Storr MA. Brain-Gut Interactions in IBS. Front Pharmacol 2012; 3: 127.
Ford AC, Marwaha A, Lim A, Moayyedi P. Systematic review and meta-analysis of the prevalence of irritable bowel syndrome in individuals with dyspepsia. Clin Gastroenterol Hepatol 2010; 8: 401–9.
Ford AC, Talley NJ, Schoenfeld PS et al. Efficacy of antidepressants and psychological therapies in irritable bowel syndrome: systematic review and meta-analysis. Gut 2009; 58: 367–78.
Ford AC, Talley NJ, Spiegel BM et al. Effect of fibre, antispasmodics, and peppermint oil in the treatment of irritable bowel syndrome: systematic review and meta-analysis. BMJ 2008; 337: a2313.
Gibson PR, Barrett JS, Muir JG. Functional bowel symptoms and diet. Intern Med J 2013; 43: 1067–74.
Gilkin RJ Jr. The spectrum of irritable bowel syndrome: A clinical review. Clin Ther 2005; 27: 1696–709.
Gonsalkorale WM. Gut-directed hypnotherapy: the Manchester approach for treatment of irritable bowel syndrome. Int J Clin Exp Hypn 2006; 54: 27–50.
Gros DF, Antony MM, McCabe RE, Swinson RP. Frequency and severity of the symptoms of irritable bowel syndrome across the anxiety disorders and depression. J Anxiety Disord 2009; 23: 290–6.
Grover M, Camilleri M. Effects on gastrointestinal functions and symptoms of serotonergic psychoactive agents used in functional gastrointestinal diseases. J Gastroenterol 2013; 48: 177–81.
Guthrie E, Creed F, Dawson D, Tomenson B. A controlled trial of psychological treatment for the irritable bowel syndrome. Gastroenterology 1991; 100: 450–7.
Häuser W, Layer P, Henningsen P, Kruis W: Funktionelle Darmbeschwerden bei Erwachsenen. Dtsch Aerztebl Int 2012; 109: 83–94.
Hausteiner-Wiehle C, Henningsen P, Häuser W et al. (Hrsg). Umgang mit Patienten mit nicht-spezifischen, funktionellen und somatoformen Körperbeschwerden. S3-Leitlinie mit Quellentexten und Praxismaterialien. Stuttgart: Schattauer 2013.
Hefner J, Rilk A, Herbert BM et al. Hypnotherapeutische Interventionen beim Reizdarmsyndrom – eine systematische Übersicht. Z Gastroenterol 2009; 47: 1153–9.
Heizer WD, Southern S, McGovern S. The role of diet in symptoms of irritable bowel syndrome in adults: a narrative review. J Am Diet Assoc 2009; 109: 1204–14.
Hiller W, Rief W, Brähler E. Somatization in the population: from mild bodily misperceptions to disabling symptoms. Soc Psychiatr Epidemiol 2006; 41: 704–12.
Hungin AP, Mulligan C, Pot B et al. Systematic review: probiotics in the management of lower gastrointestinal symptoms in clinical practice – an evidence-based international guide. Aliment Pharmacol Ther 2013; 38: 864–86.
Hyphantis T, Guthrie E, Tomenson B, Creed F. Psychodynamic interpersonal therapy and improvement in interpersonal difficulties in people with severe irritable bowel syndrome. Pain 2009; 145: 196–203.
Ishihara S, Tada Y, Fukuba N et al. Pathogenesis of irritable bowel syndrome – review regarding associated infection and immune activation. Digestion 2013; 87: 204–11.
Janssen HA, Muris JW, Knotterus JA. The clinical course and prognostic determinants of the irritable bowel syndrome: a literature review. Scand J Gastroenterol 1998; 33: 561–7.
Johannesson E, Simrén M, Strid H et al. Physical activity improves symptoms in irritable bowel syndrome: a randomized controlled trial. Am J Gastroenterol 2011; 106: 915–22.

Jones M, Koloski N, Boyce P, Talley NJ. Pathways connecting cognitive behavioral therapy and change in bowel symptoms of IBS. J Psychosom Res 2011; 70: 278–85.

Kaptchuk TJ, Kelley JM, Conboy LA et al. Components of placebo effect: randomised controlled trial in patients with irritable bowel syndrome. BMJ 2008; 336: 999–1003.

Kilpatrick LA, Labus JS, Coveleskie K et al. The H-R3A polymorphism c. -42C > T is associated with amygdala responsiveness in patients with irritable bowel syndrome. Gastroenterology 2011; 140: 1943–51.

Koloski NA, Talley NJ, Boyce PM. Does psychological distress modulate functional gastrointestinal symptoms and health care seeking? A prospective, community cohort study. Am J Gastroenterol 2003; 98: 789–97.

Kumar A, Patel J, Sawant P. Epidemiology of functional dyspepsia. J Assoc Physicians India 2012; 60: 9–12.

Lackner JM, Quigley BM. Pain catastrophizing mediates the relationship between worry and pain suffering in patients with irritable bowel syndrome. Behav Res Ther 2005; 43: 943–57.

Lackner JM, Quigley BM, Blanchard EB. Depression and abdominal pain in IBS patients: the mediating role of catastrophizing. Psychosom Med 2004; 66: 435–41.

Lahmann C, Häuser W, Dinkel A. Funktionelle gastrointestinale Störungen. PSYCH up2date 2012; 6: 293–308.

Lahmann C, Martin A. Reizdarmsyndrom. In: Martin A, Härter M, Henningsen P et al. Evidenzbasierte Leitlinie zur Psychotherapie somatoformer Störungen und assoziierter Syndrome. Göttingen: Hogrefe 2013; 108–23.

Layer P, Andresen V, Pehl C et al. S3-Leitlinie Reizdarmsyndrom: Definition, Pathophysiologie, Diagnostik und Therapie. Gemeinsame Leitlinie der Deutschen Gesellschaft für Verdauungs- und Stoffwechselkrankheiten (DGVS) und der Deutschen Gesellschaft für Neurogastroenterologie und Motilität (DGNM)1 (AWMF-Registriernummer: 021/016). Z Gastroenterol 2011; 49: 237–93.

Lembo T, Fullerton S, Diehl D et al. Symptom duration in patients with irritable bowel syndrome. Am J Gastroenterol 1996; 91: 898–905.

Leserman J, Drossman DA. Relationship of abuse history to functional gastrointestinal disorders and symptoms: some possible mediating mechanisms. Trauma Violence Abuse 2007; 8: 331–43.

Levy RL, Cain KC, Jarrett M, Heitkemper MM. The relationship between daily life stress and gastrointestinal symptoms in women with irritable bowel syndrome. J Behav Med 1997; 20: 177–93.

Levy RL, Whitehead WE, Walker LS et al. Increased somatic complaints and health-care utilization in children: effects of parent IBS status and parent response to gastrointestinal symptoms. Am J Gastroenterol 2004; 99: 2442–51.

Ljótsson B, Falk L, Vesterlund AW et al. Internet-delivered exposure and mindfulness based therapy for irritable bowel syndrome – a randomized controlled trial. Behav Res Ther 2010; 48: 531–9.

Longstreth GF, Lacy BE. Approach to the patient with dyspepsia. UpToDate 2013.

Longstreth GF, Thompson WG, Chey WD et al. Functional bowel disorders. Gastroenterology 2006; 130: 1480–91.

Mahadeva S, Goh KL. Epidemiology of functional dyspepsia – a global perspective. World J Gastroenterol 2006; 17: 2661–6.

Mayer EA, Naliboff BD, Chang L, Coutinho SV. Stress and irritable bowel syndrome. Am J Physiol Gastrointest Liver Physiol 2001; 280: G519–24.

Mayer EA, Tillisch K. The brain-gut axis in abdominal pain syndromes. Annu Rev Med 2011; 62: 381–96.

Miller AR, North CS, Clouse RE et al. The association of irritable bowel syndrome and somatization disorder. Ann Clin Psychiatry 2001; 13: 25–30.

Mönnikes H, Wisser AS. Funktionelle Dyspepsie. Gastroenterologe 2008; 3: 471–9.

Naliboff BD, Munakata J, Fullerton S et al. Evidence for two distinct perceptual alterations in irritable bowel syndrome. Gut 1997; 41: 505–12.

National Institute for Health and Clinical Excellence. Irritable bowel syndrome in adults. Diagnosis and management of irritable bowel syndrome in primary care. London: NICE 2008. www.nice.org.uk/CG061.

Nicholl BI, Halder SL, Macfarlane GJ et al. Psychosocial risk markers for new onset irritable bowel syndrome – results of a large prospective population based study. Pain 2008; 137: 147–55.

North CS, Downs D, Clouse RE et al. The presentation of irritable bowel syndrome in the context of somatization disorder. Clin Gastroenterol Hepatol 2004; 2: 787–95.

Oberndorff-Klein Woolthuis AH, Brummer RJ, de Wit NJ et al. Irritable bowel syndrome in general practice: an overview. Scand J Gastroenterol 2004; 241: 17–22.

O'Mahony SM, Hyland NP, Dinan TG, Cryan JF. Maternal separation as a model of brain-gut axis dysfunction. Psychopharmacology 2011; 214: 71–88.

O'Malley D, Quigley EM, Dinan TG, Cryan JF. Do interactions between stress and immune responses lead to symptom exacerbations in irritable bowel syndrome? Brain Behav Immun 2011; 25: 1333–41.

Paras ML, Murad MH, Chen LP et al. Sexual abuse and lifetime diagnosis of somatic disorders: a systematic review and meta-analysis. JAMA 2009; 302: 550–61.

Saadi M, McCallum RW. Rifaximin in irritable bowel syndrome: rationale, evidence and clinical use. Ther Adv Chronic Dis 2013; 4: 71–75.

Saito YA. The role of genetics in IBS. Gastroenterol Clin North Am 2011; 40: 45–67.

Schaefert R, Hausteiner-Wiehle C, Häuser W et al. Klinische Leitlinie: Nicht-spezifische, funktionelle und somatoforme Körperbeschwerden. Dtsch Aerztebl Int 2012; 109: 803–13.

Schaefert R, Henningsen P, Häuser W et al. CME Zertifizierte Fortbildung: Nicht-spezifische, funktionelle und somatoforme Körperbeschwerden: S3-Leitlinie und Patientenversion. Psychotherapeut 2014a; 59: 155–74.

Schaefert R, Klose P, Moser G, Häuser W. Efficacy, Tolerability, and Safety of Hypnosis in Adult Irritable Bowel Syndrome: Systematic Review and Meta-Analysis. Psychosom Med 2014b; 76: 389–98.

Simrén M, Barbara G, Flint HJ et al. Intestinal microbiota in functional bowel disorders: a Rome foundation report. Gut 2013; 62: 159–76.

Sinagra E, Romano C, Cottone M. Psychopharmacological Treatment and Psychological Interventions in Irritable Bowel Syndrome. Gastroenterol Res Pract 2012; 486067. doi: 10.1155/2012/486067.

Stabell N, Stubhaug A, Flægstad T, Nielsen CS. Increased pain sensitivity among adults reporting irritable bowel syndrome symptoms in a large population-based study. Pain 2013; 154: 385–92.

Svedlund J, Sjödin I, Ottosson JO, Dotevall G. Controlled study of psychotherapy in irritable bowel syndrome. Lancet 1983; 2: 589–92.

Tack J, Janssen P, Masaoka T et al. Efficacy of buspirone, a fundus-relaxing drug, in patients with functional dyspepsia. Clin Gastroenterol Hepatol 2012; 10: 1239–45.

Talley NJ. American Gastroenterological Association. American Gastroenterological Association medical position statement: evaluation of dyspepsia. Gastroenterology 2005; 129: 1753.

Tanaka Y, Kanazawa M, Fukudo S, Drossman DA: Biopsychosocial model of irritable bowel syndrome. J Neurogastroenterol Motil 2011; 17: 131–9.

Toner BB, Segal Z, Emmott S, Myran D. Cognitive-behavioural treatment of irritable bowel syndrome: The brain-gut connection. New York: Guildford 2000.

Tosic-Golubovic S, Miljkovic S, Nagorni A et al. Irritable bowel syndrome, anxiety, depression and personality characteristics. Psychiatr Danub 2010; 22: 418–24.

van Tilburg MA, Palsson OS, Whitehead WE. Which psychological factors exacerbate irritable bowel syndrome? Development of a comprehensive model. J Psychosom Res 2013; 74: 486–92.

Videlock EJ, Adeyemo M, Licudine A et al. Childhood trauma is associated with hypothalamic-pituitary-adrenal axis responsiveness in irritable bowel syndrome. Gastroenterology 2009; 137: 1954–62.

Webb AN, Kukuruzovic RH, Catto-Smith AG, Sawyer SM. Hypnotherapy for treatment of irritable bowel syndrome. Cochr Database Syst Rev 2007; 17(4): CD005110.

Wedlake L, A'Hern R, Russell D et al. Systematic review: the prevalence of idiopathic bile acid malabsorption as diagnosed by SeHCAT scanning in patients with diarrhoea-predominant irritable bowel syndrome. Aliment Pharmacol Ther 2009; 30: 707–17.

Whitehead WE, Crowell MD, Robinson JC et al. Effects of stressful life events on bowel symptoms – subjects with irritable-bowel-syndrome compared with subjects without bowel dysfunction. Gut 1992; 33: 825–30.

Whitehead WE, Palsson O, Jones KR. Systematic review of the comorbidity of irritable bowel syndrome with other disorders: what are the causes and implications? Gastroenterology 2002; 122: 1140–56.

Whitehead WE, Palsson OS, Levy RR et al. Comorbidity in irritable bowel syndrome. Am J Gastroenterol 2007; 102: 2767–76.

Whitehead WE, Winget C, Fedoravicius AS et al. Learned illness behavior in patients with irritable bowel syndrome and peptic ulcer. Dig Dis Sci 1982; 27: 202–8.

Wiech K, Tracey I. The influence of negative emotions on pain: behavioural effects and neural mechanisms. Neuroimage 2009; 47: 987–94.

53 Koronare Herzkrankheit

Christoph Herrmann-Lingen, Christian Albus

Fallbeispiel

Der 50-jährige Schichtarbeiter Herr B. stellt sich in der psychosomatischen Ambulanz vor, nachdem sich vor einem Vierteljahr ein erster Herzinfarkt ereignet hatte. Er kommt in Begleitung seiner sichtbar besorgten Ehefrau. Im Gespräch berichtet er, dass bereits vor einem Jahr während der Arbeit Druck in der Brust und Kurzatmigkeit aufgetreten seien. Er habe sich aber nichts anmerken lassen und weitergearbeitet, bis sein Vorgesetzter ihn wegen auffälliger Blässe zum Arzt geschickt habe. Im EKG sei damals nichts gesehen worden. Der Arzt habe ihm empfohlen, zur weiteren Abklärung einen Kardiologen aufzusuchen. Zusätzlich solle er mit dem Rauchen aufhören, sich regelmäßig bewegen und bei bestehendem Übergewicht an Gewicht abnehmen. Den Besuch beim Kardiologen habe er aber immer wieder vor sich hergeschoben, vordergründig da er ja bei der Arbeit unentbehrlich sei und nicht fehlen könne; auf Nachfrage wird aber auch deutlich, dass er Angst vor einer evtl. notwendigen Bypass-Operation hatte. Das Rauchen habe er vorübergehend reduziert, insbesondere in Stresssituationen aber weiterhin zur Zigarette gegriffen und bis zum Infarkt wieder täglich 20–30 Zigaretten geraucht. Zu körperlicher Aktivität sei er vor dem Infarkt nach einem anstrengenden Arbeitstag meist zu schlapp gewesen. Auch das Gewicht sei damals bei einem BMI von ca. 33 konstant geblieben.

Vor einem Vierteljahr seien nun wieder bei der Arbeit Druck in der Brust und Kurzatmigkeit aufgetreten. Er habe diese auf das Rauchen zurückgeführt und zunächst nichts unternommen. Erst als die Beschwerden sich in der Nacht deutlich verstärkten, habe er seine Ehefrau geweckt, die sofort den Notarztwagen gerufen habe. In der Klinik sei ein Herzinfarkt diagnostiziert und ein Stent eingesetzt worden. Dies habe ihn so erschreckt, dass er seither keine Zigarette mehr angerührt habe. Nun, wo der Wiedereinstieg in den Berufe drohe, verspüre er jedoch wieder zunehmendes Verlangen, zur Zigarette zu greifen.

Bei Entlassung aus der Klinik habe man ihm die große Bedeutung eines gesunden Lebensstils verdeutlicht. In der anschließenden Rehabilitation sei er sehr engagiert bei der Sache gewesen und war beim Ergometertraining einer der besten. Sein »Kampfgewicht« habe er drastisch reduziert (BMI inzwischen 24), fühle sich damit aber geschwächt. Zum Glück habe das Herz durch den Infarkt keinen großen Schaden genommen. Allerdings habe er bei starker Belastung weiterhin thorakale Beschwerden empfunden. Die Kardiologen hätten gesagt, es seien noch zwei weitere Gefäße verengt, an denen man derzeit nichts machen könne. Diese Tatsache und die Aussage eines Kardiologen »Sie können mit der Herzkrankheit noch lange leben, aber es kann auch sein, dass Sie zur Tür hinausgehen und tot umfallen« habe ihn sehr verängstigt.

Seitdem habe er ständig Ängste um sein Herz und beschäftige sich mit der Gefahr eines weiteren Infarkts, traue sich nichts mehr zu, gehe kaum noch unter Menschen und habe vereinzelt beim Einkaufen in der Kassenschlange so starke Beklemmungen empfunden, dass er die Situation verlassen musste. Der Schweiß sei ihm ausgebrochen, und er habe furchtbare Angst bekommen, einen erneuten Herzinfarkt zu erleiden. Auch unter stärkerer körperlicher Belastung komme es immer noch zu Druck in der Brust. Dieser unterscheidet sich aber auf Nachfragen von den beim Einkaufen erlebten Beschwerden: Während letztere sich eher anfühlten, »als würde jemand mit einer Nadel im Herzen herumwürgen« (er zeigt mit dem Finger auf die Herzspitzengegend), komme es unter körperlicher Belastung eher zu einem breitflächigen Druck hinter dem Brustbein und Luftnot (er legt die geballte Faust auf das Brustbein).

Durch die Herzbeschwerden, Schwächegefühl und Ängste habe auch sein Selbstbewusstsein sehr gelitten. Seine Frau müsse nun die schweren Getränkekisten tragen, und beim Fahrradfahren fühle er sich »wie eine 70-jährige Oma«. Er fühle sich oft wertlos, könne sich nicht mehr so gut konzentrieren und sich an nichts mehr freuen. Mittlerweile haben auch der Antrieb und die Libido deutlich abgenommen, zumal er Angst hat, stärkere Belastungen, etwa im Rahmen der Sexualität, könnten einen erneuten Herzinfarkt auslösen.

Besonders fürchte er sich vor dem Wiedereinstieg in die Arbeit, da er überzeugt sei, dass die Arbeit ihn krank gemacht habe. Dort habe man immer nur maximale Leistung von ihm verlangt. Ein Anspruch, den er auch für sich selbst übernommen habe.

Auch in der Familie sei es immer um Arbeit gegangen. Nie habe es Anerkennung gegeben. Besonders verletzt habe ihn, als der Vater ihn dafür kritisiert habe, seit dem Infarkt noch nicht wieder zur Arbeit gegangen zu sein. Da habe er sich als »fauler Hund abgestempelt« gefühlt. Wärme und Zärtlichkeit habe es in der Familie nur durch die Mutter gegeben: »Wenn sie noch leben würde, würde sie sich schützend vor mich stellen.« Leider sei die Mutter nach mehrjähriger schwerer Krebskrankheit bereits im zehnten Lebensjahr des Patienten verstorben. Seither habe für ihn nur noch Leistung und Arbeit gezählt.

Dies habe auch in der Ehe einen ständigen Konfliktstoff dargestellt. Die Ehefrau habe ihn immer gedrängt, weniger zu arbeiten. Tatsächlich sei er abends meist so kaputt gewesen, dass er sich wenig um Frau und Kinder habe kümmern können. Das sehe er mittlerweile ein. Allerdings packe die Ehefrau ihn nach dem Infarkt so sehr in Watte, dass er sich als Mann nicht mehr für voll genommen fühle. Dies habe auch nach dem Infarkt zu Konflikten geführt, in denen Herr B. mehrfach zur Abreaktion wütend davongelaufen sei und bis an die Belastungsgrenze gerannt sei.

Auf Nachfrage kann er angeben, dass er dabei durchaus in Kauf genommen habe, tot umzufallen. Abgesehen von diesen Situationen versuche er aber seit dem Infarkt nach Kräften, Ärger zu vermeiden, da er ja wisse, dass dieser einen erneuten Infarkt auslösen könne. Auch dies trage zur Angst vor dem Wiedereinstieg in den Beruf bei, da dort absehbar ärgerbesetzte Situationen auf ihn warten würden und er keine Idee habe, wie er diese mit seiner reduzierten Leistungsfähigkeit meistern könne.

Diagnosen Sekundäre Herzangststörung mit hypochondrischen Anteilen (F45.2), Agoraphobie und Panikstörung (F40.01)

Mittelgradige depressive Episode (F32.1)

Psychische und Verhaltensfaktoren (ICD-10 F54) bei koronarer Herzkrankheit und arterieller Hypertonie

Tabakabhängigkeit, derzeit abstinent (F17.20)

53.1 Definition

Die koronare Herzkrankheit entsteht durch atherosklerotische Veränderungen der Koronararterienwände. Diese beginnen im Jugend- oder jungen Erwachsenenalter und schreiten abhängig von genetischer Prädisposition und verhaltensabhängigen Risikofaktoren im Laufe des Lebens voran. Sobald mehr als 50 bis 70 % des Gefäßquerschnitts verlegt sind (Koronarstenose), kann es zunächst unter körperlicher Belastung zu einer relativen Minderdurchblutung der zugeordneten Herzareale mit dem Symptom der Angina pectoris kommen. Diese kann als stabile Angina pectoris bei definierten Belastungen zu reproduzierbaren Beschwerden und ggf. Veränderungen kardialer Messwerte (Belastungs-EKG, Stressechokardiografie, Szintigrafie, Magnetresonanztomografie) führen. Weicht die atherosklerotische Plaque durch Entzündungsprozesse auf, kann es zu Einrissen der fibrösen Deckmembran und zum akuten Koronarsyndrom (ACS) kommen. Hierunter subsumiert man die instabile Angina pectoris (mit progredient bei immer geringeren Belastungen auftretenden oder auch schon in Ruhe bestehenden pectanginösen Beschwerden), den Nicht-ST-Strecken-Hebungsinfarkt (NSTEMI), bei dem es zum Anstieg kardialer Schädigungsmarker (Troponin) ohne begleitende Hebungen der ST-Strecke im EKG kommt sowie den ST-Strecken-Hebungsinfarkt (STEMI), bei dem es zur ausgedehnten Herzmuskelnekrose kommen kann. Insbesondere im Rahmen des akuten Infarkts, aber auch als Folge der narbigen Veränderungen kann es zum Auftreten teilweise lebensbedrohlicher Herzrhythmusstörungen (insbesondere ventrikuläre Tachykardien und Kammerflimmern) kommen. Nach ausgedehnten oder mehrfachen Infarkten bzw. bei chronischer Minderdurchblutung größerer Herzareale kann sich eine ischämische Kardiomyopathie mit den klinischen Symptomen einer Herzinsuffizienz (Luftnot, zunächst unter Belastung, in Extremfällen auch bereits unter Ruhebedingungen, Schwäche, Abgeschlagenheit, Beinödeme, pulmonale Stauung bis hin zum Lungenödem) entwickeln. Sehr häufig gleichzeitig bestehender Bluthochdruck kann ebenso wie die koronarbedingte Herzmuskelschädigung zur Herzinsuffizienz und in der Folge zur Mitralklappeninsuffizienz, Vorhofdilatation und dadurch bedingtem Vorhofflimmern führen.

Folgende Manifestationsformen der KHK sind möglich:

- Stabile Angina pectoris
- Akutes Koronarsyndrom
  - ST-Strecken-Hebungsinfarkt (STEMI)
  - Nicht-ST-Strecken-Hebungsinfarkt (NSTEMI)
  - Instabile Angina pectoris
- Ischämische Kardiomyopathie/Herzinsuffizienz
- Herzrhythmusstörungen/Plötzlicher Herztod

53.2 Mechanismen

53.2.1 Bio-psycho-soziale Interaktionen in Entstehung und Auslösung der KHK

Dem komplexen Pathomechanismus der KHK liegt neben bekannten Risikofaktoren ein noch in weiten Teilen unklarer, aber statistisch fassbarer genetischer Faktor zugrunde, der im Sinne einer bio-psycho-sozialen Ergänzungsreihe sowohl zu einem erhöhtem (»Vulnerabilität«) als auch zu einem geringerem Risiko (»Resilienz«) bei vergleichbaren »Standardrisikofaktoren« beiträgt. Die kardiovaskulären Risikofaktoren lassen sich grob in drei Gruppen einteilen:

- Unveränderbare somatische Risikofaktoren
  - genetische Faktoren/positive Familienanamnese
  - höheres Lebensalter
  - männliches Geschlecht (im jüngeren Lebensalter)
- Durch Medikation und/oder Verhalten beeinflussbare somatische Risikofaktoren
  - Dyslipidämie, insbes. erhöhtes LDL-Cholesterin
  - arterieller Bluthochdruck
  - Rauchen
  - Bewegungsmangel
  - Fehlernährung
  - Diabetes mellitus
- Psychosoziale Risikofaktoren im engeren Sinne
  - niedriger sozioökonomischer Status
  - soziale Isolation/mangelnde soziale Unterstützung
  - Stress in Beruf und Familie bzw. Partnerschaft
  - Feindseligkeit
  - chronisch negative Affekte: Depression, Ärger, Angst, vitale Erschöpfung

Neben der Genetik zählen Alter und Geschlecht zu den unbeeinflussbaren Risikofaktoren. In jüngeren Lebensjahren (unter 65 Jahren) sind Männer sehr viel häufiger von Manifestationen der KHK betroffen als Frauen, die vor der Menopause durch die hormonelle Konstellation relativ gut vor der KHK geschützt sind. Postmenopausal steigt das Risiko dann aber deutlich an, sodass im höheren Lebensalter Frauen in der KHK-Inzidenz die Männer überholen. Damit stellt auch für Frauen die KHK die häufigste Todesursache dar.

Die meisten sog. **»klassischen« Risikofaktoren** (wie z. B. Rauchen, Bluthochdruck und Dyslipoproteinämien) sind durch medizinische Maßnahmen oder Lebensstiländerung beeinflussbar und weisen deutliche Beziehungen zu den psychosozialen Risikofaktoren im engeren Sinne auf.

Zu letzteren zählen neben sozialen Faktoren wie niedrigem sozioökonomischem Status, sozialer Isolation und beruflichem bzw. interpersonellem Stress bestimmte Persönlichkeitsmerkmale, insbesondere Feindseligkeit, sowie chronische negative Affekte wie Depressivität/ Depression, Angst oder chronischer Ärger. Alle diese Faktoren sind in ihrer unabhängigen prädiktiven Bedeutung für Entstehung und Verlauf der koronaren Herzkrankheit gut belegt (Ladwig et al. 2013; Perk et al. 2012) und entsprechen in ihrer Effektstärke durchaus den »klassischen« Risikofaktoren. Bei manifester KHK scheint auch die sog. Typ-D-Persönlichkeit (bestehend aus negativer Affektivität und sozialer Inhibition) das Mortalitätsrisiko zu erhöhen. Entsprechende Befunde einer belgisch-niederländischen Arbeitsgruppe (Denollet et al. 2010) konnten jedoch bislang nicht unabhängig bestätigt werden.

Während frühere Untersuchungen im Wesentlichen versucht haben, jeweils unabhängige kardiovaskuläre Risikofaktoren zu identifizieren, ist aus psychosomatischer bzw. verhaltensmedizinischer Sicht eher ein Verständnis der Interdependenzen psychosozialer und physiologischer Prozesse in der Entstehung der KHK naheliegend. Stress, negative Affekte und maladaptive Selbstregulationsversuche sind entlang der individuellen Lebenslinie eng mit der ab der Jugend über Jahrzehnte voranschreitenden Entstehung der Atherosklerose und der späteren Auslösung koronarer Krankheitsereignisse verknüpft. Anstelle der epidemiologischen Suche nach unabhängigen Risikofaktoren ist daher eher ein Verständnis der vielfältigen Wechselbeziehungen zwischen Stress/Affekten, physiologischen Risikofaktoren und klinischer Erkrankung zielführend. Auch wenn die Komplexität dieser Interaktionen empirisch bislang kaum zu modellieren ist, spricht eine Fülle von Befunden für die Validität der verschiedenen bio-psycho-sozialen Wechselbeziehungen in der Pathogenese der KHK:

- Interpersonelle Beziehungs- bzw. Lernerfahrungen prägen spätere Erlebens- und Verhaltensmuster sowie Krankheitsdispositionen. Aus defizitären oder traumatisierenden Kindheitserfahrungen und deprivierten sozialen Milieus resultieren erhöhte Anfälligkeiten für psychische Störungen mit chronisch negativen Affekten sowie für anhaltende maladaptive Persönlichkeitszüge bzw. Verhaltensweisen, die dann in der KHK-Pathogenese Bedeutung erlangen können. So fand z. B. Bergmann (1995) eine Selbstregulationsstörung mit früher KHK-Manifestation assoziiert. Langosch (1989) beschrieb bei Koronarpatienten ein kompensatorisches Leistungsverhalten zur Abwehr negativer Affekte.
- Bereits in der Kindheit erlebte Belastungen erhöhen im mittleren Erwachsenenalter das koronare Risiko (Dong et al. 2004). Zugleich findet sich bei Personen mit hoher Kindheitsbelastung (Dong et al. 2004) bzw. mit psychischen Störungen (Lawrence et al. 2013) eine erhöhte Prävalenz gesundheitsschädlicher Verhaltensweisen wie Rauchen, Fehlernährung und Bewegungsmangel. Diese Verhaltensweisen werden teilweise unbewusst zur Affektregulation eingesetzt. So kann z. B. das Tabakrauchen einerseits durch Nutzung einer »Raucherpause« kurzfristig Abstand zu belastenden Arbeitsprozessen schaffen und gleichzeitig durch biochemische Effekte des Tabakrauchs dämpfend und kurzfristig antidepressiv wirken (Paperwalla et al. 2004).
- Stress und negative Affekte per se können sowohl das Verhalten als auch die Aktivierung physiologischer Regulationssysteme beeinflussen.
  - Beispielsweise ist bekannt, dass psychisch Kranke, u. a. solche mit affektiven und neurotischen Störungen, deutlich früher versterben als Menschen ohne psychische Störung, und zwar vorwiegend an Herz-Kreislauf-Erkrankungen (Lawrence et al. 2013).
  - Reduzierter Antrieb im Rahmen einer Depression oder mangelnde Selbstfürsorge unter chronischem Stress begünstigen Bewegungsmangel und ungesunde Ernährung und damit die Entstehung eines Diabetes bzw. metabolischen Syndroms (Mezuk et al. 2008). Erhöhungen des Blutdrucks können nicht nur kurzfristig als Reaktion auf Stressoren auftreten, sondern ihrerseits die Wahrnehmung negativer Affekte dämpfen (McCubbin et al. 2011) und damit vermutlich im Laufe der Zeit gelernt werden (Rau u. Elbert 2001).
  - Bekannt ist auch, dass Stress und negative Affekte vielfältige Effekte auf die körpereigenen Stressregulationssysteme haben. Stress kann zur Aktivierung, im chronischen Verlauf ggf. auch zur Erschöpfung der Hypothalamus-Hypophysen-Nebennierenrindenachse und zur Imbalance des autonomen Nervensystems führen. In der Folge kann es zu Dysregulationen inflammatorischer Prozesse mit beschleunigter Entwicklung

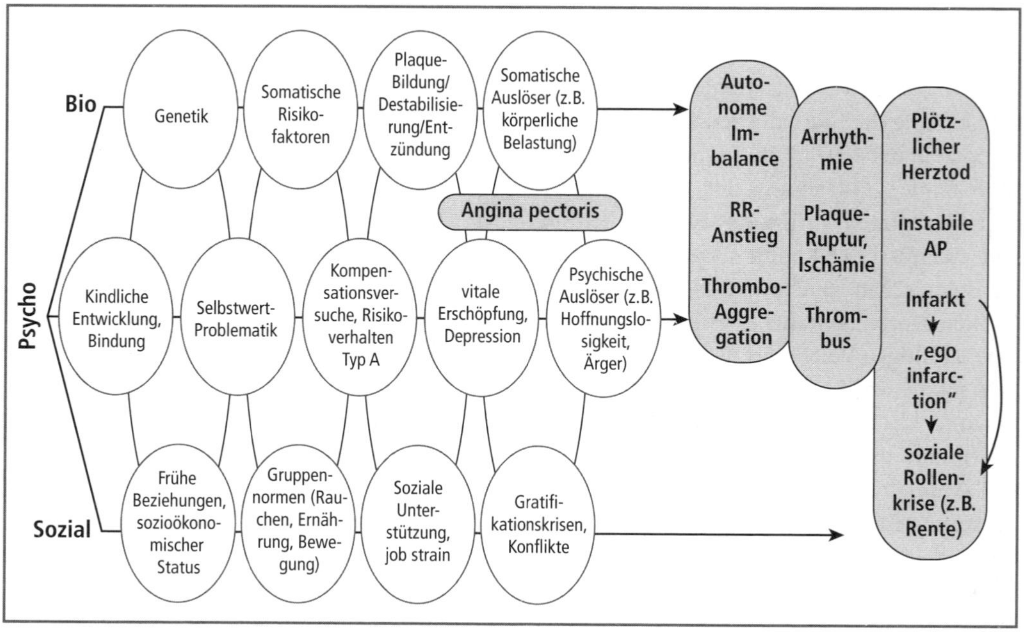

Abb. 53-1 Hypothetisches bio-psycho-soziales Modell zur KHK-Entstehung (nach Herrmann-Lingen 2000).

von Koronarplaques, zu vermehrter Blutgerinnungsneigung mit erhöhtem Risiko der intrakoronaren Thrombusbildung, zu Störungen der Gefäßweitenregulation durch endotheliale Dysfunktion sowie der Regulation von Blutdruck und Herzschlagfolge durch reduzierte Barorezeptorsensitivität und Herzfrequenzvariabilität kommen (Ladwig et al. 2013; Rozanski et al. 2005).

- Biologische Prozesse wie Alterungsvorgänge, entzündliche Prozesse oder ischämische Herzbeschwerden können ihrerseits auf die subjektive Gesundheit und das psychische Befinden zurückwirken. Hierbei handelt es sich z.T. um ängstliche oder depressive Fehlverarbeitung, z.T. aber auch um direkte physiologische Vorgänge, etwa im Sinne des »sickness behavior« durch proinflammatorische Zytokinaktivität (Dantzer u. Kelley 2007).
- Nachlassende Leistungsfähigkeit kann dann in Konflikt mit der habituellen Leistungsorientierung und realen Anforderungen im sozialen Umfeld, etwa am Arbeitsplatz, geraten und zu verschärfter Wahrnehmung von Berufsstress im Sinne eines Missverhältnisses aus Anforderungen und Kontrollmöglichkeiten (Karasek 1979) bzw. Aufwand und erlebter Gratifikation (Siegrist et al. 1997) führen. Umgekehrt kann ein haltgebendes soziales Umfeld bzw. gute wahrgenommene soziale Unterstützung als Stresspuffer wirken und die Prognose hinsichtlich Entstehung und Verlauf der KHK günstig beeinflussen (Barth et al. 2010).
- In der Auslösung kardialer Ereignisse stellen emotionale Stressoren neben körperlicher Belastung die wichtigsten identifizierbaren Faktoren dar (Čulić et al. 2005).

Ein hypothetisches und in dieser Komplexität kaum empirisch prüfbares, jedoch u.E. klinisch plausibles und durch zahlreiche empirische Einzelbefunde gestütztes Modell zur Einbettung der beschriebenen (und weiterer) bio-psycho-sozialen Beziehungen in der Pathogenese der KHK entlang der Lebenslinie findet sich ebenso wie eine ausführliche Herleitung aus der empirischen Befundlage bei Herrmann-Lingen (2000; ► Abb. 53-1).

53.3 Psychische Krankheitsfolgen und ihre Bedeutung für den Krankheitsverlauf

Nach Manifestation der Herzerkrankung kommt es gehäuft zum Auftreten depressiver Störungen, sekundärer herzbezogener Ängste und somatoformer Symptome, die von Patienten und behandelnden Ärzten häufig mit Symptomen der organischen Herzerkrankung verwechselt werden und dann zu intensiver und wiederholter, ggf. invasiver Diagnostik führen (Herrmann-Lingen u. Buss 2002). Angst und Depression können auf der anderen Seite auch die Adhärenz mit der oft lebensverlängernden Behandlung untergraben, die Motivation zur Verhaltensänderung schwächen und damit den Progress der Herzerkrankung begünstigen. Hierzu tragen auch sekundär psychosomatische Prozesse analog zu den in der Entstehung der Erkrankung beschriebenen Vorgängen bei. Bei depressiven Herzpatienten ist daher die Sterblichkeit gegenüber Nicht-Depressiven unabhängig von der Krankheitsschwere etwa verdoppelt (Barth et al. 2004; Nicholson et al. 2006). Unter bestimmten Umständen können auch nach einem Infarkt bestehende Ängste zu einem erhöhten Risiko von Komplikationen, insbesondere Herzrhythmusstörungen, führen, während ein moderates Angstlevel gelegentlich hilft, die Gesundheitsrisiken ernst zu nehmen und aktiv anzugehen. Ein häufig berichtetes Problem stellt bei Herzpatienten die Verleugnung dar. Diese betrifft nicht nur die Schwere der somatischen Erkrankung, sondern auch deren affektive Relevanz. Verleugnende Patienten können mit ebenfalls verleugnenden Ärzten eine »Allianz der Machbarkeit« eingehen, in der die Behandlung der Herzerkrankung als rein technologisches Unterfangen interpretiert wird. Dabei ist heute eine umfassende Verhaltensänderung als wesentliche Komponente der Sekundärprävention allgemein anerkannt (s. u.).

Für das Auftreten psychischer Folgeprobleme beim Herzpatienten sind neben psychologischen Mechanismen (traumatische Komponenten der oft lebensbedrohlichen Herzerkrankung mit – ggf. pathologisch überhöhter – Realangst, narzisstische Krise, also die Bedrohung des Selbst(bildes) als z. B. eines leistungsfähigen, unverletzlichen Mannes) auch physiologische Veränderungen von Bedeutung. So führt z. B. auch die Herzerkrankung, insbesondere die Herzinsuffizienz, zur inflammatorischen Aktivierung, die zum Sickness-Behavior (► Kap. 23) mit erhöhtem Risiko einer depressiven Störung führt. Patienten mit malignen Herzrhythmusstörungen können – z. B. durch das Ohnmachtserleben im Rahmen der Rhythmusstörung selbst oder wiederholte Schockabgaben durch einen implantierten Defibrillator – in einen Zustand gelernter Hilflosigkeit gelangen und auf diesem Weg posttraumatische Symptome bis hin zur posttraumatischen Belastungsstörung, häufiger aber noch Panikstörungen oder depressive Episoden entwickeln.

53.4 Relevanz gesundheitsökonomischer Aspekte, Versorgungsaspekte

Die KHK war im Jahre 2010 die weltweit häufigste Todesursache. In Deutschland leiden gut 9 % der 40–79-Jährigen an einer KHK. Die KHK-Mortalität betrug im Jahr 2011 in

Deutschland 127.000 Fälle (www.gbe-bund.de). Die durch die KHK entstandenen Gesundheitskosten können für das Jahr 2008 auf 6,6 Milliarden Euro geschätzt werden. Weltweit stellt die KHK die zweitgrößte Quelle krankheitsbedingter Beeinträchtigungen dar. Durch das Zusammenkommen von KHK und psychischer Komorbidität erhöhen sich das Inanspruchnahmeverhalten, die Zahl wiederholter und häufig unergiebiger Diagnostik sowie die Gesundheitskosten und die Frühberentungsrate. In der Oldenburger Longitudinalstudie zeigte Schott (1987), dass nur etwa jede zweite Frühberentung nach Myokardinfarkt aufgrund der somatischen Krankheitsschwere erforderlich ist. Offenbar geht die andere Hälfte auf das Konto der psychischen Folgeproblematik.

In der Routineversorgung von Koronarpatienten spielten psychosoziale Aspekte in der Vergangenheit nur eine marginale Rolle. Lediglich in der kardiologischen Rehabilitation fand in gewissem, in aller Regel jedoch unzureichendem Ausmaß eine psychologische Mitbehandlung statt. Daneben spielten noch am ehesten Angebote im Rahmen der hausärztlichen psychosomatischen Grundversorgung eine Rolle. Hier hat jedoch ein Umdenkprozess eingesetzt. Viele Herzzentren haben mittlerweile psychokardiologische Konsiliar- oder Liaisondienste eingerichtet, die bereits in der Akutphase für besonders belastete Patienten, teilweise auch präventiv vor Herzoperationen, tätig werden. Auch haben einige Rehabilitationskliniken psychokardiologische Rehabilitationskonzepte etabliert. Erste Untersuchungen zu ihren Effekten sind allerdings ernüchternd, da die meist nur dreiwöchige Rehabilitation zumindest kurzfristig keinen zusätzlichen Benefit aus z. B. einigen wenigen ergänzenden verhaltenstherapeutischen Einzelgesprächen ermöglicht (Barth et al. 2005). Schwierig ist nach wie vor der Übergang in die ambulante Weiterbehandlung. Hier können die Patienten an einem Disease-Management-Programm teilnehmen, das jedoch bislang keine expliziten psychosozialen Komponenten enthält. Amerikanische Pilotprojekte einer kollaborativen Versorgung zwischen Hausarzt, Psychotherapeut und Kardiologen konnten in Deutschland bislang noch nicht in die Routine überführt werden. Für Patienten mit schweren Herzerkrankungen und ausgeprägter psychischer Komorbidität existieren an wenigen ausgewählten Zentren im Rahmen internistisch-psychosomatischer oder psychokardiologischer Krankenhausstationen stationäre Behandlungsangebote, in denen eine intensive psychosomatisch-psychotherapeutische Behandlung mit einer ggf. erforderlichen Diagnostik und Behandlung der Herzerkrankung kombiniert werden kann.

53.5 Behandlungsziele

Mögliche Ziele psychosozialer Behandlung im Kontext der KHK sind:

- Primärprävention der KHK und ihrer krankheitswertigen Vorläufer
- Förderung der Krankheitsverarbeitung, Entwicklung eines adäquaten Krankheitsmodells
- Behandlung psychischer Komorbidität
- Sekundärprävention durch
  - Modifikation verhaltensabhängiger Risikofaktoren
  - Förderung der Stressbewältigung
  - Abbau maladaptiver Selbstregulationsstrategien

Primärprävention Grundsätzlich wünschenswert ist eine Primärprävention durch frühzeitige Reduktion psychosozialer und verhaltensbedingter Risikofaktoren sowie Verhinderung von Vorläufererkrankungen wie Bluthochdruck und Diabetes. Verhaltensmedizinische Behandlungen sind in der Lage, Verbesserungen des Gesundheitsverhaltens zu ermöglichen.

Diese Verbesserungen sind jedoch oft wenig anhaltend und haben bislang in den meisten Fällen (z.B. LookAHEAD Research Group 2013) nicht zur angestrebten Reduktion kardialer Krankheitsfälle geführt (► Kap. 47).

Förderung der Krankheitsverarbeitung und Entwicklung eines adäquaten subjektiven Krankheitsmodells Bereits mit relativ kurzen Interventionen, etwa im Rahmen des psychosomatischen Konsiliardienstes, können das Krankheitsverständnis verbessert, eine aktive Mitarbeit im Rehabilitationsprozess gefördert und ein besseres Rehabilitationsergebnis angebahnt werden. So konnten Broadbent et al. (2009) in zwei kleineren Studien zeigen, dass in vier halbstündigen Gesprächen (einmal unter Einbeziehung des Partners) ein besseres Verständnis von der Bedeutung der Risikofaktoren, eine Reduktion der Angst und eine frühere Rückkehr an den Arbeitsplatz erreicht werden können (► Kap. 35).

Behandlung psychischer Komorbidität Komorbide bzw. krankheitsreaktive psychische Störungen stellen per se eine Behandlungsindikation dar. Da sie die Lebensqualität oft stärker beeinträchtigen können als die Koronarerkrankung selbst, kann von ihrer erfolgreichen Behandlung eine deutliche Verbesserung der Lebensqualität erwartet werden. Hoffnungen auf eine gleichzeitige Verbesserung der somatischen Prognose haben sich dagegen bislang nicht bestätigt. Auch zeigen bisherige Studienergebnisse (s.u.), dass eine isolierte Fokussierung auf die psychische Störung weniger effektiv zu sein scheint als bei psychisch Kranken ohne organische Erkrankung, sodass es geboten erscheint, psychische Störung, Risikoverhaltensweisen und Herzkrankheit im Kontext der Gesamtpersönlichkeit des Patienten mit seinen psychosozialen und körperlichen Krankheitsanteilen zu betrachten und einen Gesamtbehandlungsplan zu entwickeln. Hierfür haben sich integrative bzw. kollaborative Behandlungskonzepte im stationären Rahmen sowie (in Studien) auch im ambulanten Sektor bewährt.

Sekundärprävention Konkrete Ziele sind hier zum einen die Adhärenz zur gebotenen kardiologischen Behandlung. Diese setzt eine partnerschaftliche Interaktion mit den kardiologisch behandelnden Ärzten und partizipative Entscheidungsfindung voraus. Notwendig ist weiterhin der Abbau gesundheitsschädigender und der Aufbau gesundheitsförderlicher Verhaltensweisen: statt Fehlernährung, Rauchen und Bewegungsmangel bewusste herzgesunde (mediterrane) Ernährung mit reichlichem Konsum von Obst und Gemüse unter Vermeidung tierischer Fette, regelmäßige moderate körperliche Aktivität von etwa einer halben Stunde täglich sowie Rauchabstinenz (Perk et al. 2012). Voraussetzung hierfür ist neben einem adäquaten Krankheitsverständnis (s.o.) das Erlernen alternativer Mechanismen zur Stressbewältigung und Selbstregulation.

53.6 Behandlungsleitlinien, wissenschaftliche Fundierung

Zahlreiche Leitlinien befassen sich mit der somatischen Behandlung der koronaren Herzkrankheit und ihrer Komplikationen. Details finden sich auf den Leitlinienseiten der Deutschen Gesellschaft für Kardiologie (http://leitlinien.dgk.org) und der AWMF (http://www.awmf.org/leitlinien.html). Insbesondere auf europäischer Ebene existieren darüber hinaus Leitlinien zur Primär- und Sekundärprävention kardiovaskulärer Erkrankungen (Perk et al. 2012), in denen umfangreich auf psychosoziale Aspekte und den Umgang mit verhaltensabhängigen Risikofaktoren eingegangen wird. Kernpunkte darin sind konkrete Hinweise, wie das Gesundheitsverhalten und die medikamentöse Adhärenz durch eine geeignete Behandler-Patient-Kommunikation und andere Mittel gefördert werden können, sowie die Auflistung von Screening-Items zur Erfassung psychosozialer Risikofaktoren in der klinischen Praxis. Ergänzend werden Empfehlungen zur Indikation und Durchführung psychosozialer Interventionen (z. B. psychosomatische Grundversorgung, multimodale Rehabilitation, Stressmanagementtraining, Psychotherapie, psychotrope Medikation) gegeben.

Auch in zahlreichen weiteren Leitlinien und Positionspapieren (z. B. Deutsche Leitlinie zur kardiovaskulären Rehabilitation: Bjarnason-Wehrens et al. 2007; Nationale Versorgungsleitlinie Herzinsuffizienz: Bundesärztekammer et al. 2009; Europäisches Positionspapier zum Umgang mit Defibrillator-Patienten nach Schockabgabe: Braunschweig et al. 2010) finden sich explizite Empfehlungen zum Umgang mit psychosozialen Risikofaktoren bzw. Krankheitsfolgen. Einen ausführlichen Überblick geben das aktuelle Positionspapier der Deutschen Gesellschaft für Kardiologie zu psychosozialen Faktoren in der Kardiologie (Ladwig et al. 2013) sowie die Praxisempfehlungen zur kardialen Rehabilitation (Reese et al. 2012).

53.7 Evidenz für die Behandlung psychischer Komorbidität bei KHK

Insgesamt kann nach der Studienlage davon ausgegangen werden, dass die Behandlung einer depressiven Komorbidität bei Koronarpatienten durch (überwiegend kognitiv-behaviorale) Psychotherapie oder antidepressive Medikation nur zu einer geringen Verbesserung der Depressivität ohne nachgewiesene Beeinflussung des somatischen Krankheitsverlaufs führt (Baumeister et al. 2011; Rutledge et al. 2013). Die eingesetzten Interventionen waren allerdings sehr heterogen, und häufig wurden die Patienten nur über wenige Monate behandelt und nachbeobachtet.

An verschiedenen Gruppen kardiologischer Patienten konnte gezeigt werden, dass auch ein moderates körperliches Training mit einer Verbesserung der psychischen Befindlichkeit einhergeht (Rutledge et al. 2013). Dies betrifft z. T. auch Patienten mit initial erhöhter Depressivität (Blumenthal et al. 2012). Auch hier sind die Effektstärken allerdings klein und die Nachhaltigkeit ungewiss, da die Trainingsprogramme in der Regel von den Patienten nicht längerfristig durchgehalten werden.

Mittlere Effektstärken ließen sich in mehreren Studien zur kollaborativen Behandlung depressiver Koronarpatienten nachweisen (Davidson et al. 2010, 2013; Katon et al. 2010; Rollman et al. 2009). In diesen Studien wurde überwiegend durch Krankenschwestern, z. T. telefongestützt, über mehrere Monate ein Beratungsangebot unterbreitet, in dem mit den Patienten individuelle Behandlungspräferenzen besprochen und jeweils gezielte, niedrigschwellige Interventionen zum Umgang mit der depressiven Symptomatik erarbeitet wurden. Hierbei kamen auch kurze Problemlösetrainings, angeleitete Selbsthilfe, z. B. mit einem Patientenleitfaden, Verordnung bzw. Anpassung antidepressiver Medikamente oder gezielte Überweisungen an Psychiater oder Psychotherapeuten zum Einsatz. Die Krankenschwestern wurden jeweils regelmäßig durch Psychotherapeuten und Internisten supervidiert. In den Supervisionen wurde unter regelmäßiger Beobachtung der Symptomverläufe ggf. eine weitere Intensivierung der Behandlung oder Anpassung der Behandlungsziele erörtert sowie anschließend mit dem Patienten und dem behandelnden Hausarzt abgestimmt.

Ungeklärt ist bislang, warum die Effekte von Psychotherapie und Antidepressiva bei

Koronarpatienten deutlich geringer ausfallen als bei körperlich gesunden Patienten mit Depression und wodurch die offenbar bessere Wirksamkeit der kollaborativen Behandlung bedingt ist. Als mögliche Erklärungsansätze für die geringen Effekte von Psychotherapie und Antidepressiva werden u.a. genannt:

- **Hohe Spontanremissionsrate in den Wochen nach akutem kardialem Ereignis:** Tatsächlich finden sich in vielen Studien mit Beginn kurz nach einem kardialen Ereignis bemerkenswerte Besserung der depressiven Symptomatik auch in den Kontrollgruppen (Prä-post-Effektstärken >1). Vermutlich handelte es sich bei einem relevanten Prozentsatz der Patienten um Anpassungsstörungen mit guter Spontanprognose, sodass von einer psychotherapeutischen Intervention kein Zusatznutzen zu erwarten war und deshalb Interventionen bevorzugt dann effektiv werden, wenn depressive Symptome chronifizieren.
- **Zu aktive Kontrollbedingungen:** In vielen Studien erhielten Patienten der Kontrollgruppe neben der rein kardiologischen Behandlung intensive Zuwendung, Hilfe zur Selbsthilfe oder Rehabilitationsangebote, die ihrerseits Effekte auf die depressive Symptomatik gehabt haben dürften.
- **Psychotherapie zu wenig auf die spezifischen Belange von Herzpatienten zugeschnitten:** So wurde z.B. für depressive Patienten in ENRICHD (Berkman et al. 2003) eine unmodifizierte kognitive Therapie nach Beck angeboten und die Herzkrankheit nicht explizit thematisiert.
- **Probleme bei der Überleitung der Patienten aus der initialen Einzel- in die nachfolgende Gruppentherapiephase**
- **Zu geringer Schweregrad der Depression:** Dies könnte erklären, warum die Effekte einer antidepressiven Medikation gering ausfielen; z.B. profitierten in CREATE (Lespérance et al. 2007) nur Patienten mit ausgeprägterer und rezidivierender Depression von Citalopram.

Mögliche Gründe für die bessere Wirksamkeit der kollaborativen Interventionen könnten sein:

- **Sorgfältige Anpassung an Patientenpräferenzen:** So wählen die meisten Patienten in COPES (Davidson et al. 2010) die angebotene kurze Psychotherapie. Antidepressive Medikamente wurden deutlich seltener gewünscht und blieben in Bypassing the Blues (Rollman et al. 2009) auch ohne erkennbaren Effekt auf den Verlauf der Depression, während die Intervention als solche unabhängig von der Medikation wirksam war (Meyer et al. 2014). Ähnliches könnte auch für die Antidepressiva-Studie SADHART-CHF (O'Connor et al. 2010) gelten, deren Autoren die deutliche Abnahme der Depressivität bereits innerhalb der ersten zwei Wochen auf die intensive Zuwendung durch die Studienmitarbeiter zurückführten, während ein eigenständiger Effekt der Studienmedikation mit Sertralin nicht zu identifizieren war.
- **Intervention nur bei anhaltender Depressivität:** In COPES wurden Patienten nur eingeschlossen, wenn sie auch drei Monate nach initialem Depressionsscreening weiterhin depressiv waren. Dies gilt allerdings nicht für Bypassing the Blues und TEAMcare (Katon et al. 2010), bei denen sich ähnlich große Effekte fanden wie in COPES.
- **»Ganzheitlichere« Behandlung der Patienten mit hoher Beziehungskonstanz** über sechs bis zwölf Monate und proaktiver Kontaktaufnahme. Supervision durch Internisten und Psychotherapeuten bzw. Psychiater.

53.8 Evidenz für die psychosoziale Sekundärprävention der KHK

Für die Sekundärprävention der KHK als psychosomatische Erkrankung existieren sowohl multimodale als auch spezifisch psychotherapeutische Angebote. So konnten Albus et al. (2009) zeigen, dass durch ein einjähriges, ambulantes multimodales Angebot, bestehend aus Seminaren zur Wissensvermittlung, psychotherapeutischen Gruppengesprächen, körperlichem Training und Entspannungsübungen ein Rückgang der Durchblutungsstörungen in der Myokardszintigrafie zu erreichen war. Blumenthal et al. (2002) konnten durch eine 16-wöchige kognitive Verhaltenstherapie eine Verbesserung der Herzdurchblutung unter Stress nachweisen. Zwei aktuelle schwedische Studien (Gulliksson et al. 2011; Orth-Gomér et al. 2009) bewirkten sogar durch jeweils 20 Doppelstunden kognitiver Verhaltenstherapie in geschlechtshomogenen Gruppen eine Verbesserung der kardialen Prognose. Wesentlicher Inhalt der Gruppentherapie war der verbesserte Umgang mit Stress sowie mit der kardialen Erkrankung.

Studienergebnisse zur psychodynamischen Psychotherapie bei Koronarpatienten liegen bisher kaum vor. Daher wurde in Deutschland seit 2008 die multizentrische randomisierte SPIRR-CAD-Studie (Albus et al. 2011) durchgeführt, deren Ergebnisse jedoch noch ausstehen.

53.9 Praktische Behandlungsempfehlungen

Die praktische Behandlung des Koronarpatienten richtet sich nach der individuellen Problematik und dem Behandlungssetting. In der **Akutkardiologie** ist neben der ärztlichen Aufklärung ggf. eine psychosomatische Mitbehandlung im Rahmen eines Konsiliar- oder Liaisondienstes hilfreich. Die Zuweisung zum Konsiliardienst kann screeningbasiert erfolgen. Als günstiger haben sich aber gemeinsame Visiten von Kardiologen und Psychosomatikern erwiesen, die sowohl die Sensibilität der Kardiologen für die psychosomatische Problematik erhöhen als auch einen direkteren Zugang zum Patienten ermöglichen. Als Hindernisse erweisen sich hier häufig die sehr kurzen Liegezeiten. Hinweise zur Gestaltung der konsiliarischen Erstgespräche finden sich bei Fritzsche et al. (2011) sowie Broadbent et al. (2009). Wichtig ist insbesondere die Anerkennung der existenziellen Bedrohung des Patienten, aber auch der biografische Rückblick auf die erbrachte Lebensleistung als potenzielle Genesungsressource. Neben der akuten Entlastung kann darüber hinaus eine evtl. indizierte weiterführende psychosomatisch-psychotherapeutische Behandlung gebahnt werden.

Mittlerweile bieten mehrere kardiologische **Rehabilitationskliniken** psychokardiologische Behandlungskonzepte an. Bei gegebener Indikation sollte die Rehabilitation vorzugsweise in einer dieser spezialisierten Kliniken stattfinden. Mindestens aber kann dem in der Rehabilitation zuständigen Psychologen im Verlegungsbericht eine konkrete Empfehlung zur weiteren psychologischen/psychotherapeutischen Behandlung mitgegeben werden. In der Rehabilitation sollte der psychosoziale Status des Patienten systematisch erhoben werden. Gesundheits- und Risikoverhaltensweisen sollten erfragt und thematisiert werden.

Typischerweise existieren in der Rehabilitation psychoedukative Angebote sowie Gruppen zur Stressbewältigung, zur Raucherentwöhnung etc. sowie intensive körperliche Trainingsangebote, von denen Patienten im Durchschnitt auch psychisch gut profitieren. Es sollten aber sorgfältig solche Patienten identifiziert werden, die die Gruppenangebote nicht für sich nutzen können. In diesen Fällen ist eine frühzeitige Vorstellung beim Psychologen zur weiteren Therapieplanung hilfreich. Auch bei Entlassung aus der Reha besteht häufig ein weitergehender psychosomatisch-psychotherapeutischer Behandlungsbedarf, der entsprechend im Entlassungsbericht benannt werden sollte, um die Weiterversorgung im ambulanten Sektor zu bahnen.

In der **ambulanten Versorgung** steht im Mittelpunkt die psychosomatische Grundversorgung durch den Hausarzt, sofern diese vor Ort kompetent angeboten werden kann. Mittlerweile haben auch einige Kardiologen eine Spezialkompetenz in psychokardiologischer Grundversorgung erworben und können neben der organmedizinischen Betreuung kurze verbale Interventionen zur Krankheitsbewältigung und Lebensstiländerung anbieten. Da für viele Patienten die Begegnung mit Gleichbetroffenen eine entlastende Funktion hat, können ambulante Herzgruppen ein sinnvolles ergänzendes Angebot darstellen. Neben dem körperlichen Training sollten diese Gruppen jedoch idealerweise auch einen Gesprächs- und ggf. Entspannungsanteil umfassen.

Eine Indikation zur **Fachpsychotherapie** (oder ggf. psychopharmakologischen Mitbehandlung) ergibt sich bei anhaltender depressiver, Angst- oder somatoformer Störung, unangemessenen Krankheitseinstellungen und Krankheitsverhalten wie z. B. fehlender Adhärenz mit der Medikation, medizinischen Maßnahmen oder indizierter Lebensstiländerung. Angesichts des Fehlens vergleichender Studien zur Wirksamkeit unterschiedlicher therapeutischer Ansätze wird sich die Zuweisung zu einem der therapeutischen Verfahren schwerpunktmäßig nach der Verfügbarkeit von Therapeuten und deren spezifischer Erfahrung im Umgang mit körperlich Kranken, idealerweise auch mit Herzpatienten entscheiden. Sofern vorhanden, können auch psychotherapeutische Gruppenbehandlungen für die Patienten hilfreich sein. Wichtig ist in jedem Fall, auch in der Psychotherapie die potenziell lebensbedrohliche Organerkrankung anzuerkennen, real begründete Befürchtungen des Patienten und entsprechenden Informationsbedarf entgegenzunehmen und auf der anderen Seite maladaptive Verleugnung und Vermeidungsverhalten behutsam zu thematisieren, um ein gesundheitsförderliches Verhalten zu ermöglichen. Die Einbeziehung des Lebenspartners erweist sich häufig als hilfreich, da es im Paar nicht selten eine ungünstige Aufgabenverteilung aus verleugnendem Patienten und überfürsorglichem Partner gibt, der dann seinerseits selbst behandlungsbedürftige Ängste entwickeln kann. Wichtig ist auch, bei körperlichen Angstsymptomen mit dem Patienten eine genau Differenzierung zwischen echter Angina pectoris und funktioneller Symptomatik zu erarbeiten, um immer wiederkehrende somatische Abklärungen bis hin zu wiederholten Herzkatheteruntersuchungen und fraglich indizierten Koronarinterventionen zu vermeiden, auf der anderen Seite aber frühzeitige Inanspruchnahme ärztlicher Hilfe beim eventuellen Auftreten kardialer Komplikationen zu fördern.

Bei unzureichendem Effekt der ambulanten Behandlung inklusive Psychotherapie und ggf. antidepressiver Medikation (hier liegt bei Koronarpatienten die beste Datenbasis zum Sertralin vor) kann sich eine Indikation zur **stationären psychosomatischen Behandlung** ergeben. Hierfür existieren an einigen Schwerpunktkliniken spezialisierte internistisch-psychosomatische sowie, z. B. in Göttingen und Bad Nauheim, auch explizit psychokardiologische Stationen, in denen neben der intensiven Psychotherapie ggf. auch schwere kardiale Grunderkrankungen mitbehandelt werden können.

53.10 Perspektive: Optimierter Behandlungsablauf unter Berücksichtigung aktueller wissenschaftlicher Erkenntnisse

Herr B. (siehe Kasuistik zu Beginn dieses Kapitels) leidet unter einer in erheblichem Umfang psychosozial mitbedingten Erkrankung. Sie hätte durch frühzeitig einsetzende und entlang der Lebenslinie fortgeführte Primär- bzw. frühe Sekundärprävention wenn nicht verhindert, so doch in ihrem Erstauftreten nach hinten verschoben werden können. Ebenso hätte eine frühzeitige psychokardiologische Grundversorgung bzw. konsiliarische Kurzintervention im Rahmen von Klinikbehandlung und (ggf. psychokardiologischer) Rehabilitation die Entstehung der sekundären Herzängste auf ein realitätsadäquates Maß begrenzen und die depressive Dekompensation verhindern können. Bei bereits eingetretener Angststörung und Depression sollte mit dem Patienten im Sinne partizipativer Entscheidungsfindung ein Behandlungsplan aus Psychotherapie, Psychoedukation bzgl. der Verhaltenskonsequenzen der Herzerkrankung und körperlichem Training erarbeitet werden. Der Einsatz eines selektiven Serotonin-Wiederaufnahmehemmers unter den erforderlichen Labor- und EKG-Kontrollen (QTc-Intervall) kann bei mittelgradiger Depression erwogen werden.

Im Verlauf ist neben regelmäßiger Teilnahme an einer ambulanten Herzgruppe mit Trainings- und Gesprächsangebot ein regelmäßiges Monitoring und Feedback des kardialen Risikoprofils im Rahmen einer erweiterten psychosomatischen Grundversorgung indiziert. Die Ehefrau sollte einbezogen, ihre Ängste aufgegriffen und bestehende Konfliktthemen lösungsorientiert besprochen worden. Gegebenenfalls sollten ergänzend weiterführende sekundärpräventive Angebote gemacht werden. Schließlich kann eine aktive Begleitung bei der schrittweisen Wiedereingliederung in den Beruf unter Verzicht auf Nachtschichten die Erwerbsfähigkeit erhalten und zur Stabilisierung des Selbstwerterlebens beitragen. Im Idealfall kann so die sekundäre Angststörung und Depression in stabile Remission gebracht, das Gesundheitsverhalten optimiert, die Lebensqualität verbessert und mutmaßlich auch der Progress der KHK deutlich verzögert werden.

Literatur

Albus C, Beutel ME, Deter HC et al. A stepwise psychotherapy intervention for reducing risk in coronary artery disease (SPIRR-CAD) – rationale and design of a multicenter, randomized trial in depressed patients with CAD. J Psychosom Res 2011; 71: 215–22.

Albus C, Theissen P, Hellmich M et al. Long-Term Effects of a Multimodal Behavioral Intervention on Myocardial Perfusion – a Randomized Controlled Trial. Int J Behav Med 2009; 16: 219–26.

Barth J, Paul J, Härter M, Bengel J. Inpatient psychotherapeutic treatment for cardiac patients with depression in Germany – short term results. Psychosoc Med 2005; 2: Doc04.

Barth J, Schneider S, von Känel R. Lack of social support in the etiology and the prognosis of coronary heart disease: a systematic review and meta-analysis. Psychosom Med 2010; 72: 229–38.

Barth J, Schumacher M, Herrmann-Lingen C. Depression as a risk factor for mortality in patients with coronary heart disease: A meta-analysis. Psychosom Med 2004; 66: 802–13.

Baumeister H, Hutter N, Bengel J. Psychological and pharmacological interventions for depression in patients with coronary artery disease. Cochr Database Syst Rev 2011: CD008012.

Bergmann G. Lebensalter und Koronare Herzerkrankung – Die Bedeutung psychologischer Faktoren für die klinische Erstmanifestation. Frankfurt: VAS 1995.

Berkman LF, Blumenthal J, Burg M et al. Enhancing Recovery in Coronary Heart Disease Patients Investigators (ENRICHD). Effects of treating depression and lo perceived social support on clinical events after myocardial infarction: the Enhancing Recovery in Coronary Heart Disease Patients (ENRICHD) Randomized Trial. JAMA 2003; 289: 3106–16.

Bjarnason-Wehrens B, Held K, Hoberg E et al. Deutsche Leitlinie zur Rehabilitation von Patienten mit Herz-Kreislauferkrankungen (DLL-KardReha). Clin Res Cardiol Suppl 2007; 2: 1–54.

Blumenthal JA, Babyak MA, O'Connor C et al. Effects of Exercise Training on Depressive Symptoms in Patients With Chronic Heart Failure. The HF-ACTION Randomized Trial Exercise, Depressive Symptoms, and Heart Failure. JAMA 2012; 308: 465–74.

Blumenthal JA, Babyak M, Wei J et al. Usefulness of psychosocial treatment of mental stress-induced myocardial ischemia in men. Am J Cardiol 2002; 89: 164–8.

Braunschweig F, Boriani G, Bauer A et al. Management of patients receiving implantable cardiac defibrillator shocks: recommendations for acute and long-term patient management. Europace 2010; 12: 1673–90.

Broadbent E, Ellis CJ, Thomas J et al. Further development of an illness perception intervention for myocardial infarction patients: a randomized controlled trial. J Psychosom Res 2009; 67: 17–23.

Bundesärztekammer (BÄK), Kassenärztliche Bundesvereinigung (KBV), Arbeitsgemeinschaft der Wissenschaftlichen Medizinischen Fachgesellschaften (AWMF). Nationale Versorgungs-Leitlinie Chronische Herzinsuffizienz 2013. http://www.versorgungsleitlinien.de/themen/herzinsuffizienz.

Čulić V, Eterović D, Mirić D. Meta-analysis of possible external triggers of acute myocardial infarction. Int J Cardiol 2005; 99: 1–8.

Dantzer R, Kelley KW. Twenty years of research on cytokine-induced sickness behavior. Brain Behav Immun 2007; 21: 153–60.

Davidson KW. Enhanced Depression Care for Patients With Acute Coronary Syndrome and Persistent Depressive Symptoms Coronary Psychosocial Evaluation Studies Randomized Controlled Trial Depression Care in Acute Coronary Syndrome. Arch Intern Med 2010; 170: 600.

Davidson KW, Bigger JT, Burg MM et al. Centralized, Stepped, Patient Preference-Based Treatment for Patients With Post-Acute Coronary Syndrome Depression: CODIACS Vanguard Randomized Controlled Trial. JAMA Intern Med 2013: 1–8.

Denollet J, Schiffer AA, Spek V. A general propensity to psychological distress affects cardiovascular outcomes: evidence from research on the type D (distressed) personality profile. Circ Cardiovasc Qual Outcomes 201; 3: 546–57.

Dong M, Giles WH, Felitti VJ et al. Insights into causal pathways for ischemic heart disease: adverse childhood experiences study. Circulation 2004; 110: 1761–6.

Dworkin BR, Elbert T, Rau H et al. Central effects of baroreceptor activation in humans: attenuation of skeletal reflexes and pain perception. Proc Natl Acad Sci USA 1994; 91: 6329–33.

Fritzsche K, Albus C, Jordan J et al. Einzel- und Paarintervention für depressive Koronarpatienten. Psychotherapeut 2011; 56: 325–36.

Gulliksson M, Burell G, Vessby B et al. Randomized Controlled Trial of Cognitive Behavioral Therapy vs Standard Treatment to Prevent Recurrent Cardiovascular Events in Patients With Coronary Heart DiseaseSecondary Prevention in Uppsala Primary Health Care Project (SUPRIM) Cognitive Behavioral Therapy. Arch Intern Med 2011; 171: 134–40.

Herrmann-Lingen C. Biopsychosoziale Faktoren in Genese und Manifestation der koronaren Herzkrankheit. Z Psychosom Med Psychother 2000; 46: 315–30.

Herrmann-Lingen C, Buss U. Angst und Depressivität im Verlauf der koronaren Herzkrankheit. Frankfurt: VAS 2002.

Karasek RA. Job Demands, Job Decision Latitude, and Mental Strain: Implications for Job Redesign. Administr Sci Quart 1979; 24: 285–308.

Katon WJ, Lin EHB, Korff M von et al. Collaborative care for patients with depression and chronic illnesses. N Engl J Med 2010; 363: 2611–20.

Ladwig KH, Lederbogen F, Albus C et al. Positionspapier zur Bedeutung von psychosozialen Faktoren in der Kardiologie. Update 2013. Kardiologe 2013; 7: 7–27.

Langosch W. Psychosomatik der koronaren Herzkrankheiten. Weinheim: VCH 1989.

Lawrence D, Hancock KJ, Kisely S. The gap in life expectancy from preventable physical illness in psychiatric patients in Western Australia: retrospective analysis of population based registers. BMJ 2013; 346: f2539.

Lespérance F, Frasure-Smith N, Koszycki D et al. CREATE Investigators. Effects of citalopram and interpersonal psychotherapy on depression in patients with coronary artery disease: the Canadian Cardiac Randomized Evaluation of Antidepressant and Psychotherapy Efficacy (CREATE) trial. JAMA 2007; 297: 367–79.

Look AHEAD Research Group, Wing RR, Bolin P et al. Cardiovascular effects of intensive lifestyle intervention in type 2 diabetes. N Engl J Med 2013; 369: 145–54.

McCubbin JA, Merritt MM, Sollers JJ 3rd et al. Cardiovascular-emotional dampening: the relationship between blood pressure and recognition of emotion. Psychosom Med 2011; 73: 743–50.

Mezuk B, Eaton WW, Albrecht S, Golden SH. Depression and type 2 diabetes over the lifespan: a meta-analysis. Diabetes Care 2008; 31(12): 2383–90.

Meyer T, Belnap BH, Herrmann-Lingen C et al. Benefits of collaborative care for post-CABG depression are not related to adjustments in antidepressant pharmacotherapy. J Psychosom Res 2014; 76: 28–33.

Nicholson A, Kuper H, Hemingway H. Depression as an aetiologic and prognostic factor in coronary heart disease: a meta-analysis of 6362 events among 146 538 participants in 54 observational studies. Eur Heart J 2006; 27: 2763–74.

O'Connor CM, Jiang W, Kuchibhatla M et al. SADHART-CHF Investigators. Safety and efficacy of sertraline for depression in patients with heart failure: results of the SADHART-CHF (Sertraline Against Depression and Heart Disease in Chronic Heart Failure) trial. J Am Coll Cardiol 2010; 56: 692–9.

Orth-Gomér K, Schneiderman N, Wang H et al. Stress reduction prolongs life in women with coronary disease: the Stockholm Women's Intervention Trial for Coronary Heart Disease (SWITCHD). Circ Cardiovasc Qual Outcomes 2009; 2: 25–32.

Paperwalla KN, Levin TT, Weiner J, Saravay SM. Smoking and depression. Med Clin North Am 2004; 88: 1483–94.

Perk J, De Backer G, Gohlke H et al. European guidelines on cardiovascular disease prevention in clinical practice (version 2012). Eur Heart J 2012; 33: 1635–701.

Rau H, Elbert T. Psychophysiology of arterial baroreceptors and the etiology of hypertension. Biol Psychol 2001; 57: 179–201.

Reese C, Mittag O. Praxisempfehlungen »Koronare Herzkrankheit« 2012. http://www.uniklinik-freiburg.de/aqms/live/Praxisempfehlungen.

Rollman BL, Belnap BH, LeMenager MS et al. Telephone-delivered collaborative care for treating post-CABG depression: a randomized controlled trial. JAMA 2009; 302: 2095–103.

Rozanski A, Blumenthal JA, Davidson KW et al. The epidemiology, pathophysiology, and management of psychosocial risk factors in cardiac practice: the emerging field of behavioral cardiology. J Am Coll Cardiol 2005; 45: 637–51.

Rutledge T, Redwine LS, Linke SE, Mills PJ. A Meta-Analysis of Mental Health Treatments and Cardiac Rehabilitation for Improving Clinical Outcomes and Depression Among Patients With Coronary Heart Disease. Psychosom Med 2013; 75: 335–49.

Schott T. Die Rückkehr zur Arbeit. In: Badura B, Kaufhold G, Lehmann H et al. Leben mit dem Herzinfarkt – Eine sozialepidemiologische Studie. Berlin: Springer 1987.

Siegrist J, Klein D, Voigt KH. Linking sociological with physiological data: the model of effort-reward imbalance at work. Acta Physiol Scand Suppl 1997; 640: 112–6.

54 Diabetes mellitus

Johannes Kruse

Fallbeispiel

Herr D., ein 65-jähriger Patient mit Typ-2-Diabetes, stellt sich auf Drängen seines behandelnden Diabetologen in der psychosomatischen Ambulanz vor. Im Erstgespräch berichtet der Patient, dass er große Probleme mit der Einstellung seines Blutzuckerwertes und des Bluthochdruckes habe. Vor ca. drei Jahren habe der Hausarzt die Diagnose Diabetes gestellt. Da mehrere Familienmitglieder auch an Diabetes erkrankt seien, habe er sofort erkannt, was die Erkrankung bedeute. Trotz dieses Wissens könne er sein Verhalten nicht ändern. Er sei abends nach der Arbeit zu müde, um Sport zu treiben. Unter spürbarer Scham berichtet der Patient, dass es ihm nicht gelinge, die Medikamente regelmäßig einzunehmen. Zwar stelle er sich sonntags die Medikamente für die gesamte Woche zusammen, er nehme sie aber zu seinem eigenen Ärger nur unregelmäßig ein. Auch könne er regelmäßige Mahlzeiten nicht einhalten. Insbesondere abends esse er große Mengen an Süßigkeiten, und es sei für ihn schwierig, einen »Stopp« zu setzen.

Er habe große Ängste vor Folgeerkrankungen, insbesondere vor der Erblindung. Trotzdem nehme er aber nur unregelmäßig Kontrolluntersuchungen beim Augenarzt wahr. Seine Ehefrau habe vor ihrem Tod alles Organisatorische für das Ehepaar übernommen. Es falle ihm schwer, Termine für sich selber zu vereinbaren und einzuhalten. Der Patient schildert im weiteren Verlauf des Gesprächs mit spürbar großer Trauer und Verzweiflung, dass seine Frau sehr plötzlich vor zwei Jahren unter massiven körperlichen Beschwerden verstorben sei. Hinsichtlich des biografischen Hintergrundes berichtet der Patient, dass die Kindheit und Jugend durch ein emotional vernachlässigendes Elternhaus geprägt worden sei. Gemeinsam mit seinen beiden Brüdern sei der Patient bei seinen Großeltern aufgewachsen, die häufig mit heftiger körperlicher Gewalt reagiert hätten, sobald der Patient nicht »gespurt« habe.

54.1 Definition und Beschreibung

Der Diabetes mellitus umfasst verschiedene Störungen des Kohlenhydratstoffwechsels, die mit einer chronischen Hyperglykämie einhergehen. Aufgrund einer gestörten Insulinsekretion und/oder einer gestörten Insulinwirkung entwickelt sich eine Regulationsstörung des Glucosestoffwechsels. Dabei wird zwischen Typ-1-Diabetes, Typ-2-Diabetes, anderen seltenen spezifischen Typen (genetische Defekte der β-Zell-Funktion oder der Insulinwirkung, Erkrankungen des exokrinen Pankreas, Endokrinopathien, medikamenten- oder chemikalieninduzierter Diabetes mellitus) und dem Gestationsdiabetes unterschieden.

54.1.1 Symptomatik

Bei stabiler normnaher Blutzuckereinstellung ist der Diabetes nahezu symptomfrei. Bei unzureichender Behandlung beschreiben Patienten zunächst Allgemeinsymptome wie Müdigkeit und Leistungsminderung. Je nach aktueller Stoffwechselsituation können Polyurie, Polydipsie, Gewichtsverlust, Heißhunger, Schwitzen, Kopfschmerzen, Wadenkrämpfe, Sehstörungen, Pruritus, Hautinfektionen und diverse andere Beeinträchtigungen hinzukommen.

Lebensbedrohliche akute Komplikationen entwickeln sich bei Stoffwechselentgleisungen:

- Die Hypoglykämie als Folge einer zu hohen Insulingabe ist gekennzeichnet einerseits durch die Auswirkungen des Glucosemangels im Gehirn, andererseits durch die Zeichen der hormonellen Gegenregulation. Bei Senkung der arteriellen Plasmaglucose auf ca. 60 mg/dl (3,3 mmol/l) treten die sog. autonomen Symptome wie Schwitzen, Zittern, Unruhe, Tachykardie etc. auf. Sinkt der Blutglucosespiegel weiter, so kommen neuroglykopenische Symptome wie z. B. Konzentrationsstörungen, Schwächegefühle, Wesensveränderungen, kognitive Störungen und Bewusstseinstrübungen bis hin zu Koma und zerebralem Krampfanfall hinzu.
- Bei der diabetischen Ketoazidose infolge eines absoluten Insulinmangels stehen unspezifische Symptome wie Erbrechen, Polyurie, Durst und Schwäche zunächst im Vordergrund. Es kommt dann im weiteren Verlauf des Krankheitsbildes zur Trübung bis hin zum Verlust des Bewusstseins, charakteristischen Atmungsstörungen und Exsikkose.

Die weitere Symptomatik des Diabetes wird durch die Folgeerkrankungen des Diabetes bestimmt, insbesondere durch die Symptomatik der

- koronaren Herzkrankheiten,
- zerebrovaskulären Erkrankungen,
- Nephropathie,
- Retinopathie,
- autonomen und peripheren Neuropathie,
- peripheren arteriellen Verschlusskrankheiten und des
- diabetischen Fußsyndroms.

Die Art und die Schwere der Folgeerkrankungen sind maßgeblich für die Prognose und die Lebensqualität bei Diabetes mellitus. Für einen 50-jährigen männlichen Diabetespatienten reduziert sich gegenüber einem altersgleichen

Mann ohne Diabetes die Lebenserwartung um 5,8 Jahre, bei einer 50-jährigen Frau um 6,4 Jahre.

Die langfristige Qualität der Glucosestoffwechseleinstellung im Zusammenspiel mit der Blutdruckeinstellung, Adipositas, Dyslipidämie, Rauchen, Depressivität und mit genetischen Aspekten entscheidet über den Verlauf der Erkrankung und die Entwicklung der diabetesbedingten Multimorbidität und Mortalität.

54.2 Psychosomatische Interaktionen beim Diabetes mellitus

54.2.1 Psychosoziale Faktoren in der Entwicklung des Typ-1-Diabetes

Der Typ-1-Diabetes ist durch eine progrediente, oft über Jahre andauernde selektive Zerstörung der insulinproduzierenden β-Zellen der Langerhans-Inseln des Pankreas bedingt, die sich vor dem Hintergrund einer Immunerkrankung mit genetischem Hintergrund entwickelt. Zusätzlich spielen Umweltfaktoren, Viren, Virusproteine und Nahrungsmittelbestandteile eine Rolle. Erste Studien weisen aber auch auf den Einfluss psychosozialer Faktoren für die Entwicklung des Typ-1-Diabetes hin. Trennung der Eltern, Tod in der Familie oder schwere körperliche Erkrankungen in den ersten zwei Lebensjahren waren gehäuft in Familien anzutreffen, in denen später ein Kind an einem Typ-1-Diabetes erkrankte (Thermlund et al. 1995). Aber auch der Tod eines Geschwisterkindes, der Tod des Vaters sowie der Eltern der Mutter in der pränatalen Zeit verdoppeln das Risiko für die Entwicklung eines Typ-1-Diabetes (Virk et al. 2010). Es bedarf aber weiterer prospektiver Studien zur Interaktion zwischen Stress, genetischen, immunologischen, familiären und sozialen Faktoren in der Entwicklung der Autoimmunität und des Typ-1-Diabetes, um zu einer abschließenden Bewertung zu gelangen.

54.2.2 Psychosoziale Faktoren in der Entwicklung des Typ-2-Diabetes

Der Typ-2-Diabetes ist ein heterogenes Syndrom, das pathophysiologisch charakterisiert ist 1) durch eine Veränderung der Insulinsekretion, 2) durch eine reduzierte Fähigkeit des Insulins, die periphere Aufnahme von Glucose in die Gewebe zu stimulieren (Insulinresistenz) und 3) durch eine gesteigerte bzw. vermindert hemmbare Glucoseproduktion in der Leber. Am Beginn des Entwicklungsprozesses steht die Insulinresistenz. Das Insulin hat nur noch einen reduzierten Effekt auf die Glucoseaufnahme in die Muskelzellen und kann die endogene Glucoseproduktion in den Leberzellen nicht mehr ausreichend hemmen. Um den Blutglucosespiegel weiter zu normalisieren, wird kompensatorisch mehr Insulin sezerniert. Es folgt eine reaktive Hyperinsulinämie. Nach einiger Zeit erschöpft sich jedoch die Insulinproduktion bzw. werden die β-Zellen im Pankreas zerstört. Es entstehen zunächst ein überhöhter und verlängerter Blutglucoseanstieg nach Kohlenhydrataufnahme (gestörte Glucosetoleranz) und schließlich als Ausdruck der Regulationsstörung ein manifester Typ-2-Diabetes.

Lebensstil, genetische, soziale und psychische Faktoren beeinflussen diesen Entwicklungsprozess kontinuierlich:

- **Genetische Faktoren:** Ein genetisch determinierter Defekt in der Insulinsekretion und -wirkung prädisponiert für die Krankheit, wobei nicht ein »Diabetes-Gen« sondern eine Vielzahl unterschiedlicher, noch nicht ausreichend identifizierter Gene Einfluss nimmt (Stumvoll et al. 2005).

- **Lebensstil:** Hochkalorische Ernährung, Bewegungsmangel und Übergewicht, insbesondere die viszerale Fettverteilung und der Hirsutismus bei Frauen, sind bedeutsame Risikofaktoren.
- **Psychische Faktoren:** Metaanalysen prospektiver Langzeitstudien weisen darauf hin, dass eine depressive Symptomatik das Risiko, an einem Typ-2-Diabetes zu erkranken, um bis zu 60 % (Mezuk et al. 2008) erhöht – auch unter Kontrolle der wesentlichen somatischen, sozioökonomischen und Lebensstilfaktoren. Chronische Stresszustände, Missbrauchserfahrungen, PTSD, Angst, negative Affektivität, Schlafstörungen und arbeitsplatzbezogene Störungen steigern ebenfalls das Risiko, an einem Typ-2-Diabetes zu erkranken (Lukaschek et al. 2013; Nouven 2010).

54.2.3 Psychosoziale Faktoren und der Verlauf des Diabetes

Nicht nur die Entstehung, sondern auch der Verlauf des manifesten Diabetes wird durch psychosoziale Faktoren beeinflusst. So geht die depressive Symptomatik bei Menschen mit Diabetes im Vergleich zu Diabeteserkrankten ohne depressive Symptomatik einher mit

- einer deutlich reduzierten Lebensqualität (Schram et al. 2009),
- stärkeren funktionellen Einschränkungen im Alltag (Bruce et al. 2005; Gregg et al. 2002),
- einem erhöhten Risiko für die Entwicklung von Folgeerkrankungen (Black et al. 2003)
- sowie einem deutlich erhöhten Mortalitätsrisiko (Hofmann et al. 2013). Diabeteserkrankte Menschen mit depressiver Symptomatik haben ein zweifach erhöhtes Mortalitätsrisiko gegenüber Diabeteserkrankten ohne depressive Symptomatik.

54.2.4 Wege der psychosomatischen Interaktion

Psychosoziale Faktoren interagieren bidirektional auf verschiedenen Wegen mit der Entwicklung und dem somatischen Verlauf des Diabetes (► Abb. 54-1):

- Sie beeinflussen direkt über neuroendokrinologische und psychophysiologische Wege die Entwicklung des Typ-2-Diabetes bzw. die Stoffwechselsituation durch Veränderungen in der Regulierung der HPA-Achse, Aktivierung des angeborenen Immunsystems, Aktivierung des adrenergen Systems und Dysregulation im autonomen Nervensystem.
- Sie prägen das Behandlungsverhalten des Betroffenen. Psychosoziale Faktoren sind nahezu für alle Aspekte der Diabetestherapie relevant. Probleme bei der Bewältigung des Diabetes und dessen Folgen, wie auch bei der Umsetzung der Therapieanforderungen im Alltag, haben eine negative Wechselwirkung mit somatischen Parametern und der langfristigen Prognose des Diabetes.
- Sie modifizieren den Lebensstil und nehmen somit indirekt Einfluss. So ist der Lebensstil von Menschen mit psychischen Störungen im Vergleich zur Normalbevölkerung oftmals ungesünder. Sie sind häufiger nikotinabhängig, bewegen sich weniger und brechen Gewichtsreduktionsprogramme häufiger ab.
- Doch auch der Diabetes kann über die mit dem Diabetes assoziierten endokrinologischen und immunologischen Veränderungen, aber auch im Rahmen der Verarbeitung der körperlichen Symptomatik und der therapiebedingten Einschränkungen Einfluss auf die Entwicklung einer psychischen Symptomatik nehmen.

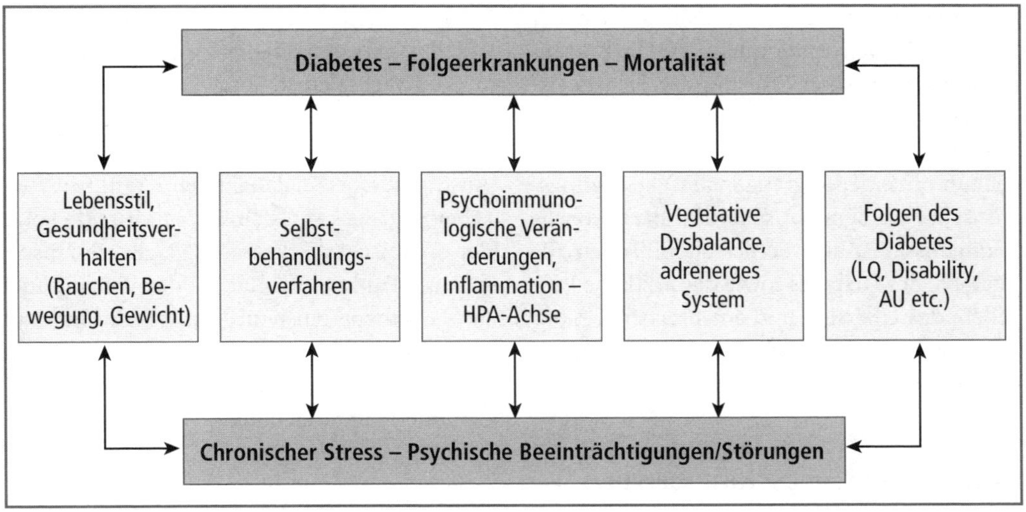

Abb. 54-1 Wege der psychosomatischen Interaktionen.

54.2.5 Psychosoziale Belastungen infolge der Erkrankung und der Therapie

Der Diabetes führt zu erheblichen Belastungen, die sich je nach Diabetestyp, Therapieform, Grad der körperlichen Beeinträchtigung, Lebensphase und Alter des Patienten unterscheiden (Kruse et al. 2012):

- Die Insulintherapie erfordert im Alltag die ständige Reflexion jeder Aktivität (u. a. Nahrung, körperliche Belastung, Stress), um daran die Insulindosierung mehrfach täglich anzupassen. Sie lässt sich oft nicht mit einem flexiblen Lebensstil vereinen.
- Die Therapie erfordert ein hohes Maß an Selbstkontrolle und Selbstdisziplin mit dem Ziel, langfristig eine bessere Lebensqualität und Lebenserwartung zu haben.
- Die Therapie macht die Lebensführung transparent, sie verletzt Intimitätsschranken.
- Die diätetische Behandlung bei übergewichtigen Patienten mit Typ-2-Diabetes verlangt eine grundlegende Modifikation des Lebensstils.
- Hypoglykämien und Hyperglykämien beeinträchtigen die Leistungsfähigkeit.
- Einschränkungen bei der Berufswahl oder -ausübung und beim Führerscheinerwerb können sich ergeben.
- Diskriminierungen im Beruf oder im persönlichen Umfeld können das Selbstbild besonders bei jüngeren Menschen mit Typ-1-Diabetes beeinträchtigen.
- Die Bedrohung durch Folgeerkrankungen stellt eine ständige emotionale Belastung dar. Werden Folgeerkrankungen wie eine koronare Herzkrankheit, Nephropathie oder Retinopathie diagnostiziert, resultieren spezifische physische, psychische, soziale und wirtschaftliche Belastungen. Da den Patienten ein hohes Maß an Selbstverantwortung für die Therapieergebnisse übertragen wurde, sind damit Schuld- und Versagensgefühle verbunden.

Aus **psychodynamischer Perspektive** kann die Erkrankung je nach Persönlichkeitsstruktur und Lebensgeschichte innerseelische Konflikte und die zugehörigen Affekte aktualisieren. Diabetes mobilisiert oftmals Ängste vor

Autonomieverlust und vor dem Verlust der körperlich-psychischen Integrität. Die Erkrankung kann zu einer Störung der Selbstwertregulation durch den Wegfall wichtiger Stabilisatoren des Selbstwertgefühls führen und geht oft mit einer Regression auf Versorgungswünsche, auf symbiotische und narzisstische Bedürfnisse einher. Ferner mobilisieren die Therapie des Diabetes sowie das ärztliche Prozedere das Über-Ich und entsprechende Konflikte (z. B. ständige Schuldgefühle, nicht genug zu tun).

54.2.6 Anpassungsstörungen und Komorbidität mit psychischen Störungen

Depression

Sowohl Menschen mit Typ-1- als auch mit Typ-2-Diabetes mellitus entwickeln doppelt so häufig eine **depressive Symptomatik** wie Personen in stoffwechselgesunden Vergleichsstichproben. Nahezu 30 % der Menschen mit Diabetes leiden an einer subklinischen oder klinischen depressiven Symptomatik, 10 % an einer klinischen Depression (Ali et al. 2006; Kruse et al. 2003). Neben den allgemeinen Risikofaktoren gelten als diabetesspezifische Faktoren (Katon et al. 2004; Pouwer et al. 2003) für die Entwicklung einer depressiven Symptomatik:

- Diagnosestellung
- Umstellung von oraler Therapie auf die Insulintherapie
- komplexes Therapieschema
- akut auftretende Folgeerkrankungen (z. B. Retinopathie, Nephropathie, Neuropathie, sexuelle Dysfunktion)
- schwere Hypoglykämien
- ausgeprägte funktionelle Beeinträchtigungen
- soziale Einschränkungen und Diskriminierung
- vermindertes Gefühl der Kontrolle und Selbstwirksamkeit bei unbefriedigender Stoffwechseleinstellung

Die depressive Symptomatik ist nicht immer Ausdruck einer maladaptiven Krankheitsverarbeitung. Sie kann sich auch als direkte Folge der organischen Erkrankung (z. B. Herzinsuffizienz, Pankreatitis etc.) oder Behandlung (u. a. Antihypertensivum) entwickeln. Sie kann bei zuvor bestehender Depression erneut durch den Diabetes und seine Folgen ausgelöst werden oder sich unabhängig vom Diabetes entwickeln.

Angststörungen

Insbesondere diabetesspezifische dysfunktionale Ängste haben einen negativen Einfluss auf das Krankheitsverhalten und die Lebensqualität (Kulzer et al. 2013). Dazu zählen die

- übermäßige Angst vor Folgeerkrankungen/ Progredienzangst (► Kap. 11),
- die Hypoglykämieangst sowie
- die Angst vor der Insulintherapie.

Patienten mit **übermäßigen Ängsten vor Folgeerkrankungen** sind bemüht, ihre Ängste z. B. vor einer Erblindung durch ein ausgeprägtes Vermeidungs- und Sicherheitsverhalten zu kompensieren. Sie kontrollieren ihren Blutglucosespiegel häufiger als notwendig, streben zu niedrige Stoffwechselwerte an und nehmen wiederholte schwere Hypoglykämien in Kauf.

Die **Hypoglykämieangst** ist dadurch gekennzeichnet, dass aufgrund einer erlebten schweren Hypoglykämie und dem damit verbundenen Kontrollverlust bei ersten Anzeichen einer Unterzuckerung starke Ängste mobilisiert werden. Die physiologischen Begleitreaktionen der Angst (Herzklopfen, Schwitzen, Tachykardie etc.) entsprechen der autonomen Symptomatik der Hypoglykämie und sind für Patienten außer durch die Blutglucosebestimmungen nicht von einer Hypoglykämie zu unterscheiden. In der Folge werden in Panik sehr viele Kohlenhydrate verschlungen. Es kommt zu starken Blutzuckerschwankungen. Bis zu 15 % der Menschen mit Typ-1-Diabetes sind betroffen. Aus Angst vor Hypoglykämien vermeiden die Patienten Autofahrten, sie beschränken ihre berufliche Tätigkeit, aber auch ihre Freizeitaktivitäten und stellen ihren Blutglucosespiegel zu hoch ein. Weiterhin können Ängste vor nächtlichen Hypoglykämien eine besondere Belastung darstellen (Lange u. Hirsch 2002).

Fallbeispiel

Frau B., eine 45-jährige Lehrerin, hatte in der Vergangenheit leichte Hypoglykämien mit Zittern und Konzentrationsstörungen bei der Arbeit. Sie war sehr verunsichert und hatte große Angst, dass dieses von Mitarbeitern und Kindern bemerkt werde. Angst bereitete ihr auch die Vorstellung, eine schwere Hypoglykämie mit Kontrollverlust bei der Arbeit zu erleiden. Sicherheitshalber stellte sie daher den Blutzuckerspiegel sehr hoch ein.

Als »Barrieren der Insulintherapie« werden übertriebene Ängste von Patienten mit Typ-2-Diabetes gegenüber einer Insulinbehandlung beschrieben, die Ängste vor Injektionen, Blutzuckermessungen, Gewichtszunahme, Überforderungen und sozialen Stigmatisierungen infolge der Insulintherapie umfassen.

Auch nicht-diabetesspezifische Angststörungen wie z. B. Phobien, generalisierte Angststörungen, Panikstörungen oder Zwangsstörungen interagieren mit dem Krankheitsverhalten und können negative Auswirkungen auf das Diabetesmanagement haben. Der Zusammenhang zwischen dysfunktionalen Ängsten, Angststörungen, Krankheitsverhalten und Krankheitsverlauf bei Menschen mit Diabetes ist nicht einheitlich. Während moderate Ängste vor Folgeerkrankungen durchaus mit einer guten Stoffwechseleinstellung verbunden sein können, geht eine ausgeprägte Hypoglykämieangst mit einer unzureichenden Stoffwechseleinstellung, einem problematischen Krankheitsverhalten sowie einem erhöhten Mortalitätsrisiko einher (Delamater et al. 2001).

Essstörungen und Diabetes

Ein sehr kontrolliertes Essverhalten, das bei Menschen ohne Diabetes als symptomatisch einzuordnen wäre, ist für Menschen mit Diabetes adäquat und funktional. Auch entwickeln sich in der Folge von Hypoglykämien Heißhungerattacken als physiologische Reaktion.

Patientinnen mit Typ-1-Diabetes leiden aber vermehrt auch an einer Bulimie, jedoch nicht an einer Anorexia nervosa (Jones et al. 2000). Treten die Essstörungen gemeinsam mit dem Typ-1-Diabetes auf, so sind sie verbunden mit einer problematischen Stoffwechseleinstellung und erhöhen das Risiko für mikro- und makrovaskuläre Folgeerkrankungen sowie das Mortalitätsrisiko (Nielsen et al. 2002). Die sehr selten anzutreffende Komorbidität von Anorexia nervosa und Typ-1-Diabetes ist als prognostisch besonders problematisch einzuschätzen, ebenso wie das sog. »Insulin-Purging«, also der gezielten Unterdosierung des Insulins zur Kontrolle des Gewichts (Peveler et al. 2005). Allerdings reicht hier das klinische Bild von Jugendlichen mit unbeholfenem Umgang mit der Therapie bis hin zu Patienten mit artifiziellen Erkrankungen.

Anhand der vorliegenden Daten ist nicht abzuschätzen, ob Menschen mit Typ-2-Diabetes vermehrt an Essstörungen, insbesondere an Binge-Eating-Störungen, leiden. Das »Night-Eating-Syndrom« ist ein bei übergewichtigen Patienten anzutreffendes Syndrom, das durch übermäßiges spätabendliches/nächtliches Essen, Schlaflosigkeit und morgendliche Appetitlosigkeit gekennzeichnet ist. Für Menschen mit Diabetes erweist sich dieses Essverhalten als besonders problematisch, da es eng mit einer problematischen Stoffwechseleinstellung und einem erhöhten relativen Risiko

(HR 2.6) für die Entwicklung von Folgeerkrankungen assoziiert ist (Morse et al. 2006).

Auch Süchte, Zwangsstörungen, Psychosen und weitere psychische Erkrankungen interagieren mit dem Diabetes (Kulzer et al. 2013).

54.3 Relevanz, gesundheitsökonomische Aspekte, Versorgungsaspekte

Diabetes entwickelt sich zur Volkskrankheit Nummer 1 in Deutschland. Die WHO geht von einem Anstieg der Diabetesprävalenz von 171 Mio. im Jahr 2000 auf 366 Mio. im Jahr 2030 aus. In Deutschland werden etwa 6,4 Mio. Menschen wegen eines Diabetes behandelt (Hauner 2008). Die Gesamtzahl der Bundesbürger mit Diabetes ist jedoch weitaus höher, da von einer großen Gruppe mit noch unentdecktem Typ-2-Diabetes auszugehen ist. Im Alter über 60 Jahre sind bis zu 30 % der Bevölkerung betroffen. Im Jahr 2009 entstanden im deutschen Gesundheitssystem ca. 48,2 Mrd. Euro direkter Kosten für die Behandlung des Diabetes mellitus.

Trotz umfangreicher Bemühungen zur Verbesserung der Versorgung bei Diabetes mellitus ist die Situation noch immer unbefriedigend. Ein Drittel der Patienten mit Typ-2-Diabetes sind mit einem HbA_{1c} von über 7,5 % unzureichend eingestellt, ca. 50 % weisen erhöhte Blutdruckwerte auf (Icks et al. 2006). Probleme im Selbstmanagement der Erkrankung sind häufig die Ursache, wenn die Therapieziele der Diabetesbehandlung längerfristig nicht erreicht werden.

54.4 Therapie

54.4.1 Therapieziele

Therapieziel bei allen Diabetesformen ist eine möglichst normnahe Glucosestoffwechseleinstellung, um sowohl diabetesassoziierte Folgeerkrankungen vorzubeugen als auch akute Komplikationen, schwere Hypoglykämien und Ketoazidosen zu vermeiden. Dabei sollen die Lebensqualität der Patienten und deren soziales Leben möglichst wenig durch die Krankheit und deren Therapie eingeschränkt werden.

54.4.2 Somatische Behandlung

Mittlerweile liegen S3-Leitlinien bzw. nationale Versorgungsleitlinien für die Behandlung des Diabetes mellitus und seiner Folgeerkrankungen vor. Eine S2-Leitlinie zu den psychosozialen Aspekten des Diabetes wurde soeben aktualisiert (Kulzer et al. 2013).

Die Behandlung des **Typ-1-Diabetes** zielt auf die Imitation der fehlenden körpereigenen Insulinsekretion durch eine intensivierte Insulintherapie ab. Sie wird entweder mit mehrfachen täglichen Insulininjektionen oder einer kontinuierlichen subcutanen Insulininfusionstherapie mit einer Insulinpumpe durchgeführt.

Die Therapie des **Typ-2-Diabetes** folgt nach den Leitlinien der DDG einem Stufenplan. Die erste Therapiestufe umfasst die nicht-pharmakologische Basistherapie: Schulung, Umstellung der Ernährung, Gewichtsreduktion bei Übergewicht, Erhöhung der körperlichen Aktivität und Raucherentwöhnung. Wenn nach drei bis sechs Monaten Therapie die Blutzuckereinstellung über den individuell vereinbarten Werten (Zielkorridor HbA_{1c} 6,5 %–7,5 %) liegt, wird die Therapie mit oralen Antidiabetika und in der weiteren Stufe mit Insulin unterstützt und intensiviert.

Bei der Behandlung des Diabetes kommt dem Patienten die entscheidende Rolle zu, da dieser die wesentlichen Therapiemaßnahmen in seinem persönlichen Alltag dauerhaft und eigenverantwortlich umsetzen muss. Fragen der Adhärenz sind deshalb von zentraler Bedeutung (► Kap. 36). Die Prognose der Erkrankung hängt weitgehend davon ab, inwieweit es dem Patienten eigenverantwortlich gelingt, die Therapiemaßnahmen in seinen Lebensalltag zu integrieren. Neben der Pharmakotherapie bestehen wesentliche Bausteine der Behandlung des Diabetes somit darin,

- den Patienten über die Krankheit und ihre Behandlung alltagsnah und bedarfsgerecht zu informieren (u. a. in Diabetesschulungen), damit der Patient Wissen und Fertigkeiten zur Selbstbehandlung erwirbt,
- die Behandlungsmotivation sowie die emotionale und kognitive Akzeptanz des Diabetes zu stärken,
- krankheits- oder therapiebedingte diabetesspezifische somatische, psychische und soziale Belastungen zu identifizieren und den Patienten bei der Bewältigung der Belastungen/Krisen zu unterstützen,
- psychosoziale Behandlungsbarrieren, Anpassungsstörungen und Krisen zu erkennen und ggf. zu behandeln.

Mittlerweile liegt eine Reihe evidenzbasierter Interventionen vor, die den Patienten unterstützen, mit dem Diabetes und seiner Therapie umgehen zu können und eine gute Lebensqualität zu erhalten (Petrak u. Herpertz 2009). Psychosomatische/psychologische Aspekte sind daher in die Diagnostik, Therapie und Behandlung des Diabetes unmittelbar zu integrieren. Die Behandlung des Diabetes sollte stets aus einer bio-psycho-sozialen Perspektive und nach Möglichkeit interdisziplinär erfolgen.

54.4.3 Empowerment und Selbstmanagement – Arzt-Patient-Beziehung in der Diabetologie

Empowerment und Selbstmanagement sind Grundbegriffe der modernen Diabetestherapie (Anderson et al. 1995; Lange u. Hirsch 2002). Patienten sollen motiviert und in ihren Selbstbehandlungsfähigkeiten gestärkt werden. Dem Arzt bzw. Diabetesteam kommt die Aufgabe zu, die Patienten über die Stoffwechselstörung und die Therapie so zu informieren, dass diese selbst begründete Therapieentscheidungen fällen können. Die Behandler im Empowerment-Ansatz sollen die Patienten im Umgang mit der Krankheit coachen und sie darin unterstützen, die Therapie entsprechend eigener Ziele selbstständig zu gestalten, und ihnen die größtmögliche Verantwortung übergeben. Dies gelingt nur, wenn auch die Ängste und Befürchtungen der Patienten, ihre Lebensziele sowie die subjektiven Theorien erfragt und berücksichtigt werden. Langfristige Gesundheit und die optimale Einstellung des Stoffwechsels sind nicht für jeden Patienten zentrale Lebensziele. Es ist anzustreben, dass der Patient seine Ziele in einem offenen kommunikativen Prozess gemeinsam mit dem Arzt identifiziert.

54.4.4 Diabetesschulungsprogramme

Strukturierte und evaluierte Schulungen sind integraler Bestandteil jeder Diabetestherapie und über die Disease-Management-Programme (DMP) bundesweit festgeschrieben. In modernen Schulungsprogrammen werden mit dem Patienten individuelle Behandlungsziele vereinbart, Wissen über die Erkrankung, die Therapie und die Komplikationen sowie alltagspraktische Fertigkeiten zur Erreichung der Therapieziele vermittelt. Sie beinhalten Module zur Krankheitsbewältigung, zum Umgang mit Ängsten und Misserfolgen und zur Förderung der sozialen Kompetenz und sozialen Unterstützung. Reviews und Metaanalysen (vgl. Funnell et al. 2008) belegen die positiven Effekte der Schulungsmaßnahmen auf die Stoffwechseleinstellung, den systolischen Blutdruck und das diabetesspezifische Wissen der Patienten. Als effektiver erwiesen sich insbesondere Schulungen, die eine ausreichende Länge aufweisen und dem Selbstmanagementansatz verpflichtet sind. Die Schulung verbessert nicht nur die Stoffwechselparameter, sondern erhöht auch die Lebensqualität der Betroffenen und reduziert die diabetesassoziierten psychosozialen Probleme und die Depressivität der Patienten (Steed 2003).

Mittlerweile liegen diverse strukturierte, evaluierte und von Fachgesellschaften (Deutsche Diabetes Gesellschaft) oder dem Bundesversicherungsamt (BVA) zertifizierte Schulungs- und Behandlungsprogramme für unterschiedliche Zielgruppen und Behandlungsanlässe vor (Kinder, Jugendliche, Eltern betroffener Kinder, Erwachsene, Typ 1, Typ 2, Insulinpumpentherapie, Patienten mit diabetischer Neuropathie, erektiler Dysfunktion, diabetisches Fußsyndrom, makrovaskuläre Erkrankungen, Hypertonie etc.; Kulzer et al. 2013).

54.4.5 Psychotherapeutische/psychosomatische Interventionen zur Verbesserung der Stoffwechseleinstellung

Auch Diabeteserkrankte mit ungünstiger Stoffwechsellage, die nicht unter einer psychischen Störung leiden, können von psychotherapeutischen Interventionen profitieren. Wie das Review von Ismail et al. (2004) zeigt, verbessert eine Reihe von Patienten unter der Psychotherapie die metabolischen Parameter und reduziert die psychosoziale diabetesbezogene Problematik. Das Spektrum der eingesetzten psychotherapeutischen Verfahren reicht von kognitiv-behavioralen Therapieansätzen über psychodynamisch orientierte Verfahren bis hin zu Entspannungstechniken und Coaching. Insgesamt ist die Aussagefähigkeit der Studien allerdings eingeschränkt, da die untersuchten Fallzahlen sehr klein, die Stichproben selektiv und die Follow-up-Zeiträume sehr kurz sind. Sicherlich ist eine Psychotherapie nicht für alle Patienten mit unzureichender Stoffwechseleinstellung indiziert, wohl aber wenn die Stoffwechselproblematik in Zusammenhang steht mit intensiver Stressbelastung, zwischenmenschlichen Problemen, sozialer Isolierung oder Patienten mit ungünstigem Selbstbehandlungsverhalten u. a. im Rahmen eines Autonomiekonfliktes. Die Frage der differenziellen Indikation zur Psychotherapie bei dieser Patientengruppe wurde bisher noch nicht ausreichend untersucht.

Fallbeispiel

Frau F., eine 40-jährige Patienten mit Typ-1-Diabetes, hatte mehrfach an einer Diabetesschulung teilgenommen, ohne davon ausreichend profitieren zu können. Ihr Diabetologe berichtet, die Patientin sei verzweifelt, da sie seit Jahren sehr hohe Blutzuckerwerte habe. Ihr Lebensweg, aber auch die Arzt-Patient-Beziehung waren durch ein forciertes Autonomiebestreben der Patientin gekennzeichnet. Wegen ihrer Erschöpfung und der Sorge um ihre Arbeitsfähigkeit begab sie sich auf Drängen ihres Diabetologen in eine stationäre psychosomatische Behandlung. Dort wurden die Ängste vor Abhängigkeit und entsprechende Schamgefühle, Schuldgefühle bei Abgrenzungsbemühungen sowie die Selbstfürsorge fokussiert und alternative Umgangsformen zur Wahrung der Autonomie gesucht. Dabei gelang es der Patientin zunehmend, ihren Stoffwechsel gut einzustellen und mit dem Diabetologen befriedigender zu kooperieren. Es schloss sich eine ambulante Psychotherapie an.

54.4.6 Psychotherapeutische/psychosomatische Interventionen bei diabeteserkrankten Patienten mit psychischen Störungen

Aufgrund der hohen Bedeutung psychosozialer Faktoren für den Behandlungsverlauf und -erfolg haben in den vergangenen 15 Jahren einige Studien den Einfluss von psychotherapeutischen und pharmakologischen Interventionen auf die Lebensqualität, psychische Symptomatik und Stoffwechseleinstellung bei Patienten mit Diabetes und depressiver Symptomatik geprüft. Diese Studien wurden in einer Metaanalyse zusammenfassend analysiert (van der Feltz-Cornelis et al. 2010). Sie schließt fünf randomisierte kontrollierte psychotherapeutische Interventionsstudien mit insgesamt 310 Patienten ein und weist darauf hin, dass die Psychotherapie zu einem deutlichen Rückgang der depressiven Symptomatik bzw. zu erhöhten Remissionsraten sowie zu einer verbesserten diabetischen Stoffwechseleinstellung bei zuvor ungünstiger Stoffwechseleinstellung führt (kombinierte ES = -0,581; van der Feltz-Cornelis et al. 2010).

In der Metaanalyse wurden auch die Effekte einer antidepressiven Pharmakotherapie anhand von sieben randomisierten kontrollierten Studien mit insgesamt 304 eingeschlossenen Patienten untersucht. Antidepressiva reduzierten die depressive Symptomatik bei Menschen mit Diabetes (ES = 0.467), jedoch – mit Ausnahme des Sertralins – zeigten sie keinen Effekt auf die Verbesserung der Stoffwechseleinstellung. Die Aussagen der Metaanalyse sind aber mit Vorsicht zu interpretieren, da die Studien häufig sehr kleine, selektionierte Stichproben mit kurzen Follow-up-Zeitpunkten untersuchten.

Weitere Studien untersuchten die Effekte einer strukturierten, in die primärärztliche Versorgung integrierten, leitliniengerechten Versorgung bei Patienten mit Depression und Diabetes. Gemeinsam ist den Studien, dass den Patienten in Abhängigkeit von der Behandlungspräferenz ein gestuftes Behandlungskonzept angeboten wurde. Die Symptomatik wurde regelmäßig abgeklärt, und die Therapie wurde ggf. algorithmusbasiert angepasst. Verhaltenstherapeutische Strategien (z. B. Problemlösetraining), Psychopharmakotherapie, Psychoedukation und Schulung des Gesundheits- und Krankheitsverhaltens waren die am häufigsten eingesetzten Therapiemodule. Zwei aktuelle Arbeiten zeigen, dass sich eine strukturierte, leitliniengerechte, patientenzentrierte Versorgung im primärärztlichen Bereich (Bogner u. de Vries et al. 2010; Katon et al. 2010) positiv auf die depressive Symptomatik, auf die Lebensqualität und auf medizinische Parameter (HbA_{1c}, Blutdruck, LDL-Cholesterin) auswirkt. Die therapeutische Arbeit fokussierte auf die Behandlung der depressiven Symptomatik, auf die Optimierung des Krankheitsverhaltens, aber auch auf die Optimierung des Behandlungsverhaltens des Arztes. Die Effekte dieses Behandlungskonzeptes in der deutschen Versorgungsstruktur lassen sich zurzeit aufgrund der großen Unterschiede der Gesundheitssysteme aber noch nicht abschätzen.

Fallbeispiel

Herr D. (s. o.) litt unter den Symptomen eine mittelgradigen depressiven Episode. Zunächst erfolgte eine multimodale stationäre psychosomatische Behandlung, es schloss sich eine tiefenpsychologisch-fundierte Einzelpsychotherapie an. Die depressive Symptomatik nahm deutlich ab, und der Patient gewann an Selbstvertrauen und an Antrieb und fand Interesse an verschiedenen sozialen Aktivitäten. Gleichzeitig zeigte sich eine deutliche Verbesserung der Stoffwechselwerte: Während der HbA_{1c} zu Beginn der psychosomatischen Intervention 8,4 % betrug, reduzierte sich der Wert während der ersten sechs Monate auf 6,8 %. Diese Veränderungen erwiesen sich als stabil. Nach weiteren sechs Monaten betrug der HbA_{1c} 6,5 %. Auch die Blutdruckwerte normalisierten sich (RR 120/80 mmHg).

Auch wenn sich Interaktionen zwischen Angststörungen und Diabetes abzeichnen, können bei der derzeitigen Studienlage keine Aussagen über die Auswirkungen der Therapie der klinischen Angststörungen auf den Diabetes und die metabolische Situation gemacht werden. Bei ausgeprägten Ängsten vor Hypoglykämien in der Folge schwerer Hypoglykämien kann initial eine Schulung zur Wahrnehmung, Vermeidung und Bewältigung der Hypoglykämie (z. B. Blood Glucose Awareness Training, BGAT; HyPOS; Hermanns et al. 2007) zu einer deutlichen Verbesserung der Selbstmanagementfähigkeiten im Umgang mit Hypoglykämien, zu einer Reduktion der Angst und zu einer Reduktion der schweren Hypoglykämien führen.

Es liegen nur sehr wenige Therapiestudien zu essgestörten jugendlichen und erwachsenen Patienten mit Typ-1-Diabetes vor (Mannucci et al. 2005). Die akute vitale Bedrohung beim »Insulin-Purging« oder bei einer Hypoglykämia factitia erfordert eine abgestimmte diabetologische und psychotherapeutische Behandlung. Ist das Insulin-Purging Ausdruck eines selbstschädigenden Verhaltens bei Menschen mit Typ-1-Diabetes, ist oftmals eine stationäre psychotherapeutische Behandlung notwendig. Systematische Therapiestudien mit Jugendlichen mit Typ-1-Diabetes wurden dazu bisher nicht publiziert. Einige Kasuistiken berichten aber über positive Therapieergebnisse bei Jugendlichen.

Aber auch bei den häufiger auftretenden subklinischen Essstörungen sollte Jugendlichen frühzeitig individuelle psychotherapeutische Hilfen angeboten werden, um negativen Folgen für die aktuelle Stoffwechselsituation, die gesundheitliche Prognose und die seelische Entwicklung allgemein vorzubeugen. Bei der Therapie sind die gleichen Ansätze wie bei essgestörten Patienten ohne Diabetes zu beachten.

54.5 Perspektive

In Deutschland hat sich mit der psychosomatischen Grundversorgung, der Versorgung durch Fachärzte mit Zusatzbezeichnung Psychotherapie und der spezialisierten Versorgung durch Fachärzte für Psychosomatische Medizin und Psychotherapie, Psychiatrie und Psychotherapie sowie durch Psychologische Psychotherapeuten eine gestufte Versorgung für Patienten mit psychischen und psychosomatischen Störungen entwickelt. Zunächst ist der somatisch tätige Arzt im Rahmen der psychosomatischen Grundversorgung gefordert, eine psychosomatische Basisversorgung durchzuführen und den Patienten dann, soweit dieses nicht ausreicht, in die spezialisierte ärztliche oder psychologische Versorgung bei gegebener Indikationsstellung zu überweisen.

Spezifische Indikationen zur Psychotherapie bei Patienten mit Diabetes mellitus

- chronisch unzureichende Blutglucoseeinstellung im Rahmen psychosozialer Belastungen
- Anpassungsstörungen in belastenden Krankheitsphasen (Manifestation, nach akuten Krisen, Diagnose einschränkender Folgeerkrankungen)
- subklinische und klinische Depression
- dysfunktionale diabetesspezifische Ängste (Hypoglykämieangst, Angst vor Folgeerkrankungen, Spritzenphobie)
- Angststörungen
- Essstörungen (inkl. Insulin-Purging),
- selbstschädigendes Verhalten mit Insulin (Hypoglykämia factitia, Abbruch der Insulintherapie)
- hochbelastete Eltern junger Kinder mit Typ-1-Diabetes
- Jugendliche mit Diabetes bei Autonomiekonflikten mit ihren Eltern

Patienten mit Diabetes und psychosozialen Belastungen werden durch die ambulante Versorgung im Rahmen der Richtlinienpsychotherapie nicht ausreichend erreicht. Es gibt eine Vielzahl von Behandlungsbarrieren und Schnittstellenproblemen. So werden u. a. ärztliche Überweisungen zu einem Psychotherapeuten von Patienten mit Diabetes als stigmatisierend erlebt und abgelehnt. Die Patienten verstehen sich als körperlich erkrankt und weisen daher vielfach eine geringe Therapiemotivation sowohl hinsichtlich der Diabetestherapie als auch hinsichtlich der Therapie psychischer Störungen auf. Aufgrund der Zunahme der an Diabetes Erkrankten und der damit verbundenen steigenden gesundheitsökonomischen Kosten einerseits und der hohen Bedeutung psychosozialer Belastungen für den Behandlungsverlauf andererseits sind Versorgungskonzepte erforderlich, die psychosomatische Behandlungsansätze stärker in die unmittelbare Versorgung von Patienten mit Diabetes vernetzen und die Schnittstellenproblematik reduzieren.

Zurzeit wird an der Universitätsklinik in Gießen ein neues integriertes kooperatives Versorgungsmodell für Patienten mit Diabetes, problematischer Stoffwechseleinstellung und psychosozialen Belastungen in diabetologischen Schwerpunktpraxen implementiert und evaluiert (Köhler u. Kruse 2011). Das Versorgungskonzept zielt darauf, den Zugang in die psychotherapeutische/psychosomatische Versorgung zu erleichtern, Behandlungsbarrieren und diabetesbezogene emotionale Belastungen durch ein niedrigschwelliges lösungsorientiertes Kurzzeittherapieprogramm zu reduzieren und so die Stoffwechseleinstellung (HbA_{1c}) zu verbessern.

Hierzu werden Patienten mit problematischer Stoffwechseleinstellung zunächst mit einem Fragebogen auf ihre diabetesspezifischen Belastungen und ihre psychische Symptomatik gescreent. Der behandelnde Diabetologe spricht den Patienten auf seine Belastung an und motiviert ihn zu einem Konsilgespräch mit einem Mitarbeiter der psychosomatischen Ambulanz. Dieser führt mit dem Patienten ein psychosomatisches Coaching und Therapieprogramm mit maximal acht Einzelsitzungen durch. Ziel ist es zunächst, die psychischen und psychosozialen Probleme zu identifizieren, die mit einer unbefriedigenden Stoffwechseleinstellung im Zusammenhang stehen, eine lösungs- oder ressourcenorientierte Kurzzeittherapie durchzuführen bzw. die Indikation und Überleitung zu einer ambulanten oder stationären Psychotherapie zu stellen. Diese Gespräche können initial in der Praxis des Diabetologen als psychosomatisches Konsil durchgeführt werden. Ein solches Vorgehen ermöglicht eine rasche Rücksprache zwischen allen Behandlern und erlaubt die Vernetzung der psychosomatischen Ambulanzen mit der Arbeit in diabetologischen Schwerpunktpraxen. Die Vorstellung der Ergebnisse dieses von der Bundesärztekammer im Rahmen der Versorgungsforschung geförderten Projekts ist in Vorbereitung.

Literatur

Ali S, Stone M, Skinner TC et al. The association between depression and health-related quality of life in people with type 2 diabetes: a systematic literature review. Diabetes Metab Res Rev 2010; 26(2): 75–89.

Anderson RM, Funnell MM, Butler PM et al. Patient Empowerment: results of a randomized controlled trial. Diabetes Care 1995; 18: 943–9.

Black SA, Markides KS, Ray LA. Depression predicts increased incidence of adverse health outcomes in older Mexican Americans with type 2 diabetes. Diabetes Care 2003; 26(10): 2822–8.

Bogner HR, de Vries HF. Integrating type 2 diabetes mellitus and depression treatment among African Americans: a randomized controlled pilot trial. Diabetes Edu 2010; 36(2): 284–92.

Bruce DG, Davis WA, Davis TME. Longitudinal predictors of reduced mobility and physical disability in patients with type 2 diabetes: the Fremantle Diabetes study. Diabetes Care 2005; 28: 2441–7.

Delamater AM, Jacobson AM, Anderson B et al. Psychosocial therapies in diabetes. Report of the

Psychosocial Therapies Working Group. Diabetes Care 2001; 24: 1286–92.

Funnell MM, Brown TL, Childs BP et al. National standards for diabetes self-management education. Diabetes Care 2008; 1: 97–104.

Gregg EW, Engelgau MM, Narayan V. Complications of diabetes in elderly people. BMJ 2002; 325(7370): 916–7.

Hauner H. Diabetesepidemie und Dunkelziffer. In: Deutsche Diabetes Union (Hrsg). Deutscher Gesundheitsbericht Diabetes. Kirchheim, Mainz 2008; 7–11.

Hermanns N, Kulzer B, Kubiak T et al. The effect of an education programme (HyPOS) to treat hypoglycaemia problems in patients with type 1 diabetes. Diabetes Metab Res Rev 2007; 23: 528–38.

Hofmann M, Köhler B, Leichsenring F, Kruse J. Depression as a Risk Factor for Mortality in Individuals with Diabetes: A Meta-Analysis of Prospective Studies. PLoS One 2013; 8(11): e.79809.

Icks A, Haastert B, Giani G, Rathmann W. Incremental prescription and drug costs during the years preceding diabetes diagnosis in primary care practices in Germany. Exp Clin Endocrinol Diabetes 2006; 114(7): 348–55.

Icks A, Haastert B, Rathmann W et al. Trends in hospitalization and sociodemographic factors in diabetic and nondiabetic populations in Germany: national health survey, 1990–1992 and 1998. Am J Public Health 2006; 96(9): 1656–61.

Ismail K, Winkley K, Rabe-Hesketh A. Systematic review and meta-analysis of randomised controlled trials of psychological interventions to improve glycaemic control in patients with type 2 diabetes. Lancet 2004; 363 (9421): 1589–97.

Jones JM, Lawson ML, Daneman D et al. Eating disorders in adolescent females with and without type 1 diabetes: cross sectional study. Brit Med J 2000; 320: 1563–6.

Katon WJ, Lin EHB, von Korff M et al. Collaborative care for patients with depression and chronic illnesses. New Engl J Med 2010; 363(27): 2611–20.

Katon WJ, von Korff M, Ciechanowski P et al. Behavioral and clinical factors associated with depression among individuals with diabetes. Diabetes Care 2004; 27: 914–20.

Köhler B, Kruse J. Integrative Versorgungskonzepte bei Patienten mit Diabetes und psychosozialen Belastungen. Z Verhaltensther Verhaltensmed 2011; 32: 358–72.

Kruse J, Kulzer B, Lange K. Diabetes mellitus. In: Adler RH, Herzog W, Joraschky P, Köhle K, Langewitz W, Söllner W, Wesiack W (Hrsg). Theoretische Modelle und klinische Praxis. Uexküll. Psychosomatische Medizin. München: Urban und Fischer 2012; 851–63.

Kruse J, Schmitz N, Thefeld W. On the association between diabetes and mental disorders in a community sample. Diabetes Care 2003; 26: 1841–6.

Kulzer B, Albus C, Herpertz S et al. Psychosoziales und Diabetes (Teil 1). Diabetol Stoffw 2013; 8: 198–242.

Kulzer B, Albus C, Herpertz S et al. Psychosoziales und Diabetes (Teil 2). Diabetol Stoffw 2013; 8: 292–324.

Lange K, Hirsch A (Hrsg). Psycho-Diabetologie. Personenzentriert beraten und behandeln. Kirchheim, Mainz 2002.

Lukaschek K, Baumert J, Kruse J et al. Relationship between posttraumatic stress disorder and Type 2 Diabetes in a population-based cross-sectional study with 2970 participants. J Psychosom Res 2013; 74: 340–5.

Mannucci E, Rotella F, Ricca V et al. Eating disorders in patients with type 1 diabetes: a meta-analysis. J Endocrinol Invest 2005; 28: 417–9.

Mezuk B, Eaton WW, Albrecht S, Golden SH. Depression and type 2 diabetes over the lifespan. Diabetes Care 2008; 31: 2383–90.

Morse SA, Ciechanowski PS, Katon WJ, Hirsch B. Isn't This Just Bedtime Snacking? The potential adverse effects of night-eating symptoms on treatment adherence and outcomes in patients with diabetes. Diabetes Care 2006; 29: 1800–4.

Nielsen S, Emborg C, Molbak AG. Mortality in concurrent type 1 diabetes and anorexia nervosa. Diabetes Care 2002; 25: 309–12.

Nouwen A, Winkley K, Twisk J et al. European Depression in Diabetes (EDID) Research Consortium. Type 2 diabetes mellitus as a risk factor for the onset of depression: a systematic review and meta-analysis. Diabetologia 2010; 53(12): 2480–6.

Petrak F, Herpertz S. Treatment of depression in diabetes: an update. Curr Opin Psychiatry 2009; 22(2): 211–7.

Peveler RC, Bryden KS, Neil HA et al. The relationship of disordered eating habits and attitudes to clinical outcomes in young adult females with type 1 diabetes. Diabetes Care 2005; 28: 84–8.

Pouwer F, Beekman AT, Nijpels G et al. Rates and risks for co-morbid depression in patients with

Type 2 diabetes mellitus: results from a community-based study. Diabetologia 2003; 46: 892–8.

Schram MT, Baan CA, Pouwer F. Depression and quality of life in patients with diabetes: a systematic review from the European depression in diabetes (EDID) research consortium. Curr Diabetes Rev 2009 5(2): 112–9.

Steed L, Cooke D, Newman S. A systematic review of psychosocial outcomes following education, self-management and psychological interventions in diabetes mellitus. Patient Educ Couns 2003; 51: 5–15.

Stumvoll M, Goldstein B, Haeften van T. Type 2 diabetes: principles of pathogenesis and therapy. Lancet 2005; 9467: 1333–46.

Thermlund GM, Dahlquist G, Hansson K et al. Psychological stress and the onset of IDDM in children. Diabetes Care 1995; 18: 1323–9.

Van der Feltz-Cornelis CM, Nuyen J, Stoop C et al. Effect of interventions for major depressive disorder and significant depressive symptoms in patients with diabetes mellitus: a systematic review and meta-analysis. Gen Hosp Psychiat 2010; 32(4): 380–95.

Virk J, Li J, Vestergaard M et al. Early life disease programming during the preconception and prenatal period: making the link between stressful life events and type-1 diabetes. PLoS One 2010; 5(7): e11523.

55 Chronisch entzündliche Darmerkrankungen (CED)

Ulrich Cuntz

55.1 Einleitung

Mit dem Optimismus und Ehrgeiz einer jungen Wissenschaft wurden zunächst die Colitis ulcerosa, im Anschluss auch der Morbus Crohn mit ihrem typisch schubweisen Verlauf als in besonders hohem Maße mit psychischen Faktoren assoziierte Erkrankungen angesehen. In seinem über viele Jahre sehr einflussreichen Werk »Psychosomatic Medicine: its principles and applications« hat der ungarische Psychoanalytiker Franz Alexander einen Katalog von sieben Erkrankungen beschrieben, die später als »Holy Seven« in die Literatur eingingen. Diese Erkrankungen, zu denen auch die Colitis ulcerosa gehörte, haben nach den Thesen von Alexander jeweils eine spezifische Psychogenese. Er ging davon aus, dass emotionale Spannungen mit einer definierten somatischen Reaktion einhergehen, die dann zu unterschiedlichen körperlichen Erkrankungen führen. Gemäß dieser »Spezifitätshypothese« wird durch die unterschiedliche affektive Verarbeitung sowohl die Wahl des befallenen Organs als auch die Art der auftretenden Störungen bestimmt (Alexander 1985). Chronisch-entzündliche Darmerkrankungen (CED) seien eine charakteristische affektive Reaktion auf Verlusterlebnisse, die mit einer typischen mucosalen Reaktion einherginge, die dann die Colitis verursache (Engel 1958). CED seien in diesem Sinne psychosomatische Erkrankungen im engeren Sinne, die eine spezifische psychische Ursache haben, eine spezifische Psychotherapie benötigen und mit dieser dann auch kausal kurativ behandelt werden können.

Ausgehend von so weitgehenden Forschungshypothesen war die psychosomatische Forschung zu den chronisch entzündlichen Darmerkrankungen bis in die 90er Jahre ernüchternd: Weder eine spezifische Psychogenese noch eine effektive Psychotherapie ließ sich beschreiben. Erst eine Neubesinnung auf belegbare psychosomatische Zusammenhänge und die Erkenntnis, dass bei chronischen körperlichen Erkrankungen die Interaktion zwischen körperlicher Schädigung und psychischer Reaktion komplex ist, haben dieses Thema neu befruchtet und in den letzten Jahren mit einer Fülle an wichtigen Erkenntnissen bereichert.

Es lässt sich mittlerweile recht gut belegen, dass Schübe von CED unter Stressbedingungen häufiger werden. Gleichzeitig unterstreichen die Studien jedoch auch, dass der Beitrag der Psyche zum Verlauf der CED weit entfernt von einer monokausalen Psychogenese der Erkrankung ist. Der Hauptbeitrag der Grundlagenforschung besteht in einer neuen, sehr differenzierten Betrachtung der Einwirkung von Stress auf die gastrointestinale Motilität, auf neuronale Prozesse, auf die Funktionsweise der Darmbarriere und auf das immunologische Geschehen. In der psychotherapeutischen Praxis ist nicht mehr die Heilung oder günstige Beeinflussung des Verlaufs das Ziel, sondern einzelne Aspekte des Krankheitsgeschehens, wie Lebensqualität, Krankheitsängste, Fatigue-Symptomatik oder einzelne gastrointestinale Beschwerdekomplexe.

! CED sind nicht monokausal psychogen. Gleichwohl nehmen psychische Faktoren Einfluss auf den Krankheitsprozess und einzelne Symptome der Erkrankung.

55.2 CED

Als CED werden zwei unterschiedliche, aber pathogenetisch verwandte Erkrankungen zusammengefasst: die Colitis ulcerosa und der Morbus Crohn. Die Colitis ulcerosa ist gekennzeichnet durch eine chronische, schubweise verlaufende Entzündung der Dickdarmmucosa. Auch der Morbus Crohn ist eine chronische und rezidivierende Entzündung der Darmwand, wobei hier alle Darmwandschichten und letztlich alle Abschnitte des Magen-Darm-Trakts mit unterschiedlicher Häufigkeit befallen sein können. Nicht in allen Fällen lässt sich sicher entscheiden, ob die eine oder die andere Erkrankung vorliegt.

55.2.1 Pathologie

Bei der Colitis ulcerosa leiden die Patienten unter wiederkehrenden Episoden von blutigen Durchfällen, die durch eine hochgradige Entzündung der Dickdarmmucosa verursacht sind. Die Dickdarmmucosa ist in diesen Fällen sehr leicht verletzbar, sodass Läsionen der Mucosa auftreten können; da dabei die umgebende Dickdarmschleimhaut entzündlich geschwollen sein kann, imponieren diese Läsionen als »Ulcera«, was sie nach pathoanatomischer Definition gar nicht sind. Der Befall des Dickdarms ist kontinuierlich, praktisch in allen Fällen ausgehend vom Mastdarm, wobei die Entzündung in ausgedehnten Fällen auch das gesamte Colon erfassen kann (Pancolitis ulcerosa). Die Schwere der Erkrankung ist dabei auch von der Ausdehnung des entzündlichen Befalls bestimmt. Mit Fortdauer der Erkrankung kann die Funktionstüchtigkeit des Dickdarms erheblich eingeschränkt sein; insbesondere wird die Dickdarmmotilität erheblich beeinträchtigt, sodass Patienten auch in entzündungsfreien Intervallen unter Durchfällen leiden können. Bei hochakuter Colitis ulcerosa kann sich ein sog. »toxisches Megacolon« (Erweiterung des Dickdarms) ausbilden, was eine lebensbedrohliche Exazerbation der Erkrankung bedeutet. Insbesondere bei den ausgedehnten Fällen der Colitis ulcerosa besteht ein erhöhtes Karzinomrisiko im Verlauf der Erkrankungsjahre.

Der Morbus Crohn befällt alle Darmwandschichten, allerdings meist nur einzelne Abschnitte des Gastrointestinaltrakts. Dabei ist das terminale Ileum, der letzte Dünndarmabschnitt, in den meisten Fällen mit betroffen. Die Entzündung ist diskontinuierlich, d. h. befallene Darmabschnitte und gesunde Darmabschnitte können eng beieinander liegen. Die Symptomatik, die typischerweise durch den Morbus Crohn verursacht wird, ist dementsprechend vielfältig. Dies können Durchfälle, Gewichtsabnahme, Fieber und vor allem

Schmerzen sein. Die Schmerzen werden direkt durch die befallenen Abschnitte des Gastrointestinaltrakts verursacht, da die Entzündung mit Durchschreiten der Darmwand auch die Schmerzrezeptoren erreicht. Durch die Erfassung aller Darmwände kann die Darmwand erheblich anschwellen, was zu einer Verlegung des Darmlumens führen kann. In solchen Fällen kann es zum Darmverschluss kommen, was im Verlauf der Crohn-Erkrankung dazu führt, dass die meisten Patienten wegen Darmverschlüssen operiert werden müssen (de Buck et al. 2012). Zudem kann die Durchdringung der Darmwand dazu führen, dass benachbarte Organe wie Harnblase oder Geschlechtsorgane in die Erkrankung mit einbezogen werden. Es kann zu Fistelbildungen zwischen den Bauchorganen, am After oder besonders nach Operationen auch in der Bauchwand kommen.

Beide Erkrankungen sind durch extraintestinale Symptomkomplexe gekennzeichnet. Insbesondere während der Schübe können Gelenkbeschwerden, Gelenkentzündungen, Augenentzündungen und Entzündungen der Haut auftreten. Als Allgemeinsymptome treten Fieber und allgemeines Schwächegefühl (Fatigue) auf.

! Bei den CED besteht eine Entzündung der Darmwand. Bei Colitis ulcerosa ist die innerste Schicht des Dickdarms, die Mucosa, kontinuierlich in unterschiedlicher Ausdehnung befallen. Bei Morbus Crohn besteht ein diskontinuierlicher Befall aller Darmwandschichten, besonders häufig in der letzten Dünndarmschlinge.

55.3 Mucosabarriere und CED

Der Inhalt von Magen, Dünn- und Dickdarm gehört immunologisch zum Körperäußeren. Nahrungsbestandteile, aber vor allem auch die vornehmlich im Dickdarm befindlichen Mikroorganismen sind körperfremd und könnten bei Eindringen in den Organismus schwere Schäden verursachen. Die Kernaufgabe des Magen-Darm-Trakts liegt in der Aufnahme der für die Ernährung des Organismus essenziellen Nahrungsstoffe. Der menschliche Darm muss dabei zwischen unschädlichen Antigenen der Nahrungsbestandteile und infektiösen oder toxischen Bestandteilen der Nahrung unterscheiden. Um den Organismus vor schädlichen Darminhalten zu schützen, gibt es im Darm eine effektive Schleimhautbarriere sowie ein eigenständiges, teils genetisch determiniertes, teils in Auseinandersetzung mit der Außenwelt in unserem Inneren sich ständig neu anpassendes Immunsystem.

Für die Pathogenese der chronisch entzündlichen Darmerkrankungen werden in den letzten Jahren zwei basale Mechanismen diskutiert (Cho 2008; Xavier u. Podolsky 2007):

- Fehlregulation der angeborenen adaptiven Immunantwort gegen Bakterien und deren Produkte im Darmlumen
- fehlangepasste Immunantwort gegen Mikroorganismen, die normalerweise keinerlei Immunantwort erzeugen, aufgrund einer Schwächung der mucosalen Darmbarriere

Welche Mechanismen im Einzelnen hier verantwortlich sind, ist letztlich im Detail noch nicht geklärt. Sicher ist, dass sowohl genetische als auch erworbene Faktoren und die Mucosabarriere eine Rolle spielen.

55.4 Klinik der chronisch entzündlichen Darmerkrankungen

Ein entzündlicher Schub der Colitis ulcerosa äußert sich in aller Regel durch Durchfälle mit mehr oder minder ausgeprägten Blutbeimengungen. Die Durchfälle können begleitet sein von kolikartigen Bauchschmerzen und Inkontinenz. Die Beschwerden beginnen meist progredient über mehrere Wochen. Die Schwere der Schübe ist unterschiedlich und unter anderem abhängig von der Ausdehnung der entzündeten Colonabschnitte.

Der Morbus Crohn ist bezüglich seines Befallsmusters und der Klinik sehr viel variabler als die Colitis ulcerosa. Bei 80 % der Fälle ist der letzte Dünndarmabschnitt in die Entzündung mit einbezogen; bei etwa 70 % findet sich auch eine Beteiligung des Colons. Auch die Beteiligung des Colons ist zumeist multilokulär und diskontinuierlich, sodass auch dann eine variierende Klinik resultiert.

In den meisten Fällen leiden die Patienten unter abdominellen Schmerzen, die sich aus den Bereichen der intramuralen Schmerzrezeptoren durch die tiefgreifende Entzündung erklären. Durchfälle sind häufig, aber in ihrer klinischen Präsentation vielfältiger als bei der Colitis ulcerosa. Blutbeimengungen sind eher selten. Die Durchfälle können wässrig oder voluminös und stinkend sein, je nachdem, ob sie direkt durch die entzündlich bedingte Exsudation der Mucosa (Absonderung der Schleimhaut) bedingt sind oder durch Malabsorption (eine schlechte Aufnahme). Durch die tiefgreifende Entzündung können sich Fisteln bilden, die in der Region des Afters liegen oder andere benachbarte Organe des Abdomens erreichen können. Häufiger als bei der Colitis ulcerosa führt die Erkrankung zur Gewichtsabnahme aufgrund der Beeinträchtigung der Verdauungsleistung des Dünndarms. Da der Morbus Crohn auch die oberen Abschnitte des Gatrointestinaltrakts befallen kann, können auch Symptome wie Oberbauchschmerzen und Erbrechen auftreten.

Viele der im Rahmen der chronisch entzündlichen Darmerkrankungen auftretenden Symptome weisen einen unmittelbaren Bezug zur Ausprägung der intestinalen Entzündung, zum Schub und zum Befallsmuster auf. Dagegen treten im Verlauf der langjährigen Erkrankung auch Symptome auf, die weniger klar durch einen organischen Pathomechanismus erklärbar sind und die auch zwischen Schüben persistieren.

Körperliches Schwächegefühl und vermehrte Müdigkeit bei chronisch entzündlichen Erkrankungen werden auch als Fatigue bezeichnet. Fatigue ist häufig eine Begleiterscheinung hoher entzündlicher Aktivität oder der begleitenden Anämie bei chronisch entzündlichen Darmerkrankungen. In einem Review von van Langenberg und Gibson (2010) geben 86 % aller Patienten mit chronisch entzündlichen Darmerkrankungen Fatigue als Begleiterscheinung während der Schübe an, bei immerhin 40 % besteht Fatigue weiter auch in den schubfreien Intervallen. Mehr als bei anderen Symptomen korreliert das Vorhandensein von Fatigue mit der Komorbidität mit Angst, Depression oder dem Vorhandensein von Stressbelastungen (Czuber-Dochan et al. 2013).

Gastrointestinale Symptome sind, wie oben beschrieben, zunächst Folge der entzündlichen Darmveränderungen. In den letzten Jahren wurde deutlich, dass akzidentelle (zufällig auftretende) infektiöse Darmerkrankungen in vergleichsweise hohen Prozentsätzen chronische Beschwerden nach sich ziehen, die dann unabhängig von der entzündlichen Erkrankung selbst sind. Dieses Phänomen wird als postinfektiöses Reizdarmsyndrom beschrieben (Spiller u. Campbell 2006). In prospektiven Studien konnte gezeigt werden, dass die Persistenz der Beschwerden von prämorbid vorliegender Depressivität, Ängstlichkeit oder Somatisierungsneigung bestimmt wird (Gwee et al. 1999). Untersucht man Patienten mit chronisch entzündlichen Darmerkrankungen, die sich in Remission befinden, so beschreiben ein Drittel bis die Hälfte der Patienten Beschwerden, die mit einem Reizdarmsyndrom vereinbar sind (Keohane et al. 2010). Untersucht man diese Patientengruppe genauer, so kann man durch erhöhte Werte des Calprotectins demonstrieren, dass eine latente entzündliche Aktivität auch in den schubfreien Intervallen weiter besteht. Andererseits ist das Persistieren gastrointestinaler Symptome während der schubfreien Intervalle im besonderen Maße mit dem gemeinsamen Auftreten von Angst und Depressivität assoziiert (Graff et al. 2009).

Sehr häufig leiden Patienten mit chronisch entzündlichen Darmerkrankungen auch unter plötzlich einsetzendem Stuhldrang. Dies ist nicht immer die Folge von durchfälligem Stuhl, der die Kontinenz im besonderen Maße bedroht. In vielen Fällen tritt der plötzliche Stuhldrang nur in solchen Situationen auf, in denen eine Toilette in weiter Entfernung zu sein scheint. In solchen Fällen ist der plötzliche Stuhldrang als ein Angstsymptom zu deuten. Die betroffenen Patienten zeigen häufig ein ausgesprochenes Vermeidungsverhalten und meiden öffentliche Veranstaltungen, häufig auch jegliche sozialen Kontakte.

Schmerzen sind bei fast 90 % der betroffenen Patienten ein wichtiges Symptom ihrer Erkrankung; das Vorhandensein von Schmerzen beeinflusst in besonders hohem Maße die Lebensqualität (Schirbel et al. 2010). Schmerzen korrelieren mit Depressivität; Patienten mit chronischen Schmerzen und Depression sind besonders stark suizidgefährdet (Bielefeldt et al. 2009; Fuller-Thomson u. Sulman 2006).

CED führen regelmäßig zu nahrungsinduzierten Schmerzen, zu Appetitlosigkeit und zu Übelkeit und Brechreiz. Dass solche Erkrankungen – da sie bei Frauen auch in besonderem Maße eine gefährdete Altersgruppe betreffen – auch vermehrt mit Essstörungen assoziiert sind, wird immer wieder in Kasuistiken beschrieben (Blanchet u. Luton 2002; Grybowski 1993).

Wie bei vielen anderen chronischen Erkrankungen sind Angst und Depression häufig komorbide Begleiter der chronisch entzündlichen Darmerkrankungen (Goodband et al. 2012). Eine besonders gut epidemiologisch basierte Studie aus Kanada zeigt, dass Depression im Vergleich zur Restbevölkerung bei chronisch entzündlichen Darmerkrankungen dreimal häufiger ist (Walker et al. 2008). Die Prävalenz von Angst und Depression scheint dabei von der Krankheitsaktivität abhängig zu sein (Häuser 2011). Eine große Bevölkerungsstichprobe im südlichen England (Kurina et al. 2001) machte deutlich, dass vor Auftreten der Erkrankung die psychiatrische Komorbidität vergleichbar mit der Bevölkerung war. Allerdings scheint das Vorliegen einer Depression zum Auftreten eines Morbus Crohn in späteren Jahren zu prädisponieren (Kurina 2001).

Auch subklinische Depressivität hat einen Einfluss auf die Lebensqualität der Patienten. In einer größeren Studie an Crohn- und Colitis-Patienten konnte gezeigt werden, dass bei vergleichbarer Krankheitsaktivität diejenigen Patienten deutlich mehr unter ihren Symptomen litten, die ein höheres Maß an Depressivität aufwiesen (Cuntz et al. 1999). Zudem scheint die psychische Komorbidität den Krankheitsverlauf ihrerseits ungünstig zu beeinflussen. In einer prospektiven Studie an 100 Patienten mit Morbus Crohn, die über neun Monate nachverfolgt wurden (Peerson et al. 2005), konnte gezeigt werden, dass die Patienten, die bei Aufnahme mehr Depressions- oder Angstsymptome aufwiesen, nach neun Monaten deutlich schlechter auf die antientzündliche Therapie ansprachen.

> **!** Über die unmittelbaren Folgen der Entzündung der Darmwand hinaus führen die CED in ihrem Verlauf zu vielfältigen Symptomen, die weit über dem unteren Verdauungstrakt zugeordnete Symptomkomplexe hinausgehen.

55.5 Epidemiologie der CED

CED sind Erkrankungen, die in besonderem Maße die Bevölkerung der westlichen Industriestaaten von Europa und Nordamerika betreffen. Die Prävalenz ist in Asien, Japan und Südamerika geringer. Die Erkrankungen sind in Nordamerika häufiger bei Menschen mit jüdischen Vorfahren und sind deutlich seltener bei Menschen mit afroamerikanischem Hintergrund. In Europa liegt die Prävalenz der Colitis ulcerosa bei etwa 50 von 10.000 Einwohnern und die des Morbus Crohn bei etwa 30 von 10.000 Einwohnern. In den letzten 80 Jahren war die Inzidenz der Colitis ulcerosa relativ konstant, während es eine deutlich zunehmende Inzidenz des Morbus Crohn bis 1980 gab. Mittlerweile scheint die Inzidenz auch hier nicht mehr weiter anzusteigen. Es gibt keine eindeutige Geschlechtspräferenz der chronisch entzündlichen Darmerkrankungen. Die erhöhte Prävalenz in den westlichen Industrienationen und der deutliche Anstieg der Häufigkeit des Morbus Crohn wird in Verbindung gebracht mit dem westlichen Lebensstil. Dabei scheinen infektiöse Gastroenterititen und der Gebrauch von Antibiotika eine wichtigere Rolle zu spielen als Ernährungsfaktoren (Castiglione et al. 2012). Zigarettenrauchen erhöht das Risiko für den Morbus Crohn, scheint dagegen aber einen protektiven Effekt auf die Entwicklung einer Colitis ulcerosa zu haben (Higuchi et al. 2012).

10 bis 25 % aller Patienten mit chronisch entzündlichen Darmerkrankungen haben Verwandte, die ebenfalls unter einer chronisch entzündlichen Darmerkrankung leiden. Diese hohe Assoziation kann durch gemeinsame Lebensbedingungen oder durch genetische Faktoren erklärt werden. Insgesamt ist die Bedeutung genetischer Faktoren inzwischen zweifelsfrei belegt, und mittlerweile sind einige Gene bekannt, die mit einem erhöhten Risiko für CED assoziiert sind.

Die Inzidenz ist gehäuft zwischen dem 15. und 25. Lebensjahr. Ein kleinerer weiterer Inzidenzgipfel findet sich im höheren Lebensalter. Damit tritt die Erkrankung häufig in einer vulnerablen Phase der Persönlichkeitsentwicklung ein. CED beeinträchtigen die Lebensqualität der Betroffenen ganz erheblich und dies in besonders hohem Ausmaß, wenn sie in einem Lebensalter eintreten, das für die Loslösung vom Elternhaus, die schulische und berufliche Entwicklung und den Aufbau eines eigenen persönlichen Umfeldes von höchster Bedeutung ist.

> **!** CED beginnen meist früh im Verlauf des Lebens und führen mit ihrem chronisch-rezidivierendem Verlauf häufig zu einer erheblichen Reduktion der Lebensqualität.

55.6 Psychische Einflüsse auf Pathologie und Symptomatik der CED

Patienten mit CED sind mehrheitlich der Überzeugung, dass Schübe der Erkrankung durch belastende Lebensereignisse und Stress induziert werden. Um diesen Zusammenhang wissenschaftlich zu belegen, sind langfristig geplante prospektive Studien erforderlich, die methodisch aufwändig sind. Mittlerweile liegen eine ganze Reihe prospektiver Studien vor. Rampton (2010) berichtet über elf prospektive Studien, von denen acht eine signifikante Assoziation von Stress und nachfolgender Exazerbation der entzündlichen Darmerkrankung berichteten. Bernstein et al. (2010) schlossen 2010 die bislang größte prospektive Studie zum Zusammenhang von Stress und Symptomatik ab. Die 552 eingeschlossenen Patienten mit chronisch entzündlichen Darmerkrankungen berichteten alle drei Monate über ein ganzes Jahr hinweg über den Gesundheitsstatus und Stressereignisse. Dabei berichteten signifikant mehr Patienten keinerlei Stressereignisse, wenn die Erkrankung über die gesamte Zeit inaktiv war. Dagegen waren wahrgenommener Stress und negative Stimmung in einer vorangegangenen 3-Monats-Periode positiv mit einem Symptomausbruch in der nächsten 3-Monats-Periode assoziiert. Diese sehr große Studie komplementiert die mittlerweile überzeugende Evidenz, dass Stress und symptomatische Aktivität der CED miteinander assoziiert sind. Gleichzeitig spricht sie auch für eine bidirektionale Beziehung von Krankheitsaktivität und Stress in dem Sinne, dass eine aktive Erkrankung dazu prädisponiert, sich »gestresst zu fühlen«.

Werden CED durch die immunologische Antwort auf in die Darmwand eingedrungene Mikroorganismen hervorgerufen, ergibt sich die Frage, wie Stressereignisse solche hochkomplexen biologischen Mechanismen beeinflussen können. Hierzu gibt es tierexperimentell verschiedene Erklärungsansätze:

- **Sympathisches Nervensystem:** Mastzellen der Darmmucosa sind eine der Endstrecken der Brain-Gut-Achse. Die Mastzellen sind in einem engen Kontakt mit den sympathischen und parasympathischen Nervenendigungen. Das sympathische Nervensystem spielt dabei eine entzündungsfördernde Rolle (Taché u. Perdue 2004).
- **Parasympathisches Nervensystem:** Der Nervus vagus hat dagegen eine entzündungshemmende Rolle. Acetylcholin, das an vagalen Nervenendigungen freigesetzt wird, setzt die Produktion proinflammatorischer Zytogene, wie beispielsweise den Tumornekrosefaktor (TNF), durch Makrophagen herab (Pavlov u. Tracey 2012).
- **HPA-Achse:** Chronischer Stress führt zu einer Down-Regulation des hypothalamischen Corticotropin-Releasing-Factor (CRF)-Systems. Eine Beeinträchtigung der HPA-Achse ist assoziiert mit einer Neigung zu autoimmunentzündlichen Erkrankungen (Sternberg et al. 1989). Ratten mit einer unterdrückten HPA-Achse entwickeln auf chemische Reize eher eine Colitis als Ratten mit intakter HPA-Achse (Yuan et al. 2012). CRF-Rezeptoren gibt es auch in verschiedenen Immunzellen des Gastrointestinaltrakts. Stress und CRF erhöhen die Schleimhautmobilität des Colons bei Ratten über einen CRF-abhängigen Mechanismus, bei dem vermehrt TNF freigesetzt wird (Overmann et al. 2012). Die CRF-Rezeptoren der Darmwand spielen auch beim Menschen eine wichtige Rolle. Bei Colitis ulcerosa ist die Anzahl dieser Rezeptoren gegenüber Gesunden erheblich erhöht (Yuan et al. 2012).
- **Interaktion von Mikrobiom und der Brain-Gut-Achse:** Setzt man Mäuse sozialen Stressoren aus, ändert sich die Zusammensetzung des intestinalen Mikrobioms, und gleichzeitig erhöht sich die Freisetzung von Zytokinen. Antibiotika verhindern diese stressabhängige Reaktion der Zytokine (Bailey et al. 2011). Die Darmbakterien können als Mediator in der Interaktion zwischen Bauchorganen und dem Gehirn agieren. Bei Ratten, bei denen das Colon keimfrei gemacht wurde, ist die Stressreaktion der HPA-Achse vermehrt. Nach Wiederherstellung des normalen Mikrobioms ist auch die Reaktion der HPA-Achse wieder normalisiert (Sudo et al. 2004). Insgesamt lässt sich zeigen, dass das Mikrobiom zentralnervöse Stressreaktionen moderieren kann und direkt einen Einfluss auf die zentralnervösen Stressreaktionen nimmt.

Zusammenfassend belegen die experimentellen Befunde, dass das lokale Ereignis der Immunaktivierung in der intestinalen Schleimhaut mit zentralnervösen Prozessen unmittelbar zusammenhängen kann.

> **!** Stress nimmt nicht nur Einfluss auf den Verlauf der CED, sondern es gibt auch klare Hinweise, dass die mucosale immunologische Reaktion auf intestinale Mikroorganismen abhängig von Stressbelastung ist.

55.7 Therapie

Die chronisch entzündlichen Darmerkrankungen sind Erkrankungen, denen eine immunologische Reaktion zugrunde liegt, bei der genetische Faktoren, Umwelteinflüsse und die bakterielle Darmbesiedelung eine Rolle spielen. In der Entstehung haben psychische Faktoren allenfalls eine untergeordnete Rolle. Dagegen wird der Verlauf von psychosozialen Faktoren beeinflusst. CED sind chronische Erkrankungen, in deren Verlauf vielerlei körperliche Symptome eine Rolle spielen, die weit über das hinausgehen, was sich durch den lokalen entzündlichen Prozess erklären lässt. Eine ganze Reihe dieser Symptome steht in engerem Zusammenhang mit psychischen Störungen und Umweltbedingungen. Die Erkrankungen beginnen bei vielen Patienten früh im Leben. Aufgrund der Möglichkeiten der pharmakologischen Behandlung ist gegenwärtig die Lebenserwartung der Patienten kaum eingeschränkt, sodass für viele Patienten das Bewältigen der Erkrankung eine lebenslange Aufgabe ist. Daraus lassen sich unterschiedliche Therapieziele ableiten. Das Maximalziel einer kurativen Therapie, die die Erkrankung definitiv beendet, ist gegenwärtig weder pharmakologisch und sicher auch nicht psychotherapeutisch zu erreichen. Mögliche **Therapieziele** sind:

- Behandlung von akuten Schüben der Erkrankung bis hin zum Ziel der Schleimhautabheilung
- Einflussnahme auf den Verlauf der Erkrankung, Minderung der Anzahl der Schübe oder geringere Intensität der Schübe
- Beeinflussung einzelner Symptomkomplexe, die bei chronisch entzündlichen Darmerkrankungen häufig auch im schubfreien Intervall zu einer deutlichen Beeinträchtigung der Lebensqualität führen
- Verbesserung der Lebensqualität der Patienten
- verbesserte Kompetenz und Compliance im Umgang mit der Erkrankung

Psychotherapie ist in der Therapie chronisch entzündlicher Darmerkrankungen keine Alternative zur medikamentösen Therapie, sondern in einigen Fällen eine notwendige und wichtige Ergänzung. Für die medikamentöse Therapie der chronisch entzündlichen Darmerkrankungen gibt es klare medizinische Leitlinien der AWMF (http://www.awmf.org/leitlinien). Die medikamentöse Therapie zielt darauf, den entzündlichen Prozess abzumildern und durch Immunsuppression die Anzahl der Schübe zu mindern. Eine kausale Therapie ist derzeit noch nicht möglich. Mit dieser Art der Therapie werden viele Patienten weitgehend symptom- und schubfrei. Solche Patienten brauchen keine weiteren psychotherapeutischen Maßnahmen. Dagegen gibt es eine große Gruppe von Patienten, die trotz intensiver medikamentöser Therapie weitere Schübe hat, unter verschiedensten Symptomen leidet und deren Lebensqualität hierdurch deutlich gemindert ist.

Patienten für die Psychotherapie rekrutieren sich aus diesem Kreis der Patienten, die mit medikamentöser Therapie nicht ausreichend behandelbar sind und die einerseits unter einer Einschränkung ihrer Lebensqualität leiden und andererseits unter Symptomen, die nicht unmittelbar mit einer erhöhten entzündlichen Aktivität der Grunderkrankung verbunden sind. Die entzündliche Aktivität lässt sich an Laborparametern wie Blutsenkung, CRP, Eiweißelektrophorese, dem Calprotectinspiegel oder dem Blutbild erkennen. Symptome, die für eine hohe entzündliche Aktivität sprechen, sind blutige Durchfälle, Arthritiden, Augen- oder Hautentzündungen. Dagegen gibt es eine ganze Reihe von Symptomen, die unabhängig vom entzündlichen Prozess bestehen können, wie z. B. Fatigue, Gelenkschmerzen, Gewichtsabnahme, gestörtes Essverhalten, Übelkeit und Erbrechen, imperativer Stuhldrang oder auch Bauchschmerzen.

55.7.1 Therapiestudien

In einen 2011 erschienenen Cochrane-Report von Timmer et al. (2011) gingen insgesamt 21 Studien ein, an denen 1.745 Teilnehmer teilgenommen hatten. Ein Teil der Studien war dabei allerdings unvollständig, was die Stichprobencharakteristiken oder wichtige Studien-Outcomes anging. Insgesamt war die Studienqualität eher mäßig. Bei Erwachsenen ließ sich die Effizienz von Psychotherapie bei Messzeitpunkten sechs und zwölf Monate nach der Therapie nicht nachweisen. Dies war unabhängig davon, welche der beiden chronisch entzündlichen Darmerkrankungen in der Studie untersucht wurden. Bei Jugendlichen fand sich ein kleiner positiver Effekt für alle nicht auf die entzündliche Aktivität der Erkrankung bezogenen Outcomes (Lebensqualität, Krankheitsbewältigung, Depression und Angst). Allerdings wurden in diesen Studien nur Kurzzeiteffekte beschrieben. Darüber hinaus ließen sich bei Erwachsenen auch keine Effekte von psychoedukativen Verfahren auf die Lebensqualität oder den Verlauf der Erkrankung nachweisen. Zu einem ähnlichen Ergebnis kommen von Wietersheim und Kessler (2006) in ihrem Review, in dem sie feststellen, dass Psychotherapie keinen nachweisbaren Einfluss auf den Verlauf der CED hat, aber in einigen Fällen zur Verbesserung von begleitenden affektiven Störungen, der Lebensqualität und der Krankheitsbewältigung beitragen kann.

Trotz der insgesamt durchaus beträchtlichen Anzahl von Studien bleibt die Studienlage sehr unbefriedigend. Die Qualität der Studien ist insgesamt eher schlecht. Die Eingangskriterien zu den Studien sind unklar, in der Regel wird das Vorhandensein der Diagnose einer chronisch entzündlichen Darmerkrankung als ausreichendes Eingangskriterium angesehen. Es darf aber davon ausgegangen werden, dass letztlich nur diejenigen Patienten mit chronisch entzündlichen Darmerkrankungen profitieren, bei denen Symptome bestehen, die unabhängig von einem akuten entzündlichen Schub sind. Grundsätzlich dürfte es auch so sein, dass nicht alle Symptome der chronisch entzündlichen Darmerkrankungen überhaupt Psychotherapie zugänglich sind. Die Verbesserung der Lebensqualität ist ein durchaus angemessenes Ziel. Psychotherapie kann jedoch letztlich nur dann einen Effekt auf die Lebensqualität haben, wenn diese tatsächlich eingeschränkt ist vor allem dann, wenn diese eingeschränkt ist unabhängig vom Vorhandensein eines akuten Schubs. Insofern wären Studien wünschenswert, die bei Patientengruppen durchgeführt werden, deren Lebensqualität dauerhaft eingeschränkt ist oder die unter Symptomen leiden, die unabhängig von der entzündlichen Aktivität der Erkrankung sind.

In den letzten Jahren werden Studien durchgeführt, die sich auf einzelne Therapieziele mit spezifischen Interventionen fokussieren und sich damit an spezifische Patientengruppen richten, wie Patienten mit Begleitdepression (Thompson et al. 2012), mit Fatigue (Vogelaar et al. 2011) oder mit Schmerzen (McCormick et al. 2010). Andere Interventionen versuchen direkt, den Umgang mit der Erkrankung und die Compliance zu verbessern (Deter et al. 2009; Hommel et al. 2012, 2013).

! Aus der alleinigen Diagnose einer CED lässt sich keine Indikation zur Psychotherapie ableiten. Vielmehr ergibt sich die Indikation aus der psychischen Komorbidität und der individuellen Symptomkonstellation. Dies dürfte auch der

Grund sein, warum bislang kontrollierte Psychotherapiestudien bei CED vorwiegend zu negativen Ergebnissen führten.

55.8 Praktische Behandlungsempfehlungen

Die Diagnose einer CED reicht bei weitem nicht aus, um die Indikation zu etwaigen psychotherapeutischen Maßnahmen zu stellen. Wenn es sich bei den vom Patienten hauptsächlich geklagten Symptomen um die Kernsymptome der Erkrankung wie Durchfall und Bauchschmerzen handelt, so sollte zunächst geklärt werden, wie hoch die Aktivität der Grunderkrankung ist und ob eine ausreichende medikamentöse Therapie vorliegt. Sollte die medikamentöse Therapie ausreichend sein, so ist zu prüfen, ob diese Symptome unter seelischer Belastung und psychischem Stress verstärkt werden.

Eine Reihe von Symptomen persistieren typischerweise auch bei Remission der Schübe. Solche Symptome können beispielsweise Gelenkschmerzen, Fatigue oder chronische Bauchschmerzen sein. Selbstverständlich gehören auch Depression und Ängste, die im Rahmen von chronisch entzündlichen Darmerkrankungen auftreten, zu den Indikationen für Psychotherapie. Manche Ängste äußern sich auch in Symptomen, die sehr krankheitsnah sind, wie z. B. der plötzliche Stuhldrang, rezidivierendes Erbrechen oder Nahrungsmittelängste.

Einen Sonderfall stellen Patienten dar, die im Rahmen ihrer chronisch entzündlichen Darmerkrankung eine Essstörung entwickeln. Es wurden sowohl bulimische als auch anorektische Entwicklungen beschrieben. Hier ist eine typische Therapie einer Essstörung erforderlich, die allerdings aufgrund der tatsächlich vorhandenen Beeinträchtigung des Verdauungstrakts deutlich kompliziert wird.

Zum praktischen Vorgehen gehört also zunächst der enge Kontakt zu dem betreuenden Gastroenterologen, der die medikamentöse Therapie optimieren sollte und der im Verlauf beurteilen sollte, welche Symptome dauerhaft einer entzündungshemmenden Therapie gegenüber resistent bleiben werden. Mit dem Patienten ist eine umfassende Bilanz der Erkrankung zu erheben:

- Symptome, die unmittelbar mit der Darmerkrankung zusammenhängen
- darüber hinaus gehende körperliche Beschwerden
- Konsequenzen der Erkrankung für das Alltagsleben
- Erhebung psychischer Störungen, die im Rahmen der Erkrankung aufgetreten sind

Jeder Patient benötigt eine individuelle Therapieplanung. Vor Beginn der Therapie ist mit dem Patienten zu besprechen, welche Therapieerwartungen der Patient hat und welche Möglichkeiten und Chancen der Therapie der Therapeut sieht. Patienten haben häufig die Erwartung, dass durch Psychotherapie die CED geheilt werden könnte oder auch Schübe seltener werden könnten. Während das erste Ziel in keiner Weise erreicht werden kann, ist auch das zweite Ziel in der Regel nicht realistisch. In seltenen Fällen, bei denen die Schübe einen sehr engen Zusammenhang zu seelischer Belastung aufweisen und damit wohl eine Mischform von chronisch entzündlicher Darmerkrankung und Reizdarmsyndrom vorliegt, könnte Psychotherapie hilfreich sein. In der Regel können einzelnen Symptomkomplexe, die Lebensqualität oder die begleitenden psychischen Störungen gebessert werden. Es gibt keine Standardtherapieverfahren für CED, sondern die gewählten Therapieverfahren werden sich jeweils nach dem jeweils anstehenden Therapieziel richten. Da es sich um eine chronische körperliche Erkrankung dreht, sind psychoedukative Elemente mit Patientenschulung grundsätzlich sinnvoll, da sie die

Compliance bessern können und damit auch allein hierdurch die medikamentöse Therapie verbessert werden kann, vor allem aber auch deswegen, weil durch die psychoedukativen Maßnahmen Ängste vor einem schweren Krankheitsverlauf, die mit der Erkrankung verbunden sind, deutlich gebessert werden können.

Die jeweils sich anbietenden Therapieziele bestimmen die Art der Therapie: Ein Fatigue-Syndrom im Rahmen chronisch entzündlicher Darmerkrankungen wird analog einer Depression behandelt werden müssen, Angstsymptome wie Nahrungsmittelängste oder imperativer Stuhldrang analog einer Angststörung, Schmerzsymptome wie Gelenkschmerzen oder persistierende Bauchschmerzen wie eine Schmerzerkrankung.

55.9 Fazit und Ausblick

Psychosomatik und Verhaltensmedizin stehen vor einer bemerkenswerten Situation: Einerseits mehren sich die Belege, dass der Verlauf der CED von psychischen Faktoren abhängig ist; mehr noch, dass psychische Faktoren unmittelbare in die lokale Auseinandersetzung zwischen Mikrobiom und Immunsystem eingreifen können. Andererseits lässt sich mit Psychotherapie offensichtlich nur das beeinflussen, was man ohne die Kenntnis solch tiefgreifender psychoimmunologischer Zusammenhänge ohnehin schon vermutet hätte, nämlich Angst, Depression, Schmerzen, Fatigue und Lebensqualität. Die Psychotherapie in ihrer Anwendung und die Psychotherapieforschung werden der Tatsache Rechnung tragen müssen, dass die psychophysiologischen Zusammenhänge, die über den jahrelangen Verlauf der CED wirksam werden, alles andere als monokausal und unidirektional sind. Das Immunsystem, die intestinale Keimbesiedelung, die subjektive Symptomatik, die Umweltfaktoren wie auch die sozialen Folgen, die die Erkrankung für die Betroffenen haben, die emotionale Verarbeitung und letztlich auch die medikamentöse Therapie stehen in einem komplexen, sich ständig gegenseitig beeinflussenden und ständig ändernden Prozess. Wenn sich Grundlagenforschung und Psychotherapieforschung dieser Aufgabe gemeinsam stellen, dann sind CED keine »psychosomatischen Erkrankungen im engeren Sinne« mehr, sondern »psychosomatische Erkrankungen im besten Sinne«.

Literatur

Alexander F. Psychosomatische Medizin: Grundlagen und Anwendungsgebiete (4. Aufl.). Berlin: de Gruyter 1985.

Bailey MT, Dowd SE, Galley JD et al. Exposure to a social stressor alters the structure of the intestinal microbiota: implications for stressor-induced immunomodulation. Brain Behav Immun 2011; 25(3): 397–407.

Bernstein CN, Singh S, Graff LA et al. A prospective population-based study of triggers of symptomatic flares in IBD. Am J Gastroenterol 2010; 105(9): 1994–2002.

Bielefeldt K, Davis B, Binion DG. Pain and inflammatory bowel disease. Inflamm Bowel Dis 2009; 15(5): 778–88.

Blanchet C, Luton JP. Anorexia nervosa and Crohn disease: diagnostic intricacies and difficulties. Presse Med 2002; 31(7): 312–5.

Castiglione F, Diaferia M, Morace F et al. Risk factors for inflammatory bowel diseases according to the "hygiene hypothesis": a case-control, multi-centre, prospective study in Southern Italy. J Crohns Colitis 2012; 6(3): 324–9.

Cho JH. The genetics and immunopathogenesis of inflammatory bowel disease. Nat Rev Immunol 2008; 8(6): 458–66.

Cuntz U, Welt J, Ruppert E, Zillessen E. Determination of subjective burden from chronic inflammatory bowel disease and its psychosocial consequences. Results from a study of 200 patients. Psychother Psychosom Med Psychol 1999; 49(12): 494–500.

Czuber-Dochan W, Ream E, Norton C. Review article: Description and management of fatigue in inflammatory bowel disease. Aliment Pharmacol Ther 2013; 37(5): 505–16.

de Buck van OA, Wolthuis A, D'Hoore A. Surgery for Crohn's disease in the era of biologicals: a reduced need or delayed verdict? World J Gastroenterol 2012; 18(29): 3828–32.

Deter HC, Keller W, Jantschek G et al. Psychological treatment may reduce the need for healthcare in patients with Crohn's disease. Inflamm Bowel Dis 2007; 13(6): 745–52.

Engel GL. Studies of ulcerative colitis. Psychological aspects and their implications for treatment. Am J Dig Dis 1958; 3(4): 315–37.

Fuller-Thomson E, Sulman J. Depression and inflammatory bowel disease: findings from two nationally representative Canadian surveys. Inflamm Bowel Dis 2006; 12(8): 697–707.

Goodhand JR, Wahed M, Mawdsley JE et al. Mood disorders in inflammatory bowel disease: relation to diagnosis, disease activity, perceived stress, and other factors. Inflamm Bowel Dis 2012; 18(12): 2301–9.

Graff LA, Walker JR, Bernstein CN. Depression and anxiety in inflammatory bowel disease: a review of comorbidity and management. Inflamm Bowel Dis 2009; 15(7): 1105–18.

Gryboski JD. Eating disorders in inflammatory bowel disease. Am J Gastroenterol 1993; 88(2): 293–6.

Gwee KA, Leong YL, Graham C et al. The role of psychological and biological factors in postinfective gut dysfunction. Gut 1999; 44(3): 400–6.

Häuser W, Janke KH, Klump B, Hinz A. Anxiety and depression in patients with inflammatory bowel disease: comparisons with chronic liver disease patients and the general population. Inflamm Bowel Dis 2011; 17(2): 621–32.

Higuchi LM, Khalili H, Chan AT et al. A prospective study of cigarette smoking and the risk of inflammatory bowel disease in women. Am J Gastroenterol 2012; 107(9): 1399–406.

Hommel KA, Hente EA, Odell S et al. Evaluation of a group-based behavioral intervention to promote adherence in adolescents with inflammatory bowel disease. Eur J Gastroenterol Hepatol 2012; 24(1): 64–9.

Hommel KA, Hente E, Herzer M et al. Telehealth behavioral treatment for medication nonadherence: a pilot and feasibility study. Eur J Gastroenterol Hepatol 2013; 25(4): 469–73.

Keohane J, O'Mahony C, O'Mahony L et al. Irritable bowel syndrome-type symptoms in patients with inflammatory bowel disease: a real association or reflection of occult inflammation? Am J Gastroenterol 2010; 105(8): 1788, 1789–8, 1794.

Kurina LM, Goldacre MJ, Yeates D, Gill LE. Depression and anxiety in people with inflammatory bowel disease. J Epidemiol Community Health 2001; 55(10): 716–20.

McCormick M, Reed-Knight B, Lewis JD et al. Coping skills for reducing pain and somatic symptoms in adolescents with IBD. Inflamm Bowel Dis 2010; 16(12): 2148–57.

Molodecky NA, Soon IS, Rabi DM et al. Increasing incidence and prevalence of the inflammatory bowel diseases with time, based on systematic review. Gastroenterology 2012; 142(1): 46–54.

Overman EL, Rivier JE, Moeser AJ. CRF induces intestinal epithelial barrier injury via the release of mast cell proteases and TNF-alpha. PLoS One 2012; 7(6): e39935.

Pavlov VA, Tracey KJ. The vagus nerve and the inflammatory reflex – linking immunity and metabolism. Nat Rev Endocrinol 2012; 8(12): 743–54.

Persoons P, Vermeire S, Demyttenaere K et al. The impact of major depressive disorder on the short- and long-term outcome of Crohn's disease treatment with infliximab. Aliment Pharmacol Ther 2005; 22(2): 101–10.

Rampton D. Does stress influence inflammatory bowel disease? The clinical data. Dig Dis 2009; 27 (Suppl 1): 76–9. doi: 10.1159/000268124.

Schirbel A, Reichert A, Roll S et al. Impact of pain on health-related quality of life in patients with inflammatory bowel disease. World J Gastroenterol 2010; 16(25): 3168–77.

Spiller R, Campbell E. Post-infectious irritable bowel syndrome. Curr Opin Gastroenterol 2006; 22(1): 13–7.

Sternberg EM, Young WS III, Bernardini R et al. A central nervous system defect in biosynthesis of corticotropin-releasing hormone is associated with susceptibility to streptococcal cell wall-induced arthritis in Lewis rats. Proc Natl Acad Sci USA 1989; 86(12): 4771–5.

Sudo N, Chida Y, Aiba Y et al. Postnatal microbial colonization programs the hypothalamic-pituitary-adrenal system for stress response in mice. J Physiol 2004; 558 (Pt 1): 263–75.

Tache Y, Perdue MH. Role of peripheral CRF signalling pathways in stress-related alterations of gut motility and mucosal function. Neurogastroenterol Motil 2004; 16 (Suppl 1): 137–42.

Thompson RD, Craig A, Crawford EA et al. Longitudinal results of cognitive behavioral treatment for youths with inflammatory bowel disease and depressive symptoms. J Clin Psychol Med Settings 2012; 19(3): 329–37.

Timmer A, Preiss JC, Motschall E et al. Psychological interventions for treatment of inflammatory bowel disease. Cochr Database Syst Rev 2011; 2: CD006913.

van Langenberg DR, Gibson PR. Systematic review: fatigue in inflammatory bowel disease. Aliment Pharmacol Ther 2010; 32(2): 131–43.

Vogelaar L, van't Spijker A, Vogelaar T et al. Solution focused therapy: a promising new tool in the management of fatigue in Crohn's disease patients psychological interventions for the management of fatigue in Crohn's disease. J Crohns Colitis 2011; 5(6): 585–91.

von WJ, Kessler H. Psychotherapy with chronic inflammatory bowel disease patients: a review. Inflamm Bowel Dis 2006; 12(12): 1175–84.

Walker JR, Ediger JP, Graff LA et al. The Manitoba IBD cohort study: a population-based study of the prevalence of lifetime and 12-month anxiety and mood disorders. Am J Gastroenterol 2008; 103(8): 1989–97.

Xavier RJ, Podolsky DK. Unravelling the pathogenesis of inflammatory bowel disease. Nature 2007; 448(7152): 427–34.

Yuan PQ, Wu SV, Elliott J et al. Expression of corticotropin releasing factor receptor type 1 (CRF1) in the human gastrointestinal tract and upregulation in the colonic mucosa in patients with ulcerative colitis. Peptides 2012; 38(1): 62–9.

56 Krebserkrankungen

Peter Herschbach, Yvonne Nestoriuc

56.1 Einleitung

Die psychologische Unterstützung von Krebspatienten und ihren Angehörigen ist heute Bestandteil einer umfassenden Krebsbehandlung. Sie ist inzwischen in vielen Bereichen festgeschrieben und kann damit von den Betroffenen eingefordert werden. Krebserkrankungen werden heute zunehmend als chronische Erkrankungen verstanden; der Boom des modernen angloamerikanischen Begriffs »Survivor« (Langzeitüberlebender) spiegelt dies wider. Hintergrund ist die erfreuliche Tatsache, dass immer mehr Krebspatienten viele Jahre mit ihrer Erkrankung leben können, ohne als geheilt zu gelten. Diese langen Zeiträume beinhalten sehr unterschiedliche Belastungen bzw. Anforderungen an den Patienten und dessen Familie. Ziel der begleitenden psychoonkologischen Versorgung ist dabei in der Regel die Stärkung bzw. bestmögliche Aufrechterhaltung der Lebensqualität der Betroffenen und ihrer Angehörigen, beginnend mit der prädiagnostischen Krebsangst, über die Phase der Diagnosemitteilung und der Primärtherapie (Operation, Bestrahlung, Chemotherapie), in deren Rahmen häufig auch langfristige adjuvante Behandlungsphasen anstehen und Rückfälle bzw. progrediente Verläufe mit Metastasierungen zu bewältigen sind, bis hin zur Phase der palliativen Behandlung und des Sterbens. Diese Phasen der Erkrankung sind in der Regel auf sehr unterschiedliche Behandlungssettings verteilt: vom Haus- und Facharzt, der Akutklinik und der Rehaklinik bis hin zur Krebsberatungsstelle, der niedergelassenen Psychotherapiepraxis und schließlich der Palliativstation oder dem Hospiz. Entsprechend unterschiedlich sind die therapeutischen Anforderungen an den Psychoonkologen. Die Heterogenität und Komplexität des Arbeitsfeldes wird zusätzlich dadurch verstärkt, dass es sich hier um ein interdisziplinäres Arbeitsfeld handelt. Es ist ununterbrochen notwendig, dass Psychologen, Psychotherapeuten, Ärzte, Sozialpädagogen und andere Berufe miteinander und mit dem Patienten sowie dessen Familie kommunizieren.

56.2 Epidemiologie

Im Jahr 2010 sind in Deutschland nach Schätzungen des Zentrums für Krebsregisterdaten rund 477.300 Krebserkrankungen diagnostiziert worden (bei Männern ca. 252.390 und bei Frauen 224.910; GEKID 2013). Etwa die Hälfte der Fälle betreffen die Brustdrüse (71.000), die Prostata (65.800), den Darm (62.400) oder die Lunge (52.100).

Von 2000 bis 2010 hat die Zahl der Krebsneuerkrankungen bei Männern um 21 % und bei Frauen um 14 % zugenommen. Jeder zweite Mann (51 %) und 43 % aller Frauen müssen damit rechnen, im Laufe ihres Lebens an Krebs zu erkranken. Jeder vierte Mann und jede fünfte Frau verstirbt an einer Krebserkrankung.

Die Behandlungserfolge (5-Jahres-Überlebensraten) sind je nach Krebsform sehr unterschiedlich. Sie variieren von über 90 % für das maligne Melanom der Haut, den Hodenkrebs und den Prostatakrebs, bis zu weniger als 20 % beim Lungenkrebs, Speiseröhrenkrebs oder Bauchspeicheldrüsenkrebs.

56.3 Die Strukturen der onkologischen Versorgung

Die moderne Behandlung von Krebskranken ist heute interdisziplinär und übergreift alle Sektoren der Versorgung sowohl im ambulanten als auch im stationären Bereich. Da sich die Erkrankung und die Behandlung je nach Verlauf über viele Jahre erstrecken und vielfältige Personenkreise (Ärzte, Psychologen, Psychotherapeuten, Krankenpflegekräfte, Physiotherapeuten, Sozialarbeiter, Seelsorger etc.) und Einrichtungen (Akutkliniken, Praxen, Beratungsstellen, Rehabilitationskliniken, Palliativeinrichtungen) einbeziehen können, sind heute die Dokumentation und Qualitätssicherung sehr wichtige Anforderungen. Mit dem »Gesetz zur Weiterentwicklung der Krebsfrüherkennung und zur Qualitätssicherung durch klinische Krebsregister« vom 03.04.2013 (BMG 2012) werden verstärkte Bemühungen deutlich, die Qualität der Behandlung zu überprüfen. Dieses Gesetz geht zurück auf den Nationalen Krebsplan, der seit 2008 die Struktur der onkologischen Behandlung in Deutschland auf den Prüfstand stellt und Verbesserungsplanungen organisiert sowie Forschungsfelder aufzeigt (Nationaler Krebsplan 2012).

Angestrebt wird die Ausweitung der durch die Deutsche Krebsgesellschaft zertifizierten Krebszentren (DKG 2014). Diese sind hierarchisch gegliedert nach Organkrebszentren (C, auf ein Organ oder ein Fachgebiet spezialisiertes Zentrum), Onkologische Zentren (CC, erstreckt sich auf mehrere Organe oder Fachgebiete) sowie Onkologische Spitzenzentren (CCC, Onkologisches Zentrum mit Forschungsschwerpunkten). Heute (Stichtag 05.01.2015) gibt es insgesamt 1.039 derartige Zentren. Grundsätzlich wird davon ausgegangen, dass die Qualität der onkologischen Behandlung wesentlich von der Realisierung der aktuellen medizinischen Behandlungsleitlinien abhängt, was insbesondere in den Krebszentren der Fall ist.

Zu den Zertifizierungskriterien für Krebszentren gehört auch die Bereitstellung psychoonkologischer Unterstützung für die Patienten: »Jedem Patienten muss die Möglichkeit eines psychoonkologischen Gespräches ort- und zeitnah angeboten werden (Nachweis erforderlich). Das Angebot muss niederschwellig erfolgen« (Nationales Zertifizierungsprogramm Krebs 2013, S. 20).

Der Nationale Krebsplan selbst schreibt den Anspruch der Patienten auf psychoonkologische Unterstützung fest. Im Ziel 9 wird formuliert: »Alle Krebspatienten erhalten bei Bedarf eine angemessene psychoonkologische Versorgung« (Nationaler Krebsplan, Ziel 9, 2010; Herschbach u. Mandel 2011).

Da das Feld der psychoonkologischen Versorgung sehr komplex ist und unterschiedliche Berufsgruppen einbezieht, ist eine grobe Definition nützlich:
»Psychoonkologische Versorgung umfasst gestufte psychosoziale und psychotherapeutische Interventionen für Krebskranke und ihre Angehörigen. Psychosoziale Versorgung beinhaltet insbesondere Information, Beratung, Psychoedukation, Krisenintervention und supportive Begleitung. Psychotherapeutische Versorgung beinhaltet insbesondere Diagnostik, Krisenintervention und psychotherapeutische Behandlung von Patienten mit ausgeprägten psychischen Beeinträchtigungen oder komorbiden psychischen Störungen.« (Nationaler Krebsplan, Ziel 9, 2010, S. 4)

Besondere Bedeutung hat der Hinweis darauf, dass bei Krebspatienten Psychotherapie nicht nur dann indiziert ist und finanziert werden sollte, wenn eine psychische Störung (gemäß ICD oder DSM) diagnostiziert wurde, sondern auch, wenn schwerwiegende Realbelastungen oder subsyndromale Störungen vorliegen, wie etwa Progredienzangst (► Kap. 11 und ► Kap. 39) oder Cancer Related Fatigue.

56.4 Komorbidität, psychische Belastungen und Behandlungsbedarf

Nach den aktuell vorliegenden Zahlen leiden ca. 6,5–17 % aller Krebspatienten unter Depressionen (Krebber et al. 2014; Mehnert et al. 2014; Mitchell et al. 2011; Singer et al. 2010), 10–15 % unter Angststörungen (Mehnert et al. 2014; Mitchell et al. 2011; Vehling et al. 2012), 12,5 % unter Anpassungsstörungen, 2,6 % unter posttraumatischen Belastungsstörungen und 3,1 % unter somatoformen Störungen (Mehnert et al. 2012, 2014).

Die diagnostische Einschätzung ist hier nicht immer einfach, da häufig somatische Symptome eher der Krebserkrankung bzw. -behandlung als z. B. einem depressiven Syndrom zuzuordnen sind. Außerdem bilden die ICD-Kriterien für psychische Störungen die Situation der Krebspatienten nur unzureichend ab. Deswegen spielen andere diagnostische Kategorien wie Lebensqualität oder psychosozialer Distress heute eine große Rolle, auch als Entscheidungskriterium für den Bedarf an psychoonkologischer Unterstützung.

Die individuellen Belastungen können stark variieren und ein breites Spektrum umfassen. Eigene Befunde einer Stichprobe von 1.829 Krebspatienten unterschiedlicher Diagnosen und Krankheitsstadien (untersucht mit dem FBK-R10; Book et al. 2011) illustrieren dies (► Tab. 56-1).

Ein besonders häufiges und stark belastendes Problem von Krebskranken ist die Angst vor Rückfällen und Metastasen sowie vor dem Fortschreiten der Erkrankung; wir haben diese Angst Progredienzangst genannt (vgl. Herschbach u. Dinkel 2014 sowie ► Kap. 39). Ein weiteres häufiges und krebsspezifisches Problem ist die Cancer Related Fatigue. Es handelt sich um ein Erschöpfungssyndrom, das sehr lange andauern kann und in seiner Verursachung noch nicht gut verstanden ist (vgl. de Vries et al. 2011).

Distress-Screening

Die Spontaneinschätzung der psychischen Belastung und der Unterstützungsbedürftigkeit durch den behandelnden Onkologen ist in der Regel nicht sehr treffsicher (Keller et al. 2004; Söllner et al. 2001; Werner et al. 2012). Deswegen hat sich national und international die Empfehlung durchgesetzt, jeden Krebspatienten gezielt auf psychosoziale Belastung bzw. Lebensqualität und Betreuungsbedarf zu screenen (Herschbach u. Weis 2010; Holland u. Bultz 2007).
Hierzu hat die Psychoonkologische Arbeitsgruppe der Deutschen Krebsgesellschaft (PSO) eine Empfehlung zu geprüften und geeigneten Testverfahren herausgegeben. Diese Tests sind

Tab. 56-1 Psychosoziale Belastungen bei 1.829 Krebspatienten. M = Mittelwert, SD = Standardabweichung.

	M 0–5	SD	% stark belastet
Angst vor dem Fortschreiten der Erkrankung	1,93	1,72	21,1
sich oft angespannt fühlen	1,53	1,60	14,3
Hobbys weniger nachgehen können	1,49	1,76	18,1
unter Schlafstörungen leiden	1,44	1,59	14,3
sich schlapp und kraftlos fühlen	1,41	1,58	12,4
sich körperlich unvollkommen fühlen	1,12	1,52	10,6
Schmerzen haben	1,04	1,44	9,4
Partner kann sich nicht einfühlen	0,85	1,40	8,3
keine Möglichkeit, über seelische Belastungen zu sprechen	0,84	1,35	7,3
nicht gut über Behandlungsmöglichkeiten informiert sein	0,64	1,21	5,0

kurz und ökonomisch einsetzbar, auch unter medizinischen Routinebedingungen, und werden von den Patienten nach bisherigen Erfahrungen gut akzeptiert. Für jeden Test liegt ein Schwellenwert vor; wenn der individuelle Patient diesen Wert überschreitet, wird die Hinzuziehung eines Psychoonkologen empfohlen.
Die empfohlenen Tests sind:

- FBK-R23/10 (Book et al. 2011; Herschbach et al. 2003)
- HADS (Herrmann 1997)
- Distress-Thermometer (Mehnert et al. 2006)
- Hornheider Screening-Instrument (Strittmatter et al. 2003)
- Psycho-Onkologische Basisdokumentation (Knight et al. 2008; Marten-Mittag et al. 2014)

In der jüngst erschienene S3-Leitlinie »Psychoonkologie« (Leitlinienprogramm Onkologie 2014) werden zusätzlich zwei Module des Gesundheitsfragebogens für Patienten empfohlen: das Depressionsmodul des PHQ-9 sowie das Modul Generalisierte Angststörungen (GAD-7; Löwe et al. 2004).

Insgesamt ist die psychometrische Qualität dieser Screening-Instrumente zur psychischen Belastung in zahlreichen Studien geprüft; evidenzbasierte Empfehlungen aus Metastudien liegen vor. Neben der psychometrischen Qualität der Screening-Instrumente ist insbesondere die Effektivität des Screenings für die nachfolgende Behandlung der als positiv gescreenten Patienten von Bedeutung. Natürlich ist ein Screening nur dann sinnvoll bzw. vertretbar, wenn auch therapeutische Konsequenzen gezogen werden. Allerdings liegt bislang noch keine hinreichende Evidenz für den tatsächlichen Patientennutzen nach einem Screening vor (vgl. Bidstrup et al. 2011; Meijer et al. 2011).
Ein häufiges Problem in der klinischen Versorgungspraxis ist die Tatsache, dass relativ viele Krebspatienten, die als belastet und damit als betreuungsbedürftig eingeschätzt wurden (z. B. mittels der oben genannten Testverfahren), Behandlungsangebote nicht annehmen. Hier ist zwischen Unterstützungsbedarf (objektiviert) und -bedürfnis (subjektiver Wunsch) zu unterscheiden. Diese Diskrepanz hat viele Ursachen, die sicher noch nicht alle klar sind. Faktoren, die

hier eine Rolle spielen, sind Scham, der Druck, es alleine schaffen zu wollen, die Angst, psychopathologisiert zu werden, oder auch die Angst, als unangenehm oder lästig aufzufallen (vgl. Beraldi et al. 2014).

56.4.1 Krankheitsphasen

Die Art und der Umfang psychosozialer Belastungen bei Krebspatienten variiert sehr stark inter- und intraindividuell. Neben demografischen Faktoren wie Alter und Geschlecht (im Allgemeinen sind jüngere Frauen stärker belastet als ältere Männer) spielen die Krebsdiagnose und auch das Krankheits- bzw. Behandlungsstadium eine Rolle. Die Anforderungen an den Patienten und seine Familie und auch den Psychoonkologen können sehr unterschiedlich sein. Natürlich hängen mit diesen Behandlungsphasen auch die Behandlungssettings zusammen, in denen sich der Patient befindet.

Besonders schwierig ist für viele Patienten und deren Familien die frühe Phase der Diagnosefindung. Hier ist der Kranke mit vielen Ängsten und Verunsicherungen, mit Wartezeiten und neuen Gesprächspartnern konfrontiert; er wird mit vielen Untersuchungen und Informationen konfrontiert, begleitet von massiven Gefühlsschwankungen sowie Wechseln zwischen Angst und Hoffnung. Auch wird zunehmend erwartet, dass er als informierter und mündiger Patient die Therapieentscheidungen gemeinsam mit dem Arzt fällt und verantwortet.

Es hat sich gezeigt, dass für die weitere Krankheitsverarbeitung die Kommunikation mit dem behandelnden Arzt, insbesondere im Hinblick auf die Diagnoseeröffnung, das sog. Aufklärungsgespräch, eine besonders große Rolle spielt. Für viele Patienten ist dieses Gespräch das Wichtigste in ihrem Leben. Hier liegt ein bedeutsames Anwendungsfeld der Psychoonkologie, einerseits als Thema für Ärztefortbildungen, andererseits aber auch hinsichtlich der Unterstützung des Patienten und seiner Familie. Im Folgenden werden einigen Informationen zum Aufklärungsgespräch oder »Breaking Bad News« gegeben.

Breaking Bad News

Die Diagnoseeröffnung ist ein Gespräch zwischen Patient (und Angehörigem) und Arzt, in dem der Arzt dem Patienten die bisher zusammengetragenen Befunde erklärt, die Krebsdiagnose mitteilt und Behandlungsoptionen erläutert. In der Regel ist der Patient in dieser Situation maximal angespannt, ängstlich und kaum in der Lage, die Fülle rezipierter Fachinformationen zu verarbeiten. Weil dieses Gespräch so wichtig und schwierig ist, werden hier hohe Anforderungen an die Kommunikationskompetenzen des Arztes gestellt. Da das Medizinstudium diese Kompetenz noch nicht hinreichend vermittelt, liegt hier ein hoher Fortbildungsbedarf. Dies bestätigen auch Diskrepanzen zwischen den Empfehlungen einerseits und den realen Erfahrungen von Patienten andererseits (Seifart et al. 2014). Inzwischen gibt es entsprechende Empfehlungen (Stiefel et al. 2010) und Fortbildungsmöglichkeiten (Vitinius et al. 2013). Es handelt sich in der Regel um zwei- bis dreitägige Workshops mit Rollenspielen mit Schauspielpatienten und Video-Feedback. Die allgemein anerkannte theoretische Grundlage dieser Fortbildungen ist das sog. SPIKES-Modell (Baile et al. 2000). Hier sind die wichtigsten Anforderungen an ein gutes Aufklärungsgespräch zusammengefasst:

- Setting up: Räumliche und zeitliche Rahmenbedingungen. Es sollte ein persönliches Gespräch mit dem Patienten stattfinden. Hilfreich sind ein ungestörter Raum sowie gleichrangige Sitzmöbel. Für das Gespräch sollte hinreichend Zeit eingeplant sein; es sollte nicht abends oder vor dem Wochenende stattfinden. Der Patient sollte zu Beginn über den Zweck des Gesprächs sowie den Zeitrahmen informiert werden.
- Perception: Es ist für den Arzt wichtig, festzustellen, wo er den Patienten »abholt«, d.h.

er sollte herausfinden, was der Patient zum Gesprächszeitpunkt selbst über seine Erkrankungssituation weiß oder vermutet.

- **I**nvitation: Hier gilt es für den Arzt, zu erspüren sowie direkt zu erfragen, wie genau der Patient informiert werden möchte – eher global oder bis ins letzte Detail.
- **K**nowledge: Die Informationen sollten verständlich, strukturiert und in kleinen Portionen vermittelt werden. Das Wort Krebs sollte *nicht* vermieden werden. Besonders wichtig ist es, hier auf Pausen zu achten und immer wieder nachzufragen, was der Patient verstanden hat bzw. zu Fragen ausdrücklich zu ermutigen.
- **E**motions: Der Arzt sollte während seiner Informationsvermittlung kontinuierlich auf die (nonverbalen-)emotionalen Reaktionen achten, die er beim Patienten auslöst. Diese Reaktionen müssen angesprochen werden, sie dürfen nicht ignoriert oder sachlich übergangen werden. Hier liegt der Kern dessen, was mit Empathie gemeint ist.
- **S**trategy and Summary: Am Ende des Gesprächs sollte eine Zusammenfassung des bisher Gesagten stehen sowie die Planung des weiteren medizinischen Vorgehens. Folgegespräche sollten unbedingt angeboten werden.

Es gibt inzwischen viele Erfahrungen mit derartigen Kursen, die zeigen, dass es möglich ist, das kommunikative Verhalten des Arztes positiv zu beeinflussen (Kissane et al. 2011). Dies ist selbstverständlich nicht nur in dieser frühen Behandlungsphase von Bedeutung. Insbesondere die Kommunikation diagnostischer Veränderungen wie Rezidive oder Metastasierungen sowie der Übergang in eine neue Behandlungsphase (von kurativ zu palliativ) stellen hohe Anforderungen an das Arzt-Patient-Gespräch und sollten den oben dargestellten SPIKES-Kommunikationsstandards entsprechen.

Die Phase der Primärbehandlung im Krankenhaus ist heute geprägt durch eine Kombination verschiedener Therapien (Operation, Chemotherapie, Strahlentherapie), durch kurze Liegezeiten im Krankenhaus und zunehmend ambulante Behandlungen. Hier ist häufig keine Gelegenheit für längere psychoonkologische Interventionen.

Wenn die Patienten anschließend in die Anschlussheilbehandlung oder Rehabilitation gehen, können sie mit längerfristigen psychoonkologischen Unterstützungsangeboten rechnen.

Die Rückkehr in das normale Leben danach kann für viele Patienten schwierig sein, u.a. weil der Schutz der therapeutischen Institution nicht mehr vorhanden ist, weil oft unklar ist, an wen man sich wenden kann, und weil die Frage der beruflichen Leistungsfähigkeit zu klären ist (Mehnert 2011).

Besonders schwierig ist es, die Nachricht eines Rezidivs oder einer Metastasierung, also des Fortschreitens der Erkrankung, zu verarbeiten. Die Enttäuschung ist existenziell, alle Hoffnung ist zunichte gemacht, und es bedarf viel Kraft und Unterstützung, neuen Mut und neue Hoffnung zu entwickeln. Die Anforderungen an die Kommunikationskompetenz des betreuenden Onkologen, aber auch an die psychoonkologische Unterstützung sind hoch. Der häufig zitierte Ausspruch »die Hoffnung stirbt zuletzt« ist wirklich wahr und relevant.

Die letzte theoretische Phase der fortschreitenden Erkrankung ist die sog. palliative Phase. Damit ist die schwer zu akzeptierende (sowohl für den Arzt als auch den Patienten und seine Angehörigen) Erkenntnis gemeint, dass eine Heilung nun nicht mehr zu erwarten ist. Das Therapieziel wird geändert: Lebensqualität statt Lebensverlängerung. Das Gespräch zwischen Arzt und Patient bedeutet nun eine besondere Herausforderung. Formulierungen wie »der Patient ist austherapiert« oder »wir können nichts mehr für Sie tun« sind absolut inakzeptabel und einem Kunstfehler gleichzusetzen. Die Behandlung kann, wenn das Thema Sterben kein unaussprechliches Tabuthema mehr ist, auf die Linderung von Symptomen fokussiert werden, auf die psychoonkologische Betreuung der gesamten Familie, auf Fragen des Abschied-Nehmens und spirituelle Themen. Hier gilt es, den Patienten darin zu unterstützen, dass er so sterben kann, wie es für ihn wichtig ist (zu Hause, ohne Schmerzen, mit viel Selbstkontrolle und Wachheit, ohne versteckte Familienkonflikte und ohne Sorgen um die finanzielle Absicherung der Familie). Hier stehen in zunehmendem Maße Palliativstationen, Hospize und SAPV-Teams (spezialisierte ambulante palliativmedizinische Versorgung) zur Verfügung. Auch und gerade hier liegen inzwischen elaborierte psychoonkologische Therapiekonzepte vor, z. B. die Family Focused Grief Therapy (Kissane u. Bloch 2002) oder auch die Existential Behavioural Therapy (nach Fegg et al. 2013).

56.5 Interventionen

Angesichts der Fülle psychologischer, psychosozialer, psychoedukativer, supportiver und sonstiger nicht-pharmakologischer und nichtmedizinischer Interventionen bei Krebspatienten wird diesem Abschnitt zur Art und Wirksamkeit psychoonkologischer Interventionen eine Definition vorangestellt:

»Psychologische Interventionen bezeichnen einen interpersonellen Prozess zwischen einem trainierten, professionellen Behandler und einem Klienten oder einer Gruppe von Klienten mit dem Ziel Veränderungen im Verhalten, den Kognitionen, Emotionen und Einstellungen zu erreichen.« (Siehe Hodges et al. 2011; vgl. auch die Definition Nationaler Krebsplan, Ziel 9, 2010, S. 3)

Typische psychoonkologische Interventionen, die dieser Definition entsprechen, sind kognitiv-behaviorale Therapien und Beratung im Einzel-, Paar- oder Gruppensetting sowie supportiv-expressive Gruppentherapien bei Betroffenen einer Krebserkrankung und ggf. deren Partnern und Angehörigen. Die therapeutischen Veränderungen im Verhalten, Gedanken, Gefühlen und Einstellungen, die mittels der psychologischen Interventionen erreicht werden sollen, haben dabei das übergeordnete Ziel der Verbesserung der emotionalen Belastung (globaler Distress, Depressivität, Ängstlichkeit) sowie der Lebensqualität der Betroffenen.

Der folgende Abschnitt soll einen Überblick hinsichtlich der Art und Effektivität der im onkologischen Bereich gemäß der oben genannten Definition angewandten psychologischen Interventionen bei erwachsenen Krebspatienten geben. Interventionen, deren primäre Zielparameter andere sind als die emotionale Belastung der Krebspatienten, wie beispielsweise die Veränderung krebsassoziierter Parameter oder die Verlängerung des Überlebens, werden hier nicht dargestellt; ebenso wenig andere nicht-psychologische Interventionen wie diätische oder bewegungsfördernde Interventionen, Massagen, Musik- und Kunsttherapie oder spirituelle und religiöse Interventionen.

Die Arbeitsgemeinschaft der Wissenschaftlichen Medizinischen Fachgesellschaften e. V., die Deutsche Krebsgesellschaft e. V. und die Deutsche Krebshilfe e. V. haben im Jahr 2014 die S3-Leitlinie Psychoonkologische Diagnostik, Beratung und Behandlung von Krebspatienten (Leitlinienprogramm Onkologie 2014) mit dem Ziel herausgebracht, den strukturierten Wissenstransfer sowie die Gestaltung und Umsetzung evidenzbasierter Strukturen zu verbessern und die Implementierung von psychoonkologischen Versorgungsangeboten in allen Sektoren voranzutreiben.

56.5.1 Information

Die Bereitstellung patientenorientierter und bedarfsgerechter Information ist neben Diagnostik, Beratung und Behandlung einer der

Aufgabenbereiche der Psychoonkologie. Der Informationsbedarf von Patienten mit einer Krebserkrankung bezüglich psychosozialer Unterstützungsangebote ist laut Leitlinie im deutschen Raum mit 28–34 % als relevant einzuschätzen.

56.5.2 Beratung

Psychosoziale Beratung im psychoonkologischen Kontext wird im stationären oder ambulanten Setting von verschiedenen Berufsgruppen durchgeführt. Sie stellt eine multimodale Interventionsform dar, die von Psychologen, Pädagogen, Sozialarbeitern sowie Ärzten und ggf. anderen Berufsgruppen durchgeführt wird.

Ziel der Beratung ist es in der Regel, Bewältigungskompetenzen im Umgang mit den Belastungen der Krebserkrankung zu fördern und sozialstaatliche Hilfen zu erschließen. Die aktuelle S3-Leitlinie empfiehlt im Rahmen eines Expertenkonsenses, allen Patienten mit einer Krebserkrankung sowie deren Angehörigen psychosoziale Beratung bedarfsgerecht und möglichst frühzeitig anzubieten.

56.5.3 Psychoedukation

Der Zeitraum vor Beginn einer neuen Behandlung kann für Krebspatienten eine besonders belastende Phase der Unsicherheit sein. In dieser Zeit fällt häufig die erste Auseinandersetzung mit der Krebsdiagnose (initiale Diagnostik, Diagnostik von Rezidiv oder Metastasierung sowie Übergang von der kurativen in die palliative Behandlungsphase), die mit vielen Befürchtungen verbunden ist. Die erlebte Todesbedrohung kann subjektiv mit einem Verlust der Selbstverständlichkeit des Daseins verbunden sein. Um diesen »Sturz aus der Wirklichkeit« zu bewältigen, benötigen Krebspatienten bedarfsgerechte Unterstützung, die in erster Linie zunächst einmal das Informationsbedürfnis der Betroffenen erfüllen soll. Zudem wird den Patienten eine Entscheidung für oder gegen weitere Behandlungsmöglichkeiten abverlangt, die Sorgen bezüglich möglicher Nebenwirkungen und Langzeitfolgen auslösen kann. Psychoedukative Behandlungen setzen in dieser Phase spezifisch an der Reduktion von Angst und Unsicherheit durch gezielte Information sowie der Verbesserung von Coping-Fähigkeiten an. Psychoedukative Angebote können bereits im Umfang kurzer Beratungen von 15 Minuten bis zu mehreren Sitzungen ein sinnvolles Unterstützungsangebot sein, Ängstlichkeit und Depressivität bei Patienten zu Beginn der Krebsbehandlung senken und die Zufriedenheit mit der medizinischen Behandlung verbessern (McQuellon et al. 1998; Weis et al. 2006).

Die S3-Leitlinie empfiehlt im Rahmen eines Expertenkonsensus, allen Patienten mit einer Krebserkrankung Psychoedukation unabhängig vom Belastungsgrad anzubieten.

56.5.4 Psychotherapeutische Interventionen

Die therapeutischen Angebote für Patienten mit einer Krebserkrankung sind in psychotherapeutische Einzel-, Paar- und Gruppeninterventionen zu gliedern.

Zu den psychotherapeutischen Einzel- und Gruppeninterventionen gehören kognitiv-verhaltenstherapeutische Ansätze wie Stressmanagement und Copingtraining.

Ein wichtiger Indikationsbereich ist die Bewältigung komorbider depressiver Erkrankungen. Strong et al. (2008) evaluierten beispielsweise in einer klinischen Studie die Effektivität einer im Einzelsetting von Krankenpflegern durchgeführten sechs- bis zehnstündigen Intervention zur Bewältigung einer komorbiden Major Depression bei Patienten mit einer Krebserkrankung. Die Intervention, bestehend aus Psychoedukation, Problemlösetraining und Copingtraining im Umgang mit depressiven Symptomen, erwies sich hinsichtlich der depressiven Symptomatik, Ängstlichkeit und Fatigue im Vergleich zur Standardversorgung als effektiv.

Ein Vorteil von Interventionen im Gruppensetting liegt in der Möglichkeit, psychosoziale Unterstützung durch Gruppenprozesse anzuregen, emotionale Auseinandersetzung mit der Erkrankung zu fördern sowie funktionale Alternativen zum vermeidenden Coping aufzuzeigen.

Für einige Krebserkrankungen wie beispielsweise Brustkrebs hat es sich als hilfreich erwiesen, die Partner in eine psychotherapeutische Intervention mit einzubeziehen. Zimmermann et al. (2006) entwickelten ein partnerschaftliches Unterstützungsprogramm für Frauen mit Brust- oder gynäkologischen Krebserkrankungen, welches sich als effektiv in der Reduktion des individuellen Stresserlebens und der depressiven Symptomatik von Patienten und Partnern erwies. Die S3-Leitlinie empfiehlt auf Grundlage aktueller Evidenz, psychotherapeutische Interventionen allen Menschen mit einer Krebserkrankung zukommen zu lassen, die unter einer Anpassungsstörung oder einer subsyndromalen Belastung durch psychische Symptome leiden.

56.5.5 Neuere psychotherapeutische Interventionsansätze

Die existentiell behaviorale Therapie ist eine neuere psychoonkologische Intervention, die ein psychotherapeutisches Unterstützungsangebot für Angehörige sowie insbesondere pflegende Angehörige von Patienten mit einer Krebserkrankung in der Palliativphase umfasst. Positive Effekte einer manualisierten Gruppenintervention mit sechs Sitzungen für pflegende Angehörige in der letzten Lebensphase und direkt nach dem Versterben des an Krebs erkrankten Angehörigen hinsichtlich des Stresserlebens und der Lebensqualität der Angehörigen wurden gezeigt (Fegg et al. 2013). Darüber hinaus zeigten die Ergebnisse einer randomisiert-kontrollierten Studie einer Kurzversion der Intervention mit ein bzw. zwei Sitzungen positive Effekte hinsichtlich des Gefühls der Angehörigen, vorbereitet zu sein und sich kompetent zu fühlen im Umgang mit dem sterbenden Angehörigen, nicht jedoch in Bezug auf das subjektive Stresserleben der Angehörigen (Hudson et al. 2013)

Einige Online-Adaptationen psychotherapeutischer Interventionen existieren mittlerweile auch im psychoonkologischen Bereich. Internetbasierte Interventionen, deren Effektivität und Zugänglichkeit in onkologischen Populationen in ersten Studien belegt wurde (Leykin et al. 2012), können zur Überbrückung von Versorgungsengpässen, wie sie insbesondere in der ambulanten psychoonkologischen Versorgung vorliegen, nützlich sein.

Ein weiterer neuer Behandlungsansatz befasst sich mit der psychologischen Prävention von Noceboeffekten bei Patientinnen mit einer Brustkrebserkrankung (Nestoriuc et al. 2012). Aufbauend auf Grundlagenstudien zum Placebo- und Noceboeffekt sowie deren klinisch-onkologischer Relevanz (Garg 2011; Schuricht u. Nestoriuc 2013), werden die individuellen Erwartungen postoperativer Patientinnen hinsichtlich der adjuvanten Therapie optimiert, um so dem Auftreten von Nebenwirkungen und der damit einhergehenden Reduktion der Lebensqualität vorzubeugen. Im Rahmen einer Kurzzeit-Einzeltherapie mit kognitiv-behavioralen, imaginativen und psychoedukativen Elementen wird vor Beginn der medizinischen Behandlung eine Erwartungsoptimierung hinsichtlich erwarteter Nebenwirkungen und dem erwarteten Nutzen und Risiko der adjuvanten Krebstherapie durchgeführt (von Blanckenburg et al. 2015).

56.5.6 Evidenz

Mit der Frage der Effektivität psychologischer Interventionen bei Krebspatienten haben sich in den letzten zwei Jahrzehnten eine Reihe von Reviews und Metaanalysen befasst. Die teils widersprüchlichen Schlüsse dieser Arbeiten gipfelten in einer prominenten, international geführten Debatte um die Evidenzlage psychologischer Interventionen bei Patienten mit einer Krebserkrankung (Stefanek et al. 2006), die wiederum eine stimulierende Wirkung auf nachfolgende wissenschaftliche Studien hatte (Dale et al. 2010; Luckett et al. 2011).

Ein aktuelles, umfassendes Review von Faller et al. (2013; Grundlage der entsprechenden Passagen der S3-Leitlinie) zeichnet ein umfassendes Bild der Evidenzbasierung psychoonkologischer Interventionen (▶ Tab. 56-2). Die Effekte aller zur Verfügung stehender Evaluationsstudien wurden anhand der Outcome-Kategorien Distress und Lebensqualität zusammengefasst. Signifikante Effekte zeigten sich dabei für psychotherapeutische Einzel-,

Tab. 56-2 Effektstärken zur Wirksamkeit psychoonkologischer Interventionen (aus Faller et al. 2013).

Intervention	Studien k	Patienten N	Effektstärke Distress d (95 %KI)	Effektstärke LQ d (95 %KI)	Evidenz
Psychotherapie – Einzelsetting	55	6.820	0.35 (.15–.55)	0.17 (.06–.28)	kleine bis mittlere Effekte, stabil im Follow-Up
Psychotherapie – Gruppe	42	5.428	0.23 (.05–.42)	0.14 (.00–.28) n. s.	kleine bis mittlere Effekte für Distress, stabil; keine signifikanten Effekte für LQ
Paartherapie	10	1.115	0.16 (.02–.29)	0.11 (-.06–.27) n. s.	kleine Effekte für Distress, nicht stabil; keine signifikanten Effekte für LQ
Entspannung	14	3.159	0.36 (-.09–.81)	0.32 (-.12–.76)	keine signifikanten Effekte
Psycho-edukation	19	3.857	0.18 (.05–.30)	0.20 (.10–.30)	kleine Effekte, stabil für QL, nicht stabil für Distress
Reine Information	23	2.556	0.12 (-.41–.46) n. s.	-.04 (-.41–.14) n. s.	keine signifikanten Effekte
Andere Interventionen	12	1.458	–	–	keine Evidenzgrundlage

Anmerkung. k = Anzahl randomisiert-kontrollierter Studien, N = Anzahl Krebspatienten, Pat. = Patienten, d = Cohen's d (ab 0.2 kleiner Effekt, ab 0.5 mittlerer Effekt, ab 0.8 großer Effekt), 95 % KI = Konfidenzintervall für die Effektstärke, Distress = Emotionaler Distress (inkl. Depression und Ängstlichkeit), LQ = Lebensqualität, andere Interventionen = Kunst- und Musiktherapie, Interventionen durch Pflegekräfte, n. s. = nicht signifikant.

Gruppen- und Paarinterventionen sowie für Psychoedukation. Kein Effektivitätsnachweis wurde für Entspannungsverfahren, reine Information sowie sonstige andere Interventionen hinsichtlich der Reduktion von Stress oder der Förderung der Lebensqualität erbracht.

Insgesamt konnte somit in der bisher größten Metaanalyse in diesem Bereich die kurzfristige Effektivität psychoonkologischer Interventionen für Einzel-, Gruppen- und Paartherapien und für Psychoedukation nachgewiesen werden. Die Effektstärken liegen im kleinen bis mittleren Bereich, sind jedoch nichtsdestotrotz mit bedeutsamen Verbesserungen der emotionalen Belastung und der gesundheitsbezogenen Lebensqualität verbunden. Langfristige Effekte zeigten sich insbesondere in Studien mit einer Vorauswahl hochbelasteter Patienten (erhöhtes Distress-Screening zu Baseline) sowie in Studien mit längeren Interventionszeiten (>6 Sitzungen/Woche). Entspannungsverfahren sowie rein informative Interventionen zeigten keine signifikanten Effekte.

56.6 Zusammenfassung

Die Psychoonkologie ist heute in Forschung und Lehre ein wichtiger Bereich der Psychosomatik und der Verhaltensmedizin. Die psychotherapeutische Unterstützung der Patienten ist inzwischen in vielen Bereichen evidenzbasiert und zu einem festen Bestandteil einer umfassenden und modernen Krebsbehandlung geworden. Die feste Integration in die onkologischen Versorgungsstrukturen wird politisch angestrebt und schreitet voran, insbesondere im Bereich der Krebszentren.

Der flächendeckende Ausbau dieser Versorgungsstrukturen sowie die weitere wissenschaftliche Erforschung zielgerichteter und bedarfsgerechter Therapieangebote für die Patienten und deren Angehörige wird Ziel und Aufgabe der nächsten Jahre sein.

Literatur

Baile WF, Buckman R, Lenzi R et al. SPIKES – a six step protocol for delivering bad news: application to the patient with cancer. Oncologist 2000; 5: 302–11.

Beraldi A, Kukk E, Schubert-Fritschle G et al. Using cancer specific mental health resources – Is there an urban-rural divide? Supportive Care Cancer 2014 (submitted).

Bidstrup PE, Johansen C, Mitchell AJ. Screening for cancer-related distress: Summary of evidence from tools to programmes. Acta Oncol 2011; 50(2): 194–204.

Book K, Marten-Mittag B, Henrich G, Dinkel A. Distress Screening in Oncology – Evaluation of the Questionnaire on Distress in Cancer Patients – Short Form (QSC-R10) in a German Sample. Psychooncology 2011; 20: 287–93.

Bundesministerium für Gesundheit (BMG). Pressemitteilung vom 22.08.2012 – Fortschritte für die Krebsbekämpfung – Kabinett beschließt das Gesetz zur Weiterentwicklung der Krebsfrüherkennung und zur Qualitätssicherung durch klinische Krebsregister. Krebsfrüherkennungs- und -registergesetz; 2012. http://www.bmg.bund.de/ministerium/presse/pressemitteilungen/2012–03/krebsfrueherkennungs-und-registergesetz.html (Zugriffsdatum: 23.01.2014).

Dale HL, Adair PM, Humphris GM. Systematic review of post-treatment psychosocial and behavior change interventions for men with cancer. Psychooncology 2010; 19(3): 417–37.

Deutsche Krebsgesellschaft (DKG). Zertifizierte Zentren – Übersicht 10.01.2014. http://www.krebsgesellschaft.de/wub_zertifizierte_zentren_uebersicht.html (Zugriffsdatum: 23.01.2014).

de Vries U, Reif K, Petermann F. Tumorbedingte Fatigue. Onkologe 2011; 17: 853–60.

Dirksen SR, Epstein DR. Efficacy of an insomnia intervention on fatigue, mood and quality of life in breast cancer survivors. J Adv Nurs 2008; 61: 664–75.

Faller H, Schuler M, Richard M et al. Effects of psycho-oncologic interventions on emotional distress and quality of life in adult patients with cancer: systematic review and meta-analysis. J ClinOncol 2013; 31(6): 782–93.

Fegg MJ, Brandstätter M, Kögler M et al. Existential behavioural therapy for informal caregivers of palliative patients: a randomised controlled trial. Psychooncology 2013; 41(9): 2079–86.

Garg AK. Nocebo side-effects in cancer treatment. Lancet 2011; 12(13): 1181–2.

Gesellschaft der epidemiologischen Krebsregister in Deutschland (GEKID), Robert Koch-Institut. Krebs in Deutschland 2009/2010. Berlin: Gesellschaft der epidemiologischen Krebsregister in Deutschland 2013.

Herrmann C. International experiences with the hospital anxiety and depression scale – a review of validation data and clinical results. J Psychosom Res 1997; 42: 17–41.

Herschbach P, Dinkel A. Fear of progression. Recent Results Cancer Res 2014; 197: 11–29.

Herschbach P, Mandel T. Psychoonkologische Versorgung im Nationalen Krebsplan. Onkologe 2011; 17: 1107–14.

Herschbach P, Marten-Mittag B, Henrich G. Revision und psychometrische Prüfung des Fragebogens zur Belastung von Krebspatienten (FBK-R23). Z Med Psychol 2003; 12: 1–8.

Herschbach P, Weis J (Hrsg). Screeningverfahren in der Psychoonkologie. Testinstrumente zur Identifikation betreuungsbedürftiger Krebspatienten. Berlin: Deutsche Krebsgesellschaft 2010.

Hodges LJ, Walker J, Kleiboer AM et al. What is a psychological intervention? A meta review and practical proposal. Psychooncology 2011; 20(5): 470–8.

Holland JC, Bultz, BD. The NCCN guideline for distress management: A case for making distress the sixth vital sign. J Natl Compr Canc Netw 2007; 5(1): 3–7.

Hudson P, Trauer T, Kelly B, O'Connor M et al. The psychological distress of family caregivers of home-based palliative care patients: short-term effects from a randomised controlled trial. Psychooncology 2013; 41(9): 1987–93.

Keller M, Sommerfeldt S, Fischer C et al. Recognition of distress and psychiatric morbidity in cancer patients: a multi-method approach. Ann Oncol 2004; 15(8): 1243–9.

Kissane D, Bloch S. Family Focused Grief Therapy. Philadelphia: Open University Press 2002.

Kissane D, Bultz B, Butow P, Finlay I. Handbook of Communication in Oncology and Palliative Care. Oxford: Oxford University Press 2011.

Knight L, Mussell M, Brandl T et al. Development and Psychometric Evaluation of the Basic Documentation for Psycho-Oncology (PO-Bado). J Psychosom Res 2008; 64: 373–81.

Krebber AM, Buffart LM, Kleijn G et al. Prevalence of depression in cancer patients: a meta-analysis of diagnostic interviews and self-report instruments. Psychooncology 2014; 23(2): 121–30.

Leitlinienprogramm Onkologie (Deutsche Krebsgesellschaft, Deutsche Krebshilfe, AWMF). Psychoonkologische Diagnostik, Beratung und Behandlung von erwachsenen Krebspatienten. Langversion 1.0; 2014; AWMF-Registernummer: 032/051OL. http://leitlinienprogramm-onkologie.de/Leitlinien.7.0.html (Zugriffsdatum: 23.01.2014).

Leykin Y, Thekdi SM, Shumay D.M et al. Internet interventions for improving psychological well-being in psycho-oncology: review and recommendations. Psychooncology 2012; 21(9): 1016–25.

Löwe B, Kroenke K, Herzog W, Gräfe K. Measuring depression outcome with a brief self-report instrument: sensitivity to change of the Patient Health Questionnaire (PHQ-9). J Affect Disord 2004; 81(1): 61–6.

Luckett T, Britton B, Clover K, Rankin NM. Evidence for interventions to improve psychological outcomes in people with head and neck cancer: a systematic review of the literature. Support Care Cancer 2011; 19(7): 871–1.

Marten-Mittag B, Book K, Buchhold B et al. The Basic Documentation for Psycho-Oncology Short Form (PO-Bado SF) – an expert rating scale for distress screening: development and psychometric properties. Supportive Care Cancer 2014. doi: 10.1002/pon.3708.

McQuellon RP, Wells M, Hoffman S et al. Reducing distress in cancer patients with an orientation program. Psychooncology 1998; 7(3): 207–17.

Mehnert A. Employment and work-related issues in cancer survivors. Crit Rev Oncol Hematol 2011; 77: 109–30.

Mehnert A, Müller D, Lehmann C, Koch U. Die deutsche Version des NCCN Distress-Thermometers. Empirische Prüfung eines Screening-Instruments zur Erfassung psychosozialer Belastung bei Krebspatienten. ZPPP 2006; 54: 213–23.

Mehnert A, Vehling S, Scheffold K et al. Prävalenz von Anpassungsstörung, Akuter und posttraumatischer Belastungsstörung sowie somatoformen Störungen bei Krebspatienten. Psychother Psychosom Med Psychol 2012; 62(7): 249–58.

Mehnert A, Brähler E, Faller H et al. Four-week prevalence of mental disorders in patients with cancer across major tumor entities. J Clin Oncol 2014; 32: 3540–6.

Meijer A, Roseman M, Delisle VC et al. Effects of screening for psychological distress on patient outcomes in cancer: a systematic review. J Psychosom Res 2013; 75(1): 1–17.

Mitchell AJ, Chan M, Bhatti H et al. Prevalence of depression, anxiety, and adjustment disorder in oncological, haematological, and palliative-care settings: a meta-analysis of 94 interview-based studies. Lancet Oncol 2011; 12: 160–74.

Nationaler Krebsplan. Handlungsfelder, Ziele und Umsetzungsempfehlungen. Berlin: Bundesministerium für Gesundheit 2012. https://www.bundesgesundheitsministerium.de/fileadmin/dateien/Publikationen/Praevention/Broschueren/Broschuere_Nationaler_Krebsplan_-_Handlungsfelder__Ziele_und_Umsetzungsempfehlungen.pdf (Zugriffsdatum: 06.01.2015).

Nationaler Krebsplan. Ziel 9. Psychoonkologische Versorgung. Berlin: Bundesministerium für Gesundheit 2010. http://www.bmg.bund.de/fileadmin/dateien/Downloads/N/Nationaler_Krebsplan/Ziel_9_Angemessene_und_bedarfsgerechte_psychoonkologische_Versorgung.pdf (Zugriffsdatum: 23.01.2014).

Nationales Zertifizierungsprogramm Krebs. Erhebungsbögen für onkologische Spitzenzentren und onkologische Zentren. Deutsche Krebsgesellschaft (DKG) 2013. http://www.krebsgesellschaft.de/download/eb_oz-e1130408.doc (Zugriffsdatum: 23.01.2014).

Nestoriuc Y, Schuricht F, von Blanckenburg P et al. Communicating side effects by informing about possible benefits and harms: Effects on breast cancer patients' satisfaction, knowledge and expectations. J Cancer Res Clin Oncol 2012; 138: 128–9.

Schuricht F, Nestoriuc Y. Placebo and Nocebo effects in Cancer Patients. In: Carr BI, Steel J (eds). Psychological aspects of Cancer Treatment and Coping. New York: Springer 2013; 309–26.

Seifart C, Hofmann M, Bär T et al. Breaking bad news – what patients want and what they get. Evaluating the SPIKES protocol in Germany. Ann Oncology 2014; 25: 707–11.

Singer S, Das-Munshi J, Brähler E. Prevalence of mental health conditions in cancer patients in acute care – a meta-analysis. Ann Oncol 2010; 21: 925–30.

Söllner W, DeVries A, Steixner E et al. How successful are oncologists in identifying patient distress, perceived social support, and need for psychosocial counselling? Br J Cancer 2001; 84: 179–85.

Stefanek ME, Jacobsen PB, Christiansen AJ. The society of behavioral medicine's "great debate": an introduction. Ann Behav Med 2006; 32(6): 83–4.

Stiefel F, Barth J, Bensing J et al. Communication skills training in oncology: a position paper based on a consensus meeting among European experts in 2009. Ann Oncol 2010; 21: 204–7.

Strittmatter G, Mawick R, Tilkorn M. Hornheider. Fragebogen. In: Schumacher J, Klaiberg A, Brähler E (Hrsg). Diagnostische Verfahren zu Lebensqualität und Wohlbefinden. Göttingen: Hogrefe 2003; 164–9.

Strong V, Waters R, Hibberd C et al. Management of depression for people with cancer (SMaRToncology 1): A randomised trial. Lancet 2008; 372: 40–8.

Vehling S, Koch U, Ladehoff N et al. Prävalenz affektiver und Angststörungen bei Krebs: Systematischer Literaturreview und Metaanalyse. Psychother Psychosom Med Psychol 2012; 62: 249–58.

Vitinius F, Sonntag B, Barthel Y et al. KoMPASS – Konzeption, Implementierung, und Erfahrungen mit einem strukturierten Kommunikationstraining für onkologisch tätige Ärzte. Psychother Psych Med 2013; 63: 482–8.

von Blanckenburg P, Schuricht F, Albert U-S et al. Optimizing Expectations to Prevent Side Effects and Enhance Quality of Life in Breast Cancer Patients Undergoing Endocrine Therapy: Study Protocol of a Randomized Controlled Trial. BMC Cancer 2013; 13: 426.

von Blanckenburg P, Schuricht F, Heisig S et al. Psychologische Optimierung von Erwartungen zur Prävention von Nocebo-Nebenwirkungen bei Brustkrebs – Zwei Fallberichte. Verhaltenstherapie 2015 (im Druck).

Weis J, Heckl U, Brocai D, Seuthe-Witz S. Psychoedukation bei Krebspatienten. Stuttgart: Schattauer 2006.

Werner A, Stenner C, Schüzt J. Patient versus clinician symptom reporting: how accurate is the detection of distress in the oncologic after-care? Psychooncology 2012; 21: 818–26.

Zimmermann T, Heinrichs N, Scott J. CanCOPE »Schritt für Schritt«: Die Effektivität eines partnerschaftlichen Unterstützungsprogramms bei Frauen mit Brust- oder gynäkologischen Krebserkrankungen. Verhaltenstherapie 2006; 16: 247–55.

57 Asthma bronchiale und chronisch obstruktive Lungenerkrankung

Andreas von Leupoldt, Thomas Ritz

57.1 Einleitung

Das Asthma und die chronisch obstruktive Lungenerkrankung (COPD) sind die beiden häufigsten chronischen Atemwegserkrankungen, die mittlerweile zu den Volkskrankheiten nicht nur in Deutschland zählen. Bio-psychosoziale Zusammenhänge spielen bei beiden Erkrankungen eine sehr wichtige Rolle, obwohl entsprechende Forschung im Vergleich zu Erkrankungen anderer Organsysteme deutlich unterrepräsentiert ist. Im nachfolgenden Kapitel werden wichtige bio-psycho-soziale Aspekte bei Asthma und COPD sowie entsprechende verhaltensmedizinische Behandlungsansätze vorgestellt. Zudem wird auf aktuell wichtigen Forschungsbedarf hingewiesen.

57.2 Asthma

57.2.1 Definition, Epidemiologie und Pathophysiologie des Asthmas

Definition

»**Asthma** ist eine chronisch entzündliche Erkrankung der Atemwege, bei der viele Zellen und Zellelemente eine Rolle spielen. Die chronische Entzündung ist mit einer Hyperreagibilität der Atemwege verbunden, die zu wiederkehrenden Episoden von Keuchen (wheezing), Atemlosigkeit, Engegefühl in der Brust, Husten, besonders nachts und frühmorgens führt. Diese Episoden sind gewöhnlich mit weitreichender, aber variabler Atemflussobstruktion in den Lungen verbunden, die oft entweder spontan oder mit Behandlung reversibel ist.« (GINA 2013, S. 2)

Die asthmatische Atemwegsentzündung ist eng verbunden mit einer weiteren Reihe pathophysiologischer Veränderungen, wie etwa Spasmus der glatten Muskulatur der Atemwege, ödematöse Schwellung der Bronchialschleimhaut, vermehrte Schleimproduktion und Umbau der Bronchialwände. Länger persistierende Entzündung der Atemwege kann zu irreversiblen Umbauprozessen (Remodelling) der glatten Atemwegsmuskulatur, Schleimhaut und Schleimdrüsen, Blutgefäße und tieferen Gewebeschichten führen. Die Hyperreagibilität der Atemwege von Patienten mit Asthma führt zu exzessiver Verengung in Reaktion auf eine Vielfalt von Auslösern, insbesondere Allergene (z. B. Pollen, Tierhaare, Hausstaubmilben), aber auch körperliche Anstrengung, Luftverschmutzung, Irritanzien, Atemwegsinfektionen und Klimaveränderungen. Auch psychologische Reize können zu vorübergehenden Atemwegsverengungen führen.

Asthma kann in jedem Lebensalter auftreten, häufig manifestiert es sich jedoch schon im Kindes- oder Jugendalter, wobei die einwandfreie Diagnose bis zum sechsten Lebensjahr aber eher schwierig ist. Die Asthmaprävalenz ist in den vergangenen Jahrzehnten deutlich angestiegen. Schätzungen gehen von etwa 300 Millionen Erkrankungen weltweit aus (GINA 2013). Prävalenzraten schwanken jedoch in Abhängigkeit von geografischen Regionen zwischen 1 % und 18 %. Weltweit werden jährlich etwa 250.000 Todesfälle durch Asthma geschätzt. Die ökonomischen Kosten von Asthma wurden in 2007 auf jährlich $56 Milliarden alleine in den Vereinigten Staaten geschätzt, mit steigender Tendenz (Center for Disease Control 2012). Industrialisierung und westlicher Lebensstil sind von einer stärkeren Zunahme von Fällen begleitet, hingegen scheint das Aufwachsen in größeren Familien, ländlichen Gegenden oder auf Bauernhöfen das Risiko von allergischen Erkrankungen und Asthma zu verringern (Strachan 2000).

Neuerdings wird vermehrt die Heterogenität der Manifestationen und pathophysiologischen Prozesse des Asthmas bronchiale betont (Wenzel 2006). Allergische Prozesse werden generell als wichtig angesehen, jedoch reagieren nur etwa 50 % aller Patienten übersensitiv auf bestimmte Allergene (Pearce et al. 1999). Andere Asthmatypen werden z. B. als trainingsinduziert, aspirin-sensitiv, steroid-resistent und besonders schwerer Phänotyp beschrieben (Wenzel 2006). Die Ätiologie des Asthmas ist in vielen Fällen ungeklärt, jedoch wird gewöhnlich eine spezifische und komplexe Interaktion von genetischen Risikofaktoren und Umweltfaktoren angenommen (Vercelli 2010).

57.2.2 Bio-psycho-soziale Zusammenhänge bei Asthma

Psychosoziale Faktoren spielen eine wichtige Rolle für das grundlegende Verständnis von Asthma und seine Behandlung, ein Umstand, der seit Langem in der psychosomatischen und verhaltensmedizinischen Literatur reflektiert wird (Ritz et al. 2013). Typischerweise lassen sich direkte und indirekte Einflüsse auf den Krankheitsprozess unterscheiden.

Direkte Einflüsse durch psychologische Prozesse

Psychologische Prozesse und die damit verbundene Aktivität des Zentralnervensystems können direkt den Zustand der Atemwege beeinflussen (Ritz et al. 2013). Langzeituntersuchungen mit Kindern haben Zusammenhänge zwischen negativen Lebensereignissen und Verschlechterungen des Asthmas innerhalb von Tagen gezeigt (Sandberg et al. 2004). Negative Lebensereignisse wurden ebenfalls mit Hospitalisierung und Todesfällen durch Asthma in Zusammenhang gebracht. Während sich ein besseres Verständnis der zentralnervösen Zusammenhänge von psychologischen Reizen und Atemwegsveränderungen erst in Anfängen und überwiegend in Tiermodellen abzeichnet (Haxiu et al. 2005), sind besonders in den letzten zwei Jahrzehnten deutlichere Hinweise zu peripheren Wirkungswegen bei Asthmapatienten gefunden worden, wie etwa autonom vagale emotionsinduzierte Atemwegsobstruktionen (Ritz et al. 2010) und veränderte Atemwegsimmunprozesse auf Allergenprovokation unter Stress (Liu et al. 2002). Heftiger Ausdruck von Emotionen, wie etwa Lachen oder Weinen, kann ebenfalls zu Asthmasymptomen durch Irritation oder Austrocknung der hyperreagiblen Atemwege führen (Liangas et al. 2003; Weinstein 1984).

Die Atemwege sind auch empfänglich für Suggestionen. Etwa 20–40 % der untersuchten Asthmapatienten reagiert auf bronchokonstriktive Suggestionen (z. B. suggerierte Einatmung einer Substanz, welche die Atemwege verengt) mit kurzfristigen Obstruktionen der Atemwege, die als klinisch signifikant erachtet werden (Isenberg et al. 1992). Entsprechende Suggestionen, einschließlich Verabreichung von Placebomedikation oder Hypnose, können die Hyperreagibilität der Atemwegen auf verschiedene Provokationstimuli verändern.

Asthmapatienten weisen ein höheres Risiko für psychologische Störungen auf wie etwa Angststörungen, Depressionen und Schizophrenie. Dies erhöht die Wahrscheinlichkeit, dass psychologische Zustände, wie etwa intensives Emotionserleben, den asthmatischen Krankheitsprozess beeinflussen. Neben diesen Einflüssen auf bestehendes Asthma zeigen Langzeitstudien ebenfalls einen Beitrag psychologischer Faktoren zur Entstehung von Asthma (Wright 2010). So wurden Zusammenhänge zwischen Angst der Mutter während der Schwangerschaft (Cookson et al. 2009), frühkindlichen belastenden Lebensumständen (Klinnert et al. 2001) oder Panikstörung in den ersten 20 Lebensjahren (Hasler et al. 2005) und erstmaligem Auftreten von Asthma beobachtet. Gesundheitsbeeinträchtigende Lebensumstände wie etwa das Wohnen an sozialen Brennpunkten oder in innerstädtischen Wohngebieten, die durch multiple Stressoren (Armut, geringer Bildungsgrad, Gewalt, Luftverschmutzung etc.) gekennzeichnet sind, zeigen ebenfalls deutliche Einflüsse auf die Pathophysiologie des Asthmas (Wright 2010).

Indirekte Einflüsse durch Gesundheitsverhalten und Krankheitsmanagement

Als chronische Erkrankung, die in vielen Fällen die tägliche Selbstbehandlung mittels Medikamenten erfordert, verlangt Asthma ein hohes Maß an Disziplin und konsistentem Managementverhalten von den betroffenen Patienten. Insbesondere die fehlende Einnahme von ärztlich verschriebener anti-inflammatorischer Medikation (inhalierte Corticosteroide) beeinträchtigt die Krankheitskontrolle deutlich. Studien haben gezeigt, dass sich etwa 50 % der Patienten nur ungenügend an ihre Verschreibungen halten (Bender et al. 2003). Ähnlich unzureichend ist das empfohlene Monitoring der Erkrankungssymptome und/oder Lungenfunktion, das der Vorbeugung von Verschlechterungen und der rechtzeitigen Anpassung von Medikationsdosierungen dienen soll.

Die Wahrnehmung und Interpretation des Asthmas durch den Patienten beeinflusst das Management der Erkrankung nachdrücklich (Kaptein et al. 2010). Laienvorstellungen von Medikamentennebenwirkungen oder die Katastrophisierung von Symptomen können Unter- oder Überbehandlung zur Folge haben. Die Interpretation der Erkrankung durch den Patienten als lediglich temporär anstatt chronisch ist oft mit inkonsistenter Behandlung verbunden (Halm et al. 2006). Die Wahrnehmung kritischer Symptome kann zudem kompromittiert sein durch problematische Emotionen, Lernprozesse, Aufmerksamkeitsausrichtung oder situative Variablen (Janssens et al. 2009). Studien mit bildgebenden Verfahren haben in den letzten Jahren maßgeblich zur Erforschung zentralnervöser Prozesse in der Wahrnehmung von Atemwegssymptomen beigetragen (von Leupoldt et al. 2013). Kulturspezifische Eigenheiten in der Krankheitswahrnehmung, wie etwa die Fokussierung auf spezifische Atemwegssymptome (Hardie et al. 2000) oder die Bevorzugung alternativer Krankheitsmodelle oder Behandlungsverfahren, stellen weitere verhaltensbezogene Einflussquellen auf den Krankheitsprozess dar.

Allgemeines Gesundheitsverhalten beeinflusst das asthmatische Krankheitsbild direkt (z. B. Effekte von Rauchen auf die Atemwege) oder indirekt über kompromittiertes Asthmamanagement (verringertes Ansprechen auf Asthmamedikation und verstärkte Atemnot bei Übergewicht; Boulet 2013).

> ! Psychosoziale Einflüsse können direkt oder indirekt auf das Asthma einwirken: direkt über die Einwirkung psychologischer Prozesse auf die physiologischen Krankheitsprozesse oder indirekt über die Einwirkung von Gesundheits- und Krankheitsverhalten auf das Asthmamanagement.

57.2.3 Behandlung des Asthmas

Medikamentöse Behandlung des Asthmas

Die medikamentöse Eindämmung von Entzündungsprozessen ist eines der wichtigsten Ziele der medizinischen Behandlung des Asthmas (GINA 2013). Dies wird zumeist mittels Corticosteroiden erzielt, die in inhalativer Form vornehmlich lokal in den Atemwegen wirksam sind. Regelmäßige, tägliche Anwendung dieser Medikation auch in symptomfreien Intervallen ist essenziell zur Vermeidung dauerhafter Lungenschäden und zur Vorbeugung gegen symptomatische Verschlechterungen (Exazerbationen). Kurzfristig werden Symptome auch mittels beta-adrenerg wirkendender Bronchodilatatoren behandelt, die als Notfallmedikation etwa sechs bis acht Stunden wirken. Länger wirksame Medikationsvarianten lindern Symptome für etwa zwölf bis 14 Stunden und sind damit besonders für die nächtliche Anwendung geeignet. Weitere typische Medikamente beinhalten antiallergisch wirkende Substanzen.

Verhaltensmedizinische Behandlungsziele bei Asthma

In Anbetracht der vielfältigen psychosozialen Einflüsse auf das Asthma kommt der verhaltensmedizinischen und psychosomatischen Behandlung ein zentraler Stellenwert zu. Die Zielsetzungen der verschiedenen Behandlungsformen unterscheiden sich dabei. Allen Interventionsformen gemeinsam ist, dass sie eine die medizinische Behandlung unterstützende Rolle einnehmen. Ihre Implementierung in der Asthmaversorgung findet idealerweise im Rahmen eines multidisziplinären Behandlungskonzepts statt, wie etwa der pneumologischen Rehabilitation (Buhl et al. 2006). Diese folgen einer ganzheitlichen bio-psycho-sozialen Versorgungsidee und inkorporieren eine breite Spanne von Interventionselementen, die bislang im Einzelnen jedoch nicht unbedingt auf Wirksamkeit und Beitrag zur Gesamtbehandlung getestet wurden (s. u.). Weitere empirische Untersuchung wäre auch im Hinblick auf dezentralisierte alltagsnahe Therapieangebote erforderlich.

Komponenten der Rehabilitation bei Asthma (modifiziert nach Buhl et al. 2006) sind:

- Diagnosespezifizierung
- Überprüfung und ggf. Optimierung der medikamentösen Therapie
- Patientenschulung/Patientenverhaltenstraining
- medizinische Trainingstherapie
- Atemphysiotherapie
- Sozialberatung
- psychologische und ggf. psychotherapeutische Hilfen
- Klimatherapie/Expositionskarenz, inkl. Beratung zu Allergien, Triggern und Risikofaktoren
- Ernährungsberatung
- strukturierte Tabakentwöhnung

Training zur Verbesserung des Asthmaselbstmanagements

Fertigkeiten des Asthmaselbstmanagements sind komplex und schließen reguläre und korrekte Medikationsanwendung, Vermeidung von Asthmaauslösern, Monitoring von Symptomen und/oder Lungenfunktion und nötige Maßnahmen im Falle von Verschlimmerungen und Notfällen ein. Aktuelle Richtlinien zur Behandlung des Asthmas (z.B. NHLBI/NAEPP 2007; s. u.) empfehlen eine Einbettung des Trainings zum Asthmaselbstmanagement im Rahmen einer Partnerschaft zwischen Patienten und den medizinisch behandelnden

Berufen. Die Routine der ärztlichen Praxis kann dies jedoch nur in beschränktem Umfang zulassen. Daher wurde eine breite Vielfalt von Patientenschulungen und Asthmamanagementprogrammen entwickelt, die in Intensität, Inhalt und Format variieren (Mühlig et al. 2002), aber generell wirksam sind (Labre et al. 2012). Der Umfang dieser Programme erfordert die Teilnahme an multiplen Trainingseinheiten, die vorzugsweise im Gruppenformat angeboten werden. Patienten ziehen jedoch oft eine individuelle Anpassung von Selbstmanagement und Interventionsplänen vor. Weniger Erfahrung existiert demgegenüber zu Effekten isolierter Elemente des Asthmatrainings. Während sich eingeschränkte Schulungsmaßnahmen mit bloßer allgemeiner Informationsvermittlung zum Asthma als nicht erfolgreich erwiesen haben (Gibson et al. 2008), konnte individualisiertes Training zur Asthmaauslöserkontrolle Verbesserungen in der Lungenfunktion erzielen (Bobb et al. 2010).

Angesichts der zentralen Rolle regelmäßiger Medikationsanwendung in der Asthmatherapie richtet sich ein besonderes Augenmerk auf die Medikationsadhärenz. Interventionen zur Verbesserung dieses Aspekts des Selbstmanagements haben jedoch nur mäßige Erfolge verzeichnet (Bender et al. 2003). Neuere patientenorientierte und ökonomischere Interventionen etwa über Mobiltelefon (Strandbygaard et al. 2010), Internet (McLean et al. 2011), motivationale Interviewtechniken (Halterman et al. 2011) und Training in Schulen für Kinder und Jugendliche (Bruzzese et al. 2011) werden derzeit zur Förderung von Adhärenz und Asthmaselbstmanagement im Allgemeinen getestet. Auch die stadtteilbezogene Einbettung von Selbstmanagementtraining mit Verbesserungen des Wohnumfelds erweist sich als vielversprechend (Postma et al. 2009).

Folgende Elemente werden zur Schulung in Asthmamanagement empfohlen (modifiziert nach NHLBI/NAEPP 2007):

- Schulung im Asthmaselbstmanagement ist essenziell.
- Schulung im Asthmaselbstmanagement sollte in alle Aspekte der Asthmaversorgung integriert werden.
- Ein schriftlicher Asthmaaktionsplan sollte tägliches Management und den Umgang mit Verschlechterungen festlegen.
- regelmäßige ärztliche Untersuchung zur Bestimmung der aktuellen Asthmakontrolle
- Etablierung einer Partnerschaft in der Behandlung mit Patienten und deren Familien
- Motivation zur Medikationsadhärenz durch Entwicklung eines erfolgreichen Behandlungsplans, der Patientenpräferenzen einschließt und dessen Erfolg bei jedem folgenden Arzttermin evaluiert wird
- Individualisierung der Schulung zum Asthmaselbstmanagement, die kulturell bedingte Überzeugungen und Praktiken berücksichtigt

Verbesserung des allgemeinen Gesundheitsverhaltens

Körperliche Verausgabungen und Sport werden von Patienten oft gemieden, da sie zu anstrengungsinduzierten Asthmasymptomen führen. Jedoch kann körperliche Fitness über den wichtigen allgemeinen Gesundheitsgewinn hinaus auch helfen, Asthmasymptome bei alltäglichen Aktivitäten zu verringern (Millard 2003). Tabakrauch ist ein typischer Trigger für Asthmasymptome, jedoch vermeiden Asthmatiker offenbar nicht automatisch das Rauchen, was entsprechende Interventionen erforderlich macht (Thomson u. Chaudhuri 2009). In der Ernährung richtet sich das Augenmerk neuerdings besonders auf die Übergewichtigkeit, die das Asthma auf vielfältige Weise negativ beeinflussen kann und mit Problemen im Asthmamanagement verbunden ist (Black et al. 2013). Obwohl die Förderung von Gesundheitsverhalten in diesen Problembereichen als notwendig erachtet wird, existieren überraschend wenige auf asthmatische Patienten ausgerichtete Interventionsstudien. Einzig für körperliche Aktivität zeichnet sich ein breiterer Konsens der Nützlichkeit ab (Carson et al. 2013).

Unterstützende psychotherapeutische Behandlung

Behandlung komorbider Angst und Depression ist ein wichtiges Element der bio-psychosozialen Versorgung von Asthmapatienten, jedoch müssen Behandlungsangebote auf die spezifischen Bedürfnisse von Patienten ausgerichtet sein. Gängige Elemente der kognitiv-behavioralen Angstbehandlung, wie etwa Symptomkonfrontation durch Hyperventilation bei Panikstörungen, können bei Asthma kontraindiziert sein (Carr 1998). Generell ist auf eine Differenzierung von asthma- und störungsspezifischen Symptomen zu achten, wie etwa Schlafstörungen bedingt durch nächtliche Asthmasymptome gegenüber Depressionen. Pilotstudien deuten eine Wirksamkeit von kognitiver Verhaltenstherapie für Asthmatiker mit Angststörungen hin (z. B. Lehrer et al. 2008). Empirische Berichte zur Psychotherapie der Depression bei Asthma fehlen bislang gänzlich. Psychotherapeutisch wirksame Elemente, wie suggestive und expressive Techniken, wurden bislang nur in Isolation getestet, ihre Einbettung in systematische Psychotherapie für Asthma steht noch aus. Wiederholtes expressives Schreiben über emotional belastende Lebensereignisse führte in einer Studie bei Kindern zu Symptomverbesserungen (Warner et al. 2006). Suggestionen, Verabreichung von Placebos und Techniken der Hypnotherapie haben auch direkte positive Effekte auf die Atemwege gezeigt (Hackman et al. 2000; Joyce et al. 2000). Angesichts der nötigen Einbettung der Asthmaversorgung für Kinder in den Familienalltag wurden auch Ansätze der Familientherapie als unterstützende Verfahren erprobt. Einige wenige kleinere Studien berichten positive Effekte auf verschiedene Aspekte der Asthmakontrolle, einschließlich Atemwegsparametern (Ng et al. 2008; Yorke u. Shuldham 2005).

Individuelle psychophysiologisch wirksame Behandlungselemente

Entspannungsverfahren sind seit geraumer Zeit als unterstützende Maßnahmen der Asthmatherapie untersucht worden. Umso überraschender sind die generell mangelnde Qualität der Studien und die relativ enttäuschenden Ergebnisse (siehe Ritz et al. 2013). Eines der Hauptprobleme ist das unklare Rational, angesichts der Tatsache dass Muskelentspannung zu reduzierter sympathischer und/oder erhöhter parasympathischer Aktivität und damit zu Bronchokonstriktion führen müsste. Neuere Studien mit Progressiver Muskelentspannung, funktioneller Entspannung und/oder Imaginationsverfahren haben positive Effekte auf Aspekte der Lungenfunktion gezeigt (z. B. Lahmann et al. 2009), jedoch sind weitere, besser kontrollierte Interventionsstudien nötig. Eine Untersuchung zum Stressmanagementtraining zeigte keine Effekte auf die Asthmakontrolle, sondern lediglich Stressreduktion und verbesserte Lebensqualität in der zwölfmonatigen Nachfolgeuntersuchung (Pbert et al. 2012).

Bessere Erfolge erzielen verschiedene Formen der Atemtherapie, wie etwa langsames abdominales Atmen (Bruton u. Thomas 2011). Jedoch haben sich in den meisten gut kontrollierten Studien die Verbesserungen auf die Symptome und Lebensqualität beschränkt. Besondere Beachtung fand in den letzten Jahren die Buteyko-Atemtechnik, die eine Reduktion der Tendenz zur Hyperventilation zum Ziel hat, welche erwiesenermaßen zur symptomatischen Verschlechterung bei Asthmapatienten führt (Bruton u. Holgate 2005). Studien zeigen neben Lebensqualitätsverbesserungen auch eine Verringerung des Medikationsbedarfs, jedoch kann eine längerfristige Erhöhung der basalen CO_2-Werte, als physiologisches Maß der Hyperventilation, nur bio-

Tab. 57-1 Überblick über den Stand der aktuellen Forschung und des aktuellen klinischen Nutzens von verhaltensmedizinischen Interventionen bei Asthma.

	Zukünftiger Forschungsbedarf	Aktueller klinischer Nutzen	Wichtige Referenzen
Patientenedukation und Selbstmanagement	moderat	hoch	Labre et al. (2012)
Körperliches Training	moderat	hoch	Carson et al. (2013)
Ernährungstherapie	hoch	moderat	Eneli et al. (2008)
Raucherentwöhnung	hoch	moderat	Thomson u. Chaudhuri (2009)
Individuelle Psychotherapie	hoch	moderat	Lehrer et al. (2008)
Familientherapie	hoch	moderat	Yorke u. Shuldham (2005)
Atemtherapie	hoch	moderat	Bruton u. Thomas (2011)
Entspannungstechniken	moderat	gering	Posadzki u. Ernst (2011)
Biofeedback-Training	hoch	moderat	Lehrer et al. (2004)
Training zur Symptomwahrnehmung	hoch	gering	Harver et al. (2013)

Anmerkung: Die Einteilung in »gering«, »moderat« und »hoch« wurde qualitativ vorgenommen aufgrund der aktuellen Evidenzen aus klinischen Studien. Zukünftiger Forschungsbedarf wurde als hoch eingestuft, wenn keine oder nur wenige kleine kontrollierte Studien vorlagen bzw. Grundlagenforschung und unkontrollierte Studien auf positive Effekte hinwiesen; moderat bei Vorliegen einiger kontrollierter Studien aber bei gemischter Befundlage; gering bei Vorliegen ausreichender und eindeutiger positiver Effekte aus kontrollierten Studien sowie wenn kleinere oder unkontrollierte Studien keine Effekte bzw. ein mangelndes Rational der Intervention zeigten.
Aktueller klinischer Nutzen wurde als hoch eingestuft, wenn kontrollierte Studien ausreichende positive Effekte zeigten und die Interventionsprotokolle in adäquater Form für den klinischen Alltagsgebrauch vorliegen; moderat wenn kontrollierte Studien eine gemischte Befundlage ergaben bzw. Modulationen der Interventionsprotokolle für den adäquaten klinischen Alltagsgebrauch notwendig sind; gering wenn die Studienlage gering und gemischt war bzw. erhebliche Modulationen der Interventionsprotokolle für die klinische Umsetzung notwendig sind.

feedbackunterstützt erreicht werden (Meuret et al. 2007).

Eine Reihe von Biofeedbackverfahren wurde zur direkten Einwirkung auf Muskelspannung, Lungenfunktion oder autonome Kontrolle bei Asthma entwickelt. Lediglich zum Herzratenvariabilitätstraining wurde dabei eine solide klinische Studie berichtet (Lehrer et al. 2004). Das Training beinhaltet auch Atemtherapieelemente, welche die beobachteten Verbesserungen im Medikationsbedarf und der Lungenfunktion erklären könnten. Weitere unterstützende Verfahren wie etwa verschiedene Formen des Yoga-Trainings beinhalten oft unterschiedliche Kombinationen von Therapieelementen wie Entspannung, Atemtechniken und allgemeine Gesundheitsförderung, jedoch erlaubt der Literaturstand aufgrund fehlender hochwertiger Studien derzeit keine Empfehlung (Posadzki u. Ernst 2011).

Training der Atemwiderstandswahrnehmung wurde als weiteres psychophysiologisch orientiertes Interventionselement erprobt. Typischerweise wird dies mit kalibrierten Siebwiderständen von unterschiedlicher Stärke vorgenommen. Die wenigen publizierten Studien zeigen ermutigende Ergebnisse, jedoch sind die Auswirkungen auf klinische Asthmaparameter bislang nicht untersucht worden (Harver et al. 2013; ► Tab. 57-1).

57.3 COPD

57.3.1 Definition, Epidemiologie und Pathophysiologie der COPD

Definition

»Die **chronisch obstruktive Lungenerkrankung** (engl.: Chronic Obstructive Pulmonary Disease, COPD) ist eine verbreitete, verhinderbare und behandelbare Erkrankung. Sie ist charakterisiert durch eine persistierende Atemflusslimitation, die nicht vollständig reversibel und typischerweise progredient ist. Die COPD ist mit einer erhöhten chronischen Entzündungsreaktion in Lunge und Atemwegen assoziiert, die durch noxische Partikel oder Gase ausgelöst wird. Exazerbationen und extrapulmonale Komorbiditäten können zum Schweregrad der Erkrankung beitragen.« (modifizierte deutsche Fassung der Definition der Global Initiative for Chronic Obstructive Lung Disease, GOLD 2013)

Die chronische Atemflusslimitation wird durch eine Mixtur aus krankhaften Veränderungen der kleineren Atemwege (Subtyp: obstruktive Bronchitis) sowie Destruktionen des Lungengewebes (Subtyp: Lungenemphysem) verursacht, wobei die jeweiligen Anteile dieser Mechanismen interindividuell stark variieren. Diese zumeist durch Entzündungsprozesse hervorgerufenen Veränderungen führen zu Verengungen (Obstruktionen) der Atemwege, wobei vor allem die Exspiration betroffen ist (GOLD 2013; O'Donnell et al. 2007). Das Kardinalsymptom der COPD ist Atemnot (Dyspnoe), welche von vielen Patienten als hochgradig unangenehm und bedrohlich erlebt wird. In frühen Krankheitsstadien entwickelt sich Atemnot zumeist bei körperlicher Aktivität, während sie im weiteren Krankheitsverlauf häufig bereits in Ruhe auftritt. Ursächlich für die Atemnot sind die Überblähung der Lunge, Belastung der Atemmuskulatur bzw. insuffizienter Gasaustausch. Weitere Hauptsymptome der COPD sind Husten und Auswurf (Sputum). Prominente extrapulmonale Symptome sind u. a. kardiovaskuläre Erkrankungen, skelettale Muskeldysfunktion, metabolisches Syndrom, Lungenkarzinom und Depressionen, welche den Krankheitsverlauf deutlich negativ beeinflussen können und daher in der Behandlung berücksichtigt werden müssen (Barnes u. Celli 2009; GOLD 2013). Hauptrisikofaktor für die Entstehung der COPD ist Zigarettenrauch (Chen u. Mannino 1999). Weitere Risikofaktoren sind die inhalative Exposition gegenüber Arbeitsstäuben, Chemikalien, Luftverschmutzung durch Verbrennung organischer Materialien sowie ein genetisch bedingter Alpha-1-Antitrypsin-Mangel (GOLD 2013). In den meisten Fällen verläuft die COPD progressiv, v. a. wenn die Exposition gegenüber noxischen Partikeln aufrechterhalten wird.

Mit 4,8 % Mortalitätsrate ist die COPD die fünfthäufigste Todesursache weltweit (World Health Report 2004). Für die kommenden Jahrzehnte ist mit dramatischen Anstiegen zu rechnen, sodass COPD im Jahre 2020 vermutlich auf den dritten Rang der weltweit häufigsten Todesursachen vorrücken wird (Murray u. Lopez 1996). Die internationale Burden of Obstructive Lung Disease-Studie mit Daten aus zwölf Ländern auf unterschiedlichen Kontinenten ergab eine mittlere Prävalenzrate der COPD von ca. 10 %, wobei erhebliche Schwankungen zwischen den einzelnen Ländern auftraten (Buist et al. 2007). Konsistent zeigte sich, dass höheres Alter mit steigendem Risiko der Entwicklung einer COPD einhergeht

(Buist et al. 2007). Zudem wird die COPD sehr häufig nicht oder erst sehr spät diagnostiziert (GOLD 2013). Neben den erheblichen Belastungen durch die Erkrankung für Patienten und Angehörige sind auch die ökonomischen Belastungen enorm. Schätzungen für die USA ergaben, dass sich die Kosten für Gesundheitsausgaben sowie Produktionseinbußen durch COPD im Jahr 2010 auf ca. 50 Milliarden Dollar beliefen (NHLBI 2009). Die klinische Diagnose einer COPD sollte bei allen Individuen ab dem 40. Lebensjahr angedacht werden, die Symptome von Atemnot, Husten, Sputum und/oder eine Exposition zu Risikofaktoren wie Rauchen aufweisen. Eine spirometrische Lungenfunktionstestung ist zum Nachweis einer persistierenden Atemflusslimitation erforderlich. Die Behandlung sollte sich am Schweregrad der Erkrankung orientieren, welcher sich aus der Stärke der Beeinträchtigung der Lungenfunktion, dem empfundenen Gesundheitsstatus (inkl. Atemnot) sowie dem Risiko zukünftiger Ereignisse (Exazerbationen, Hospitalisierungen, Tod) ergibt (GOLD 2013).

57.3.2 Bio-psycho-soziale Zusammenhänge bei COPD

Durch den chronischen und progressiven Charakter der COPD sind die Patienten häufig nicht nur körperlich, sondern auch in ihrer psychischen und sozialen Funktionsfähigkeit stark beeinträchtigt, was sich negativ auf den Krankheitsverlauf sowie die soziale Umgebung auswirken kann (GOLD 2013; Maurer et al. 2008). Im Vergleich zu anderen somatischen Erkrankungen ist die Forschung zu den bio-psycho-sozialen Interaktionen bei der COPD leider nach wie vor begrenzt. Allerdings kann wie auch beim Asthma davon ausgegangen werden, dass sowohl direkte physiologische (z. B. verstärkte Entzündungsprozesse durch hohe Stressbelastung) als auch indirekte verhaltensbezogene Mechanismen (z. B. inadäquates Krankheitsmanagement durch komorbide psychische Störungen) psychosoziale Aspekte mit dem Krankheitsgeschehen der COPD verbinden (von Leupoldt et al. 2012).

Komorbidität von COPD und psychischen Störungen

Komorbide psychische Störungen bzw. entsprechend subklinische Erscheinungsformen sind sehr häufig bei Patienten mit COPD (Maurer et al. 2008). Eine Metaanalyse von Yohannes et al. (2000) demonstrierte Prävalenzraten für Depression und Ängste von 40 % bzw. 36 %. Übereinstimmend wurde gezeigt, dass diese komorbiden psychischen Symptome mit deutlich schlechterem Krankheitsverlauf der COPD einhergehen. Dies betrifft u. a. häufigere und längere Exazerbationen und Hospitalisierungen, erhöhte Symptombelastung, reduzierte Lebensqualität und Belastungstoleranz sowie geringeren Behandlungserfolg bis hin zu erhöhter Mortalität, was sich auch in deutlich höheren Behandlungskosten niederschlägt (von Leupoldt u. Kenn 2013; von Leupoldt et al. 2012). Leider werden diese psychischen Komorbiditäten im klinischen Alltag häufig nicht entdeckt und somit auch nicht behandelt. Hanania et al. (2011) zeigten kürzlich, dass von COPD-Patienten mit hoher Belastung durch Depressionen lediglich 35 % jemals eine Diagnose einer behandlungswürdigen Depression erhielten und nur 22 % jemals ein Antidepressivum einnahmen. Die Verbesserung der frühzeitigen Diagnose und Behandlung von komorbiden psychischen Störungen bei COPD ist daher ein wichtiges klinisches Ziel.

> **!** Depressionen und Ängste sind hoch prävalent bei Patienten mit COPD, werden aber häufig nicht diagnostiziert und nicht behandelt.

Bislang sind die genauen Ursachen für die hohen Prävalenzraten psychischer Störungen bei

COPD unbekannt. Einige Befunde zeigen, dass die Krankheitsbelastungen durch die COPD zur nachfolgenden Entstehung von Depressionen und Ängsten führen können. Demgegenüber stehen Befunde, wonach das Bestehen von Depressionen und Ängsten mit erhöhtem Risiko einhergeht, nachfolgend an COPD zu erkranken. Zudem wird vermutet, dass ein gemeinsamer unterliegender Faktor zur Entwicklung von COPD wie auch Psychopathologie führen könnte, z. B. Entzündungsprozesse, genetische Vulnerabilitäten, Rauchen oder neuronale Veränderungen (von Leupoldt u. Kenn 2013).

Wie auch beim Asthma können bei Vorliegen von Psychopathologie und COPD sowohl direkte physiologische wie auch indirekte verhaltensbezogene Mechanismen den Krankheitsverlauf potenziell negativ beeinflussen, wobei COPD-spezifische Befunde bislang kaum erhältlich sind. Während Forschung für direkte physiologische Maßnahmen noch weitgehend fehlt, zeigen Studien übereinstimmend, dass Depressionen und Ängste mit verringerter Belastungstoleranz von COPD-Patienten einhergehen (von Leupoldt u. Kenn 2013; von Leupoldt et al. 2012). Dies deutet auf einen verhaltensbezogenen Mechanismus hin, bei dem depressionstypische Motivationsprobleme oder ängstliches Vermeidungsverhalten zu einer Vermeidung von körperlichen Aktivitäten führen, welche – real oder imaginiert – mit Atemnot assoziiert sind. Sedentärer Lebensstil, Dekonditionierung und zunehmender Abfall im Gesundheitsstatus komplettieren hierbei einen Circulus vitiosus. Ein weiterer Verhaltensmechanismus besteht im negativen Einfluss von Psychopathologie auf die Behandlungsadhärenz von COPD-Patienten, v. a. im Bereich der Medikationsadhärenz sowie der Aufgabe des Rauchens. Generell ist verstärkte Forschung zu den direkten und indirekten Mechanismen bei komorbider Psychopathologie und COPD notwendig. Obwohl komorbide Psychopathologien am häufigsten untersucht wurden, gibt es weitere psychische Faktoren, die eine wichtige Rolle im Krankheitsprozess der COPD spielen können. Diese umfassen Selbstwirksamkeitserwartungen (Bonsaksen et al. 2012) oder spezifische Krankheitswahrnehmungen (Zoeckler et al. 2014), auf welche hier nicht vertieft eingegangen werden kann.

Soziale Faktoren und COPD

Zunehmend zeigen Studien, dass hohe soziale Unterstützung mit positiverem Krankheitsverlauf der COPD einhergeht (Kaplan u. Ries 2002). Dies betrifft u. a. geringere Hospitalisierungsraten, Symptombelastung und Mortalität sowie erhöhte Belastungstoleranz, wobei es allerdings auch gegensätzliche Befunde gibt (von Leupoldt et al. 2012). Hinsichtlich der Wirkmechanismen wird vermutet, dass soziale Unterstützung eine stressmildernde Wirkung hat, die Selbstwirksamkeitserwartungen erhöht und positives Gesundheitsverhalten fördert. Zudem scheinen soziale Vergleichsprozesse einen Einfluss auf den Erfolg bei Rehabilitationsmaßnahmen von COPD-Patienten zu haben (Petersen et al. 2011). Häufig übersehen wird, dass auch die Angehörigen von COPD-Patienten eine hohe emotionale Belastung erleben, welche entsprechende Interventionen erforderlich macht (Kühl et al. 2008). Allerdings ist auch zu den sozialen Faktoren bei der COPD verstärkte Forschung notwendig.

57.3.3 Behandlung der COPD

Allgemeine Behandlungsziele

Die unten gelisteten Behandlungsziele sollen mit minimalen Nebenwirkungen erreicht werden und erfordern ein kontinuierliches Monitoring der Erkrankung inkl. der vorhandenen Komorbiditäten. Hierbei gilt die pharmakologische Therapie als erste Wahl zur Kontrolle und Linderung von Atemsymptomen, zur Reduktion der Frequenz und Schwere von Exazerbationen sowie zur Verbesserung des Gesundheitsstatus und der Bewegungstoleranz. Aktuelle Guidelines empfehlen hierbei hauptsächlich kurz- oder langwirksame bronchienerweiternde Medikamente, welche vorzugsweise inhalativ verabreicht werden (GOLD 2013; Vogelmeier et al. 2007). Hierbei ist auf adäquate Einnahme und Inhalationstechnik zu achten. Für schwere bzw. spezifische Krankheitsformen können zusätzliche Behandlungsoptionen indiziert sein, z. B. Glucocorticosteroide, Antibiotika, Sauerstofftherapie oder operative Prozeduren sowie Behandlungen entsprechender Komorbiditäten. Schwere Exazerbationen erfordern häufig Notfallbehandlungen oder Hospitalisierungen.

Behandlungsziele bei stabiler COPD nach GOLD Guidelines (2013) sind:

- Reduktion von Symptomen
  - Linderung von Symptomen
  - Erhöhung der körperlichen Belastungstoleranz
  - Verbesserung des Gesundheitszustandes
- Reduktion von Risikofaktoren
  - Verhinderung der Krankheitsprogression
  - Exazerbationsverhinderung/-behandlung
  - Reduktion der Mortalität

Verhaltensmedizinische Behandlungsansätze bei COPD

Bei der Erstdiagnose wie auch beim individualisierten Monitoring im Behandlungsverlauf sollten neben den physiologischen Aspekten auch mögliche Einschränkungen hinsichtlich psychischer Komorbiditäten, Aktivitäten und des sozialen Umfeldes beachtet werden. Vor allem sollte regelmäßig zum Beenden des Rauchens sowie zu erhöhter körperlicher Aktivität motiviert und entsprechende Unterstützung gegeben werden (GOLD 2013). Komorbide Symptome von Depressionen und Ängsten können häufig bereits mit simplen Screening-Fragen entdeckt werden, z. B. aus dem Patient Health Questionnaire (Kroenke et al. 2001). Bei Verdacht auf klinisch relevante Ausprägungen sollte eine Überweisung an diagnostisch und psychotherapeutisch geschulte Experten erfolgen. Weiterhin ist der Einsatz von zeitökonomischen Fragebogeninstrumenten sinnvoll, welche neben psychischen Symptomen auch subjektives Krankheitserleben, Symptomängste, Gesundheitsstatus, Lebensqualität und spezifische Verhaltensweisen erfassen (siehe Übersichten bei: Jones et al. 2011; Maurer et al. 2008). Zusätzlich sollte regelmäßig die adäquate Inhalationstechnik sowie die Medikationsadhärenz geprüft werden, welche bei Patienten mit COPD häufig unzureichend ist.

Die vielschichtigen Aspekte der COPD erfordern eine individualisierte Behandlung in multidisziplinären Teams, denen Experten angehören wie Ärzte, Krankenpfleger, Psychologen, Physiotherapeuten, Ergotherapeuten, Ernährungsberater, Sozialarbeiter usw. (GOLD 2013; Vogelmeier et al. 2007). Die Verhaltensmedizin bietet hierbei eine Reihe relevanter Techniken und Interventionen an, welche die Belastungen der Patienten durch die COPD bzw. durch psychische Komorbiditäten mittels verhaltensbezogener und kognitiver Veränderungen deutlich reduzieren können. Viele der in ► Tabelle 57-2 gelisteten Techniken sind Teil von umfangreicheren Behandlungsprogrammen bzw. werden häufig in Kombination angewandt, was die Abschätzung der jeweiligen Einzeleffekte erschwert.

Pneumologische Rehabilitation (PR)

Hauptziele der PR sind die Symptomreduktion, Verbesserung der Lebensqualität und Erleichterung der physischen wie auch emotionalen Partizipation am Alltag von Patienten mit chronischer Atemwegserkrankung (Nici et al. 2006; Ries et al. 2007). Sie ist derzeit die verhaltensmedizinische Interventionsform, deren vielfältige positive Effekte am stärksten durch Evidenzen abgesichert sind (s. u.). Stationär oder ambulant durchgeführte PR wird daher für alle Patienten mit COPD empfohlen

Tab. 57-2 Überblick über den Stand der aktuellen Forschung und des aktuellen klinischen Nutzens von verhaltensmedizinischen Interventionen bei COPD.

	Zukünftiger Forschungsbedarf	Aktueller klinischer Nutzen	Wichtige Referenzen
Pneumologische Rehabilitation	moderat	hoch	Nici et al. (2006), Ries et al. (2007)
Körperliches Training	hoch	hoch	Nici et al. (2006), Gosselink et al. (2011)
Patientenedukation und Selbstmanagement	moderat	moderat	Effing et al. (2007), Peytremann-Bridevaux et al. (2008)
Rauchentwöhnung	hoch	moderat	Tønnesen et al. (2007), Rigotti et al. (2012)
Atemtherapie	hoch	moderat	Gosselink (2003), Nield et al. (2007)
Kognitive Verhaltenstherapie	hoch	moderat	Coventry et al. (2013), Fritzsche et al. (2011)
Entspannungstechniken	hoch	gering	Coventry et al. (2013), Marciniuk et al. (2011)
Biofeedbacktraining	hoch	gering	Collins et al. (2008), Giardino et al. (2004)

(GOLD 2013). Die Komponenten von multidisziplinärer PR variieren stark zwischen den Programmen und sollten zudem auf die Bedürfnisse des einzelnen Patienten abgestimmt sein. Die häufigsten Elemente der PR beinhalten neben der Optimierung der pharmakologischen Behandlung körperliches Training, Patientenedukation, Verhaltenstraining, Ernährungsberatung, psychosoziale Unterstützung, Rauchentwöhnung, Atemtherapie und Training der Atemmuskulatur. Zukünftige Forschung ist notwendig zur optimalen Intensität/Dauer von PR, zur Verbesserung des Erhalts der Trainingseffekte nach PR-Ende sowie zur Erleichterung des Zugangs der Patienten mit COPD zu PR.

Evidenzbasierte Effekte pneumologischer Rehabilitation bei Patienten mit COPD sind (modifiziert nach GOLD 2013):

- Steigerung der körperlichen Belastbarkeit
- Reduktion der Intensität von Atemnot
- Steigerung der gesundheitsbezogenen Lebensqualität
- Reduktion der Anzahl an Hospitalisierungen und Krankenhaustagen
- Reduktion von mit COPD assoziierten Depressionen und Ängsten
- Verbesserung des Erholungsprozesses nach exazerbationsbedingter Hospitalisierung
- Verbesserung der Armfunktion nach Training der oberen Gliedmaßen
- Verbesserung durch Training der Atemmuskulatur
- Effekte reichen über initiale Trainingsperiode hinaus
- Steigerung der Überlebensrate
- Verbesserung der Effekte langwirksamer bronchienerweiternder Medikamente

Körperliches Training

An die individuelle Patientencharakteristik angepasstes körperliches Training ist ein Eckpfeiler der PR und führt zu Verbesserungen in Skelettmuskulatur, Belastungstoleranz, Ventilationsbedarf und Belastungsatemnot, auch wenn keine nennenswerten Verbesserungen der Lungenfunktion zu erwarten sind (Nici et al. 2006; Ries et al. 2007). Trainingskomponenten umfassen verschiedene Übungen für die Arm- wie auch Beinmuskulatur (z. B. Fahrradergometer, Gehübungen, Gewichte), wobei eine höhere Trainingsintensität sowie eine Kombination aus Kraft- und Ausdauertraining am sinnvollsten erscheint. Allerdings besteht hier nach wie vor erheblicher Forschungsbedarf, da kaum Studien zu den isolierten Effekten dieser Trainings bei Patienten mit COPD außerhalb von komplexeren PR-Programmen existieren. Da bei COPD-Patienten komorbide psychische Symptome demotivierende und erfolgsmindernde Auswirkungen haben, sollten diese vor bzw. während der Trainings adressiert werden (von Leupoldt et al. 2012). Zusätzlich wird ein Training der inspiratorischen Atemmuskulatur empfohlen, welches mit Verbesserungen in körperlicher Belastungsfähigkeit, Atemnot und Lebensqualität bei Patienten mit COPD einhergeht (Gosselink et al. 2011). Erreichte Trainingseffekte verblassen jedoch häufig nach PR, weshalb ein Transfer körperlicher Trainings in den Alltag der Patienten wichtig ist. Forschungsbedarf besteht allerdings, wie die hierzu erforderlichen verhaltensbezogenen, kognitiven und z. T. auch organisatorischen Veränderungen optimal erzielt werden können. Aussichtsreich scheinen hierbei Lungensportgruppen oder Heimtrainingsprogramme zu sein (du Moulin et al. 2009).

Patientenedukation und Selbstmanagement

Patientenedukation ist ein wichtiger Baustein in der Behandlung der COPD (z. B. in der PR), wobei erzielte Effekte häufig schwer messbar sind. Die traditionelle, lediglich passiv informationsvermittelnde Patientenedukation ist mittlerweile der interaktiveren Vermittlung von Selbstmanagemenfähigkeiten gewichen, welche auf Krankheitskontrolle durch Modifikationen des Gesundheitsverhaltens der Patienten abzielt und in den meisten COPD-Behandlungsrichtlinien empfohlen wird (Nici et al. 2006; O'Donnell 2008). Die Themen entsprechender Programme variieren, enthalten zumeist aber COPD-Pathophysiologie, Medikamentengebrauch, körperliche Bewegung, Vermeidung von Auslösern/Rauchen, Exazerbationskontrolle, Umgang mit COPD, Atemtechniken und Kontrolle von Ängsten und Stress (GOLD 2013; Nici et al. 2006; O'Donnell et al. 2008). Verbesserungen in Selbstwirksamkeitserwartungen sowie Krankheitsüberzeugungen scheinen hierbei wichtige Wirkmechanismen erfolgreicher Selbstmanagementedukation zu sein. Obwohl positive Effekte hinsichtlich Hospitalisierungen, Atemnot, Lebensqualität und Belastungsfähigkeit berichtet wurden (Effing et al. 2007), sind künftige kontrollierte Studien mit Langzeitkatamnesen erforderlich, um spezifische Empfehlungen hinsichtlich Form und Inhalte dieser Programme bei COPD zu erhalten. Erste Pilotstudien lassen vermuten, dass internetbasierte Heimprogramme eine interessante Alternative zu konventionellen Programmen darstellen könnten (Nguyen et al. 2008).

Rauchentwöhnung

Übereinstimmend empfehlen internationale COPD-Behandlungsrichtlinien den Verzicht auf Tabakrauchen als effektivste Einzelmaßnahme zur Reduktion des COPD-Risikos und der Progression der bereits eingetretenen Erkrankung mit positiven Effekten auf Lungenfunktion, Atemnot, Exazerbationen und Mortalität (GOLD 2013; O'Donnell et al. 2008). Verschiedenste Interventionen werden zur Unterstützung der Rauchentwöhnung eingesetzt, häufig als Bestandteil komplexerer Behandlungen. Geringfügige Interventionen beinhalten kurze Ratschläge durch Behandler, Selbsthilfemanuale oder Telefonberatungen, wobei intensivere Interventionen wie Einzel- und Gruppenberatungen zur Rauchentwöhnung als deutlich effektiver gelten (Rigotti et al. 2012; Tønnesen et al. 2007). Behandlungsrichtlinien empfehlen bei COPD zudem die Kombination psychosozialer Interventionen und Pharmakotherapie (z. B. Nikotinersatz, Varenicline, Bupropion; GOLD 2013). Die 1-Jahres-Erfolgsquoten dieser Interventionen bei COPD-Patienten variieren mit 5–35 % allerdings erheblich (Tønnesen et al. 2007), was dringenden Forschungsbedarf zur Verbesserung von Maßnahmen zur Raucherentwöhnung verdeutlicht.

Atemtherapie

Atemtherapie wird in einigen Empfehlungen zur COPD als komplementäre Intervention angeraten (Gosselink 2003; Nici et al. 2006). Es beinhaltet eine Reihe von kontrollierten Atemtechniken, welche verschiedene pathophysiologische Aspekte von Atemwegserkrankungen verbessern können, z. B. die Lungenüberblähung, regionale Ventilation, Sekretelimination und thorakal-abdominale Koordination, was zur Linderung der Atemnot beitragen kann. Prominente Beispiele sind die Lippenbremse, aktive Exspiration oder Körperhaltungen (»Kutschersitz«). Aufgrund einiger konträrer Ergebnisse besteht zur Atemtherapie aber deutlicher Forschungsbedarf. Zudem sollte Atemtherapie nur individualisiert und unter enger Kontrolle der einzelnen Übungen sowie ihrer Effekte erfolgen (Gosselink 2003; Nici et al. 2006).

Kognitive Verhaltenstherapie (KVT) für komorbide Depressionen und Ängste

Elemente der KVT werden häufig zur Behandlung komorbider Depressionen und Ängste bei COPD empfohlen. COPD-spezifisch adressiert KVT hierbei u. a. fehlangepasste Kognitionen, den Teufelskreislauf Atemnot → Angst → Aktivitätsvermeidung → erhöhte Atemnot, Expositionen von gefürchteten Situationen (z. B. körperliche Belastung) und Selbstmanagementfähigkeiten (Fritzsche et al. 2011). Üblicherweise in Gruppen und im Rahmen komplexerer Programme angeboten, reichen die KVT-Formate von einer Einzelsession bis hin zu 12-Wochen-Programmen, wobei aktuell das Interesse an Kurzzeitformaten groß ist. Obwohl hoch wirksam bei Patienten ohne Atemwegserkrankung, liegen nach wie vor zu wenige kontrollierte Studien zur Effektivität der KVT bei Patienten mit COPD vor. Studienergebnisse sind mitunter widersprüchlich, was z. T. auf erhebliche methodische Unterschiede zurückführbar ist. Überblicksarbeiten und neuere kontrollierte Studien verweisen allerdings auf positive Effekte hinsichtlich Depressionen und Ängsten sowie körperlicher Belastungsfähigkeit und Lebensqualität (von Leupoldt u. Kenn 2013; von Leupoldt et al. 2012), insbesondere wenn Elemente der KVT zusammen mit körperlichen Trainings verbunden werden (Coventry et al. 2013). Zukünftige Forschung ist dringend notwendig, um spezifische Empfehlungen zu Format, Dauer und Effektivität von einzelnen KVT-Komponenten bei COPD geben zu können.

Entspannungstechniken

Entspannungstechniken wie Muskelrelaxation, Imagination und Yoga werden teilweise als komplementäre Verfahren zur Reduktion von physiologischer Erregung und Ventilationsbedarf empfohlen, was zur Verbesserung von Ängsten, Stress oder Atemnot bei COPD führen soll. Momentan liegen allerdings kaum

Daten vor, die eine Routineanwendung von Entspannungstechniken bei COPD-Patienten rechtfertigen würden, wobei die wenigen, zumeist kleinen und methodisch heterogenen Studien z. T. widersprüchliche Ergebnisse erbracht haben (Coventry et al. 2013; Marciniuk et al. 2011). Einige Pilotstudien lassen hier jedoch positive Effekte vermuten, sodass künftige kontrollierte und größere Studien notwendig sind, um die kurz- und langfristige Wirksamkeit von Entspannungsverfahren bei Patienten mit COPD zu belegen (von Leupoldt et al. 2012).

Biofeedbacktraining

Die wenigen bislang erhältlichen Studien zum Biofeedbacktraining erlauben keine Empfehlung als Routineverfahren bei Patienten mit COPD. Es gibt jedoch einige kleinere Studien, welche positive Effekte bei der Unterstützung von Atemtrainings gezeigt haben (von Leupoldt et al. 2012). Weiterhin zeigte eine unkontrollierte Pilotstudie zum Herzratenvariabilitätsbiofeedback kombiniert mit Pulsoxymetriebiofeedback während Gehtrainings einige Verbesserungen in der körperlichen Belastbarkeit, Lebensqualität, Selbstwirksamkeit und Atemnot (Giardino et al. 2004). Zudem führte eine Kombination aus Ventilationsbiofeedback (zur Verlängerung der Exspirationszeit) während Belastungstrainings zu erhöhter Belastungsdauer und verringerter Lungenüberblähung bei COPD-Patienten (Collins et al. 2008). Auch hier sind künftige kontrollierte Studien mit größeren Stichproben notwendig, um die Effekte von Biofeedbacktrainings bei COPD abschließend beurteilen zu können.

57.4 Zusammenfassung

Beim Asthma wie auch der COPD spielen bio-psycho-soziale Zusammenhänge eine sehr wichtige Rolle. Eine Reihe von verhaltensmedizinischen Behandlungsansätzen wurde bislang bei diesen Atemwegserkrankungen untersucht, wobei einige Verfahren bereits als Routineverfahren empfohlen werden können. Nichtsdestotrotz besteht erheblicher, interdisziplinärer Forschungsbedarf für diese wie auch für viele weniger gut belegte bzw. neue innovative Verfahren, um deren mögliche positive Effekte auf das Krankheitsgeschehen und Krankheitserleben von Patienten mit Asthma und COPD evidenzbasiert empfehlen zu können.

Literatur

American Thoracic Society. Dyspnea. Mechanisms, assessment, and management: a consensus statement. Am J Respir Crit Care Med 1999; 159: 321–40.

Barnes PJ, Celli BR. Systemic manifestations and comorbidities of COPD. Eur Respir J 2009; 33: 1165–85.

Bender B, Milgrom H, Apter A. Adherence intervention research: what have we learned and what do we do next? J Allergy Clin Immunol 2003; 112: 489–94.

Black MH, Zhou H, Takayanagi M et al. Increased asthma risk and asthma-related health care complications associated with childhood obesity. Am J Epidemiol 2013; 178: 1120–8.

Bobb C, Ritz T, Rowlands G, Griffiths C. Effects of allergen and trigger factor avoidance advice in primary care on asthma control: a randomized-controlled trial. Clin Exp Allergy 2010; 40: 143–52.

Bonsaksen T, Lerdal A, Fagermoen MS. Factors associated with self-efficacy in persons with chronic illness. Scand J Psychol 2012; 53: 333–9.

Boulet LP. Asthma and obesity. Clin Exp Allergy 2013; 43: 8–21.

Bourbeau J, Bartlett SJ. Patient adherence in COPD. Thorax 2008; 63: 831–8.

Bruton A, Holgate ST. Hypocapnia and asthma: a mechanism for breathing retraining? Chest 2005; 127: 1808–11.

Bruton A, Thomas M. The role of breathing training in asthma management. Curr Opin Allergy Clin Immunol 2011; 11: 53–7.

Bruzzese JM, Sheares BJ, Vincent EJ et al. Effects of a school-based intervention for urban adolescents with asthma. A controlled trial. Am J Respir Crit Care Med 2011; 183: 998–1006.

Buhl R, Berdel D, Criée CP et al. Leitlinie zur Diagnostik und Therapie von Patienten mit Asthma. Herausgegeben von der Deutschen Atemwegsliga und der Deutschen Gesellschaft für Pneumologie und Beatmungsmedizin e.V. Pneumologie 2006; 60: 139–77.

Buist AS, McBurnie MA, Vollmer WM et al. International variation in the prevalence of COPD (the BOLD Study): a population-based prevalence study. Lancet 2007; 370: 741–50.

Carr RE. Panic disorder and asthma: causes, effects and research implications. J Psychosom Res 1998; 44: 43–52.

Carson KV, Chandratilleke MG, Picot J et al. Physical training for asthma. Cochr Database System Rev 2013; 9: CD001116.

Chen JC, Mannino DM. Worldwide epidemiology of chronic obstructive pulmonary disease. Curr Opin Pulm Med 1999; 5: 93–9.

Collins EG, Langbein WE, Fehr L et al. Can ventilation-feedback training augment exercise tolerance in patients with chronic obstructive pulmonary disease? Am J Respir Crit Care Med 2008; 177: 844–52.

Coventry PA, Bower P, Keyworth C et al. The effect of complex interventions on depression and anxiety in chronic obstructive pulmonary disease: systematic review and meta-analysis. PLoS One 2013; 8: e60532.

du Moulin M, Taube K, Wegscheider K et al. Home-based exercise training as maintenance after outpatient pulmonary rehabilitation. Respiration 2009; 77: 139–45.

Effing T, Monninkhof EM, van der Valk PD et al. Self-management education for patients with chronic obstructive pulmonary disease. Cochr Database System Rev 2007; 4: CD002990.

Eneli IU, Skybo T, Camargo CA. Weight loss and asthma: a systematic review. Thorax 2008; 63: 671–6.

Fritzsche A, Clamor A, von Leupoldt A. Effects of medical and psychological treatment of depression in patients with COPD – a review. Respir Med 2011; 105: 1422–33.

Giardino ND, Chan L, Borson S. Combined heart rate variability and pulse oximetry biofeedback for chronic obstructive pulmonary disease: preliminary findings. Appl Psychophysiol Biofeedback 2004; 29: 121–33.

Gibson PG, Powell H, Wilson A et al. Limited (information only) patient education programs for adults with asthma. Cochr Database System Rev 2008; 4: CD001005.

Global Initiative for Asthma (GINA). Global Strategy for Asthma Management and Prevention; 2013. http://www.ginasthma.org/.

Global Initiative for Chronic Obstructive Lung Disease (GOLD). Global Strategy for Diagnosis, Management, and Prevention of COPD; 2013. http://www.goldcopd.com/.

Gosselink R. Controlled breathing and dyspnea in patients with chronic obstructive pulmonary disease (COPD). J Rehabil Res Dev 2003; 40 (5 Suppl 2): 25–33.

Gosselink R, De Vos J, van den Heuvel SP et al. Impact of inspiratory muscle training in patients with COPD: what is the evidence? Eur Respir J 2011; 37: 416–25.

Hackman RM, Stern JS, Gershwin ME. Hypnosis and asthma: a critical review. J Asthma 2000; 37: 1–15.

Halm EA, Mora P, Leventhal H. No symptoms, no asthma: the acute episodic disease belief is associated with poor self-management among inner-city adults with persistent asthma. Chest 2006; 129: 573–80.

Halterman JS, Riekert K, Bayer A et al. A pilot study to enhance preventive asthma care among urban adolescents with asthma. J Asthma 2011; 48: 523–30.

Hanania NA, Müllerova H, Locantore NW et al. Determinants of depression in the ECLIPSE chronic obstructive pulmonary disease cohort. Am J Respir Crit Care Med 2011; 183: 604–11.

Harver A, Kotses H, Ersek J et al. Effects of feedback on the perception of inspiratory resistance in children with persistent asthma: a signal detection approach. Psychosom Med 2013; 75: 729–36.

Haxhiu MA, Kc P, Moore CT et al. Brain stem excitatory and inhibitory signaling pathways regulating bronchoconstrictive responses. J Appl Physiol 2005; 98: 1961–82.

Isenberg SA, Lehrer PM, Hochron S. The effects of suggestion and emotional arousal on pulmonary function in asthma: a review and a hypothesis regarding vagal mediation. Psychosom Med 1992; 54: 192–216.

Jones PW, Price D, van der Molen T. Role of clinical questionnaires in optimizing everyday care of chronic obstructive pulmonary disease. Int J Chron Obstruct Pulmon Dis 2011; 6: 289–96.

Joyce DP, Jackevicius C, Chapman KR et al. The placebo effect in asthma drug therapy trials: a meta-analysis. J Asthma 2000; 37: 303–18.

Kaplan RM, Ries AL. Chronic obstructive pulmonary disease: Behavioural assessment and treatment. In: Kaptein AA, Creer TL (eds). Respiratory Disorders and Behavioral Medicine. London: Dunitz 2002; 85–116.

Klinnert MD, Nelson HS, Price MR et al. Onset and persistence of childhood asthma: predictors from infancy. Pediatrics 2001; 108: E69.

Kroenke K, Spitzer RL, Williams JB. The PHQ-9: validity of a brief depression severity measure. J Gen Intern Med 2001; 16: 606–13.

Kühl K, Schürmann W, Rief W. Mental disorders and quality of life in COPD patients and their spouses. Int J Chron Obstruct Pulmon Dis 2008; 3: 727–36.

Labre MP, Herman EJ, Dumitru GG et al. Public health interventions for asthma: an umbrella review, 1990–2010. Am J Prev Med 2012; 42: 403–10.

Lahmann C, Nickel M, Schuster T et al. Functional relaxation and guided imagery as complementary therapy in asthma: a randomized controlled clinical trial. Psychother Psychosom 2009; 78: 233–9.

Lehrer PM, Karavidas MK, Lu SE et al. Psychological treatment of comorbid asthma and panic disorder: a pilot study. J Anxiety Disord 2008; 22: 671–83.

Lehrer PM, Vaschillo E, Vaschillo B et al. Biofeedback treatment for asthma. Chest 2004; 126: 352–61.

Liangas G, Morton JR, Henry RL. Mirth-triggered asthma: is laughter really the best medicine? Pediatr Pulmonol 2003; 36: 107–12.

Marciniuk DD, Goodridge D, Hernandez P et al. Managing dyspnea in patients with advanced chronic obstructive pulmonary disease: a Canadian Thoracic Society clinical practice guideline. Can Respir J 2011; 18: 69–78.

Maurer J, Rebbapragada V, Borson S et al. Anxiety and depression in COPD: current understanding, unanswered questions, and research needs. Chest 2008; 134 (Suppl 4): 43S-56S.

McLean S, Chandler D, Nurmatov U et al. Telehealthcare for asthma: a Cochrane review. CMAJ 2011; 183: E733–42.

Meuret AE, Ritz T, Wilhelm FH, Roth WT. Targeting pCO2 in asthma: pilot evaluation of a capnometry-assisted breathing training. Appl Psychophysiol Biofeedback 2007; 32: 99–109.

Millard MW. Dispelling the myths of exercise and asthma. Proc (Bayl Univ Med Cent) 2003; 16: 388–91.

Mühlig S, Rinne H, Mehren F et al. In-patient asthma education and self-management training in clinical practice – a national survey in Germany. Pneumologie 2002; 56: 167–75.

Murray CJ, Lopez AD. Evidence-based health policy – lessons from the Global Burden of Disease Study. Science 1996; 274: 740–3.

National Heart, Lung, and Blood Institute (NHLBI). Morbidity and mortality chartbook on cardiovascular, lung and blood diseases. Bethesda, Maryland: US Department of Health and Human Services, Public Health Service, National Institutes of Health; 2009. www.nhlbi.nih.gov/resources/docs/cht-book.htm.

Ng SM, Li AM, Lou VW et al. Incorporating family therapy into asthma group intervention: a randomized waitlist-controlled trial. Fam Process 2008; 47: 115–30.

Nguyen HQ, Donesky-Cuenco D, Wolpin S et al. Randomized controlled trial of an internet-based versus face-to-face dyspnea self-management program for patients with chronic obstructive pulmonary disease: pilot study. J Med Internet Res 2008; 10: e9.

Nici L, Donner C, Wouters E et al. American Thoracic Society/European Respiratory Society statement on pulmonary rehabilitation. Am J Respir Crit Care Med 2006; 173: 1390–413.

Nickel C, Lahmann C, Muehlbacher M et al. Pregnant women with bronchial asthma benefit from progressive muscle relaxation: a andomized, prospective, controlled trial. Psychother Psychosom 2006; 75: 237–43.

O'Donnell DE, Banzett RB, Carrieri-Kohlman V et al. Pathophysiology of dyspnea in chronic obstructive pulmonary disease: a roundtable. Proc Am Thorac Soc 2007; 4: 145–68.

O'Donnell DE, Hernandez P, Kaplan A et al. Canadian Thoracic Society recommendations for management of chronic obstructive pulmonary disease – 2008 update – highlights for primary care. Can Respir J 2008; 15 (Suppl A): 1A-8A.

Pbert L, Madison JM, Druker S et al. Effect of mindfulness training on asthma quality of life and lung function: a randomised controlled trial. Thorax 2012; 67: 769–76.

Pearce N, Pekkanen J, Beasley R. How much asthma is really attributable to atopy? Thorax 1999; 54: 268–72.

Petersen S, Taube K, Lehmann K et al. Social comparison and anxious mood in pulmonary rehabilitation: the role of cognitive focus. Br J Health Psychol 2012; 17: 463–76.

Peytremann-Bridevaux I, Stäger P, Bridevaux PO et al. Effectiveness of chronic obstructive pulmonary disease-management programs: systematic review and meta-analysis. Am J Med 2008; 121: 433–43.e4.

Posadzki P, Ernst E. Yoga for asthma? A systematic review of randomized clinical trials. J Asthma 2011; 48: 632–9.

Postma J, Karr C, Kieckhefer G. Community health workers and environmental interventions for children with asthma: a systematic review. J Asthma 2009; 46: 564–76.

Ries AL, Bauldoff GS, Carlin BW et al. Pulmonary Rehabilitation: Joint ACCP/AACVPR Evidence-Based Clinical Practice Guidelines. Chest 2007; 131 (Suppl 5): 4S-42S.

Rigotti NA, Clair C, Munafò MR, Stead LF. Interventions for smoking cessation in hospitalised patients. Cochr Database System Rev 2012; 5: CD001837.

Ritz T, Kullowatz A, Goldman MD et al. Airway response to emotional stimuli in asthma: the role of the cholinergic pathway. J Appl Physiol 2010; 108: 1542–9.

Ritz T, Meuret AE, Trueba AF et al. Psychosocial factors and behavioral medicine interventions in asthma. J Consult Clin Psychol 2013; 81: 231–50.

Strachan DP. Family size, infection and atopy: the first decade of the "hygiene hypothesis". Thorax 2000; 55 (Suppl 1): S2–10.

Strandbygaard U, Thomsen SF, Backer V. A daily SMS reminder increases adherence to asthma treatment: a three-month follow-up study. Respir Med 2010; 104: 166–71.

Thomson NC, Chaudhuri R. Asthma in smokers: challenges and opportunities. Curr Opin Pulm Med 2009; 15: 39–45.

Tønnesen P, Carrozzi L, Fagerström KO et al. Smoking cessation in patients with respiratory diseases: a high priority, integral component of therapy. Eur Respir J 2007; 29: 390–417.

Vercelli, D. Gene-environment interactions in asthma and allergy: the end of the beginning? Curr Opin Allergy Clin Immunol 2010; 10: 145–8.

Vogelmeier C, Buhl R, Criée CP et al. Guidelines for the diagnosis and therapy of COPD issued by Deutsche Atemwegsliga and Deutsche Gesellschaft für Pneumologie und Beatmungsmedizin. Pneumologie 2007; 61: 517.

von Leupoldt A, Chan PY, Esser RW, Davenport PW. Emotions and neural processing of respiratory sensations investigated with respiratory-related evoked potentials. Psychosom Med 2013; 75: 244–52.

von Leupoldt A, Fritzsche A, Trueba AF et al. Behavioral medicine approaches to chronic obstructive pulmonary disease. Ann Behav Med 2012; 44: 52–65.

von Leupoldt A, Kenn K. The psychology of chronic obstructive pulmonary disease. Curr Opin Psychiat 2013; 26: 458–63.

Warner LJ, Lumley MA, Casey RJ et al. Health effects of written emotional disclosure in adolescents with asthma: a randomized, controlled trial. J Pediatr Psychol 2006; 31: 557–68.

Weinstein AG. Crying-induced bronchospasm in childhood asthma. J Asthma 1984; 21: 161–5.

World Health Report. Revised Global Burden of Disease (GBD) 2002 Estimates. Geneva: World Health Organization; 2004. www.who.int/healthinfo/bodgbd2002/en/index.html.

Yohannes AM, Baldwin RC, Connolly MJ. Mood disorders in elderly patients with chronic obstructive pulmonary disease. Rev Clin Gerontol 2000; 10: 193–202.

Yorke J, Shuldham C. Family therapy for chronic asthma in children. Cochr Database System Rev 2005; 2: CD000089.

Zoeckler N, Kenn K, Kuehl K et al. Illness perceptions predict exercise capacity and psychological well-being after pulmonary rehabilitation in COPD patients. J Psychosom Res 2014; 76: 146–51.

58 Chronische Erschöpfung und chronisches Erschöpfungssyndrom

Alexandra Martin

58.1 Definition, Deskription

Erschöpfung zählt zu den häufigsten unspezifischen Symptomen, die die meisten Menschen zu irgendeiner Zeit ihres Lebens einmal erleben. Dabei handelt es sich in den meisten Fällen um eine vorübergehende Begleiterscheinung übermäßiger körperlicher oder psychischer Beanspruchung, ggf. um ein Symptom einer körperlichen Erkrankung oder einer psychischen Störung. Jedoch kann **anhaltende Erschöpfung** zu einem eigenständigen, behandlungsbedürftigen Problem werden, auch wenn eine zugrunde liegende Krankheit identifiziert und behandelt wird (z. B. bei neurologischen Erkrankungen oder Krebs). Zusätzlich zu diesen Manifestationen kann Erschöpfung auch **ohne bekannte organische Ursache** und ohne zugrunde liegende psychische Störung bestehen, chronisch werden und zu einer starken Beeinträchtigung in der Lebensführung des Betroffenen beitragen. Bezeichnet werden diese Zustände als »chronisches Erschöpfungssyndrom« bzw. im Englischen als »Chronic Fatigue Syndrome« (CFS).

Schwerpunkt dieses Kapitels sind Erschöpfungszustände unklarer Genese. In ▶ Abschnitt 58.7 wird jedoch auch auf die Problematik und Besonderheiten von Fatigue als Folge organischer Grunderkrankungen – hier am Beispiel von Tumorerkrankungen und Multipler Sklerose – eingegangen.

Die Merkmale des chronischen Erschöpfungssyndroms sind:

1. Es besteht eine Erschöpfungssymptomatik, die durch bekannte medizinische Krankheitsfaktoren oder eine spezifische psychische Störung nicht erklärt wird.
2. Die Erschöpfungssymptomatik ist anhaltend oder bei fluktuierender Ausprägung rezidivierend.

3. Die Erschöpfung äußert sich körperlich in schneller Erschöpfbarkeit bei bereits minimalen körperlichen Anstrengungen und/oder mental in schneller Erschöpfbarkeit bei geistigen Aktivitäten.
4. Ruhe bzw. Schonung führt in der Regel nicht zu hinreichender Erholung (im Unterschied zu Erfahrungen bei »alltäglicher« Müdigkeit bzw. Erschöpfung).
5. Die Erschöpfungssymptomatik wird häufig begleitet von anderen körperlichen Beschwerden (wie z. B. Muskelschmerzen oder grippeähnlichen Symptomen), Schlafstörungen und/oder kognitiven Einschränkungen (z. B. Konzentrations- und Gedächtnisschwierigkeiten).

Die Symptomatik führt zu wesentlichen Einschränkungen in den Alltagsaktivitäten; in seltenen schweren Fällen bis zur Bettlägerigkeit.

Eine Vielzahl unterschiedlicher Bezeichnungen und Klassifikationen wurden für Problematiken mit dem Leitsymptom chronische, medizinisch unerklärte Erschöpfung vorgeschlagen. Zu den begrifflichen Umschreibungen zählen neben der international geläufigsten Bezeichnung des CFS die Neurasthenie, die benigne myalgische Enzephalomyelitis (ME), das postvirale Fatigue-Syndrom, das chronische Müdigkeitssyndrom bei Immundysfunktion und anderes mehr. Selbst innerhalb des ICD-10 bestehen bei vergleichbarer Symptomatik verschiedene Klassifikationsoptionen (F48.0 Neurasthenie, unter den psychischen Störungen, G93.3 postvirales Ermüdungssyndrom/benigne myalgische Enzephalomyelitis bzw. in ICD-10-GM G93 chronisches Müdigkeitssyndrom unter den Erkrankungen des Nervensystems). Viele dieser Bezeichnungen weisen auf die unterstellten kausalen Faktoren hin, während die reine Wortwahl »Chronisches Fatigue Syndrom« (CFS) deskriptiv die vorherrschende Symptomatik betont (s. o.).

Eingeführt wurde diese Bezeichnung ebenso wie erste standardisierte diagnostische Kriterien vom U.S. Center for Disease Control (CDC). Um internationale Vereinheitlichung bemüht, entwickelte sich daraus die internationale Konsensus-Definition des CFS (Fukuda et al. 1994; ▶ Tab. 58-1). Das britische National

Tab. 58-1 Diagnostische Kriterien und Klassifikation unerklärter chronischer Erschöpfung.

	CFS Internationale Konsensus-Definition (Fukuda et al. 1994)	CFS/ME NICE-Clinical Guideline (2007)	Neurasthenie (ICD-10 F48.0)
Kernsymptomatik	• medizinisch evaluierte, unerklärte, persistierende oder wiederkehrende chronische Erschöpfung • mit neuem, umschriebenen Beginn, nicht schon lebenslang vorhanden • nicht Ergebnis aktueller Beanspruchung • keine substanzielle Verbesserung durch Ruhe • führt zu wesentlicher Aktivitätseinschränkung	• Erschöpfung, die nicht durch andere Krankheitsfaktoren erklärt werden kann • wiederkehrend und/oder persistierend • mit neuem, spezifischen Beginn (d. h. nicht schon lebenslang vorhanden) • führt zu wesentlicher Aktivitätseinschränkung • verstärkt sich nach körperlicher Aktivität (typisch zeitlich verzögerte Malaise oder Fatigue)	• entweder gesteigerte Ermüdbarkeit nach geistiger Anstrengung oder körperliche Schwäche und Erschöpfung nach geringsten Anstrengungen • keine Erholung innerhalb eines normalen Zeitraums von Ruhe, Entspannung oder Ablenkung

Tab. 58-1 (Fortsetzung)

	CFS Internationale Konsensus-Definition (Fukuda et al. 1994)	CFS/ME NICE-Clinical Guideline (2007)	Neurasthenie (ICD-10 F48.0)
Begleitsymptomatik	mind. 4 aus: • Gedächtnis-/Konzentrationsprobleme • Halsschmerzen • druckempfindliche cervicale oder axilläre Lymphknoten • Myalgie • Arthralgie an verschiedenen Gelenken • neuartiger Kopfschmerz • nicht-erholsamer Schlaf • übermäßige Erschöpfung nach Anstrengung (>24h)	mind. 1 aus: • Schlafstörung/Insomnie • Muskel- oder Gelenkschmerz ohne Entzündung • Kopfschmerzen • schmerzhafte, nicht vergrößerte Lymphknoten • Halsschmerzen • kognitive Dysfunktionen (z. B. Denk-, Konzentrations-, Gedächtnisprobleme), Verstärkung nach körperlicher/mentaler Beanspruchung • Unwohlsein oder grippeähnliche Symptome • Schwindel oder Übelkeit • Herzrasen (ohne Herzkrankheit)	mind. 1 aus: • Muskelschmerzen • Spannungskopfschmerz • Benommenheit bzw. Schwindelgefühl • Reizbarkeit • Schlafstörungen • Unfähigkeit zu entspannen
Mindestdauer	6 Monate	4 Monate (Erwachsene) 3 Monate (Kinder/Jugendliche)	3 Monate
Ausschluss	• nachweisbare medizinische Erkrankungen, welche die Symptomatik erklären können • vorherige medizinische Erkrankung, deren Resolution nicht nachgewiesen werden kann und deren persistierende Aktivität die Symptomatik erklären könnte • Major Depression mit psychotischen oder melancholischen Merkmalen, bipolare Störung, Schizophrenie und psychotische Störungen, Demenz, Essstörungen • Alkohol-, Substanz- oder Medikamentenmissbrauch und -abhängigkeit innerhalb der letzten zwei Jahre vor Beginn der Erschöpfung • Adipositas, BMI $\geq 45\,kg/m^2$	• nachweisbare medizinische Erkrankungen, welche die Symptomatik erklären können • speziell Ausschluss von Zeichen fokaler neurologischer Defizite, Zeichen für Arthritiden und Bindegewebserkrankungen, Zeichen für Herz-Kreislauf-Erkrankungen, signifikanter Gewichtsverlust, Schlafapnoe, signifikante Lymphadenopathie	

Institute of Health and Clinical Excellence (NICE) empfiehlt seit 2007 ähnliche, wenngleich in der Annäherung an die ICD-10-Diagnose der Neurasthenie weniger restriktive Kriterien für CFS/ME. Die inzwischen geläufigen diagnostischen Kriterien weisen hinsichtlich der Kernsymptomatik weitgehende Parallelen auf, jedoch bestehen wesentliche Unterschiede zu Verlaufsmerkmalen, der Anzahl an erforderlichen Begleitsymptomen und explizit benannter Ausschlussdiagnosen (▶ Tab. 58-1).

CFS wird auch zu den funktionellen somatischen Syndromen gezählt, die generell durch Körperbeschwerden ohne ausreichend erklärende Organpathologie charakterisiert sind (Henningsen et al. 2007; Wessely et al. 1999). Häufig weisen Menschen, die an chronischer Erschöpfung leiden, weitere Körperbeschwerden auf (Martin et al. 2007), sodass sie auch die Kriterien weiterer funktioneller somatischer Syndrome erfüllen, wie die des Reizdarm- oder des Fibromyalgiesyndroms (Aaron u. Buchwald 2001). Wenn eine Vielzahl von organisch unerklärten Körperbeschwerden vorliegt, kann auch die Diagnose einer (undifferenzierten) Somatisierungsstörung (ICD-10 F45.0) vergeben werden. Nach DSM-5 müsste für die neu eingeführte Diagnose der »Somatic Symptom Disorder« neben den Erschöpfungssymptomen mindestens eine weitere kognitive, affektive oder behaviorale Besonderheit bestehen, wie unangemessene Gedanken bezüglich der Ernsthaftigkeit der Symptome oder ausgeprägte Gesundheitssorgen oder eine exzessive Beschäftigung bzw. Energie, die für die Symptome aufgewendet werden.

58.2 Ätiologie und Störungsmechanismen

58.2.1 Pathophysiologie und Neurobiologie des CFS

Auch wenn die Definitionen des CFS den Ausschluss organischer Krankheitsfaktoren voraussetzen, wurden in den vergangenen 25 Jahren intensive Forschungsaktivitäten der Suche nach »dem« pathophysiologischen Mechanismus gewidmet. Verbunden ist damit auch die Hoffnung der Betroffenen auf Legitimisierung des Erschöpfungssyndroms (für einen interessanten Einblick in die Debatte und seine Folgen siehe Gaab 2011). Überprüft wurden Annahmen zu viralen und bakterielle Infektionen, neuroendokrinologischen oder immunologischen Dysfunktionen nebst Veränderungen des autonomen Nervensystems und des zentralen Nervensystems (Evidenzübersichten bei Moss-Morris et al. 2013; Nater et al. 2012):

- Einige Befunde sprechen inzwischen dafür, dass schwere **virale Infektionen** (wie z. B. mit dem Epstein-Barr-Virus) das Auftreten eines Erschöpfungssyndroms auslösen können. Es wurde jedoch keine kausale Beziehung zwischen initialer Virusinfektion und Fortbestehen der Erschöpfungssymptomatik gezeigt.
- Mögliche Dysfunktionen in der Hypothalamus-Hypophysen-Nebennierenrindenachse wurden vielfach bei CFS untersucht, da hormonale Veränderungen in diesem Stressregulationssystem Erschöpfung und eine veränderte Schmerzwahrnehmung verursachen können. Die Befundlage ist zwar nicht konsistent, weist jedoch insgesamt auf einen relativen **Hypocortisolismus** bei CFS hin (Tak et al. 2011). Allerdings erlauben die vorliegenden Studien keinen Kausalitätsschluss. Es ist ebenso denkbar, dass die neuroendokrinen Veränderungen eine Konsequenz aus aktueller Stressbelastung,

Schlafstörung, komorbider Depressivität, körperlicher Inaktivität und anderen Faktoren darstellen.
- Auch existieren Hinweise für **immunologische Veränderungen**, wie z. B. eine Erhöhung proinflammatorischer Zytokine und eine verminderte Aktivität natürlicher Killerzellen.

Zusammenfassend scheinen durchaus bei – zumindest einem Teil der CFS-Betroffenen – neurobiologische Veränderungen zu bestehen. Welche Rolle ihnen für die Entstehung und Aufrechterhaltung chronischer Erschöpfungszustände zukommt, ist allerdings unklar. Ein spezifischer biologischer Marker für CFS ist jedoch nach wie vor nicht bekannt.

58.2.2 Multifaktorielle Erklärungsmodelle des CFS

In **multifaktoriellen Erklärungsmodellen** des chronischen Erschöpfungssyndroms wird von einer Interaktion aus biologischen, affektiven, verhaltensbezogenen und kognitiven Mechanismen ausgegangen. Zu unterscheiden sind vorausgehende, auslösende und aufrechterhaltende Faktoren des CFS.

Prädisponierende Faktoren Es wird davon ausgegangen, dass es Vulnerabilitätsfaktoren gibt, die das Risiko für die Entwicklung eines CFS erhöhen. Erste Befunde legen eine genetische Prädisposition nahe, wenngleich gegenwärtig von einem überwiegenden Einfluss der Umweltbedingungen ausgegangen wird. Perfektionismus stellt möglicherweise eine prädisponierende Persönlichkeitseigenschaft dar. Verschiedene prospektive Langzeitstudien zeigen bei prämorbidem psychischen Leiden (insbesondere Depression und Angst) bzw. Stresserleben ein erhöhtes Risiko für das spätere Auftreten des CFS (Harvey et al. 2007; Kato et al. 2006). Zusätzlich legen retrospektive Studien nahe, dass frühkindliche Traumatisierung das Erkrankungsrisiko erhöhen (Heim et al. 2009; s. u.). Auch das prämorbide körperliche Aktivitätsniveau spielt möglicherweise eine Rolle, wobei ausgeprägte Aktivität sowohl als Risikofaktor (Harvey et al. 2008) als auch in einer anderen Längsschnittstudie als Schutzfaktor identifiziert wurde (Viner u. Hotopf 2004). Längere körperlich einschränkende Krankheit in der Kindheit war demgegenüber mit CFS assoziiert. Scheinbar widersprüchlich, ist wahrscheinlich, dass die Bedingungsfaktoren interindividuell variieren.

Frühe Traumatisierung und chronische Erschöpfung im Erwachsenenalter

Eine methodisch sorgfältig angelegte Fallkontrollstudie von Heim et al. (2009) spricht für den Zusammenhang früher traumatischer Lebenserfahrungen (sexueller Missbrauch, emotionaler Missbrauch, emotionale Vernachlässigung u. a.) und Bestehen eines chronischen Erschöpfungssyndroms. Je nach erinnerter Traumaerfahrung war das rechnerische Risiko für CFS 3,5- bis 6,5-fach erhöht.
Des Weiteren fand auch diese Studie den Hypocortisolismus bei CFS, jedoch im direkten Vergleich nur bei CFS-Fällen mit erinnerten Traumata, nicht jedoch bei CFS-Fällen ohne Traumata. Möglicherweise sind die Veränderungen in der Stresshormonachse eine Folge der frühen intensiven Stress-/Traumaerfahrung und begünstigen die Entwicklung von CFS oder einer anderen emotionalen oder körperlichen Störung, indem der Organismus bei späteren (Stress-)Anforderungen zu adaptiven Regulationen nicht ausreichend in der Lage ist.

Auslösende Faktoren (Trigger) Bei bestehender Vulnerabilität können wie oben beschrieben eine Reihe an Virusinfektionen und/oder akute Stresserfahrungen die Erschöpfungsproblematik auslösen.

Aufrechterhaltende Faktoren Nach kognitiv-behavioralen Modellen des CFS wird die Interaktion aus subjektiven Krankheitskonzepten der Betroffenen (z. B. über Ursachen, Verlauf und Einflussmöglichkeiten) und ungünstigen Bewältigungsstrategien als zentral für die Aufrechterhaltung des Beschwerdesyndroms erachtet (z. B. Surawy et al. 1995a).

- Erste prospektive Studien bestätigen beispielsweise, dass von Personen, die am Pfeifferschen Drüsenfieber erkrankten, diejenigen ein höheres Risiko für CFS hatten, die auf ihre Symptomatik mit negativeren **Bewertungen** reagierten. Auch bestehen Zusammenhänge zwischen Erschöpfungssymptomatik und Ausmaß somatischer Kausalattributionen, geringeren Kontrollerwartungen und Aufmerksamkeitsfokussierung auf körperliche Empfindungen – Mechanismen, denen auch bei somatoformen Störungen zentrale Bedeutung beigemessen wird.
- Zwei **Verhaltensmuster** als Reaktion auf die erlebte Symptomatik werden bei CFS beobachtet und im Sinne der Aufrechterhaltung als ungünstig erachtet: zum einen die weitgehende Vermeidung von Aktivitäten bzw. Schonung und zum anderen ein »Alles-oder-nichts«-Verhalten, bei dem Phasen der Inaktivität von Aktivitätsausbrüchen abgelöst werden (bei letzterem wird angenommen, dass dies begünstigt wird durch hohe Leistungsorientierung und prämorbiden Perfektionismus). Ähnlich wie bei Schmerzstörungen wird bei dem CFS von einem Angst-Vermeidungs-Lernen (fear avoidance) ausgegangen. Kognitiv-affektive Reaktionen auf die Symptomatik (Angst vor Ausübung von Aktivität) interagieren demgemäß mit verhaltensbezogenen Reaktionen (Vermeidung der Aktivität) und führen so zu physiologischen Veränderungen, die zur Aufrechterhaltung der Erschöpfung und anderen körperlichen Missempfindungen führen (White et al. 2011). Zudem können unregelmäßige Schlaf-wach-Rhythmen mit zu langen Ruhephasen während des Tages und einem gestörten, nicht-erholsamen Nachtschlaf das Erleben von Erschöpfung, Schwächegefühlen, Konzentrationsstörungen usw. verstärken.

Der angenommene Selbstverstärkungszyklus scheint plausibel und stellt im Rahmen der kognitiven Verhaltenstherapie einen Ausgangspunkt für die Behandlung dar. Die empirische Fundierung ist jedoch für die Einzelkomponenten deutlich besser als für die angenommenen komplexen Interaktionen (Moss-Morris et al. 2013).

Kognitive und behaviorale Prozesse bei CFS

Kognitive Prozesse:

- subjektive Krankheitskonzepte und Katastrophisierung: Annahmen, dass die Symptome Anzeichen einer somatischen Krankheit darstellen oder dass der Zustand nicht kontrollierbar ist oder dass weitere Leistungseinbußen zu erwarten sind
- Symptomfokussierung: Überzeugung, für somatische Veränderungen sensitiv zu sein, und Aufmerksamkeitsfokussierung
- Angst-Vermeidungs-Kognitionen: Überzeugung, dass ein Verhalten/Aktivität zu einer Schädigung oder weiteren Verschlechterung führt

Behaviorale Prozesse:

- Vermeidung von Aktivitäten, Schonung
- Oszillieren zwischen Aktivität und Inaktivität (»Alles-oder-nichts«-Verhalten)

58.3 Epidemiologie und Versorgungsrelevanz

Die Relevanz chronischer Erschöpfung drückt sich nicht nur in den wesentlichen Beeinträchtigungen der Betroffenen aus, sondern liegt auch in ihrer weiten Verbreitung begründet. In der deutschen Allgemeinbevölkerung sind gemäß Selbsteinschätzung 6,1 % chronisch erschöpft (Martin et al. 2007). Das Vollbild des CFS nach den restriktiven CDC-Kriterien wird gemäß einer aktuellen Metaanalyse bei Selbstbeurteilungsverfahren bei 3,48 % (95 % KI 2.36–4.60) und bei klinischer Diagnostik bei 0,87 % (95 % KI 0.32–1.42) der Bevölkerungsstichproben festgestellt (Johnston et al. 2013). Erwartungsgemäß noch stärker betroffen sind klinische Gruppen (vgl. Gaab u. Ehlert 2005). So ergaben sich Punktprävalenzen von 8–27 % für chronische Fatigue bei Patienten im primärärztlichen Versorgungsbereich. Für das CFS nach CDC-Kriterien wurde eine mittlere Prävalenz von 1,72 % (95 % KI 1.40–2.04) ermittelt (Johnston et al. 2013).

Frauen sind im Vergleich zu Männern sowohl von chronischer Erschöpfung als auch spezifisch von CFS häufiger betroffen – prospektive Studien weisen auf ein mehr als zweifach erhöhtes Risiko hin, ein CFS zu entwickeln (Harvey et al. 2008; Viner u. Hotopf 2004). Das Durchschnittsalter bei Beginn der chronischen Erschöpfung liegt bei 29 bis 35 Jahren, sie kann aber in allen Altersgruppen auftreten. Einzig im Kindes- und Jugendalter ist das Vorkommen von CFS deutlich geringer als im Erwachsenenalter. Der früheren Annahme, CFS sei primär ein Beschwerdebild der mittleren bis oberen sozioökonomischen Schichten widersprechen größere Studien in der Allgemeinbevölkerung. Diese legen vielmehr nahe, dass das Risiko für CFS in niedrigeren Bildungs- und sozioökonomischen Bevölkerungsgruppen erhöht ist (Ranjith 2005).

Zur **Prognose unbehandelter Erschöpfungssyndrome** zeigen die Ergebnisse einer systematischen Übersichtsarbeit, dass eine vollständige Remission des CFS selten (Median 5 %, Spannbreite 0–31 %), eine substanzielle Symptomreduktion im Vergleich dazu aber häufiger ist (Median 39,5 %, Spannbreite 8–63 %; Cairns u. Hotopf 2005). Auf die prognostische Relevanz von Depression und Angst weisen Studien hin, die zeigen, dass sie das Risiko für die Entstehung von CFS erhöhen (Harvey et al. 2008), bei Komorbidität mit schlechterem Verlauf von CFS einhergehen (Cairns u. Hotopf 2005) und auch umgekehrt bei Fällen von CFS ohne anfängliche psychische Störung ein erhöhtes Risiko für ihr Auftreten besteht (Harvey et al. 2009).

> **!** Bleibt CFS unbehandelt, besteht ein erhebliches Risiko des Fortbestands der Erschöpfungssymptomatik mit weiteren Einschränkungen durch komorbide psychische Störungen. Insbesondere die vollständige spontane Remission ist selten.

58.4 Evidenzbasierte Therapiekonzepte und Behandlungsleitlinien

Aktuelle Leitlinien empfehlen kognitive Verhaltenstherapie und graduierte physische Aktivierung als Behandlungsmethoden des chronischen Erschöpfungssyndroms (siehe »Evidenzbasierten Leitlinie zur Psychotherapie somatoformer Störungen und assoziierter Syndrome«, Martin et al. 2013; S3-Leitlinie der AWMF »Umgang mit Patienten mit nicht-spezifischen, funktionellen und somatoformen Körperbeschwerden«, Hausteiner-Wiehle et al. 2013; NICE-Leitlinie 2007). Die übliche, rein medizinische Versorgung und unspezifische supportive Maßnahmen scheinen nicht ausreichend für die Verbesserung des CFS zu sein. *Nicht* empfohlen werden Maßnahmen, die eine reine Anpassung der Aktivitäten an die subjektiv verfügbaren Energiereserven vorsehen (z. B. Adaptive Pacing Therapy). Dahinter steht die – bislang nicht validierte – Annahme, dass CFS durch einen pathophysiologischen Krankheitsprozess entstanden ist, welcher durch Aktivitätssteigerung nicht modifizierbar ist. Entsprechende Maßnahmen weisen durchaus eine hohe Glaubwürdigkeit für Betroffene auf – jedoch fehlen Belege für ihre Wirksamkeit, und im direkten Vergleich erzielten kognitive Verhaltenstherapie und graduierte körperliche Aktivierung stärkere Effekte (White et al. 2011).

58.4.1 Kognitive Verhaltenstherapie

Basierend auf kognitiven Modellen und Annahmen des Angst-Vermeidungs-Lernens sieht es das Therapierational der kognitiven Verhaltenstherapie (KVT) bei CFS vor, die kognitiven und behavioralen Faktoren, welche das Erschöpfungssyndrom und die Beeinträchtigung aufrechterhalten, zu verändern. Ziel ist es, dass Betroffene ihre Symptome als reversibel und nicht als Zeichen einer unveränderbaren Pathologie auffassen. Selbstwirksamkeit und Selbstkontrolle über die eigene Lebensführung sollen durch die Wiederherstellung des Funktionsniveaus gefördert werden (»das Leben wieder selbst gestalten und nicht durch die chronische Erschöpfungssymptomatik bestimmen lassen«). Dazu gehören der schrittweise Aktivitätsaufbau und die Anleitung, dysfunktionale Überzeugungen (wie z. B. bewegungsbezogene Befürchtungen) zu identifizieren und zu hinterfragen. Ein weiteres Ziel stellt die Normalisierung des Schlaf-wach-Rhythmus dar.

Die kognitive Verhaltenstherapie ist nach aktuellen Metaanalysen wirksam und weist damit die höchste Evidenzbasierung auf (Evidenzgrad Ia; vgl. Martin et al. 2013). Gesichert ist ihre Wirkung hinsichtlich der Schwere der Fatigue-Symptomatik sowie der körperlichen Funktionseinschränkungen. Auch zeigen sich wünschenswerte Veränderungen hinsichtlich des Schlafs und der Stimmung. Allerdings wurden im Mittel nur moderate Effekte beobachtet. Klinisch relevante Verbesserungen weisen 40 % bis 50 % der mit KVT behandelten CFS-Patienten auf (Malouff et al. 2008; Price et al. 2008), jedoch normalisierten sich die Primärsymptomatik und körperliche Funktionen bei nur knapp einem Drittel der Patienten in der bislang größten Primärstudie, dem sog. PACE-Trial (White et al. 2011).

58.4.2 Graduierte physische Aktivierung

Neben der kognitiven Verhaltenstherapie liegt derzeit die größte Evidenz für die graduierte Aktivierung (Graded Exercise Therapy, GET), ein sport- bzw. physiotherapeutisch orientiertes Vorgehen bei CFS vor. Sie basiert auf dem Dekonditionierungsmodell, nach dem die Erschöpfung durch zunehmende Dekonditionierung bei Inaktivität aufrechterhalten wird. Entsprechend ist die Wiederherstellung eines angemessenen Aktivitätsniveaus das primäre Ziel der Therapie. Anfänglich wird dazu ein stabiles Niveau leichter körperlicher Beanspruchung etabliert (z. B. 30 Minuten an fünf Tagen der Woche), bevor dieses in gemeinsamer Planung mit dem Betroffenen über sportliche Maßnahmen (z. B. gehen, Ergometer fahren) gesteigert wird. In einigen Ansätzen gehört die Kontrolle der Herzrate dazu, um Überbeanspruchung zu vermeiden.

Die positive Wirkung des angeleiteten Trainings zur physischen Aktivierung ist zumindest im kurzfristigen Bereich empirisch gesichert (Edmonds et al. 2004; White et al. 2011). KVT ist bei komorbider Angst- und Depressionssymptomatik möglicherweise wirksamer als reine graduierte Aktivierung (Castell et al. 2011).

58.5 Praktische Behandlungsempfehlungen

58.5.1 Diagnostisches Vorgehen

Klagt ein Patient über anhaltende körperliche und/oder geistige Erschöpfung ohne ausreichende Erholung, wird empfohlen, möglichst frühzeitig die Möglichkeit eines CFS in Betracht zu ziehen. Differenzialdiagnostisch müssen dafür eine Reihe organischer Krankheitsfaktoren und psychischer Störungen ausgeschlossen werden (Henningsen u. Martin 2013). Parallel sollte die Symptomatik und resultierende Beeinträchtigung detailliert erfasst werden (s. u.). Der ergänzende Einsatz von Selbstbeurteilungsverfahren zur dimensionalen Schweregradeinschätzung, wie z. B. über die Fatigue-Skala (Chalder et al. 1993; Martin et al. 2010), empfiehlt sich insbesondere zur Verlaufskontrolle in der Therapie, da sich die Veränderungen zumeist graduell und nicht in einer sprungartigen Verbesserung oder Remission der Beschwerden abbilden. Weitere Hinweise auf das diagnostische Vorgehen und zur Gesprächsführung sind in der aktuellen AWMF-S3-Leitlinie »Umgang mit Patienten mit nicht-spezifischen, funktionellen und somatoformen Körperbeschwerden« (Hausteiner-Wiehle et al. 2013) enthalten.

Praxistipp

Die Diagnostik bei Erschöpfungssymptomatik sollte folgende Variablen berücksichtigen:

- Dauer und Schwere der Erschöpfungssymptomatik
- Schmerzen und weitere Körperbeschwerden in verschiedenen Organsystemen
- Einschränkungen von Konzentration und Gedächtnis
- Depressivität und Ängste
- subjektive Krankheitsvorstellungen (z. B. zu Entstehung und Verlauf)
- Krankheitsverhalten (insbesondere Aktivitätsmuster, Schlaf-wach-Rhythmus)
- Beeinträchtigung im Alltag (Bereiche, Ausmaß)

58.5.2 Methoden der kognitiven Verhaltenstherapie

Wie bei anderen Krankheitsbildern beeinflussen die subjektiven Annahmen der von CFS Betroffenen die Wahl ihrer Bewältigungsstrategien und der Behandlung. Die Aufnahme einer Psychotherapie kann dann bei CFS erschwert werden, wenn die Betroffenen von einer primär somatischen Krankheit bzw. einem unveränderbarem Zustand ausgehen. Daher ist zu Beginn wichtig, einerseits die Belastungserfahrungen des Patienten zu validieren und Verständnis für die resultierenden Einschränkungen in der Lebensführung zu signalisieren, und andererseits genau über das Beschwerdebild, das Therapierational und die Wirksamkeit der Therapie zu informieren, um eine angemessene Veränderungserwartung zu fördern. Auf Basis der individuell identifizierten Bedingungsfaktoren wird in der KVT gemeinsam mit den Betroffenen ein verändertes Problemverständnis erarbeitet (z. B. in Anlehnung an allgemeine CFS-Störungsmodelle; ► Abb. 58-1).

Der graduierte Aktivitätenaufbau ist auch Teil der KVT, um übermäßige Schonung und Vermeidung von Aktivitäten abzubauen bzw. ein regelmäßiges Aktivierungsmuster zu etablieren. Dabei bezieht sich der Aktivitätsaufbau nicht allein auf physische Bewegungen und Kondition, sondern bezieht sich – je nach Verhaltensanalyse – auch auf mentale Beanspruchung oder soziale Aktivitäten. Als erstes wird

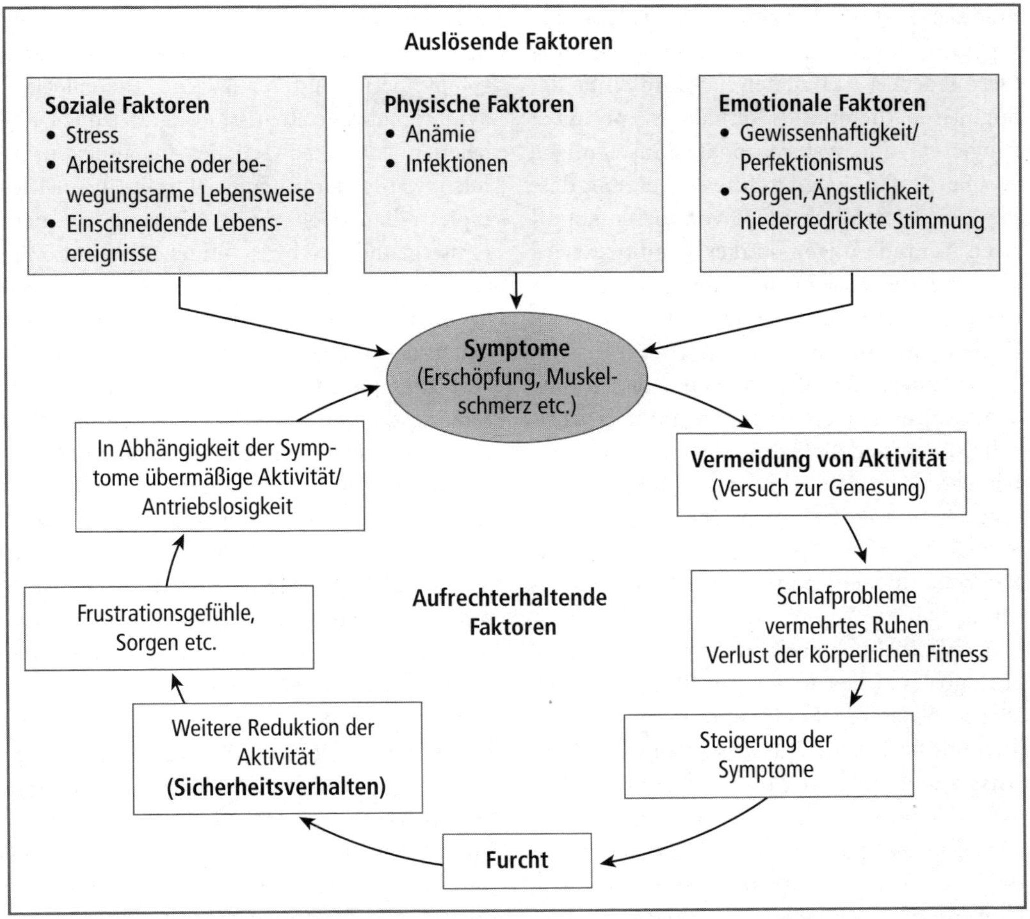

Abb. 58-1 Kognitiv-behaviorales Modell des CFS (nach Burgess u. Chalder 2004).

die individuelle »Baseline« mit Art, Umfang und zeitlicher Verteilung ermittelt (z. B. über Wochen-Protokolle). In der Folge empfiehlt sich, ein stabiles Ausgangsniveau von Aktivitäten zu etablieren, die der Patient an jedem Tag unabhängig von der aktuellen Erschöpfungssymptomatik ausführen kann. Damit sollen eine Entkopplung von negativen Verstärkungsbedingungen erreicht (Bsp.: Nach einem Tag intensiver Aktivität folgt eine Symptomverschlechterung; die Einstellung der Aktivität führt zu einer relativen Abnahme des aversiven Zustands) und erste Selbstkontrollerfahrungen gefördert werden. Bei der Subgruppe der CFS-Patienten mit einem relativ hohen, aber unregelmäßigem Aktivitätsniveau (vgl. Konzept des »Alles-oder-nichts«-Verhaltens) kommt dieser Selbstregulation eine wesentliche Bedeutung zu. Bei Betroffenen mit niedrigem Ausgangsniveau bzw. Inaktivität schließt sich die gemeinsam mit dem Patienten zu planende schrittweise Steigerung des Aktivitätsniveaus an.

Überprüft werden sollte, ob der Patient starke Befürchtungen mit körperlichen oder auch anderen Aktivitäten verbindet (Annahmen einer weiteren Verschlimmerung der Symptomatik, unwiderruflicher Schädigung). Der graduierte Aktivitätenaufbau ebenso wie therapeutisch angeleitete Ausübung spezifischer (vermiedener) Aktivitäten kann im Sinne der kognitiven Therapie als Verhaltensexperiment fungieren, um dysfunktionale Einstellungen zu überprüfen. Es gibt Hinweise darauf, dass der Therapieerfolg bei CFS von diesen kognitiven Veränderungen stärker vermittelt wird als durch die tatsächliche, langfristige Zunahme an körperlichen oder anderen Aktivitäten (Heins et al. 2013; Knoop et al. 2010).

Bei einem Teil der Patienten lassen sich Schlafstörungen feststellen, die mit übermäßigen Ruhe- und Schlafphasen am Tage einhergehen. Um den Schlaf-wach-Rhythmus zu regulieren, werden hierzu schlafhygienische Regeln, Reduktion des Tagschlafes, Stimuluskontrolle und Entspannungsverfahren eingesetzt.

Es besteht auch nach erfolgreicher Therapie ein substanzielles Risiko für Residualsymptome, sodass die Rückfallprophylaxe in der Therapie berücksichtigt werden sollte. Weitere Ansatzpunkte der kognitiven Techniken sind ggf. bestehende übermäßige Leistungs- oder Perfektionsansprüche, die als Risikofaktor für dysfunktionales Bewältigungsverhalten erachtet werden. Komorbide Depression sollte auch wegen ihrer Relevanz für die Prognose von CFS in der Therapie berücksichtigt werden.

Eine vergleichbare Gliederung in Motivationsphase, aktive Interventionsphase und Therapieabschlussphase sieht das Manual des PACE-Trial für KVT über 15 Sitzungen vor (White et al. 2011; Manual: Burgess u. Chalder 2004, verfügbar über www.pacetrial.org).

58.6 Perspektive: Optimierter Behandlungsablauf

Kognitive Verhaltenstherapie und graduierte Aktivierung stellen derzeit die empfehlenswerten Behandlungsformen bei chronischem Erschöpfungssyndrom dar. Die Verbesserung des Funktionsniveaus und Abnahme der Kernsymptomatik sind realistische Therapieziele. Symptomatische Remission kann jedoch nur bei dem kleineren Teil der Behandelten erreicht werden kann. Zugleich sollte die in Therapiestudien beobachtete Wirkung vor dem Hintergrund durchweg kurzer Interventionen (bis 16 Sitzungen) gesehen werden. Da es sich bei dem CFS um eine chronische Störung handelt, ist es durchaus möglich, dass eine intensivere Therapie oder eine niederfrequente Fortsetzungstherapie die Wirkung weiter erhöhen könnten. So wiesen Interventionen mit vergleichsweise höherer Sitzungszahl bessere Effekte als Kurzinterventionen auf (Castell et al. 2011). Zugleich unterstreichen die Ergebnisse, dass eine Weiterentwicklung der therapeutischen Konzepte und Versorgungsmodelle notwendig ist, um die Rate klinisch relevanter Verbesserungen weiter zu erhöhen.

Vorgeschlagen wurde beispielsweise, das klassische Vorgehen der KVT bei CFS um Elemente der **achtsamkeitsbasierten Therapie** (► Kap. 38) zu erweitern (Surawy et al. 2005b). Eine Pilotstudie zeigte beispielsweise, dass die Beschwerden von Patienten, die nach abgeschlossener KVT noch an schwerer Fatigue litten, im Rahmen einer anschließenden achtsamkeitsbasierten kognitive Therapie weiter abnahmen (Rimes u. Wingrove 2011). Ebenso sollte – ähnlich wie bei anderen chronischen körperlichen Beschwerden – geprüft werden, wie sich die Integration von primär **akzeptanzfördernden Interventionen** in die KVT auswirken (Books et al. 2011).

Im Rahmen eines **gestuften** Versorgungsmodells könnte die Behandlung von Erschöpfungszuständen stärker auf die bestehende Schwere der Funktionsbeeinträchtigung und Dauer der bestehenden Problematik angepasst werden. Zu Beginn könnte eine selbsthilfebasierte Intervention (z. B. über Internet) mit niederfrequenten Therapiekontakten stehen und bei nicht ausreichenden Verbesserungen in einer regulären evidenzbasierten Therapie münden (Nijhof et al. 2012; Tummers et al. 2010).

Ebenso steckt noch Potenzial in der stärkeren **Individualisierung** der verfügbaren Therapiemanuale (im Sinne einer maßgeschneiderten Therapie), die interindividuell variierende Bedingungsfaktoren des CFS berücksichtigt (Cella et al. 2013). Beispielsweise bestehen unterschiedliche aufrechterhaltende Verhaltensweisen (Inaktivität vs. relativ hoher Aktivität), die eine Anpassung von Zielen und Methoden des Aktivitätenaufbaus erfordern. Möglicherweise würde die Personengruppe mit ausgeprägter körperlicher Inaktivität davon profitieren, dass KVT hier mit physiotherapeutischen Maßnahmen kombiniert wird, um eine langfristige Verbesserung des Funktionsniveaus zu erreichen. Werden demgegenüber spezifische Verhaltensweisen aus Angst vor einer Schädigung oder Verschlechterung des Befindens im Sinne eines Sicherheitsverhaltens vermieden, sollte der Fokus stärker auf die Veränderung von aufrechterhaltenden Kognitionen gerichtet und ggf. Expositionselemente in die Therapie integriert werden (Nijs et al. 2013). Bei chronischen Rückenschmerzen und auch bei Reizdarmsyndrom konnte gezeigt werden, dass hierdurch Erwartung und Verhalten erfolgreich verändert werden können – eine empirische Überprüfung bei CFS steht aus.

Es besteht also eine Reihe an Optionen, die Therapie der Erschöpfungszustände noch zu verbessern. Weitere Erkenntnisse zu Entstehungs- und Bedingungsfaktoren von medizinisch nicht hinreichend erklärten Beschwerden sind jedoch ebenso erforderlich, um an kausal relevanten Mechanismen ansetzen zu können.

58.7 Fatigue bei medizinischen Krankheitsfaktoren

Fatigue ist ein unspezifisches Symptom, welches im Rahmen der unterschiedlichsten körperlichen Erkrankungen vorkommt, wie z. B. bei Krebs, neurologischen Störungen (z. B. Multiple Sklerose, MS; Parkinson) oder Autoimmunerkrankungen. Bei einigen dieser Krankheiten zählt die Fatigue zu den am meisten beeinträchtigenden Symptomen (Fisk et al. 1994; Karlsen et al. 1999; Levy 2008). Eine Tendenz zu langfristiger Persistenz der Beschwerden zeigt sich z. B. bei Krebs- und MS-Patienten (Koch et al. 2008; Orre et al. 2008). Bei diesen Krankheitsbildern sind biologische Faktoren aufgrund der Grunderkrankung und infolge der medizinischen Therapiemaßnahmen primär Entstehungsbedingungen der Erschöpfungssymptomatik. Jedoch werden auch bei Krebs und MS in multifaktoriellen Erklärungsmodellen psychologische Einflussfaktoren als wesentlich erachtet, wie z. B. durch Depressivität, Angst, Stresserleben und Schlafstörungen. Auch scheinen kognitive Mechanismen wie Katastrophisierung mit beteiligt an der Schwere der Symptomatik zu sein oder sogar das Risiko für Fatigue infolge der Krebstherapie zu erhöhen (Lukkahatai u. Saligan 2013).

Zwischenzeitlich liegen daher auch psychosoziale bzw. psychotherapeutische Behandlungsansätze vor, welche spezifisch auf die Veränderung der Fatigue bei MS oder Krebserkrankungen abzielen (Armes et al. 2007; van Kessel et al. 2008). Inhaltlich findet Psychoedukation über die Erschöpfungssymptomatik statt, und Bewältigungs- oder Selbstfürsorgestrategien werden vermittelt. Auch Aktivitätsregulierung und Stressmanagement zählen zu den Maßnahmen. In der KVT bei MS wird ähnlich dem Vorgehen bei CFS auch die Rolle von Aufmerksamkeitsfokussierung und subjektiven Krankheitsannahmen erarbeitet –

wenngleich der relative Schwerpunkt auf der Vermittlung von Bewältigungsstrategien liegt.

Insgesamt scheinen psychosoziale Interventionen im Rahmen der Krebsbehandlung dann effektiv zu einer Abnahme der Fatigue zu führen, wenn sie *spezifisch* dazu konzipiert sind. Dabei waren die Interventionen mit bis zu drei Sitzungen kurz und wurden durch spezifisch geschulte onkologische Krankenschwestern angeboten. Andere psychosoziale Interventionen, die z. B. auf die Veränderung psychischer Belastungen abzielen, wirkten sich selten auf die Erschöpfungsproblematik aus (Goedendorp et al. 2009).

Auch bei Multipler Sklerose weisen inzwischen randomisiert-kontrollierte Studien auf die Wirksamkeit von kognitiv-verhaltenstherapeutischen Interventionen zur Reduktion der Fatigue-Symptomatik hin (van Kessel et al. 2008; Moss-Morris et al. 2012; Thomas et al. 2013); eine Reihe Studien werden aktuell dazu durchgeführt.

Literatur

Armes J, Chalder T, Addington-Hall J et al. A randomized controlled trial to evaluate the effectiveness of a brief, behaviorally oriented intervention for cancer-related fatigue. Cancer 2007; 110: 1385–95.

Aaron LA, Buchwald D. A review of the evidence for overlap among unexplained clinical conditions. Ann Intern Med 2001; 134: 868–81.

Brooks SK, Rimes KA, Chalder T. The role of acceptance in chronic fatigue syndrome. J Psychosom Res 2011; 71(6): 411–5.

Burgess M, Chalder T. Cognitive behaviour therapy for CFS/ME. PACE Trial Management Group: CBT Therapists Manual. ISRCTN54285094; 2004.

Cairns R, Hotopf M. A systematic review describing the prognosis of chronic fatigue syndrome. Occup Med 2005; 55: 20–30.

Castell BD, Kazantzis N, Moss-Morris R. Cognitive behavioral therapy and graded exercise for Chronic Fatigue Syndrome: a meta-analysis. Clin Psychol Sci Pract 2011; 18(4): 311–32.

Cella M, White PD, Sharpe M, Chalder T: Cognitions, behaviours and comorbid psychiatric diagnoses in patients with chronic fatigue syndrome. Psychol Med 2013; 43: 375–80.

Chalder T, Berelowitz G, Pawlikowska T et al. The development of a fatigue scale. J Psychosom Res 1993; 37: 147–53.

Edmonds M, McGuire H, Price JR. Exercise therapy for chronic fatigue syndrome. Cochr Database System Rev 2004; 3.

Fisk JD, Pontefract A, Ritvo PG et al. The impact of fatigue on patients with multiple sclerosis. Can J Neurol Sci 1994; 21: 9–14.

Fukuda K, Straus SE, Hickie I et al. The chronic fatigue syndrome: A comprehensive approach to its definition and study. Ann Intern Med 1994; 121: 953–9.

Gaab J. Suche nach der Ursache des chronischen Erschöpfungssyndroms. Eine Geschichte mit Fortsetzung. Psychotherapeut 2011; 56: 211–5.

Gaab J, Ehlert U. Chronische Erschöpfung und chronisches Erschöpfungssyndrom. Göttingen: Hogrefe 2005.

Goedendorp MM, Gielissen MFM, Verhagen CAH, Bleijenberg G. Psychosocial interventions for reducing fatigue during cancer treatment in adults. Cochr Database System Rev 2009.

Harvey SB, Wadsworth M, Wessely S, Hotopf M. Etiology of chronic fatigue syndrome: Testing popular hypotheses using a national birth cohort study. Psychosom Med 2008; 70: 488–95.

Harvey SB, Wadsworth M, Wessely S, Hotopf M. The relationship between prior psychiatric disorder and chronic fatigue: evidence from a national birth cohort study. Psychol Med 2008; 38(7): 933–40.

Harvey SB, Wessely S, Kuh D, Hotopf M. The relationship between fatigue and psychiatric disorders: Evidence for the concept of neurasthenia. J Psychosom Res 2009; 66: 445–54.

Hausteiner-Wiehle C, Henningsen P, Häuser W et al. Umgang mit Patienten mit nicht-spezifischen, funktionellen und somatoformen Körperbeschwerden. S3-Leitlinie mit Quellentexten und Praxismaterialien. Stuttgart: Schattauer 2013.

Heim C, Nater UM, Maloney E et al. Childhood trauma and risk for chronic fatigue syndrome: Association with neuroendocrine dysfunction. Arch Gen Psychiatry 2009; 66: 72–80.

Heins MJ, Knoop H, Burk WJ, Bleijenberg G. The process of cognitive behaviour therapy for chronic fatigue syndrome: which changes in perpetuating cognitions and behaviour are related to a reduction in fatigue? J Psychosom Res. 2013; 75(3): 235–41.

Henningsen P, Martin A. Das chronische Erschöpfungssyndrom. Dt Med Wochenschrift 2013; 138: 33–8.

Henningsen P, Zipfel S, Herzog W. Management of functional somatic syndromes. Lancet 2007; 368: 946–55.

Johnston S, Brenu EW, Staines D, Marshall-Gradisnik S. The prevalence of chronic fatigue syndrome/myalgic encephalomyelitis: a meta-analysis. Clin Epidemiology 2013; 5: 105–10.

Karlsen K, Larsen JP, Tandberg E, Jorgensen K. Fatigue in patients with parkinson's disease. Movement Disorders 1999; 14: 237–41.

Kato K, Sullivan PF, Evengård B, Pedersen NL. Premorbid predictors of chronic fatigue. Arch Gen Psychiat 2006; 63(11): 1267–72.

Knoop H, Prins JB, Moss-Morris R, Bleijenberg G. The central role of cognitive processes in the perpetuation of chronic fatigue syndrome. J Psychosom Res 2010; 68: 489–94.

Koch M, Uyttenboogaart M, van Harten A et al. Fatigue, depression and progression in multiple sclerosis. Mult Scler 2008; 14: 815–22.

Levy MR. Cancer fatigue: A neurobiological review for psychiatrists. Psychosomatics 2008; 49: 283–91.

Lukkahatai N, Saligan LN. Association of catastrophizing and fatigue: A systematic review. J Psychosom Res 2013; 74: 100–9.

Malouff JM, Thorsteinsson EB, Rooke SE et al. Efficacy of cognitive behavioral therapy for chronic fatigue syndrome: a meta-analysis. Clin Psychol Rev 2008, 28: 736–45.

Martin A, Chalder T, Rief W, Brähler E. The relationship between chronic fatigue and somatisation syndrome: A general population survey. J Psychosom Res 2007; 63: 147–56.

Martin A, Härter M, Henningsen P et al. Evidenzbasierte Leitlinie zur Psychotherapie somatoformer Störungen und assoziierter Syndrome. Göttingen: Hogrefe 2013.

Martin A, Staufenbiel T, Gaab J et al. Messung chronischer Erschöpfung – teststatistische Prüfung der Fatigue-Skala. Z Klin Psychol Psychother 2010; 39: 33–44.

Moss-Morris R, Deary V, Castell B. Chronic fatigue syndrome. In: Barnes MP, Good DC (eds). Handbook of clinical neurology neurological rehabilitation. Elsevier B. V. 2013; 303–14.

Nater UM, Heim CM, Raison C. Chronic fatigue syndrome. In: Schlaepfer TE, Nemeroff CB (eds). Handbook of clinical neurology neurobiology of psychiatric disorders. Elsevier B. V. 2012; 573–87.

National Institute for Health and Clinical Excellence. NICE clinical guideline 53. Chronic fatigue syndrome/myalgic encephalomyelitis (or encephalopathy): diagnosis and management of CFS/ME in adults and children 2007. http://guidance.nice.org.uk/CG53/ [2014].

Nijhof SL, Bleijenberg G, Uiterwaal CS et al. Effectiveness of internet-based cognitive behavioural treatment for adolescents with chronic fatigue syndrome (FITNET): a randomised controlled trial. Lancet 2012; 379: 1412–8.

Nijs J, Roussel N, Van Oosterwijck J et al. Fear of movement and avoidance behaviour toward physical activity in chronic-fatigue syndrome and fibromyalgia: State of the art and implications for clinical practice. Clin Rheumatology 2013; 32: 1121–9.

Orre IJ, Fosså SD, Murison R et al. Chronic cancer-related fatigue in long-term survivors of testicular cancer. J Psychosom Res 2008; 64: 363–71.

Price JR, Mitchell E, Tidy E, Hunot V. Cognitive behaviour therapy for chronic fatigue syndrome in adults. Cochr Database System Rev 2008; 3.

Ranjith G. Epidemiology of chronic fatigue syndrome. Occupat Med 2005; 55(1): 13–9.

Rimes KA, Wingrove J. Mindfulness-Based Cognitive Therapy for People with Chronic Fatigue Syndrome Still Experiencing Excessive Fatigue after Cognitive Behaviour Therapy: A Pilot Randomized Study. Clin Psychol Psychother 2011.

Surawy C, Hackmann A, Hawton K, Sharpe M. Chronic fatigue syndrome: A cognitive approach. Behav Res Ther 1995a; 33: 535–44.

Surawy C, Roberts J, Silver A. The Effect of Mindfulness Training on Mood and Measures of Fatigue, Activity, and Quality of Life in Patients with Chronic Fatigue Syndrome on a Hospital Waiting List: A Series of Exploratory Studies. Behav Cogn Psychother 2005b; 33: 103–9.

Tak LM, Cleare AJ, Ormel J et al. Meta-analysis and meta-regression of hypothalamic-pituitary-adrenal axis activity in functional somatic disorders. Bio Psychol 2011; 87: 183–94.

Thomas S, Thomas PW, Kersten P et al. A pragmatic parallel arm multi-centre randomised controlled trial to assess the effectiveness and cost-effectiveness of a group-based fatigue management programme (FACETS) for people with multiple sclerosis. J Neurol Neurosurg Psychiat 2013; 84(10): 1092–9.

Tummers M, Knoop H, Bleijenberg G. Effectiveness of stepped care for chronic fatigue syndrome: a randomized noninferiority trial. J Consult Clin Psychol 2010; 78: 724–31.

van Kessel K, Moss-Morris R, Willoughby E et al. A randomized controlled trial of cognitive behavior therapy for multiple sclerosis fatigue. Psychosom Med 2008; 70: 205–13.

Viner R, Hotopf M. Childhood predictors of self reported chronic fatigue syndrome/myalgic encephalomyelitis in adults: national birth cohort study. BMJ 2004; 329(7472): 941.

Wessely S, Nimnuan C, Sharpe M. Functional somatic syndromes: one or many? Lancet 1999; 354: 936–9.

White P, Goldsmith KA, Johnson AL et al. Comparison of adaptive pacing therapy, cognitive behaviour therapy, graded exercise therapy, and specialist medical care for chronic fatigue syndrome (PACE): a randomised trial. Lancet 2011; 377: 823–36.

59 Tinnitus

Cornelia Weise, Gerhard Goebel

59.1 Kasuistik

Fallbeispiel

Die 58-jährige Lehrerin leidet seit sechs Jahren unter beidseitigem, hochfrequentem Tinnitus, der plötzlich während einer belastenden Lebensphase begann. Über die Zeit sei er immer lauter geworden und habe sie so massiv beeinträchtigt, dass sie sich kaum noch habe konzentrieren und den »Stress und Lärm in der Schule« nicht mehr habe aushalten können. Eine stationäre psychosomatische Behandlung vor vier Jahren habe zwar vorübergehend zu einer Besserung geführt, jedoch habe sie die Erfolge im Alltag nicht aufrechterhalten können. Vor zwei Jahren habe sie sich daher in den vorzeitigen Ruhestand begeben müssen, was jedoch nicht zur erwarteten Besserung geführt habe.

Die HNO-ärztlichen Untersuchungen blieben ohne Befund. Alle weiteren ärztlichen Untersuchungen (z. B. orthopädisch, zahnärztlich, fMRT) blieben ebenfalls ohne Befund. In der psychologischen Diagnostik ergab sich ein Wert von 54 Punkten im Tinnitus-Fragebogen (TF), was einer schweren Tinnitusbeeinträchtigung entspricht. Bei der Verhaltensanalyse zeigte sich ein stark somatisch orientiertes Krankheitsverständnis.

In der Behandlung wurden drei Hauptziele verfolgt: Das erste Ziel war die Vermittlung von Informationen und die Erarbeitung eines bio-psycho-sozialen Krankheitsmodells. Um dies zu erleichtern, wurden in einzelnen Biofeedbackübungen psychophysiologische Zusammenhänge praktisch demonstriert, was die Patientin als sehr hilfreich erlebte. Ein weiteres Ziel war die Vermittlung von Tinnitusbewältigungskompetenzen. Dazu zählten z. B. Übungen

zur Aufmerksamkeitsumlenkung, zur Entspannung und zum Problemlösen. Mithilfe dieser praktischen Übungen gelang es der Patientin, zeitweise Entlastung vom Tinnitus zu erfahren und wieder Kontrolle zu erleben. Der dritte Fokus lag auf der Identifikation und Modifikation dysfunktionaler, tinnitusverstärkender Kognitionen. Dabei zeigte sich, dass die Patientin dem Tinnitus sehr viel Bedeutung gab, indem sie ihn als gefährlich und nervtötend bewertete. Die Umstrukturierung dieser Gedanken gelang ihr durch die praktischen Übungen zunehmend besser. Da die Patientin Probleme mit der Umsetzung im Alltag berichtete, fanden die Therapiesitzungen am Ende in größer werdendem zeitlichem Abstand statt. Dadurch wurde deutlich, welche Inhalte für die Rückfallprophylaxe vertieft werden sollten.
Zu Therapieende ergab sich im TF eine geringe Tinnitusbelastung (10 Punkte). Die Patientin berichtete, dass sie den Tinnitus oft ausblenden könne, dass sie nichts mehr wegen des Tinnitus vermeide und dass sie sehr zufrieden mit dem Therapieerfolg sei.

59.2 Definition und Deskription

Tinnitus bezeichnet Geräuschwahrnehmungen im Ohr und/oder Kopf, denen keine akustischen Signale aus der Umgebung zugrunde liegen und die keinen Informationscharakter für den Betroffenen haben (Hallam et al. 1984). Betroffene berichten sehr unterschiedliche Formen von Geräuschen, u.a. Pfeifen, Rauschen oder Brummen.

Da Tinnitus ein komplexes Phänomen ist, sollten verschiedene Ebenen zur Beschreibung genutzt werden. Dazu zählen z.B. die Lokalisation, die subjektive Lautstärke oder die Variabilität der Tinnituslautstärke (► Tab. 59-1).

Eine statische Einteilung des Tinnitus hinsichtlich seiner Dauer ist wenig sinnvoll, da der Zeitverlauf fließend ist. Als Unterstützung bei der Therapiewahl wird eine Unterscheidung zwischen akut (< 3 Monate) und

Tab. 59-1 Beschreibungsebenen und Ausprägungen von Tinnitus.

Beschreibungsebenen	Tinnitusausprägung
Lokalisation	rechtsseitig; linksseitig; beidseitig; im Kopf
Art des Geräusches	Ton; Rauschen; anderes Geräusch
Frequenzbereich	tieffrequent; mittelfrequent; hochfrequent
Zeitmuster	pochend, klopfend, rhythmisch oder gleichförmig
Veränderung der Lautstärke seit Beginn	gleichbleibend; lauter werdend; leiser werdend; schwankend
Aktuelle Variabilität der Tinnituslautstärke	gleichbleibend; schwankend
Konstanz des Tinnitus	ständig vorhanden; kurze Phasen ohne Tinnitus; ganze Tage ohne Tinnitus
Subjektive Lautstärke (nach Klockhoff u. Lindblom 1967)	Grad 1: hörbar nur in leiser Umgebung Grad 2: hörbar bei normalen Umgebungsgeräuschen, maskierbar durch lautere Geräusche oder konzentrierte Tätigkeit Grad 3: permanent hörbar bei normalen Umgebungsgeräuschen, auch bei konzentrierter Tätigkeit

chronisch (> 3 Monate) vorgeschlagen (AWMF 2010).

Eine der bedeutsamsten Beschreibungsebenen ist die mit dem Tinnitus einhergehende Belastung. Viele Betroffene nehmen die Ohrgeräusche zwar wahr, fühlen sich dadurch aber nicht oder nur wenig beeinträchtigt (kompensierter Tinnitus). Ein geringer Teil der Betroffenen berichtet jedoch einen hohen Leidensdruck und eine deutliche Beeinträchtigung in verschiedenen Lebensbereichen (dekompensierter Tinnitus). Zur Einstufung der Beeinträchtigung hat sich in der Praxis der Tinnitus-Fragebogen (TF; Goebel u. Hiller 1998) bzw. dessen Kurzform (Mini-TF; Hiller u. Goebel 2004) bewährt.

Als Grundlage für die Tinnitusbehandlung sollte eine sorgfältige verhaltensmedizinische Diagnostik durchgeführt werden. Hierzu liegen Fremd- und Selbstbeurteilungsverfahren vor, mit denen grundlegende Tinnituscharakteristika sowie die tinnitusbedingte Belastung erfasst werden können. ► Tabelle 59-2 gibt einen Überblick über häufig eingesetzte Verfahren.

59.3 Mechanismen

Bei der Mehrheit der Betroffenen ist die Entstehung des Tinnitus mit Funktionsstörungen im Hörsystem verbunden (Goebel 2003). Hierzu zählen unter anderem Hörsturz, akute Knalltraumata, chronische Lärmschädigungen oder Altersschwerhörigkeit. In vielen Fällen wird jedoch keine otologische Ursache gefunden, sodass andere Auslöser in Betracht gezogen werden müssen. Hierzu zählen unter anderem pharmakologische Auslöser (z. B. ototoxische Medikamente, die zu einer (ir-)reversiblen Funktionsstörung im Gehör führen), (kiefer-)orthopädische Veränderungen (z. B.

Tab. 59-2 Diagnostische Instrumente bei Tinnitus.

Inventar	Verwendungszweck und Nutzen
Strukturiertes Tinnitus-interview (STI; Goebel u. Hiller 2001)	• Fremdbeurteilungsinstrument zur ausführlichen Anamnese • erfasst Tinnituscharakteristika, assoziierte Hörprobleme, ätiologische Faktoren, psychologische Aspekte des Tinnitus und Vorbehandlungen • auch hilfreich als Grundstein für die therapeutische Beziehung
Tinnitus-Fragebogen (TF; Goebel u. Hiller 1998)	• 52 Items erfassen die tinnitusbedingte Beeinträchtigung und Begleiterscheinungen des Tinnitus • Gesamtscore, ermöglicht die Einstufung der Tinnitusbeeinträchtigung in vier Schweregrade (leicht, mittelgradig, schwer, sehr schwer)
Mini-Tinnitus-Fragebogen (Mini-TF; Hiller u. Goebel 2004)	• Kurzform des Tinnitus-Fragebogens • 12 Items erfassen zentrale Aspekte der Beeinträchtigung • ist sehr ökonomisch und korreliert hoch mit der Langform (TF)
Tinnitus Handicap Inventory (THI; Kleinjung et al. 2007; Newman et al. 1996)	• 25 Items erfassen die verschiedene Ebenen der Tinnitusbelastung im alltäglichen Leben • valides, ökonomisches und international sehr häufig eingesetztes Verfahren
Tinnitus-Beeinträchtigungs-Fragebogen (TBF-12; Greimel et al. 2000)	• für den deutschen Sprachraum adaptierte Kurzversion des Tinnitus Handicap Inventory • konzipiert für den ökonomischen Einsatz in der HNO-ärztlichen Praxis

Bruxismus), zentrale Auslöser (z. B. Hirntumoren, Schlaganfall) sowie psychische und neurologische Prozesse. Bei vielen Betroffenen gibt es jedoch keine klar abgrenzbare, eindeutige Pathophysiologie, sodass von einer multifaktoriellen Verursachung ausgegangen wird (Goebel 2003). Eine Fokussierung auf die tinnitusauslösenden Faktoren ist damit nur bedingt hilfreich für die Behandlung.

Eine wesentliche Bedeutung für die Pathophysiologie des Tinnitus kommt dem zentralen Nervensystem zu. Studien belegen, dass dem Tinnitus, der häufig mit einer Hörminderung einhergeht, eine gesteigerte Erregung entlang der zentralen auditorischen Bahn zugrunde liegt (Norena 2011). Die erhöhte zerebrale Aktivität wird dabei als Reaktion des Gehirns auf gestörte/verringerte Signale aus dem Hörorgan verstanden. Es wird angenommen, dass in den Frequenzen des Hörverlustes eine gesteigerte Aktivität in der Hörrinde auftritt (z. B. messbar durch fMRT), die dann wiederum als Tinnitus wahrgenommen wird.

Aufgrund der Vielzahl der möglichen Ursachen und Auslöser des Tinnitus sowie der verschiedenen Prozesse, die an der Entstehung und Aufrechterhaltung der Tinnitusbelastung beteiligt sind, existiert kein universelles ätiologisches Modell. Vielmehr versuchen die Modelle, physiologische und psychologische Faktoren zu integrieren, um das komplexe Phänomen Tinnitus zu erklären.

Im Folgenden werden exemplarisch zwei Tinnitusmodelle vorgestellt, die grundlegend für die in der Regelversorgung eingesetzten Behandlungsverfahren sind.

59.3.1 Neurophysiologisches Modell

Das neurophysiologische Modell von Jastreboff und Hazell (1993) geht davon aus, dass zentrale Prozesse grundlegend für die Tinnituswahrnehmung bzw. das Erleben von Tinnitusbelastung sind. Nach dem Modell entsteht Tinnitus in einem dreistufigen Prozess aus 1) Generierung, 2) Entdeckung sowie 3) Wahrnehmung und Bewertung. Das heißt, im ersten Schritt entsteht Tinnitus peripher unter Beteiligung der Cochlea oder des Hörnervs. Im Anschluss daran kommt es zu subcorticalen Signalentdeckungsprozessen, bei denen das Tinnitussignal vor dem Hintergrund neuronaler Spontanaktivität entdeckt wird. Im dritten Schritt wird der Tinnitus im auditorischen Cortex und anderen corticalen Zentren wahrgenommen und bewertet. Die Kernannahme des neurophysiologischen Modells ist dabei, dass sowohl bei der Signalentdeckung als auch bei der Wahrnehmung und Bewertung des akustischen Reizes das limbische System und das autonome Nervensystem (ANS) beteiligt sind. Das heißt, der sich entwickelnde Tinnitus wird mit (negativen) Emotionen (z. B. ausgelöst durch katastrophisierende Annahmen über den Tinnitus) verknüpft. Durch die Assoziation resultiert aus der Tinnituswahrnehmung eine anhaltende Aktivierung des ANS, wodurch die konditionierte Reaktion (d. h. die Tinnitusbelastung) verstärkt wird.

Das Modell beschreibt zwei Rückkopplungsschleifen: Die untere Schleife, die als weitgehend unbewusst angenommen wird, beschreibt den Zusammenhang zwischen der Tinnitusentdeckung und der Verknüpfung mit limbischer und ANS-Aktivität. Die höhere Feedbackschleife beschreibt die bewusste Bewertung des Tinnitus (z. B. als bedrohlich). Jastreboff und Hazell (1993) gehen davon aus, dass ab dem Zeitpunkt der bewussten Verarbeitung die ursprünglichen (peripheren) Auslöser irrelevant werden und die Tinnitusbelastung durch alle Ereignisse verstärkt wird, die die Verknüpfung des Stimulus mit negativen Emotionen verstärken. Aus therapeutischer Sicht ist deshalb insbesondere diese bewusste Bewertung des Tinnitusgeräusches als »bedrohlich« bedeutsam.

59.3.2 Bio-psycho-soziales Tinnitusmodell

Eine Erweiterung des neurophysiologischen Modells ist das bio-psycho-soziale Tinnitusmodell (Hiller u. Goebel 2001a), in dem nicht nur die Entstehung, sondern auch die Aufrechterhaltung der Tinnitusbelastung beschrieben wird. Damit bietet es eine wichtige Grundlage für die Entwicklung eines Therapierationals. Nach dem Modell kommt es bei einem akut entstandenen Tinnitus durch psychische Faktoren (wie z. B. dysfunktionale Überzeugungen) und Kontextfaktoren (wie z. B. hohe Alltagsbelastungen) zur Tinnituschronifizierung. Der chronische Tinnitus kann dann verstärkt werden durch dysfunktionale Aufmerksamkeitslenkung, Angst vor Verschlimmerung, depressive Reaktionen, negative Behandlungserfahrungen und/oder muskuläre Verspannungen und kann sich zu einem dekompensierten Tinnitus entwickeln (Teufelskreismodell).

59.3.3 Rolle des Umgangs mit dem Tinnitus

Verschiedene Faktoren, die bereits im Teil II »Körper, Psyche, Krankheit: Psychosoziale Aspekte« beschrieben wurden, beeinflussen die Entstehung und Aufrechterhaltung der Tinnitusbelastung. So kann z. B. ein stark medizinisch orientiertes, subjektives Krankheitsmodell (► Kap. 4) dazu führen, dass primär kausale, auf die Tinnitusheilung ausgerichtete Behandlungen ausprobiert werden, die jedoch wenig erfolgversprechend sind. Durch die vermehrte Aufmerksamkeitslenkung auf den Tinnitus im Rahmen der Behandlung wird einer Habituation entgegengewirkt, und der Tinnitus rückt – entgegen dem avisierten Ziel – stärker in den Vordergrund. Die negativen Erfahrungen im medizinischen System verstärken wiederum die negativen Erwartungen an den Verlauf der Tinnitussymptomatik, verringern die Selbstwirksamkeitserwartung und beeinträchtigen die Erfolgserwartungen hinsichtlich verhaltensmedizinischer/psychotherapeutischer Interventionen. Durch die wiederholten negativen Behandlungserfahrungen kann zudem Hilf- und Hoffnungslosigkeit entstehen, die sich bis hin zu depressiven Symptomen (► Kap. 10) ausweiten kann.

Insbesondere spielen Progredienzängste und katastrophisierende Befürchtungen (► Kap. 11) bei der Aufrechterhaltung der Tinnitusbelastung eine bedeutsame Rolle. Die Befürchtung, dass der Tinnitus lauter/belastender wird, geht einher mit der Befürchtung, dass sich die Sekundärsymptome (wie z. B. Konzentrationsprobleme) ausweiten und somit die Beeinträchtigungen im allgemeinen Funktionsniveau noch verstärkt werden. Die starke Angst führt wiederum zu einer Verstärkung der konditionierten Reaktion.

59.4 Relevanz, gesundheitsökonomische Aspekte, Versorgungsaspekte

59.4.1 Prävalenz und Inzidenz

Trotz verschiedener Studien in mehreren Ländern ist eine eindeutige Angabe der Prävalenz von Tinnitus kaum möglich, da unterschiedlichste Definitionen von Tinnitus (z. B. hinsichtlich Mindestdauer) verwendet wurden. So schwanken die Prävalenzzahlen von 5 % bis 30 % (z. B. Davis u. El Refaie 2000; Pilgramm et al. 1999). Einheitlichere Zahlen zeigen sich hinsichtlich der Häufigkeit von belastendem Tinnitus.

Zwischen 1 % und 5 % der Allgemeinbevölkerung fühlen sich durch Ohrgeräusche deutlich bis sehr stark beeinträchtigt (Davis u. El Refaie 2000; Hasson et al. 2010; Pilgramm et al. 1999). Die Belastung kann dabei so stark ausgeprägt sein, dass eine Einschränkung im generellen Funktionsniveau mit Erwerbsunfähigkeit beim Betroffenen resultiert.

Die Prävalenzstudien weisen einheitlich auf einen Anstieg des Risikos für Tinnitus bis zum Alter von etwa 65 Jahren hin (Møller 2011). Uneinheitliche Ergebnisse zeigen sich bzgl. Geschlechtsunterschieden: Während einzelne Studien keine Geschlechtsunterschiede finden (z. B. Pilgramm et al. 1999), zeigen andere Studien eine leicht erhöhte Prävalenzrate bei Männern (z. B. Hasson et al. 2010).

Auch hinsichtlich der Inzidenz zeigen sich unterschiedliche Raten in Abhängigkeit vom zugrunde gelegten Schweregrad, untersuchter Altersgruppe oder Art der Datenerhebung (d. h. retrospektiv vs. prospektiv). In der prospektiven Beaver-Dam-Studie (Nondahl et al. 2010) wurde das Neuauftreten von mindestens mittelgradigem Tinnitus bei 48- bis 92-Jährigen untersucht. Dabei zeigte sich eine kumulative Inzidenzrate von 12,7 % im 10-Jahres-Intervall. In der prospektiven Blue Mountains Hearing Study (Gopinath et al. 2010) wurde bei über 49 Jahre alten Personen (die hinsichtlich Alter, Geschlecht und Schweregrad mit denen in der Beaver-Dam-Studie vergleichbar waren) eine ungefähr vergleichbare 5-Jahres-Inzidenz von 8,3 % ermittelt.

59.4.2 Sekundärsymptomatik

Besteht der Tinnitus über längere Zeit, geht er häufig mit somatischen und/oder psychischen Sekundärsymptomen einher. In vielen Fällen ist jedoch unklar, welche Beschwerden die Folge eines belastenden Tinnitus sind und welche bereits vor Beginn der Tinnitussymptomatik bestanden haben (Hiller u. Goebel 2001b). In beiden Fällen können die assoziierten Symptome die erlebte Tinnitusbelastung verstärken und sollten daher in der Behandlung berücksichtigt werden.

Somatisch treten gehäuft otologische Probleme auf. So berichten in der Studie von Pilgramm et al. (1999) ca. 53 % der Tinnitusbetroffenen eine gleichzeitige Hörminderung und 44 % eine Geräuschüberempfindlichkeit (Hyperakusis). Durch Hörminderungen wird der akustische Input von außen reduziert, wodurch der Tinnitus noch deutlicher wahrgenommen und dadurch noch belastender erlebt werden kann.

Des Weiteren können verschiedene psychische Sekundärsymptome auftreten, insbesondere wenn der Tinnitus über längere Zeit besteht.

Bei weit mehr als 50 % der dekompensierten Tinnitusbetroffenen zeigt sich eine derzeitige oder frühere depressive Symptomatik (Zöger et al. 2006). Weitere häufige psychische Sekundärsymptome sind Schlafstörungen, Angststörungen sowie Konzentrations- und Entspannungsprobleme.

Neben den genannten Sekundärsymptomen berichten Betroffenen viele weitere Beeinträchtigungen in verschiedensten Funktionsbereichen, z. B. in der Kommunikation, Arbeitsfähigkeit und Lebensqualität. Hinzu kommen Gefühle von sozialer Isolation, ein negatives Selbstbild hinsichtlich körperlicher Vitalität oder interpersonelle Schwierigkeiten (für einen Überblick siehe z. B. Malouff et al. 2011).

59.4.3 Verlauf und Prognose

Aus dem Überblick der Sekundärsymptome wird der Leidensdruck, der auftreten kann, sehr deutlich. Nur wenige Studien untersuchen jedoch den Langzeitverlauf des Tinnitus, sodass wenig gesicherte Aussagen zu Verlauf und Prognose gemacht werden können.

Zwischen 60 % und 80 % der Tinnitusbetroffenen gewöhnen sich über die Zeit an den Tinnitus und berichten keine oder nur noch eine geringe Beeinträchtigung (z. B.

Bleich et al. 2001). Bei bis zu 20–30 % der Betroffenen kann von Spontanremissionen, bei bis zu 10 % muss von einer Chronifizierung mit gleichbleibend starker oder ansteigender Belastung ausgegangen werden (Jäger et al. 2005).

In einer prospektiven Studie von Gopinath et al. (2010) wurden Tinnitusbetroffene fünf Jahre nach der Baselineerhebung zu ihrer Tinnitusbelastung befragt. Hierbei zeigte sich zwar bei 45 % der Betroffenen mit leichter Belastung eine Verschlechterung, jedoch gaben 55 % der anfänglich stark belasteten Personen eine deutliche Verbesserung an.

59.4.4 Inanspruchnahme und Kosten

Sowohl Betroffene mit schwer belastendem Tinnitus als auch Betroffene mit geringer Belastung zeigen hohes Inanspruchnahmeverhalten. Dies ist möglicherweise auf eine unzureichende Erstversorgung (i. S. v. fehlender Informationsvermittlung, starker Fokussierung auf medizinische Krankheitsmodelle oder fehlender Diagnostik und Behandlung komorbider psychischer Störungen) zurückzuführen. Zwar gibt es nur wenig konkrete Zahlen zum Inanspruchnahmeverhalten bei Tinnituspatienten, jedoch bestätigen Interventionsstudien den klinischen Eindruck. Studienteilnehmer haben im Mittel mindestens ein bis zwei Vorbehandlungen in Anspruch genommen (Kaldo et al. 2007). In einer eigenen Studie zur Tinnitusbehandlung berichteten 60 % der Patienten mit dekompensiertem Tinnitus, bereits mindestens drei Behandlungen ausprobiert zu haben, nur 3 % der 124 Betroffenen hatten noch keine Behandlung (Weise et al. 2012). Die häufigen Behandlungen führen dabei nicht nur zu hohen Kosten, sondern oft auch zu Enttäuschung bei den Patienten, da der gewünschte Erfolg ausbleibt.

Maes et al. (2013) untersuchten die Kosten von Tinnituspatienten für das Gesundheitssystem und die Gesellschaft. Es ergaben sich mittlere jährliche Kosten pro Patient von 1.544 Euro für das Gesundheitssystem sowie von 3.702 Euro für die Gesellschaft durch Verlust von Produktivität. Damit sind die Kosten vergleichbar hoch oder sogar höher als die Kosten bei ähnlichen Störungsbildern wie z. B. Rückenschmerz. Der Schweregrad des Tinnitus erwies sich als wichtigster Prädiktor für die Gesundheitskosten (Maes et al. 2013).

59.5 Behandlungsziele

Im Folgenden werden einige wesentliche Ziele in der Tinnitusbehandlung vorgestellt. Dabei beziehen sich die meisten auf eine umfassende psychotherapeutische Behandlung des dekompensierten Tinnitus. Es ist jedoch wünschenswert, einzelne Ziele bereits im Akutstadium und bei noch nicht stark ausgeprägter Belastung zu verfolgen, um einer Dekompensation des Tinnitusleidens frühzeitig entgegenzuwirken.

Praxistipp

Maßnahmen zur Reduktion der Tinnitusbelastung

- ausführliche Informationsvermittlung zu Ursachen, Auslösern und Verlauf des Tinnitus
- Identifikation der individuellen Krankheitserwartungen und Unterstützung bei der Entwicklung eines bio-psycho-sozialen Krankheitsverständnisses
- Unterbrechung des negativen Kreislaufs aus Aufmerksamkeitslenkung, negativer Bewertung, negativem Empfinden und Verstärkung der Tinnitusbelastung
- Erlernen von Strategien, um eine Habituation und langfristige Akzeptanz des Tinnitus zu erreichen (z. B. Aufmerksamkeitsumlenkung, kognitive Umstrukturierung hinderlicher Gedanken, Konfrontation mit dem Tinnitus)

- Erlernen hilfreicher Techniken, um die generelle Belastung in den verschiedenen Funktions- und Lebensbereichen zu reduzieren (z. B. Stressmanagement, Entspannungsfähigkeit)
- Rückfallprophylaxe und Umgang mit Symptom-/Belastungsverstärkung (z. B. durch Boostersitzungen)

59.6 Behandlungsansätze bei Tinnitus

Aufgrund der hohen Prävalenz und der teilweise starken Beeinträchtigung wurden verschiedenste Behandlungsansätze entwickelt. Die Mehrzahl der Verfahren zielt auf die Verringerung der tinnitusbedingten Belastung ab. Im Folgenden werden exemplarisch einige Verfahren vorgestellt, die wissenschaftlich untersucht sind. Für neuere Verfahren, die aufgrund der noch unzureichenden Evidenz als Forschungsverfahren gelten, sei auf die entsprechenden Original-/Übersichtsarbeiten verwiesen. Dazu zählen die transkranielle Magnetstimulation (Theodoroff u. Folmer 2013), das auditorische Diskriminationstraining (Hoare et al. 2012) oder das Neurofeedbacktraining (Crocetti et al. 2011).

59.6.1 Medikamentöse Behandlung

Der akute Tinnitus wird trotz unzureichender Wirksamkeitsbelege häufig hörsturzäquivalent mit vasoaktiven Infusionen (z. T. kombiniert mit Cortison) behandelt. Bei der Bewertung der erreichten Verbesserungen sollte die hohe Rate an Spontanremissionen beachtet werden (Goebel 2003). Die Gabe von Infusionen beruht somit mehr auf dem Versuch, einer fortschreitenden Hörminderung entgegenzuwirken sowie dem Bemühen, eine mögliche »Heilung« nicht versäumt zu haben (Kröner-Herwig et al. 2010).

Die Ergebnisse bzgl. Pharmakotherapie sind sehr gemischt. Für einzelne Medikamente (z. B. Antidepressiva) konnte zwar vereinzelt eine Besserung der Tinnitussymptomatik gezeigt werden, jedoch haben die Studien teilweise erhebliche methodische Lücken (z. B. fehlende Placebokontrolle). Zudem muss das (Miss-)Verhältnis zwischen Wirkung und Nebenwirkung kritisch gesehen werden. Zum jetzigen Zeitpunkt liegen für die medikamentöse Tinnitusbehandlung keine ausreichenden Belege vor (z. B. Baldo et al. 2012).

59.6.2 Apparativ-akustische Therapie und Tinnitus Retraining Therapie

Bei Vorliegen einer Hörminderung stellt die Anpassung eines Hörgerätes einen wichtigen Behandlungsschritt dar, da der erhöhte akustische Input die Ablenkung vom Tinnitus erleichtert. Alternativ werden auch Tinnitus-Noiser eingesetzt, die ein gleichmäßiges Breitbandrauschen aussenden und damit die Aufmerksamkeit auf das Fremdgeräusch lenken, um die Habituation an den Tinnitus zu erleichtern.

Hörgeräte oder Noiser werden zudem im Rahmen der Tinnitus Retraining Therapie (TRT) eingesetzt, bei der die Geräuschtherapie mit direktivem Counselling kombiniert wird (Jastreboff u. Jastreboff 2000). Effektivitätsstudien weisen zwar auf eine Reduktion der Tinnitusbelastung durch TRT hin, jedoch bleibt unklar, welchen Anteil die jeweiligen TRT-Bestandteile am Erfolg haben (Bauer u. Brozoski 2011). Einzelne Studienergebnisse lassen vermuten, dass die Komponente Geräuschtherapie keinen zusätzlichen Nutzen im Vergleich zu reinem Counselling erbringt (z. B. Hiller u. Haerkötter 2005).

59.6.3 Komplementärmedizinische Verfahren

Zeigen sich in der Diagnostik Zusammenhänge zwischen dem Tinnitus und Funktionsstörungen der Halswirbelsäule oder des Kiefergelenks, können (kiefer-)orthopädische Behandlungen (z. B. Bissführungsschiene, manuelle Therapie) indiziert sein. (Kiefer-)orthopädische Behandlungen sind jedoch nur dann sinnvoll, wenn sich das Tinnitusgeräusch bei Bewegung tatsächlich verändert (Goebel u. Hiller 2001).

Große Bedeutung in der Tinnitusbehandlung haben Entspannungsverfahren, durch die die angenommene erhöhte psychophysiologische Erregung verringert und Selbstwirksamkeitserwartungen gesteigert werden sollen. In jüngerer Zeit wurde mit dem Ablenkungs- und Entspannungstraining ein Verfahren entwickelt, bei dem Entspannung mit Imaginationsübungen und Wärmereizen kombiniert wird (Gerhards u. Brehmer 2010). Die ersten vielversprechenden Ergebnisse müssen jedoch noch repliziert werden.

59.6.4 Verhaltenstherapeutische Ansätze

In der verhaltensmedizinischen Behandlung des Tinnitus wird keine »Heilung« oder Reduktion der Tinnituslautheit, sondern eine Reduktion der Belastung angestrebt. Für die Behandlung existieren verschiedene Behandlungsmanuale, die auf kognitiver Verhaltenstherapie (KVT) basieren und eine leichte Umsetzung der theoretischen Inhalte und praktischen Übungen in die Praxis ermöglichen (z. B. Kröner-Herwig et al. 2010). Ziel der KVT-Programme ist es, den Betroffenen »Hilfe zur Selbsthilfe« zu geben. Dabei werden umfassende Informationen vermittelt, und der Teufelskreis zu Entstehung und Aufrechterhaltung der Tinnitusbelastung wird an persönlichen Beispielen erarbeitet. Hier werden oft bereits dysfunktionale Annahmen und Grundüberzeugungen deutlich, die im Rahmen einer kognitiven Umstrukturierung näher exploriert und modifiziert werden können. Darüber hinaus besteht die Therapie aus Übungen zur Aufmerksamkeitsumlenkung, zum Abbau von Schon- und Vermeidungsverhalten oder zur Konfrontation mit dem Tinnitus. Ein wichtiges Ziel ist auch die Rückfallprophylaxe, bei der der Umgang mit späteren Belastungssituationen thematisiert wird. Neben diesen grundlegenden Techniken werden bei Bedarf spezifische Strategien vermittelt, die sich auf die individuelle Sekundärsymptomatik beziehen (z. B. Hörminderung, Hyperakusis, Entspannungs- oder Schlafprobleme).

Wissenschaftliche Studien belegen die gute Wirksamkeit der KVT-Ansätze zur langfristigen Reduktion der Tinnitusbelastung. So zeigte eine aktuelle Metaanalyse eine mittelgroße Effektstärke von Hedges' $g = 0.70$ für den Vergleich von KVT mit passiven Kontrollgruppen bzw. von $g = 0.44$ für den Vergleich mit aktiven Kontrollgruppen (Hesser et al. 2011).

Trotz der wissenschaftlich belegten Wirksamkeit der KVT erhalten nur wenige Tinnitusbetroffene eine solche Therapie, da zu wenige Behandlungsplätze zur Verfügung stehen. Aufgrund dessen wurden in den vergangenen Jahren verstärkt (internetbasierte) therapeutisch begleitete Selbsthilfetrainings entwickelt, die auf den Prinzipien der KVT beruhen. Zudem wurden Selbsthilfeprogramme basierend auf Ansätzen der Mindfulness-based Cognitive Therapy (MBCT) und der Acceptance and Commitment Therapy (ACT) entwickelt und evaluiert (Hesser et al. 2012; Philippot et al. 2012). Die Wirksamkeit der verschiedenen Selbsthilfeprogramme zur Verringerung der Tinnitusbelastung konnte in mehreren Studien nachgewiesen werden (z. B. Kaldo et al. 2013; Weise et al. 2012). Eine aktuelle Metaanalyse ergab, dass die untersuchten KVT-Selbsthilfeprogramme im Vergleich zu passiven Kontrollbedingungen zu einer deutlichen Verringerung der Tinnitusbelastung ($d = 0,48$) führen und eine vergleichbare Effektivität wie ambulante Gruppenpsychotherapie aufweisen (Nyenhuis et al. 2013a).

59.6.5 AWMF-Leitlinie Tinnitus

In der aktuellen AWMF-Leitlinie (AWMF 2010) werden die Empfehlungen zur Tinnitusbehandlung abhängig von der Dauer gegeben: Für die Akutbehandlung ist eine hörsturzäquivalente Arzneimittelbehandlung sowie Counselling vorgesehen; bei drohender Dekompensation wird das frühzeitige Beginnen einer kognitiv-verhaltenstherapeutischen Behandlung empfohlen. Als Basisverfahren bei chronischem Tinnitus werden je nach individuell vorliegender Symptomatik Counselling, hörtherapeutische Maßnahmen, Selbsthilfe oder (kiefer-)orthopädische Behandlungen empfohlen. Zusätzlich dazu wird aufgrund der wissenschaftlichen Befundlage kognitive Verhaltenstherapie sowie die Mitbehandlung komorbider Beeinträchtigungen und psychischer Störungen empfohlen.

59.7 Praktische Behandlungsempfehlungen

Herausforderungen in der Behandlung von Tinnitusbetroffenen resultieren nicht nur aus dem Störungsbild selbst, sondern auch aus dem häufig stark medizinisch orientierten Krankheitsverständnis der Patienten. Im Folgenden werden anhand beispielhafter Aussagen von Tinnituspatienten einige häufige Probleme und mögliche Lösungen vorgestellt.

- **»Ich will meinen Tinnitus aber nicht akzeptieren.«**
  Viele Tinnituspatienten berichten, dass der Tinnitus als störend und belästigend empfunden wird und nicht Bestandteil der eigenen Person werden soll. Kognitive Techniken sind hier nur bedingt erfolgversprechend. Hilfreich sind eher praktische Übungen, bei denen die Betroffenen feststellen, dass sie die Tinnitusbelastung aktiv beeinflussen können. Darüber kann der Tinnitusteufelskreis erarbeitet und die Bedeutung der Akzeptanz verdeutlicht werden. Wenn Patienten positive Erfahrungen gesammelt haben fällt ihnen das Akzeptieren meist leichter.
- **»Wenn ich versuche, zu entspannen, dreht der Tinnitus auf.«**
  Häufig rückt der Tinnitus bei Entspannungsübungen (insbesondere bei stark konzentrativen Verfahren) in den Vordergrund und erschwert damit die Entspannung. Verschiedene Strategien können den Betroffenen die Übungen erleichtern, z. B. der Einsatz von leiser Entspannungsmusik, um sich leichter vom Tinnitus ablenken zu können, oder die Anwendung von Verfahren, bei denen die Betroffenen aktiver sind und die auditorisch dargeboten werden können.
- **»Ich hab' doch schon alles ausprobiert – bei mir hilft sowieso nichts.«**
  Viele Betroffene mit dekompensiertem Tinnitus haben bereits mehrere Behandlungsansätze ausprobiert. Dies führt oft zu einer starken Verunsicherung hinsichtlich des weiteren Verlaufs, zu einer stärkeren Fokussierung auf den Tinnitus und damit zu stärkerer Belastung. Hier ist das Ziel, die Patienten mittels adäquater Informationen zum Beenden des »doctor hopping« zu motivieren.
- **»Ich bin doch nicht verrückt.«**
  Das stark somatische Krankheitsverständnis vieler Betroffener beinhaltet, dass der Tinnitus als rein physisches Problem angesehen und Psychotherapie gar nicht in Betracht gezogen wird. Den Patienten sollte daher zum einen eine transdisziplinäre Behandlung angeboten werden. Zum anderen

können z. B. Biofeedbackübungen in der Therapie ein bio-psycho-soziales Verständnis fördern (Weise et al. 2008).

- **»Ich muss die Übung noch besser machen, nur dann wird sie wirken.«**
  In der Praxis zeigt sich bei einigen Tinnitusbetroffenen die Tendenz zu sehr gewissenhaftem bis hin zu perfektionistischem Arbeiten. Dies kann dazu führen, dass Betroffene sich extrem unter Druck setzen und z. B. in einer Entspannungsübung versuchen, perfekt locker zu lassen. Dies wird sehr wahrscheinlich eine Anspannung und damit Unzufriedenheit auslösen. Es ist hier sehr wichtig, die Patienten auf diese paradoxen Effekte aufmerksam zu machen.
- **»Es wird immer schlimmer werden. Ich kann das nicht mehr aushalten.«**
  Bei Tinnituspatienten zeigt sich häufig eine ausgeprägte Tendenz zu katastrophisierendem Denken (Weise et al. 2013). Durch umfassende Informationsvermittlung von ärztlicher und psychologischer Seite, wiederholtes Entpathologisieren sowie durch kognitive und behaviorale Techniken (z. B. Verhaltensexperimente, Beweissuche, Wahrscheinlichkeitseinschätzung) sollten diese kognitiven Verzerrungen überprüft und modifiziert werden.

59.8 Perspektive

Über den gesamten Verlauf der Tinnitusbehandlung sollten zukünftig medizinische und psychotherapeutische Behandlungsansätze wesentlich stärker integriert werden. Bereits im Akutstadium könnte die üblicherweise primär medizinische Behandlung durch entsprechende psychotherapeutische Interventionen ergänzt werden (D'Amelio et al. 2004; Nyenhuis et al. 2013b). Das bedeutet auch, dass ein stärkerer Austausch zwischen den einzelnen Professionen wünschenswert ist. Nur so können Einzelinterventionen besser aufeinander abgestimmt, das bio-psycho-soziale Krankheitsverständnis gefördert und damit langfristig das individuelle Outcome verbessert werden.

Für die zukünftige Tinnitusbehandlung bietet sich ein »stepped care«-Ansatz an, bei dem unterschiedlich intensive Behandlungen entsprechend der individuellen Belastung eingesetzt werden (Cima et al. 2009). Dabei werden auf der Stufe mit geringster Intensität Minimalinterventionen angeboten, in denen hauptsächlich Informationen vermittelt und praktische Hinweise gegeben werden. Zeigt sich ein weiterer Anstieg in der Tinnitusbelastung bzw. ist von Beginn an eine umfassendere Behandlung indiziert, können intensivere Verfahren eingesetzt werden. Hierbei bieten sich z. B. internetgestützte, therapeutisch-geleitete Interventionen an. Schließlich besteht bei sehr starker Beeinträchtigung die Möglichkeit einer regulären, intensiven kognitiven Verhaltenstherapie.

Zur Umsetzung eines »stepped-care«-Ansatzes ist es erforderlich, dass bereits im Anfangsstadium eine psychologische Diagnostik stattfindet. Dadurch können Betroffene mit niedriger vs. hoher Belastung identifiziert und frühzeitig einer adäquaten Behandlung zugeführt werden. Die einzelnen Schritte des »stepped-care« können zudem zur Überbrückung von Wartezeiten eingesetzt werden. Erste Studien geben Hinweise darauf, dass »stepped-care«-Ansätze zu einer Reduktion der Gesundheitskosten führen können, da weniger Betroffene schwere Formen der Symptomatik entwickeln bzw. frühzeitiger angemessene Behandlungen erhalten (van Straten et al. 2010).

Problematisch erscheint zum aktuellen Zeitpunkt, dass für verschiedene Behandlungsansätze zwar gute bis sehr gute Effektivitätsnachweise vorliegen, diese jedoch kaum Eingang in die reguläre Gesundheitsversorgung finden. So zeigen sich z. B. für internetbasierte Behandlungen vielversprechende Ergebnisse (z. B. Nyenhuis et al. 2013b), jedoch ist eine Implementierung in den Versorgungsalltag aufgrund der aktuellen Gesetzgebung nicht möglich. Ziel für die Zukunft sollte daher sein, wissenschaftliche Ergebnisse stärker in die tatsächliche Versorgungspraxis zu übertragen und damit mehr Tinnitusbetroffenen Zugang zu wissenschaftlich fundierten Verfahren zu ermöglichen.

Fazit für die zukünftige Tinnitusbehandlung:

- stärkere Transdisziplinarität in der Tinnitusbehandlung
- psychologische Diagnostik und Counselling in einem frühzeitigen Stadium
- »stepped-care«-Approach zur Optimierung der Patientenversorgung
- kognitiv-verhaltenstherapeutische Ansätze bei dekompensiertem Tinnitusleiden
- stärkere Implementierung der Forschungsprogramme in die reguläre Versorgung

Literatur

AWMF. Leitlinien der Deutschen Gesellschaft für Hals-Nasen-Ohren-Heilkunde, Kopf- und Hals-Chirurgie: Tinnitus. 2010. http://www.uni-duesseldorf.de/AWMF/ll/017-064htm.

Baldo P, Doree C, Molin P et al. Antidepressants for patients with tinnitus. Cochr Database System Rev 2012; 9: CD003853. doi: 10.1002/14651858.CD003853.pub3.

Bauer CA, Brozoski TJ. Effect of tinnitus retraining therapy on the loudness and annoyance of tinnitus: A controlled trial. Ear Hear 2011; 32(2): 145–55.

Bleich T, Lamprecht F, Lamm H, Jäger B. Der Langzeitverlauf des chronischen Tinnitus aurium. Z Med Psychol 2001; 10(2): 79–86.

Cima R, Joore M, Maes I et al. Cost-effectiveness of multidisciplinary management of Tinnitus at a specialized Tinnitus centre. BMC Health Serv Res 2009; 9: 29. doi: 10.1186/1472-6963-9-29.

Crocetti A, Forti S, Del Bo L. Neurofeedback for subjective tinnitus patients. Auris Nasus Larynx 2011; 38(6): 735–8.

D'Amelio R, Archonti C, Scholz S et al. Akuter Tinnitus. Psychische Korrelate und Ausmaß der Belastung bei Patienten. HNO 2004; 52(7): 599–603.

Davis A, El Refaie A. Epidemiology of tinnitus. In: Tyler RS (ed). Tinnitus Handbook. San Diego: Singular 2000; 1–21.

Gerhards F, Brehmer D. Ablenkungs- und Entspannungstraining bei akutem Tinnitus: Effekte einer Ergänzung HNO-ärztlicher Behandlung. HNO 2010; 58(5): 488–96.

Goebel G. Tinnitus und Hyperakusis. Göttingen: Hogrefe 2003.

Goebel G, Hiller W. Strukturiertes Tinnitus-Interview (STI). Göttingen: Hogrefe 2001.

Goebel G, Hiller W. Tinnitus-Fragebogen (TF). Ein Instrument zur Erfassung von Belastung und Schweregrad bei Tinnitus. Göttingen: Hogrefe 1998.

Gopinath B, McMahon CM, Rochtchina E et al. Incidence, persistence, and progression of tinnitus symptoms in older adults: The blue mountains hearing study. Ear Hear 2010; 31(3): 407–12.

Greimel KV, Leibetseder M, Unterrainer J et al. Der Tinnitus-Beeinträchtigungs-Fragebogen (TBF-12). Übersetzung und Adaptation. Verhaltensther Verhaltensmed 2000; 21(1): 39–49.

Hallam RS, Rachman S, Hinchcliffe R. Psychological aspects of tinnitus. In: Rachman S (ed). Contributions to medical psychology. Oxford: Pergamon 1984; 31–53.

Hasson D, Theorell T, Westerlund H, Canlon B. Prevalence and characteristics of hearing problems in a working and non-working Swedish population. J Epidemiol Commun Health 2010; 64(5): 453–60.

Hesser H, Gustafsson T, Lundén C et al. A randomized controlled trial of internet-delivered cognitive behavior therapy and acceptance and commitment therapy in the treatment of tinnitus. J Consult Clin Psychol 2012; 80(4): 649–61.

Hesser H, Weise C, Westin VZ, Andersson G. A systematic review and meta-analysis of randomized controlled trials of cognitive-behavioral therapy for tinnitus distress. Clin Psychol Rev 2011; 31(4): 545–53.

Hiller W, Goebel G. Hals-Nasen-Ohren-Erkrankungen (HNO). In: Flor H, Hahlweg K, Birbaumer N (eds). Anwendungen der Verhaltensmedizin. Göttingen: Hogrefe 2001a; 146–200.

Hiller W, Goebel G. Komorbidität psychischer Störungen. In: Goebel G (ed). Ohrgeräusche Psychosomatische Aspekte des komplexen chronischen Tinnitus. München: Urban & Vogel 2001b.

Hiller W, Goebel G. Rapid assessment of tinnitus-related psychological distress using the Mini-TQ. Int J Audiol 2004; 43(10): 600–4.

Hiller W, Haerkötter C. Does sound stimulation have additive effects on cognitive-behavioral treatment of chronic tinnitus? Behav Res Ther 2005; 43(5): 595–612.

Hoare DJ, Kowalkowski VL, Hall DA. Effects of frequency discrimination training on tinnitus: results from two randomised controlled trials. J Assoc Res Otolaryngol 2012; 13(4): 543–59.

Jäger B, Malewski P, Matschke RG, Lamprecht F. Verlauf der Erkrankungsschwere und Prognosemöglichkeit des Tinnitus über zwei Jahre. In: Petermann F (Hrsg). Assessments und Ergebnisqualität in der Medizinischen Rehabilitation. Regensburg: Roderer 2005; 161–89.

Jastreboff PJ, Hazell JWP. A neurophysiological approach to tinnitus: clinical implications. Br J Audiol 1993; 27: 7–17.

Jastreboff PJ, Jastreboff MM. Tinnitus Retraining Therapy (TRT) as a method for treatment of tinnitus and hyperacusis patients. J Am Acad Audiol 2000; 11(3): 162–77.

Kaldo V, Cars S, Rahnert M et al. Use of a self-help book with weekly therapist contact to reduce tinnitus distress: A randomized controlled trial. J Psychosom Res 2007; 63(2): 195–202.

Kaldo V, Haak T, Buhrman M et al. Internet-Based Cognitive Behaviour Therapy for Tinnitus Patients Delivered in a Regular Clinical Setting: Outcome and Analysis of Treatment Dropout. Cogn Behav Ther 2013; 42(2): 146–58.

Kleinjung T, Fischer B, Langguth B et al. Validierung einer deutschsprachigen Version des »Tinnitus Handicap Inventory«. Psychiat Prax 2007; 34 (Suppl 1): 140–2.

Klockhoff I, Lindblom U. Menière's disease and hydrochlorothiazide (Dichlotride)-a critical analysis of symptoms and therapeutic effects. Acta Otolaryngol 1967; 63(4): 347–65.

Kröner-Herwig B, Jäger B, Goebel G. Tinnitus: Kognitiv-verhaltenstherapeutisches Behandlungsmanual. Weinheim: Beltz PVU 2010.

Maes IH, Cima RF, Vlaeyen JW et al. Tinnitus: a cost study. Ear Hear 2013; 34(4): 508–14.

Malouff JM, Schutte NS, Zucker LA. Tinnitus-related distress: A review of recent findings. Curr Psychiat Rep 2011; 13(1): 31–6.

Møller AR. Epidemiology of tinnitus in adults. In: Moeller AR, Langguth B, De Ridder D, Kleinjung T (eds). Textbook of Tinnitus. New York: Springer 2011; 29–37.

Newman CW, Jacobson GP, Spitzer JB. Development of the Tinnitus Handicap Inventory. Arch Otolaryngol Head Neck Surg 1996; 122(2): 143–8.

Nondahl DM, Cruickshanks KJ, Wiley TL et al. The ten-year incidence of tinnitus among older adults. Int J Audiol 2010; 49(8): 580–5.

Norena AJ. An integrative model of tinnitus based on a central gain controlling neural sensitivity. Neurosci Biobehav Rev 2011; 35(5): 1089–109.

Nyenhuis N, Golm D, Kröner-Herwig B. A Systematic Review and Meta-Analysis on the Efficacy of Self-Help Interventions in Tinnitus. Cogn Behav Ther 2013a; 42(2): 159–69.

Nyenhuis N, Zastrutzki S, Weise C et al. The efficacy of minimal contact interventions for acute tinnitus: a randomised controlled study. Cogn Behav Ther 2013b; 42(2): 127–38.

Philippot P, Nef F, Clauw L et al. A randomized controlled trial of mindfulness-based cognitive therapy for treating tinnitus. Clin Psychol Psychother 2012; 19(5): 411–9.

Pilgramm M, Rychlik R, Lebisch H et al. Tinnitus in der Bundesrepublik Deutschland – eine repräsentative epidemiologische Studie. HNO aktuell 1999; 7: 261–5.

Theodoroff SM, Folmer RL. Repetitive transcranial magnetic stimulation as a treatment for chronic tinnitus: a critical review. Otol Neurotol 2013; 34(2): 199–208.

van Straten A, Seekles W, van't Veer-Tazelaar NJ et al. Stepped care for depression in primary care: what should be offered and how? Med J Aust 2010; 192(11): S36-S39.

Weise C, Heinecke K, Rief W. Biofeedback-based behavioral treatment for chronic tinnitus: Results of a randomized controlled trial. J Consult Clin Psychol 2008; 76(6): 1046–57.

Weise C, Hesser H, Andersson G et al. The role of catastrophizing in recent onset tinnitus: Its nature and association with tinnitus distress and medical utilization. Int J Audiol 2013; 52(3): 177–88.

Weise C, Kleinstaeuber M, Andersson G. Internet-based cognitive-behavioural treatment of chronic tinnitus. Int J Behav Med 2012; 19 (Suppl 1): S97.

Zöger S, Svedlund J, Holgers KM. Relationship between tinnitus severity and psychiatric disorders. Psychosomatics 2006; 47(4): 282–8.

60 Schwindel

Gabriele Schmid, Claas Lahmann

Fallbeispiel

Ein 50-jähriger ehemaliger Bauleiter, der sich in unserer psychosomatischen Ambulanz vorstellte, berichtete über täglich auftretende Benommenheitsgefühle, Schwindel und Übelkeit, bestehend seit etwa fünf Jahren. Des Weiteren leide er unter gedrückter Stimmung, Konzentrationsbeschwerden, Freud- und Energielosigkeit, sozialem Rückzug, Schlafstörungen sowie unter Gefühlen von Sinnlosigkeit, Minderwertigkeit und Insuffizienz. Die Beschwerden seien neurologisch und HNO-ärztlich ohne weiterführende Befunde abgeklärt worden; dennoch habe er Sorge, dass eine organische Krankheit übersehen worden sei, da die Beschwerden ja irgendwo herkommen müssten. Erstmalig aufgetreten seien die Beschwerden, nachdem ihm eine bifokale Brille verschrieben worden war. Im selben Jahr sei zudem ein Konflikt an seinem Arbeitsplatz aufgetreten, durch den er massiv von seinen Kollegen enttäuscht worden sei. Seitdem könne er niemandem mehr vertrauen. Aufgrund der Beschwerden sei er vor fünf Jahren krankgeschrieben worden, was ihn sehr beschämt habe. Seit vier Jahren bestehe eine unbefristete Berufsunfähigkeitsrente. Die Beziehung zu seiner Partnerin und seinem 14-jährigen Sohn beschrieb er als schwierig. Bei dem Patienten zeigten sich ein ausgeprägter Selbstwertkonflikt sowie eine rationalisierende Affektabwehr, die als Emotionsregulation sowie zur Reduzierung eigener Unsicherheit in Beziehungen verstanden werden konnte. Da sich der Patient als mangelhaft wahrnahm, verarbeitete er Enttäuschungen in Beziehungen schuldhaft internalisiert.

60.1 Definition und klinisches Bild

Schwindel ist eines der häufigsten Leitsymptome in der Allgemeinmedizin und nach Kopfschmerzen die häufigste Beschwerde in der Neurologie (Dieterich u. Eckhardt-Henn 2004). Die Lebenszeitprävalenz liegt zwischen 20–30 % (Neuhauser 2007). Etwa 30–50 % der komplexen Schwindelerkrankungen (d. h. der Schwindel ist das Hauptsymptom und persistierend) sind organpathologisch nicht ausreichend erklärbar und erfüllen damit ein Hauptkriterium der somatoformen Störung (Eckhardt-Henn et al. 2009; Schmid et al. 2011).

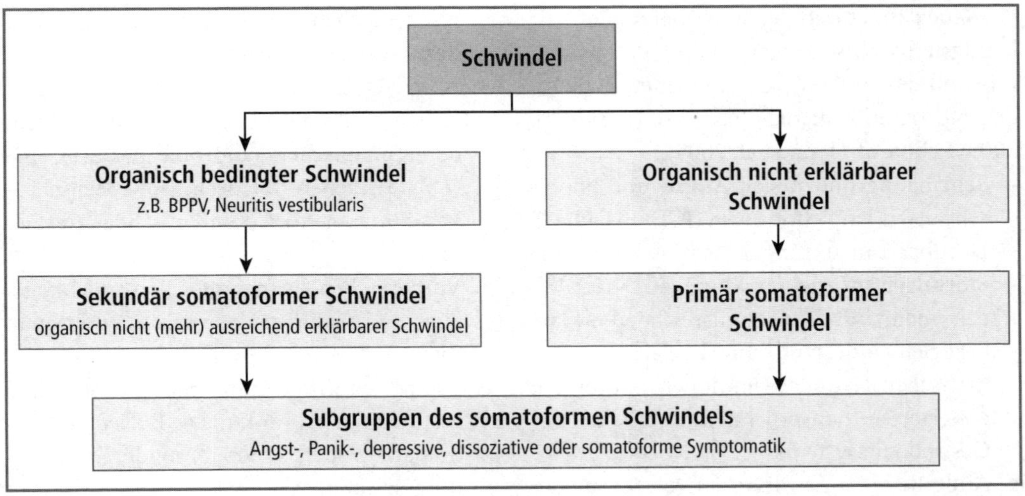

Abb. 60-1 Primär und sekundär somatoforme Schwindelsyndrome.

60.1.1 Das Konzept des somatoformen Schwindels

Bei medizinisch nicht ausreichend erklärbaren oder somatoformen Schwindelerkrankungen können alle Schwindelqualitäten (drehend oder schwankend) und -symptome (Benommenheitsgefühl, Unsicherheit beim Gehen, Gefühl zu kippen, Leeregefühl im Kopf) auftreten.

Der somatoforme Schwindel lässt sich unterteilen in einen primären vs. sekundären somatoformen Schwindel (Eckhardt-Henn et al. 2009; ▸ Abb. 60-1):

- **Primär somatoform:** Medizinisch nicht erklärbarer Schwindel, der ohne eine vorangehende organische Schwindelerkrankung auftritt.
- **Sekundär somatoform:** Medizinisch nicht ausreichend erklärbarer Schwindel, der sich infolge einer organischen Schwindelerkrankung manifestiert. Rund 30 % aller Patienten mit einer organischen Schwindelerkrankung entwickeln einen sekundär somatoformen Schwindel, v. a. Patienten mit vestibulärer Migräne oder einer Menière-Erkrankung (Eckhardt-Henn et al. 2008; Lahmann et al. 2014).

Nosologische Subgruppen des somatoformen Schwindels

Bereits vor über 100 Jahren beschrieb Sigmund Freud (1895) Folgendes:

»Eine hervorragende Stellung in der Symptomgruppe der Angstneurose nimmt der Schwindel ein, der in seinen leichtesten Formen besser als ›Taumel‹ zu bezeichnen ist, in schwerer Ausbildung als ›Schwindelanfall‹ mit oder ohne Angst zu den folgenschwersten Symptomen der Neurose gehört. (…) er besteht in einem spezifischen Mißbehagen, begleitet von den Empfindungen, daß der Bogen wogt, die Beine versinken, daß es unmöglich ist, sich weiter aufrecht zu halten, und dabei sind die Beine bleischwer, zittern oder knicken ein. Zum Hinstürzen führt dieser Schwindel nie. Dagegen möchte ich behaupten, daß ein solcher Schwindelanfall auch durch einen Anfall von tiefer Ohnmacht vertreten werden kann. (…) Der Schwindelanfall ist nicht selten von der schlimmsten Art der Angst begleitet, häufig mit Herz- und Atembeschwerden kombiniert. (…) Auf Grund der chronischen Ängstlichkeit (ängstliche Erwartung) einerseits, der Neigung zum Schwindelangstanfalle andererseits entwickeln sich (…) Phobien.«

Freuds Beschreibung weist bereits auf die häufigste psychische Störung, die den primären und sekundären somatoformen Schwindelsyndromen zugrunde liegt, hin (Best et al. 2009; Eckhardt-Henn et al. 2009):

- Sehr häufig finden sich Angst- und phobische sowie Panikstörungen (ICD-10 F40/41).
- Darüber hinaus finden sich somatoforme Störungen im engeren Sinne (ICD-10 F45), d.h. medizinisch nicht ausreichend erklärbare Schwindelsyndrome, begleitet von somatischen Kausalattributionen und einem gesteigerten Inanspruchnahmeverhalten des Gesundheitssystems.
- Außerdem sind dissoziative Störungen (ICD-10 F44) und
- (reaktive) depressive Episoden/Störungen (ICD-10 F32/33) zu finden.

60.1.2 Das Konzept des phobischen Schwankschwindels

Der phobische Schwankschwindel (phobic postural vertigo, PPV) kann als eine leichte Ausprägung der oben genannten Subgruppe der Angst- und phobischen sowie Panikstörungen verstanden werden. Das Konzept des PPV ist sowohl in der Neurologie als auch in der HNO-ärztlichen Medizin weit verbreitet, obwohl der PPV keine klinische Diagnose nach dem ICD-10-Katalog darstellt. Die diagnostischen Kriterien des PPV sind folgende (Brandt 1996; Brandt u. Dieterich 1986):

1. Schwankschwindel sowie eine subjektive Stand-/Gangunsicherheit bei normalem neurologischem Befund und unauffälligen Gleichgewichtstests
2. fluktuierende Unsicherheit von Stand und Gang mit attackenartiger Fallangst ohne Sturz, teilweise nur als Körperschwankung wahrgenommen
3. Angstgefühle und vegetative Missempfindungen während oder kurz nach den Attacken (von den Betroffenen meist erst auf Nachfragen angegeben), aber auch Schwindelattacken ohne Angst
4. Auftreten der Attacken in typischen Situationen, die auch als externe Auslöser anderer phobischer Syndrome bekannt sind (z.B. Brücken, Autofahren, große Menschenansammlungen im Kaufhaus oder Restaurant)
5. Vorherrschen zwanghafter Persönlichkeitszüge und reaktiver depressiver Symptomatik
6. Beginn der Erkrankung infolge einer initial vestibulären Erkrankung (z.B. Neuritis vestibularis) oder einer besonderen Belastungssituation.

Das Konzept des PPVs umfasst nicht alle Formen und Subgruppen des medizinisch nicht ausreichend erklärbaren Schwindels, kann aber dennoch den Ärzten dabei helfen, initial psychische Komorbidität zu erkennen und damit überflüssige Untersuchungen zu vermeiden, den Patienten zu entlasten und zeitnah eine adäquate Behandlung anzubahnen (Brandt et al. 1997).

Für die weitere Behandlungsplanung und Indikation einer (störungsorientierten) Psychotherapie ist eine differenziertere Diagnostik nach dem ICD-10 – wie oben beschrieben – dringend erforderlich (Eckhardt-Henn et al. 1997).

60.2 Mechanismen und psychosoziale Aspekte

60.2.1 Psychodynamisches Erklärungsmodell

In seinen »Vorlesungen zur Einführung in die Psychoanalyse« beschreibt Freud (1916/17), »(...) dass der Komplex, den wir als Angstzustand bezeichnen, einer Aufsplitterung fähig ist. Das Ganze des Anfalls kann durch ein Einzelnes, intensiv ausgebildetes Symptom vertreten werden, durch ein Zittern, einen Schwindel, eine Herzpalpitation, eine Atemnot, und das Gemeingefühl, an dem wir die Angst erkennen, kann dabei fehlen oder undeutlich geworden sei. Und doch sind die Zustände, die wir als ›Angstäquivalente‹ beschreiben, in allen klinischen und ätiologischen Beziehungen der Angst gleichzustellen«.

Wie dieses Zitat verdeutlicht, kann Schwindel aus psychodynamischer Sicht als somatisches Affektäquivalent verstanden werden. Neuere Befunde aus der Neurobiologie untermauern diese Hypothese: Anatomisch und funktionell gibt es Verbindungen zwischen dem vestibulären System und neuronalen Regelkreisen, die an der Pathogenese von Panikstörungen und der Konditionierung von Angstreaktionen beteiligt sind. Eine Dysfunktion des vestibulären Systems kann somit ein Trigger für psychopathologische Phänomene wie Angst und Panik sein und umgekehrt. Monoaminerge Einflüsse mediieren sowohl vestibuläre Funktionen als auch Angst (Balaban u. Thayer 2001; Best et al. 2006; Furman u. Jacob 1997; LeDoux et al. 1988).

Darüber hinaus kann Schwindel eine Störung der inneren Sicherheit des Betroffenen ausdrücken und auf einen existenziellen inneren Konflikt hinweisen. Allerdings ist Schwindel nie Ausdruck für einen spezifischen Konflikt, und es gibt auch nicht *den* Schwindelpatienten. Häufig finden sich jedoch Konflikte um Ablösung, Trennung, Autonomie und Abhängigkeit (Eckhardt-Henn 2011).

60.2.2 Lerntheoretische Perspektive

Lerntheoretische Modelle beschreiben gut die Aufrechterhaltung bzw. Progredienz (sekundärer) somatoformer Schwindelbeschwerden: Der initial erlebte Schwindel (z. B. Drehschwindel-Attacke bei der Menière-Erkrankung) kann bei den Betroffenen große Unsicherheit sowie Angst- und Panikreaktionen auslösen und zu einer verstärkten Wahrnehmung körperlicher Symptome führen. Werden körperliche Symptome besonders beachtet, falsch interpretiert oder sogar katastrophisiert (z. B. Schwindel, Herzrasen und Druckgefühle in der Brust werden als drohender Herzinfarkt gedeutet), können derartige dysfunktionale Kognitionen wiederum zu einer Verstärkung der Angst führen und einen Teufelskreis in Gang setzen. Die Betroffenen verändern ihr Verhalten und vermeiden Bewegungen, Orte oder Situationen, die sie mit den Angstsymptomen assoziieren. Häufig kommt es zu einer zunehmenden Reizgeneralisierung auslösender Situationen und damit verbundenen massiven Beeinträchtigungen im Alltagsleben (Schaaf 2001).

Als Prädiktoren für die Entwicklung eines sekundär somatoformen Schwindels nennen Godemann et al. (2004, 2006) kognitive Faktoren, v. a. katastrophisierende Gedanken, Gefühle von Kontrollverlust sowie eine Erwartungsangst bezüglich schwindelassoziierter unangenehmer Körpersensationen (z. B. Übelkeit oder Erbrechen). Tschan et al. (2011) berichten, dass ein subjektiv hohes Wohlbefinden und funktionale Copingstrategien bei stressigen Ereignissen (eingeschätzt durch die Patienten) vor einem sekundär somatoformen Schwindel schützen können.

60.3 Gesundheitsökonomische und Versorgungsaspekte

Wie bereits eingangs erwähnt ist Schwindel – mit einer Lebenszeitprävalenz von 20–30 % (Neuhauser 2007) – eines der häufigsten Leitsymptome in der Allgemeinmedizin und Neurologie (Dieterich u. Eckhardt-Henn 2004). Fast 50 % der komplexen Schwindelerkrankungen können den somatoformen Schwindelsyndromen zugeordnet werden (Eckhardt-Henn et al. 2009; Schmid et al. 2011); dennoch werden diese oft nicht frühzeitig in der (Differenzial-)Diagnostik berücksichtigt. Dies verzögert sowohl die richtige Diagnosestellung als auch den Beginn einer adäquaten Behandlung und verursacht damit hohe Kosten für das Gesundheits- und Rentensystem (Barsky et al. 2005; Henningsen et al. 2007). Rund 80 % der Patienten mit somatoformen Schwindelbeschwerden fühlen sich in ihrem Alltags- und Berufsleben deutlich beeinträchtigt, einige dieser Patienten sind sogar arbeitsunfähig (Eckhardt-Henn et al. 2009; Tschan et al. 2009).

60.4 Behandlungsziele

Während bei leichten somatoformen Schwindelbeschwerden, wie z. B. dem phobischen Schwankschwindel, häufig eine psychoedukative Beratung sowie ein Gleichgewichtstraining ausreichend sind (Huppert et al. 2005), erfordern komplexe somatoforme Schwindelbeschwerden eine multimodale psychotherapeutische Behandlung mit Elementen aus der Physio- und ggf. auch Psychopharmakotherapie, bei ausgeprägter komorbider depressiver oder Angststörung (Henningsen et al. 2007; Lahmann et al. 2010; Schmid u. Lahmann 2013).

Am Beginn der Behandlung soll die Erarbeitung eines bio-psycho-sozialen Krankheitsverständnisses stehen, in dessen Rahmen dem Patienten die Angst genommen werden sollte, an einer schwerwiegenden organischen Erkrankung zu leiden. Außerdem soll der Zusammenhang zwischen Schwindel und einem ängstlich-vermeidenden Verhalten erklärt und der Patient ermutigt werden, sein Vermeidungsverhalten zu unterlassen und seine Alltagsaktivitäten wieder aufzunehmen. Darüber hinaus muss der Patient motiviert werden, sein Gleichgewicht zu trainieren, um die zur Kompensation zur Verfügung stehenden gesunden Anteile des Gleichgewichtssystems zu schulen und zu stärken (Huppert et al. 2005; Schaaf 2001).

Komplexe somatoforme Schwindelbeschwerden bedürfen einer psychotherapeutischen Behandlung. Psychodynamisch orientierte Psychotherapien fokussieren dabei die Wahrnehmung und den Umgang mit Affekten sowie interpersonelle Beziehungserfahrungen, aber auch die Beziehung zum eigenen Körper (Beutel et al. 2010). Der Schwindel-Patient wird angehalten, positive Erfahrungen mit dem eigenen Körper zu sammeln (z. B. durch sportliche Aktivität oder Entspannungstraining), um Fähigkeiten und Grenzen neu zu erfahren und mehr Zutrauen in die eigene körperliche Belastbarkeit zu gewinnen. Diese neuen Erfahrungen, die manchmal auch Enttäuschungen hervorrufen können, werden im therapeutischen Kontext besprochen. Des Weiteren sollen die Affektwahrnehmung und -regulation des Patienten in Beziehungen, auch in der therapeutischen, verbessert werden.

Im Rahmen einer kognitiven Verhaltenstherapie geht es um eine sorgfältige Verhaltensanalyse der initialen und folgenden Schwindelattacken, wobei der Entstehungskontext sowie kognitive, physiologische, emotionale und aufrechterhaltende Faktoren genauer betrachtet werden. Ein wichtiges Element verhaltenstherapeutischer Verfahren stellt die In-vivo-Konfrontation mit schwindelauslösenden Reizen dar; bei der Vorbereitung der Exposition sollten der Teufelskreis der Angst und die verstärkende Wirkung von Vermeidungsverhalten thematisiert werden. Außerdem sollen der Einfluss von Kognitionen auf das Fühlen und Handeln und die Relevanz kognitiver Bewertungsprozesse genau besprochen werden. Auch Entspannungstechniken und Elemente achtsamkeitsbasierter Therapien können einbezogen werden (Schaaf 1998; Tschan et al. 2012).

60.5 Behandlungsleitlinien

Bislang gibt es nur sehr wenige randomisiert-kontrollierte Studien zur Wirksamkeit von Psychotherapie bei somatoformen Schwindelerkrankungen. In den bislang vorliegenden Studien wurde die Effektivität kognitiv-verhaltenstherapeutischer Verfahren in Kombination mit vestibulärer Rehabilitation oder Entspannungstechniken untersucht. Es zeigte sich eine kurzfristige Verbesserung schwindelassoziierter Beschwerden (Schmid et al. 2011). Tschan et al. (2012) konnten mit ihrem verhaltenstherapeutisch-orientierten Gruppenschulungsprogramm »Standfest« zudem eine langfristige Reduktion dysfunktionaler Krankheitsrepräsentationen und einen verbesserten Umgang mit den Schwindelbeschwerden erzielen. Allerdings waren in allen vorliegenden Studien die Fallzahlen sehr klein.

Auf dem Evidenzniveau »möglicherweise wirksam« empfiehlt eine im Jahr 2013 publizierte Leitlinie bei somatoformen Schwindelerkrankungen kognitive Verhaltenstherapie in Kombination mit vestibulärer Rehabilitation oder Entspannungstechniken, im ambulanten Einzel- oder Gruppensetting. Alle anderen Richtlinienpsychotherapien sind bislang ohne ausreichenden Wirknachweis (Schmid u. Lahmann 2013).

Zur Wirksamkeit einer gezielten psychopharmakologischen Behandlung somatoformer Schwindelbeschwerden mangelt es bislang an systematischen Übersichtsartikeln und kontrollierten Studien (Hain u. Uddin 2003; Ramos 2006). Eckhardt-Henn et al. (2009) empfehlen eine Orientierung der psychopharmakologischen Therapie an den standardisierten Leitlinien für die jeweils der somatoformen Störung zugrunde liegenden psychischen Störung (z.B. Serotonin-Wiederaufnahmehemmer bei Angststörungen) sowie eine gute Aufklärung und enge Führung des Patienten.

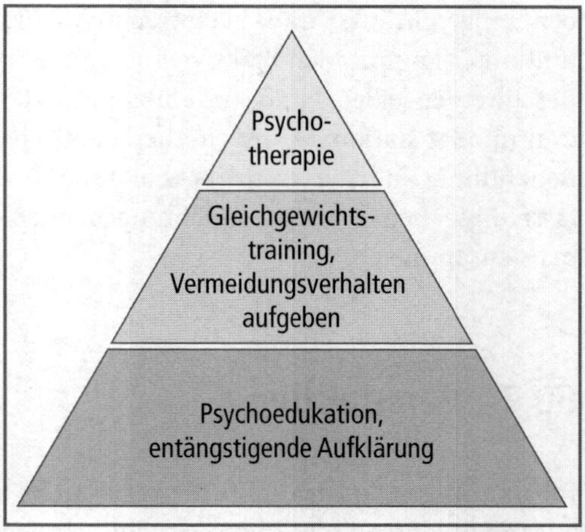

Abb. 60-2 Empfehlung für den Behandlungsablauf bei somatoformen Schwindelsyndromen.

60.6 Praktische Behandlungsempfehlungen

Nach gründlicher Diagnostik und Ausschluss organpathologischer Ursachen sollte am Beginn der Behandlung eine entängstigende Aufklärung des Patienten stehen; dabei ist es wichtig, das Gesunde und Funktionierende zu betonen. Im Rahmen von Psychoedukation sollten dem Patienten die Wirkmechanismen von Konditionierungsprozessen und von Vermeidungsverhalten verdeutlicht werden.

Des Weiteren sollte der Patient angehalten werden, sein Schon- und Vermeidungsverhalten aufzugeben und sein Gleichgewichtssystem durch gezielte sportliche Aktivität zu trainieren, z.B. durch leichten Ausdauersport, Fahrradfahren oder Tai-Chi (Schaaf 2001). Wie Huppert et al. (2005) in einer Längsschnittstudie gezeigt haben, konnte durch eine psychoedukative Kurzzeitintervention bei drei Viertel der Patienten mit einem phobischen Schwankschwindel eine dauerhafte Symptomremission bzw. Verbesserung erzielt werden.

Für Patienten, die durch den somatoformen Schwindel deutlich im Alltags- und Berufsleben eingeschränkt und beeinträchtigt sind und unter komorbiden reaktiven psychischen Beschwerden leiden, kann eine ambulante oder multimodal-stationäre psychotherapeutische Behandlung indiziert sein. ►Abbildung 60-2 fasst diese Behandlungsempfehlungen nochmals zusammen.

60.7 Perspektive

In zukünftigen Studien sollte die Wirksamkeit aller ambulanten Richtlinien-Psychotherapien - sowohl kognitive Verhaltenstherapie als auch psychodynamische Verfahren - bei somatoformen Schwindelsyndromen an größeren und repräsentativen Stichproben mittels randomisiert-kontrollierter Studien im Langzeitverlauf überprüft werden.

Wie eine systematische Übersichtsarbeit unserer Arbeitsgruppe gezeigt hat (Schmid et al. 2011), sollten in der Psychotherapie mit somatoformen Schwindelpatienten die zugrunde liegenden Angst- und depressiven Symptome stärker fokussiert und mit einbezogen werden. Im Sinne einer störungsorientierten Therapie sollte die Behandlung auf die Besonderheiten des somatoformen Schwindels sowie auf die mit dem somatoformen Schwindel häufig einhergehenden psychischen Störungen wie Angst- bzw. phobische, depressive oder somatoforme Störungen im eigentlichen Sinne zugeschnitten sein.

Literatur

Balaban CD, Thayer JF. Neurological bases for balance-anxiety links. J Anxiety Disorders 2001; 15: 53–79.

Barsky AJ, Orav EJ, Bates DW. Somatization increases medical utilization and costs independent of psychiatric and medical comorbidity. Arch Gen Psychiat 2005; 62: 903–10.

Best C, Eckhardt-Henn A, Diener G et al. Interaction of somatoform and vestibular disorders. J Neurol Neurosurg Psychiat 2006; 77: 658–64.

Best C, Eckhardt-Henn A, Tschan R, Dieterich M. Psychiatric morbidity and comorbidity in different vestibular vertigo syndromes. Results of a prospective longitudinal study over one year. J Neurol 2009; 256: 58–65.

Beutel ME, Doering S, Leichsenring F, Reich G. Psychodynamische Psychotherapie. Störungsorientierung und Manualisierung in der therapeutischen Praxis. Göttingen: Hogrefe 2010.

Brandt T. Phobic postural vertigo. Neurol 1996; 46: 1515–9.

Brandt T, Dieterich M. Phobischer Attacken-Schwankschwindel, ein neues Syndrom? Münch Med Wochenschr 1986; 128: 247–50.

Brandt T, Kapfhammer HP, Dieterich M. "Phobic postural vertigo". A further differentiation of psychogenic vertigo conditions seems necessary. Nervenarzt 1997; 68(10): 848–9.

Dieterich M, Eckhardt-Henn A. Neurological and somatoform vertigo syndromes. Nervenarzt 2004; 75: 281–302.

Eckhardt-Henn A. Psychodynamics of vertigo. PDP 2011; 10: 16–24.

Eckhardt-Henn A, Best C, Bense S et al. Psychiatric comorbidity in different organic vertigo syndromes. J Neurol 2008; 255: 420–8.

Eckhardt-Henn A, Hoffmann SO, Tettenborn B et al. "Phobic postural vertigo". A further differentiation of psychogenic vertigo conditions seems necessary. Nervenarzt 1997; 68(10): 806–12.

Eckhardt-Henn A, Tschan R, Best C, Dieterich M. Somatoform vertigo syndrome. Nervenarzt 2009; 80: 909–17.

Freud S. Vorlesung zur Einführung in die Psychoanalyse (1916/17). GW XI. Frankfurt: Fischer.

Freud S. Über die Berechtigung, von der Neurasthenie einen bestimmten Symptomenkomplex als »Angstneurose« abzutrennen (1895). GW I. London: Imago 1952.

Furman JM, Jacob RG. Psychiatric dizziness. Neurol 1997; 48: 1161–6.

Godemann F, Koffroth C, Neu P, Heuser I. Why does vertigo become chronic after neuropathia vestibularis? Psychosom Med 2004; 66: 783–7.

Godemann F, Schabowska A, Naetebusch B et al. The impact of cognitions on the development of panic and somatoform disorders: a prospective study in patients with vestibular neuritis. Psychol Med 2006; 36(1): 99–108.

Hain TC, Uddin M. Pharmacological treatment of vertigo. CNS Drugs 2003; 17(2): 85–100.

Henningsen P, Zipfel S, Herzog W. Management of functional somatic syndromes. Lancet 2007; 369: 946–55.

Huppert D, Strupp M, Rettinger N et al. Phobic postural vertigo. A long-term follow-up (5 to 15 years) of 106 patients. J Neurol 2005; 252: 564–9.

Lahmann C, Henningsen P, Brandt T et al. Distinct psychiatric comorbidity in different subtypes of vertigo and dizziness. J Neurol Neurosurg Psychiatry 2014 (ePub ahead of print).

Lahmann C, Henningsen P, Dinkel A. Somatoform disorders and functional somatic syndromes. Nervenarzt 2010; 81: 1383–94; quiz 1395.

LeDoux JE, Iwata J, Cicchetti P, Reis DJ. Different projections of the central amygdaloid nucleus mediate autonomic and behavioral correlates of conditioned fear. J Neurosci 1988; 8(7): 2517–29.

Neuhauser HK. Epidemiology of vertigo. Curr Opin Neurol 2007; 20: 40–6.

Ramos RT. Antidepressants and dizziness. J Psychopharmacol 2006; 20: 708–13.

Schaaf H. Behavioural therapy approaches in vertigo disorders. Psychomed 1998; 10: 88–92.

Schaaf H. Psychogenic vertigo in ENT practice. HNO 2001; 49(4): 307–15.

Schmid G, Henningsen P, Dieterich M et al. Psychotherapy in dizziness: a systematic review. J Neurol Neurosurg Psychiat 2011; 82: 601–6.

Schmid G, Lahmann C. Somatoformer Schwindel. In: Martin A, Härter M, Henningsen P, Hiller W, Kröner-Herwig B, Rief W (Hrsg). Evidenzbasierte Leitlinie zur Psychotherapie somatoformer Störungen und assoziierter Syndrome. Göttingen: Hogrefe 2013; 163–70.

Tschan R, Best C, Beutel ME et al. Patients' psychological well-being and resilient coping protect from secondary somatoform vertigo and dizziness (SVD) 1 year after vestibular disease. J Neurol 2011; 258: 104–12.

Tschan R, Eckhardt-Henn A, Scheurich V et al. Steadfast – effectiveness of a cognitive-behavioral self-management program for patients with somatoform vertigo and dizziness. Psychother Psychosom Med Psychol 2012; 62: 111–9.

Tschan R, Wiltink J, Best C et al. (2009). Validation of the German version of the Vertigo Handicap Questionnaire (VHQ) in patients with vestibular vertigo syndromes or somatoform vertigo and dizziness. Psychother Psychosom Med Psychol 2009; 59: 1–12.

61 Essstörungen und Adipositas

Martina de Zwaan, Stephan Herpertz, Stephan Zipfel

61.1 Allgemeines zu Essstörungen

Im DSM-5 (APA 2013) werden die Essstörungen im Kapitel »Fütter- und Essstörungen« zusammengefasst. Diese sind durch eine anhaltende Störung des Essverhaltens oder zugehöriger Verhaltensweisen gekennzeichnet, die zu einer veränderten Nahrungsaufnahme führen und in bedeutendem Maße die körperliche Gesundheit oder psychosoziale Funktionsfähigkeit beeinträchtigen. Für folgende Störungen liegen derzeit diagnostische Kriterien vor: Pica, Ruminationsstörung, Störung mit vermeidender/restriktiver Nahrungsaufnahme, Anorexia nervosa (AN), Bulimia nervosa (BN) und Binge-Eating-Störung (BES).

Adipositas wurde nicht als psychische Störung ins DSM-5 aufgenommen. Eine Vielzahl von genetischen, physiologischen, verhaltens- und umweltbezogenen Faktoren, die individuell unterschiedlich sein können, sind für die Entwicklung von Adipositas verantwortlich. Es gibt allerdings stabile Zusammenhänge zwischen Adipositas und verschiedenen psychischen Störungen (z. B. Binge-Eating-Störung, depressive und bipolare Störungen, Schizophrenie).

Das DSM-5 definiert noch »Andere näher bezeichnete Fütter- oder Essstörungen«. Diese Kategorie wird vergeben, wenn das Erscheinungsbild nicht die Kriterien für eine »Näher bezeichnete Fütter- oder Essstörung« erfüllt. Als Beispiele werden in dieser Kategorie genannt: atypische Anorexia nervosa (z. B. das Körpergewicht liegt im Normalbereich), Bulimia nervosa von geringer Häufigkeit und begrenzter Dauer, Binge-Eating-Störung von geringer Häufigkeit und/oder begrenzter Dauer,

Purging-Störung (wiederkehrendes Purging-Verhalten ohne Auftreten von Essanfällen) und das Night-Eating-Syndrom.

Die Prävalenz ist das wichtigste Maß für die Planung von Behandlungseinrichtungen, da sie den Bedarf am besten abbildet. Die Lebenszeitprävalenz bei Erwachsenen in der Allgemeinbevölkerung liegt für die AN bei Frauen bei 0,9 % und bei Männern bei 0,3 %. Die entsprechenden Prävalenzen für die BN liegen zwischen 0,9 und 1,5 % bei Frauen und 0,1 bis 0,5 % bei Männern. Die BES gilt als häufigste Essstörung mit einer Lebenszeitprävalenz von 1,9 bis 3,5 % bei Frauen und 0,3 bis 2 % bei Männern in der Allgemeinbevölkerung (Smink et al. 2012; ▸ Tab. 61-1). Während bei der AN und BN überwiegend junge Frauen betroffen sind, scheint die BES bei Frauen nur etwa doppelt so häufig vorzukommen wie bei Männern.

Störungen im Essverhalten, die nicht den diagnostischen Kriterien für eine Essstörung entsprechen, sind in der Allgemeinbevölkerung weitaus häufiger (Hilbert et al. 2012). Von 2.520 Deutschen im Alter von 14 bis 95 Jahren lagen 3,9 % oberhalb eines Gesamtwerts von 2,3 Punkten auf dem Eating Disorders Examination Fragebogen (EDE-Q), was auf eine Störung des Essverhaltens hindeutet. Die Wahrscheinlichkeit, diesen Wert zu erreichen, war bei Frauen fünfmal höher als bei Männern. Frauen unter 35 Jahren hatten ein höheres Risiko als Frauen aller anderen Altersgruppen. Adipöse Frauen und adipöse Männer hatten ein deutlich höheres Risiko (zehnfach und 19-fach) für eine Störung des Essverhaltens als normalgewichtige Frauen und Männer. Kein Zusammenhang fand sich mit soziodemografischen Merkmalen wie Schulbildung oder Haushaltseinkommen. Selbst berichtete objektive Essanfälle in einer Frequenz von vier oder mehr innerhalb des letzten Monats fanden sich bei 1,4 % der Frauen und 0,9 % der Männer.

Die Mortalität, ausgedrückt als standardisierte Mortalitätsrate (SMR), ist bei allen Essstörungen erhöht. Dies trifft vor allem für die Anorexia nervosa zu (Arcelus et al. 2011), die mit 5,86 eine der höchsten standardisierten Mortalitätsraten aller psychischen Störungen aufweist. Die SMR ist auch nach 20-jähriger Beobachtungszeit noch erhöht. Suizide machen 20 % der Todesfälle aus. Als Prädiktoren für die Mortalität gelten höheres Alter bei Erstvorstellung, Alkoholabusus und andere komorbide psychische Störungen sowie geringerer BMI bei Erstvorstellung. Jüngeres Alter und längerer Aufenthalt bei der ersten Hospitalisierung gelten als protektive Faktoren (Allen et al. 2013). Die BES hat mit 2,29 die zweithöchste SMR aller Essstörungen, was wahrscheinlich auf die Assoziation mit Übergewicht und Adipositas zurückzuführen ist.

Tab. 61-1 Lebenszeitprävalenzraten aus den USA und sechs europäischen Ländern, zweistufige Erhebung.

	Frauen	Männer
Anorexia nervosa	0,9 %	0,3 %
Bulimia nervosa	0,9 %–1,5 %	0,1 %–0,5 %
Binge-Eating-Störung	1,9 %–3,5 %*	0,3 %–2,0 %*

* in den USA Dauer der BES 3 statt 6 Monate

61.2 Anorexia nervosa (AN)

Fallbeispiel

Kasuistik einer Patientin mit AN in der Anamnese

Die 23-jährige Frau B. berichtet, seit sieben Jahren an einer Essstörung zu leiden. Derzeit ernähre sie sich sehr eingeschränkt. An manchen Tagen esse sie gar nichts. An Tagen, an denen sie sich Essen erlaube, nehme sie zwei Brötchen, einen Magerjoghurt und einen Rotkrautsalat zu sich. Sie vermeide Fett und Kohlenhydrate und nehme nach 18 Uhr grundsätzlich nichts mehr zu sich. Ihr derzeitiges Gewicht betrage 42 kg, was bei einer Körpergröße von 1,68 m einem Body Mass Index (BMI) von 14,9 kg/m² entspricht. Frau B. empfinde manchmal Heißhunger, gebe dem Drang aber nicht nach. Selbstinduziertes Erbrechen trete nicht auf, sie nehme jedoch gelegentlich Milchzucker zum Abführen ein. Vor einigen Wochen sei sie noch täglich 20 km Rad gefahren. Trotz körperlicher Schwäche und Erschöpfung mache sie momentan am Tag noch 30 Minuten Gymnastik. Sie erlebe das Sporttreiben als »zwanghaft«. Frau B. berichtet Konzentrationsprobleme, depressive Tendenzen und Gereiztheit. Ihr Jurastudium könne sie nur noch unter großer Anstrengung bewältigen. Ihre Mutter leide seit sechs Jahren an Brustkrebs, der jedoch »zum Stillstand gekommen« sei. Frau B. habe Angst, dass die Krebserkrankung wieder ausbrechen könnte. Da sie der Mutter deshalb keinen Kummer bereiten wolle, habe sie ihren Eltern erst vor Kurzem von ihrer Essstörung erzählt.

In der Pubertät sei Frau B. übergewichtig gewesen und habe unter den ständigen Hänseleien ihrer Klassenkameraden gelitten. Bei einem Ausgangsgewicht von 74 kg habe sie zunächst begonnen, Süßigkeiten wegzulassen. Seit zwei Jahren habe sie sich immer restriktiver ernährt. Vor einem Jahr sei sie von einer Freundin auf ihr Untergewicht angesprochen worden, habe sich die Essstörung zu diesem Zeitpunkt jedoch noch nicht eingestehen können. Erst als ihr Hausarzt sie mit der Diagnose »Magersucht« konfrontiert habe, habe sie beschlossen, sich helfen zu lassen. Sie habe zwei Anläufe unternommen, bei einer Therapeutin, die ihr empfohlen wurde, eine ambulante Psychotherapie zu beginnen. Diese habe jedoch keinen freien Platz gehabt. Nachdem sich die Essstörung weiter verschlechtert habe, habe Frau B. auf Rat ihres Hausarztes Kontakt mit der psychosomatischen Ambulanz aufgenommen, um einen Klinikaufenthalt zu bahnen.

61.2.1 Definition, Deskription

Wie bei allen Essstörungen handelt es sich auch bei der Anorexia nervosa um eine multifaktoriell bedingte Erkrankung. Als Besonderheit dieser Form der Essstörung gelten der Ersterkrankungsgipfel in der Pubertät und das Überwiegen von über 90 % für das weibliche Geschlecht. Obwohl insbesondere in Gesellschaften mit einem Überangebot an Nahrung und einer hohen Prävalenz an Übergewicht und Adipositas bereits Jugendliche in der Pubertät gehäuft eine erste Diät durchführen, bleibt die Frage bislang ungeklärt, warum eine vergleichsweise kleine Teilgruppe dann in den Teufelskreis von lebensbedrohlicher Gewichtsabnahme gelangt. Phänomenologisch sind außerdem die begleitende Körperschemastörung und die häufig zu beobachtende Hyperaktivität besondere Leitsymptome der Anorexia nervosa. Potenzielle Risikofaktoren für die Entwicklung einer Anorexia nervosa reichen von prämorbiden Persönlichkeitsmerkmalen wie erhöhte Ängstlichkeit und Perfektionismus bis hin zu neuropsychologische Auffälligkeiten wie Störungen des sog. »Set-Shiftings« mit Zeichen der kognitiven Inflexibilität. Außerdem konnten Störungen im Bereich des sog. Belohnungssystems nachgewiesen werden. Aus einer neurobiologischen Perspektive weisen Patientinnen mit einer AN[1] somit Störungen in zwei zentralen Transmittersystemen auf – so gibt es sowohl Hinweise auf Störungen der zentralen dopaminergen Achsen als auch auf Veränderungen des serotonergen Systems, das insbesondere eine zentrale Rolle in der Appetit- und Stimmungsregulation spielt (Kaye et al. 2013). Trotz dieser

[1] Da von Anorexia und Bulimia nervosa hauptsächlich Mädchen und Frauen betroffen sind, verwenden wir den Ausdruck »Patientinnen«. Dies schließt die selteneren männlichen Patienten mit ein.

Tab. 61-2 Potenzielle körperliche Folgen der Anorexia nervosa (adaptiert Teufel et al. 2009)

Organsystem	Symptom/Befund
Skelettsystem	durch Osteopenie und Osteoporose erhöhtes Frakturrisiko (reduzierte Knochendichte)
Kardiovaskuläres System	Sinusbradykardie und gehäuft durch begleitende Dehydration Synkopengefahr; bedingt durch strukturelle Umbauprozesse des Myokards und des Reizleitungssystems verbunden mit Elektrolytstörung Gefahr von höhergradigen Herzrhythmusstörungen
Gastrointestinales System	insbesondere bei Purging-Symptomatik mit Erbrechen Gefahr von säurebedingten Läsionen im gesamten oberen Gastrointestinaltrakt; verzögerte Magenentleerung und auch verlängerte Darmpassage
Niere und Elektrolytstörungen	Störungen des Elektrolyt- und Wasserhaushalts durch Mangel- und Fehlernährung inkl. Flüssigkeitsrestriktion und Purging-Symptomatik; neben Folgen auf Herz-Kreislauf-System u. a. Gefahr einer hypokaliämischen Nephropathie
Endokrines System	häufig Low-T3-Syndrom: erniedrigtes Triiodthoronin bei zumeist grenzwertigem Thyroxin (T4) und normalem TSH – cave: keine Indikation zur Schilddrüsenhormon-Substitution; Amenorrhö als Leitsymptom einer hypothalamisch-hypophysären Störung

Befunde und einer Reihe aktueller molekulargenetischer Untersuchungen gibt es bislang nur Hinweise auf komplexe Störungen in diesen Systemen (Boraska et al. 2014). Dabei muss immer wieder kritisch reflektiert werden, welche dieser Veränderungen Folgen der Starvation und Fehlernährung sind und welche direkte Hinweise auf neurobiologische Ursachen der Anorexia nervosa geben können. Körperliche Folgeerkrankungen in unterschiedlichen Organsystemen, die bedingt sind durch Mangel- und Fehlernährung, sind in ▶ Tabelle 61-2 zusammengefasst.

61.2.2 Verlauf

Obwohl die Anorexia nervosa eine seit dem Ende des 18. Jahrhunderts bekannte Erkrankung ist, ergibt sich auch heute noch ein z. T. heterogenes Bild bei der Bewertung und Einschätzung des Verlaufs dieser gefährlichsten aller Essstörungen. Steinhausen (2002) fasste 119 Studien zum Verlauf der Anorexia nervosa aus der zweiten Hälfte des 20. Jahrhunderts mit über 5.590 Patienten zusammen. Nur eine einzige Studie erfasste ausschließlich den Verlauf männlicher anorektischer Patienten, sonst war das Gros der Patienten wie zu erwarten weiblich. In dieser Übersichtsarbeit wurden die AN-Patientinnen in zwei Gruppen unterteilt: Eine Gruppe war bei Erkrankungsbeginn jünger als siebzehn Jahre, die zweite Gruppe umfasste eine Mischgruppe aus jüngeren und älteren AN-Patientinnen. Die Katamnesedauer reichte von weniger als einem Jahr bis zu einem Maximum von 29 Jahren. Bei den überlebenden AN-Patientinnen wurde der Verlauf in die folgenden drei Kategorien eingeteilt: 1) globale Einschätzung, 2) Normalisierung der Kernsymptomatik der Essstörung, 3) psychische Komorbidität.

Für die Kernsymptomatik der Anorexia nervosa konnte gezeigt werden, dass es bei knapp 60 % der AN-Patientinnen zu einer deutlichen Besserung bis zur Heilung kam, bei 57 % kam es wieder zu eine regulären Menstruation, und 47 % der AN-Patientinnen zeigten eine Normalisierung des Essverhaltens. Generell hatte die Gruppe der Ersterkrankten vor dem 17. Lebensjahr einen besseren Verlauf als die im Mittel ältere Vergleichsgruppe. Dieser Gruppeneffekt war in allen Verlaufskategorien nachweisbar. Allerdings war ein bereits präpubertärer Beginn der AN mit einem sehr schlechten Verlauf assoziiert. Prädiktoren für einen schlechten Verlauf waren ein niedriges Gewicht vor Therapiebeginn (besonders ein BMI < 13) und bei Therapieende (BMI < 15,5). Ebenfalls prädiktiv für einen schlechten Outcome waren eine lange Erkrankungsdauer vor Aufnahme der Therapie sowie das Vorliegen einer zusätzlichen psychischen Störung. Der bulimische Subtyp war mit einem 2,5-fach erhöhten Risiko für einen schlechten Verlauf assoziiert. Umgekehrt waren ein früher Erkrankungsbeginn, ein gutes Eltern-Kind-Verhältnis sowie eine gute soziale Integration Indikatoren für einen guten Verlauf. Franko et al. (2013) konnten in ihrer großen 20-Jahres-Verlaufsuntersuchung mit einer mittleren standardisierten Mortalitätsrate (SMR) von 4,4 zeigen, dass die höchste Gefahr eines frühen Todes innerhalb der ersten zehn Erkrankungsjahre bestand (SMR 7,7). Prognostische Indikatoren für eine erhöhte Mortalität waren in dieser Untersuchung eine lange Erkrankungsdauer, Substanzabusus, niedriges Gewicht und ein reduziertes psychosoziales Funktionsniveau. Die Autoren folgerten daraus die Notwendigkeit einer frühen Identifikation und Behandlung von an einer AN Erkrankten.

61.2.3 Therapie

Aktuelle nationale und internationale Leitlinien zur Behandlung der Anorexia nervosa sprechen sich für eine störungsorientierte Psychotherapie als primäre Behandlungsempfehlung aus (AWMF 2010; Herpertz et al. 2011; Treasure et al. 2010). Diese sollte sich neben dem Gewicht und weiteren Anzeichen einer Starvation auch an den begleitenden somatischen und psychischen Begleiterkrankungen orientieren. Außerdem spielen Faktoren des Patientenalters und der Erkrankungsdauer und Chronizität eine wichtige Rolle. Bei der initialen Diagnostik sollten außerdem bisherige Therapieerfahrungen erfasst und reflektiert werden. Während bei anderen Formen der Essstörungen, insbesondere der Bulimia nervosa und der Binge-Eating-Störung, verhaltenstherapeutische Ansätze als Goldstandard empfohlen werden können, ist die bisherige Datenlage für die AN uneinheitlich.

Für den Kinder- und Jugendbereich gibt es ausreichende Evidenz, dass eine störungsorientierte Therapie in Kombination mit einem klaren familiären Bezug erfolgen sollte. Dabei geht es weniger um die Frage der familienbedingten Verursachung der Magersucht als vielmehr um eine Stärkung des familiären Systems bei der Überwindung der Essstörung. Unterdessen liegen für diesen Ansatz auch eine Reihe kontrollierter randomisierter Interventionsstudien vor (z. B. Lock et al. 2012). Dieser Therapieansatz ist dann besonders zu präferieren, wenn die Patientin noch gemeinsam mit der Familie lebt.

Im Rahmen des deutschen Gesundheitssystems stehen unterschiedliche Therapieangebote in Abhängigkeit vom Alter, Ausmaß und Dauer der Magersucht zur Verfügung. Neben präventiven Angeboten insbesondere für Risikogruppen stellen der Initialkontakt und die weitere Begleitung durch einen Kinder- bzw. Hausarzt zentrale Säulen der Behandlung dar. Darüber hinaus kann ein Kontakt mit einer psychosozialen Beratungsstelle, die Erfahrung im Umgang mit Patientinnen mit einer Essstörung hat, ein weiterer sinnvoller Schritt sein. In Abhängigkeit von der Schwere und der Chronizität der Anorexia nervosa stehen den Betroffenen als weitere spezifische Therapieangebote dann eine ambulante Psychotherapie, ein tagesklinisches Therapieangebot oder, falls erforderlich, eine stationäre Aufnahme und Behandlung zur Verfügung. In einer großen Therapiestudie für den Kinder- und Jugendbereich konnte kürzlich gezeigt werden, dass insbesondere ein strukturierter Übergang zwischen den Versorgungsbereichen ein sinnvolles Vorgehen eines Gesamtbehandlungsplans abbildet. Dabei erhielten junge Patientinnen mit einer Magersucht zur Stabilisierung zunächst eine limitierte stationäre Behandlung. Daran schloss sich direkt eine längerfristige tagesklinische Therapie an, die dann noch durch eine ambulante Behandlung komplettiert wurde (Herpertz-Dahlmann et al. 2014).

Obwohl Psychotherapie als Therapie der Wahl gilt, muss einschränkend insbesondere bei erwachsenen AN-Patientinnen festgehalten werden, dass die Gesamtheilungsraten mit 30–40 Prozent noch nicht als ausreichend eingeschätzt werden können. Im Folgenden sind unterschiedliche Empfehlungen und Maßnahmen zur Therapie der AN zu finden, die zumeist aus der Experteneinschätzung als notwendig erachtet werden (adaptiert aus Herpertz et al. 2011):

- Die Behandlung sollte störungsorientiert sein und körperliche Aspekte der Erkrankung berücksichtigen (klinischer Konsenspunkt, KKP).
- Ambulante, teilstationäre und stationäre Behandlungen sollten in Einrichtungen oder bei Therapeuten erfolgen, die Expertise in der Therapie mit Essstörungen haben und störungsspezifische Therapieelemente bereithalten (KKP).
- Bei der Behandlung sollte berücksichtigt werden, dass der Heilungsprozess in der Regel einen Zeitraum von vielen Monaten, wenn nicht Jahren umfasst (KKP).
- Eine unter Zwang erfolgte Behandlung der AN sollte nur nach Ausschöpfung aller anderen Maßnahmen, inkl. der Kontaktaufnahme mit anderen Einrichtungen erfolgen (KKP).
- Bei jungen Patientinnen (Kindern, Adoleszenten), die noch in der Herkunftsfamilie leben, sollten die Sorgeberechtigten bzw. nahe Angehörige in die Behandlung mit einbezogen werden (Empfehlungsgrad B).
- Bei der stationären Therapie ist eine weitgehende Gewichtsrestitution anzustreben (Empfehlungsgrad B).
- Im stationären Rahmen sollte eine Gewichtszunahme von 500 g bis maximal 1.000 g pro Woche angestrebt werden. Im ambulanten Rahmen sollte das Ziel eine Zunahme von 200 bis 500 g pro Woche sein. Die Patientinnen sollten regelmäßig morgens ungefähr um die gleiche Zeit in leichter Bekleidung gewogen werden (KKP).
- Um im Rahmen der Behandlung der AN angemessen Nahrung zuzuführen, ist für den therapeutischen Alltag die Orientierung am Körpergewicht am besten geeignet (KKP).
- Anmerkung: AN = Anorexia nervosa; KKP = klinischer Konsenspunkt, d. h. Konsens von Essstörungsexperten als Empfehlung i. S. von guter klinischer Praxis; Empfehlungsgrad B = »Sollte«-Empfehlung, d. h. gut durchgeführte klinische Studien liegen vor.

Hinsichtlich eines Gesamtbehandlungsplans sollte festgehalten werden, dass für die AN im Erwachsenenalter bislang keine replizierte Überlegenheit einer bestimmten Form der Psychotherapie nachgewiesen werden konnte. Festzustellen ist allerdings, dass zur Behandlung dieser schwerwiegenden Erkrankung eine ausreichende Erfahrung und eine enge Anbindung an ein Therapiezentrum zu fordern ist. Die bisher vorliegenden Studien verweisen außerdem darauf, dass unabhängig vom zugrunde liegenden Therapieverfahren das Gewicht und die Mangel- und häufig auch Fehlernährung im Rahmen der Therapie adressiert werden müssen.

Im Folgenden werden die Ergebnisse der bislang weltweit größten ambulanten Therapiestudie (ANTOP-Studie) für die Behandlung der Magersucht im Erwachsenenalter, die als multizentrische Studie an insgesamt zehn universitären Zentren für Psychosomatische Medizin und Psychotherapie durchgeführt wurde, zusammengefasst (Zipfel et al. 2014). Bei insgesamt 242 magersüchtigen Patientinnen wurden zwei neue, manualisierte psychotherapeutische Verfahren, die speziell für die ambulante Behandlung dieser Erkrankung entwickelt wurden (fokale psychodynamische Psychotherapie und eine spezielle Form der kognitiven Verhaltenstherapie, CBT-E; Schauenburg et al. 2009), mit einer neuen und intensiven Form der Regelversorgung verglichen. Als Einschlusskriterium wurde u. a. ein Mindestgewicht von BMI 15 kg/m² festgelegt. In allen drei Armen erhielten die AN-Patientinnen im Mittel 40 Therapiesitzungen über ein knappes Jahr verteilt. Als Hauptergebnis zeigte sich, dass die anorektischen Patientinnen in allen drei Gruppen deutlich an Gewicht zunahmen. Die beiden neuen, manualisierten Psychotherapieformen waren aber insbesondere bei der Nachuntersuchung ein Jahr nach Ende der Therapie der optimierten Regelversorgung überlegen. Dabei zeigte sich ein noch etwas differenzierteres Bild: Die Gesamtheilungsraten waren bei der fokalen psychodynamischen Therapie ein Jahr nach Behandlung am günstigen, die spezifische kognitive Verhaltenstherapie führte dahingegen zur schnelleren Gewichtszunahme. Außerdem mussten die psychodynamisch behandelten Patientinnen seltener zusätzlich in stationäre Behandlung aufgenommen werden. Trotz dieser erfolgreichen Verläufe litt auch ein Jahr nach Ende der Therapie ca. ein Viertel der Patientinnen immer noch unter dem Vollbild der Magersucht. Erwachsene Patientinnen haben durch die spezifischen Therapien zwar eine realistische Chance auf eine Heilung oder zumindest nachhaltige Besserung, es bleiben aber große Herausforderungen für die Prävention und frühe Behandlung der Magersucht bestehen.

61.2.4 Rückfallprophylaxe

Obwohl unterdessen beim Gros der magersüchtigen Patientinnen im Rahmen einer intensivierten Therapie eine ausreichende Gewichtszunahme erreicht werden kann, verweisen Verlaufsuntersuchungen auf Rückfallraten von über 30–40 %. Dabei muss allerdings einschränkend bemerkt werden, dass bislang keine einheitliche Definition für einen Rückfall vorliegt. Konsens besteht allerdings darüber, dass die höchste Rückfallgefahr während des ersten Jahres nach stationärer Behandlung nachzuweisen ist.

Behandlungsziele umfassen neben dem Erreichen einer möglichst langen rückfallfreien Phase eine Verbesserung der Essstörungssymptomatik und eine Verbesserung allgemeiner Psychopathologie und Lebensqualität. Darüber hinaus sollte ein weiteres Therapieziel die Motivation zu einer weiterführenden ambulanten Anschlussbehandlung sein.

Deter und Herzog (1994) berichten, dass eine kürzere Erkrankungsdauer, jüngeres Alter und eine geringere Ausprägung des Purging-Verhaltens mit einer niedrigeren Rückfallrate einhergehen. Strober et al. (1997) identifizierte anorektische Patientinnen mit Drang zu exzessivem Sport- und Bewegungsverhalten als Risikogruppe für einen Rückfall. In der Stichprobe anorektischer Patientinnen von Carter et al. (2004) waren außerdem AN-Patientinnen mit einem zurückliegenden Suizidversuch, bereits häufigeren spezialisierten Behandlungen der Essstörung sowie einer vermehrten Zwangssymptomatik mit einem erhöhten Risiko für einen Rückfall behaftet.

In neuester Zeit verfolgen einzelne Arbeitsgruppen auch den Ansatz, spezifische Therapieprogramme für Patientinnen mit einer chronischen Form der AN zu entwickeln und zu evaluieren. Bei diesen Programmen steht die avisierte Gewichtszunahme nicht im Zentrum der Behandlung, sondern es werden primär Aspekte der Lebensqualität und des psychosozialen Funktionsniveaus adressiert (Touyz et al. 2013).

61.2.5 Pharmakotherapie

Bis heute liegt keine ausreichende Evidenz für die Wirksamkeit pharmakologischer Wirkstoffe in der Akutbehandlung der Anorexia nervosa vor (Flament et al. 2012; Herpertz et al. 2011). Insbesondere gibt es keinen ausreichenden direkten Nachweis einer medikamentösen Wirkung auf den Gewichtsverlauf. Ein möglicher Nutzen einer Pharmakotherapie wurde in der Rückfallprophylaxe diskutiert, da Medikamente bei akut erkrankten Patientinnen unter Umständen aufgrund von Gewichts- und Starvationseffekten nicht oder nicht ausreichend wirken. Bisher gibt es aber nur sehr limitierte Hinweise dafür, dass Pharmakotherapie alleine oder in Kombination mit Psychotherapie Rückfälle bei der Anorexia nervosa verhindern kann (Flament et al. 2012; Walsh et al. 2006). Aktuelle pharmakologische Strategien fokussieren daher mehr auf begleitende Aspekte, wie z. B. Hyperaktivität. Aber auch für diese umschriebenen Indikationen gibt es derzeit nur Off-label-Anwendungen.

In den letzten Jahren sind einige kleine kontrollierte Studien zur Wirksamkeit von atypischen Neuroleptika bei AN publiziert worden, die zu einer ersten Metaanalyse geführt haben (Kishi et al. 2012). In diese Analyse sind acht RCTs mit insgesamt 213 Patientinnen eingegangen. Die Effektstärke bzgl. Gewichtszunahme für den Vergleich zwischen Verum und Placebo lag bei insgesamt nur 0,27 (95 % CI: -0,01 bis 0,56). Das Ausmaß der Gewichtszunahme ist damit erstaunlich gering. Es wird diskutiert, ob physiologische Veränderungen oder ein »Widerstand« auf der Verhaltensebene für diese geringen Gewichtszunahmen verantwortlich sein könnten. Trotz dieser nicht sehr ermutigenden Ergebnisse zeigt eine Untersuchung aus den USA, dass die Verschreibung von atypischen Neuroleptika in den letzten Jahren zugenommen hat. Dies ist vor dem Hintergrund zahlreicher Nebenwirkungen (u. a. ein negativer Einfluss auf die Knochendichte) als kritisch zu betrachten.

61.3 Bulimia nervosa (BN)

61.3.1 Definition, Deskription

Es gibt drei Hauptmerkmale der Bulimia nervosa: wiederkehrende Episoden von Essanfällen, die wiederholte Anwendung von unangemessenen, einer Gewichtszunahme gegensteuernden Maßnahmen und die übermäßige Abhängigkeit der Selbstbewertung von Figur und Körpergewicht. Im DSM-5 wird eine Frequenz der Essanfälle und des unangemessenen Kompensationsverhaltens von im Durchschnitt mindestens einmal pro Woche über einen Zeitraum von drei Monaten für die Diagnose gefordert. Ein Essanfall wird definiert durch die Aufnahme einer objektiv großen Nahrungsmittelmenge und dem Gefühl, nicht kontrollieren zu können, was und wie viel gegessen wird (Gefühl des Kontrollverlusts). Häufig werden die Essanfälle oder die Gelegenheit dazu im Voraus geplant. Während der Essanfälle kommt es zu einer exzessiven Zuführung von meist kalorienreichen, »verbotenen« Nahrungsmitteln (4.000–10.000 KJ). Manche Patientinnen empfinden jedoch bereits die Einnahme einer normalen Hauptmahlzeit als einen Essanfall.

Beim Versuch, eine Gewichtszunahme zu verhindern, fasten Personen mit Bulimia nervosa einen Tag oder länger oder bewegen sich übermäßig. Zudem zeigen die Betroffenen unangemessene, einer Gewichtszunahme gegensteuernde Maßnahmen, was insgesamt als »Purging-Verhalten« bezeichnet wird. Das häufigste »Purging-Verhalten« ist das selbst herbeigeführte Erbrechen. Das Erbrechen bewirkt eine unmittelbare Erleichterung des körperlichen Unbehagens und eine Reduktion der Angst vor einer Gewichtszunahme. Das Erbrechen ist zunächst selbst induziert durch Auslösen des Würgreflexes mit dem Finger. Später funktioniert es häufig reflexartig, unterstützt durch Trinken großer Wassermengen gegen Ende des Essanfalls. Weitere kompensatorische Verhaltensweisen sind der Missbrauch von Laxanzien und Diuretika, der Gebrauch von Klistieren oder Schilddrüsenhormonen, häufige Saunabesuche oder das »Kauen-Ausspucken-Syndrom«.

Eine besondere Form der kompensatorischen Verhaltensweisen stellt das »Insulin-Purging« bei Patientinnen mit Diabetes mellitus Typ 1 dar. Die Betroffenen unterdosieren Insulin bewusst, um Glucose und damit Kalorien nicht in die Zellen aufzunehmen, sondern über die Nierenschwelle auszuscheiden (»Erbrechen über die Niere«, »Diabulimics«). Auch Mädchen und Frauen ohne andere Symptome einer Essstörung regulieren häufig ihr Gewicht durch das Unterdosieren oder Weglassen von Insulin. Gerade bei Mädchen mit Diabetes mellitus Typ 1 können subsyndromale, also atypische Essstörungen, eine potenziell große Gefahr für die Stoffwechsellage darstellen und frühzeitig zu Sekundärkomplikationen des Diabetes führen (► Kap. 54).

Personen mit Bulimia nervosa schämen sich in der Regel ihrer Essprobleme und versuchen, ihre Symptome zu verbergen. Essanfälle finden meist heimlich statt. Sie können hervorgerufen werden durch bestimmte negative Gefühlszustände wie Angst, Depressionen, Wut oder Enttäuschung (z. B. aufgrund einer Gewichtszunahme) oder durch unstrukturierte Zeiteinteilung, Langeweile und Einsamkeit.

Das Gewicht von Personen mit Bulimia nervosa liegt typischerweise im Bereich des Normalgewichts oder im übergewichtigen Bereich (Body Mass Index bei Erwachsenen $\geq 18{,}5$ und < 30). Unregelmäßigkeiten in der Menstruation oder Amenorrhoe kommen bei Frauen mit Bulimia nervosa häufig vor; ob derartige Störungen auf Gewichtsschwankungen, Mangelernährung oder emotionale Belastungen zurückzuführen sind, ist unklar. Aus dem »Purging-Verhalten« können Störungen im Flüssigkeits- und Elektrolythaushalt resultieren (Hypokaliämie, hypochlorämische Alkalose, Hypomagnesiämie), welche Muskelschwäche, Tetanie, epileptische Anfälle, kardiale Arrhythmien und irreversible Nierenschäden nach sich ziehen können. Besondere Beachtung ist hier der Hypokaliämie zu schenken, die zu lebensbedrohlichen Herzrhythmusstörungen und irreversiblen Nierenschäden führen kann. Dabei scheint es auf die Schnelligkeit des Kaliumabfalls anzukommen. Obwohl viele Patientinnen an niedrige Kaliumspiegel adaptiert sind, müssen trotzdem regelmäßige Laborkontrollen und ggf. eine Substitutionsbehandlung durchgeführt werden. Besonders gefährdet sind Patientinnen mit Anorexia nervosa vom bulimischen Typ.

Laxanzien erzeugen rasch eine Toleranz und müssen daher gesteigert werden, um den gewünschten Effekt auf die Darmtätigkeit zu erzielen.

Während Untergewicht eine Anorexie leicht erkennbar macht, können bulimische Patientinnen ihre Störung leicht verheimlichen. Hinweise auf eine Bulimie geben sichtbare Zeichen (► Tab. 61-3) wie

- schmerzlose Hypertrophie der Speicheldrüsen, die den Patientinnen ein typisches »Blasengel-Gesicht« bzw. ein »mumpsartiges« Aussehen verleiht und oft mit einer Erhöhung der Serumamylase einhergeht,
- Schmelzdefekte der Zähne mit erhöhter Temperaturempfindlichkeit und Kariesent-

Tab. 61-3 Objektive Befunde als Folge von Unterernährung, Erbrechen und Laxanzienabusus

Erbrechen, Laxanzien	Unterernährung
Narben am Handrücken (»Russell-Zeichen«)	Hyperaktivität
Hypertrophie der Speicheldrüsen (Parotis und Submandibularis)	Hypothermie
Schmelzdefekte der Zähne	Bradykardie
Zahnfleischprobleme, Karies	Hypotonie
Petechien nach Erbrechen	Hirnatrophie
Mundwinkelrhagaden	trockene Haut
Ulcera der Mundschleimhaut	brüchige Haare und Nägel, Haarverlust
Ösophagitis (Kardiainsuffizienz, Reflux)	gelbliche Haut, vor allem Handflächen
Hämatemesis	Lanugo-Behaarung (Gesicht, Rücken)
verminderte Darmmotilität, Obstipation (Laxanzienmissbrauch)	kalte, zyanotische Hände und Füße
Ödeme (Knöchel, periorbital)	Ödeme (v. a. Knöchel, periorbital)
Nierenversagen (Hypokaliämie)	Erythema ab igne durch Wärmflaschengebrauch
	verzögerte Magenentleerungsgeschwindigkeit, Obstipation
	Osteopenie, Osteoporose

wicklung bedingt durch den sauren Mageninhalt,
- Läsionen an der Rückseite der Finger (Kallusbildung, »Russell-Zeichen«) durch Selbstauslösung des Erbrechens.

Bei Personen mit Bulimia nervosa treten komorbid vermehrt depressive Symptome (z. B. geringes Selbstwertgefühl) und depressive Störungen auf. Bei vielen Betroffenen beginnen die Stimmungsschwankungen zeitgleich mit oder nach der Entstehung der Bulimia nervosa, und die Betroffenen schreiben ihre Stimmungsschwankungen häufig der Bulimia nervosa zu. Bei einigen Betroffenen gehen die Stimmungsschwankungen dem Auftreten der Bulimia nervosa jedoch eindeutig voraus. Auch Angstsymptome (z. B. Angst vor sozialen Situationen) oder Angststörungen können häufiger auftreten. Die affektiven und Angststörungen remittieren häufig nach erfolgreicher Behandlung der Bulimia nervosa. Die Lebenszeitprävalenz für Substanzkonsum, insbesondere Alkoholkonsum und Konsum von Stimulanzien, beträgt bei Personen mit Bulimia nervosa mindestens 30 %. Die Einnahme von Stimulanzien beginnt häufig als ein Versuch, den Appetit und das Gewicht zu kontrollieren. Ein erheblicher Anteil von Personen mit Bulimia nervosa hat auch Persönlichkeitsmerkmale, die die Kriterien für eine oder mehrere Persönlichkeitsstörungen erfüllen, am häufigsten die der Borderline-Persönlichkeitsstörung.

61.3.2 Behandlungsziele

Die Ziele der Behandlung der BN sind eine Normalisierung des Essverhaltens sowie eine Bewältigung der zugrunde liegenden oder parallel existierenden psychischen Probleme. Dies schließt eine Behandlung von körperlichen und psychischen Begleiterkrankungen mit ein.

61.3.3 Behandlungsleitlinien

Ein Meilenstein in Deutschland ist die Publikation der deutschen S3-Leitlinien im Dezember 2010, die von allen relevanten Fachgesellschaften erstellt wurden und die bis Ende 2015 gültig sind (AWMF 2010; Herpertz et al. 2011).

Folgende allgemeine Therapierichtlinien werden empfohlen:

- Betroffenen mit Essstörungen soll frühzeitig eine Behandlung angeboten werden, um eine Chronifizierung zu vermeiden.
- Es sollte berücksichtigt werden, dass die Betroffenen einer Veränderung ihres Gewichts und Essverhaltens meist ambivalent gegenüberstehen und sie daher aktiv für eine Behandlung motiviert werden müssen. Das sollte über den gesamten Behandlungsprozess im Auge behalten werden.
- Psychoedukative Maßnahmen sollten eingesetzt werden.
- Der Therapie muss eine Untersuchung der somatischen und psychischen Komorbidität vorausgehen.
- Ambulante, teilstationäre und stationäre Behandlungen sollten in Einrichtungen oder bei Therapeuten erfolgen, die Erfahrung in der Therapie mit Essstörungen haben und spezifische Konzepte anbieten.

Psychotherapie stellt die Therapie der Wahl bei allen Essstörungen dar. Bei der Bulimia nervosa existiert für kognitive Verhaltenstherapie (KVT) der beste Wirkungsnachweis. Daher gilt dieses Verfahren bei BN als Therapie erster Wahl. Bei der KVT handelt sich meist um modulare »Therapiepakete«, die eine Vielzahl unterschiedlicher Techniken beinhalten, wie z. B. Selbstbeobachtung des Essverhaltens sowie von Gedanken und Gefühlen, die mit dem pathologischen Essverhalten in Zusammenhang stehen, Informationsvermittlung, Einhalten vorgeschriebener Mahlzeiten, Stimuluskontrolle, Aufbau von Alternativverhalten, Selbstsicherheitstraining, Erlernen von Problemlösestrategien, Exposition von verbotenen Nahrungsmitteln, kognitives Umstrukturieren, das vor allem die Angst vor Gewichtszunahme, die Einstellung zum eigenen Körper, Perfektionismus und Selbstwertgefühl zum Inhalt hat, sowie Methoden zur Rückfallprophylaxe. Das dieser Behandlung zugrunde liegende kognitiv-behaviorale Modell ist weitgehend empirisch überprüft. Eine neue transdiagnostische Version der Therapie (CBT-enhanced) zeigt gute Wirksamkeit (Fairburn 2012). Als zentrale dysfunktionale Einstellung wird die Abhängigkeit des Selbstwerts von Gewicht und Figur sowie die Wichtigkeit der Kontrolle über die Nahrungsaufnahme gesehen. Bei vielen Patientinnen geht die negative Selbstbewertung über essensbezogene Themen hinaus und wird als Teil der eigenen Identität erlebt. Hier haben sich metakognitive Methoden als wirksam erwiesen. Diese werden bei der CBT-enhanced daher auch empfohlen. Eine solche Selbstwahrnehmung behindert eine Veränderung des Individuums. Die Abhängigkeit des Selbstwertgefühls ausschließlich von Figur und Gewicht führt zu rigidem Diäthalten mit strikten Diätregeln, die unmöglich eingehalten werden können. Durch den ständigen Hungerzustand (restriction), aber auch durch den ständigen Wunsch nach kontrollierter Nahrungsaufnahme, auch wenn sie nicht gelingt (restraint), werden Essanfälle begünstigt, die wiederum kompensatorisches Verhalten wie Erbrechen oder Laxanzieneinnahme sowie das erneute

Streben nach striktem Diäthalten zur Folge haben.

Bei einigen Patientinnen steht die Unfähigkeit, mit emotionalen Zuständen bzw. Affekten umzugehen, im Vordergrund. Eine Verminderung der rigiden Diätregeln wird bei diesen Patientinnen nicht ausreichen, um Essanfälle zu reduzieren. Neben Essanfällen zeigen diese Patientinnen häufig selbstverletzendes Verhalten oder Substanzmissbrauch, z.T. auch eine Komorbidität mit einer Borderline-Persönlichkeitsstörung. Die Therapie sollte dann an die speziellen Bedürfnisse dieser impulsiven Patientengruppe angepasst werden (Schweiger u. Sipos 2011).

Als Alternative zur KVT können psychodynamische Therapie und Methoden der Interpersonellen Therapie (IPT), modifiziert für BN, empfohlen werden. IPT ist allerdings in Deutschland im Rahmen der Richtlinienpsychotherapie nicht zugelassen. Für einige Patientinnen mit BN kann die Teilnahme an einem evidenzbasierten Selbsthilfeprogramm, das mit Anleitung erfolgt (»angeleitete Selbsthilfe«) und auf Elementen der KVT beruht, eine ausreichende Therapie darstellen.

Auch bei unkomplizierten Fällen von BN sollte die Therapiedauer mindestens 25 Sitzungen mit einer Frequenz von mindestens einer Therapiestunde pro Woche betragen. Bei komplexerem Verlauf oder bei Vorliegen von psychischer und somatischer Komorbidität sind definitiv länger andauernde Behandlungen auch mit einer höheren wöchentlichen Sitzungsfrequenz erforderlich. Bei ambulanter Therapie sind im ersten Monat zwei Therapiesitzungen pro Woche oft sinnvoll, um vor allem bei Patientinnen mit sehr chaotischem Essverhalten initial eine gewisse Stabilisierung des Essverhaltens zu erzielen sowie eine therapeutische Beziehung aufzubauen. Alleinige Gruppentherapie ist wohl weniger wirksam.

SSRIs stellen bezogen auf Symptomreduktion, Nebenwirkungsprofil und Akzeptanz die medikamentöse Therapie der ersten Wahl in der Behandlung der BN dar. Wenn eine Pharmakotherapie angeboten wird, dann sollte Fluoxetin eingesetzt werden. Nur dieser Wirkstoff ist in Deutschland für die Indikation der BN und ausschließlich für die Behandlung von Erwachsenen zugelassen, wobei die Behandlung nur in Kombination mit einer Psychotherapie als sinnvoll ausgewiesen wird. Es gibt Evidenz dafür, dass Antidepressiva positive Effekte auf die bulimische Essstörungssymptomatik auch unabhängig von dem antidepressiven Effekt zeigen. Bei Vorliegen einer komorbiden Depression kann ein Antidepressivum jedoch ebenfalls hilfreich sein. Die wirksame Dosis von Fluoxetin bei der Bulimie liegt bei 60 mg/d. Ein Behandlungsversuch sollte mit einer Mindestdauer von vier Wochen unternommen werden. Bei Therapieerfolg ist von einer längeren Behandlungsdauer auszugehen.

Patientinnen mit BN sollten ambulant behandelt werden. Bei Vorliegen bestimmter Indikationskriterien oder fehlender Möglichkeit für eine zeitnahe ambulante Therapie ist eine stationäre oder teilstationäre Behandlung indiziert. Als Kriterien für eine stationäre oder teilstationäre Behandlung gelten (AWMF 2010):

- psychische bzw. physische Komorbidität, die eine Indikation für eine stationäre bzw. teilstationäre Behandlung darstellt (z.B. Suizidalität, schwere Selbstverletzung, Drogen oder Alkoholabhängigkeit),
- hoher Krankheitsschweregrad der Essstörung (erheblich entgleistes Essverhalten),
- Versagen oder fehlende Möglichkeiten für eine ambulante Therapie,
- therapieverhindernde Umstände im Umfeld der Patientin,
- wenn die Möglichkeiten für eine ambulante Therapie fehlen oder diese nicht genügend weiterhilft,
- Notwendigkeit der Behandlung durch ein multiprofessionelles Team mit krankenhaustypischen Heilmethoden (stationäre Intensivtherapie),

- soziale oder familiäre Einflussfaktoren, die einen Gesundungsprozess stark behindern (z. B. soziale Isolation, problematische familiäre Situation, unzureichende soziale Unterstützung).

61.4 Binge-Eating-Störung (BES)

Fallbeispiel

Kasuistik einer Patientin mit BES und BN in der Anamnese

Frau S. gibt an, dass sie ihr Essverhalten nicht kontrollieren könne. Jeden Morgen, wenn ihr Mann und die Kinder aus dem Haus seien, spüre sie den Drang zu essen. Nicht selten würde sie am Vormittag eine Familienpackung Kartoffelchips und mehrere Brötchen verzehren, bis sie ein Völlegefühl verspüre. Wenn ihre Kinder von der Schule nach Hause kämen, würde sie mit ihnen zu Mittag essen. In den letzten drei Jahren hätte sie 20 kg an Gewicht zugenommen und wiege nun 98 kg bei einer Körpergröße von 165 cm. Sie leide sehr unter ihrem Übergewicht und verlasse das Haus nur noch, um die wichtigsten Aufgaben zu erledigen. Damit ihrer Familie die fehlenden Nahrungsmittel nicht auffallen, würde sie sie immer gleich ersetzen. Sie schäme sich für ihr Verhalten. Sie habe wiederholt Diäten durchgeführt, allerdings ohne langfristigen Erfolg. Sie habe auch versucht, zu erbrechen, was ihr aber nicht mehr gelinge. Bis vor fünf Jahren sei sie selbst noch berufstätig gewesen, durch die Insolvenz der Firma habe sie jedoch ihren Arbeitsplatz verloren, seither sei sie Hausfrau. Mit 45 Jahren sei es in ihrer Branche schwierig, wieder Fuß zu fassen. Sie würde sich nutzlos fühlen. Als Jugendliche, zwischen dem 17. und 23. Lebensjahr, habe sie an einer Bulimia nervosa gelitten. Sie habe nach Essanfällen regelmäßig selbstinduziert erbrochen, gelegentlich auch Laxanzien genommen, um nicht zuzunehmen. Bei ihrer Hochzeit habe sie 60 kg gewogen. Sie habe eigentlich immer sehr restriktiv gegessen und viel Sport getrieben, um ihr Gewicht zu halten. Nach der Geburt ihrer Kinder sei ihr das aber zunehmend schwerer gefallen. Mit 22 Jahren habe sie eine ambulante Therapie für die BN in Anspruch genommen, mit gutem Erfolg. Sie habe eine regelmäßige Mahlzeitenstruktur mit ausreichender Kalorienmenge akzeptieren können, und die Essanfälle sowie das Erbrechen seien remittiert. Die Wichtigkeit von Figur und Gewicht für ihre Selbstbewertung sei aber immer bestehen geblieben.

Frau S. ist an einer ambulanten Behandlung interessiert. Vorrangig ist es für sie, eine dauerhafte Gewichtsreduktion zu erreichen. Zu Beginn der Behandlung wird ein gemeinsames Therapieziel besprochen, und die Patientin kann für sich als Zwischenziel akzeptieren, an einer Reduktion der Essanfälle zu arbeiten und den Wunsch nach Gewichtsreduktion vorerst hintanzustellen.

61.4.1 Definition, Deskription

Wie bei der Bulimia nervosa treten auch bei der Binge-Eating-Störung regelmäßige Essanfälle auf. Es fehlen aber die regelmäßigen unangemessenen kompensatorischen Verhaltensweisen (z. B. Erbrechen, übermäßige körperliche Bewegung), die zum klinischen Bild der Bulimia nervosa gehören. Menschen mit Binge-Eating-Störung zeigen nicht typischerweise ein deutlich oder ein dauerhaft gezügeltes Essverhalten, sie können jedoch von häufigen Diätversuchen berichten.

Ein »Essanfall« ist definiert als der Verzehr einer bestimmten Nahrungsmenge in einem bestimmten Zeitraum (z. B. zwei Stunden), wobei die Nahrungsmenge erheblich größer ist als die Menge, die die meisten Menschen in einem vergleichbaren Zeitraum und unter vergleichbaren Bedingungen zu sich nehmen würden (APA 2013). Der Kontext, in dem Essen stattfindet, sollte bei der Entscheidung des Untersuchers, ob es sich um eine »übermäßige Nahrungsmenge« handelt, berücksichtigt werden. So kann z. B. eine Nahrungsmenge, die bei einer gewöhnlichen Mahlzeit als übermäßig angesehen würde, bei einem Fest- oder Feiertagsessen als normal gelten. Der »bestimmte Zeitraum« bezieht sich auf einen eng begrenzten Zeitabschnitt, meistens weniger als zwei Stunden. Über den ganzen Tag verteiltes, kontinuierliches Naschen kleiner Nahrungsmengen ist nicht als Essanfall zu werten. Für die Diagnose wird ein Essanfall pro Woche für drei Monate gefordert. Da die Essanfälle bei Personen mit BES nicht von kompensatorischem Verhalten begleitet sind, sind sie oft schwer abgrenzbar. Zusätzlich wird das Vorhandensein bestimmter Verhaltensweisen gefordert, die als Zeichen von beeinträchtigter Kontrolle gelten (z. B. schnelleres Essen als normalerweise, Essen bis zu einem unangenehmen Völlegefühl, Essen großer Mengen, ohne hungrig zu sein, allein essen, Gefühle von Ekel, Traurigkeit oder Schuld nach dem Essen). Manche Betroffene beschreiben eine dissoziative Qualität während oder nach den Essanfällen.

Typischerweise beginnt die Binge-Eating-Störung in der Adoleszenz oder dem frühen Erwachsenenalter, sie kann aber auch im späteren Erwachsenenalter erstmals auftreten. Betroffene, die eine Therapie aufsuchen, befinden sich in der Regel in einem mittleren Altersbereich. Frauen sind etwa doppelt so häufig betroffen, und es besteht eine Komorbidität mit Übergewicht und Adipositas vor allem in Stichproben von Betroffenen, die sich in Behandlung begeben. Übergewichtige mit BES unterscheiden sich in mehreren Aspekten von übergewichtigen Frauen ohne BES. Sie berichten meistens ein höheres Gewicht und auch einen früheren Beginn von Übergewichtigkeit sowie mehr Gewichtsschwankungen. Hinzu kommen eine ausgeprägte Überbewertung von Gewicht und Körper, verbunden mit Unzufriedenheit, Selbstwertkonflikten und einem höheren Ausmaß psychischer Komorbidität, worin sie Patientinnen mit Bulimia nervosa ähneln. Die häufigsten komorbiden Störungen sind depressive Störungen, Angststörungen, und – in geringerem Umfang – Störungen des Substanzkonsums. Die psychische Komorbidität steht in Zusammenhang mit dem Schweregrad der Binge-Eating-Störung, nicht mit dem Grad der Adipositas. Ein Übergang von der Binge-Eating-Störung hin zu anderen Essstörungen ist selten.

61.4.2 Relevanz, gesundheitsökonomische Aspekte, Versorgungsaspekte

Bei BES besteht ein erhöhtes Risiko für Gewichtszunahme und Adipositas und damit für organische Komorbiditäten. In Relation zu Kontrollpersonen mit einem vergleichbaren Body Mass Index (BMI) weisen Betroffene eine erschwerte Anpassung an soziale Rollen, eine eingeschränkte gesundheitsbezogene Lebensqualität und Lebenszufriedenheit, eine erhöhte körperliche Morbidität und Mortalität und eine höhere Inanspruchnahme des Gesundheitssystems auf.

61.4.3 Behandlungsziele

Den Betroffenen ist die Essproblematik oft nicht bewusst, und sie suchen primär Hilfe zur Gewichtsreduktion. Dieses Anliegen ist bei der Behandlung (bzw. Behandlungsplanung) der BES zu bedenken und mit den Patientinnen zu thematisieren. Bei der BES sind prinzipiell multiple Behandlungsziele denkbar, die zwischen den Patientinnen variieren können. Die Behandlungsziele beinhalten unterschiedliche Aspekte:

- Behandlung der Symptome (Essanfälle, Übergewicht/Adipositas, essstörungsspezifische Psychopathologie)
- Behandlung weiterer psychischer Beschwerden (z. B. Selbstwert- und Schamproblematik, Affektregulation)

- Behandlung komorbider psychischer Störungen (z. B. Depression, Sozialphobie)
- Prävention bzw. Rückfallprophylaxe (Vermittlung von Metawissen).

Selbstverständlich schließen sich die genannten Behandlungsziele weder aus noch sind sie voneinander unabhängig. Werden mehrere Behandlungsziele verfolgt, gilt es, ihre gegenseitige Dominanz und ihre zeitlichen Abfolge in der Behandlung zu definieren.

61.4.4 Behandlungsleitlinien

Psychotherapie hat sich mittlerweile als Therapie der ersten Wahl auch bei der Behandlung der BES erwiesen, wobei die meiste Evidenz für kognitiv-verhaltenstherapeutische (KVT) Programme vorliegt, die daher erwachsenen Patientinnen mit BES angeboten werden sollten. Alternativen stellen die Interpersonelle Therapie (IPT), die dialektische Verhaltenstherapie (DVT) oder auch die psychodynamische Therapie dar, für die allerdings begrenzte Evidenz besteht. Essanfälle remittieren in der Regel wesentlich besser als bei Patientinnen mit Bulimia nervosa. Für angeleitete, manualisierte Selbsthilfe mit Behandlungselementen der KVT liegen Wirksamkeitsbelege vor, daher kann diese Patientinnen mit BES empfohlen werden.

SSRIs und SSNIs sind bei BES wirksam; allerdings ist derzeit kein Medikament zur Behandlung der BES zugelassen. Sie können jedoch im Rahmen eines Therapieversuchs eingesetzt werden, wenn eine Psychotherapie nicht möglich ist. Dabei muss die Patientin über den Umstand der Off-label-Gabe aufgeklärt werden. Einschränkend muss erwähnt werden, dass Rückfälle (v. a. Essanfälle) nach Absetzen des Medikaments und sogar bei Erhaltungstherapie häufig sind, was auf eher geringe bzw. ungewisse Langzeiterfolge hindeutet. Eine langfristige Verordnung von Psychopharmaka zur Behandlung der BES kann daher nicht empfohlen werden.

Gewichtsreduktionsprogramme, die eine starke kalorische Einschränkung vorgeben, führen nicht nur zu einer Gewichtsabnahme, sondern interessanterweise auch zu einer Verringerung der Essanfälle. Dies steht entgegen der ursprünglichen Annahmen, dass eine Restriktion der Nahrungsaufnahme das Risiko von Essanfällen erhöht (de Zwaan et al. 2005). Möglicherweise ist dieser Effekt darauf zurückzuführen, dass viele dieser Programme Strategien vermitteln, die sich mit kognitiv-verhaltenstherapeutischen Ansätzen überlappen. Dazu zählen z. B. eine regelmäßige Mahlzeitenstruktur und die Anwendung von Stimuluskontrolltechniken. Unklar ist noch, ob Adipositas und BES gleichzeitig oder besser nacheinander behandelt werden sollten. Die bisherige Erfahrung hat gezeigt, dass die primäre psychotherapeutische Behandlung einer BES die Essstörungssymptomatik in der Regel deutlich verbessert und damit einem weiteren Gewichtsanstieg entgegenwirkt. Gleichwohl resultiert sie nicht in einer substanziellen Gewichtsreduktion, worüber die Patientinnen informiert werden sollten, um Enttäuschungen vorzubeugen. Patientinnen, die nach einer Gewichtsreduktion weiterhin oder wieder die Kriterien für eine BES erfüllen, haben einen schlechteren Gewichtslangzeitverlauf.

Im Bereich der BES wurden in den letzten Jahren mehrere Langzeitkatamnesen veröffentlicht, die die Nachhaltigkeit der insgesamt guten Therapieergebnisse bei BES überprüft haben. Hier gelten als Zielkriterien die Reduktion der Essanfälle bzw. die Remissionsraten (keine Essanfälle in den letzten vier Wochen). Wilson et al. (2010) konnten zeigen, dass die Remissionsraten zwei Jahre nach Beendigung einer Interpersonellen Therapie (IPT) bzw. einer angeleiteten Selbsthilfe unverändert hoch blieben (bei 60 %), während die Remissionsraten nach einem Gewichtsreduktionsprogramm auf 40 % absanken. Hilbert et al.

(2012) konnten in einer 4-Jahres-Katamnese stabile Effekte von Gruppen-KVT und Gruppen-IPT nachweisen. Auch hier lagen die Remissionsraten vier Jahre nach Therapieende bei über 60 %. Munsch et al. (2012) fanden in einer 6-Jahres-Katamnese nach KVT und nach einem Gewichtsreduktionsprogramm zwar eine Zunahme der Essanfälle, die Werte lagen jedoch weiterhin signifikant unter den Werten zu Therapiebeginn mit insgesamt mittleren bis großen Effektstärken. Die Remissionsraten lagen mit 19 % jedoch deutlich unter den entsprechenden Ergebnissen der anderen genannten Studien.

Bei allen Untersuchungen war der Gewichtsverlauf während des Katamnesezeitraums stabil, es kam zu keiner wesentlichen Gewichts(wieder-)zunahme.

61.5 Ausblick zu Essstörungen

Die diagnostischen Kriterien der Essstörungen haben sich mit den neuen Versionen des DSM-5 (und erwartungsgemäß auch des ICD-11) nicht wesentlich verändert. Die Diagnosen AN, BN, und BES scheinen ein relativ hohe klinische Reliabilität und Validität zu haben. In der Therapie der Essstörungen gab es in den letzten Jahren, nicht zuletzt durch die Ergebnisse großer, auch deutscher Forschungsverbünde wesentliche Weiterentwicklungen. Dennoch besteht weiterhin Raum für Verbesserungen, da die langfristigen Therapieerfolge noch nicht als zufriedenstellend gelten können.

61.6 Adipositas

61.6.1 Definition und Klassifikation

Der BMI ist eine Maßzahl für die Bewertung des Körpergewichts eines Menschen, wobei er lediglich einen groben Richtwert angibt und

Tab. 61-4 Klassifikation der Adipositas (Body Mass Index, BMI).

Klassifikation	BMI (kg/m2)
Normalgewicht	18,5–24,9
Übergewicht	>25
Präadipositas	25,0–29,9
Adipositas Grad I	30,0–34,9
Adipositas Grad II	35,0–39,9
Adipositas Grad III	>40,0

die individuell verschiedene Zusammensetzung des Körpergewichts aus Fett- und Muskelgewebe nicht berücksichtigt. Im Hinblick auf Folgeerkrankungen der Adipositas wie Blutdruck, Fettstoffwechsel und Diabetes mellitus ist jedoch die regionale Fettverteilung prognostisch von Bedeutung, wobei sich in den letzten Jahren immer mehr der Taillenumfang als Parameter der regionalen Fettmasse durchgesetzt hat. Bei einem Taillenumfang ≥ 88 cm bei Frauen bzw. ≥ 102 cm bei Männern liegt eine abdominale Adipositas vor, die einen Risikofaktor für die Entwicklung adipositasassoziierter Krankheiten darstellt. Bei Personen mit einem BMI ≥ 25 kg/m^2 sollte der Taillenumfang gemessen werden (► Tab. 61-4).

Eine rezente Repräsentativerhebung des Robert-Koch-Instituts hat gezeigt, dass 2010 67 % der Männer und 53 % der Frauen zwischen 18 und 79 Jahren übergewichtig und 23 % der Männer und 24 % der Frauen adipös waren (Kurth 2012). In die Untersuchung wurden 7.116 Personen eingeschlossen und Gewicht und Größe standardisiert erhoben. Im Vergleich zum Bundesgesundheitssurvey von 1998 hat sich der Anteil adipöser Männer in allen Altersgruppen, am meisten jedoch bei den jungen Männern, deutlich erhöht. Neuere Studien (Olds et al. 2011) weisen allerdings auf ein Plateau oder zumindest einen verminderten Anstieg der Prävalenz der Adipositas von Kindern in zahlreichen Ländern hin.

Merkmale des sog. »metabolischen Syndroms« sind:

- abdominelle Adipositas
- Störung der Glucosetoleranz oder manifester Diabetes mellitus
- arterielle Hypertonie
- Hyperlipidämie

Im Rahmen des metabolischen Syndroms findet sich charakteristischerweise eine abdominale Adipositas mit Vermehrung des viszeralen Fettgewebes zusammen mit einer gestörten Glucosetoleranz oder einem manifesten Diabetes mellitus, einer arteriellen Hypertonie und Hyperlipidämie (Lean et al. 1995). Neben kardio- und zerebrovaskulären Erkrankungen beeinträchtigt die Adipositas aber auch das respiratorische System mit restriktiven und obstruktiven Ventilationsstörungen und schlafbezogenen Atmungsstörungen (obstruktives Schlafapnoesyndrom; Strobel u. Rosen 1996). Insbesondere im Hinblick auf die Lebensqualität sind Schäden des Bewegungsapparates zu nennen (Doll et al. 2000; Fontaine u. Barofsky 2001). Schließlich sei auf ein erhöhtes Karzinomrisiko bei Adipositas (Chow et al. 1998) hingewiesen. Alle größeren prospektiven Studien (n >20.000) konnten den Nachweis erbringen, dass sich die Mortalität ab einem BMI >35 kg/m² fast verdoppelt und die Mortalität im Rahmen von Stoffwechsel- und Herz-Kreislauf-Erkrankungen sogar um ein Vielfaches ansteigt. Im Gegensatz zu adipösen Personen haben übergewichtige Personen gegenüber normalgewichtigen einen Überlebensvorteil von 6 % (Flegal et al. 2013).

Bei Personen mit Adipositas aller Grade ist die Sterblichkeit allerdings um 18 % gegenüber solchen mit Normalgewicht erhöht. Bei dieser Auswertung wurden Raucher und Personen mit vorbestehenden Krankheiten nicht ausgeschlossen. Die Lebenserwartung durch die Adipositas wird besonders bei jungen adipösen Menschen deutlich verkürzt. Bei Übergewicht und milden Formen der Adipositas (BMI: 25–32 kg/m²) stellt sich das Mortalitätsrisiko dagegen vergleichsweise gering dar (Fontaine et al. 2003).

61.6.2 Ätiologie

Im Laufe der menschlichen Stammesgeschichte war die Fähigkeit, in Zeiten der Verfügbarkeit von Nahrung zuzunehmen und so für Notzeiten Reserven zu bilden, immer ein entscheidender evolutionsbiologischer Vorteil. Erst in den letzten 50 Jahren wurde dieser evolutionäre Vorteil für alle Bevölkerungsschichten zu einem Nachteil unter permanenten Überflussbedingungen und abnehmender körperlicher Bewegung. Adipositas ist zunächst einmal keine Essstörung, sondern die Konsequenz einer anhaltenden positiven Energiebilanz, wobei multiple Faktoren sowohl in die Energieaufnahme als auch in die Energieabgabe eingehen, deren Steuerung sowohl verhaltensbezogenen (Essverhalten, Aktivitätsverhalten) wie auch biologischen Faktoren (Ruhestoffwechsel) unterliegt. Der Phänotyp Adipositas wird heute als Ergebnis der Interaktion von genetischer (»evolutionärer«) Prädisposition und Umweltfaktoren verstanden (Berthoud u. Morrison 2008; Müller et al. 2010).

Dass seelische (Ver-)Stimmungen sowohl hypo- wie hyperkalorisches Essverhalten induzieren können, ist volksmündlich durch zahlreiche Zitate dokumentiert (»Das Problem schlägt auf den Magen«, »Die Wut in sich hineinfressen«). Diese Sprichwörter machen deutlich, dass das Essen neben der Hungersättigung offensichtlich wichtige andere Funktionen erfüllen muss, die sich z. B. unter dem Begriff der Affektregulation zusammenfassen lassen. Bei diesen Menschen findet sich nicht selten eine Koppelung negativer emotionaler Zustände und Nahrungsaufnahme (z. B. Eltern trösten ihre Kinder durch das Angebot von Süßigkei-

Tab. 61-5 Einfluss von Psychopharmaka auf das Körpergewicht (Zunahme).

	hoch	**mäßig**	**gering**
Antidepressiva	Amitriptylin Doxepin Maprotilin Imipramin Trimipramin	Clomipramin Mirtazapin Nortriptylin Paroxetin	Citalopram Fluoxetin Fluvoxamin Moclobemid Sertralin Tranylcypromin Bupropion
Phasenprophylaktika	Lithium Valproinsäure	Carbamazepin	Gabapentin Lamotrigin Topiramat
Antipsychotika	Clozapin Olanzapin	Zuclopenthixol Quetiapin Risperidon	Amisulprid Aripiprazol Haloperidol Ziprasidon

ten). Im Hinblick auf die Adipositas sind vornehmlich habitualisierte Handlungen im Zusammenhang mit der Nahrungsaufnahme von Interesse, die letztendlich zum Zweck der Spannungsabfuhr und des zumindest temporären Aufschubs dysphorischer Gefühle sowohl qualitativ als auch quantitativ das Essverhalten beeinflussen und das Gleichgewicht von Energieaufnahme und -abgabe verändern. Suggerierte der frühere Begriff der »psychogenen Adipositas« eine gewisse Monokausalität, die insbesondere der Wechselwirkung von Essverhalten und seelischer Befindlichkeit nur unzureichend gerecht wurde, ist das in letzter Zeit viel beforschte »emotionale Essverhalten« in einer Subgruppe von adipösen Menschen zu finden, bei der seelische Probleme und Störungen zu einer Veränderung des Ess- und Bewegungsverhaltens führen, deren Folge eine anhaltende positive Energiebilanz mit Übergewicht und Adipositas ist.

Insbesondere neuere Studien sprechen dafür, dass adipöse Menschen eine höhere Prävalenz komorbider psychischer Störungen gegenüber normalgewichtigen Menschen aufweisen (Baumeister u. Härter 2007), wobei insbesondere die Binge-Eating-Störung (s. o.) sowie depressive, Angst- und somatoforme Störungen die häufigsten Diagnosen darstellen. Zwischen Übergewicht/Adipositas und Depression ist von einem bidirektionalen Verhältnis auszugehen. Depressionen im Kindesalter und in der Adoleszenz gelten als Risikofaktor für die Entwicklung einer Adipositas im Erwachsenenalter (Goodman u. Whitaker 2002; Hasler et al. 2005; Pine et al. 1997, 2001). Umgekehrt gilt Adipositas nicht zuletzt aufgrund ihrer gesellschaftlichen Stigmatisierung als Risikofaktor für eine depressive Entwicklung insbesondere bei Frauen (Heo et al. 2006; Luppino et al. 2010). Nicht zu unterschätzen bei der Komorbidität von Adipositas und Depression ist allerdings auch die gewichtssteigernde Wirkung vieler Psychopharmaka, u. a. auch Antidepressiva (► Tab. 61-5).

61.6.3 Multimodale Therapie der Adipositas

Gemäß den Leitlinien der Deutschen Adipositas Gesellschaft (DAG 2014) besteht nicht nur für die Adipositas (BMI >30 kg/m²), sondern auch für das Übergewicht (BMI 25–30 kg/m²) die Indikation einer Behandlung; bei Übergewicht sofern von Gesundheitsstörungen, einem abdominalen Fettverteilungsmuster oder psychosozialen Problemen auszugehen ist. Eckpfeiler der Adipositasbehandlung sind in der Regel eine Ernährungsumstellung, eine Änderung des Essverhaltens, eine Steigerung der körperlichen Aktivität und verhaltenstherapeutische Interventionen (Hauner u. Berg 2000). Nicht etwa das »Idealgewicht« wird angestrebt, sondern ein Gewichtsverlust von 5–10 %, der ausreicht, um eine Reduktion der adipositasassoziierten Risikofaktoren (s. o.) zu bewirken (Wing et al. 1994). Auch richten sich die therapeutischen Bemühungen immer mehr auf die Erhaltung dieser Gewichtsreduktion (Lean 1998). Ziel der Verhaltenstherapie ist neben der Modifikation dysfunktionaler Gewohnheiten die Stabilisierung neu erlernter, günstigerer Ernährungs- und Bewegungsverhaltensweisen sowie die Bewältigung psychischer und sozialer Probleme, die nicht selten Folge der Adipositas sind.

Der zu erwartende Langzeiterfolg konservativer Gewichtsreduktionsmaßnahmen wird je nach Studie zwischen 5 % (Goodrick u. Foreyt 1991) und 15 % des Ausgangsgewichts (Ayyad u. Andersen 2000) geschätzt. Diese Erfolgsangaben beziehen sich allerdings auf Patienten mit Adipositas Grad 1 und Grad 2 (BMI 30,0–39,9 kg/m²). Bei Patienten mit Adipositas Grad 3 (≥40 kg/m²) sind die Erfolgsraten deutlich geringer einzuschätzen (Sjöström 2006). Chirurgische Interventionen bei Adipositas führen je nach Operationstyp zu bleibenden Gewichtsverlusten von ca. 15 % (Magenband) bis 30 % (Magen-Bypass) des Ausgangsgewichts.

Nach den S3-Leitlinien der DAG (2014) besteht die Indikation für eine chirurgische Intervention nach Scheitern einer konservativen Therapie bei Patienten mit Adipositas Grad 3 oder bei Patienten mit Adipositas Grad 2 und erheblichen Komorbiditäten (z. B. Diabetes mellitus Typ 2; arterielle Hypertonie; Schlafapnoesyndrom etc.). Innerhalb der adipositaschirurgischen Verfahren lassen sich drei übergeordnete Vorgehensweisen unterscheiden: die restriktiven Verfahren, dessen prominentester Vertreter der Magenschlauch ist, die kombinierten Verfahren (Magenbypass) und schließlich die Malabsorptionstechniken (biliopankreatische Diversion mit oder ohne Switch). Bisher ist nicht bekannt, welche adipositaschirurgische Methode für welche Patienten besonders geeignet erscheint.

Prospektive Untersuchungen wie die Swedish Obese Subjects (SOS-) Studie (Sjöström et al. 2004) können die Frage der Langzeitkomplikationen bisher auf maximal 15 Jahre beurteilen. Neben dem Gewichtsverlust und der Besserung kardiovaskulärer und metabolischer Parameter mit einer Senkung der Sterblichkeitsrate um 24,6 % (Sjöström 2004) stellt sicherlich die Steigerung der Lebensqualität ein wichtiges Erfolgsmaß der Adipositaschirurgie dar, in das körperliche, psychische, soziale und funktionale Aspekte des Befindens und der Funktionsfähigkeit eines Menschen mit einfließen. Die überwiegende Mehrzahl der Studien zeigt eine deutliche Besserung der psychischen Gesundheit und psychosozialer Parameter wie mitmenschliche Beziehungen, Krankmeldungen und Erwerbsfähigkeit. Auch die psychische Komorbidität, insbesondere depressive und Angststörungen zeigen sich zumindest bei Beobachtungsintervallen von bis zu vier Jahren postoperativ in der Regel rückläufig (Burgmer et al. 2014; Herpertz et al. 2004). Ebenso verbessern sich das Selbstwertgefühl und das Sozialverhalten einschließlich Partnerschaft und Sexualität. Allerdings mehren sich auch die Studien, die eine erhöhte

Suizidrate bei den operierten Patienten beschreiben. So berichten Tindle et al. (2010) eine Suizidrate von 13,7 % pro 10.000 operierter Männer und 5,2 % pro 10.000 operierter Frauen im Vergleich zu 2,4 % pro 10.000 Männer und 0,7 % pro 10.000 Frauen in einer alters- und geschlechtsparallelisierten Gruppe der Allgemeinbevölkerung. Die absolute Anzahl der Suizide war mit 31 bei 16.683 Operationen gering; die hohe Rate im Vergleich zur Allgemeinbevölkerung ist jedoch besorgniserregend. Die durchschnittliche Zeit nach der Operation bis zum Suizid betrug drei Jahre.

Präoperative psychische oder psychosoziale Prädiktoren für den postoperativen Verlauf werden kontrovers diskutiert. Neuere Katamnesestudien weisen darauf hin, dass Patienten mit präoperativen erheblichen psychischen Störungen postoperativ nach einer initial deutlichen Besserung der psychischen Symptomatik im Rahmen der Gewichtsreduktion ein erhebliches Risiko tragen, dass es Jahre nach der Operation wieder zu einer Verschlechterung des psychischen Zustandes auf das Ausgangsniveau kommt (Herpertz et al. 2014).

61.6.4 Behandlungsziele bei einer adipösen Patientin mit Adipositas und komorbider Depression

Fallbeispiel

Kasuistik einer Patientin mit Adipositas und emotionalem Essverhalten

Die 28-jährige Patientin wiegt 87 kg bei einer Körpergröße von 1,68 m, was einem BMI von 31 kg/m^2 entspricht. Bis auf eine arterielle Hypertonie können keine pathologischen somatischen Befunde erhoben werden. Beide Eltern und eines der drei Geschwister der Patientin sind adipös, der 59-jährige Vater leidet seit vielen Jahren an einem Diabetes mellitus Typ 2. Die Patientin machte eine Lehre als Verkäuferin. Im Alter von 24 Jahren heiratete sie, um sich zwei Jahre später scheiden zu lassen. Aus der Ehe ging ihre heute dreijährige Tochter hervor. Die Patientin führt aus, dass sie in den letzten zwei Jahren ca. sieben Kilogramm zugenommen habe, was sie auf ihre deutlich hyperkalorische Ernährung und ihr sehr eingeschränktes Bewegungsverhalten zurückführt. Als alleinstehende Mutter und Hartz-IV-Empfängerin sei es ihr kaum möglich, insbesondere in den Abendstunden oder am Wochenende ohne ihr Kind etwas zu unternehmen. Viele Menschen hätten sich in den letzten Jahren von ihr zurückgezogen, sie sei frustriert und häufig traurig, zumal sie weder beruflich noch im Hinblick auf eine neue Partnerschaft eine Perspektive verspüre. Die Patientin beschreibt ihr Lebensgefühl als »Einerlei«, sie könne sich seit vielen Jahren nicht mehr freuen, erlebe ihr Leben ohne Höhen, allerdings mit zunehmend häufigeren Tiefen, die durch Antriebsarmut, ausgeprägte Grübelneigung und Gefühlen der Niedergeschlagenheit und Traurigkeit geprägt sind. Ihr Schlafverhalten sei zunehmend durch Ein- wie auch Durchschlafstörungen geprägt, ihr Essverhalten beschränke sich fast ausschließlich auf den Konsum von industriell gefertigten Nahrungsmitteln und »fast food«. Insbesondere in den Abendstunden beschreibt die Patientin den Konsum größerer Mengen an Süßigkeiten und Gebäck ohne dabei das Gefühl eines Kontrollverlustes zu haben. Die körperliche Aktivität beschränkt sich auf das tägliche Ausführen der Tochter in den nahe gelegenen Park. Als Diagnose wird eine rezidivierende depressive Störung und eine Adipositas Grad 1 gestellt.

Im Rahmen der Gewichtsanamnese der Patientin fällt der zeitliche Zusammenhang von depressiver Entwicklung und Gewichtszunahme auf. Erhärtet wird dieser Zusammenhang durch das von der Patientin geschilderte Ernährungs- und Bewegungsverhalten, was eine positive Energiebilanz und damit die Entwicklung von Übergewicht und schließlich Adipositas nahelegt. Allerdings weist die Familienanamnese auch auf eine genetische Disposition der Adipositas der Patientin hin. Idealiter würde sich eine sequenzielle Behandlungsstrategie anbieten, die zunächst auf die Behandlung der depressiven Störung abzielt. Allerdings wäre schon frühzeitig eine ökotrophologische Betreuung der Patientin einzuleiten, da von einer bidirektionalen Beziehung zwischen der depressiven Störung und der Adipositas der Patientin auszugehen ist, die gegenseitige Verstärkerfunktion besitzen:

- Behandlung der Depression auf der Grundlage der Nationalen Versorgungsleitlinien für die Behandlung der unipolaren Depression in Deutschland (BÄK 2013). Diese Therapie umfasst
  - eine Psychotherapie, die u.a. auch auf das emotionale Essverhalten abzielt, d.h. die der Patientin alternative Copingstrategien gegenüber ihrem impulsiven, hyperkalorischen Essverhalten als Antwort auf Gefühle der Einsamkeit und Langeweile aufzeigt;
  - beim Einsatz von Psychopharmaka sollten ausschließlich gewichtsneutrale Antidepressiva zur Anwendung kommen (► Tab. 61-5);
  - eine ökotrophologische Betreuung mit dem Ziel, die Patientin zu einem normokalorischen Essverhalten anzuleiten.
- Bei Ausbleiben einer signifikanten Gewichtsreduktion wäre eine Adipositasbehandlung nach den Leitlinien der Deutschen Adipositas Gesellschaft zu erwägen.

61.6.5 Ausblick zur Adipositas

Bei den meisten adipösen Patienten führt die Gewichtsreduktion zu einer Abnahme der Depressivität und zu einer Zunahme der Lebensqualität, was darauf hindeutet, dass die Depressivität in der Regel eine Folge der Adipositas ist. Allerdings gibt es eine nicht unbedeutende Anzahl von Patienten, die von einer konservativen bzw. chirurgischen Gewichtsreduktionsmaßnahme nicht nur nicht profitieren, sondern Schaden nehmen. Eine große Herausforderung für die Zukunft wird die Identifikation dieser gefährdeten Patienten sein.

Literatur

Adams TD, Gress RE, Smith SC et al. Long-term mortality after gastric bypass surgery. New Engl J Med 2007; 357: 753–61.

Allen K, Byrne S, Oddy W, Crosby R. Early onset binge eating and purging eating disorders: Course and outcome in a population-based study of adolescents. J Abnorm Child Psychol 2013; 41: 1083–96.

American Psychiatric Association. Diagnostic and Statistical Manual of Mental Disorders DSM-5 (5th ed.). Washington, D.C.: American Psychiatric Association 2013.

Arcelus J, Mitchell AJ, Wales J, Nielsen S. Mortality rates in patients with anorexia nervosa and other eating disorders. A meta-analysis of 36 studies. Arch Gen Psychiat 2011; 68: 724–31.

AWMF. S3-Leitlinie: Diagnostik und Therapie der Essstörungen, 2010–2015. www.awmf.org/leitlinien/.

Ayyad C, Andersen T. Long-term efficacy of dietary treatment of obesity: a systematic review of studies published between 1931 and 1999. Obes Rev 2000; 1: 113–9.

Berthoud HR, Morrison C. The brain, appetite, and obesity. Annu Rev Psychol 2008; 59: 55–92.

Boraska V, Franklin CS, Floyd JA et al. The Welcome Trust Case Control Consortium 3. A genome-wide association study of anorexia nervosa. Mol Psychiat 2014. doi: 10.1038/mp.2013.187.

Burgmer R, Legenbauer T, Müller A et al. Psychological outcome 4 years after restrictive bariatric surgery. Obes Surg 2014; 24: 1670–8.

Carter JC, Blackmore E, Sutandar-Pinnock K, Woodside DB. Relapse in anorexia nervosa: a survival analysis. Psychol Med 2004; 34: 671–9.

Chow WH, Blot WJ, Vaughan T et al. Body Mass Index and risk of Adenocarcinomas of the esophagus and gastric cardia. J Nat Cancer Institute 1998; 90: 150–5.

Deter HC, Herzog W. Anorexia nervosa in a long-term perspective – Results of the Heidelberg-Mannheim study. Psychosom Med 1994; 56: 20–7.

Deutsche Adipositas Gesellschaft. Evidenzbasierte Leitlinie Prävention und Therapie der Adipositas, Version 2014. www.adipositas-gesellschaft.de.

de Zwaan M, Mitchell JE, Mussell MP et al. Short-term cognitive behavioral treatment does not improve long-term outcome of a comprehensive very-low-calorie diet program in obese women with binge eating disorder. Behav Therapy 2005; 36: 89–99.

Doll HA, Petersen SEK, Stewart-Brown SL. Obesity and physical and emotional well-being: associations between body mass index, chronic illness, and the physical and mental components of the SF-36 Questionnaire. Obesity Res 2000; 8: 160–70.

Ellrott T, Pudel V. Adipositastherapie. Aktuelle Perspektiven (2. Aufl.). Stuttgart: Thieme 1998.

Fairburn CG. Kognitive Verhaltenstherapie und Essstörungen. Stuttgart: Schattauer 2012.

Flament MF, Bissada H, Spettigue W. Evidence-based pharmacotherapy of eating disorders. Int J Neuropsychopharmacol 2012; 15: 189–207.

Flegal KM, Kit BK, Orpana H et al. Association of all-cause mortality with overweight and obesity using standard body mass index categories: a systematic review and meta-analysis. JAMA 2013; 309: 71–82.

Fontaine KR, Barofsky I. Obesity and health-related quality of life. Obesity Rev 2001; 2: 173–82.

Fontaine KR, Redden DT, Wang C et al. Years of life lost due to obesity. JAMA 2003; 289: 187–93.

Franko DL, Keshaviah A, Eddy KT et al. A longitudinal investigation of mortality in anorexia nervosa and bulimia nervosa. Am J Psychiat 2013; 170: 917–25.

Goodman E, Whitaker RC. A prospective study of the role of depression in the development and persistence of adolescent obesity. Pediatrics 2002; 110: 497–504.

Goodrick GK, Foreyt JP. Why treatments for obesity don't last. J Am Diet Assoc 1991; 91: 1243–7.

Hasler G, Pine DS, Kleinbaum DG et al. Depressive symptoms during childhood and adult obesity: the Zurich Cohort Study. Mol Psychiat 2005; 10: 842–50.

Hauner H, Berg A. Körperliche Bewegung zur Prävention und Behandlung der Adipositas. Dtsch Ärztebl 2000; 97(12): 660–5.

Heo M, Pietrobelli A, Fontaine KR et al. Depressive mood and obesity in US adults: comparison and moderation by sex, age, and race. Int J Obesity 2006; 30: 513–9.

Herpertz S, Hagenah U, Vocks S et al. German Society of Psychosomatic Medicine and Psychotherapy; German College for Psychosomatic Medicine. The diagnosis and treatment of eating disorders. Dtsch Aerztebl Int 2011; 108: 678–85.

Herpertz S, Kielmann R, Wolf AM et al. Do psychosocial variables predict weight loss or mental health after obesity surgery? – a systematic review. Obes Res 2004; 12: 1554–69.

Herpertz S, Legenbauer T, Burgmer R et al. Weight loss and psychological functions 9 years after bariatric surgery. Results from the multicentre, prospective Essen-Bochum Obesity Treatment Study (EBOTS), presented at the annual conference of the American Psychosomatic Society, San Francisco 2014.

Herpertz-Dahlmann B, Schwarte R, Krei M et al. Day-patient treatment after short inpatient care versus continued inpatient treatment in adolescents with anorexia nervosa (ANDI): a multicentre, randomised, open-label, non-inferiority trial. Lancet 2014. doi: 10.1016/S0140-6736(13)62411-3.

Hilbert A, Bishop ME, Stein RI et al. Long-term efficacy of psychological treatments for binge eating disorder. Br J Psychiat 2012; 200: 232–7.

Hilbert A, de Zwaan M, Braehler E. How frequent are eating disturbances in the population? Norms of the Eating Disorder Examination Questionnaire. PloS one 2012; 7: e29125.

Kaye WH, Wierenga CE, Bailer UF et al. Nothing tastes as good as skinny feels: the neurobiology of anorexia nervosa. Trends Neurosci 2013; 36: 110–20.

Kim TH, Daud A, Ude AO et al. Early U.S. Outcomes of laparoscopic gastric bypass versus laparoscopic adjustable silicone gastric banding for morbid obesity. Surg Endosc 2006; 20: 202–9.

Kishi T, Kafantaris V, Sunday S et al. Are antipsychotics effective for the treatment of anorexia nervosa? Results from a systematic review and meta-analysis. J Clin Psychiat 2012; 73: e757–66.

Kurth BM. Erste Ergebnisse der »Studie zur Gesundheit Erwachsener in Deutschland« (DEGS). Bundesgesundheitsbl 2012; 55: 980–90.

Lean MEJ. Obesity – what are the current treatment options? Exp Clin Endocrinol Diabetes 1998; 106: 22–6.

Lean MEJ, Han TS, Morrison CE. Waist circumference as a measure for indicating need for weight management. BMJ 1995; 11: 158–68.

Lock J, Le Grange D, Agras WS et al. Randomized clinical trial comparing family-based treatment with adolescent-focused individual therapy for adolescents with anorexia nervosa. Arch Gen Psychiat 2010; 67: 1025–32.

Luppino FS, Leonore M, de Wit MS et al. Overweight, obesity, and depression. A systematic review and meta-analysis of longitudinal studies. Arch Gen Psychiat 2010; 67: 220–9.

Müller MJ, Bosy-Westphal A, Heymsfield SB. Is there evidence for a set point that regulates human body weight? F1000 Med Rep 2010; 2: 59.

Munsch S, Meyer AH, Biedert E. Efficacy and predictors of long-term treatment success for Cognitive-Behavioral Treatment and Behavioral Weight-Loss-Treatment in overweight individuals with binge eating disorder. Behav Res Ther 2012; 50: 775–85.

Olds T, Maher C, Zumin S et al. Evidence that the prevalence of childhood overweight is plateauing: data from nine countries. Int J Pediatr Obes 2011; 6: 342–60.

Omalu BI, Ives DG, Buhari AM et al. Death rates and causes of death after bariatric surgery for Pennsylvania residents, 1995–2004. Arch Surg 2007; 142: 923–8.

Pine DS, Goldstein RB, Wolk S, Weissman MM. The association between childhood depression and adulthood body mass index. Pediatrics 2001; 107: 1049–56.

Schauenburg H, Friederich HC, Wild B et al. Fokale psychodynamische Psychotherapie der Anorexia nervosa. Ein Behandlungsmanual. Psychotherapeut 2009; 54: 270–80.

Schweiger U, Sipos V. Therapie der Essstörung durch Emotionsregulation. Stuttgart: Kohlhammer 2011.

Sjöström L, Larsson B, Backman L et al. Swedish obese subjects (SOS). Recruitment for an intervention study and a selected description of the obese state. Int J Obesity 1992; 16: 465–79.

Sjöström L, Lindroos AK, Peltonen M et al. Lifestyle, diabetes and cardiovascular risk factors 10 years after bariatric surgery. N Engl J Med 2004; 351: 2683–93.

Smink FR, van Hoeken D, Hoek HW. Epidemiology of eating disorders: incidence, prevalence and mortality rates. Curr Psychiat Rep 2012; 14: 406–14.

Steinhausen HC. The outcome of anorexia nervosa in the 20th century. Am J Psychiat 2002; 159: 1284–93.

Strobel RJ, Rosen RC. Obesity and weight loss in obstuctive sleep apnea: A critical review. Sleep 1996; 19: 104–22.

Strober M, Freeman R, Morrell W. The long-term course of severe anorexia nervosa in adolescents: Survival analysis of recovery, relapse, and outcome predictors over 10–15 years in a prospective study. Int J Eat Disord 1997; 22: 339–60.

Teufel M, Friederich HC, Gross G et al. Anorexia nervosa – diagnostics and therapy. Psychother Psychosom Med Psychol 2009; 59: 454–63.

Tindle HA, Omalu B, Courcoulas A et al. Risk of suicide after long-term follow-up from bariatric surgery Am J Med 2010; 123: 1036–42.

Touyz S, Le Grange D, Lacey H et al. Treating severe and enduring anorexia nervosa: a randomized controlled trial. Psychol Med 2013; 43: 2501–11.

Treasure J, Claudino AM, Zucker N. Eating disorders. Lancet 2010; 375: 583–93.

Walsh BT, Kaplan AS, Attia E et al. Fluoxetine after weight restoration in anorexia nervosa: a randomized controlled trial. JAMA 2006; 295: 2605–12.

Wilson GT, Wilfley DE, Agras WS, Bryson SW. Psychological treatments of binge eating disorder. Arch Gen Psychiat 2010; 67: 94–101.

Wing R, Blair E, Marcus M et al. Year-long weight loss treatment of obese patients with type II diabetes: does including an intermittent very-low-calorie diet improve outcome? Am J Med 1994; 97: 354–62.

Zipfel S, Wild B, Groß G et al. Focal psychodynamic therapy, cognitive behaviour therapy, and optimised treatment as usual in outpatients with anorexia nervosa (ANTOP study): randomised controlled trial. Lancet 2014; 383: 127–37.

62 Humanes Immundefizienz-Virus (HIV) und Acquired Immune Deficiency Syndrome (AIDS)

Jens Gaab

62.1 Verlauf und Behandlung von HIV

Das HI-Virus wurde 1983 unabhängig von zwei Forschungsteams (Barré-Sinoussi u. Montagnier et al.; Gallo et al.) erstmals beschrieben, wobei die Ehre der Entdeckung (und der Nobelpreis für Medizin 2008) den französischen Forschern um Barré-Sinoussi und Montagnier vom Institut Pasteur in Paris und nicht Robert Gallo vom US-amerikanischen National Institut of Health zugeschreiben wurde, was wiederum nicht unkritisiert blieb (Ballantyne 2008). Der durch das HI-Virus verursachte Immundefekt führt letztendlich zum erworbenen Immundefektsyndrom (Acquired Immune Deficiency Syndrome, AIDS), welches durch opportunistische Infektionen und Tumorerkrankungen gekennzeichnet ist. AIDS wurde 1981 erstmals von verschiedenen US-amerikanischen Forschungsgruppen beschrieben und infolgedessen als eigenständige Erkrankung anerkannt (Gallo 2006). Interessanterweise konnte gezeigt werden, dass HI-Viren auf Lentiviren, welche bei bestimmten zentralafrikanischen Affenarten auftreten, zurückzuführen sind (Sharp et al. 2005). Dabei haben diese Simian Immundeficiency Viruses (SIV) gleich zweimal die Artengrenze übersprungen (von Affen zu Menschenaffen und von Menschenaffen zu Menschen). Das erste Auftreten von HIV-Infektionen wird auf die Mitte des 20. Jahrhunderts datiert, wobei die »heutige HIV-1-Pandemie, welche über 60 Millionen betroffen und mehr als 20 Millionen Menschen getötet hat, das Ergebnis einer einzigen Transmission des SIVcpz vom Schimpansen auf den Menschen ist« (Übersetzung des Autors aus Sharp et al. 2005, S. 3891).

Mit der Einführung der Hochaktiven Antiretroviralen Therapie (HAART, auch kombinierte Antiretrovirale Therapie/Kombinationstherapie genannt) ab 1996 haben sich der klinische Verlauf und damit die Bedeutung eines positiven Befunds dramatisch gewandelt – die vormals letale Infektion kann seither unter adäquater Therapie als chronische Erkrankung angesehen werden. In einer prospektiven Untersuchung an HIV-positiven Personen in der Schweiz konnte gezeigt werden, dass eine Kombinationstherapie die Progressionsrate zu AIDS oder zum Tod um 86 % verringern kann (Sterne et al. 2005). Es muss dabei aber beachtet werden, dass die Lebenserwartung von HIV-positiven Personen unter HAART ca. ⅓ unter der Lebenserwartung HIV-negativer Personen liegt (The Antiretroviral Therapy Cohort Collaboration 2008). Auch kann mit HAART keine Heilung erzielt werden, sodass – möglicherweise ausgelöst über chronisch niedrige virale Replikation, sub-normale CD4-T-Zell-Restoration und toxische Wirkungen von HAART – eine erhöhte Prävalenz verschiedener organspezifischer Erkrankungen beobachtet werden kann (Volberding u. Deeks 2010).

Mit dem Wandel der HIV-Infektion von einer schweren und tödlichen zu einer – unter Voraussetzung einer erfolgreichen HAART – chronischen und weitgehend asymptomatischen Erkrankung, nahm die Bedeutung psychosozialer Faktoren auf den nun langfristigen Verlauf zu. Im Folgenden sollen die Bedeutung psychosozialer Faktoren und Modelle sowie das Vorgehen und die Effekte von psychologischen Interventionen dargestellt und diskutiert werden.

62.2 Einfluss psychosozialer Faktoren

Das Interesse an der Untersuchung des Einflusses psychosozialer Faktoren auf den Verlauf von einer HIV-Infektion ist auf mehrere Erkenntnisse und Beobachtungen zurückzuführen. Erstens ist der Verlauf einer HIV-Infektion – auch unter einer HAART – hoch variabel und nicht ausschließlich durch medizinische Befunde erklärbar. Zweitens ist die Prävalenz psychischer Belastungen, Symptome und Störungen bei und durch HIV hoch, und drittens haben psychosoziale Faktoren nachweislich Einfluss auf Immunparameter und damit auf ein von einer HIV-Infektion direkt betroffenes System.

62.2.1 Prävalenz psychischer Störungen und Belastungen bei HIV-positiven Personen

Bei der Klassifikation von psychischen Beschwerden sind mögliche direkte neurologische Effekte einer HIV-Infektion zu beachten (Singer et al. 2010). Neurologische Syndrome sind dann entweder primär (Folge der HIV-Infektion), sekundär (z. B. Folge einer opportunistischen Infektion) oder behandlungsbezogen (z. B. durch ein Immunrekonstitutionssyndrom). Entsprechend müssen bei der Diagnose einer psychischen Störung im Einzelfall mögliche neurologische Erkrankungen beachtet werden.

Die Prävalenz psychischer Störungen wird bei HIV-positiven Personen als hoch bzw. doppelt so hoch wie bei nicht-HIV-positiven Personen eingeschätzt (Bing et al. 2001). In einer metaanalytischen Auswertung von insgesamt zehn Studien konnte gezeigt werden, dass im Vergleich zu HIV-negativen HIV-positive Personen ein fast doppelt so hohes Risiko einer depressiven Störung haben. Dieser Zusammenhang wird nicht durch die sexuelle

Orientierung oder den klinischen Status beeinflusst (Ciesla u. Roberts 2001).

In einer neueren, repräsentativen Studie mit über 34.000 HIV-positiven Personen konnte gezeigt werden, dass eine erhöhte Prävalenz von depressiven, Angst- und Persönlichkeitsstörungen ausschließlich bei Männern festgestellt werden konnte (Lopes et al. 2012). Das Risiko einer psychischen Störung war bei HIV-positiven Männern im Vergleich zu HIV-positiven Frauen unter Berücksichtigung demografischer Faktoren (z. B. Ethnie, Bildung und Einkommen) bei depressiven Störungen mehr als fünffach, bei Angststörungen mehr als dreifach und bei Persönlichkeitsstörungen mehr als zweifach erhöht. Am deutlichsten zeigte sich der Unterschied bei der Posttraumatischen Belastungsstörung, bei der HIV-positive Männer ein siebenfach erhöhtes Risiko aufwiesen, wohingegen bei Frauen ein um ca. 50 % erhöhtes Risiko beobachtet wurde.

Basierend auf der relativen Bedeutung von individuellen Bewertungen für das Ausmaß der Reaktion auf Belastungen untersuchten Moskowitz et al. (2013) die individuellen Bewertungsnarrative und deren langfristige Auswirkungen bei 100 Personen, welche in den zurückliegenden zwei Monaten eine HIV-Diagnose erhalten hatten (► Tab. 62-1).

Diese Ergebnisse verdeutlichen nach Angaben der Autoren, »dass die individuellen Unterschiede in der Bewertung der HIV-Diagnose von neu diagnostizierten Personen berücksichtigt werden müssen, um einen adäquaten Umgang mit ihrer Erkrankung zu erreichen« (Übersetzung des Autors aus Moskowitz et al. 2013, S. 9).

Tab. 62-1 Bewertungen und deren emotionale und verhaltensmäßige Folgen nach einer HIV-Diagnose (nach Moskowitz et al. 2013).

Thema	Bewertung	Coping	Emotion
HIV als chronische Krankheit	HIV als ernste Bedrohung der Gesundheit	problemfokussiertes und proaktives Coping (Suche nach Informationen zu HIV und HAART, Austausch mit anderen Betroffenen etc.)	Möglichkeit, nach Bewältigung von Problemen Erleichterung und auch Dankbarkeit zu erleben
Befürchtung zu sterben	HIV als tödliche Erkrankung	Versuche, den Bedrohungscharakter von HIV durch Neubewertungen zu verringern	Traurigkeit, Angst, Besorgnis und Wut
Stigmatisierung	Angst, aufgrund von HIV ausgegrenzt und stigmatisiert zu werden	Verheimlichung der HIV-Diagnose, dadurch keine/wenig soziale Unterstützung	Depression, Verzweiflung und Suizidgedanken
Bedrohung der Identität	Annahme, dass man eigentlich vor HIV gefeit war und dass eine Erkrankung eigentlich nicht möglich ist	Integration von HIV in Selbstkonzept und Selbstbild	Unglaube, Zweifel und Depressionen
Größere andere Probleme	HIV ist nicht die größte Sorge im Leben	wenig HIV- bzw. problemfokussiertes und proaktives Coping	geringfügige emotionale Reaktion aufgrund von HIV

62.2.2 Einfluss psychosozialer Faktoren auf den Verlauf von HIV

Die erhöhten Prävalenzen psychischer Störungen und psychosozialer Belastungen bei HIV-positiven Personen reduzieren nicht nur per se die Lebensqualität und Funktionsfähigkeit, sondern haben darüber hinaus auch einen bedeutsamen Einfluss auf den Verlauf der HIV-Infektion.

Untersuchungen vor der Einführung der HAART zeigten, dass ein bedeutsamer Einfluss auf den Verlauf einer HIV-Infektion vor allem bei der Erfassung langfristiger Effekte zu beobachten waren. Auch wenn die Ergebnisse dieser Prä-HAART-Studien einen eingeschränkten Aussagewert haben, da HAART heute *der* zentrale und notwendige Bestandteil der HIV-Behandlung ist, geben sie Aufschluss über den Verlauf einer unbehandelten HIV-Infektion. Entsprechend konnte in einer prospektiven Studie in Tansania an HIV-positiven Frauen, welche nicht auf HAART waren, gezeigt werden, dass über den Zeitraum von sechs bis acht Jahren depressive Symptome das Risiko einer HIV-Progression um 61 % und das Mortalitätsrisiko um mehr als das Doppelte erhöhen (Antelman et al. 2007).

Der negative Einfluss depressiver Störungen und Symptome auf die HIV-bezogene Morbidität und Mortalität kann, auch nach Einführung von HAART und trotz der dadurch erzielten, deutlichen Verbesserung der Lebensqualität und -erwartung, nachgewiesen werden. Beispielsweise konnte in einer prospektiven Untersuchung über sieben Jahre an 765 HIV-positiven Frauen, von denen 82 % eine antiretrovirale Therapie erhielten, gezeigt werden, dass chronische Depressionssymptome (75 % der Messungen waren dabei über dem klinischen CDS-Cutoff-Score ≥ 16), nach Kontrolle von klinischen HIV-Parametern und antiretroviraler Therapie, das Risiko einer HIV-bezogenen Mortalität verdoppelten (Ickovics et al. 2001). Der negative Einfluss konnte dabei vor allem bei den Frauen beobachtet werden, welche eine niedrige CD4-T-Zell-Anzahl und eine hohe Viruslast aufwiesen.

Dieser Zusammenhang konnte in einer weiteren, prospektiven Studie an HIV-positiven Männern und Frauen (Geschlechtsratio 69 %/31 %) über den Verlauf von 42 Monaten gezeigt werden (Leserman et al. 2007). Im Hinblick auf die HIV-bezogene Mortalität hatten das Ausmaß an depressiven Symptomen und die Anzahl erlebter Traumata einen unabhängigen Einfluss, wobei das Risiko einer HIV-bezogenen Mortalität sich für jedes weitere erlebte Trauma um 22 % erhöhte. Dabei hatten Personen mit drei oder mehr erlebten Traumata im Vergleich zu Personen mit zwei oder weniger Traumata ein dreifach erhöhtes Mortalitätsrisiko.

62.2.3 Psychobiologische Mediation – wie Stress den HIV-Verlauf beeinflusst

In Anbetracht der hohen Prävalenz von Belastungen – beispielsweise gaben aus einer Stichprobe von 611 HIV-positiven Personen 91 % mindestens eine stressende (z. B. Tod eines nahen Familienmitglieds) und 10 % eine traumatische Belastung (z. B. Tod des Partners) in den letzten neun Monaten an (Reif et al. 2011), wobei Traumata die Wahrscheinlichkeit für sexuelles Risikoverhalten kumulativ erhöhten (Pence et al. 2012) – stellt sich die Frage, wie der Einfluss von Belastungen und Traumata auf klinische HIV-Parameter vermittelt werden. Interessanterweise konnte dabei gezeigt werden, dass der Einfluss traumatischer Belastungen auf die Inanspruchnahme medizinischer Versorgung über psychosoziale Variablen (z. B. Coping, Vertrauen und psychische Symptome) vermittelt wird. Zudem ließ sich diese Mediation nicht bei HIV-bezogenen Variablen (wie Adhärenz, sexuelles Risikoverhalten, somatische Symptome und HIV-Progression) beobachten (Pence et al. 2012). Dies bedeutet, dass der Einfluss psychosozialer Traumata auf HIV-bezogene Parameter nicht bzw. nicht mehrheitlich über deren psychische Auswirkungen, sondern wahrscheinlich über deren biologische Konsequenzen vermittelt ist.

Einen wichtigen Hinweis dazu liefert eine Studie an HAART-naiven HIV-positiven Männern, welche vor Beginn einer erstmaligen HAART einen moderaten Belastungstest absolvierten. Es wurden dabei insgesamt fünf verschiedene Indikatoren des autonomen Nervensystems (Hautleitfähigkeit, systolischer Blutdruck, EKB-Interbeat-Intervall, Photoplethysmografie und Pulstransitzeit) erfasst und mit den HAART-induzierten Veränderungen der Viruslast und der CD4-T-Zellanzahl über den Zeitraum von einem Jahr assoziiert (Cole et al. 2001). Es zeigte sich, dass das Ausmaß der gemittelten Reaktivität des autonomen Nervensystems (ANS) signifikant und hoch mit der klinischen Reaktion auf HAART korrelierte (Reduktion der Viruslast: $r = 0.70$, Erhöhung der CD4-T-Zellanzahl: $r = -0.75$). Dieser Zusammenhang zeigte sich auch in den Unterschieden zwischen Personen mit niedriger oder hoher ANS-Reaktivität (40-fache versus 10-fache Reduktion der Viruslast und 155 Zellen/mm^3 versus 17 Zellen/mm^3 Erhöhung der CD4-T-Zellanzahl). In einem weiteren Schritt konnten Cole et al. (2001) in vitro zeigen, dass der ANS-Neurotransmitter Noradrenalin die virale Replikation von HI-Viren in HIV1-infizierten peripheren mononukleären Blutzellen deutlich verstärkt und dass dieser Effekt durch Gabe eines beta-adrenergen Antagonisten verhindert werden konnte. Diese Ergebnisse konnten in einer prospektiven Studie zu den Effekten einer neuinitiierten Therapie mit Protease-Inhibitoren (PI) im klinischen Kontext bestätigt werden (Ironson et al. 2008). Interessanterweise konnte dabei gezeigt werden, dass die Konzentration von Noradrenalin im Urin den Zusammenhang zwischen Stressbelastungen und den PI-Therapieeffekten erklären kann.

Protektive psychosoziale Faktoren und HIV – der Wert fester Beziehungen

Die Perspektive, dass protektive psychosoziale Faktoren einen Einfluss auf somatische Erkrankungen haben, ist sicherlich nicht neu, aber tatsächlich eine (zu) lange vernachlässigte Forschungsperspektive bei somatischen Erkrankungen per se und bei HIV im Speziellen (Chesney et al. 2005).

Die Spannbreite protektiver psychosozialer Faktoren ist groß (Ironson u. Hayward 2008) und zeigt beispielsweise, dass positive Emotionen zu einer Reduktion der AIDS-Mortalität führen (Moskowitz 2003) und die Aufnahme einer HIV-bezogenen medizinischen Behandlung begünstigen (Carrico u. Moskowitz 2013). Zudem reduzieren positive psychologische Ressourcen – definiert als positiver Affekt, positive HIV-bezogene Erwartungen und Lebenssinn – die HIV-bezogene Mortalität und den Abfall der CD4-T-Zell-Anzahl bei HIV-positiven Frauen über den Verlauf von fünf Jahren (Ickovics et al. 2006).

Soziale Faktoren haben auch einen protektiven Einfluss auf den HIV-Verlauf. So untersuchten Young et al. (2004) den Einfluss von stabilen Partnerschaften auf den HIV-Verlauf an über 3.000 HIV-positiven Personen unter HAART. Die Ergebnisse zeigten, dass – unter Kontrolle klinischer Parameter – eine stabile Partnerschaft zu einer langsameren Progression einer HIV-bezogenen Morbidität und Mortalität führt und dass entsprechend HIV-positive Personen ohne stabile Partnerschaft einen schnelleren Verlauf durch die asymptomatische Latenzphase bis hin zur HIV-Progression aufweisen. Mögliche Mediatoren sind eine verbesserte Adhärenz, die Reduktion von sexuellem Risikoverhalten und/oder die direkten biologischen Effekte von sozialer Unterstützung.

62.3 HAART-Adhärenz – Bedeutung und psychosoziale Determinanten

Auch wenn sich das medikamentöse Vorgehen aufgrund von antiretroviralen Weiterentwicklungen und dem zunehmenden Verständnis der Interaktionen pharmakologischer und physiologischer Faktoren von »hit early and hard« (Ho 1995) zu »hit hard, but only when necessary« (Harrington u. Carpenter 2000) verändert hat, ist die Einhaltung einer strikten Adhärenz, das heißt die Einnahme von mindestens 90–95 % der verschriebenen HAART, die notwendige Voraussetzung für die virale Kontrolle und die Verhinderung von Resistenzen gegen HAART. Dies auch, weil die Viruslast nicht proportional mit der Adhärenz assoziiert ist und entsprechend auch geringe Veränderungen der Adhärenz zu gravierenden infektiologischen und klinischen Konsequenzen führen können (Bartlett 2002).

Es gibt mehrere Gründe für eine nicht-optimale oder Non-Adhärenz, wobei diese sich zwischen betroffenen Populationen unterscheiden und im Einzelfall unterschiedliche Faktoren zu Non-Adhärenz führen. Mehrere Merkmale der HIV-Infektion und deren Behandlung erfordern und erschweren die Einhaltung einer strikten Adhärenz und erklären auch, warum die Adhärenz im Verlauf einer HIV-Infektion abnimmt (Ickovics et al. 2002):

- Non-Adhärenz hat bei HIV gravierende Konsequenzen (Resistenzentwicklung und Einschränkung der Behandlungsoptionen, Transmission von HIV bei sexuellen Kontakten/Schwangerschaft, Progression zu AIDS, erhöhte Behandlungskosten).
- HIV hat einen chronischen und weitgehend asymptomatischen Verlauf, das heißt, die subjektive wahrgenommene Notwendigkeit einer Behandlung ergibt sich nicht aus den Beschwerden und den kurzfristigen Folgen von Non-Adhärenz.

Tab. 62-2 Ursachen für Non-Adhärenz bei HAART (nach Vervoort et al. 2007).

Kategorie	Thema
HAART	Nebenwirkungen und Anforderungen des Therapieregimes
HIV	• psychische Belastung durch HIV und HAART • Stigmatisierung und Verheimlichung von HIV
Patient	• Vertrauen/Überzeugung in HAART • Motivation • Wissen • Vergessen • Stimmung • psychische Störungen
Arzt-Patient-Beziehung	Beziehung und Kommunikationsqualität zwischen Arzt und Patient
Sozioökonomische Faktoren	• soziale Unterstützung • Obdachlosigkeit

- Infektionsverteilung auf sozioökonomisch benachteiligte Bevölkerungsschichten
- zum Teil erhebliche Nebenwirkungen und anspruchsvolles Therapieregime bei HAART

Die von HIV-positiven Personen genannten Gründe der Non-Adhärenz lassen sich mehreren Kategorien und Themen zuordnen (▶ Tab. 62-2). Die subjektiv berichteten Gründe für Non-Adhärenz können den negativen Nebenwirkungen, der als gering wahrgenommenen Notwendigkeit einer Medikation und dem simplen Vergessen zugeschrieben werden, wobei die Mehrzahl der befragten HIV-positiven Personen mehrere Gründe angab und die Anzahl der Gründe mit Non-Adhärenz assoziiert war (Walsh et al. 2001).

Der negative Einfluss psychischer Störungen und Alkohol-/Drogenkonsums auf die Adhärenz ist dabei bestens belegt. In einer

Metaanalyse konnten Hendershot et al. (2009) beispielsweise zeigen, dass Problemtrinker eine über 50 %ige Wahrscheinlichkeit aufwiesen, non-adhärent zu sein. Eine retrospektive Auswertung von über 3.000 HIV-positiven Personen ergab, dass eine diagnostizierte Depression die Wahrscheinlichkeit einer ausreichenden Adhärenz um 20 % reduzierte, wobei dieser Effekt bei Patienten unter adäquater pharmakotherapeutischer Behandlung nicht beobachtet wurde (Horberg et al. 2008). Einen noch größeren Einfluss konnte in einer Metaanalyse an Studien aus dem südlichen Afrika gezeigt werden, welche bei depressiven HIV-positiven Personen eine um 55 % reduzierte Wahrscheinlichkeit der Adhärenz fand (Nakimuli-Mpungu et al. 2012).

Die Gründe für den profunden Einfluss psychischer Störungen sind einerseits in deren biologischen Subtraten zu sehen – psychische Störungen haben Effekte auf HIV-relevante Prozesse (s. o.) – andererseits kann das Vorliegen einer psychischen Störung auch zur iatrogen verzögerten Initiierung der HAART führen (Fairfield et al. 1999).

Einen theoriegeleiteten Ansatz zur Erklärung von Adhärenz (und Non-Adhärenz) liefert das Necessity-concerns-Modell, welches auf dem Selbstregulationsmodell basiert (Horne 2002; Gaab 2010). Dabei wird angenommen, dass der Beginn und die Adhärenz einer HAART sich in die subjektiven Annahmen der Notwendigkeit und des Nutzens sowie in die Befürchtung negativer Nebenwirkungen einordnen lassen.

In einer prospektiven Untersuchung konnten Horne et al. (2007) zeigen, dass die langfristige HAART-Adhärenz durch die subjektive Einschätzung (vor Beginn der HAART!) der Notwendigkeit (Verdopplung der Adhärenz-Wahrscheinlichkeit) und der wahrgenommenen Nebenwirkungen durch die Medikamenteneinnahmen (55 % Reduktion der Adhärenz-Wahrscheinlichkeit) vorhergesagt werden konnte. Diese Effekte waren unabhängig von virologischen, klinischen und psychiatrischen Parametern sowie von der Anzahl der einzunehmenden Medikamente. Die Autoren sehen die oft fehlende Passung zwischen den von den HIV-positiven Personen selbst wahrgenommenen bzw. erlebten Folgen der HIV-Infektion und den für die Betroffenen eher abstrakten Angaben klinisch-immunologischer Daten (wie CD4-Zellstatus oder virale Belastung).

62.3.1 Interventionen zur Verbesserung der Adhärenz

Aufgrund der vielen Determinanten der Non-Adhärenz sind verschiedene Ansätze zu deren Verbesserung entwickelt und evaluiert worden. Diese Interventionen können entweder nach ihren Zielvariablen (kognitiv, affektiv oder verhaltensbezogen) oder nach den eingesetzten Methoden (Beratung, Psychotherapie, Edukation, Support-Gruppen, directly observed therapy, DOT, oder digitale Erinnerungssysteme) kategorisiert werden.

Bislang wurden mehrere Metaanalysen zu den Ergebnissen dieser Interventionen durchgeführt. Amico et al. (2006) berichten einen kleinen bis mittleren Effekt (d = 0.35) auf die subjektiv berichtete Adhärenz, wobei dieser Effekt nicht durch die Methode oder den theoretischen Bezug, wohl aber durch die Ausgangswerte in der Adhärenz zu erklären waren, d. h. die Effekte bei Risikopopulationen für niedrige Adhärenz waren größer (d = 0.62) als in unselektierten Populationen (d = 0.19). In einer neueren Analyse schlussfolgerten Rueda et al. (2009) anhand von semi-qualitativen Auswertungen, dass vor allem Interventionen mit einem spezifischen und konkreten Fokus auf die Medikamenteneinnahme wirksam sind.

Interessanterweise konnten Adhärenzverbesserungen ähnlichen Ausmaßes (kleine bis mittlere Effektstärken) auch bei psychopharmakologischen und/oder psychotherapeutischen Depressionsbehandlungen beobachtet werden, wobei das Ausmaß der Depressivität zu Beginn der Behandlung ein wichtiger Prädiktor für das Ausmaß der Adhärenzverbesserung war (Sin u. DeMateo 2013). Dies deutet darauf hin, dass nicht nur die Adhärenz selbst, sondern auch psychische Störungen, welche die Adhärenz beeinflussen, ein Ziel einer adhärenzverbessernden Maßnahme sein können.

In Bezug auf DOT (Directly observed treatment) - bei der die Medikamente in Anwesenheit des Arztes oder des Pflegepersonals eingenommen werden - zeigen zwei aktuelle Metaanalysen widersprüchliche Ergebnisse: Ford et al. (2009) konnten anhand von zwölf randomisiert-kontrollierten Primärstudien keine Überlegenheit von DOT auf virale, klinische und subjektive Parameter nachweisen; im Gegensatz dazu konnten Hart et al. (2010) eine Verbesserung von klinischen Parametern und der Adhärenz durch DOT nachweisen, wenn auch nur unter Einschluss nicht-randomisiert-kontrollierter Studien.

Bei der Beurteilung der Effekte von Interventionen zur Verbesserung der Adhärenz ist zu beachten, dass deren langfristiger Nutzen und Kosteneffizienz momentan nicht ausreichend beurteilt werden können. Auch wenn die oft transiente und nur geringfügige Verbesserung der Adhärenz kritisch zu betrachten ist, muss berücksichtig werden, dass einerseits auch bei perfekter Adhärenz eine virologische Kontrolle nicht möglich ist und andererseits, dass eine strikte Adhärenz im Verlauf einer HIV-Infektion von unterschiedlicher Bedeutung ist (Lima et al. 2010). Auch ist zu beachten, dass der Vergleich zwischen Studien - selbst bei gleicher Interventionsmethode - durch die unterschiedliche Umsetzung der Intervention und durch den Kontext der betreffenden Studie erschwert wird (Bärnighausen et al. 2011).

62.4 Psychotherapeutische Interventionen bei HIV

Neben der Möglichkeit psychopharmakologischer Behandlungen, welche unter Berücksichtigung möglicher Interaktionen mit HAART als effektiv und sicher zur Behandlung depressiver Störungen gelten (Ferrando u. Freyberg 2008; Pieper u. Treisman 2005) und auch zur Sicherung der Adhärenz beitragen (s. o.), sind psychologische/psychotherapeutische (Himmelhoch et al. 2007; Olatunji et al. 2006; Seedat 2012; Sin u. DiMatteo 2013), psychoedukative (Maillard et al. 2013) oder fitnessbezogene (O'Brien et al. 2010) Interventionen effektiv und wirksam in der Reduktion häufiger psychischer Probleme und Störungen sowie in der Verbesserung der Lebensqualität bei HIV-positiven Personen.

Die beobachteten Reduktionen der psychischen Symptomatik von HIV-positiven Personen durch psychotherapeutische Interventionen sind moderat, sind aber vergleichbar mit denen psychotherapeutischer Interventionen bei genuinen psychischen Störungen. Beispielsweise berichten Sin und DiMatteo (2013) in ihrer Metaanalyse von elf randomisiert-kontrollierten Studien über kleine bis mittlere Effektstärken bei der Reduktion von depressiven Symptomen, wobei diese Effekte vergleichbar mit Ergebnissen aktueller Metaanalysen zur Psychotherapie bei depressiven Störungen sind (Cuijpers et al. 2010). Differenzielle Effekte zwischen unterschiedlichen psychotherapeutischen Methoden und Ansätzen sind zwar in einzelnen Studien beobachtet worden (z. B. Markowitz et al. 1995; siehe aber dazu die Kritik in Baskin et al. 2003), insgesamt zeigen sich aber in direkten Vergleichen verschiedener Methoden Wirkäquivalenzen (Olatunji et al. 2006). Interessant im Hinblick auf die Kosteneffizienz sind die Ergebnisse einer Metaanalyse, welche zeigen konnte, dass gruppenpsychotherapeutische Interventionen zu vergleichbaren kleinen bis mittleren Effekten führen (Himmelhoch et al. 2007). Auch hier konnten keine signifikanten Unterschiede zwischen verschiedenen methodischen Ansätzen gefunden werden. Die berichteten Ergebnisse beziehen sich fast ausschließlich auf Veränderungen bei depressiven Populationen oder in Bezug auf depressive Symptome. Zu anderen Störungsbereichen, wie beispielsweise Trauma und assoziierte Störungen, fehlen bislang vergleichbare und vergleichbar viele Studien, auch wenn sich bei den häufigen traumaassoziierten Störungen und Problemen kognitiv-verhaltenstherapeutische Gruppentherapien als wirksam erwiesen haben (Seedat 2012).

62.4.1 Psychobiologische und klinische Effekte von Stressmanagementtrainings bei HIV

Neben störungsbezogenen Interventionen, welche eine spezifische symptomatische und methodische Ausrichtung aufweisen, werden vermehrt auch Interventionen angeboten, die einerseits die Reduktion psychischer Belastungen, andererseits den Aufbau langfristig hilfreicher Skills und Bewältigungsverhalten anstreben. Neben der Frage der Wirksamkeit solcher Interventionen in der Reduktion von Beschwerden und dem Aufbau von protektiven Fähigkeiten und Einstellungen ist es von Interesse, inwieweit damit auch biologische und sogar klinische Parameter beeinflusst werden können.

Die Ergebnisse mehrerer randomisiert-kontrollierter Studien zeigen, dass solche kognitiv-verhaltenstherapeutische Stressmanagementtrainings verschiedene physiologische Parameter bei HIV-positiven Personen beeinflussen. Beispielsweise konnte über den Verlauf eines Stressmanagementtrainings eine Rekonstitution von naiven T-Zellen beobachtet werden (Antoni et al. 2002). Als mögliche Mediatoren dieser immunologischen Veränderungen werden Reduktionen in der psychischen Belastung durch HIV und infolge eine verringerte Ausschüttung von Cortisol angenommen (Antoni et al. 2005). Unklar ist aber die klinische Relevanz dieser Befunde, da einerseits diese Studien größtenteils an HIV-positiven Personen ohne HAART durchgeführt wurden und andererseits die erfassten physiologischen Parameter als Surrogatvariablen angesehen werden können.

Um die langfristigen klinischen Auswirkungen von Stressmanagementtrainings an HIV-positiven Personen mit HAART zu evaluieren, untersuchten Berger er al. (2008) in einer randomisiert-kontrollierten Multicenterstudie die langfristigen Auswirkungen eines zwölfwöchigen kognitiv-verhaltenstherapeutischen Stressmanagementtrainings auf klinische HIV-Parameter (CD4-T-Zell-Anzahl und Viruslast) sowie die psychische Befindlichkeit und Lebensqualität bei insgesamt 104 HIV-positiven Personen. Das Stressmanagementtraining wurde im Gruppenmodus durchgeführt und umfasste verschiedene HIV-relevante Themen, die jeweils aus einer Klärungs- und einer Bearbeitungsperspektive behandelt wurden. Die Ergebnisse zeigten, dass die Intervention keine Auswirkungen auf die Viruslast und die Anzahl der CD4-T-Zellen direkt und zwölf Monate nach der Intervention hatte. In Bezug auf die psychische Befindlichkeit ließ sich aber eine signifikante und klinisch bedeutsame Reduktion der Angst- und Depressionssymptomatik sowie eine Verbesserung mit durchschnittlich mittlerer Effektstärke beobachten. Interessanterweise konnten Verbesserungen der psychischen Befindlichkeit nur bei Personen nachgewiesen werden, welche zu Beginn auch erhöhte Angst- und Depressionswerte hatten.

Die Ergebnisse dieser Studie konnten auch in einer Metaanalyse zu den Effekten von Stressmanagementtrainings bestätigt werden (Scott-Sheldon et al. 2008). Es konnten dabei zwar signifikante Reduktionen von Angst, Depression, Stress und Erschöpfung sowie Verbesserungen der Lebensqualität von insgesamt kleiner bis mittlerer Effektstärke nachgewiesen werden, die durchgeführten Interventionen hatten aber keinen Einfluss auf den CD4-T-Zellstatus, die Viruslast, physiologische Parameter (Cortisol, Testosteron, DHEA-S) und auf mögliche psychologische Mediatoren, wie Coping oder soziale Unterstützung.

Für die Absenz klinisch-bedeutsamer Veränderungen von HIV-relevanten Parametern bei Stressmanagementtrainings sind verschiedene mögliche Gründe zu nennen:

- Psychische Belastungen von und durch HIV sind so hoch und andauernd, dass diese durch kurzfristige Interventionen nicht beeinflusst werden können.
- Klinische Parameter werden maßgeblich durch infektiologische (HIV-Progression) oder medizinische (HAART) Faktoren beeinflusst.
- Mögliche klinische Effekte von Stressmanagementinterventionen zeigen sich erst im langfristigen Verlauf von HIV.

Zudem muss kritisch angemerkt werden, dass die Mehrheit der untersuchten Populationen nicht der eigentlichen Zielpopulation solcher Interventionen entspricht. So hatten nur 3 % der untersuchten Personen eine klinisch-bedeutsame psychische Störung, und der Anteil an Minoritäten und Risikopopulationen war gering.

62.5 Zusammenfassung und Ausblick

Die HIV-Infektion ist eine chronische Erkrankung und führt bei HIV-positiven Personen zu verschiedenen psychosozialen Heraus- und Anforderungen. Die Prävalenz und die Auswirkungen emotionaler, kognitiver und verhaltensmäßiger Faktoren auf die Behandlung und auf den Verlauf einer HIV-Infektion sind bedeutsam und begründen die Notwendigkeit einer Berücksichtigung dieser Faktoren beim Verständnis und Management einer HIV-Infektion. Auch wenn die Wirksamkeit von psychologischen Interventionen, wie Psychotherapie von psychischen Störungen bei HIV-positiven Personen und die Verbesserung der Befindlichkeit und der Lebensqualität durch Stressmanagementtrainings, empirisch bestätigt wurde, ist kritisch anzumerken, dass

- deren Effekte in der Regel klein bis moderat sind,
- die betreffenden Studien oftmals nicht an Risikopopulationen und Minoritäten durchgeführt werden,
- die Ergebnisse in Bezug auf klinische HIV-Parameter momentan darauf hindeuten, dass zwar psychosoziale Faktoren einen klinisch-bedeutsamen Einfluss auf den HIV-Verlauf haben, dieser aber nicht durch psychologische Interventionen beeinflusst werden kann und
- diese Probleme (bedeutsamer Einfluss bei geringeren Veränderungsmöglichkeiten) auch bei der immens wichtigen Adhärenz zu beobachten sind.

Entsprechend besteht in der Erforschung der Interaktion psychologischer, endokriner, immunologischer und klinischer Faktoren und deren Umsetzung in klinisches Vorgehen noch großer Handlungsbedarf.

Literatur

Amico KR, Harman JJ, Johnson BT. Efficacy of antiretroviral therapy adherence interventions: a research synthesis of trials, 1996 to 2004. J Acq Immun Def Syn 2006; 41: 285–97.

Antelman G, Kaaya S, Wei R et al. Depressive symptoms increase risk of HIV disease progression and mortality among women in Tanzania. J Acq Immun Def Syn 2007; 44: 470–7.

Antoni M, Cruess DG, Klimas N et al. Increases in a marker of immune system reconstitution are predated by decreases in 24-h urinary cortisol output and depressed mood during a 10-week stress management intervention in symptomatic HIV-infected men. J Psychosom Res 2005; 58: 3–13.

Antoni MH, Cruess D, Klimas N et al. Stress management and immune system reconstitution in symptomatic HIV-infected gay men over time: effects on transitional naive T cells (CD4(R)CD45RA(R) CD29(R)). Am J Psychiat 2002; 159: 143–5.

Bärnighausen T, Chaiyachati K, Chimbindi C et al. Interventions to increase antiretroviral adherence in sub-Saharan Africa: a systematic review of evaluation studies. Lancet Infect Dis 2011; 11: 942–51.

Ballantyne C. Nobel decision stirs viral dismay. Nat Med 2008; 14: 1132.

Bartlett JA. Addressing the challenges of adherence. J Acq Immun Def Syn 2002; 29 (Suppl 1): 2–10.

Baskin TW, Tierney SC, Minami T, Wampold BE. Establishing Specificity in Psychotherapy: A Meta-Analysis of Structural Equivalence of Placebo Controls. J Consult Clin Psychol 2003; 71(6): 973–9.

Bing E, Burnam MA, Longshore D et al. Psychiatric disorders and drug use among human immunodeficiency virus-infected adults in the United States. Arch Gen Psychiat 2001; 58: 721–8.

Carrico AW, Moskowitz JT. Positive Affect Promotes Engagement in Care After HIV Diagnosis. Health Psychol 2013; 18 (Epub ahead of print).

Chesney MA, Darbes LA, Hoerster K et al. Positive emotions: exploring the other hemisphere in behavioral medicine. Int J Behav Med 2005; 12: 50–8.

Chesney MA, Ickovics J, Chambers D et al. Self-reported adherence to antiretroviral medications among participants in HIV clinical trials: the AACTG adherence instruments. AIDS Care 2000; 12: 255–66.

Ciesla JA, Roberts J. Meta-analysis of the relationship between HIV infection and risk for depressive disorders. Am J Psychiat 2001; 158: 725–30.

Cole S, Naliboff B, Kemeny ME et al. Impaired response to HAART in HIV-infected individuals with high autonomic nervous system activity. Proc Natl Acad Sci USA 2001; 98: 12695–700.

Cuijpers P, Smit F, Bohlmeijer E et al. Efficacy of cognitive-behavioural therapy and other psychological treatments for adult depression: meta-analytic study of publication bias. Brit J Psychiat 2010; 196: 173–8.

Fairfield K, Libman H, Davis RB, Eisenberg D. Delays in protease inhibitor use in clinical practice. J Gen Intern Med 1999; 14: 395–401.

Ferrando ST, Freberg Z. Treatment of depression in HIV positive individuals: A critical review. Int Rev Psychiat 2008; 20(1): 61–71.

Gaab J. Die Bedeutung der subjektiven Perspektive auf die Behandlung von HIV. Z Gesundheitspsychol 2010; 18(1): 13–20.

Gallo RC. A reflection on HIV/AIDS research after 25 years. Retrovirol 2006; 3: 72.

Harrington M, Carpenter CC. Hit HIV-1 hard, but only when necessary. Lancet 2000; 355: 2147–52.

Hendershot CS, Stoner SA, Pantalone DW, Simoni JM. Alcohol use and antiretroviral adherence: review and meta-analysis. J Acq Immun Def Syn 2009; 2: 180–202.

Ho DD. Time to hit HIV, early and hard. New Engl J Med 1995; 333: 450–1.

Horberg MA, Silverberg M, Hurley L et al. Effects of depression and selective serotonin reuptake inhibitor use on adherence to highly active antiretroviral therapy and on clinical outcomes in HIV-infected patients. J Acq Immun Def Syn 2008; 47: 384–90.

Horne R. Treatment perceptions and self-regulation. In: Cameron LA, Leventhal H (eds). The self-regulation of health and illness behaviour. London: Routledgde 2002; 138–53.

Horne R, Cooper V, Gellaitry G et al. Patients' perceptions of highly active antiretroviral therapy in relation to treatment uptake and adherence: The utility of the necessity-concerns framework. J Acq Immun Def Syn 2007; 45: 334–41.

Ickovics JR, Cameron A, Zackin R et al. Consequences and determinants of adherence to antiretroviral medication: Results from Adult AIDS Clinical Trials Group protocol 370. Antiviral Ther 2002; 7: 185–93.

Ickovics JR, Hamburger ME, Vlahov D et al. Mortality, CD4 cell count decline, and depressive symptoms among HIV-seropositive women: longitudinal analysis from the HIV epidemiology research study. JAMA 2001; 285: 1460–5.

Ickovics JR, Milan S, Boland R et al. Psychological resources protect health: 5-year survival and immune function among HIV-infected women from four US cities. AIDS 2006; 20: 1851–60.

Ironson G, Balbin E, Stieren E et al. Perceived stress and norepinephrine predict the effectiveness of response to protease inhibitors in HIV. Int J Behav Med 2008; 15(3): 221–6.

Ironson G, Hayward H. Do Positive Psychosocial Factors Predict Disease Progression in HIV-1? A Review of the Evidence. Psychosom Med 2008; 70: 546–54.

Leserman J, Pence BW, Whetten K et al. Relation of lifetime trauma and depressive symptoms to mortality in HIV. Am J Psychiat 2007; 164: 1707–13.

Lima VD, Bangsberg DR, Harrigan PR et al. Risk of viral failure declines with duration of suppression on highly active antiretroviral therapy irrespective of adherence level. J Acq Immun Def Syn 2010; 55: 460–5.

Lopes M, Olfson M, Rabkin J et al. Gender, HIV status, and psychiatric disorders: results from the National Epidemiologic Survey on Alcohol and Related Conditions. J Clin Psychiat 2012; 73(3): 384–91.

Markowitz JC, Klerman GL, Clougherty KF et al. Individual psychotherapies for depressed HIV-positive patients. Am J Psychiat 1995; 152: 1504–9.

Milard T, Elliott J, Girdler S. Self-Management Education Programs for People Living with HIV/AIDS: A Systematic Review. AIDS Patient Care Stds 2013; 277(2): 103–13.

Moskowitz J. Positive affect predicts lower risk of AIDS mortality. Psychosom Med 2003; 65: 620–6.

Nakimuli-Mpungu E, Bass JK, Alexandre P et al. Depression, alcohol use and adherence to antiretroviral therapy in sub-Saharan Africa: a systematic review. AIDS Behav 2012; 16(8): 2101–18.

O'Brien K, Nixon S, Tynan AM, Glazier R. Aerobic exercise interventions for adults living with HIV/AIDS. Cochr Database System Rev 2010; Issue 8, Art.No.: CD001796.

Olatunji BO, Mimiaga MJ, O'Cleirigh C, Safren SA. Review of treatment studies of depression in HIV. Topics in HIV Med 2006; 14(3): 112–24.

Pence BW, Michael J, Mugavero MJ et al. Childhood trauma and health outcomes in HIV-infected patients: An exploration of causal pathways. J Acq Immun Def Syn 2012; 59(4): 409–16.

Pieper AA, Treisman GJ. Drug Treatment of Depression in HIV-Positive Patients. Drug Safety 2005; 28(9): 753–62.

Prince M, Patel V, Saxena S et al. No health without mental health. Lancet 2007; 370: 859–77.

Reif S, Mugavero M, Raper J et al. Highly stressed: stressful and traumatic experiences among individuals with HIV/AIDS in the Deep South. AIDS Care 2011; 23(2): 152–62.

Scott-Sheldon LA, Kalichman SC, Carey MP, Fieler RL. Stress Management Interventions for HIV+ Adults: A Meta- Analysis of Randomized Controlled Trials, 1989 to 2006. Health Psychol 2008; 27(2): 129–39.

Seedat S. Interventions to improve psychological functioning and health outcomes of HIV-infected individuals with a history of trauma or PTSD. Curr HIV/AIDS Reports 2012; 9(4): 344–50.

Sharp PM, Shaw GM, Hahn BH. Simian Immunodeficiency Virus Infection of Chimpanzees. J Virol 2005; 79(7): 3891.

Sin NL, Dimatteo MR. Depression Treatment Enhances Adherence to Antiretroviral Therapy: a Meta-Analysis. Ann Behav Med 2013; 14 (Epub ahead of print).

Singer EJ, Valdes-Sueiras M, Commins D, Levine A. Neurologic presentations of AIDS. Neurol Clinics 2010; 28(1): 253–75.

Steptoe A. Invited review. The links between stress and illness. J Psychosom Res 1991; 35(6): 633–44.

Sterne JA, Hernán MA, Ledergerber B, Tilling K et al. Long-term effectiveness of potent antiretroviral therapy in preventing AIDS and death: a prospective cohort study. Lancet 2005; 366: 378–84.

The Antiretroviral Therapy Cohort Collaboration. Life expectancy of individuals on combination antiretroviral therapy in high-income countries: a collaborative analysis of 14 cohort studies. Lancet 2008; 372: 293–9.

Vervoort SC, Borleffs JC, Hoepelman AI, Grypdonck MH. Adherence in antiretroviral therapy: A review of qualitative studies. AIDS 2007; 21: 271–81.

Volberding PA, Deeks SG. Antiretroviral therapy and management of HIV infection. Lancet 2010; 376: 49–62.

Walsh JC, Horne R, Dalton M et al. Reasons for non-adherence to antiretroviral therapy: Patients' perspectives provide evidence of multiple causes. AIDS Care 2001; 13: 709–20.

63 Neurologische Erkrankungen

Bernd Leplow, Esther Jung, Peter Henningsen

63.1 Einführung

Der demografische Wandel bringt es mit sich, dass auch viele Personen weit jenseits des 60. Lebensjahres die Indikation für eine psychotherapeutische Behandlung aufweisen.

Diese Altersgruppe ist jedoch durch einige Besonderheiten charakterisiert: Zum einen liegt bei vielen dieser Patienten eine somatische, oft neurologische, Komorbidität vor, welche bei der psychotherapeutischen Behandlung der primären psychischen Störung berücksichtigt werden muss. Zum anderen treten die psychischen Störungen häufig in unmittelbarem Zusammenhang mit der neurologischen Grunderkrankung auf. Diese Störungen können sich entweder im Rahmen eines Bewältigungsversuches ausbilden oder aber als integraler Bestandteil der neurologischen Veränderungen entstehen. In jedem Fall stellt sich für die Psychotherapie der Zukunft in besonderem Maße die Frage, wie die bewährten Vorgehensweisen auf das immer zahlreicher werdende Klientel mit neurologischen Erkrankungen angepasst werden können. Beispielhaft wird dieses zunächst an den verschiedenen Formen der Depression dargestellt, wie sie im Kontext neurologischer Erkrankungen auftreten. Das Thema der Konversionsstörungen oder sog. **pseudoneurologischen Störungen** wird in ► Kapitel 64 abgehandelt.

63.2 Differenzialdiagnose depressiver Syndrome

Viele neurologische Patienten sind nur scheinbar depressiv. Das liegt vor allem an den vielen Symptomüberschneidungen von Major Depression und neurologischen Erkrankungen. Mangelnder Antrieb, Sorgen über die Zukunft sowie Schlaf- und Appetitstörungen stellen Beispiele für symptomatische Überschneidung dar. Ungünstigerweise finden sich in den meisten üblichen Depressionsskalen Symptome und Zeichen, die sowohl bei einer Depression als auch bei einer infrage kommenden neurologischen Krankheit auftreten. So muss die Interpretation eines »Scores« immer durch ein strukturiertes klinisches Interview abgesichert werden.

Bei neurologischen Patienten liegt die Depression häufig nicht in Form einer **komorbid** auftretenden **primären** Depression, also einer

Major Depression oder Dysthymen Störung, vor. Zwar tritt gelegentlich der Fall ein, dass eine im jungen Erwachsenenalter erfolgreich behandelte Depression durch das kritische Lebensereignis einer neurologischen Krankheit reaktiviert wird, doch therapeutisch sehr viel relevanter sind die »Anpassungsstörung«, die »sekundäre depressive Störung« und »subsyndromale, spezifische Depression« sowie die bislang in den Diagnosesystemen nicht klassifizierte »Apathie«.

Depressive Störungen bei neurologischen Syndromen

1. komorbide, primäre Depressionen
   - Major Depression
   - anhaltende (dysthyme) depressive Störung
2. (sekundäre) Depression aufgrund eines medizinischen Krankheitsfaktors
3. subsyndromale/spezifische Depression
4. Anpassungsstörung, depressive Reaktion
5. Apathie

Eine **Depression aufgrund eines medizinischen Krankheitsfaktors** bzw. eine **sekundäre Depression** ist die direkte Folge der neuronalen Pathologie. Durch die einer neurologischen Erkrankung zugrunde liegenden Veränderungen des Hirnstoffwechsels werden nicht nur motorische, sondern auch kognitive und/oder emotionale Funktionssysteme beeinträchtigt. Das erklärt, warum es beispielsweise beim Morbus Parkinson, der zweithäufigsten degenerativen Hirnerkrankung, regelhaft zu depressiven Zuständen kommt, welche nicht auf dem Wege einer Anpassungsstörung zu erklären sind, sondern als direkte Folge der spezifischen Hirnveränderung entstehen. Dieser Sachverhalt erklärt auch, warum neurodegenerative Erkrankungen, wie z. B. die Parkinson-Erkrankung, aber auch viele Demenzen mit Zeichen psychischer Störungen beginnen. Mehrere Jahre vor dem Auftreten erster motorischer oder kognitiver Defizite weisen die Betroffenen oft ein aus Depressivität, sozialem Rückzug, Irritabilität und Reizbarkeit sowie Weinerlichkeit und Ängstlichkeit bestehendes Syndrom auf.

Dieses Psychosyndrom entsteht schon ein bis zwei Jahrzehnte vor dem Auftreten der ersten erkrankungsspezifischen Symptome schleichend aus der beginnenden Neurodegeneration. Liegen dann noch Überforderungszustände und real vorhandene kritische Lebensumstände vor, führt das nicht selten zur vorschnellen »Diagnose« eines sog. »Burnouts«. Wenn jedoch ein derartiges Zustandsbild im mittleren oder höheren Lebensalter nachweislich zum ersten Mal auftritt, ist zumindest bei Vorliegen weiterer unspezifischer Zeichen (s. u.) an die Vorstadien einer neurologischen Krankheit zu denken.

Eine sekundäre Depression unterscheidet sich auch klinisch von einer primären Depression. So fehlen vor allem die Gedanken an die konkrete Durchführung einer Suizidhandlung. Depressive Patienten leiden vor allem unter einem empfundenen Verstärkerverlust (welcher als Folge ihres Verhaltens dann auch eintritt), während neurologische Patienten den realen, auf ihre Einschränkungen zurückzuführenden Verlust früherer Quellen der Belohnung zu bewältigen haben. Ihre schwierige Situation entspricht der Realität und ist nicht ausschließlich das Produkt depressionsspezifischer Attributions- und Denkmuster. Entsprechend findet man bei depressiven neurologischen Patienten auch sehr viel seltener Versündigungsgedanken oder stark dichotome Denkmuster. Auch nehmen sie therapeutische Hilfsangebote und therapeutische Interventionen im Allgemeinen sehr viel bereitwilliger an als das bei depressiven Patienten typischerweise der Fall ist.

Sehr häufig ist auch die **subsyndromale, spezifische Depression** anzutreffen. Diese ist weder als reaktiv anzusehen, noch entspricht sie dem klinischen Vollbild einer primären Depression. Zwar finden sich zahlreiche Kriterien einer Depression, jedoch reichen diese in ihrer Gesamtheit nicht zur Diagnose einer depressiven Störung. Beispielsweise finden sich derartige »subsyndromale«, also unterhalb der Diagnostikschwelle liegenden Erscheinungsformen bei circa 25 % bis 29 % aller Parkinson-Patienten. Das voll ausgebildete Syndrom einer Depression liegt bei Parkinson-Patienten mit etwa 25 % vor (z. B. Nation et al. 2009; Reiff et al. 2011). Da mit dem subklinischen (auch »subthreshold depression« genannten) Syndrom aber eine niederschwellig ausgebildete, spezifische depressive Störung vorliegt, handelt es sich nicht um eine unspezifische Restkategorie. Im DSM-5 ist dieser Zustand über die in der Übersicht »Depressive Störungen bei neurologischen Syndromen« (s. o.) aufgeführte Bezeichnung eindeutig codierbar. In der Literatur liegen darüber hinaus am DSM-IV und dem BDI orientierte Operationalisierungsvorschläge vor (z. B. Lyness et al. 2007; Nation et al. 2009). Der psychotherapeutische Zugang ist im Allgemeinen ausgesprochen gut.

Anpassungsstörungen wiederum entsprechen der landläufigen Vorstellung einer bei ernsthaft Erkrankten auftretenden Depression. Tatsächlich entstehen sie vielfach als Reaktion auf die Diagnosestellung (»Diagnoseschock«), im Zusammenhang mit Exazerbationsphasen oder beim Erkennen therapeutischer Aussichtslosigkeit. Viele Betroffene berichten von einem »tiefen Loch«, jedoch ist bei derartigen Aussagen immer der Umstand zu berücksichtigen, dass im höheren Lebensalter auch außerhalb des spezifischen Krankheitsgeschehens schwere Verlustereignisse koinzident auftreten können. Trotzdem kommt es immer wieder vor, dass die anfängliche Trauerreaktion als Anpassungsstörung beginnt und über den Verlust möglicher Lebensziele in eine der anderen depressiven Störungen übergeht.

Dagegen ist die **Apathie** ein Autoregulations- bzw. Antriebsdefizit. Obwohl es weder im ICD-10 noch im DSM-5 aufgeführt ist, wurde dieses Syndrom basierend auf Arbeiten von Marin (1991) bereits von Starkstein (2000) in ähnlicher Weise wie eine primäre Depression operationalisiert. Danach muss mindestens vier Wochen lang täglich, fast die gesamte Zeit des Tages, weniger Motivation als sonst üblich feststellbar sein, sowie mindestens eine der folgenden Auffälligkeiten vorliegen:

- weniger zielgerichtete Verhaltensweisen (weniger Initiative/Anstrengung/Produktivität und Aktivitäten, aber initiierbar durch saliente externale Stimuli),
- weniger zielgerichtete mentale Prozesse (weniger Interesse an Neuem/Desinteresse an dem eigenem Wohlergehen) sowie
- weniger adäquate Begleitemotionen (emotionale Indifferenz/abgeflachter Affekt).

Ferner müssen Beeinträchtigungen der Alltagsfunktionen, welche nicht durch die neurologische Kernsymptomatik bedingt sein dürfen, sowie Leidensdruck nachgewiesen und eine Bewusstseinstrübung sowie Substanzgebrauch ausgeschlossen werden.

Die Apathie tritt vor allem bei Basalganglienerkrankungen (z. B. dem Morbus Parkinson) auf. Analog zu den Störungen auf der motorischen und kognitiven Ebene können externale Cues bzw. äußere Anreize den sonst fehlenden inneren Antrieb initiieren. Damit liegt hier keine »Anhedonie«, also eine Unfähigkeit, Glück zu empfinden, vor. Im Gegensatz zu diesem Syndrom sind Patienten mit Apathie durchaus zum Glückserleben fähig – sofern sie zu entsprechend zielführenden Handlungen aktiviert werden konnten. Im Nachhinein sind sie oft dankbar, z. B. »für den schönen Abend«. Der typische depressive Patient würde das auch im Nachgang abwerten. Bei der Apathie liegt also eine sog. »antizipatorische Anhedonie« vor. Es handelt sich dabei um die Vermutung, dass durch zukünftige Aktivitäten keine Freude eintreten kann. Werden diese Aktivitäten dann doch durchgeführt, werden sie entgegen der ursprünglichen

Erwartung als angenehm erlebt. Bei depressiven Patienten ist die Anhedonie dagegen »konsumatorisch«, da der Mangel an Vergnügen und Freude vor und während der ausgeführten Handlung auftritt.

Zwar sind Depression und Apathie korreliert, jedoch ist der Zusammenhang viel schwächer als man von den Konstrukten her erwarten würde. Bei Parkinson-Patienten beispielsweise treten die beiden Syndrome bei 10 % bis 20 % der Betroffenen gemeinsam auf. In Kombinationen mit depressiven Zuständen lässt sich das apathische Syndrom bei 23 % bis 63 % der Parkinson-Patienten diagnostizieren. Eine häufig verwendete klinische Skala ist die Apathy Evaluation Scale (AES; Marin 1991; deutsche Version: AES-D; Leuken et al. 2006).

63.3 Zugangswege psychotherapeutischer Intervention

Psychotherapeuten haben zahlreiche Möglichkeiten, das Krankheitsbild neurologischer Patienten auf dem Wege der Restitution, Kompensation und Krankheitsbewältigung positiv zu beeinflussen (Leplow 2007). Eine »**Restitution**« liegt vor, wenn das geschädigte neuronale Substrat durch eine gezielte, lernpsychologischen Prinzipien folgende und psychotherapeutisch eingebettete Übungsbehandlung wiederhergestellt werden kann. Das ist beispielsweise bei der Behandlung der durch einen Schlaganfall paretisch gewordenen Extremität der Fall. Da zumindest ein Teil der neurologischen Symptomatik auf den »gelernten Nichtgebrauch« (»learned nonuse«) der geschädigten Extremität zurückführbar ist, kommt es auf der Ebene der neuronalen Repräsentation zu Rückbildungen, die weit über das eigentlich durch den Insult bedingte Maß hinausgehen. Dieser Vorgang lässt sich durch eine psychologische Behandlung zu einem großen Teil rückgängig machen, sodass nicht nur eine funktionelle Wiederherstellung, sondern auch eine corticale Reorganisation ermöglicht wird (z. B. Bauder et al. 2001; Fuzaro et al. 2012; Meige 1905; Taub 1980, 2012; Taub et al. 1998). Für bestimmte aphasische Syndrome ist inzwischen eine äquivalente »Language Action Therapy« entwickelt worden (z. B. Berthier et al. 2009).

Um eine »**Kompensation**« handelt es sich dagegen, wenn eine ausgefallene Funktion, wie beispielsweise die Fähigkeit des Sprechens, über ein »Brain Computer Interface« (BCI) ersetzt wird. Durch die Konditionierung spezifischer Hirnpotenziale ist es möglich, fast komplett gelähmte Patienten in die Lage zu versetzten, einen Computercursor zu steuern und auf diese Weise wieder sprachlich zu kommunizieren. Hier kommt es also nicht zur Restitution ausgefallener Funktionen, sondern eine unwiederbringlich verloren gegangene Fähigkeit wie die der verbalen Kommunikation wird durch technische Mittel zumindest partiell kompensiert.

In der psychotherapeutischen Praxis finden jedoch eher Verfahren Anwendung, welche weder auf Restitution noch Kompensation, sondern unmittelbar auf den **Umgang mit der Erkrankung** abzielen. Dieses kann symptomatisch erfolgen, indem beispielsweise ein Überschuss- oder Plussymptom, wie eine Tic-Störung, ein epileptisches Anfallsleiden oder eine situativ auftretende Symptomexazerbation (z. B. eines Tremors) mithilfe eines dem Habit-Reversal-Training angelehnten Vorgehens behandelt wird. Hierbei lernen die Betroffenen eine gezielte Wahrnehmung ihrer persönlichen Hochrisikosituationen sowie die Identifikation symptomatischer Frühwarnsignale. Werden diese rechtzeitig erkannt, kann auf der Basis einer derartigen Wahrnehmungsschulung gelernt werden, die situative Verschlechterung durch gezielte Gegenmaßmahnen (antagonisierende Bewegungen, mentale Strategien etc.) abzufangen.

Tab. 63-1 Wichtige psychotherapeutische Indikationen bei neurologischen Patienten (Beispiele).

Basalganglienerkrankungen	• Krankheitsbewältigung • spezifische und sekundäre psychische Störungen • operant gesteuerte Exazerbationen • behandlungsinduzierte psychische Störungen • neuropsychologische Therapie
Demenzen	• Kompensation • Stimulationsbehandlung
Hirninfarkte und -blutungen	• Krankheitsbewältigung • sekundäre psychische Störungen • Prävention psychischer Folgestörungen • neuropsychologische Therapie
Schädel-Hirn-Traumen	• Krankheitsbewältigung • Prävention psychischer Folgestörungen • neuropsychologische Therapie
Multiple Sklerose	• Krankheitsbewältigung • spezifische psychische Störungen • Fatigue • neuropsychologische Therapie
Anfallserkrankungen	• Krankheitsbewältigung • operant gesteuerte Exazerbationen
Hirntumoren	• Krankheitsbewältigung • Depression

Noch häufiger werden in der heutigen Literatur Ansätze beschrieben, welche auf bewährten psychotherapeutischen Strategien, meist aus der kognitiven Verhaltenstherapie, beruhen. Diese kommen bei unterschiedlichsten diagnostischen Gruppen zum Einsatz (► Tab. 63-1). Je nachdem, ob die Erkrankungen chronisch-stationär, fluktuierend oder chronisch-progredient verlaufen, stellen sie psychotherapeutisch sehr unterschiedliche Anforderungen. Auch ein akuter versus schleichender Beginn fordert die Anpassungskräfte des Betroffenen in ganz unterschiedlicher Weise (ausführlicher: Leplow 2011a).

Generell sind derartige Behandlungsansätze »adjuvant«, also die medizinische Therapie begleitend. Sie zielen auf die Lebenssituation der Patienten und den Umgang mit einer gravierenden Krankheit ab. Sie sind nicht kurativ auf die vermutete Ätiologie hin ausgerichtet. Das allgemeine Ziel besteht im Erhalt und in der möglichst weitgehenden Wiederherstellung der Teilhabe am sozialen Leben. Spezielle Zielpunkte sind im Wesentlichen die erkrankungsassoziierten Depressionen und Angstzustände, spezifische Anpassungsprobleme an den Krankheitsverlauf sowie die Auswirkungen der medikamentösen oder operativen Behandlung, die Beeinträchtigungen der allgemeinen und krankheitsbezogenen Lebensqualität und die psychosomatischen Probleme der betreuenden/pflegenden Angehörigen.

63.4 Einzelne Erkrankungen[1]

63.4.1 Basalganglienerkrankungen

Hierzu zählen die Parkinson-Erkrankung, die Dystonien (u. a. Torticollis/Schiefhals, Schreibkrampf, Blepharospasmus/Blinzelkrampf etc.) und die verschiedenen Tremorformen. Im Vordergrund dieser Erkrankungsgruppe stehen Störungen in der Initiierung und Durchführung von willkürlicher und unwillkürlicher Motorik, darum werden sie auch als Bewegungsstörungen bezeichnet. Diese Bezeichnung unterschlägt allerdings, dass es bei diesen Erkrankungen regelhaft neben motorischen auch zu psychobehavioralen Symptomen kommt (Leplow 2008, 2011b). Angesichts der ebenfalls meist starken Modulierbarkeit der motorischen Symptome durch psychische und Kontextfaktoren wurden einige der Basalganglienerkrankungen, insbesondere die fokalen Dystonien, historisch über längere Zeit als psychogene bzw. als Konversionsstörungen angesehen.

Patienten dieser Erkrankungen leiden wegen der Sichtbarkeit ihrer Symptomatik und der Kovariation motorischer Symptome mit dem jeweiligen emotionalen Zustand unter anderem unter einem starken Stigmatisierungsgefühl. Das Empfinden, für »nicht normal«, für »betrunken« oder »verrückt« gehalten zu werden (was sich durch unbedachte Äußerungen anderer regelmäßig bestätigt) sowie die objektiv nachvollziehbare ästhetische Kränkung führt zu einem Leidensdruck, welcher nur gering mit den messbaren Einschränkungen der motorischen Funktionen korreliert. Moduliert werden diese Gefühle durch die Vorerfahrungen der betroffenen Patienten im Umgang mit schwierigen Lebensereignissen, den prämorbiden psychischen Zustand und ihr individuelles Umfeld und Stützungssystem. So weisen 71 % der Parkinson-Patienten mindestens ein psychisches Syndrom auf.

Erschwert wird die psychische Situation durch die behindernden Auswirkungen der motorischen Symptomatik. Beispielsweise gehen Parkinson-Kranke gebeugt und mit kleinen Schritten, sie haben eine eingeschränkte Beweglichkeit der Gesichtsmuskulatur und damit der Mimik. Darüber hinaus sprechen sie leise und undeutlich. Diese Verhaltensweisen ähneln Zeichen einer Depression. Deshalb kann es zu Fehlattributionen kommen. Auch sind die Ausdrucksfähigkeit der Patienten und die Verständigung mit ihnen stark beeinträchtigt. Hinzu kommen teils gravierende neuropsychologische Auffälligkeiten, insbesondere im Bereich der Exekutivfunktionen, die eine auf Geschwindigkeit und schnellen Themenwechsel ausgelegte Interaktion ausschließen.

Werden diese Besonderheiten jedoch berücksichtigt, lassen sich die Angehörigen dieser Diagnosegruppe mit Psychoedukation, an der Motorik ansetzenden Selbstregulationstechniken und sozialen Kompetenzübungen ausgesprochen gut behandeln (Birbaumer u. Strehl 1996; Leplow 2007; Macht u. Ellgring 2003; Macht et al. 1998). Voraussetzung ist jedoch, dass die Therapiebausteine konkret, alltagsnah und mit einem hohen Aktivierungs-/Übungsanteil gestaltet werden. Die Maßnahmen sind dann in jeder Krankheitsphase einsetzbar, wenn die einzelnen Sitzungen darüber hinaus streng monothematisch gestaltet, einfach und klar aufgebaut und mit einem relativ hohen Maß an Redundanz durchgeführt werden (Leplow 2011a). Die besten Effekte wurden bislang in Bezug auf die Behandlung der Depression und Angst (Dobkin et al. 2011; Sproesser et al. 2010) erzielt. In jüngster Zeit werden aber auch Ansätze zur Therapie der medikamenteninduzierten Impulskontrollstörungen (Okai et al. 2013) sowie zur Behandlung der Probleme Angehöriger entwickelt.

---

[1] sog. pseudoneurologische oder Konversionsstörungen werden in Kapitel 64 behandelt

Die größte Evidenz für die Wirksamkeit psychotherapeutischer Maßnahmen liegt derzeit für den idiopathischen Parkinson vor. Eine spezielle Anpassung auf die spezifischen Besonderheiten der Dystonien und die verschiedenen Tremorformen steht noch aus, allerdings kann aufgrund der vergleichbaren psychologischen Störungsmodelle von einer äquivalenten Wirksamkeit ausgegangen werden. Spezifische Herausforderungen stellen sich noch bei den verschiedenen Formen von Non-Compliance (vor allem bei den Dystonien, z. B. Leplow u. Wiemann 2010) und den emotionalen und innerfamiliären Folgen gerade auch bei erfolgreich durchgeführter tiefer Hirnstimulation (Maier et al. 2013; Schüpbach et al. 2006). Entsprechend wird in der 2014 verabschiedeten S3-Leitline »idiopathisches Parkinsonsyndrom« empfohlen, dass sowohl die Psychotherapie als auch die neuropsychologische Therapie in Erwägung gezogen werden »sollten«.

Die diagnostische Basis ist konzeptuell am besten in der völlig neu gefassten DSM-5-Kategorie der »Somatic Symptom Disorders« (SSD) gegeben. Hier findet sich auch die Kategorie »Psychological Factors Affecting Other Medical Conditions« (PFAMC). Die Diagnose SSD würde im Kontext neurologischer Erkrankungen dann vergeben, wenn ein Patient über ein beeinträchtigendes Körpersymptom klagt (z. B. Fatigue) und dadurch auch gedanklich-emotional und im Verhalten beeinträchtigt ist – unabhängig davon, ob ein medizinischer Krankheitsfaktor vorliegt, der mitverantwortlich für das Auftreten des Körpersymptoms ist (z. B. MS oder Parkinson). Die Diagnose PFAMC würde in solchen Fällen vergeben, in denen psychosoziale Faktoren (psychosoziale Belastungen, ob mit oder ohne symptomatischen Charakter) den Verlauf der Erkrankung erheblich beeinflussen, z. B. die Anfallshäufigkeit bei Epilepsien oder den Ausprägungsgrad von Lähmungen, unabhängig davon, ob der Patient primär über die entsprechenden Körperbeschwerden klagt. In der ICD-10 kann das Zusammenwirken psychologischer Faktoren mit der zugrunde liegenden somatischen Pathologie in der dem DSM-5-Konzept nur näherungsweise vergleichbaren Kategorie F54 kodiert werden.

63.4.2 Demenzen

Bei den Patienten dieser nach DSM-5 als »leichte« oder »schwere« neurokognitive Störung konzeptualisierten Kategorie sind ausschließlich übende, auf Restitution zielende Behandlungen nicht indiziert. Kompensationsstrategien dagegen, bei denen über den Ersatz deklarativer Gedächtnis- und Orientierungsleistungen durch den Aufbau von Routinen und Automatismen eine Art »mnestischer Ersparnis« erfolgt, finden zunehmende Beachtung (u. a. Werheid u. Thöne-Otto 2006). Auch Techniken der Stimulationskontrolle zur Behebung demenzassoziierter und durch spezifische Kontextvariablen ausgelöste Verhaltensprobleme, die Stärkung des »Selbsterhaltes« durch den Fokus auf die individuellen Erinnerungen und kognitive Stimulation, die besonders bei frühen Formen der Demenz sehr wirksam sind (Orgeta et al. 2014; Woods et al. 2012), stellen weitere Methoden in der Psychotherapie Demenzkranker dar.

63.4.3 Epilepsien

Charakteristisch für Epilepsien ist der Umstand, dass die Patienten überwiegend gesund und nur anfallsweise beeinträchtigt sind. Wann das geschieht, ist für den Patienten kaum vorhersehbar und nur begrenzt steuerbar. Viele Anfälle werden nicht bewusst wahrgenommen, sondern nur indirekt, sozusagen im Spiegel der Reaktionen der Anfallszeugen erlebt. Andere Anfälle gehen mit ausschließlich subjektiv bleibenden Wahrnehmungen einher. Es gibt viele verschiedene Formen und Ätiologien epileptischer Anfälle; das Spektrum an Schweregraden und epilepsie- und therapiebedingter Beeinträchtigung ist sehr groß.

Im Hinblick auf psychotherapeutische Behandlungsansätze findet sich derzeit neben den in der Vergangenheit primär praktizierten anfallszentrierten Maßnahmen eine größere Zahl von Studien, deren Schwerpunkt weniger in der Veränderung von Art, Anzahl und Schwere der epileptischen Anfälle, sondern vielmehr in der Beeinflussung der emotionalen Begleiterscheinungen liegt (u. a. Crail-Meléndez et al. 2012; Gandy et al. 2013; Macrodimitris et al. 2011; Mula 2014; Übersichten: Ramaratnam et al. 2008; Tang et al. 2014; Manuale: May u. Pfäfflin 2002; Ried et al. 2001; Schmidt-Schönbein 1998).

63.4.4 Hirninfarkte und Hirnblutungen

Durchblutungsstörungen der hirnzuführenden Arterien haben trotz verbesserter Akuttherapie in sog. »Stroke Units« immer noch eine hohe Morbidität und Mortalität. Die Auswirkungen hängen naturgemäß davon ab, welche Hirnregionen und damit -funktionen durch die Durchblutungsstörung direkt geschädigt wurden und welche sekundären Akutschädigungen es z. B. durch Hirnschwellung gibt.

Zur Abmilderung der durch den sog. »gelernten Nichtgebrauch« oft erheblich verstärkten motorischen Defizite z. B. bei Halbseitenlähmung wurde die »Constraint Induced Movement Therapy« (CIMT) entwickelt, bei der die Beweglichkeit der nicht-betroffenen Körperseite eingeschränkt wird, um übende Bewegungen der gelähmten Seite zu induzieren (Bauder et al. 2001; Taub 1998; van der Lee et al. 1999). Zur Behandlung kognitiver Defizite werden neuropsychologische Therapieverfahren eingesetzt. Daneben ist bei dieser Gruppe besonders von Bedeutung, dass bei etwa 38 % der Betroffenen eine (sekundäre) sog. »Post Stroke Depression« eintritt (Kapfhammer 2011; Schöttke et al. 2001). Diese scheint insgesamt häufiger bei linkshemisphärischen anterioren und Insulten im mittleren Versorgungsgebiet aufzutreten (z. B. Bhogal et al. 2004; Hama et al. 2007). Darüber hinaus ist aber auch von Bedeutung, dass viele Patienten bis auf diskrete Aufmerksamkeitsstörungen scheinbar unbeeinträchtigt aus der stationären Behandlung entlassen werden. Übersehen wird dabei oft, dass gerade Defizite in der selektiven Aufmerksamkeit oder in der Fähigkeit, die Aufmerksamkeit zu teilen, die Alltagsfunktionen dieser Patienten schwer beeinträchtigen. In der Konsequenz müssen sie für alles deutlich mehr Energie aufbringen und neigen deshalb über kurz oder lang zu ängstlich-depressiven Erschöpfungssyndromen, welche nicht selten weitere »psychosomatische« Störungen nach sich ziehen. Als Konsequenz sind es gerade diese scheinbar gut restituierten Patienten, welche durch dezidierte neuropsychologische Diagnostik und darauf aufbauender, psychotherapeutischer Führung besonderer Beachtung bedürfen.

63.4.5 Schädel-Hirn-Traumen

Schädel-Hirn-Traumen sind in ihren Auswirkungen von der Schwere der Verletzung und der möglichen Lokalisation fokaler Hirnläsionen abhängig. Einteilungen, die sich wie früher an Grad und Länge der Bewusstlosigkeit orientieren (Commotio – Contusio), sind sehr ungenau. Nach Überstehen der Akutphase klagen manche Patienten, häufig mit einer gewissen Latenz, über unspezifische Beschwerden und Hirnleistungsstörungen. Hier finden sich ähnliche Indikationen wie bei den Hirninfarkt- und Blutungspatienten. Etwa 33 % sekundärer Depressionen und die Problematik der zum Abschluss der Primärtherapie nicht ordnungsgemäß diagnostizierten Aufmerksamkeitsleistungen findet sich auch bei diesen

Patienten. Sehr wichtig sind in diesem Zusammenhang die psychischen Langzeitwirkungen bei nicht beachteten, diskreten Aufmerksamkeits- und Exekutivfunktionsdefiziten der postakuten Phase. Erscheinen die Patienten bei oberflächlicher Untersuchung auch kognitiv gut wiederhergestellt, können durch normale Alltagsbelastungen chronische Überforderungszustände eintreten, welche sich Jahre später als psychische Störungen und Beschwerden manifestieren (Hinkeldey u. Corrigan 1990; van Zomeren u. van den Burg 1985). Auch bei Kindern mit Schädel-Hirn-Traumen entwickeln sich oft erst im Langzeitverlauf schwere neurobehaviorale Auffälligkeiten (Bloom et al. 2001).

63.4.6 Multiple Sklerose

Die Multiple Sklerose (MS) ist eine chronisch entzündliche Erkrankung des Zentralnervensystems mit z. T. schubförmigem, z. T. chronisch progredientem Verlauf. Psychosomatische Zusammenhänge werden bei der MS traditionell besonders beachtet, u. a. wegen des Auftretens oft im jüngeren Erwachsenenalter, der Ungewissheit des Verlaufs, der unklaren Ätiologie, des Einflusses psychosozialer Stressoren auf die Schubauslösung sowie des häufigen Auftretens von Depressivität und Fatigue.

Für die Multiple Sklerose werden ebenfalls zunehmend Psychotherapieansätze erprobt, welche auf den Umgang mit den behindernden neurologischen Symptomen abzielen. Dabei hat sich der Fokus auf die depressiven Syndrome und die MS-spezifische Müdigkeit (»Fatigue«) bewährt. Spezifische Verhaltensmethoden haben sich im Vergleich zu emotionsfokussierten und Entspannungsübungen als wirksamer erwiesen. Als Grund hierfür wurde von den Studienautoren die gezielte Beeinflussung des Vermeidungsverhaltens sowie der dysfunktionalen Einstellungen zur Fatigue genannt (Hind et al. 2014; Moss-Morris et al. 2013). Vereinzelt liegen telefonbasierte Vorgehensweisen vor (Cosio et al. 2011).

63.4.7 Hirntumoren

Hirneigene Tumoren werden, wie andere Tumoren auch, anhand der Art und der Teilungsdynamik der tumorartig wachsenden Zellen in gutartig (z. B. Menigeom) und bösartig (z. B. Astrozytom, Glioblastom) unterteilt. Die Besonderheit besteht darin, dass auch nominell gutartige Tumoren wegen der Verdrängung lebenswichtiger Nervenstrukturen oder wegen allgemeinen Hirndrucks tödlich verlaufen können. Etwa 15–20 % der Patienten mit Hirntumoren zeigen in den ersten acht Monaten nach der Diagnose eine depressive Störung (Rooney et al. 2011). Vor allem die psychotherapeutische Behandlung der mit einem bösartigen Tumor assoziierten Depression hat sich als zielführend herausgestellt und geht mit einer Verlängerung der Überlebenszeit und einer Verbesserung der Lebensqualität einher.

Allgemeine Grundsätze der Psychotherapie neurologischer Patienten

In der Psychotherapie mit neurologisch Erkrankten gelten einige mehr oder weniger offensichtliche Grundsätze[2]:

- Psychotherapie dient nicht der Heilung der Körperbeschwerden.
- Bessere Bewältigung der Symptome sowohl auf körperlicher wie auf psychischer und interpersoneller Ebene ist ein quasi vorgegebenes Ziel.
- In einzelnen Fällen können Maßnahmen zur Restitution oder Kompensation neurologischer Defizite als Ziel hinzukommen.
- Darüber hinausgehende Ziele, z. B. Bearbeitung von persönlichkeitsbezogenen/interper-

[2] Die folgenden drei Abschnitte enthalten Elemente aus Henningsen (2006).

sonellen Problemen, werden nur aufgrund entsprechender Aushandlung und Vereinbarung mit dem Patienten in Angriff genommen.
- Die psychotherapeutische Haltung ist flexibel und passt sich soweit möglich den Umgebungsbedingungen, z. B. den Auswirkungen der Symptome oder ihrer Behandlung, an.
- Dazu gehört auch, dass es – im stationären Setting – besonders günstig ist, wenn der primäre Kontakt in der Neurologie zustande kommt und nicht nur solche Patienten zu psychotherapeutischen Erstgesprächen gesehen werden, die die Schwelle einer psychotherapeutischen Einrichtung von selbst überschreiten.
- Das Zustandekommen, die Thematik und das Gelingen einer Psychotherapie bei Patienten aus der Neurologie hängen auch stark von der Qualität der vorherigen/parallelen ärztlichen Gesprächsführung sowie von der Qualität der Kooperation zwischen ärztlichen Behandlern und Psychotherapeuten ab. Psychotherapie »im Kämmerlein«, ohne regelmäßigen Kontakt zu mitbehandelnden Neurologen/anderen Ärzten, ist zumindest riskant und kann häufig kontraproduktiv sein.

Die **Indikationsstellung zur Psychotherapie** bei Patienten, die z. B. an einer Multiplen Sklerose, einer Epilepsie, einem Morbus Parkinson oder den Folgen eines Schlaganfalls leiden, ist ein Ergebnis des psychosomatisch-diagnostischen Gesprächs einerseits und der Aushandlung mit dem Patienten andererseits.

Die Grundfrage lautet dabei: Lässt sich beim vorliegenden Problem unter Berücksichtigung der Grundkrankheit und im Hinblick auf die Motivationslage, Persönlichkeit und Lebenssituation des Betroffenen mit den zur Verfügung stehenden psychotherapeutischen Mitteln das angestrebte Ziel mit ausreichender Wahrscheinlichkeit erreichen?

Ein erster Anhaltspunkt dafür ergibt sich natürlich aus der spezifischen Zusatzdiagnose im psychosozialen Bereich. Im weiteren sind aber noch einige psychologische und organische Aspekte der neurologischen Grundkrankheit bei der Indikationsstellung zu berücksichtigen:

- Psychologisch beeinflusst die Grundkrankheit die Art der »Sinnentnahme«, die der Betreffende in Auseinandersetzung mit seiner Krankheit unwillkürlich vornimmt, z. B. wie sehr er sie als bedrohlich, verunsichernd oder mit einem Verlust von Freiheitsspielräumen einhergehend erlebt. Es geht also um die kognitive und affektive »Krankheitsrepräsentanz«, die die Art der Krankheitsbewältigung (z. B. aktives oder vermeidendes Coping) und auch das interpersonelle Verhalten um die Erkrankung herum (mit Angehörigen, Behandlern) wesentlich beeinflusst. Eine aktive Erfassung der Krankheitsrepräsentanz gibt wertvolle Hinweise auf die Themen, die den Patienten belasten, obwohl er sie ohne direkte Nachfrage häufig nicht anspricht und die dann im Rahmen einer möglichen Psychotherapie relevant werden können.
- Die sich aus der Erkrankung ergebenden organischen Beeinträchtigungen können die Teilnahmemöglichkeit an einer Psychotherapie darüber hinaus direkt erschweren oder unmöglich machen, z. B. wenn eine Sprech- oder Sprachstörung oder kognitive Beeinträchtigungen vorliegen. Auch strenge Rollstuhlpflicht kann in der Praxis die Möglichkeiten zur Teilnahme an Psychotherapie behindern. Spielen diese Aspekte eine Rolle, ist die Erfahrung der Untersucher und potenziellen Behandler von besonderer Bedeutung. Je weniger Erfahrung im Umgang mit behinderten Patienten vorliegt und je unsicherer man sich über die Auswirkungen der im Kontakt teilweise sehr auffälligen, teilweise aber kaum unmittelbar wahrnehmbaren Symptome ist, desto weniger fundiert sind die Einschätzungen, ob die individuelle Behinderung eine Kontraindikation zur Psychotherapie

darstellt oder nicht – unabhängig davon, ob der Patient selbst sehr motiviert erscheint und auf eine Behandlung drängt. Um dem Patienten gerecht zu werden, sollte immer sorgfältig abgewogen werden, ob die darauf abgestimmten Ziele einer Psychotherapie nicht auch trotz der Behinderung realistisch erreicht werden können. Ein De-Fokussieren der Behinderung und eine Betonung der nicht-behinderten Anteile und Ressourcen des Patienten auch im eigenen Erleben können dabei hilfreich sein. Auch sollte bei möglichen kognitiven Defiziten immer an die Möglichkeit einer neuropsychologischen Testung (und ggf. sich anschließender neuropsychologischer Therapie) gedacht werden, um die Entscheidungsgrundlage zu verbreitern. Im Zweifelsfall ist die Vereinbarung einer Probetherapie zu erwägen – allerdings nur bei echter Offenheit und nicht, wenn diese nur der Verschleierung und Verschiebung einer Absage dient.

Aspekte der Primärpersönlichkeit beeinflussen selbstverständlich die Art des Krankheitserlebens und -verhaltens und damit auch die Indikationsstellung zur Psychotherapie. Streng abzuraten ist in diesem Kontext davon, auf die Suche nach krankheitsspezifischen Persönlichkeitsstrukturen zu gehen (»die MS-/Krebs-/Myasthenie-Persönlichkeit«), da es keine empirischen Evidenzen für deren Vorliegen gibt und die Annahme derselben zu diagnostischen Stereotypen verleitet, die am Einzelfall häufig vorbeigehen.

63.5 Ziele

Eine vorab erfolgende und mit dem Patienten ausgehandelte Zielbestimmung ist in der Psychotherapie von Patienten mit organisch-neurologischen Erkrankungen in doppelter Hinsicht wichtig.

- Die Ziele sollten zum einen, wie sonst auch, im psychosozialen Bereich des Erlebens und Verhaltens realistisch und möglichst konkret formuliert sein – unabhängig davon, wie direkt sie auf die Erkrankung und deren Bewältigung bezogen sind.
- Zudem ist es besonders wichtig, direkt und immer wieder mögliche Hoffnungen des Patienten zu thematisieren, mit der Psychotherapie den Verlauf seiner Grunderkrankung positiv zu beeinflussen. Es ist wichtig, die in dieser Hoffnung enthaltene positive Kraft anzuerkennen, insbesondere wenn deutlich wird, dass die Besserungshoffnung nicht nur passiv auf den Therapeuten gerichtet ist, sondern auch aktive Elemente enthält. Andererseits ist es auch besonders wichtig, derartige Hoffnungen nicht als realistisch anzuerkennen und damit Enttäuschungen und vor allem Schuldzuweisungen an sich selbst hervorzurufen, wenn der Verlauf der Grunderkrankung trotz Psychotherapie unverändert oder sogar verschlechtert ist.

63.6 Durchführung der Psychotherapie

In der Durchführung der Psychotherapie bei organisch-neurologisch Erkrankten ist einerseits, wie bei anderen Psychotherapien, die Einhaltung der Setting-Vereinbarungen und die Reflexion von Fokus und Ziel im Verlauf erforderlich, andererseits macht die erhöhte Komplexität der Konstellation eine größere Flexibilität und Kommunikation mit Mitbehandlern notwendig.

Dies fängt damit an, dass wegen der Erkrankung bzw. Notwendigkeiten der entsprechenden Diagnostik und Therapie im ambulanten Rahmen vereinbarte Stunden vom Patienten nicht eingehalten werden können.

Auch kann es sein, dass neurologische Behandlungsentscheidungen manchmal ungünstig mit den Erfordernissen der Psychotherapie interagieren. Diesbezüglich sind bei Psychotherapeuten genaue Kenntnisse nicht nur über die psychischen Begleitumstände der neurologischen Grundkrankheit, sondern (wie z. B. bei Cortison- oder Interferonbehandlungen) auch über die u. a. psychischen Nebenwirkungen gefordert. Im extremen Fall können sich diese negativ auf die Psychotherapiefähigkeit des Patienten auswirken.

Gravierender noch ist die häufig entstehende Frage, ob ein bestimmtes Symptom, das ein Patient entwickelt, als durch die neurologische Grundkrankheit erklärt angesehen werden soll oder nicht, z. B. Anfälle bei Patienten mit epileptischen und nicht-epileptischen Anfällen, plötzliche Lähmungen bei einem langsam wachsenden Hirntumor, sehr starke Erschöpfbarkeit bei geringgradiger Multipler Sklerose etc. Diese Problematik wurde im Eingangsteil dieses Kapitels am Beispiel der Depression erläutert.

Bei allen derartigen Konstellationen geht es für die Therapeuten letztlich darum, anzuerkennen, dass das Gesamtfeld in einem solchen Fall unübersichtlicher ist und dass daraus strukturell, also unabhängig von der Persönlichkeit der handelnden Personen (Patienten, neurologische Mitbehandler, Psychotherapeuten, Angehörige etc.), eine erhöhte Unsicherheit und Irritierbarkeit aller Beteiligter resultiert. Deshalb dürfen entsprechend negativ getönte »Gegenübertragungsreaktionen« nie vorschnell dem Patient als »Verursacher« zugeschrieben werden; stattdessen sollten sie als Hinweis auf Verunsicherung und Unklarheiten im gesamten Feld, einschließlich der eigenen Person, gewertet werden.

Einzig erfolgversprechend ist in dieser Konstellation eine möglichst engmaschige Absprache aller Beteiligter über anstehende Fragen, um entstehende Fantasien über Fakten wie über die Absichten anderer (der Mitbehandler, der Angehörigen) in der Realität zu prüfen und damit den teilweise unveränderlichen Kern an objektiver Unklarheit übereinstimmend zu identifizieren und besser handhabbar zu machen. Die hohe Notwendigkeit zur gelingenden Absprache kann im Extremfall bedeuten, dass ein Psychotherapeut einen Patienten mit behandlungsbedürftiger neurologischer Grundkrankheit nicht (weiter) behandeln kann: nicht, weil sich in der unmittelbaren Therapeut-Patient-Beziehung unüberwindliche Probleme ergeben, sondern weil keine verlässliche Absprache mit den behandelnden Neurologen möglich ist. Im umgekehrten Fall kann eine nicht behandelte, psychische Problematik zu dauerhafter Non-Compliance mit der neurologischen Therapie führen (Leplow u. Wiemann 2010; Leplow et al. 2013).

Trotz dieser Besonderheiten stellt die Psychotherapie neurologischer Patienten einen wachsenden Indikationsbereich dar (Leplow 2014). Inzwischen liegen zahlreiche geprüfte Methoden vor, über welche die negativen psychischen Begleiterscheinungen neurologischer Erkrankungen nachhaltig gebessert werden können. Doch auch für die Behandler bringt dieses Arbeitsgebiet gerade wegen der genannten Herausforderungen besondere Gratifikationen mit sich.

Literatur

Bauder H, Taub E, Miltner W. Behandlung motorischer Störungen nach Schlaganfall: die Taub'sche Bewegungsinduktionstherapie. Göttingen: Hogrefe 2001.

Berthier ML, Green C, Lara JP et al. Memantine and constraint-induced aphasia theapy in chronic poststroke aphasia. Ann Neurol 2009; 65(5): 577–85. doi: 10:1002/ana.21597.

Bhogal SK, Teasell R, Foley N, Speechley M. Lesion location and poststroke depression: systematic review of the methodological limitations in the literature. Stroke 2004; 35(3): 794–802.

Birbaumer N, Strehl U. Verhaltensmedizinische Intervention beim Morbus Parkinson. Weinheim: Beltz PVU 1996.

Bloom DR, Levin HS, Ewing-Cobbs L et al. Lifetime and novel psychiatric disorders after pediatric traumatic brain injury. J Am Acad Child Adolesc Psychiat 2001; 40: 572–9.

Cosio D, Jin L, Siddique J, Mohr DC. The effect of telephone-administered cognitive-behavioral therapy on quality of life among patients with multiple sclerosis. Ann Behav Med 2011; 41(2): 227–34. doi: 10.1007/s12160-010-9236-y.

Crail-Meléndez D, Herrera-Melo A, Martinez-Juárez IE, Ramirez-Bermúdez J. Cognitive-behavioral therapy for depression in patients with temporal lobe epilepsy: a pilot study. Epilepsy Behav 2012; 23(1): 52–6. doi: 10.1016/j.yebeh.2011.11.001.

Dobkin RD, Menza M, Allen LA et al. Cognitive-behavioral therapy for depression in Parkinson's disease: a randomized, controlled trial. Am J Psychiat 2011; 168(10): 1066–74. doi: 10.1176/appi.ajp.2011.10111669.

Fuzaro AC, Guerreiro CT, Galetti FC et al. Modified constraint-induced movement therapy and modified forced-use therapy for stroke patients are both effective to promote balance and gait improvements. Revista Brasileira de Fisioterapia 2012; 16(2): 157–65.

Gandy M, Sharpe L, Perry KN. Cognitive behavior therapy for depression in people with epilepsy: a systematic review. Epilepsia 2013; 54(10): 1725–34. doi: 10.1111/epi.12345.

Hama S, Yamashita H, Shigenobu M et al. Post-stroke affective or apathetic depression and lesion location: left frontal lobe and bilateral basal ganglia. Eur Arch Psychiat Clin Neurosci 2007; 257(3): 149–52.

Henningsen P. Psychotherapie in der Neuro-Psychosomatik. In: Henningsen P, Gündel H, Ceballos-Baumann A (Hrsg). Neuro-Psychosomatik. Grundlagen und Klinik neurologischer Psychosomatik. Stuttgart: Schattauer 2006; 58–70.

Hind J, Cotter J, ThakeA et al. Cognitive behavioural therapy for the treatment of depression in people with multiple sclerosis: a systematic review and meta-analysis. BMC Psychiat 2014; 14(1). doi: 10.1186/1471-244X-14-5.

Hinkeldey NS, Corrigan JD. The structure of head-injured patients' neurobehavioral complaints: a preleminary study. Brain Injury 1990; 4: 115–33.

Kapfhammer HP. Poststroke-Depression: Diagnostik, Epidemiologie, Verlauf und Ätiopathogenese. J Neuro Neurochir Psychiat 2011; 12(3): 254–61.

Leplow B. Morbus Parkinson. In: Hautzinger M (Hrsg). Kognitive Verhaltenstherapie bei psychischen Störungen (4. Aufl.). Weinheim: Beltz 2011a.

Leplow B. Parkinson. Fortschritte der Psychotherapie. Göttingen: Hogrefe 2007.

Leplow B. Parkinson und Dystonie: Verhaltensmedizin der Basalganglienerkrankungen. In: Leupoldt A, Ritz T (Hrsg). Lehrbuch der Verhaltensmedizin. Stuttgart: Kohlhammer 2008b; 325–40.

Leplow B. Primäre Dystonien – zwischen Botulinum Toxin-Behandlung, Neuropsychologie und Tiefer Hirnstimulation. Z Neuropsych 2011b; 22: 167–80.

Leplow B. Verhaltensmedizin in der Neurologie: State of the Art. Verhaltenstherapie 2014; 24: 115–23.

Leplow B, Jersch M, Schönfeld R. Medizinische und nicht-medizinische Begleitbehandlungen zur Botulinum-Toxin-Therapie bei Torticollisspasmodicus Patienten. Nervenarzt 2013; 84: 493–7.

Leplow B, Wiemann J. Zwischen »disability« und »handicap« – Zur Frage der Therapietreue von Torticollispatienten bei der Therapie mit Botulinum-Toxin. Nervenheilkunde 2010; 28(13): 519–25.

Leuken U, Seidl U, Schwarz A et al. Die Apathy Evaluation Scale: Erste Ergebnisse zu den psychometrischen Eigenschaften einer deutschsprachigen Übersetzung der Skala. Fortschr Neurol Psychiat 2006; 74: 714–22. doi: 10.1055/s-2006-932164.

Lyness JM, Kim J, Tang W et al. The clinical significance of subsyndromal depression in older primary care patients. Am J Geriatr Psychiat 2007; 15(3): 214–23.

Macht M, Ellgring H. Psychologische Interventionen bei der Parkinson-Erkrankung. Ein Behandlungsmanual. Stuttgart: Kohlhammer 2003.

Macht M, Schwarz R, Ellgring H. Psychologische Interventionen bei der Parkinson-Erkrankung. Report Psychologie 1998; 23: 222–5.

Macrodimitris S, Wershler J, Hatfield M et al. Group cognitive-behavioral therapy for patients with epilepsy and comorbid depression and anxiety. Epilepsy Behav 2011; 20(1): 83–8. doi: 10.1016/j.yebeh.2010.10.028.

Maier F, Lewis CJ, Horstkoetter N et al. Patients' expectations of deep brain stimulation, and subjective perceived outcome related to clinical measures in Parkinson's disease: a mixed-method approach. J Neurol Neurosurg Psychiat 2013; 84(11): 1273–781. doi: 10.1136/jnnp-2012-303670.

Marin RS. Apathy: a neuropsychiatric syndrome. J Neuropsychiat Clin Neurosci 1991; 3(3): 243–54.

May TW, Pfäfflin M. The Efficacy of an Educational Treatment Program for Patients with Epilepsy (MOSES): Results of a Controlled, Randomized Study. Epilepsia 2002; 43(5): 539–49.

Meige H. Les amnésies motrices fonctionnelle set le traitement de hémiplégieques. Revue Neurologique 1905; 13: 183–4.

Moss-Morris R, Dennison L, Landau S et al. A randomized controlled trial of cognitive behavioral therapy (CBT) for adjusting to multiple sclerosis (the saMS trial): does CBT work and for whom does it work? J Consult ClinPsychol 2013; 81(2): 251–62. doi: 10.1037/a0029132.

Mula M. Epilepsy-induced behavioral changes during the ictal phase. Epilepsy Behav 2014; 30: 14–6. doi: 10.1016/j.yebeh.2013.09.011.

Nation DA, Katzen HL, Papapetropoulos S et al. Subthreshold depression in Parkinson's disease. Int J Geriat Psychiat 2009; 24: 937–43. doi: 10.1002/gps.2199.

Okai D, Askey-Jones S, Samuel M et al. Trial of CBT for impulse control behaviours affecting Parkinson patients and their caregivers. Neurol 2013; 80(9): 792–9. doi: 10.1212/WNL.0b013e3182840678.

Orgeta V, Quazi A, Spector AE, Orell M. Psychological treatments for depression and anxiety in dementia and mild cognitive impairment. Cochrane Library 2014. doi: 10.1002/14651858.CD009125.pub2.

Ramaratnam S, Baker GH, Goldstein LH. Psychological treatments for epilepsy. Cochrane Database System Rev 2008; 3. doi: 10.1002/14651858.CD002029.pub3.

Reiff J, Schmidt N, Riebe B et al. Subthreshold depression in Parkinson's disease. Mov Disord 2011; 26: 1740–3. doi: 10.1002/mds.23699.

Ried S, Specht U, Thorbecke R et al. MOSES: an educational program for patients with epilepsy and their relatives. Epilepsia 2001; 42(3): 76–80.

Rooney AG, Carson A, Grant R. Depression in cerebral glioma patients: a systematic review of observational studies. J Natl Cancer Inst 2011; 103: 61–76.

Rooney AG, McNamara S, Mackinnon M et al. Frequency, clinical associations, and longitudinal course of major depressive disorder in adults with cerebral glioma. J Clin Oncol 2011; 29: 4307–12.

Schmidt-Schönbein C. Improvement of seizure control by psychological methods in patients with intractable epilepsies. Seizure – Eur J Epilepsy 1998; 7(4): 261–70.

Schöttke H, Springer U, Grimsehl A et al. Perioden- und Lebenszeitprävalenzen von affektiven und Angststörungen bei Patienten mit einem Schlaganfall. Z Neuropsychol 2001; 12: 256–63.

Schüpbach M, Gargiulo M, Welter ML et al. Neurosurgery in Parkinson disease: a distressed mind in a repaired body? Neurology 2006; 66(12): 1811–6.

Sproesser E, Viana MA, Quagliato EM, Abib Pedroso de Souza E. The effect of psychotherapy in patients with PD: A controlled study. Parkinsonism Related Dis 2010; 16(4): 298–300. doi: 10.1016/j.parkreldis.2009.08.008.

Starkstein SE. Apathy and Withdrawal. Int Psychogeriatrics 2000; 12: 135–7. doi: 10.1017/S10416102 00006918.

Tang V, Michaelis R, Kwan P. Psychobehavioral therapy for epilepsy. Epilepsy Behav 2014; 13. doi: 10.1016/j.yebeh.2013.12.004.

Taub E. Somatosensory deafferentation research with monkeys: Implications for rehabilitation medicine. In: Ince LP (ed). Behavior psychology in rehabilitation medicine: Clinical applications. New York, NY: Williams & Wilkins 1980; 371–401.

Taub E. The behavior-analytic origins of constraint-induced movement therapy: an example of behavioral neurorehabilitation. Behavior Analyst 2012; 35(2): 155–78.

Taub E, Crago JE, Uswatte G. Constraint induced movement therapy: a new approach to treatment in physical medicine. Rehabil Psychol 1998; 43: 152–70.

Van der Lee JH, Beckerman H, Lankhorst GJ, Bouter LM. Constraint-induced movement therapy. Arch Phys Med Rehabil 1999; 80: 1606–7.

Van Zomeren A, van den Burg B. Residual complaints of patients two years after severe head injury. J Neurol Neurosurg Psychiat 1985; 48: 21–8.

Werheid K, Thöne-Otto AI. Kognitives Training bei Alzheimer Demenz. Nervenarzt 2006; 77(5): 549–57.

Woods B, Aguirre E, Spector AE, Orrell M. Cognitive stimulation to improve cognitive functioning in people with dementia. Cochrane Library 2012. doi: 10.1002/14651858.CD005562.pub2.

64 Konversionssyndrome (Dissoziative Störungen motorischer bzw. sensorischer Funktionen)

Rainer Schaefert

Fallbeispiel

Eine 28-jährige Postbeamtin stellt sich wegen einer erneut aufgetretenen Parese des linken Beines in der neurologischen Notambulanz vor; ein vergleichbares Ereignis sei Anfang des Jahres erstmalig aufgetreten, jedoch nach einigen Tagen wieder abgeklungen. Zusätzlich komme es wiederholt zu occipital betonten Kopfschmerzen und »Kollaps-Zuständen«. In der neurologischen Untersuchung findet sich ein Absinken des linken Beines im Halteversuch, das jedoch unter Ablenkung abnimmt; das Hoover-Zeichen (s. u.) ist positiv, der Reflexstatus normal. cMRT und EEG sind unauffällig. Ihr Vater verstehe ihre gesundheitlichen Probleme nicht und akzeptiere sie auch nicht. Er sei »der totale Schaffer«, kenne kein Versagen und habe von der Patientin und ihren beiden Brüdern von klein auf totalen Einsatz für den Bauernhof der Familie erwartet. Dem gegenüber sei ihre Mutter sehr fürsorglich und erdrücke sie manchmal geradezu mit ihrer Nähe. Da während der aktuellen Ferienzeit mehrere Kollegen, die Kinder hätten, im Urlaub seien, habe sich ihre Arbeitslast erheblich vergrößert. Eine konsequente krankengymnastische Übungsbehandlung wird eingeleitet. In drei psychosomatischen Konsiliarkontakten kann sich die Patientin auf eine funktionelle (dissoziative) Symptomentstehung einlassen und wird zur stationären Psychotherapie übernommen.

64.1 Definition

Dissoziative Störungen (nach ICD-10) sind eine heterogene Gruppe von Erkrankungen, die sich in zwei Haupttypen differenzieren lässt:

- zum einen Störungen der integrierend wirkenden Funktionen des Bewusstseins (Identitätserleben, Wahrnehmung, Gedächtnis), sog. dissoziative Bewusstseinsstörungen,
- zum anderen teilweiser oder völliger Verlust der normalen Integration von unmittelbaren Empfindungen (Sensibilität und Sensorik) und der Kontrolle von Körperbewegungen (Motorik). Das vorliegende Kapitel befasst sich mit diesem Störungstyp, den sog. Konversionssyndromen, d. h. Störungen der sensorischen oder willkürmotorischen Funktionen, die nicht hinreichend auf eine organische Ursache rückführbar sind.

64.2 Klassifikation

Im Unterschied zum DSM, wo die Konversionsstörungen den Somatic Symptom and Related Disorders (früher somatoforme Störungen) zugeordnet werden, berücksichtigt die ICD-10 in ihrer deskriptiven Definition dissoziativer Störungen auch motorische und sensorische Symptome und nimmt in Kapitel F44 eine Differenzierung in zwei Gruppen vor (► Tab. 64-1): dissoziative Bewusstseinsstörungen mit Dissoziation auf psychischer Ebene

Tab. 64-1 Übersicht über die dissoziativen Störungen in der ICD-10.

Dissoziative Bewusstseinsstörungen		**Konversionsstörungen**	
F44.0	Dissoziative Amnesie	F44.4	Dissoziative Bewegungsstörungen
F44.1	Dissoziative Fugue	F44.5	Dissoziative Krampfanfälle
F44.2	Dissoziativer Stupor	F44.6	Dissoziative Sensibilitäts- und Empfindungsstörungen
F44.3	Trance- und Besessenheitszustände		
F44.80	Ganser-Syndrom		
F44.81	Multiple Persönlichkeitsstörung		
	F44.7 Dissoziative Störungen, gemischt		

Tab. 64-2 Diagnostische Kriterien für Konversionsstörungen nach ICD-10 und DSM-5 (Kurzfassung; genaue Übersetzung siehe Originaltexte).

ICD-10 F44.x	
1	klinische Charakteristika, wie sie für die einzelnen Störungen (Amnesie, Fugue, Anfälle, Paresen etc.) typisch sind (► Tab. 64-3)
2	keine körperliche Erkrankung, welche die Symptome ausreichend erklären könnte
3	überzeugender zeitlicher Zusammenhang zwischen den dissoziativen Symptomen und psychosozialen Belastungen (auch wenn dieser vom Patienten selbst nicht gesehen wird)
DSM-5: Konversionsstörung (Functional Neurological Symptom Disorder)	
A	eines oder mehrere Symptome veränderter Willkürmotorik oder sensorischer Dysfunktion
B	Klinische Befunde belegen Inkompatibilitäten zwischen den Symptomen und erkennbaren neurologischen oder medizinischen Krankheiten.
C	Das Symptom oder Defizit ist nicht besser durch eine andere medizinische oder psychische Störung erklärbar.
D	Das Symptom oder Defizit verursacht klinisch signifikantes Leiden oder Beeinträchtigungen in sozialen, beruflichen oder anderen wichtigen Funktionsbereichen oder führt zu medizinischen Untersuchungen.

und Konversionsstörungen mit Dissoziation auf Körperebene; dieses Kapitel konzentriert sich auf letztere.

Die diagnostischen Kriterien für Konversionsstörungen nach ICD-10 sind in ►Tabelle 64-2 festgehalten. Dort finden sich auch die neuen DSM-5-Kriterien für die Konversionsstörung. Im DSM-5 sind die »Somatic Symptom and Related Disorders« die Kategorie, welcher die Konversionsstörungen (Functional Neurological Symptom Disorder) zugeordnet wurden. Daneben gibt es im DSM-5 eine andere und eigene Hauptkategorie »Dissoziative Störungen«; diese vom ICD-10 abweichende Aufteilung bestand bereits im DSM-IV. Bei der Revision der Konversionsstörungen für das DSM-5 wurde die Notwendigkeit des Zusammenhangs mit psychosozialen Auslösefaktoren gestrichen; stattdessen werden die Inkonsistenz/Inkongruenz der körperlichen Symptomatik mit organischen Aspekten sowie die funktionelle Beeinträchtigung durch die Beschwerden betont.

64.3 Begriffsgeschichte

Die Konversionssyndrome haben ihre historischen Wurzeln im Krankheitsbild der Hysterie (Ronel et al. 2008). Charcot postulierte psychologische Faktoren als Auslöser, da sich hysterische Symptome durch Hypnose beeinflussen ließen. Sein Schüler Janet untersuchte dissoziative Symptome Ende des 19. Jahrhunderts systematisch und prägte den Ausdruck der psychologischen Dissoziation (Janet 1925). Freud und Breuer vermuteten als Hauptmechanismus der Hysterie die Konversion, worunter sie die Umwandlung (Symbolisierung) eines innerseelischen Konfliktes in eine körperliche Symptomatik verstanden. Bis heute werden die Konzepte der Konversion wie auch der Dissoziation kontrovers betrachtet, und es gibt uneinheitliche Auffassungen (Nicholoson et al. 2011; Vogel 2011).

Cardena (1994) untersuchte die Verwendung des Begriffs »Dissoziation« systematisch und zeigte, dass er sich in der wissenschaftlichen Praxis auf drei Bedeutungen bezieht (Vogel 2011):

- **Partiell desintegratives Geschehen in innerpsychischen Systemen (compartmentalization):** Das Merkmal der Desintegration mentaler Inhalte zeichnet sich durch das Fehlen einer bewussten und willentlichen Kontrolle über kognitive, emotionale, körperliche bzw. handlungsbezogene Prozesse aus, die eigentlich einer willentlichen Steuerung unterliegen. So erzeugen psychologische Automatismen Symptome, ohne dass es die Möglichkeit einer selbstwirksamen Beeinflussung gäbe. Dieser Mechanismus wird v. a. im Zusammenhang mit Amnesie und Konversionssymptomen für bedeutend gehalten.
- **Veränderter Bewusstseinszustand (detachment):** Gemeint ist hier die Erfahrung veränderter Bewusstseinszustände, die sich v. a. aus Entfremdungseindrücken gegenüber der eigenen Person oder der Umwelt ergeben. Begleitet werden diese Bewusstseinsveränderungen von einer emotionalen Verflachung bis hin zur totalen Indifferenz. Detachment beschreibt v. a. Derealisations- und Depersonalisationsphänomene, die auch bei Traumafolgestörungen und Angststörungen, insbesondere bei Panikattacken, auftreten können. Als klinisches Beispiel für Detachment gilt das Depersonalisationssyndrom.
- **Abwehrmechanismus:** Mit der Dissoziation werden als weitere Abwehrmechanismen Verdrängung und Verleugnung sowie die Verschiebung insbesondere von Affekten und die Projektion von nicht-akzeptablen Bedürfnissen und Affekten verbunden gesehen.

Tab. 64-3 Klinik der Konversionssyndrome.

Spezifische Gruppe	Merkmale
F44.4 Dissoziative Bewegungsstörungen	Dysfunktion der Willkürmotorik mit vollständigem oder teilweisem Verlust der Bewegungsfähigkeit eines oder mehrerer Körperglieder
Dissoziativer/ Psychogener Tremor	starkes Zittern oder Schütteln in den Extremitäten; Koaktivierung agonistischer und antagonistischer Muskelgruppen
Dissoziative Dystonie	Verkrampfungen und Fehlhaltungen, z. B. des Kopfes (Torticollis)
Dissoziativer Myoklonus	plötzliche, kurze Muskelzuckungen, die zu einer sichtbaren Bewegung führen
Dissoziative Gang- und Standstörungen	Ataxie (Koordinationsstörungen); Unfähigkeit, ohne Hilfe zu gehen (Abasie) oder zu stehen (Astasie); Dyskinesie (Störung des Bewegungsablaufs)
Psychogene Lähmung	Lähmung erstreckt sich evtl. nur über ein Gelenk; kein Versuch der Bewegungsausführung bei Aufforderung; unwillkürliche Mitbewegungen; beim plötzlichen Loslassen fällt die Extremität nicht sofort herab (Tonisierung), Schutzreflexe erhalten; bei der psychogenen Paraplegie fehlen Spastizität, Pyramidenbahn-Zeichen, Blasen- und Mastdarmstörungen; normaler Reflexstatus
Psychogene Stimm- und Sprechstörungen	Dysphonie (Stimmstörung, Beeinträchtigung der Phonation), Aphonie (vollständiger Stimmverlust), Dysarthrie (Sprechstörung)
F44.5 Dissoziative Krampfanfälle	im Gegensatz zu epileptischen Anfällen fehlen meist: Zungenbiss, Urin-/Stuhlabgang, epilepsietypische EEG-Potenziale
Ohnmachtsanfälle (swoons)	Die Patienten sinken meist langsam zu Boden, haben keine Konvulsionen, sondern bleiben ruhig liegen, die Augen sind geschlossen; es handelt sich um eine Art Trancezustand.
Wutanfälle (tantrums)	Die Anfälle sind dramatisch und beginnen oft mit Lautäußerungen (»Initialschrei«), die Patienten fallen zu Boden, können sich auch dabei verletzen, zeigen heftige körperliche Bewegungen (Kratzen, Beißen, Schlagen), als ob sie mit einer Person kämpften. Versucht man, den Anfall durch Festhalten zu unterbrechen, kommt es meist zu einer Steigerung.
Abreaktionsanfälle (abreactive attack)	Die Patienten können fallen, es kann auch im Liegen zum Anfall kommen; oft werden konvulsive Bewegungen gemacht, die an Koitusbewegungen erinnern können: Arc de cercle (Überstrecken des ganzen Körpers mit nach oben gerichtetem Körperbogen); meist treten Atemstörungen auf (Verlangsamung der Atmung oder Hyperventilation); auch Selbstverletzungen kommen vor.
Pseudoepileptische Statuszustände	plötzliche krampfartige Bewegungen ohne Bewusstseinsverlust; tonisch-klonische Zustandsbilder
F44.6 Dissoziative Sensibilitäts- und Empfindungsstörungen	Veränderungen bzw. Ausfälle der Sensibilität und Sensorik
Dys-, Par-, Hyper-, Hyp- und Anästhesien	Reduktion/Verlust/Übersteigerung der Hautempfindlichkeit; häufig Missempfindungen wie Kribbelgefühle; »schneidermusterartige« Verteilungen, die nicht den anatomischen Strukturen (z. B. Dermatomen) folgen

Tab. 64-3 (Fortsetzung)

Spezifische Gruppe	Merkmale
Psychogene Sehstörung	Störungen des Sehsinns: Verlust der Sehschärfe, Verschwommensehen, Tunnelsehen, bis hin zur Blindheit
Psychogene Hörstörung	Hörstörungen bis zur Taubheit
Anosmie	Reduktion oder Verlust des Riechsinns

64.4 Klinik

Klinisch zeigen Konversionssyndrome eine pseudoneurologisch imponierende Symptomatik (funktionelle neurologische Störungen, FNS), die in ►Tabelle 64-3 entlang der drei Subtypen laut ICD-10 differenziert wird. Die Symptomatik ist einem Wandel vor dem Hintergrund der historischen und soziokulturellen Einflüsse unterworfen (Brown u. Lewis-Fernández 2011) und scheint in unserer Zeit einen »Wandel von der Gebärde zur Beschwerde« zu erfahren (Weber 1984). Die größte Subgruppe unter den Konversionssyndromen stellen die dissoziativen/psychogenen Bewegungsstörungen dar (Edwards u. Bhatia 2012; Morgante et al. 2013). Innerhalb dieser Subgruppe am häufigsten (Factor et al. 1995) ist der dissoziative Tremor (50 %; Bhatia u. Schneider 2007), gefolgt von der dissoziativen Dystonie (18 %; Fahn u. Williams 1988), dem dissoziativen Myoklonus (14 %) und der dissoziativen Gangstörung (6 %; Baik u. Lang 2007). Zweitgrößte Subgruppe unter den Konversionssyndromen sind die dissoziativen Krampfanfälle (Psychogenic Non-Epileptic Seizures, PNES; Baslet 2012; Betts u. Boden 1992a, b; Bodde et al. 2009; LaFrance et al. 2014; Sahaya et al. 2011). Die dissoziativen Sensibilitäts- und Empfindungsstörungen wiederum stellen mit Ausfällen der unterschiedlichen Sinnesmodalitäten Hautsinne, Sehen (Bryant u. McConkey 1999), Hören (Austen u. Lynch 2004), Schmecken und Riechen in sich eine sehr heterogene Gruppe dar. Letztlich ist nicht klar, inwieweit die verschiedenen Subtypen einer gemeinsamen oder unterschiedlichen Entitäten zuzuordnen sind. In unserer Darstellung werden in syndromübergreifender Perspektive die Gemeinsamkeiten der Beschwerdebilder betont.

64.5 Komorbidität

Charakteristisch ist eine Häufung psychischer Komorbiditäten mit multiplen psychischen, aber auch somatischen (insbesondere neurologischen) Diagnosen in der Vorgeschichte. In Komorbiditätsstudien konnte gezeigt werden, dass Patienten mit Konversionsstörungen häufig zusätzlich unter Persönlichkeitsstörungen (vor allem emotional instabilen, ca. 30 %; Zanarini et al. 2000), Phobien und anderen Angsterkrankungen (25–90 %), depressiven (70–90 %) und somatoformen Störungen (ca. 15 %) leiden (Spitzer et al. 1994, 2005). In einer türkischen Studie (Sar et al. 2004) fand sich bei 89,5 % von 38 konsekutiven Patienten mit Konversionsstörung mindestens eine komorbide psychiatrische Diagnose, am häufigsten undifferenzierte Somatisierungsstörung, Generalisierte Angststörung, Dysthmie, spezifische Phobie, Zwangsstörung und Major Depression. 47,4 % der Patienten wiesen zeitgleich zur Konversionsstörung auch eine dissoziative Bewusstseinsstörung auf. Diese Patienten waren am schwersten betroffen; sie hatten im Vergleich zum Rest öfter eine komorbide Dysthymie, Major Depression, Somatisierungsstörung oder Borderline-Persönlichkeitsstörung und zeigten mit größerer Häufigkeit emotionalen und sexuellen Missbrauch, körperliche Vernachlässigung, selbstverletzendes Verhalten und Suizidversuche.

64.6 Ätiopathogenese

Dissoziation wird als breites Spektrum von »normaler Dissoziation« (z. B. tiefe Entspannung, Zerstreuung durch Kunst und Kultur, willkürliche Aufmerksamkeitsfokussierung durch intensive Konzentration, Meditation, Hypnotisierbarkeit) hin zu »pathologischer Dissoziation« (der willkürlichen Kontrolle entzogen) aufgefasst. Der gegenwärtige Forschungsstand erlaubt es, Konversionssyndrome in ein multifaktorielles, bio-psycho-soziales Vulnerabilitäts-Stress-Coping-Modell einzubetten (Fricke-Neef u. Spitzer 2013). Dabei kann zwischen prädisponierenden, auslösenden und aufrechterhaltenden Faktoren unterschieden werden.

- **Disposition (Vulnerabilität):**
  - Wie bei allen dissoziativen Phänomenen ist auch bei den Konversionssyndromen eine genetisch mitbedingte Vulnerabilität zu vermuten (Jang et al. 1998).
  - Häufig, aber nicht regelhaft, liegt in der Kindheit, ggf. aber auch später, ein traumatisches Ereignis vor. Roelofs et al. (2002) verglichen 54 Patienten mit Konversionsstörung mit 50 gematchten Patienten mit affektiver Störung. Patienten mit Konversionsstörung berichteten im Vergleich zu den Kontrollpatienten eine höhere Inzidenz von körperlicher Misshandlung und sexuellem Missbrauch, eine größere Zahl unterschiedlicher Formen körperlicher Misshandlung, eine längere Dauer des sexuellen Missbrauchs und mehr inzestuöse Erfahrungen.
  - (Persönlichkeits-)Faktoren (► Tab. 64-4): Im Sinne einer eingeschränkten Selbst- und Affektregulierung wird von psychodynamischer Seite ein niedriges Strukturniveau als prädisponierendes Merkmal gesehen (Spitzer et al. 2005).
- **Auslöser/Trigger:** Bei entsprechender Vulnerabilität sind die Auslöser für die Symptommanifestation sehr vielgestaltig; sie reichen von akuten traumatischen Erfahrungen bis zu unspezifischen Alltagsbelastungen. Roelofs et al. (2005) fanden, dass die vorgenannten 54 Patienten mit Konversionsstörung im Vergleich zu den 50 Patienten mit einer affektiven Störung im Jahr vor Symptombeginn weder mehr noch schwerere kritische Lebensereignisse hatten, jedoch eine signifikante Relation zwischen den aktuellen Lebensereignissen und der Schwere der Konversionssymptome zeigten. Insbesondere Lebensereignisse mit Bezug zu Beruf und Beziehungen trugen zu diesem Effekt bei. Die Autoren plädieren vor diesem Hintergrund für ein multifaktorielles Stressmodell mit einem Komplex aus frühen und späteren negativen Lebensereignissen. Neben interpersonellen Konflikten scheint auch die Aktualisierung intrapsychischer Konflikte als Auslöser eine Rolle zu spielen (Fricke-Neef u. Spitzer 2013; Spitzer 2005).
- **Symptomwahl:** Die sog. »Symptomwahl«, also die Frage, mit welcher Phänomenologie sich die Konversionssymptomatik darstellt, ist vermutlich genetisch prädisponiert und soziokulturell überformt (s. o.). Aus psychodynamischer Sicht spielen v. a. Identifikationsvorgänge und Symbolisierung, aus kognitiv-behavioraler Perspektive Prozesse des Lernens in der Vorgeschichte oder Umgebung (»Modelllernen«) der Betroffenen eine entscheidende Rolle. Außerdem fließen häufig eigene Erfahrungen körperlicher Vorerkrankungen in die Symptomausgestaltung mit ein (»somatisches Entgegenkommen«).

- **Chronifizierung:** Bei der Aufrechterhaltung von Konversionssyndromen spielen Verstärker für Krankheitsverhalten eine wesentliche Rolle (► Kap. 8 zum Krankheitsverhalten sowie die psychodynamische Konzeptualisierung des primären und sekundären Krankheitsgewinns): Die Vorteile der Krankenrolle (entlastet und umsorgt werden) können als positive Verstärker wirken. Daneben gibt es negative Verstärkung (Abnahme der Symptomatik) durch Schon- und Vermeidungsverhalten mit weiter zunehmender Passivität und Dekonditionierung. Weiterhin kann es zu einer zögerlichen Wiederaufnahme von Alltagsaktivitäten durch Mangel an positiven Verstärkern hierfür kommen. Lerntheoretische Ansätze konzipieren Dissoziation im Sinne einer klassischen Konditionierung, wobei innere (trauma- und stressassoziierte) Reize mit äußeren Stimuli gekoppelt werden. Dieses Assoziationslernen geht mit einer Sensitivierung gegenüber Auslösereizen und deren Generalisierung einher; resultierende Verhaltensänderungen (z. B. Vermeidungsverhalten) bewirken dann im Sinne eines operanten Lernens eine Fixierung der dissoziativen Verarbeitung (Vogel 2011).

In einer naturalistischen Studie (Reuber et al. 2007) wurden potenzielle ätiologische Faktoren von einem einzelnen Psychotherapeuten bei 59 konsekutiven Patienten mit funktionellen neurologischen Symptomen (FNS) erfasst. Die häufigsten prädisponierenden/auslösenden Faktoren waren Trauma (78,0 %), familiäre Dysfunktion (62,7 %) und schmerzlicher Verlust (62,7 %). Die häufigsten aufrechterhaltenden Faktoren waren familiäre Dysfunktion (54,2 %) und affektive Störung (42 %). Trauma war häufiger bei dissoziativen Krampfanfällen, Krankheitsängste bei Männern, familiäre Probleme bei Frauen.

Weitere theoretische Konzeptualisierungen:

- Nach dem Konzept der **»strukturellen Dissoziation«** (Nijenhuis u. Matthеß 2006; van der Hart et al. 2004) führen frühe traumatisierende Kindheitserfahrungen zu einer Aufteilung oder Spaltung der Persönlichkeit mit unzureichender Integration unterschiedlicher Ich-Zustände. Der Zusammenhalt diverser Ich-Zustände wird auch durch sichere Bindung gefördert, die körperlich und seelisch regulierend wirkt. Wiederholte Traumatisierung des Kindes führt zu unsicherer Bindung, stört den psychobiologischen Entwicklungsprozess und resultiert in einem Mangel an Integration der Ich-Zustände. Die Aufteilung erfolgt entlang von Aktionssystemen, die für das Funktionieren im Alltag zuständig sind (ANPs = anscheinende normale Persönlichkeitsanteile), und defensiven Aktionssystemen, die der Verteidigung angesichts von Bedrohung dienen (EPs = emotionale Persönlichkeitsanteile). Der Mangel an Integration dieser Persönlichkeitsanteile bzw. Ich-Zustände ist ein Vorläufer für die Entwicklung von dissoziativen und konversiven Symptomen.
- Rudolf (2013) sieht den **Grundkonflikt der Identität** im Zentrum der Psychodynamik von Konversionssyndromen: Im Selbst tauchen konflikthafte, weil nicht tolerable Selbstanteile (Motive, Affekte, Wünsche, Begierden, Triebe, Vorstellungen, Handlungsentwürfe, Impulse) auf. Diese machen Angst (vor Strafe, Liebesentzug etc.) und werden daher zunächst ins Unbewusste verdrängt. Eine erneute situative Aktualisierung eben dieser Selbstanteile erfordert dann eine erneute Abwehr. Diese erfolgt durch Dissoziation, d. h. Abspaltung vom Bewusstsein, und Konversion, d. h. körperliche Symbolisierung des Selbstanteils in Gestalt einer pseudoneurologischen Symptomatik. So werden im Konversionssymptom konflikthafte Selbstanteile aus der eigenen Identität ausgeschlossen und zu etwas Fremdem gemacht, das nicht mehr als Teil

des eigenen Selbst erlebt wird. Da in der Symptomatik körperliches Erleben seelisches Erleben vertritt, spricht man auch von »Ausdruckskrankheit«. Sie stellt eine kompromisshafte Entlastung vom inneren Konfliktdruck dar: Einerseits wird durch die Symptomatik und ihre Folgen ein Teil der Wünsche erfüllt, andererseits beinhaltet sie aber auch Aspekte von »Selbstbestrafung« wegen der abgelehnten Selbstanteile.

- Mentzos (2009) verbindet Dissoziation, Konversion und die histrionische Persönlichkeit zu einem Kontinuum, dessen verbindendes Element (nämlich den **hysterischen Modus**) er nicht in einem spezifischen Konflikt, sondern in einer charakteristischen unbewussten Inszenierung (u. a. Emotionalisierung, Dramatisierung) vermutet, deren Zweck die Modifikation intrapsychischer Zustände sein soll mit der Grundbotschaft (an sich selbst und andere): »Ich bin anders, nicht so.«

Neurobiologische Ansätze beschreiben Dysfunktionen der Hypothalamus-Hypophysen-Nebennierenrinden-Achse und Störungen im Regelkreis von Thalamus, Amygdala, Hippocampus und präfrontalem Cortex durch häufige und/oder starke Stresserfahrungen (Lanius et al. 2010). Die funktionelle Bildgebung bei dissoziativen Bewegungsstörungen (Morgante et al. 2013) deutet auf anormale Koppelungen zwischen limbischen (emotionalen) und höheren motorischen Arealen hin (Voon et al. 2011), außerdem auf eine Hypoaktivität temporo-parietaler Verbindungen, welche die Bewegungsvorhersage aufgrund sensorischer Daten beeinträchtigt (Voon et al. 2010). Diese Befunde könnten auch den Mangel an empfundener Selbstkontrolle über anormale Bewegungen erklären. Neurochemisch scheinen das endogene Opioid-, Serotonin- und Glutamatsystem eine Rolle zu spielen.

64.7 Epidemiologie

In der mitteleuropäischen Allgemeinbevölkerung liegt die Lebenszeitprävalenz für alle Konversionsstörungen bei 0,6 % (Faravelli et al. 2004) und die 1-Jahres-Prävalenz bei 0,3 % (Faravelli et al. 1997). Die Scottish Neurological Symptoms Study (SNSS), eine multizentrische, prospektive Kohortenstudie an 3.781 neuen neurologischen Ambulanzpatienten (Stone et al. 2009, 2010) fand, dass 30 % (n = 1.144) der Patienten neurologische Symptome hatten, die entweder »überhaupt nicht« oder nur »teilweise« durch eine neurologische Erkrankung erklärt waren; bei 16 % (n = 587) der Patienten wurden funktionelle oder psychologische Symptome diagnostiziert, bei 6 % (n = 209) eine Konversionsstörung. Verglichen mit Patienten mit neurologischer Erkrankung hatten solche mit unzureichend erklärten Symptomen äquivalente körperliche Beeinträchtigungen und ein höheres Maß an emotionalem Distress. Von letzteren waren 27 % aus Gesundheitsgründen arbeitsunfähig und erhielten Versorgungsleistungen (vs. 19 % von denen mit erklärten Symptomen). Bei Frauen werden Konversionssyndrome häufiger diagnostiziert als bei Männern. Der typische Beschwerdebeginn liegt zwischen dem Anfang des dritten Lebensjahrzehnts und 50 Jahren (Edwards u. Bhatia 2012; Fricke-Neef u. Spitzer 2013); Konversionssyndrome kommen aber gelegentlich auch bei Kindern (Schwingenschuh et al. 2008) und älteren Menschen vor (Batla et al. 2013). Sie zeigen häufig einen episodenhaften Verlauf, in der Regel mit akutem Beschwerdebeginn.

64.8 Prognose

Fehldiagnosen sind relativ selten: Ein systematischer Review von 27 Studien zu Konversionssymptomen (n = 1.466) fand eine durchschnittliche Rate von Fehldiagnosen um die

4 % seit 1970 (Stone et al. 2005). In der aktuelleren SNSS fanden sich nach 18 Monaten unter 1.114 Patienten nur vier klare Fehldiagnosen (Stone et al. 2009).

Eine mangelhafte Erholung findet sich bei der Hälfte bis zu zwei Dritteln der Patienten (Ron 2001). In der SNSS waren nach zwölf Monaten Verlaufsdaten für 63 % der 1.144 Patienten verfügbar, und 67 % berichteten, es ginge ihnen unverändert oder schlechter. Bei den dissoziativen Bewegungsstörungen berichtete ca. die Hälfte der Patienten etwas Verbesserung der Symptomatik im Langzeitverlauf (3–5 Jahre), obgleich die meisten Patienten wegen ihrer Erkrankung weiterhin arbeitsunfähig waren (Jankovic et al. 2006; Thomas et al. 2006).

In einer multivariaten Analyse wurden folgenden **Prädiktoren eines ungünstigen Verlaufs** identifiziert (Sharpe et al. 2010):

- Erwartung, sich nicht zu erholen
- Nicht-Attribuierung der Symptome auf psychologische Faktoren
- Bezug von Versorgungsleistungen bereits bei der ersten Konsultation

Günstige Prognosefaktoren hingegen sind (Jankovic et al. 2006; Thomas et al. 2006)

- eine kurze Erkrankungsdauer bis zur adäquaten Diagnosestellung
- die patientenseitige Wahrnehmung eines effektiven Managements durch den Behandler

64.9 Behandlungsziele

Da eine kurze Erkrankungsdauer mit einer besseren Prognose korreliert ist, sind eine frühe Diagnosestellung und Therapieeinleitung essenziell (Morgante et al. 2013). Hauptziel der Behandlung ist die Wiederherstellung integrativen Funktionierens und die Reintegration abgespaltener Selbstanteile auf körperlicher, emotionaler und kognitiver Ebene (Brand et al. 2009). Im Einzelnen sind folgende Behandlungsziele anzustreben (Brand et al. 2009; Brunner 2012; Vogel 2011):

- Reduktion funktioneller Beeinträchtigungen in Beruf und sozialem Netzwerk
- Stärkung eigener und sozialer Ressourcen
- Begrenzung inadäquater Inanspruchnahme medizinischer Ressourcen und Vermeidung iatrogener Schädigungen
- Reduktion dysfunktionaler Verstärkungsprozesse für Krankheitsverhalten
- Festigung Ich-struktureller Schwächen der Selbst- und Beziehungsregulation, insbesondere Steigerung der Affekttoleranz (Erlernen von Strategien zur Emotionsregulation) und Vermeidung von Affektüberschwemmungen
- Identifikation von Auslösern und Verminderung von Dissoziationsneigung
- Stabilisierung und Bearbeitung etwaiger traumaassoziierter Symptome
- Verbesserung komorbider psychischer Störungen

64.10 Wissenschaftliche Fundierung

Syndrombezogen konnte ein Cochrane Review zu psychosozialen Interventionen bei Konversionsstörungen (Ruddy u. House 2005) nur drei kleine Studien einschließen und keine generalisierbaren Schlussfolgerungen ableiten. Die AWMF-Leitlinie Nr. 028/009 »Dissoziative Störungen und Konversionsstörungen« der deutschen Gesellschaft für Kinder- und Jugendpsychiatrie und Psychotherapie von 2007 wird zur Zeit überprüft. Kontrollierte und randomisierte Therapiestudien gibt es bislang sehr wenige (z. B. LaFrance et al. 2014). Die empirische Datenlage stützt sich bisher vor allem auf Ergebnisse aus offenen Studien (Übersicht bei Brand et al. 2009), die aber immerhin in Prä-post-Vergleichen und in verschiedenen Follow-up-Untersuchungen Ergebnisse zeigen, die in etwa im Bereich der Effektstärken bei posttraumatischen Belastungsstörungen liegen. Wichtige Impulse erfuhr die Erforschung der Konversionssyndrome durch die SNSS, insbesondere durch die 1.144 Patienten mit unzureichend erklärten neurologischen Symptomen. In jüngster Zeit fassten mehrere Reviews die Forschungsergebnisse zu funktionellen (konversiven) neurologischen Symptomen insgesamt (Carson et al. 2012), PNES (Baslet 2012) und dissoziativen Bewegungsstörungen (Edwards u. Bhatia 2012; Morgante et al. 2013) zusammen. Unter syndromübergreifender Perspektive waren die Konversionssyndrome Gegenstand der S3-Leitlinie »Umgang mit nicht-spezifischen, funktionellen und somatoformen Körperbeschwerden« (Hausteiner-Wiehle et al. 2013).

64.11 Diagnostik

Diagnostisch sollten im Sinne einer sog. Simultandiagnostik von Beginn an sowohl organische als auch psychosoziale Faktoren berücksichtigt und eine positive Diagnosestellung angestrebt werden:

- Erkennen eines typischen Symptommusters mit inkongruenter Symptomausprägung, inkonsistenter Symptompräsentation und fluktuierendem Beschwerdeverlauf.
- Anamnese der Symptomentwicklung:
  - Wie häufig tritt die Symptomatik auf (pro Tag, Woche oder Monat)?
  - Wie sind typische vorausgehende Situationen (Trigger, Auslöser)?
  - Tritt die Symptomatik vor allem in Interaktion mit bestimmten Personen auf?
  - Wie ist der genaue Ablauf der Symptomatik (Prodromi, Beginn, ggf. Ende)?
  - Unter welchen Bedingungen tritt die Symptomatik nicht oder nur sehr selten auf (Ausnahmen)? Was bessert, was verschlechtert die Symptomatik?
- Ausschluss eines organischen Grundleidens, das die Symptome erklären könnte. Wichtige Differenzialdiagnosen sind: Epilepsien, zerebrovaskuläre Erkrankungen, Multiple Sklerose/Encephalomyelitis disseminata, Kleinhirnsyndrome, zerebrale Malformationen, Narkolepsie, Hirntumoren in ihrer Entwicklung, Migräne, Pseudotumor cerebri. In Abgrenzung von der Simulation erfolgt die Symptombildung bei Konversionssyndromen nicht absichtlich bzw. nicht bewusst. Positive Hinweise auf das Vorliegen eines Konversionssyndroms sind in ► Tabelle 64-4 zusammengefasst.
- Feststellung eines engen zeitlichen Zusammenhangs der dissoziativen/konversiven

Tab. 64-4 Positive Hinweise auf Konversionssyndrome (Brunner 2012; Gupta u. Lang 2009; Hausteiner et al. 2012; Morgante et al. 2013).

inkonsistente, inkongruente Symptomatik	• inkonsistente Symptompräsentation • Inkongruenz: Symptomatik orientiert sich am Körperbild des Patienten (»schneidermusterartige« Verteilungen), Nicht-Passen organischer Verteilungsmuster • positives Hoover-Zeichen (s. u.) • Symbolgehalt/Ausdrucksgehalt der Symptomatik
plötzlicher Symptombeginn	• Auftreten häufig kurz nach einer geringfügigen peripheren Verletzung

Tab. 64-4 (Fortsetzung)

fluktuierender, variabler Beschwerdeverlauf	• Wechsel der Symptomatik • Beschwerdeausdehnung auf mehrere Lokalisationen • abrupte Änderungen im zeitlichen Verlauf mit spontanen Remissionen und plötzlichen Rezidiven
klinische Hinweise	• Symptomveränderung im Rahmen der medizinischen Untersuchungen • Verstärkung bei gesteigerter Selbstaufmerksamkeit und in emotional belastenden Situationen, Sistieren bzw. Änderung bei Ablenkung
auffällige Vorgeschichte	• vorangehende nicht-spezifische/funktionelle Körperbeschwerden • frühe Somatisierungsphänomene
dysfunktionelles Krankheitsverhalten	• erhöhte Inanspruchnahme (doctor hopping) • manipulative bis hin zu selbstschädigenden Handlungen
überproportionale funktionelle Beeinträchtigung	• überproportionale Beeinträchtigung sozialer Funktionen (Arbeit, Familie)
aufrechterhaltende Verstärker	• interne und externe Verstärker für Krankheitsverhalten als aufrechterhaltende Krankheitsfaktoren (vergleiche primärer und sekundärer Krankheitsgewinn) • z. T. Aufrechterhaltung durch dysfunktionale Verstärkungsprozesse der Umgebung (z. B. Mitpatienten)
psychosoziale Belastung	• enger zeitlicher Zusammenhang der dissoziativen/konversiven Symptome mit einer psychosozialen Belastung (Trauma oder Konflikt/unbefriedigte Bedürfnisse)
biografische Belastung	• hohe Belastungen in der Biografie: Traumatisierung
positive Familienanamnese	• Übernahme von Symptomen in Anlehnung an ein Modell (Modelllernen) • gehäuftes Auftreten von psychosomatischen/psychiatrischen Erkrankungen in der Herkunftsfamilie
Persönlichkeitsfaktoren	• erhöhte Suggestibilität, Fantasieneigung • passive, dependente und depressive Züge • emotionale Labilität bzw. Schwierigkeiten der Affektregulation mit übermäßiger Intoleranz negativer Affekte bzw. ungenügender Affektwahrnehmung im Sinne des Alexithymie-Konzepts
psychische Komorbidität	• psychische Komorbidität, u. a. Persönlichkeitsstörungen (vor allem emotional instabiler Typus)
Behandler-Patient-Beziehung	• nicht selten schwierig, z. B. wird Behandler zunächst als »Retter« idealisiert, später entwertet
medizin-systemische und iatrogene Aspekte	• Nicht wenige Patienten werden ohne Berücksichtigung psychosozialer Faktoren z. T. über lange Zeiträume einseitig als neurologisch erkrankt verkannt und damit iatrogen fixiert. • invasive diagnostische und therapeutische Maßnahmen, die erhebliche körperliche Risiken (z. B. bei Operationen) bergen

Symptome mit einer psychosozialen Belastung (z. B. Trauma, Konflikt/unbefriedigte Bedürfnisse).

Hoover-Zeichen (Hoover 1908; Ziv et al. 1998)

Der Test auf ein Hoover-Zeichen gilt als einer der zuverlässigsten neurologischen Tests zur Abgrenzung einer genuinen, neurologischen Schwäche von einer funktionellen Schwäche im Sinne einer Konversionsstörung.

Vorgehen: Es handelt sich um einen einfachen, gut reproduzierbaren Test, der auch ohne viel Erfahrung durchgeführt werden kann: Der Patient liegt auf dem Rücken. Der Untersucher legt eine Hand unter die eine, dann unter die andere Ferse des Patienten. Dieser wird aufgefordert, zuerst das betroffene, dann das gesunde Bein gestreckt von der Unterlage abzuheben.

Hintergrund ist die synergistische Stabilisierung und Kontraktion: Bei Beugung des kontralateralen Beines tritt eine passive Dehnung des zu hebenden Beines auf. Ist ein Bein schwächer, so nimmt der Druck unter der Ferse des gegenseitigen Beines zu, weil der Patient kompensatorisch versucht, hierüber mehr Kraft auf das geschwächte Bein auszuüben.

Beurteilung: Fühlt der Untersucher keinen Druck unter der gegenseitigen Ferse (positives Hoover-Zeichen), ist von einer funktionellen Lähmung auszugehen.

Variante: Bei Anhebung des gesunden Beins wird das funktionell gelähmte Bein (Ferse) gegen die Unterlage gedrückt.

Für die **dissoziativen Bewegungsstörungen** gibt es operationalisierte diagnostische Kriterien, die alle eine Graduierung der diagnostischen Sicherheit vornehmen (Edwards u. Bhatia 2012): Die Fahn-Williams-Kriterien (Fahn u. Williams 1988), welche am breitesten verwendet werden (► Tab. 64-5), die Shill-Gerber-Kriterien (Shill u. Gerber 2006) sowie eine aktuell von Gupta und Lang vorgeschlagene Revision der Fahn-Williams-Kriterien (Gupta u. Lang 2009), u. a. mit Hinzunahme von Laboruntersuchungen, um eine zusätzliche Kategorie »laborgestützt gesichert« zu bilden. Eine Überprüfung der Interrater-Reliabilitäten fand für die Kategorien »möglich« und »wahrscheinlich« schwache (Shill-Gerber) bis moderate (Fahn-Williams) und für die Kategorie »klinisch gesichert« gute Übereinstimmung (Morgante et al. 2012).

64.12 Psychometrische Verfahren

Psychometrische Verfahren können zur erweiterten Symptomerfassung, diagnostischen Sicherheit und Verlaufsmessung genutzt werden (Dammann u. Overkamp 2011). Als Screeningverfahren hat sich die international am breitesten etablierte Selbstbeurteilungsskala Dissociative Experiences Scale (DES) bewährt (Bernstein u. Putnam 1986; Carlson u. Putnam 1993). Diese gibt es in einer modifizierten deutschen Version als Fragebogen zu dissoziativen Symptomen (FDS; Spitzer et al. 2005). In der deutschen Fassung wurde die DES um die Konversionskomponente der dissoziativen Störungen erweitert, wie sie in der ICD-10 definiert ist. Die deutsche Langfassung des FDS erfasst in 44 Items (Originalversion DES: 28 Items) sowohl die psychische als auch Teilbereiche der somatoformen Dissoziation. Die Person beantwortet darin auf einer Skala von 0–100 %, wie häufig sie die vorgegebenen Beispiele dissoziativer Erfahrungen in ihrem täglichen Leben einschätzt. Faktorenanalytisch ergeben sich die in ► Tabelle 64-6 aufgeführten vier Unterskalen.

Umfangreiche statistische Analysen weisen darauf hin, dass die Dissoziationsfähigkeit in zwei deutlich voneinander unterscheidbare Cluster unterteilt werden kann: die Fähigkeit zur Absorption (imaginative Involviertheit, Verwechslung von Traum/Gedanken mit der

Tab. 64-5 Stufen der diagnostischen Sicherheit bei der Diagnose einer dissoziativen Bewegungsstörung (modifiziert nach Fahn u. Williams 1988; Henningsen et al. 2006; nur die Stufen 1 und 2 liefern ausreichende diagnostische Sicherheit).

1. Dokumentierte dissoziative Bewegungsstörung
Eines der folgenden Kriterien trifft zu: • komplette Remission durch Psychotherapie • komplette Remission durch Suggestion (inkl. Physiotherapie) • komplette Remission nach Placebogabe • Beschwerdefreiheit wenn unbeobachtet
2. Klinisch gesicherte dissoziative Bewegungsstörung
• wechselnde Symptomatik im zeitlichen Verlauf oder • Störungsbild weicht von bekannten Bewegungsstörungen deutlich ab Plus eines der folgenden Kriterien: • zusätzlich sicher psychoreaktive neurologische Symptomatik • vielfältige somatoforme Beschwerden • deutliche psychiatrische Störung • Verschwinden der Symptomatik bei Ablenkung • exzessive allgemeine Bewegungsverlangsamung
3. Wahrscheinliche dissoziative Bewegungsstörung
• wechselnde Symptomatik im zeitlichen Verlauf oder • Störungsbild weicht von bekannten Bewegungsstörungen deutlich ab • konstante, organisch wirkende Symptomatik plus eines der folgenden Kriterien: – deutliche Verminderung der Beschwerdesymptomatik bei Ablenkung (wenn ungewöhnlich bei organischer Ätiologie) – sicher psychoreaktive neurologische Symptomatik – vielfältige somatoforme Beschwerden
4. Mögliche dissoziative Bewegungsstörung
• konstante, organisch wirkende Symptomatik plus • unspezifische psychische Auffälligkeit

Wirklichkeit) und die pathologische Dissoziation. Bei der Klassifikation in normale oder pathologische Dissoziation handelt es sich um eine Latent-class-Variable, d.h. es gibt einen klaren (natürlichen) Unterschied zwischen Menschen, die pathologisch dissoziieren oder nicht (Waller u. Ross 1997; Waller et al. 1996). Acht Items der DES bilden das Taxon der pathologischen Dissoziation (DES-T) am besten ab.

Neben der Langfassung des FDS liegt mit dem FDS-20 (Spitzer et al. 2004) auch eine Kurzform des Verfahrens vor. Der FDS-20 eignet sich insbesondere für eine orientierende syndromale Diagnostik, die keinen Wert auf eine differenzierte Untergliederung der dissoziativen Psychopathologie nach Subskalen legt. Der größte Nachteil der Kurzfassung liegt darin, dass sie international nicht vergleichbar ist und nicht mehr alle acht Items des DES-Taxons (DES-T) enthält.

Tab. 64-6 Unterskalen des Fragebogens zu dissoziativen Symptomen (FDS; Spitzer et al. 2005).

Unterskala	Beispiel
Absorption/imaginative Involviertheit	Einige Menschen fahren gelegentlich mit einem Auto, einem Bus oder einer U-Bahn und stellen plötzlich fest, dass sie sich nicht daran erinnern können, was während der Fahrt geschehen ist.
Derealisation/ Depersonalisation	Einige Menschen haben zeitweise das Gefühl, dass ihr Körper oder ein Teil ihres Körpers nicht zu ihnen gehört.
Amnesie	Einige Menschen stellen manchmal fest, dass sie Dinge getan haben, an die sie sich nicht mehr erinnern können.
Konversion	Einige Menschen haben manchmal Schwierigkeiten mit den Augen (z. B. Doppelt- oder Schleiersehen), ohne dass ein Arzt eine körperliche Ursache finden konnte.

64.13 Phasenplan für die Therapie

Schwerpunkt der Behandlung von Konversionssyndromen sind psychotherapeutische Maßnahmen, bislang liegt allerdings **nur begrenzte empirische Evidenz** vor (Baslet 2012; Brand et al. 2009; Edwards u. Bhatia 2012; Morgante et al. 2013; Rickards u. Silver 2013; Rosebush u. Mazurek 2011). RCTs zeigten bei PNES positive Ergebnisse für kognitive Verhaltenstherapie (KVT; Goldstein et al. 2010) mit oder ohne Sertralin (LaFrance et al. 2014) und für eine paradoxe Intervention (bewusstes Herbeiführen von Angst, um Anfälle auszulösen; Ataoglu et al. 2003). Für andere funktionelle/psychogene Symptome zeigte ein RCT, dass geleitete Selbsthilfe – eine Art selbst angewandter KVT – moderate Effektstärken nach drei Monaten zeigte, die allerdings nach sechs Monaten nicht mehr vorhanden waren (Sharpe et al. 2011). Aus nicht-kontrollierten Studien gibt es Wirksamkeitshinweise für psychodynamische Psychotherapie im Gruppen- (Barry et al. 2008) wie auch im Einzelsetting (Hinson et al. 2006), in einer Studie augmentiert durch Techniken aus der Traumatherapie in Form von Kontrolle von vegetativem Hyperarousal, Verfolgen körperlicher Symptome, Verbindung zu emotionalen Triggern und Prozessieren traumatischer Erinnerungen (Howlett u. Reuber 2009; Mayor et al. 2010). Aufgrund des vorhandenen Behandlungswissens lässt sich schulenübergreifend folgender **Phasenplan** aufstellen:

1. **Behandlungseinleitung**
   - *Diagnostik und Beziehungsaufbau:* Neben einer systematischen organischen Ausschlussdiagnostik sollte eine positive Diagnosestellung aufgrund des Symptommusters und psychosozialer Charakteristika (► Tab. 64-4) erfolgen (Edwards u. Bhatia 2012). Zentrales therapeutisches Wirkprinzip ist die wohldosierte therapeutische Beziehung in Form einer positiv korrigierenden Bindungserfahrung, die auch etwaigen Bindungsängsten als möglicher Dissoziationsursache Rechnung tragen muss. Denn die Dissoziation hat generell und somit potenziell auch in der Therapie die Funktion, den zwischenmenschlichen Kontakt zu modulieren, wobei Nähe durch Aufmerksamkeitsablenkung (Bewusstseinsveränderung) oder Derealisation begrenzt werden kann (Vogel 2011).
   - *Psychoedukation* hat sich in nicht-kontrollierten Studien, auch im Gruppensetting, als wirksam in der Behandlung von

Konversionsstörungen erwiesen (Prigatano et al. 2002; Zaroff et al. 2004). Sie sollte an der subjektiven Krankheitstheorie des Patienten anknüpfen. Wichtig sind eine empathische, Einschränkungen anerkennende Diagnoseeröffnung und das Herstellen einer informierten Basis über die grundlegenden bio-psycho-sozialen Störungszusammenhänge und Therapieprinzipien (Clark 2006; Rosebush u. Mazurek 2011). Nach Möglichkeit sollten auch die Angehörigen der Patienten einbezogen werden (Edwards u. Bhatia 2012). Die Akzeptanz der Diagnose seitens des Patienten sowie Identifikation und Management psychologischer Stressoren und komorbider psychischer Störungen wurden von 519 befragten Behandlern als die wichtigsten Prädiktoren einer günstigen Prognose angesehen (Espay et al. 2009).

2. **Stabilisierung und Symptomreduktion**
   - *Entlastung* kann zunächst durch eine entkatastrophisierende und beruhigende Besprechung der Symptomatik erreicht werden. Im Weiteren sollten häufig vorliegende Überlastungssituationen identifiziert und abgebaut werden.
   - *Trainingsaufbau* bzgl. der Funktionseinschränkungen: Durch gezieltes Training mittels aktivierender physiotherapeutischer (Czarnecki et al. 2012; Dallocchio et al. 2010) und anderer symptomorientierter Maßnahmen (Rosebush u. Mazurek 2011) sowie ggf. Körpertherapie wird zunächst eine Symptomreduktion angestrebt.
   - *Therapiemotivation* wird durch das Herstellen einer vertrauensvollen therapeutischen Beziehung, den Aufbau eines nachvollziehbaren Störungsmodells, die Entlastung von bestehenden Überforderungen und durch das Erreichen einer ersten Teilremission der Symptomatik erreicht. Zusätzlich kann auch direkt am Aufbau von Therapie- und Veränderungsmotivation gearbeitet werden (»Was wären Vorteile, wenn die Erkrankung überwunden werden kann?«).
   - *Reduktion externer und interner Verstärker* für Krankheitsverhalten: Es gilt, aufrechterhaltende Faktoren der dissoziativen/konversiven Symptombildung in Form externer und interner Verstärker zu identifizieren sowie zu reduzieren und an ihrer Stelle alternative Bewältigungsstrategien aufzubauen.
3. **Verbesserung von Selbst- und Emotionsregulation sowie Spannungstoleranz**
   - Aufbau von *Bewältigungskompetenz* für psychische Probleme, z.B. durch Emotionsregulationstraining, Kommunikationsübungen oder achtsamkeitsbasierte Therapie (Baslet 2009; siehe auch entsprechende Kapitel in diesem Buch).
   - *Hypnotherapeutisch-imaginative Techniken:* Ein RCT, der allerdings underpowered war, zeigte positive Ergebnisse für Hypnose bei Konversionsstörungen (Moene et al. 2003).
   - *Strukturelle Selbstbildklärung:* Aus Sicht der psychodynamischen, strukturbezogenen Psychotherapie gilt es, einen Kern der Identität zu bestätigen, zu unterstützen und zu differenzieren, indem der gekräftigte Identitätskern mit möglichst vielen Identitätsfacetten in Verbindung gebracht wird. So wird vorbereitet, im nächsten Schritt auch abgelehnte und konflikthafte Selbstanteile als zur eigenen Identität gehörig annehmen und integrieren zu können (Rudolf 2013).
4. **Graduierte Exposition**
   - *Expositionsorientierte Maßnahmen* sind indiziert, wenn situative Auslöser für Problemverhalten vorliegen. Sie sollten in jedem Fall gut vorbereitet werden. Zum einen muss eine entsprechende motivationale Basis hierfür geschaffen werden, zum anderen sollten auch aus-

reichend Ressourcen vorliegen oder aufgebaut sein, damit eine Expositionstherapie ausreichend erfolgreich verlaufen kann.

- *Bearbeitung aktueller und vergangener Belastungsfaktoren:* Eine klinische Beobachtungsstudie wies darauf hin, dass die Bearbeitung aktueller und vergangener Belastungsfaktoren bei einem relevanten Teil der Patienten zum Rückgang der Symptomatik beitragen kann (Prigatano et al. 2002).
- *Traumabearbeitung:* Wenn Traumatisierung ein ätiologischer Faktor der Konversionsbeschwerden ist, sollte eine traumabezogene Therapie erfolgen. Wissenschaftlich bewährt haben sich z. B. das Verfahren Eye Movement Desensitization and Reprocessing (EMDR; Schubbe 2013) oder der kognitionsfokussierte Ansatz von Ehlers (Ehlers et al. 2005; s. auch ▸ Kap. 9). Weitere Interventionsstudien legen nahe, dass Patienten mit dissoziativen Störungen von Behandlungen profitieren, die spezifisch auf die dissoziative Symptomatik fokussieren (Brand et al. 2009).

5. **Reintegration und Neuorientierung**
   - Bezüglich der Therapie-Outcomes zeigten Patienten mit dissoziativen Störungen, denen es gelang, ihre dissoziierten Selbstanteile zu integrieren, gegenüber jenen, denen es nicht gelang, eine reduzierte Symptomatik (Brand et al. 2009). Insgesamt scheinen im Vergleich zu anderen psychischen Störungen längere Behandlungsdauern erforderlich zu sein.

Der Einsatz von **(Psycho-)Pharmaka** erfolgt symptomorientiert und in Ergänzung zur Psychotherapie im Rahmen eines Gesamtbehandlungsplans. Für eine spezifische Psychopharmakotherapie von Konversionsstörungen fehlen bisher überzeugende Belege. Allerdings kann ein hoher suggestiver Effekt im Ansprechen auf diverse therapeutische Interventionen einschließlich Medikamente angenommen werden. Die Psychopharmakotherapie häufig vorliegender komorbider psychischer Störungen ist zu erwägen (Kapfhammer 2012). Bei Patienten mit dissoziativer Bewegungsstörung zeigte sich die Wirksamkeit von Antidepressiva bei Patienten mit komorbider depressiver oder Angststörung, nicht jedoch bei Somatisierungsstörung, primärer Hypochondrie, artifizieller Störung oder Simulation (Voon u. Lang 2005). Bei Patienten mit nicht-epileptischen Anfällen erwies sich in einer open-label, experimentellen, prospektiven 5-Monats-Follow-up-Studie Venlafaxin (75 bis 300 mg) als effektiv, insbesondere bei Patienten mit komorbiden Angst- und/oder depressiven Störungen (Pintor et al. 2010). Andererseits zeigte die Behandlung von PNES allein mit Sertralin in einem aktuellen Pilot-RCT an 38 Probanden keinen Effekt (LaFrance et al. 2014).

Die Behandlung von funktionellen neurologischen Symptomen durch **repetitive transkranielle Magnetstimulation (TMS)** über dem motorischen Cortex erwies sich in einem aktuellen systematischen Review (Pollak et al. 2013) als vielversprechend, allerdings reicht die Qualität der Evidenz noch nicht aus, um das Verfahren als effektive Behandlungsmethode für funktionelle neurologische Symptome zu etablieren. In der größten Studie (Chastan u. Parain 2010) zeigte sich eine Verbesserung bei 62 von 70 (89 %) behandelten Patienten mit psychogener Lähmung; eine vollständige Erholung wurde bei 53 (76 %) der Patienten beobachtet; allerdings handelte es sich um eine retrospektive Auswertung anstelle einer prospektiven Studie. Dafotakis et al. (2011) zeigten in einer Pilotstudie, wie durch die Kombination der TMS-Intervention mit der Vermittlung eines integrativen psychosomatischen Erklärungsmodells die psychosomatische Haltung des »sowohl als auch« anstelle eines dysfunktionalen »entweder oder« innovativ umgesetzt werden kann. Als Wirkmechanismen der TMS werden diskutiert (Pollak et al. 2013): a) genuine Neuromodulation, b) Placeboeffekt, c) kognitive Umstrukturierung durch die Erfahrung, dass doch Symptombeeinflussung möglich ist.

Prinzipiell ist bei Patienten mit Konversionssyndromen zunächst eine ambulante Behandlung vorzuziehen. **Indikationen für eine stationäre Aufnahme** sind:

- Die Symptomatik lässt eine ambulante Behandlung nicht zu (z.B. dissoziative Halbseitenlähmung, wiederholte dissoziative Krampfanfälle).
- Es besteht eine komplexe Komorbidität mit anderen psychischen Störungen.
- Es treten rezidivierend symptomatische Phasen auf.
- Im therapeutischen Prozess treten Symptomverschiebungen und Komplikationen auf.
- Es besteht eine Therapieresistenz über einen Zeitraum von mehr als sechs Monaten in der ambulanten Behandlung.

64.14 Perspektive

Die Konversionssyndrome/dissoziativen Störungen motorischer bzw. sensorischer Funktionen sollten mehr Aufmerksamkeit finden. Sie erfordern ein interdisziplinäres Herangehen zur weiteren Verbesserung des bio-psycho-sozialen Störungsverständnisses. Es gilt, die psychobiologischen Mechanismen der Symptomentstehung und -aufrechterhaltung noch genauer aufzuklären. Die Behandlung sollte einem kooperativen Versorgungsmodell folgen (Schaefert et al. 2012). Der oben skizzierte Phasenplan stellt einen optimierten Behandlungsablauf unter Berücksichtigung der aktuell verfügbaren wissenschaftlichen Erkenntnisse dar. Im nächsten Schritt gilt es, die therapeutischen Konzepte in randomisiert kontrollierten Studien zu evaluieren.

Literatur

Anderson KE, Gruber-Baldini AL, Vaughan CG et al. Impact of psychogenic movement disorders versus Parkinson's on disability, quality of life, and psychopathology. Mov Disord 2007; 22: 2204–9.

Ataoglu A, Ozcetin A, Icmeli C, Ozbulut O. Paradoxical therapy in conversion reaction. J Korean Med Sci 2003; 18: 581–4.

Austen S, Lynch C. Non-organic hearing loss redefined: understanding, categorizing and managing non-organic behaviour. Int J Audiol 2004; 43: 449–57.

Baik JS, Lang AE. Gait abnormalities in psychogenic movement disorders. Mov Disord 2007; 22: 395–9.

Barry JJ, Wittenberg D, Bullock KD et al. Group therapy for patients with psychogenic nonepileptic seizures: a pilot study. Epilepsy Behav 2008; 13: 624–9.

Baslet G. Psychogenic nonepileptic seizures: a treatment review. What have we learned since the beginning of the millennium? Neuropsychiatr Dis Treat 2012; 8: 585–98.

Batla A, Stamelou M, Edwards MJ et al. Functional movement disorders are not uncommon in the elderly. Mov Disord 2013; 28: 540–3.

Bernstein EM, Putnam FW: Development, reliability, and validity of a dissociation scale. J Nerv Ment Dis 1986; 174: 727–35

Betts T, Boden S. Diagnosis, management and prognosis of a group of 128 patients with non-epileptic attack disorder. Part I. Seizure 1992a; 1: 19–26.

Betts T, Boden S. Diagnosis, management and prognosis of a group of 128 patients with non-epileptic attack disorder. Part II. Previous childhood sexual abuse in the aetiology of these disorders. Seizure 1992b; 1: 27–32.

Bhatia KP, Schneider SA. Psychogenic tremor and related disorders. J Neurol 2007; 254: 569–74.

Bodde NM, Brooks JL, Baker GA et al. Psychogenic non-epileptic seizures – diagnostic issues: a critical review. Clin Neurol Neurosurg 2009; 111: 1–9.

Brand BL, Classen CC, McNary SW, Zaveri P. A review of dissociative disorders treatment studies. J Nerv Ment Dis 2009; 197: 646–54.

Brown RJ, Lewis-Fernández R. Culture and conversion disorder: implications for DSM-5. Psychiatry 2011; 74: 187–206.

Brunner R. Dissoziative und Konversionsstörungen. Berlin: Springer 2012.

Bryant RA, McConkey KM. Functional blindness: a construction of cognitive and social influences. Cogn Neuropsychiat 1999, 4: 227–41.

Cardena E. The domain of dissociation. In: Lynn SJ, Rhue RW (eds). Dissociation: Theoretical, Clinical, and Research Perspectives. New York: Guilford 1994; 15–31.

Carlson EB, Putnam FW. An update on the dissociative experiences scale. Dissociation 1993; 6: 16–27.

Carson AJ, Brown R, David AS et al. Functional (conversion) neurological symptoms: research since the millennium. J Neurol Neurosurg Psychiat 2012; 83: 842–50.

Chastan N, Parain D. Psychogenic paralysis and recovery after motor cortex transcranial magnetic stimulation. Mov Disord 2010; 25: 1501–4.

Clark MR. Psychogenic disorders: a pragmatic approach for formulation and treatment. Semin Neurol 2006; 26: 357–65.

Czarnecki K, Thompson JM, Seime R et al. Functional movement disorders: successful treatment with a physical therapy rehabilitation protocol. Parkinsonism Relat Disord 2012; 18: 247–51.

Dafotakis M, Ameli M, Vitinius F et al. Der Einsatz der transkraniellen Magnetstimulation beim psychogenen Tremor - eine Pilotstudie. Fortschr Neurol Psychiat 2011; 79: 226–33.

Dallocchio C, Arbasino C, Klersy C, Marchioni E. The effects of physical activity on psychogenic movement disorders. Mov Disord 2010; 25: 421–5.

Dammann G, Overkamp B. Diagnose, Differenzialdiagnose und Komorbidität dissoziativer Störungen des Bewusstseins. In: Reddemann L, Hofmann A, Gast U (Hrsg). Psychotherapie der dissoziativen Störungen. Krankheitsmodelle und Therapiepraxis - störungsspezifisch und schulenübergreifend (3. Aufl.). Stuttgart: Thieme 2011; 2–23.

Edwards MJ, Bhatia KP. Functional (psychogenic) movement disorders: merging mind and brain. Lancet Neurol 2012; 11: 250–60.

Ehlers A, Clark DM, Hackmann A et al. Cognitive therapy for PTSD: development and evaluation. Behav Res Ther 2005; 43: 413–31.

Espay AJ, Goldenhar LM, Voon V et al. Opinions and clinical practices related to diagnosing and managing patients with psychogenic movement disorders: An international survey of movement disorder society members. Mov Disord 2009; 24: 1366–74.

Factor SA, Podskalny GD, Molho ES. Psychogenic movement disorders: frequency, clinical profile, and characteristics. J Neurol Neurosurg Psychiat 1995; 59: 406–12.

Fahn S, Williams DT. Psychogenic dystonia. Adv Neurol 1988; 50: 431–55.

Faravelli C, Abrardi L, Bartolozzi D et al. The Sesto Fiorentino study: background, methods and preliminary results. Lifetime prevalence of psychiatric disorders in an Italian community sample using clinical interviewers. Psychother Psychosom 2004; 73: 216–25.

Faravelli C, Salvatori S, Galassi F et al. Epidemiology of somatoform disorders: a community survey in Florence. Soc Psychiatry Psychiatr Epidemiol 1997; 32: 24–9.

Fricke-Neef C, Spitzer C. Konversionsstörungen. Nervenarzt 2013; 84: 395–406.

Goldstein LH, Chalder T, Chigwedere C et al. Cognitive-behavioral therapy for psychogenic nonepileptic seizures: a pilot RCT. Neurology 2010; 74: 1986–94.

Gupta A, Lang AE. Psychogenic movement disorders. Curr Opin Neurol 2009; 22: 430–6.

Hausteiner-Wiehle C, Henningsen P, Häuser W et al. (Hrsg). Umgang mit Patienten mit nicht-spezifischen, funktionellen und somatoformen Körperbeschwerden. S3-Leitlinie mit Quellentexten und Praxismaterialien. Stuttgart: Schattauer 2013.

Henningsen P, Gündel H, Ceballos-Baumann A. Neuropsychosomatik. Grundlagen und Klinik neurologischer Psychosomatik. Schattauer: Stuttgart 2006.

Hinson VK, Weinstein S, Bernard B et al. Single-blind clinical trial of psychotherapy for treatment of psychogenic movement disorders. Parkinsonism Relat Disord 2006; 12: 177–80.

Hoover CF. A new sign for the detection of malingering and functional paresis of the lower extremities. JAMA 1908; 51: 746–7.

Howlett S, Reuber M. An augmented model of brief psychodynamic interpersonal therapy for patients with nonepileptic seizures. Psychotherapy (Chic) 2009; 46: 125–38.

Institut für Traumatherapie, Schubbe O (Hrsg). Traumatherapie mit EMDR. Ein Handbuch für die Ausbildung (3. Aufl.). Göttingen: Vandenhoeck & Ruprecht 2013.

Janet P. Psychological Healing. New York: Macmillan 1925.

Jang KL, Paris J, Zweig-Frank H, Livesley WJ. Twin study of dissociative experience. J Nerv Ment Dis 1998; 186: 345–1.

Jankovic J, Vuong KD, Thomas M. Psychogenic tremor: long-term outcome. CNS Spectr 2006; 11: 501–8.

Kapfhammer HP. Psychopharmakotherapeutische Ansätze bei somatoformen Störungen und funktionellen Körpersymptomen. Nervenarzt 2012; 83: 1128–41.

LaFrance WC Jr, Baird GL, Barry JJ et al. Multicenter pilot treatment trial for psychogenic nonepileptic seizures: a randomized clinical trial. JAMA Psychiat 2014; 71: 997–1005.

Lanius RA, Vermetten E, Loewenstein RJ et al. Emotion modulation in PTSD: Clinical and neurobiological evidence for a dissociative subtype. Am J Psychiat 2010; 167: 640–7.

Mayor R, Howlett S, Grünewald R, Reuber M. Long-term outcome of brief augmented psychodynamic interpersonal therapy for psychogenic nonepileptic seizures: seizure control and health care utilization. Epilepsia 2010; 51: 1169–76.

Mentzos S. Der hysterische Modus. In: Mentzos S (Hrsg). Lehrbuch der Psychodynamik. Göttingen: Vandenhoeck & Rupprecht 2009; 97 ff.

Moene FC, Spinhoven P, Hoogduin KA, van Dyck R. A randomized controlled clinical trial of a hypnosis-based treatment for patients with conversion disorder, motor type. Int J Clin Exp Hypn 2003; 51: 29–50.

Morgante F, Edwards MJ, Espay AJ. Psychogenic movement disorders. Continuum (Minneap Minn) 2013; 19: 1383–96.

Morgante F, Edwards MJ, Espay AJ et al. Diagnostic agreement in patients with psychogenic movement disorders. Mov Disord 2012; 27: 548–52.

Nicholson TR, Stone J, Kanaan RA. Conversion disorder: a problematic diagnosis. J Neurol Neurosurg Psychiat 2011; 82: 1267–73.

Nijenhuis ERS, Mattheß H. Traumabezogene Strukturelle Dissoziation der Persönlichkeit. Psychotherapie im Dialog 2006; 4: 393–8.

Pintor L, Baillés E, Matrai S et al. Efficiency of venlafaxine in patients with psychogenic nonepileptic seizures and anxiety and/or depressive disorders. J Neuropsychiat Clin Neurosci 2010; 22: 401–8.

Pollak TA, Nicholson TR, Edwards MJ, David AS. A systematic review of transcranial magnetic stimulation in the treatment of functional (conversion) neurological symptoms. J Neurol Neurosurg Psychiat 2013; 8 (Epub ahead of print).

Prigatano GP, Stonnington CM, Fisher RS. Psychological factors in the genesis and management of nonepileptic seizures: clinical observations. Epilepsy Behav 2002; 3: 343–9.

Reuber M, Howlett S, Khan A, Grünewald RA. Non-epileptic seizures and other functional neurological symptoms: predisposing, precipitating, and perpetuating factors. Psychosomatics 2007; 48: 230–8.

Rickards H, Silver J. Don't know what they are, but treatable? Therapies for conversion disorders. J Neurol Neurosurg Psychiat 2013; 10: 1–2.

Roelofs K, Keijsers GP, Hoogduin KA et al. Childhood abuse in patients with conversion disorder. Am J Psychiat 2002; 159: 1908–13.

Roelofs K, Spinhoven P, Sandijck P et al. The impact of early trauma and recent life-events on symptom severity in patients with conversion disorder. J Nerv Ment Dis 2005; 193: 508–14.

Ron M. The prognosis of hysteria/somatisation disorder. In: Halligan P, Bass C, Marshall JC (eds). Contemporary approaches to the study of hysteria. Oxford: Oxford University Press 2001; 271–81.

Ronel J, Noll-Hussong M, Lahmann C. Von der Hysterie zur F45.0. Psychotherapie im Dialog 2008; 3: 207–16.

Rosebush PI, Mazurek MF. Treatment of conversion disorder in the 21st century: have we moved beyond the couch? Curr Treat Options Neurol 2011; 13: 255–66.

Rudolf G. Das Dilemma von Beziehung und Identität: Konversionsstörungen. In: Rudolf G, Henningsen P. Psychotherapeutische Medizin und Psychosomatik: Ein einführendes Lehrbuch auf psychodynamischer Grundlage. Stuttgart: Thieme 2013; 227–8.

Sahaya K, Dholakia SA, Sahota PK. Psychogenic non-epileptic seizures: a challenging entity. J Clin Neurosci 2011; 18: 1602–7.

Sar V, Akyüz G, Kundakçi T et al. Childhood trauma, dissociation, and psychiatric comorbidity in patients with conversion disorder. Am J Psychiat 2004; 161: 2271–6.

Schaefert R, Hausteiner-Wiehle C, Häuser W et al. Klinische Leitlinie: Nicht-spezifische, funktionelle und somatoforme Körperbeschwerden. Dtsch Aerztebl Int 2012; 109: 803–13.

Schubbe O (Hrsg), Institut für Traumatherapie. Traumatherapie mit EMDR. Ein Handbuch für die Ausbildung. Göttingen: Vandenhoeck & Ruprecht 2013.

Schwingenschuh P, Pont-Sunyer C, Surtees R et al. Psychogenic movement disorders in children: a report of 15 cases and a review of the literature. Mov Disord 2008; 23: 1882–8.

Sharpe M, Stone J, Hibberd C et al. Neurology outpatients with symptoms unexplained by disease: illness beliefs and financial benefits predict 1-year outcome. Psychol Med 2010; 40: 689–98.

Sharpe M, Walker J, Williams C et al. Guided self-help for functional (psychogenic) symptoms: a randomized controlled efficacy trial. Neurology 2011; 77: 564–72.

Shill H, Gerber P. Evaluation of clinical diagnostic criteria for psychogenic movement disorders. Mov Disord 2006; 21: 1163–8.

Spitzer C, Freyberger HJ, Kessler C, Kömpf D. Psychiatrische Komorbidität dissoziativer Störungen in der Neurologie. Nervenarzt 1994; 65: 680–8.

Spitzer C, Grabe HJ, Barnow S, Freyberger HJ. Dissoziative Störungen mit pseudoneurologischer Konversionssymptomatik – Besonderheiten und Therapieempfehlungen. Psychodynamische Psychother 2005; 4: 162–72.

Spitzer C, Mestel R, Klingelhöfer J et al. Screening und Veränderungsmessung dissoziativer Psychopathologie: Psychometrische Charakteristika der Kurzform des Fragebogens zu dissoziativen Symptomen (FDS-20). Psychother Psychosom Med Psychol 2004; 54: 165–72.

Spitzer C, Stieglitz RD, Freyberger HJ. Fragebogen zu dissoziativen Symptomen (FDS). Ein Selbstbeurteilungsverfahren zur syndromalen Diagnostik dissoziativer Phänomene. Testmanual zur Kurz- und Langform (FDS-20 und FDS). Bern: Huber 2005.

Stone J, Carson A, Duncan R et al. Symptoms 'unexplained by organic disease' in 1144 new neurology out-patients: how often does the diagnosis change at follow-up? Brain 2009; 132: 2878–88.

Stone J, Carson A, Duncan R et al. Who is referred to neurology clinics? – the diagnoses made in 3781 new patients. Clin Neurol Neurosurg 2010; 112: 747–51.

Stone J, Smyth R, Carson A et al. Systematic review of misdiagnosis of conversion symptoms and "hysteria". BMJ 2005; 331: 989.

Szaflarski JP, Szaflarski M, Hughes C et al. Psychopathology and quality of life: psychogenic non-epileptic seizures versus epilepsy. Med Sci Monit 2003; 9: CR113-CR118.

Thomas M, Vuong KD, Jankovic J. Long-term prognosis of patients with psychogenic movement disorders. Parkinsonism Relat Disord 2006; 12: 382–7.

van der Hart O, Nijenhuis E, Steele K, Brown D. Trauma-related dissociation: conceptual clarity lost and found. Aust N Z J Psychiat 2004; 38: 906–14.

Vogel M. Dissoziation. Tradition, Bedeutung und Wesen eines psychischen Phänomens. Psychotherapeut 2011; 56: 345–57.

Voon V, Brezing C, Gallea C, Hallett M. Aberrant supplementary motor complex and limbic activity during motor preparation in motor conversion disorder. Mov Disord 2011; 26: 2396–403.

Voon V, Gallea C, Hattori N et al. The involuntary nature of conversion disorder. Neurology 2010; 74: 223–8.

Voon V, Lang AE. Antidepressant treatment outcomes of psychogenic movement disorder. J Clin Psychiat 2005; 66: 1529–34.

Waller NG, Putnam FW, Carlson EB. Types of dissociation and dissociation types: a taxonomic analysis of dissociative experiences. Psychol Methods 1996; 1: 300–20.

Waller NG, Ross CA. The prevalence and biometric structure of pathological dissociation in the general population: taxometric and behavior genetic findings. J Abnorm Psychol 1997; 106: 499–510.

Weber K. Einführung in die psychosomatische Medizin. Bern: Huber 1984.

Zanarini MC, Ruser T, Frankenburg FR, Hennen J. The dissociative experiences of borderline patients. Compr Psychiat 2000; 41: 223–7.

Zaroff CM, Myers L, Barr WB et al. Group psychoeducation as treatment for psychological nonepileptic seizures. Epilepsy Behav 2004; 5: 587–92.

Ziv I, Djaldetti R, Zoldan Y et al. Diagnosis of "non-organic" limb paresis by a novel objective motor assessment: the quantitative Hoover's test. J Neurol 1998; 245: 797–802.

65 Gynäkologie und Geburtshilfe

Pearl La Marca-Ghaemmaghami, Ulrike Ehlert

Fallbeispiel

Eine 51-jährige Frau meldet sich aufgrund von Ängsten, depressiven Symptomen und sexuellen Problemen. Im Erstgespräch erwähnt sie, dass sie außerdem unter Schweißausbrüchen leide und sich vermutlich im Klimakterium befinden würde. Der Gedanke, dass sie nun älter werde, mache ihr zu schaffen. Sie habe als Investment-Managerin bei einer Bank gearbeitet, hätte aber vor kurzem die Kündigung erhalten. Seit 14 Jahren lebe sie in einer festen Partnerschaft und habe einen zehnjährigen Sohn. Die Schwangerschaft sei nach mehrjährigen Versuchen schlussendlich durch eine In-vitro-Fertilisation zustande gekommen. Auch die Zeit während der Schwangerschaft sei belastend gewesen, weil die Frau wegen vorzeitigen Wehen und einer drohenden Frühgeburt neun Wochen lang im Spital liegen musste. Sie hätte damals große Angst davor gehabt, dass ihr ungeborenes Kind infolge einer Frühgeburt sterben oder behindert sein würde. Auf Anfrage, ob das ihre erste Schwangerschaft gewesen sei, antwortet die Frau, dass sie beim ersten In-vitro-Fertilisationsversuch die Schwangerschaft in der sechsten Schwangerschaftswoche verloren habe. Mit 21 Jahren habe sie zudem einen Schwangerschaftsabbruch durchgeführt. Es sei damals nicht der richtige Zeitpunkt gewesen, um ein Kind zu bekommen, und ihr damaliger Partner hätte sie nicht unterstützen wollen. Als sie und ihr aktueller Partner mit der Diagnose »Sterilität« konfrontiert wurden, hätte sich die Frau für den damaligen Abbruch insgeheim Vorwürfe gemacht. Ihrem Partner hätte sie nichts davon erzählt, obwohl sie die Beziehung als glücklich beschreibt. Im Spital seien die belastenden Gedanken aufgrund der Ängste um die Schwangerschaft wieder hochgekommen. Dort hätte sie einige Male mit einer Konsiliarpsychologin sprechen können.

In der weiteren Anamnese stellt sich heraus, dass die Frau mit 14 Jahren schon einmal eine depressive Episode durchgemacht hatte. Ihre Mutter habe lange Zeit eine Depression gehabt. Die Frau berichtet ferner, dass sie im Jugendalter häufig unter sehr schmerzhaften Menstruationsblutungen gelitten habe.

Die Frau zählt ihren Mann, ihren Sohn, ihre Schwester und eine enge Freundin zu ihren sozialen Ressourcen.

65.1 Einleitung

Die **Gynäkologie** (griech. gynḗ, Frau; lógos, Lehre), welche auch synonym für den Begriff »Frauenheilkunde« verwendet wird, ist ein Fachgebiet der Medizin. Sie beschäftigt sich mit der Entstehung, Diagnose, Prävention und Therapie von Erkrankungen des weiblichen Reproduktionssystems. Die **Geburtshilfe** stellt ein Teilgebiet der Gynäkologie dar und befasst sich mit der medizinischen Betreuung und Pflege von Mutter und Kind in der Zeit vor, während und nach der Geburt (vgl. Vingerhoets u. Van Dessel 2003).

Gynäkologie und Geburtshilfe sind wesentliche Tätigkeitsfelder der Psychosomatik und Verhaltensmedizin, da sie zahlreiche psychologische, psychobiologische, psychosoziale und sexualmedizinische Themen berühren (Ehlert u. Hanker 2001).

Studien weisen darauf hin, dass ca. ein Drittel der Frauen, die eine ambulante gynäkologische Praxis besuchen, gleichzeitig auch von einer psychischen Störung (z. B. Depression oder Angststörung) betroffen sind (Sundström et al. 2001). Außerdem vereinbaren diese Frauen im Vergleich zu Frauen ohne psychische Störungen häufiger zusätzliche Termine mit anderen medizinischen Fachpersonen (Malmenström et al. 2006). Leider bleiben die psychischen Beschwerden oft undiagnostiziert und dementsprechend unbehandelt. Die aktuelle Datenlage weist auf einen hohen psychodiagnostischen und psychotherapeutischen Behandlungsbedarf in der Gynäkologie und Geburtshilfe hin.

Umgekehrt spielen in der ambulanten Psychotherapie gynäkologische und geburtshilfliche Themen bei Patientinnen häufig eine zentrale Rolle (Ehlert 2003). Dies setzt für die behandelnden Psychotherapeuten ein grundlegendes Wissen um psychosomatische und verhaltensmedizinische Aspekte in der Frauenheilkunde voraus.

Wie das Fallbeispiel zeigt, ist es notwendig, frauenspezifische Themen im Hinblick auf die gesamte Lebensspanne der jeweiligen Frau zu betrachten. Denn Frauen (und auch Männer) machen im Verlauf ihres Lebens typische Entwicklungsphasen durch, welche die sexuelle Reife und Reproduktionsfähigkeit tangieren. Für Frauen sind Menarche, Schwangerschaft, Geburt und Klimakterium bedeutungsvolle Lebensereignisse, welche verglichen zu den reproduktiven Veränderungen beim Mann mit stärker ausgeprägten physiologischen Begleiterscheinungen einhergehen (z. B. Menstruationsblutungen). Zudem können diese Lebensereignisse besonders im Falle einer Schwangerschaft für Frauen tiefgreifende psychosoziale Umstellungen zur Folge haben.

Psychische Fehlanpassungen an natürliche reproduktive Veränderungen erhöhen die Vulnerabilität für die Entwicklung psychischer Störungen. Ähnlich sind psychische Störungen in der Vorgeschichte ein Risiko für eine wiederholte Entstehung psychischer Beschwerden während den reproduktiven Veränderungsphasen. Im Fallbeispiel wird dies daran ersichtlich, dass die Patientin depressive Symptome während des Klimakteriums beschreibt und auch als Jugendliche bereits eine depressive Episode erlitten hat.

Dieses Kapitel möchte einen Überblick über die relevantesten gynäkologischen und geburtshilflichen Themen in der Psychosomatik und Verhaltensmedizin geben.

65.2 Psychosomatik und Verhaltensmedizin in der Gynäkologie

In den nachfolgenden Unterkapiteln werden für das psychosomatische und verhaltensmedizinische Arbeitsfeld typische gynäkologische Störungen und Beschwerden vorgestellt. Dabei wird bei einem so weiten Fachgebiet kein Anspruch auf Vollständigkeit erhoben. Eine Unterscheidung in **zyklusabhängige** und **zyklusunabhängige Störungen und Beschwerden** ist in diesem Zusammenhang hilfreich.

In diesem Sinne wird nach einer kurzen Einleitung in das Thema als erstes der normale weibliche Menstruationszyklus beschrieben. Darauf aufbauend, werden zyklusabhängige gynäkologische Probleme vorgestellt, zu denen

Zyklusanomalien, das polyzystische Ovarsyndrom, Endometriose und das prämenstruelle Syndrom bzw. die prämenstruelle dysphorische Störung sowie Sterilität und Infertilität gehören. Im Anschluss werden ausgewählte zyklusunabhängige Störungen und Beschwerden behandelt, nämlich die sexuellen Funktionsstörungen, Pruritus vulvae und Harninkontinenz. Den thematischen Abschluss bildet das Klimakterium.

65.2.1 Zyklusabhängige Störungen und Beschwerden

Störungen und Beschwerden, welche die hormonelle Steuerung des weiblichen Menstruationszyklus betreffen, werden als zyklusabhängige Störungen bezeichnet (Ehlert 2003). Diese können in Übereinstimmung mit einem bio-psycho-sozialen Gesundheits- und Krankheitsverständnis durch organische Erkrankungen (z. B. Karzinome), hormonelle Störungen (z. B. Störung der Hypothalamus-Hypophysen-Ovar-Achse), psychosoziale Einflüsse (z. B. chronischer Arbeitsstress) oder verhaltensbezogene Faktoren (z. B. Leistungssport, Essstörungen) ausgelöst und aufrechterhalten werden (Tschudin u. Bitzer 2005). Auch kulturelle Unterschiede spielen bei der Wahrnehmung von zyklusabhängigen Störungen eine Rolle. So zeigte eine in Großbritannien durchgeführte Studie, dass Frauen europäischen Ursprungs (weiß-kaukasisch) signifikant mehr prämenstruelle und menstruelle Beschwerden berichteten als asiatische oder afro-karibische Frauen (Van den Akker et al. 1995).

Der weibliche Menstruationszyklus

Die weibliche reproduktive Lebensphase beginnt mit der ersten Regelblutung (Menarche), bei einem internationalen Durchschnittsalter von 13,5 Jahren und endet mit der letzten Menstruation (Menopause) bei einem internationalen Durchschnittsalter von 49,2 Jahren (Thomas et al. 2001). Während dieser Zeitspanne erleben Frauen ca. 400 Menstruationen bzw. 400-mal die theoretische Möglichkeit, schwanger zu werden (Cunningham et al. 2010).

Die Phasen des Menstruationszyklus

Der Menstruationszyklus (lat. mensis, Monat) dauert normalerweise 28 ± 3 Tage und ist zum einen gekennzeichnet durch die zyklische Heranreifung eines befruchtungsfähigen Eis im Eierstock (Ovar; ovarieller Zyklus) und zum anderen durch den periodischen Aufbau der Gebärmutterschleimhaut (Endometrium) in Vorbereitung auf die Einnistung einer befruchteten Eizelle (endometrialer Zyklus; Gruber 2012). Bleibt eine Befruchtung aus, wird die oberste Schicht des Endometriums abgestoßen, und es kommt zur Menstruation, wobei der erste Tag der Regelblutung den Beginn des Zyklus markiert.

Der **ovarielle Zyklus** wird in drei Phasen unterteilt (Hawkins u. Matzuk 2008):

1. Follikelphase (lat. folliculus, Hülse, Bläschen), in der der Eifollikel heranreift
2. Ovulation (Eisprung; lat. ovulum, kleines Ei), bei der der gesprungene Follikel die Eizelle in den Eileiter freisetzt
3. Lutealphase, in der sich der im Ovar verbleibende Rest des Follikels nach der Ovulation zum Gelbkörper (Corpus luteum, lat. corpus, Körper; luteus, gelb) zurückbildet

Beim Eifollikel handelt es sich um eine Eizelle, die von verschiedenen Zellschichten umgeben ist und während der Follikelphase im Ovar zu einem befruchtungsfähigen Ei heranreift.

Der Gelbkörper (Corpus luteum) ist eine temporär aktive, hormonproduzierende Drüse, die sich nach der Ovulation aus den verbliebenen Follikelzellen im Ovar entwickelt und hauptsächlich Progesteron, aber auch Östrogen produziert und ausschüttet.

Der **endometriale Zyklus** wird durch folgende Phasen charakterisiert (Gruber 2012):

1. Menstruation, welche das Abbluten der obersten Schicht des Endometriums bezeichnet
2. Proliferationsphase, in der die oberste Schicht des Endometriums aufgebaut wird
3. Sekretionsphase, in der sich das Endometrium weiterentwickelt und sich für die mögliche Einnistung eines Embryos vorbereitet

Die Proliferationsphase verläuft ungefähr parallel zur Follikelphase des ovariellen Zyklus, und die Sekretionsphase ungefähr parallel zur Lutealphase.

Die hormonelle Steuerung des Menstruationszyklus

Die komplexen Prozesse des Menstruationszyklus werden durch die Hormone der Hypothalamus-Hypophysen-Gonaden-Achse (HHGA) gesteuert. Da die weiblichen Gonaden (griech. gone, Erzeugung; adeno, Drüse) als Ovarien bezeichnet werden, wird diese Achse auch die **Hypothalamus-Hypophysen-Ovar(HHO)-Achse** genannt (► Abb. 65-1).

Im Hypothalamus wird das Gonadotropin-Releasing-Hormon (GnRH) pulsatil freigesetzt und gelangt über das Pfortadersystem zur vorderen Hypophyse. Dort angekommen, stimuliert GnRH eine pulsatile Sekretion des follikelstimulierenden Hormons (FSH) und des luteinisierenden Hormons (LH), welche beide über die Blutbahn zu den Ovarien gelangen. Die pulsatile FSH- und LH-Ausschüttung verändert sich abhängig von der jeweiligen Zyklusphase in Frequenz und Amplitude (Ehlert 2011).

Während der Follikelphase stimuliert FSH die Entwicklung des Follikels in den Ovarien. Dieser veranlasst die Produktion von Östrogen, was kurzfristig über einen positiven Feedbackmechanismus zu einer verstärkten LH-Ausschüttung aus der Hypophyse führt und somit die Ovulation induziert (Beshay u. Carr 2013). Die Lutealphase setzt ein, und die im Ovar zurückgebliebenen Follikelzellen entwickeln sich zum Corpus luteum, welches hauptsächlich Progesteron freisetzt. Progesteron bewirkt eine Differenzierung des Endometriums, um die Einnistung einer befruchteten Eizelle vorzubereiten. Wenn keine Befruchtung erfolgt, bildet sich das Corpus luteum zurück, und der damit verbundene Abfall der Progesteronkonzentration initiiert das Abbluten des Endometriums. Der Zyklus beginnt von neuem.

Die Aktivität und Funktion der HHO-Achse wird durch eine Vielzahl von weiteren Hormonen beeinflusst (Beshay u. Carr 2011), so auch durch die Hormone der Hypothalamus-Hypophysen-Nebennierenrinden-Achse (HHNA), welche in Stresssituationen aktiviert wird (Ehlert 2003). Beispielsweise wirken sowohl Corticotropin-Releasing-Hormon (CRH) als auch Cortisol hemmend auf die pulsatile Freisetzung von GnRH (Ditzen u. Beinder 2011). Cortisol vermag die LH-Ausschüttung aus der Hypophyse und die Produktion von Östrogen im Ovar zu unterdrücken. Es wird vermutet, dass Cortisol ebenso einen hemmenden Effekt auf FSH und Progesteron ausübt, was jedoch noch nicht hinreichend geklärt ist.

!

- Der Menstruationszyklus beginnt mit dem ersten Tag der Menstruationsblutung und dauert in der Regel 28 ± 3 Tage.
- Der Zyklus findet sowohl auf endometrialer als auch auf ovarialer Ebene statt und wird durch die Hormone der HHO-Achse kontrolliert.
- In der Follikelphase fördert FSH die Reifung des Follikels, welcher Östrogen produziert.
- Die Ovulation wird durch eine gesteigerte LH-Ausschüttung ausgelöst.
- In der Lutealphase entwickelt sich das Corpus luteum, welches vor allem Progesteron freisetzt.
- CRH und Cortisol haben einen hemmenden Einfluss auf die HHO-Achse.

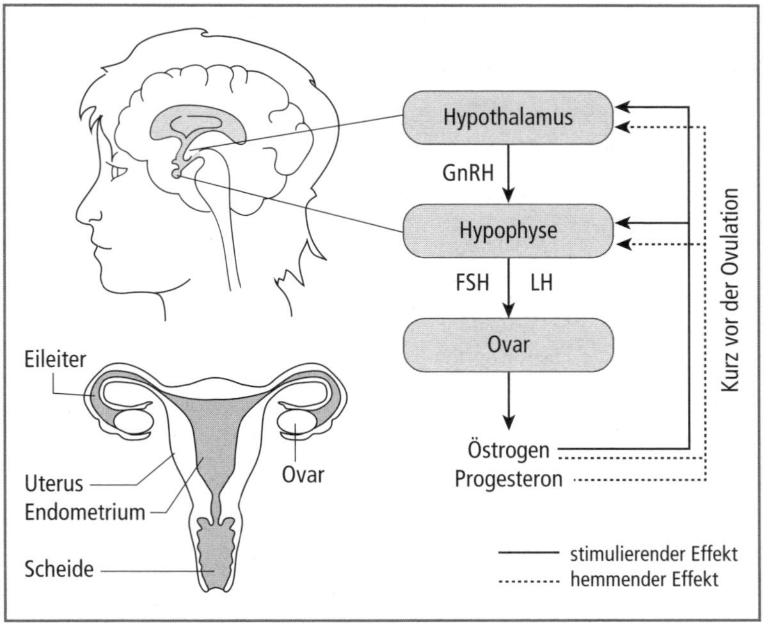

Abb. 65-1 Die Hypothalamus-Hypophysen-Ovar(HHO)-Achse (in Anlehnung an Ehlert 2011). GnRH = Gonadotropin-Releasing-Hormon; FSH = follikelstimulierendes Hormon; LH = luteinisierendes Hormon.

Zyklusanomalien

Zyklusanomalien können sich auf die Blutungsfrequenz, die Blutungsdauer oder -stärke, den Blutungszeitpunkt oder die Schmerzen während der Menstruation beziehen. Sie sind in ihrer Ausprägung in ein Kontinuum einzureihen (Ehlert u. Hanker 2001) und können sich von leichten Zyklusunregelmäßigkeiten bis hin zum Aussetzen der Menstruation (sekundäre Amenorrhö) erstrecken (Gruber 2012). Die Bezeichnungen und Beschreibungen für die unterschiedlichen **Zyklusanomalieformen** können der ▸ Tabelle 65-1 entnommen werden.

Ungefähr 75–80 % aller jugendlichen und 20–50 % aller erwachsenen Frauen beschreiben eine Dysmenorrhö (Harlow u. Campell 2004; Van den Akker 2012). Des Weiteren berichten je nach Studie und Untersuchungsland zwischen 1,1–42 % aller Frauen von einer Oligo- oder Polymenorrhö (Harlow u. Campell 2004). Dieser ausgeprägten Spannbreite der Prävalenzraten können unterschiedliche Ursachen zugrunde liegen und z. B. auf die eingangs erwähnten kulturellen Unterschiede bei der Wahrnehmung von Zyklusstörungen hinweisen. Es ist jedoch davon auszugehen, dass Zyklusanomalien relativ häufig sind. Daher sind weitere epidemiologische Untersuchungen – auch zu jenen Faktoren, die das Berichten von Zyklusanomalien beeinflussen – notwendig (Van den Akker 2012).

Die Ursachen für Zyklusanomalien können organisch bedingt sein, z. B. durch strukturelle Veränderungen des Endometriums aufgrund von gut- oder bösartige Tumoren. Zyklusanomalien können aber auch durch hormonelle Störungen entstehen, die jede der drei Ebenen der HHO-Achse betreffen können (Tschudin u. Bitzer 2005). So kann das klinische Erscheinungsbild einer Polymenorrhö auf eine Störung auf der Hypothalamus-Ebene (Störung der pulsatilen GnRH-Sekretion), auf der Hypophysen-Ebene (Störung der pulsatilen LH-Sekretion) oder auf der Ovar-Ebene (Störung der Östrogen- oder Progesteronproduktion) zurückgeführt werden.

Tab. 65-1 Zyklusanomalien (in Anlehnung an Gruber 2012; Tschudin u. Bitzer 2005; Van den Akker 2012).

Anomalie in Bezug auf	Bezeichnung	Beschreibung
Blutungsfrequenz	Polymenorrhö	zu häufige Blutung, bzw. verkürzter Zyklus von <21–25 Tage
	Oligomenorrhö	zu seltene Blutung bzw. verlängerter Zyklus von >31–33 Tage
	Primäre Amenorrhö	keine Menarche bis zum vollendeten 16. Lebensjahr
	Sekundäre Amenorrhö	keine Blutung seit >3 Monate
Blutungsdauer/-stärke	Hypomenorrhö	zu schwache Blutung (Blutverlust: <25 ml/Tag bzw. <2 Binden/Tag)
	Hypermenorrhö	zu starke Blutung (Blutverlust: >80 ml/Tag bzw. >5 Binden/Tag)
	Menorrhagie	zu starke und zu lange Blutung (Blutungsdauer >6 Tage; Blutverlust >80 ml bzw. >5 Binden/Tag)
Blutungszeitpunkt	Metrorrhagie	dysfunktionelle Zwischenblutungen (Blutungsdauer >6 Tage)
	Spotting	Schmierblutungen (schwache Zwischenblutung)
Schmerzen	Dysmenorrhö	sehr starke Menstruationskrämpfe häufige Begleitsymptome: Übelkeit, Erbrechen, Kopfschmerzen

Ein mangelhafter oder zeitlich verzögerter Anstiegs der LH-Sekretion hat z. B. eine verkürzte Lutealphase und eine Beeinträchtigung der Corpus-luteum-Funktion (Corpus-luteum-Insuffizienz, Gelbkörperschwäche) zur Folge, was eine gestörte Progesteronproduktion nach sich zieht. Dies kann zu einem verkürzten Menstruationszyklus und zu einer Polymenorrhö führen (Krieg et al. 2013). Ein mangelhafter oder gänzlich fehlender LH-Anstieg kann auch das Ausbleiben der Ovulation bewirken (anovulatorischer Zyklus), was sich dann klinisch entweder in einer Polymenorrhö oder Oligomenorrhö äußert (Gruber 2012). Als anovulatorischer Zyklus wird ein Menstruationszyklus bezeichnet, bei dem infolge eines mangelhaften oder fehlenden LH-Anstiegs die Ovulation nicht stattfindet, der Eifollikel schrumpft, die Bildung des Corpus luteum ausbleibt und die Östrogenproduktion abklingt.

In der Ätiologie von Zyklusanomalien spielt Stress eine nicht zu unterschätzende Rolle. Unterschiedliche Studien weisen auf Zusammenhänge zwischen Arbeitsstress oder chronischem psychosozialen Stress und Zyklusunregelmäßigkeiten hin (Fenster et al. 1999; Palm-Fischbacher u. Ehlert 2014). Ferner kam eine prospektive Untersuchung zum Schluss, dass der wahrgenommene Arbeitsstress während des vorherigen Zyklus häufiger mit einer Dysmenorrhö im nachfolgenden Zyklus assoziiert ist (Wang et al. 2004).

Stressoren in Sinne eines kritischen Lebensereignisses bis hin zu einem Trauma, wie bei Frauen, die im Jahr 2008 das schwere Erdbeben in Sichuan (Westchina) überlebt hatten, stehen mit einer signifikanten Zunahme selbstberichteter Zyklusunregelmäßigkeiten in Zusammenhang (Li et al. 2011). Insbesondere der Verlust eines Kindes, der Verlust von Familienmitgliedern oder Freunden und der Verlust von persönlichem Besitz waren starke Prädiktoren. Diese Ergebnisse ließen sich nicht durch Gesundheitsverhalten, wie Rauchen, Alkohol, exzessive körperliche Betätigung, Übergewicht oder Essstörungen, welche ebenso den Menstruationszyklus beeinflussen, erklären. Ähnliche Befunde ergaben sich aus einer Studie, in der der Effekt einer kurzen Kriegsphase (16 Tage Beschuss) auf den Menstruationszyklus von libanesischen Frauen untersucht wurde (Hannoun et al. 2007).

Bei der Behandlung von Zyklusanomalien stehen gegenwärtig häufig medikamentöse Therapien im Vordergrund. In manchen schweren Fällen von Dysmenorrhö wird eine Gebärmutterentfernung (Hysterektomie) durchgeführt, womit jedoch die Möglichkeit einer (weiteren) Schwangerschaft ausgeschlossen wird. Noch sind wenige Studien zu psychosomatischen und verhaltensmedizinischen Interventionen bei Zyklusanomalien vorhanden. Eine randomisierte kontrollierte Pilotstudie weist darauf hin, dass eine kognitive Verhaltenstherapie bei psychisch und körperlich gesunden Frauen mit einer funktionellen Amenorrhö (Amenorrhö ohne organisches Korrelat) sowohl eine Abnahme der Cortisolwerte im Blut als auch die Wiederherstellung des ovulatorischen Zyklus erzielen kann. Diese Ergebnisse sind unabhängig von einer Gewichtszunahme (Michopoulos et al. 2013).

!

- Zyklusanomalien können sich auf die Blutungsfrequenz, die Blutungsdauer und -stärke, den Blutungszeitpunkt oder die Schmerzen während der Menstruation beziehen.
- Hormonelle Dysfunktionen können auf der Ebene des Hypothalamus, der Hypophyse oder des Ovars auftreten.
- Stress scheint einer der ursächlichen Faktoren von hormonell bedingten Zyklusanomalien zu sein.

Polyzystisches Ovarsyndrom

Beim polyzystischen Ovarsyndrom (PCO-Syndrom) oder auch polyfollikulärem Ovarsyndrom (PFO) liegt eine Dysfunktion der HHO-Achse und der Ovarien vor, welche eine gesteigerte Sekretion von **Androgenen** (männliche Sexualhormone, z. B. Testosteron; griech. anēr, Mann; genēs, erzeugend) im Ovar bewirkt (Krieg et al. 2013). Androgene werden hauptsächlich in den Hoden (männliche Gonaden) gebildet und in geringeren Mengen in den Ovarien und den Nebennierenrinden.

Die Bezeichnung »polyzystische Ovarien« rührt daher, dass im Sonogramm vergrößerte Ovarien mit vielen kleinen Follikelzysten ersichtlich sind. Die Symptome sind heterogen und unterschiedlich häufig ausgeprägt. Sie zeichnen sich typischerweise aus durch (Gruber 2012; Krieg et al. 2013; Tschudin u. Bitzer 2005):

- anovulatorische Zyklen mit Oligo-, Poly- oder Amenorrhöen
- Androgenisierung (»Vermännlichung«; z. B. verstärkte Körper- und Gesichtsbehaarung)
- Sterilität (aufgrund anovulatorischer Zyklen)
- Übergewicht (in unterschiedlich starker Ausprägung)
- Diabetes mellitus Typ 2

Das PCO-Syndrom ist eine häufige hormonelle Störung, von der ca. 5–10 % aller Frauen im reproduktionsfähigen Alter betroffen sind (Ehlert u. Fischbacher 2012).

Die Ursachen des PCO-Syndroms sind unklar, wobei folgende Hypothesen diskutiert werden (Ehlert u. Fischbacher 2012; Krieg et al. 2013):

- Eine primäre Störung der Androgenproduktion im Ovar bewirkt eine exzessive Androgenfreisetzung. Androgen wird wiederum im Fettgewebe zu Östrogen umgewandelt und führt zu einer azyklischen Zunahme der Östrogenproduktion. Dies hat über einen dysfunktionalen Feedbackmechanismus eine gesteigerte LH-Ausschüttung zur Konsequenz, was die Androgenproduktion weiter ankurbelt. Ein Teufelskreis entsteht.
- Durch eine veränderte GnRH-Sekretion kommt es zu einer erhöhten LH-Ausschüttung, was die Androgenproduktion im Ovar übermäßig steigert.
- Eine erhöhte Insulinkonzentration im Blut (Hyperinsulinämie) als Folge einer Insulinresistenz (möglicherweise aufgrund von Übergewicht) bewirkt, dass die Hypophyse sensibler auf die GnRH-Sekretion reagiert und vermehrt LH ausschüttet. Die Konsequenz ist wiederum eine gesteigerte Androgenproduktion im Ovar.

Eine Metaanalyse mit 28 Studien ergab, dass betroffene Frauen mit einem PCO-Syndrom im Vergleich zu gesunden Frauen stärker emotional belastet sind und häufiger Symptome von Angst und Depression aufweisen (Veltman-Verhulst et al. 2012). Insbesondere die starke Körper- und Gesichtsbehaarung, die Zyklusunregelmäßigkeiten und die Sterilität werden als belastend erlebt (Kitzinger u. Willmott 2002). Entsprechend berichten Frauen mit einem PCO-Syndrom, weniger zufrieden mit ihrem Sexualleben zu sein und sich weniger sexuell attraktiv zu fühlen als Frauen ohne PCO-Syndrom (Elsenbruch et al. 2003). Diese Befunde weisen darauf hin, dass zusätzlich zu der medizinischen Betreuung auch eine psychologische Versorgung der betroffenen Frauen angezeigt ist.

Die Therapie des PCO-Syndroms richtet sich nach der Symptomausprägung. Medikamentöse Therapien zielen auf die Unterdrückung der Androgenproduktion ab. Ernährungsumstellungen können eine Reduktion des Gewichts und der Insulinkonzentration im Blut bewirken. Die verhaltensmedizinische Arbeit konzentriert sich auf die Krankheitsbewältigung, die Erhöhung der Lebensqualität und im Falle einer Sterilität auf den Umgang mit einer ungewollten Kinderlosigkeit (Ehlert u. Fischbacher 2012). Befunde einer Pilotstudie ergaben, dass eine Verhaltenstherapie bei jugendlichen Frauen mit einem PCO-Syndrom eine signifikante Gewichtsabnahme und eine Reduktion depressiver Symptome erzielt (Rofey et al. 2009).

> **!**
> - Die Symptome des PCO-Syndroms sind sehr heterogen und können unterschiedlich stark ausgeprägt sein.
> - Eine verhaltensmedizinische Therapie kann Unterstützung bei der Krankheitsbewältigung bieten, depressive Symptome reduzieren und das Gesundheitsverhalten erhöhen (z. B. Gewichtsreduktion).

Endometriose

Bei der Endometriose finden sich endometriumähnliche Zellen oder endometriumähnliches Gewebe nicht nur innerhalb der Gebärmutter (Uterus), sondern auch außerhalb. Beispielsweise können Uteruswand, Eileiter, Ovar, Vagina, Bauchraum und in seltenen Fällen Darm, Blase, Lunge oder Gehirn befallen sein (Gruber 2012). Ungefähr 50 % dieser Endometriosezellen unterliegen dem zyklischen Einfluss von Östrogen und Progesteron genau wie das Endometrium selbst. Dies bedeutet, dass sich diese Zellen ebenfalls periodisch aufbauen und wieder abbluten. Da das Blut nicht wegfließen kann, entstehen mit Blut gefüllte Endometriosezysten, die Schmerzen verursachen. Die **Symptome von Endometriose** sind (Tschudin u. Bitzer 2005):

- Dysmenorrhö
- zyklische Unterbauchschmerzen
- Dyspareunie (Schmerzen beim Geschlechtsverkehr)

- Sterilität (falls beide Eileiter oder Ovarien betroffen sind)
- Zyklusunregelmäßigkeiten
- Hypomenorrhö
- prämenstruelles Spotting
- Dysurie (Schmerzen beim Urinieren)
- zyklusabhängiger blutiger Stuhl

Epidemiologischen Studien zufolge ist davon auszugehen, dass ungefähr 2–4 % der Frauen im reproduktiven Alter von Endometriose betroffen sind (Gruber 2012).

Die genaue Ätiologie ist noch ungeklärt. Es werden immunologische und genetische Aspekte diskutiert. Eine Theorie geht davon aus, dass Endometriumgewebe mit der Menstruation über die Eileiter retrograd in den Bauchraum verschleppt wird (retrograde Menstruation; Ehlert u. Fischbacher 2012; Gruber 2012).

Endometriose kann das psychische Wohlbefinden der betroffenen Frauen stark beeinträchtigen, was sich in Anbetracht der starken Schmerzen, die mit einer Endometriose einhergehen, nachvollziehen lässt. Die Patientinnen weisen eine erhöhte Anfälligkeit für Angststörungen, Depression, Medikamentenmissbrauch, partnerschaftliche Probleme und sozialen Rückzug auf (Ehlert u. Fischbacher 2012; Tschudin u. Bitzer 2005).

Die medizinischen Behandlungsmöglichkeiten reichen von Hormontherapie bis zur chirurgischen Entfernung der Endometrioseherde (Gruber 2012). Die begleitenden psychischen Symptome können durch eine Psychotherapie angegangen werden (z. B. Schmerzmanagement, Partnerschafts- und Sexualtherapie, Aktivitätsaufbau, Umgang mit unerfülltem Kinderwunsch).

!
- Bei Endometriose befinden sich endometriumähnliche Zellen außerhalb des Endometriums.
- Ein Teil dieser Zellen reagiert auf die hormonellen Veränderungen des Menstruationszyklus. Dabei entstehen mit Blut gefüllte Zysten, die starke Schmerzen verursachen.
- Betroffene Frauen weisen eine erhöhte Vulnerabilität für Angststörungen, Depression, Medikamentenmissbrauch, Paarproblematiken und soziale Isolierung auf.

Prämenstruelles Syndrom und prämenstruelle dysphorische Störung

Das prämenstruelle Syndrom (PMS) äußert sich in einer Vielzahl von psychischen und körperlichen Beschwerden, die während der letzten Woche der Lutealphase auftreten und wenige Tage nach dem Einsetzen der Menstruation wieder abklingen. Eine besonders schwere Form des PMS, bei der vor allem die psychischen Symptome im Vordergrund stehen, ist die prämenstruelle dysphorische Störung (PMDS). Diese wird im DSM-5 als eine eigenständige Diagnose aufgeführt (American Psychiatric Association 2013). Zu den Hauptsymptomen zählen:

- Stimmungslabilität
- Reizbarkeit, Wut, Zunahme von interpersonellen Konflikten
- depressive Symptome, Hoffnungslosigkeit, selbstherabsetzende Gedanken
- Ängstlichkeit, Anspannung

Des Weiteren werden verhaltensbezogene und körperliche Symptome aufgelistet, wie reduziertes Interesse an sozialen Aktivitäten und Hobbys, Müdigkeit, empfindliche oder geschwollene Brüste oder Gewichtszunahme. Die Symptome müssen derart stark ausgeprägt sein, dass sie zu einer klinischen Belastung führen oder die Arbeitsfähigkeit, die sozialen Aktivitäten und Beziehungen behindern. Wichtig für die Diagnosestellung ist, dass sich die symptomreichen Phasen mit symptomfreien Phasen synchron mit dem Zyklus abwechseln (Tschudin 2005).

Fast alle Frauen (75–90 %) erleben im Verlauf ihrer reproduktiven Lebensphase in irgendeiner Form prämenstruelle Beschwerden, wobei sich nicht alle dadurch eingeschränkt fühlen (Ehlert u. Hanker 2001; Tschudin 2005). Bei ca. 30 % sind die Kriterien eines PMS erfüllt und bei 3–8 % die einer PMDS.

Verschiedene biologische und psychologische Theorien sind untersucht worden, um die Ursache von PMS/PMDS zu entschlüsseln. Trotzdem besteht keine Klarheit über die Ätiologie. Inzwischen wird von einem multifaktoriellen Ursachenmodell ausgegangen. Eine Dysregulation der HHO-Achse wäre naheliegend, was Studien jedoch bisher nicht bestätigen konnten (Tschudin 2005). Da sich Serotoninwiederaufnahmehemmer (Selective Serotonin Reuptake Inhibitors, SSRIs) für die Therapie von PMDS im Vergleich zu Placebo als erfolgreicher erwiesen haben, wird eine Dysbalance im Serotoninsystem vermutet (Van den Akker 2012).

Psychologische Befunde weisen bei Frauen mit PMS/PMDS auf eine erhöhte Körperaufmerksamkeit und Schmerzwahrnehmung hin, was rascher zu einer negativen Bewertung der körperlichen Missempfindungen führen könnte. Auch scheinen Neurotizismus, Stress und traumatische Lebensereignisse bei PMS/PMDS eine Rolle zu spielen (American Psychiatric Association 2013; Ehlert u. Hanker 2001). So berichten Frauen mit PMDS häufiger über sexuelle oder körperliche Missbrauchserfahrungen in ihrer Vorgeschichte als Frauen ohne PMDS (Girdler et al. 2003).

Der Behandlung von PMS/PMDS geht ein differenzierter diagnostischer und anamnestischer Prozess voraus, wobei dem Einsatz eines prospektiv geführten Symptomtagebuchs über mehrere Menstruationszyklen hinweg eine wichtige Bedeutung zukommt (Tschudin 2005). Oft führt dies bereits zu einer Symptomverbesserung. Abgesehen von medikamentösen Therapien, wie SSRI-Gabe und orale Kontrazeptiva, erweisen sich psychotherapeutische Interventionen (z. B. Stressmanagement, Entspannungsverfahren), Vitamin- und Mineralpräparate (z. B. Magnesium, Calcium) und pflanzliche Mittel (z. B. Mönchspfeffer) als hilfreich (Ehlert u. Fischbacher 2012; Tschudin 2005).

!
- Die Hauptsymptome einer PMDS sind Stimmungslabilität, Reizbarkeit, Depressivität und Ängstlichkeit.
- Bei PMS sind die Symptome weniger stark ausgeprägt und eher körperlicher Natur.
- Wichtig für die Diagnosestellung von PMS/PMDS ist, dass nach der Menstruation eine symptomfreie Phase folgt.

Sterilität und Infertilität

Die Weltgesundheitsorganisation (World Health Organization, WHO 2006) definiert **Sterilität** als das Ausbleiben einer Schwangerschaft trotz regelmäßigem ungeschütztem Geschlechtsverkehr über einen Zeitraum von zwei Jahren. Eine primäre Sterilität liegt vor, wenn eine Frau vorher noch nie schwanger war. Von einer sekundären Sterilität wird gesprochen, wenn eine Schwangerschaft schon einmal bestand (Ehlert u. Hanker 2001). Des Weiteren ist Sterilität von Infertilität zu unterscheiden (Gruber 2012), obwohl die Begriffe häufig synonym verwendet werden. **Infertilität** bezeichnet die Unfähigkeit, eine Schwangerschaft aufrechtzuerhalten (es kommt zu wiederholten Spontanaborten) oder auszutragen (es kommt zu keiner Lebendgeburt).

Weltweit sind ungefähr 16 % aller Paare von einer Sterilität betroffen (Van den Akker 2012). Es wird angenommen, dass in einem Drittel der Fälle die Ursache bei der Frau liegt, in einem Drittel beim Mann und bei einem weiteren Drittel auf beide Partner oder auf unklare Faktoren zurückzuführen ist.

Tab. 65-2 Ursachen der Sterilität (in Anlehnung an Gruber 2012; Van den Akker 2012).

Ursachenebene	Beispiele
Allgemeine und verhaltensbezogene Ursachen	zunehmendes Alter, Rauchen, Alkohol, Übergewicht, riskantes sexuelles Verhalten, was das Risiko für sexuell übertragbare Erkrankungen erhöht
Umweltfaktoren	chemische Schadstoffe wie Pestizide, Fungizide Phthalate (Weichmacher in Plastikprodukten, die wie Hormone wirken können)
Genetische Ursachen	Gendefekte beim Mann oder bei der Frau
Endokrine Ursachen	Dysfunktion der HHGA, PCO-Syndrom
Gynäkologische Erkrankungen	Chlamydieninfektion (eine durch Bakterien hervorgerufene sexuell übertragbare Krankheit), Eileiterverschluss, Endometriose
Andrologische Erkrankungen (Andrologie = Männerheilkunde)	reduzierte Spermienqualität, Erektionsstörungen, Chlamydieninfektion
Krebs	gewisse Bestrahlungs- und Chemotherapieformen
Kinderkrankheiten	beidseitige Hodenentzündung nach Mumps

Die **Ursachen der Sterilität** sind vielfältig und in ► Tabelle 65-2 aufgelistet.

Zum Einfluss von **Stress** auf Sterilität und Infertilität liegen uneinheitliche Forschungsbefunde vor. Dies liegt einerseits daran, dass in vielen Fällen körperliche Erkrankungen und Störungen im Vordergrund stehen (Van den Akker 2012). Andererseits sind manche Studienergebnisse zu Stress und Sterilität in Bezug auf die Ätiologie von limitierter Aussagekraft, da sie z. B. auf Querschnittuntersuchungen basieren (Ditzen u. Beinder 2011). Die Problematik bei solchen Untersuchungsdesigns besteht darin, dass die Diagnose Sterilität selbst eine enorme psychische Belastung für die betroffenen Paare darstellt und Stress verursacht. Somit ist bei Querschnittuntersuchungen nicht möglich, Ursache von Wirkung zu unterscheiden. Wie jedoch bei den Zyklusanomalien beschrieben, geht Stress mit Zyklusunregelmäßigkeiten und anovulatorischen Zyklen einher, was die Fertilität (lat. fertilitas, Fruchtbarkeit) tatsächlich beeinträchtigt. Verschiedene Befunde weisen auch auf einen Zusammenhang zwischen Stress und wiederholtem Spontanabort oder beeinträchtigter Spermatogenese (Bildung von Spermien) hin (Nakamura et al. 2008; Van den Akker 2012).

Sterilität scheint Frauen stärker zu belasten als Männer und im Vergleich mit mehr psychischem Stress, niedrigerem Selbstwert und geringerer Ehe- und sexueller Zufriedenheit einherzugehen (Van den Akker 2012).

Zu den medizinischen Therapiemöglichkeiten bei Sterilität zählen Hormonstimulationstherapien (z. B. bei Anovulation) und die Methoden der technisch assistierten Reproduktion. Letztere beinhalten (Gruber 2012):

- die intrauterine Insemination (Spermien werden in den Uterus gespritzt),
- die In-vitro-Fertilisation (IVF; die Eizelle wird außerhalb des weiblichen Körpers in einem speziellen Kulturmedium mit Spermien zusammengebracht und nach erfolgreicher Befruchtung in den Uterus »eingepflanzt«),

- die intrazytoplastische Spermieninjektion (ICSI; der Eizelle werden die Spermien außerhalb des weiblichen Körpers direkt eingespritzt; die befruchtete Eizelle wird danach in den Uterus eingepflanzt).

Eine Adoption bietet eine Alternative zu den medizinischen Therapiemöglichkeiten bei Sterilität.

Psychische Bewältigungsreaktionen bei Sterilität wie Vermeidung, sozialer Rückzug, Rumination, Katastrophisierung und Selbstvorwürfe gehen mit erhöhten Stress- und depressiven Symptomen einher. Psychotherapeutische Interventionen können diese Reaktionsmuster auffangen (Van den Akker 2012). In der Tat zeigen Studien zu ungewollter Kinderlosigkeit, dass Psychotherapie, Partnerschaftstraining und Supportgruppen ein verbessertes Wohlbefinden und eine Abnahme der Stressbelastung und der Partnerschaftskonflikte erzielen können und sogar mit höheren Schwangerschaftsraten zusammenhängen (Ditzen u. Beinder 2011; Ehlert u. Hanker 2001).

> **!**
> - Sterilität bezeichnet den Zustand, bei dem eine Schwangerschaft trotz regelmäßigen ungeschützten Geschlechtsverkehrs über den Zeitraum von zwei Jahren ausbleibt.
> - Infertilität ist die Unfähigkeit, eine Schwangerschaft aufrechtzuerhalten oder auszutragen.

65.2.2 Zyklusunabhängige Störungen und Beschwerden

Sexuelle Funktionsstörungen

Sexuelle Funktionsstörungen der Frau werden gemäß DSM-5 (American Psychiatric Association 2013) eingeteilt in:

- Störungen der sexuellen Lust und Erregung
- Orgasmusstörungen
- Schmerzen beim Geschlechtsverkehr

Dabei wird unterschieden, ob eine Störung lebenslang, also seit der ersten sexuellen Erfahrung besteht (primäre sexuelle Funktionsstörung) oder erst im Verlauf der Zeit erworben wurde (sekundäre sexuelle Funktionsstörung). Von weiterer diagnostischer Bedeutung ist, ob die Funktionsstörung generalisiert (d. h. unabhängig vom jeweiligen Partner, der jeweiligen Situation oder der Art der sexuellen Stimulation) oder nur situativ auftritt.

Epidemiologischen Studien zufolge sind 43 % der Frauen von sexuellen Problemen betroffen, wobei sich 12 % dadurch belastet fühlen (Hoyer 2013). Diese Prävalenzraten sind hoch und stehen im Widerspruch zu der geringen Häufigkeit, mit der sexuelle Dysfunktionen in der ambulanten Psychotherapie diagnostiziert und behandelt werden. Dies mag an einer vermeidenden Haltung aufseiten der betroffenen Patientinnen liegen, aber auch aufseiten der behandelnden Psychotherapeuten.

Faktoren, die bei der Entstehung der Dysfunktion, aber auch für deren Therapie eine Rolle spielen, sind:

- Faktoren, die den Partner betreffen (z. B. sexuelle Probleme des Partners)
- Beziehungsfaktoren (z. B. Kommunikationsschwierigkeiten in der Partnerschaft)
- individuelle Vulnerabilitätsfaktoren (z. B. sexueller Missbrauch)
- psychiatrische Komorbidität (z. B. Depression) oder Stress (z. B. Arbeitsplatzverlust)
- kulturelle und religiöse Faktoren (z. B. strenge, tabuisierende sexuelle Erziehung)
- medizinische Faktoren, die den Verlauf, die Prognose oder die Behandlung der Dysfunktion tangieren können (z. B. gewisse körperliche Erkrankungen, wie eine Schilddrüsenunterfunktion, können das Risiko für die Entstehung von Lust- und Erregungsstörungen erhöhen)

Insgesamt wird der Psychotherapie von sexuellen Funktionsstörungen eine hohe Wirksamkeit zugeschrieben, wobei vor allem der **Paar-**

therapie eine große Bedeutung zukommt. Eine der bekanntesten Methoden ist die Sensate-Focus-Technik (Technik der sensorischen Fokussierung) von Masters und Johnson (1970), welche inzwischen häufig auch in abgeänderter und weiterentwickelter Form eingesetzt wird. Das Paar wird schrittweise angeleitet, zu Hause Übungen durchzuführen, bei denen das Erleben von Zärtlichkeit und körperlichen Empfindungen im Vordergrund stehen (z. B. durch gegenseitiges Berühren) und der Geschlechtsakt anfänglich bewusst unterlassen wird. Ziel dieser Technik ist es, Ängste in Bezug auf sexuelle Erfahrungen zu reduzieren. Zu den weiteren therapeutischen Methoden zählen unter anderem Kommunikationstraining, Biofeedback, Entspannungsverfahren und Angstreduktionsverfahren (Driemeyer u. Signerski-Krieger 2013; Ehlert u. Fischbacher 2012).

> ! Zu den weiblichen sexuellen Funktionsstörungen zählen Störungen der sexuellen Lust- und Erregung, Orgasmusstörungen und Schmerzen beim Geschlechtsverkehr.

Pruritus vulvae

Pruritus vulvae ist die Bezeichnung für starken Juckreiz (lat. pruritus) der äußeren weiblichen Genitalien (lat. vulva).

Einer amerikanischen Studie zufolge berichten 6,6 % der Frauen chronisches Jucken und Brennen der Vulva (Harlow et al. 2001).

Die Ursachen können endogener oder exogener Natur sein (Ehlert u. Hanker 2001):

- Endogene Ursachenfaktoren:
  - Stoffwechselerkrankungen (z. B. Diabetes)
  - Gewebeveränderungen (z. B. bei Karzinomen oder Atrophien [Gewebeschwund] während des Klimakteriums)
  - Östrogenmangel
- Exogene Ursachenfaktoren:
  - toxische oder chemische Reize (z. B. Desinfektionsmittel, Seife)
  - allergische Reaktionen
  - mechanische Stimulation
  - Infektionen

Das Kratzverhalten verursacht zwar kurzfristig ein Nachlassen des Juckreizes, geht nach chronischem Kratzen aber in starke Schmerzen über.

Verhaltensmedizinische Interventionen wie Psychoedukation, Beobachtungsprotokolle des Kratzverhaltens, Kratzimpulskontrolle und alternative Stressbewältigungsstrategien können die Beschwerden lindern (Ehlert u. Fischbacher 2012; Ehlert u. Hanker 2001). Über die Evaluation weiterer psychotherapeutischer Ansätze ist nichts bekannt.

> !
> - Pruritus vulvae bezeichnet starken Juckreiz der äußeren weiblichen Genitalien.
> - Zu den verhaltensmedizinischen Interventionsmöglichkeiten zählen Psychoedukation, Beobachtungsprotokolle, Kratzimpulskontrolle und das Erlernen alternativer Stressbewältigungsstrategien.

Harninkontinenz

Unfreiwilliger Harnabgang (Harninkontinenz) ist ein häufiges und schambesetztes Problem für Frauen, dessen Relevanz durch die zunehmende Verschiebung des Altersgipfels weiter ansteigt.

Die Prävalenzraten liegen zwischen 8,5–14 % und steigen in den höheren Altersgruppen auf 42–57 % an (Bitzer u. Riecher-Rössler 2005). Gemäß Gruber (2012) werden hauptsächlich folgende Inkontinenzformen unterschieden:

- Stressinkontinenz (Belastungsinkontinenz):
  - Kleine Mengen von Urin gehen bei einer Erhöhung des Bauchinnendruckes ab (z. B. beim Lachen, Husten, Niesen, Springen).
  - Ursachen sind eine Schwächung des Beckenbodens durch eine schwere Geburt, Übergewicht oder Ovarialtumoren.

- Dranginkontinenz:
  - Größere Mengen von Urin gehen ab, wobei eine Störung bei der Kontraktion der Blasenmuskulatur vorliegt. Die Betroffenen verspüren einen starken Harndrang, schaffen es jedoch kaum, diesen bis zum Erreichen der Toilette zu kontrollieren.
  - Zu den Ursachen zählen Blasenentzündung, psychosomatische Faktoren, Innervationsstörungen nach Operationen oder mechanische Traumata.

In manchen Fällen kann eine Stress- und Dranginkontinenz kombiniert als Mischform vorliegen.

Vielfach fühlen sich die betroffenen Frauen durch die Harninkontinenz in ihrer Lebensqualität eingeschränkt, da die alltägliche Arbeit, Freizeitaktivitäten (wie Sport und gesellschaftliche Ereignisse) oder das Sexualleben durch die Störung tangiert werden (Riss u. Kargl 2011). Entsprechend weisen Frauen mit Harninkontinenz im Vergleich zu gesunden Frauen häufiger Symptome von Angst und Depression auf. Aufgrund mangelnder Längsschnittstudien ist jedoch unklar, inwiefern Angst oder Depression zur Ätiologie von Harninkontinenz beitragen oder eine Folge der Störung sind (Coyne et al. 2012; Perry et al. 2006). Eine erste Längsschnittuntersuchung ergab, dass Angst in der Tat bei der Entwicklung von Harninkontinenz eine Rolle spielen könnte, die Harninkontinenz selber aber auch wiederum Angstsymptome begünstigen kann (Perry et al. 2006).

Die verhaltensmedizinische Therapie fokussiert auf die Veränderung der Uriniergewohnheiten (z. B. Erstellung eines Zeitplanes für die Toilettenbenutzung mit sukzessiver Erhöhung der Zeitabstände zwischen den Toilettengängen) und arbeitet mit Biofeedbacktrainingsprogrammen (Ehlert u. Hanker 2001).

! Die verhaltensmedizinische Behandlung der Harninkontinenz zielt auf eine Veränderung der Toilettenbenutzungsgewohnheiten und setzt Biofeedback als Trainingsmethode ein.

Klimakterium

Das Klimakterium (Wechseljahre) wird als eine natürliche Übergangsphase im Leben einer Frau definiert, in der sie vom reproduktiven Lebensabschnitt ins Alter (Senium) übertritt (Ehlert u. Hanker 2001). Diese Phase ist infolge der sinkenden Follikelanzahl in den Ovarien durch eine kontinuierliche Abnahme der Ovarialfunktion und der Östrogenproduktion gekennzeichnet. Das Klimakterium setzt zwischen dem 45. und 55. Lebensjahr ein und kann zehn bis 20 Jahre dauern (Gruber 2012). Während dieser Phase findet bei einem internationalen Durchschnittsalter von 49,2 Jahren die Menopause – die letzte spontane Menstruation – statt (Thomas et al. 2001). Der Zeitpunkt der Menopause kann nur retrospektiv bestimmt werden, nachdem die Menstruation mindestens ein Jahr lang ausgeblieben ist (Drobnjak 2012).

Das Klimakterium wird in Prä-, Peri- und Postmenopause unterteilt (Ehlert u. Hanker 2001; Gruber 2012). Die prämenopausale Phase beginnt ca. vier bis fünf Jahre vor der Menopause. Während dieser Zeit bleibt die Follikelreifung und Ovulation häufiger aus, und es kommt vermehrt zu Zyklusunregelmäßigkeiten. Als Perimenopause wird der Zeitraum zwei Jahre vor und zwei Jahre nach der Menopause definiert. In dieser Zeit erfolgen die charakteristischen Hormonspiegelveränderungen. Die Postmenopause setzt ab einem Jahr nach der Menopause ein, in der keine Follikelreifung mehr stattfindet.

Durch die Abnahme der ovariellen Östrogenproduktion verringert sich auch das negative Feedbacksignal an die Hypophyse, was eine erhöhte FSH- und LH-Sekretion zur Konsequenz hat (Drobnjak 2012). Der Körper versucht daraufhin, ein neues hormonelles Gleichgewicht herzustellen. Vorübergehend geht dies mit typischen **menopausalen Beschwerden** einher, welche unterteilt werden in:

- vasomotorische Symptome (Hitzewallungen, Kopfschmerzen, Schweißausbrüche)
- psychische Symptome (Schlaflosigkeit, depressive Symptome, Ängstlichkeit)
- organische Symptome (vaginale Trockenheit und Juckreiz aufgrund der atrophischen Veränderungen der Vagina)
- stoffwechselbedingte Symptome (Gewichtszunahme und Abnahme der Knochendichte durch Veränderungen im Herz-Kreislauf-System und im Fett- und Knochenstoffwechsel)
- sexuelle Symptome (Störungen der sexuellen Lust- und Erregung, Orgasmusschwierigkeiten, Schmerzen während des Geschlechtsverkehrs aufgrund von vaginaler Trockenheit)

Für ca. 80–85 % der Frauen sind die menopausalen Symptome eine unangenehme Erfahrung. Mehr als die Hälfte davon fühlt sich dadurch in der Lebensqualität beeinträchtigt (Ehlert u. Hanker 2001; Van den Akker 2012).

Insbesondere Frauen, die bereits früher im Verlauf ihres Lebens eine depressive Episode durchlebt haben, scheinen während des Klimakteriums ein erhöhtes Risiko für die wiederholte Entwicklung einer Depression aufzuweisen (Ehlert 2003). Zudem stehen auch negative Einstellungen zur Menopause und zum Altern generell mit depressiven Symptomen während des Klimakteriums in Verbindung (Van den Akker 2012).

Das Alter der Frau bei der Menopause wird nicht nur durch genetische Faktoren beeinflusst, sondern auch durch verhaltensbezogene. So sind Rauchen, Alkohol und Übergewicht mit einem früheren Einsetzen der Menopause assoziiert (Van den Akker 2012). Psychischer Stress scheint ebenso ein Prädiktor für ein verfrühtes Einsetzen der perimenopausalen Phase zu sein (Nakamura et al. 2008), obwohl noch wenige Studien diesen Zusammenhang untersucht haben.

Die Therapie klimakterischer Beschwerden richtet sich nach den jeweiligen individuellen Bedürfnissen der betroffenen Frau (Gruber 2012). Oft werden pflanzliche Präparate zur Behandlung der Symptome eingesetzt, aber auch SSRIs. Sportliche Betätigung und Gewichtsreduktion können ebenfalls eine Symptomlinderung erzielen (Van den Akker 2012). Zu den weiteren Therapiemöglichkeiten zählen die hormonellen Substitutionstherapien mit Östrogen oder Progesteron. Je nach Art der Medikation sind diese jedoch mit gravierenden Nebenwirkungen und einem erhöhten Brustkrebsrisiko assoziiert (Van den Akker 2012). Zu den verhaltensmedizinischen Interventionsmethoden zählen Temperaturbiofeedback bei Hitzewallungen, aber auch Imaginationsübungen oder Entspannungsverfahren (Ehlert 2003). Eine Psychotherapie ist besonders bei sexuellen Funktionsstörungen und Depression angezeigt. Im Sinne der Prävention können Vorbereitungsseminare zur Planung eines erfüllten Lebens im Alter und zur Vermittlung von konstruktiven Bewältigungsstrategien förderlich sein (Ehlert u. Hanker 2001).

!

- Als Klimakterium wird bei der Frau die natürliche Übergangsphase vom reproduktiven Alter zum Senium bezeichnet.
- Aufgrund der reduzierten Follikelzahl in den Ovarien nimmt die Ovarialfunktion ab. Östrogen- und Progesteronspiegel sinken, während FSH und LH ansteigen.
- Die Menopause wird als das Ausbleiben der letzten spontanen Menstruation definiert.
- Das Alter bei der Menopause wird durch genetische und verhaltensbezogene Faktoren beeinflusst, aber auch durch psychischen Stress.

65.3 Psychosomatik und Verhaltensmedizin in der Geburtshilfe

Das vorliegende Unterkapitel befasst sich mit den psychosomatischen und verhaltensmedizinischen Aspekten von Schwangerschaft und Wochenbett. Hierfür wird ein kurzer Überblick über die hormonellen Veränderungen und insbesondere die HHNA während der Schwangerschaft gegeben. Denn eine wachsende Anzahl von Forschungsbefunden weist darauf hin, dass nicht nur das Gesundheitsverhalten (Ernährung, Rauchen, Alkohol- und Drogenkonsum) den Schwangerschaftsverlauf beeinflussen kann, sondern dass unabhängig davon psychischer Stress mit einem erhöhten Komplikationsrisiko zusammenhängt. Außerdem gelten Stress und psychische Fehlanpassung während der Schwangerschaft als Risiko für die Entwicklung von psychischen Störungen nach der Geburt.

65.3.1 Schwangerschaft

Eine Schwangerschaft (Gestation; lat. gestare, tragen) beginnt mit der Befruchtung der Eizelle durch das Spermium. Da dieser Zeitpunkt praktisch gesehen jedoch schwer zu eruieren ist, wird das Gestationsalter in der Regel ab dem ersten Tag der letzten Menstruation gemessen (Ghaemmaghami u. Ehlert 2012). Insgesamt dauert eine Schwangerschaft ca. 40 Wochen, wobei diese in drei Trimester zu je 13–14 Wochen unterteilt werden (Gruber 2012). Während dieser Zeit wächst und entwickelt sich der Fetus im Mutterleib. Mit der Geburt endet die Schwangerschaft.

In der Schwangerschaft durchläuft der Körper der Frau enorme physiologische Veränderungen, um die Schwangerschaft zu erhalten, die fetale Entwicklung zu fördern und letzten Endes die Geburt vorzubereiten (Ghaemmaghami u. Ehlert 2012).

Die Placenta entwickelt sich zu einem eigenständigen Organ und produziert in fortwährend steigenden Konzentrationen Hormone, wie Östrogen und Progesteron. Dadurch wird die LH- und FSH-Freisetzung aus der Hypophyse vorübergehend unterdrückt, und im Ovar kann keine neue Eizelle heranreifen.

Die Placenta (Mutterkuchen) ist ein temporäres, hormonproduzierendes Organ, das sich während der Schwangerschaft im Uterus bildet und Mutter und Fetus miteinander verbindet. Die Placenta versorgt den Fetus mit Nährstoffen, transportiert Abfallprodukte des fetalen Stoffwechsels ab und hält eine regulierende Barrierefunktion aufrecht.

Aus verhaltensmedizinischer Sicht ist insbesondere die Veränderung der maternalen Stressachse während der Schwangerschaft von Bedeutung. Denn auch die Placenta beginnt, CRH zu produzieren und freizusetzen, wodurch die Aktivität der maternalen HHNA hochreguliert wird und die ACTH- und Cortisolspiegel ansteigen.

Während im nicht-schwangeren Zustand Cortisol über negative Feedbacksignale die weitere Produktion von CRH und ACTH hemmt, hat Cortisol in der Schwangerschaft einen stimulierenden Einfluss auf die Freisetzung von placentarem CRH (La Marca-Ghaemmaghami u. Ehlert, im Druck). Dadurch wird die Aktivität der maternalen HHNA immer weiter hochreguliert. Bis zur Geburt erreicht die CRH-Konzentration Werte, die im Vergleich zu vor der Schwangerschaft um das 1.000-Fache erhöht sind. Einer Überstimulation der maternalen HHNA wird dennoch entgegengewirkt, da das sog. CRH-Bindungsprotein (CRH-BP) CRH an sich bindet und dadurch die Bioaktivität eindämmt. Ist ein bestimmter CRH-Spiegel erreicht, kommt es zu einer drastischen Abnahme von CRH-BP. Plötzlich ist bioaktives CRH in Fülle im Blutkreislauf vorhanden, was eine

Kaskade von Reaktionen auslöst und innerhalb von ungefähr 20 Tagen zur Geburt führt (Ditzen u. Beinder 2011).

Maternales Cortisol vermag die Placenta zu durchqueren und in den fetalen Blutkreislauf zu gelangen. Wird der Fetus jedoch zu viel Cortisol ausgesetzt, hat dies einen schädlichen Einfluss auf seine Entwicklung. Um dem vorzubeugen, reguliert ein Enzym namens 11β-Hydroxysteroid-Dehydrogenase Typ 2 (11β-HSD2) in der Placenta die Menge an Cortisol, welche zur fetalen Seite hinüberqueren kann, indem es das biologisch aktive maternale Cortisol in biologisch inaktives Cortison umwandelt.

Tierstudien zeigen, dass ein akutes Stresserleben des Muttertiers zu einer erhöhten 11β-HSD2-Aktivität führt, während chronischer Stress die Aktivität des Enzyms beeinträchtigt. Ein ähnlicher Mechanismus wird auch beim Menschen vermutet (La Marca-Ghaemmaghami u. Ehlert, im Druck) und könnte erklären, weshalb und wie übermäßiger pränataler Stress das Risiko für Schwangerschaftskomplikationen, Frühgeburt oder niedriges Geburtsgewicht (<2.500 g) erhöht.

Die häufigsten **Komplikationen** während der Schwangerschaft sind (Ghaemmaghami u. Ehlert 2012; Gruber 2012):

- Spontanabort (Fehlgeburt; spontaner Verlust des Feten vor der 24. Schwangerschaftswoche)
- intrauterine Wachstumsrestriktion (Wachstumsstörung, bei der das aktuelle Körpergewicht des Feten dasjenige Gewicht, welches der Schwangerschaftswoche entsprechen würde, unterschreitet)
- Hyperemesis gravidarum (exzessives, persistierendes Erbrechen im ersten Schwangerschaftstrimester, welches sich vom morgendlichen Erbrechen, was viele schwangere Frauen erleben, unterscheidet)
- Schwangerschaftsdiabetes (übermäßig hohe Blutzuckerwerte, die erstmals in der Schwangerschaft diagnostiziert werden und sich danach meist wieder normalisieren)
- Schwangerschaftshypertonie (deutlicher Anstieg des Blutdruckes während des zweiten oder dritten Schwangerschaftstrimesters, was in manchen Fällen auf eine beginnende Präeklampsie hindeutet)
- Präeklampsie (»Schwangerschaftsvergiftung«; die Merkmale sind Bluthochdruck, übermäßiges Ausscheiden von Eiweiß im Urin und Ödeme)
- Eklampsie (Präeklampsie mit Krampfanfällen)
- HELLP-Syndrom (schwere Form der Präeklampsie; die Abkürzung steht für »Hemolysis, elevated liver enzymes, low platelets« und beschreibt die Merkmale des Syndroms, nämlich die Auflösung von roten Blutkörperchen [engl. Hemolysis], erhöhte Leberenzyme und eine reduzierte Anzahl Blutplättchen; auf Symptomebene äußert sich das HELLP-Syndrom in Kopfschmerzen, Übelkeit, Erbrechen, Oberbauchschmerzen, Bluthochdruck und visuellen Störungen)
- drohende Frühgeburt (Geburt vor der 37. Schwangerschaftswoche; z. B. aufgrund vorzeitiger Wehentätigkeit oder vorzeitigem Fruchtblasensprung)

Abgesehen von den physiologischen Veränderungen, geht eine Schwangerschaft auch mit großen psychischen, sozialen und sozioökonomischen Veränderungen einher, die herausfordernd sein können. In manchen Fällen kann es zu einer psychischen Fehlanpassung kommen. Ob aber die Prävalenz psychischer Störungen während der Schwangerschaft erhöht ist oder nicht, ist unklar, da widersprüchliche Befunde vorliegen. Dennoch besteht in der Literatur Einigkeit darüber, dass die Prävalenzraten weltweit hoch sind und dass psychische Probleme in der Schwangerschaft unterdiagnostiziert und meist unbehandelt bleiben (Ghaemmaghami u. Ehlert 2012). Die Konsequenzen dieser Unterversorgung sind alarmierend in Anbetracht der stetig wachsenden Befunde zum Einfluss von psychischen Störungen und Stress auf den Schwangerschaftsverlauf und die fetale Entwicklung.

Was psychotherapeutische Interventionen während der Schwangerschaft anbelangt, so ist hierzu die Anzahl systematisch durchgeführter prospektiver Studien noch gering. Dennoch weisen erste Ergebnisse auf einen präventiven, vor Stress schützenden Effekt kognitiv-verhaltenstherapeutischer Interventionen, Entspannungsverfahren und sozialer Unterstützung im Allgemeinen hin. Oft ist es nicht möglich, Stress während der Schwangerschaft gänzlich zu vermeiden. Hier stimmen Forschungsbefunde hoffnungsvoll, die aufzeigen, dass eine positive Mutter-Kind-Interaktion nach der Geburt die potenziell negativen Effekte einer übermäßigen pränatalen Stressexposition aufheben können (La Marca-Ghaemmaghami u. Ehlert, im Druck).

!
- Während der Schwangerschaft produziert die Placenta Östrogen, Progesteron, CRH und ACTH.
- Placentares CRH stimuliert die maternale HHNA, und maternales Cortisol stimuliert die placentare CRH-Produktion. Ein Feedforward-Mechanismus entsteht.
- CRH-BP wirkt einer Überstimulation der maternalen HHNA entgegen, bis die Werte 20 Tage vor der Geburt plötzlich abfallen und die Geburtsprozesse in Gang gesetzt werden.
- Verhaltensmedizinische Interventionen, soziale Unterstützung und eine positive Mutter-Kind-Interaktion können den negativen Konsequenzen von pränatalem Stress entgegenwirken.

65.3.2 Wochenbett

Das Wochenbett wird als die ersten sechs bis acht Wochen nach der Geburt definiert (Gruber 2012). Auf physiologischer Ebene bilden sich während dieser Zeit die durch die Schwangerschaft induzierten anatomischen Veränderungen zurück, die geburtsbedingten Wunden heilen, und die Milchproduktion setzt ein. Auf psychischer Ebene findet eine Anpassung an die neue Situation statt, und die Frau wächst in ihre neue Mutterrolle hinein.

Durch den natürlichen Verlust der Placenta nach der Entbindung fällt auch die gesteigerte Hormonproduktion weg (Ditzen u. Beinder 2011). Die Östrogen- und Progesteronspiegel und die CRH-, ACTH- und Cortisolwerte normalisieren sich. Die Hypophyse schüttet wieder FSH und LH aus. Diese Freisetzung wird jedoch nochmalig durch die Hormone Oxytocin und Prolactin, welche für den Milcheinschuss und die Milchproduktion verantwortlich sind, gehemmt. Es kommt zu einer sog. Stillamenorrhö (Gruber 2012). Eine erneute Schwangerschaft könnte jedoch trotz Amenorrhö eintreten. Wenn die Frau mit dem Stillen aufhört, stellt sich der Menstruationszyklus wieder ein.

Nachfolgend sind mögliche psychische Beschwerden und Störungen nach der Geburt aufgelistet (Van den Akker 2012; Vingerhoets u. van Dessel 2003):

- Baby Blues (Weinen, Niedergeschlagenheit, Empfindlichkeit während den ersten Tagen nach der Geburt)
- postpartale Depression (lat. post, nach; parere, gebären; gleiche Symptome, wie bei einer üblichen Major Depression; auch Väter können betroffen sein)
- postpartale Panikstörung (gleiche Symptome wie bei einer üblichen Panikstörung, außer dass sich die Ängste auf das Kind beziehen)
- postpartale Zwangsstörung (wiederkehrende Zwangsgedanken, dem Kind absicht-

lich oder unabsichtlich einen Schaden zuzufügen)
- Posttraumatische Belastungsstörung (in Reaktion auf eine traumatische Geburt; gleiche Symptome wie bei einer üblichen Posttraumatischen Belastungsstörung; zudem werden eine Beziehung zum Kind und sexueller Kontakt zum Partner oder auch Gespräche über eine weitere Schwangerschaft vermieden)
- postpartale Psychose (bipolare depressive oder psychotische Episode, die mit einer ernsthaften Gefahr für Suizid und Kindstötung einhergeht, weshalb eine rasche stationäre Einweisung angezeigt ist)

Vom Baby Blues sind ca. 50 % der Frauen betroffen und von einer postpartalen Depression 6,5–12,9 % (Ditzen u. Beinder 2011; Van den Akker 2012). Der Tatsache, dass auch Väter eine postpartale Depression entwickeln können, wurde bis heute wenig Beachtung geschenkt; die Prävalenzraten reichen je nach Studie von 3–33 %. Eine postpartale Panikstörung tritt bei 1,3–2 % der Frauen auf, und eine postpartale Zwangsstörung bei 2,7–3,9 %. Schätzungen zufolge sind posttraumatische Belastungsstörungen nach der Geburt bei 25 % relativ häufig, während die postpartale Psychose bei einer Prävalenz von 0,003 % eher selten ist (Van den Akker 2012).

Die Ätiologie von postpartalen psychischen Störungen ist größtenteils ungeklärt. Es wird von einer Interaktion verschiedener Faktoren ausgegangen, bei der auch die hormonellen Veränderungen nach der Geburt eine Rolle zu spielen scheinen, aber nicht nur (Ditzen u. Beinder 2011). Psychische Störungen vor oder auch während der Schwangerschaft gelten als Risiko für die Entwicklung von psychischen Störungen nach der Geburt.

Für die Behandlung werden häufig medikamentöse Therapien eingesetzt, obwohl je nach Störungsbild eine Psychotherapie vorzuziehen ist (Van den Akker 2012). Verschiedene Studien weisen zudem auf eine gute Wirksamkeit psychotherapeutischer Interventionen hin (Ditzen u. Beinder 2011; Van den Akker 2012).

> **!**
> - Nach der Geburt kehren Östrogen, Progesteron, CRH, ACTH und Cortisol wieder auf das Niveau von vor der Schwangerschaft zurück.
> - Auch Väter können von einer postpartalen Depression betroffen sein.
> - Psychische Störungen in der Vorgeschichte und während der Schwangerschaft gelten als Risikofaktoren für die Entstehung von psychischen Störungen nach der Geburt.

65.4 Zusammenfassung

In Bezug auf sexuelle Entwicklung und Reproduktionsfähigkeit durchlaufen Frauen und Männer über die Lebenspanne hinweg typische biologische Entwicklungsphasen. In Anbetracht von Menarche, Schwangerschaft, Geburt und Klimakterium wird deutlich, dass bei Frauen diese Entwicklungsphasen stärkere physiologische Veränderungen nach sich ziehen und vermehrt mit folgenreichen psychosozialen Lebensveränderungen einhergehen als dies bei Männern der Fall ist. Daher erstaunt es nicht, dass psychische Störungen in der Gynäkologie und Geburtshilfe häufig sind und der Bedarf an psychologischer Betreuung hoch ist. Oft bleiben psychische Probleme jedoch undiagnostiziert und unbehandelt.

Gynäkologische Beschwerden und Störungen werden in zyklusabhängig und zyklusunabhängig unterteilt.

Die biologische Grundlage für das Verständnis zyklusabhängiger Störungen und darüber hinaus auch für das Verständnis der normalen reproduktiven Entwicklung der Frau bildet die Hypothalamus-Hypophysen-Ovar-(HHO-)Achse, denn die Hormone der HHO-

Achse steuern die Prozesse des Menstruationszyklus. Die Menarche bezeichnet die erste Menstruationsblutung, und während des Klimakteriums findet die letzte ovariell-gesteuerte Blutung statt. Die Stresshormone der Hypothalamus-Hypophysen-Nebennierenrinden-Achse (HHNA; CRH, Cortisol) können die Aktivität der HHO-Achse hemmen.

Häufige zyklusabhängige Beschwerden in der Psychosomatik und Verhaltensmedizin sind Zyklusanomalien, das polyzystische Ovarsyndrom, Endometriose, das prämenstruelle Syndrom und die prämenstruelle dysphorische Störung sowie Sterilität und Infertilität.

Zu den zyklusunabhängigen Beschwerden zählen sexuelle Funktionsstörungen, deren Prävalenzraten relativ hoch sind. Dennoch werden sie selten in der ambulanten Psychotherapie diagnostiziert, was möglicherweise auf eine Vermeidungshaltung der Patientinnen und der behandelnden Psychotherapeuten zurückzuführen ist. Weitere zyklusunabhängige Störungen sind Pruritus vulvae und Harninkontinenz. Die Ätiologie vieler gynäkologischer Störungen ist bis heute unklar.

Während der Schwangerschaft ändert sich die HHO-Achse drastisch, da die Placenta unter anderem Östrogen, Progesteron und CRH produziert. Letzteres induziert eine Hochregulierung der maternalen HHNA. Dies ist für die Verhaltensmedizin von großer Bedeutung, da vermutet wird, dass pränataler Stress zu einer dysregulierten HHNA führt und die enzymatische Barriere für maternales Cortisol in der Placenta schwächt. Erhöhte Cotrisolkonzentrationen sind mit Schwangerschaftskomplikationen assoziiert.

Die reproduktive Gesundheit hat einen erheblichen Einfluss auf das psychische Wohlergehen. Aber auch umgekehrt können psychische Faktoren die reproduktive Gesundheit beeinflussen. Außerdem werden die sozialen Beziehungen der Frau, z.B. zu ihrem Partner oder ihrem ungeborenen Kind, durch die reproduktive Gesundheit tangiert.

Das psychotherapeutische Behandlungsrepertoire in der Gynäkologie und Geburtshilfe erstreckt sich von der Krankheitsbewältigung zu Stressmanagement, Entspannungs- und Angstreduktionsverfahren bis hin zum Einsatz von Symptomtagebüchern, Impulskontrolltraining, Biofeedback und Paartherapie.

Literatur

American Psychiatric Association. Diagnostic and statistical manual of mental disorders (5th ed.). Arlington, VA: American Psychiatric Publishing 2013.

Beshay VE, Carr BR. Hypothalamic-pituitary-ovarian axis and control of the menstrual cycle. In: Falcone T, Hurds WW (eds). Clinical Reproductive Medicine and Surgery: A Practical Guide. New York: Springer 2013; 31–42.

Bitzer U, Riecher-Rössler A. Was sind Frauenleiden? Epidemiologische Aspekte. In: Riecher-Rössler A, Bitzer J (Hrsg). Frauengesundheit. Ein Leitfaden für die ärztliche und psychotherapeutische Praxis. München: Urban & Fischer 2005; 13–29.

Coyne KS, Kvasz M, Ireland AM et al. Urinary incontinence and its relationship to mental health and health-related quality of life in men and women in Sweden, the United Kingdom, and the United States. Eur Urol 2012; 61: 88–95.

Cunningham FG, Leveno KJL, Bloom SL et al. Williams Obstetrics (23rd ed.). New York: McGraw-Hill 2010.

Ditzen B, Beinder E. Infertilität und Schwangerschaftskomplikationen. In: Ehlert U, von Känel R (Hrsg). Psychoendokrinologie und Psychoimmunologie. Berlin: Springer 2011; 341–63.

Driemeyer W, Signerski-Krieger J. Sexuelle Funktionsstörungen – Ansichten und Aussichten. PiD 2013; 14: 16–25.

Drobnjak S. Menopause. In: Gellman MG, Turner JR (eds). Encyclopedia of Behavioral Medicine. New York: Springer 2012.

Ehlert U. Das endokrine System. In: Ehlert U, von Känel R (Hrsg). Psychoendokrinology und Psychoimmunology. Berlin: Springer 2011; 3–36.

Ehlert U. Gynäkologische Fragestellungen in der Verhaltensmedizin und Psychotherapie. In: Leibling E, Hiller W, Sulz SKD (Hrsg). Lehrbuch der Psychotherapie (Bd. 3). München: CIP-Medien 2003; 413–9.

Ehlert U, Fischbacher S. Reproductive health. In: Gellman MG, Turner JR (eds). Encyclopedia of Behavioral Medicine. New York: Springer 2012.

Ehlert U, Hanker J. Gynäkologie. In: Flor H, Hahlweg K, Birbaumer N (Hrsg). Enzyklopädie der Psychologie. Themenbereich D, Serie II, Bd. 4. Göttingen: Hogrefe 2001; 435–514.

Elsenbruch S, Hahn S, Kowalsky D et al. Quality of life, psychosocial well-being, and sexual satisfaction in women with polycystic ovary syndrome. J Clin Endocrinol Metab 2003; 88: 5801–7.

Fenster L, Waller K, Chen J et al. Psychological stress in the workplace and menstrual function. Am J Epidemiol 1999; 149: 127–34.

Hannoun AB, Nassar AH, Usta IM et al. Effect of war on the menstrual cycle. Obstet Gynecol 2007; 109: 929–32.

Harlow BL, Wise LA, Stewart EG. Prevalence and predictors of chronic lower genital tract discomfort. Am J Obstet Gynecol 2001; 185: 545–50.

Harlow SD, Campell OMR. Epdemiology of mentrual disorders in developing countries: A systematic review. BJOG 2004; 111: 6–16.

Hawkin SM, Matzuk MM. The menstrual cycle: basic biology. Ann N Y Acad of Sci 2008; 1135: 10–8.

Hoyer J. Sexuelle Funktionsstörungen und ambulante Psychotherapie. Psychotherapeut 2013; 58: 371–8.

Ghaemmaghami P, Ehlert U. Gestation. In: Gellman MG, Turner JR (eds). Encyclopedia of Behavioral Medicine. New York: Springer 2012.

Girdler SS, Sherwood A, Hinderliter AL et al. Biological correlates of abuse in women with premenstrual dysphoric disorder and healthy controls. Psychosom Med 2003; 65: 849–56.

Gruber S. Gynäkologie und Geburtshilfe. München: Urban & Fischer 2012.

Kitzinger C, Willmott J. ›The thief of womanhood‹: Women's experience of polycystic ovarian syndrome. Soc Sci Med 2002; 54: 349–61.

Krieg J, Bäckert-Sifeddine IT, Kiesel L. Zyklus- und Ovulationsstörungen. In: Kaufmann M, Costa SD, Scharl A (Hrsg). Die Gynäkologie. Berlin: Springer 2013; 115–62.

La Marca-Ghaemmaghami P, Ehlert U. Experienced stress and stress hormones during pregnancy. European Psychologist (in press).

Li XH, Qin L, Hu H et al. Influence of the Wenchuan earthquake on self-reported irregular menstrual cycles in surviving women. Gynecol Endocrinol 2011; 27: 706–10.

Malmenström M, Bixo M, Björn I et al. Patients with psychiatric disorders in gynecologic practice – a three year follow-up. J Psychosom Obstet Gynaecol 2006; 27: 17–22.

Masters WH, Johnson VE. Human sexual inadequacy. Boston: Little, Brown and Co. 1970.

Michopoulos V, Mancini F, Loucks TL, Berga SL. Neuroendocrine recovery initiated by cognitive behavioral therapy in women with functional hypothalamic amenorrhea: a randomized, controlled trial. Fertil Steril 2013; 99: 2084–91.e1.

Nakamura K, Sheps S, Arck PC. Stress and reproductive failure: past notions, present insights and future directions. J Assist Reprod Genet 2008; 25: 47–62.

Palm-Fischbacher S, Ehlert U. Dispositional resilience as a moderator of the relationship between chronic stress and irregular menstrual cycle. J Psychosom Obstet Gynaecol 2014; 35: 42–50.

Perry S, McGrother CW, Turner K, Leicestershire MRC Incontinence Study Group. An investigation of the relationship between anxiety and depression and urge incontinence in women: development of a psychological model. Br J Health Psychol 2006; 11: 463–82.

Riss P, Kargl J. Quality of life and urinary incontinence in women. Maturitas 2011; 68: 137–42.

Rofey DL, Szigethy EM, Noll RB et al. Cognitive-behavioral therapy for physical and emotional disturbances in adolescents with polycystic ovary syndrome: a pilot study. J Pediatr Psychol 2009; 34: 156–63.

Sundström IM, Bixo M, Björn I, Aström M. Prevalence of psychiatric disorders in gynecologic outpatients. Am J Obstet Gynecol 2001; 184: 8–13.

Thomas F, Renaud F, Benefice E et al. International variability of ages at menarche and menopause: patterns and main determinants. Hum Biol 2001; 73: 271–90.

Tschudin S, Bitzer J. Die Frau mit Menstruationsstörungen. In: Riecher-Rössler A, Bitzer J (Hrsg). Frauengesundheit. Ein Leitfaden für die ärztliche und psychotherapeutische Praxis. München: Urban & Fischer 2005; 403–91.

Van den Akker OBA. Reproductive Health Psychology. Chichester: Wiley-Blackwell 2012.

Van den Akker OBA, Eves FF, Service S, Lennon B. Menstrual cycle symptom reporting in three British ethnic groups. Soc Sci Med 1995; 40: 1417–23.

Veltman-Verhulst SM, Boivin J, Eijkemans MJ, Fauser BJ. Emotional distress is a common risk in women with polycystic ovary syndrome: a systematic review and meta-analysis of 28 studies. Hum Reprod Update 2012; 18: 638–51.

Vingerhoets A, van Dessel T. Gynäkologie und Geburtshilfe aus einer biopsychosozialen Perspektive. In: Ehlert U (Hrsg). Verhaltensmedizin. Berlin: Springer 2003; 407–45.

Wang L, Wang X, Wang W et al. Stress and dysmenorrhoea: a population based prospective study. Occup Environ Med 2004; 61: 1021–6.

World Health Organization. Reproductive health indicators for global monitoring: Guidelines for their generation, interpretation and analysis for global monitoring. Geneva: World Health Organization 2006.

66 Schlafstörungen

Bettina K. Doering, Dieter Riemann

66.1 Definition

Vorübergehende Schlafstörungen sind weit verbreitet. Anhaltende Schlafstörungen sind ein häufiges Begleitsymptom somatischer oder psychischer Erkrankungen, sie treten aber auch isoliert auf.

Der Begriff der »Schlafstörung« lässt vergessen, dass häufig belastende Symptome während des Tages auftreten, wie z. B. Müdigkeit oder eingeschränkte Leistungsfähigkeit. Daher wird in der Leitlinie der Deutschen Gesellschaft für Schlafmedizin auch der Begriff des »nicht-erholsamen Schlafs« genutzt.

Fallbeispiel

Die 42-jährige Patientin stellt sich auf Anraten ihres Hausarztes in der Psychotherapieambulanz vor. Sie leide seit Jahren unter Schlafstörungen. Begonnen hätten diese in einem »stressigen« Lebensabschnitt. Damals sei die Finanzierung des Eigenheims zum Problem geworden. Sie habe nachts ständig darüber nachdenken müssen. Die finanziellen Schwierigkeiten hätten ihre Ehe belastet. Sie habe nur schwer einschlafen können, sei nachts aufgewacht und habe im Bett gelegen und gegrübelt. Das Wachliegen sei besonders schlimm gewesen, denn »ohne Schlaf bin ich zu nichts zu gebrauchen!«. Die finanziellen und familiären Probleme seien wieder besser geworden: »Nur schlafen kann ich trotzdem nicht.« Sie erlebe aktuell und in den letzten Monaten keine besonderen Belastungen und beschreibt eine ausgeglichene Stimmungslage – abgesehen von den Sorgen wegen der Schlafstörungen. Baldrian helfe nicht, manchmal habe sie mit ein oder zwei Gläsern Wein dem Schlaf auf die Sprünge geholfen. Sie liege nachts häufig wach, schaue dann auf die Uhr und überlege, wie lange sie noch schlafen könne, bis der Wecker läutet. Sie gehe abends relativ früh ins Bett, »um dem Schlaf eine Chance zu geben«. Am Tag fühle sie sich erschlagen und könne sich nicht konzentrieren.

Diagnose: nicht-organische Insomnie, ICD-10 F51.0

66.2 Klassifikation von Schlafstörungen

Schlafbeeinträchtigungen mit einer Verkürzung des Schlafs (Insomnien) werden von solchen Beeinträchtigungen unterschieden, die mit erhöhter Müdigkeit und Einschlafneigung einhergehen (Hypersomnien). Weiterhin gibt es schlafbegleitende Phänomene (Parasomnien), wie z. B. Schlafwandeln. Zur Klassifikation existieren verschiedene Systeme. Mit der International Classification of Sleep Disorders (ICSD-2; AASM 2005) liegt ein hochdifferenziertes System vor, das in acht Kategorien über 80 Schlafstörungen unterscheidet:

- Insomnien
- Schlafbezogene Atmungsstörungen
- Hypersomnien zentralen Ursprungs
- Zirkadiane Rhythmusstörungen
- Parasomnien
- Schlafbezogene Bewegungsstörungen
- Isolierte Phänomene, Normvarianten
- Andere Schlafstörungen

Während dieses Diagnosesystem in der Schlafforschung fest etabliert ist, wird in der klinischen Praxis meist die ICD-10 genutzt. Die ICD-10 unterscheidet organische und nicht-organische Schlafstörungen:

- **Nicht-organische Schlafstörungen**
  - Nicht-organische Insomnie (F51.0)
  - Nicht-organische Hypersomnie (F51.1)
  - Nicht-organische Störung des Schlaf-wach-Rhythmus (F51.2)
  - Schlafwandeln (F51.3)
  - Pavor Nocturnus (F51.4)
  - Albträume (F51.5)
  - Sonstige nicht-organische Schlafstörungen (F51.8)
  - Nicht-organische Schlafstörung, nicht näher bezeichnet (F51.9)
- **Organische Schlafstörungen**
  - Periodische Beinbewegungen im Schlaf, PLMS (G25.80)
  - Syndrom der unruhigen Beine, Restless-Legs-Syndrom (G25.81)
  - Organische Insomnie (G47.0)
  - Krankhaft gesteigertes Schlafbedürfnis, idiopathische Hypersomnie (G47.1)
  - Störungen des Schlaf-wach-Rhythmus (G47.2)
  - Schlafapnoe (G47.3)
  - Narkolepsie und Kataplexie (G47.4)
  - Sonstige Schlafstörungen (G47.8)
  - Schlafstörung, nicht näher bezeichnet (G47.9)

Schlafstörungen im Rahmen anderer somatischer oder psychischer Erkrankungen sollten gemäß ICD-10 nur codiert werden, falls sie das klinische Bild beherrschen, und nicht nur als unspezifisches Begleitsymptom einer anderen Störung (z. B. bei Angststörungen, Demenzen, Essstörungen oder Schizophrenien) gesehen werden. Diese Unterscheidung und Begründung der Einordnung ist für das Beispiel des gleichzeitigen Vorliegens einer Schlafstörung und einer Depression problematisch.

> ! Ein- und Durchschlafstörungen treten oftmals als Symptom einer depressiven Erkrankung auf. Bereits bestehende Schlafstörungen stellen aber auch einen Risikofaktor für das Auftreten einer Depression dar. Deshalb muss in diesen Fällen immer eine bidirektionale Kausalität bedacht werden.

DSM-5 berücksichtigt stärker die Eigenständigkeit und mögliche Persistenz der Schlafbeeinträchtigungen auch bei Komorbiditäten und gibt die Unterscheidung primärer und sekundärer Insomnien auf. Stattdessen wurde eine ätiologisch »wertfreie« Diagnose »insomnia disorder« eingeführt, die mögliche Komorbiditäten mit somatischen, aber auch bisher ausgeschlossenen psychischen Erkrankungen wie z. B. Depressionen erlaubt. Zudem wurde das Kriterium des nicht-erholsamen Schlafs gestrichen.

66.3 Insomnie

Die diagnostischen Kriterien der nicht-organischen Insomnie nach ICD-10 umfassen:

- Beeinträchtigungen durch Ein- oder Durchschlafstörungen oder nicht-erholsamen Schlaf.
- Die Beschwerden treten mindestens dreimal pro Woche über mindestens einen Monat auf.
- Die Beschwerden stören die alltägliche Funktionsfähigkeit oder verursachen deutlichen Leidensdruck.
- Verursachende organische Faktoren fehlen.

Es wird keine Festlegung bzgl. der Zeitkriterien getroffen, z. B. im Sinne von wie viele nächtliche Wachepisoden von welcher Dauer bei Durchschlafstörungen vorliegen müssen.

66.4 Weitere Schlafstörungen

Die nachfolgenden Darstellungen dieses Kapitels fokussieren auf Insomnien. ► Tabelle 66-1 gibt zuvor noch einen Überblick über weitere Schlafstörungen, die für die Differenzialdiagnostik von Bedeutung sind. Zur Prävalenz sei auf Hermann et al. (2009) verwiesen.

66.5 Diagnostik

Die Diagnostik von Insomnien umfasst medizinische, psychologisch-psychiatrische und schlafspezifische Aspekte. Wesentliche Aspekte der schlafstörungsspezifischen Exploration sind:

- nächtliche Symptome (Schlafdauer, Einschlafzeit, Aufwachzeit, nächtliches Erwachen)
- Tagessymptome (Müdigkeit, Tagschlaf, Leistungsfähigkeit, Stimmung)
- Intensität, Dauer, Häufigkeit der Beschwerden (anhaltend, episodisch, Alter bei Beginn)

Tab. 66-1 Weitere Schlafstörungen.

Schlafstörung	Beschreibung
Schlafapnoe	• Schlafunterbrechungen als Folge einer schlafgebundenen Atmungsstörung • nächtliche Symptome: lautes, unregelmäßiges Schnarchen, schlafgebundener kurzer Atemstillstand, abruptes Erwachen, teilweise mit Atemnot • Tagessymptome: morgendliche Kopfschmerzen, Konzentrations- und Leistungsschwäche, Tagesmüdigkeit und Abgeschlagenheit
Syndrom der unruhigen Beine, Restless-Legs-Syndrom	• Bewegungsdrang in den Beinen, meist assoziiert mit unangenehmen Missempfindungen • Besserung durch Bewegung • Symptome verschlechtern sich in Ruhe (Bettliegezeit), in der Folge häufig Ein- und Durchschlafstörungen
Periodische Beinbewegungen im Schlaf, PLMS	• kurze, sich wiederholende stereotype Bewegungen im Schlaf, ohne assoziierten Bewegungsdrang • Zuckungen führen nicht zwangsläufig zum Erwachen • typisch ist nicht-erholsamer, flacher Schlaf

- bisherige Behandlungsversuche (v. a. Pharmakotherapie)
- Schlafhygiene und -gewohnheiten (Alkohol, Nikotin, Schlafumgebung, Regelmäßigkeit des Schlafrhythmus, schlafbeeinflussende Medikation, Schlafänderung bei Ortswechsel)
- medizinische Vorbefunde und Untersuchungen, somatische Komorbidität (z. B. neurologische oder kardiovaskuläre Erkrankungen, schlafbeeinträchtigende Symptome wie z. B. Schmerz)
- Psychopathologie (v. a. Depression, Abhängigkeitserkrankungen, psychische Belastungen)

Ist ein ausführliches strukturierteres Vorgehen gewünscht, kann auf das Strukturierte Interview für Schlafstörungen (Schramm 2005) zurückgegriffen werden. **Medizinische Untersuchungen** sollten bei entsprechenden Hinweisen oder Verdachtsdiagnosen veranlasst werden (z. B. Bestimmung von Blutwerten, EKG, EEG).

Unverzichtbar sind **Schlaftagebücher**, die etwa zwei Wochen geführt werden. Sie erfragen die Einschlaflatenz, Schlafdauer, nächtliche Wachperioden, Liegezeit und Schlafqualität. Für die Protokollierung nächtlicher Wachperioden ist der Hinweis wichtig, dass die subjektive Zeitschätzung entscheidend ist und nicht auf die Uhr geschaut werden soll. Ansonsten könnte die verstärkte »Überwachung« des eigenen Schlafs zu einer weiteren Symptomverschlechterung beitragen. Das Schlaftagebuch erfragt schlafmodulierendes Verhalten wie z. B. Medikamente und Alkoholkonsum oder den Umgang mit nächtlichen Wachperioden. Auch besondere Tagesbelastungen können protokolliert werden. Die Deutsche Gesellschaft für Schlafmedizin bietet Protokolle zum Download an (www.dgsm.de). Schlaftagebücher können für die Status- und die Verlaufsdiagnostik wertvolle Informationen liefern. Sie wirken häufig therapeutisch, da Patienten dadurch Zusammenhänge zwischen Verhalten, Tagesereignissen und Schlaf erkennen.

> **!** Schlaftagebücher sind in der Diagnostik der Schlafstörungen unverzichtbar. Sie sollten zwei Wochen geführt werden, um eine reliable Erfassung zu ermöglichen.

Fragebögen erfassen einzelne Symptombereiche in Selbstbeurteilung, z. B. Schlafqualität mittels Pittsburgh Sleep Quality Index (Buysse et al. 1989). Eine Übersicht gängiger Verfahren findet sich in der DGSM-Leitlinie »Nicht-erholsamer Schlaf/Schlafstörungen« (DGSM 2009). **Neuropsychologische Tests** können eingesetzt werden, um die Leistungsfähigkeit z. B. im Sinne einer herabgesetzten Vigilanz zu prüfen.

Geben nicht-apparative Verfahren Hinweise auf Schlafapnoe, schlafbezogene Bewegungsstörungen oder Hypersomnien, ist eine **Polysomnografie** (PSG) in einem Schlaflabor indiziert. Sie erfasst Schlafquantität, -qualität, -stabilität und Schlafarchitektur. Elektroenzephalogramm, Elektrookulogramm, Elektromyogramm, Elektrokardiogramm sowie Messungen des Atemflusses, der Atmungsanstrengung, der Sauerstoffsättigung und der Körperlage werden mit Video-Beobachtungen integriert und ausgewertet. Bei nicht-organischen Insomnien ohne Verdacht auf andere Schlafveränderungen wird diese aufwändige Diagnostik selten eingesetzt.

66.6 Ätiologische Modelle

Um die Entstehung von Insomnien nachzuvollziehen und psychoedukativ zu erarbeiten, ist ein grundlegendes Verständnis des gesunden Schlafs hilfreich.

Schlaf setzt sich aus einer Abfolge verschiedener Schlafstadien zusammen, die sich episodisch über die Nacht wiederholen. Non-REM-

Schlaf (Stadien N1–N3) wird von REM-Schlaf (»Traumschlaf«) differenziert, wobei sich die Schlafstadien u. a. hinsichtlich der EEG-Ableitungen und der muskulären Aktivität (EOG, EMG) unterscheiden. Während am Anfang Non-REM-Schlaf, v. a. der Tiefschlaf, vorherrscht, nimmt der Anteil des REM-Schlafs mit zunehmender Schlafdauer zu. Während des REM-Schlafs kommt es häufig zu minimalen Aufwachereignissen, die aber meist nicht erinnert werden. Besteht ein Schlafdefizit, wird zunächst vermehrt Non-REM-Schlaf nachgeholt.

Das Zwei-Prozess-Modell von Borbely (1982) beschreibt die Regulierung des Schlafs. Der homöostatische Prozess S symbolisiert den Schlafdruck, der mit zunehmender Wachdauer ansteigt und im Schlaf absinkt. Der zirkadiane Prozess C unterliegt der »inneren Uhr«, wird durch interne und externe Zeitgeber gesteuert und beeinflusst so die Einschlafwahrscheinlichkeit. Das Modell besagt, dass Einschlafen umso wahrscheinlicher wird, je stärker der Schlafdruck ansteigt bei gleichzeitiger zirkadianer Bereitschaft zum Einschlafen. Ein mäßiger Schlafdruck allein wird am Vormittag bei »normaler« zirkadianer Rhythmik mit geringerer Wahrscheinlichkeit zum Schlaf führen als am Abend, wenn auch Prozess C das Einschlafen begünstigt. Umgekehrt genügt am Abend weniger Schlafdruck, um die Schlafschwelle zu überschreiten. Schlafdauer und -zusammensetzung verändern sich über die Lebenspanne; die benötigte Schlafmenge variiert individuell stark.

Erklärungsmodelle der Insomnie differenzieren prädisponierende, auslösende und aufrechterhaltende Faktoren (predisposing, precipitating, perpetuating factors) im Sinne des 3P-Modells von Spielman (Spielman et al. 1987). Das Modell berücksichtigt, dass Faktoren, die zunächst einflussreich an der Entstehung der Insomnie beteiligt waren, möglicherweise für die Aufrechterhaltung der Störung eine geringe Rolle spielen. Die Suche nach der »Ursache« der Schlafstörung rückt somit ggf. in den Hintergrund.

Den aktuellen ätiologischen Modellen gemeinsam ist die Berücksichtigung einer individuellen Übererregung (Hyperarousal), die sich auf neurobiologischer und kognitiv-emotionaler Ebene manifestiert. Die Arousalkomponenten verstärken sich gegenseitig als Teufelskreis und erhalten die Störung aufrecht. Unterschiede der Modelle betreffen die Gewichtung der Arousalkomponenten sowie die Berücksichtigung weiterer Faktoren.

Prädisponierende Faktoren sind bislang auf eher unspezifischer Ebene benannt. Obwohl eine familiäre Häufung von Insomnien beobachtet wird, sind bisher keine eindeutigen Genpolymorphismen oder Kandidatengene identifiziert (► Kap. 19). Risikofaktoren sind zunehmendes Alter, weibliches Geschlecht und komorbide Erkrankungen. Querschnittsuntersuchungen zeigen, dass Patienten mit Insomnie erhöhte Ängstlichkeit und Depressivität berichten, lassen aber keine kausalen Schlüsse über die Rolle dieser Konstrukte bei der Entstehung der Insomnie zu.

Als **auslösende Faktoren** sind psychosoziale Belastungen und körperliche oder psychische Erkrankungen zu nennen. Bei Erkrankungen ist auch an die Einnahme schlafbeeinflussender Medikation als Störung des gesunden Schlafs zu denken. Weiterhin sind externe Faktoren wie etwa Störungen des Schlaf-wach-Rhythmus durch Schichtarbeit oder Konsum schlafmodulierender Genussmittel (u. a. Alkohol, Koffein) zu berücksichtigen. Je nach vorliegenden Risikofaktoren und prädisponierenden Merkmalen können bereits »kleine« Auslöser zu einer Schlafstörung beitragen.

! Obwohl auslösende und prädisponierende Faktoren für das Verständnis der Entstehung der Störung wichtig sind, sind für die Behandlung zunächst die aufrechterhaltenden Faktoren entscheidend.

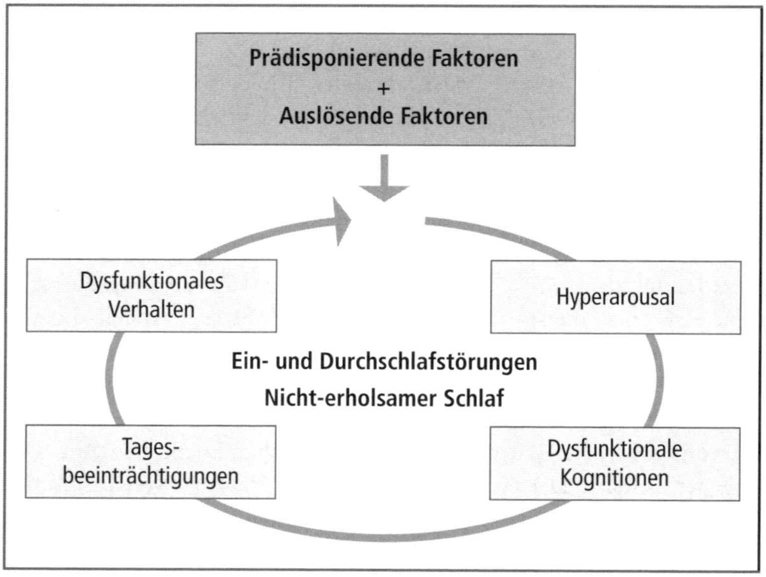

Abb. 66-1 Psychophysiologisches Modell der Insomnie (modifiziert nach Riemann u. Hajak 2009).

Aufrechterhaltende Faktoren tragen zur Manifestation einer anhaltenden Insomnie bei. In einem Teufelskreis wirken Hyperarousal, Tagesbeeinträchtigungen sowie Denk- und Verhaltensweisen der Betroffenen zusammen (► Abb. 66-1).

Die gedankliche Beschäftigung mit dem Schlaf und die Sorge um die Konsequenzen des entgangenen Schlafs (z. B. Tagesbeeinträchtigungen und erwartete gesundheitliche Folgeschäden) sowohl tagsüber als auch während der Nacht stellen ein Hauptmerkmal der Erkrankung dar. **Dysfunktionale Kognitionen und Erwartungen** an den Schlaf sowie »Schlafmythen« spielen hier eine wichtige Rolle, z. B. dass der Schlaf vor Mitternacht der gesündeste sei oder jeder Mensch mindestens acht Stunden Schlaf brauche, um ausgeruht und leistungsfähig zu sein.

Neben den gedanklichen Inhalten ist auch das Grübeln selbst ein Kennzeichen der Insomnie. Die Unfähigkeit »abzuschalten« ist ein Zeichen des kognitiven **Hyperarousals**, das bei Insomnie auch experimentell nachweisbar ist. Emotionale Korrelate zeigen sich z. B. in erhöhter Ängstlichkeit. Die Überaktivierung ist auch auf physiologischer Ebene festzustellen. Betroffene berichten eine hohe Anspannung, einige Befunde sprechen auch für Veränderungen kardiovaskulärer und endokriner Parameter. Beobachtete neurobiologische Veränderungen sind schwierig zu bewerten, da es sich um Folge- oder Begleiterscheinungen der Insomnie handeln kann.

Tagesbeeinträchtigungen, die aus der Insomnie resultieren, wirken selbst als aufrechterhaltende Faktoren. Müdigkeit und Erschöpfung, Sorge um den entgangenen Schlaf sowie gedrückte Stimmung befeuern einerseits dysfunktionale Kognitionen, motivieren andererseits aber auch zu Verhaltensänderungen.

Dysfunktionale Verhaltensweisen können als Versuch verstanden werden, den gestörten Schlaf zu kompensieren oder Symptome zu bekämpfen. Beispielsweise versuchen Betroffene häufig, den entgangenen Nachtschlaf durch Tagschlaf nachzuholen. Aber auch der Tagschlaf stellt sich bei Insomnie schwerer ein und falls doch, reduziert er den Schlafdruck, sodass in der nächsten Nacht Ein- oder Durchschlafstörungen vermehrt auftreten. Lange oder unregelmäßige Bettzeiten tragen zur Aufrechterhaltung der Störung bei. Alkoholkonsum vermindert die Schlaflatenz, führt aber zu unruhigerem Schlaf in der zweiten Nachthälfte und verstärkt somit die Symptomatik.

66.7 Epidemiologie und Verlauf

Ein Drittel der Erwachsenen in westlichen Industrieländern beklagt Schlafbeeinträchtigungen wie zu kurzer Schlaf (20 %), leichter Schlaf (17 %) und allgemeine Unzufriedenheit mit dem Schlaf (8 %; Ohayon u. Reynolds 2009). Die geschätzte Prävalenz der Insomnie in einer repräsentativen deutschen Stichprobe liegt bei 5,7 % (Schlack et al. 2013), andere Angaben schwanken zwischen 6 % und 10 % (Morin et al. 2006b; Ohayon 2002). Bei etwa einem Drittel ist von einer primären Insomnie auszugehen. Frauen erkranken häufiger als Männer; das Erkrankungsrisiko ist mindestens um die Hälfte erhöht und steigt mit zunehmendem Lebensalter (Zhang u. Wing 2006). In einer längsschnittlichen Beobachtung berichteten 46 % der Betroffenen über drei Jahre eine persistierende Symptomatik (Morin et al. 2009). Obwohl auch immer wieder Episoden erholsamen Schlafs auftreten (Vallières et al. 2011), ist eher von einem ungünstigen unbehandelten Verlauf auszugehen. Es gibt Hinweise, dass Insomnien mit einem erhöhten Erkrankungsrisiko für andere psychische Störungen, z. B. Depression, aber auch für vaskuläre Erkrankungen verbunden sind (Bonnet et al. 2014; Riemann u. Voderholzer 2003). Allerdings beruhen viele entsprechende Untersuchungen auf querschnittlichen Beobachtungen.

66.8 Gesundheitsökonomische Aspekte

Viele Personen mit anhaltenden Schlafbeeinträchtigungen berichten, keine professionelle Hilfe in Anspruch zu nehmen (Leger u. Poursain 2005). Stattdessen kommt es häufig zur Selbstmedikation, z. B. mit »over the counter«-Präparaten wie Baldrian. Internationale Zahlen, z. B. aus den USA und Kanada, belegen höhere direkte medizinische Kosten durch eine erhöhte Inanspruchnahme des Gesundheitssystems sowie Medikamentenkosten bei Insomnien. Der bedeutendere Anteil der Folgekosten (bis zu 75 %) war aber auf indirekte Faktoren wie verlorene Produktivität und Krankheitstage zurückzuführen (Daley et al. 2009; Sarsour et al. 2011). Befunde zu kognitiven Leistungseinschränkungen als Folge der Insomnie sind eher uneindeutig, allerdings berichtet eine Metaanalyse kleine bis moderate Einschränkungen, die mit subjektiv berichteten Konzentrations- und Gedächtnisschwierigkeiten der Betroffenen übereinstimmen (Fortier-Brochu et al. 2012). Eine erhöhte Unfallgefahr bei Patienten mit Insomnie wird häufig berichtet, wobei aber die zusätzliche Steigerung des Unfallrisikos durch Einnahme sedierender Medikation zu berücksichtigen ist.

66.9 Behandlungsziele

Bei chronischen Schlafstörungen steht aus Sicht der Betroffenen das Ziel einer Verkürzung der Einschlafzeit bzw. Reduktion der nächtlichen Wachphasen im Vordergrund. Aus der Behandlerperspektive sollten diese Ziele auf ihre Realisierbarkeit hin geprüft werden, da sich hinter diesen Zielen unrealistische Erwartungen an den Schlaf verbergen können. In jedem Fall sollte je nach individuellen störungsaufrechterhaltenden Faktoren an den folgenden Unterzielen gearbeitet werden:

- Abbau von Hyperarousal
- Veränderung dysfunktionaler Gedanken und Einstellungen
- Aufbau von schlafförderlichen Verhaltensweisen

! Da sich viele Patienten mit chronischer Insomnie an die Einnahme sedierender und hypnotischer Substanzen gewöhnt haben, stellt die Reduktion bzw. das Absetzen der Medikation ein wichtiges Erfolgskriterium der Behandlung dar.

66.10 Behandlungsleitlinien und praktische Behandlungsempfehlungen

Zur Behandlung von nicht-erholsamem Schlaf und Schlafstörungen liegt eine Leitlinie der Deutschen Gesellschaft für Schlafmedizin vor, die sich derzeit in Überarbeitung befindet (DGSM 2009). Die wichtigsten **Empfehlungen** zur Behandlung der Insomnie sind:

- Kognitiv-verhaltenstherapeutische Strategien werden zur kurz- und langfristigen Behandlung der Insomnie (auch im höheren Lebensalter) empfohlen.
- Zur Kurzzeitbehandlung von Insomnien (3–4 Wochen) können Benzodiazepinrezeptoragonisten (Benzodiazepinhypnotika sowie Z-Präparate) eingesetzt werden.
- Sedierende Antidepressiva können zur Kurzzeitbehandlung eingesetzt werden, wenn die jeweiligen Kontraindikationen individuell zu Beginn und im Verlauf der Behandlung geprüft werden.

66.10.1 Behandlungsansätze und deren wissenschaftliche Fundierung

In Metaanalysen zeigen **psychotherapeutische Interventionen** sowohl als einzelne Techniken, aber noch mehr in multimodalen Behandlungsprogrammen eine gute bis sehr gute Wirksamkeit. Die Effektstärken sind sowohl hinsichtlich der Erfolgsindikatoren der Schlafdauer (Schlaflatenz, nächtliche Wachperioden, Gesamtschlafzeit) als auch hinsichtlich der Schlafqualität als eher hoch zu bewerten (Irwin et al. 2006; Mitchell et al. 2012; Morin et al. 2006a). Die Behandlungserfolge sind stabil. Behandlungen können sowohl im Einzel- als auch Gruppensetting durchgeführt werden.

Die **Psychoedukation** vermittelt Informationen über das Entstehungsmodell der Schlafstörung und »normalen« Schlaf; sie dient auch dem Motivationsaufbau (► Kap. 33). Da viele Patienten überhöhte Ansprüche und Erwartungen an den Schlaf haben, können realistische Informationen auch für die gemeinsame Festlegung von Therapiezielen hilfreich sein. Von spezifischer Bedeutung für die Insomniebehandlung sind die Regeln zur Schlafhygiene (Spiegelhalder et al. 2011), z. B.:

- Verzicht auf koffeinhaltige Getränke nach dem Mittagessen
- weitgehender Verzicht auf Alkohol, v. a. nicht als Einschlafhilfe nutzen
- regelmäßige körperliche Aktivität, aber insgesamt die Aktivität zum Abend hin reduzieren
- abends eher leichtere Mahlzeiten
- bei nächtlichem Erwachen nicht auf den Wecker bzw. die Uhr schauen

Auch wenn Patienten diese Regeln bereits kennen, lohnt eine Überprüfung der konsequenten Umsetzung. Insbesondere der Blick auf den Wecker wird nachts häufig doch ausgeführt, da er auf den ersten Blick mit Erleichterung verbunden ist (»noch drei Stunden Zeit«), langfristig aber spannungssteigernd wirkt. Im Zweifel kann ein experimentelles Vorgehen vereinbart werden, in dem der Patient über einen Zeitraum von zwei Wochen ausprobiert, wie sich der Verzicht auf die Uhrzeitkontrolle auswirkt.

Entspannungsmethoden sind fester Bestandteil der Behandlung, um Hyperarousal zu reduzieren. Es können verschiedene Techniken (Progressive Muskelrelaxation, Autogenes Training) eingesetzt werden (▶ Kap. 37). Das Entspannungsverfahren sollte anfangs keinesfalls im Bett durchgeführt werden, um Misserfolge im Lernprozess zu vermeiden, wenn die Anspannung im Bett der Entspannung entgegenwirkt. Erst bei ausreichender Beherrschung kann das Verfahren als Einschlafhilfe eingesetzt werden. Zusätzlich bieten sich kognitive Entspannungsmethoden (Imaginationsübungen, Ruhebilder) an.

Zur **Strukturierung des Schlaf-wach-Rhythmus** werden Stimuluskontrolle oder Schlafrestriktion eingesetzt. Die Stimuluskontrolle bezweckt, die Kopplung des Stimulus »Bett« mit der Reaktion »Schlafen« zu re-etablieren, die im Verlauf der Erkrankung verloren ging. Dazu werden Verhaltensregeln aufgestellt (Bootzin et al. 1991):

1. Gehen Sie nur zu Bett, wenn Sie müde sind.
2. Verwenden Sie das Bett nur zum Schlafen, mit Ausnahme sexueller Aktivität.
3. Stehen Sie auf, wenn Sie länger wach im Bett liegen, verlassen Sie das Schlafzimmer. Gehen Sie erst wieder ins Bett, wenn Sie müde sind.
4. Falls Sie dann wieder nicht einschlafen können, wiederholen Sie das Aufstehen.
5. Stehen Sie jeden Morgen zur gleichen Zeit auf.
6. Schlafen Sie nicht tagsüber.

Diese Regeln reduzieren die meist erhöhte Liegezeit im Bett. Die Wachzeitspanne, ab der aufgestanden wird, wird individuell festgelegt. Stimuluskontrolle reduziert einerseits das Hyperarousal, andererseits verändert sie dysfunktionale Verhaltensweisen. In Kombination mit Methoden zur Stressbewältigung (▶ Kap. 45) und dem Aufbau körperlicher Aktivität (▶ Kap. 46) wird bewältigungsförderliches Verhalten aufgebaut.

Gerade anfangs kann die Stimuluskontrolle für Patienten unangenehm sein, da das nächtliche Aufstehen ungewohnt ist und die Tagesmüdigkeit zunehmen kann. Daher kommt dem Motivationsaufbau eine besondere Bedeutung zu.

Auch die Schlafrestriktion (eigentlich Restriktion der Bettzeit) reduziert dysfunktionale schlafbezogene Verhaltensweisen, erfordert aber ein hohes Maß an Motivation. Wie bei den zuvor beschriebenen Maßnahmen ist auch hier das erste Ziel, die Schlafeffizienz zu verbessern, also den Anteil der Schlafzeit, wenn man im Bett liegt, während erst in nachfolgenden Schritten die eigentliche Schlafdauer verlängert werden soll. Aus den Angaben im Schlaftagebuch wird die Schlafeffizienz berechnet: Schlafeffizienz = Schlafdauer / Bettzeit × 100. Um die Schlafeffizienz zu erhöhen, wird die Bettzeit auf die angegebene Schlafdauer reduziert (entspricht einer Schlafeffizienz von 100 %), wobei aber die Untergrenze von 4,5 Stunden Bettzeit nicht unterschritten werden sollte. Die neue Bettzeit soll eine Woche eingehalten werden, bevor sie in halbstündigen Schritten wieder verlängert wird. Bei einer Schlafeffizienz zwischen 85 % und 90 % wird keine Veränderung vorgenommen, unter 85 % wird die Bettzeit wieder um 30 Minuten gekürzt.

Praxistipp

Wegen der hohen Anforderungen an Patienten kann es bei der Schlafrestriktion leicht zu fehlender Compliance mit dieser Technik oder sogar einem Therapieabbruch kommen. Ursachen sind meist die resultierende vermehrte Tagesmüdigkeit und die »neu gewonnene« Wachzeit außerhalb des Bettes. Diese Zeit muss gut strukturiert und mit möglichst angenehmen Aktivitäten gefüllt werden.

Kognitive Techniken beinhalten die kognitive Umstrukturierung zur Identifikation und Veränderung schlafbeeinträchtigender Gedanken (z. B. »Wenn ich jetzt nicht gleich einschlafe, wird der Tag morgen furchtbar werden«). Überzeugungen werden auf ihren Realitätsgehalt geprüft, Gedanken hinsichtlich ihrer kurzfristigen und langfristigen Konsequenzen im Rahmen der Schlafstörung untersucht und hilfreiche Gedanken erarbeitet. Auch Mindfulness-orientierte Verfahren (► Kap. 38) können eingesetzt werden, um z. B. das Grübeln zu reduzieren. Weiterhin können Problemlösetechniken oder der Sorgenstuhl (Spiegelhalder et al. 2011) dem Auftreten nächtlichen Grübelns entgegenwirken. Eine weitere kognitive Technik ist die paradoxe Intention.

Paradoxe Intention

Die paradoxe Intention nach Frankl (1975) stellt eine Symptomverschreibung dar: »Wenn Sie abends ins Bett gehen, machen Sie das Licht aus und nehmen Sie eine Haltung ein, in der Sie normalerweise einschlafen können, halten Sie aber die Augen offen und versuchen Sie, nicht einzuschlafen.« Diese Instruktion hilft oft, weil sie den Teufelskreis aus Arousal, dysfunktionalem Verhalten und schlafbehindernden Gedanken durchbricht.

Pharmakologische Behandlungsstrategien sind v. a. in der Akuttherapie und der kurzfristigen Behandlung untersucht. Aufgrund der ungenügenden psychotherapeutischen Versorgung ist die Pharmakotherapie immer noch das häufigste Behandlungsverfahren. Anstelle der klassischen Benzodiazepinrezeptoragonisten haben sich die Z-Substanzen (Zopiclon, Zolpidem, Zaleplon) etabliert und zeigen positive Behandlungseffekte (Buscemi et al. 2007; Dündar et al. 2004). Obwohl aufgrund einer möglichen Toleranz- und Abhängigkeitsentwicklung und der Rebound-Gefahr nur eine drei- bis vierwöchige Therapie empfohlen wird, werden Medikamente dennoch häufig über Monate und Jahre verschrieben. Empirische Untersuchungen zur Langzeiteffektivität und Sicherheit liegen kaum vor und berücksichtigen auch nur Intervalltherapien (Perlis et al. 2008). Sedierende Antidepressiva erscheinen als mögliche Alternative, sind aber aufgrund ihrer Nebenwirkungen und Kontraindikationen individuell auf ihren Nutzen hin abzuwägen. »Over-the-counter«-Präparate (Baldrian, Antihistaminika) werden oft konsumiert, allerdings gibt es kaum Belege zur Wirksamkeit.

66.10.2 Perspektive einer optimierten Behandlung

Bei akuten Insomnien (z. B. während einer überschaubaren, kurzfristigen Belastungsphase) ist eine pharmakotherapeutische Behandlung sinnvoll, die idealerweise durch nichtpharmakologische Verfahren ergänzt werden sollte. Bei anhaltenden Schlafstörungen sind psychotherapeutische Verfahren indiziert. Da dies innerhalb bestehender Versorgungsstrukturen oft nur mit Wartezeiten realisierbar ist, sollten Patienten schon früh auf Selbsthilfemöglichkeiten, z. B. Patientenratgeber, hingewiesen werden (Riemann 2004). Auch wenn die Effekte von Selbsthilfeangeboten eher klein bis moderat einzuschätzen sind, können sie doch im Sinne eines »stepped-care«-Ansatzes die Versorgung verbessern (van Straten u. Cuijpers 2009). Es gibt Hinweise, dass eine Kombination psychotherapeutischer Strategien mit Medikation kurzfristig erfolgreicher ist, langfristig aber ausschließlich psychotherapeutische Behandlungsmethoden bei Absetzen der Medikation wirksamer sind (Mitchell et al. 2012; Morin et al. 2009).

Literatur

American Academy of Sleep Medicine. International Classification of Sleep Disorders: Diagnostic and Coding Manual (2. ed.). Westchester, Illinois: American Academy of Sleep Medicine 2005.

Bonnet MH, Burton GG, Arand DL. Physiological and medical findings in insomnia: Implications for diagnosis and care. Sleep Med Rev 2014; 18(2): 111–22.

Bootzin R, Epstein D, Wood J. Stimulus Control Instructions. In: Hauri P (ed). Case Studies in Insomnia. New York: Springer 1991; 19–28.

Borbely AA. A two process model of sleep regulation. Hum Neurobiol 1982; 1(3): 195–204.

Buscemi N, Vandermeer B, Friesen A et al. The efficacy and safety of drug treatments for chronic insomnia in adults: A meta-analysis of RCTs. J Gen Internal Med 2007; 22: 1335–50.

Buysse DJ, Reynolds CF, Monk TH et al. The Pittsburgh Sleep Quality Index: A new instrument for psychiatric practice and research. Psychiat Res 1989; 28: 193–213.

Daley M, Morin CM, LeBlanc M et al. The economic burden of insomnia: direct and indirect costs for individuals with insomnia syndrome, insomnia symptoms, and good sleepers. Sleep 2009; 32(1): 55–64.

DGSM. S3-Leitlinie: Nicht-erholsamer Schlaf/Schlafstörungen. Somnologie 2009; 13 (Suppl 1): 4–160.

Dündar Y, Dodd SJS, Boland A et al. Comparative efficacy of newer hypnotic drugs for the short-term management of insomnia: a systematic review and meta-analysis. Human Psychopharmacol 2004; 19: 305–22.

Fortier-Brochu É, Beaulieu-Bonneau S, Ivers H, Morin CM. Insomnia and daytime cognitive performance: A meta-analysis. Sleep Med Rev 2012; 16(1): 83–94.

Frankl VE. Paradoxical intention and dereflection (Vers. 3). New York: American Psychological Association 1975.

Hermann E, Gassmann D, Munsch S. Schlafstörungen. In: Margraf J, Schneider S (Hrsg). Lehrbuch der Verhaltenstherapie (Bd. 2). Berlin: Springer 2009; 187–224.

Irwin MR, Cole JC, Nicassio PM. Comparative meta-analysis of behavioral interventions for insomnia and their efficacy in middle-aged adults and in older adults 55+ years of age. Health Psychol 2006; 25(1): 3–14.

Leger D, Poursain B. An international survey of insomnia: under-recognition and under-treatment of a polysymptomatic condition. Curr Med Res Opinion 2005; 21(11): 1785–92.

Mitchell MD, Gehrman P, Perlis M, Umscheid CA. Comparative effectiveness of cognitive behavioral therapy for insomnia: a systematic review. BMC Fam Pract 2012; 13: 40.

Morin CM, Bélanger L, LeBlanc M et al. The Natural History of Insomnia. A Population-Based 3-Year Longitudinal Study. Arch Internal Med 2009; 169(5): 447–53.

Morin CM, Bootzin RR, Buysse DJ et al. Psychological and behavioral treatment of insomnia: update of the recent evidence (1998–2004). Sleep 2006a; 29(11): 1398–1414.

Morin CM, LeBlanc M, Daley M et al. Epidemiology of insomnia: Prevalence, self-help treatments, consultations, and determinants of help-seeking behaviors. Sleep Med 2006b; 7(2): 123–30.

Morin CM, Vallieres A, Guay B et al. Cognitive behavioral therapy, singly and combined with medication, for persistent insomnia: a randomized controlled trial. JAMA 2009; 301(19): 2005–15.

Ohayon MM. Epidemiology of insomnia: What we know and what we still need to learn. Sleep Med Rev 2002; 6(2): 97–111.

Ohayon MM, Reynolds CF. Epidemiological and clinical relevance of insomnia diagnosis algorithms according to the DSM-IV and the International Classification of Sleep Disorders (ICSD). Sleep Med 2009; 10: 952–60.

Perlis M, Gehrman P, Riemann D. Intermittent and long-term use of sedative hypnotics. Curr Pharmaceut Design 2008; 14: 3456–65.

Riemann D. Ratgeber Schlafstörungen – Informationen für Betroffene und Angehörige. Göttingen: Hogrefe 2004.

Riemann D, Hajak G. Insomnias. II. Pharmacological and psychotherapeutic treatment options. Nervenarzt 2009; 80(11): 1327–40.

Riemann D, Voderholzer U. Primary insomnia: A risk factor to develop depression? J Affect Disorders 2003; 76: 255–9.

Sarsour K, Kalsekar A, Swindle R et al. The association between insomnia severity and healthcare and productivity costs in a health plan sample. Sleep 2011; 34(4): 443–50.

Schlack R, Hapke U, Maske U et al. Frequency and distribution of sleep problems and insomnia in the adult population in Germany: results of the

German Health Interview and Examination Survey for Adults (DEGS1). Bundesgesundheitsbl Gesundheitsforsch Gesundheitsschutz 2013; 56 (5–6): 740–8.

Schramm E. Strukturiertes Interview für Schlafstörungen nach DSM-III-R. In: Strauß B, Schumacher J (Hrsg). Klinische Interviews und Ratingverfahren. Göttingen: Hogrefe 2005; 410–2.

Spiegelhalder K, Backhaus J, Riemann D. Schlafstörungen. Göttingen: Hogrefe 2011.

Spielman AJ, Saskin P, Thorpy MJ. Treatment of chronic insomnia by restriction of time in bed. Sleep 1987; 10(1): 45–56.

Vallières A, Ivers H, Beaulieu-Bonneau S, Morin CM. Predictability of Sleep in Patients with Insomnia. Sleep 2011; 34(5): 609–17.

van Straten A, Cuijpers P. Self-help therapy for insomnia: A meta-analysis. Sleep Med Rev 2009; 13(1): 61–71.

Zhang B, Wing YK. Sex differences in insomnia: a meta-analysis. Sleep 2006; 29(1): 85–93.

67 Erfolgreiches Altwerden ohne Depression

Dorothea Huber, Leonard Weiß, Günther Klug

Das vorliegende Kapitel betrachtet die Thematik des erfolgreichen Alterns insbesondere unter dem Aspekt depressiver Störungen im Alter. Vor dem Hintergrund eines differenzierten Altersbegriffs sollen Spezifika der Altersdepression und therapeutische Möglichkeiten bei betagten Patienten diskutiert werden. Thematische Schwerpunkte sind dabei – neben den Risikofaktoren für die Entstehung depressiver Störungen im Alter – die sich aus Resilienz- und Therapieforschung ergebenden Möglichkeiten der Protektion.

67.1 Altern und psychische Gesundheit

Aktuelle Prognosen des Statistischen Bundesamtes (2010) lassen bis zum Jahr 2030 eine Zunahme des Anteils der Über-60-Jährigen auf 37 % in der deutschen Bevölkerung erwarten. Auch in der psychosomatischen Medizin erfordert die alternde Gesellschaft eine besondere Aufmerksamkeit für geronto-psychosomatische Fragestellungen. Dabei hat sich die wissenschaftliche Perspektive der Altersforschung von einem primär an Verlust und Degeneration orientierten Altersverständnis hin zur Vorstellung eines **erfolgreichen Alterns** als einem komplexen Entwicklungsprozess bewegt (Ahlsdorf 2012; Baltes 1987; Baltes u. Carstensen 1996).

Psychische Gesundheit im Alter muss also im Spannungsfeld zwischen pathogenen und protektiven Faktoren betrachtet werden. Zwar ist das Altern in vielfältiger Weise negativ konnotiert, etwa durch den Verlust von Angehörigen, sozialen Rollen und Kontakten sowie durch nachlassende physische Gesundheit, aber gerade im Hinblick auf die psychische Gesundheit älterer Menschen wäre es falsch, diese Perspektive zu pauschalisieren (Heuft 2012). So sind ältere Menschen nicht häufiger als jüngere von psychischen Erkrankungen betroffen (Kruse et al. 2002), und in bestimmten Bereichen verbessert sich die seelische Gesundheit sogar mit dem Alter. Unlängst haben etwa Carstensen et al. (2011) gezeigt, dass emotionales Wohlbefinden und emotionale Stabilität mit dem Alter zunehmen. Schneider et al. (2006) belegen in einer an salutogenetischen Modellen orientierten Studie, dass bei Älteren die objektiv vorliegenden körperlichen Gesundheitseinbußen bei der subjektiven Bewertung ihres Wohlergehens weniger ausschlaggebend sind als etwa das Kohärenzgefühl.

Ausgehend von einer kurzen Übersicht zur Epidemiologie und einer Charakterisierung der Besonderheiten depressiver Erkrankungen im Alter wird im Folgenden zunächst auf die Gefährdung psychischer Gesundheit durch Risikofaktoren für depressive Syndrome eingegangen. Anschließend werden aktuelle Erkenntnisse über Wiederherstellung und Erhalt psychischer Gesundheit durch Therapie und Resilienzfaktoren vorgestellt.

67.2 Epidemiologie psychischer Erkrankungen im Alter

Obwohl ein Viertel aller Menschen jenseits des 65. Lebensjahres an einer psychischen Erkrankung leidet, ist die psychiatrische Gesamtmorbidität gegenüber jüngeren Kollektiven nicht erhöht (Kruse et al. 2002). Ausgehend von einer psychiatrischen Gesamtmorbidität von 24 % identifiziert die Berliner Altersstudie (BASE; Helmchen et al. 1996) Demenz, Depression und Angsterkrankungen als die häufigsten psychischen Erkrankungen bei über 70-Jährigen. Während die Demenz mit einer durchschnittlichen Prävalenz von 13,9 % mit zunehmendem Alter ansteigt, konnte eine solche Assoziation für depressive Syndrome nicht festgestellt werden. Bei diesen beträgt die Prävalenz 9,1 %, wobei 4,8 % die Kriterien einer **Major Depression** erfüllen. Die Angsterkrankungen machen mit einer Prävalenz von 1,9 % die dritthäufigste Gruppe aus (Helmchen et al. 1996).

Djernes (2006) zeigt in einer Übersichtsarbeit zur Epidemiologie der Altersdepression, dass bei den Daten zur Depressionsprävalenz große Heterogenität besteht; die Prävalenz für Major Depression wird zwischen 0,9 % und 42 %, die für klinisch relevante depressive Symptome zwischen 7,2 % und 49 % angegeben. Während in BASE keine Zunahme der Depressivität mit dem Alter festgestellt wird, zeigen andere Untersuchungen, zumindest in den höheren Altersgruppen, eine Zunahme der Depressivität (Rotermund u. Brandstädter 2003; Solhaug et al. 2012). Wild et al. (2012) berichten in ihrer Untersuchung ebenfalls eine Korrelation von Alter und Depression, wobei die über 60-Jährigen jedoch ein niedrigeres Depressionsrisiko als die Gruppe der 53- bis 59-Jährigen aufweisen. Auch Hasin et al. (2005) geben in ihrer an einer großen Population in den USA erhobenen Analyse für die über 65-Jährigen mit 8,2 % eine Lebenszeitprävalenz (Major Depression) an, die unter der jüngerer Altersgruppen liegt.

! Demenz, Depression und Angststörungen stellen die häufigsten psychischen Erkrankungen im Alter dar.

Angesichts so unterschiedlicher Aussagen zur Depressionsprävalenz machen Schneider und Heuft (2012) auf die überaus schwierige Datenlage aufmerksam, die im Moment noch kein einheitliches Urteil darüber erlaubt, ob depressive Störungen im Alter häufiger, seltener oder gleichhäufig wie in der Allgemeinbevölkerung sind. Epidemiologische Daten variieren erheblich in Abhängigkeit davon, ob die Depressivität dimensional, also mittels gleichgewichteter Items einer Depressionsskala (diese tendieren zu höheren Prävalenzen), oder kategorial, durch strukturierte klinische Interviews mit Haupt- und Nebenkriterien, gemessen wird.

67.3 Besonderheiten der Depression bei Älteren

Auch wenn keine spezifische Psychopathologie der Altersdepression etabliert und in den gängigen Klassifikationssystemen (ICD-10 und DSM-IV) keine eigene Kategorie für die Depression des älteren Menschen mehr enthalten ist, gibt es Besonderheiten in der Symptomatik. Heuft et al. (2006) weisen auf die mit dem klagsam-dysphorischen Affekt einhergehenden Ängste und hypochondrischen Befürchtungen sowie auf das gleichzeitige Vorliegen kognitiver Beeinträchtigungen hin. Diese Präsentation körperbezogener Symptome erschwert die klinische Diagnostik, weil oft eine Überschneidung mit im Alter verstärkt auftretenden somatischen Erkrankungen vorliegt. Zum einen können somatisch maskierte depressive Symptome fälschlich einer körperlichen Erkrankung oder einer Medikamentenwirkung zugeschrieben werden, zum anderen besteht die Gefahr, dass depressive Syndrome überdiagnostiziert werden, wenn genuin körperliche Symptome als Ausdruck einer affektiven Störung missinterpretiert werden (Schneider u. Heuft 2012).

Zunehmende Bedeutung erlangen die **subdiagnostischen Depressionen**, bei denen zwar den ICD-10- oder DSM-IV-Kriterien entsprechende Symptome vorliegen, die aber insgesamt nicht die Diagnose einer depressiven Episode bzw. Major Depression oder Dysthymie erfüllen. Die Verwendung der Terminologie ist nicht immer einheitlich. Unter dem im englischsprachigen Raum gebräuchlichen Oberbegriff »subthreshold depression« fallen die Unterkategorien »minor depression«, »recurrent brief depression« und »subsyndromal depression« (Meeks et al. 2011). Als Kriterien für eine subdiagnostische Depression nennen Heuft et al. (2006) Klagen über nur ein depressives Hauptsymptom, das ansonsten nur von somatischen Beschwerden begleitet wird und nicht länger als zwei Jahre besteht. Die Bedeutung subdiagnostischer Depressionen im Alter wird durch die in BASE ermittelte Prävalenz von 23 % (Helmchen et al. 1996) unterstrichen. Meeks et al. (2011) halten in einer jüngeren Übersichtsarbeit Prävalenzen von durchschnittlich 9,8 % in der älteren Allgemeinbevölkerung bis hin zu 45–50 % bei langfristig hospitalisierten Älteren fest. Anders als bei der Diagnose einer Major Depression besteht breiter Konsens darüber, dass die Prävalenz subdiagnostischer Depressionen tatsächlich im Alter zunimmt (Lavretsky u. Kumar 2003). Auf dem Boden einer subdiagnostischen Depression kann sich eine depressive Störung im Sinne von ICD-10 bzw. DSM-IV entwickeln. Cuijpers et al. (2006a) zeigen, dass sich bei 20 % der von ihnen untersuchten, an einer subdiagnostischen Depression leidenden Patienten innerhalb des sechsjährigen Follow-up-Zeitraums eine nach ICD-10- oder DSM-IV-Kriterien diagnostizierbare depressive Störung entwickelte. Um eine Progression zu vermeiden, sollte deshalb auch bei einer subdiagnostischen Depression therapeutisch interveniert werden (Heuft et al. 2006).

! Subdiagnostische Depressionen sind bei älteren Menschen häufig und können in eine depressive Störung im Sinne der ICD-10 übergehen.

Der hohe Anteil subdiagnostischer Depressionen, die Überlagerung mit somatischen Symptomen und eine starke Komorbidität mit degenerativen Prozessen des zentralen Nervensystems erschweren die Krankheitserkennung und führen oft zu einer Unterschätzung der Depressivität von alten Patienten im klinischen Diagnoseprozess (Schneider u. Heuft 2012). Diese Tatsache ist umso besorgniserregender, als der Anstieg der Suizidrate mit dem Alter korreliert und Suizidalität ein häufiges Symptom der Depression ist. Während unter den 45- bis 60-Jährigen auf 100.000 Einwohner 24 Suizide fallen, erhöht sich diese Zahl in der Gruppe der 75- bis 80-Jährigen auf 38 und steigt bei den 85- bis 90-Jährigen auf 44 an (Heuft et al. 2006). In besonderem Maße gefährdet ist die Gruppe der über 75-jährigen Männer, welche gegenüber gleichalten Frauen eine fast dreifach erhöhte Suizidrate aufweist (Munk 2007). Alter und Depressivität gehören somit, neben Suchtmittelabhängigkeit, zu den häufigsten Risikofaktoren für Suizidalität

(Heuft et al. 2006). An der außerordentlichen Relevanz der Depressivität im Alter kann vor diesem Hintergrund kein Zweifel bestehen.

67.4 Risikofaktoren für psychische Gesundheit im Alter

Alte Menschen sind einer Reihe von pathogenen Faktoren ausgesetzt, die zu einer Depression führen können. Allgemein betrifft dies Veränderungen, die mit physischen, sozialen und psychischen Aspekten des Alterns einhergehen. Im Alter können sich soziale Rollen und Bedingungen, etwa durch den Austritt aus dem Berufsleben oder den Verlust von Angehörigen, verändern und damit bisher erfolgreiche Strategien im Umgang mit psychisch belastenden Faktoren nicht mehr in gleicher Weise anwendbar und effektiv sein (Wolf 2012). Neben dem häufigen Verlust körperlicher Gesundheit können diese Aspekte potenziell auch mit Depressivität einhergehen oder sie bedingen.

In der Zusammenschau aktueller Literatur können folgende Risikofaktoren für Depressionen im Alter festgehalten werden (vgl. Cole u. Dendukuri 2003; Djerners 2006; Klug et al. 2014; Rothermund u. Brandstädter 2003; Vink et al. 2008; Weyerer et al. 2008):

- weibliches Geschlecht
- Vorliegen somatischer Vorerkrankungen, insbesondere chronischer Erkrankungen
- Behinderung bzw. körperliche Einschränkungen
- kognitive Einschränkungen
- verminderte soziale Partizipation
- depressive oder andere psychiatrische Erkrankungen in der Vorgeschichte
- ineffiziente Copingstrategien
- geringe Bindungssicherheit
- Einsamkeit

Weibliches Geschlecht wird in sehr vielen Studien als Risikofaktor angegeben, aber z. B. Weyerer et al. (2008) konnten diesen Befund nicht mehr bestätigen, nachdem sie andere Risikofaktoren kontrollierten. Andererseits gibt es bei vollzogenen Suiziden eine eindeutig höhere Rate unter den Männern (z. B. Munk 2007).

Auch der Grad der Bindungssicherheit moderiert die Wahrscheinlichkeit für das Vorliegen einer Altersdepression. Klug et al. (2014) zeigen an einer Population von 969 älteren Menschen, dass Einsamkeit (für Frauen und Männer) und unsicherer Bindungsstil (nur für Männer) Risikofaktoren für die Entwicklung einer Depression sind, dass aber die Größe des sozialen Netzwerkes (für beide Geschlechter) keinen Risikofaktor darstellt. Schlafstörungen sowie den im Alter häufigeren Verlust von Angehörigen oder Partnern werten Cole und Dendukuri (2003) als Risikofaktor für depressive Syndrome. Vink et al. (2008) berichten, dass es das Depressionsrisiko erhöht, keinen (Ehe-)Partner zu haben. Rothermund und Brandstädter (2003) betonen die Bedeutung der Wahrnehmung von Zukunftsperspektiven: Reduzierte Offenheit und eine als weniger konkret und beeinflussbar wahrgenommene Zukunftsperspektive sowie begleitende Gefühle, überflüssig zu sein, sind Mediator für den altersabhängigen Anstieg von Depression.

In Bezug auf kognitive Einschränkungen (Djerners 2006; Weyerer et al. 2008) spielen insbesondere milde Formen eine wichtige Rolle. Leichte bis mittlere kognitive Defizite sind bei depressiven älteren Menschen häufiger. Bei höhergradigen kognitiven Störungen hingegen war in BASE (Helmchen et al. 1996) eine Korrelation mit Depressivität nicht nachzuweisen. Das Verhältnis von chronischer somatischer Erkrankung und Depression im Alter untersuchen Huang et al. (2010) in einer Metaanalyse und halten fest, dass bestimmte chronische somatische Leiden Risikofaktoren darstellen. Dazu zählen die Folgen zerebraler

Ischämien ebenso wie ein vermindertes Seh- oder Hörvermögen sowie chronische Herz- und Lungenkrankheiten. Bezüglich der depressiogenen Wirkung von Schlaganfällen geht Wolf (2012) davon aus, dass ca. 40 % der Patienten nach einem Schlaganfall eine depressive Symptomatik entwickeln; die Hälfte von ihnen erfüllt die Kriterien einer Major Depression.

Umgekehrt ist auch der Einfluss von Depressionen auf somatische Erkrankungen belegt. Hermann-Lingen (2003) weist in einer Übersichtsarbeit etwa darauf hin, dass sich das Risiko für die Erstmanifestation koronarer Ereignisse bei Vorliegen depressiver Störungen mehr als verdoppelt. In Bezug auf die Resilienzfaktoren der Depression zeigen die Ergebnisse von Frasure-Smith et al. (2000), dass die mit Depressivität assoziierte erhöhte Mortalität nach einem Herzinfarkt bei solchen Patienten, die besonders hohe soziale Unterstützung aufweisen, nicht zu belegen ist. Über diese nicht spezifisch gerontologischen Befunde hinaus berichten Bremmer et al. (2006), dass ältere Menschen, die an einer Major Depression leiden, ein dreifach erhöhtes Risiko für die Manifestation ischämischer kardialer Ereignisse aufweisen.

Die hier nur kursorisch erwähnten Aspekte der Interaktion von Depression und somatischen Erkrankungen machen die Reziprozität dieser Relation deutlich. Sie stellen auch heraus, dass Gesundheit im Alter nur durch die konsequente Therapie sowohl körperlicher als auch psychischer Erkrankungen erreicht werden kann.

67.5 Therapie der Altersdepression

Die Versorgungssituation von älteren depressiven Patienten ist problematisch. Obwohl 20 % der Bevölkerung über 60 Jahre alt sind, macht diese Gruppe nur 5 % der Patienten in ambulanter Psychotherapie aus (Zank u. Heidenblut 2009). Die Pharmakotherapie der Depression bei Älteren ist ebenso in vielen Fällen nicht zufriedenstellend: Zwar nahmen 25 % aller in BASE untersuchten älteren Personen Psychopharmaka ein, die medikamentöse Depressionstherapie wurde aber in 44 % der Fälle als *nicht adäquat* bewertet.

Die unbefriedigende Versorgungssituation älterer depressiver Patienten wird durch Erfolg versprechende therapeutische Möglichkeiten kontrastiert: Eine Metaanalyse von Pinquart et al. (2006) ergibt für Psychotherapie hohe und für Pharmakotherapie mittlere Effektstärken. Die pharmakologische Depressionstherapie älterer Menschen ist ähnlich wirksam wie bei jüngeren. Bei den älteren, oft multimorbiden Patienten, gilt es allerdings noch mehr, die Neben- und Wechselwirkungen der antidepressiven Therapie mit anderen Medikamenten sowie mit organischen Grunderkrankungen zu beachten (Hollon et al. 2005). Mottram et al. (2006) zeigen, dass sich verschiedene Antidepressiva in der Therapie älterer Patienten hinsichtlich ihrer Effizienz kaum unterscheiden, selektive Serotonin-Wiederaufnahmehemmer gegenüber Trizyklika jedoch seltener zu nebenwirkungsassoziierten Therapieabbrüchen seitens der Patienten führen. Die mittlere Effektstärke (Cohen's d) für psychotherapeutische Verfahren bei älteren Depressiven liegt Cuijpers et al. (2006b) zufolge bei 0,72, was zeigt, dass Psychotherapie bei Älteren ähnlich wirksam ist wie bei jüngeren Patienten.

> **!** Sowohl die medikamentöse als auch die psychotherapeutische Behandlung der Depression ist bei alten Patienten ähnlich wirksam wie bei jüngeren Menschen.

Neuere Analysen (Cuijpers et al. 2006b; Gould et al. 2012) zeigen, dass es keine gesicherten Hinweise auf bedeutende Unterschiede in der

Effektivität zwischen verschiedenen psychotherapeutischen Interventionen bei älteren depressiven Patienten gibt. Pinquart et al. (2007) bestätigen die Wirksamkeit von kognitiver Verhaltenstherapie und psychodynamischer Therapie. Darüber hinaus erweisen sich Verfahren, die auf eine Lebensrückschau (Reminiscence therapy/Life review) der Patienten fokussieren, als sehr effektiv. Nach Areàn und Cook (2002) wird insbesondere die gemeinsame Anwendung von interpersonaler Therapie und medikamentöser Behandlung durch die Literatur unterstützt.

Die bedauerliche Diskrepanz von guten therapeutischen Möglichkeiten in der Behandlung älterer Depressiver und faktischer Inanspruchnahme begründen Heuft et al. (2006) mit den größeren Schwierigkeiten aufseiten der Psychotherapeuten. Zank (2002) konnte herausarbeiten, dass auf Psychotherapeutenseite die mangelnden Behandlungserfahrungen mit älteren Menschen und das begrenzte gerontologische/gerontopsychologische Wissen in erster Linie dafür verantwortlich sind. Lindner (2013) sieht als mögliche Ursachen auch psychodynamische Aspekte aufseiten der Patienten wie der Therapeuten als Hinderungsgründe. So können Befürchtungen vor Abhängigkeit oder Manipulation in Verbindung mit einem generell stärkeren Misstrauen gegenüber Psychotherapie und einem medizinalisierten Krankheitsverständnis Widerstände bei älteren Menschen begünstigen. Auf beiden Seiten kann, bedingt durch den Altersunterschied von Therapeut und Patient, eine besondere Übertragungsproblematik entstehen, die für die älteren Patienten wie für die jüngeren Therapeuten Aspekte aus der jeweils eigenen Beziehung zu Eltern bzw. Kindern aktualisiert. Auch stellt die somatische Symptompräsentation eine Herausforderung an den Therapeuten dar.

67.6 Alter als Herausforderung an die psychische Adaptationsleistung

Blazer (2010) weist auf die paradoxe Situation hin, die aus der in bestimmten Studien berichteten, relativ niedrigen Prävalenz depressiver Syndrome und der gleichzeitig durch zahlreiche Risikofaktoren erhöhten Vulnerabilität bei älteren Menschen entsteht. Wie oben gezeigt wurde, müssen epidemiologische Daten zur Depressionsprävalenz bei Älteren vorsichtig interpretiert werden. Dennoch ist es angesichts der vorgestellten Risikofaktoren und der ungünstigen therapeutischen Versorgungssituation älterer Menschen erstaunlich, dass die Prävalenz depressiver Syndrome nicht massiv gegenüber jüngeren Kollektiven erhöht ist. Sowohl paradigmatische Thesen zum Altersverständnis als auch konkrete, empirisch erforschte Resilienzfaktoren können dazu beitragen, dieses Paradox zu klären.

In einem umfassenden und theoriegeleiteten Sinn untersuchen Baltes und Staudinger (2000) Weisheit als ein psychologisches, operationalisiertes Konstrukt und verstehen darunter eine bestimmte, im Lauf des Lebens erworbene und pragmatische Organisation von Wissen und Persönlichkeit eines Individuums. Blazer und Hybels (2005) diskutieren den Erwerb von Weisheit (in sensu Baltes et Staudinger) als eine mögliche protektive Ressource in Bezug auf die Depression im Alter. Ansätze wie die von Baltes und Staudinger stehen im Kontext der zu Beginn des vorliegenden Kapitels angesprochenen Wende des Altersbegriffs. Im Rahmen einer Psychologie der Lebensspanne (Baltes 1987) arbeiten Carstensen et al. (2000) mit dem theoretischen Konzept der **sozio-emotionalen Selektionstheorie** (socio-emotional selectivity theory; eigene Übersetzung). Ältere Menschen erleben ihre Zukunft als begrenzt und sind daher darauf angewiesen, emotionalen Gewinn in gegenwärtigen Erfahrungen zu finden, was es ihnen ermöglicht, trotz vielfach schwierigerer Lebensumstände ein hohes Maß an Zufriedenheit zu erhalten.

Überlegungen wie diese zeigen, dass es durchaus sinnvoll ist, das zweifelsohne von diversen Verlusterlebnissen und durch eine Vielzahl von Risikofaktoren gekennzeichnete Senium auch als eine Chance für eine positive psychische Entwicklung zu begreifen. Dabei sind verschiedene empirisch belegte Faktoren bekannt, die bei alten Menschen die Resilienz gegenüber depressiven Erkrankungen konstituieren. Wird Resilienz als eine durch Fragebögen erfasste psychologische Variable gemessen, die verschiedene Aspekte der Adaptationsfähigkeit zusammenfasst, zeigt sich, dass ältere Menschen in höherem Maße als jüngere über Resilienz verfügen (Gooding et al. 2012).

Darüber hinaus sind verschiedene protektive Faktoren bekannt, die ältere Menschen vor der Ausbildung depressiver Syndrome schützen. Fiske et al. (2009) heben folgende Resilienzfaktoren hervor: Ältere Menschen kompensieren pathogene Einflüsse durch Aktivierung von Ressourcen, wie z. B. Erhalt der körperlichen oder kognitiven Leistungsfähigkeit oder des sozioökonomischen Status. Doch auch und gerade wenn die körperliche Gesundheit beeinträchtigt ist, verfügen ältere Menschen offenbar über Strategien, solche Stressoren insbesondere durch Aktivierung sozialer Unterstützung zu kompensieren. Zudem wirkt, was Fiske et al. (2009) **Meaningful Engagement** nennen, protektiv. Unter diesen Begriff fallen etwa Aktivitäten in einem sozialen und/oder religiösen Kontext.

Lewinsohn et al. (1991) konnten soziopsychologische Variablen ausmachen, die als Resilienzfaktoren wirksam werden: Ältere Patienten berichteten weniger belastende Lebensereignisse und Mikrostressoren, Angst, Feindseligkeit und ineffektives Copingverhalten, konsumierten seltener Alkohol und Nikotin und zeigten einen höheren Grad an Zufriedenheit mit Familie, Freunden und ihrer allgemeinen Lebenssituation.

Obwohl sich körperliche und kognitive Einschränkungen im Alter mehren, entwickelt sich die Selbsteinschätzung bezüglich des Gelingens des eigenen Altersprozesses mit höherem Alter zunehmend positiv (Jeste et al. 2013); Ähnliches gilt für emotionales Wohlbefinden und emotionale Stabilität (Carstensen et al. 2011). Dabei scheinen mentale Parameter, wie etwa das Ausmaß des Kohärenzgefühls, die Einstellung zum eigenen Altern weit mehr zu beeinflussen als die objektivierbaren Aspekte körperlicher Gesundheit (Schneider et al. 2006). Ältere Menschen können, wie Larcom und Isaacowitz (2009) darlegen, Emotionen schneller und nachhaltiger regulieren als jüngere, wobei eine solche effektivere emotionale Regulation mit verminderter Angst und Depressivität und mit größerem Optimismus einhergeht. In einer experimentellen Studie (Brassen et al. 2012) ergaben sich Hinweise darauf, dass nicht-depressive ältere Menschen psychische Gesundheit erhalten, indem sie Erlebnisse, die mit Bedauern über verpasste Chancen verbunden sind, vermeiden bzw. geringere Reaktionen auf solche zeigen. Interessanterweise ähnelt dabei das Verhalten von älteren Depressiven dem von jüngeren Probanden mehr als dem älterer Gesunder. Es scheint demnach wichtig zu sein, einen altersgemäßen Umgang mit Verlusten zu etablieren, um psychische Gesundheit im Alter zu erhalten. Die Autoren der zitierten Untersuchung diskutieren dabei psychologische Parameter wie externale Attribuierungen als mögliche Mechanismen der Protektion.

Besonderheiten bei der Psychotherapie älterer Patienten

- Stärkung und Erhaltung von Ressourcen
- Aufbau von Sinnhaftigkeit durch Stärkung des Kohärenzgefühls

- Förderung der Regulation emotionaler Reaktionen
- Förderung von Strategien zur Aktivierung sozialer Unterstützung
- Erarbeitung einer positiven Bewertung des eigenen Altersprozesses

Konkrete behandlungstechnische Empfehlungen sind nach Maercker (2003) und Hautzinger (2000):
- Fokussierung auf aktuelle Themen
- Strukturierung der Sitzungen
- langsameres Vorgehen (besonders bei sensorischen und kognitiven Defiziten)
- Gedächtnishilfen
- Strategien des Aufmerksamkeitserhalts
- Arbeit mit dem sozialen Umfeld

Die hier dargestellten Befunde der Resilienzforschung machen deutlich, dass ältere Menschen trotz ihrer offensichtlichen Vulnerabilität auch über Eigenschaften verfügen, die vor pathogenen Einflüssen schützen bzw. deren Wirkung kompensieren. Der Herausforderung Depression im Alter kann rückblickend in mehrfacher Hinsicht begegnet werden: Das Wissen um Risikofaktoren kann helfen, die Vulnerabilität von Individuen und Gruppen innerhalb des Patientengutes zu erkennen und gezielt prophylaktisch einzugreifen. Neben dem Erkennen depressiver Störungen sind für eine Verbesserung der Versorgungssituation die konsequente und adäquate Therapie depressiver Syndrome, aber auch somatischer Begleiterkrankungen essenziell. Gerade in Hinblick auf die Ressourcenaktivierung im Rahmen psychotherapeutischer Interventionen erscheinen diese Erkenntnisse als vielsprechend. Nicht zuletzt ist die Rezeption neuerer Ergebnisse der Altersforschung wichtig, um aufseiten der Behandelnden Vorurteile abzubauen und für eine engagierte Nutzung der verfügbaren therapeutischen Mittel zu werben, denn: Es gibt ein erfolgreiches Altwerden ohne Depression.

Literatur

Ahlsdorf E. Wege ins höhere Lebensalter: Entwicklungsmöglichkeiten durch Psychotherapie. In: Fiedler P (Hrsg). Die Zukunft der Psychotherapie. Berlin: Springer 2012; 117–32.

Areán PA, Cook BL. Psychotherapy and combined psychotherapy/pharmacotherapy for late life depression. Biol Psychiat 2002; 52: 293–303.

Baltes MM, Carstensen LL. The process of successful ageing. Ageing Soc 1996; 4: 397–422.

Baltes PB. Theroretical propositions of life-span developmental psychology: On the dynamics between growth and decline. Dev Psychol 1987; 5: 611–26.

Baltes PB, Staudinger UM. Wisdom. A metaheuristic (pragmatic) to orchestrate mind and virtue toward excellence. Am Psychol 2000; 1: 122–36.

Blazer DG, Hybels CF. Origins of depression in later life. Psychol Med 2005; 9: 1241–52.

Blazer DG. Protection from late life depression. Int Psychogeriatr 2010; 2: 171–3.

Brassen S, Gamer M, Peters J, Gluth S, Buchel C. Don't look back in anger! Responsiveness to missed chances in successful and nonsuccessful aging. Science 2012; 6081: 612–4.

Bremmer MA, Hoogendijk WJG, Deeg DJH et al. Depression in older age is a risk factor for first ischemic cardiac events. Am J Geriatr Psychiat 2006; 6: 523–30.

Carstensen LL, Pasupathi M, Mayr U, Nesselroade JR. Emotional experience in everyday life across the adult life span. J Pers Soc Psychol 2000; 4: 644–55.

Carstensen LL, Turan B, Scheibe S, Ram N, Ersner-Hershfield H, Samanez-Larkin GR, Brooks KP, Nesselroade JR. Emotional experience improves with age: evidence based on over 10 years of experience sampling. Psychol Aging 2011; 1: 21–33.

Cole MG, Dendukuri N. Risk factors for depression among elderly community subjects: A systematic review and meta-analysis. Am J Psychiat 2003; 6: 1147–56.

Cuijpers P, Beekman A, Smit F, Deeg D. Predicting the onset of major depressive disorder and dysthymia in older adults with subthreshold depression: a community based study. Int J Geriatr Psychiat 2006a; 9: 811–8.

Cuijpers P, van Straten A, Smit F. Psychological treatment of late-life depression: a meta-analysis of randomized controlled trials. Int J Geriatr Psychiat 2006b; 12: 1139–49.

Djernes JK. Prevalence and predictors of depression in populations of elderly: a review. Acta Psychiat Scand 2006; 5: 372–87.

Fiske A, Wetherell JL, Gatz M. Depression in older adults. Annu Rev Clin Psychol 2009; 5: 363–89.

Frasure-Smith N, Lespérance F, Gravel G, Masson A, Juneau M, Talajic M, Bourassa MG. Social support, depression, and mortality during the first year after myocardial infarction. Circulation 2000; 16: 1919–24.

Gooding PA, Hurst A, Johnson J, Tarrier N. Psychological resilience in young and older adults. Int J Geriatr Psychiat 2012; 3: 262–70.

Gould RL, Coulson MC, Howard RJ. Cognitive behavioral therapy for depression in older people: a meta-analysis and meta-regression of randomized controlled trials. J Am Geriatr Soc 2012; 10: 1817–30.

Hasin DS, Goodwin RD, Stinson FS, Grant BF. Epidemiology of major depressive disorder: results from the national epidemiologic suvey on alcoholism and related conditions. Arch Gen Psychiat 2005; 10: 1097–106.

Hautzinger M. Depression im Alter. Weinheim: Beltz 2000.

Helmchen H, Baltes MM, Geiselmann B et al. Psychische Erkrankungen im Alter. In: Mayer KU, Baltes PB (Hrsg). Die Berliner Altersstudie. Berlin: Akademie 1996; 185–219.

Hermann-Lingen C. Zur Bedeutung depressiver Störungen für die somatische Medizin. Z Psychosom Med Psychother 2003; 4: 391–407.

Heuft G. Entwicklungspsychologie: Alter. In: Adler RH et al. (Hrsg). Uexküll. Psychosomatische Medizin. Theoretische Modelle und klinische Praxis. München: Urban & Fischer 2012; 170–7.

Heuft G, Kruse A, Radebold H. Lehrbuch der Gerontopsychosomatik und Alterspsychotherapie. München: Reinhardt 2006.

Hollon SD, Jarrett RB, Nierenberg AA et al. Psychotherapy and medication in the treatment of adult and geriatric depression: which monotherapy or combined treatment? J Clin Psychiat 2005; 4: 455–68.

Huang CQ, Dong BR, Lu ZC et al. Chronic diseases and risk for depression in old age: a meta-analysis of published literature. Ageing Res Rev 2010; 2: 131–41.

Jeste DV, Savla GN, Thompson WK et al. Association between older age and more successful aging: critical role of resilience and depression. Am J Psychiat 2013; 2: 188–96.

Klug G, Lacruz ME, Emeny RT et al. Aging without depression: a cross-sectional study. Psychodyn Psychiat 2014; 42: 5–22.

Kruse A, Gaber E, Heuft G et al. Gesundheit im Alter. Berlin: Gesundheitsberichterstattung des Bundes 2002; 10.

Larcom MJ, Isaacowitz DM. Rapid emotion regulation after mood induction: age and individual differences. J Gerontol B Psychol Sci Soc Sci 2009; 6: 733–41.

Lavretsky H, Kumar A. Practical geriatrics: clinically significant nonmajor geriatric depression. Psychiatr Serv 2003; 3: 297–9.

Lewinsohn PM, Rohde P, Seeley JR, Fischer SA. Age and depression: unique and shared effects. Psychol Aging 1991; 2: 247–60.

Lindner R. Psychotherapie mit älteren depressiven Patienten. In: Leuzinger-Bohleber et al. (Hrsg). Chronische Depression. Verstehen – Behandeln – Erforschen. Göttingen: Vandenhoeck & Ruprecht 2013; 198–213.

Maercker A. Alterspsychotherapie: aktuelle Konzepte und Therapieaspekte. Psychotherapeut 2003; 48: 132–49.

Meeks TW, Vahia IV, Lavretsky H et al. A tune in "a minor" can "b major": a review of epidemiology, illness course, and public health implications of subthreshold depression in older adults. J Affect Disorders 2011; 1–3: 126–42.

Mottram PG, Wilson K, Strobl JJ. Antidepressants for depressed elderly. Cochr Database System Rev 2006; 1: 1–22.

Munk K. Late-life Depression: Also a field for psychotherapists! Nord Psychol 2007; 1: 7–26.

Pinquart M, Duberstein PR, Lyness JM. Effects of psychotherapy and other behavioral interventions on clinically depressed older adults: a meta-analysis. Aging Ment Health 2007; 6: 645–57.

Pinquart M, Duberstein PR, Lyness JM. Treatments for later-life depressive conditions: a meta-analytic comparison of pharmacotherapy and psychotherapy. Am J Psychiat 2006; 9: 1493–501.

Rothermund K, Brandtstadter J. Depression in later life: cross-sequential patterns and possible determinants. Psychol Aging 2003; 1: 80–90.

Schneider G, Driesch G, Kruse A, Nehen HG, Heuft G. Old and ill and still feeling well? Determinants of subjective well-being in > or = 60 year olds: the role of the sense of coherence. Am J Geriatr Psychiat 2006; 10: 850–9.

Schneider G, Heuft G. Angst und Depression bei älteren Menschen. Z Psychosom Med Psychother 2012; 4: 336–56.

Solhaug HI, Romuld EB, Romild U, Stordal E. Increased prevalence of depression in cohorts of the elderly: an 11-year follow-up in the general population – the HUNT study. Int Psychogeriatr 2012; 1: 151–8.

Statistische Ämter des Bundes und der Länder. Demografischer Wandel in Deutschland. Auswirkungen auf Krankenhausbehandlungen und Pflegebedürftige im Bund und in den Ländern. Wiesbaden: Statistisches Bundesamt 2010.

Vink D, Aartsen MJ, Schoevers RA. Risk factors for anxiety and depression in the elderly: a review. J Affect Disorders 2008; 1–2: 29–44.

Weyerer S, Eifflaender-Gorfer S, Kohler L et al. Prevalence and risk factors for depression in non-demented primary care attenders aged 75 years and older. J Affect Disorders 2008; 2–3: 153–63.

Wild B, Herzog W, Schellberg D et al. Association between the prevalence of depression and age in a large representative German sample of people aged 53 to 80 years. Int J Geriatr Psychiat 2012; 4: 375–81.

Wolf R. Gerontopsychiatrie und Gerontopsychotherapie. In: Berger M, Hecht H (Hrsg). Psychische Erkrankungen. Klinik und Therapie. München: Urban & Fischer 2012; 865–92.

Zank S. Einstellungen alter Menschen zur Psychotherapie und Prädiktoren der Behandlungsbereitschaft bei Psychotherapeuten. Verhaltensther Verhaltensmed 2002; 23: 181–93.

Zank S, Heidenblut S. Versorgung von Depressionen im Alter. In: Adler G et al. (Hrsg). Seelische Gesundheit und Lebensqualität im Alter. Depression – Demenz – Versorgung. Stutgart: Kohlhammer 2009; 15–9.

VII Versorgungsstrukturen

68 Psychosomatische Grundversorgung

Peter Henningsen, Winfried Rief

Die »Psychosomatische Grundversorgung« ist eine Form (haus-)ärztlicher Versorgung, die seit Ende der 80er Jahre des vergangenen Jahrhunderts als eine Art Brücke zwischen somatischer und psychotherapeutischer Medizin entwickelt wurde und nach Absolvieren einer entsprechenden Fortbildung seit 1994 regulär als Gesprächsleistung mit den Kassen abgerechnet werden kann. Sie ist zudem seit 1992 obligatorischer Teil der Musterweiterbildungsordnung der Bundesärztekammer für alle klinischen Weiterbildungsgänge. Allerdings wurde diese mangels entsprechender Richtlinien außer für Allgemeinmediziner und Gynäkologen/Geburtshelfer bislang nicht generell umgesetzt.

Voraussetzung für die Abrechnung der Gesprächsleistungen EBM 35100 (Differenzialdiagnostische Klärung psychosomatischer Krankheitszustände) bzw. 35110 (Verbale Intervention bei psychosomatischen Krankheitszuständen, jeweils mind. 15 min) ist der Nachweis der Teilnahme an einem mindestens 80-stündigen Kurs in Psychosomatischer Grundversorgung. Im Modell-Curriculum der Bundesärztekammer (2001, S. 32) wird dazu festgehalten:

»Die Psychosomatische Grundversorgung erfordert grundlegende und gebietsspezifische Kenntnisse, Fertigkeiten und Einstellungen, die den primär somatisch orientierten Arzt bei Patienten mit psychischen, funktionellen, psychosomatischen und somatopsychischen Krankheiten befähigen sollen,

1. die psychischen Erkrankungen und den psychosozialen Anteil der häufigsten Problemstellungen zu erkennen (Basisdiagnostik),
2. die grundlegende psychosomatische Behandlung vor allem durch verbale Interventionen im Rahmen einer vertrauensvollen Arzt-Patient-Beziehung zu leisten (Basistherapie) und
3. im psychosozialen Versorgungssystem adäquat zu kooperieren.«

Der Kurs zur Psychosomatischen Grundversorgung besteht zwingend aus drei Teilen: 20 Stunden Theorie, 30 Stunden praktische Übungen in Gesprächsführung und 30 Stunden Balint-Arbeit. Die genaue Ausgestaltung dieser drei Blöcke ist nicht festgelegt. Im Modell-Curriculum wird dazu ein gewisser inhaltlicher Rahmen festgehalten, der allerdings maximal umfassend und insofern kaum wirklich handlungsleitend ist. So sollen sowohl die psychoanalytisch-tiefenpsychologische wie die verhaltensmedizinische wie die systemtheoretische wie die biologische und psychopathologische Krankheits- und Behandlungslehre »in integrierter Form als grundlegend« erachtet werden. Zudem werden 16 große Lerngebiete benannt, die von der Anamneseerhebung über Gesprächsführung, Grundlagen von Psycho- und Psychopharmakotherapie zu den diversen psychosomatischen Krankheitsbildern führen und in ähnlicher Weise auch im Weiterbildungskatalog für den Facharzt für Psychosomatische Medizin zu finden sind – für einen Kurs von, sieht man von den Balint-Gruppen ab, 50 Stunden.

Die 30 Stunden praktische Übung bestehen aus Rollenspielen, z. T. auch Live-Gesprächen mit Patienten und Analysen von videografierten Anamnesen. Die Balint-Gruppe wird entsprechend den dafür geltenden Prinzipien durchgeführt, d.h. es werden dort Fälle von den Teilnehmern eingebracht, in denen sie Interaktionsprobleme mit einem Patienten hatten; diese werden in der Gruppe unter Anleitung eines Psychotherapeuten mit dem Ziel reflektiert, dem einbringenden Kollegen neue Anregungen für den Umgang mit diesem Patienten zu geben.

Die Kurse werden meist in Blockseminaren durchgeführt, wobei vorgegeben ist, dass die Balint-Gruppen sich mindestens über sechs Monate erstrecken müssen, um einen sinnvollen Lernprozess zu ermöglichen. Wegen der damit verbundenen Abrechnungsmöglichkeiten hat mittlerweile die Mehrheit der in Deutschland niedergelassenen Hausärzte an diesen Kursen teilgenommen, darüber hinaus auch eine hohe Zahl von Fachärzten. Es ist dabei nicht zu übersehen, dass die entsprechenden Kurse, die sowohl von Ärztekammern wie von privaten Anbietern, z. T. in Kombination mit Urlauben am Mittelmeer, angeboten werden, sowohl für Anbieter wie für Teilnehmer auch eine wirtschaftlich relevante Aktivität darstellen bzw. sehr unterschiedliche Motive damit verbunden werden.

Es besteht wenig Zweifel, dass die Einführung der Psychosomatischen Grundversorgung eine bio-psycho-soziale Sichtweise in der Medizin insgesamt befördert hat (Fritzsche et al. 2004). Allerdings ist die derzeitige Konzeption und Durchführung dieser Kurse auch mit klaren Mängeln behaftet, wie z. B.:

- Es fehlt die empirische Evidenz, dass Teilnahme an entsprechenden Kursen Symptome, Lebensqualität oder Zufriedenheit der Patienten des entsprechenden Arztes verbessert. In der einzigen hier bekannten randomisierten Studie, in der Psychosomatische Grundversorgung mit einem speziellen Reattributionsprogramm für somatisierende Patienten bei entsprechend trainierten Hausärzten verglichen wurde, erwies sich Psychosomatische Grundversorgung als nicht unterlegen (Larisch et al. 2004).
- Die Konzeption der Kurse ist, wie angedeutet, meist zu wenig auf die konkreten Bedürfnisse der Teilnehmer und zu sehr auf allgemeine theoretische Grundlagen ausgerichtet. Das bezieht sich sowohl auf die Theorievermittlung wie auf die praktischen Übungen – beides sollte zentral auf die Vermittlung praktischer kommunikativer Skills im Umgang mit Patienten in der (haus-)ärztlichen Praxis fokussieren und nicht im Gewande einer »Mini-Psychotherapie- oder Facharzt-Ausbildung« daherkommen.

Als eine mögliche Weiterentwicklung des an sich sinnvollen Konzeptes der Psychosomatischen Grundversorgung, deren Wissensvermittlung und Übungsanteile stärker auf die inhaltlichen Herausforderungen und zeitlichen Restriktionen des (haus-)ärztlichen Settings zugeschnitten sind, könnten folgende Foki gewählt werden:

- Erkennen und Verändern subjektiver Krankheitsmodelle und chronischen Krankheitsverhaltens – diese Themen sind krankheitsübergreifend von Relevanz.
- Erkennen und Behandeln psychischer Komorbidität bei somatischen Krankheitsbildern, wobei auch hier eine Fokussierung vorzunehmen ist und nicht das allgemeine Repertoire der Psychiatrie und Psychopharmakologie vermittelt werden kann. Demgegenüber sollten funktionelle körperliche Beschwerden in ihrer diagnostischen und therapeutischen Relevanz hier einen Schwerpunkt darstellen.
- Der dritte Teil kann und sollte sich weiterhin interaktionellen Problemen (auch inkl. praktischer Übungen) zuwenden, dabei aber ebenfalls mit der entsprechenden Fokussierung auf die eher somatisch-orientierte Interaktion (z. B. mit Themen wie Kommunikation mit »somatisierenden« Patienten; breaking bad news; Interaktion mit »schwierigen« Patienten; Interaktionsmuster zur Förderung von Placebo- und zur Vermeidung von Noceboeffekten).

Zusammenfassend ist jedoch auch und gerade dieser wichtige Bereich noch stärker an wissenschaftlich sich weiterentwickelnden Erkenntnissen zu orientieren, unterschiedliche Weiterbildungsinhalte sollten vergleichend getestet werden, und positive Auswirkungen auf die klinische Praxis sollten im Vordergrund stehen. Gerade in Anbetracht der bisher eher geringen Effektivität von Hausarzt-Schulungsprogrammen (Kroenke et al. 2000; Rosendal et al. 2013) kommt dem eine besondere Bedeutung zu.

Literatur

Bundesärztekammer (Hrsg). Curriculum Psychosomatische Grundversorgung – Basisdiagnosik und Basisversorgung bei Patienten mit psychischen und psychosomatischen Störungen einschließlich Aspekte der Qualitätssicherung – Texte und Materialien der Bundesärztekammer zur Fort- und Weiterbildung (Bd. 15, 2. Aufl.). Köln 2001.

Fritzsche K, Larisch A, Cierpka M, Wirsching M. Improving the biopsychosocial competence of german primary care physicians in diagnosing and treating somatoform disorders. Families Systems Health 2004; 22: 352–64.

Kroenke K, Taylor-Vaisey A, Dietrich AJ, Oxman TE. Interventions to improve provider diagnosis and treatment of mental disorders in primary care. Psychosomatics 2000; 41: 39–52.

Larisch A, Schweickhardt A, Wirsching M, Fritzsche K. Psychosocial interventions for somatizing patients by the general practitioner: a randomized controlled trial. J Psychosom Res 2004; 57: 507–14.

Rosendal M, Blankenstein AH, Morriss R et al. Enhanced care by generalists for functional somatic symptoms and disorders in primary care. Cochr Database System Rev 2013. http://onlinelibrary.wiley.com/doi/10.1002/14651858.CD008142.pub2/abstract (accessed 15.01.2015).

69 Spezifische psychosomatische und verhaltensmedizinische Versorgungsangebote

Peter Henningsen, Winfried Rief

69.1 Einleitung

Die Betrachtung der unterschiedlichen Behandlungssettings, in denen psychosomatische und verhaltensmedizinische Versorgung angeboten wird, macht deutlich, dass jedes Versorgungsangebot und jedes Setting mit unterschiedlichen Stärken und Schwächen verbunden ist (Rief 1996). So muss man davon ausgehen, dass bestimmte Therapieangebote nicht grundsätzlich erfolgreich sind, sondern die Effektivität stark variieren kann, je nachdem, in welchem Setting das Behandlungsangebot gemacht wird, wie gut das spezifische Angebot dort integriert ist und wie erfolgreich ein Transfer therapeutischer Verbesserungen in den Alltag der Patienten unterstützt wird. Solche Versorgungsfragen sind im Bereich Psychosomatik und Verhaltensmedizin bisher allerdings nur unzureichend wissenschaftlich untersucht.

Zunächst einmal ist es, ungeachtet der auch in diesem Buch dargestellten Breite der klinischen Felder der Psychosomatik und Verhaltensmedizin, nicht einfach, spezifische entsprechende Versorgungsangebote zu definieren, vor allem im ambulanten Bereich. Ein wichtiger Grund dafür liegt darin, dass die zentrale therapeutische Methode in diesem Feld, die Psychotherapie, sowohl von der Ausbildung wie von den Versorgungsstrukturen her nicht spezifisch auf psychosomatische und verhaltensmedizinische Problemstellungen, sondern unspezifischer und breiter ausgerichtet ist auf alle klinischen Felder, für die Psychotherapie sinnvoll eingesetzt werden kann. Konkrete Versorgungsdaten hierzu finden sich in ▶ Kapitel 70.

Die für Psychosomatik und Verhaltensmedizin wichtigen ergänzenden Therapieverfahren wie somatische Basistherapie und Psychopharmakologie, aber auch z. B. Physiotherapie, Körper- und Kunsttherapie werden zudem in der Regel nicht von der gleichen, sondern von anderen Berufsgruppen wie Allgemeinmedizinern, Psychiatern, Körpertherapeuten etc. angeboten und sind nur z. T. ambulant als Kassenleistung abrechenbar. In einer etwas kruden Analogie könnte man sagen, die Situation wäre in der somatischen Medizin vergleichbar, wenn es dort statt unterschiedlicher Fachärzte einen inhaltlich nicht näher spezifizierten klinischen Pharmakologen gäbe, der seine therapeutische Kompetenz von der Urologie bis zur Dermatologie anwendet und bei

Bedarf mit wiederum nicht-spezialisierten Chirurgen zusammenarbeitet.

Diese Besonderheit sollte man bei der jetzt folgenden knappen Darstellung der wichtigsten spezifischen Versorgungsangebote bedenken. Die Psychosomatische Grundversorgung als eine wichtige integrierte und insofern nicht spezifische Form der Versorgung wurde in ▶ Kapitel 68 dargestellt.

69.2 Ambulante Versorgungsangebote

69.2.1 Facharztpraxis

Eine Zwischenstufe zwischen integrierter psychosomatischer Grund- und psychosomatischer Spezialversorgung stellt die vor einigen Jahren neu eingeführte ärztliche Zusatzbezeichnung der **fachgebundenen Psychotherapie** dar. Diese Zusatzweiterbildung, die von Internisten, Allgemeinmedizinern, Gynäkologen und anderen Fachärzten erworben werden kann, soll »die somatische Facharztkompetenz durch die Fähigkeit zur Vorbeugung, Erkennung und psychotherapeutischen indikationsbezogenen Behandlung von Erkrankungen des jeweiligen Fachgebiets, die durch psychosoziale Faktoren und Belastungsreaktionen mitbedingt sind«, ergänzen (Heuft et al. 2014, S. 35). Gegenüber der Psychosomatischen Grundversorgung ist die Weiterbildung umfänglicher, aber deutlich geringer und spezifischer auf das jeweilige Fach ausgerichtet als die alte unspezifische Zusatzweiterbildung »Psychotherapie«.

Dieses potenziell gut für psychosomatisch-verhaltensmedizinische Problemstellungen geeignete Angebot wird allerdings solange kaum versorgungsrelevant werden können, solange die Honorierung der damit verbundenen Gesprächsleistungen so gering ist wie derzeit.

Der niedergelassene **Facharzt für Psychosomatische Medizin und Psychotherapie** scheint schon dem Namen nach besonders geeignet zu sein, ein spezifisch ärztlich-psychosomatisches Versorgungsangebot vorzuhalten. Allerdings sieht die Realität in der großen Mehrzahl dieser Praxen anders aus, handelt es sich doch um ärztliche Kollegen, die praktisch ausschließlich sog. Richtlinienpsychotherapie anbieten (▶ Abschn. 69.2.2), in der Regel ohne spezielle Ausrichtung auf psychosomatisch-verhaltensmedizinische Problemstellungen – diese erfordern ja zumindest in der Initialphase meist eine Reihe von diagnostischen und therapeutischen Interventionen, die mit Richtlinienpsychotherapie nicht abgedeckt werden. Da ein nicht unerheblicher Teil der heute noch praktizierenden Fachärzte diesen Titel im Rahmen von Übergangsbestimmungen für den früheren Zusatztitel »Psychotherapie« erhalten haben, kann man aus dem Führen des Titels auch nicht sicher rückschließen, dass der entsprechende Kollege vor der Niederlassung spezielle Vorerfahrungen in psychosomatischen Kliniken hatte. Aber selbst wenn das der Fall ist und der Kollege fachlich gut ausgewiesen und vorerfahren ist, wird er sich aus ökonomischen Gründen meist überwiegend auf sog. Richtlinienpsychotherapie ausrichten, da diese derzeit noch sehr viel besser vergütet wird als kürzere Sprechstundentermine zur (Differenzial-) Diagnostik und (Früh-)Intervention, so wie sie im EBM immerhin enthalten sind. Einzelne Praxen, öfter im Kontext von Medizinischen Versorgungszentren, realisieren auf dieser Grundlage allerdings heute schon ein sehr viel stärker auf psychosomatische Problemstellungen ausgerichtetes, auch ökonomisch tragfähiges Profil, das so charakterisiert ist:

- Mix aus flexiblen Sprechstunden- und festen (Richtlinien-)Psychotherapieterminen
- Rollenwechsel zwischen Diagnostiker, Vermittler, Konsiliarius, Frühbehandler und Langzeittherapeut

Es ist wünschenswert, dass in Zukunft mehr Kollegen ihrer Praxis dieses für die Versorgung von Patienten mit psychosomatisch-verhaltensmedizinischen Problemen besonders hilfreiche Profil geben (vgl. Kruse et al. 2013).

Der niedergelassene **Facharzt für Psychiatrie und Psychotherapie** hat den Versorgungsschwerpunkt bei psychischen Erkrankungen und bietet hier Diagnostik und Indikationsentscheidungen zur Psychopharmakologie an. Insbesondere vor dem Hintergrund des Versorgungsmangels in diesem Bereich bleibt in aller Regel wenig Raum, um z. B. auch psychotherapeutische Angebote machen zu können, selbst wenn für diesen Bereich Zusatzqualifikationen erworben wurden. In der Regel wird auch kein spezifisches psychosomatisch-verhaltensmedizinisches Therapieangebot unterbreitet. Deshalb werden oftmals im Wesentlichen Sprechstundentermine angeboten, die der Rolle als Mitbehandler für die Psychopharmarkotherapie auch von psychosomatisch erkrankten Patienten sowie der Mitbehandlung von Patienten, die andernorts in Psychotherapie sind, dienen.

69.2.2 Psychotherapiepraxis

Mit diesem Begriff sind die Praxen von Kollegen gemeint, die überwiegend oder ausschließlich sog. Richtlinienpsychotherapie nach dem EBM anbieten.

Wie oben ausgeführt ist der Kontext einer Psychotherapiepraxis in aller Regel jedoch nicht auf spezifische Problemstellungen einzelner Diagnosebereiche ausgerichtet. Verhaltenstherapeutische und auch moderne psychodynamische Störungskonzepte sehen aber vor, dass zumindest die Art der psychotherapeutischen Interventionen auf die Störung des Patienten hin ausgerichtet wird; vor allem in der Initialphase spielen z. B. Aspekte der Unterstützung bei der Symptombewältigung und der Erweiterung des Erklärungsmodells eine wichtige Rolle.

Für Patienten mit psychosomatischen Erkrankungen stellt sich damit das Problem, dass die Qualifikation als ärztlicher oder psychologischer Psychotherapeut nicht automatisch anzeigt, ob der Psychotherapeut ausreichend spezifische Kenntnisse im Bereich Psychosomatik und Verhaltensmedizin erworben hat oder sich eher als »allgemeiner Psychotherapeut« versteht. Für die psychologische Psychotherapie wird deshalb diskutiert, ob nicht eine spezifische Weiterbildung »Somatopsychologie« angezeigt ist, um die besonderen störungsspezifischen Kompetenzen für diesen Bereich zu vertiefen (z. B. Behandlung von Patienten mit chronischen Schmerzen; Vermittlung psychosomatischer und verhaltensmedizinischer Störungsmodelle und Interventionsansätze). Analoge Pläne bestehen für die Fortschreibung des Weiterbildungskatalogs für den Facharzt für Psychosomatische Medizin. Die im Rahmen der Richtlinienpsychotherapie durchgeführten Behandlungen scheinen sowohl im ärztlichen als auch psychologischen Bereich die Patienten mit den gängigen psychischen Erkrankungen bevorzugt aufzunehmen, während Patienten mit einer somato-psychischen Problematik in der ambulanten psychotherapeutischen Versorgung unterrepräsentiert sind. Deshalb sollte auch hier durch ein adäquates Weiterbildungssystem und Verankerung entsprechender Leistungen in den Leistungskatalogen des EBM eine Verbesserung der ambulanten Versorgungssituation angestrebt werden, wie es z. B. für die klinische Neuropsychologie erreicht wurde.

69.2.3 Weitere ambulante Angebote

Zur Behandlung psychosomatischer Störungsbilder kann es häufig sinnvoll sein, eine mögliche Psychotherapie zum einen zu verschränken mit der (haus-)ärztlichen Basisversorgung, zum anderen kann es sinnvoll sein, parallel Krankengymnastik und/oder körpertherapeutische Behandlungen durchzuführen, wobei letztere in der Regel nicht von den Krankenkassen übernommen werden.

Viele Patienten mit psychosomatischen Störungsbildern suchen auch auf eigene Kosten Heilpraktiker auf, die von Akupunktur und chinesischer Medizin bis hin zu Bioresonanztherapie viele spezifisch klingende Therapieangebote machen. Während positive unspezifische Effekte solcher Therapien durchaus wahrscheinlich sind, muss angesichts der damit verbundenen Kosten manchmal an den Selbstschutz der Patienten appelliert werden, sich hier nicht zu verausgaben.

69.3 Stationäre Versorgungsangebote

69.3.1 Psychosomatische (teil-)stationäre Behandlung

Ein zentrales Charakteristikum der (teil-)stationären Behandlung ist deren multimodale Ausrichtung, d.h. von einem multiprofessionellen Team mit Psychologen, Ärzten, Spezialtherapeuten, Krankengymnasten und Pflegern wird ein koordiniertes, therapiezielorientiertes Behandlungsprogramm mit Einzel- und Gruppenpsychotherapie, somatischer Basisdiagnostik und -therapie sowie Spezialtherapien angeboten. Während dieses Programm im akutmedizinischen Kontext auf die Bedürfnisse des einzelnen Patienten regelmäßig angepasst wird, ist das im Kontext einer Rehabilitationsbehandlung eher nicht der Fall.

Das Versorgungsangebot in Deutschland ist in dieser Breite weltweit einmalig. Leider verbirgt sich hinter der relativ hohen psychosomatischen Bettenzahl nicht überall ein wirklich spezifisches, auf psychosomatische/verhaltensmedizinische Problemstellungen ausgerichtetes Konzept. Manche sog. »Psychosomatische« Kliniken sind eigentlich eher »Psychotherapeutische« Kliniken und behandeln praktisch ausschließlich Patienten mit depressiven Störungen, sog. »Burnout« oder anderen psychischen Problemen, manche haben auch primär ein suchtmedizinisches Angebot. Damit decken solche Behandlungsplätze nicht die Merkmale einer psychosomatischen Versorgung ab und sollten eigentlich auch nicht zu diesem Feld gezählt werden.

In letzter Zeit hat die Zahl kleinerer Abteilungen für Psychosomatik an größeren, jedoch wohnortnahen Krankenhäusern deutlich zugenommen. Zum einen bietet sich hier die Chance der wohnortnahen Versorgung, zum anderen kann auch ein genuin psychosomatisches Versorgungsangebot mit der Vernetzung der Organmedizin und Psychosomatik dadurch erreicht werden.

Zum anderen gibt es auch wohnortfernere, jedoch hochspezialisierte psychosomatische Kliniken. Dies berücksichtigt, dass einige Patienten ein hochspezialisiertes Behandlungsprogramm benötigen (z.B. intensives Programm zur Essstörungsbehandlung unter Hinzuziehung von Ökotrophologie, spezifischer Körpertherapie, praktische Übungen in Lehrküchen etc.). Im günstigen Fall wird somit ein intensives, auf die spezifische Störung zugeschnittenes Behandlungsprogramm in entsprechenden Spezialabteilungen mit hoher Kompetenz durchgeführt. Während somit solche wohnortfernen hochspezialisierten Behandlungszentren für eine Untergruppe von Patienten durchaus Berechtigung haben, sollte für unspezifische wohnortferne »Bettenburgen« unter dem Deckmantel der »Psychosomatik« in zukünftigen Gesundheitssystemen kein Platz mehr sein.

69.3.2 Psychosomatische Konsil- und Liaisondienste

Psychosomatische Konsiliar- und Liaisondienste sind in der Regel überall dort gut etabliert, wo psychosomatische Abteilungen an größeren Krankenhäusern vorhanden sind. Diese Dienste bieten sowohl in speziellen »Hot Spots« für psychosomatische Problemstellungen, wie beispielsweise in onkologischen und Transplantationseinheiten und Schmerzzentren, als auch ganz generell eine wichtige psychosomatische Screening-Diagnostik und Therapiefunktion an. Im Liaisonmodell gelingt dies besonders gut, weil dort neben Einzelkonsilen auch gemeinsame Fallbesprechungen und Visiten mit den somatisch behandelnden Teams stattfinden. Das Profil des psychosomatischen Konsildienstes unterscheidet sich dabei vom psychiatrischen Konsildienst nicht nur offenkundig im behandelten Diagnosenspektrum, sondern auch in der Intensität der Interaktion mit dem Team der somatischen Station und in der Häufigkeit psychotherapeutischer versus psychopharmakologischer Interventionen (Kruse et al. 2013).

69.4 Evidenzbasierung

Die wissenschaftliche Evidenz dafür, dass die genannten »naturalistischen« psychosomatisch-verhaltensmedizinischen Versorgungsangebote wirksam sind, ist nicht groß – allerdings sind solche Nachweise im naturalistischen Kontext, in dem es sich durchweg um »komplexe«, vielschichtige Interventionen handelt, auch nicht leicht zu erbringen.

Für naturalistische ambulante Psychotherapien, in denen u. a. auch spezifisch psychosomatische Problemstellungen behandelt werden, liegt aus jüngerer Zeit eine analog zur amerikanischen »Consumer Reports«-Studie durchgeführte bevölkerungsbasierte Befragung von Patienten vor, die an ambulanten Psychotherapien teilgenommen haben (Albani et al. 2010, 2011). Dabei zeigte sich, dass die Patienten insgesamt sehr zufrieden mit dem Behandlungsergebnis ihrer Psychotherapie waren; bei speziellen psychosomatischen Problemstellungen (in der Studie bezeichnet als »psychosomatische Beschwerden, Probleme mit der Bewältigung körperlicher Erkrankungen, Essstörungen«) wurden durchschnittliche Besserungsraten erzielt.

Für naturalistische stationäre psychosomatische Behandlungen zeigte sich diagnoseübergreifend in einer Metaanalyse (Liebherz u. Rabung 2013) eine mittlere Prä-Post-Effektstärke von g = 0,71, zum Katamnesezeitpunkt von g = 0,8. Für spezielle psychosomatische Problemstellungen relevant ist, dass die Outcome-Maße im körperlichen Bereich dabei deutlich niedrigere Effektstärken erreichten als diejenigen im psychischen Bereich (prä-post 0,54 vs. 0,8). In einer Auswertung von gut 2.000 stationär psychosomatisch behandelten Patienten mit der Hauptdiagnose einer somatoformen Störung zeigten sich ähnliche Effekte mit einer Effektstärke von d = 0,58 bezogen auf den Global Severity Index des SCL-90 (Beutel et al. 2014).

Für die Wirksamkeit psychosomatischer Konsildienste liegen Befunde aus einer evidenzbasierten Leitlinie vor, die dafür sprechen, dass sich mit den Interventionen eines solchen Dienstes psychische Komorbidität bei Patienten verringern lässt, somatoforme Störungen besser diagnostiziert werden, die kommunikative Kompetenz der somatischen Kollegen, mit denen zusammengearbeitet wurde, verbessert und die Liegezeit der Patienten insgesamt verkürzt werden konnte (Herzog u. Stein 2003). Ähnliche Befunde liegen auch für verhaltensmedizinische Konsiliardienste vor (z. B. Lupke u. Ehlert 1999).

Literatur

Albani C, Blaser G, Geyer M et al. Ambulante Psychotherapie in Deutschland aus Sicht der Patienten. Teil 1: Versorgungssituation. Psychotherapeut 2010; 55: 503–14.

Albani C, Blaser G, Geyer M et al. Ambulante Psychotherapie in Deutschland aus Sicht der Patienten. Teil 2: Wirksamkeit. Psychotherapeut 2011; 56: 51–60.

Beutel M, Bleichner F, Hardt J et al. Wie wirksam ist psychosomatische Therapie bei somatoformen Störungen? Ergebnisse einer Multicenterstudie. Z Psychosom Med Psychother 2014; 60: 17–24.

Herzog T, Stein B (Hrsg). Konsil- und Liaisonpsychosomatik und -psychiatrie: Leitlinien und Qualitätsentwicklung. Stuttgart: Schattauer 2003.

Heuft G, Freyberger H, Schepker R. Ärztliche Psychotherapie – Vier-Ebenen-Modell einer Personalisierten Medizin. Stuttgart: Schattauer 2014.

Kruse J, Bassler M, Beutel ME et al. Das Fachgebiet Psychosomatische Medizin und Psychotherapie in der Versorgung. In: Herzog W, Beutel ME, Kruse J (Hrsg). Psychosomatische Medizin und Psychotherapie heute. Zur Lage des Fachgebiets in Deutschland. Stuttgart: Schattauer 2013; 55–81.

Liebherz S, Rabung S. Wirksamkeit psychotherapeutischer Krankenhausbehandlung im deutschsprachigen Raum: Eine Metaanalyse. PPmP 2013; 63: 355–64.

Lupke U, Ehlert U. Verhaltensmedizin im allgemeinen Krankenhaus: IV. Kurz-und langfristige Effekte bei Patienten mit somatoformen Störungen. Verhaltensther Verhaltensmed 1999; 22: 210–22.

Rief W. Therapeutische Settings. In: Margraf J (Hrsg). Lehrbuch der Verhaltenstherapie (3. Aufl.). Berlin: Springer 2009; 799–816.

70 Psychotherapeutische Versorgung bei Menschen mit körperlichen Erkrankungen

Holger Schulz, Timo Harfst, Martin Härter

70.1 Einleitung

In großen epidemiologischen Studien fand in den letzten Jahren das gemeinsame, d.h. **komorbide** Auftreten von körperlichen und psychischen Krankheiten zunehmend Beachtung. Es zeigt sich, dass bei den häufigsten und schwerwiegendsten somatischen, zumeist chronischen Erkrankungen, wie z.B. Herz-Kreislauf-Erkrankungen, Krebs, Diabetes mellitus und Atemwegserkrankungen eine erhöhte psychische Komorbidität, vor allem von Depressionen und Angststörungen, besteht (vgl. Beutel u. Schulz 2011; Härter u. Baumeister 2005). In diesem Beitrag soll zunächst auf die besondere Problematik der Psychotherapie von somatischen Patienten mit komorbiden psychischen Störungen eingegangen werden, um danach einen Überblick über stationäre und ambulante Behandlungsangebote in Deutschland zu geben.

70.2 Somatopsychische Komorbidität

Psychische Komorbidität bei chronischen körperlichen Erkrankungen geht mit verminderter Lebensqualität, erhöhter medizinischer Inanspruchnahme und Kosten, schlechterer Compliance und letztlich auch ungünstigerem Therapieerfolg bzw. Prognose, d.h. schlechterem Krankheitsverlauf und erhöhter Mortalität, einher. In aktuellen Leitlinien und Empfehlungen (z.B. Nationale Versorgungsleitlinien zur Herzinsuffizienz; Bundesärztekammer [BÄK], Kassenärztliche Bundesvereinigung [KBV], Arbeitsgemeinschaft der Wissenschaftlichen Medizinischen Fachgesellschaften [AWMF] 2010) wird diesen Erkenntnissen Rechnung getragen, indem ein Screening für psychische Komorbidität (insbesondere für Depression) empfohlen wird. Dies ist umso notwendiger, da in der Versorgung von Patienten mit einer chronischen somatischen Erkrankung bis zu 50% der Patienten mit einer komorbiden psychischen Störung nicht erkannt und ca. 50% der erkannten psychischen Störungen nicht adäquat behandelt werden (vgl. Härter u. Baumeister 2005).

Die Gründe für eine erhöhte Komorbidität psychischer Störungen bei chronisch körperlich Kranken sind vielfältig:

- Chronische Krankheiten verlaufen weitgehend irreversibel bzw. progredient; der Krankheitsverlauf ist häufig unvorhersehbar und die Zukunftsperspektive begrenzt.
- Chronische Krankheiten sind mit vielfältigen Verlusten in persönlicher und sozialer

Hinsicht verbunden, einer reduzierten körperlichen Leistungsfähigkeit, Schmerzen, nebenwirkungsreichen Therapien, der Bedrohung körperlicher Integrität, oft auch mit Hospitalisierung und Trennung von Angehörigen und lang dauernder Abhängigkeit von medizinischen Spezialisten.
- Einbußen der Lebensqualität und eine hohe psychische Komorbidität finden sich vor allem bei akuten Ereignissen, die mit Lebensbedrohung und mit hoher Ungewissheit einhergehen (z. B. akutes Koronarsyndrom, Diagnosestellung einer Krebserkrankung; Singer et al. 2010), oder während belastender Behandlungen (z. B. Chemotherapie).
- Vorübergehende depressive oder Angstsymptome sind ein normaler Teil der Anpassung an eine chronische Erkrankung, z. B. im Rahmen der Trauer um den Verlust von Gesundheit und Lebensperspektive; maßgeblich dafür, ob eine krankheitswertige depressive oder Angststörung entsteht, ist das Gelingen oder Misslingen der Krankheitsverarbeitung (Beutel 2005).

Für die adäquate Behandlung von somatisch erkrankten Patienten mit komorbiden psychischen Störungen ist die Kenntnis der möglichen Zusammenhänge von somatopsychischer Komorbidität hilfreich bzw. sogar notwendig. Es ist davon auszugehen, dass häufig eine wechselseitige Beeinflussung der körperlichen und der psychischen Erkrankungen vorliegt, wie u. a. Studien zu Depression bei koronaren Herzerkrankungen oder Diabetes mellitus Typ 2 zeigen. Körperliche Erkrankungen können psychische Störungen nach sich ziehen, und psychische Erkrankungen sind ihrerseits Risikofaktoren für Entstehung und Verlauf der somatischen Erkrankungen (Beutel u. Schulz 2011; Mezuk et al. 2008). Nicht immer gelingt allerdings eine klare Trennung der zeitlichen Abfolge, da bei den meisten psychischen Störungen somatische Symptome zum diagnostischen Bild gehören, wie z. B. Erschöpfung (Fatigue), welche sowohl bei Depression wie auch z. B. bei Krebserkrankungen gehäuft auftreten kann.

70.3 Psychotherapeutische Versorgungsangebote

Psychotherapeutische Ansätze stellen ein wichtiges Element der Behandlung psychischer Störungen dar. Für die Versorgung von chronisch körperlich Kranken ist dabei von hoher Relevanz, ob Psychotherapieverfahren und -methoden als **Leistung der gesetzlichen Krankenversicherung** abgerechnet werden können. Dazu bedarf es der sozialrechtlichen Anerkennung durch den Gemeinsamen Bundesausschuss (G-BA). Wesentliche Grundlage ist eine **Nutzenbewertung**, die durch eine Arbeitsgruppe des Unterausschusses Methodenbewertung des G-BA selbst erfolgt oder mit der das Institut für Qualität und Wirtschaftlichkeit im Gesundheitswesen (IQWiG) vom G-BA beauftragt wird.

Nutzenbewertung neuer therapeutischer Verfahren und Methoden

Geprüft wird der diagnostische und therapeutische Nutzen, die medizinische Notwendigkeit und die Wirtschaftlichkeit der jeweiligen bzw. neuen Methode (§ 135 SGB V). Nach der Verfahrensordnung des G-BA erfolgt eine Gesamtbewertung im Versorgungskontext: Der Nutzen einer Methode ist in der Regel durch qualitativ angemessene Unterlagen der höchsten Evidenzstufe mit patientenbezogenen Endpunkten (z. B. Mortalität, Morbidität, Lebensqualität) zu belegen. Liegen Unterlagen dieser Aussagekraft nicht vor, kann die Nutzen-Schaden-Abwägung einer Methode allerdings auch aufgrund qualitativ angemessener Unterlagen niedrigerer Evidenzstufen erfolgen.

Richtlinienverfahren, die zur Abrechnung mit den Krankenkassen zugelassen sind, sind folgende Therapien:

- Psychoanalytisch begründete Verfahren:
  - tiefenpsychologisch fundierte Psychotherapie
  - analytische Psychotherapie
- Verhaltenstherapie

Abgelehnt hat der Gemeinsame Bundesausschuss die sozialrechtliche Zulassung der **Gesprächspsychotherapie**, da aus seiner Sicht ausreichende Belege für den Nutzen der Gesprächspsychotherapie ausschließlich für den Anwendungsbereich »Unipolare Depression« vorlägen. Zur **Systemischen Therapie** hat der G-BA im Jahr 2013 die Durchführung einer Methodenbewertung bei Erwachsenen beschlossen, über eine Anerkennung wurde jedoch bislang noch nicht entschieden.

Behandelt werden dürfen nach § 22 Psychotherapie-Richtlinie insbesondere Patienten mit psychischen Störungen aus dem Diagnosespektrum **F1 bis F6, F84 und F9** der ICD-10. Für die Behandlung von komorbid erkrankten Patienten mit somatischen Erkrankungen ist von besonderer Bedeutung, dass Psychotherapie nach § 22 Abs. 2 Ziffer 4 der Psychotherapie-Richtlinie (Gemeinsamer Bundesausschuss 2013) auch dann als Leistung der gesetzlichen Krankenversicherung erbracht werden kann, wenn eine »seelische Krankheit als Folge schwerer chronischer Krankheitsverläufe« besteht. Dies ist von besonderer Relevanz, da bei Patienten mit primär somatischen Erkrankungen auch dann Behandlungsbedarf bestehen kann, wenn nicht alle Kriterien für die Diagnose einer psychischen Störung aus den entsprechenden ICD-Kapiteln erfüllt sind (Mehnert 2013).

Im Jahr 2012 hat der G-BA die **Neuropsychologische Therapie** als Behandlungsmethode für Patienten zugelassen, die infolge eines Schlaganfalls, eines Schädel-Hirn-Traumas oder anderer neurologischer Erkrankungen an neuropsychologischen Störungen (F0) leiden. Die Leistung kann von zugelassenen Psychotherapeuten erbracht werden, die über eine Zusatzweiterbildung in Klinischer Neuropsychologie verfügen. Die Regelungen zur neuropsychologischen Therapie finden sich im Gegensatz zu den Psychotherapieverfahren in der Richtlinie »Methoden vertragsärztliche Versorgung« des G-BA.

Spezifische Daten zur psychotherapeutischen Versorgung von Patienten mit somatopsychischer Komorbidität liegen unseres Wissens nicht vor. Nachfolgend werden deshalb die insgesamt bestehenden stationären und ambulanten psychotherapeutischen Angebote kurz skizziert; eine ausführlichere Darstellung findet sich in Schulz et al. (2008).

70.3.1 Stationäre Angebote

Die Bundesrepublik Deutschland verfügt sowohl im stationären (Krankenhäuser, Kliniken) als auch im teilstationären (Tageskliniken) und ambulanten (Praxen, Ambulanzen, Beratungsstellen) Bereich über ein dicht ausgebautes System der Versorgung von Patienten mit psychischen Störungen bzw. psychosozialen Problemlagen. Die stationären Angebote verteilen sich, wenn auch ungleichgewichtig, auf drei unterschiedliche Versorgungsbereiche:

- die psychiatrisch-psychotherapeutische Krankenhausversorgung,
- die psychosomatisch-psychotherapeutische Krankenhausversorgung (»Akutpsychosomatik«) und
- die Rehabilitation von Patienten mit psychischen/psychosomatischen Erkrankungen.

Krankenhausbehandlung Psychiatrie und Psychotherapie

Es gab im Jahr 2012 in Deutschland rund 450 Fachabteilungen für Psychiatrie und Psychotherapie (ohne Kinder-/Jugendpsychiatrie und -psychotherapie) mit zusammen ca. 54.000 Betten; der Nutzungsgrad der Betten betrug 94 % (Statistisches Bundesamt 2013a). Die Diagnoseverteilung in Fachabteilungen für Psychiatrie und Psychotherapie kann den Angaben des Statistischen Bundesamtes entnommen werden, in der für 2012 etwas mehr als 707.000 vollstationäre Behandlungsepisoden (ohne Stundenfälle) aufgrund psychischer Störungen (F0–F9) in Krankenhäusern für Psychiatrie und Psychotherapie erfasst sind (Statistisches Bundesamt 2013b). Die durchschnittliche Verweildauer lag bei 22 Tagen. Die drei häufigsten Erstdiagnosen waren unipolare depressive Störungen, Störungen durch Alkohol sowie Schizophrenie. Angaben zum Ausmaß der psychischen oder somatischen Komorbidität sind den vorliegenden Statistiken nicht zu entnehmen. Die Verteilung der durchschnittlichen Krankenhaustage pro Diagnosegruppe variiert deutlich: Am längsten werden bezogen auf die häufigsten Diagnosegruppen Patienten mit Schizophrenie (mit durchschnittlich 32 Tagen) sowie mit unipolaren depressiven Störungen (F32: 32 Tage, F33: 35 Tage) stationär behandelt. Dagegen fällt die Verweildauer bei Patienten mit alkoholbezogenen Störungen mit durchschnittlich zehn Tagen deutlich kürzer aus. Bei dieser Patientengruppe beschränkt sich die Behandlung in der Regel auf die Entgiftungsbehandlung. Die Entwöhnungsbehandlungen werden typischerweise im Bereich der Suchtrehabilitation durchgeführt.

Krankenhausbehandlung Psychosomatik und Psychotherapie

Im Jahr 2012 existierten ca. 200 Fachabteilungen für Psychosomatik und Psychotherapie bzw. psychotherapeutische Medizin mit insgesamt etwas mehr als 9.000 Betten; die Auslastung der Betten betrug 91 % (Statistisches Bundesamt 2013a). In diesen Einrichtungen stellen psychotherapeutische Angebote, sowohl in Form von Einzel- als auch von Gruppenbehandlungen, neben ergänzender Psychopharmakotherapie eine zentrale Behandlungsmodalität dar. In diesen Fachabteilungen wurden insgesamt annähernd 67.000 Behandlungsepisoden dokumentiert; die durchschnittliche Verweildauer lag bei 41 Tagen (Statistisches Bundesamt 2013a). Die mit Abstand häufigste Diagnosegruppe sind die unipolaren depressiven Störungen mit 57 %, gefolgt von den Angststörungen (9 %), Anpassungsstörungen (9 %) und den somatoformen Störungen (8 %). Patienten mit Suchterkrankungen und Schizophrenie werden dagegen in diesen Fachabteilungen nur sehr selten behandelt (Statistisches Bundesamt 2013b).

Rehabilitation von Patienten mit psychischen bzw. psychosomatischen Störungen

Als ein quantitativ bedeutsames Angebot der stationären Versorgung ist das vorrangig von den Rentenversicherungen, partiell auch von der gesetzlichen Krankenversicherung getragene System der Rehabilitation von Patienten mit psychischen Erkrankungen zu nennen. Dieses System umfasst sowohl die sog. psychosomatische Rehabilitation als auch die Suchtrehabilitation, welche die Entwöhnungsbehandlungen beinhaltet. Der historisch zu verstehende Begriff der psychosomatischen Rehabilitation ist umstritten, da er den nicht zutreffenden Eindruck vermittelt, dass in diesem System vorrangig Patienten mit psychosomatischen Erkrankungen im engeren Sinne behandelt werden. Insofern erscheint die zunehmend in letzter Zeit verwendete Bezeichnung »Rehabilitation von Patienten mit psychischen/psychosomatischen Störungen« fachlich angemessener. Bei der Rehabilitation von Patienten mit psychischen und psychosomatischen Erkrankungen handelt es sich um einen indikationsspezifischen Angebotstyp der medizinischen Rehabilitation, bei dem im Rahmen eines ganzheitlichen Rehabilitationskonzepts psychotherapeutischen Interventionen ein besonderer Stellenwert zukommt.

Im Jahr 2012 existierten knapp 230 Fachabteilungen für Psychiatrie und Psychotherapie mit insgesamt etwas mehr als 15.000 Betten; hiervon entfielen 9.300 Betten in 150 Fachabteilungen auf den Bereich der Suchterkrankungen. Der Nutzungsgrad in den Fachabteilungen für Psychiatrie und Psychotherapie betrug 91 % bei einer durchschnittlichen Verweildauer von 57 Tagen. Des Weiteren existierten 164 Fachabteilungen für Psychotherapeutische Medizin bzw. Psychosomatik mit insgesamt etwa 16.400 Betten und einem Nutzungsgrad von 87 % bei einer durchschnittlichen Verweildauer von 36 Tagen. Maßgeblich für die Zuordnung einer Fachabteilung zur Psychiatrie und Psychotherapie bzw. Psychotherapeutischen Medizin war dabei die Facharztqualifikation des leitenden Arztes. Insgesamt wurden in diesen Fachabteilungen zusammen über 227.000 Patienten behandelt (Statistisches Bundesamt 2013c). Das Diagnosespektrum in diesen Fachabteilungen kann nur grob abgeschätzt werden, da entsprechend differenzierte Daten an das Statistische Bundesamt nur von Einrichtungen mit mehr als 100 Betten geliefert werden müssen. Da insbesondere die Suchtrehabilitation überproportional häufig in Fachabteilungen für Psychiatrie und Psychotherapie von kleineren Einrichtungen erfolgt, sind die vorliegenden Diagnosedaten des Statistischen Bundesamtes für diesen Indikationsbereich nicht repräsentativ. Eine valide Annäherung an das Diagnosespektrum in der stationären Rehabilitation ist auf der Grundlage der Daten der Deutschen Rentenversicherung Bund möglich, wenngleich hierbei Patienten anderer Kostenträger nicht berücksichtigt werden.

Die häufigste Erstdiagnose in der stationären Rehabilitation von Patienten mit psychischen Erkrankungen waren demnach die depressiven Störungen (F32, F33) mit 41 %. Mit 23 % folgen die psychischen Störungen durch psychotrope Substanzen, wobei den alkoholbedingten Störungen mit 15 % ein besonderes Gewicht zukommt. Die weiteren häufigen Diagnosen waren Anpassungsstörungen (F43.2) mit 10 %, Angst- und Zwangsstörungen (F40–F42) mit 7 % und somatoforme Störungen (F45) mit 6 % (Deutsche Rentenversicherung Bund 2013).

70.3.2 Ambulante Angebote

Der Großteil der ambulanten psychotherapeutischen Versorgung von Erwachsenen mit psychischen Störungen erfolgt durch niedergelassene Psychologische oder durch ärztliche Psychotherapeuten, die an der kassenärztlichen Versorgung teilnehmen. Ambulante Hilfen werden weiterhin auch in psychotherapeutischen Ambulanzen, teilstationären Einrichtungen und Beratungsstellen vorgehalten. Innerhalb der Primärversorgung bieten Ärzte niederschwellige Maßnahmen zur Versorgung psychisch kranker Menschen im Rahmen der psychosomatischen Grundversorgung an.

Niedergelassene Psychotherapeuten in der kassenärztlichen Versorgung

Nach einer Statistik der Kassenärztlichen Bundesvereinigung (KBV) mit Stand vom 31.12.2012 übernehmen ca. 14.800 kassenärztlich zugelassene Psychologische Psychotherapeuten und etwa 4.000 Kinder- und Jugendlichenpsychotherapeuten einen Großteil der ambulanten Versorgung psychisch kranker Menschen. Für diese Berufsgruppen wurde mit dem Inkrafttreten des Psychotherapeutengesetzes am 01.01.1999 eine neue rechtliche Grundlage für ihre Tätigkeit geschaffen. Das Gesetz führte zu einer weitgehenden Gleichstellung der Psychologischen Psychotherapeuten und der Kinder- und Jugendlichenpsychotherapeuten mit den ärztlichen Psychotherapeuten im Rahmen der kassenärztlichen Versorgung.

Die Gruppe der psychotherapeutisch tätigen Ärzte umfasst Fachärzte für Psychosomatische Medizin und Psychotherapie, Psychiatrie und Psychotherapie, Kinder- und Jugendpsychiatrie und -psychotherapie sowie Ärzte mit Zusatzbezeichnungen Psychotherapie und/ oder Psychoanalyse. Aus der Statistik der Kassenärztlichen Bundesvereinigung für das Jahr 2008 geht hervor, dass 5.550 Ärzte im Rahmen der ambulanten psychotherapeutischen Versorgung ausschließlich psychotherapeutisch tätig waren, darunter knapp 2.600 Fachärzte für Psychosomatische Medizin und Psychotherapie. Hinzu kommen ca. 700 Fachärzte aus der Bedarfsplanungsgruppe der Nervenärzte, Neurologen und Psychiater sowie etwa 1.000 Fachärzte für Kinder- und Jugendlichenpsychiatrie und -psychotherapie, die vielfach ebenfalls psychotherapeutische Leistungen erbrachten, deren Umfang sich jedoch nicht verlässlich abschätzen lässt.

Im Hinblick auf die Qualifikation in den Richtlinienverfahren innerhalb der Berufsgruppen zeigen die Statistiken der KBV (Stand 31.12.2013), dass der Anteil der Psychotherapeuten, die psychotherapeutische Leistungen im Verfahren Verhaltenstherapie (VT) erbringen, unter den Psychologischen Psychotherapeuten mit 59 % am größten ist, gefolgt von 40 % tiefenpsychologisch fundierter Psychotherapie und 13 % analytischer Psychotherapie. 6 % verfügen über eine Abrechnungsgenehmigung sowohl in TP als auch AP (Mehrfachnennungen möglich). Dagegen verfügten nur 19 % der ärztlichen Psychotherapeuten über eine Fachkunde in Verhaltenstherapie. Mit 88 % verfügen die meisten ärztlichen Psychotherapeuten über eine Fachkunde in tiefenpsychologisch fundierter Psychotherapie (TP), 22 % in analytischer Psychotherapie (AP) und 8 % in beiden psychoanalytisch begründeten Verfahren.

Die bestehende **Psychotherapeutendichte** (Psychotherapeuten pro 100.000 Einwohner) unterliegt erheblichen regionalen Schwankungen. Dies ist das Ergebnis einer Bedarfsplanung, die mit dem Inkrafttreten des Psychotherapeutengesetzes den historischen Ist-Zustand der psychotherapeutischen Versorgung im Jahr 1999 zum Soll-Zustand der Bedarfsplanung erklärt hat. Niederlassungsentscheidungen von Psychotherapeuten unter den unsicheren Bedingungen des Delegationsverfahrens und der Kostenerstattung für psychotherapeutische Leistungen waren somit entscheidende Bestimmungsgrößen für die Festlegung des Bedarfs entsprechend der zehn definierten raumordnungsspezifischen Planungskategorien (von Kernstädten in Agglomerationsräumen bis zu ländlichen Kreisen in ländlichen Regionen). Im Zuge der im Jahr 2013 in Kraft getretenen Bedarfsplanungsreform, die zu einer Reduzierung auf fünf raumordnungsspezifische Planungskategorien führte, erfolgte lediglich für die ländlichen, eigenversorgten Planungskreise (sog. Typ V) eine deutliche Absenkung der Verhältniszahl. Die Verhältniszahlen für die anderen Planungskreistypen, einschließlich der Sonderregion Ruhrgebiet, fußten dagegen weiterhin im Wesentlichen auf den Niederlassungszahlen aus dem Jahr 1999. Entsprechend zeichnet sich für die Bedarfsplanungsgruppe der Psychotherapeuten am deutlichsten ein **Ost-West-Unterschied** mit einem wesentlich geringeren Anteil an Psychotherapeuten in den neuen Bundesländern ab. Eine zweite Besonderheit zeigt sich beim Vergleich der Stadt- und Flächenstaaten, wobei die Psychotherapeutendichte in den Stadtstaaten deutlich erhöht ist. Tendenziell deutet sich außerdem ein **Nord-Süd-Unterschied** an, mit der höchsten Dichte in Hessen, Baden-Württemberg und Bayern.

Daten zum Diagnosespektrum zeigen, dass es im Bereich der Versorgung von Erwachsenen mit psychischen Erkrankungen zwischen den Berufsgruppen (Psychiatrie und Psychotherapie, Psychosomatische Medizin und Psychotherapie, Psychologische Psychotherapeuten und ärztliche Psychotherapeuten) sehr große Überschneidungen gibt (Bundespsychotherapeutenkammer 2013). Danach sind auf der Ebene der dreistelligen ICD-10-Diagnosen die unipolaren Depressionen (F32 und F33) mit rund 30 % die häufigste psychische Erkrankung. Es folgen Reaktionen auf schwere Belastungen mit einem Anteil von rund 20 %, lediglich bei den Fachärzten liegt dieser Anteil bei ca. 8 %. Weitere häufige Störungen sind die sonstigen Angststörungen (F41) mit einem Anteil von rund 11 %, somatoforme Störungen (F45) und Persönlichkeitsstörungen mit jeweils 6 %. Patienten mit der Diagnose einer Schizophrenie (F20) bzw. einer substanzbezogenen Störung (F1) haben in der Facharztgruppe der Psychiater einen Anteil von 5 bzw. 3 %, während diese Patienten bei den anderen Berufsgruppen lediglich einen Anteil von ca. 1 % ausmachen. Diese Ergebnisse konnten auch durch ein Gutachten im Auftrag der KBV zur ambulanten psychosomatisch/psychotherapeutischen Versorgung bestätigt werden, in dem Auswertungen auf der Ebene der vierstelligen ICD-10-Diagnosen vorgenommen wurden (Kruse u. Herzog 2012). Hierbei zeigte sich auch für alle untersuchten Berufsgruppen eine erhöhte somatische Morbidität im Vergleich zu dem Durchschnitt der kassenärztlich versorgten Patienten. Auf der Basis einer Vollerhebung im Jahr 2008 berechneten die Autoren ferner, dass von der Berufsgruppe der Fachärzte für Psychiatrie und Psychotherapie im Jahr 2,6 Mio. Quartalsfälle versorgt wurden. Auf die Gruppe der Psychologischen Psychotherapeuten entfielen 2,5 Mio. Quartalsfälle, gefolgt von den Fachärzten für Psychosomatische Medizin und Psychotherapie mit 400.000 Quartalsfällen und den ärztlichen Psychotherapeuten mit 360.000 Quartalsfällen.

Eine Analyse der KBV zur ambulanten psychotherapeutischen Versorgung für die Jahre 2009 bis 2012 ergab, dass unter Berücksichtigung von Selektionseffekten bei der Stichprobenbestimmung ca. 60 % der antrags- und genehmigungspflichtigen Psychotherapien als Kurzzeittherapie mit bis zu 25 Sitzungen (Median: 20 Sitzungen) durchgeführt wurden (Multmeier u. Tenckhoff 2014). Rund 50 % der Patienten wurden verhaltenstherapeutisch behandelt, während 45 % der Patienten ausschließlich Leistungen der tiefenpsychologisch fundierten Psychotherapie erhielten, 2 % ausschließlich analytische Psychotherapie und bei 3 % der Patienten wurde mehr als ein Richtlinienverfahren eingesetzt.

Ambulanzen

Einen wichtigen Beitrag zur ambulanten psychotherapeutischen Versorgung in der GKV leisten die unterschiedlichen Typen von Ambulanzen. Die Ambulanzen lassen sich zunächst entsprechend der gesetzlichen Vorgaben in **Hochschulambulanzen** (§ 117 SGB V) und **Psychiatrische Institutsambulanzen** (§ 118 SGB V) untergliedern. Nach § 117 sind zum einen die Ambulanzen, Institute und Abteilungen der Hochschulkliniken zur ambulanten ärztlichen Versorgung zu ermächtigen, worunter unter anderem auch die Ambulanzen zur Versorgung von Patienten mit psychischen Erkrankungen zu subsumieren sind. Zum anderen werden nach § 117 Abs. 2 SGB V hierunter auch die **Forschungsambulanzen** an psychologischen Universitätsinstituten und die **Ambulanzen an Ausbildungsstätten** nach § 6 des Psychotherapeutengesetzes gefasst.

Das Angebot von Ambulanzen stellt sich sehr heterogen dar. Quantitativ am bedeutsamsten sind die an Krankenhäuser bzw. Abteilungen für Psychiatrie und Psychotherapie angegliederten Psychiatrischen Institutsambulanzen. Nach Informationen der Gesundheitsministerkonferenz (AG Psychiatrie der Obersten Landesgesundheitsbehörden 2012) gab es im Jahr 2010 491 Psychiatrische Institutsambulanzen (PIA) für Erwachsene an insgesamt 450 Fachkrankenhäusern und Fachabteilungen und 186 PIAs im Bereich der Kinder- und Jugendlichenpsychiatrie an 174 Fachkrankenhäusern und Fachabteilungen. Auf der Grundlage dieser Daten wurde geschätzt, dass im Jahr 2010 ca. 1.600.000 Behandlungsfälle

(Quartalsfälle) in den PIA abgerechnet wurden. Dies soll nach Spengler (2012) ca. 700.000 Personen entsprechen, die im Jahr 2010 versorgt wurden. Circa ein Fünftel entfällt dabei auf Behandlungen in den PIA der Kinder- und Jugendpsychiatrie und -psychotherapie.

Mit Inkrafttreten des Psychotherapeutengesetzes entstanden im Rahmen der Ausbildung von Psychologischen Psychotherapeuten und Kinder- und Jugendlichenpsychotherapeuten gemäß § 6 Psychotherapeutengesetz Ambulanzen der staatlichen anerkannten universitären und privaten Ausbildungsinstitute, die inzwischen auch einen wichtigen Beitrag zur psychotherapeutischen Versorgung leisten. Hinzu kommen die Hochschul- bzw. Forschungsambulanzen an den psychologischen Universitätsinstituten, die ebenfalls im Rahmen des für Forschung und Lehre notwendigen Umfangs psychotherapeutische Behandlungen zulasten der GKV anbieten. Hierbei bestehen für die Ambulanzen Fallzahlbegrenzungen, die hinsichtlich des Umfangs stark variieren. Das Forschungsgutachten zur Ausbildung von PP und KJP (Strauß et al. 2009) hatte im Rahmen einer Befragung ermittelt, dass im Jahr 2008 173 staatlich anerkannte Ausbildungsstätten existierten. Nach einer Erhebung der Bundespsychotherapeutenkammer hat sich die Zahl der staatlich anerkannten Ausbildungsinstitute bis zum Jahr 2013 auf ca. 220 Institute erhöht. Im Jahr 2012 schlossen insgesamt ca. 1.400 Psychologische Psychotherapeuten und 500 Kinder- und Jugendlichenpsychotherapeuten ihre Ausbildung ab, davon ca. 80 % (PP) bzw. 60 % (KJP) mit Verhaltenstherapie als Vertiefungsverfahren. Legt man bei der praktischen Ausbildung einen Durchschnittswert von 700 Behandlungsstunden pro Ausbildungsteilnehmer und eine mittlere Behandlungsdauer von 45 Std. zugrunde, ergibt sich eine jährliche Behandlungskapazität an den Ausbildungsstätten von knapp 30.000 Patienten.

Überblick: Strukturen der psychotherapeutischen Versorgung Erwachsener

- 450 Fachabteilungen für Psychiatrie und Psychotherapie mit zusammen ca. 54.000 Betten
- 200 Fachabteilungen für Psychosomatik und Psychotherapie bzw. psychotherapeutische Medizin mit insgesamt etwas mehr als 9.000 Betten
- Medizinische Rehabilitation: 230 Fachabteilungen für Psychiatrie und Psychotherapie mit insgesamt etwas mehr als 15.000 Betten sowie 164 Fachabteilungen für Psychotherapeutische Medizin bzw. Psychosomatik mit insgesamt etwa 16.400 Betten
- 491 Psychiatrische Institutsambulanzen (PIA)
- 14.800 kassenärztlich zugelassene Psychologische Psychotherapeuten sowie 5.550 Ärzte, die im Rahmen der ambulanten psychotherapeutischen Versorgung ausschließlich psychotherapeutisch tätig waren

70.4 Fazit und Ausblick

Eine nicht erkannte und richtig diagnostizierte psychische Komorbidität ist ein häufiges Phänomen in der medizinischen Versorgung. Sie stellt für den weiteren somatischen wie auch psychischen Krankheitsverlauf ein hohes Risiko dar, welches sowohl mit individuellem Leid, aber auch mit erheblichen gesundheitsökonomischen Konsequenzen einhergeht. Psychotherapie bei körperlich erkrankten Patienten mit einer psychischen Komorbidität kann, muss aber nicht dem Vorgehen bei primär psychischen Störungen entsprechen. Sowohl die Bedürfnisse der Patienten wie – darauf aufbauend – auch die therapeutischen Zielsetzungen können sich unterscheiden und fokussieren, z. B. nicht auf lebensgeschichtlich entstandene intrapsychische Konflikte, sondern die Verarbeitung der emotionalen Belastung, die Akzeptanz der Erkrankung, die Unterstützung der Krankheitsverarbeitung durch Förderung individueller und interpersoneller Ressourcen, Selbstwirksamkeit und Kommunikation (Faller 2005). Auf Seiten der Behandler ist häufig auch Wissen um die körperliche Erkrankung und die medizinische Behandlung von Nöten, wie sie z. B. in den Curricula Psychosoziale Onkologie u. a. vermittelt werden.

Die vorgestellten Daten zur psychotherapeutischen Versorgung verdeutlichen, dass es in Deutschland eine vielfältige und differenzierte psychosoziale Versorgungsstruktur im ambulanten und stationären Bereich mit einer erheblichen Versorgungskapazität gibt. Anders als in vielen anderen westlichen Industrienationen werden diese Angebote im Wesentlichen durch die gesetzlichen Sozialversicherungssysteme finanziert (Gesetzliche Krankenversicherung und Gesetzliche Rentenversicherung). Sowohl im stationären als auch im ambulanten Bereich gab es in den letzten beiden Jahrzehnten einen erheblichen Ausbau der Angebotskapazität. Die vorliegenden Daten lassen noch nicht erkennen, ob diese Zuwachsentwicklung in absehbarer Zeit abgeschlossen sein wird. Vergleicht man die Versorgungsdichte in den verschiedenen Regionen Deutschlands, so fällt eine deutliche Ost-West-Differenz zuungunsten der neuen Bundesländer auf. Darüber hinaus besteht erwartungsgemäß ein Stadt-Land-Gefälle.

In der derzeitigen Bedarfsplanung wird der Bedarf an ambulanter Psychotherapie vom Gesetzgeber im Wesentlichen über den Bestand, also den Status quo an niedergelassenen Behandlern, definiert. Versorgungsdefizite, die in bestimmten Regionen bereits bestehen, werden dadurch auch für die Zukunft festgeschrieben. Unberücksichtigt bleibt auch eine eventuelle Überlegenheit einzelner Therapieverfahren bei bestimmten Störungsbildern, wie sie im Rahmen der Empirically Supported Treatments oder der Leitlinien diskutiert wird (vgl. Chambless u. Ollendick 2001). Ebenso finden die Bedarfe von Patienten mit somatischen Erkrankungen und komorbiden psychischen Störungen, insbesondere auch in Hinblick auf einen wachsenden Anteil chronisch kranker multimorbider älterer Patienten, bisher keinen ausreichenden Niederschlag in den Entscheidungen der Zulassungsausschüsse über einen qualitativen Sonderbedarf.

Insgesamt besteht für den Bereich der Versorgung psychisch Kranker – mit und ohne somatische Komorbidität – wie in anderen Gesundheitsbereichen ein gravierendes Defizit an empirischen Ergebnissen der Versorgungsforschung. Damit fehlen wichtige empirische Grundlagen für eine rational begründete Versorgungsplanung.

Literatur

AG Psychiatrie der Obersten Landesgesundheitsbehörden. Tabellenanhang zum Bericht »Psychiatrie in Deutschland – Strukturen, Leistungen, Perspektiven« der AG Psychiatrie der Obersten Landesgesundheitsbehörden an die Gesundheitsministerkonferenz 2012. http://www.hamburg.de/krankenhaus/3506156/gmk-beschluss/.

Beutel M. Psychotherapie bei somatischen Erkrankungen aus psychodynamischer Sicht. In: Faller H (Hrsg). Psychotherapie bei somatischen Erkrankungen. Stuttgart: Thieme 2005; 122–40.

Beutel M, Schulz H. Psychische Komorbidität bei chronischer körperlicher Krankheit. Bundesgesundheitsbl Gesundheitsforsch Gesundheitsschutz 2011; 54: 15–21.

Bundesärztekammer (BÄK), Kassenärztliche Bundesvereinigung (KBV), Arbeitsgemeinschaft der Wissenschaftlichen Medizinischen Fachgesellschaften (AWMF). Nationale VersorgungsLeitlinie Chronische Herzinsuffizienz – Langfassung. Version 1.2; 2010. http://www.versorgungsleitlinien.de/themen/herzinsuffizienz.

Bundespsychotherapeutenkammer. BPtK-Standpunkt – 10 Tatsachen zur Psychotherapie; 2013. http://www.bptk.de/fileadmin/user_upload/Publikationen/BPtK-Standpunkte/10_Tatsachen_zur_Psychotherapie/20130412_BPtK_Standpunkt_10_Tatsachen_Psychotherapie.pdf.

Chambless DL, Ollendick TH. Empirically supported psychological interventions: Controversies and evidence. Ann Rev Psychol 2001; 52: 685–716.

Deutsche Rentenversicherung Bund. Statistik der Deutschen Rentenversicherung. Rehabilitation. Leistungen zur medizinischen Rehabilitation, sonstige Leistungen zur Teilhabe und Leistungen zur Teilhabe am Arbeitsleben der gesetzlichen Rentenversicherung im Jahre 2012. Berlin: DRV Bund 2013.

GEK – Gmünder Ersatzkasse. GEK-Report ambulant-ärztliche Versorgung 2007. Auswertungen der GEK-Gesundheitsberichterstattung. Schwerpunkt: Ambulante Psychotherapie. Schwäbisch Gmünd 2007.

Gemeinsamer Bundesausschuss. Aufgaben und Kompetenzen des Gemeinsamen Bundesauschusses; 2005. http://www.g-ba.de (Zugriffsdatum: 11.07. 2005).

Gemeinsamer Bundesausschuss. Richtlinie des Gemeinsamen Bundesausschusses über die Durchführung der Psychotherapie; 2013. https://www.g-ba.de/informationen/richtlinien/20/ (Zugriffsdatum: 19.07.2013).

Härter M, Baumeister H. Psychische Komorbidität bei somatischen Erkrankungen: Prävalenz, Ätiologie und Diagnostik. In: Faller H (Hrsg). Psychotherapie bei somatischen Erkrankungen. Stuttgart: Thieme 2005; 7–17.

Kruse J, Herzog W. Zwischenbericht zum Gutachten Zur ambulanten psychosomatischen/psychotherapeutischen Versorgung in der kassenärztlichen Versorgung in Deutschland – Formen der Versorgung und ihre Effizienz im Auftrag der Kassenärztlichen Bundesvereinigung; 2012. http://s255669059.online.de/pdf/Gutachten_Psychosomatik_Zwischenbericht.pdf.

Mezuk B, Eaton WW, Albrecht S, Golden SH. Depression and Type 2 Diabetes over the Lifespan: A meta-analysis. Diabetes Care 2008; 31(12): 2383–90.

Mehnert A. Psychoonkologische Diagnostik. In: Schulz-Kindermann F (Hrsg). Psychoonkologie. Grundlagen und psychotherapeutische Praxis. Weinheim: Beltz 2013; 175–87.

Multmeier A, Tenckhoff B. Psychotherapeutische Versorgung. Autonomere Therapieplanung kann Wartezeiten abbauen. Dtsch Aerztebl PP 2014; 3: 110–2.

Schulz H, Barghaan D, Harfst T, Koch U. Psychotherapeutische Versorgung. In: Robert Koch-Institut (Hrsg). Gesundheitsberichterstattung des Bundes, Bd. 41; 2008. http://www.rki.de/cln_169/nn_1334772/DE/Content/GBE/Gesundheitsberichterstattung/GBEDownloadsT/Psychotherapeutische__Versorgung.html?__nnn=true.

Singer S, Das-Munshi J, Brähler E. Prevalence of mental health conditions in cancer patients in acute care – a meta-analysis. Ann Oncology 2010; 21: 925–30.

Spengler A. Aktuelle Probleme der ambulanten psychiatrisch-psychotherapeutischen Versorgung – zur Rolle der PIA. Psychiatr Prax 2008; 35: 361–5.

Spengler A. Psychiatrische Institutsambulanzen. Leistungsfähig, bedarfsgerecht und innovativ. Dtsch Aerztebl PP 2012; 10: 457–9.

Statistisches Bundesamt. Fachserie 12, Reihe 6.1.1, Gesundheit: Grunddaten der Krankenhäuser 2012. Wiesbaden: 2013a.

Statistisches Bundesamt. Tiefgegliederte Diagnosedaten der Krankenhauspatientinnen und -patienten 2012. Wiesbaden: 2013b.

Statistisches Bundesamt. Fachserie 12, Reihe 6.2.2 Gesundheit: Diagnosedaten der Patienten und Patientinnen in Vorsorge- oder Rehabilitationseinrichtungen 2012. Wiesbaden: 2013c.

Strauß B, Barnow S, Brähler E et al. Forschungsgutachten zur Ausbildung von Psychologischen Psychotherapeuten und Kinder- und Jugendlichenpsychotherapeuten im Auftrag des Bundesministeriums für Gesundheit; 2009. http://www.bmg.bund.de/nn_1193288/SharedDocs/Publikationen/DE/Forschungsberichte/Ausbildung-Psychologische-Psychotherapeuten.html?__nnn=true (Zugriffsdatum: 12.07.2010).

VIII Forschung und Perspektiven

71 Forschungsperspektiven

Winfried Rief, Peter Henningsen

71.1 Forschung in der Psychosomatik und Verhaltensmedizin – eine Herausforderung

Das bio-psycho-soziale Modell, so wie es in ► Kapitel 3 näher bestimmt wurde, ist in Psychosomatik und Verhaltensmedizin nicht nur klinisch, sondern auch für die Forschung handlungsleitend. Das heißt, dass die Erforschung der Vulnerabilität für, der Auslösung und Aufrechterhaltung von psychosomatischen Erkrankungen genauso wie die Erforschung der Mechanismen und Wirkungen therapeutischer Interventionen prinzipiell sowohl biologische wie psychologische und soziale Faktoren berücksichtigen muss. Das einzelne Forschungsprojekt wird aber, um wissenschaftlichen Standards angemessen und praktisch durchführbar zu sein, in der Regel nicht alle Faktoren gleichzeitig untersuchen können. Es gibt also ein Spannungsverhältnis zwischen der realen Komplexität relevanter Einflussfaktoren und ihrer Wechselwirkung einerseits und der für gute Forschung notwendigen Komplexitätsreduktion auf eindeutig untersuch- und interpretierbare Designs und Fragestellungen andererseits.

Dieses Spannungsverhältnis gibt es prinzipiell in vielen Wissenschaftsbereichen, für die Forschung in Psychosomatik und Verhaltensmedizin ist es aber besonders charakteristisch. Das liegt daran, dass im bio-psycho-sozialen Modell die sonst in der Wissenschaft verbreitete umfassende Form von Reduktionismus, also die Reduktion nicht nur der Komplexität von Einflussfaktoren, sondern die prinzipielle Reduktion aller Faktoren auf nur eine relevante (in der Regel physikalisch-naturwissenschaftlich gefasste) Erklärungsebene gerade nicht gilt und insofern die in anderen Wissenschaftsbereichen mit Absicht praktizierte Ausblendung anderer Faktoren und vor allem anderer Erklärungsebenen[1] dem eigenen Anspruch gerade nicht gerecht wird.

Damit wird auch gesagt, dass sich Forschung in Psychosomatik und Verhaltensmedizin in mehr als einer Wissenschaftstradition bewegen muss: einerseits in der naturwissenschaft-

[1] Ein Beispiel für die bewusste Ausblendung anderer als biologischer Erklärungsebenen findet sich aktuell in dem sog. Research Domain Criteria Project des National Institute of Mental Health (NIMH, USA), das darauf ausgerichtet ist, die biologische Basis psychopathologischer Fehlfunktionen quer zu traditionellen Diagnosen zu erfassen und darauf eine validere und reliablere Klassifikation zu gründen.

lichen und empirisch-sozialwissenschaftlichen Tradition des quantitativen Messens und mechanistischen Erklärens von Ursachen und Prozessen, jedoch andererseits auch in der qualitativen Erfassung von subjektiven Bedeutungen, dem hermeneutischen Verstehen von Motiven und Gründen sowie in der klassischen Tradition der Einzelfall-Analyse. (Zur Tradition der Psychosomatik gehören auch Versuche, die Unterschiede zwischen diesen Wissenschaftsarten zu überwinden in Form eher systemorientierter Ansätze, von denen die Biosemiotik Thure von Uexkülls am bekanntesten geworden sein dürfte.) Hier müssen wir berücksichtigen, dass es natürlich schwierig bis unmöglich ist, als einzelner Forscher oder einzelne Forschergruppe in mehreren Wissenschaftsbereichen und methodischen Herangehensweisen gleichzeitig so kompetent zu sein, dass gute und kompetitive Wissenschaft entsteht. Forschung in Psychosomatik und Verhaltensmedizin wird insofern noch stärker interdisziplinär und kooperativ sein müssen als das für andere, auch medizinische, Wissenschaftsbereiche der Fall ist.

Die besondere Bedeutung des bio-psychosozialen Modells als Orientierungsrahmen der Forschung in Psychosomatik und Verhaltensmedizin hat auch zur Folge, dass einige der traditionellen Einteilungen medizinischer Forschung so nicht gelten. Während klinische und Versorgungsforschung hier das Gleiche bedeuten wie in der Biomedizin, nämlich die Erforschung der Mechanismen und Wirkungen diagnostischer und therapeutischer Interventionen in experimentellen bzw. in realen Versorgungssettings, ist der Begriff der Grundlagen- und translationalen Forschung breiter zu fassen, insofern hier neben bio-medizinischen Forschungsansätzen z. B. zu Biomarkern psychosomatischer Erkrankungen auch Forschungsansätze hinzuzurechnen sind, die psychologische und soziale Grundlagen psychosomatischer Erkrankungen erfassen, z. B. zur Epidemiologie psychosozialer Risiko- und Schutzfaktoren.

Eines sei bei all diesen prinzipiellen Überlegungen nicht vergessen: Für die Disziplin Psychosomatik und Verhaltensmedizin wird es langfristig wesentlich sein, ob das Fach unter wissenschaftlichen Gesichtspunkten bestehen kann, internationalen Standards genügt und innerhalb der Medizin und Gesundheitswissenschaften konkurrenzfähige belastbare Ergebnisse produziert. Gerade die Erfahrungen der letzten Jahrzehnte haben deutlich gemacht, dass für ein Überleben der psychosozialen Fächer gerade auch im universitären System die Forschung nicht nur intern für das Teilgebiet relevant sein darf, sondern auch die Aufmerksamkeit anderer Teilgebiete erlangen und Verknüpfungen zu anderen Forschungsfeldern anbieten muss. Gerade die nicht-apparativen Fächer mögen es hier z. T. etwas schwerer haben, nichtsdestotrotz zeigen ausreichend Beispiele aus den letzten Jahren, dass ein gewisser Konsens über Qualitätsstandards von Forschungsansätzen besteht, auf den aufgebaut werden kann, um die Forschungslinien der Psychosomatik und Verhaltensmedizin auch im Kontext von öffentlichen Förderprogrammen stärker zu platzieren. Deshalb ist ein weiterer Ausbau der Forschungsaktivität unter Berücksichtigung internationaler Standards für das Fach wesentlich.

Auf einige speziellere Forschungsaspekte gehen wir im Folgenden noch ein – natürlich ohne Anspruch auf Vollständigkeit.

71.2 Grundlagenforschung im Bereich Psychosomatik und Verhaltensmedizin

Trotz der Stärken der unterschiedlichen Forschungsbereiche Psychosomatik und Verhaltensmedizin hatten diese Traditionen auch gerade auf Forschungsseite Nachteile mit sich gebracht. Zu oft wurde der Schwerpunkt nur auf monokausale Erklärungsmodelle gelegt oder ausschließlich auf aufrechterhaltende Bedingungen von Problemkonstellationen. Eine zu enge Verbundenheit mit traditionellen theoretischen Vorgaben hat stellenweise eine konsequente Umsetzung des Modells verhindert, das für unser Buch richtungsweisend war: ein bio-psycho-soziales Rahmenmodell, das die Interaktion verschiedener Ebenen berücksichtigt und sowohl ätiologische/prädisponierende, auslösende als auch aufrechterhaltende Bedingungen sowie ihre Interaktionen integriert. Vor diesem Hintergrund muss die Zukunft der Forschung im Bereich Psychosomatik und Verhaltensmedizin, die sich auf grundlegende Prozesse bezieht, die Multikausalität und Komplexität stärker berücksichtigen. Hierfür ist die Verwendung reliabler und valider Messmethoden unabdingbar. Zu häufig werden auch heute noch Messverfahren eingesetzt, die den persönlichen Prioritäten der Untersuchungsleiter zu viel Spielraum lassen und deshalb eher der Selbstbestätigung dienen als einer kritischen, wissenschaftlichen Prüfung.

Daneben kann die psychosomatische und verhaltensmedizinische Grundlagenforschung deutlich davon profitieren, konsequenter die Konzepte und Befunde von Nachbarwissenschaften zu berücksichtigen. Als ein Fach, das per definitionem psychologische, biologische und soziale Faktoren integrieren muss, ist es in der Pflicht, die Entwicklungen mindestens dieser drei Bereiche sehr sorgfältig zu verfolgen und zusammenzuführen. Die heutzutage sehr stark empirisch orientierte Psychologie hat an diversen Stellen Konzepte entwickelt, die z. T. präziser formuliert sind als Konstrukte der traditionellen Psychosomatik und für die wichtige Impulse und zahlreiche Ergebnisse aus der empirischen Forschung vorliegen. Biologie und Psychobiologie bieten Modelle und empirische Daten für Wirkungspfade in der Interaktion psychischer und körperlicher Prozesse an. Es kann heute nicht mehr zeitgemäß sein, psychogenetische Modelle und Prozesse zu formulieren, ohne sich auch Gedanken zu machen, wie diese denn biologisch transmittiert werden können.

Weiterhin ein Stiefkind des bio-psychosozialen Modells ist die soziale Seite, auch wenn sich hier in den letzten Jahren spannende Neuentwicklungen ergeben haben. Trotzdem werden die Forschungsmethoden der Soziologie und Sozialpsychologie bisher im Bereich der Psychosomatik und Verhaltensmedizin zu wenig berücksichtigt. Neuentwicklungen, die z. B. psychobiologische Konsequenzen sozialer Schichtung untersuchen (Euteneuer et al. 2014) oder auch Stadt-Land-Unterschiede in ihren biologischen Komponenten darstellen (Meyer-Lindenberg u. Tost 2012), können hier Impulse für zukünftige Forschungsentwicklungen repräsentieren. In Anbetracht der Tatsache, dass gerade die häufigsten medizinischen Erkrankungen in aller Regel einen Einfluss des sozioökonomischen Status aufweisen sowie durch Gender-Effekte beeinflusst sind, wird deutlich, wie wichtig diese Aspekte auch für die zukünftige Forschung sein müssen.

! Für die Grundlagenforschung der Psychosomatik und Verhaltensmedizin ist es notwendig, das bio-psycho-soziale Modell mit seinen multiplen Interaktionsmöglichkeiten noch konsequenter zu berücksichtigen.

71.3 Interventionsforschung

»Wer heilt, hat Recht.« Letztendlich überzeugt im Bereich kompetitiver Therapieansätze im Gesundheitswesen mit seinen limitierten Ressourcen nichts vergleichbar stark wie überzeugende Therapiestudien. Auch hier hat der »Schulenstreit der Psychotherapierichtungen« an manchen Stellen Entwicklungen eher blockiert als gefördert. Zwischenzeitlich kann jedoch festgehalten werden, dass eine ausreichend akzeptierte gemeinsame Basis vorliegt, wie Interventionsforschung international anerkannt erfolgen muss (Nestoriuc et al. 2012).

Erste (und früher oftmals strittig diskutierte) Frage bei der Interventionsforschung ist, wie Therapieerfolg überhaupt gemessen werden soll. Die folgende Übersicht stellt diesbezüglich einen gewissen Konsens vor, der davon ausgeht, dass Therapieerfolgsmessung grundsätzlich multidimensional erfolgen und dabei möglichst die folgenden vier Dimensionen berücksichtigen sollte: 1) Zum einen stellen die eigentlichen Krankheitsvariablen in aller Regel ein primär relevantes Outcome-Kriterium dar (z. B. Blutdruck bei arterieller Hypertonie, HbA_{1C}-Werte bei Diabetes, Depressivität bei Depression). 2) Zusätzlich muss jedoch der Aspekt der Krankheitsfolgen berücksichtigt werden (z. B. »Disability«, Lebensqualität, gesundheitsökonomische Analysen). Gerade bei den chronischen Erkrankungen, wo es oftmals weniger um Heilung als um Verbesserung der Lebensbedingungen geht, kann diese zweite Dimension der Erfolgsmessung wichtiger sein als die primär klinische erste Dimension. 3) Wissenschaftlich unbefriedigend wäre jedoch zu wissen, dass eine Intervention wirkt, ohne irgendwelche Informationen über die Wirkprozesse und Wirkmechanismen zu haben. Deshalb wird als dritte Dimension vorgeschlagen, auch Prozesse der Veränderung, Wirkungspfade etc. bei Interventionsstudien zu erfassen. In diesem Bereich ist auch Platz für durchaus schulenspezifische Hypothesen (z. B. Veränderung von Bindungsverhalten, Fear Avoidance), jedoch sollte sich gerade der Bereich Psychosomatik und Verhaltensmedizin dadurch auszeichnen, auch psychobiologische und psychosoziale Wirkpfade oder Gesundheitsverhalten (einschl. körperlicher Aktivität) bei den zu untersuchenden Mechanismen zu berücksichtigen. 4) Neu und noch wenig etabliert ist die Berücksichtigung unerwarteter negativer Effekte von Interventionen als vierte Dimension. Ähnlich wie in der Medizin war auch die Psychotherapieforschung über Jahrzehnte hinweg stark dadurch geprägt, positive Effekte der vom Untersuchungsleiter präferierten Intervention darzustellen und mögliche negative Effekte entweder gar nicht zu messen oder nur unbefriedigend zu erfassen. Damit ist eine echte Nutzen-Risiken-Abwägung bei der Empfehlung für Interventionen jedoch obsolet. Deshalb ist ein selbstkritisches Herangehen einschließlich der Erfassung möglicher negativer Effekte von Interventionen für die Zukunft zu fordern. Entsprechende Messverfahren liegen zwischenzeitlich vor (Ladwig et al. 2014).

Multidimensionale Erfassung von Behandlungserfolg

- Dimension 1: Krankheitsvariablen, Krankheitsklassifikation, Veränderungen auf symptomatischer Ebene
- Dimension 2: Krankheitsfolgen (Beeinträchtigung, Lebensqualität, Gesundheitsökonomie)
- Dimension 3: Veränderungsmechanismen (angenommene Wirkfaktoren, Wirkungspfade auf bio-psycho-sozialer Ebene)
- Dimension 4: Messung potenziell unerwünschter Effekte

71.3.1 Wahl des Studiendesigns

Forschungsfragestellungen zur Intervention in der Psychosomatik und Verhaltensmedizin adressieren in aller Regel komplexe Interventionen, für die besondere Auswahlregeln für Studiendesigns gelten sollten (s. z. B. Craig et al. 2008) und nicht ein einzelnes Studiendesign eine Monopolstellung haben kann. Trotzdem stellt vorerst weiterhin die randomisierte klinische Studie (Randomized Clinical Trial, RCT) den Goldstandard der Interventionsforschung dar. Keine andere Intervention erlaubt mit einer dermaßen hohen Belastbarkeit Kausalaussagen. Entsprechend ist es nicht verwunderlich, dass auch eine Reanalyse selbst hoch publizierter Interventionsstudien, die nicht einem RCT-Design folgten, ergab, dass bei einfachen kontrollierten Gruppenstudien deutlich häufiger mittelfristig Ergebnisse revidiert werden müssen als bei RCTs (Ioannidis 2005). Wegen der RCT-typischen hohen internen Validität ist deshalb solche Forschung entsprechend internationaler Standards und im Konkurrenzkampf um Ressourcen des Gesundheitssystems und der Forschungsmittel unerlässlich.

Trotzdem muss auch darauf hingewiesen werden, dass eine hohe oder gar ausschließliche Fixierung auf RCT-Designs in der Interventionsforschung viele Fragen unbeantwortet lässt (Craig et al. 2008). Dies trifft zum einen die klinische Relevanz in Versorgungssystemen, die durch ökologisch validere Designs geprüft werden muss. Dieser Bereich der sog. Effectiveness-Forschung stellt also eine notwendige und wichtige Ergänzung dar. Es muss jedoch auch darauf hingewiesen werden, dass es keine externe Validität ohne interne Validität gibt. Erst wenn durch intern valide Studien belegt ist, dass bestimmte Therapieeffekte auf bestimmte Interventionen zurückgeführt werden können, können stärker extern valide Studienergebnisse adäquat interpretiert werden.

Außerdem hat sich in den vergangenen Jahren die Methodik der qualitativen Forschung deutlich verbessert und konnte in vielen Bereichen interessante Ergebnisse erbringen. Gerade bei Beginn von neuen Forschungszweigen oder in schwer strukturierbaren Settings mit komplexen Interaktionen empfiehlt sich, zuerst mit qualitativer Forschung bzw. Einzelfallstudien zu beginnen, bevor komplexe, teure und stark reglementierende quantitative Forschung eingesetzt wird. So konnten gerade für den Bereich Arzt-Patient-Interaktion insbesondere durch die qualitative Forschung wichtige Impulse geliefert werden (Salmon et al. 2007). Gleichzeitig bleibt die interne Validität von Kausalaussagen naturgemäß hinter experimentellen Ansätzen zurück. Andererseits wird unter dem hohen Forschungsdruckt, dem sich die heutigen Wissenschaftler ausgesetzt fühlen, auch oftmals zu schnell mit quantitativen experimentellen Designs begonnen, ohne durch präzise qualitative Vorstudien das Thema zu konkretisieren; dies kann kaum wünschenswert sein.

71.3.2 Neue Wege der Prozessforschung

Der Erfolg der Psychotherapie baut in der Regel auf längere Interaktionssequenzen auf, die oftmals über Monate oder gar Jahre verteilt angeboten werden. Die Komplexität dieser Interaktionen, die verschiedenen Möglichkeiten für positive und negative Entwicklungen im psychotherapeutischen Prozess sowie die zahlreichen Entscheidungsschritte der Psychotherapeuten werden deshalb durch die primäre Erfassung des Behandlungsergebnisses (z. B. bei RCTs) schlecht reflektiert. Aus diesem Grund bietet Prozessforschung eine wichtige Ergänzung zur reinen Erfolgsforschung.

Allerdings lässt auch der aktuelle Stand der Prozessforschung Weiterentwicklungsmöglichkeiten zu, die zurzeit nicht oder nicht ausreichend genutzt werden. Zu häufig ist aktuelle Prozessforschung dadurch gekennzeichnet, dass eine große Anzahl an Einzeldaten gesammelt wird, die über komplexe statistische Modellierung anschließend in kaum replizierbare Befunde und Modelle übertragen wird. Zwar ist auch solche Forschung notwendig, trotzdem ist es unbefriedigend, dass aktuelle Kausalaussagen aus der Prozessforschung fast ausschließlich auf korrelativen Analysen basieren.

Prozessforschung kann und sollte auch experimentell sein; dies ist ein Forschungsansatz, der hier nicht bzw. nicht ausreichend genutzt wird. Demgegenüber könnte die Prozessforschung einen deutlichen Erkenntnisgewinn erbringen, wenn in bestimmten Therapiephasen auch kurzfristigere Sequenzen z. T. experimentell variiert werden. Dies kann z. B. Themen betreffen wie:

- verschiedene Ansätze zur Intensivierung der therapeutischen Beziehung in einer vordefinierten Therapiephase
- Methoden zum Aufbau von Veränderungsmotivation bei Behandlungsbeginn
- ein bestimmter Umgang mit emotionalen Krisen bei affektiv-instabilen Personen
- Wege der Adaptation von Psychotherapieprozessen an Wertvorstellungen und Lebensziele der Patienten

Zwar muss für eine solche Forschung vorübergehend die mittel- und langfristige Effektivität als Evaluationsmaß in den Hintergrund treten, trotzdem können solche Forschungsergebnisse akkumuliert werden und zur verbesserten Planung von Gesamtinterventionspaketen beitragen.

71.3.3 Entwicklung und Evaluation von Minimalinterventionen

Gerade die Psychosomatik und Verhaltensmedizin lebt oftmals von sehr kurzen Interventionen, die nicht durch die übliche Behandlungsdauer von Psychotherapien abgebildet werden. Paradebeispiel ist der Konsiliar-Liaison-Dienst, der typisch für den Bereich Psychosomatik ist, jedoch in der Regel nur eine oder wenige Sitzungen zulässt. Gleiches gilt für typisch verhaltensmedizinische Fragestellungen, die in aller Regel nicht von der Idee einer längerfristigen Psychotherapie ausgehen, sondern sehr fokussiert psychosoziale Probleme im medizinischen Kontext adressieren wollen (z. B. psychologische Beratung von Paaren mit unerfülltem Schwangerschaftswunsch, Adhärenz-Management bei Diabetes, schlafhygienische Maßnahmen). Paradigmatisch kann hier der Ansatz von Petrie genannt werden, der mit nur drei Einzelsitzungen anstrebte, bei Patienten nach Herzinfarkt das subjektive Krankheitsmodell so anzupassen, dass es einer funktionalen Weiterentwicklung dient (Petrie et al. 2002). Dieses Beispiel macht deutlich, dass zum einen Kurzinterventionsprogramme ebenfalls einer empirischen, auch experimentellen Forschung zugänglich sind. Zum anderen wird deutlich, dass diese umso effektiver entwickelt werden können, je besser sie auf klare, wissenschaftlich gut fundierte Grundkonzepte aufbauen, die in den Fokus der Intervention gestellt werden können (bei diesem Beispiel: subjektive Krankheitsannahmen).

Auch die Idee der »psychosomatischen Grundversorgung« geht davon aus, dass keine ausführliche Psychotherapie absolviert wird, sondern im Rahmen der Primärversorgung kürzere psychotherapeutisch orientierte Interventionen sinnvoll sind. Umso wichtiger wäre auch hier, diesen Ansatz noch stärker wissenschaftlich zu fundieren und substanziell durch kritische Überprüfungen weiter zu entwickeln.

71.3.4 Neue Medien

Auch die Psychosomatik und Verhaltensmedizin muss sich den Möglichkeiten der neuen Medien öffnen. Bereits jetzt liegen erfolgreiche Internet-Behandlungsprogramme vor z. B. für Essstörungen, Gesundheitsängste, Diabetes mellitus, chronische Schmerzsyndrome und vieles mehr (siehe Übersicht bei Berger 2014). Der Einsatz neuer Medien darf hierbei nicht als Konkurrenz zur psychotherapeutischen Tätigkeit gesehen werden, sondern als Möglichkeit, entweder auf eine psychotherapeutische Behandlung adäquat vorzubereiten, deren Verlauf additiv oder interaktiv zu unterstützen oder nach Abschluss der eigentlichen Psychotherapie durch den Einsatz von neuen Medien eine langfristige Stabilisierung zu erreichen. Zusätzlich können neue Medien auch eingesetzt werden, um zum Beispiel Monitorings zu unterstützen, jedoch auch »Erinnerungsfunktionen« in Adhärenz-Programmen anzubieten (Petrie et al. 2012). Für diesen Bereich kann eine rasante Entwicklung weiterer Möglichkeiten prognostiziert werden.

71.4 Ausblick

Von einer lebendigen, an internationalen Standards orientierten belastbaren Forschung wird die Zukunft der Psychosomatik und Verhaltensmedizin ganz wesentlich abhängen. Aus diesem Grund muss sich das Fach gerade unter der Forschungsperspektive noch stärker entwickeln. Hierbei sollte auf eine noch konsequentere Umsetzung des bio-psycho-sozialen Modells bei den geplanten grundlagenorientierten Forschungsvorhaben geachtet werden. Besondere Überzeugungskraft haben aussagekräftige Interventionsstudien, die auch von anderen Teilgebieten der Medizin und des Gesundheitswesens als belastbare Belege für die Effektivität psychosomatischer und verhaltensmedizinischer Maßnahmen wahrgenommen werden. Trotzdem sind neben den dafür notwendigen und wichtigen randomisierten klinischen Interventionsstudien auch weitere Forschungsmethoden notwendig, um Interventionsansätze weiter zu entwickeln. Auch die Interventionsforschung kann von einer noch konsequenteren Berücksichtigung bio-psycho-sozialer Ansätze profitieren, bei der z. B. wissenschaftlich fundierte Konzepte aus Nachbardisziplinen Berücksichtigung finden und psychobiologische Wirkungspfade berücksichtigt werden, jedoch auch mögliche Interaktionen zwischen genuin medizinischen Maßnahmen und Interventionen auf psychischer oder sozialer Ebene adressiert werden.

Literatur

Berger T. Internetbasierte Interventionen bei psychischen Störungen. Göttingen: Hogrefe 2014.

Craig P, Dieppe P, Macintyre S et al. Developing and evaluating complex interventions: the new Medical Research Council guidance. BMJ 2008; 337.

Euteneuer F, Mills P, Pung MA et al. Neighborhood Problems and Nocturnal Blood Pressure. Dipping Health Psychol 2014.

Ioannidis JP. Contradicted and initially stronger effects in highly cited clinical research. JAMA 2005; 294: 218–28.

Ladwig I, Rief W, Nestoriuc Y. Hat Psychotherapie auch Nebenwirkungen? – Entwicklung des Inventars zur Erfassung Negativer Effekte von Psychotherapie (INEP). Verhaltenstherapie 2014; 24: 252–63.

Meyer-Lindenberg A, Tost H. Neural mechanisms of social risk for psychiatric disorders. Nat Neurosci 2012; 15(5): 663–8.

Nestoriuc Y, Berking M, Rief W. Psychotherapieforschung. In: Berking M, Rief W (Hrsg). Klinische Psychologie und Psychotherapie (Bd. 2). Berlin: Springer 2012.

Petrie KJ, Cameron LD, Ellis CJ et al. Changing illness perceptions after myocardial infarction: An early intervention randomized controlled trial. Psychosom Med 2002; 64: 580–6.

Petrie KJ, Perry K, Broadbent E, Weinman J. A text message programme designed to modify patients' illness and treatment beliefs improves self-reported adherence to asthma preventer medication. Brit J Health Psychol 2012; 17: 74–84.

Salmon P, Humphris GM, Ring A et al. Primary care consultations about medically unexplained symptoms: Patient presentations and doctor responses that influence the probability of somatic intervention. Psychosom Med 2007; 69: 571–7.

Sachverzeichnis

A

B

C

D

E

F

G

L

M

N

O

P

R

S

T

U

V